AMBULATORY PEDIATRICS

開業医の外来小児科学

改訂6版

〔監修〕
豊原清臣
中尾　弘
松本壽通

〔編集〕
下村国寿
深澤　満
田原卓浩
森田　潤
稲光　毅

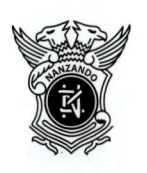

南山堂

監修者・編者略歴

豊原 清臣 (とよはら きよおみ)
- 1927年7月　福岡県に生れる
- 1951年3月　九州大学医学部卒業
- 1959年4月　九州大学医学部小児科講師
- 1962年6月　米国ウィスコンシン大学に留学
- 1965年1月　福岡市にて開業
- 専門領域：小児血液学
- 現住所：福岡市早良区西新6丁目10-18

深澤 満 (ふかざわ みつる)
- 1950年2月　福岡県に生れる
- 1975年3月　京都大学理学部大学院博士課程中退
- 1979年3月　大阪大学医学部卒業
- 1991年4月　九州大学医学部小児科講師・病棟医長
- 1993年6月　福岡市にて開業
- 専門領域：小児循環器
- 現住所：福岡市東区若宮1丁目22-19

中尾 弘 (なかお ひろむ)
- 1928年3月　福岡県に生れる
- 1953年3月　長崎医科大学卒業
- 1957年4月　長崎大学医学部小児科講師
- 1961年1月　山口県立中央病院小児科部長
- 1966年3月　福岡市にて開業
- 1985年4月　久留米大学医学部小児科非常勤講師
- 専門領域：電解質，輸液，感染症
- 現住所：福岡市南区玉川町15-9

田原 卓浩 (たはら たかひろ)
- 1952年9月　山口県に生れる
- 1978年3月　東京慈恵会医科大学卒業
- 1987年9月　米国コネティカット州エール大学に留学
- 1992年4月　東京慈恵会医科大学小児科講師
- 1992年6月　国立大蔵病院小児科医長
- 2002年3月　国立成育医療研究センター病院　総合診療部小児期診療科医長
- 2003年5月　山口市にて開業
- 専門領域：外来小児科学，小児保健
- 現住所：山口市後河原47

松本 壽通 (まつもと としみち)
- 1930年1月　東京都に生れる
- 1956年3月　九州大学医学部卒業
- 1962年7月　米国ニューヨーク州バッファロー小児病院に留学
- 1964年5月　九州大学医学部小児科講師
- 1967年4月　北九州市立小倉病院小児科部長
- 1970年7月　福岡市にて開業
- 専門領域：外来小児科学，小児保健
- 現住所：福岡市早良区西新4丁目8-16

森田 潤 (もりた じゅん)
- 1955年11月　福岡県に生れる
- 1981年3月　久留米大学医学部卒業
- 1988年1月　米国カリフォルニア大学サンディエゴ校に留学
- 1993年1月　飯塚病院小児科部長
- 2000年10月　福岡県飯塚市にて開業
- 2003年4月　久留米大学医学部小児科学講座講師
- 専門領域：外来小児科学，先天代謝異常症
- 現住所：福岡県飯塚市横田649-10

下村 国寿 (しもむら くにひさ)
- 1950年6月　福岡県に生れる
- 1973年3月　九州大学工学部卒業
- 1973年11月　九州松下電器（株）退社
- 1979年3月　九州大学医学部卒業
- 1985年1月　九州大学医学部小児科助手
- 1987年6月　国家公務員等共済組合連合会浜の町病院小児科
- 1990年11月　福岡市にて開業
- 専門領域：小児循環器
- 現住所：福岡市西区姪の浜4丁目19-25

稲光 毅 (いなみつ たけし)
- 1959年6月　福岡県に生れる
- 1984年3月　九州大学医学部卒業
- 1998年6月　カナダオンタリオ州トロント小児病院に留学
- 2000年11月　九州大学医学部小児科講師
- 2002年4月　佐賀県立病院好生館小児科部長
- 2005年10月　福岡市にて開業
- 専門領域：小児血液学
- 現住所：福岡市西区拾六町3丁目8-13

歴代編者一覧

【初版，改訂2，3版】	【改訂4版】	【改訂5版】
豊原　清臣	豊原　清臣	豊原　清臣
中尾　弘	中尾　弘	中尾　弘
梁井　昇	梁井　昇	松本　壽通
松本　壽通	松本　壽通	出口　雅経
出口　雅経	出口　雅経	徳丸　実
徳丸　実	徳丸　実	下村　国寿
	下村　国寿	深澤　満

執筆者一覧 (五十音順)

青木真智子	青木内科循環器科小児科クリニック
阿真 京子	(社) 知ろう小児医療守ろう子ども達の会
蟻川 勝	国立病院機構東京病院薬剤科
市川光太郎	北九州市立八幡病院小児救急センター
稲光 毅	いなみつこどもクリニック (小児科)
稲光まゆみ	いなみつこどもクリニック (耳鼻咽喉科)
井上 登生	井上小児科医院
岩尾 初雄	いわお小児科医院
岩元 二郎	飯塚病院小児科
牛島 高介	久留米大学医療センター小児科
内田 正志	社会保険徳山中央病院小児科
梅野 英輔	梅野小児科内科医院
江上 経誼	江上小児科医院
及川 馨	及川医院
大慈弥裕之	福岡大学医学部形成外科
大部 敬三	聖マリア病院小児科
岡田 賢司	福岡歯科大学小児科
小野 靖彦	おの小児科
門屋 亮	山口赤十字病院小児科
加野 草平	加野小児科医院
神薗 淳司	北九州市立八幡病院小児救急センター
川波 喬	宗像水光会総合病院放射線科
河野 輝宏	かわのキッズ・クリニック
木下 博子	大分こども病院医療技術部薬局
木村佐宜子	聖マリア病院臨床心理室
吉良龍太郎	福岡市立こども病院・感染症センター小児神経科
黒崎 知道	くろさきこどもクリニック
河野 斉	福岡徳州会病院小児科
財前 善雄	福岡市立こども病院・感染症センター小児外科
坂本 雅子	NPO法人子どもの村福岡
崎山 弘	崎山小児科
佐久間孝久	佐久間小児科医院
佐々木りか子	りかこ皮フ科クリニック
佐藤 雄一	佐藤小児科
柴田瑠美子	国立病院機構福岡病院小児科
島田 康	しまだ小児科医院
下村 国寿	下村小児科医院
進藤 静生	しんどう小児科医院
鈴江 純史	すずえこどもクリニック
鈴木英太郎	鈴木小児科医院
高木誠一郎	たかき小児科医院
高木 誠司	福岡大学医学部形成外科
高崎 好生	高崎小児科医院
高村 和幸	福岡市立こども病院・感染症センター整形外科
武内 一	佛教大学社会福祉学部
武谷 茂	たけや小児科医院
田中 敏博	静岡厚生病院小児科
田中 能文	たなか小児科クリニック
谷村 聡	たにむら小児科
田原 卓浩	たはらクリニック
土居 浩	活水女子大学
東保裕の介	とうほ小児科医院
土畠 智幸	手稲渓仁会病院小児在宅医療・人工呼吸器センター
豊原 清臣	元 豊原小児科医院
中尾 弘	中尾小児科医院
中川 信子	子どもの発達支援を考えるSTの会
中嶋 英輔	なかしま小児科内科医院
中島 研	国立成育医療研究センター薬剤部・妊娠と薬情報センター
中村 秀文	国立成育医療研究センター臨床研究センター
西村 龍夫	にしむら小児科
波多江 健	福岡赤十字病院小児科
花井 敏男	福岡市立心身障がい福祉センター
花満 裕	国立病院機構静岡医療センター薬剤科
浜端 宏英	アワセ第一医院
原 三千丸	原小児科
原田 達生	福岡赤十字病院小児科
日高 靖文	北九州市立医療センター小児科
日野 利治	日野小児科内科医院
平岡 政弘	愛育小児科
深澤 満	ふかざわ小児科医院
藤井あけみ	北海道大学病院腫瘍センター緩和ケアチーム
藤澤 卓爾	藤沢こどもクリニック
藤野 浩	藤野医院
帆足 英一	世田谷子どもクリニック
松﨑 彰信	まつざき小児科医院
松本 敏秀	松本こども歯科
松本 壽通	松本小児科医院
水野 由美	福岡市立こども病院・感染症センター小児感染症科
南 武嗣	みなみクリニック
峯 真人	峯小児科
宮崎 千明	福岡市立西部療育センター
宮崎 仁	福岡市立こども病院・感染症センターこころの診療科
村上 直樹	村上こどもクリニック
森田 潤	こどもクリニックもりた
山口 覚	伊都こどもクリニック
山口 孝則	福岡市立こども病院・感染症センター泌尿器科
山﨑 知克	浜松市子どものこころの診療所
山中 龍宏	緑園こどもクリニック
山内 健	北九州市立医療センター小児外科
山本 一哉	母子愛育会総合母子保健センター愛育病院皮膚科
横田俊一郎	横田小児科医院
吉田ゆかり	よしだ小児科医院
吉永陽一郎	吉永小児科医院
吉村 圭子	吉村圭子眼科クリニック
渡辺 恭子	国立病院機構小倉医療センター小児科

現在のきびしい医療環境のもとで，
日夜子どもの病気とその予防に
とりくんでおられる第一線の先生方のために．

監修のことば

"ロングセラーであれ"

　6人の有志が編集して『開業医の外来小児科学』の初版を世に出したのは昭和59年3月．その一冊をまず九州大学小児科名誉教授の永山徳郎先生にお送りいたしました．先生には，企画から編集状況など，ときどき報告をしておりました．その後いただいた先生からのお手紙の一部をご紹介します．

　「このたびあなた方の『開業医の外来小児科学』は，分担された実地医家が40数名，多くの大学出身の方も混じっておられるのに，思っていた以上にその内容が一様に統一されて必要にして十分で，わかりやすくて，肩のこらずに読める本ですね．はじめの企画から原稿集め，ひとつ，ひとつを同じような内容のものに省いたり，書き添えたり，あの一冊の編著にまとめあげるまでのあなた方のご苦労はどんなに大変だったことでしょう．約3年を費やされたとききましたが，流行っ子のあなた，昼も夜も病める子どもたちの診療に追われ，一方には公的なおしごともあるのに，どんなにか身心をいためられたことでしょう．気心のあった4人（豊原，中尾，梁井，松本）のぎせい的奉仕の心が底流にあったせいでしょうが，これが小児科医師の奉仕の精神のほとばしりでしょうか．いやそれに加えて黒田武士の根性があったのです．

　この本がベストセラーであることは間違いないでしょう．ベストセラーよりロングセラーであることを祈っています．そして増補改訂の度に，発刊に際して唱えられた"急速な医学の進歩も十分に取り入れて"を実行してより完全なものにしてください．」

　本書を発刊して29年，ここに第6版を重ねました．まさにロングセラーで，ご期待に少しはそえたかな，と思っています．これも，ひとえに本書の執筆に参加していただいた多くの方々のお力の賜物と，心より感謝いたしております．

　今版より編集委員は大いに若返って，初版から編集に携わった豊原，中尾，松本の3名は監修にまわり，第一線を退くことになりました．これからは監修の立場から，本書のさらなる前進のために微力を尽くしたいと念じております．

　2013年3月

豊原清臣
中尾　弘
松本壽通

改訂6版の序

　わが国で初めて一次医療を担う小児科医が外来小児科学について著述した本書が，豊原清臣，中尾弘，梁井昇，松本壽通，出口雅経，徳丸実の大いなる苦労の末，1984年に上梓されて30年近くが経過しました．このたび第6版が出版される運びになりましたのは，外来小児医療において本書の必要性が高く評価されていることであると考えますと，今回の編集に際してひとしお身が引き締まる思いでありました．

　本書の第1版を発刊され，第5版まで第一線で編集に携わってこられた豊原清臣，中尾弘，松本壽通は第6版からは監修という立場で大所高所からご意見をいただくようになりました．このため，編集委員として新たに田原卓浩，森田潤，稲光毅を迎え，この3名の参加により新しい考え方が導入され，編集に新しい息吹が吹き込まれました．

　近年の医学の進歩とともに外来小児科学の守備範囲は極めて広くなってきました．ごく少量の血液で行える血液検査，多くの迅速抗原検査，気管支喘息における吸入ステロイドや新しい抗菌薬などの開発で，従来は入院医療を必要としていた子どもたちが外来で診療できるようになりました．また，予防接種で予防できる疾患の拡大とともに外来小児科が感染症などの急性疾患中心の医療から，乳幼児健診や学校検診，育児支援，事故予防，在宅医療，perinatal visit などのケアや慢性疾患に関わる機会が増加してきました．

　今回の編集では，これまで混在していた「ケアに関する項目」と「疾患に関する項目」を分けて，ケアに関する項目を「第II章 Pediatric care」として新たな項目も加え，より充実したものにまとめ直しました．また，本書は理念よりも実践と熱意の書であるとの基本に則り，著者として外来小児科学の研究や教育，臨床で活躍している新進気鋭の多くの小児科医に新たに加わってもらいました．外来診療に関わる先生方にとって十分に満足していただける内容にまとまったと考えていますが，読者の方々の厳しい評価をお待ちしています．

　最後になりましたが，本書のために貴重な時間を割いていただいた執筆者の皆さまに心から感謝申し上げます．

2013年3月

編集者一同

第1版の序
この本を企画した動機とそのねらい

　近年医学の急速な進歩には目をみはるものがある．小児科においても，専門分化が進み吸収しなければならない知識は膨大なものとなりつつある．しかも，第一次医療を担当する開業医には幅ひろい分野にわたり的確な知識を要求され，知らなかった医学情報のため医事紛争にまで至ることもあるような時代となった．

　このような情報過多の時代には必要な情報の上手な選択が最も大切なことになる．能率的な情報の吸収のため，卒後研修のいろいろな試みが各地で行われているが，全国をシステム化した，必要にして十分な研修の方式や内容に関してはまだまだ道遠しの感がある．

　このような時代に開業医が進歩におくれまいとすると実に沢山の本を読まねばならない．だが第一線で診療している多忙な医師のすべてが，毎日NelsonやBarnetを読んだり沢山の文献を読みあさって必要な知識を得ることが可能であろうか．これ等のテキストは広く学生から病棟医までを対象として書かれており，ただちに現場で必要な知識だけが簡略に書かれているのではないので多忙な開業医の座右の本としては使いにくい．

　また近年，診療所のオフィス化に伴い開業医で行われる外来診療と大病院で行われる診療内容の分化が目立つようになってきている．

　病気の子どもはまず，第一線の開業医にcontactし，その大部分はその場所で診療が行われ，必要なものは病院へ送られる．この仕事の中でいささかのミスも許されないきびしい現状である．

　時代の要請や疾病構造の変化で，従来は研究されなかった軽度の日常疾患common diseaseにも学問的な光があてられるようになり，それらの知識が集積され，外来小児科学としてまとめられるぐらいの量になってきた．一方，現実の外来診療では従来の教科書的な理論や知識だけでは解決できない問題に直面することが多い．そのためには患者の立場，家族，地域，医療経済等を考慮しながら診療上の判断clinical decisionをしなければならない．そのような内容が盛り込まれたものが欲しい．

　したがって，小児科学の中にも外来診療のための小児科学が生まれたり，外来専門のテキストが生まれてもよいのではないかと考えられる．従来純粋に開業医のためだけに書かれた本はきわめて少ない．また，実際に第一線の開業医の眼で見た外来小児

科学の本が欲しいと思う．

　このような現状から私共は現在第一次医療に従事している開業医，および本書の出版にご理解とご協力をいただいた勤務医の手で書かれた外来小児科学を編集した．この本がこれからの新しい時代の要求を満たすことを切に希望している．

　この本の発行に当たって多くの人々のご尽力に感謝します．多忙な診療の日々に一生懸命書いて下さった執筆者の先生方，また多くの助言を与えて下さった久留米大学小児科 山下文雄教授をはじめ多くの先生方に心より感謝致します．あわせて本書の発刊にご尽力いただいた南山堂の鈴木社長ならびに水村三郎氏に厚く御礼申し上げます．

　　1984年1月15日

「開業医の外来小児科学」編集者
豊原清臣　　松本壽通
中尾　弘　　出口雅経
梁井　昇　　徳丸　実

目　次

第Ⅰ章　わが国における外来小児科学の成り立ちと発展

豊原清臣，中尾　弘，松本壽通，江上経誼，島田　康　●　2

第Ⅱ章　Pediatric care

総論

- A. プライマリ・ケア ……………………………………………………… 田原卓浩 ● 8
    - a. プライマリ・ケアの歴史とその変遷 …………………………………… 8
    - b. 生命尊重とライフ・サイエンスの理解 ………………………………… 9
    - c. 小児プライマリ・ケア …………………………………………………… 11
    - d. 小児プライマリ・ケアの将来像 ………………………………………… 13
- B. 医学教育と医療との融合 ……………………………………………… 田原卓浩 ● 15
    - a. 小児プライマリ・ケアとヘルスプロモーションを支える医学教育 …… 15
    - b. 医学教育に求められる国際性・地域性とこれからの小児医療 ………… 17

各論

- A. ペリネイタルビジット指導による育児支援 …………………… 東保裕の介 ● 20
- B. マス・スクリーニング ………………………………………………… 藤野　浩 ● 23
- C. 育児支援 ………………………………………………………………… 吉永陽一郎 ● 29
    - column：愛着障害 ……………………………………………………… 山﨑知克 ● 34
- D. 開業医外来における乳幼児健診 …………………………………… 横田俊一郎 ● 35
- E. 予防接種 ………………………………………………………………… 及川　馨 ● 44
- F. 事故による傷害の予防 ………………………………………………… 山中龍宏 ● 62
- G. 保育所・幼稚園と学校保健 …………………………………………… 谷村　聡 ● 69
- H. 思春期医療 ……………………………………………………………… 吉田ゆかり ● 77
- I. 在宅医療 ………………………………………………………………… 土畠智幸 ● 84
- J. 養護を必要とする子どもの支援 ……………………………………… 坂本雅子 ● 90
- K. 子どもと家族のサポート〜チャイルド・ライフの理論と手法を用いて ………………………………………………… 藤井あけみ ● 96

xiii

　　　　L．家族による小児医療支援 ……………………………………………………… 阿真京子 ● 101

第Ⅲ章　外来診療のABC

　A．診療の進め方・手技
　　　1．小児プライマリ・ケアでのトリアージ ……………………………………… 南　武嗣 ● 106
　　　2．初期印象診断 ………………………………………………………………… 武谷　茂 ● 113
　B．医療事故を防ぐために ………………………………………………………………… 崎山　弘 ● 117
　C．発達の評価
　　　1．神経学的異常児の早期発見法 ……………………………………………… 吉良龍太郎 ● 120
　　　2．ことばの遅れ ……………………………………………………………………… 中川信子 ● 129

第Ⅳ章　症候よりみた子どもの病気

　A．発　熱
　　　a．発熱の病態生理 ……………………………………………………………… 中尾　弘 ● 138
　　　b．発熱と臨床 …………………………………………………………………… 中尾　弘 ● 141
　　　c．発熱児のリスク評価と診療方針 …………………………………………… 深澤　満 ● 143
　　　d．3カ月未満児の発熱の外来での管理 ……………………………………… 下村国寿 ● 146
　　　e．体温とその計測 ……………………………………………………………… 鈴江純史 ● 148
　　　f．解熱薬 ………………………………………………………………………… 鈴江純史 ● 150
　　　g．発熱への対応 ………………………………………………………………… 鈴江純史 ● 153
　　　h．繰り返す発熱 ………………………………………………………………… 稲光　毅 ● 154
　B．胸　痛 ………………………………………………………………………………… 下村国寿 ● 160
　C．咳嗽・喘鳴 …………………………………………………………………………… 西村龍夫 ● 162
　D．鼻汁・鼻閉 …………………………………………………………………………… 稲光まゆみ ● 168
　E．嘔　吐 ………………………………………………………………………………… 佐藤雄一 ● 173
　F．下　痢 ………………………………………………………………………………… 中尾　弘 ● 177
　G．腹　痛 ………………………………………………………………………………… 進藤静生 ● 179
　H．発　疹 ………………………………………………………………………………… 佐久間孝久 ● 183
　I．出血傾向 ……………………………………………………………………………… 稲光　毅 ● 190
　J．リンパ節腫大 ………………………………………………………………………… 稲光　毅 ● 194
　K．頭　痛 ………………………………………………………………………………… 吉良龍太郎 ● 197

L. けいれん……………………………………………………花井敏男 ● 203
M. 意識障害……………………………………………………神薗淳司 ● 209

第V章 外来でみる主要疾患

A. 呼吸器疾患
1. かぜ症候群，急性気道感染症 ……………………………中尾　弘 ● 218
2. 咽頭炎・扁桃炎 ………………………………………………武内　一 ● 228
3. 肺　炎 ……………………………………………………黒崎知道 ● 233
4. マイコプラズマ感染症 ……………………………………山口　覚 ● 242
5. クラミジア感染症 …………………………………………山口　覚 ● 247
   a. *Chlamydia trachomatis* 感染症 ………………………… 247
   b. *Chlamydophila psittaci* 感染症 ………………………… 248
   c. *Chlamydophila pneumoniae* 感染症 …………………… 249
6. 百日咳 ……………………………………………………岡田賢司 ● 252
7. その他の気道疾患 …………………………………………加野草平 ● 261
   a. 睡眠時無呼吸症候群 …………………………………… 261
   b. 気管・気管支の疾患 …………………………………… 261
   c. 肺の疾患 ………………………………………………… 264

B. 消化器疾患
1. 口腔内疾患 …………………………………………………小野靖彦 ● 268
   a. 口腔カンジダ症，鵞口瘡 ……………………………… 268
   b. 口内炎 …………………………………………………… 269
   c. 上皮真珠 ………………………………………………… 269
   d. 舌の異常 ………………………………………………… 270
   e. 口唇炎，口角炎 ………………………………………… 271
2. 唾液腺疾患 …………………………………………………日野利治 ● 272
   a. 反復性耳下腺炎 ………………………………………… 275
   b. 化膿性耳下腺炎 ………………………………………… 275
   c. 唾石症 …………………………………………………… 276
3. 下痢症 ………………………………………………………中尾　弘 ● 277
   a. ウイルス性胃腸炎 ……………………………………… 279
   b. 細菌性胃腸炎 …………………………………………… 281
   c. 食中毒 …………………………………………………… 283
   d. 腸管出血性大腸菌感染症 ……………………………… 284
   e. 下痢の治療 ……………………………………………… 286
4. 脱水症 ………………………………………………………中尾　弘 ● 289
5. 周期性嘔吐症候群 …………………………………………岩元二郎 ● 298
6. 胃・十二指腸潰瘍 …………………………………………中嶋英輔 ● 302
7. 過敏性腸症候群 ……………………………………………牛島高介 ● 307

C．感染症

1）細菌感染症

総論：細菌感染症の変貌 .... 中尾　弘 ● 312
1. 外来での抗菌薬
    a. 外来小児科で用いられる抗菌薬の種類と選択 .... 黒崎知道 ● 314
    b. 耐性菌の時代における抗菌薬の適正使用 .... 深澤　満 ● 327
2. 溶連菌感染症 .... 武内　一 ● 331
3. 肺炎球菌とインフルエンザ菌感染症 .... 深澤　満 ● 337
4. 細菌性髄膜炎 .... 武内　一 ● 344
5. 結　核 .... 岡田賢司 ● 351

2）ウイルス感染症

総論：小児のウイルス感染症 .... 宮崎千明 ● 361
1. 麻疹（はしか） .... 浜端宏英 ● 365
2. 風　疹 .... 宮崎千明 ● 375
3. 突発性発疹 .... 日高靖文 ● 379
4. 伝染性紅斑 .... 日高靖文 ● 385
5. 単純ヘルペスウイルス感染症 .... 日高靖文 ● 390
6. 水痘，帯状疱疹 .... 日高靖文 ● 394
    a. 水　痘 394
    b. 帯状疱疹 399
7. 流行性耳下腺炎（ムンプス） .... 日野利治 ● 402
8. インフルエンザ .... 高崎好生 ● 407
9. エンテロウイルス感染症（手足口病，ヘルパンギーナなど） .... 鈴木英太郎 ● 417
10. アデノウイルス感染症 .... 武内　一 ● 425
11. 伝染性単核症 .... 水野由美 ● 430
12. 無菌性髄膜炎 .... 門屋　亮 ● 436
13. RSV，hMPV 感染症 .... 鈴木英太郎 ● 439
    a. RS ウイルス感染症 439
    b. ヒトメタニューモウイルス感染症 441
14. ウイルス関連脳炎および脳症 .... 宮崎千明 ● 444
15. 肝　炎 .... 藤澤卓爾 ● 451
16. HTLV-1 感染症 .... 土居　浩 ● 465

3）寄生虫感染症 .... 村上直樹 ● 470

    a. アニサキス症 470
    b. 蟯虫症 470
    c. アタマジラミ症 471
    d. エキノコックス症 471
    e. その他 472

4）ペット感染症 .... 村上直樹 ● 473

D．免疫・アレルギー疾患

総論：子どものアレルギーの診かた……………………………………柴田瑠美子 ● 477
1．食物アレルギー………………………………………………………柴田瑠美子 ● 482
2．気管支喘息……………………………………………………………梅野英輔 ● 494
3．じんま疹………………………………………………………………柴田瑠美子 ● 512
4．川崎病（皮膚粘膜リンパ節症候群）………………………………河野輝宏 ● 516

E．循環器疾患

総論：循環器疾患の診かた……………………………………………下村国寿 ● 522
1．先天性心疾患…………………………………………………………岩尾初雄 ● 523
2．後天性心疾患…………………………………………………………岩尾初雄 ● 528
3．不整脈…………………………………………………………………原田達生 ● 531
4．学校心臓検診…………………………………………………………原田達生 ● 535
5．小児期の心臓系突然死………………………………………………原田達生 ● 538
6．心疾患児の日常管理…………………………………………………岩尾初雄 ● 542
7．起立性調節障害………………………………………………………森田　潤 ● 546

F．腎尿路系疾患

総論：子どもの腎尿路系疾患の診かた………………………………進藤静生 ● 551
1．検尿でわかること（検尿のピットホール）………………………進藤静生 ● 553
2．尿路感染症……………………………………………………………平岡政弘 ● 556
3．糸球体腎炎およびネフローゼ症候群………………………………波多江　健 ● 563
　　a. 溶連菌感染後急性糸球体腎炎　564
　　b. IgA 腎症（腎炎）　565
　　c. 紫斑病性腎炎　566
　　d. ネフローゼ症候群　567
4．スクリーニングで発見される腎尿路疾患…………………………進藤静生 ● 570
　　a. 血尿症候群/蛋白尿症候群　570
　　b. 慢性腎炎症候群　574
　　c. 先天性腎尿路異常　577

G．血液疾患および腫瘍

1．鉄欠乏性貧血…………………………………………………………稲光　毅 ● 580
2．紫斑病……………………………………………………………………………… 585
　　a. ヘノッホ・シェーンライン紫斑病……………………………波多江　健 ● 585
　　b. 特発性血小板減少性紫斑病……………………………………稲光　毅 ● 588
3．小児がん………………………………………………………………松﨑彰信 ● 591
　　a. 白血病　591
　　b. 悪性リンパ腫　594
　　c. ランゲルハンス細胞組織球症　596
　　d. 神経芽腫　597
　　e. ウィルムス腫瘍（腎芽腫）　598
　　f. 肝芽腫　599
　　g. 横紋筋肉腫　599
　　h. 脳腫瘍　600

　　　　i．網膜芽腫 601
　　　　j．晩期合併症と長期フォローアップ 602
　4．播種性血管内凝固症候群（DIC） .... 松崎彰信 ● 603

H．神経疾患
　総論：子どもの神経疾患 .... 花井敏男 ● 606
　1．熱性けいれん .... 高木誠一郎 ● 608
　2．てんかん .... 花井敏男 ● 617
　3．脳性麻痺 .... 渡辺恭子 ● 624
　4．ダウン症候群 .... 田中能文 ● 629

I．心の問題と発達障害
　総論：心の問題と発達障害 .... 井上登生 ● 635
　1．広汎性発達障害（自閉性障害，アスペルガー障害を中心に） .... 井上登生 ● 639
　2．注意欠陥多動性障害，学習障害（ADHD，LD） .... 井上登生 ● 645
　3．不登校 .... 井上登生 ● 652
　4．摂食障害 .... 宮崎　仁 ● 657
　5．夜尿症 .... 帆足英一 ● 664

J．子ども虐待 .... 大部敬三 ● 677

K．内分泌および代謝性疾患
　総論：子どもの内分泌・代謝性疾患の特徴 .... 河野　斉 ● 685
　1．糖尿病 .... 河野　斉 ● 689
　2．成長ホルモン分泌不全性低身長症 .... 河野　斉 ● 693
　3．先天性甲状腺機能低下症 .... 河野　斉 ● 697
　4．肥　満 .... 青木真智子 ● 700

L．外科疾患
　総論：小児の外科疾患 .... 財前善雄 ● 707
　1．肥厚性幽門狭窄症 .... 財前善雄 ● 710
　2．腸重積症 .... 山内　健 ● 712
　3．急性虫垂炎 .... 山内　健 ● 714
　4．肛門疾患 .... 山内　健 ● 716
　5．鼠径ヘルニア .... 山内　健 ● 718
　6．臍ヘルニア .... 山内　健 ● 720
　7．体表面の腫瘤 .... 財前善雄 ● 721
　8．胆道閉鎖症 .... 財前善雄 ● 723
　9．先天性胆道拡張症 .... 財前善雄 ● 725
　10．漏斗胸，鳩胸 .... 高木誠司，大慈弥裕之 ● 727

M．外陰・性器疾患 .... 山口孝則 ● 729
　1．精巣・精索水瘤 729
　2．停留精巣 731
　3．急性陰囊症 734
　4．亀頭包皮炎 738

5．外陰腟炎 …………………………………………………………………………… 740
6．包茎とその周辺疾患 ……………………………………………………………… 741
7．尿道下裂 …………………………………………………………………………… 745

N．運動器疾患　　　　　　　　　　　　　　　　　　　　　　　　高村和幸 ● 748
総論：小児の運動器疾患 ………………………………………………………… 748
1．筋性斜頸 …………………………………………………………………………… 752
2．先天性股関節脱臼，臼蓋形成不全 ……………………………………………… 755
3．単純性股関節炎 …………………………………………………………………… 760
4．ペルテス病 ………………………………………………………………………… 763
5．O脚，X脚 ………………………………………………………………………… 766
6．肘内障 ……………………………………………………………………………… 769
7．骨　折 ……………………………………………………………………………… 771
8．スポーツ障害 ……………………………………………………………………… 774
9．脊柱側彎症 ………………………………………………………………………… 777

O．皮膚疾患
総論：小児皮膚疾患の診かた ……………………………………………… 山本一哉 ● 780
1．新生児一過性皮膚変化 ………………………………………………… 山本一哉 ● 788
　　a．サーモンパッチ ……………………………………………………………… 788
　　b．新生児肛門周囲（肛囲）皮膚炎 …………………………………………… 789
2．アトピー性皮膚炎 ……………………………………………………… 山本一哉 ● 790
3．おむつ皮膚炎 …………………………………………………………… 山本一哉 ● 797
　　付：乳児寄生（分芽）菌性紅斑
4．あせも（紅色汗疹） …………………………………………………… 山本一哉 ● 799
5．とびひ（伝染性膿痂疹） ……………………………………………… 山本一哉 ● 801
　　付：ブドウ球菌性熱傷様皮膚症候群（SSSS）
6．みずいぼ（伝染性軟属腫） …………………………………………… 山本一哉 ● 802
　　付：尋常性疣贅
7．血管腫，母斑 ………………………………………………………… 佐々木りか子 ● 804
　　a．血管腫 ………………………………………………………………………… 804
　　b．母　斑 ………………………………………………………………………… 806
8．皮膚外傷の処置 ……………………………………………………… 佐々木りか子 ● 807

P．耳鼻科疾患
1．中耳炎の診療方法 ………………………………………………………… 深澤　満 ● 810
2．急性中耳炎 ………………………………………………………………… 深澤　満 ● 815
3．滲出性中耳炎 ……………………………………………………………… 深澤　満 ● 822
4．難　聴 …………………………………………………………………… 稲光まゆみ ● 825
5．鼻副鼻腔炎 ………………………………………………………………… 西村龍夫 ● 831
6．扁桃摘出術の適応 ……………………………………………………… 稲光まゆみ ● 835
7．鼻出血 …………………………………………………………………… 稲光まゆみ ● 839
8．アレルギー性鼻炎 ……………………………………………………… 稲光まゆみ ● 841
9．気道食道異物 …………………………………………………………… 稲光まゆみ ● 845
　　a．気道異物 ……………………………………………………………………… 845

xix

目次

   b. 食道異物 847
   c. 異物誤飲の予防 848

Q. 眼科疾患 .... 吉村圭子 ● 849
 1．屈折異常，斜視および弱視 849
   a. 屈折異常 849
   b. 斜　視 851
   c. 弱視と健診 854
 2．外眼部疾患 855
   a. 感染性結膜炎 855
   b. アレルギー性結膜疾患 856
   c. 眼瞼疾患 857
   d. 涙道疾患 858

R. 口腔・歯科疾患 .... 松本敏秀 ● 863
 総論：口腔・歯科疾患 863
 1．硬組織疾患 867
 2．軟組織疾患 870
 3．歯列の成長と咬合の発育 872
 4．う蝕とその管理 874
 5．ハンディキャップをもつ小児の歯科管理 877
 6．歯科の受診について 878
 7．口の外傷 880

S. 救急医療
 1．救急を要する傷病，子どもの事故 .... 市川光太郎 ● 882
   a. ショック 882
   b. 突然死 884
   c. 全身性炎症反応症候群 885
   d. 溺　水 886
   e. 熱　傷 888
   f. 閉鎖性腹部外傷 890
 2．薬物の誤飲および中毒 .... 市川光太郎 ● 893
 3．頭部外傷 .... 市川光太郎 ● 905
 4．動物咬掻傷と刺傷 .... 村上直樹 ● 914
   a. ペット動物・ヒトによる咬掻傷 914
   b. 有毒生物による咬傷・刺傷 916
   c. 破傷風の予防：能動免疫と受動免疫 917
 5．乳幼児突然死症候群 .... 峯　真人 ● 918
 6．開業医に必要な救急の実際 .... 市川光太郎 ● 921

第Ⅵ章 検査

- A. 外来検査 .... 深澤　満 ● 930
- B. 迅速検査 .... 原　三千丸 ● 934
- C. X線検査 .... 川波　喬 ● 937
- D. 超音波検査 .... 内田正志 ● 941
- E. 心理テスト .... 木村佐宜子 ● 951

第Ⅶ章 子どもと薬

- A. 小児への投薬の基本的考え方 .... 中尾　弘 ● 962
- B. 小児薬用量の考え方と算出法 .... 中村秀文 ● 963
- C. 薬の飲ませ方 .... 木下博子 ● 971
- D. 薬と母乳 .... 田中敏博 ● 977
- E. 妊婦と薬 .... 中島　研，中村秀文 ● 983
- F. 新生児・幼若乳児と薬 .... 蟻川　勝，中村秀文 ● 989
- G. 薬用量表 .... 花満　裕，蟻川　勝，中村秀文 ● 992

■ 索　引 1005

第Ⅰ章
わが国における外来小児科学の成り立ちと発展

わが国における外来小児科学の成り立ちと発展

米国における ambulatory pediatrics の誕生

そもそも外来小児科学という発想は，1960（昭和35）年に米国で生まれ，Haggertyらによって ambulatory pediatrics と名付けられたものである．米国の医療事情に詳しい松山の徳丸実はつとにそのことを知っていたが，わが国で「外来小児科学」という名前が生まれたのは豊原清臣，中尾弘，梁井昇，松本壽通ら福岡の小児科開業医グループと徳丸との交流のなかからである．

もっともその前，1979年に小林登（東京大学教授）の編集により「プライマリ小児科学」と題して雑誌『小児科診療』の特集号が出されているが，このことは世界の小児科医の目が外来問題に向けられてきたことを物語っていよう．

Haggerty らは ambulatory pediatrics と題する本（Ⅰ，Ⅱ巻）を出しているが，そもそも ambulatory pediatrics というものが必要となったのは，医学の進歩によって多くの病気が入院を必要としなくなり，従来入院していたような病気が外来で診断され，外来で治療されるようになった．つまり外来の出番が多くなり，外来重視の医療がすすめられるようになったことが大きい，とその序文に述べている．

米国の場合，これに医療保険も関係してくるものと思われる．つまり米国では保険会社があまり入院を認めず，認めてもごく短い期間しか認めないことから，必然的に外来重視の医療になるわけである．

医療の専門化

戦後も昭和20年代までは，医学はまだあまり専門分化されず，医療はいわゆる general であった．もちろん当時から専門医というものがいなかったわけではないが，非常に少なかった．大学なども教室，講座によって特に得意の分野を標榜してはいたが，だからといって他の分野をみないというわけでもなかった．内科，外科の区別はあったが，一応，病気といえばどの臓器でもみられるようになっていた．医局員の教育・指導もそのような方針で行われていた．当時は大学，一般病院，開業医で行われる医療にそれほどの差はなかった．

昭和20年代の終わりから昭和30年代にかけて，朝鮮戦争を契機に，わが国の経済も戦後を脱して発展してきた．それとともに医療の世界では専門分化が国際的流れとなって進み，その流れはわが国にも及んで，一般医は専門医よりも一段下にみられるようになった．実際に一般医は専門医よりも収入は少なく，医師は誰も彼も専門医を志し，一般医の希望者が少なくなってしまった．

国民の日常における健康問題を考えてみると，図Ⅰ-1に示すように，その大部分はセルフケアでよくなるようなもの，またそれより少し悪くても病院あるいは医院の外来で足りる程度のいわゆる common disease である．そして，いよいよ重篤で入院を必要とするような人は1％もいないのである．

患者の大部分を占める common disease をみるのは，いわゆる一般医である．この一般医の希

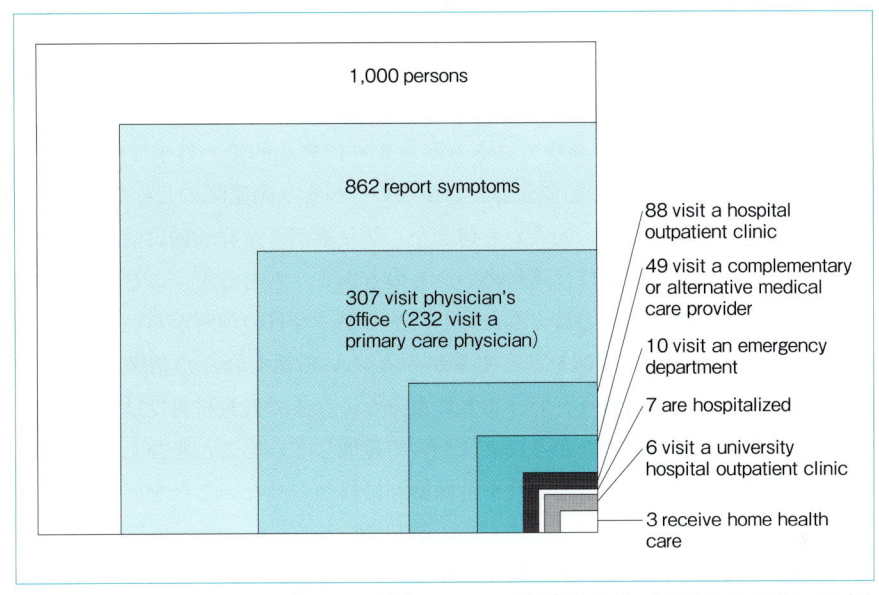

```
                    1,000 persons

        862 report symptoms
                                              88 visit a hospital
                                              outpatient clinic
                                              49 visit a complementary
        307 visit physician's                 or alternative medical
        office (232 visit a                   care provider
        primary care physician)               10 visit an emergency
                                              department
                                              7 are hospitalized
                                              6 visit a university
                                              hospital outpatient clinic
                                              3 receive home health
                                              care
```

図 I-1　わが国における病状とその対応についての月間推測値（人口 1,000 について）

(Fukui T, et al：The Ecology of Medical Care Japan. JMAJ, 48：163-167, 2005)

望者がいなくなって，専門医ばかりが増えたらどうなるであろうか．まず，多くの細かい問題を抱えた小児の日常診療は，専門病院では対応困難である．また，専門医の診療はどうしても検査が多くなり，治療は濃厚となって，医療費がぐんと上がることは間違いない．

Primary care ならびに comprehensive medicine の提唱

これに対し，政府はもちろん日本医師会も武見太郎会長が自ら一次医療（primary care），包括医療（comprehensive medicine）の重要性を唱え，あくまでも人間を全体としてみるような医療が推奨されるようになった．つまり外来重視の医療ということである．

その頃，開業医はそれぞれ孤立して相互の連絡がきわめて少なく孤独であった．いったん開業すると皆多忙なためでもあったが，勉強の機会はきわめて少なかった．

これに対し福岡市およびその周辺の小児科開業医は，グループで勉強するような集まりを呼びかけ，定期的に勉強の機会をつくった．熊本では江上経誼が主催するアラート会は，定期的な学習のほかに節目毎に外部から講師を呼んで特別講演を行い，会員以外にも広くこれを開放した．福岡県小児科医会の会報編集委員会は，小児科医会のありかたを検討するとともに，日常診療の多くの疑問について討議する場でもあった．そこでは従来の教科書には書いていない日常の臨床に大変重要な問題がたくさん提示された．

小児科外来診療に適した教科書とは？

そんなとき福岡グループの1人であった藤井宏は，松山の徳丸を福岡の勉強会に講師として招いた．それは1982（昭和57）年のことであった．会のあと豊原，中尾，松本および徳丸は，小児科医の将来について時間を忘れて遅くまで話し合った．そのとき徳丸は，米国に ambulatory pediatrics というものがあることを紹介してくれた．

また，その際に開業医の自己学習に必要な教科書のことが問題になった．Common disease を中心にみて毎日が忙しい小児科開業医にとって，第一線の現場で役に立つ参考書として，大学における研修で最も広く読まれた，あるいは現在も読まれている Nelson, Fanconi, Rudolph などの教科書は不向きである．豪華ではあるがあまりに総花的で，外来で最も多く遭遇する肝心の common disease についての記載が非常に少ない．つまり開業医にとってはあまり役に立たない．

　また日常臨床の現場には，先人から何となく語り継がれ，経験的に受け継がれてきた事柄が実にたくさん存在する．なかには迷信めいたものもある．もちろん，これらすべてが有害無用ということではない．尊い先人の教えもたくさんあるが，今日の理解からいって理に沿わないことも数多くある．このような問題をどうするか？　いろいろ話し合った結果，自分たちで外来用の教科書を作ったらいかがだろうということになった．今までの教科書では自分たちの意に沿わない点を改め，必要だが記載のなかった点について追加していくことを強く意識して，新しい教科書を作ることを目指した．そしてこれを計画倒れに終わらせないことを固く誓った．

　気の早い者がそろったので，そのための第1回の会合をもったのがそれから3週間後であった．第1回の会合は徳丸の地元である松山に集まった．豊原，中尾，松本に出口（大村）が加わって総勢5名となった．のちに福岡の梁井がこれに加わり，編集は最終的に6名で進めることになった．

第5回日本小児科学会セミナー「外来小児科学」の開催

　その頃，日本小児科学会は会員の研修のために，全国もち回りのセミナーを開催していたが，たまたまそれが福岡に決まった．当時，九州からの学会理事は山下文雄（久留米大学教授）であった．しかし福岡といっても県には大学が4つある．どこかの大学にお願いするより，いっそ開業医集団の福岡県小児科医会で引き受けてやらないかと，山下はこのセミナーの開催を豊原らのところにもってきた．豊原らは先に述べたように，ちょうど外来用の教科書編集が進行中であったこともあり，さっそくメインテーマを「外来小児科学－ambulatory pediatrics」として，1年間の準備期間の後，1983年に福岡で第5回日本小児科学会セミナーを開催したのである（図Ⅰ-2）．このセミナーは日本小児科学会主催となっているが，実質はすべて福岡県小児科医会が担当したものである．これがおそらく「外来小児科学」という訳語が公式にわが国で使われた最初と思われる．そのときのセミナー・プログラムの演者，演題は下記のごとくであった．

「これからの開業小児科医」	徳丸　実
「発熱の臨床」	巷野悟郎
「最近の下痢症」	飯田喜彦
「小児科外来における抗生剤」	砂川慶介
「小児科外来におけるカウンセリング」	長畑正道

　このなかで徳丸は，疾病構造の変化，保健事業の増加，患者の大病院志向，診療所の機構縮小，出生率の低下，受診率の低下，小児をみる医師の増加，医療費の抑制というような項目について述べ，新しい体制への変化を指摘している．

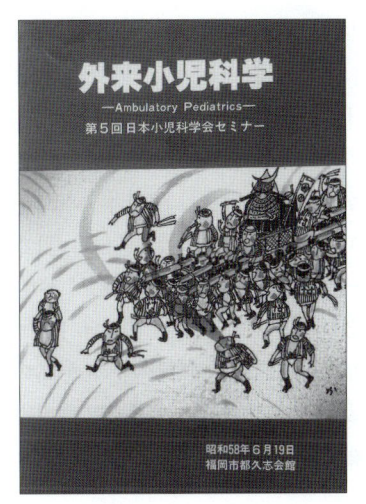

図 I-2　第5回日本小児科学会セミナー抄録集

『開業医の外来小児科学』の上梓

　このセミナーの企画・実行と同時進行で，外来小児科学教科書の編集6名のうち福岡在住の豊原，中尾，梁井，松本の4名は教科書の編集にも集中し，その計画を進めた．2カ月に1度くらいは徳丸と出口の2名も加わり，土曜の午後から日曜いっぱいをかけてわが国における外来の諸問題を幅広く討議しつつ編集の仕事にあたった．

　米国の ambulatory pediatrics は Haggerty 自らが述べるごとく，academic ambulatory pediatrics がその精神である．外来問題に十分対処できるような医師を育てるための指導者を育成することを本来の目的としている．つまり大学主体である．もっとも入院後も引き続きその診療に携わる米国の医療と，入院後は縁が切れる日本とは事情が異なるので簡単に比較することはできないが，わが国で開業医の間から外来小児科学を重視する声，運動が起こってきたというのは，日本独自のものといってよいのではないだろうか．そのような意味で1983年の日本小児科学会セミナーが打ち鳴らした鐘は小さかったかもしれないが，それがもつ意味は大きかったといえる．

　こうして着々と準備が進められてきた教科書編集は，ついに1984年に南山堂の協力により『開業医の外来小児科学』として実を結んだ．小児医療における外来診療の重要さを認識する山下教授は出版社紹介の労をとり，本書が完成するやこれをコペルニクス的偉業と讃えた．

　開業医が書いた開業医のための教科書ということで，書物のタイトルを『開業医の外来小児科学』とした．本書は執筆者の大半が福岡を中心とする開業医である．執筆にあたってはあくまでも執筆者の経験を主体とした臨床外来小児科学にこだわり，文献の羅列を厳に戒めた．

「日本外来小児科学会」への道

　豊原ら（福岡）の外来小児科学教科書出版と時を同じくして，1986年に山下は日本小児科学会総会（久留米）のテーマの1つとして外来小児科学を取り上げ，Haggerty，Barbara，徳丸の3名の講演が行われた．

　その後，徳丸は五十嵐正紘（北海道，のちに東京）と組み，日本外来小児科研究会準備会を組

織して年4回,合計16回の会合を重ねることになる.1,2回の出席者の顔ぶれは,徳丸,五十嵐,永井(仙台),松浦(宮城),鬼沢(栃木),星野(千葉),近江(埼玉),岡藤(兵庫),竹広(香川),武谷(福岡),江上(熊本),藤内(大分),藤本(大分)の13名であったが,その後は20名に増えた.

この準備委員会を足がかりとして第1回日本外来小児科学研究会が松山(徳丸会長)で開かれたのが1991年で,その後,研究会は学会となり,日本小児科学会の分科会として認められるまでになった.会ではワークショップ形式を重視し,参加者全員が発言することを特徴としている.

その後,日本全国を3ブロックに分け,順次年1回の年次集会が開催されている.現在,集会には2,500人に及ぶ参加者がみられ,会員の士気が高い.

学会にはいくつもの委員会が設けられ,小児の健康開発,向上,研究など多方面にわたって活躍しているが,その詳細についてはここでは省かせていただく.

【豊原 清臣,中尾 弘,松本 壽通,江上 経誼,島田 康】

第II章
Pediatric care

|総 論|
A．プライマリ・ケア ▷ 8
B．医学教育と医療との融合 ▷ 15

|各 論|
A．ペリネイタルビジット指導による
    育児支援 ▷ 20
B．マス・スクリーニング ▷ 23
C．育児支援 ▷ 29
D．開業医外来における乳幼児健診 ▷ 35
E．予防接種 ▷ 44
F．事故による傷害の予防 ▷ 62
G．保育所・幼稚園と学校保健 ▷ 69
H．思春期医療 ▷ 77
I．在宅医療 ▷ 84
J．養護を必要とする子どもの支援 ▷ 90
K．子どもと家族のサポート ▷ 96
L．家族による小児医療支援 ▷ 101

第Ⅱ章　Pediatric care

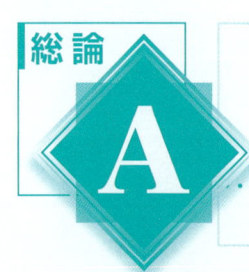

総論 A　プライマリ・ケア

a　プライマリ・ケアの歴史とその変遷

　明治維新後に本格的に導入された西洋医学がわが国の文化に馴染むようにゆっくりとその姿を変えてきたなかで，近代医学として小児医学ならびに小児医療も幾度となく変遷を繰り返してきている．その足跡を正確に振り返ることは至難の技であるが，富国強兵・文明開化など急速に近代化の歩みを進めようとする国策ともあいまって，わが国の人口は着実に増加し，その後，戦争（特に第二次世界大戦）で一時的な人口減少を経験したものの，第二次世界大戦後の復興によりわが国の人口は1億人を超えるに至った．換言すれば，子どもたちの数が増え続けるなかで小児医学と小児医療は進化し続けてきている．衣食住が西洋化され，地球の温暖化に伴う環境の大きな変化が生じ，情報通信のグローバル化・高速化に加えて個人・集団相互に"つながり感"を24時間・365日享受することが当たり前となった生活環境のなかで現代の親子は日々生活している．

　近代医学の創始期，わが国の医学教育はドイツ医学を採用し専門教室制度のもとに卒後研修教育が行われた．これを基盤として研究が実施され，医療法は診療科名を規定し，その選択は医師個人に任された[1]．しかしながら，すべての科を横断的にみる診療科（全人科）は規定されないまま時を経て，第二次大戦後は多くの分野（診療科）の手本として米国の教育体制を用いるようになり，専門化の傾向・専門医の輩出に重点を置く医育機関が加速度的に増加した．手本とされたアメリカでは専門医療が新しい基盤として位置づけられるなかで，プライマリ・ケアの概念も専門医療の1つとして萌芽した．

　このような趨勢のなかで，1978年9月にアルマ・アタ（当時ソビエト連邦，現カザフスタン共和国）で開催された第1回プライマリ・ヘルス・ケアに関する国際会議（WHO・UNICEF主催）で"宣言"（Declaration of Alma-Ata）（表Ⅱ-A-1）が採択された[2]．これはプライマリ・ヘルス・ケアの大切さを明確に示した最初の国際宣言であり，その後はプライマリ・ヘルス・ケアではなくプライマリ・ケアという用語が一般化しわが国にも本格的に導入された．

　わが国におけるプライマリ・ケアの黎明期ともいえるこの時期に，わが国の歴史と文化に沿ってプライマリ・ケアが進化・発展するために必要な事項として「地域医療」の概念が強く示唆されており，1961年から実施された国民皆保険制度のもとで医療の質を担保するためのポイント（表Ⅱ-A-2）が掲げられている[3]．

表Ⅱ-A-1　アルマ・アタ宣言の骨子

1. 健康の定義
   健康は基本的な人権である．
2. 公平性
   国家間（先進国と開発途上国），国内（地域・社会階層など）における格差があってはならない．
3. 社会経済的課題，人権としての健康
   すべての人々の健康（health for all）の獲得のために，人々は個人としてまた集団として自ら保健サービスの企画・実践に参加する権利と義務を有する．
   国民の健康の促進と保護は，経済・社会開発および世界の平和にとって有効である．
4. 国家の役割
   国家は国民の健康に責任を負っており，その裏付けとして十分な保健施策・社会保障が不可欠である．
5. プライマリ・ヘルス・ケアとその構成要素
   プライマリ・ヘルス・ケアは地域をその「場」として，人々の健康のすべてを対象にすることと定義している．本概念の導入が費用対効果の面からも最も有効である．適切に訓練された保健従事者（医師，看護師，助産師，医療に携わるスタッフなど）に実践を委ねる．
6. 国際的なパートナーシップと財政的・技術的支援
   すべての実践者に対するパートナーシップ，特に開発途上国に対するプライマリ・ヘルス・ケアの導入・維持・発展のための財政的・技術的支援・協力を勧奨する．

（勝沼晴雄：WHOの健康養護体制に関する基本姿勢．プライマリ・ケアの医科学Ⅰ，p.1-3，朝倉書店，1982を一部改変）

表Ⅱ-A-2　わが国のプライマリ・ケア体制の構築・進展に必要とされる事項

1. 日本人の健康観の把握
2. 日本人の健康のためのニーズの把握
3. 日本における健康管理システムの再検討
4. 日本のプライマリ・ケア進展のための必要条件の整備

（勝沼晴雄：日本のプライマリ・ヘルス・ケアを考える．プライマリ・ケアの医科学Ⅰ，p.3-6，朝倉書店，1982）

b 生命尊重とライフ・サイエンスの理解

　プライマリ・ケアを実践するためには，医学的な個人としての人間把握を根幹として多種多彩な環境（自然・社会・経済・文化）の人間との関係を正視することが重要であり，個人を中心としたネットワーク（家庭・園/学校・職場・地域・行政など）機能と健康の維持・疾病予防（ヘルス・プロモーション）との関係は疫学としてもきわめて重要である．

　生命尊重の教育には，個人・集団の歴史と文化に受け継がれている祖先からの遺伝情報に生命の尊厳が秘められていることの理解とライフサイクルの概念（表Ⅱ-A-3，図Ⅱ-A-1）[4]の習得が不可欠である．

　一方，ライフ・サイエンスを人間の生存の中心として位置づける概念は科学の進歩による生活環境の進化・発展に必要であり，その根底に生命倫理（バイオエシックス）が存在することも理解しなければならない．遺伝子工学・細胞工学を応用する遺伝子医療・再生医療をより一般化させるためには，医療者のみならず医療受給者もライフ・サイエンスの概念を共有し，理解する必要がある．

表Ⅱ-A-3　家族ライフサイクルの段階

家族ライフサイクルの段階	移行の感情プロセス：鍵となる原則	発達に必要な家族状態の2次的な変化
1．巣立ち：未婚の若い成人	感情的または経済的な自己責任を受け入れる	a．原家族との関係における自己の分化 b．親密な同僚との関係の発達 c．仕事や経済的自立についての確立
2．結婚により家族に参加：新しいカップル	新しいシステムへの献身	a．結婚システムの形成 b．配偶者と一緒になるための，拡大家族や友人との関係の再構築
3．小さな子どものいる家族	新しいメンバーをシステムに受け入れる	a．子どもの居場所を設けるために夫婦システムを調整する b．子育て，経済的活動や家事に参加する c．子育てや祖父母の役割を包括するために拡大家族との関係を再構築する
4．思春期の子どものいる家族	子どもの自立と祖父母の衰えを包括するために家族の境界を柔軟にする	a．思春期の子どもがシステムから出たり入ったりするのを許すために親子関係を切り替える b．中年期の夫婦や仕事に再び焦点を当てる c．高齢世代のケアに加わるように変わり始める
5．子どもを巣立たせ次の段階に移る	家族システムから出る，または入る多数の人を受け入れる	a．2人としての夫婦システムについて再交渉する b．成長した子どもと，親との間の大人の関係を発達させる c．親（祖父母）の死や身体障害に対処する
6．晩年期の家族	世代的ルールの変化を受け入れる	a．身体的衰えに直面する中で自分や夫婦の機能や関心を維持する；新しい家族や社会的な役割の選択を切り開く b．中間世代のより中心的な役割をサポートする c．システムにおいて高齢者の知恵と経験のための場所を作る，彼らのために過剰に機能しすぎずに高齢世代を支える d．配偶者，兄弟，他の仲間の喪失に対処し自分の死のために準備する；人生を振り返り統合する

(S.H.マクダニエル，ほか：家族システムの概念—プライマリ・ケアにおいて家族を評価するツール．家庭志向のプライマリ・ケア，松下　明監訳，p.26-39，シュプリンガー・フェアラーク東京，2006を一部改変)

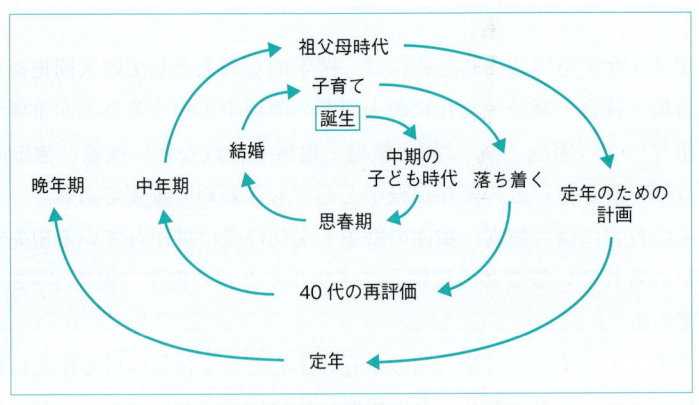

図Ⅱ-A-1　家族ライフスパイラル

(S.H.マクダニエル，ほか：家族システムの概念—プライマリ・ケアにおいて家族を評価するツール．家庭志向のプライマリ・ケア，松下　明監訳，p.26-39，シュプリンガー・フェアラーク東京，2006)

C 小児プライマリ・ケア

わが国に導入された"プライマリ・ケア"という用語の意味には誤解がある．ここで使用されている"プライマリ"は「最初の・主要な・本来の・根本の」という意味を表しており，「第一次の・初歩の」という意味ではない．言い換えると，ライフ・サイエンスの観点からみても，"プライマリ・ケア"は「最も本質的な医療」であるという語感を醸し出している．したがって，"必要な"という本来の意義としての"プライマリ・ケア"が適切に実施・運用されないでいると，患児（患者）の予後に重大な支障をきたしてしまうことになる[5]．一般化している"第一次の"という意味は派生した解釈に基づいていることをすべての人が共有しなければならない．

これまでのわが国の医療提供体制は，医療提供者側からの一次・二次・三次の区別化が長く利用されており，医療受給者がその区別を十分に理解できないまま今日に至っている．そのインバランスによるネガティブ・スパイラル的現象として，一次・二次・三次医療の混在（図Ⅱ-A-2）が恒常化し，医学教育の体系化ならびに医学教育専門家（インストラクター）の養成もおざなりになってきた経緯は否めない．

わが国での「小児のプライマリ・ケア」を実践するための出発点ともいえる時代（1970年代後半から1980年代初期）に，すでにプライマリ・ケアの内容（表Ⅱ-A-4，図Ⅱ-A-3）と医療機関による役割分担が提示されている[5]．医学用語としての変遷はあるものの，その将来像をほぼ的確に示してあることに驚きを隠せない．また当時，米国では予約診療を受けられない非緊急

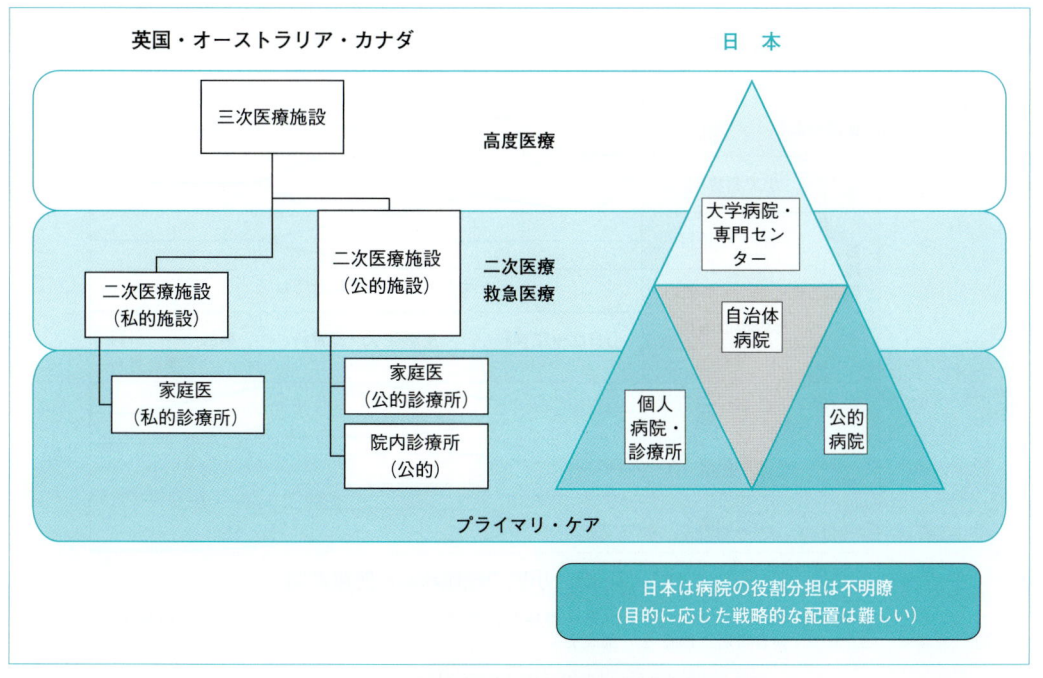

図Ⅱ-A-2　医療提供体制の比較（外国と日本）
（国立成育医療研究センター研究所成育政策科学研究部部長：森　臨太郎先生ご提供）

表Ⅱ-A-4 小児プライマリ・ケアの対象

Ⅰ. 健康小児	母子保健, 小児保健, さらに学校保健の対象となる小児（胎児も含む）.
Ⅱ. 心身症さらに心気症の小児	親（主として母親）・保護者が病気と思っている小児, あるいは年齢によっては自分自身が病気と思っている小児. しかし, 実際は器質的な病変がない場合に対象となる小児, 健康小児である場合もあるが, 心身症・登校拒否などの小児が考えられる.
Ⅲ. 自己限定性通常疾患（self-limited and common diseases）および軽症疾患の小児	感冒・肺炎あるいは麻疹などのように, 特別のことが起こらない限り, ある一定期間の経過で治癒する疾患の小児. 疾患によっては, 感冒のように専門的な医療を必要としない程度の場合もある. このような疾患を「よくみる病気」としてまとめることができるよう, 麻疹・水痘のように小児期に一度は罹患するような疾患を"usual childhood disease（UCD）"と呼ぶことがある.
Ⅳ. 重症・難治性の疾患の初期の小児	白血病・悪性腫瘍, あるいは膠原病, 中枢神経疾患などの難治性疾患, さらに重症, 場合によっては死に至るような疾患でも, 初期には上に述べたようなありふれた軽症疾患とまぎらわしい場合が少なくない. このような場合は, 病院, とくに小児病院あるいは大学病院などで専門医の診察と検査が必要である. このような疾患では, 早期に治療を開始すればするほど予後が良いので, プライマリ・ケアで早期に診断を確立する処置がとくに重要である.
Ⅴ. 重症・難治・不治さらに致死性疾患ならびに事故の小児	白血病, 悪性腫瘍, あるいは膠原病, 中枢神経疾患, 先天性心疾患, さらに事故（たとえば交通事故）, 急性腹症, 急性中枢神経疾患, 重症感染症などの疾患の小児である. これらの疾患に適切な医療を提供するためには, 専門的な高度の診断技術と治療法が必要とされる. したがって, このような医療では, 高度の設備と医療チームが必要である. 多くの場合, 医師以外の非専門の人によっても, その緊急性, 重症性は判断できるものである.

（小林　登：プライマリ・ケア小児科の体系と理念を求めて. プライマリ・ケアの医科学Ⅰ, p.79-99, 朝倉書店, 1982を一部改変）

図Ⅱ-A-3 小児の健康状態と医療機関

（小林　登：プライマリ・ケア小児科の体系と理念を求めて. プライマリ・ケアの医科学Ⅰ, p.79-99, 朝倉書店, 1982を一部改変）

総論-A．プライマリ・ケア

の患児を対象としての外来診療（ambulatory clinic：この ambulant は患児ならびに家族が歩いて来れるという意味であり，緊急という意味ではない）へのニーズが高まりつつあった．「成長と発達」を日々遂げつつある子どもたちの健康を支えるためには，栄養の改善と栄養学の普及，感染症の予防・対策が緊急の課題として取り上げられていた時代を反映した「小児のプライマリ・ケア」の展開に多くの労力と時間を割かざるを得なかったことがうかがえる．

さらに，並行してライフ・ステージ（新生児期・乳児期・幼児期・学童期・思春期・成人期）に沿った小児医療の提供とそれに則した小児医学の発展もすでに課題にあげられており，周産期医学・成人小児科学（adult pediatrics）の分化にも言及されており，その概念の構築・検証の必要性がすでに論じられている．

現在，ambulatory pediatrics（ambulatory clinic で展開される医療）は用語として本書のタイトル（英文）に，さらには日本小児科学会の分科会の１つである日本外来小児科学会の呼称（英文）に活かされている．一方のライフ・サイクル（受精から成人〈次世代の養育にかかわることのできる時期〉）に沿った医療の概念としては"成育医療"が新たに創案・構築され，その実践の「場」の中心として 2002 年に国立成育医療研究センター病院（東京都世田谷区）が開院した．

d 小児プライマリ・ケアの将来像

全人的に小児医療を実践している小児科医ならびに小児医療スタッフは，患児ならびに家族からのニーズに柔軟に対応しながら，心柱ともいえる個人・チームとしての正道・ポリシーを，医療を通して啓発し続けている．患児ならびに家族のニーズのすべてに応じることが理想の小児プライマリ・ケアではなく，常に教育的視点を忘れず，子どもたちを守るために子どもたちの代弁者としての活動（advocacy）を心がけることがあるべき姿である．

「成長と発達」という小児の特徴を熟知した医師とそのチームが，それぞれの役割を１つの医療機関内あるいは地域内で効率よく分担・連携することにより，さらに地域に密着した小児プライマリ・ケアを機能させることができる．人口減少時代に突入したわが国において，われわれは子どもたちと家族の健康と安全を守ることのできる立場にいることの崇高さを再認識し，小児科医・小児医療スタッフに求められる機能を常に拡充し続ける姿勢を維持しなければならない

表II-A-5　これからの"小児プライマリ・ケア チーム"に求められる機能

項　目	内　容
1．一般診療	対象～日常よく遭遇する疾患 慢性疾患の中長期管理，心身症，発達障害
2．在宅医療	重症心身障害児
3．思春期医療	移行医療
4．健康管理	乳幼児健診，園・学校健診／検診，"小さく生まれた児"のケア
5．事故予防・疾病予防	事故サーベイランス，予防接種
6．教　育	園・学校（授業・教師／保護者を対象とした教育活動） 医学生・研修医のインストラクター
7．臨床研究	成果の共有と医療現場へのフィードバック
8．子どもの代弁者としての活動（advocacy）	地域での啓発活動，ボランティア活動など

（表Ⅱ-A-5）．小児科医と小児医療スタッフが備えているアイデンティティを地域社会に対してだけでなく，国民の健康を維持する義務を備えている国ならびに行政機関に向かってこれまで以上に強くアピールすることが重要である．

参考文献

1) 武見太郎：序．プライマリ・ケアの医科学Ⅰ，武見太郎総編集，朝倉書店，1982．
2) 勝沼晴雄：WHOの健康養護体制に関する基本姿勢．プライマリ・ケアの医科学Ⅰ，武見太郎総編集，p.1-3，朝倉書店，1982．
3) 勝沼晴雄：日本のプライマリ・ヘルス・ケアを考える．プライマリ・ケアの医科学Ⅰ，武見太郎総編集，p.3-6，朝倉書店，1982．
4) S.H.マクダニエル，ほか：家族システムの概念―プライマリ・ケアにおいて家族を評価するツール．家庭志向のプライマリ・ケア，松下 明監訳，p.26-39，シュプリンガー・フェアラーク東京，2006．
5) 小林 登：プライマリ・ケア小児科の体系と理念を求めて．プライマリ・ケアの医科学Ⅰ，武見太郎総編集，p.79-99，朝倉書店，1982．

【田原 卓浩】

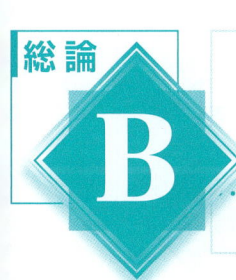

総論 B 医学教育と医療との融合

a 小児プライマリ・ケアとヘルスプロモーションを支える医学教育

　わが国での小児医学教育は医育機関ならびに高度先進医療機関・小児専門病院が中心となっており，特に卒前教育は医育機関に委ねられている．卒後教育はその制度が改定され5年間の研修期間が設けられているが，カリキュラムはそれぞれの施設が独自に設定している．一方，米国では卒前教育のためのstandardized curriculumを基盤として医育機関共通の教育体制が運用されている．またfaculty developmentがすべての医育機関に整備されており，常に客観的に教育内容・教育効果・教育手法を検証している．さらに，卒後教育を総合して評価する機構（Accreditation Council for Graduate Medical Education：ACGME）が研修施設の外部に設けられており，基礎臨床能力（general competence）の習得度をはじめとして多角的に検証している（図Ⅱ-B-1）．

　これからの医学教育の「場」は，大学ならびに研修施設から医療を実践しているすべての施設

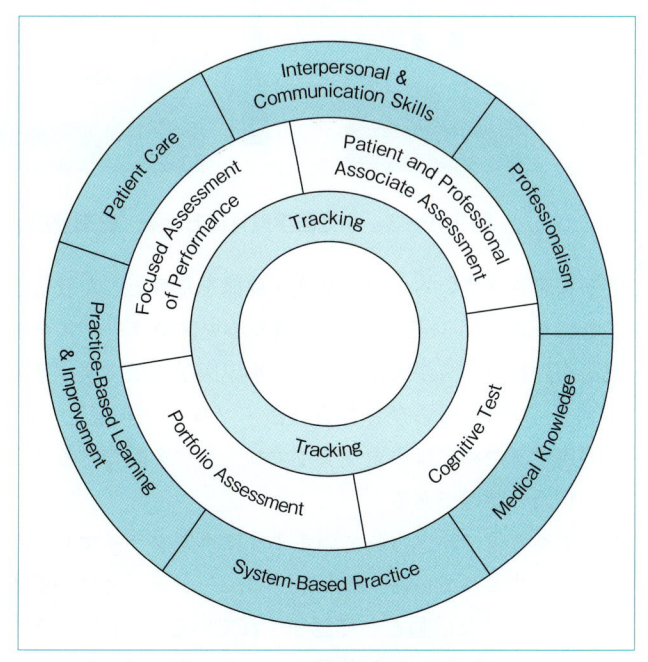

図Ⅱ-B-1　基礎臨床能力の要素

（ACGMEのホームページを参照）

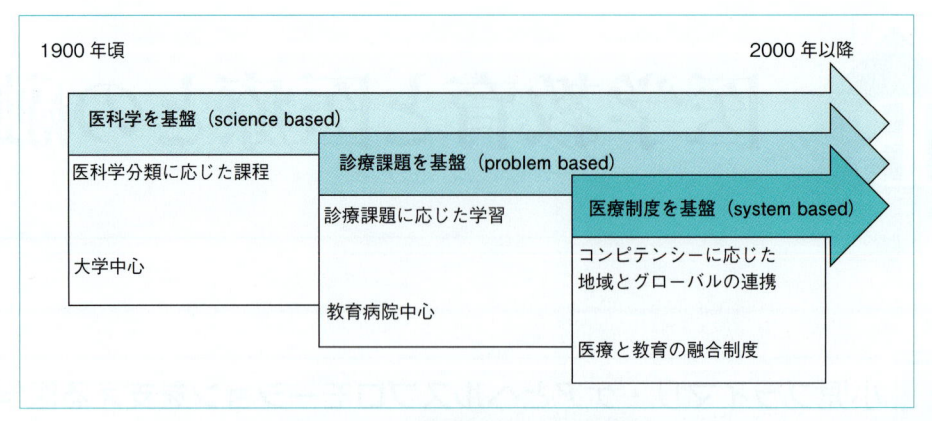

図Ⅱ-B-2　医学教育モデルの変遷

(Frenk J, et al：Health professionals for a new century: transforming education to strengthen health systems in an interdependent world. Lancet, 376（issue 9756）：1923-1958, 2010／国立成育医療研究センター研究所成育政策科学研究部部長：森　臨太郎先生（訳）ご提供）

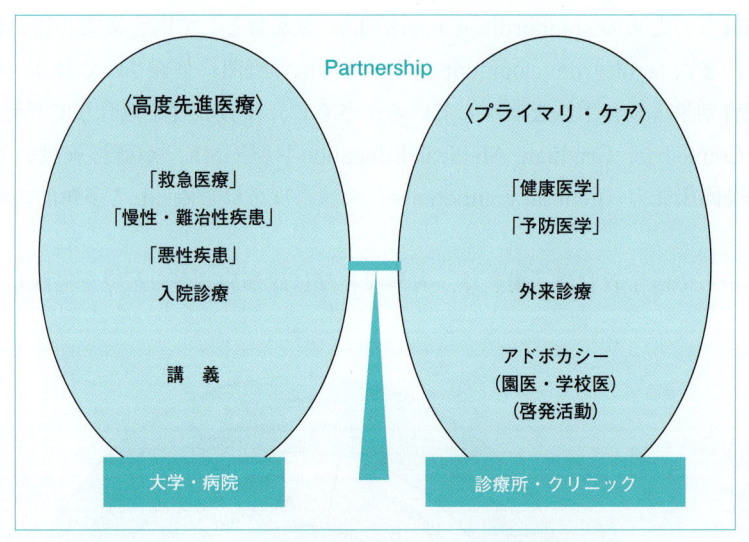

図Ⅱ-B-3　小児医学教育における"役割分担"

へと拡がることが推測されている．医療制度・機能を基盤とした教育を実施し，医療の展開をより深化させることになる（図Ⅱ-B-2）[1]．良質な小児医療サービスを継続して提供するためには小児医学と小児医療のバランスが欠かせない．小児医学に限らず，卒前・卒後を通じて医学教育にも役割分担（図Ⅱ-B-3）ならびに教育技法・プログラム策定（表Ⅱ-B-1）が必要となる．次世代の良医を養成するためには小児プライマリ・ケアを教育することのできる医師・スタッフを養成することが喫緊の課題である．

　前述のアルマ・アタ宣言で述べられているように小児プライマリ・ケアにはヘルスケア（ヘルスプロモーション）が含まれている．ヘルスプロモーションとは，個人や集団を対象とした総合的な健康戦略であり国際的な活動として認知されている[2]．小児プライマリ・ケアを実践する現場では自ずとヘルスプロモーションが考慮されその技法が展開されている．教科書からの知識だけでは体得できないコミュニケーションと共感（図Ⅱ-B-4）[3]を提供できる「場」が小児プラ

総論-B．医学教育と医療との融合

表Ⅱ-B-1　小児プライマリ・ケア研修で獲得すべき臨床能力

> 研修医が将来どの科へ進むとしても，さまざまな場面で小児を診る必要に迫られることがあるはずである．そのときのために，小児プライマリ・ケアに必要な基本的な臨床能力を獲得することが望まれる．
> すべての医師に必要な小児プライマリ・ケアの臨床能力は下記のようなものであると考える．
>
> 1．小児への適切な対応ができる
>   小児やその保護者と良好なコミュニケーションが持て，診察・検査・処置・治療に際して個々の成長・発達を配慮した対応ができることが求められる．
> 2．Common disease への初期対応ができる
>   小児疾患の多くは common disease である．必ずしも正確な診断ができる必要はないが，軽症と重症の判断ができ，適切に小児科医へのコンサルト・紹介ができることが求められる．保護者にホームケアについて説明できることも必要である．
> 3．小児保健への適切な対応ができる
>   乳幼児健診，予防接種，事故予防の重要性と，健康維持・増進を援助する必要性を理解することと，子育て支援の必要な状態に気づき，小児科医や専門機関につなぐ視点はあらゆる医師に求められる．

（日本小児科医会・日本外来小児科学会：小児プライマリ・ケア研修プログラム，p.2, 2005）

Patient and Family Knowledge
- Disease
- Medication
- Dosing instructions
- Recall of information

Family Factors
- Perception of illness security
- Perception of treatment benefits and risks
- Sense of control
- Misconceptions
- Motivation
- Family function

Treatment Regimen
- Complexity
- Duration
- Schedule
- Access
- Expense
- Ease of administration
- Palatability
- Side effects

Clinician and Patient Relationship
- Consistency
- Effective communication
- Supervision
- Monitoring
- Follow-up

ADHERENCE

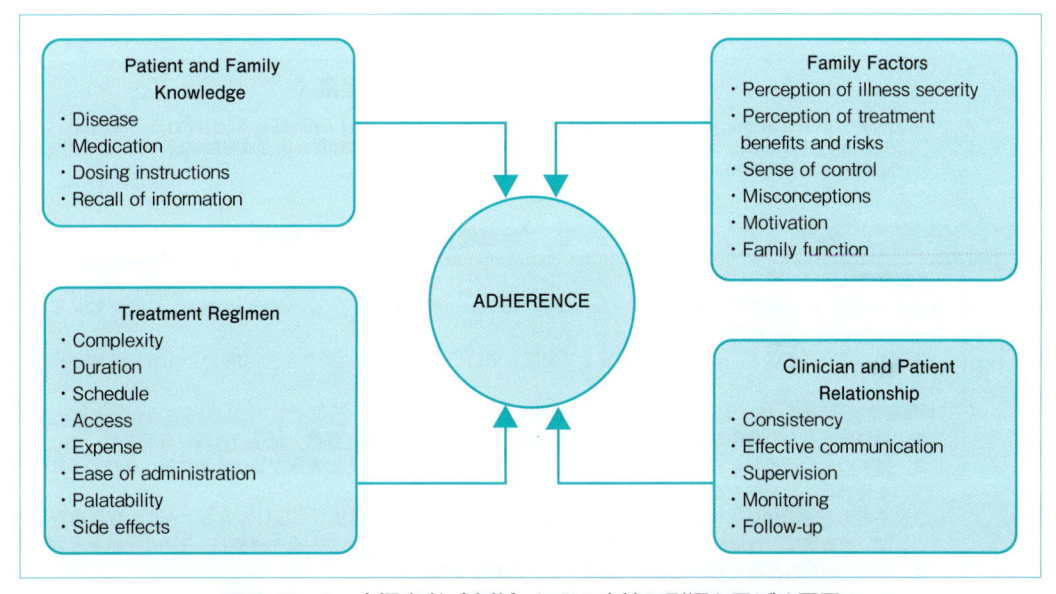

図Ⅱ-B-4　小児患者（家族）からの支持に影響を及ぼす因子

（Halterman JS, et al：Adherence to Pediatric Health Care Recommendation. Textbook of Pediatric Care, McInerny TK, et al eds, p.161-165, American Academy of Pediatrics, 2009）

イマリ・ケア教育を展開するためにきわめて重要である．

b 医学教育に求められる国際性・地域性とこれからの小児医療

　情報交換がグローバル化され，きわめて短時間に洋の東西を問わず情報を共有できる時代を迎えている．医学教育にもこの環境を利する方策が必要であり，前述の ACGME も ACGME-International として国際交流に門戸を開いている．生活習慣病の1つである肥満も美味しさを追求する recipe がメディアを通じて伝達されることにより国と地域の文化を越えて"伝染"し得る環境に囲まれている現代社会では，教育に必要とされる個々の「感性を科学する」ことが可能

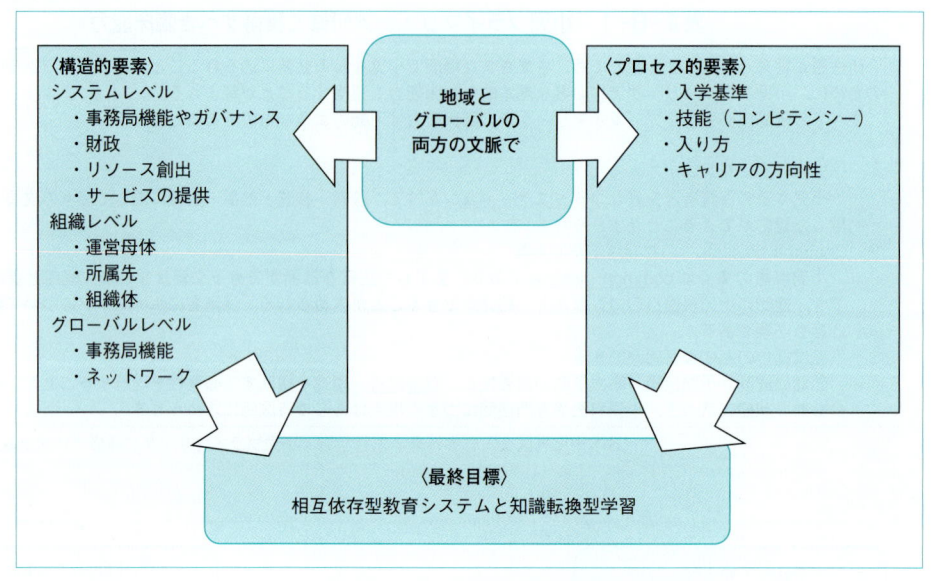

```
〈構造的要素〉                              〈プロセス的要素〉
システムレベル          地域と              ・入学基準
  ・事務局機能やガバナンス  グローバルの        ・技能（コンピテンシー）
  ・財政              両方の文脈で          ・入り方
  ・リソース創出                            ・キャリアの方向性
  ・サービスの提供
組織レベル
  ・運営母体
  ・所属先
  ・組織体
グローバルレベル
  ・事務局機能
  ・ネットワーク

                    〈最終目標〉
              相互依存型教育システムと知識転換型学習
```

図Ⅱ-B-5　医学教育の要素

(Frenk J, et al：Health professionals for a new century: transforming education to strengthen health systems in an interdependent world. Lancet, 376（issue 9756）：1923-1958, 2010／国立成育医療研究センター研究所教育政策科学研究部部長：森　臨太郎先生（訳）ご提供)

表Ⅱ-B-2　"地域総合小児医療"の概念

> 小児医療・保健・福祉には,
> 子どもが罹患する疾患への対応（Disease Oriented Pediatrics）と子どもの健全な発育への総合的支援（Health Oriented Pediatrics）が包括される．
> 　両者のバランスを保ち，より地域に密着して実践していくことが"地域総合小児医療（Community Pediatrics）"である．
> "地域総合小児科医"は"子どもたちを守る"ために，
>   1．地域の子どもの健全な心身の発育のために育児支援を行い，医療・保健・福祉の推進に寄与する．
>   2．障害のある子どもを含め，子どもの代弁者として，すべての子どもと家族が適切な身体的・精神的・社会的支援を受けることができるように寄与する．
>   3．子どもがどの地域に住んでいても，適切な医療・保健・福祉を継続して受けられるように，医療機関，行政機関，教育機関，地域社会などの"子どもに関わる人々"とのネットワークを構築し，その中心的な役割を担う．
>   4．救急・時間外診療を含めた地域の一次・二次医療を実践する．
>   病状によっては，専門医療機関などとも適切に連携する．
>   5．健康増進の啓発活動，教育，調査・研究活動を行う．
>   6．地域医療・福祉・保健政策に積極的に貢献する．

(田原卓浩，ほか：日本小児科学会　総合小児医療検討委員会報告"地域総合小児医療"に関するアンケート調査．日本小児科学会雑誌，116：1965-1972, 2012)

となり，教育の成果をインストラクターと受講者が容易に共有できることになる（図Ⅱ-B-5）[1]．一方では，人口減少・コミュニケーション不足・生活リズムの多様化が進むわが国では地域格差が拡大し，医療提供体制にも地域に適した工夫を余儀なくされている．小児プライマリ・ケアに地域性が加味されているものの，次世代の小児科医の育成には体系的な小児プライマリ・ケア教育を実施することが求められている．米国・英国で展開されているCommunity Pediatricsを基軸とした医療（地域総合小児医療）（表Ⅱ-B-2，図Ⅱ-B-6）[4]を，わが国の歴史と文化に調和させて導入する試みが始まっている．国家としての"総合診療科"の創設・"総合診療医"の養成の気運が高まるなかで，次世代の小児科医が生涯を通じてそれぞれの臨床力を十分に発揮できる環境を整備することも，中長期的な教育戦略の1つとしてあげることができる．

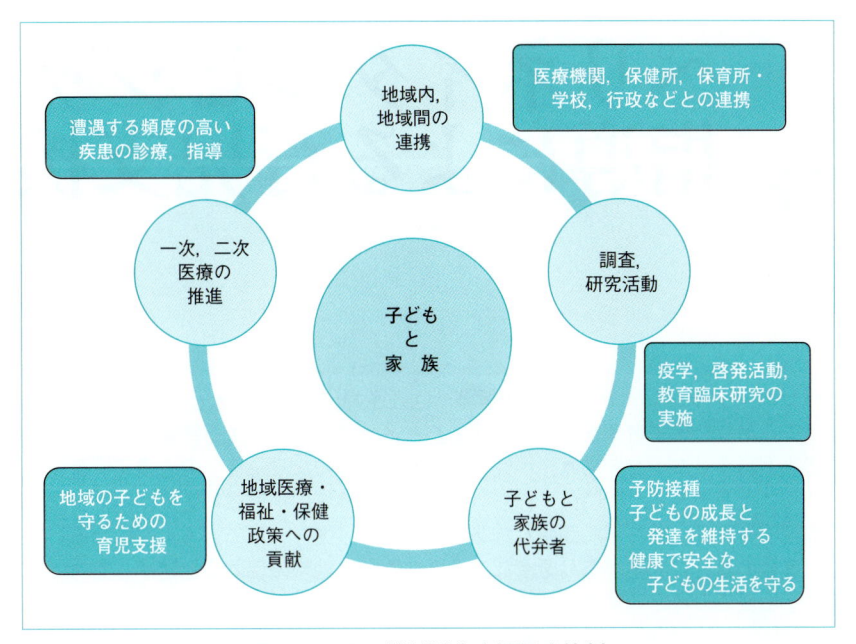

図Ⅱ-B-6　地域総合小児医療体制

(田原卓浩, ほか：日本小児科学会 総合小児医療検討委員会報告 "地域総合小児医療" に関するアンケート調査. 日本小児科学会雑誌, 116：1965-1972, 2012)

　小児プライマリ・ケアを実践するために備えるべき機能と教育を融合させ，今後増加する女性小児科医のキャリアパスならびに小児医療に携わるすべての人々を対象としたスキルアップを包括した「地域総合小児医療」の周知は"小児科医と小児医療スタッフのアイデンティティ"を患児・家族に強く印象づけることにつながる．

　プライマリ・ケアを key word として，その概念，歴史・文化との調和，教育との融合について述べた．"小児医療" と "小児医学" は車の両輪であること，相互のバランスを保つためには医療提供体制のみならず地域においての役割分担を明示し，常にそれぞれの機能を俯瞰できる術を養う必要がある．サービス業としての医療を実践し，そのレベル（医療技術・顧客満足度）を高く維持し，人材育成の継続性・柔軟性を拡充することを目標とするプライマリ・ケア教育は，これからの医学教育の柱となる OBME（Outcome Based Medical Education）の１つといえる．脈々と受け継がれてきた医療を，今後スピードを増して変化・変容する社会や人々の気質の健全さを守る術として堅持するためには，われわれの「自己実現」能力を進化・発展させることが求められている．Leadership/Professionalism/Partnership が機能する医療環境を支えるためには，医師１人ひとりの力を柔軟に，かつしなやかに生かさなければならない．

参考文献

1) Frenk J, et al：Health professionals for a new century：transforming education to strengthen health systems in an interdependent world. Lancet, 376（issue 9756）：1923-1958, 2010.
2) 衛藤　隆：ヘルスプロモーションとは．小児内科，44：1252-1253, 2012.
3) Halterman JS, et al：Adherence to Pediatric Health Care Recommendation. Textbook of Pediatric Care, McInerny TK, et al eds, p.161-165, American Academy of Pediatrics, 2009.
4) 田原卓浩, ほか：日本小児科学会 総合小児医療検討委員会報告 "地域総合小児医療" に関するアンケート調査. 日本小児科学会雑誌, 116：1965-1972, 2012.

【田原　卓浩】

第Ⅱ章　Pediatric care

各論 A

ペリネイタルビジット指導による育児支援

　ペリネイタルビジット指導（PV指導）は妊産婦に「産科医と小児科医と行政（地域）が一緒になって，あなたの子育てを応援しますよ」とメッセージを伝える事業である．妊産婦は産科医の紹介で小児科クリニックを訪れ，小児科医と顔見知りになり，育児の心構えや育児の疑問をじっくりと聞くことができる．同時に，赤ちゃんの病気，地域の小児救急医療体制，予防接種，乳児健診などの説明を受け，赤ちゃんが生れたあとの育児のイメージができるようになる．特に，育児の環境など産後の育児に問題がありそうなときは，事後に地域の保健師と連携して対応することで，周産期から地域での育児の見守りができる．

産科からの紹介

　PV指導は産科での妊産婦へのこの事業の説明と小児科紹介から始まる．産科医の理解，協力が最も大切である．紹介状の一部に問診票（表Ⅱ-A-1）として妊産婦の心配事，悩み事など妊婦の気持ちを記載してもらう．この問診票は，母親の抱えている問題を聞き出す大切な情報となる．

医師・看護師の支援の実際

　小児科指導で最も大切なことは育児不安を軽くし，もし育児の背景になにかあれば地域の保健師と協力して支援していきますよと妊産婦に伝えることである．

1）実施上の注意点として

　①時間帯，場所は，一般の患者と接触しないようにする．

表Ⅱ-A-1　産科での問診票

1. 今回の妊娠を知ったときの気持ちはどうでしたか．
　　・うれしかった　　・どちらともいえない　　・うれしくなかった
2. 最近悩んだり，落ち込んだことがありますか．
　　・よくある　　・時々ある　　・ない
3. 現在，心配事や悩み事はありますか．　・はい　　・いいえ
　　・育児に対する不安　　・イライラする　　・疲れる　　・不眠
　　・経済的不安　　・タバコ　　・酒　　・薬　　・自分や家族の健康問題
　　・上の子の育児
　　・その他（　　　　　　　　　　　　）
4. 相談相手がいますか．
　　・はい（誰　　　　　　　　　）・どちらともいえない　　・いいえ
5. 現在の生活やこれからの生活において協力者がいますか．
　　・はい（誰　　　　　　　　　）・どちらともいえない　　・いいえ

（大分県ペリネイタルビジット産科紹介状より）

表Ⅱ-A-2 "はじめてのお母さんへ"―小児科医からの子育てアドバイス―（目次）

≪内　容≫
1. はじめに
2. 母乳育児
3. お部屋の温度
4. 皮膚の清潔
5. よくみられる赤ちゃんの症状へのアドバイス
6. お出かけ
7. 予防接種
8. 乳幼児健診
9. たばこ
10. テレビ
11. 赤ちゃんが休日・夜間に具合が悪くなったとき
12. パパの出番ですよ!

（大分県小児科医会編：ペリネイタルビジット・パンフレット）

② 在胎 28 週から生後 56 日までの間に行う．
③ 面談は夫婦一緒を勧める．妊産婦単独が多いが実母と同伴のときもある．
④ 面談は，40～60 分を必要とする．できるかぎり看護師と協力して行う．看護師の面談では妊産婦の緊張がほぐれて，さまざまな質問や妊産婦の本音が得られやすい．

2）医師の支援

リラックスした雰囲気のなかで，名刺を渡し自己紹介する．夫婦の出身地や胎児の性別や命名を話題にしながら，この事業は産科・小児科・保健師が一緒になって育児の不安を和らげる事業であることを告げる．大分県小児科医会が編纂した「はじめてのお母さんへ―小児科医からの子育てアドバイス―」[1]（表Ⅱ-A-2）を参考にしながら話を進める．

以下のことは医師が必ず取り上げる話題である．

- 「小児科クリニックは子どもの味方，育児の味方，どんなことでも相談に乗ります」
（小児科医の活動紹介．外来小児科学会リーフレット活用）
- 「しっかり抱いて，目と目をあわせ話しかけ，母乳育児で，基本的信頼感を育もう」
（子育ての基本，母乳育児の大切さ）
- 「夫は分娩に立ち会おう．分娩立ち会いは，子育ての協同作業の第一歩」
（夫の育児参加の重要性）
- 「禁煙は夫の責任，親の責任，大人の責任」（子どもの無煙環境を）
- 「2 歳まではテレビを見せないで」（子どもとメディアの問題）

3）看護師の指導

看護師は妊産婦に育児の具体的な指導を行う．たとえば，乳児健診の時期，予防接種の大切さと時期，小児科医へのかかり方，地域の小児救急医療体制，地域のサークルの紹介などである．それとともに，育児の背景から産後の育児の問題点をとらえ，育児支援の必要性の有無を明確にする．

■ 事後の対応について

小児科指導票には「要支援」「支援不要」を記載し，直ちに紹介産科医と大分県医師会に郵送する．大分県医師会は指導票を妊産婦在住の市町村（事業化していない市町村は大分県の担当

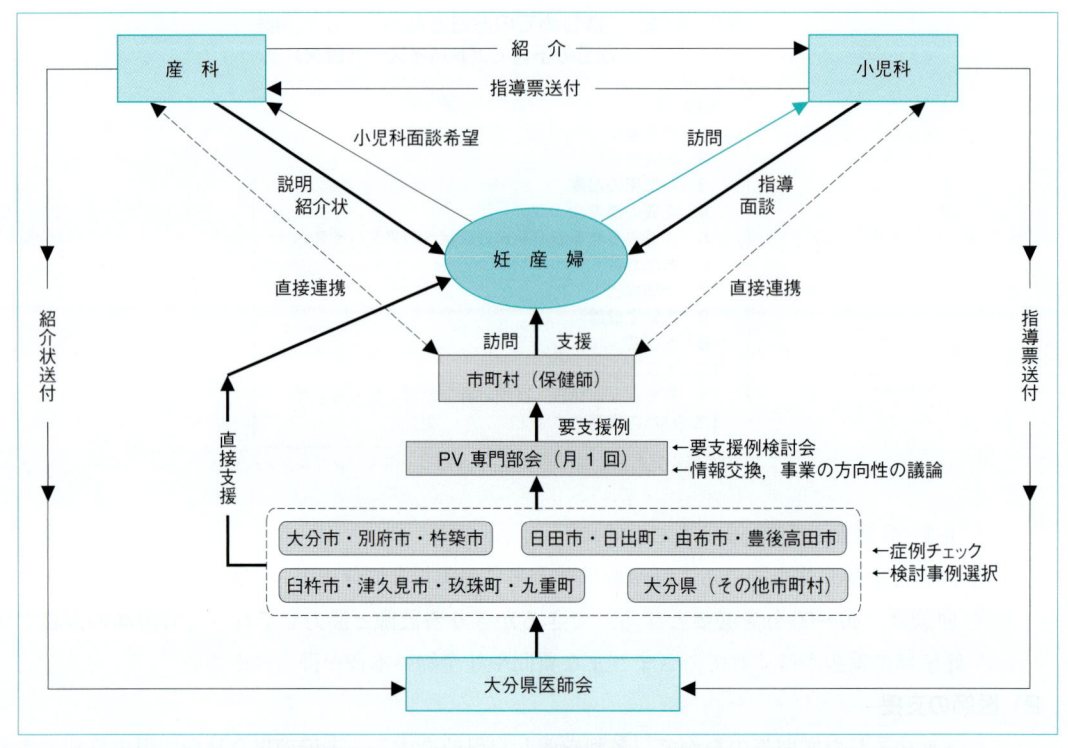

図Ⅱ-A-1　大分県ペリネイタルビジット事業概念図，流れ図（平成24年3月作成）

課）に送付し，市町村では「要支援」例はその都度保健師の訪問，支援が行われる．さらに検討を要する例については月に1回のPV専門部会（図Ⅱ-A-1）にあげて，支援の均質化を図る．専門部会には小児科医，産科医，精神科医，大分県医師会担当理事，児童相談所職員，各市町村保健師，産科医院の助産師，助産師会員が集まり，それぞれ専門的な観点から支援のポイントを話し合う．

　大分県ではこの事業を通じて，産科医，小児科医と行政・保健師が顔見知りになり，支援の体制がスムーズになっている．この事業以外でも，妊娠中から支援が必要と思われる妊婦さんは産科医から直接に保健師に電話連絡や産科連絡票で連絡し見守りを行っている．PV事業，産科連絡票，1カ月健診，こんにちは赤ちゃん訪問の連動により，妊娠期から地域での見守りが行われている．

参考文献

1) 大分県小児科医会編：はじめてのお母さんへ―小児科医からの子育てのアドバイス―．平成22年改訂版．

【東保　裕の介】

各論 B マス・スクリーニング

　戦後の混乱期における検便での学童に対する寄生虫検査，およびツベルクリン反応と胸部X線写真による結核健診が日本の大規模スクリーニング検査の始まりといえる．1977年から先天代謝異常症の新生児マス・スクリーニング検査が行われるようになった．さらに，1990年代後半より新生児聴覚スクリーニング検査も行われるようになり，早期の難聴児発見と難聴児に対する療育が開始されるようになっている．

　このようなマス・スクリーニングとは，一見健康と思われる集団に検査を行い不可逆的な状況になる前に疾病を発見して治療し，予後を向上させる検査のことをいう．

　その対象疾患としては，
1. 疾患の自然経過が熟知されている．
2. 早期治療されないと生命予後が悪い，または重大な後遺症を残す．
3. 早期治療により良好な結果が得られる．
4. 偽陰性がほとんどなく，偽陽性が少ないスクリーニング検査法がある．
5. 適切な疾患発症頻度があり，良好な費用対効果が期待される．

以上が考えられる．

　本項では開業医も知っておくべきマス・スクリーニング検査，および今後，新たに始まる可能性のある検査について述べる．

先天代謝異常症の新生児マス・スクリーニング検査（ガスリーテスト）

　この検査は一般的に"ガスリーテスト"と呼ばれ，結果は母子手帳に貼付されていることが多い．検査時期は生後5日前後で，検査用濾紙（Guthrie card，図Ⅱ-B-1）に新生児血を採取し検査される．結果は1カ月健診時に伝えることが多いが，異常値を示した場合などは再検査を行うこととなる．対象疾患は，表Ⅱ-B-1に示す6疾患である．

　フェニルケトン尿症などアミノ酸代謝異常症の場合，母乳もしくは人工乳中の蛋白質が消化吸収されてアミノ酸となり，体内で別の物質に代謝される過程が障害されるため，代謝されないアミノ酸が体内に蓄積され，濾紙血中濃度が高値となる．そのため，生後5日前後で哺乳量が十分摂取できた頃に検査をする．低出生体重児（極低出生体重児を含む）の場合，生後5日程度では十分な栄養が摂取できていないことがあるため，哺乳量が十分量になったあとに再検査が行われる．

　それらの疾患のなかから，1992年にヒスチジン血症がマス・スクリーニング疾患から除外された．ヒスチジン血症は当初，知能や言語障害をきたす疾患で，新生児期から低ヒスチジン食を与えることで予防できるとされていた．しかし，各症例の血中ヒスチジン濃度と各症例のIQ/DQ（知能指数/発達指数）の間に相関関係がなく，低ヒスチジン食による治療を行った群と行わなかった群との間にも知能に差異がないことがわかった．また，マス・スクリーニングで発見

先天代謝異常等検査用採血濾紙				
（化血研） 受付番号				
採血回数	初回採血　再採血　自主的採血　特別　タンデム希望			
医療機関コード				
医療機関名				
フリガナ				
母氏名				
児（名前・性別）	（カタカナ）		男・女	
出生日	20　年　月　日	出生時体重	g	
哺乳開始日	20　年　月　日	採血時体重	g	
採血日	20　年　月　日	在胎週数	週	
抗生剤使用	有　無	哺乳状態	良　不良	
備考（連絡先・主治医・その他特記事項）				
検査結果	・正常	・再採血	・疑陽性	・陽性
	項目と測定値			
下の丸印を越す位に充分に，しかも裏表にしみとおるように採血して下さい．				

図Ⅱ-B-1　**先天代謝異常検査用濾紙**

された症例の同胞のなかに未治療のヒスチジン血症であるにもかかわらず知能が正常な症例が多数発見されたことも除外された理由である．

◘ **先天性甲状腺機能低下症（クレチン症）**……新生児期には症状が非特異的であるため臨床的に診断することが難しく，マス・スクリーニングの重要な対象疾患である．ただし，TSH（thyroid stimulating hormone：甲状腺刺激ホルモン）単独の検査では多種の甲状腺機能低下疾患を見落とす可能性があり，また，乳児一過性高 TSH 血症への過剰治療につながる可能性もあるため，TSH，T4，free-T4 を同時に測定することが望ましい．ところで，早産児では一過性の甲状腺機能低下状態を示すことが見受けられるが，近年では治療対象となり積極的に治療が行われている．

◘ **先天性副腎皮質過形成症（21-水酸化酵素欠損症）**……17α-水酸化プロゲステロンを測定するが，この検査によって発見されるのは 21-水酸化酵素欠損症のみである．そのため，それ以外の先天性副腎過形成症を見落とす可能性があり，家族歴や外性器異常などに十分注意する必要がある．また，副腎不全症状がなく，電解質異常もないスクリーニング陽性者に対する ACTH 負荷試験の有用性が報告され，その取り扱い指針も提唱されている．

表Ⅱ-B-1　新生児先天代謝異常症マス・スクリーニング対象疾患

	疾患名	発生頻度
1	フェニルケトン尿症	1/74,200
2	メープルシロップ尿症	1/517,500
3	ホモシスチン尿症	1/213,400
4	ガラクトース血症	1/37,000
5	先天性甲状腺機能低下症（クレチン症）	1/3,200
6	先天性副腎皮質過形成症	1/16,800

（1977～2009年度　厚生労働省母子保健課調べ）

　診断後は表Ⅱ-B-1のうち，1～4に関しては恩賜財団母子愛育会特殊ミルク事務局から治療用ミルクを入手することができる．加えて，母子愛育会より「フェニルケトン尿症食品交換表—食事療法のために」と「食事療法ガイドブック—アミノ酸代謝異常症・有機酸代謝異常症のために」が刊行されている．5に関しては，先天性甲状腺機能低下症マス・スクリーニングのガイドライン，6に関しては日本小児内分泌学会策定の先天性副腎皮質過形成症陽性者取り扱い基準（診断の手引き）および治療指針に則って治療が行われる．

　近年の医学の進歩に伴い，上記以外の多くの先天代謝異常症の診断・治療が可能になってきている．すでにいくつかの施設で検査が開始されているものの1つに，タンデムマス・スクリーニングがある（p.27参照）．

新生児聴覚スクリーニング検査

　1999年にYoshinaga-Itanoの報告で，聴力スクリーニングにより，10万人あたり260人の難聴児の報告があった．これは，先天代謝異常のマス・スクリーニング対象疾患よりも高い確率である．加えて，早期発見・早期治療・療育を行うことにより，3～5歳時の言語発達を含む発達状態が，療育を行わなかった児に比べて改善することが報告された．この事実をふまえ，わが国においては平成12年度に新生児聴覚検査事業実施要項が出され，2001～2006（平成13～18）年度までにモデル事業として18都道府県において新生児聴覚検査事業が実施されてきた．その結果が2007年に作成された「新生児聴覚スクリーニングマニュアル」である．しかし，2005年の日本産婦人科医会による報告では50％程度の施設でしか新生児聴覚スクリーニング検査は実施されておらず，今後，早急に実施率を上げる必要がある．

　問題点として，個人の診療所での出産が約半数を占めるわが国では，検査機器が高価であること，検査料の公費請求や保険請求ができないこと，検査を行うためのマンパワーの不足などがあげられる．しかし，代謝異常マス・スクリーニングのように公費助成が行われれば，実施率は向上すると考えられるため，行政による早急な対応が望まれる．

聴覚スクリーニングの検査方法

　ABR（auditory brain-stem response）は新生児期にも正確な検査結果が得られる検査であるが，測定には多くの手間がかかり，スクリーニング検査としては適当ではない．しかし，新生児聴覚スクリーニングを目的に開発された自動聴性脳幹反応（automated ABR：AABR），誘発耳音響反射（transient evoked otoacoustic emission：TEOAE），歪成分耳音響反射（distortion product otoacoustic emission：DPOAE）は，通常のABRとは異なり，専門家でなくてもベッ

表Ⅱ-B-2　AABRおよびOAEの比較

検査法	AABR	DPOAE	TEOAE
検査機種（わが国で使用されているもの）	Natus ALGO 3・3i　MAAS, エイベア, MB11	ER-33, MAAS　オーデックス, イーロスキャン	エコースクリーン　MAAS
検査で得る反応	脳幹からの電気的反応	内耳からの反響音	内耳からの反響音
刺激音	クリック音, 35 dBnHL　700～5,000 Hz	異なる周波数の2つの純音　刺激音の周波数帯を選べる	クリック音
操作	電極（3個）およびイヤホン装着	イヤープローブ挿入	イヤープローブ挿入
検査所要時間	数分～十数分	数分間	数秒～数分間
感度	理論感度は99.96%　35 dB以上の難聴を検出可	後迷路性難聴を感知できないが，正常児対象では100%に近い　40 dB以上の難聴を検出可	後迷路性難聴を感知できないが，正常児対象では100%に近い　40 dB以上の難聴を検出可
要再検率（片側refer含む）	約1%	AABRよりやや高い	AABRよりやや高い
使用対象	在胎34週から生後6カ月まで	成人可	1歳くらいまで

　ドサイドで簡便に検査することができる（表Ⅱ-B-2）．いずれの検査機器も，検査結果は自動解析機能で判定され，反応があればpass，反応がなければreferと表示される．さらに，従来は判断できなかった片側もしくは軽度の聴覚障害も発見することができるようになった．

▶ **AABR（automated auditory brain-stem response）**……Natus社のALGOは通常35dBのクリック音で検査を行う（referの際に40もしくは70 dBでの検査もできるようになっている）．イヤーカプラーを使用しクリック音を聞かせ，その反応を前額部，項部，肩の3カ所で脳幹から発せられるⅤ波を電気的に検知し判定する．機械的感度は99.96%とされている．覚醒時や睡眠時でも体動が多い場合は筋電図が検出され検査ができないため，授乳後などしっかり眠っているときに検査を行う．AABRはTEOAE，DPOAEに比べrefer率は低いが，対象児が未熟な場合や出生直後の場合はrefer率が高くなる．

▶ **OAE（otoacoustic emission）**……OAEは内耳蝸牛の外有毛細胞が収縮して発する反響音の有無を検査する方法である．検査自体はAABRよりもさらに簡便かつ短時間で検査できる．また，OAEには上記のとおり2種類の方式があるが，いずれも使用方法は同じで，外耳道にイヤープローブを挿入するだけの簡便な方法である．

　しかし，内耳機能を検査する方法であるため，内耳機能は正常であるが，聴神経より内側に障害がある状態（auditory neuropathy：AN）は関知できない．また，イヤープローブ内に耳垢などが付着すると，音の発生，検知ができにくくなるため，使用前に必ず確認することが必要である．また，AABRに比べて本体や消耗品の価格などは安価であるが，refer率は高くなるため注意が必要である．

　上記の特性に鑑み，まずOAEでの検査を行い，referになった場合にAABRでの再検査を行う2段階スクリーニングの有効性が報告されている．

❖ **新生児聴覚スクリーニング検査の注意点**

　大きな問題は，referと判定された児の取り扱いである．referの場合，すべての児が異常というわけではなく，検査時期の問題（出生後早期であれば鼓室に液体が貯留している場合や，耳

垢，羊水が残存している場合など）や，OAE の場合はプローブのつまりやプローブ位置の問題などが関係していることが考えられる．検査者が検査機器の構造や使用方法を正しく理解しておく必要がある．再検査でも refer になった場合は ABR を行い，それでも異常の場合は精密検査を行う施設を紹介する．また，何よりも家族に対するサポートを十分に行う必要がある．NICU，産科，小児科，教育機関，療育機関の連携が重要となる．以下のような書籍もあり参考にされるとよい．

『「リファー（要再検査）」となったお子さんのお母さんと家族の方へ』
『新・「お子さんの耳がきこえない」と言われたら』（いずれも全国早期支援研究協議会出版）

　これらの冊子に加え，日本耳鼻咽喉科学会も新生児聴覚スクリーニングで異常があった場合の精密聴力検査機関リストをホームページ上に紹介している（http://www.jibika.or.jp/citizens/nanchou.html）．

タンデムマスによる先天代謝異常のマス・スクリーニング

　タンデムマスは 1990 年代後半から導入され始めた検査方法である．この方法により，アミノ酸血症のほか，有機酸代謝異常や脂肪酸代謝異常も同時にスクリーニングすることができるため，世界的に普及しつつある．タンデムマスでは，アシルカルニチンとアミノ酸が短時間で（1 検体 2〜3 分）高感度に測定できる．タンデムマスで測定できる疾患を表Ⅱ-B-3 に示す．拡大された対象疾患のなかには，新生児期に重篤な症状で発症し，スクリーニング結果が出るまでに間に合わない疾患や，問題のない児が感染をきっかけに急性脳症，突然死をきたすものが含まれている．タンデムマスを導入するにあたっての問題点は，検査機械が高価であることである．しかし，1 日あたりの検査可能検体数が 300〜400 検体と多いこと，1 検体あたりの試薬コストが安いことより，マス・スクリーニング用検査機器として十分に使用可能と考えられ，今後の普及が望まれる．

　マス・スクリーニングは病気の早期発見で終わりではなく，その後，子どもたちが健全な成長と発達をとげることができるように支援することが重要である．そのためにはマス・スクリーニングに関わる医療機関，保健機関，教育機関，行政が十分に連携をとり，システムを構築させることが重要と考える．

表Ⅱ-B-3　タンデムマス・スクリーニングの対象疾患とカットオフ値

区分	群別	疾患名	発見頻度	スクリーニング指標とカットオフ値 (nmol/mL)	臨床検査・検査異常
一次	アミノ酸	フェニルケトン尿症	1：6万	Phe＞180	発達遅滞
		メープルシロップ尿症	1：128万	Leu＋Ile＞350 & Val＞250	アシドーシス発作
		ホモシスチン尿症	―	Met＞80	知的障害，血栓症
		シトルリン血症1型	1：25万	Cit＞100［即精査：Cit＞300］	高アンモニア血症
		アルギニノコハク酸尿症	1：128万	Cit＞100［即精査：Cit＞300］	高アンモニア血症
	有機酸	メチルマロン酸血症	1：12万	C3＞3.6 & C3/C2＞0.25 ［即精査：C3＞8 & C3/C2＞0.25］	アシドーシス発作
		プロピオン酸血症	1：40万	C3＞3.6 & C3/C2＞0.25 ［即精査：C3＞8 & C3/C2＞0.25］	アシドーシス発作
		イソ吉草酸血症	1：43万	C5＞1.0 ［即精査：C5＞5（C0＜10なら至急）］	アシドーシス，体臭
		メチルクロトニルグリシン尿症	1：14万	C5－OH＞1.0 ［即精査：C5－OH＞2（C0＜15なら至急）］	Reye症候群
		ヒドロキシメチルグルタル酸血症	―	C5－OH＞1.0 ［即精査：C5－OH＞2（C0＜15なら至急）］	低血糖，アシドーシス
		複合カルボキシラーゼ欠損症	1：64万	C5－OH＞1.0 ［即精査：C5－OH＞2（C0＜15なら至急）］	高乳酸血症，湿疹
		グルタル酸血症1型	1：18万	C5－DC＞0.25（誘導体化法：0.2）	不随意運動発作
	脂肪酸	MCAD欠損症	1：12万	C8＞0.3 & C8/C10＞1.4 ［即精査：C8＞0.6］	低血糖発作
		VLCAD欠損症	1：13万	C14：1＞0.4 & C14：1/C2＞0.013 ［即精査：C14：1＞1.0］	低血糖，筋肉・心筋障害
		三頭酵素／LCHAD欠損症	―	C16－OH＞0.1 & C18：1－OH＞0.1	低血糖，心筋障害
		CPT1欠損症	1：32万	C0/（C16＋C18）＞100	低血糖発作
二次	有機酸	βケトチオラーゼ欠損症	―	C5－OH＞1.0 & C5：1＞0.01	ケトアシドーシス発作
	脂肪酸	CPT2欠損症	1：32万	C16＞3.5 &（C16＋C18：1）/C2＞0.62	低血糖，筋肉・心筋障害
		TRANS欠損症	―	C16＞3.5 &（C16＋C18：1）/C2＞0.62	低血糖，筋肉・心筋障害
		全身性カルニチン欠乏症	1：26万	C0＜10	低血糖，筋肉・心筋障害
		グルタル酸血症2型	1：32万	C8＞0.3 & C10＞0.4 & C12＞0.4 & C10/C2＞0.014	低血糖，筋肉・心筋障害

［一次対象疾患］精度よく発見でき，早期治療が有効．
［二次対象疾患］新生児期には見逃す可能性がある．治療効果が確実でない．確定診断が容易でない．
＊：カットオフ値とは，異常と判定し，確認のための再検査を行う値である．そのために濾紙に採血して検査センターになるべく速やかに返送する．即精査とは，患児の病状により直ちに治療期間と打ち合わせたうえで診断確定のための検査を行うとともに，入院して治療する必要がある症例である．
＊：福井大学で使用している非誘導体化法でのカットオフ参考値．測定値は測定機器や試薬などにより変動するので，精度管理センターによる精度管理をふまえて個別に対応する必要がある．

（平成23年度特殊ミルク改良開発部会・第一部会共同研究報告「タンデムマス・スクリーニングで異常が発見されたときの対応」．特殊ミルク情報，第47号，p. 41, 2011）

【藤野　浩】

各論 C 育児支援

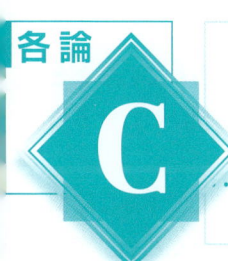

　育児指導から育児支援へと考え方の変化が言われてから20年がたつ．子どもの成長発達に関わる知識を伝えるだけでなく，育児上の不安やストレスなど，母親の心の様子まで考慮に入れて育児を見守る必要性が強調されてきた．

　徳丸は，小児科単科診療所開設者へのアンケートから，育児支援の取り組みこそが，小児科ジェネラリストが優先的に取り組むべき問題であるとした[1]．すなわち小児科外来の場を，疾病の診断や治療の場としてのみでなく，家族にとって相談しやすい場，家族と一緒に育児を考え実践する場として提供し，指導ではなく支援という立場に立った外来への努力である．

　外来を中心に活動している小児科医にとっても，すでに育児支援という考え方は受け入れられたと思われるが，何をすれば育児支援の方策として有用なのであろう．育児不安に対応するにはどうしたらよいのだろう．育児支援のあり方は，こうでなければならないとか，これが最良というものはない．それぞれが可能な範囲で，地域に合った，自分の個性を活かした支援を模索していく．そのことを前提に，育児支援の考え方，具体的なあり方を考える．

育児支援の内容（表Ⅱ-C-1）

育児支援にはさまざまなあり方がある．

❖ 育児の負担を軽くして，時には母親を肩代わりできるような支援

　子どもをしばらく預かってくれる人や施設，育児に関する補助金や助成制度，家事の苦労が軽減される買い物の仕方などは，母親の実際の苦労を軽減させ，支援効果が直接的なだけに重要である．

　保育所の入所申請をしているにもかかわらず，希望する保育所が満員であるなどの理由で保育所に入所できない児（いわゆる待機児童）が多いことが問題視されており，今後官民一体での一層の努力が払われるべきことである．

　小児科外来では，地域の保育所，託児所，病児保育施設など，子どもをしばらく預かってくれる人や施設の情報をもち，必要に応じて情報提供をすることになる．その地域の，育児や家事の手伝いができる人，金銭的な補助など，公共の事業や施策についても説明ができるようにしておきたい．

表Ⅱ-C-1　育児支援の内容

1) 育児の負担の量を減らす．肩代わりの育児
2) 母親自身が安心して育児できるように伴走
3) 母子の愛着形成を支援すること．愛された記憶
4) 育児をする人のリフレッシュへの理解と助力
5) 悲しい結末から親を守る，子を守る

（吉永陽一郎：子育ての，そばにいる人はだれ？―育児支援の明日のために．メディカ出版，p.85，2004を改変）

❖ 母親が安心して育児できるように情報や相談窓口を整備する

母親自身が育児をまっとうしていくためには，知識とノウハウがちゃんと伝えられていることと，そのストレスや不安に寄り添ってもらっていることが必要である．いつでも相談に行ける場所や施設，話を聞いてくれる人の存在が求められる．

自院で育児不安外来などの試みを行っている小児科医もいる．また，必要に応じて十分な時間をもうけ，対応にあたることも必要となるだろう．育児をとりまく情報を伝えていくため，育児サークルに話しに出かけたり，地域のパンフレットや一般誌に子育てや子どもの健康にまつわる記事を執筆することもある．インターネットのホームページやメールを用いる試みも行われている．

❖ 母子の愛着形成を支援すること

わが子をかわいいと思う気持ちや，いつも一緒にいて抱っこしていたいという気持ちにも，見守りや，支援を必要とするときがある．

母乳育児支援，抱っこのすすめ，子守唄や手遊び歌，また絵本の情報提供など，広い意味では愛着形成支援の試みとも言える．子どもをいとおしいと思う気持ちは，育児をする心の原動力となる．また，母親や家族に受け入れられ，ありのままを認められてきた経験は，子どもにとって，生涯にわたる力になるだろう．子どもたちが，よい自己イメージをもち，健全なアイデンティティーを獲得し，自己の軌道修正が必要なとき，何かに立ち向かうとき，最後に子どもたちを守ってくれるのは愛されてきた記憶である．そのための努力や支援の試みがさまざまな場で行われている．

日常からこれらの試みを自院で行うことは容易ではないとしても，外来診療の場で親子関係に不安定さを感じたとき，入院などのため長期の母子分離を必要としたとき，児の健康状態や衛生状態からネグレクトなどの危機感をもったときなど，家族にかける言葉やアプローチには愛着を支えるという考え方を大事にしたい．

新生児センターでは，抱っこしての面会（カンガルーケア），児の身体をマッサージする（タッチケア），その他多くの試みがなされており，その対象は次第に家庭や保育所へと広がっている．一般の人たちの認知度も上がっており，小児のプライマリ・ケアに携わる者も，その意義を承知しておきたい．

❖ リフレッシュ

育児をする本人にも，また支援する者にも，「母親であればこうでなくてはならない」という理想像がある．そのなかには大きな喜びもあるはずだが，ともすれば犠牲的，禁欲的（ネガティブ）な考え方になりがちである．もちろん生活リズムの変更が必要となる場合もあるが，友人と会ったり，パートの仕事に出るようになって，子どもに手を上げなくてすむようになる人もいる．その手伝いは難しいにしても，育児をする母親にもリフレッシュ（ポジティブ・ムード）が必要であるという理解はしておきたい．

❖ 親を守る，子を守る

毎日のように児童虐待のニュースを聞く時代である．自然でない親子の様子に気づき，声かけをし，寄り添う．どうしても必要となれば，地域のネットワークと協働して支援し，場合によっては親子を別々に保護する．

実際には，これらの育児支援の方策が複合して提供されることになる．

育児不安への対応の実際

❖ 不安に寄り添う

まず母親の話をゆっくり聞く準備が欠かせない．子育てに不安になったとき，わからないことが出てきたときは，いつでも相談を聞く準備があることを普段から伝えておく．この人，またはこの施設なら何を聞いてもよさそうだと思ってもらうことが，支援をふまえた指導につながる．その場での時間をかけた面談が困難な場合は，時間と場所を移しての面談を約束する．正しいと思われる結論を箇条書き風に伝えただけでは解決にならない．まずは母親の訴えをよく聞くことが重要で，訴えながら母親自身が回答にたどり着いていくことも珍しくない．時間をかけて話を聞いていくうちに，夫婦問題や嫁姑問題など，より根本的な悩みを打ち明ける場合もある．この心配事が表面に出て，初めて実際的な育児支援の努力を始めることができる．その意味で，不安を表現できるように環境を整備し，雰囲気を作り，応対の仕方を考えることは重要な育児支援である．すなわち，「あなたのそばにいますよ」というメッセージを家族に伝えていく姿勢は重要である．

❖ 母親を認める

母親の様子ややり方が理想的ではないようにみえても，その家族の一員としてはよくやっているのだということをまず認める．

家庭のなかにある不安の原因を探して，不安の原因そのものを取り除こうとしても，うまくいかないことも多い．シングルマザーであること，母親の健康状態がよくないこと，父親の性格が乱暴なこと，姑との意見が合わないこと，経済的に困っていることなど，その原因もその家庭の特質であり，母親がそのことを認識しながら育児を続けていくことを見守り，いつでも相談できる相手でいつづけることを考えたい．不安に対する理解を示さずに「そのくらい大丈夫」「気にしすぎよ」という紋切型の答えは通常役に立たない．「がんばって」という励ましよりも「がんばっているね」と認めてあげることのほうが，その後の信頼関係も含め，多くのことを生むようである．そのうえで少しずつ軌道修正を助言する．

❖ 具体的な文例を用意しておく

診察をしていて気になる母子に時々出会う．母子家庭，外国人の親，知識が豊富な親などに，かける言葉を普段からいくつか用意しておくとまごつくことがない．「何かかわったこと，気になることがありますか」という質問は月齢を問わず常に行っている．しかし真面目な母親ほど「自分は立派に育児をやっていこう」「母親なんだからがんばらなくちゃ」という覚悟が強く，この問いでは育児による睡眠不足や，基本的なことがうまくいかないという苦しさを聞き出すことができない．相手の答え方，答えの内容から家庭での育児の内容をうかがい知るには，答えがYes, Noではすまないような質問の仕方が有用である場合が多い．

「お父さんはいつも何時頃帰ってきますか」
「お母さんは結婚前は何かお仕事していましたか」
「お母さんが最後に自分の洋服を買ったのはいつですか」
「お母さん，昨夜は何時間寝ましたか」
「出産前想像していたものと比べて，育児の大変さはどうですか」
「だんだん大変になってきましたか，それとも楽になってきましたか」

❖ きちんと対応する姿勢を示す

母親の訴えや心配事には，なにがしかのリアクションを示しておく必要がある．悩みに対する具体的な解決策が即答できなくてもかまわない．しかしその問題を解決するためにどうしたらよいかを一緒に考えることは決して省略できない．よい解決策が見当たらない場合は，その不安に共感を示したうえで，必ずいつか解決することを伝え，まず試してみる方策を示し，会ってみるといい人を紹介するなど，現在の気持ちのあり方を示しておく．うまくいかなかったときには，即効性のある方法はないかもしれないが，解決するまでは一緒につきあうので，またいつでも戻ってきてよいことを伝えることも重要である．

地域の一資源としての小児科外来

疾病の精査・治療の目的での病診連携は各地で努力がなされている．育児支援では，多くの職種が関わる可能性があるだけに，地域のネットワークづくりはいっそう重要である．ネットワークを構成するのは，市町村，保健所，保健センター，児童福祉施設，児童相談所，助産師会，ファミリーサポートセンター，育児サークルなど多様である．地域のさまざまな施設資源，人的資源を知り，その実情に合った連携を行う．多職種が集まって連携のあり方を検討すること自体が連携の出発点になる．このシステムのなかで，小児科医が果たすべき役割は多く期待できるが，他の地域スタッフにとって，敷居が高いという印象をもたれていることも多いようである．身近な存在となる努力をし，連携に関わっていきたい．すなわち地域の一資源としての小児科医を自覚すべきである．

産後間もない時期の母親は産科スタッフとの信頼関係が強く，特に初産婦ではこの時期の不安を小児科医に相談しないかもしれない．このためにも母親が出産前や，直後から小児科医と顔見知りになっておくことが望まれ，プレネイタルビジット，ペリネイタルビジット事業を実践している地域もある．それ以外の地域でも，小児科医が地域の母親学級，産科新生児室の回診などに積極的に出かけていき，不安に対応していく努力は有用である．

新生児センター退院児

新生児センターへの入院を要したハイリスク児のうちの多くは，退院後は入院した病院の新生児科外来や，小児科外来，神経外来などでフォローアップや，健診が行われている．もちろん，しっかりとした発達フォロー体制のもとで追跡されていく必要があり，神経発達を専門としている医師により，健康状態，成長発達のあり方など児の個性が十分に認識されたうえでのフォローが望ましい．しかし，医師の診察中には，成長発達の確認や疾病の経過観察で多くの時間がさかれてしまい，限られた時間のなかでは親の気持ち，個人的な悩みに十分対応することは難しい場合も少なくない．大きな病院が遠い家庭もあるだろう．両親の仕事の都合で，離れたところへ転居する場合もある．入院していた病院だけで退院後の家庭生活も含めてフォローアップしていくのは無理がある．そのとき住んでいる地域で対応できる施設を把握し，必要に応じて連絡を取り合うことができるように，地域のシステム作りが必要である．その中心となるのは，さまざまな職種の者が考えられるが，地域のかかりつけ医に期待される部分も少なくない．

子育てのそばにいる人

　育児支援の根底を流れているのは,「私のそばにいてくれる人はだれ？」という質問の答えである[2].

　小児科外来には,それぞれ独自の支援のノウハウがあり,育児支援の思いは同じでも支援のあり方はそれぞれ異なり,そこには支援者個人や施設の特色が表現されている.この独自性が個別な出会いに色彩感を与え,スタッフにとってさまざまな試みの原動力となる.すなわち,先の質問に対して「私もあなたのそばにいることができます」というメッセージを,家族にどのような方法で伝えていくかということであり,そのことがスムーズに行われたならば,そのスタッフや施設であればこその充足感を感じることができるのであろう.

　育児不安は小児科でみるという考えは定着してきていると考えるが,どのようにして一般外来のなかで育児支援を実践し,他との連携を確保し,心の問題にまで関わっていくか.小児科医の役割は今後ますます多様化してくる.それに伴い小児科医,小児科外来スタッフであればこその喜びも,いっそう濃くなっていくものだと信じたい.

今,もう一度,育児指導を

　育児支援の考え方や態度は今後欠かせない.しかし,そのうえで,やはり育児指導は必要である.子どもたちの健康と成長,未来のために,その時代と人に合った育児の方法と知識を伝えていくことは小児科医にとって重要性が減ることはない.子どものために,親のみならず,地域が,国が行っていくべきことがある.自身がそのことを訴えることができない子どもたちに代わり,小児医療に関わる者にはその責任がある.子どもたちの代弁者として一肌脱ぐことが求められる[3].その意味で,母親の育児のあり方すべてを認めるのではなく,努力は認めたうえで,軌道修正をする必要も出てくる.そのときには,相手の受け入れ方を無視した育児指導が育児方法の強制,矯正にならないように注意したい.子育てにはその家庭流というものがある.家族の構成,歴史,各人の個性などから生まれてくるその家庭のありようをふまえて,それを前提としたうえでのよりよい育児へのアドバイスを心がける.私たちは,育児支援という考え方を手に入れた,私たちの時代から始まる育児指導を心がけたい.

参考文献

1) 徳丸　実：これからの外来小児科"今にあり". 日本小児科学会雑誌, 101：1138-1141, 1997.
2) 吉永陽一郎：子育ての, そばにいる人はだれ？—育児支援の明日のために. メディカ出版, 2004.
3) 山中龍宏：アドボカシー　問題提起とその解決のための活動. 小児内科, 33：109-113, 2001.

【吉永　陽一郎】

column　愛着障害

　近年の社会問題の1つである子ども虐待（child abuse）について，杉山はその有病率を2%と推定[1]している．一方で，平成22年度の全国児童相談所における児童虐待相談対応件数は55,162件であり，この集計を開始した平成2年度1,101件と比較して約50倍と指数関数的な増加を示している．

　虐待された子どもに生じやすい愛着障害（attachment disorder）という概念は，ラターらの被虐待児（ストリートチルドレン）の研究により世界的な注目を集めることとなったが，その内容を端的に述べる．ルーマニアのチャウシェスク政権（1965〜1989年）における多産政策と著しい経済的困窮により生じたストリートチルドレンが，政権崩壊後にカナダと英国にて里親に引き取られ，その後の状況をラターらが調査した際，多くの子どもが反応性愛着障害（reactive attachment disorder：RAD）と診断された．RADの子どもたちは「選択的な愛着行動の欠如」「見ず知らずの人についていく」「両親への参照を行わない」「安全基地として求めない」などを示し，より年長で養子となった子どもでは愛着障害の重症度は高く，RAD症状は里親養育によってもなかなか改善しにくいことが判明した．

　愛着障害を理解するうえで不可欠なのは，愛着（以下，アタッチメント）の概念である．ボウルビィはアタッチメントについて，ある人物が特定の他者との間に結ぶ情緒的な絆と定義[2]している．アタッチメントは個体維持のために保護者との近接を求める生得的な行動で，子どもの社会情緒性を発達させる基盤となる．アタッチメントには2つの行動システムがあり，子どもにとって未知であったり危険と感じられたりする場面における"不安・警戒システム"と，子どもが安全と感じる場面で作動する"探索行動システム"と呼ばれている．前者は信号行動（泣くことや声を出すこと）や接近・接触行動（後追いやしがみつき）により自分の危険を保護者に守ってもらおうとする行動であり，後者は子ども自身が自立に向けて環境から情報を引き出し，それに対処する技量を身につけるための行動に代表される．こうした親子の相互の関わりによって，アタッチメントパターン（A型：回避型，B型：安定型，C型：アンビバレント型，エインスワースにより提唱）を形成する．しかし，虐待された子どもの多くではこのアタッチメント行動システムが崩壊し，D型アタッチメント（無秩序・無方向型，disorganized/disoriented type，メインにより提唱）を示すようになる．本来は安心感の源泉となるべき保護者が，同時に恐怖の対象となっているという解決不能な矛盾を乳幼児が抱えることでアタッチメント行動が組織化されず，前述の行動システムが崩壊する．母親との分離・再会の場面では，「強い分離抵抗を示してドアの傍らに母親を求めるが，再会時には回避する」「顔をそむけながら母親に接近する」「見知らぬ人の存在に対して明らかに不安を示すが，同時に母親からも離れている」など，乳幼児は無秩序・無方向なふるまいをみせるようになる．被虐待児の60〜80%がこのD型アタッチメントを示すといわれている．

　子ども虐待の状態にある親子の発見と早期介入はもちろんであるが，不安定型アタッチメントを呈する親子への温かく適切な支援への参画が，小児科医における大きな課題となっている．

参考文献
1) 杉山登志郎：発達障害の子どもたち．講談社現代新書，2007．
2) 庄司順一，ほか：アタッチメント　子ども虐待・トラウマ・対象喪失・社会的養護をめぐって．明石書店，2008．

【山﨑　知克】

各論 D 開業医外来における乳幼児健診

　重症感染症が減少し子どもの健康の維持，増進が重要な課題となっている現在，心身ともに健全な人として成長していくために，すべての乳幼児が身体的，精神的，社会的によい状態で生活できることは，小児医療に関わる人々の共通の目標である．乳幼児の心身の状態や生活実態を把握し，それに基づいて心身をよりよい状態に保ち，置かれている育児や生活の環境のさらなる向上を目指すことは，日常の外来診療を行う基本姿勢の1つである．そして，開業医外来で行われる乳幼児健診（健診）はこのような精神を最も発揮できる場でもある．

　開業小児科医にとって健診は日常の業務の一部であり，一般外来ではあまり気に掛けない部分，保護者の主訴となっていない部分について特に時間をかけて診察を行える．また，長めの時間をとって保護者と話せる機会としても健診の時間は貴重である．

■ 健診を行うための環境整備

❖ 健診票

　公的健診では一定の健診票が準備されている．健診の質を向上し一定のレベルを保つことが目的であり，私的健診でも同様に健診票の整備が必要である．健診票にはアンケート，診察所見，判定，自治体への連絡事項などが含まれる．健診票は自治体で作成していることが多いが，地域の小児科医は健診票の作成に関わり，常にその見直しを行うことが必要である．

❖ クリニックでの運営

　感染症から隔離し余裕をもって行うためには，健診の時間帯を設定し予約制とし，医師の診察に10分前後の時間を確保することが望ましい．多くは午後の早い時間帯に行われているが，可能であれば午前中に行うのもよい．また，看護師や事務スタッフとの協働，待ち時間の活用なども大切である．空間的には，清潔で感染の心配を感じさせない，子どもにとって危険が少ない，おもちゃや絵本が上手に揃えてあり子どもを飽きさせない，などが求められる．

❖ 診療のための小道具

　子どもをできるだけ泣かせないためのおもちゃ，運動発達，精神発達を判定するために必要な積み木などの小道具，絵本などを準備しておく．子どもが機嫌のよい状態で健診を行うことは，健診を成功させる大切なポイントである．

❖ 事後措置システムの整備

　健診には事後措置システムの整備が不可欠である．異常があれば精密健診が，発育発達のボーダーラインあるいは育児生活上の問題があれば，市町村保健センターなどにおいて事後指導が行われる．事後指導には経過観察健診，フォローアップ教室などがあるが，十分に機能するシステムを作らねばならない．

健診に必要な態度と技術

受診者に満足感を与える健診を目指す．「健やか親子21」にも乳幼児健診に関わる指標として「乳幼児健診に満足している者の割合」があげられている．「来てよかった」「また来たい」と思わせる健診が必要である．そのためには，話をよく聞き威圧的にならない，なるべく評価・批判せずにほめる，不必要な不安を与えないことに留意する．さまざまなタイプの受診者に対応し，安定したよい健診を行うためには健診をポジティブにとらえる心構えと，心の余裕を生み出すための時間的精神的ゆとりがスタッフ全員に必要である．

健診の実際

❖ 診察前のチェックポイント

医療者が問診票の内容と目的をよく理解していることが大切である．問診票で問題が見つかれば，直接の対話で詳細を確かめる．

◆ **発達障害のリスク因子の確認**……家族歴，生育歴などを確認し，表Ⅱ-D-1に示すリスク因子の有無を確認する．

◆ **身体計測値の確認**……計測値を確認し，前回と大きな乖離があるときには再計測する．特に身長は誤差が大きい．計測値は必ず身体発育曲線上にプロットする．±2SDを超えるものについてはフォローアップが必要であるが，1回の測定値より変化が重要であり，曲線に添って成長しているものは異常がないことが多い．重要な疾患を見逃さず，不要な指導を行わないために，身体発育曲線の読み方を勉強しておく．また，頭囲の異常から疾患が見つかることもあるので，頭囲も必ず確認する．

◆ **発達アンケートのチェック**……運動発達，精神発達，視聴覚の発達を確認し，アンケートで異常が見つかるときには，問診，診察で必ず確かめる．また，診察時に啼泣で十分な所見がとれないときは，アンケートの情報を利用する．

表Ⅱ-D-1　発達障害のリスク因子

1. 社会環境
   ・貧困地域，環境汚染地域，へき地
2. 家庭環境
   ・母親の年齢（35歳以上，20歳未満）
   ・母親の喫煙・過度の飲酒
   ・妊娠中の風疹罹患・感染症，産後のうつ病
   ・経済的貧困，父または母の不在，無知・迷信
3. 新生児期
   ・ハイリスク妊娠・分娩よりの出生
   ・低出生体重児，仮死
   ・小頭（成熟児で頭囲30cm以下），奇形，先天異常
   ・無呼吸，チアノーゼ，哺乳力微弱，けいれん発作
4. 乳児期
   ・発育不良・哺乳不良
   ・重症疾患の罹患（髄膜炎・脳炎），けいれん発作
   ・いわゆる虚弱児

（横田俊一郎：育児の知識と乳幼児健診．小児科学 改訂第10版，p.117，文光堂，2011）

❖ **一般診察のポイント**

限られた時間内に見落としなく診察するためには，診察のポイントをできるだけ絞り込み，みつかりやすい疾患を念頭に置いて診察する．特に裸にして全身を見ること，皮膚の状態や外陰部の疾患を見落とさないことが大切である．小奇形の有無の確認，腹部の触診などは注意深く行う．説明のできない外傷，熱傷，出血斑などをみたときには虐待を疑うことも忘れてはならない．健診で新たにみつかりやすい疾患を表Ⅱ-D-2に示した．

口腔内の観察も必ず行う．8カ月頃から下顎の乳中切歯が萌出するが個人差が大きく，萌出順序が違ったり1歳で未萌出のこともある．癒合歯，不整咬合，う歯などに留意し，必要があれば歯科医へ紹介する．

❖ **発達診断学的診察**

◼ **発達の目安**……問診票で通過すべき発達のポイントが示されている．発達が正常と異常の境界域でさらに詳しく調べるためには，日本版デンバー式発達スクリーニング検査や遠城寺式発達検査表が利用される．早産児であれば満期で出生したと仮定した月齢（修正月齢）で発育・発達を判断する．

◼ **乳児期の発達診断学的診察の手順**……乳児期の発達診断学的診察の手順を図Ⅱ-D-1に示す．実際には一般的な診察と発達診断学的診察を区別して行うわけではなく，一連の流れのなかでこれらが網羅されることが大切である．診察の順番にこだわる必要はないが，日常の健診の中でスムースにできるよう，自分に合った手順を確立しておく．特に引き起こし反射は大切な検査であり，習熟を必要とする．

◼ **幼児期の発達診断学的診察**……幼児期になると運動や精神発達だけでなく，行動・性格上の問題，社会性についても観察が必要となる．待合室での遊び方，親や周囲の子どもたちへの関わり方をスタッフが観察し，気づいたことを医師に伝えるとよい．集団生活での様子も大切である．

◼ **各健診のチェックポイント**……それぞれの月齢には異常をみつけるための発達のポイントがあるので，それを目安に健診を行う．1. 粗大運動，2. 微細運動，3. 言語・知能，4. 社会性，5. 視聴覚という大きな枠組みを頭に置いておくとよい．各健診で見落としてはならないポイントを表Ⅱ-D-3に示す．

① 1カ月児

〈粗大運動〉 背臥位の姿勢でよく観察し，動きの多少・左右差の有無を確認する．引き起こし反

表Ⅱ-D-2　健診で新たにみつかりやすい身体疾患・所見

- 先天性心疾患（乳児期が中心，幼児期はASDに留意）
- 頭蓋の異常（小頭症，水頭症，骨癒合症）
- 口・耳・鼻・眼の奇形（口蓋裂，耳瘻孔，先天性白内障など）
- 筋性斜頸，鎖骨骨折（乳児期早期のみ）
- 腹部腫瘍，肝脾腫
- 毛巣洞，尾仙部異常（脂肪腫など）
- 鼠径ヘルニア，臍ヘルニア，臍肉芽腫
- 股関節脱臼（家族歴が重要）
- O脚・X脚・内反足
- 停留精巣，陰嚢水瘤，尿道下裂，小陰唇癒着
- 母斑（血管腫，色素性母斑，白斑，脂腺母斑）
- アトピー性皮膚炎
- 耳鼻科疾患（耳瘻孔，滲出性中耳炎など）
- 眼科疾患（斜視など）

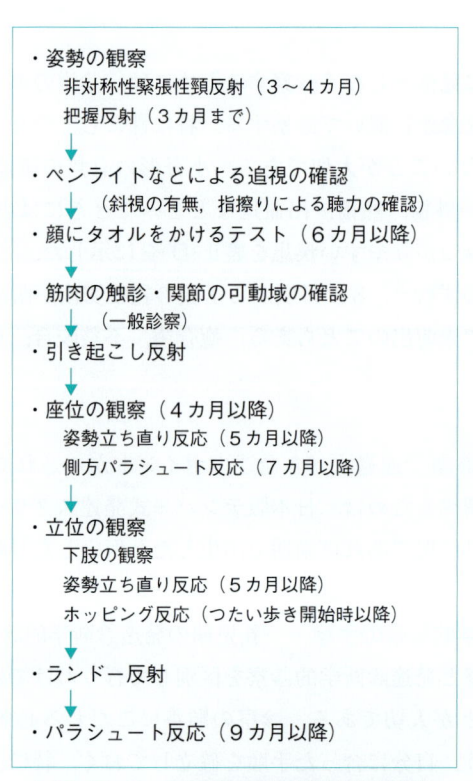

```
・姿勢の観察
    非対称性緊張性頸反射（3〜4カ月）
    把握反射（3カ月まで）
      ↓
・ペンライトなどによる追視の確認
      ↓　（斜視の有無，指擦りによる聴力の確認）
・顔にタオルをかけるテスト（6カ月以降）
      ↓
・筋肉の触診・関節の可動域の確認
      ↓　（一般診察）
・引き起こし反射
      ↓
・座位の観察（4カ月以降）
    姿勢立ち直り反応（5カ月以降）
    側方パラシュート反応（7カ月以降）
      ↓
・立位の観察
    下肢の観察
    姿勢立ち直り反応（5カ月以降）
    ホッピング反応（つたい歩き開始時以降）
      ↓
・ランドー反射
      ↓
・パラシュート反応（9カ月以降）
```

図Ⅱ-D-1　乳児期の発達診断学的診察

（福岡地区小児科医会乳幼児保健委員会編：乳幼児健診マニュアル 第4版, p.20, 医学書院, 2011 より改変）

表Ⅱ-D-3　各健診で見落としてはならないポイント

1カ月児	筋緊張の低下・亢進，四肢の動き，眼球運動
4カ月児	首座り，筋緊張の低下・亢進，あやすと笑う，声を出す
7カ月児	お座り，指先での把握，顔にタオルをかけるテスト
10カ月児	つかまり立ち，パラシュート反応，母指の独立，動作の模倣
12カ月児	つたい歩き，言語の理解
1歳6カ月児	歩様，指先の協調運動，有意語，視線，呼びかけへの反応
3歳児	指先の協調運動，会話，多動，周囲への関心，視力，聴力
5歳児	指先の協調運動，会話，概念の理解，集団行動

（横田俊一郎：育児の知識と乳幼児健診．小児科学 改訂第10版, p.119, 文光堂, 2011）

射は，頭は背屈し上肢は伸展，下肢はそのままの状態である．頭が極端に背屈し，肘関節が完全に伸展する姿勢は筋トーヌスの低下を，逆に体が棒のように立つ姿勢は筋トーヌスの亢進を示す．ランドー反射は，頭・体幹を軽度に屈曲しつつ頭を少しもちあげようとし，四肢は屈曲位を取る．極端に逆U字型の体勢になれば筋緊張低下，反対に伸展位なら筋緊張亢進がある．モロー反射は正常成熟児では100％みられ，この反射がないのは異常である．左右非対称なら片麻痺，上腕神経叢麻痺，鎖骨骨折などを考える．

〈視聴覚〉　ペンライトを急に照らすと閉眼する反射（対光閉眼反射），眼前20 cm程度で顔をゆっくり動かし追視をみることで視力を確認する．一定しない眼球運動は視力障害の可能性がある．耳の近くで大きな音をたてると閉眼する反射（聴原性閉眼反射）で，重大な聴力障害をスクリーニングできる．

② 4 カ月児

〈粗大運動〉　背臥位では四肢が屈曲して対称性の姿位を取り，両手を顔の前にもってきて遊ぶことが多い．腹臥位では胸が床面から離れ，45～90度顔をあげることができ，首座りの判定の指標にもなる．立て抱きにしたときに頭を支えなくてもよい状態，引き起こしたときに頭と体幹が平行になって肘関節，肩関節に力が入り，床から45度の角度まで引き起こしたときに頸部が後屈しない状態，座位にして体幹を前後左右に揺らしたときに頸部を垂直に保とうとする反射がある状態なら十分首が座っている．

　垂直吊り下げテストでは，両下肢を軽度に屈曲している．足が尖足位をとり下肢が完全に伸展する，両下肢がX字状に交差するのは筋緊張の亢進を示す．ランドー反射では顔をあげ，体幹が伸展して下肢は軽く伸展位をとる．

〈微細運動〉　ガラガラなどをもたせると握り，両手を目の前で合わせる．

〈社会性〉　母親の顔をしっかり認識し，あやすと笑う．話しかけると喃語を話す．周囲への反応が乏しい場合には，精神発達遅滞の可能性がある．

〈視聴覚〉　ペンライトによる追視では水平は180度まで追い，上下もかなりはっきり追える．音への反応もはっきりしてくる．

③ 7 カ月児

〈粗大運動〉　ほとんどが寝返りをするが，他の発達に問題がないのに寝返りをしないことがある．お座りは7カ月児の大事なチェックポイントであり，背を伸ばし，手を放してしばらく座ることができる．

　引き起こし反射では，上肢は屈曲して力が入り，頭部は前屈する傾向がある．下肢は挙上して半ば屈曲した姿勢をとる．ランドー反射では首を伸展して挙上し，体幹は胸腰椎移行部まで伸展し，下肢は軽く外転してゆるやかに屈曲する．頭部や殿部が水平より下にある，下肢が極端な伸展位をとるのは異常である．

〈微細運動〉　3cm程度の積み木に自分から手を出し，母指を含めて指でつかむ．手全体でつかむのは，発達の遅れが疑われる．

〈言語・知能〉　背臥位で「顔にタオルをかけるテスト」を行うと，正常児ではすぐに片手でタオルを取り除く．知能の発達の程度を観察できる．

〈社会性〉　人見知りをするが，日常人との接触が多いとはっきりしないこともある．最初に視線が合ったときの表情に注意する．

④ 10 カ月児

〈粗大運動〉　ほとんどの子どもがつかまり立ちをするが，しない子どものなかにはシャフリングが多い．シャフリングは寝返りや腹ばいになるのを好まず，腋の下を支えて立たせても股関節を屈曲して下肢を床に着こうとしない．座ったまま，腰をゆすって移動することも多い．家族性がみられることがあり，2歳前までには歩行を開始し，その後の発達には異常はないが，経過観察が必要である．大部分がハイハイをするが，這わずにつたい歩きを始める子どももある．ホッピング反応がみられれば，まもなくつたい歩きが可能となる．

　引き起こし反射では，下肢は挙上したり屈曲したりする傾向が少なくなる．座位は十分に安定し，横にあるものに手を伸ばしてつかむ．パラシュート反応では上肢が伸展し，手を開いて体を支えようとする姿勢を示す．この反応はほぼ全例にみられ，この時期にみられない場合には脳性

麻痺などが疑われる．
〈微細運動〉　積み木を母指と人差指の腹側でつかめる．
〈言語・知能〉　意味のない言葉をさかんに話し，簡単な動作をまねる．

⑤12カ月児
〈粗大運動〉　運動面ではつかまり立ち，つたい歩きができる子どもがほとんどである．つかまり立ちをしない子どものなかにシャッフリングベビーが多い．
〈微細運動〉　母指が独立し，ビー玉などを指先でつかむ．
〈言語・知能〉　理解力は発達し，「おいで」などの簡単な命令はわかるようになり，「バイバイ」などを模倣するようになるが，単語は話さないことが多い．

⑥1歳6カ月児
〈粗大運動〉　ほとんどの子どもが歩けるようになり歩様を観察する．両手を高くあげてバランスをとりながら歩く high guard 歩行から，手を下げて腕を振りながら歩く low guard 歩行となっているのが普通であり，high guard 歩行は経過観察が，歩行未開始の場合には精検が必要である．
〈微細運動〉　協調運動が進み，積み木を2〜3個積む．鉛筆をもたせると直線のなぐり書きをする．
〈言語・知能〉　90％近くが5語以上の有意語を話すようになる．1〜4語しか話さない場合は経過観察が必要だが，2歳までには大部分が5語以上話すようになるので，言葉の数だけでなく言葉の理解，視線の合い方などの対人関係，聴力に注目して診察を行う．絵本を見せると自分の知っているものを指す．
〈社会性〉　視線が合わない，人の声に反応しない場合には精検とする．診察に非協力的なときも，最後の「バイバイ」への反応をみることで社会性を評価できる．評価に迷うときにはフォローアップ教室などを利用して経過観察する．
〈視聴覚〉　言語発達や斜視の有無などに注意する．

⑦3歳児
　精神発達の遅れをみつけることがポイントである．
〈粗大運動〉　走ることができ，階段を1人で手を使わずに登れる．
〈微細運動〉　まねをして丸が書け，ハサミを使って紙を切ることができる．1人で食事ができる．
〈言語・知能〉　日常会話が可能になるので，「お名前は？」「いくつですか？」などの質問をして，答えられるか確認する．言葉の発達に遅れがある場合には，事後措置が必要である．
〈社会性〉　3歳児は社会性が発達する時期である．診察時や待合室で極端に泣きわめく，周囲に無関心，極端に落ち着きがなく動き回る，視線が合わないなどの様子がみられる場合には精検とする（表Ⅱ-D-4）．

表Ⅱ-D-4　言葉，社会性の発達に問題があるときに考慮する疾患

- 精神発達遅滞
- 広汎性発達障害
- 注意欠陥多動性障害
- 脳性麻痺
- 耳鼻科疾患（難聴）
- 家庭環境（虐待を含む）

（横田俊一郎：育児の知識と乳幼児健診．小児科学 改訂第10版，p.121，文光堂，2011）

〈視聴覚〉 アンケートを使ったスクリーニングが行われており，問題があれば二次検査を受けさせる．

⑧5歳児

発達障害の発見が第一の目的である．

〈粗大運動〉 片足立ち，片足ケンケン，スキップができ，階段の昇降が連続してできる．前腕の回内，回外がスムースにできる．

〈微細運動〉 鉛筆握りができ，ボタンの着脱，ジッパーの上げ下げができる．また，ハサミで線の上を切ることができ，三角形をまねて書ける．

〈言語・知能〉 会話は流暢となり抽象語が増える．園のクラスや担任の名前などが言える．主な色がわかる．物の用途が説明でき，ジャンケン，しりとりができる．

〈社会性〉 園でみんなといっしょに遊んだり，行動したりできる．両親の話を落ち着いて聞くことができ，言われたように行動できる．友達と遊べない，ゲームや遊びなどで順番を守れない，園の準備や食事，遊びなどでこだわっている，などの状態は発達障害の可能性を考える．

❖ **終了時の説明と事後措置**

基本的には保護者に心配を残さないよう心がける．まずはほめて自信をもたせる．たとえ身長や体重が少なめで発達が少し遅くても，はっきりとした異常がない場合には母親に安心を与え，励ます態度を示す．境界領域で自らがフォローアップする場合には，次の健診の機会を必ず設定する．

市町村保健センターや保健所等での事後指導や精密検査が必要と判断されるときは，電話や紹介状で連絡をとり，未受診とならないよう配慮する．紹介先との緊密な連携のもとに，本人の健康状況に応じた的確な対応が図られることが大切である．保護者や子どもに過度の心配を与えず，子どもがもっている能力を最大限発揮して，健全な社会生活を送れるような援助を心がける．

育児相談・育児支援

❖ **育児相談への対応**

健康増進や育児支援を目指して健診が行われており，保護者から育児に関する相談を受けることは大切な業務の1つである．よくある相談に的確に答えることは，育児不安を減らすことにつながる．

◘ **相談を受ける心構え**……質問しやすい状況を作る．ゆっくり時間をかけて話を聞こうとする医師やスタッフの態度が最も大切であり，問診票を利用することも役立つ．

◘ **相談の内容**……健診でよく受ける質問はどこでもほぼ同じであり，内容は大きく食事，体，発育・発達，睡眠，排泄，性格・癖，日常生活などに分類される．これらについてよく知り，学習しておく．

◘ **相談への対応**

① **心配事の原因を考える**

保護者は意外に本音を話さない，あるいは話せない．育児不安，周囲の人の影響，マスコミの報道などが原因のこともある．

② **マスコミの情報に精通する**

育児情報が心配事や間違った育児法の原因となっていることが多い．

③ できるだけ科学的に解決法を考える

境界領域などについても幅広い知識を身につけておくことが必要である．

④ 経験を大切にする

自分自身の経験を伝える．民間療法についても知識をもち，子どもにとって有害でなければ一概に否定せず，許容して経過をみることも時に必要である．

⑤ 保護者の考えた解決法を優先する

すぐに解決方法を示すのでなく，保護者の考えた方法をできるだけ優先する．それにより保護者は自信をもち，新しい問題への解決能力を高める．

⑥ 保護者に不安を残さない

十分な解答を与えられないときも，次回の相談機会を作るなどして，不安を残したまま健診を終わらせない．必要があれば他の専門家に紹介する．

◪ 保護者に伝えるべきこと……保護者の自発的な学習が重視され「指導」という言葉が嫌われるようになり，正しい情報を上手に伝える技法を身につけることが必要となっている．短時間の健診のなかで表Ⅱ-D-5のような項目を保護者へ伝えたい．遊びの大切さ，母子健康手帳の利用方法なども伝えるとよい．

❖ 育児不安への対応

◪ 育児不安の見つけ方……育児不安をもった母親は，その不安を素直に表現できるとは限らない．鼻詰まりなどの小さな症状で繰り返し外来を受診するとき，医療側の問いかけにちょっとしたことで涙ぐむようなときには，何か問題が隠されていると考える．診療が終わった帰り際の相談に，最も大事な問題があることも少なくない．

また，子どもが泣いてもあやそうとしない母親，自分の母親に子どもを抱かせ子どもとあまり関わろうとしない母親，子どもの症状がきちんと説明できない母親などは育児に関する問題を抱えていることがある．

母親の精神状態や育児に関する気持ちを把握するために，エジンバラ産後うつ病質問票などの質問票が利用されている．

◪ 育児不安の背景……知識や経験の不足から生じる単純な不安，3歳児神話など女性がおかれる社会的な環境の変化，母親の産後うつ病など精神疾患を中心とする母親自身の問題，子どもの気質・発達障害，ひとり親や父親の不協力などの家庭環境，地域での孤立などが原因となっている．

◪ 育児不安への対応……母親が自ら話すことにより，母親自身の考えをまとめ問題点を明確にすることができ，ストレスの発散にもつながる．また，できるだけ母親の考えた解決法を優先させ，勇気づける．

表Ⅱ-D-5　乳幼児健診で保護者に伝えるべき項目

1. 栄養，食事
2. 予防接種の必要性とスケジュール
3. 事故予防
4. 生活習慣（睡眠，運動など）
5. 仲間作り（子育てサークルの紹介など）
6. スキンシップ，アイコンタクト，声かけの重要性
7. メディアとの接触の問題
8. 禁煙指導

育児に問題が生じている場合には，地域のなかで行われている育児支援のシステムとの連携が必要となる．地域の保健センターへ対応を依頼することが多いが，各医療機関が独自に事後措置を講じなくてはならない機会も増えており，まずは小児科医が地域のシステムをよく知り，互いに顔見知りになり連携を深めていく必要がある．

参考文献
1) 福岡地区小児科医会乳幼児保健委員会編：乳幼児健診マニュアル 第4版, 医学書院, 2011.
2) 横田俊一郎：育児の知識と乳幼児健診. 小児科学 改訂第10版, 文光堂, 2011.

【横田　俊一郎】

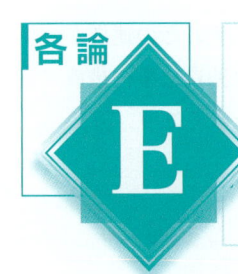

第Ⅱ章　Pediatric care

各論 E　予防接種

> ワクチンの接種では問診にて接種の全体像をつかみ，予診にて体調を確認する．接種にあたっては適当な部位，皮下注射または筋肉注射のいずれが適当か，使用するシリンジや針の選択，アナフィラキシーショックへの準備，紛らわしい失神などについて十分な理解をしておくことが必要である．

　近代の予防接種（vaccination）はジェンナーに始まるが，中国では10世紀頃から原始的な種痘（人痘）が実施されていた．膿疱の少ない症例から痘蓋を採取し，鼻孔より吹き込む方法であり，乾燥した痘蓋8粒を吹き込むと6日後に発熱，その後，発疹および痘蓋が出現した．この方法では接種後の死亡率が1％未満だったという．経験的事実として，痘疹痕のある人は天然痘に罹患しないこと，種痘（variolation）を受けた人の症状は一般に軽度であること，経鼻，経皮，患者の衣類などさまざまな投与経路があることも知られていた．東洋からトルコを経て英国に人痘法が伝わったが，人痘の接種は二次感染や天然痘流行の原因にもなり，接種後必ずしも軽症にはならず死亡することもあったため，広く普及することはなかった．

　ジェンナーは科学的に詳細な観察のもとで，1796年に牛痘を初めて実施した．また1801年に発表した論文では種痘を広めていくことにより世界から天然痘が根絶されることをも予言していた．

　幕末の日本には1805年頃，オランダ商館を介して牛痘法の知識がもたらされた．その後幾度も日本へ種痘の知識や手技が伝来したが，痘苗の輸入はことごとく失敗した．1949年にモーニケがバタビアから牛痘痂を乾燥保存（人痘法の応用）して長崎出島に持ち込み，以後全国に短期間で普及した．

　今日の予防接種へと発展させたジェンナーの功績はまことに大きなものがある．ワクチンを人類が手に入れたことは，麻酔，抗菌薬，水道水などとともに近代の医学発展の基礎となった．

日本の予防接種概略

　1876（明治18）年に種痘施術心得書が出されたが，これが予防接種に関しての最初の具体的な通知であった．戦後1948（昭和23）年には予防接種法が，1951年には結核予防法が制定された．当時は戦後の混乱期であり多くの感染症が流行し死亡者も多かったため，制定された法律は感染症制圧のために罰則付きの強制接種であった．また1948年には不活化されないままのジフテリアトキソイドが流通し死亡者も出た（京都事件）．この事件によりワクチンへの信頼が著しく低下したことを受けて，1951年ワクチンの品質管理を定めた検定規則が策定された．

　1976（昭和51）年 予防接種法改正：種痘の廃止と接種後健康被害救済制度の確立．

　1994（平成6）年 予防接種法改正：集団義務接種（集団防衛）から個別勧奨接種（個人防衛）へのシフト，健康被害救済の充実，予診の強化．

2001（平成11）年 予防接種法改正：一類疾病と二類疾病に類型化．

定期の予防接種（一類疾病）：接種努力義務があり，対象疾患はジフテリア・百日咳・急性灰白髄炎（ポリオ）・麻疹・風疹・日本脳炎・破傷風，結核（BCG）．

定期の予防接種（二類疾病）：接種努力義務はなく，対象疾患は現在インフルエンザのみ．65歳以上と60歳以上のリスク者（心疾患，腎疾患，呼吸器障害，HIVウイルスによる免疫不全）が対象．一類より健康被害への救済額が少ない．

2003（平成15）年 結核予防法施行令により，小学1年生と中学1年生のツベルクリン反応・BCGが中止された．

2005（平成17）年 ツ反なしでBCGの直接接種開始．日脳の積極的勧奨の中止と第3期を廃止した．

2006（平成18）年 MRワクチンを2回接種に変更．

2007（平成19）年4月より改正予防接種法施行．結核は予防接種法の一類疾病となり，結核予防法は廃止された．

2008（平成20）年から中1，高3のMR3期，4期を5年間限定で開始され，2012年には日本から麻疹の排除を目指す．

2012（平成24）年9月からポリオが単独の不活化ワクチンとなり，11月から三混＋不活化ポリオの四混が導入される．

予防接種で何を守るか

① 個人（本人）を守る．
② 集団を守る．
③ 社会的弱者を守る．
④ 国際的な連携で人類を守る．

2006年の法改正で集団を守るための強制接種から個人を守るための勧奨接種に方向転換した．さらには高齢者のインフル対策は社会的弱者対策にも目を向けることになった．集団免疫が機能すれば，免疫不全などで接種ができない個人を守ることもできる．

天然痘が国際的な連携で排除でき，次にはポリオがもう一息で終息できる段階までになってきた．南北アメリカ以外では麻疹を排除できた地域はまだない（表II-E-1）．

予防接種スケジュール（表II-E-2, 3）

予防接種のスケジュールは定期接種，公費負担の任意接種，自費の任意接種，さらには流行状況などを考慮したうえでベストと思われるプランを立てる．現時点での推奨スケジュールが日本小児科学会予防接種委員会から随時ホームページ上に出されている（http://www.jpeds.or.jp/saisin/saisin_110427_2.pdf）．これは予防接種委員会で検討され，細部の訂正や新規のワクチン導入にあたっての追加・変更がなされている（表II-E-4）．

それとは別に「NPO法人VPDを知って，子どもを守ろうの会」が接種現場で使用しやすいスケジュールをホームページに掲載している（表II-E-5）（http://www.know-vpd.jp/children/index.htm）．

香港，台湾，上海，沖縄などでは接種月毎に時系列型のスケジュールプランが立てられてお

第Ⅱ章　Pediatric care

表Ⅱ-E-1　根絶可能感染症

病名	現状	動物宿主	有効対策	患者の長期排菌	世界中の人がおそれているか
天然痘	1980年に根絶完了	なし	あり	なし	いる
ポリオ	進行中	なし	あり	なし	いる
麻疹	進行中	なし	あり	なし	いない？
メジナ虫症*	進行中 患者数1,797人	なし	あり 水対策	あり	いない （熱帯の流行に限定されている）
風疹	検討中	なし	あり	なし	いない

＊：1989年16カ国で89万例，2011年には4カ国1,004例まで減少．

表Ⅱ-E-2　予防接種法による定期予防接種

対象疾患	ワクチン	対象者	標準的な接種期間	回数	接種間隔
ジフテリア 百日咳 破傷風	沈降精製百日せきジフテリア破傷風混合ワクチン（DPT）	1期初回　生後3カ月から生後90カ月に至るまでの間にある者	生後3カ月から生後90カ月に至るまでの間にある者	3回	20〜56日まで
		1期追加　生後3カ月から生後90カ月に至るまでの間にある者	1期初回接種（3回）終了後12カ月に達したときから18カ月に達するまでの期間	1回	
ジフテリア 破傷風	沈降ジフテリア破傷風混合トキソイド（DT）	2期　11歳以上13歳未満の者	11歳に達したときから12歳に達するまでの期間	1回	
急性灰白髄炎 （ポリオ）	不活化ポリオワクチン（野生株）	生後3カ月から生後90カ月に至るまでの間にある者 生ワクチン1回・0回の接種者	生後3カ月に達したときから生後18カ月に達するまでの期間	3回	20〜56日まで
		1期追加　1期初回終了後6カ月以上経過した者	1期初回接種（3回）終了後12カ月に達したときから18カ月に達するまでの期間	1回	
百日咳 ジフテリア 破傷風 ポリオ	沈降精製百日せきジフテリア破傷風不活化ポリオ（セービン株）混合ワクチン	1期初回　生後3カ月から生後90カ月に至るまでの間にある者	生後3カ月から生後90カ月に至るまでの間にあるもの	3回	20〜56日まで
		1期追加　生後3カ月から生後90カ月に至るまでの間にある者	1期初回接種（3回）終了後12カ月に達したときから18カ月に達するまでの期間	1回	
麻疹 風疹	乾燥弱毒生麻疹風疹混合ワクチン（MR）または乾燥弱毒生麻疹ワクチン（M）または乾燥弱毒生風疹ワクチン（R）	1期追加　生後3カ月から生後90カ月に至るまでの間にある者	1期初回接種（3回）終了後12カ月に達したときから18カ月に達するまでの期間	1回	
日本脳炎	乾燥細胞培養日本脳炎ワクチン	1期初回　生後6カ月から生後90カ月に至るまでの間にある者	1期初回　3歳に達したときから4歳に達するまでの期間	2回	1期初回は6日〜28日まで
		1期追加　生後6カ月から生後90カ月に至るまでの間にある者	1期追加　4歳に達したときから5歳に達するまでの期間	1回	
		（1期初回終了後おおむね1年おく） 2期　9歳以上13歳未満の者	2期　9歳に達したときから10歳に達するまでの期間	1回	
結核	BCGワクチン	・生後6カ月に至るまでの間にある者 ・地理的条件，交通事情，災害の発生その他の特別な事情によりやむを得ないと認められる場合には，1歳に至るまでの間にある者		1回	

各論-E. 予防接種

表Ⅱ-E-3 任意の予防接種

対象疾病など	対象年齢	回数	間隔	接種量
インフルエンザ	二類対象者以外で6カ月以上	1〜2回	2回の場合 2〜4週	6カ月〜2歳は0.25 mL 3歳以上は0.5 mL
おたふくかぜ	1歳以上	1〜2回		0.5 mL
水痘	1歳以上	1〜2回		0.5 mL
B型肝炎	① 母HBs抗原陽性，子HBs抗原陰性 ② すべての乳児 ③ 10歳代	3回	① 生後2，3，5カ月 ② 生後2，3，5〜11カ月 ③ 間隔0，4，20〜24カ月	10歳未満は0.25 mL 10歳以上は0.5 mL
A型肝炎	16歳以上	3回	0，2〜4，24週	0.5 mL
インフルエンザ菌b型感染症（ヒブ）	2カ月以上	開始カ月・年により変わる	4週以上	0.5 mL
小児用肺炎球菌	2カ月以上	開始カ月・年により変わる	4週以上	0.5 mL
子宮頸がん（HPV）	9歳以上女性	3回	2価：0，1，6カ月 4価：0，2，6カ月	0.5 mL
ロタウイルス	6〜24週（1価）	2回	4週以上	1.5 mL
	6〜32週（5価）	3回	4週以上	2.0 mL

任意接種ワクチンのうち，おたふくかぜ，水痘，ヒブ，小児用肺炎球菌は一類に，B型肝炎，子宮頸がん，（成人用肺炎球菌）は二類に，定期化が2012年1月に公表された．

り，利用しやすい．

いずれにせよスケジュールを立てることはさまざまな角度からの検討が必要で，また優先順位や組み合わせなどを十分に練ることが求められる．接種を効率よく行い，できるだけ早期に免疫を確保するためにも多方面からの情報を収集し，同時接種をうまく活用することが必要である（表Ⅱ-E-6，p.50）．

予診と問診

2006年の予防接種法改正では予防接種禍裁判の影響を受け「予診を尽くすこと」が基本とされた．予防接種事故は予診を尽くさなかったためとされ，問診・検温・聴診等が必須事項とされた．司法の判断は医学的な判断とは異なり，健康被害救済のための社会的な判断である．予診を尽くしたとしても，接種後の事故や健康被害を予見することは不可能である．接種後の紛争に巻き込まれないためにも，アナフィラキシーショックなど重篤な反応に備えて，あらかじめ健康観察や救急処置の準備は怠らないようにすべきである．

❖ 接種不適当者（接種不可）
① 明らかな発熱（37.5℃以上）がある人．
② 重篤な急性疾患にかかっている人．
③ 過去に同一ワクチンあるいはワクチンに含まれる成分によって，アナフィラキシーを起こした人．
④ 麻疹，風疹，水痘，おたふくかぜ，の被接種者が妊娠中である人．
⑤ その他，予防接種を行うことが不適当と判断される人．

第Ⅱ章　Pediatric care

表Ⅱ-E-4　日本小児科学会が推奨する予防接種スケジュール（2012年11月1日版　日本小児科学会より一部抜粋、改変）

ワクチン	種類	乳児期 6週	2カ月	3カ月	4カ月	5カ月	6〜8カ月	9〜11カ月	12〜15カ月	16〜17カ月	18〜23カ月	幼児期 2歳	3歳	4歳	5歳	6歳	7歳	8歳	9歳	学童期 10歳以上
インフルエンザ菌b型（ヒブ）	不活化		①	②	③	④			④（注1）											
肺炎球菌（PCV7）	不活化		①	②	③				④											
B型肝炎（HBV）（注2）	不活化		①	②			③													①②③（注3）
ロタウイルス	生		①	②	③（注4）		（注5）													
四種混合（DPT-IPV）	不活化			①	②	③			④（注6）						（7.5歳まで）					
三種混合（DPT）（注7）	不活化			①	②	③			④（注6）						（7.5歳まで）					
ポリオ（IPV）（注8）	不活化			①	②	③			④（注6）						（7.5歳まで）					
BCG	生				①															
麻疹、風疹（MR）	生								①			（注9）			②					中1、高3での接種 ③④
水痘	生								①		②				②（注10）					
おたふくかぜ	生								①						（7.5歳まで）					
日本脳炎（注11）	不活化											① ②	③	④						④ 9〜12歳（小2〜小4：①②③）
インフルエンザ	不活化										毎年（10月、11月などに）①、②									13歳より①
二種混合（DT）	不活化																			11〜12歳
ヒトパピローマウイルス（HPV）	不活化																			①②③（注12）

■ 定期接種の推奨期間　　■ 定期接種の接種可能な期間　　■ 任意接種の接種可能な期間　　■ 任意接種の接種可能期間（添付文書には記載されていないが、小児科学会として推奨する期間）

（注1）④は12カ月から接種することで適切な免疫効果が得られる。③-④はおおむね7カ月以上あける。
（注2）B型肝炎ウイルス抗原（HBsAg）陽性の母親から出生した児に対するB型肝炎母子感染防止事業による接種スケジュール（生後2、3、5カ月）に準ずる。接種時期に関しては、さらなる検討が必要。
（注3）乳児期に接種していない児の水平感染予防のための接種。
（注4）計2回。②は、生後24週未満までに完了すること。
（注5）計3回。③は、生後32週未満までに完了すること。
（注6）③-④の間は6カ月以上あけ、標準的には3〜8カ月以上あけ12〜18カ月の間に接種。
（注7）三種混合（DPT）とポリオ（IPV）を個々に接種する場合。
（注8）三種混合（DPT）とポリオ（IPV）を個々に接種する場合。2012年8月31日以前にポリオ生ワクチン、または、ポリオ不活化ワクチンを接種し、接種が完了していない児への接種スケジュールは、http://www.mhlw.go.jp/bunya/kenkou/polio/dl/leaflet_12060l.pdfを参照。
（注9）予防効果を確実にするために、2回接種が必要。①は1歳を過ぎたら早期に接種、②は3カ月以上あけて、2歳未満に接種することが望ましい。
（注10）①-②の間は6〜28日までの間隔。①は1歳を過ぎたら早期に接種、②は5歳以上7歳未満に接種することが望ましい。
（注11）①、②、③：3歳。①-②の間は6〜28日までの間隔。③：4歳、④：9歳。予防接種法では、生後6カ月から生後90カ月（7.5歳）未満（第1期）、9歳以上13歳未満（第2期）が対象。なお、日本脳炎の第1期、第2期の接種可能な可能性がおかれていない児への接種については実施要領（http://www.2005年5月から9月からの積極的勧奨の差し控えを受けて、初回免疫の第1期、第2期の接種については実施要領（http://www.
（注12）小児科学会として

48

各論-E．予防接種

表Ⅱ-E-5　NPO法人 VPDを知って、子どもを守ろうの会が推奨するスケジュール

2012年9月版　予防接種スケジュール

大切な子どもを守るためには、VPD（ワクチンで防げる病気）から守るために、接種できる時期になったらできるだけベストのタイミングで、忘れずに予防接種を受けることが重要です。このスケジュールはNPO法人VPDを知って、子どもを守ろうの会によるもっとも早期に免疫をつけるための提案です。
おすすめの予防接種に関しては、地域毎の接種方法やVPDの流行状況に応じて、かかりつけ医と相談のうえスケジュールを立てましょう。

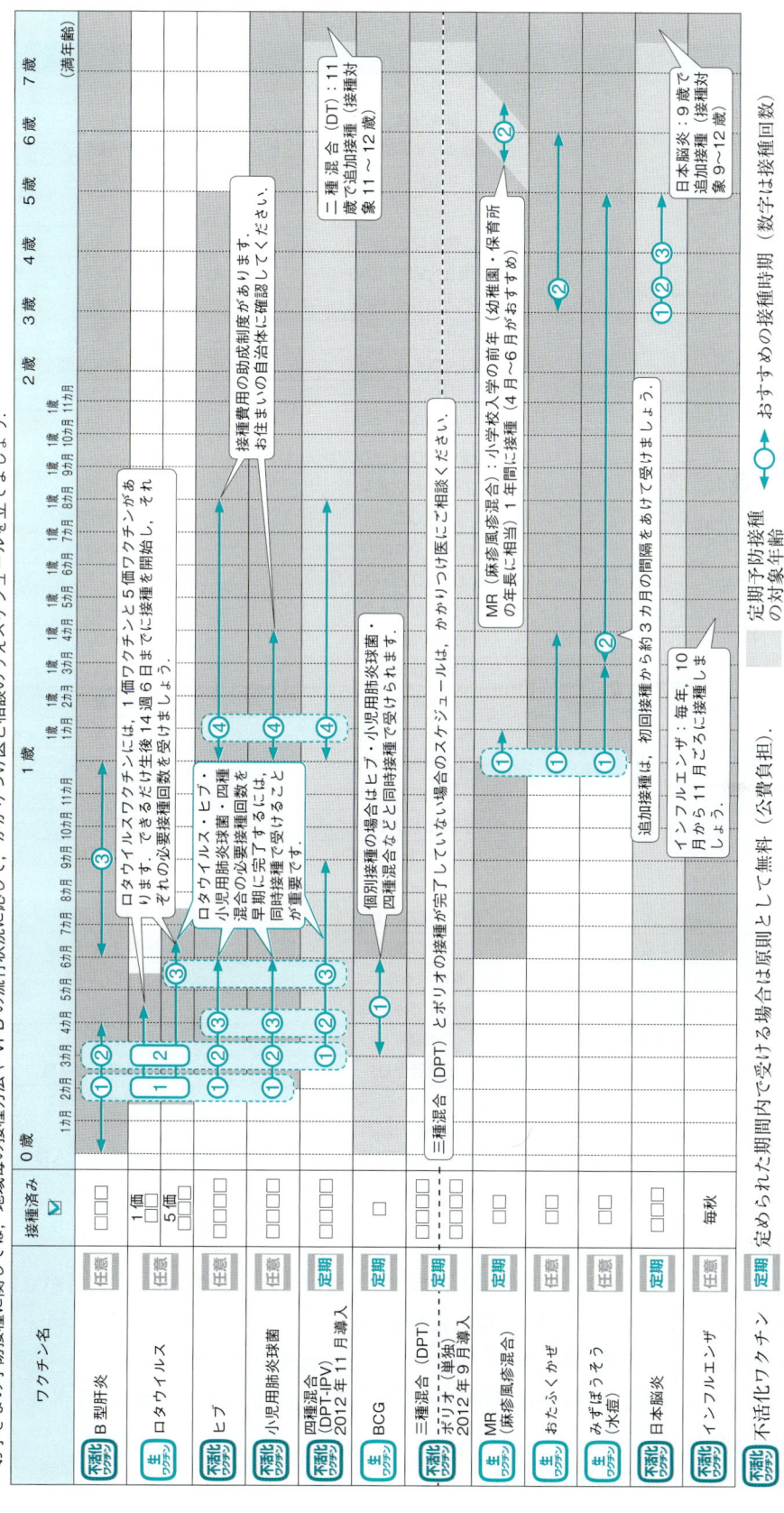

49

表Ⅱ-E-6　時系列型スケジュール

年齢	ワクチン名	備考
2カ月	ヒブ①	
	肺炎球菌①	
	ロタウイルス①	自費
	B型肝炎①	自費
3カ月	ヒブ②	
	肺炎球菌②	
	四種混合（DPT-IPV）①	ポリオ，百日咳，ジフテリア，破傷風
	不活化ポリオ①	皮下注
	B型肝炎②	自費
	ロタウイルス②	BCGと同時接種
4カ月	ヒブ③	
	肺炎球菌③	
	四種混合（DPT-IPV）②	
	不活化ポリオ②	皮下注
	BCG	3〜5カ月
	ロタウイルス③	5価のみ
5カ月	四種混合（DPT-IPV）③	
	不活化ポリオ③	皮下注
12カ月（1歳）	麻疹・風疹①	1歳で
	肺炎球菌④	
	水痘①	自費
	おたふくかぜ①	自費
15カ月	四種混合（DPT-IPV）④	
	水痘②	自費
18カ月	不活化ポリオ④	皮下注
	ヒブ④	③の1年後
3歳	日本脳炎①	
	日本脳炎②	①の1〜4週後
4歳	日本脳炎③	②の1年後
入学前	麻疹・風疹②	入学前1年間
	おたふくかぜ②	自費
小学4年	日本脳炎④	
小学6年	二種混合DT	ジフテリア・破傷風
中学1年〜高校1年	HPVワクチン①②③	子宮頸がん予防

ロタウイルス②の時点でBCGを同時接種するのもよい．
日本脳炎は1995（平成7）年6月1日〜2007（平成19）年4月1日までに生まれた人は6カ月から20歳未満まで接種可能．

❖ 接種要注意者

接種の可否はワクチンの種類と本人の現状とを検討したうえで決める．判断ができない場合は主治医に問い合わせるか専門の医師に紹介する．
① 心血管系，腎，肝臓，血液疾患，発育障害などの基礎疾患がある人．
② 前回の予防接種で2日以内に発熱のみられた人，全身性発疹など強いアレルギーを疑う症状のあった人．
③ 過去にけいれんの既往がある人．

④ 過去に免疫不全と診断されている人．
　⑤ ワクチン成分に対してアレルギーの可能性がある人．

❖ **接種間隔**

　複数ワクチン間の干渉を避けるためには生ワクチンと生ワクチンでは同時接種かあるいは 27 日以上あける．海外では不活化ワクチン接種に何ら制限を設けていないが，国内では不活化接種後に次のワクチンは 6 日以上あけることになっている．これは健康被害を生じた場合におおよそ 1 週間の間隔をあけることにより，どのワクチンが原因かを特定しやすいためである．しかし健康被害の大半は，有害事象か副反応かの判断が困難なグレーゾーンのなかにある．

❖ **疾病罹患後の接種**

　麻疹，風疹，水痘，おたふくかぜなどに罹患した場合は全身状態の回復を待って次の接種を行う．罹患した疾病による一時的な免疫低下や抑制などを考えると，生ワクチンの接種は罹患後の一定期間をあけることが望ましい．
① 麻疹罹患後：治癒後約 4 週間あける．
② 風疹，水痘，おたふくかぜ：罹患時，疾病の軽重を考慮し治癒後 2～4 週あける．
③ 突発性発疹，手足口病，ロタウイルスやアデノウイルス感染症，ヘルパンギーナなどのウイルス性疾患：体調の回復を待って接種するのが望ましいため，治癒後 1～2 週間はあける．流行が差し迫って急ぐ場合は必ずしもこの通りではない．

❖ **熱性けいれん既往のある子への接種**

　現行の予防接種はすべて接種可能．親には個々のワクチンの有用性や発熱の頻度や時期などを説明し，具体的な発熱時の対応やけいれん時の対応のしかたなどを指導しておいて，親の不安をできるだけ解消するようにしておく．けいれんが単に熱性けいれんと判断できれば，風疹や水痘などの罹患後と同様の期間を経過すれば，接種は可能と判断できる．接種を控えていることによりその疾病に罹患するほうが不都合である．熱性けいれんと思われる場合でも 15 分以上も持続したときは小児科専門医または小児神経専門医の指示を受けて接種する．

❖ **基礎疾患のある子への接種**

　心臓血管系，腎臓疾患，悪性腫瘍，HIV 感染者，重症心身障害児などについてはいずれを扱う専門学会の見解も，ワクチンで予防できる疾患に罹患した場合には重症化することが懸念されるために，予防接種を積極的に推進すべきであるとの共通認識が示されている．
　ただし，免疫不全では生ワクチンが原則禁忌となることもあり，また接種しても抗体産生ができなかったり不十分であったりすることもある．接種 2 カ月後頃に抗体レベルの確認を実施し，不十分なら再度の接種が必要になる．

❖ **卵アレルギー児への接種**

　卵白の RAST が強陽性あるいは卵接取後に全身性のじんま疹の既往のある場合などは，接種に対してどれだけの注意を払うべきであろうか？　麻疹やおたふくかぜワクチンでは卵白と交叉反応を示す蛋白はほとんど含まれていない．米国では重度の卵アレルギーをもつ小児でも麻疹やおたふくかぜワクチン接種でアナフィラキシーを生じるリスクは低く，事前の皮膚テストは不要とされている．希釈し，しかも微量の皮膚テストでは，アナフィラキシーを起こすレベルではないので皮膚テストで安全と判断されても，それが規定量接種時の安全であるとの判断にはならない．もしリスクを懸念するなら輸液ルートを確保し，救急処置を準備してから慎重に接種したほ

うが安心である．アナフィラキシーショックはゼラチンフリーになって激減したが，それでも原因が不明のショックは起こりうる．接種に際しては，ショックは起こりうるものと考えて対応を怠らないことが必要である．皮膚テストの実施より救急対応をしっかりと準備しておくことが肝要である．

東日本大震災後，「想定外」という言葉が乱用された．アレルギーの既往の有無にかかわらず，リスクも含めすべての接種を想定内として救急処置の準備をしておけば，いざというときにあわてる必要もない．

接種方法

同時接種

あらかじめ混合されていない複数ワクチンを同時に接種することは世界の常識である．日本が海外に比べ予防接種制度が20～30年遅れていると言われる理由の1つに同時接種への理解が乏しいことである．不活化ワクチンは体内で増殖することもなく，理論的にワクチン同士での干渉は起こらない．不活化ワクチンも生ワクチンも同時接種が世界中で実施され特に問題になることもない．日常の生活で病原菌やアレルギー物質などは一度に数十～数百種類体内に持ち込まれている．一度に複数の病気にかかることもまれではない．また混合ワクチンであるDPTやMRワクチンも同時接種をしていることになる．WHOでは1995年に黄熱，生ポリオ，コレラの同時接種はお互い干渉するとして同時接種はしないとしていたが，2010年には同時接種の禁忌はないと訂正した．

生ワクチン同士であれば同時接種かもしくは4週間（27日以上）あけて接種する．日本では不活化ワクチンの接種後は1週間（6日以上）あけることになっているが，海外では特に接種間隔の規定はない．BCGは生菌であるし，ロタウイルスワクチンは経口であって注射の生ワクチンと同列ではない．今後，小児科学会からの提言を受けて海外と同じ基準になることが推定される．

「わが国で同時接種は必要ない」と主張されている方はおそらく実際に接種を自分ではされていないことと思われる．スケジュールを実際に立てて接種してみれば，同時接種しないではまともなプランができないことが理解できよう．

同時接種に関する日本小児科学会の見解

① 複数のワクチン（生ワクチンを含む）を同時に接種して，それぞれのワクチンに対する有効性について，お互いのワクチンによる干渉はない（注：例外として，コレラ＋黄熱ワクチンでは効果が減弱することが知られている）．
② 複数のワクチン（生ワクチンを含む）を同時に接種して，それぞれのワクチンの有害事象，副反応の頻度が上がることはない．
③ 同時接種において，接種できるワクチン（生ワクチンを含む）の本数に原則制限はない．

また同時接種の利点として，以下の点をあげている．
・各ワクチンの接種率が向上する．
・子どもたちがワクチンで予防できる疾患から早期に守られる．
・保護者の経済的，時間的負担が軽減する．
・医療者の時間的負担が軽減する．

◆「NPO 法人 VPD を知って，子どもを守ろうの会」の見解（一部抜粋，改変）

1）同時接種で赤ちゃんを守る
　日本では赤ちゃんが 0 歳で接種するワクチンの接種回数は 17 回以上にもなる．また生ワクチン接種後は，4 週間あけなければ次のワクチンが接種できない．同時接種は「必要な免疫をできるだけ早くつけて子どもを守る」だけでなく，保護者の通院回数を減らすことができる．世界中の小児科医が同時接種を奨めているのは，予防接種スケジュールが簡単になり，接種忘れなどがなくなる（接種率が上がる）だけでなく，予防という本来の目的を果たす意味で非常に重要だからである．

2）同時接種をすすめる理由
　小さな子どもは免疫が弱く，子どもがかかる感染症には重い病気が多くある．ワクチンを 1 種類ずつ接種していては，免疫ができるまでにたいへん時間がかかる．安全性も単独接種と変わらないので，ワクチンの効果を最大限に発揮させるため世界中で同時接種が行われている．

3）同時接種のデメリット
　同時接種のデメリットはない．世界中のあらゆる人種や民族の子どもたちに対して，10 年以上前から行われているが，何も問題は起こっていない．

4）小さな赤ちゃんの体（免疫機能）への負担
　世界中で心配された点である．しかし子どもの免疫の力は弱いが，ワクチン 10 本を同時接種しても，免疫力の 0.1％ くらいしか使用しない．そして実際問題として，長い間世界中で使用されて問題が起こってないことが最大の証拠（エビデンス）である．

5）定期接種のワクチンと任意接種のワクチンで重大な副反応が起きた場合
　接種後にワクチンが原因で重大な副反応が起こる確率はきわめて低いが，万が一起こってしまった場合，定期接種ワクチンは任意接種ワクチンよりも補償制度が手厚くなっている．同時接種の場合には，原則として定期接種の救済制度が適用される．これは，どちらのワクチンが原因であるかがわからないためである．

6）同時接種の制限
　組み合わせや本数に制限はない．

7）接種部位
　世界では，1 歳前後以下の子どもに対しては大腿部に接種されてきた．このほうが，接種場所も広いなどよい点が多い．しかし日本政府だけは，このことを黙殺してきた．これに対して日本小児科学会は，2011 年に大腿部への接種を積極的に勧める声明を出しており，2012 年度版予防接種ガイドラインでは小児科学会の推奨部位を掲載している．大腿部接種を経験した保護者たちは，次の接種も大腿部を希望することがほとんどである．

❖ 同日接種

　異なる医療機関で同じ日に複数の接種をした場合，たとえば集団でポリオあるいは BCG を接種し，同じ日に他の医療機関で DPT を接種した場合などが相当するが，特に規定はない．自治体では健康被害が生じれば責任が取れないなどとして，認めないところもある．医学的には同日接種をして不都合な点はない．BCG を集団で実施している自治体では生後半年以内に必要な接種（ロタウイルス，ヒブ，肺炎球菌，DPT，BCG）を完了することは困難である．また，黄熱ワクチンは検疫所など限定された場所でしか接種できないし，医療機関によっては接種の種類が

限定され複数の医療機関に出向いて接種することを余儀なくされる場合もある．発熱，体調不良，親の都合などで延期を余儀なくされる場合は同日接種ができないとスケジュールが立てられなくなるケースもある．本来定期と任意を区別することは望ましくないし，スケジュールはできるだけシンプルにして早期に完了させたい．接種間隔の規定が海外と同じになれば同日接種問題はなくなるものと思われる．

❖ 皮下注射と筋肉注射（表Ⅱ-E-7）

日本では1970年代に解熱薬，抗菌薬の筋肉注射（筋注）による大腿四頭筋拘縮症が約3,600名も報告され，全身のいかなる部位も筋注に安全な場所はないと警告された．以来，いかなる医薬品の注射も筋注はタブー視されてきた．しかし報告書には原因として頻回の解熱薬や抗菌薬があげられ，予防接種との関連は一切記載されていない．海外では不活化ワクチンのほとんどが筋注で投与されているし，国内でRSウイルスのパリビズマブやB型肝炎ワクチンなどが筋注で投与されているが，筋拘縮症が発生したという報告は1例もない．近年，不活化ワクチンの効果を

表Ⅱ-E-7　日米の接種方法の比較

	ワクチン	種類	米国	日本
1	BCG	生細菌	皮内（推奨）あるいは皮下注	経皮
2	ジフテリア，破傷風（DT，Td）	トキソイド	筋注	皮下注
3	DTaP	トキソイド	筋注	—
	DPT	トキソイド	—	皮下注
	DTaP-HB-IPV		筋注	—
4	破傷風	トキソイド	筋注	皮下注または筋注
5	日本脳炎	不活化ウイルス	皮下注	皮下注
6	麻疹	弱毒生ウイルス	皮下注	皮下注
7	風疹	弱毒生ウイルス	皮下注	皮下注
8	ムンプス	弱毒生ウイルス	皮下注	皮下注
9	水痘	弱毒生ウイルス	皮下注	皮下注
10	B型肝炎	リコンビナントウイルス抗原	筋注	10歳未満は皮下，10歳以上は皮下または筋注
11	A型肝炎	不活化ウイルス抗原	筋注	筋注または皮下注（16歳以上）
12	インフルエンザ	不活化ウイルス成分	筋注	皮下注
13	7価（または13価）肺炎球菌	多糖体ー蛋白結合	筋注	筋注
14	成人用肺炎球菌	多糖体	筋注または皮下注	筋注または皮下注
15	Hib結合	多糖体蛋白結合	筋注	皮下注
	Hib結合DTaP		筋注	—
	Hib結合HB		筋注	—
16	HPV	リコンビナント成分ワクチン	筋注	筋注
17	ロタウイルスワクチン1価	弱毒生ウイルス	経口	経口
18	ロタウイルスワクチン5価	弱毒生ウイルス	経口	経口
19	IPV	不活化ウイルス	筋注または皮下注	皮下注
20	狂犬病	不活化ワクチン	筋注または皮内	皮下注
21	黄熱	生ウイルス	皮下注	皮下注

DTaP：ジフテリア，成人用破傷風，百日せき，13価肺炎球菌：国内では未発売，HB：B型肝炎，IPV：不活化ポリオワクチン，HPV：ヒトパピローマウイルス

高めるためにアジュバントを添加するワクチンが増えてきた．アジュバントによる疼痛対策上でも筋注が望ましいし，同時接種での局所反応を軽減したりするためにも世界では筋注が標準的な投与法になっている．日本でも今後，皮下注射（皮下注）に替わって筋注の普及が望まれる．

日本小児科学会では筋注問題を検討してきたが，筋注の特徴を以下のようにまとめた．

◪ 筋注の特徴
① 局所反応（発赤，腫脹，疼痛）が少ない．
② 免疫原性（抗体のつきやすさ）は皮下注と比べ，同等か，一部のワクチンでは皮下注より良好である．B型肝炎，狂犬病などでは筋注の効果がよく，今後切り替えが必要である．

◪ 皮下注の特徴……国内で長年実施されてきたので，医療従事者にとっては日常の慣れた医療行為である．

HPV ワクチンでは治験段階から筋注でデータがとられ，市販後もそのまま筋注で実施されてきている．一方，ヒブや小児用肺炎球菌では輸入元の海外では筋注だが，国内では皮下注でしか認可されていない．国内で長年接種されてきた三種混合 DPT もアルミニウムのアジュバントが含まれており，海外ではもっぱら筋注で接種されているが，国内ではいまだに皮下注のままである．

❖ 接種部位

従来，BCG 以外は上腕後側下 1/3 と三角筋外側部が推奨されていた．しかし，複数ワクチンの同時接種では大腿部も候補にあがる．今後，筋注が主流となり複数ワクチンの同時接種が海外の標準に近づくと大腿部の接種が乳幼児では楽である（図Ⅱ-E-1）．

ワクチンの安全性と重篤な副反応

❖ 日米での安全性へのポリシーの相違

日本ではワクチンで副反応が出るより自然感染を経験するほうがましだとする考えが根強い．欧米の先進国では「ワクチンで予防できる疾患はワクチンで予防する」というシンプルで明快な方向性がある．ワクチンがすべての病気に有効で副反応もないというわけにはいかないが，若干の副反応は許容し，治療が困難でかかると重症化しやすい疾患に関してはできる限り有効なワクチンを利用すべきである．ワクチンの副反応がどの程度の頻度で起きるかは図Ⅱ-E-2で示され

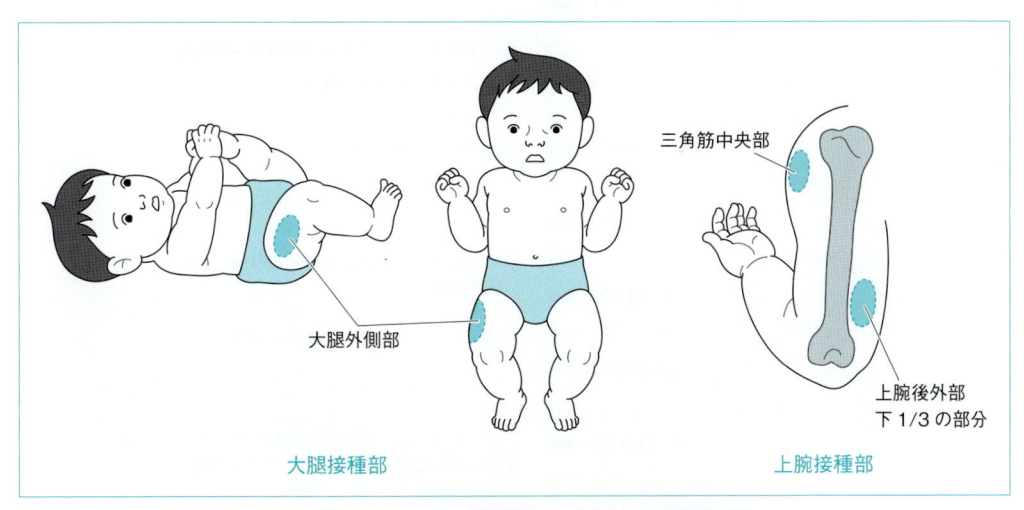

図Ⅱ-E-1　日本小児科学会が推奨する接種部位

る確率が参考になる．また副反応の回避を極端に要求すれば，ワクチンの有効性が犠牲となり，有効性のみ追求すれば重篤な副反応が多発するリスクも負うことになる．個々のワクチン接種には，対象疾患の罹患率，重症度や合併症の頻度，ワクチンの有効性，副反応の頻度などのバランスを十分に検討すべきである．

❖ **リスクの評価**

不活化ワクチンは接種後2日以内の局所反応や発熱が1～2％から20～30％に認められる．弱毒の生ワクチンは弱毒化されてはいるものの，野生株にみられる症状で軽度のものを，増殖のピークに発現することがある．麻疹ワクチンで1週間後頃の発熱，おたふくかぜワクチンによる無菌性髄膜炎などの副反応が出現することがある．

ゼラチンアレルギーによるアナフィラキシーショックはかつて5～6万接種で1例程度みられた．急性散在性脳脊髄膜炎ADEMは200～500万接種に1例程度である．また生物由来製剤を用いたワクチン接種によるBSE感染のリスクは計算上9億接種で1回あるかどうかのレベルであり，これだけの確率であれば逆に最も安全なワクチンとも言える．

❖ **因果関係不明な日本脳炎ワクチン接種後のADEM**

日本では日本脳炎のワクチンは，接種後にADEMと呼ばれる重い脳炎の人がいたことなどで，2005年5月に接種が実質上見合わせ（正式には積極的勧奨接種の差し控え）になった．しかし今でも日本脳炎ウイルスをもった蚊は毎夏発生しているし，日本脳炎の患者も毎年出ている．この問題を受けて2006年，WHOでは専門委員会が検討を行った．その結果，日本脳炎は大変重大な病気で，ワクチン接種が大切であり，ワクチンでADEMになるという日本政府の見解は根拠がないと結論している．日本の多くの専門家も，ワクチン接種後にADEMがたまたま起こった紛れ込み事故である可能性が高いと考えている．マウス脳由来の極微量成分がADEMの原因とする仮説があるが，現在のワクチンでは検出限界以下のレベルしか残存しないので証明は不可能である．

きわめてまれとはいえ重い副作用が生じないとはいえないが，世界では「ワクチンを受けるこ

Vaccine safety	
1/1	インフルエンザワクチン接種後の局所反応
1/10	麻疹ワクチン接種後の発熱
1/100	DPTワクチン接種後の発熱
1/1,000	
	おたふくかぜワクチン接種後の無菌性髄膜炎
1/10,000	交通事故死
	ゼラチンアレルギーのアナフィラキシー
1/100,000	
1/1,000,000	アナフィラキシー反応，ADEM，ギラン・バレー重篤な副反応例，BSEの混入する危険性

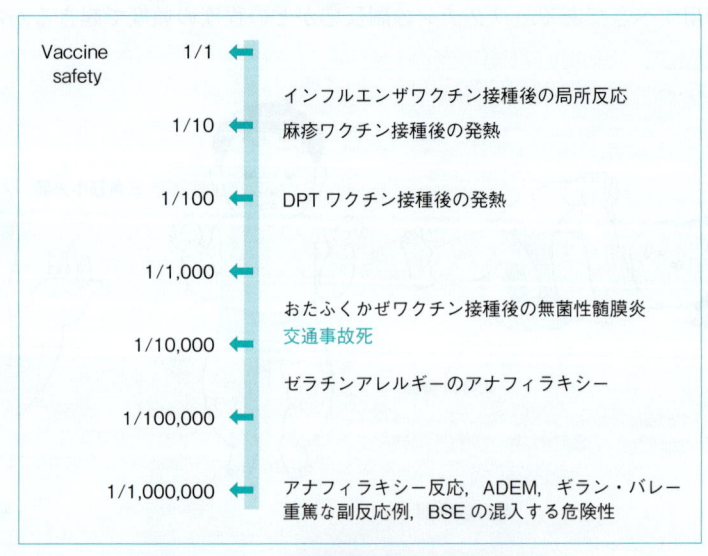

図Ⅱ-E-2　交通事故死と副反応の比較

とのメリット」が，「ワクチンを受けないでVPDの被害を受けることのリスク」よりもきわめて大きいと判断して，ワクチン接種を推進している．100万年に1回あるかもしれない程度のリスクと毎年数十〜数百件あるリスクを比較して，前者が危険とするような論理は理解しがたい．ワクチンの安全性に対する考え方でも，日本と世界の間には大きなギャップがあるといえる．

❖ 接種後の有害事象

予防接種後に起こる種々の反応は雑多であり接種とは無関係に起こるものが多い．実際に接種の影響で生じる副反応もあるが，コントロールなしで雑多な事象を並べるとすべての有害な事象を副反応と評価してしまうことになりかねない．厚生労働省が定点で実施している接種後の健康調査は副反応も含む有害事象の報告集であるが，副反応調査として報告されているため，水増しされた有害事象が副反応としてあげられている．コントロールを取ることは現実的に困難であり，これは単に有害事象報告とすべきものである．

❖ 接種後の異常なあるいは重篤な副反応

予防接種健康被害救済制度のなかで予防接種副反応報告書の報告基準が示されている（予防接種ガイドライン2012年度版，p. 55）．ポリオに関しては現在の生ワクチンから不活化ワクチンに完全に切り替わればワクチン由来のポリオ様麻痺はなくなる．またBCGは6カ月未満で接種するようになってから，骨病変が増加傾向にあり，発症までの期間が数カ月〜数年と長いために診断が遅れることもある．

❖ 予防接種後副反応報告の概要

わが国の予防接種後副反応報告制度は，接種ワクチンにより次にあげる4種類が存在する（表Ⅱ-E-8）．

① 定期の予防接種（一類疾病）— 定期接種（一類疾病）
② ワクチン接種緊急促進事業 — 促進事業
③ 定期接種（一類疾病）・促進事業（一類疾病）・促進事業のいずれでもない接種 — 任意接種
④ インフルエンザ（定期接種二類疾病・任意接種）— インフルエンザ

2011年度よりインフルエンザは一本化され新型インフルエンザワクチンと同じ報告方法で報告することになった（新型インフルエンザは2011年3月末で新型の表示は終了）．

子宮頸がん等の促進事業対象は2012年1月現在でHPVワクチン，ヒブワクチン，7価小児用肺炎球菌ワクチンの3種である．

表Ⅱ-E-8　予防接種後副反応の報告制度

	報告先			報告基準	
	管轄下の自治体へ	FAXで厚生労働省へ	医師が認めた場合	有害事象	重篤か非重篤
定期接種（一類疾病）	○		○		いずれも報告
子宮頸がん等促進事業		○*		○	いずれも報告
任意接種（インフルエンザ以外）		○**		○	重篤のみ
インフルエンザ***		○*		○	いずれも報告

 ＊：FAXは厚生労働省 0120-510-355.
＊＊：FAXは厚生労働省 03-3508-4364.
＊＊＊：2011年度よりすべてのインフルエンザが対象．

第Ⅱ章　Pediatric care

それぞれの報告様式は厚生労働省のホームページからダウンロードできる．
注）予防接種後の副反応報告と健康被害救済の申請は別々に行うことになっている．健康被害の救済申請に関しては，定期接種は自治体または厚生労働省健康局結核感染症課へ，促進事業と任意接種は厚生労働省医薬食品局安全対策課または独立行政法人医薬品医療機器総合機構（PMDA）に問い合わせる．

接種時の救急措置

❖ 接種時の救急措置

嘔吐，広範囲のじんま疹，自律神経性ショック（失神），けいれん，心停止，アナフィラキシーショックなどに注意を払い，迅速な対応が求められる．

① 嘔吐：体位を変えて誤嚥を防ぐ．
② 広範囲のじんま疹：抗ヒスタミン薬の投与，重症例では輸液ルートの確保とハイドロコーチゾン投与．
③ 自立神経性ショック（失神）：頭部を低く，仰臥位で安静，長引けば酸素吸入や輸液．
④ けいれん：熱性けいれん時と同様の処置．襟元を楽にして，顔を横向けとし，安静にする．短時間で止まらないときはジアゼパム坐剤0.4〜0.5 mg/kg投与し，専門医療機関へ搬送する．
⑤ 心停止：気道確保，頭部の後屈，人工呼吸，心臓マッサージ，エピネフリン皮下注および筋注，救急車による搬送．

❖ アナフィラキシーショック（図Ⅱ-E-3）

自律神経性ショックか，アナフィラキシーショックなのか判断しにくい場合は呼吸，脈拍，血圧，意識状態などをよく観察し，観察だけでよいか，さらに救急処置が必要かを判断する．最も大事なのは医療スタッフがまずは「落ち着いて行動すること」である．また救急措置は自分でできる守備範囲をあらかじめ想定しておくことも肝要である．

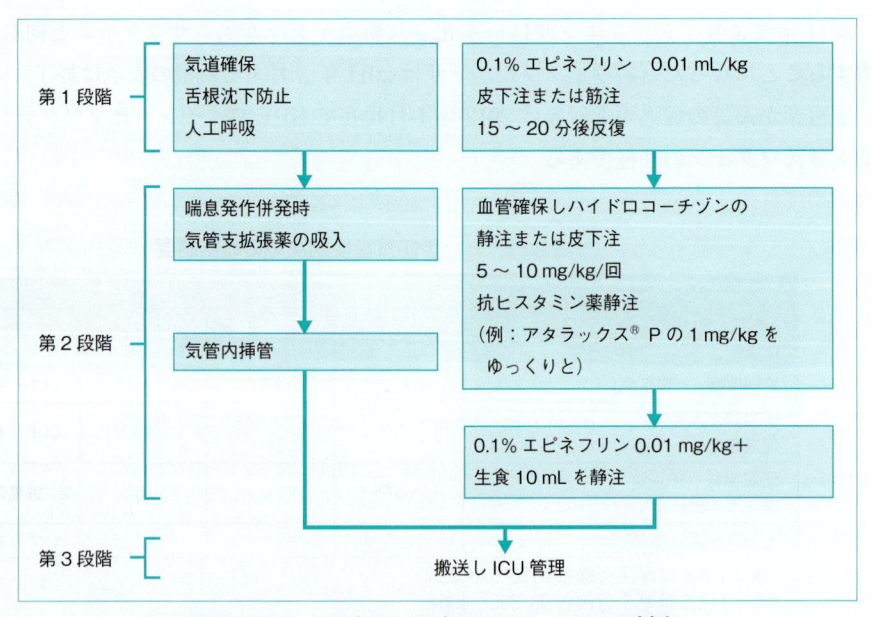

第1段階
- 気道確保
- 舌根沈下防止
- 人工呼吸
- 0.1％エピネフリン　0.01 mL/kg 皮下注または筋注 15〜20分後反復

第2段階
- 喘息発作併発時 気管支拡張薬の吸入
- 気管内挿管
- 血管確保しハイドロコーチゾンの静注または皮下注 5〜10 mg/kg/回 抗ヒスタミン薬静注（例：アタラックス® Pの1 mg/kgをゆっくりと）
- 0.1％エピネフリン0.01 mg/kg＋生食10 mLを静注

第3段階
- 搬送しICU管理

図Ⅱ-E-3　アナフィラキシーショックへの対応

チメロサール問題

チメロサール

1928年オーストラリアで，10 mL入りジフテリアトキソイドに黄色ブドウ球菌が混入し，子どもが多数死亡した事件があった．以来，微量でも強い殺菌作用があるチメロサール（エチル水銀）が添加されるようになった．

チメロサールに神経毒性は証明されていない．メチル水銀に関しては水俣病の原因にもなった．

メチル水銀による障害とチメロサールの毒性が混同され，ワクチンの接種回数の増加とともに自閉症の増加要因とが相関するとも考えられたが，一方ではチメロサールフリーのワクチン接種にもかかわらずデンマークでは自閉症が増加し続けており，両者の関連は否定された．

水俣病の原因になったメチル水銀は血中濃度が半減するのに1.5カ月（約45日）もかかるが，エチル水銀は腸管から積極的に排泄され，1週間で血中濃度は半減し体内への蓄積は生じないと考えられている．

自閉症と水銀中毒はその症状がまったく異なる．水銀中毒では末梢神経系も含め他の器官にも障害があり，たとえば視野狭窄は水銀中毒では認められるが自閉症にはない．病変部位，病態，神経病理的にも両者にはまったく関連がみられない．

チメロサールと自閉症

1998年にWakefieldがLancetにMMRワクチンが精神発達の遅れに関与したと発表．そのため英国のMMRの接種率が91％から79％に低下した．しかし，この論文に多くの批判や疑問が出され，英米で大規模な調査が実施されたが実証できなかった．その後，2003年にWakefieldはワクチンに添付されるチメロサールが自閉症の原因だと主張．2004年に米国科学アカデミーの医学協議会（Institution Of Medicine：IOM）の予防接種安全性検討委員会が最終的な調査結果をまとめて，①チメロサール含有ワクチンやMMRワクチンのいずれもが自閉症を引き起こすことはない，②自閉症とチメロサール含有ワクチンおよびMMRワクチンとが関係あるとするデータは存在しないことを公表した．

2010年2月，WakefieldはMMRが自閉症と関連したとする訴訟を準備していた数人から5万5千ポンド（約1,150万円）を受け取っていたとする事実が暴露され，Lancetは「彼の論文を掲載したのは誤りであった」と声明し，論文掲載を完全に撤去した．さらに，2011年1月，Wakefieldはデータの改ざんもしていたことが明らかになり，英国の医師免許を剥奪されている[1,2]．

海外渡航時の接種

① 旅行先や旅行の期間場所などに応じて必要なワクチンを決定する．
② 途上国では日本国内より感染症のリスクが高く，予防可能な疾病はワクチンで予防．
③ 先進国の現地校編入学や留学で必要とされるワクチンがある．

近年，海外への渡航者が増加し，年間千数百万人が海外へ出かけ，数百万人が海外から入国する時代になった．短期間の旅行が多いものの，数カ月～数年と長期の渡航も増えている．先進国への渡航では，入国に際してあるいは入学時に必要とされる最低限の接種をしておけば，あとは渡航先で補充してもらえば事足りる．しかし，途上国では接種ができないものや，ワクチンの

質，健康被害への補償など問題も多く，しかも日本国内より罹患のリスクが高いこともある．親子で渡航する場合は親への追加や補充接種，子どもには定期接種と追加や補充の接種がある．子どもの場合は基本的に WHO の予防接種拡大計画（Expanded Programme on Immunization：EPI）で推奨されているワクチンを接種する（表Ⅱ-E-9）．日本で接種されている定期接種は EPI のすべてが含まれている．大人を含む年長児でも EPI のワクチンが完了していない場合は，まずこれらのワクチンをすませる．そのうえで，渡航先で必要なワクチンを追加する（表Ⅱ-E-10，表Ⅱ-E-11）[3,4]．

B 型肝炎に次いでヒブワクチンも多くの国で接種されている．今後途上国においても逐次導入が計画されているワクチンの流れを図Ⅱ-E-4に示す．最も接種に要する費用の負担を援助に依存している国では，開発されたワクチンの普及は難しい．

今後，開発が期待されるワクチン

① がんワクチン：すでにがんワクチンとして B 型肝炎ワクチン，子宮頸がん（HPV）ワクチンが接種されているが，前立腺がんをはじめ多くのがんに対してのワクチン開発が盛んに行われている．

② アレルギー疾患のワクチン：喘息，花粉症，アトピー性皮膚炎などのアレルギー疾患に対してのワクチン開発が研究されている．

③ 注射によらないワクチン：注射の痛みやアナフィラキシーショックを防止すること，あるいは低コストでしかも専門的な医療スタッフを必要としない貼るワクチンの開発がされている．

④ インフルエンザの経鼻噴霧型ワクチン：発熱の頻度が高い，鼻汁やくしゃみがあると投与が不確実，弱毒生ワクチンでは乳児や妊婦は投与できないなどの短所もあるが，粘膜表面でのIgA 抗体産生が期待できる．

表Ⅱ-E-9 EPI ワクチンと標準的なスケジュール

ワクチン	出生時	6 週	10 週	14 週	9カ月（1歳）
BCG	①				
ポリオ	①	②	③	④	
DPT		①	②	③	
麻 疹					①
B 型肝炎	①	②		③	

表Ⅱ-E-10 子ども用・旅行先別予防接種優先順位

ワクチン	渡航先							
	北米	中南米	東アジア	南アジア	中近東	アフリカ	西欧	東欧
BCG	△	○	○	○	○	○	△	○
ポリオ	○	○	○	○	○	○	○	○
四種混合	○	○	○	○	○	○	○	○
麻 疹	○	○	○	○	○	○	○	○
日本脳炎	×	×	○	○	×	×	×	×
B 型肝炎	×	×	△	△	△	△	×	×
黄 熱	×	○	×	×	×	○	×	×

表Ⅱ-E-11　ワクチンの接種回数と有効期間

ワクチン	接種回数	接種日	有効期間
A型肝炎	3回	0日，2～4週後，半年～1年後	5～10年
B型肝炎	3回	0日，4週後，半年～1年後	10年以上
破傷風*1	3回	0日，4週後，半年～1年後	10年
狂犬病*2	3回	0日，4週後，半年～1年後	2年間
黄熱	1回		10年間
日本脳炎*3	3回	0日，4週後，半年～1年後	4年間
ポリオ*4	2回	0日，6週後	10年以上

＊1：破傷風：1968年以降に生まれた人は，小児期に三種混合ワクチンとして接種すみのことが多く，その場合は1回だけ接種する．
＊2：狂犬病：海外では0日，1週後，3～4週後の接種間隔を取る．
＊3：日本脳炎：大人の場合は普通1回の追加接種のみ．
＊4：ポリオ：大人の場合は普通1回の追加接種のみ，子どもでは不活化ワクチン導入後は不活化を少なくとも4回は接種しておくのが望ましい．

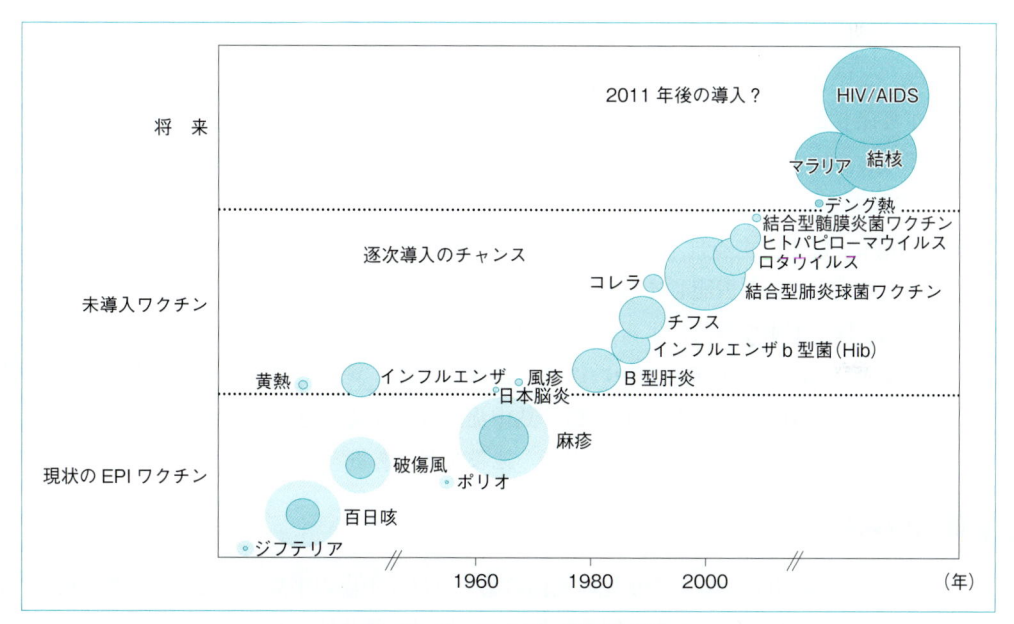

図Ⅱ-E-4　ワクチン計画の流れ

(Technical Advisory Group and National EPI Managers Workshop 資料 27-29 June 2007, Manila, WPRO)

参考文献

1) チメロサールと自閉症の関係について．鈴の木こどもクリニックホームページ．(http://www7a.biglobe.ne.jp/~SuzunokiCC/thimero.html)
2) チメロサールとワクチンについて．横浜市衛生研究所ホームページ．(http://www.city.yokohama.lg.jp/kenko/eiken/idsc/disease/thimerosal1.html)
3) 日本渡航医学会海外渡航者のためのワクチンガイドライン2011作成委員会：海外渡航者のためのワクチンガイドライン2010．p.65-66，p.69-73，協和企画，2011．
4) 中野貴司：予防接種・予防薬．旅行医学質問箱，日本旅行医学会編，p.48-50，メジカルビュー社，2009．

【及川　馨】

各論 F 事故による傷害の予防

傷害の定義

injury（傷害）とは，「予期せざる外的要因が短時間作用し，人体に障害を与えたり，正常な生理機能の維持に悪影響を及ぼすものをいう」と定義されている．

「事故」を意味する英語として，以前はaccidentという単語が使用されていたが，最近ではinjuryが使用されるようになった．accidentという単語には「避けることができない，運命的なもの」という意味が含まれているが，「事故」は科学的に分析し，対策を講ずれば「予防することが可能」という考え方が一般的となり，injuryという単語を使用することが勧められている．一部の医学誌ではaccidentという単語の使用を禁止している．

「事故」という単語はいろいろな場合に用いられ，人体に被害が生じない場合にも使われている．injuryに相当する日本語として「外傷」「損傷」「危害」などの単語もあるが，中国語ではinjuryを「傷害」と表記しており，今回はinjuryを「傷害」と表記した．

injuryは，不慮の事故による傷害と意図的な傷害行為の2つに分けられている．不慮の事故による傷害（unintentional injury）には，誤飲・中毒，異物の侵入，火傷・熱傷，気道異物，窒息，溺水，交通事故，外傷，刺咬傷，熱中症，ガス中毒，感電などがある．意図的な傷害行為（intentional injury）には，自殺，虐待，他殺などがある[1,2]．

傷害の実態

1960年以降，0歳を除いた小児の死因の第1位は「不慮の事故」となっている．最近では，1～4歳や15～19歳の年齢層で「不慮の事故」が死因の第2位となっている年（たとえば2010年）もあるが，不慮の事故が死因の上位を占め，小児の健康問題として重要な課題であることは今後も変わらない．死亡数については，毎年発表される人口動態統計によって正確に把握することができるが，傷害全体のなかに占める割合は非常に小さい．

死亡に至らない傷害の正確な発生数については不明で，継続的に得られる情報はない．日々，膨大な数の傷害が発生しているが，地域のレベルで収集した傷害のデータを比較すると，子どもの年齢層，傷害の種類，発生頻度はどれも酷似しており，地域差はほとんどみられない．兵庫県の乳幼児健診の場を利用した調査（n＝6,300）によると，3歳3カ月までの間に，医療機関を受診した，あるいは電話で相談した不慮の事故による傷害の発生頻度は10人中延べ約8人となっており，ほとんどの小児が傷害を経験していることがわかる[3]．また経年的な発生頻度について検討しても，毎年ほぼ同じ頻度となっている．すなわち，ある月齢，あるいはある年齢になると，ある一定の頻度で同じ傷害が繰り返しており，傷害に対する有効な予防対策は行われていない[4]．

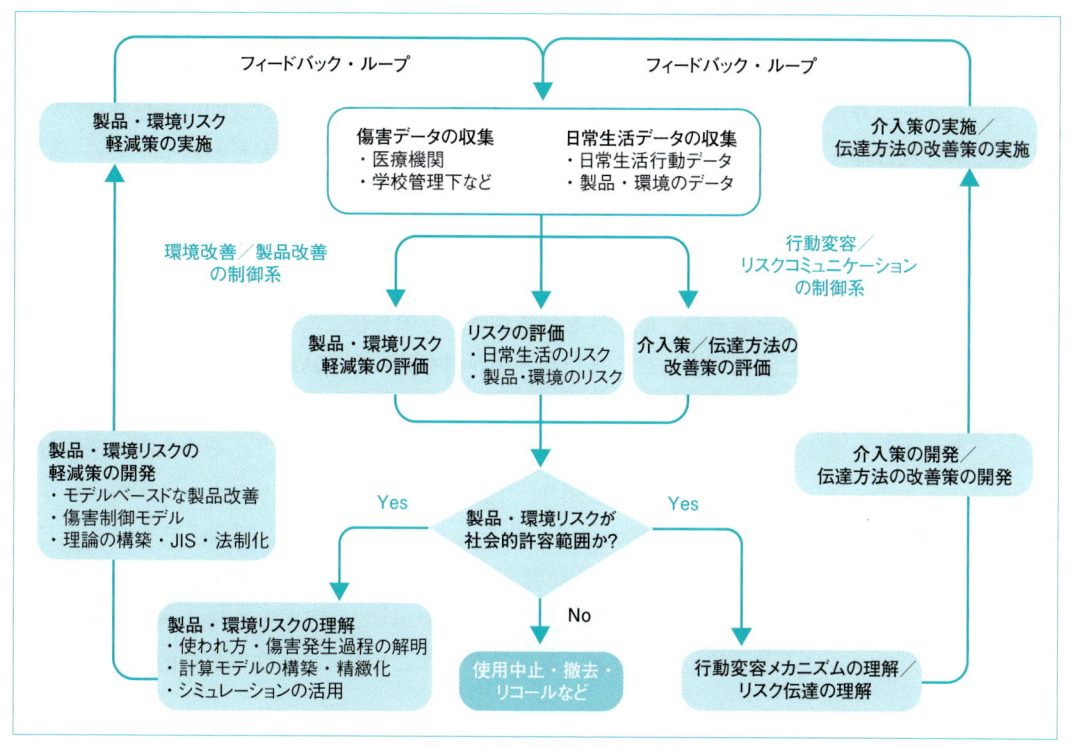

図Ⅱ-F-1　傷害予防に求められる包括的アプローチ

傷害予防に求められる包括的アプローチ[5]

　これまで，乳幼児の事故を予防するためにいろいろな取り組みが展開されてきた．しかし，予防活動を評価する指標（発生数や発生率，入院日数，通院日数，医療費など）のデータがないため，科学的に効果を検証することができない．

　傷害予防の取り組みとして優先度が高い傷害とは，①重症度が高く，後遺症を残す確率が高い傷害，②発生頻度が高い傷害，③増加している傷害，④具体的な解決方法がある傷害，である．

　最近，われわれのグループは傷害予防の実践に取り組み，傷害予防を実現するための基本的な考え方を構築した（図Ⅱ-F-1）．

　われわれが制御することが可能な対象を，「製品・環境」（図Ⅱ-F-1の左側）と，「人の意識・行動」（図Ⅱ-F-1の右側）の2つに分類し，これら全体を1つのシステムとしてとらえることとした．

　まず最初に，発生した傷害の情報を継続的に収集する必要がある．この場合，「重症度」が高い傷害が受診する医療機関を情報収集の定点にすることが望ましい[6]．傷害の発生にはヒト，製品，環境が必ず関与している．すなわち，ヒトの日常行動を知る必要がある．小児では発達に伴って事故が発生しており，各月齢や年齢の行動を知っておく必要がある．また，製品や環境についてのデータベースの作成も不可欠である．

　傷害予防の出発点は，数多くの傷害のデータのなかから解決しようとする傷害を取り出すことである．この傷害データを分析することは，すなわちリスク評価を行うことである．このとき，

日常の生活行動や製品や環境のデータと比較して，一般的なリスク評価を行う．これらを総合的に判断して，製品や環境のリスクが社会的に許容範囲内であるかどうかを判定する．この判定は，科学的な評価だけでなく，社会的な評価も加味する必要がある．社会的に受容されないと判断された場合は，使用中止，撤去，製造や販売の禁止，リコールなどが行われる．

社会的に許容範囲内であると判断された場合には，製品・環境の制御系と，意識・行動の制御系の2つのアプローチに分かれる．

製品や環境の改善の制御系では，まず最初に製品や環境のリスクを評価し，それぞれの予防策を検討して製品や環境を改善し，危険性を低減させたものを社会に提供する．提供された製品や環境で再び傷害が起こった場合には，またリスク評価を行って予防策を検討するというフィードバック・ループを機能させていく．

一方，製品や環境の改善だけでは危険をゼロにすることは困難であり，その危険に関する情報をコミュニティに伝えて情報の共有化を図り，予防行動をとるというリスクコミュニケーションによる制御も同時に扱っていく必要がある．すなわち，意識・行動の制御系でもフィードバック・ループを回して検討していく．

「製品・環境の改善」と「意識・行動変容」の2つについて，PDCA（Plan → Do → Check → Action）サイクルにより，持続的に改善する作業を行うことが傷害予防の包括的なアプローチと考えている．

傷害が起こった時間や場所に最もアクセスしやすいのは最寄りの医療機関であり，医療機関は傷害発生の詳しい情報を収集する場として最も適切な場である．傷害の発生状況をアニメーション映像などで可視化，再現することができるような詳しい情報を工学系の専門家などに提供することは医療機関の重要な役割である[6]．

■ 傷害予防のための「制御モデル」[7]

傷害予防を行うこと，言い換えれば，重篤な事故による傷害の発生を制御するための概念図を図Ⅱ-F-2に示す．事故の現象を記述する場合に必要な変数を分類すると，以下の3つに分類することが可能である．

- A：制御したい変数：たとえば，重症事故の数，事故死の数といった変数である．ただし，直接，制御できないことが多い．
- B：操作可能な変数：たとえば，人工物の設計パラメータ，製品の配置などのパラメータは，われわれが直接操作可能なパラメータである．安全教育によって，完全ではないにしてもある程度，保護者の意識を変容することが可能であるとすると，保護者の危険に対する考え方なども操作可能なパラメータである．
- C：操作不能であるが重要な説明変数：たとえば，事故の現象を説明するうえで，子どもの年齢・発達段階，天候や季節，時間といった変数が重要となるが，われわれ人間にとっては操作不能なパラメータである．

Aを直接制御できれば話は簡単であるが，実際には，Aは直接的には制御困難である場合が多い．現在まで，医学領域では主に操作不能な変数Cについての分析が行われてきた．そのため予防には結びつかなかった．今後は，A（制御したい変数），B（操作可能な変数），C（操作不能であるが重要な変数）の間の因果構造を分析し，その結果得られた因果構造モデルと操作可能

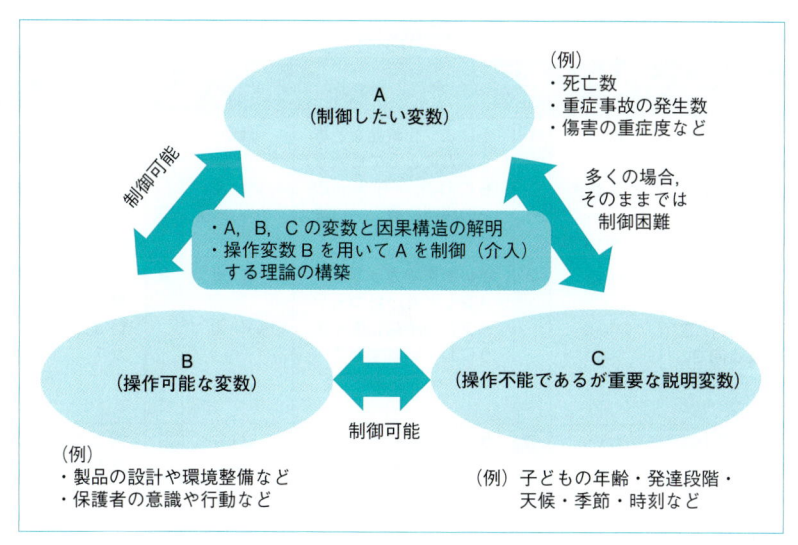

図Ⅱ-F-2　傷害予防のための制御理論

変数Bを使って，制御対象Aを制御する理論（モデル）を開発する必要がある．最近では，このような制御モデルを開発する基本技術として，日常生活のデータを計測するセンシング技術や，収集された大規模データから制御モデルをみつけるデータマイニング技術（確率論的モデリング技術）が利用可能となっている．

日常診療・乳幼児健診の問題点

　日常診療の場では，傷害予防の話までする時間的余裕はない．乳幼児健診での指導・支援項目は多岐にわたっており，実際には傷害予防の指導はほとんど行われていない．健診指導の1項目として事故予防があげられているためか，「注意喚起」のひとこと，すなわち「事故に気をつけてください」と付け加えることが「指導」と思われている．

　現在配布されているリーフレットには「保護者のほんのちょっとした気配りで，子どもの事故は予防できる」と書かれている．「ちょっとした気配り」とは，何をさしているのか具体的にはわからないが，この言葉の裏には，普通の人には当たり前にできることが「あなたにはできないの？」と責めていることになる．このように漠然としてあいまいな言葉では，どう気配りしたらいいのか保護者はまったく理解できない．

　現場でみていると，保護者は十二分に気をつけており，気をつけていても起こるのが事故である．「目を離さないで」と指摘されるが，見ている目の前で起こるのが子どもの事故である．臨床現場にいれば，毎日それを実感することができる．また，「浴槽に残し湯をすると溺れますよ」と健診で指摘したにもかかわらず，言ったとおりの状況で死亡するなど，指導した側にとっては何ともやりきれないことが現実に起こっており，非常な無力感に苛まれる．こういう経験を繰り返すと，予防するにはどうしたらいいのかと頭をかかえ，すっかりやる気をなくしてしまう．なかには「最近の親は……」と保護者のせいにする人もいる．しかし，はっきりしていることは，指導は無効であったという事実である．有効な指導法をみつけるのが医療関係者の仕事であり，無効な指導で投げ出してしまうことは責任の放棄である．効果がある指導法をみつけるまで取り組む必要がある．

第Ⅱ章　Pediatric care

表Ⅱ-F-1　子どもの事故の危険度　セルフチェックシート

	STEP 1：お子さんのいる方は全員チェックを			STEP 2：はいはいの時期になったらここもチェック			STEP 3：立っち～あんよの時期になったらここまでチェック	
1	お子さんを自動車に乗せるときはいつでもチャイルドシートに座らせていますか？	はい・ときどき・いいえ	1	たばこ，化粧品など赤ちゃんにとって危険なものは床から1m以上の場所に置いていますか？	はい・いいえ	1	取り付けたチャイルドシートの上端部を前方にひっぱったとき，車の座席とのすき間は5cm以下ですか？	はい・いいえ
2	体重が10kgを超えるまでは，チャイルドシートは車の進行方向に対して後ろ向き，45度の角度で装着していますか？	はい・いいえ	2	熱いお茶やカップラーメンなどを，いつもテーブルの中央に置くようにしていますか？	はい・いいえ	2	ベランダや窓際に踏み台となるものを置かないようにしていますか？	はい・いいえ
3	自動車または家の中にお子さんをひとりにしないようにしていますか？	はい・いいえ	3	炊飯器やポット，アイロン，加湿器などを手の届かないところに置いていますか？	はい・いいえ	3	歯ブラシやフォーク，箸などを口にくわえたまま遊ばせないようにしていますか？	はい・いいえ
4	家に消火器や住宅用火災警報器を備えていますか？	はい・いいえ	4	階段には転落予防の柵をしていますか？	はい・いいえ	4	ドアのちょうつがいの部分に指が入らないようにしていますか？	はい・いいえ
5	ベッドやソファ，ベビーカーから転落することがあることを知っていますか？	はい・いいえ	5	浴槽にお湯を残したままにしておくと危険だと知っていますか？	はい・いいえ	5	ピーナツなどの乾いた豆類，こんにゃくゼリーなどを食べさせないようにしていますか？	はい・いいえ
6	3歳の子が思い切り口を大きくあけると口径が39mmになることを知っていますか？	はい・いいえ	6	お風呂場の洗い場から浴槽のふちまでの高さは50cm以上ありますか？	はい・いいえ	6	水遊びをするときはライフジャケットをつけていますか？	はい・ときどき・いいえ
			7	歩行器や手押し車を使わないようにしていますか？	はい・いいえ	7	自転車に乗せるとき，三輪車遊びのとき，ヘルメットをつけていますか？	はい・ときどき・いいえ

　保護者の多くは，自分の子どもには事故は起こらないと確信しているが，傷害は一定の頻度で必ず起こる事象である．保護者，保育者の意識を「まさか，うちの子に限って」から「ひょっとしたら，うちの子にも事故が起こるかもしれない」と変容させない限り，傷害予防に目を向けさせることはできない．「親の不注意」に関しても，「保護者はなぜ注意しないのか」「なぜ注意できないのか」を科学的に検討し，保護者の注意の限界を知り，それ以上は製品や環境の改善で安全を担保すべきである．

傷害予防の指導の実際

全般的な危険のチェック

　数十年前から，事故予防の啓発資料が大量に作成され，乳幼児健診などで配布されてきたが，その効果を科学的に判定することは行われていない．参考までに筆者が作成したチェックシートを示した（表Ⅱ-F-1）．このシートの効果を評価する場合，表Ⅱ-F-2のなかから信頼性が低い自己申告ではなく，第三者による観察法が必要である．

各論-F. 事故による傷害の予防

表 II-F-2　優先すべき事故による子どもの傷害予防策

自動車の事故	適切に装着されたチャイルドシートを使用 どの年齢層でも，自動車に乗る場合には必ずチャイルドシート，シートベルトを正しく使用 2歳未満は進行方向後ろ向き45度で座らせる 後部座席でもシートベルトを使用 妊婦もシートベルトを使用 車中に乳幼児を1人で放置しない ソフトカー（速度調節メカニズムの車）の使用 罰則の強化（飲酒運転，携帯電話の使用など）	ドア，窓で挟む事故	玄関ドアのちょうつがい側にカバーをつける ドアクローザーの使用 子どもを確認後に自動車のドアを閉める 自動車のチャイルドロックの使用 防火シャッターは安全停止装置付きのものとする ドア・ペグの使用
		熱傷	給湯温度の設定を50℃以下にする 子どもを熱源から遠ざける 浴槽の蓋の強度を確認する テーブルクロスは使用しない 熱湯の蒸気が出る加湿器は使用しない 最高50℃の蒸気しか出ない炊飯器を使用する 蒸気が出ない炊飯器を使用する
自転車の事故	ヘルメットの着用 足部ガード付きの椅子の使用 子どもを乗せるときは最後に，降ろすときは最初に		
歩行中の事故	自宅から100m以内が45％，500m以内が65％	火災・火傷	消火器の設置 住宅用火災警報器の設置，定期的に電池のチェック 火災防止用コンセントカバーの使用 難燃性のパジャマや毛布の使用 身体にフィットした寝衣を着る 途中で火が消えても花火をのぞき込まない 花火は水につけて完全に消す ロケット花火をするときは保護眼鏡の装着 一酸化炭素検知器の設置 幼児では簡単に操作できない（child-resistant）ライターの使用 低延焼性たばこ（fire-safe-cigarette）の使用〔カナダでは国レベル，米国では31州で法制化（2009年），EUも導入予定〕
浴槽での溺水	洗い場から浴槽の縁までの高さが50cm以下の浴槽は転落する危険性が高いと認識する 子どもが2歳になるまで残し湯をしない 子どもが浴室に入れないようにする 子どもだけで入浴させない 子どもと入浴中は電話が鳴っても決して出ない 入浴時は，子どもを後から浴室に入れ，出るときは子どもを先に出す 浴槽で足入れ付き浮き輪や首浮き輪は使用しない 浴槽の蓋は厚くて硬いものを使用する		
水遊び，釣り，ボート遊び	ライフジャケットの着用		
ベビーカーからの転落	5点式ハーネスで拘束 ベビーカーを止めたときに安定，固定の確認	誤飲・窒息	口径39mm以下の大きさのものは，床面から1m以上の高さの場所に置く 誤飲チェッカーでチェック（図II-F-3） セーフティ・キャップの水薬ビン（図II-F-4）の使用 飲み物の容器に食品以外のものを入れない 灯油缶に使用する簡易ポンプは小児の手の届かないところに片づける 一口サイズの食品で，ある程度の硬さがあるものは切って食べさせる（ミニトマト，ブドウ，みたらし団子，白玉団子，こんにゃく入りゼリー，ホットドッグなど） 高齢者用の餅を食べる 早食い競争の禁止
ベッドからの転落	ベビーベッドの柵は常に上げる ベッド柵の足掛かりから柵の上部まで50cm以上確保する 乳児を大人用ベッドに寝かせない		
クーハン，歩行器，ショッピングカートからの転落	使用しない 使用する場合はベルトで固定		
スキー，スケート，スケートボード，キックスケーター，一輪車など	ヘルメットの着用 肘・膝のプロテクターの使用	気管支異物	3歳（または5歳）になるまで乾いたピーナッツは食べさせない 仰臥位や歩きながらものを食べさせない 小さな食物塊やオモチャなどを放り上げて口で受けるような食べ方や遊びをさせない 急停車する可能性がある車や揺れる飛行機のなかで乾いた豆は食べさせない 食事中に乳幼児がびっくりするようなことは避ける
スポーツ（球技・団体競技，格闘技）	マウスガードの使用 ヘッドギアの使用		
階段からの転落	転落予防の柵をつける		
ガラスへの衝突	成人の腰の高さ以下は，強化ガラスを使用する		
ベランダや窓からの転落	手すり柵の高さは足掛かりから90cm以上 足掛かりは20mm未満 手すり子のすき間は11cm以内 踏み台となるものは手すり柵から60cm以上離して設置 窓際にベッドやソファや椅子を置かない 学校の校舎，マンションの天窓は柵でカバーする 高層ビルには窓ガードの設置	絞扼・窒息	公園で遊ぶときは，かばん，水筒，ゲーム機，自転車用ヘルメット，携帯電話機などループになったヒモ状のものは身につけない

（次頁へつづく）

(前頁のつづき)

絞扼・窒息	遊具で遊ぶときは，フードつきの上着，首周りにヒモのついた服を着ない ヒモのループはすぐに外れやすい仕掛けにする ブラインドのコードのループは切る 大人用ベッドに乳幼児を寝かせない	口腔内・眼球・耳刺傷	箸，割り箸，歯ブラシ，フォーク，鉛筆，太鼓のばちなど尖ったものを持って歩かせない 耳かきのまねをして耳道に刺傷，耳かき中にぶつかり刺傷の例があり，5歳以下では耳かき棒を使わせない，耳かき中は周囲の状況に注意する 綿菓子の芯は，割り箸ではなくペーパーロールとする
ペットによる咬傷	争っている動物を引き離さない ケガをしている動物を助けようと手を出さない 動物が食べているときに手を出さない 室内犬がいる場合，乳児を畳など低い所に寝かせない		

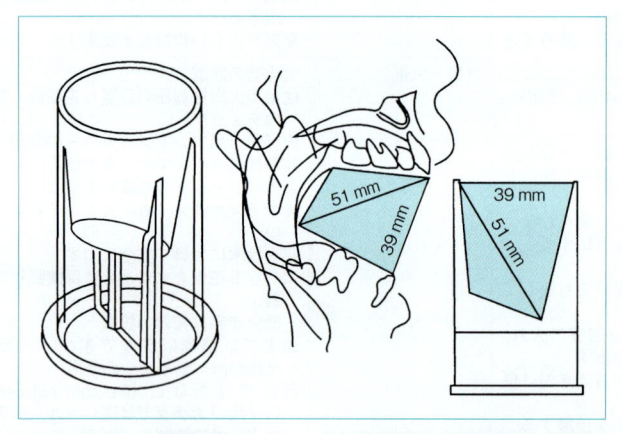

図Ⅱ-F-3　誤飲チェッカー（山中龍宏・田村康夫　作製）
販売は（社）日本家族計画協会（TEL 03-3269-4727）

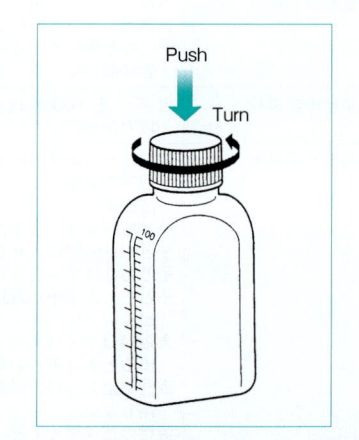

図Ⅱ-F-4　セーフティキャップ投薬瓶の使用方法
下に押しながら回して開ける．

❖ 具体的な傷害予防策（表Ⅱ-F-2）

　指導にあたっては，該当する児の年齢を考慮し，その月齢や年齢で最も起こりやすい傷害，また起こったときに重症度が高くなる傷害を表Ⅱ-F-2のなかから取り上げ，1回に1つか2つの項目について指導する．指導の開始時期としては，出産前から行うことが望ましく，ある程度の年齢になれば子ども自身への教育も行う必要がある．

参考文献

1) WHO：World report on child injury prevention. Peden M, et al eds, 2008.
2) M. H. ウィルソン，ほか著，今井博之訳：死ななくてもよい子どもたち―小児外傷防止ガイドライン．メディカ出版，1998.
3) 山中龍宏：子どもの誤飲・事故を防ぐ本．三省堂，1999.
4) 山中龍宏：Injury prevention（傷害予防）に取り組む―小児科医は何をすればよいのか―．小児内科，39：1006-1015，2007.
5) 西田佳史，ほか：事故・傷害情報を対策法へと加工する工学的アプローチ．小児保健研究，68：191-198，2009.
6) 山中龍宏：傷害予防につながる情報収集へのアプローチ．小児保健研究，67：177-190，2008.
7) 西田佳史，ほか：子どもの遊育のための遊具のロボタイゼーション―日常における製品の「使われ方」の科学と傷害制御工学の実践的研究．日本機械学会ロボティクス・メカトロニクス講演会2008講演論文集，1P1-B23，2008.

【山中　龍宏】

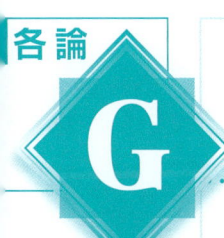

各論 G 保育所・幼稚園と学校保健

学校保健への参画のすすめ

　子どもは保育所・幼稚園（以下，まとめて園と表記）や学校における集団生活のなかで，学問だけでなく人間関係，社会性，自主性なども学んでいる．この学びの場に医学的に適切な環境を提供する担保の1つが，学校保健である．"学校"保健という名称であるが，"園"での保健教育と保健管理にも必須の概念である．

　保育所は厚生労働省の管轄で嘱託医（通例は園医と呼称）が配置されている．幼稚園・小学校・中学校・高等学校・大学は文部科学省の管轄で学校医（幼稚園の学校医も通例は園医と呼称）が配置されている．医師が園医・学校医として配置されているにもかかわらず，この行政管轄の違いにより同年齢の子どもたちが通っている保育所と幼稚園において疾病への対応が現場で大きく異なっていることがある．その擦り合わせに地域医療関係者も戸惑うことが多い．この問題を適正に解決するキーパーソンが，地域医療を担っている外来小児科医である．

　ただし，アレルギー疾患に関しては2008年6月の「学校のアレルギー疾患に対する取り組みガイドライン」と2011年の「保育所におけるアレルギー対応ガイドライン」，感染症に関しては，2009年9月「保育所における感染症対策ガイドライン」と2012年4月「学校保健安全法施行規則の一部を改正する省令」により，保育園と幼稚園に関するアレルギー疾患と感染症の取り扱いがほぼ同等になった．

　社会情勢の変容，医療技術の発達，疾病構造や医療を受ける側のニーズの変化に合わせて学校保健のマネジメントも適切にアップデートされる必要がある．医療関係者のみならず，学校現場でも最新の知識を共有することができるように配慮しなければならない．近年，問題になっている学校現場における医療的ケア，アレルギー疾患，発達障害への対応などがその例である．園医・学校医はこれらの最新の正しい知識，対応を身につけて活動をするとともに，園・学校の職員に対する教育や啓発をする必要がある．また，園医・学校医としての活動をしていない医療関係者も，自身の知識を園や学校に還元することが期待されている．園・学校に関わる機会をできるだけ多くつくり，園・学校保健の向上のため積極的な参画をしていただきたい．

　学校保健は学校の保健教育と保健管理から構成されている（図Ⅱ-G-1）．保健管理は学校医が医学的専門知識で支えている分野であり，健康診断などがこれにあたる．従来は健康管理が学校医の関与する学校保健の大きな分野であったが，昨今は保健教育の領域にも学校医を含む医療関係者が関与することが望まれている．

　学校保健安全法22条で「学校医の職務執行の準則」として学校医の職務は提示されている（表Ⅱ-G-1）．項目はあくまでもエッセンスであり，これらを基軸として園・学校での積極的な学校保健活動の展開をする必要がある．

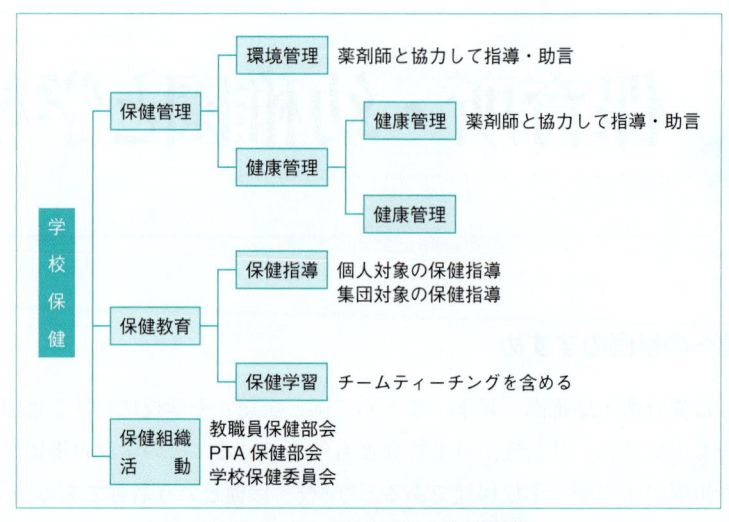

図Ⅱ-G-1　学校保健の領域構造

（原　朋邦：学校保健活動のあり方（学校医の役割）．成育の視点にたった学校医マニュアル，衛藤義勝監修・田原卓浩編，p.5, 診断と治療社，2005）

表Ⅱ-G-1　学校医の職務執行の準則

第二十二条　学校医の職務執行の準則は，次の各号に掲げるとおりとする．
一．学校保健計画及び学校安全計画の立案に参与すること．
二．学校の環境衛生の維持及び改善に関し，学校薬剤師と協力して，必要な指導及び助言を行うこと．
三．法第八条の健康相談に従事すること．
四．法第九条の保健指導に従事すること．
五．法第十三条の健康診断に従事すること．
六．法第十四条の疾病の予防処置に従事すること．
七．法第二章第四節の感染症の予防に関し必要な指導及び助言を行い，並びに学校における感染症及び食中毒の予防処置に従事すること．
八．校長の求めにより，救急処置に従事すること．
九．市町村の教育委員会又は学校の設置者の求めにより，法第十一条の健康診断又は法第十五条第一項の健康診断に従事すること．
十．前各号に掲げるもののほか，必要に応じ，学校における保健管理に関する専門的事項に関する指導に従事すること．

健康相談

　定期健康診断では判明しなかった，あるいはその前後に発覚した心身の問題に関して，解決の一助になるのが健康相談である．学校安全保健法第8条で「学校においては，児童生徒等の心身の健康に関し，健康相談を行うものとする」，学校安全保健法施行規則第22条で学校医の職務執行の準則として「健康相談に従事すること」と規定している．教育現場，あるいは子どもやその保護者から健康相談の要請があった場合，養護教諭や担任と打ち合わせて面談や診察の時間と場所を設定し，ケースによっては保護者同伴で健康相談を行う．健康相談により専門医療機関の受診が必要な場合，学校医が紹介状を作成し受診勧奨をする．

　また，5歳児健診診査を園で導入すべきという意見もあるが，対象の園児に健康相談を活用することで解決できる事例も多いと思われる．5歳児健診における診察の構造化，診察時のインタビューの方法は，5歳児健診のみではなく小児の診察方法の基本ともいえる．この診察法・インタビューの方法を健康相談でも取り入れることを推奨する．

表Ⅱ-G-2　学校保健安全法施行規則　第六条

法第十三条第一項の健康診断における検査の項目は，次のとおりとする．
　一．身長，体重及び座高
　二．栄養状態
　三．脊柱及び胸郭の疾病及び異常の有無
　四．視力及び聴力
　五．眼の疾病及び異常の有無
　六．耳鼻咽頭疾患及び皮膚疾患の有無
　七．歯及び口腔の疾病及び異常の有無
　八．結核の有無
　九．心臓の疾病及び異常の有無
　十．尿
　十一．寄生虫卵の有無
　十二．その他の疾病及び異常の有無

学校保健委員会

　財団法人学校保健会発行の学校保健委員会マニュアルでは，学校保健委員会は各学期1～2回・年に5～6回の開催を勧めているが，学校行事との兼ね合いもあり，現実には各学期に1回・年に数回の開催になることが多い．子どもの心身の健康と保持増進を目的として子ども・保護者・学校現場・地域の代表と医療関係者が連携し問題解決を図ることができる貴重な会である．会の開催は学校・家庭・地域の連携づくりにもつながるので「開かれた学校づくり」を推進することになる．つまり学校だけで対処できない難題が発生した場合に外部が手助けできる連携の機会になる．有意義な会議にするためには，単なる健康診断の報告ではなく，子どもを巡る健康の発展的な討論の場とすべきである．そのためには医療関係者は立案から積極的に参画し，当日は討論の補助に関わることが望まれる．このように医療関係者が学校保健委員会を通じて学校側，児童生徒と直接協議をすることは学校保健の活性化・充実につながる．また学校保健以外の分野でも地域と医療の連携を深めるきっかけとなる．

健康診断

　毎年4月から6月までの間に実施される定期健康診断は，子どもの心身の発育を判断する大切な機会である．検査をする項目は学校保健安全法施行規則第六条に定められている（表Ⅱ-G-2）．学校医はこれらの項目をふまえて健康診断を実施する必要がある．本業の合間に健康診断を行うことが多いのが実情で，時間の制約もあり重労働である．短時間に効率よくかつ正確な健診をするためには，前述の必須の検査項目を熟知しておく必要がある．また健康診断後に何らかの対応の必要がある場合，21日以内に子どもや保護者に通達するとともに，改善策が達成されたかどうか確認をする必要がある．これを事後措置という（学校保健安全法施行規則第9条）．この事後措置が確実に遂行できているかどうか，学校医もチェックをする必要がある．筆者は夏休み前に養護教諭から事後措置がなされているかどうかの報告を求めている．未了の場合は再度保護者に通知し医療機関へ受診勧奨をしている．

　健康診断は子どもたちの正常な心身の発育を見守るには大切な機会であり，さらなる充実が求められている．毎年計測する身長・体重を一時点の記録にするのではなく，横断的標準身長・体重曲線に記入して時系列の記録にすれば身体発育は一目瞭然となり，肥満・やせ・低身長などの成長障害を起こす疾患のスクリーニングになる．周南市教育委員会では小・中学校の発育記録表

の最終ページに横断的標準身長・体重曲線を記録できるページを設けている．これにより各学期末に子どもや保護者が身長・体重を記入し，家庭で成長を振り返ることができる．また島根県の例のように全児童・生徒にパンフレットを配布し，運動器の異常や脊柱側彎症を家庭でチェックして，その情報を学校に還元している地域もある．このような取り組みは正確な学校健康診断の一助になり有用である（表II-G-3）．

保育所・幼稚園での健康診断は視診・聴診による診断に加え，精神的発達が順調か判断する必要もある．筆者は視診・聴診後に年齢，好きな食べ物・遊びなどを質問し，その受け答えなどから子どもの発達をスクリーニングしている．

健康診断時には児童・生徒のプライバシーの保護に配慮する必要がある．一人ひとり隔離された空間で，診察中に他人からのぞかれない，会話の内容を待機している他の子どもに聞かれないなどの配慮をする（表II-G-4）．高学年女児の診察手順をどのようにするかも事前に教育委員会・養護教員会や地域医師会等で意思統一をしておくとよい．筆者の所属する徳山医師会学校医部会では，高学年女児が身につけているブラジャーは無理にとらない，男性教員が担任の場合は記録係でも同伴は避け，事前に女性教員に代わってもらう，などの取り決めをしている．

健康診断時には毎年予防接種歴をチェックすることが望ましい．担任や養護教諭に事前調査を依頼し，診察時に園医・学校医が再度確認するとよい．

医療的ケア

経管栄養，導尿，気管吸引などの医療的ケアを学校現場で行うことで，通園・通学が可能となる子どもが存在する．医療的ケアが必要な子どもや保護者から要請があった場合は，学校医・主治医・医療的ケアに詳しい地域の医師が連携することにより，園・学校現場の対応を指導・教育し，子どもが安心して通園・通学できるようにする必要がある．

以前は医師および医師の指示に基づく看護師以外の者が，導尿等の行為を反復継続する意思をもって行えば医師法に抵触するという考え方があったため，学校現場でこのような行為が対象となる児童・生徒は通園・通学が拒絶されていた．医療の進歩やノーマライゼーションの理念の普及に伴い，"医療的ケア"を医師の指導に基づき保護者・教育現場の第三者が行うことは，現在は法律的にも適法となっている（16文科初第43号「盲・聾・養護学校におけるたんの吸引等の取扱いについて」初等中等教育局長通知）．学校現場における医療的ケアの容認は，医学・医療の進歩と社会通念の変化により，従来の概念と異なった対応が求められている典型である．

アレルギー疾患

2008年6月に「学校のアレルギー疾患に取り組みガイドライン」が公表され，それに基づき小学校・中学校に生活管理指導表（アレルギー用）が導入された．保育所に対しては2011年3月からアレルギー生活管理指導表が導入されている．これらのアレルギー生活管理指導表を有効に使うことで，正しいアレルギー疾患の診断と対応が可能になると期待されている．特に食物アレルギーに対する過剰診断・過剰除去食や園・学校現場で除去食の対応が問題になっている．アレルギー生活管理指導表を活用し，医学的根拠に基づく正しい診断と対応を共有することで園・学校現場の負担が軽くなる．アナフィラキシーを起こす可能性がある子どもに対してはアドレナリン自己注射薬（エピペン®）の使用を園や学校で求められる．この医薬品も医療的ケアと同様

表Ⅱ-G-3 運動器検診問診票（島根県）

運動器検診問診票

年	組	番	名前		男・女

保護者の皆様へ

お子様の運動器疾患・関節や骨、筋肉のケガや故障などの早期発見のために、あらかじめ保護者の皆様に問診票をお配りし、定期学校内科健診時に役立てていただきたいと存じます。皆様のご協力をお願いします。

① 過去、現在、骨・関節・筋肉のケガや故障などがありますか？
　① いいえ
　② はい

(ア) ケガや故障の場所に○印をつけてください。

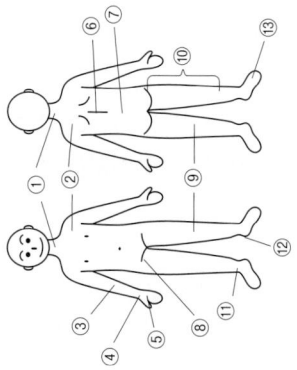

(イ) 今、そのケガや故障の状態はどうですか？3つまで選んでください。
　① まがりやのびが悪い
　② 何もしていない時でも痛い
　③ 運動（投げる・ける・走るなど）をしている時が痛い
　④ いたみがくり返す
　⑤ もうなおったと思う

② からだの柔軟性・かたさ
　(ア) ひざの後ろを伸ばしておじぎして指先が床につきますか？
　　① 手の平がつく ② 指先がつく ③ 着かない

　(イ) 足の裏を全部床に着けて完全にしゃがめますか？
　　① できる ② できない

③ 胸郭（胸部）の変形の有無
　① 正常
　② 突出（鳩胸）
　③ 陥凹（漏斗胸）
　④ 左右差がある

④ 関節の障害
　関節を動かしてみて動きは左右同じですか？
　① おなじ
　② ちがう（差がある）→場所は
　　① 肩 ② 肘 ③ 手首
　　④ 指 ⑤ ももつけね
　　⑥ 膝 ⑦ 足首 ⑧ 足ゆび

　左右の高さが異なる又は胸郭が左右で形が違う

裏面　側弯症チェックへ→

一家庭でおこなう側わん症チェックー

保護者の皆さまへ

家庭で前屈時の背部の左右差があるかをみてみましょう！

視診が大事！（側わん症のチェックにつながる）

（目的・意義）

ところで側わん症ってなに？
脊柱が側方に曲がり、多くの場合脊柱自体のねじれを伴います。大部分が学童後半（10歳頃）から発生します。脊柱がひどく曲がってしまうと呼吸障害などの重篤な障害を生じます。

（参考：広島県医師会　松本浩之先生作成）

上半身裸で後ろから見る前屈の方法
肩幅に足を開き、腕を伸ばして手のひらを合わせ、ゆっくりと手を前にたらしながら前屈します。

チェックポイント

生面時　　側面図　　立位時　　前屈時

脊柱の側わんが進行する前に、できるだけ早期に発見したいものです。そのために、家庭でも前屈時の背部の左右差チェックを行ってください。

⑥ その他の骨、背骨、関節、筋肉など（運動器）で気になる症状があれば下枠の記入欄に書いてください。

⑤ チェック項目		
後ろから見た立位姿勢		
① 肩の高さの左右差	有	無
② 脇線の左右差	有	無
後ろから見た前屈姿勢		
③ 背部の高さの左右差	有	無

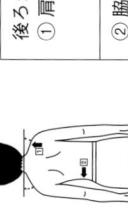

ご協力ありがとうございました。
（島根県医師会ホームページ）

定期健康診断時には、脊柱及び胸郭の疾病及び異常の有無（脊柱の異常及び異常の有無、側わん症等について検査し、胸部の異常の有無、形態及び発育に注意する。骨、関節の異常及び四肢の状態に注意する。（学校保健安全法施行規則（平成21年4月1日改正））と表記されております。

②の異常は精密検査の必要はありませんが、将来、捻挫等起こしやすい恐れがあります。日常及び学校生活で柔軟性を養うようにご指導ください。

"運動器"　はからだを動かすしくみのことで、骨や関節や筋肉などが含まれ、運動器のけがや障害（運動器疾患）には、骨折、捻挫症、脊柱の変形（側弯症）、スポーツ障害などがあります。

表Ⅱ-G-4 健康診断時のプライバシーの保護（学校保健法施行規則の一部を改正する省令の施行及び今後の学校における健康診断の取扱について〈通知〉）

第4　健康診断実施上の留意点について
1．プライバシーの保護
　健康診断は，児童生徒等が自分の健康状態を認識するとともに，教員がこれを把握して適切な学習指導等を行うことにより児童生徒等の健康の保持増進を図ろうとするものであるから，児童生徒等及び保護者と教員がその結果を知れば十分であり，プライバシー保護の観点から，他の児童生徒等に健康診断の結果が知られることのないよう十分に配慮する必要があること．このため，学校においては，個別検査等検査の実施体制や結果の通知方法を工夫すること．

（文体学第168号　平成6年12月8日　文部省体育局長）

に医師や看護師以外の教職員が使用しても医師法違反とはならない〔21ス学健第3号「救急救命処置の範囲等について」の一部改正について（依頼）〕．学校医や地域医療関係者はエピペン®使用の目的と適切な使用方法などを教職員やPTAなどに周知徹底する必要がある．

アレルギー疾患生活管理指導表の活用に関しては，「学校のアレルギー疾患に対する取り組みガイドライン（平成20年度版）」（財団法人日本学校保健会）および「保育所におけるアレルギー対応ガイドライン」（厚生労働省のウェブサイト ― http://www.mhlw.go.jp/bunya/kodomo/pdf/hoiku03.pdf）に詳説されている．

発達障害

アスペルガー症候群，ADHD，高機能自閉障害などの発達障害の子どもへの対応も園・学校現場で求められることは一般化してきた．家庭内では問題なく過ごしていても集団生活ではトラブルを抱えている子どもも少なくなく，園や学校職員からの情報も重要である．園医・学校医はそれらの疾患の診断や対応の基本を身につけて，園・学校現場と協働して問題に対処する必要がある．健康相談も活用し，適切な支援へ導く必要がある（「心の問題と発達障害」の項，p.635を参照）．

園・学校での投薬

園・学校現場で保育士や教員が内服薬や外用薬を投薬することは，現在は法的には問題ないとされている〔医師法第17条，歯科医師法第17条及び保健師助産師看護師法第31条の解釈について（通知）（医政発第0726005号）〕．しかしながら，昨今の保育・学校現場の業務は多種多様かつ多忙である．その上，正確な投薬を要求するのは酷ともいえる．通園・通学する子どもにはできるだけ園・学校現場に負担のない投薬方法を，処方する医師も考えるべきである．

たとえば1日1回ないし2回の内服を選択し，家庭内での投薬が可能であれば，園・学校現場の投薬という過重負担を避けることができる．

通園・通学時間内の投薬が不可避の場合には，トラブルを防ぐために投薬依頼票を活用する．保護者に医師名，薬の種類，内服方法等を具体的に記載した予薬依頼票を園・学校に提出してもらう（表Ⅱ-G-5）．また園・学校での投薬は医療機関で処方された薬剤に限定すべきである．

感染症の取り扱い

保育所では保育所感染症マニュアル，幼稚園を含む学校では学校保健安全法により，感染症の扱いが規定されている．この2つの規定が異なっている部分は，小児科医が中心となって同一医療圏の小児科医会や医師会を先導し，地域で一律の取り扱いをすると，医療関係者だけでなく

表Ⅱ-G-5　投薬依頼表

連　絡　票
（保護者記載用）

平成　　年　　月　　日記

依頼先	保育園名　　　　　　　　　　　　　　　　　　　　　　　宛
依頼者	保護者氏名　　　　　　　　　　　㊞　連絡先　電話 子ども氏名　　　　　　　　　　　（男・女）　　歳　カ月　日
主治医	（　　　　　　　　　　　　　病院・医院）　電話 　　　　　　　　　　　　　　　　　　　　FAX
病名 （又は症状）	

（該当するものに○，または明記）
(1) 持参したくすりは　平成　　年　　月　　日に処方された　　日分のうちの本日分
(2) 保管は　室温・冷蔵庫・その他（　　　　　　　　　　　　　　　）
(3) くすりの剤型　粉・液（シロップ）・外用薬・その他（　　　　　　　　）
(4) くすりの内容　抗菌薬・解熱薬・咳止め・下痢止め・かぜ薬・外用薬（　　　　）
　　（調剤内容）

(5) 使用する日時　平成　　年　　月　　日〜　　月　　日　午前・午後　　時　　分
　　　　　　　　または食事（おやつ）の　　分前・　　分あと
　　　　　　　　その他具体的に（　　　　　　　　　　　　　　　　　　　　　　）
(6) 外用薬などの使用法

(7) その他の注意事項

薬剤情報提供書（あり・なし）

保育園記載
受領者サイン
保管時サイン　　　　　　　　　　　　　　　　　　　　　月　　日　　時　　分
投与者サイン　　　　　　　　　　　　　投与時刻　月　　日　午前・午後　　時　　分
実施状況など

（日本保育園保健協議会ホームページ）

園・学校現場にとっても混乱が少なくなる．たとえば出席停止日数の扱いなど，疾患ごとに同じ扱いができるように地域で申し合わせをするとよい．ちなみに出席日数のカウントは民法の"初日不算入による計算"が正しい方法である．たとえば「解熱後3日をおいて」は，「初日は含まず中3日をおいて」である（表Ⅱ-G-6）．しかしながら，従来はこのカウント方法を厚生労働省，文部科学省ともに詳しい説明をしていないため，地域により解釈が異なっているのも事実である．つまり，同じ疾患でも地域により出席停止日数が異なっている．園・学校現場や保護者の

表II-G-6 出席停止日数のカウント方法

例)「解熱後3日をおいて」

解熱日	1日目	2日目	3日目	4日目
休	休①	休②	休③	出席可能

　混乱を防ぐためにも，法的に正しいカウント法にこだわらず，地域全体で同じ出席停止規則を運用する必要がある．

　2012年4月の学校保健安全法施行規則の改正ではインフルエンザ，百日咳，ムンプスの出席停止期間の変更があり，髄膜炎菌性髄膜炎が新たな疾患に加えられた．これらの疾患の正しい知識と法令の解釈の啓発も小児科医の重要な役割の1つである．

【谷村　聡】

各論 H 思春期医療

　思春期はかぜ症候群をはじめとした急性感染症で医療機関を受診することは少ないかもしれないが，慢性疾患の有病率は，キャリーオーバーしていく疾患に新たに発症する疾患も加わって高くなるといわれている．さらに思春期には心理・行動面での健康問題も多くなってくる．日本小児科学会は小児科受診対象年齢を現在の「中学生まで」から「成人するまで」に引き上げることを提唱している．開業医としての思春期診療への対応はやや立ち後れている感があるが，基本的な知識を身につけ成長していく子どもたちを見守ることが課せられている．

思春期（puberty and adolescence）の定義

　思春期（puberty）は，身体的成長と性的成熟を経て生殖可能となるまでの時期をいう．思春期発来のトリガーはまだ不明だが，胎児期以降休止していた視床下部-下垂体-性腺系の再活性化でホルモン環境の変化が起こる．成長ホルモンの分泌は思春期には 2～3 倍に高まって身体が急速に大きくなり（思春期の成長促進現象），性ホルモン（男性ではアンドロゲン，女性ではエストロゲン）の分泌増加による二次性徴が現れ，性機能が完成して大人の体に変わる（第二の性：第一の性は胎内での性分化）．性成熟の評価はタンナーの分類が用いられ，Ⅱ度を思春期発来とされている（表Ⅱ-H-1）．個人差があり ±2SD は 4～5 年である．男女差もあり女性は男性よりも早く起こり，性成熟の差は約 1 年，成長曲線の差は約 2 年あり，一般に思春期を女子は 10～

表Ⅱ-H-1　タンナーの性発達段階

性器発達（男児）
Ⅰ度　思春期前
Ⅱ度　陰囊，精巣がやや増大．陰茎表面が変化し赤みが出る
Ⅲ度　陰茎の長さが増大，精巣，陰茎も増大
Ⅳ度　陰茎の径および亀頭の発育，皮膚色より暗色となる
Ⅴ度　成人型

恥毛発達（男児・女児）
Ⅰ度　思春期前
Ⅱ度　陰茎基部，陰唇にそってわずかに発毛
Ⅲ度　恥骨結合部により黒くカールした恥毛が広がる
Ⅳ度　成人様恥毛が認められるが範囲はまだ狭く大腿前面へは広がらない
Ⅴ度　成人型

乳房発達（女児）
Ⅰ度　思春期前
Ⅱ度　乳房，乳頭ともにわずかに発育，乳輪も増大
Ⅲ度　乳房，乳頭ともにより増大
Ⅳ度　乳輪と乳頭が一体となり乳房より突出傾向をとる
Ⅴ度　成人型．乳頭のみが乳房，乳輪より突出する

（Tanner, 1962）

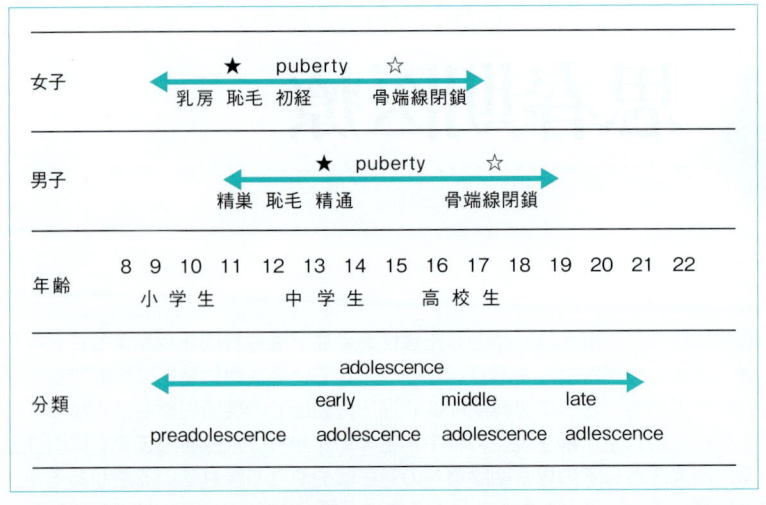

```
                  ★ puberty  ☆
女子      ←――――――――――――――→
          乳房 恥毛 初経  骨端線閉鎖

                      ★ puberty  ☆
男子         ←――――――――――――――→
             精巣 恥毛 精通  骨端線閉鎖

年齢    8 9 10 11 12 13 14 15 16 17 18 19 20 21 22
          小学生    中学生   高校生

                    adolescence
分類   ←――――――――――――――――→
                 early    middle   late
       preadolescence adolescence adolescence adlescence
```

★身長増加率のピーク　☆骨塩量のピーク

図Ⅱ-H-1　**puberty and adolescence**

(関口進一郎：思春期の子どもたちの外来診療．小児内科，39：1305-1309, 2007)

17歳，男子は11〜19歳としている．また思春期（adolescence）は小児から成人への過渡期で青年期ともいわれ，精神的，社会的にも成熟して成人に至る心理的過程で19〜22歳頃までとも考えられ，その過程は4期に分類されている（図Ⅱ-H-1）．

思春期心性

　思春期は身体が大きくなっても精神的には未成熟でアンバランスな時期である．急激な体型の変化も性発達も自分の意志と無関係に起こる．性教育で性についての科学的知識をもっていても二次性徴への嫌悪感・不快感，イライラしたり，落ち着きがなかったり，時には攻撃性すら有する衝動が起こる．思春期の体の変化をポジティブに受け止める環境を整え，喜び，悩みを共有できる人間関係のなかで心を発散させ，個性として認められることで体の変化を受容し，折り合っていくしかない．

　もう1つの課題は，今まで依存し保護されてきた親からの分離・独立，いわゆる親離れである．親に対して秘密やプライバシーをもち，今まで身につけてきた価値観，道徳や規範，生活習慣を問い直して反抗したりする（脱理想化，第2反抗期）．親からの分離・独立はまた，初めて社会のなかの自分を自覚し，「私は何なのか」「私はどう生きたらよいのか」「私はどうしたいのか」と，自分の位置を見つけ自我（アイデンティティ）を確立しようとする．他人と比較し自己評価が低くなりがちであったり，逆に自分を理想化・万能化しすぎたりして，不安，孤独感，ストレスなどから，自分に閉じこもることもある．また親離れへの罪悪感に悩むこともある．

　対人関係は，小集団の遊び仲間から同性同年齢の親友にシフトし，モデルとなるような少し年長の同性の先輩を理想像に選ぶ．親密さを増すなかで自分を出していき，相手の言動から自分の考えや生活習慣を相対化でき，社会性の発達を促進させる．親，特に母親からの心理的独立要求に伴い，異性の親を嫌悪し遠ざけようとする時期もあるが，その過程を経てやがて異性に愛情を感じる能力が育っていく．しかし現在，親友をもちにくくなりいきなり異性との付き合いが先行し，性的発達加速により性体験が低年齢化したり，価値観が多様化し性役割が不明瞭で理想化し

にくかったりしている．現代社会は思春期心症を十分に受け止められず，それからの離脱，心理的独立を困難にさせている．

思春期の健康問題

他の章と重なる疾患は除外し，開業医が遭遇する頻度が高いものをあげる．

❖ スポーツ障害

◆ **思春期貧血**……鉄欠乏性貧血は思春期に好発する．病態は，身体の急激な発育に伴う鉄需要の増大（血液量・筋肉量の増加），女子では月経開始による鉄喪失の増大（1回の月経による出血量30〜40 mL，鉄15〜20 mg喪失）やダイエットによる鉄摂取不足，さらに長距離・マラソンなどの陸上競技や減量が必要な女子体操でみられるスポーツ貧血（足底への圧刺激で溶血，大量の発汗による鉄排出，消化管出血，血尿，腸管循環血液量減少による鉄吸収低下，ダイエット），ヘリコバクター・ピロリ感染（ペプシジンが上昇，胃の酸度が低下し小腸上部での鉄吸収低下）などである．症状は貧血が徐々に進むと酸素不足に対して代償機構が働き出にくいこともあるが，易疲労感，運動時の息切れ，消極的行動，動作緩慢，異食症（氷や土を強迫的に食べる）などである．治療開始は，Hb 12 g/dL以下，血清フェリチン値12 ng/mL以下が目安で，Hbが正常化しても貯蔵鉄が正常化するまでさらに8週間継続する必要がある．鉄剤投与は経口投与が原則で，2〜3 mg/kg/日で開始し，消化器症状の副作用がなければ3〜6 mg/kg/日に増量する．徐放製剤（鉄として100〜200 mg/日）で1日1回就寝前あるいは1日2回投与が標準である．食事療法としては動物性食品（赤身の肉や魚，レバーなど）に含まれるヘム鉄の吸収率がよく，ビタミンCは還元作用で吸収を高める．

◆ **女子スポーツ選手の問題**……スリムな体型が求められる競技選手は食事摂取量を減らして体重・体脂肪減少を図り，鉄やビタミンDの摂取不足に陥る．精神的・身体的ストレスも加わり，ホルモン環境を変化させ，初経発来の遅延や続発性無月経を起こす．

ビタミンD不足は副甲状腺ホルモンを増加させ骨吸収の亢進が起こり，女性ホルモンの減少も骨量を減少させて骨粗鬆症を起こす．疲労骨折を起こしやすくなるだけでなく，将来高齢期の易骨折性へ繋がる．十分なエネルギー摂取と運動量の改善，運動法の工夫（骨量は特に長距離ランナーや水泳選手で低く，筋力やジャンプ力を鍛えるスポーツ選手は高い）が必要である．また日本人のCaの摂取量は鉄，Mgとともに少なく摂取基準を下回っているので，少なくとも小児期は1日1,000 mg以上のCa摂取を目標とすべきである．

◆ **熱中症**……高温多湿の特に無風状態の環境でスポーツなどをして起こす脱水症状や塩分の欠乏

> **column　食育の重要性**
>
> 現在増加している偏食，朝食欠食，孤食など不健康な食生活は，バランスのとれた栄養素摂取を妨げ身体発育に影響を及ぼすだけでなく，精神発達にも悪影響を与える．子どもの心身の健全な発達のために食育が重要である．
> スポーツ障害の予防も，個々のスポーツに応じた食事内容を配慮することが基本となる．子ども自身が食材を理解し，調理に参加し，家族と一緒に食事を楽しむ時間を持つことは，家族機能保持に必ず役立つ．

症状である（口渇，発熱，尿量減少，頭痛，吐き気，全身倦怠，めまい，失神，意識障害など）．重症度でⅠ度（熱けいれん・熱失神・日射病），Ⅱ度（熱疲労），Ⅲ度（熱射病）の3段階に分類されている．予防対策として①普段から体を鍛えて暑さに負けない体力をつける（新入部員は要注意）．②食事，睡眠，休息を十分にとり，体調不良時は無理をしない．③環境条件を把握し，高温多湿のときは無理をしない（屋内でも注意）．④暑さ，運動にふさわしい服装（帽子をかぶり襟元の緩い白色系で吸湿性通気性のよい服）をする．⑤意識的に水分を補給する．運動で失われる水分，塩分，糖分の補給（スポーツドリンク，水1Lに食塩2g）を運動前，運動中も定期的にとるなどである．

❖ 性に関する問題

◘ **思春期の（若年）妊娠・出産**……2009年の出生統計では母親の年齢が15歳未満は67（1995年頃から増加），15〜19歳は14,620（やや減少）で，これら若年出産の80％は未婚妊娠である．性関係の未熟さから恋人として女性の合意を得ないまま性行為に及ぶデートレイプやDV（domestic violence）に近い状態も数多いとされている．また10代の妊娠・出産は妊娠高血圧症候群など異常のリスクも高い．出産までにほとんどが結婚するが，同年齢のパートナーの多くが父親になる責任や喜びを認識せず現実から逃避して離婚し，多くは女性が親権者になっている．親など援助者がいない場合は，養育力が十分でなく虐待につながったり，生活力もないため生活困窮者となったりしている．

◘ **人工妊娠中絶**……1948年に成立した優生保護法は1996年母体保護法に改められ，人工妊娠中絶は胎児が母体外で生命を保続できない妊娠22週未満となった．人工妊娠中絶件数は年々減少し，2009年は22万6878件．20歳未満は2万1535件であるが，15歳未満のみが395件と前年度の1.3倍に増加している．10代の妊娠は約60％が人工妊娠中絶となっていて心身に苦痛や後遺症など強い影響を及ぼす．男女とも中学卒業時に約1割，高校卒業時に約4割の生徒が性体験をもっているのが現状で，性教育で命の尊厳，生命誕生の知識，望まない時期での妊娠を避けるための避妊と家族計画，性感染症を予防するための正しい知識などを教えることが大切である．またそれ以上に，ケータイ，メール，チャット，カラオケ，セックスなど，顔や心の見えにくいコミュニケーションが多いなか，会話によるコミュニケーションで仲間，大人との心地よい関係を築けるような関わり（批判ばかりせず褒めて感謝し認める）が必要である．その関係から性を考える力，性行動を抑制する力も育まれる．

◘ **性感染症（sexually transmitted diseases：STD）**……1990年代以降性行動の若年化，援助交際など性の商品化，複数の異性との性行為，コンドームを使用しないなど性行動の無防備化が進行し，若者のSTDが増加している．STDのなかではクラミジア，ウイルス（HIV・HPV・

---

column　緊急避妊法（emergency contraception：EC）

性交後避妊法とも呼ばれており，避妊なしの性行為後，望まない妊娠を回避するために女性が実施可能な緊急的な避妊法である．日本ではヤッペ法に基づき，卵胞ホルモン・黄体ホルモン混合の中用量ピルが適応外使用されていたが，2011年黄体ホルモン単独の緊急避妊用ピルのノルレボ®錠0.75mg（成分：レボノルゲストレル）が発売された．性交後72時間以内に（できるだけすみやかに），1.5mg（2錠）を1回投与する．妊娠が成立する前の避妊法であり，着床成立後では効果はなく中絶薬ではない．

HSV・HBV・HCV）が増加し，無症候で気づかないまま次々に伝播している．

クラミジア・トラコマティス感染の抗体陽性者は高校生を含む若年者で約20％．男性では排尿痛や膿排出などの症状がある．女性では頸管炎，卵管炎から腹腔内へ伝播し不妊，子宮外妊娠の原因となるが，70％は不顕性感染で症状があっても軽い腹痛やおりものの増加のみである．時に骨盤内重症感染症，肝周囲炎（Fitz-Hugh-Curtis症候群）になる．血液での抗体検査，尿（男性）・スワブ（女性）での抗原検査で診断・治療可能で，妊婦検診でほぼ全例に検査をするようになり垂直感染は減少している．

ヒトパピローマウイルス（HPV）の高リスク型（主に16，18型）は女性の子宮頸がん，男性の陰茎がん，肛門がんの原因であり，低リスク型（主に6，11型）は尖圭コンジローマなど良性乳頭腫の原因である．HPVの感染率は若年女性で50〜80％といわれているが多くは自然治癒し持続感染率は10％で，5〜10年後その10％に子宮頸がんが発症する．子宮頸がんは日本の女性では乳がんに次いで2番目に多く，20〜30代を中心に年間7,000人が発症，3,000人が死亡している．2006年米国でHPVワクチンが認可され，日本でも2009年2価（16，18型）ワクチンが，2011年4価（16，18，6，11型）ワクチンが認可された．性交開始前，若年でのワクチン接種によりがん化を約60％抑制することが期待されている．

HIV感染者（ほとんどHIV-1）は若い年齢層を中心に増加を続け，すでに4万人の感染者がいると考えられ，若年者では1,000人に1人が感染していると推測されている．今後もさらなるHIV感染率の増加，エイズ患者の増加が危惧される．男性から女性への感染率のほうが高いため女性の感染率が高く，母子感染への対策が重要である．近年母胎への治療，帝王切開併用で母子感染率は1〜2％に低下している．治療の進歩により予後は改善し80％は通常生活が可能になっているが，一生継続が必要で，薬剤耐性，副作用，精神的問題などがみられ依然として深刻である．急性期に伝染性単核症，インフルエンザ様症状を呈するといわれ，性交渉の有無の確認，HIV検査（保険収載はないがPCR法を選択，本人の了解必要）も考慮することが勧められている．

STDの予防には啓発運動の推進が重要で，性行動の開始年齢を遅らせる，性的パートナー数を減らす，コンドームを使用する，HIV検査を受ける，STDの検査・治療を受けるなどの行動変容政策を，家庭や学校，若者のグループ，インターネットなどの多くの機会で進める構造的アプローチが必要である．

❖ 思春期の死亡

2009年の年齢別死亡数は，10〜14歳で487，15〜19歳で1,467で過去3年間ほぼ横ばいである．10〜14歳の死亡率は，全年齢層のなかで最も低値である．男女比は各年齢層とも男性が多く，15〜19歳では2倍，それ以上ではさらに開いている．10〜14歳の死因は，第1位：悪性新生

---

column　自殺の危険因子

自殺念慮，自殺未遂歴，うつ病などの精神障害，学校・家庭での孤立・いじめ・虐待，事故傾性・自己破壊行動（突然事故や怪我を繰り返すようになる，投げやり，行為障害），他者の死の影響などに注意を払い，予防・介入が必要である．心配を伝え，自殺願望を問い，絶望的な気持ちを傾聴し，危険だと感じたら1人にせず，保護者に説明して確実に精神科受診につなげる．

物（19.5％），僅差で第2位：不慮の事故（18.9％），第3位：自殺（11.3％），15～19歳の死因は，不慮の事故（31.2％）と自殺（31.2％）が同率第1位，第3位：悪性新生物（9.7％）である．不慮の事故のなかでは，交通事故によるものが10～14歳で34.8％，15～19歳で68.7％と多く，次に多いのが溺死となっている．交通事故は約550名，自殺は約500名と思春期死亡の半数強を占め，予防対策に取り組む必要がある．

❖ 思春期の問題行動

問題行動の背景には，家族機能不全（両親の不仲，結びつきが弱い，夕食の孤食が多い，アルコール依存症の家族歴，虐待など），発達障害，精神疾患，孤立・いじめ経験などがあり，小児期の安定した家庭環境での育ちを支え，早期の介入，診断，支援を行い，子どもの居場所を作っていくことが必要である．

◘ **喫煙**……18歳未満での喫煙開始はニコチン中毒に陥りやすく，大人の喫煙習慣に繋がる．喫煙開始年齢が若いほど後の健康障害率が高いことから，子どもの喫煙を防ぎ，大人の喫煙による受動喫煙も防いで，子どもをタバコの害から守ることは重要な課題である．幸い近年の禁煙運動・対策（学校敷地内禁煙，年齢識別装置つき自動販売機など），禁煙教育の成果で，中・高生の喫煙経験率（2008年，男子30％弱，女子17～18％），常習喫煙率（2008年，高3男子7～8％，女子2～3％）とも急速に低下している．

◘ **薬物乱用**……乱用されている薬剤は，有機溶剤（シンナー），大麻，覚醒剤，MDMAが中心である．また法律で規制されていない処方薬・市販薬もある．思春期の子どもが，一度でも規制薬物を乱用した経験を示す指標の生涯経験率をみると，100人に1人が有機溶剤の乱用経験があり，250人に1人が大麻，覚醒剤の乱用経験があるとされ，学校内に数名は薬物に関わっているという結果である．多くは好奇心や刺激を求めて，あるいは集団帰属意識から仲間や先輩に誘われて始め1～2回の乱用で終わるが，一部はやがて依存症になり慢性中毒となる．薬物乱用のリスクファクターには，上記背景に加えて仲間や家族の薬物乱用，仲間や兄弟・本人の喫煙があげられる．薬物乱用防止教育，乱用の早期発見・治療が重要で，支援機関として児童相談所・精神保健福祉センター・警察の少年サポートセンターなどの公的機関があり，必要に応じて精神科専門医療機関につなげる．回復支援を行う民間団体のダルク（Drug Addiction Rehabilitation Center：DARC）もある．

◘ **少年非行**……少年法による非行少年は①犯罪少年（14歳以上で罪を犯す），②触法少年（14歳未満で刑罰法令に触れる行為をする），③虞犯少年（性格・行動・環境から将来罪を犯すおそれがある）に分類される．20年くらい前から少年非行率は減少している．窃盗，横領が80％を占め，14～18歳が中心となっている．凶悪犯（強盗・殺人）の少年検挙人員も減少している．しかし再非行率は増加し，凶悪事件の集団型，自己確認型，衝動的・突発的ないきなり型など非行は質的に変化している．

思春期の外来診療の行い方

❖ 思春期への心構えを話す

かかりつけ医として日々の診療を通して子どもの成長を見守っていくなかで，子どもと家族にきたるべき思春期の知識や心構え（外陰部の清潔，二次性徴，性行動の抑制，思春期到来のサインなど）を話し，今後困ったことがあれば相談に来るように告げておくことは大切である．

❖ 環境整備

　一般的に思春期の子どもは医療機関に受診したがらない．特別な診察室を準備するのは難しくても，ポスターやちらしなどで思春期の健康問題を啓発する必要がある．初診を大切にし，少し時間をかけて傾聴，一個人として尊重した言葉づかいで対応し，患児自身を意思決定に参加させ，また相談にきてもいいかなと思わせることが必要である．また親子別々に話を聴く時間を作り，原則として患者自身から聞いた話は本人の許可なしに親に話さないこと．再診の場合は思春期の子どもたちの来やすい時間帯に調整する．

❖ チェックリスト・問診票[1]

　思春期の子どもは自分の健康問題についてうまく話せなかったり，気づいていなかったりするので，チェックリスト・問診票を用意して診断につなげる．患者の話すことへのためらいや羞恥心，罪悪感などに配慮し，無理をせず患者が答えるのを待ち，時には気持ちを汲み取って表現してあげることも必要である．

❖ 事後措置

　プライマリ・ケアでの対応が難しい場合は，より高次の専門医療機関，精神科，産婦人科，泌尿器科などと連携し紹介する．

参考文献

1) 関口進一郎：思春期の子どもたちの外来診療．小児内科，39：1305-1309，2007．

【吉田　ゆかり】

第Ⅱ章 Pediatric care

各論 Ⅰ 在宅医療

　NICUやPICU（小児集中治療室）における急性期医療の質の向上により，従来は失われていた命が助かるようになった．その一方で，重篤な神経後遺症を残し，経管栄養や人工呼吸など高度な医療を必要とし，長期入院を余儀なくされている子どもたちが増えていることも事実である．近年では，そのような長期入院患者の増加によるNICUの病床不足や，それによる新規患者の受け入れ困難などが社会問題化した．この他，神経筋疾患・代謝疾患・染色体異常などの先天性疾患に起因する臓器障害により医療機器を必要とするようになり，やはり長期入院を余儀なくされる例が少なからずある．
　医療技術の進歩により，従来は病院のなかでのみ行われていた医療が自宅でも行うことができるようになり，在宅移行が可能となってきた．患児の精神発達や家族機能への影響を考慮すると，家族の受け入れがよければ在宅へ移行することが望ましいが，社会資源の不足により家族の経済的・肉体的な負担が大きく，在宅生活を支援する医療資源も十分とは言えないのが現状である．

小児在宅医療の現状

　近年，一部の地域で先進的な取り組みがなされており，それらは表Ⅱ-Ⅰ-1のように分類できる．①は，開業小児科医あるいは介護保険の流れを汲む在宅支援診療所などが外来診療および訪問診療により日常生活の支援を行い，人工呼吸器など高度医療および感冒罹患などによる急性増悪期の管理は総合病院（多くは在宅移行前に長期入院していた病院の小児科）が行うもの．②は，開業医が唯一の主治医となって急性増悪時の初期対応も含むすべての在宅管理を行い，必要に応じて近隣の総合病院に入院加療を依頼するもの．③は，総合病院小児科が主治医となり，外来診療，訪問診療，検査入院，急性増悪時の対応などすべてを行うもの．いずれも，表のような長所と短所がある．

小児在宅医療の実際

　当院では現在，約70名の児に対して在宅医療を提供しているが，その内訳は神経筋疾患

表Ⅱ-Ⅰ-1　小児在宅医療の類型

類型	主治医	CM	長所	短所
①開業・総合病院：重複主治医型	開業医 総合病院小児科医	必須	介護保険の模倣などの地域でも可能	主治医間の情報共有が必須
②開業医―総合病院：連携型	開業医		地域密着	開業医の負担 入院先確保の問題
③総合病院：包括型	総合病院小児科医		急性増悪も含め柔軟な対応	病院小児科医の負担 地域密着型でない

CM：介護保険のケアマネージャーに相当する役割．施設間の情報共有・連携の支援を行う．

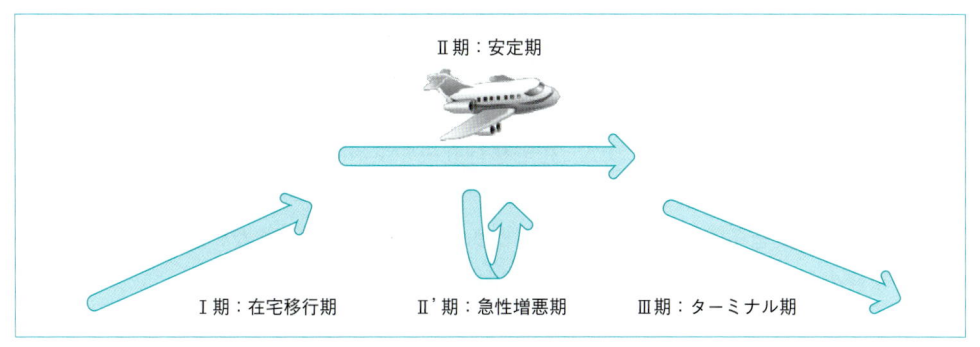

図Ⅱ-Ⅰ-1　小児在宅医療の流れ

(26%)，脳性麻痺・低酸素脳症後遺症（23%），大脳形成不全などの中枢神経疾患（17%），染色体異常（12%），代謝疾患（7%），呼吸器疾患（4%），その他（11%）となっている．これは後述するが，欧米の小児ホスピスで対象となる疾患の内訳と類似している．年齢は，未就学児20%，7〜12歳32%，13〜18歳18%，19歳以上が30%となっており，小児科領域以外の症例も多い．約半数で訪問診療を行っており，3割は人工呼吸器管理のみを担当している．入院件数については，2008〜2010年度の総数170件のうち，在宅人工呼吸器管理の導入および調整，検査入院といった予定入院が7割，感染罹患などによる緊急入院が3割となっている．

❖ **時間軸による分類**

小児在宅医療の流れは，時間軸で分類すると図Ⅱ-Ⅰ-1のようになる．実際の診療に要する時間は，ほとんどが図の下半分に関わるものである．

◆ **Ⅰ期：在宅移行期**……NICUやPICU・小児科病棟などでの急性期の治療を終えて病態が安定したら，自宅への退院を目標とした亜急性期の管理へと移行する．この際，退院後も長期にわたって医療行為が必要となるようであれば，まずはその調整を行うことになる．後述するが，最も大きな問題となるのは人工呼吸器管理である．近年では，鼻マスクを用いた非侵襲的換気療法（noninvasive ventilation：NIV）も徐々に広まっているが，それが難しければ気管切開を行うことになる．栄養管理については，経口摂取が困難であればNGチューブ（経鼻胃管）による経管栄養を行うことになるが，この時点で胃瘻造設を行う施設もある．医療的な管理が在宅でも可能なレベルになったら，在宅移行に関する家族の意思を確認し，気管内吸引・経管栄養などの医療行為を家族に指導する．家族が一通りの医療行為をできるようになったら，まずは院内の個室で家族のみのケアで過ごしてみる（「院内外泊」と呼ぶ施設もある）．家族がある程度自信をもつことができれば自宅での外泊を行い，そののちに自宅退院となる．

退院日のめどがついたら，退院後に必要な社会資源の調整を開始するが，この際，ソーシャルワーカーの介入が望ましい．身体障害者手帳の取得，小児慢性疾患医療費助成制度の申請，障害者自立支援法の各種制度（訪問介護，デイサービス，ショートステイなど）の申請を行う．在宅で必要となる医療機器（吸引器，吸入器，SpO_2モニターなど）も購入するが，自治体によっては助成が受けられるので確認する．この段階で最も重要なことは，退院後の人的な医療・社会資源の確保である．具体的には①在宅における主治医，②訪問看護，③訪問介護，である．①については類型によるが，居住地域において最適な医師が主治医となる．②については年齢や必要とする医療行為によって依頼先を検討する．③については従来小児科領域ではあまり活用さ

- ◆ **Ⅱ期：安定期**……在宅移行にあたり，主な介護者が医療者（病院内の看護師など）から家族へと替わる．それに伴い，患児の状態が変化したり，家族が疲弊したり不安になったりする．それを認識し適切な支援を行うのが，在宅移行直後の主治医および訪問看護師の役割である．在宅生活が安定したものになるためには，1～2カ月の時間を要する．その間は，訪問診療あるいは訪問看護の回数を多くして対応する必要がある．訪問診療ができない場合，頻回の外来受診はむしろ家族の負担となるため，電話訪問などで補うことも検討する．

  不安なく在宅生活が送れるようになっても，介護する家族の休息のため，希望があれば定期的なショートステイを行うとよい．定期的な全身状態のチェックや人工呼吸器設定の調整のため，年1回程度の検査入院を行い，検査結果を訪問看護師などと共有することが望ましい．

- ◆ **Ⅱ'（ダッシュ）期：急性増悪期**……在宅で生活する重度障害を有する児は，軽微な感冒などでも状態が悪化しやすい．退院時に，体温・SpO_2・脈拍などについて，電話連絡あるいは受診の基準を決めておく．HOT（在宅酸素療法）を導入されている例では，安易な酸素投与量の増量により受診のタイミングが遅れることがあるので注意する．また，緊急時にどの医療機関を受診するか，入院加療が必要となった場合にはどの施設で行うかということも決めておく必要がある．

  その他，事前に注意する点としては，チューブやカニューレに関するトラブルである．胃瘻チューブや気管カニューレが事故抜去した場合の対応について，退院前によく指導しておく．緊急時に慌てず対応できるようにするため，定期的なカニューレなどの交換についてはすべて家族が行うことが望ましいが，退院直後は訪問診療医や訪問看護師の見守りのもとに行う．

- ◆ **Ⅲ期：ターミナル期**……在宅で生活をしている重度の障害児の多くは，その基礎疾患や病態については治癒することはない．重度の障害を抱えながらも不安なく住み慣れた地域で生活することを支援することが小児在宅医療の目的であるが，二次障害や感染などによる急性増悪により，急に終末期を迎えることもある．終末期として診療を行う場合には，事前に必ず家族（場合によっては本人も）と相談し，その結果を訪問看護師などと共有し，チームとしての方針がぶれないよう留意する．

  急変時の治療について家族が突然意思決定を求められると，その内容・結果にかかわらず，必ず後で後悔することになる．心肺蘇生，昇圧薬の使用，人工呼吸器や血液透析など臓器代替装置の使用，麻薬を含めた鎮痛・鎮静薬の使用など，終末期の治療に関して家族と話し合い，関係者に周知させる．また，急変時の搬送先医療機関および搬送方法，希望する看取りの場（在宅あるいは病院）についても確認しておき，搬送先医療機関にもその旨連絡しておく．児が亡くなった後，時機をみて電話連絡・自宅訪問などを行うと，家族のその後の状況がわかり，グリーフ・ケアにつながることもある．

❖ 臓器機能系統による分類

- ◆ **呼吸器**……小児の在宅医療で最も問題となるのは，人工呼吸器管理である．その有無によって，在宅管理の難しさが大きく異なる（表Ⅱ-Ⅰ-2）．

  喉頭気管分離は，窒息の既往，持続的な唾液の誤嚥，繰り返す誤嚥性肺炎のある重篤な嚥下障害の場合に適応となる．非侵襲的換気療法として，鼻マスクを用いて行う非侵襲的陽圧換気療法（noninvasive positive pressure ventilation：NPPV）と，胸郭を覆うキュイラスを用いて行う体外式陰圧人工呼吸療法があるが，後者の在宅使用は一般的ではない．外科手術を必要とせずカ

表Ⅱ-Ⅰ-2　呼吸管理の種類

気道確保	術式／方法	カニューレ	人工呼吸器使用	HOT
気管切開	単純気管切開	必要	なし／夜間／終日	なし／あり
	喉頭気管分離	なし／あり	なし／夜間／終日	なし／あり
非侵襲的	NPPV	不要	夜間／終日	なし／あり
	体外式	不要	夜間	なし／あり

ニューレの留置が不要であるため，QOL が良好で感染症の合併も少ないとされる．一部の神経筋疾患を除き一般的な治療にはなっていないが，今後普及していくものと考えられる[1]．当院では，在宅人工呼吸器管理のうち約 8 割が NPPV を使用している．

◆ 消化管・栄養・嚥下……次に問題となるのは，栄養の管理である．中枢神経障害では，経口摂取が可能な場合でも嚥下障害を有している例が多く，誤嚥性肺炎の併発に注意する必要がある．経口摂取ができない例では，経管栄養もしくは中心静脈栄養が必要になる．経管栄養には，チューブを用いる方法として NG チューブもしくは ED（経十二指腸）チューブがあるが，自宅での交換が可能な前者が一般的である．退院前に，家族にチューブ留置の方法を指導する必要がある．カニューレを用いる方法としては胃瘻あるいは腸瘻の造設があり，どちらも外科手術を要するが，交換が容易であり患児の不快感も少ない．

　寝たきりの児では，横隔膜（噴門滑脱）ヘルニアおよび胃食道逆流症の合併が多い．繰り返す嘔吐，吐血，体重増加不良，気管支喘息の治療に反応しない喘鳴を認める場合には，上部消化管造影，内視鏡，24 時間食道内 pH モニタリングなどで評価を行い，重度であれば胃酸抑制薬による内服治療を開始，それで改善がなければ外科手術による噴門形成を考慮する．

◆ 循環器……筋ジストロフィーなどの筋疾患においては，心筋障害を合併することがある．疾患により発症時期は異なるが，採血（BNP），胸部 X 線，心電図，心エコー，ホルター心電図などにより定期検査を行う．心筋障害の所見があれば，β遮断薬・ACE 阻害薬などによる心筋保護，利尿薬による水分管理を行う．感冒罹患などにより心不全の急性増悪を起こすことがあるが，慢性呼吸障害の急性増悪と症状が類似するため注意が必要である．筋疾患の児では，心室細動などの重篤な不整脈を合併することがある．埋め込み型除細動器や永久ペースメーカーの留置については，病態や予後を考慮しながら，本人・家族とよく相談したうえで行う．

◆ 神経……小児在宅医療の対象となる疾患としては神経疾患が多くを占める．中枢神経疾患では，てんかんを合併している例が多い．抗てんかん薬の使用については，呼吸抑制など他の臓器系に対する影響に留意し，小児神経専門医と連携して治療を行う．予防接種についても，その可否を専門医に確認しておく．

現在の課題

❖ 担い手の問題

　小児在宅医療の実践にはいくつかの類型が考えられるが，結局は地域の実情に即した体制の構築が必要であると思われる．しかしながら，この領域の発展については広域体制の構築や臨床研究などでリーダーシップをとる人材が必要であり，その育成が望まれる．また，小児在宅医療の実践には，臓器毎ではない全身管理のスキルが求められるだけでなく，急性期からターミナルケアまでを通した関わりが必要で，社会的な課題への対応も重要であり，今後も需要は拡大すると

考えられるため，将来的には「小児在宅医療」が1つのサブスペシャリティとなることが望まれる．

　また，訪問看護の担い手の問題がある．高齢者の在宅医療においては，多くは介護保険による訪問看護が提供される．小児については，小児を扱った経験がない，人工呼吸器使用など医療依存度が高いといった理由で訪問看護の確保が難しいことがある．しかしながら，小児看護の専門性よりも訪問看護の専門性のほうが高いと考えられ，症例の蓄積とともに小児でも問題なく扱うことができるようになる場合が多い．都市部などでは，小児専門の訪問看護ステーションもみられるようになってきている．

❖ **レスパイト**

　長期の在宅生活を可能とするために，主な介護者となる家族の負担軽減が必要となる．そのため，訪問診療・訪問看護・訪問介護といった居宅系のサービスを利用することになるが，それだけでは十分でない．そこで，家族が休息を得るため児を一時的に預けるレスパイト（ショートステイ）が有効な手段となる．レスパイトも，自立支援法に基づく制度により提供されるため，利用前に家族が自治体へ申請を行い，利用の可否および利用日数の決定を行う必要がある．また，普段はレスパイトを利用しなくても，介護者が急病などで介護を行うことができなくなった場合に緊急レスパイトを必要とすることも想定されるため，退院時に利用申請を行い，実際の利用施設を確保しておくことが望ましい．

　ただし，全国的にレスパイト施設の不足が問題となっている．欧米では，1980年代より看護師・保育士などが従事し，寄付金で運営される「小児ホスピス」がレスパイトの受け皿となってきた．わが国でも同様の施設が複数稼働しているが，寄付が一般的でない現状では今後も十分に確保される見込みは少ない．近年では，在宅人工呼吸器使用患者などの重症児のレスパイトを，病院の病床を用いて行う施設も増えてきている．本来であれば，入院医療を必要としない児については好ましい事態ではないが，福祉の範疇であるレスパイト施設での受け入れが難しければやむを得ないものと思われる．

❖ **「キャリーオーバー」**

　小児在宅医療といっても18歳以上の患者も多く，わが国では「キャリーオーバー症例」と呼ばれることがある．脳性麻痺など，疾患や病態は小児科領域に特有のものが多く，年齢のみを理由に内科管理に移行することは容易ではない．主たる介護者である両親も高齢となり，身体が大きくなったわが子の在宅介護を諦め，施設入所を選択する例も多い．近年では，グループホームでの共同生活という選択肢も出てきているが，後述する「医療的ケア」の問題があり一般的ではない．急性増悪時の入院加療についても，病床の確保が難しく小児科病棟で行われている例が多い．また，婦人科疾患や生活習慣病なども増えてくるため，成人の診療科との連携も必要となる．今後の小児在宅医療を考えるうえで，避けて通ることのできない問題である．

❖ **教育・社会生活との関連：「医療的ケア」**

　重い障害を抱えていても，児の発達に即した教育への参加は重要である．終日の人工呼吸器管理が必要であっても普通学校に進学する例もある．普通学校へ入学し，特別支援学級に在籍するという選択肢もある．特別支援学校（養護学校）については，通学のほか訪問教育を行っている学校もある．

　教育の実践については，できれば親と離れて提供されることが望ましいが，気管内吸引・経管栄養・人工呼吸器などの医療行為を必要とする場合，それを誰が行うかということが問題とな

る．これらは医療行為であり，医師法・保健師助産師看護師法などにより医師・看護師などの医療者のみが行うことができる行為とされてきた．しかしながら，在宅医療が普及した現状では，それらすべてを医療者が行うことは不可能であり，厚生労働省の通達により，介護福祉士・養護学校教諭などが「医療的ケア」と称してこれらの行為を行うことを黙認してきた．このような経緯を受けて社会福祉士および介護福祉士法が一部改正され，2012（平成24）年4月から，痰の吸引および経管栄養について，一定の研修を受けた後に都道府県によって認定された者は，これらの医療行為を行うことが法的にも許可されるようになった[2]．医療行為を必要とするのは教育現場のみならず在宅生活・グループホームでの共同生活でも同様であり，家族の負担軽減および児の社会参加促進につながるものと期待される．

❖ 両親・兄弟姉妹のケア

小児在宅医療においては，児のみならず家族のケアが必須である．両親については，前述した介護負担軽減策を講じることになるが，疾病・外傷などによる後天性障害により重篤な神経後遺症を残した例については，わが子の状態が変化してしまったことによる両親の精神的苦痛は大きく，必要に応じて精神科医・精神保健福祉士などによるケアを行う．

また，重い障害を抱える児に両親がかかりきりになることから，その兄弟姉妹が精神・心理社会的な問題を抱えることがあり，彼らの将来に大きな悪影響を及ぼすことがある．発達段階に応じた支援が必要であるが，両親もその必要性を認識していないことが多いため，医療者側がニーズの掘り起こしを行う必要がある．当院では，子どもの心理社会的な支援を行う専門職であるチャイルド・ライフ・スペシャリスト（CLS）を専属で配置しており，訪問診療への同行，兄弟姉妹との交換日記などにより支援を行っている[3]．

今後の展望と開業小児科医との関わり

以上述べてきた通り，小児在宅医療の対象となる疾患・病態は幅広く，急性期からターミナルケアに至るまで関わり，社会的な課題への対応も必要となるため，開業小児科医がこれらすべてをカバーすることは困難である．しかしながら，地域の実情に即した在宅生活の支援という点では，開業小児科医の果たす役割は大きい．まずは予防接種のような負担の大きくない部分から関わりをもち，地域にいる障害児の存在を認識して欲しい．研修としては，病院などで開催される小児在宅医療に関する勉強会に参加するほか，近隣に小児の訪問診療を行っている施設があれば同行研修を行うとイメージがつきやすい．それができなくても，自宅，養護学校，デイサービスなどでの彼らの日常生活を実際に見る機会があればよいと思う．将来的には，病院小児科医などと連携をとりながら，「地域総合小児医療のスペシャリスト」として，小児在宅医療の一翼を担っていただけることを期待したい．

参考文献

1) 日本呼吸器学会NPPVガイドライン作成委員会：NPPV（非侵襲的陽圧換気療法）ガイドライン．南江堂，2006．
2) 厚生労働省ホームページ：喀痰吸引等（たんの吸引等）の制度について．(http://www.mhlw.go.jp/seisakunitsuite/bunya/hukushi_kaigo/seikatsuhogo/tannokyuuin.html)
3) 米国チャイルドライフ協会ホームページ．(http://www.childlife.org/)

【土畠 智幸】

各論 J　養護を必要とする子どもの支援

背景

虐待をはじめ，親の病気，離婚，経済的理由などさまざまな家庭を背景に，養護を要する子どもたちは増えている（図Ⅱ-J-1）．わが国の社会的養護の子どもたちは，45,000人．約86％が施設，しかも大型の施設で育ち，里親で育つ子どもは約14％に過ぎない．多くが里親で育つ諸外国からは，大きく立ち遅れ，「国連子どもの権利委員会」からも再三勧告を受けている（図Ⅱ-J-2）．

このようななか，厚生労働省は，2011年7月「社会保障審議会児童部会社会的養護専門委員会」において，社会的養護の子どもたちの育ちを，子どもの育ちの本来の姿である「家庭を基本」とするとして，里親委託を優先する「里親委託ガイドライン」を示し，さらに，施設を小規模化し，グループホームとファミリーホーム，里親をそれぞれ3割としていく，今後10年間のめざす姿を示した（図Ⅱ-J-3）．

現在，社会的養護の子どもたちが，地域の開業医に受診することは少ない（全国129の乳児院の嘱託医は小児科医と思われるが）．しかし今後，里親委託が増えるとともに，里子は，近くの

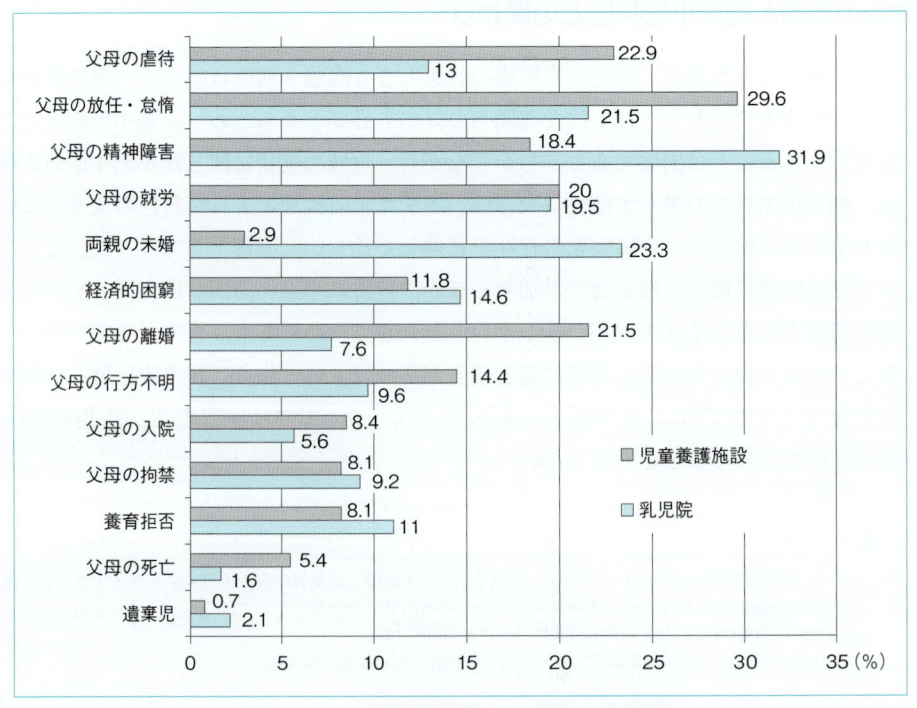

項目	児童養護施設	乳児院
父母の虐待	22.9	13
父母の放任・怠惰	29.6	21.5
父母の精神障害	18.4	31.9
父母の就労	20	19.5
両親の未婚	2.9	23.3
経済的困窮	11.8	14.6
父母の離婚	21.5	7.6
父母の行方不明	14.4	9.6
父母の入院	8.4	5.6
父母の拘禁	8.1	9.2
養育拒否	8.1	11
父母の死亡	5.4	1.6
遺棄児	0.7	2.1

図Ⅱ-J-1　社会的養護の子どもたちの背景

（厚生労働省雇用均等・児童家庭局家庭福祉課：平成19年度社会的養護施設に関する実態調査結果〈中間報告〉）

各論-J. 養護を必要とする子どもの支援

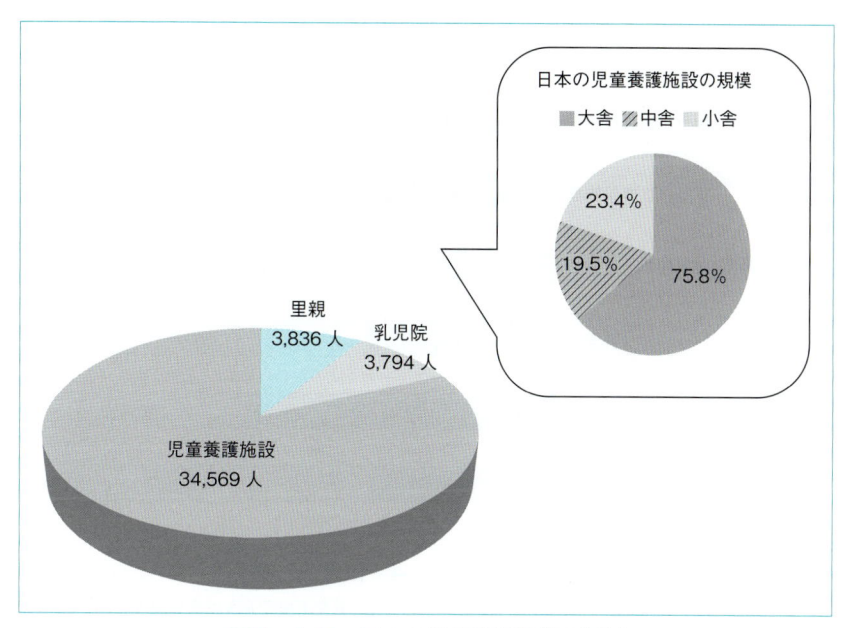

図Ⅱ-J-2 日本の社会養護体制の現状

（福祉行政報告例〈2010年3月末現在〉）

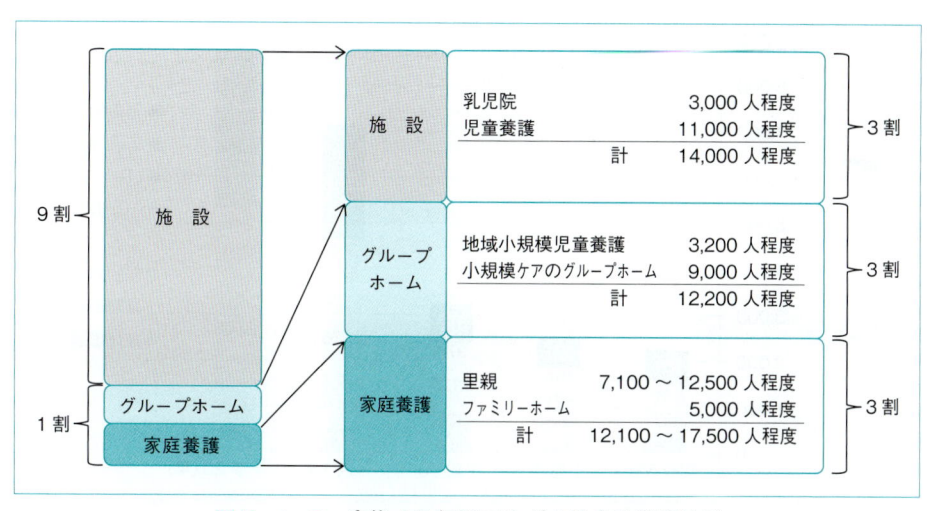

図Ⅱ-J-3 今後10年間でめざす社会的養護体制

かかりつけ医を受診するようになるであろう．すでに，里親が急激に増加した福岡市では，身近なかかりつけ医を受診している里子が多い．
　このため，本項は，「外来小児科における里親・里子への支援」の視点で述べることとする．

医療上の課題

　社会的養護の子どもの医療上の問題についてのデータは少ない．わずかな厚生労働省の資料や筆者の福岡市児童相談所の経験から課題について述べる．

❖ 被虐待児と障害児の増加

　児童虐待の増加に伴い，養護を要する子どもに占める被虐待児の割合も増加．現在，里子の

91

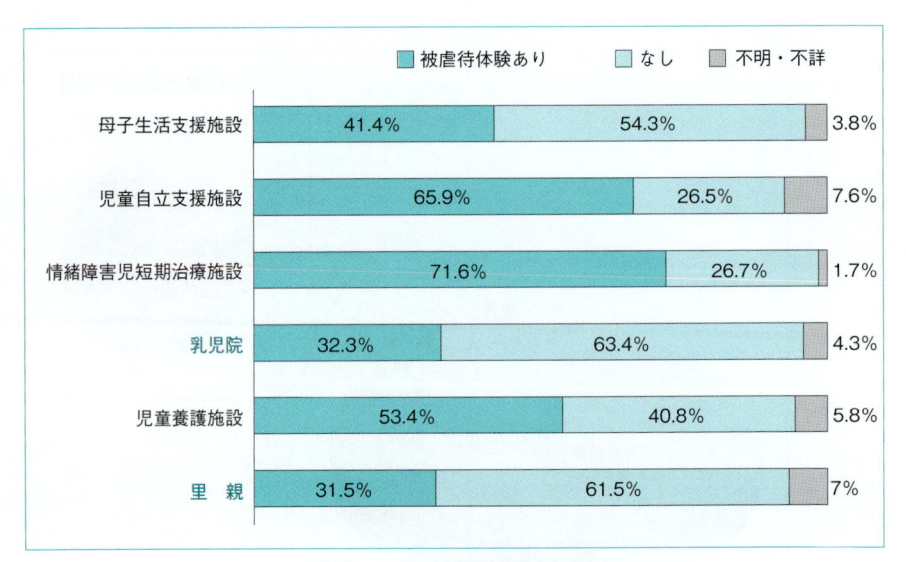

図Ⅱ-J-4　被虐待児の増加
（児童養護施設入所児童等調査結果〈2008年2月1日〉）

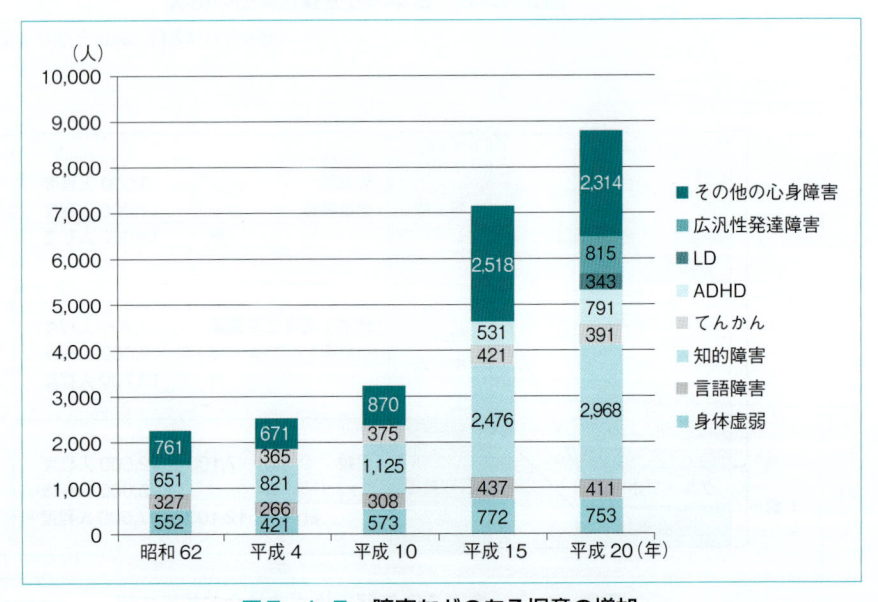

図Ⅱ-J-5　障害などのある児童の増加
（児童養護施設入所児童等調査結果〈2008年2月1日〉）

31.5％，児童養護施設：53.4％，乳児院：32.3％の子どもたちが被虐待児である（図Ⅱ-J-4）．また，児童養護施設で育つ障害児の割合も増加している（図Ⅱ-J-5）．

　これらの子どもたちは，集団生活になじみにくいため，施設でなく里親に委託される場合も多く，結果として，反応性愛着障害や発達障害が複雑に絡み合った子どもたちが里親に委託されている現状がある．

❖ **虐待やネグレクトの後遺症をもつ子ども**

　身体的虐待の後遺症（脳障害から小さなや外傷や火傷のあとまで）とともに，長年のネグレクトの結果としての医療課題をもっている子どもが多い．

表Ⅱ-J-1　一時保護児童の医療課題

一時保護された幼児　65名（2010年4月〜2011年3月）	
母子健康手帳をもってきていない	49名（75%）
予防接種済（その年齢の）	3名（4%）
標準身長以下	48名（74%）
標準体重以下	33名（51%）

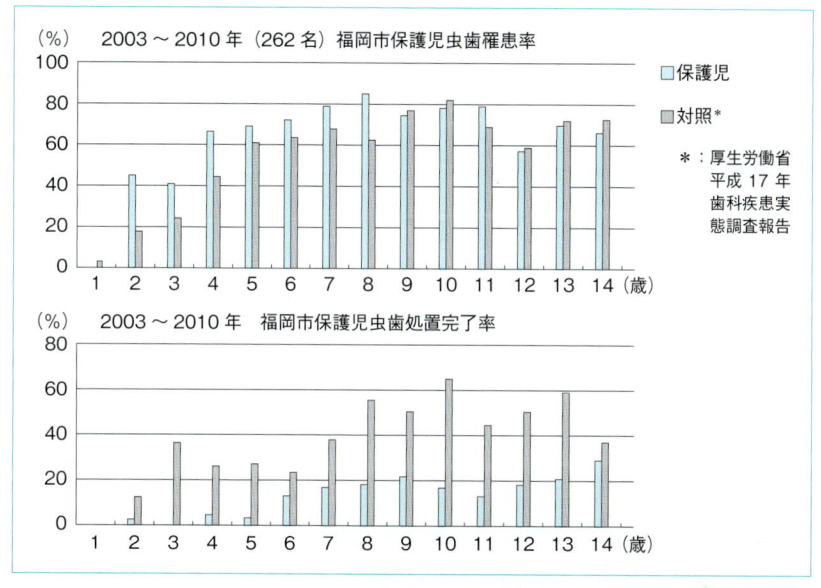

図Ⅱ-J-6　一時保護児童の歯科検診状況
（坂本雅子：里親養育と子どもの村福岡．小児内科，44：1788，2012）

　筆者が勤める福岡市こども総合相談センター（福岡市児童相談所）の一時保護所に，2010年4月〜2011年3月までの1年間に保護された2〜6歳までの幼児65名のうち，49名（75%）が母子健康手帳を持参していなかった．その時期に終了しなければならない予防接種を終了していたのは，わずか3名（4%）であった．身長が標準以下の子が，48名（74%），体重が標準以下の子は33名（51%）であった（表Ⅱ-J-1）．また，2007年に，麻疹潜伏期の子どもを緊急一時保護し，発病が判明した後，直ちに予防接種をしたにもかかわらず，31名の保護児のうち10名が発病する集団発生になった．

　また，2005年から行っている一時保護所の歯科検診（1歳〜14歳，計262名）の結果を，歯科衛生実態調査（厚生労働省）の一般の子どもと比較すると，図Ⅱ-J-6のように，う歯罹患率が高く，特に処置完了率が著明に低い．その他，くる病や重症のアトピー性皮膚炎など，医療ネグレクトと思われる子どももいる．

❖ 里親の専門的な研修がされていない

　2009年から，里親の認定前研修が各県・政令市に義務づけられた．内容は，（表Ⅱ-J-2）のような簡単なもので，反応性愛着障害や発達障害の子どもへの理解など専門的研修は必ずしも十分でない．筆者は，この認定前研修の「4．子どもの身体」において，かかりつけ医（歯科医）の必要性，市町村の母子保健サービスや保健師の存在，スキンケアや歯科保健，地域での子育てサロンなどの子育て支援サービスの利用を強調し，里親が孤立しないようにアドバイスしている．

表Ⅱ-J-2　認定前研修

1. 里親制度の基礎Ⅱ（里親が行う養育に関する最低基準）
2. 里親養育の基本（マッチング，交流，受託，解除までの流れ，諸手続きなど）
3. 子どもの心（子どもの発達，委託後の適応）
4. 子どもの身体（乳幼児健診，予防接種，歯科，栄養）
5. 関係機関との連携（児童相談所，学校，医療機関など）
6. 里親養育上のさまざまな課題
7. 児童の権利擁護と事故防止
8. 里親会活動
9. 先輩里親の体験談・グループ討議
実習

外来受診時の対応

❖ 医療行為，予防接種承諾などの法的問題

　里親は，実親に代わり里子の監護権をもつ．このなかには，病気やけがの治療，入院を伴わない精神科治療などが含まれるが，手術や精神科の入院治療などは，別途，児童相談所から実親の同意を得る必要がある．予防接種に関しては，実親から里親委託の同意とともに，予防接種の同意を取っている場合が多い．

　里親は常に，児童相談所のケースワーカーや里親担当と連携しながら子どもを養育している．児童相談所は，里親に対して，子どもの「養育計画」を示し，実親との関係，養育歴，病歴，予防接種歴などを里親に提供することになっている．さらに，虐待やネグレクトの影響についてのアセスメントも示すことになっているが，現状では，必ずしも十分な情報提供がなされていないことも多い．診療上必要な情報については里親を通じ，または直接児童相談所に問い合わせ，調査を依頼することもあり得る．

❖ 身体上の所見

　受診には，受診券をもってくる．目的の病気の治療以外に，委託後間もない子どもについては，身長，体重の変化をチェックし，母子手帳に記載する．生活習慣や，子どもの行動についても「何か気になっていることはありませんか」など，相談してもよいことを知らせ，相談を促すことも必要であろう．里親は自ら希望して子どもを受け入れているので，完全な子育てをしないといけないと思いがちで，なかなか気軽に相談しにくいと思われる．また，「どなたか相談したり，手伝ってくださる方がいますか？」など，孤立していないかもチェックする．子育て支援が必要なのは，一般の子育て以上なので，行政や地域のサービスを利用していいことを伝える．

❖ 発達の遅れや反応性愛着障害，発達障害が疑われるときの対応

　里子に発達の遅れが疑われたり，反応性愛着障害や発達障害が疑われるような行動がみられることは決して少なくない．虐待された子どもは，大人との安定した関係をもつことが苦手で，誰にでもベタベタしたり，反対に警戒心が強く，人となじみにくかったり，分離不安や退行，イライラしてかんしゃくを起こす，大暴れするなどの行動や感情コントロールの悪さ，ADHD様の多動や不注意，過覚醒，夜尿や遺尿などのさまざまな行動を示す（表Ⅱ-J-3）．このような子どもは，医療機関や相談機関，児童相談所などで通所指導を受けていることもあるが，何の支援も受けていない子もいる．里親は，関わりがうまくいかなくても「愛情をかけていれば，そのうちよくなる」とがんばっていたり，子どもの攻撃や挑発のなかで，養育に自信を失っていたりし

表Ⅱ-J-3 愛着障害の症状

感情面	・孤独感，疎外感をもっている ・脳内の緊張が高く，いつもイライラしていて，抑制ができない ・一度泣き出したら，なかなか自分からは泣きやむことができない ・かんしゃくを起こしやすい ・心から楽しんだり，喜んだりできない ・人からムラッ気があるとか，怒りっぽいとみられる ・生活パターンの変化に適応できず，パニックを起こしやすい ・未来に絶望を感じている	人間関係	・人を信頼しない ・人から情愛や愛情を受け入れず，自分も与えない ・倫理観の欠如から良心が育っていない ・見ず知らずの人に愛嬌を振りまき，まとわりつく ・平気で他虐行為を行う ・自分のまちがいや問題を人のせいにして責める ・不適当な感情反応を引き起こすので，同年輩の友達ができない ・人の目を見ない，見られるのをいやがる ・他人の感情を把握できず，共感や同情ができない
行動面	・過度の刺激を求める ・愛そうとする親や権威のある人に攻撃的，挑発的である ・反社会的行動が目立つ ・破壊的行動をよくする ・衝動や欲求不満に自制がきかない ・自分のしたことに責任をもたず，他人に責任を転嫁する ・自虐的で，自傷行為をする ・他虐的で，動物や自分より弱いものに残酷である ・食べ物を隠してためる，暴食，過度の偏食，じっと座って食べられない ・多動である	身体面	・年齢相応な身体の発達が未熟で，小柄な子が多い ・痛みに対して忍耐強い ・触られるのを激しくいやがる ・自分に不注意で自虐的なので，けがをしやすい ・非衛生的になりがち
		道徳面・倫理観	・自分を悪い子だと思っている ・愛することができないと思っている ・有名な悪人や犯罪者にあこがれる ・自画像をかかせると，悪魔の図をかく（米国の場合） ・後悔や自責の念がなく，自分を社会の規範の外にいる存在だと思っている
思考面	・自分自身，人間関係，人生に否定的な考えをもっている ・自分に自信がない ・新しいことやリスクの多いことには挑戦できない ・年齢相応な考え方ができない ・忍耐力や集中力が低く，学習障害が起きることもある ・因果関係がわからないため，常識が通用しない ・パターンに固執し，柔軟な考え方ができない		

(ヘネシー澄子：子を愛せない母 母を拒否する子．学習研究社，2004)

て，自らはなかなか相談しにくい状況にある．「児童相談所に再度相談してみましょうか」と，再アセスメントを勧めるとか，精神科医療機関受診を勧める必要がある．診断を受け，行動の意味を理解し，日々の養育に活かして行くようにすることは，里親の負担を軽くするために最も重要と考える．

❖ 保健支援

食事，睡眠，排泄などについて相談されることも多いと思われる．特に委託初期は，偏食，過食などの食行動異常，夜驚症や寝つきの悪さ，昼夜逆転などの睡眠障害，夜尿や遺糞などの排泄の問題など，委託前の生活の影響を色濃く残している．子どもが落ち着いた生活のなかで不安や恐怖から解き放たれるにつれて，このような症状は徐々におさまる．何よりも子どもが安心してくれることが重要である．

参考文献

1) 厚生労働省児童養護施設等の社会的養護の課題に関する検討委員会・社会保障審議会児童部会社会的養護専門委員会：社会的養護の課題と将来像．2011.
2) 庄司順一：Q＆A里親養育を知るための基礎知識 第2版．明石書店，2009.
3) 杉山登志郎：子ども虐待という第四の発達障害．学習研究社，2007.
4) ヘネシー澄子：子を愛せない母 母を拒否する子．学習研究社，2004.

【坂本 雅子】

第Ⅱ章　Pediatric care

各論 K 子どもと家族のサポート〜チャイルド・ライフの理論と手法を用いて

　この項目では，医療を受ける当事者である子どもとその家族が安心して主体的に医療を受けることができるようにそのヒントを記した．
　主に小児科医院でのやりとりを念頭に置いて記述するが，このチャイルド・ライフの理論と実践は，それ以外の場面でも子どもがストレスを受ける可能性のあるときには小児科医院に行くとき同様，活用することができる．

小児科医院に行く前に〜プレパレイションの必要性とその方法〜

❖「突然」は子どもを傷つける

　この世に生を受けてまもない，あるいは数年の子どもにとって毎日毎日が新しい経験の連続である．大抵のできごとは子どもが子ども自身の力で乗り越え成長していくが，時にその許容範囲を超えるできごとがある．その代表的なものが病院体験である．
　日常生活のなかで「針を刺される」ことはまずない．まれにハチに刺されることはあり，それは衝撃的な痛さだが，子どもにも原因がわかっているので心に痛手は受けることはない．
　しかし注射はどうだろうか．無理やり押さえつけられて針を刺された場合，痛みの大小にかかわらず，子どもは恐怖とショックのためにパニックになる．身体だけではなく心も傷つく．それらはトラウマ（心的外傷）として，その後の生活全般に悪影響を与えるおそれもある．特に幼児はこのような医療的処置を「罰」や「おしおき」と思い込み，心に傷を負うこともある．

❖プレパレイション

　そこで重要になるのがプレパレイションと呼ばれる対処方法である．プレパレイションの直訳は準備．つまりプレパレイションとは，実際の医療的処置の前に子どもが安心してそれらに臨めるように，それぞれの子どもに適した言葉や方法で「心の準備」を提供することである．それはまるで予防接種が感染症から子どもを守るように子どもの心を突然の衝撃から守る．その手順を以下に示す．

◨ 環境を整える……子どもと保護者と一緒にお話できる場所を準備する．あたたかい雰囲気のプライバシーが守られて落ちつける空間が理想的である．

◨ 子どもから話を聞く……まず子どもから気持ちや心配なことを聞く．無理に聞き出そうとする必要はないが，パペット（指人形）などを使って自然に会話できるように工夫するとよいだろう．乳児の場合は保護者から子どもの様子を聞く．

◨ こちらの提案を示す……子どもの気持ちに共感的態度を示しつつ，こちらの提案を示す．個々の子どもの年齢や発達，過去の医療経験を踏まえた個別の提案をする．

◨ 一緒に考えながら最善の方法を選ぶ……最終的な対処方法は子どもとよく話し合ったうえで決

める．子どもが「それならできそう……」と前向きに臨める方法であることがポイントである．
　このようにプレパレイションを提供することで，子どもの意識が「される人」から「する人」へ転換し，被害者意識から解放されることは，子どもの人格形成のうえでも重要であると考える．

❖ 保護者へのプレパレイション

　子どもにとって保護者は絶対的な存在で，心の拠り所である．したがって保護者が落ち着いていれば，子どもは大抵大丈夫である．しかし現実はなかなか厳しいものがある．保護者にとっても子どもの病気は「突然」に起こるわけで，落ち着いてばかりはいられない．むしろ子ども以上に動揺する保護者も多い．それはある意味，避けられないことかもしれない．保護者は子どものことになると冷静でいられなくなるからである．そこで医療者は，このような保護者の不安定な心理状態に配慮し，子どもへの援助を提供する必要がある．

◆ 電話応対編

① 保護者がどんなに慌てていても，応対者は穏やかで優しい口調，ていねいな言葉で話す．
② 保護者の不安は情報不足によることもある．医療者は必要な情報を提供する必要がある．その際，医学用語を多用せず，わかりやすい言葉を選んで伝える．
③ 小児科医院に子どもを連れてくる前に，保護者から子どもへ簡単なプレパレイションをしてもらう．3W（when, where, what），いつ，どこに，何をしに行くのかだけでも話しておいてもらうと後々スムーズである．
④ 待ち時間をできるだけ心地よく過ごせるように，水分補給のための水かお茶，お気に入りのぬいぐるみやおもちゃがあれば持参してもらうように伝える．

◆ 待合室編

① 物理的環境：不安なときほど人は敏感である．周りの環境にも影響を受けやすいものである．小児科医院での待ち時間は特に心細い時間なので，ドアを開けた瞬間から温かい空気に包まれるようなしつらえが求められる．柔らかな色調の床，壁，天井．座り心地のよいソファ，静かで美しいBGM，ほのかに香るアロマなどが統合された空間に楽しげなおもちゃや絵本がちりばめられていると理想的である．
② 人的環境：物理的環境以上に重要な要素は人的環境，つまり人である．病院にいる人というだけで医療者はストレッサーになりがちである．さわやかな笑顔とていねいな挨拶が患者の心をほぐす．
③ 見通し：見通しがつかないとき，人は不安になる．小児科待合室の保護者も同じである．そこで1日のスケジュール（流れ，所要時間など）を伝える必要がある．
④ 検査や処置がある場合：その内容だけでなく，保護者がどうすればよりよく子どもをサポートできるか，その方法を伝える．

　子どもは驚くほど保護者の様子を見ており，その動きに反応する．したがって子どもに安心を提供したいと思うなら，保護者が安心できる環境を整えることに全力を尽くさなければならない．それが遠いようで一番の近道，最良の道といえる．

❖ 年齢別プレパレイションとサポート

◆ **乳児（0歳）**……E. H. エリクソン（以下，エリクソン）によると，この時期の最重要課題は「基本的信頼感（basic trust）」である．子どもは身近な大人からの絶対的な愛情の中で育まれな

がら，人生の基礎となる信頼感を獲得する．またJ.ピアジェ（以下，ピアジェ）によれば，この時期は感覚運動期という時代で，子どもは世界を自分の感覚や実際の身体の動きを通して知っていく．

このような子どもに対するプレパレイションとサポートに保護者の存在は欠かせない．保護者がどのような場面でも最大限関わることができるように環境を整え，保護者を支援することが求められる．特に苦痛を感じる処置の際，保護者から引き離すのではなく，保護者が子どもを抱っこしたり話しかけたりできるように処置室を整える．保護者以上に子どもを知っている人はいないし，子どもをケアできる人もいないからである．

◆ **幼児期前期（1〜3歳）**……エリクソンによれば，この時期の発達課題は「自律性（autonomy）」である．他者から言われて動くのではなく，自分で選び，動くことを好む．「いや」を連発するのもこの時期の特徴である．大人は対応に苦労するが，これは成長のしるしであり，この自律性を獲得する過程で，自分自身に対する信頼感や自信も芽生える．

反対に病気によって自律性の獲得がスムーズにいかなくなることもある．病気や治療のためにさまざまな制約を受けるときである．たとえば手術．術前も術後も行動が制限される．手術当日は絶飲食．術後もしばらくは横になったまま動けない．これは子どもにとって大変ショックである．絶望し，一番最近獲得した技能（歩くこと，話すことなど）を失うこともある．このままでは自信喪失になりかねない．ここでも重要になるのがプレパレイションである．どんなに幼い子どもに対しても，その子どもがわかる言葉を選んで，これから起こること，その時々の状況を話すことは大切である．ピアジェによれば，この時期も感覚運動期である．よって話をする際は子どもの五感に訴える言葉を選ぶことが重要である．何が見え，何が聞こえ，どんな感触がして，どんなにおいがするのかなどの情報を伝える．

この時期も保護者の存在は絶大である．乳児に対して同様，あらゆる場面で保護者が最大限関わることができるようにする．保護者が子どもにしっかりプレパレイションを提供できるように，保護者への十分な情報提供も必須である．

◆ **幼児期後期（3〜6歳）**……この時期のエリクソンの発達課題は「率先（initiative）」，ピアジェの発達段階は前操作期である．前操作期とは，感覚や運動に頼る時期と論理的思考を用いる時期の中間で，その両者の要素を合わせもつ．想像力が発達する時期でもあり，プレパレイションの際には，人形やぬいぐるみを用いてごっこ遊びの要素を取り入れるとよい．言葉はできるだけ具体的に，表現は感覚に訴えるものが適している．

物事の理由や因果関係を理解する能力も発達してくるので，医療処置や検査の前にはプレパレイションが欠かせない．余裕をもって向き合えば，理解を得られ協力が期待できる．しかしその際も保護者の関わりと協力は不可欠である．

たとえばCT（単純CT）のプレパレイション．まずCTが何なのかを端的に伝える．筆者はよくこう言っている．「CTはね，お写真です．注射じゃないから痛くないわよ」と．ここで痛くないと言うことは重要である．なぜなら子どもはこの痛いか痛くないかが一番気がかりだからである．次にCTの形状や音などを五感に訴える言葉で話す．最後に，この検査は放射線を使用するため保護者も検査室内には入れないので，お気に入りのぬいぐるみなどに保護者代わりになってもらうとよいだろう．

◆ **学童期の子ども**……「勤勉（industry）」がエリクソンの発達課題であるこの時期の子どもは，

何に対しても一生懸命に取り組み，達成できたときはそれを自信にする．反対に「できなかったこと」に対しては劣等感を抱き，自信を失う．したがってこの時期の子どもに対してもプレパレイションは重要である．

ピアジェの発達段階では具体的操作期に入る．論理的に考える力が増し，抽象的な表現も理解できるようになる．しかしそれらはまだ完全ではないので，プレパレイションの際には言葉だけでなく具体的な表現方法，たとえば図解やイラストを用いるとよい．「できた，できなかった」という結果にとらわれやすい年代であるため，むしろ経過に着目して，できてもできなくてもその子どものがんばった姿勢，努力を認める言葉かけが大切である．

またこの時期の子どもは，麻酔に対して強い恐怖心を持っている．麻酔とはどういうものか，いつ，どこで，どのようにするのか，なぜするのか，終わったら必ず目が覚めるのか，手術の途中で目が覚めるようなことはないのかなど，子どもが気にしていることを中心にわかりやすく話すことが求められる．

◆ **思春期の子ども**……この時期は，第二次性徴期であり性腺刺激ホルモンも分泌が盛んになることによって情緒的には不安定になる．幼児期と並んで医療体験によって心が傷つきやすい時期であるともいわれている．

この時期のエリクソンの発達課題はアイデンティティ（自己同一性）の形成である．ティーンエイジャー（以下，ティーン）である彼らは外見，ボディイメージを何よりも重要視する．セクシュアリティ，つまり女らしさ・男らしさにも目覚める．さらに仲間が気になり，仲間内での自分のポジションを気にし，仲間からどう思われているかが行動の基準となる．病気になるということは，一般の価値観では「弱さ」であり，ティーンは心穏やかではない．病気であっても強い自分，価値ある自分を形成することは容易なことではないのである．

ピアジェによる認識の発達は形式的操作期という段階になり，論理的思考力が高まる．抽象的な表現も理解でき，仮説を立てることも可能である．したがって医師からのインフォームド・コンセントもほぼ大人同様に受けることができる．しかし情緒的には先に述べたように不安定なので，保護者からのサポートも必要である．口頭でも理解はできるが，具体的な図解があるとイメージしやすいであろう．

ティーンに対するサポートの前提はカジュアルな人間関係である．自然な話しやすい雰囲気を作り，ティーンの声に耳を傾けよう．アドバイスや励ましは控えめにして，まずは対等な関係で話を聞くようにする．ティーンは気が向けばポツリポツリと言葉を口にするであろう．

また可能であれば，同じ病気，同じ境遇のティーンが仲間同士でおしゃべりができる「場」があるとよい．新しい仲間のなかで新しい自分を見つけ，新しいアイデンティティを形成することができるかもしれない．

家に帰ったら〜メディカル・プレイとその方法〜

すべての医療処置の前にプレパレイションを提供することが望ましいが，現実的にはむずかしい．そのような場合はフォローアップが重要である．家に帰って落ち着いたら，翌日でも翌々日でもいいので，静かな場所と時間を確保して，ぜひメディカル・プレイをしよう．

メディカル・プレイとはお医者さんごっこによく似た遊びである．病院ではチャイルド・ライフ・スペシャリストが治癒的遊び（心を癒す目的をもった遊び）の一環として行っている．一

見，普通のお医者さんごっこのようにみえるが，いくつか押さえるべきポイントがある．

1つめは，患者役は人間がするのではなく，人形やぬいぐるみにやってもらうということ．その理由は，人間がすると限界が生じるからである．たとえば採血のメディカル・プレイで，子どもが医師，母親が患者役をしたとする．この子どもはこれまで無数の採血を受けてきた．このような場合，子どもはたくさん採血がしたいのである．それこそ自分が受けた分くらいはしたい．しかし患者役の母親は生身である．いくら遊びとはいっても，何十回も採血をされたらいやになるであろう．母親が少しでもいやだという表情をすると子どもは気が削がれ，ふっと遊びの意欲を失ってしまう．遊びの世界から現実に戻されるからである．さらに母親に対する罪悪感を感じるかもしれない．そうなるとこの遊びの治癒的効果は消滅してしまう．

2つめは，遊びに限界を設けないことである．子どもによっては人形の目に注射器を押しつけたりお腹の手術をした子どもが頭をメスで切ったりする．知らない人が見たら残酷に感じるかもしれないが，真実は違う．子どもはこのとき，必死で自分に起こった現実を「消化」しているのである．驚く気持ちを胸の中に納め，まずは見守ることが大切である．言葉を挟むことも控えよう．もし声をかけるのであれば，子どもの遊びをそのまま描写するように，「お人形さんは目に注射をされたね」とか，「くまさんは頭をメスで切られたね」というのであればよい．大切なことは子どもの遊びを丸ごと受けとめること，評価しないことである．

ただしこの遊びのなかで，誤解が垣間みられたら，それはさりげなく訂正しよう．たとえば，「ぼくが悪い子だったからいっぱい注射されたんだ」などと子どもが言うときである．そんなときは，「あら，そう思っているのね．でも本当は違うのよ．お医者さんは○○くんが元気になるために注射したのよ」のように言おう．

メディカル・プレイの意義は，現実を消化するだけでなく，passive（受動的）な存在からactive（能動的）な存在への変換である．子どもは病気になると「される」経験ばかりを蓄積する．人格形成の過程においてそれは望ましくない．自己評価が低くなる可能性がある．そこで努めて意識したいことは，能動的な体験を重ねることである．遊びのなかでクレヨンを選ぶ，画用紙を選ぶという小さな「選び」の経験が大きな成果を生むであろう．

子どもにとって病気になることは大きな出来事である．それは保護者にとっても同様である．この世的な価値観において，それは不幸とみなされるかもしれない．しかし，それは少し違うと思われる．「病気」はそもそも「誕生」や「死」と同じく中立的な概念である．つまり，これをどうとらえるかで人生が変わる．つらいこと，大変なことも多いが，病気を幸福へのパスポートととらえることができたら，こわいものはないのである．

【藤井 あけみ】

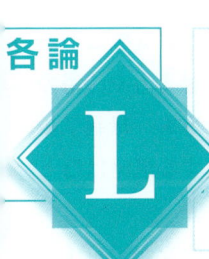

各論 L 家族による小児医療支援

『(社) 知ろう小児医療 守ろう子ども達』の会の活動内容

　筆者らが立ち上げた『(社) 知ろう小児医療 守ろう子ども達』の会は，乳幼児の保護者に小児科医から直接小児医療の基礎を伝えることで，受診の目安を親が知り，医療者の負担を減らし，小児医療の環境を改善したいと活動をしている．必要なときに必要な子どもが必要な医療を受けることができるようにと願い活動して，5年が過ぎた．

　当初は当会のみで講座を開催してきたが，これまでに東京都庁や新宿区役所との講演会，中野区や杉並区の児童館との講座，群馬県大泉町や川崎市麻生区教育委員会との家庭教育学級講座，茨城県つくば市，埼玉県さいたま市・戸田市の幼稚園，保育所講座と，さまざまな団体・機関と連携し，活動は広がりをみせている．現在までに60回以上2,300人以上の保護者に現役の小児科医による小児医療の基礎を伝えてきた．

　講座の内容は，子どもの病気とその対処法，小児医療の現状（地域によっては地域の現状），予防接種などについて短い時間（たいていの講座は2時間）で伝えるが，参加される方のほとんどは「初めて聞いた」と感想を残される．

　「子どもの病気とその対処法」とは，子どもの発熱，咳，下痢，嘔吐時の救急の判断であり，ごく基本的なことである．それでも参加者の方から後日届く声は「休日や夜間，何がなんでも受診するのではなく，翌日かかりつけ医にかかるまで待てるようになった」ということが多く聞かれる．これはとても大きな変化だといえる．

親は何も知らない！？

　講座を開催していて強く感じることは，「親は何も知らない」ということである（昨今では，一部の親がインターネットによる中途半端な知識を「知り過ぎている」ことも問題の1つであるが）．

　先生方が当たり前に話す症状の意味がわからず，用語の意味もわからず，医療スタッフに対しきちんと質問できる親はごくわずかで，ほとんどの親が何を聞いたらよいのかもよくわからないままに病院やクリニックから帰ってきてしまうのが現状である．

　子どもの病気の悩みや子育ての悩みを小児科の先生と保護者とが共有できる，佐山圭子先生による「ひだまりクラス」（杉並区）に筆者はときどき顔を出すが，その場所で出てくる質問はいつも同じようなことである．突発性発疹を知らない方の多さにも驚く．

学ぶ機会がない

　なぜ「親は何も知らない」ということが起きるのだろうか．

　私たちは，「自分の子どもを産んで初めて，赤ちゃんを抱っこする人が多い」のである．自分

の子どもをもつまで，赤ちゃんのお世話などしたことがない，ましてや子どもの病気のことなど，まるで知らずに，母親・父親になる．赤ちゃんのお世話（たとえばオムツの替え方や沐浴の仕方など）は，自治体や病院で開催されている母親学級で学ぶ機会がある．けれども，母親学級で子どもの病気のことは学べない．生後3～4カ月の健診でも子どもの病気に関する講座はほとんどなく，病気に関する小冊子すらもらえない自治体が多いのが実情である．

多くの（健康な子をもつ）親は，子が病気になって初めて，病院へ行く．そんななかで，子どもが病気になったときどうするか？　お医者さんにすがる思いなのである．休日だろうが夜間だろうが，心配なものは心配である．心配だから受診する．何も知らない，わからない状態であるから，心配なのである．熱があると頭がおかしくなるのかと思っていた……，これもいまだによく聞かれる話である．救急の判断が身についていれば，必要なときは迷わず受診し，そして，「心配しすぎる」ということが減っていく．

期待される対策

それでは，母親・父親になる前では，どうだろうか．

わが国の一般の教育課程では，病気や医療について学ぶ機会はほとんどない．そのため親となって初めて病院や医療，その問題点と向き合うことになる．

当会で提供している講座はたった2時間のものだが，病気や医療についてほとんど初めて学ぶ機会なのである．自分の体のためにそれほど真剣になることは，健康な体であれば難しいだろう．しかし，初めて子をもった親が「わが子のために」と，真剣に学ぶ．そしてこの「わが子のため」にと始めた学びは，わが子のためだけではなく，わが子を含めた子どもたち皆のために，と考えられる機会となる．わが子の救急に備えようという考えからスタートし，救急の判断を知ること，それは救急の実情を知ること，そしてさらに地域の，また国全体の医療の現状を考えること……，そのようにつながっていく．この，ある意味では"絶好の機会"を逃してはいけないと考える．

わが子を通じて病気や医療にひとたび関心をもつと，それはその先の医療の問題にも関心を抱くきっかけにもつながるからである．また，そのような親に育てられた子ども自身も，成長とともに，自然と家でみていて大丈夫なときと救急な対応が必要なときがわかるようになっていくのである．

この大切な時期に，自治体や病院主催で全国当たり前のように，親になる（または，親になった）時点で，小児医療について学ぶことができれば，医療環境の改善につながると強く感じる．沐浴や離乳食の講座が全国どこの病院や保健センターでも開催されているように，小児医療について，小児科医や看護師，保健師から親へ伝える必要性がある．

親から子へ伝える時代は終わった．これまでのように，祖父母があたたかく孫の様子を見守ることを教えることは少なくなり，最近では「心配」という武器を盾に，父母へ早く救急外来へ連れて行くように，と強要する話をたびたび耳にすることもある．まずは，親が子の様子を見守れるような学びの機会を作ること，そうすることで，この親世代が祖父母になったときには，世の中が大きく変化していくきっかけになることだろう．

筆者らが活動を通し実感していることを，厚生労働省，東京都などへも繰り返し伝えてきた．これまでの5年間は小児医療を普及する活動に力を注いできた．そしてこれからは，確実な定着

を目指している．そのために現在，「受診行動の変化」についてのアンケートを準備し，今後，学会などの場で，多くの人が見落としがちである「小児医療の普及の大切さとその効果」について，重要性をアピールしていきたいと考えている．

育てる気持ちで

　少子時代とはいえ，毎年100万人以上の子が産まれる．親は毎年200万人以上誕生する．子どもをもって経験することは，初めてのことばかり……何も知らない，わからない親を前にして，小児科の先生は，毎日毎日同じことを伝えなくてはいけない……大変に長い道のりで気苦労の多いことと思われる．しかしながら，保護者と接していて，「早く来すぎだ」または逆に「こんなになるまでなぜ放っておいた」と医師に怒られる保護者は後を絶たない．

　病気や医療について，現状では，ほかに習う場所がないのだから，先生方が育ててくださらないことには親は変わらない．

　子どもが0歳なら，親も（親としては）0歳．子どもの成長とともに，親の成長も見守っていただけるようになると先のような医師からの発言に傷つく親も減っていくものと思われる．諦めず，保護者を優しくあたたかく育てる気持ちをもってくださればありがたい（将来的には，病気や医療について一般の教育課程で少しでも学べるようになることを強く期待している）．

　そして，診察の場で一人ひとりを教育するとなると，とても大変なことなので，先生方の病院・クリニックで患者や市民に対し，病気を伝える機会を是非作っていただきたい．すでに実施しているクリニックもいくつかあるし，地域で行われている場に出てきてくださる先生もいるが，全体でみるとごくわずかである．

　あるシンポジウムで「そんなことをしてもあまり効果がないのでは」と発言された小児科の先生がおられた．「もう疲れ切っているのだ．もう諦めた」と発言されており，とても過酷な毎日なのだと推測する．けれども，筆者らは，2,300人以上の父母に伝え，そして感じたことは「悪気はなく，知らないだけ」という親が実に多いということである．日々の診療で，諦めず，ダメな受診があったときこそ，そこで終わりにせず，"ピンチはチャンス"と，次のよい受診につながるアドバイスをしていただけるとありがたい（もちろん，医師は多忙であるため，看護師たちがわかりやすく指導してくださるとよいかと思われる）．

　多くの保護者に直接話しかけられる機会をもっているのは先生方なのである．お話しする時間がなければ，病気の対処に関する冊子やペーパー（無料のものも数々ある）をひと言添えて渡したり，できることは多くあると感じている．1人でも多くの親が知ることで現状を変えられる，そしてそのカギを握っているのは先生方である．

　「救急外来に来る患者さんの多くは同じクリニックから」とある講演で聞いたことがある．皆，そのクリニックから訪れるリピーター患者であるとのことだった．教育を放棄し，ただその場限りの診察をすることで，救急の現状まで変えてしまっているのではないだろうか．

医師も1人の人間／白衣を脱いで本音を

　患者である保護者を集めて小児医療を伝えることには，もう1つまったく別の効果がある．

　白衣を脱いだ素顔の先生方を知ると親は安心する．「先生も1人の人間だと感じて初めて，先生も大変なんだなと思った」という感想を残される方も，講座の参加者には複数おられる．いた

わりや思いやりの気持ちをもつには，相手を知らないと難しい．相手を知って初めて芽生える，感謝の気持ち．日頃の苦労や努力を隠している先生を多く知っているが，それでは親には伝わらない．ときどきは心を開いて「大変なんだよ……」と，そんな素の姿をみせてくださると，親は安心し，先生のご苦労に思いをはせることができるようになり，感謝の気持ちが育っていくことだろう．精一杯やっているからわかってほしい，わかってくれるはず，というのは立場が違う相手に求めるのは難しいのではないだろうか．筆者自身，医療崩壊，小児医療の危機というニュースを何度みても素通りしていたが，小児科医である友人から「大変だ」というメッセージを聞いて，活動を思い立ったのだから……．

心を開いて歩み寄る

小児科医による講座と同じく，筆者自身も講演する機会が増えてきた．そのような場で伝えていることは①全身状態をみることの大切さ，②いつもと違うときにはいつもとどう違うか，何が違うか説明できるように，子どもの普段の様子をよく知ること，③受診時には，症状を記したメモを持参すること，④親にできることは子をよく観察し，伝達すること，⑤補助となるツール（病気の冊子，こどもの救急サイトなど）の紹介などである．

質疑応答の時間には，薬について悩む親御さんから非常によく質問を受ける．先生はその薬が必要だから出しているのだが，「こんなに待っていて薬も出さないなんて」という保護者もいれば，「できるだけ薬は使いたくない」という保護者もいる．「薬をたくさん出されているけれど，飲んでいない」という保護者も多くいる．

筆者は必要な薬は飲ませる必要があるけれど，薬がほしいのか，できる限り使いたくないのか，それは医師も一目みただけでは判断ができないので，先生に伝えたほうがよいというお話をする．その講演を聞いた参加者のお母さんから，数カ月後にメールが届いたことがあった．

「これまで出された薬をほとんど飲ませなかった．けれど，筆者の講演を聞き，医師に薬をあまり使いたくないということを伝えてみたところ，薬の量が減り，ほとんど出なくなった．その分，出された薬はきちんと飲ませるようになった」とあった．

親は医師に伝えてみる，先生も薬についてのそれぞれの保護者の思いを聞いてみる，双方からのアプローチで，薬で悩む人は減っていくと思われる．

当会の活動を通じ，小児科の先生方と多く出会うことになった．先生方はどの先生も皆，日々一生懸命勉強し，親の気持ちに寄り添いたいと思ってくださる方ばかりである．親も先生も，「子どもの命を守りたい」という目的は同じ，パートナーである．互いがよりわかりあうために，保護者も，そして先生方も，心を開いて，一歩歩み寄る，ということが一番大切なことなのかもしれない．

【阿真 京子】

第Ⅲ章
外来診療のABC

A. 診療の進め方・手技 → 106
B. 医療事故を防ぐために → 117
C. 発達の評価 → 120

A 診療の進め方・手技

1 小児プライマリ・ケアでのトリアージ
triage in pediatric primary care

外来小児医療の現場において，受付事務スタッフ，看護師，医師も実は無意識にトリアージを行い，緊急な患児を判別し，診療順を早めたり医師に連絡を行っている．カナダのトリアージガイドライン（Paediatric Canadian Triage and Acuity Scale：PCTAS）とこれを改編した国立成育医療センターのガイドラインは，日本の現状によく適応され使いやすい．トリアージを難しくとらえず，まず「パット」初期評価し情報を共有化して，「危急的か」，「具合が悪そうか」，「具合がよさそうか」の判断を行い適切な診療へつなぎたい．

病院のER（緊急救命室）などで用いる場合は「危急的か」，「具合が悪いか」のレベル，診療所の外来小児科では「具合が悪いか」，「よさそうか」のレベルとトリアージの重点がやや異なってくる．本項では初期評価の全体像，次に外来小児科で頻用するTICLSについて述べる．

ステップ1

❖ 小児患者評価のトライアングル（Pediatric Assessment Triangle：PAT）

PAT（図Ⅲ-A-1）は患児に不安を与えないよう体に触れないで視診だけでパット（30秒ぐらいで）評価する．

▶ 外観＝見かけ（Appearance）……一般状態＝外観はひとことでいうと「グッタリ」している

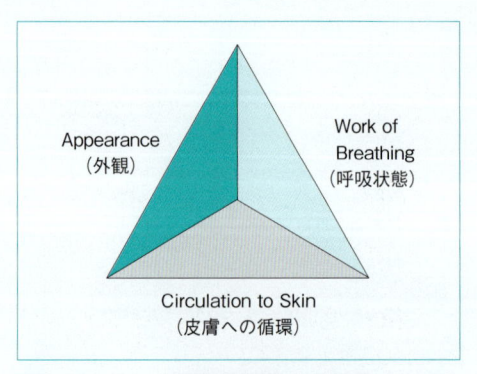

図Ⅲ-A-1 小児患者評価の3要素（PAT）

(Gaushe-Hill M, et al（吉田一郎，ほか監訳）：APLS小児救急学習用テキスト 原著第4版. 診断と治療社，2006)

か否かをみることである．外来小児医療の現場では外観が最も重要になる．外観のチェックポイント（TICLS）については後で詳述する．

- **呼吸状態（Work of Breathing）**……呼吸状態は，多呼吸，徐呼吸，無呼吸の有無，陥没呼吸，鼻翼呼吸などの努力呼吸や起坐呼吸などの有無をみる．聴診器を当てずとも，呻吟，嗄声（声のかれ）や喘鳴（ゼーゼー）などの大きな呼吸音の異常は評価できる．
- **皮膚への循環（Circulation to Skin）**……皮膚への循環は循環不全や呼吸不全のとき，体の中心部の循環を維持するため末梢血管は収縮し皮膚色に現れる．心肺機能異常によるチアノーゼはもちろん，細菌性髄膜炎，敗血症や重症細菌感染症でも皮膚色や顔色が蒼白や褐色になることが多い．

❖ 外観のチェックポイント：TICLS

呼吸や循環に明らかな異常があるときは危急的な場合が多い．外観の TICLS の 5 項目は危急例でも重要だが，外来小児科で「具合が悪そうか」，「よさそうか」を判別するのに特に有用である．

- **Tone**……筋緊張．1～2 歳以下の抱かれている乳幼児では上半身を直立に持ち上げているか，ペッタリと保護者にもたれているかをみる．さらに悪化すると横に抱かれて来院する．歩行できる小児では，歩けるか，椅子などでつらそうに横になっていないかをみる．
- **Interactiveness**……疎通性（周囲への反応）．キョロキョロと外界に関心を示すか，玩具などに手をのばすか，保護者や医療者に関心を示したり意思疎通がとれるかをみる．
- **Consolability**……精神的安定．保護者があやすと落ち着くか．異常な不安や興奮を示すか．異常な泣き方はしないか．
- **Look/Gaze**……視線／注視．視線が合うか．眼に生気があるか．ぼんやりしてないか．
- **Speech/Cry**……会話／泣き声．会話や啼泣が力強くて自発的か，弱くて困難か．

TICLS の評価例を図Ⅲ-A-2 に示す．

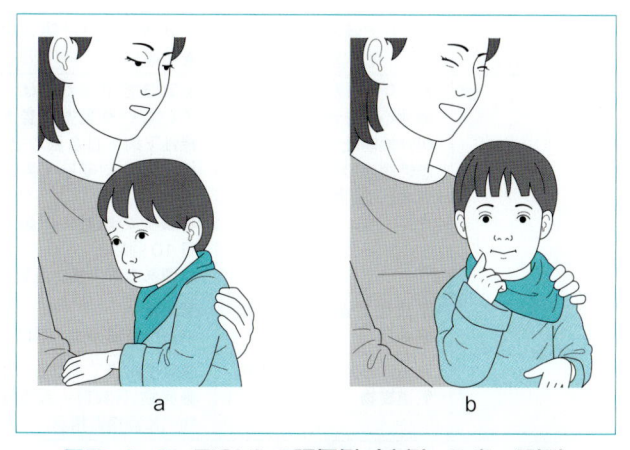

図Ⅲ-A-2　TICLS の評価例（症例：2 歳，男児）

前日より 38.5℃の発熱あり．当日朝 39.7℃で受診．上半身を母親にペッタリくっつけ（筋緊張），周囲に関心なく（疎通性），不安そうな生気のない視線（精神的安定と視線）（図Ⅲ-A-2a）．「具合が悪そう」と判断し採血．WBC 17,000，CRP 2.1．細菌感染症と考え抗菌薬を処方．
翌日受診．体温 36.6℃．上半身を直立させ，視線は看護師のほうを見ながら，母親に促されカメラにポーズをとり，頬に指さしている（図Ⅲ-A-2b）．WBC 11,800，CRP 4.8 と軽快．

ステップ2：トリアージ緊急度分類表

国立成育医療研究センター救急診療科ではカナダのPCTASの評価表を日本の現状に合わせたトリアージ緊急度分類表（表Ⅲ-A-1）として使用している．緊急度区分は診察までの時間を，蘇生：直ちに，緊急：15分以内，準緊急：60分以内，非緊急は120分以内としている．当院では2005年版のものを常用している．

ステップ1のPATのみで直ちに蘇生や緊急処置に入ることもあれば，ステップ3の理学所見とバイタルサインを経て緊急処置へ移行することもある．

表Ⅲ-A-1　トリアージ緊急度分類表

症状	蘇生	緊急	準救急	非緊急
意識	昏睡（疼痛刺激反応なし） けいれん重積	傾眠（疼痛刺激反応あり） けいれん頓挫：初発	清明 けいれん頓挫：既往あり （ダイアップ®指示）	
呼吸	呼吸停止・切迫（コードブルー） $SpO_2<90\%$ 　会話不能・意識障害を伴う 上気道閉塞 　窒息 下気道閉塞 　呼吸不全	$SpO_2<94\%$ 　会話困難・著明な陥没呼吸 上気道閉塞 　クループ・吸気性喘鳴 下気道閉塞 　聴診なしでも喘鳴あり	$SpO_2≧94\%$ 　会話可能・軽度の陥没呼吸 上気道閉塞 　クループ疑いだが今は落ち着いている 下気道閉塞 　聴診にて軽度喘鳴（吸入指示）	【多呼吸の場合はSpO_2を確認】 呼吸数正常 呼吸窮迫症状なし 聴診所見正常
循環	心停止・切迫（コードブルー） ショック 低血圧	末梢循環不全（CR>3秒） 頻脈（乳児>220，幼児期以降>180） 不整脈		
発熱		全身状態不良・循環不全を伴うもの 免疫不全状態 考慮すべき基礎疾患 3カ月未満の発熱	1歳未満気道症状なし（尿パック指示） 3歳未満で40℃以上 水分摂取不良 咳が著しい（呼吸の項を参照）	3歳以上で40℃未満 上気道症状などが明確で元気
嘔吐・下痢		かなりぐったりしている 循環不全を伴うもの 胆汁性嘔吐・血性嘔吐 急性腹症の疑い 下血・血便あり，ぐったり	それほどぐったりはしていないが乳児多量水様性下痢1日6回以上 授乳ごとに嘔吐・頻回嘔吐 年長児の嘔吐・下痢1日10回以上 血便あるも少量で元気	乳児で下痢6回未満 たまに嘔吐・溢乳 年長児の嘔吐・下痢1日10回未満
頭部打撲		意識障害あり・神経症状あり	意識清明 一過性意識消失・嘔吐	意識清明 リスクファクターなし
誤飲異物		直ちに処置を要するもの 気道異物	検査や指導ですむもの 鼻異物（ENT）・食道異物（X線撮影指示）	耳異物
熱傷		気道熱傷・広範囲熱傷	左記以外（狭域）	
外傷	外傷コード適応 外傷心停止（コードブルー） 切断→転送	外傷コード適応外の交通外傷・転落など 出血の続いている切創・刺創・咬傷 骨折（開放・疼痛・循環/運動障害）	切創・刺創・咬傷 骨折疑い・打撲（X線撮影指示）	

（宮澤佳子：小児トリアージの特徴と実際．看護技術, 51：26-30, 2005）

表Ⅲ-A-2 バイタルサイン評価表

〔呼吸数〕

	0〜3生月	3〜6生月	6〜12生月	1〜3歳	3〜6歳	6〜10歳
+2SD	80	80	61	40	32	26
+1SD	70	70	53	35	28	23
ノーマル	60	60	45	30	24	20
ノーマル	30	30	25	20	16	14
−1SD	20	20	17	15	12	11
−2SD	10	10	9	10	8	8

〔脈拍数〕

	0〜3生月	3〜6生月	6〜12生月	1〜3歳	3〜6歳	6〜10歳
+2SD	230	204	180	164	140	120
+1SD	205	182	160	147	125	105
ノーマル	180	160	140	130	110	90
ノーマル	90	80	80	75	70	60
−1SD	65	58	60	58	55	45
−2SD	40	36	40	41	40	30

(宮澤佳子:小児トリアージの特徴と実際. 看護技術, 51:26-30, 2005)

ステップ3：理学的所見（ABCDE）とバイタルサイン

患児に直接触れて聴診し，診察しながら，バイタルサインと理学所見をとる．

◆ A：気道（airway）……気道の閉塞があれば直ちに異物を取り除き，呼吸がなければ気道を確保し人工呼吸を開始する．臭い嗅ぎ位や流涎（喉頭蓋炎のサイン），嚥下障害に注意する．

◆ B：呼吸（breathing）……聴診器で呼吸音を聴取し喘鳴，ラ音も含め異常の有無をみる．呼吸数は6〜12カ月で60/分，3〜6歳で30/分以上だと2SDを超え異常である．パルスオキシメーターはSpO$_2$のみでなく，心拍数も簡単に知ることができ有用である．SpO$_2$で94％以下は早い診療や処置を，91％では酸素投与を開始し，90％以下では持続的に酸素投与ができる施設への入院や転送を考える（表Ⅲ-A-2）．

◆ C：循環（circulation）……心拍数と血圧．心拍数は6〜12カ月で180/分，3〜6歳で140/分以上あれば2SDを超え異常で心筋炎などを疑う（表Ⅲ-A-2）．泣いていない，怖がっていないことが条件．血圧は上腕正中で触れなければ直ちに循環不全の対処が必要である．

爪を押さえて血液が戻ってくるまでの時間を毛細血管再充満時間（capillary refill：CR）といい，末梢循環不全をチェックするのに有用である．環境温度が普通であれば2秒以下が正常，3秒以上あれば末梢循環不全が疑われ，血圧が正常でも末梢血管が収縮し代償されている可能性があり精査が必要である．

年齢により呼吸数や心拍数は異なるので，全部は覚えきれない．6〜12カ月と3〜6歳を覚えておき，他の年齢は推測すると便利である（表Ⅲ-A-2）．

◆ D：神経機能（disability）……意識レベルの評価は，完全に意識清明のレベル，言葉刺激で覚醒するレベル，痛みの刺激に対し反応するレベル，痛みに反応しないレベル，に分かれる．けいれんの後，意識の戻りが悪いときは脳炎・脳症の初期のことがあるので注意する．麻痺などもあると不自然な動作をする．

◆ E：露出（exposure）……全身の観察は患児に不安を与えぬようそっと衣服をぬがせる．麻疹などの発疹，点状出血や紫斑，外傷や虐待の跡などもチェックする．

◆ 発熱……生後3カ月以下の児で38℃以上，生後4カ月以上3歳未満で40℃以上，39℃＋グッタリ，38.5℃が4日以上続く場合は状態不良と考える．

◆ 嘔吐と下痢……乳児では，大量水様下痢6回以上や哺乳ごとの頻回の嘔吐，幼児では，大量の嘔吐＋下痢が10回以上でグッタリ感や皮膚色不良の場合は状態不良と考える．乳幼児ではロタウイルス感染症が重症化しやすいので便のロタウイルス抗原迅速検査も重要．

トリアージのピットホール

❖ 生体の代償性とバイタルサインの崩れ

　　PATで顔色不良だが，心拍，血圧，SpO_2 がまったく正常のこともある．腹腔内出血などで生体の代償性が破綻するとショックに至る．バイタルサインに騙されてはいけない．

　　逆に，PATでは元気そうで会話もでき SpO_2 も正常でも，バイタルサインで心拍数が年齢に比し 2SD を超えることがある．心筋炎などで後に急変してショックに至る．PATでは問題がなさそうでもバイタルサインの崩れがあると精査や緊急処置が必要である．

　　PATやバイタルサインともに正常でも，経験のある看護師，医師が「何かおかしい」と感じた症例では重症例が多い．アンダートリアージにならないように「おかしい」と感じたときは再トリアージ，診察後の院内での経過観察や，具体的な時間や症状の目安を示した再受診を保護者と確約することが重要である．時間が経過すると重症度が明らかになることがしばしばある．

❖ 病歴聴取とシナリオ

　　病歴は主な症状や徴候がいつごろどのように起こってきたかを聴取し，予防接種歴（最近は Hib，PCV7，ロタなどワクチンが増えており確認することが重要），既往歴，アレルギー歴，薬物の治療歴なども聴取する．

　　注意すべき疾患は特定の病歴や経過をとることがあり，代表的な疾患のシナリオを覚えておくと診断が容易になる．ただし，経験やシナリオにとらわれると失敗するので注意を要する．

❖ トリアージの振り返り

　　トリアージが妥当であったかどうか，検査や救急処置後，1日の診療後または翌朝，関係者で「振り返り」をすることが重要である．経験したことのない症例，代償性によりマスクされ惑わされた例など，反省し再確認することによりトリアージの能力は向上する．病歴を言語化し narrative な経験として蓄積し，全スタッフと医師が共有化することにより臨床のレベルが向上する．まったく経験のない疾患でも緊急性は判別できるトリアージでありたい．

外来小児医療の現場でのトリアージの実際

　　筆者の施設で用いている問診票を示す（表Ⅲ-A-3）．下段に看護師がトリアージを記入する欄を設けている．PATは1分もかからない．パルスオキシメーターで SpO_2 と心拍数をチェックし，呼吸に異常があるときは呼吸数を数え，問題があれば記入する．

　　トリアージの本質的意義は，記録より看護師やメディカルスタッフが「おかしい」と思ったときの医師へのひと声である．「SpO_2，心拍正常ですが，顔面蒼白の子がいます」のひとことで急いで診療したところ，Hb 6.2 g/dL，肝脾腫大，出血斑があり白血病の初発であった．緊急とはいえないかもしれないが，メディカルスタッフの力量に感謝した．外来小児科医にとって，メディカルスタッフへの評価とねぎらいの言葉も欠かせない資質であろう．

　　小児プライマリ・ケアでのトリアージのポイントを表Ⅲ-A-4にまとめた．

表Ⅲ-A-3　問診票

□ SpO₂　　%. P　　/分	予約　： 来院　：

（フリガナ） お名前 お子様の呼び名	男・女	生年月日 　　年　　月　　日 （　　歳　　カ月）

電話番号 _____

　　　　　　　　　　　　　　今の体温　　　　℃　　体重　　　　kg

＊あてはまる症状に✓をつけてください．再診の方は，前回受診後の症状をお書きください．
　　　　　熱 ・ せき ・ たん ・ 鼻水 ・ 腹痛 ・ 嘔吐 ・ 下痢 ・ 発疹 ・ その他
　　月　　日　□　□　□　□　□　□　□　□　□
　　月　　日　□　□　□　□　□　□　□　□　□
　　月　　日　□　□　□　□　□　□　□　□　□

＊ヒブワクチン接種（ 済 ・ 未 ）　　肺炎球菌ワクチン接種（ 済 ・ 未 ）
＊本日の薬の希望について（○でかこんでください）
　◎　薬の形　　シロップ ・ 粉 ・ 錠剤　　＊抗菌薬は粉か錠剤です．
　◎　解熱薬　　要（ 飲み薬 ・ 坐薬 ）・ 不要
　◎　飲み方　　1日2回 ・ 1日3回

....

《看護師記入欄》
・顔色不良　・ぐったり　・嘔吐　・40℃以上　・咳　・けいれん　・発疹
　　　　　　・耳下リンパ　・下痢　・39.5℃以上　・呼吸困難　・意識がない

（みなみクリニック）

表Ⅲ-A-4　小児プライマリ・ケアでのトリアージのポイント

1. 小児プライマリ・ケアでは，ファーストタッチの医療者（看護師やメディカルスタッフ）がトリアージを行う．トリアージは診断することではなく緊急性の有無を判断することである．医師や看護師などのメディカルスタッフ間で情報を標準化し，言語化し，共有化してはじめて機能する．
2. 小児患者評価のトライアングル（Pediatric Assessment Triangle：PAT）
   患児に触れずに視診だけで"パット"（瞬時に）評価する．
   ① 外観＝みかけ（Appearance）はグッタリしていないか
   ② 呼吸状態（Work of Breathing）は努力呼吸がないか
   ③ 皮膚への循環（Circulation to Skin）は皮膚のチアノーゼ，蒼白，褐色，循環不全がないか
3. 外観評価の5つのポイント：TICLS
   Tone：筋緊張
   Interactiveness：疎通性（周囲への反応）
   Consolability：精神的安定
   Look/Gaze：視線／注視
   Speech/Cry：会話／泣き声
   の5つの評価が外来小児科で有用である．
4. 理学所見とバイタルサイン
   A：気道（airway），閉塞の有無と気道の確保
   B：呼吸（breathing），呼吸数とSpO₂
   C：循環（circulation），心拍数と血圧（上腕で脈が触れるか？）
   D：神経機能（disability），意識レベルの評価
   E：露出（exposure），全身の観察
5. PATの初期評価のみで蘇生や緊急処置が始まることもあれば，診察やバイタルサインの後，緊急処置へ移行することもある．看護師などメディカルスタッフから医師へのひと声が重症患児を救うことにつながる．

〈お勧めテキスト〉
1) Gaushe-Hill M, et al（吉田一郎，ほか監訳）：APLS 小児救急学習用テキスト 原著第4版. 診断と治療社，2006.
2) 伊藤龍子，ほか編著：小児救急トリアージテキスト．医歯薬出版，2010.

参考文献
1) 阪井裕一：国立成育医療センターにおける救急医療への取り組み．救急医療ジャーナル，12：40-44，2004.
2) 上村克徳，ほか：国立成育医療センター救急センターにおける院内トリアージシステム．東京小児科医会報，26：3-11，2008.
3) 宮澤佳子：小児トリアージの特徴と実際．看護技術，51：26-30，2005.
4) 南　武嗣：小児プライマリ・ケアでのトリアージ．かゆいところに手が届く小児プライマリ・ケアガイド，森田潤編，p.32-39，羊土社，2010.

【南　武嗣】

2 初期印象診断
diagnosis at a glance

　患者と顔を合わせた時点で，詳しい診察や検査を行う前に，簡単な問診といくつかの特徴ある身体所見から直感的に疾患や病態を診断（または判断）することをいう．
　その結果は，続いて行う詳しい診察や診断，治療，予後にも影響するので失敗は許されない．
　高度技術・情報化時代でも，臨床現場にはテキストだけでは学べない経験的診断学が存在する．
　ここでは小児科クリニックや急患センターでの診療について述べるが，初期印象診断は救急医療施設のER（救急救命室）や病院の一般外来・病棟でも日常的に行われている診療行為である．
　小児救急分野では最初の数秒間の直感的診断が重要であることから「一見の診断」（市川光太郎氏），「パッと見の第一印象診断」（上村克徳氏）など類似の呼称が用いられている．
　2006（平成18）年に出版された「APLS 小児救急学習用テキスト」（吉田一郎，井上信明監訳）[1]には「救急評価の三要素」の1つとして，「外観（Appearance）」がスコア化され広く用いられるようになった（詳細省略）．

印象診断の実際

❖ まず，印象診断の効果をあげる工夫をする
　医師は目や耳，手，指先，時に鼻などの五官をつかって症候をとらえるが，その効果を上げるためにはいろいろな工夫がいる．
　① 小児科医らしい優しさとマナーを心がけ，児から情報を取り出しやすくする．
　② 施設の構造や備品の配置を工夫し，観察しやすくする（明るさ，室温，玩具など）．
　③ 五感をフルに活用する要領を知っている（視，聴，触，打，嗅診の工夫）．
　④ 医師やスタッフが手で体温を測る習慣をつけている（誤差1.0度）．
　⑤ スタッフに診断のツボを指導している（例：川崎病を疑う際はBCG痕を観察する）．
　⑥ 家族に症状の記録の大切さを理解させている（便の写真，けいれんの動画，咳の録音）．

❖ 前準備として，子どもの日常像をつかむ
　開業医のクリニックにおける診療対象は多くは"かかりつけ患者"で，普段の様子を見慣れているため，いつもと違った異変に気づきやすい．
　一方，初めての来院患者の場合，問診と母子手帳からその子の既往歴や生活歴，予防接種歴，家庭・育児・教育・地域の環境など日常像をつかんでおき，後日受診した際の参考にする．

❖ 一般状態（元気，ご機嫌，食欲）の良否を確かめる
　乳幼児における一般状態のチェックポイントは，① 機嫌，気分，笑顔，② 元気，活発，筋力，③ 食欲の3点である．学童など高齢児では，④ 心理面にも注意する．
　日常の食欲，排便，睡眠は順調か尋ねる．かぜ症候群＋3日間の便秘は重症観がある．
　"機嫌"と"元気"は別々に判断する．たとえば，手術後長い時間ベッドに寝ていた子は，"機嫌はいい"が走ったり重い物をもったりする"元気はない"．逆に便秘で急に腹が痛み出した子は"機嫌は悪い"が浣腸をしようとすると嫌がって暴れる"元気はある"．

❖ 印象診断のチェックポイント

　受付窓口や診察直前の注意点は，児の顔つき，姿勢，泣きかた，咳の音（音の印象診断），確かな証拠となる便や尿，吐物などであり，短時間にこれらのポイントを観察する．

　百日咳の咳など再現しにくい症状は，家族に頼んで動画（ビデオ）に記録して見せてもらう．

1) 見て考えられる疾患と病態

①　顔つきからわかる症状と傷病
- 紅潮：高熱，アルコール誤飲，薬物過敏症（1～2時間後）
- 発疹：麻疹，風疹，水痘，SSSS，突発性発疹症，伝染性紅斑
- 浮腫：腎炎型，ネフローゼ型，じんま疹，心臓病
- 腫れ：虫刺され，流行性耳下腺炎，伝染性単核症，甲状腺腫
- 出血：咳による眼瞼の点状出血，血液疾患，紫斑病，外傷
- 貧血：仮性貧血，血液疾患，失血性貧血，ショック
- 黄疸：母乳黄疸，肝胆系疾患
- チアノーゼ：啼泣（泣き入り），寒冷刺激，心臓病，呼吸困難
- 表情：一般状態，苦痛，被虐待児，心理的異常，病院恐怖
- 眼位：斜視，落陽現象，脳腫瘍，自閉症・多動症（視線を合わせない）
- 猫の目：網膜芽細胞腫，白内障
- 特有な顔貌：ダウン症候群など先天異常，兎唇，川崎病，SSSS，破傷風（痙笑）

②　顔つきからわかる全身状態
- 発熱，ショック，呼吸困難，意識障害，けいれん，チアノーゼ

③　口唇：貧血色，ヘルペス，口内炎，歯肉口内炎，口呼吸（常時開口），苺舌

④　姿勢と歩きかた
- 背負われて，抱かれて来院：きつい，甘え
- 救急ストレッチャー搬入：ショック体位，救急
- タオルで出血部を圧迫したまま：鼻出血，外傷
- 洗面器を添え支えられて：嘔吐，吐き気
- 前屈姿勢で狭い歩幅で歩く：穿孔性虫垂炎，便秘症
- 異様な歩行：足底にトゲ，小脳失調，股関節脱臼，四肢不全麻痺

⑤　行動：多動，自閉傾向，視力障害，聴力障害

⑥　便（浣腸で確認）：便秘症，下痢症，血性，下血，白色～レモン色下痢

⑦　尿：濃縮尿，血尿（淡色～コーヒー様），結晶尿

⑧　吐物：胆汁症，血性，吐血，気管内分泌液

2) 聞いて考えられる疾患と病態

①　泣きかた
- 口に指を入れたまま泣く，流涎が多い：口内炎，上気道の異物，顔面麻痺
- 一方の前腕を動かさず，触ると嫌がる：肘内障，肘頭骨折
- 腋に手を入れて抱き上げると泣く：鎖骨骨折・脱臼
- 弱々しく連続して泣く：頭痛（髄膜炎の最初は甲高い声で泣く）
- 上半身を左右に動かして激しく泣く：腹痛（便秘，腸重積）

②　特徴ある咳
　　　・百日咳，クループ症候群，喘息発作，カタル期麻疹（乾性で2, 3回連続）
3）大泉門触診の異常（着衣のままでも触診できる）
　　　・大泉門膨隆：突発性発疹症，水頭症，髄膜炎，脳腫瘍，頭蓋内出血
　　　・大泉門陥没：ショック，高度脱水症，仮死
4）軽く叩いてみる
　　　・頭骨や鎖骨，肋骨などの骨折を疑う場合，局部を指先で叩くと音が急に変わる．同時に痛みのため不快感を示す．左右を比べながら叩いてみる．
5）真剣に嗅いでみる
　　　・患者に近づき呼気を嗅ぎ，食べたものを当ててみる．特有な臭いは決して忘れない．
　　　・アルコール臭，吐物臭，誤飲灯油臭，有機リン臭，アセトン臭，外陰腟炎臭，白血病臭，臍炎臭，巨大結腸症のガス臭，など．

初期印象診断のねらい

❖ 早い時点で来院目的と問題点を把握する
　　受付で患者親子と顔が合ったとき，受診理由は何か，紹介来院か，緊急か非緊急か，病気か事故か，育児不安か，医療不信か，など患児の来院目的を早くとらえどう対処するか構える．
　　付き添い家族の様子も見逃せない．母親は慌てていないか，虐待の加害者様か，無表情無口ではないか，何かに怒っていないか．

❖ 伝染性感染病と危急症に早く対応する
　　麻疹や水痘などの感染症には，診断が確実な症例と疑わしい症例がある．診断後直ちに確診児と疑診児を分けて隔離診察室に案内し，院内伝播を避けねばならない．免疫不全者も同様である．
　　けいれん発作やショックなど緊急を要する患児の印象診断は比較的容易であり，救急現場に限らず一般外来でも，診断後直ちに救急処置を行う場所に移し治療を始める．

❖ 多数の軽症児の中から問題児を見出す
　　一見して元気がなく顔面が貧血様で出血斑があるとか，頬に蝶形紅斑がみられるなど，特有な症候から特定の慢性疾患が見つかり，早期発見できて安堵することがある．
　　早く異常に気づき，直接その分野の専門医に委ねれば，重症化や合併症を伴うような不可逆的病態への進行を抑え予後をより良好にできる．

❖ 誤診や治療の誤り，医療事故に早く気づく
　　治療中に病気の自然経過として理解困難な病状が現れると，まず鑑別診断をやり直し，それで解決しない場合は，①薬剤の過敏反応，②医療事故，③犯罪的事故を考える．
　　看護師は，医師よりも患者と接する機会が多く接触時間が長いため，症状の急変や診療過誤に気づきやすい．

❖ 不要な検査を省き，患者の苦痛を早く和らげる
　　子どもを苦痛から早く解放する．便秘でお腹を痛がっている子には浣腸排便をさせ，肘内障には早めに徒手整復を，喘息発作中にはいつもの吸入を行い様子をみる．
　　印象診断から早めに苦痛をとってやる手技は，医師の指示または看護マニュアルに従ってスタッフが行う．最近は「看護診断・看護処置」が一般化している．

「初期印象診断」の教育

❖ 小児医療学教育における「初期印象診断」

　1970年代，筆者は小児二次救急医療で初期診療過誤のため犠牲となった症例を数多く経験し，臨床小児医療学における初期総合診断能力の向上が必要と考えた．以来，卒前・卒後の医学教育で，症例が豊富な二次救急の事例を中心にプライマリ・ケアの指導を重ねてきた．

　1996（平成8）年，横田俊平氏は短時間の観察による病態判断力を重視して「直感による診断力を養おう」と呼びかけた．臨床経験が豊富な指導者たちは早くからその教育に注目していたのである．

　1997（平成9）年，日本小児科学科会セミナーで武谷が初めて用語「初期印象診断」[2]を提唱し，2002（平成14）年には日本小児科学会が「小児科3カ月研修要領」の「小児診療の特性を学ぶ」の項[3]で，2010（平成22）年には同学会作成の後期研修医向け「小児科医の到達目標・第5版」で当用語を明記している．

❖ 看護師に必要な初期印象診断の学習

　最初に患児と出会うのは，多くの場合医師ではなくスタッフである．看護師や受付係が子どもの顔を見て麻疹と診断して隔離したり，けいれんや脱水性ショックの子をみてすぐに処置を始める．この一連の行動は，医療チームの素晴らしい総合臨床力として，患者や家族の目に頼もしく映る．

　そのようなスタッフの教育は，一般看護に関する教材はもちろんであるが，現場での反復教育が有効である．疾患モデルとなる患児の症状やサインを写真やビデオに記録し，初診時と回復時を比較することで理解を容易にし，当時現場に居合わせなかったスタッフにも生々しく伝えることができる．後日，それを現場スタッフの再確認教育や新人教育，看護ミス防止の指導にも役立てることができる．

　1996年から公認の小児救急看護認定看護師が誕生し，救急トリアージの「初期診断」で活躍している．しかし，看護師による適切な印象診断が活かされず不幸な結果を招くような事例が後を絶たない．臨床現場における医師・看護師の協働（スキルミクス）効果を向上させるには，ベテラン看護師による若い研修医の指導も重要である．

参考文献
1) 吉田一郎（監訳）ほか：APLS小児救急学習用テキスト．診断と治療社，p.18-48，2006.
2) 武谷　茂：ベッドサイドの初期印象診断．第27回日本小児科学会セミナーテキスト，p.16-27，日本小児科学会，1997.
3) 日本小児科学会教育委員会：小児科専門医の到達目標．p.4，日本小児科学会，2010.

【武谷　茂】

B 医療事故を防ぐために

　自然に排泄された尿や便を検査することなどを除けば，医療行為は心身に侵襲を加えるものが大部分である．一般の人が他人の身体に針を刺せばこれは事件であり刑事罰とともに民事上の損害賠償を請求されるが，医師や看護師が採血のために子どもの身体に針を刺すことは正当業務行為であり違法性は阻却される．ただし，故意ならびに重大な過失がある場合や患者側の同意を得ていない場合は，正当な医療行為とみなされないので医療事故となることがある．投薬内容を間違えた，投与量を間違えた，患者側の同意がなく投薬をした，患者が望んでいない処置をしたなどのために患者側に不利益な結果に至ったときに患者側が医療事故と判断すれば，医療者側が事故とは思っていなくても医療事故とみなされる．

■ 結果が悪ければ事故となる．悪い結果は回避すべし

　診断ならびに治療などの医療行為は，まず訴えと所見から患者の現状を把握し，診断ならびに重症度を判断し，治療方針を決定して，その計画を実行する．治療方針を決める段階ではまだ予後は確定しておらず，治療の結果として転帰が明らかになる．転帰は必ずしもよいものばかりではなく，不幸な転帰をとることもある．治療方針の決定は，初診時ならびに再診時の訴えと所見に基づいて行われるのであるから，治療方針を決めた判断の正当性は本来転帰の良し悪しには無関係なはずである．しかし，往々にして結果が悪いとその途中経過も悪かったと判断される傾向にある．これは患者側だけでなく専門的な知識のある医師が医療行為の正当性を評価する際にもみられる現象である[1]．

　結果が悪ければそこに至る医療行為も不適切であったと認知される危険性があるからには，どのような状況に至っても，患者側の病状の軽快，治癒への努力を怠ることはできない．極論を言えば，治癒してしまえば医療事故として認識されることはほとんどない．患者側の心身の治療に専念することが，医療事故を防ぐ第一歩である．

　ただし悪い結果を隠蔽することは好ましくない．隠していたことがあとから発覚すると，患者側の不信を招き，医療行為に対する評価もさらに悪化する．何らかの理由があって患者側に診療情報の全部あるいは一部を提供しないのであれば，たとえば「確定診断が出た後に説明する予定」などとカルテに記載しておくことが望ましい．

■ 患者側の不満が何かを察知して対応する

　不幸な転帰に至ったとしても，患者側が医療に満足しているのであれば医療事故として認識されることはない．病院内で死亡する症例のすべてが医療事故として扱われていないのは，転帰は不幸な結果であったとしても，医療行為そのものには一定の満足を感じているからである．一般に満足度は「達成値/期待値」で表すことができる．不幸な転帰であったとしても，期待してい

表Ⅲ-B-1 医療事故全国一斉相談事例

どのような点に不満を感じたか（重複回答あり）		望むことは何か（重複回答あり）	
・被害を受けたことについて	226	・賠償金を支払ってもらいたい	183
・事故後の事実説明について	161	・原因を明らかにしてほしい	177
・事故後の謝罪について	93	・きちんと説明してほしい	159
・事前の説明について	91	・謝罪してもらいたい	128
・事故原因調査について	86	・二度と同じ過ちを繰り返してほしくない	47
・賠償について	74	・刑事罰を加えてほしい	14
・治療費について	28	・行政処分を加えてほしい	12
・再発防止について	16	・その他	74
・警察の対応や刑事罰について	6		
・行政の対応や行政処分について	2		
・その他	66		

2005年12月3日に実施された弁護士による相談受付497件の結果からその一部を記す．内科，外科，整形外科で相談件数の約半数を占め，小児科に関する相談は全体の2%程度と少ないが，事故として扱われる内容については共通する部分が多い．

（医療事故情報センター発行，センターニュース No.215 より抜粋）

た医療行為を十分受けていた，期待に見合うそれなりの達成値があったと患者側が判断すれば不満は小さくなる．実際に医療事故となったときに患者側はどのような不満をもっているのかを表Ⅲ-B-1に示す．表Ⅲ-B-1から，患者側の不満について考えてみる．前述したように，結果が悪ければ診断ならびに治療に関わる医療行為について不満と思うこと自体は避けられない．患者側の不満を軽減し，満足してもらうためにすることは，期待に応えることができなかった原因を説明し，まずは言い訳をせずに謝ることである．謝り方については後述する．

事故のデータベース（事例報告集）から学ぶ

小児科外来は，外科的処置が少なく受診者の年齢層に高齢者が含まれる比率は極端に小さい．診療科目が異なれば行われる医療にも違いがあり，起こりうる医療事故も異なる．視点を変えればどこの小児科外来でも起きやすい事故がある．過去の事故事例から，その頻度の大きいもの，重症度の大きいものを知って，その医療機関での対応策を考えておくことが事故予防になる．

例：厚生労働省「予防接種　間違い防止の手引き」

ニアミスから学ぶ

❖ 失敗例から学ぶことには限界が大きい

失敗例の考察では，事故を招いた直接的な物的要因，人的要因のみが注目されて真の原因が把握できない．「ここに○○が置いてあればよかった」「あのとき，○○さんが確認すればよかった」「もう少し早く気がつけばよかった」など本質的でないことばかりが関心の対象になりやすい．また二度と同じ過ちを繰り返さないという意味はあっても，別の種類の事故を未然に防ぐことができない．

❖ ヒヤリハット報告から学ぶことが有効

各医療機関で診療中にヒヤリとしたこと，ハッとしたこと，つまり事故のニアミス例を報告して検討することを日常的に行うべきである．事故になる一歩手前と認識できた事例は，誰にとっても不利益はなく，誰にも責任がないので正直な意見で検討しやすい．その医療機関での事例であるので，再度同じ状況に至る可能性が高い．事故を未然に防ぐためには有効な手段である．検討した事項については記録を残すなど，すべての職員で情報を共有することも大切である．

事故が起きにくい構造にする

　小規模な医療機関はどうしても手狭になるので，物品の動線が交錯することが多い．例として，予防接種を準備するテーブルと接種済みの注射器を置く場所は明確に分ける．

ダブルチェックを行う

　どのように注意を払ったとしても人的ミスを皆無にすることは不可能である．2人以上の人間がダブルチェックをすることで，ミスを起こす可能性を小さくすることができる．単純計算では，もし1％の頻度でミスが発生するならばダブルチェックでミスが発生する確率は0.01％となる．そのコツは，1人目のチェックが終わっていることを前提にせず，自分の目で確認することである．2人目がミスをみつけても1人目を責めないことも大切であり，1人目も2人目と同様にミスをすることが前提なので，ミスを責めてはいけない．

不用意な言葉が医療事故を招くことがある

　医療行為としては特に問題がなさそうに思える場合でも，事前の説明が不適切であると結果として医療事故と受け止められる場合があることに注意が必要である．
- 医療行為はすべて危険を伴うという認識に基づいた事前説明をする．患者側に安心してもらうためであっても「大丈夫ですよ」「危険はありません」など医療行為に危険が皆無であると誤解されるような安易な説明はしない．「ちょっと痛いだけですよ」と説明して耳垢を除去して，止血処置が必要な出血をきたすことがある．
- 現時点での評価に基づく予後よりも転帰が不良であると患者側は不満を覚えるので，楽観的な説明だけに終始してはいけない．「お腹のかぜ程度」の説明が，同日に腸重積で入院になることもある．
- 前医の治療についての批判は避けなければならない．「昨日検査しておけばよかったのかもしれません」などと根拠のないあいまいな発言をすると，患者からみれば「それが正しい判断」と理解され，あとからの訂正は不可能になり，言質を取られることになる．

謝罪する，ただし適切に

　謝罪は，過失を認めること，過失と被害の因果関係を認めること，損害賠償を認めることとは別である．自らの医療行為が正しかったと主張することと謝罪することは矛盾しない．不満を与えたことに対しては十分に謝罪する態度が必要である．「あなた様に私どもの行為がもとで不愉快な思いをさせてしまったことに対しては誠に申し訳なく思う」という意味で，まずは謝罪する．事故の過失，損害賠償，補償などについては，謝ることとは別の機会を設けて話し合うべきである．まずは，患者の病状の回復に全力を注ぎ，補償などについては，双方が落ち着いてから，第三者を同席のうえで話し合うことが望ましい．

参考文献

1) Caplan RA, et al：Effect of outcome on physician judgments of appropriateness of care. JAMA, 265：1957-1960, 1991.

【崎山　弘】

第Ⅲ章　外来診療の ABC

C 発達の評価

1 神経学的異常児の早期発見法
early detection of neurological abnormalities

　神経学的異常児（特に脳性麻痺）の療育は早期に始めるほど効果が高いので，早期診断が重要であるが，重度の障害は別として，乳児期前半での早期診断は決して容易ではない．

　本項では，乳児の姿勢・運動・筋トーヌスの診かたを概説し，主に運動症状・徴候を呈する神経学的異常児の早期発見のコツを述べる．精神遅滞，自閉症や注意欠陥多動障害の早期診断法については他項目を参照していただきたい．本項では，脳性麻痺を運動や姿勢の異常を示す代表的な神経学的疾患として取り上げるが，進行性疾患である代謝性疾患や変性疾患でも同じ症状を呈しうることを忘れてはならない．

＜早期診断が困難な理由＞
　乳児期早期の脳性麻痺（中等症以下）では，以下の理由で早期診断が困難である．
① 筋トーヌスはまだ高くないことが多く，精神遅滞や筋疾患，良性低緊張群との鑑別が難しい．
② 深部反射は正常範囲内であることが多い．
③ アテトーゼが明らかになるのは 6 カ月以後であることが多い．
④ 発達が一見正常にみえることも多い．
⑤ 原始反射の診断的価値に限界がある．
⑥ 周産期脳障害があったものでも，その後に無症状期が存在することがある．

問　診

　乳児期前半における神経学的異常児のスクリーニング方法としては，危険因子の点検と微小な危険徴候の発見が重要となる．脳性麻痺になる危険性が高い乳児は，「脳性麻痺リスク児」として専門医の診察を受けることが望ましい．

❖ 危険因子

　胎生期や周産期に危険因子（risk factor）（「脳性麻痺」の項，p.624 を参照）を有するものは神経学的異常を残す可能性がある．なかでも，複数の危険因子をもつものや，下記の危険徴候を併せもつものは専門医のチェックを受けるほうがよい．特に低出生体重児や仮死児については，十分な経過観察が必要である．脳性麻痺スクリーニングのための新生児期徴候（表Ⅲ-C-1）は訓練開始基準としても有用であるが，低出生体重児ではこれらの徴候が顕著でなくても両麻痺のことがあるので注意する．

表Ⅲ-C-1　脳性麻痺スクリーニングのための新生児期徴候

① 筋緊張および姿勢緊張の減弱
② 自発運動の減少
③ 原始反射の減弱～消失
④ 啼泣微弱
⑤ 哺乳力低下
⑥ けいれん

〈成熟児において〉
1) 上のいくつかの項目が2週間以上持続すれば全例脳性麻痺となる．
2) 1～2週持続するものも多くは脳性麻痺となる．
3) 1週間以内に回復すれば予後は比較的よい．
4) 3つ以上の項目が1週間以上持続するものは訓練を開始すべき．

(穐山による)

表Ⅲ-C-2　母親の訴えによる早期徴候

共通項目	養護拒否（育てにくい） 多量の嘔吐 号泣や易刺激性 嗜眠性睡眠 易驚愕性 けいれん	嚥下困難 啼泣減弱 不穏 体硬直 蒼白
4カ月頃	手の使用障害 四肢の運動の不均衡 四肢のtwitching 瞬間的眼球振盪 表情に乏しい	
8カ月～	発達の遅れ	

(Denhoffによる)

表Ⅲ-C-3　脳障害児でみられる異常徴候

① 背臥位で常に後弓反張位，蛙様肢位
② 完全な伸展位
③ 著明な非対称性肢位
④ 緊張性頸反射の欠如または著明な亢進
⑤ モロー反射の欠如または著明な亢進
⑥ ⑤があって，極端な寡動から多動に変化するとき
⑦ 上肢の急激な不随意的運動
⑧ 四肢の振戦
⑨ けいれん
⑩ 筋トーヌスの著明な低下または亢進
⑪ かん高い泣き声
⑫ 易刺激性
⑬ 無欲状
⑭ アテトーゼ様運動
⑮ 常同的な自発運動の過剰
⑯ 非対称的なハイハイ
⑰ 上肢・手指の弛緩または屈曲

(Denhoffによる)

❖ 危険徴候

　　ここでいう危険徴候（risk sign）とは，保護者によって気づかれる早期徴候（表Ⅲ-C-2）と，異常な姿勢・運動パターンなどの異常徴候（表Ⅲ-C-3）のことである．毎日，子どもと接している保護者の感覚は鋭敏であり，保護者の発言には注意して耳を傾けるべきである．

診　察

　空腹や眠気のためにぐずっていたり，眠りかけていたり，泣き叫んでいるときの所見は信頼できない．十分な診察ができない場合には，後日診察し直すことも必要である．また，保護者が記録したビデオで乳児の姿勢や運動をチェックするのも大いに役立つ．

❖ 診察の手順

◻ **観察**……おむつ1枚にして，顔貌，皮膚，頭部，四肢など外表上の異常がないかチェックする．次に姿勢や自発運動（主に粗大運動）をみる．機嫌のよい状態で乳児がみせる自発姿勢や自発運動を十分に観察することは，原始反射や姿勢反応を誘発する診察法よりもはるかに有用で，すぐれた診察法である．診察時には必ず視線を合わせ，笑いかけたり声をかけたりして反応を観察する必要がある．変化に富んだ豊かな反応があれば，脳障害の可能性は少ない．追視をさせ眼球運動をみる．また音に対する反応もみておく．これらにより精神発達や脳神経について確認ができる．さらにおもちゃなどをもたせて微細運動を確認する．

◻ **姿勢反応・原始反射**……観察が終わったら子どもに直接触れ，診察する．筋トーヌスをみた後，仰臥位から引き起こして座位・立位をとらせ，それぞれの状態と姿勢反応を観察する．次に腋窩懸垂から斜位，腹位懸垂までの姿勢反応をみる．それぞれの体位で，必要に応じて原始反射もみる．深部腱反射や病的反射は最後にみることも多い．

❖ 姿　勢

　恒常的な異常姿勢は診断的価値が高い．

◻ **背臥位での異常姿勢**（図Ⅲ-C-1）……① いつも左右のいずれかを向いた姿勢（非対称性緊張性頸反射を伴えばさらに悪い），② 後弓反張位，③ 蛙様肢位，④ 肩の後屈，⑤ W字状上肢（上腕

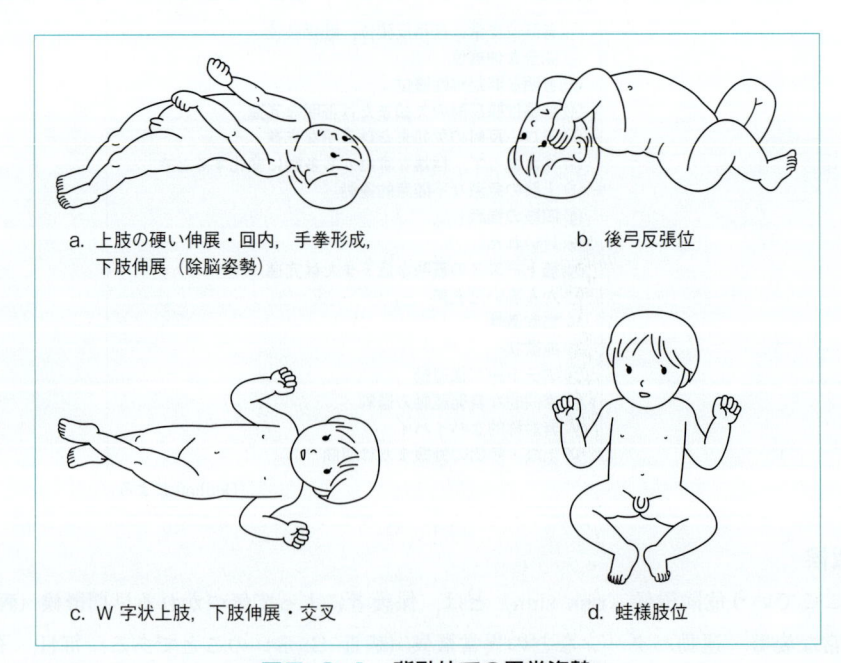

a. 上肢の硬い伸展・回内，手拳形成，下肢伸展（除脳姿勢）

b. 後弓反張位

c. W字状上肢，下肢伸展・交叉

d. 蛙様肢位

図Ⅲ-C-1　背臥位での異常姿勢

（福岡地区小児科医会乳幼児保健委員会編：乳幼児健診マニュアル　第4版．p.19, 図7, 医学書院, 2011）

回外，肘屈曲して，手を床につけW字状にみえる姿勢），⑥上肢の硬い伸展・回内，手拳形成，⑦下肢伸展・交叉，⑧内反・尖足．

◆ **腹臥位での異常姿勢**……頭部のコントロール不良，抗重力姿勢（肘位，手位，四つ這い位）の発達レベルの遅れや左右差．

◆ **座位での異常姿勢**……脊柱の伸展度（体幹の筋トーヌス）の異常，下肢伸展座位，とんび座り（大腿内転筋群の拘縮）．

◆ **立位での異常姿勢**……尖足，反張膝，内反足，外反足．

❖ **自発運動**

　脳障害児の運動の特徴は，姿勢，反射，反応，行動に変化が乏しく，常同性がみられることである．また，乳児期には利き手はないので，乳児の手の使い方の左右差は常に病的徴候と考えるほうがよい．運動は粗大運動と微細運動に分けて考えるが，微細運動が良好の場合には脳性麻痺は考えにくい．以下の項目について，どのレベルまで発達しているか，左右差がないかをチェックする．

◆ **粗大運動**……頸定，寝返り（一方だけにしかしない場合は要注意），腹臥位での方向転換（pivot turn），独座，腹這い，四つ這い，つかまり立ち，伝い歩き，ひとり立ち，独歩．これらの発達が標準的な運動発達の指標（motor milestone，表Ⅲ-C-4）より3カ月以上遅れている場合には病的な遅れとみなす．

◆ **微細運動**……指しゃぶり（手甲，手拳，母指），両手合わせ，おもちゃに手を伸ばして取る・もちかえる，両足を足底で合わせる，手で足をつかむ・さらにつかんだ足を口にもっていく，指先でつまむ．顔にかけたハンカチの取り方を調べる（cloth on the face test）のは，精神発達と微細運動の両方を調べられるので優れた検査法である．正常児であれば，5カ月では両手，6カ月では片手で取るようになる．つかみ方は，手全体でつかむ全手把握が5〜6カ月，母指側でつかむ橈骨側把握が7〜8カ月，母指と他の指の腹側でつかむ鋏状把握（挟みもち）が10〜11カ月，母指と他指の指先でつまむピンセットつまみが12カ月である．

❖ **筋トーヌス**

　筋トーヌスは姿勢と並ぶ最重要項目である．筋肉をつかんで硬さを，次いで関節を他動的に伸展させたときの関節の可動域（伸展性）と関節をぶらぶらと揺らしたときの振れ具合（被動性）をみる．筋トーヌス亢進は，関節の他動的屈伸を利用して，痙直性（折りたたみナイフ現象）と強剛性（鉛管現象）とに分けられる．さらに，筋トーヌスの変動が著明なタイプ（アテトーゼな

表Ⅲ-C-4　標準的な運動発達の指標（motor milestone）

頸定	3〜4カ月
寝返り	5〜6カ月
独座	7〜8カ月
腹這い	7〜8カ月
つかまり立ち	10カ月
伝い歩き	10〜12カ月
ひとり立ち	12カ月
独歩	13〜15カ月

表Ⅲ-C-5　筋トーヌス低下時にみられる所見

1) 筋トーヌスの3要素
   ① 硬さ：柔らかい，② 被動性：亢進，③ 伸展性：亢進
2) 姿勢
   ① 背臥位：蛙様肢位，上肢W字状肢位，② 座位：躯幹二つ折れ（double folding）
3) 姿勢反応
   ① 引き起こし反応：頭の垂れ下がり（head lag），乏しい肘屈曲，② 斜位懸垂反応：躯幹の折れ曲がり，
   ③ Landau反応：頭の持ち上げなく，逆U姿勢
4) 特異徴候
   ① スカーフ徴候（scarf sign）：上肢が頸の下に巻きつく，② 踵-耳徴候（heal-to-ear sign）：踵が耳につく

表Ⅲ-C-6　原始反射

反射		消失時期
追いかけ反射（rooting reflex）	口角を触れられると，そのほうへ顔を向けて口に入れようとする．	4～6カ月
吸啜反射（sucking reflex）	口に入ったものを吸う．	4～6カ月
モロー反射（Moro reflex）	後頭部と背部を支えられたまま上体を起こした状態から，検者が後頭部を支えている手を下げることにより頭を背屈させると，児は上肢を外転伸展させ（第Ⅰ相），指をひろげ，次いで抱えこむようにする（第Ⅱ相）．	4～6カ月（第Ⅰ相）
手掌把握反射（palmar grasp reflex）	手掌を圧迫されると，反射的に握る．	3～6カ月
足底把握反射（plantar grasp reflex）	足の母指球を圧迫されると，全指を屈曲する．	9～10カ月
逃避反射（withdrawal reflex）	一方の足裏をつつかれると，児は両下肢を屈曲し引っ込める．	2～3カ月
交叉伸展反射（crossed extension reflex）	一方の足を押さえられ足裏をつつかれると，児は他方の下肢を屈曲，次いで押さえられた下肢へ交叉するように伸ばす．	2～3カ月
足踏み反射（stepping reflex）	原始歩行．脇の下を抱えられ，前傾姿勢で足裏を床につけると，下肢を交互に屈曲して歩行するように動く．	2カ月
躯幹屈曲反射（trunk incurvation reflex）	ギャラン反射．腹臥位で背部の一側を上から下へ指でこすられると，そのほうへ躯幹を弯曲させる．	2～6カ月
対称性緊張性頸反射（symmetrical tonic neck reflex）	腹臥位で水平に抱かれ頭部を前屈，後屈されると，児は上肢をそれぞれ屈曲，伸展させる．	4～6カ月
非対称性緊張性頸反射（asymmetrical tonic neck reflex）	背臥位で検者から顔を一方へ回されると，そのほうの上下肢を伸展させ，他方の上下肢を屈曲させる．	3～4カ月
陽性支持反射（positive supporting reflex）	垂直位に抱かれ足裏を床につけると，足指を背屈させ下肢を伸ばしてつっぱるようにする．	10カ月

ど）もみられる．筋トーヌス低下があれば，表Ⅲ-C-5のような所見がみられる．全身の筋トーヌス低下を呈する乳児はフロッピーインファント（floppy infant）と呼ばれ，筋疾患，末梢神経障害，脊髄前角細胞障害だけでなく中枢神経疾患でもみられる．乳児期早期の脳性麻痺では筋トーヌスは低いことが多い．

❖ **深部（腱）反射**

将来痙直性麻痺になる乳児でも，8カ月頃までは深部反射は正常範囲内であることが多い．逆に1～2カ月の生理的に筋トーヌスが高い時期には正常児でもクローヌスがみられたりする．したがって，深部反射単独の異常だけでは意義が乏しく，他の所見と合わせて判断するほうがよい．

❖ **原始反射**

原始反射は，脊髄・脳幹に反射中枢をもち，胎生5～6カ月より発達し，中脳・大脳皮質の高次神経機構の発達にしたがって，生後2～4カ月から消失し始め，大部分は4～6カ月頃には消失していく．主な原始反射は表Ⅲ-C-6のとおりである．存在すべき時期に誘発されない，左右差がある，消失すべき時期に残存する場合には病的意義が疑われる．高位中枢の障害に対して原始

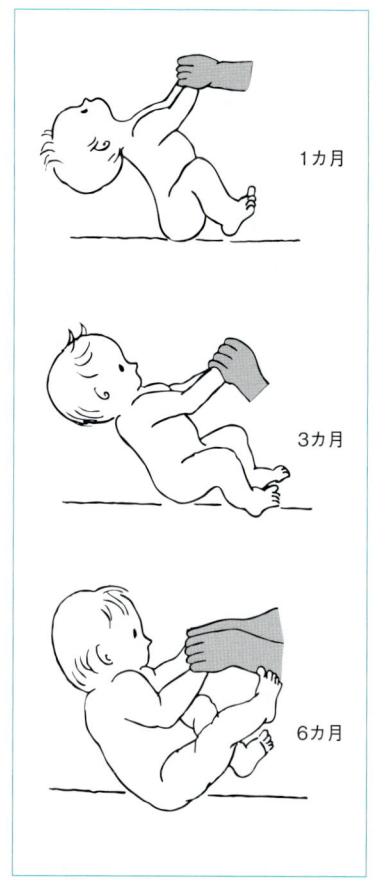

図Ⅲ-C-2　引き起こし反応

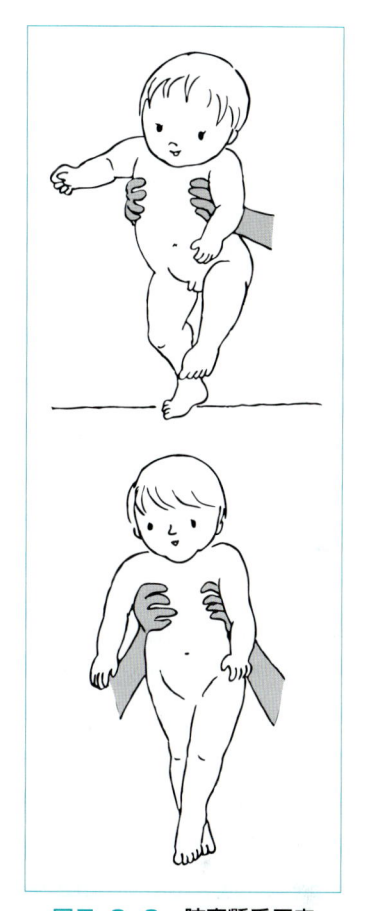

図Ⅲ-C-3　腋窩懸垂反応
下図では下肢が交叉伸展する異常パターンがみられる．

反射が診断的価値をもつのは生後5〜6カ月以後であり，それが常に存在するときは大脳の異常が考えられる．

❖ 姿勢反応

姿勢反応は特定の姿勢にしたときに現れる姿勢の変化をいう．姿勢反射は上位中枢（中脳〜大脳皮質）の成熟により発現する立ち直り反射，平衡反応に基づく変化である．さまざまな誘発法があるが，ここでは手技が安全かつ容易で，診断にも有用な反応について述べる．

◻ **引き起こし反応（traction response）（図Ⅲ-C-2）**……背臥位で検者の母指を乳児に握らせ，検者の2，3指で手首を押さえてゆっくり引き上げ，体軸が床から45度での反応をみる．3〜4カ月には頭部も躯幹と平行に上がるようになり，6カ月には上肢を屈曲させ頭部も前屈して自分から起き上がるようになる．頭の垂れ下がり（head lag），乏しい肘屈曲，後弓反張，下肢の硬い伸展は異常反応である．

◻ **腋窩懸垂反応（axillar suspension test）（図Ⅲ-C-3）**……腋の下で支え，空中で垂直位に保つときの反応をみる．空中での異常姿勢は，後弓反張，上肢のジストニア（伸展，内旋，手拳形成），下肢の交叉・伸展など．この反応をみた後，下肢を床につけたときの状態もみておくとよい．下肢の支持性は，陽性支持反射（原始反射）のため新生児期は非常に高いが，次第に低下

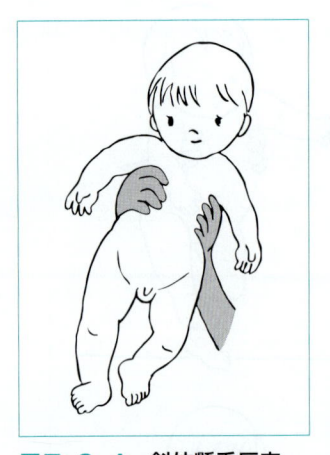

図Ⅲ-C-4　斜位懸垂反応
頭の立ち直りがみられる．

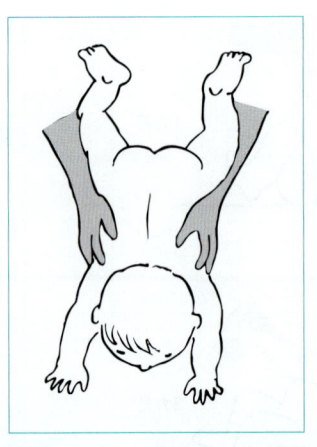

図Ⅲ-C-5　パラシュート反応

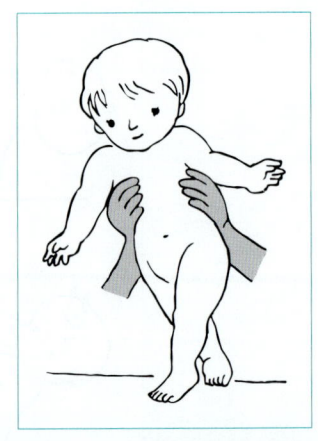

図Ⅲ-C-6　ホッピング（跳び直り）反応

していく．4〜5カ月頃は下肢を床につこうとしないことも多いが，6カ月を過ぎると下肢をピョンピョンさせながら体を支えるようになる．

◘ 斜位懸垂反応（oblique suspension test）（図Ⅲ-C-4）……腋の下で支え，空中で斜位に保つときの反応をみるが，このとき急激に傾ける必要はない．頭部・躯幹の立ち直り反応（righting reaction）と躯幹の筋トーヌス低下をみる．立ち直り反応は頭を垂直位に保とうとする反応であるが，5〜6カ月より出現するようになる．

◘ パラシュート反応（parachute reaction）（図Ⅲ-C-5）……側方パラシュートは，座位の姿勢にて前方，側方，後方に倒したときに転倒を防ごうとする上肢の伸展反応で，7〜8カ月に出現する．前下方パラシュートは，抱き上げた乳児を両側胸部で支えて前方に落下させると，上肢を伸ばして手を開いて体を支えようとする反応で，8〜9カ月に出現する．左右差にも要注意する．

◘ ホッピング（跳び直り）反応（hopping reaction）（図Ⅲ-C-6）……立位の乳児を両手や腋窩で支えてやりながら，左右のいずれかに倒そうとすると，反対側の下肢を倒されたほうに交叉させて，重心を移動させる平衡反応．つかまり立ちができるようになってから出現する．

❖ その他
以下の項目も神経学的異常の早期発見に役立つ可能性があるので注意する．
① 体型や骨格の異常（体重増加不良，低身長，高身長，肥満，やせ，漏斗胸，クモ状指，四肢短縮，反張膝，扁平足）
② 頭囲の異常（大頭症，小頭症），頭蓋変形（早期癒合症）
③ 顔貌異常（odd looking face, myopathic face）
④ 皮膚所見：白斑，母斑，カフェオレ斑，血管腫
⑤ その他の外表奇形
⑥ 斜視，眼振，異常眼球運動

表Ⅲ-C-7　運動発達遅滞の評価

	筋トーヌス	姿勢異常	姿勢反応異常	病的反射	乏しい関心	予　測
1	正　常	なし	なし	なし	なし	正常化
2	低　下	なし	なし	なし	なし	正常化
3	低　下	なし	なし	なし	あり	精神遅滞
4	低下 or 亢進	あり	軽度	なし	なし	正常化
		あり	中等度	なし	なし	正常〜MBD〜CP
5	低　下	あり	あり	あり	なし	MBD〜CP

MBD：微細脳障害症候群[*]，CP：脳性麻痺　　　　　　　　　　　　　（諸岡による）
　＊：使用しなくなった病名．現在の発達障害に近い．
4の下段と5はリハビリテーション開始の対象となる．

表Ⅲ-C-8　運動発達のnormal variation

- 寝返りをしない
- ハイハイをしない
- 下肢をつかない
- 座位から，這わずに立位に発達する
- 歩行前にいろいろな移動形態をとる
- 立位化したあと，怖がって独歩が遅れる
- slow starter
- advanced development

総合的評価

　精神発達の程度や身体所見も加えて総合的に評価する．危険因子や危険徴候を手がかりに発見された神経学的異常のハイリスク児は，専門医によりMRI検査などを含めた評価を受け，要訓練か経過観察かを判断される（表Ⅲ-C-7）．早期診断の難しさを考えれば，よほど明らかなものでない限り1回の診察だけで要訓練児としないほうがよい．日常生活での接し方（抱き方や授乳のしかた，腹臥位のすすめ，赤ちゃん体操など）について簡単な指導をしたうえで，注意深く経過観察し，改善傾向がないときに訓練を開始する．経過観察の間隔は症例や月齢によって異なるが，1歳前後は両麻痺，片麻痺，アテトーゼが明らかになってくる時期なので，2〜3カ月以上はあけないことが望ましい．

　最終的に脳性麻痺ではなく精神遅滞や発達障害と診断される児でも，初期には運動発達の遅れや筋トーヌスの異常が主訴であることも多い（表Ⅲ-C-7）．乳児期半ばまでの発達に問題がない子どもでは，シャッフリングベビーなど運動発達のnormal variation（特異発達群）のこともある（表Ⅲ-C-8）．

> **column** シャッフリングベビー（shuffling baby）
>
> 　シャッフリングベビーとは座位のままで移動（shuffling）する乳児の総称である．時には脳性麻痺や神経筋疾患などを基礎疾患として有するものもあるが，ほとんどは健常児の特異発達群である．頸定や独座は遅れないが，寝返りが遅れ（あるいは獲得せず），腹臥位を嫌い，多くはハイハイを獲得せず，下肢をつっぱろうとせず立位化が遅れるため独歩獲得も1歳6カ月前後と遅れることが多いのが典型的なシャッフリングベビーの特徴である．神経学的には筋緊張低下を認めることが多く，腋で支えて立たせようとすると空中に座ったような姿勢（sitting in air posture）をとる時期が長い．原因不明であるが遺伝的要因と環境要因が想定されている．楢崎らが福岡市で行った疫学的調査では，シャッフリングベビーの頻度は3%だったが，そのうちの7割は非典型的なシャッフリングベビーであり，腹臥位を苦手としない，ハイハイを早期に獲得する，立位化が遅れない，shufflingの期間が短いといった点で典型例とは異なり，歩行開始も遅れていなかった．なお，典型例の頻度は全体の0.8%であった．したがって，shufflingがあればすぐに精密検診と考える必要はなく，以下の条件をもつシャッフリングベビーを精密検診の対象にすればよい．
>
> ① later walker（1歳6カ月で独歩未獲得）．
> ② 明らかな神経学的異常を有するもの；著しい筋緊張低下（反張膝や外反足を伴うことが多い），筋力低下，深部反射異常，筋萎縮など．
> ③ 言語発達遅滞や広汎性発達障害が疑われる．

【吉良　龍太郎】

2 ことばの遅れ
delay in acquiring language and speech

　　ことばは，高次脳機能の働きであり，乳幼児は多様な能力の発達を基礎にことばを獲得してゆく．なかでも近年特に注目されているのが，視線や指さしに見られる共同注意の成立とことばの発達の関係である．乳幼児健診などに際して，ことばの遅れに適切に対処するためには言語発達の全体像を理解したアプローチが必要である．

■「ことば」とは

　「ことば」は，
① 話しことば，音声言語（speech）
② 言語知識，内言語（language）
③ コミュニケーション
の3つの視点からとらえることができる．

　話しことばとは，「リンゴ」のように音声として口から発することばのこと．言語知識とは，「リンゴとは，赤くて丸くて甘酸っぱい果物だ」と知っていることであり，文法構造の理解も含めて体験や学習によって知識として蓄積される．

　ことばはコミュニケーションの手段であると同時に，思考の道具であり，行動調整の働きをもつ．

　ことばを用いたコミュニケーションができるようになる前の乳幼児は，気持ちや状況をことばで伝えられないので，ぐずったり泣いたりする．伝わらないイライラから，かんしゃくを起こしたり，乱暴な行動に及んだりすることも多い．

　また，思考の道具としてのことばの獲得が未熟な状態だと，目的性のある行動や，ストーリーのある遊びができにくい．そのため，まとまりなくウロウロしたり，次々目移りして遊びに集中できない状態になる．

　また，「待ってて」ということばを自分の内に取り込むことができると「ボクはほんとは，お外に行きたいけど，ママが『待ってて』って言うから待つんだ」と自分の行動をコントロールできる．行動を調整するためのことばが獲得されないと，落ち着きなく衝動的な動きになりがちで，言い聞かせが通じないという悩みにつながる．

■ 広義の「ことば」

　コミュニケーションとは，送り手と受け手の間で，何らかの伝達手段を用いて行われる情報のやりとりである．動物間の伝達手段には，ミツバチのダンス，イヌやネコの鳴き声，小鳥のさえずりなど，さまざまな形態がある．人間はもっぱら音声言語という言語的手段を用いて自分の考えや気持ちを他者に伝え，共有する．

　人間のもつ言語的伝達手段は，話しことば以外に書字言語，手話，指文字，サインなどが，また，非言語的手段としては身ぶり，視線，表情，図形シンボルなどがある．トイレマークや非常

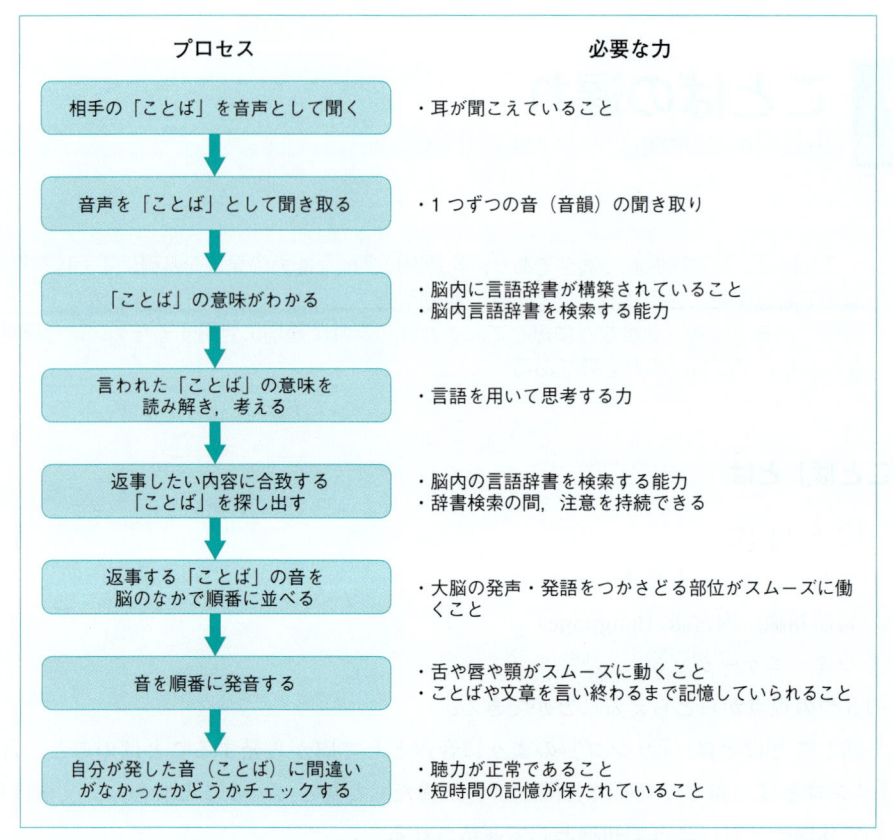

プロセス	必要な力
相手の「ことば」を音声として聞く	・耳が聞こえていること
音声を「ことば」として聞き取る	・1つずつの音（音韻）の聞き取り
「ことば」の意味がわかる	・脳内に言語辞書が構築されていること ・脳内言語辞書を検索する能力
言われた「ことば」の意味を読み解き，考える	・言語を用いて思考する力
返事したい内容に合致する「ことば」を探し出す	・脳内の言語辞書を検索する能力 ・辞書検索の間，注意を持続できる
返事する「ことば」の音を脳のなかで順番に並べる	・大脳の発声・発語をつかさどる部位がスムーズに働くこと
音を順番に発音する	・舌や唇や顎がスムーズに動くこと ・ことばや文章を言い終わるまで記憶していられること
自分が発した音（ことば）に間違いがなかったかどうかチェックする	・聴力が正常であること ・短時間の記憶が保たれていること

図Ⅲ-C-7　ことばの受容・表出の過程と必要な力

口マークは，図形によって「トイレがあります」「非常口はここ」と示すので言語的な意味合いももっているといえる．

乳幼児が哺乳瓶や離乳食のお皿を見て泣きやむのは，そこに食物という意味を読みとるからである．また，ジェスチャーや指さし，視線，ことばにならない音声などによって，多くのことを発信している．こういった「まだ音声言語にならない発信」を上手に読みとる他者（主たる養育者，多くの場合は母親）の存在と，日常の生活のなかでの体験が，まだことばには程遠いと考えられる乳児期の子どものなかにコミュニケーションやことばを育てていくのである．

なお，表記についてであるが，言語聴覚士の周辺では話しことば（speech），言語知識（language），コミュニケーションを全部含める場合には「ことば」と，主として言語知識を指す場合には「言語」「言葉」と表記することが多い．本項では，「ことば」の表記で，コミュニケーションも含めた広義の内容を取り上げることにする．

ことばの受容・表出の過程と必要な力

話しことばを聞き，理解し，考え，返事するプロセスは図Ⅲ-C-7のように整理される．

それぞれの過程を支えるのは次のような力であり，すべてに脳の働きが関与している．

◆ **聴力**……赤ちゃんは，周囲で話されることばを聞いてことばを学ぶのであるから，聴力障害があると言語習得の入り口で支障が出る．

C．発達の評価

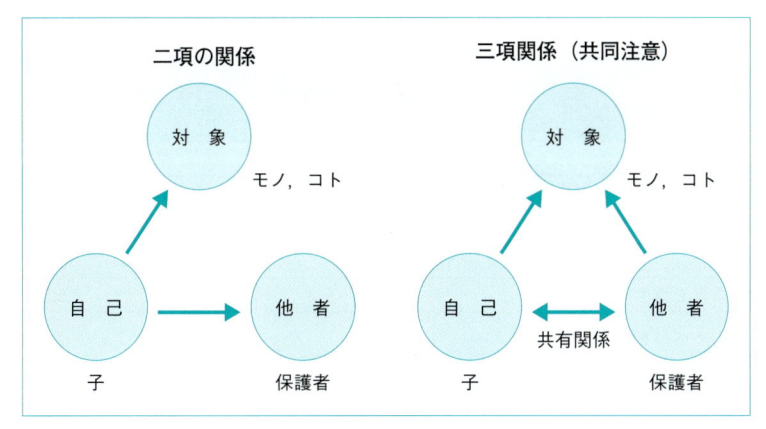

図Ⅲ-C-8 共同注意の成立
共同注意はおおむね9カ月を過ぎた頃に成立しはじめる．

◻ **聴覚弁別能力**……ことばを聞いて理解するためには，「o-t-e-t-e-a-r-a-tt-a-n-o？」という子音と母音から成り立っている音のつながりを瞬時に弁別する能力が必要である．

◻ **知的能力**……聞き取った音を，「オテテ」と「アラッタ」という2つの音の塊（単語）として把握し，「オテテ」と「アラッタ」を脳のなかにためてある辞書と照らし合わせ，「お手々」と「洗った」という意味だと理解する．いずれも，高度な知的能力の発達が必要である．

◻ **記銘力**……ことばの理解には，記銘力も関わっている．聞き取った「オテテ　o-t-e-t-e」という音のつながりは，脳内辞書と照らし合わせる間じゅう覚えていなければならないからである．注意を向ける力（attention）が保たれない場合も，言語理解に支障が出る．

◻ **運動機能，発声・発語機能**……全身的な運動機能の発達のうえに，呼吸，声帯の振動，唇や舌の微細な動きなどの発声・発語機能が生まれる．発声・発語に関わる運動機能は，哺乳，離乳食の進行など，食事動作を通しても発達が促される．

◻ **注意（attention）**……ことばを聞いて覚えるためには，話しかけられたことばの，最初の音から最後の音まで注意を向け続けて聞き取る力が必要である．「イチゴ」ということばの「イ」を聞いただけで注意がほかにそれてしまうようでは，ことばは学習されない．

◻ **共同注意（joint attention）（図Ⅲ-C-8）**……コミュニケーションは，複数の人が1つの対象（モノ，コト）を共有することによって成立する．2人の間で視線を合わせることを基礎に，2人の視線が同じ物に向けられ，そのモノを共有する「（視覚的）共同注意」の力は，ことばやコミュニケーションの成立にとって決定的に大切な力である．共同注意は，日本の心理学の分野で三項関係と呼ばれてきた．

◻ **模倣**……ことばは，大人の動作や発することばを見て，聞いて，まねることによって身につくのであり，模倣はことばの獲得に欠くことのできない能力である．

◻ **伝達意欲**……乳幼児が生理的不快を泣いて大人に伝えることに始まり，指でさして「あっ！あっ！」と大人に教えるなど，周囲の大人に自分の状態や気持ちを伝えようとする伝達意欲の育ちも不可欠である．

表Ⅲ-C-9　デンバー発達判定法　項目の達成時期

項目の内容		25%の子が達成した月齢	50%の子が達成した月齢	75%の子が達成した月齢	90%の子が達成した月齢
あやすと笑う	個人－社会		2.7 週	2.0	3.3
声を出して笑う	言語	3.9 週	1.9	2.9	3.9
音のほうに振り向く	言語	2.4	3.4	4.3	5.3
声に振り向く	言語	2.8	3.9	4.9	6
パ，ダ，マなどを言う	言語	4.1	5.5	7.0	8.4
喃語様のおしゃべりをする	言語	5.4	7.1	8.8	10.5
意味なく「パパ」「ママ」という	言語	6	8	10	12
拍手をまねる	個人－社会	6.6	8.4	10.2	12
バイバイをする	個人－社会	7.5	9.3	11.1	12.9
意味ある1語を言う	言語	9.2	12	14.8	17.6
自発的なぐり書きをする	微細運動－適応	11.1	13	14.8	16.6
パパ，ママ以外に2語を言う	言語	12	14.3	16.7	19
3語言う	言語	13.2	15.6	18	20.4
人形に食べさせるまねをする	個人－社会	15.2	17.8	20.4	23.1
階段を上る	粗大運動	15.2	17.6	20	22.4
6語言う	言語	15.7	17.9	20	22.2
鳥，人，犬，猫，馬の絵のうち2つを指さす	言語	17.4	20	22.6	2.1 年
ボールをける	粗大運動	16	18.7	21.4	2.0 年
上手投げができる	粗大運動	17.6	21.1	2.1 年	2.3 年
2語文を話す	言語	19.7	22.7	2.1 年	2.4 年
両足でジャンプする	粗大運動	20.6	24	2.3 年	2.6 年
友だちの名前を言う	個人－社会	2.0 年	2.4 年	2.8 年	3.1 年
6つの身体部分を示す（鼻，目，耳，口，手，足，おなか，髪の毛のうち）	言語	20	23.3	2.2 年	2.5 年
鳥，人，犬，猫，馬の絵のうち4つを指さす	言語	23.5	2.3 年	2.7 年	3.1 年
色の名前を言う（1色）	言語	2.2 年	2.6 年	2.9 年	3.3 年
片足立ちができる（1秒）	粗大運動	2.2 年	2.5 年	2.9 年	3.2 年
わかるように話す	言語	2.4 年	3.0 年	3.5 年	4.0 年
色の名前を言う（4色）	言語	2.8 年	3.2 年	3.6 年	4.0 年
前後上下の理解ができる	言語	3.0 年	3.5 年	4.0 年	4.6 年
5まで数える	言語	3.6 年	4.1 年	4.6 年	5.1 年
反対類推をする（大きい，熱い，明るい，のうちの2つ）	言語	3.5 年	4.0 年	4.6 年	5.1 年

（小児保健協会：デンバー発達判定法．小児医事出版社，2003より作成）

言語・コミュニケーションの正常発達の時期

　ことばの発達には，運動機能や知的能力を含めた全体発達が関係する．発達の目安の時期を「デンバー発達判定法」から抜粋して紹介する（表Ⅲ-C-9）．それぞれの項目の達成時期は非常に個人差が大きい．

C．発達の評価

表Ⅲ-C-10　ことばの発達が遅れる要因

1) 聴力障害，難聴
2) 発声発語器官の形態異常や運動機能障害
3) 乳幼児期の脳内出血，脳症の後遺症や頭部外傷などによる大脳言語野の機能障害
4) 脳の何らかの機能不全
   ① 知的発達の遅れ（精神発達遅滞）
   ② 対人認知面の障害，注意力障害など（発達障害）
5) 不適切な養育環境，言語環境
6) 生理的な言語発達の遅れ，単純な遅れ

ことばの発達が遅れる要因

ことばの発達が遅れる要因として表Ⅲ-C-10のようなものが考えられる．

自閉症，アスペルガー症候群，その他の広汎性発達障害（PDD），学習障害（LD），注意欠陥多動性障害（ADHD），その他の脳機能障害を含む発達障害は，いずれも高次脳機能に問題を抱えている．臨床的には，それぞれの状態像の間の画然とした違いを想定するよりも，境界はあいまいで，かつ，連続線上に重なり合っているスペクトラム概念でとらえるほうが妥当であろう．

なお，発達障害の行政による定義には知的発達の遅れ（精神発達遅滞）が含まれていない．これは，法律の谷間に置かれたADHD，PDD，LDの3障害を中心とする人たちの法的救済を目的として便宜的に定義を決めざるを得なかったためである．知的発達の遅れも脳機能不全に由来するのであるから，本来は発達障害のなかに含めて考えるべきだろう．

1歳から3歳にかけてのことば・コミュニケーション発達の遅れの診かた

ことばの発達は，言えることばだけにとらわれず，多面的にみていく必要がある．

3歳を過ぎると，発達の個人差の幅は次第に縮まり，ことばの遅れの様相が明確になってくる．1歳半から3歳にかけてが，最も判断が難しい時期である．

筆者らは1歳半健診の事後フォロー個別相談に「ことばの遅れ」を主訴として来所する子どもたちに会う際，前述の6つの遅れの要因の可能性を念頭に置き，次の3つの観点で観察することにしている．

❖ **年齢相応の理解力（状況理解，言語理解）があるかどうか**

「靴下脱ごう」などの簡単な言語指示を音声言語のみで言った場合の反応．身ぶりを加えた場合の反応．絵カードや積み木などを使った机上課題への反応など．

❖ **聴力反応**

後ろから音を出したときに反応するか，家庭でチャイムの音や飛行機の音に反応するか，などの聞きとり．3歳間近になれば3歳児健診の事前に保護者が行う聴力検査（ささやき声検査：子どもの前方で口元を隠し，ささやき声で言ったものの絵カードを指さす）や指こすり検査（子どもの耳の真横5cmの所で大人が親指とひとさし指を5〜6回こすり，聞こえたら挙手させる）も参考になる．

❖ **対人関係，コミュニケーション（共同注意，視線，指さし）**

言語・コミュニケーション発達にとって共同注意の成立が不可欠であることが指摘されている．視線がよく合うか，不安な状況に陥ったときや新奇なモノを見つけたときに母親や近くにいる

表Ⅲ-C-11　DESC（乳幼児社会的認知発達チェックリスト）18カ月の通過項目

- 相手を意識して「イナイ　イナイバー」を楽しむ．
- 自分の興味あるモノ（イヌ，飛行機など）を見つけると，指さして親（養育者）や親しい大人に教え，それを見て答えると満足する．
- 座りかた，しぐさ，咳払い，口ぐせなど，親しい大人のしぐさ（くせ）などをまねる．
- 理解できることばが増加している．
- 大人がじっと見ているものを見たり，見ている方向に視線を向ける．
- 初めて意味のあることばを話したとき．話した時期とことばをそのまま記入．
  　＊通過となるのは，母親を見て「マンマ」，自動車を見て「ブーブ」など．明らかに意味とことばが結びついている場合．

大人のほうを見るか，伝えたいことがあるときにそのモノを指さし，かつ，母親や大人のほうを振り返る行動があるかどうか，などが着目すべき行動である．

共同注意，社会的認知発達に着目した乳幼児用のチェックリスト

❖ DESC

DESC（乳幼児社会的認知発達チェックリスト）は対人・コミュニケーション行動に焦点をあてたチェックリストである．おおむね6カ月，12カ月，18カ月，24カ月，30～36カ月の乳幼児を対象に，それぞれ6項目または12項目の質問を，小児科医や保健師などの専門家が，子どもの主たる養育者に訊ねて記載する簡便なものである．

18カ月で通過すべき項目を表Ⅲ-C-11に示す．

❖ M-CHAT

M-CHAT（Modified Checklist for Autism in Toddlers）は自閉症スペクトラムのスクリーニングを目的とするチェックリストである．対象は2歳前後の幼児．質問は23項目からなり，保護者が記入する方式である．英国で開発されたものに，修正を加えた日本語版が作成されている（http://www.ncnp.go.jp/nimh/jidou/aboutus/mchat-j.pdf）．

なお，目が合わない，決まりきったモノでしか遊ばない，大人の声かけに反応が鈍いなど，自閉症スペクトラムと類似の行動がみられ，かつ，ことばの遅い子どものなかには，親がパソコンや携帯電話に熱中して子どもからの働きかけに応じてやらない，テレビやDVDを長時間視聴させている，など言語面での不適切な養育環境が要因と思われるものがある．こういう場合はメディアから遠ざけ，遊びの体験を増やすことで行動は改善し，ことばも出てくる．

チェックリストや検査は，子どもの現状を把握するための助けにはなるが，生活や発達の全体をみることが肝要である．

知的発達の遅れとことばの遅れ

知的発達の遅れがあると，運動発達にも認知発達にも遅れがみられ，有意味語の出現も遅い．ことばを使って思考する能力が不十分だと，単純な感覚遊びの段階にとどまる．たとえばままごと遊びで，切るだけ，皿に入れるだけに終始し，「切る→鍋に入れる→かき混ぜる→皿に盛る→大人に渡す」のような一連の流れのある遊びに広がらない．

知的な遅れが軽度ないしボーダーライン程度の場合，ことばが出て，2語，3語の文章で話せるようになったあと，3歳，4歳と年齢進行につれて，認知面を中心としたことばの遅れが目立つようになる．

目の前にあるモノについての具体的な話題なら受け答えできても，非現前のことについての質

表Ⅲ-C-12　構音の完成年齢

年　齢	完成する構音
2歳代	パ行，バ行，マ行，ヤユヨワン，母音
3歳代	タ行，ダ行，ナ行，ガ行，チャ行
4歳代	カ行，ハ行
5歳代	サ行，ザ行，ラ行

(村上氏廣，ほか：新生児・小児の発達障害診断マニュアル．p.155，医歯薬出版，1982)

問に答えられない．「自転車で来たの？」と聞くと「自転車」，「クルマで来たの？」と聞くと「クルマ」と答えてしまう，などである．「幼稚園で何したの？」などのオープンクエスチョンには応じにくく，すぐにあきらめて「わかんない」と答えることも多い．

全体に反応が遅く，ジェスチャーや指さしなど，視覚的手がかりを与えて具体的に話しかけたほうが理解しやすい印象がある．

なお，軽度ないし中等度難聴の場合にも，このような知的発達の遅れと同様の行動がみられる．知的発達の遅れを疑う前に，必ず聴力反応を確認する必要がある．

ことばがはっきりしない（構音発達の遅れ）

舌や唇を使って発音する働きのことを構音という．構音の完成のためには，大脳の発声発語に関与する部位の成熟と，離乳食の進行に伴う舌や唇の微細な運動機能の獲得との両方が必要である．

構音発達には一定の順序性がある．初期に言えるようになるのは，唇を使うパ行・バ行・マ行，ヤユヨ，次に舌の先を使うタ行・ダ行など，そしてカ行・ガ行などが続く．完成が最も遅くまでかかるのがサ行・ザ行・ラ行である（表Ⅲ-C-12）．

完成しているはずの時期にまだその音が構音できないと構音障害，音が未完成ではあるが年齢相応である場合を未熟構音という．

4～4歳半にかけて多くの子が五十音をほぼ言えるようになり，構音も明瞭になる．ことばの音（音韻）に注目して聞き取れるようになること，口腔の形態の変化，構音運動の高度化などが関わっている．

ただし，音のうちでもサ行・ザ行・ラ行の完成はさらに遅れがちである．6歳近くなっても1割程度の子が未達成との報告もある．サ行はタ行，チャチュチョ，シャシュショに置換しやすく，ソラ（空）がトラ，チョラ，ショラなどになる．

サ行・ザ行は4～6歳頃にかけて自然改善することが多いが，なかには，言語聴覚士やことばの教室での専門的支援が必要な場合もある．

カ行がタ行に置換されるカ行構音障害や，舌の両側に力が入る側音化構音については，専門的支援が必要なことが多い．

構音訓練開始の目安は，構音が全体にはっきりして言えない音が限定されること，本人に音を間違えているとの自覚があり，直したいとの意欲をもち，ひらがなが習得されている，などの条件が必要なので，おおむね5歳頃からである．構音訓練を早く開始しても，改善までに長期間かかるため，正しい音を習得する時期は，5歳過ぎから訓練開始した子どもとあまり変わらないという臨床的実感がある．

吃音と場面緘黙

　ことばにまつわるその他の問題として吃音と場面緘黙(ばめんかんもく)がある．いずれも，生理的要因と環境要因の両方の関与が考えられている．

　2，3歳時期の吃音は「言いたいことがたくさんあるのに口がついていかない状態」として言語能力の発達とともに自然に消失することも多いが，吃音を起こしやすい素因は潜在的にもち続けている．環境次第で再度症状が現れる可能性があるので，注意深く見守る必要がある．幼児期の発症直後から重い状態になる場合や，軽快することなく成人期までもち越す場合もある．「全国言友会連絡協議会」などの当事者団体が信頼できる情報を発信している．場面緘黙も気長に見守ることで自然に改善していくことが多いが，不安が強く，対人交流に苦手意識をもつことが多いので，安心感を育てつつ，無理なく越えてゆけるようなサポートが望まれる．当事者団体である「かんもくネット」がサイト上（http://kanmoku.org/）で有用な情報を提供している．

参考文献
1) 小児保健協会：デンバー発達判定法．小児医事出版社，2003．
2) 大神英裕：発達障害の早期支援．ミネルヴァ書房，2008．
3) 中川信子：ことばの遅れのすべてがわかる本．講談社，2006．

【中川　信子】

第IV章
症候よりみた子どもの病気

A.	発　熱	138
B.	胸　痛	160
C.	咳嗽・喘鳴	162
D.	鼻汁・鼻閉	168
E.	嘔　吐	173
F.	下　痢	177
G.	腹　痛	179
H.	発　疹	183
I.	出血傾向	190
J.	リンパ節腫大	194
K.	頭　痛	197
L.	けいれん	203
M.	意識障害	209

A 発　熱
fever

　開業医小児科外来では毎日発熱したばかりの患者に接するので，重症・軽症の評価の仕方，引き続き出現する症状の観察の仕方，発熱時の家庭での看護などについて家族を指導しておくことが大切である．
　解熱薬は以前と考え方が変わり，その効果よりも副作用のほうへ関心が寄せられるようになってきた．
　また，最近，平熱と考えられる37.0〜37.5℃の体温でも微熱があると保育所から帰されるようなことも多くなった．このような問題の指導も必要となってきている．

a 発熱の病態生理

発熱とは

　発熱が生体に有害なのか，あるいは有利に働いているのかという考え方は昔からあったが，近年，生理学の進歩に伴い，通常の発熱は感染や炎症に対する防御反応の1つであることが明らかにされてきた．

　感染に対する発熱は生体が能動的に行っている調節された体温上昇であり，通常より高くresetされた体温（セットポイント）で，感染時の体温上昇は攻撃側の病原体を弱め，生体側の防衛因子を高める効果をもたらすと考えられている．

　だが，小児が発熱すると家族は非常に心配するので，効果の強い解熱薬や非ステロイド系抗炎症薬（NSAIDs）を小児の診療で使用しなければ家族に納得してもらえない時代が続いた．解熱薬の副作用やその使用目的についての関心が高くなってきたのは，1980年代にReye症候群とアスピリンの関係が知られてからであった．かつて，小児科領域で盛んに使用されていたアミノピリン，スルピリン，アスピリンや他のNSAIDsは，小児の解熱薬としては使用されなくなってきた．

　発熱にはこのように脳によってコントロールされた感染防御反応としての発熱のほかに，うつ熱，熱射病などの受動性の発熱や中枢神経障害（脳腫瘍，血管障害，炎症など）によるものなどもあるが，小児科外来では感染による発熱すなわち生体防御反応としての能動的発熱がほとんどである．

A．発 熱

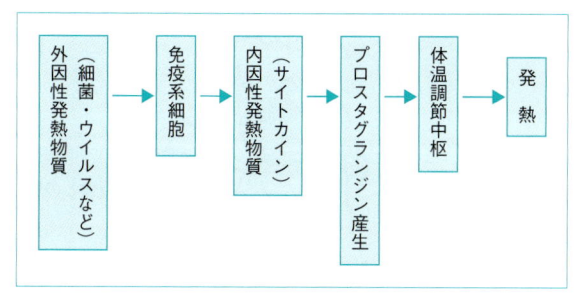

図Ⅳ-A-1 発熱の機序

発熱の機序

　感染による発熱では，ウイルスや細菌などの外因性発熱物質が生体に侵入すると，単球やマクロファージなど免疫系の細胞を刺激して内因性発熱物質である種々のサイトカイン[*1]が産生される．これらのサイトカインが脳内の視床下部に存在する体温中枢に作用して，局所でのプロスタグランジン産生を介して発熱をきたす（図Ⅳ-A-1）．

　発熱は内因性発熱物質（炎症性サイトカイン）によって誘導されるが，内因性解熱物質などによりネガティブ・コントロールを受ける．その結果，過剰な上昇は抑えられ，発熱は約39〜41℃に維持される．

体温の調節

　体温は非運動時や非発熱時にはその大部分が生体の内部臓器で産生され，その熱は血液によって体表面へ送られて放散される．体温調節の1つは皮膚での血流量である．

　寒冷にさらされたときには皮膚の血管を収縮し，血流量は減少し蒼白となり，体温の放散を抑制する．暑いときには皮膚の血管が拡大し，血流量は増加し皮膚は紅くなり，体温の放散が増加する．

　また別に，体温の放散は気道や汗からの水分の蒸発によっても行われる．暑いときには温熱性発汗を増量し体温の放散が行われる．

感染に対しての体温上昇

　感染に反応して体温を上昇させようとするときには，サイトカインがメディエータを介して体温調節中枢に働く．その結果，寒冷にさらされたときのように血管運動，代謝，発汗の抑制などにより熱放散が抑制され，ふるえなどの熱産生により体温が上昇する．

　体温が高くなり，防御反応として必要な体温（セットポイント）に達すると，この体温で体温調節が行われ高体温を維持する．体温の産生が十分となり余分な熱を放散するときには，暑さにさらされたときのように皮膚血管の拡張が起こり，発汗も増加してセットされた体温まで下がり，その温度での体温調節が行われる．このように感染による発熱は生体防御反応の1つとし

[*1]：サイトカインとは生体は侵襲に対し，種々の細胞から生理活性をもつ高分子のペプチドであるサイトカインを産生する．サイトカインは感染や外傷，熱傷，中毒，腫瘍などに対する生体防御に細胞間の情報伝達物質として重要な働きをなしているが，抗体のような特異性をもたない．近年，サイトカインの研究は急速に進歩し，多くのサイトカインの構造や生物学的作用が明らかとなってきた．

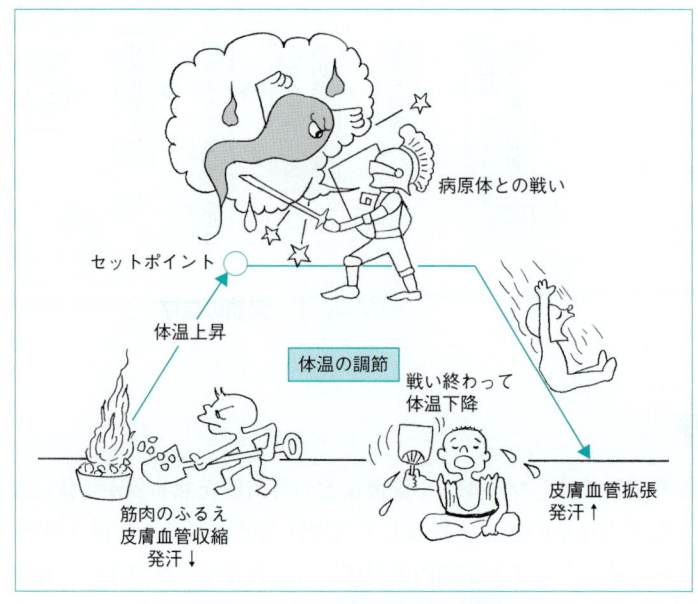

図Ⅳ-A-2　発熱時の体温調節

て，コントロールされた症候である（図Ⅳ-A-2）．

通常の感染による発熱では体温は41.5℃を超えることはない．それは脳内に安全弁として解熱性ペプチドを放出することで過度の体温上昇を抑制しているからである．

発熱の意義

すでに多くの研究により，変温動物や恒温動物に細菌やウイルスを感染させた実験で，体温の上昇を阻止すると死亡率が高くなることが示されている．

感染による発熱では，単に体温が高くなるだけでなく，食欲抑制，睡眠誘発，白血球増加，種々のホルモンの血中濃度の変化，代謝の変化等々も関連して起こってくる．これらの反応は感染した病原体への防御反応として組織的な一連の反応である．

このような発熱に伴う多くの生体の急性応答は発熱症候群とも呼ばれており，発熱は生体によって精密に抑制された能動的体温上昇である（図Ⅳ-A-3）．

現在，発熱に関する生理学的研究では，すべてが解明されたわけではないが，"感染による発熱は，生体に有利な防御反応の1つである"と考えられている（図Ⅳ-A-4）．

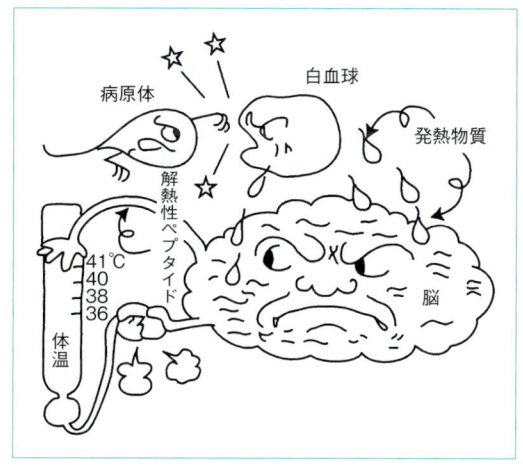

図Ⅳ-A-3　生体での能動的体温上昇

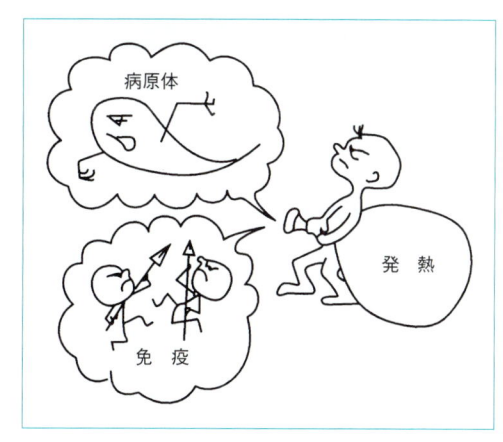

図Ⅳ-A-4　発熱は生体に有利

【中尾　弘】

b　発熱と臨床

発熱と重症度

　39〜40℃の高熱が出ると家族は非常に不安になるが，熱の高さは必ずしも重症の度合いとは比例しない．たとえば突発性発疹では体温はしばしば39℃を超えるが，熱のわりに元気で眼や手足などがよく動いている．このような場合は急を要する状況ではない．

　逆に熱はあまり高くなくても顔つきが悪かったり，外へ連れ出しても物事に対する反応が鈍く，元気のないようなときには細菌性髄膜炎などのような重大な疾患が隠されていることがある．また，母親が何かおかしいと感じている場合も注意したほうがよい．大切なことはバイタルサインの見かたである（表Ⅳ-A-1）．だが，病気の経過中に乳幼児が家の中ではぐったりしているが，外へ出ると"きょろきょろと見まわし機嫌がよくなる"という見せかけの活力低下を示すことも多い．このような見かたも家族に教えておくとよい．しかし，体温が41℃に達するような場合は入院させたほうがよい．

　最近は開業医外来でもCRPや白血球の検査を行う人も多くなったが，これらの値も重症度判定の参考になる．

発熱と年齢

❖新生児・幼若乳児

　生後3，4カ月以下の幼若乳児では感染が起こっても症状が乏しく，臨床的には診断が困難な場合が多い．一般状態がよく，哺乳力も強く短時間で熱が下がる場合はよいが，もともと幼若乳児の発熱は全員入院が原則とされており，症状がなく細菌性髄膜炎や敗血症などの重症感染症の恐れもあるので，早めに入院させたほうがよい（「3カ月未満児の発熱の外来での管理」の項，p.146参照）．

表Ⅳ-A-1　発熱の評価

観察事項	軽症	中等症	重症
泣き声	強い 普通の泣き声	元気のない泣き声	弱々しい泣き声 うめき
眠り	ぐっすり眠る	眠りが浅く頭をふり，ときどきギャーッと泣く	うとうとしていて眠っているのか起きているのかわからない
皮膚の色	赤味がかっている，ピンク	手足が冷たく蒼ざめている	蒼白 チアノーゼ 灰色 皮膚のまだら色
周囲への関心	外へ連れ出るときょろきょろと物を見る，笑うことがある〔注〕	外へ出してもあまり物を見ない，無表情	外へ連れて出てもまったく周囲への関心を示さない
哺乳力	強い	弱い	ほとんど吸わない
眼と四肢の動き	眼がよく動く，指先や足指を動かしている		眼の動きがない 手足がだらりとしている

（注）子どもがぐったりしていると母親が訴えるときでも，このような反応を示すときは重症ではない．乳幼児は見せかけの活力低下を示すことが多い．バイタルサインは総合的に判断することが大切である．

❖ **乳幼児期**

　乳幼児期になると発熱の回数が多くなる．特に3歳以下の幼児で発熱の回数が多い．その多くは急性気道感染症であり，幼若乳児の時期に比べ診断は容易になるが，逆に発熱の回数が多いため油断していて重症の発見が遅れる危険性もある．バイタルサインの観察，発熱に伴う症状に注意し，そのような観察の仕方は家族にもよく教えておいたほうがよい．

❖ **学童期**

　学童期になると発熱の回数は少なくなる．この年齢では冬のインフルエンザ，夏のアデノウイルス感染症，流行時の肺炎マイコプラズマ感染症などのような流行に伴うものが多くなるので，その時期に流行している疾患を念頭に置き診療する必要がある．この年齢では伝染性単核症を見逃している場合がときどきみられる．またこの年齢になると感染症以外の膠原病，悪性腫瘍などが時に発見されることもある．

不明熱

　不明熱の定義として成書や文献には2週間または3週間続く原因不明の発熱と記載されていることが多いが，開業医外来では原因が推定できず，1週間以上続く場合を不明熱として，系統的検査または入院の対象とするほうが実際的であろう．

　不明熱を調べた諸家のおおよそのまとめでは，

　　　感染症…………30〜50％
　　　膠原病…………10〜20％
　　　悪性腫瘍………10％以下
　　　その他…………10〜20％
　　　診断不能………10〜20％

となっているが，年齢的には6歳以下では感染症の比率が高く，年長児では感染症以外の比率が高くなっている．

表Ⅳ-A-2　発熱患者診療のまとめ

```
1. バイタルサインの評価
2. 発熱に伴う症状の観察
    呼吸器症状（咳，喘鳴，呼吸困難，胸痛など）
    消化器症状（嘔吐，下痢，腹痛，口腔内所見など）
    皮膚症状（発疹，出血斑など）
    泌尿器症状（頻尿，乏尿，排尿痛，下腹部痛など）
    神経症状（頭痛，嘔吐，眼症状，顔つき，大泉門異常，反射など）
    疼痛（部位）
3. 発熱以外の症状がない場合
    a. 年齢と流行を参考
        たとえば突発性発疹症では
            ・生後1回目の発熱
            ・5〜12カ月の乳児
            ・熱はしばしば39℃を超える
            ・熱以外の症状がない
            ・熱のわりに元気
        などの条件でわかりやすい．
        アデノウイルス感染症は夏季，流行，学童などの条件で推察しやすい．
    b. 引き続き現れる症状の follow によって
        川崎病，麻疹，伝染性単核症など
```

見逃されやすい感染症

中耳炎（乳児），尿路感染症，急性副鼻腔炎，非表在性膿瘍，伝染性単核症，川崎病，リケッチア症，サルモネラ感染症．

以上，発熱患者診療のポイントを表Ⅳ-A-2にまとめた．

【中尾　弘】

C　発熱児のリスク評価と診療方針

発熱児の外来診療 ― リスク評価の視点から ―

　発熱児の外来診療は，緊急に抗菌薬の静脈内投与が必要な潜在性菌血症（occult bacteremia：OB）などの侵襲性細菌感染症（invasive bacterial infection）が続発するリスクを常に伴っている．わが国には発熱児に対する公式な診療指針がなく，リスク回避のために一律の経口抗菌薬投与が行われてきた経緯がある．過去には一定の効果があったと推測されるが，耐性菌の蔓延をもたらしたことも間違いない．発熱の診療指針を小児科医が共有し侵襲性細菌感染症の見逃しを減らすこと，およびインフルエンザ菌b型（Hib）ワクチンと肺炎球菌ワクチンの普及により侵襲性細菌感染症の発症自体を減らすことが重要である．

◆ 潜在性菌血症……感染病巣が不明で重篤な症状のない発熱児に血液培養を行うと菌血症がしばしばみられる．このような菌血症は潜在性菌血症（OB）と呼ばれる．OBの5〜10％は細菌性髄膜炎などに移行し，重症の侵襲性細菌感染症の前段階とみなされる病態である[1,2]（「肺炎球菌と

インフルエンザ菌感染症」の項，p. 337 参照）．
- 🔹 侵襲性細菌感染症……通常は無菌とされている血液や脳脊髄液から細菌が検出される感染症で，菌血症，細菌性髄膜炎，化膿性関節炎などの疾患の総称．一般的な肺炎などは含まれない．小児の侵襲性疾患の病因菌の多くは肺炎球菌と Hib の 2 菌種である．

発熱児の診療の基本

診断の確定が最も優先される．診断が確定できない場合は，年齢，既往歴，身体所見，検査所見などをもとに，発熱児のリスク評価を行う．

- 🔹 診断が確定できる場合……臨床症状や所見，あるいは迅速検査で確定診断が可能な疾患も多い．6 カ月未満の男児や 2 歳未満の女児では尿路感染症の頻度が高く，導尿による検尿が必須である．診断の確定後は各疾患で標準とされる治療を行う．
- 🔹 診断が確定できない場合……初診時に診断できないことが大半である．このときは感染病巣不明熱（fever without a source）とされる．多くはウイルス感染による発熱であるが，まれに OB などの侵襲性細菌感染症の初期のことがある．細菌性髄膜炎を含む重症の侵襲性疾患は菌血症を経て発症するため，OB への対応は重要である．

感染病巣不明熱のリスク評価

❖ リスク評価法

米国の外来診療では重症疾患の判定法として臨床症状による Acute Illness Observation Scale（AIOS），検査所見による判定方法として白血球数や好中球による Baraff の指針がある．わが国では CRP 値が重視されている．

- 🔹 AIOS による評価……米国の小児救急医療での臨床症状による重症度評価法であり，6 つの観察項目（泣き声，親への反応，覚醒度，皮膚色，脱水の程度，表情）について，それぞれ正常 1 点，中等度 3 点，重症 5 点とスコア化したもので，総計が 10 点以下であれば状態は良好とし，16 点以上のときは重症と判断する．
- 🔹 Baraff の指針……OB に関する臨床研究に基づいた指針で，Hib や小児用肺炎球菌ワクチンの導入以前の米国で発熱児の外来診療における事実上のガイドラインとされていた．3 カ月〜3 歳未満で 39℃ 以上の感染病巣不明の発熱児には血液検査を施行し，白血球数 15,000/μL（Kuppermann らは好中球数が 10,000/μL）以上の場合は菌血症を疑い血液培養を施行し，セフトリアキソン（CTRX）50 mg/kg の非経口投与（米国では筋注）を行う．

❖ リスク評価方法の検討

侵襲性細菌感染症として外来診療に多い OB と，入院治療となる細菌性髄膜炎を対象として，発熱早期の臨床症状を AIOS で，検査所見を Baraff の指針で検討する[3]．

❖ 年齢による評価

OB の診療を目的としたとした Baraff の指針では，肺炎球菌や Hib による重症感染症が多い 3 カ月から 3 歳未満を血液培養の対象としている．しかし，細菌性髄膜炎例では 3 カ月から 3 歳未満の症例は，肺炎球菌で 70％，Hib で 90％ である．

❖ 体温による評価

体温が高いほどOBの頻度は高く，39℃未満では1％以下，39℃以上では5〜8％の頻度となるため，Baraffの指針で39℃以上を対象としている．しかし，細菌性髄膜炎では39℃未満例が30％程度ある．

❖ 臨床症状による重症度評価

AIOSはOBの予測には有用性はない．細菌性髄膜炎でもAIOSで重症と判定されるのは発熱1病日で20％，2病日で30％にすぎない．細菌性髄膜炎で大泉門膨隆や髄膜刺激徴候を認めるのは発熱1病日で2％，2病日で15％程度である．

❖ 検査所見による評価

Baraffの指針を満たさない白血球数が15,000/μL以下でもHibのOBはよくみられる．細菌性髄膜炎の発熱1病日および2病日での白血球数15,000/μL以上の症例は，肺炎球菌で70％および50％，Hibで25％および40％で有用な指標とはいえない．わが国で重視されているCRP値は，OBでは発熱早期の症例が多いため有用性は少ない．細菌性髄膜炎では，発熱1病日および2病日でのCRP値が5 mg/dL以上の症例は，肺炎球菌で50％および100％，Hibで60％および100％でありCRP値は白血球数より有用性が高い．

❖ 経口抗菌薬によるリスク回避

OBに対し，経口抗菌薬による重症感染症移行への予防効果はない．非経口抗菌薬の投与は肺炎球菌では有効であるがHibでは完全ではない．

❖ リスク評価の限界

小児科医は，現在の医療水準では臨床症状や検査所見に基づいた完璧なリスク評価法やリスク回避策は存在しないとことを認識しておく必要がある．

Hibワクチンと肺炎球菌ワクチンの時代における発熱児の診療方針

Hibワクチンや肺炎球菌ワクチン導入以前の米国の外来診療では，Baraffの指針を原則としていた．しかし，上記のように，その限界も明らかである．このように現在の医療レベルでは完璧な診療方針は存在せず，臨床症状や検査所見をもとにして注意深い経過観察（watchful waiting）以外に方法はない．

欧米では1990年代前半からのHibワクチンの導入によりHibの侵襲性感染症は消滅した．また，米国では2000年以降の7価抱合型肺炎球菌ワクチン（PCV7）の導入で，非ワクチン血清型も含め肺炎球菌の侵襲性感染症は80％も減少した．海外での侵襲性疾患への対応は，抗菌薬ではなくワクチンの時代となった．米国ではこのような状況の変化に伴い，感染病巣不明の発熱児への対応として，この2つのワクチン接種完了児に対しては慎重な経過観察のみでよいとする方針が提唱されている（Nelson 17版）．わが国でも2010年末からこの2つのワクチンの公費負担が開始された．今後の状況が大きく変わることが予想される．

> **column** わが国における侵襲性細菌感染症の全体像

当院における，Hibワクチンと肺炎球菌ワクチンの公費負担制度が導入される以前の2002年10月から2010年12月末までの8年3カ月間の血液培養結果をまとめた．この間に，細菌性髄膜炎5例を含む菌血症100例を経験した．同期間の麻疹ワクチン(MRワクチンI期を含む)接種数から算出した，当院が対象とする出生児3,300人をもとにわが国の侵襲性細菌感染症の全体像を推測した[4]（表Ⅳ-A-3, 4）．「肺炎球菌とインフルエンザ菌感染症」の項（p.337）も参照されたい．

表Ⅳ-A-3　わが国における侵襲性細菌感染症の年間発症数の予測

	5歳未満人口10万人あたり年間発症数	全国での発症数（人）
全菌血症	606.1（95% CI：493.3〜736.7）	33,336
肺炎球菌菌血症*	436.3（95% CI：341.5〜549.3）	24,000
Hib菌血症（髄膜炎も含む）	103.0（95% CI：60.0〜164.9）	5,665
Hib髄膜炎**	30.3（95% CI：9.8〜70.7）	1,667

＊：肺炎球菌ワクチン導入前の米国からの報告の7倍と高率である．
＊＊：従来の日本の報告の3倍でHibワクチン導入前の欧米と同等である．

表Ⅳ-A-4　わが国における菌血症と細菌性髄膜炎の全体像

- 5歳未満で38.5℃以上の発熱児の0.2%が菌血症
- 全菌血症で年間33,000例が発症
- 肺炎球菌およびHibで90%の30,000例が発症
- 肺炎球菌菌血症：24,000例　・Hib菌血症：5,500例

　　1〜2%が移行　　　　　　　　20〜30%が移行

- 肺炎球菌髄膜炎　300例　　　・Hib髄膜炎：1,500例

Hibと肺炎球菌ワクチン導入による菌血症・髄膜炎の減少の予想

- 全菌血症　33,000例　→　7,500例（〜80%減）
- Hibと肺炎球菌髄膜炎　1,800例　→　50例（〜95%減）

【深澤　満】

d　3カ月未満児の発熱の外来での管理

入院すべき症例の鑑別（入院すべき症例を見極め，不必要な入院は避ける）

3カ月未満児の発熱は化膿性髄膜炎などの重症細菌感染症を含んでおり，きわめて迅速な対応を必要とする．従来，この年齢の発熱児は全員入院が推奨されていたが，入院すべき細菌感染症は，20%弱にすぎず，多くはいわゆるウイルス症候群であり入院の必要はない．不必要な入院による医原的合併症の危険性や患児・家族への身体的精神的な負担を避けるためにも，入院すべき症例を外来で鑑別することが必要である．ただ，1カ月未満児はウイルス性疾患でも重篤になる場合があるため入院治療を原則とする．

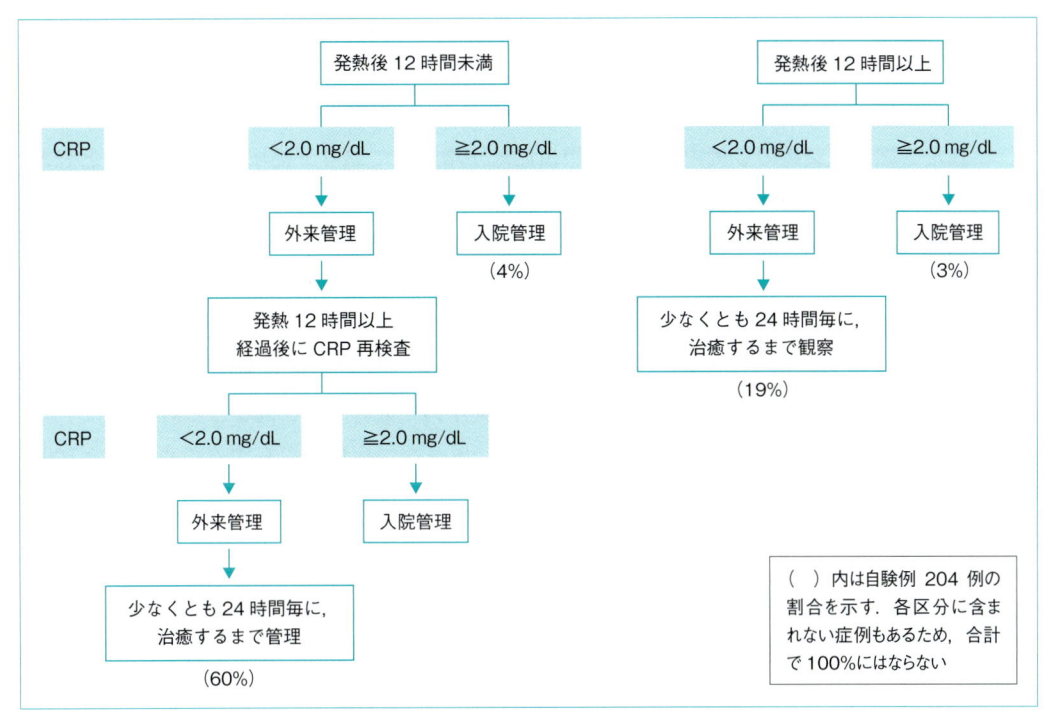

図Ⅳ-A-5 全身状態が良好な場合の管理

全身状態と CRP のチェック

　診察時に全身状態が悪い印象があれば入院させる．全身状態がよければ血清 CRP 値を有効に利用して細菌感染症とウイルス感染症を鑑別することで無駄な入院が避けられる．ただ，細菌感染症でも CRP は発熱後 12 時間以上経過しないと血中濃度が 2.0 mg/dL 以上にならない場合もあり，発熱早期に検査し CRP が上昇していない場合は，発熱後 12 時間以上経過した段階で必ず再検査を行う．

具体的な管理方法

1）すぐに入院を考慮する症例

① 発熱および呼吸状態を含め，全身状態が不良と思われる症例．
② 保護者の不安が強い症例．
③ 外来での経過観察が困難な症例．

　医師側あるいは患者側の問題で，きめ細かな観察や検査ができない場合は入院させるべきであろう．

2）すぐに入院を考慮する症例ではない場合は CRP を指標に管理を行う（図Ⅳ-A-5）

◆ CRP＜2.0 mg/dL……多くは非細菌感染症であり，外来管理を基本とする．
　　ただし，CRP＜2.0 mg/dL の症例でも，発熱後 12 時間以内であれば細菌感染症であっても CRP がまだ増加していない場合があるため，12 時間以上経過後に再検査を行う．
◆ CRP≧2.0 mg/dL……細菌感染症を否定できないため，入院管理を基本とする．

自験例（3カ月未満の発熱児 204 例のまとめ）

- **CRP＜2.0 mg/dL の症例（173 例）**……170 例は非細菌感染症，3 例は細菌感染症と考えられた．細菌感染症の 3 例中 2 例は尿中白血球が増加しており下部尿路感染の合併と思われた．1 例はサルモネラ腸炎であった．
- **CRP≧2.0 mg/dL の症例（31 例）**……4 例が非細菌感染症で，27 例が細菌感染症と考えられた．27 例中 7 例は，発熱後 12 時間以内の CRP が 2.0 mg/dL 未満であったが，12 時間以降の再検査で 2.0 mg/dL 以上になった．
- **細菌感染症の症例（30 例）**……16 例が尿路感染症で，膀胱尿管逆流現象（＋）が 5 例，（−）が 4 例，未検例が 7 例であった．その他，肺炎 4 例，気管支炎 5 例などであった．

各症例の割合を図Ⅳ-A-5 に示す．各区分に属さない症例が存在するため合計で 100％にはならない．

【下村 国寿】

e 体温とその計測

発熱は，小児疾患で最も頻度の高い症状であり，種々の感染症の主症状として認められることから，体温の計測は日頃の診療で必須の業務である．体温の計測時には，使用する体温計の機能や特徴を理解して，適切な使用方法により行うことが重要である．

体温計と機能

体温は，生命現象を維持するための生体反応の結果として体内に発生する温度であり，中核部の温度（深部体温）が最も生命活動の内容をよく示している．その中核部の体温を外部から体に負担をかけずに，簡便に計測するために考案され，発達してきたのが体温計である．計測部としては，主に腋窩，舌下，鼓膜，直腸が用いられている．わが国では，習慣的に腋窩での計測が主流で，最近では鼓膜での計測が増えている．乳児期早期や手術時などでは直腸も使用される．電子体温計による腋窩温は，直腸温に比し約 0.65℃ 低い．また，年齢差があり，新生児は 0.17℃ 低く，年長児では 0.92℃ 低くなっている[1]．しかし，報告によって計測値の幅が大きく，測定者の慣れや機器の性能などにも左右される．体温計は機能面や取り扱いでの特徴（表Ⅳ-A-5）を参考にして選択する．

表Ⅳ-A-5 体温計の種類と機能

種類		動作原理	計測時間	計測部位
電子体温計	実測式	サーミスタ	3〜10 分程度	腋窩，舌下，直腸
	予測式		30〜90 秒	腋窩
	予測＋実測式		原理に対応	腋窩
耳式体温計		赤外線	数秒	鼓膜
水銀体温計		水銀	10 分程度	腋窩

❖ 電子体温計

　　電子体温計は，温度によって電気抵抗が変化することを原理に計測する方法（サーミスタ方式）で，①実測式，②予測式，③予測式に続いて実測式となる方式の3種類がある．最近は，③の方式の使用が一般家庭でも医療機関でも増えている．計測時に鳴る電子音の意味が計測方式によって異なり，実測式体温計での電子音は2～5分後に鳴る．これは「測定が正常であり終了に近づいた合図」となり，検温が終了した音ではないので，さらに数分間の計測時間が必要である．一方，予測式の場合は検温終了時にブザーが鳴る．実測式は腋窩，舌下，直腸のいずれでも測れるが，予測式は腋窩での計測専用である．

❖ 予測式電子体温計

　　現代の生活環境に合わせ，より簡便，正確，短時間に体温を計測するために開発されたのが予測式体温計である．予測とは，多数の検温データから得られた関連式（予測演算係数）から，計測初期の体温上昇カーブをもとに平衡温を推定するものであり[2]，30秒から90秒の短時間に平衡温を予測できる．本方式は，短時間の温度変化から予測値を得るため，計測中の条件はより適切にする必要がある．たとえば，夏場や冬季の異常な温度環境で過ごした直後などは，予測のための検算アルゴリズムのデータから外れる可能性もあるので，その際にはしばらく適温の部屋で安静の後，再検査する[3]．

❖ 耳式体温計

　　耳式体温計は，数秒で計測できる手軽さから，小児の一般用体温計として近年普及してきている．測定原理は，鼓膜温を赤外線センサーで計測する方式であり，外気温や運動，汗などの影響が少ない反面，手技的問題として，耳垢や鼓膜への角度，器機の汚れなどで計測値に影響が出る可能性がある．医療機関での使用頻度は高くはないが，救急医療で計測時間の短縮を期待したり，電子体温計での計測が困難な小児や，反復計測をしたい場合などには便利である．手技に習熟した計測者によると，予測式の腋窩温との比較では両者の相関は良好であり，左右の鼓膜温に差はなく，鼓膜温の平均値は有意に高い[4]．両者の平均値の差は，0.22～0.39℃程度で，耳式体温計がやや高い．

体温計測値に関連する要因

1）生体側の要因および環境要因

　　体温には生体（日周）リズムがあり，午前中は低く午後に高くなる．哺乳時や啼泣時は0.2℃程度，入浴後30分以内は1℃程度までは高くなる．その他，年齢，個体差，疾患，処置，手術，予防接種，薬剤，心因性などの要因を考慮する．

2）体温計の機種や計測手技[2]による要因

　　体温計の計測様式によって，以下の手技的諸点を考慮する．①計測所要時間，②センサー部の当て方や適切な部位，③内腔化時間（腋窩中央部の窪みに水平から60°程度の角度をつけて挿入し，腕を外側から軽く押さえて腋窩部の保温をする），④直後の反復測定は避ける（その際には1分以上の間隔を空ける）．その他，腋窩温の計測に際しては，計測前に汗を拭き取り，検査中の安静や保温が必要である．

　　一般に，予測式体温計では水銀体温計や実測式体温計より体温は高めに出るとされる．計測場所では，直腸＞舌下＞腋窩の順に高めに出る．したがって，同じ体温計で，同じ場所で測ること

体温の計測値とその判断

体温計で得られた計測値を日頃の診療に利用する際，最も重要なことは付随する身体条件と体温の程度や推移から総合的に判断することである．既述のように，体温は種々の要因で影響を受ける．加えて，24時間連続的に変化するものであるから，1回のスポット的な検温での判断ではなく，間隔を空けて反復測定し，推移をみることによって，より正確な判断を下すことが大切である．このために，記録は1日3～6回の定期的な計測に加え，特異な変化を認めた場合も計測し，体温表に記入することが望ましい．咳や胃腸症状などの一般症状も併記しておくとよい．体温の判断には，原因（感染性，膠原病，悪性），程度，医原性，薬物（抗菌薬，抗けいれん薬など），心因，詐病などの因子も考慮する．

【鈴江　純史】

f　解熱薬

解熱薬の適応と使用方法

小児に対する解熱薬使用の可否については意見が分かれている．疾患の治療に効果はなく，生体防御反応を抑制するために使用すべきではないとの考えに対し，治療面への効果はないが，発熱に伴う痛みや全身倦怠感および不快感を一時的にせよ改善する効果があるので使用してもよい，との意見もある．現実には開業医の90％程度は，発熱に対し解熱薬を使用している実態がある．したがって，発熱患者を診察する際には，解熱薬を使用する，しないにかかわらず，解熱薬使用の考え方を十分に説明することが重要である．

解熱薬の使用に際しては，単に熱を下げるためだけに安易に使用すべきではなく，使用の目的は不快感や痛みの一時的な改善にあると認識して使用する．発熱は，生体の防御反応としての意義に加え，一種の病態モニタリングとしても解釈でき，疾患の増悪や改善判断の指標となる．このため，使用する際には時間毎の定期的な使用は控え，頓用を原則とする．市販薬や他科との薬剤の併用や重なりを調整するのは小児科の役割と考えて対処する．剤形について，シロップは誤飲事故や保管の面から適さず，坐剤あるいは散薬がよいと思われる．

小児に使用する解熱薬

小児に適した解熱薬は，第一にアセトアミノフェンで，これが使用できない場合に，イブプロフェンが用いられる．以前は，アスピリンやジクロフェナク，メフェナム酸なども使用されていたが，Reye症候群やインフルエンザ脳症との関連性が認識されて使われなくなった．

❖ アセトアミノフェンの使用法（表Ⅳ-A-6）

10～15 mg/kg/回を4～6時間以上空けて，1日3～4回まで使用できる．ほとんどの疾患で約10 mg/kg/回の投与量を，1日2回までで十分である．筆者らが行ったわが国の小児におけるアセトアミノフェンの解熱効果についての検討[1]では，10 mg/kg/回の投与では，1℃以上の効果

A．発熱

表Ⅳ-A-6　解熱薬の種類と使用方法

薬品名	1回使用量と上限	剤　形	備　考
アセトアミノフェン	10〜15 mg/kg 1日総量 60 mg/kg 以下 成人量（1,500 mg）を超えない	シロップ ドライシロップ 細粒，原末 錠剤 坐剤	（シロップ，ドライシロップ，坐剤） 3カ月未満の乳児への安全性は確立していない． （坐剤） 原則として5日以内の投与に限る．
イブプロフェン	3〜6 mg/kg （顆粒，錠剤） 1日最大 600 mg を限度とする	顆粒 錠剤 坐剤	（顆粒，錠剤） 4歳以下の小児への安全性は確立されていない． （坐剤） 3カ月未満の乳児には投与を避ける．3カ月以上の乳児にはやむを得ない場合にのみ使用．

（日本医薬品集 2011 より抜粋）

が約1時間後に現れて約4時間持続し，最大解熱効果は，約3時間後に 2.2℃となっていた（図Ⅳ-A-6, 7）．内外の薬効報告も同程度の効果が認められている．投与量の高低と解熱効果との関連について，乳幼児に対するアセトアミノフェン坐剤の解熱効果から検討した報告[2]では，低投与量（6〜9 mg/kg）と高投与量（10〜14 mg/kg）の2群間で比較した結果，投与後，1，2，3，4時間毎の体温に，有意な差は認められなかった．また，最大解熱効果に関連する患者背景因子を重回帰分析により検討[1]したところ，アセトアミノフェン投与後の最大解熱効果と発症から投薬までの時間との間に有意の正の関連性が認められたが，その他の因子間（年齢，性別，投薬時の体温，散剤か坐剤かの剤形）には有意の関連性が認められなかった．すなわち，疾患の病初期には解熱効果が小さいが，その他の背景因子によって解熱効果に差はないと解釈できた．剤形による血中濃度を比較すると，散剤のピークは内服15〜30分後に，坐剤のピークは挿入30〜60分後に認められている[3]．

このように，疾患の病初期では解熱薬の効果が小さいことから，保護者が「解熱薬の効果がない」と過剰に心配することがしばしば経験される．その際には，上記の結果を念頭に置いて十分に説明や指導をすることで，不必要な心配（fever phobia）を避けることができる．一方，ウイルス性疾患による高熱は，自然経過によって改善することから，解熱薬の使用を控えてその他の方法で経過をみることも選択肢の1つである．

市販の小児用感冒薬の多くは，アセトアミノフェンを含んでいるため，外来処方時や，他科との併用などの重複処方に注意が必要である．薬価収載薬のなかにも，アセトアミノフェンが合剤として含まれるものがあるので留意する（PL®配合顆粒，ペレックス®配合顆粒，LL®配合シロップ，SG®配合顆粒）．副作用として，多量摂取による肝障害がある．このため，肝障害時での使用（例：EBウイルス感染症）は控える．本剤は味がよいので誤飲事故にも注意する．その他，腎障害，血液異常，アスピリン喘息，心不全などの副作用も報告されている．生後3カ月未満の乳児には安全性が確立されておらず，疾患の経過判断に悪影響を及ぼすので使用しない．筆者は，イブプロフェンも含めて，生後6カ月未満の乳児に解熱薬は使用しない方針である．

❖ イブプロフェンの使用法（表Ⅳ-A-6）

薬剤アレルギーや副作用のため，アセトアミノフェンが使用できないときに用いられる．3〜6 mg/kg/回を，1日2回まで使用できる．アセトアミノフェン 10 mg/kg とイブプロフェン 5 mg/kg の効果は同等か，ややイブプロフェンの効果が大きい．効果の持続では，アセトアミ

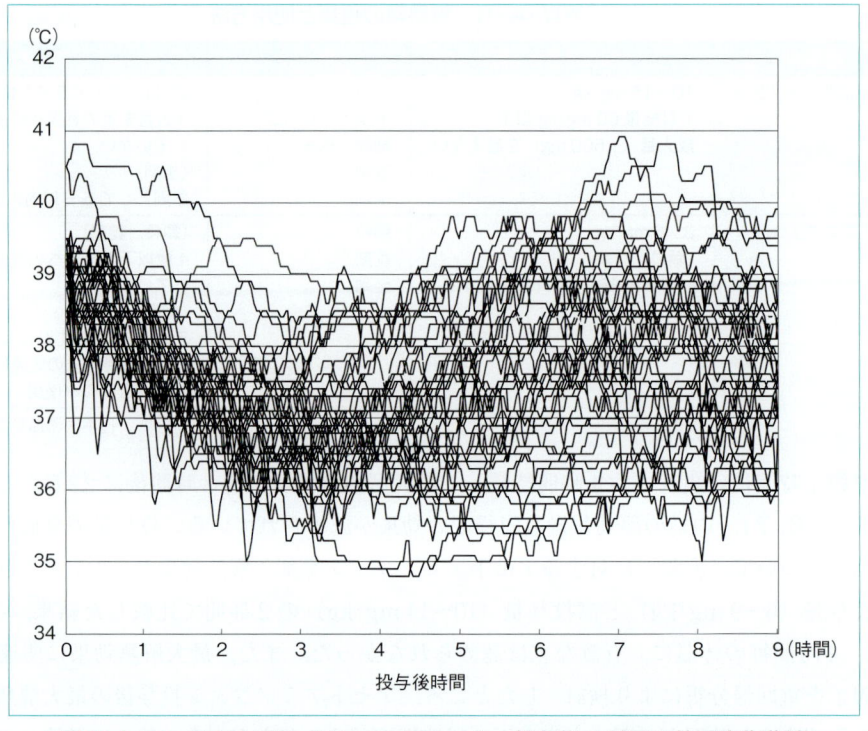

図Ⅳ-A-6 アセトアミノフェン 10 mg/kg 投与後 9 時間の体温変化曲線
（体温モニター方法による）

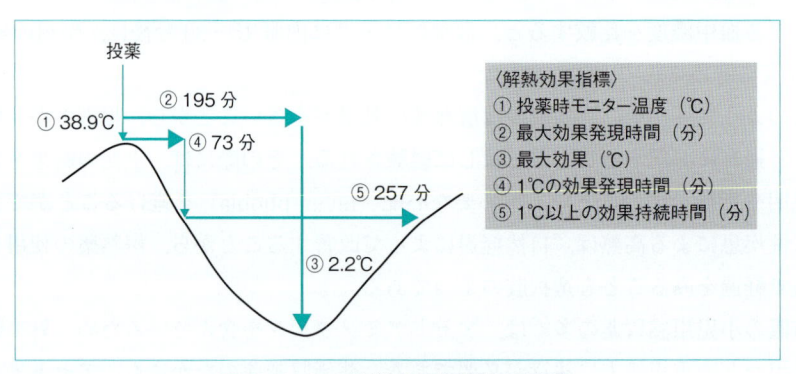

〈解熱効果指標〉
① 投薬時モニター温度（℃）
② 最大効果発現時間（分）
③ 最大効果（℃）
④ 1℃の効果発現時間（分）
⑤ 1℃以上の効果持続時間（分）

① 38.9℃
② 195 分
④ 73 分
⑤ 257 分
③ 2.2℃

図Ⅳ-A-7 解熱効果指標の平均値

ノフェンの 4〜6 時間に対し，イブプロフェンは，6〜8 時間と少し効果の持続が長い報告[4] もあるので，8 時間程度以上の投与間隔を空けて使用するほうが安全である．3 カ月未満の乳児には投与を避ける．顆粒や錠剤の場合は，4 歳以下の小児への安全性は確立されていない．また，空腹時の内服使用は避ける．副作用は少ないが，軽度の胃腸障害やアスピリン喘息，薬剤性髄膜炎，多量では消化管出血などがある．

【鈴江 純史】

g 発熱への対応

発熱時の看護と環境調節

　体温が上昇すると，不感蒸泄や酸素消費量が増加するので，発熱時には水分を補給し，安静にできる環境調節を行う．また，室温調節，換気に留意して，厚着を避ける．温度設定は，季節や部屋の広さ，冷暖房装置の位置，患児が過ごす場所，ドアの位置などを考慮して実質的な適温を決める．

　発熱時の適した室温は，夏場で26〜28℃，冬場で20〜23℃程度が目安と推測されるが，患児にとって快適な室温環境となるように判断すればよい．室温だけでなく，騒音，光刺激，テレビやゲームなどの刺激を避ける．気分よく，快適に，安静を保てるような生活環境を設定することが基本である．また，解熱薬の使用によって熱が下がり，体調がよくなれば，水分や栄養の補給を心がけ，体力の回復に務める．

解熱薬以外の対処方法と注意点

　ぬれたタオルで体を拭いて冷やす方法などが一般的である．子どもが嫌がらなければ，頭部，頸部，腋窩部を氷嚢や冷たいタオルで冷やしてもよいが，あまりに低温で不快感を覚えるようなら，無理に冷やす必要はない．患児が好むかどうか，疾患の状態が改善するかどうかなどで決めてよい．ぬるま湯（32℃）による体拭き，シャワーや入浴は冬場は控える．体温上昇期は，体が震え寒く感じるので，手足は衣類でくるんでもいいが，体温が上昇しきってしまうと，体温を放散するのがよい．気持ちのよい適温環境で安静にし，水でぬらした，あるいは蒸したタオルで体を拭くことは，穏やかに体温を放散させて，体も清潔に保てることから推奨される．

入浴について

　発熱時の入浴について，一般的には38℃以上の発熱時には控えて，体をタオルで拭く程度にする．高熱を伴わない，一般状態のよいかぜ症候群では，入浴は疾患の経過に悪影響を及ぼさない．かぜに罹患していた3歳児の80％は，入浴しても変わりなく治癒している[1]．明らかな発熱がある場合の入浴に関する調査はないが，入浴の悪影響として，熱性けいれん誘発や，入浴時には心拍数や呼吸数が増加するなどが考えられることから，以下の諸点に注意すれば入浴も可能と思われる．①入浴中は保護者が観察する，②低めのお湯の温度（37〜40℃以下）にする，③短時間ですませ，入浴中に遊んだりしない，④入浴後は水分を補給し，早めに安静・就寝する，⑤食欲低下や脱水症状がある場合は控える[2]．

食欲，水分補給について

　発熱時には，食欲や水分摂取が低下し，皮膚からの不感蒸泄が増加するため，脱水症には十分な注意が必要である．以前は，"汗をかかせる"として厚着や布団を余分にかけるなどの対処がされていたが，このような処置は控える．発熱時には，食欲中枢が抑制されるので，食欲が低下

するのはむしろ生理的な現象と考えられる．数日程度の食欲低下は，無理に食事をとらせる必要はなく，患児の好みにあわせて，消化のよいものを少量頻回に与える．

【鈴江　純史】

h 繰り返す発熱 recurrent fever

発熱を繰り返す乳幼児は外来で日常的に遭遇する．その原因のほとんどは，保育所・幼稚園などで集団生活をするなかで，ありふれたウイルスや時に細菌感染を繰り返すことによる．まれではあるが，免疫機能の異常により感染を繰り返す場合がある．年長児では自己免疫疾患も考慮する．また，感染症や自己免疫疾患とは別の疾患群と考えられる「周期性発熱症候群」が最近注目されている．

外来でみる繰り返す発熱

生後早期から保育所・幼稚園など集団保育の場に入ると，さまざまなウイルスや細菌に曝露される．免疫をもたない年齢の低い児は，感染・発熱を繰り返すことになる．
- 乳児期，幼児期早期は解剖学的に鼻咽頭の炎症が中耳に波及しやすいため，中耳炎による発熱を繰り返すことがある．
- 反復性扁桃炎（習慣性アンギーナ）は幼児期から小学校低学年でみられる．急性扁桃炎を年4〜5回以上繰り返す状態である．小学校低学年を過ぎると炎症の回数が減ってくる．
- IgGサブクラス欠乏症や慢性良性好中球減少症では，免疫系の未熟性や一時的な異常により，中耳炎などの細菌感染を繰り返すことがある．
- 原発性線毛機能不全症候群では，幼児期から副鼻腔炎，中耳炎や気管支炎を繰り返す．その約半数が内臓逆位を呈するKartagener症候群である．
- 重度難聴を呈するMondini型内耳奇形では耳性髄液漏があるため，細菌性髄膜炎を反復する．

免疫不全症

免疫不全症は頻度は低いものの，細菌やウイルスへの抵抗力が低下しているため，適切な治療がなされないと生命に関わる重症感染を招いたり，生活に支障をきたす障害を残す危険性がある．先天性の疾患である原発性免疫不全症候群と，後天的に発症する続発性免疫不全症に分けられる．

まれではあるが，次にあげるような特徴を呈する児については，免疫不全を念頭に置いた評価を行うべきである．
① 感染を繰り返す：1年以内に2回以上の重症な気道あるいはその他の特定される細菌感染症（蜂窩織炎，膿瘍，鼓膜穿破を伴う中耳炎，肺炎，リンパ節炎）に罹患．
② 重症感染症を発症する：細菌性髄膜炎，敗血症などの重篤な細菌感染症に罹患．
③ 持続感染：慢性の下痢を伴う成長障害や，生ワクチン接種後の遷延する発熱，遷延する口腔あるいは皮膚カンジダ症など．
④ 日和見感染：*Pneumocystis jirovecii*，アスペルギルスなど病原性の低い微生物により感染症を発症する，あるいは通常みられない部位の感染（肝膿瘍，脳膿瘍）．

表Ⅳ-A-7　原発性免疫不全症を疑う 10 の徴候

① 乳児で呼吸器・消化器感染症を繰り返し，体重増加不良や発育不良がみられる．
② 1 年に 2 回以上肺炎にかかる．
③ 気管支拡張症を発症する．
④ 2 回以上，髄膜炎，骨髄炎，蜂窩織炎，敗血症や，皮下膿瘍，臓器内膿瘍などの深部感染症にかかる．
⑤ 抗菌薬を服用しても 2 カ月以上感染症が治癒しない．
⑥ 重症副鼻腔炎を繰り返す．
⑦ 1 年に 4 回以上，中耳炎にかかる．
⑧ 1 歳以降に，持続性の鵞口瘡，皮膚真菌症，重度・広範な疣贅（いぼ）がみられる．
⑨ BCG による重症副反応（骨髄炎など），単純ヘルペスウイルスによる脳炎，髄膜炎菌による髄膜炎，EB ウイルスによる重症血球貪食症候群に罹患したことがある．
⑩ 家族が乳幼児期に感染症で死亡するなど，原発性免疫不全症候群を疑う家族歴がある．

これらの所見のうち 1 つ以上当てはまる場合は，原発性免疫不全症の可能性がないか専門の医師に相談してください．このなかで，乳児期早期に発症することの多い重症複合免疫不全症は緊急に治療が必要です．

(厚生労働省原発性免疫不全症候群調査研究班．2010 年改訂)
(Jeffrey Modell Foundation：10 Warning Signs of Primary Immunodeficiency を改変)

厚生労働省原発性免疫不全症候群に関する調査研究班（班長：九州大学小児科，原 寿郎教授）では日常診療のなかで原発性免疫不全症を疑う 10 の徴候についてパンフレットを作成している（表Ⅳ-A-7）．

❖ 原発性免疫不全症候群[1〜3]

原発性免疫不全症候群は，現在までに 140 以上の責任遺伝子が同定され 200 以上の異なった病型が知られている．障害された因子から，① 複合免疫不全症（T 細胞の異常），② 抗体産生不全症（B 細胞の異常），③ 食細胞の数，機能の異常症，④ 免疫不全を伴う症候群，⑤ 補体欠損症などに大別される（表Ⅳ-A-8）．反復性下気道感染，反復性中耳炎からは液性免疫不全が，日和見感染，難治性下痢，重症ウイルス感染からは細胞性免疫不全が，反復性皮膚・臓器化膿性病変からは食細胞機能不全が疑われる．

複合免疫不全症（T 細胞系の異常）では，ウイルス，真菌，ニューモシスチス，細胞内寄生菌（結核菌・非定型抗酸菌など）の感染を繰り返し，遷延・重症化する．ヘルペスウイルス（水痘，サイトメガロウイルス，単純ヘルペス），麻疹ウイルス感染は重症化し，時に致死的である．T 細胞のヘルパー機能障害により B 細胞の機能異常も起こることから，複合免疫不全症と呼ばれる．特に T 細胞が完全に欠損し，重症の細胞性免疫不全と B 細胞機能障害を呈する場合を重症複合免疫不全（severe combined immunodeficiency：SCID）という．SCID では生後早期から重症の鵞口瘡，ニューモシスチス肺炎，難治性の下痢で発症し，著しい成長障害をきたす．

日本では液性免疫の異常（抗体産生：B 細胞系の異常）が約 44％で最も多く，Bruton 型（伴性）無 γ グロブリン血症（X-linked agammaglobulinemia：XLA），分類不能型免疫不全症（common variable immunodeficiency：CVID）などの病気がこれに含まれる．XLA では通常，母体由来の移行抗体が消失する乳児期後半からインフルエンザ菌，肺炎球菌，レンサ球菌などの化膿菌による中耳炎，副鼻腔・肺感染などを繰り返す．ウイルス感染症は通常ふつうに経過するが，細胞融解型ウイルスであるエンテロウイルス（ポリオ，コクサッキー，エコー）感染症は重症化しやすい．

食細胞異常の大部分は慢性肉芽腫症（chronic granulomatous disease：CGD）で原発性免疫不全症の 14％を占める．他に白血球粘着異常症，Chédiak-Higashi 症候群などが知られている．CGD では乳児期早期から肛門周囲膿瘍，化膿性リンパ節炎を発症，肺，肝臓，脾臓などに膿瘍

表Ⅳ-A-8　原発性免疫不全症候群の特徴

		主にT細胞の異常	主にB細胞の異常	顆粒球の異常	補体の異常
発症年齢		早期，通常2〜6生月	移行抗体消失後通常5〜7生月以降，小児期後期，成人	早期	不定
関連する病原体	細菌	通常グラム陽性，グラム陰性菌，抗酸菌	肺炎球菌，レンサ球菌，ブドウ球菌，インフルエンザ菌，カンピロバクター，マイコプラズマ	ブドウ球菌，緑膿菌，セラチア，クレブシエラ，サルモネラ	肺炎球菌，インフルエンザ菌，ナイセリア（髄膜炎菌，淋菌）
	ウイルス	CMV，EBウイルス，アデノウイルス，パラインフルエンザ3型，水痘，エンテロウイルス	エンテロウイルス＊		
	真菌寄生虫	カンジダ，*Pneumocystis jirovecii*	ジアルジア，Cryptosporidium	カンジダ，*Nocardia*，アスペルギルス	
冒される臓器		重症の粘膜皮膚カンジダ症，肺，難治性下痢，成長不全	繰り返す副鼻腔・肺感染，慢性の胃腸症状，腸管吸収不全，関節炎，エンテロウイルス脳髄膜炎＊	皮膚膿瘍，膿痂疹，蜂窩織炎，化膿性リンパ節炎，歯肉炎，口内潰瘍，臓器膿瘍，骨髄炎	髄膜炎，関節炎，敗血症
臨床的な特徴		出生時に母体血，あるいは非照射血輸血によるGVHDの発症，BCG・水痘ワクチン後の播種，乳児期の低カルシウム性テタニー＋	自己免疫，リンパ網内系悪性腫瘍，リンパ腫，胸腺腫，ポリオ生ワクチン後の麻痺	臍帯脱落の遅延，創傷治癒の遅延	自己免疫疾患：SLE，血管炎，皮膚筋炎，強皮症，糸球体腎炎，クインケ浮腫

＊：Bruton型無γグロブリン血症
＋：DiGeorge症候群

(Woroniecka M, et al：Office evaluation of children with recurrent infection. Pediatr Clin North Am, 47：1211-1224, 2000を改変)

を反復する．

　Wiskott-Aldrich症候群（WAS），毛細血管拡張失調症（Ataxia-Telangiectasia：AT）はそれぞれ特徴的な臨床像とT細胞機能の異常を呈し，易感染性とともに悪性腫瘍の合併が多いことが知られている．このような免疫不全を伴う症候群を表Ⅳ-A-9に示した．

　補体欠損では，髄膜炎菌に加え，肺炎球菌，インフルエンザ菌などの感染を繰り返すことが多い．

　近年，自然免疫を構成する分子異常が原因となる原発性免疫不全症候群[4]が明らかになってきた．自然免疫は，好中球，マクロファージ，樹状細胞，NK細胞などによって担われる生体防御機構であり，Toll-like receptor（TLR）など病原体に特異的な分子パターンを認識するレセプター（pattern recognition receptor：PRR）により細胞内にシグナルが伝達される．IRAK（interleukin-1 receptor associated kinase）4欠損症，MyD88欠損症は，いずれもIL-1やTLRなどのシグナル伝達が欠損する疾患である．侵襲性細菌感染症が多く，化膿性髄膜炎が急速に進行する．治療に反応しないことがあり乳幼児期の感染症による死亡率は約50％である．易感染性は年齢とともに軽減する．IRAK4欠損症では臍帯脱落遅延がみられる．単純ヘルペスウイルス脳炎の背景にも自然免疫不全症があることがわかってきた．常染色体劣性遺伝形式をとるものと常染色体優性遺伝形式をとるものがある．また，慢性皮膚粘膜カンジダ症の原因としてIL17RA，IL17F，STAT1が同定されており，自然免疫不全症としての病態が明らかにされてきている．

表Ⅳ-A-9 原発性免疫不全症候群における特徴的な臨床パターン

新生児期，乳児期早期（生後6カ月まで）	
低カルシウム血症，特異な顔貌，心奇形	DiGeorge 症候群
臍帯脱落遅延，白血球増多，反復感染	白血球粘着異常症
遷延する鵞口瘡，成長障害，肺炎，下痢	重症複合型免疫不全
血便，耳漏，アトピー性湿疹	Wiskott-Aldrich 症候群
ニューモシスチス肺炎，好中球減少，反復感染	伴性高 IgM 症候群
乳児期，幼児期（6カ月から5歳まで）	
重症進行性伝染性単核症	伴性リンパ増殖性症候群
経口ポリオワクチン後の麻痺性疾患	Bruton 型無γグロブリン血症
反復性ブドウ球菌膿瘍，肺嚢胞形成を伴うブドウ球菌肺炎，粗な顔貌，痒みのある皮疹	高 IgE 症候群
遷延する鵞口瘡，爪の萎縮，内分泌疾患	慢性皮膚粘膜カンジダ症
部分的白子症，反復感染	Chediak-Higashi 症候群
膿瘍，化膿性リンパ節炎，肺炎，骨髄炎，幽門狭窄	慢性肉芽腫症
小児期以降（5歳以上）	
慢性エンテロウイルス脳炎を伴う進行性皮膚筋炎	Bruton 型無γグロブリン血症
副鼻腔・肺感染，神経学的退行，毛細血管拡張	Ataxia telangiectasia
反復性髄膜炎菌性髄膜炎	C6，C7，C8 あるいは C9 欠損
副鼻腔・肺感染，脾腫，自己免疫，吸収障害	common variable immunodeficiency

(Stiehm ER, et al : Immunologic disorders in infants and children, 5th ed, Elsevier Saunders, 2004 を改変)

❖ **続発性免疫不全症**

続発性免疫不全症の原因としては，種々の慢性代謝性疾患（低栄養，亜鉛欠乏症，蛋白漏出症候群も含む）や染色体異常による奇形的発育，ウイルス感染症（HIV，麻疹など），悪性腫瘍，医原性（薬剤，骨髄移植）などがある．

周期性発熱症候群[5]

周期性発熱症候群は，半日から数週間持続する発熱のエピソードを6〜12カ月に3回以上繰り返す疾患群であり，遺伝性周期性発熱症候群と非遺伝性の PFAPA 症候群（syndrome of periodic fever, aphthous stomatitis, pharyngitis and adenitis）が含まれる．自己炎症性疾患と呼ばれる新しい概念の疾患群に含まれ，獲得免疫の異常で起こる自己免疫疾患とは異なり，好中球・単球やそれらを活性化するサイトカインが炎症を引き起こす．これらの疾患を臨床的に疑う所見として，①炎症反応が高値となる発熱を反復する，②発熱期間や随伴症状が毎回似通っている，③自然経過（抗菌薬なし）で解熱する，④発熱発作の間欠期には症状がみられない，⑤自己免疫や細菌感染症の証拠が得られない，⑥発熱時の血清プロカルシトニンが低値，などがあげられる．

PFAPA 症候群は，わが国の周期性発熱症候群では最も高頻度であると考えられている．3〜6日程度の発熱発作に随伴してアフタ性口内炎，咽頭炎/扁桃炎，頸部リンパ節炎を3〜8週の間隔で規則的に繰り返すことを臨床的特徴とする．5歳以下で発症することが多いとされ，10歳頃までに治癒することが多く，予後は良好である．

遺伝性周期性発熱症候群の主な疾患は，家族性地中海熱，TNF 受容体関連周期熱症候群，cryopyrin 関連周期性症候群，高 IgD 症候群である．家族性地中海熱は，性差はなく60〜70%

表Ⅳ-A-10　家族性地中海熱の診断基準（厚生労働省研究班による）

① 12時間から3日間続く38℃以上の発熱を3回以上繰り返す．
② 発熱時の随伴症状としてa〜fのいずれかを伴う．
　a．非限局性の腹膜炎による腹痛
　b．胸膜炎による胸背部痛
　c．関節炎（股関節，膝関節，足関節）
　d．心膜炎
　e．精巣漿膜炎
　f．髄膜炎による頭痛
③ 発熱時にCRPや血清アミロイドAなど炎症検査所見の著明な上昇を認めるが，発作間欠期にはこれらは消失する．
④ コルヒチンの予防内服によって発作が消失する．

必須項目の①と，②〜④のいずれか1項目以上を認める場合に診断．

が10歳以下で発症するといわれるが，わが国では5歳以下の発症が少なく成人発症例が比較的多い．腹痛や胸痛，関節痛などを伴う急激な発熱が半日〜3日間続く発作を2〜6週毎に繰り返す．表Ⅳ-A-10に厚生労働省研究班による診断基準を示す．TNF受容体関連周期熱症候群は，常染色体優性遺伝の疾患で，幼児期に発症する例が多い（発症年齢の中央値は3歳）．1回の発熱が3日から数週間（通常1週間以上）続くのが特徴である．筋肉痛や発疹，目の周りの腫れなどを伴う．Cryopyrin関連周期性症候群には，寒冷で誘発される発熱発作を呈する軽症のものから，全身の炎症（皮疹，関節炎，ブドウ膜炎，髄膜炎など）が慢性的に持続する重症型がある．高IgD症候群は，腹痛，首のリンパ節の腫れなどを伴う発熱が4〜5日間続く発作を繰り返す．mevalonate kinase（メバロン酸キナーゼ：MK）活性残存の程度により，先天奇形や精神運動発達遅滞を伴うメバロン酸尿症から軽症型と考えられる高IgD症候群まで連続した病態と考えられている．

診断を進めるために

発熱を繰り返す児の多くは，年齢的生理的要因，環境要因から日常的な感染症を繰り返しているに過ぎない．家族歴，発症の年齢，感染部位，特定された病原体の種類，発熱の頻度，治癒または軽快までの期間，重症度，後遺症の有無，予防接種の既往と経過や副反応の有無などから通常の感染の範囲とするか，免疫機能の障害を考えるか，遺伝性周期性発熱症候群など他の疾患を疑うかを判断する．ここの見極めが重要で，通常の感染症の範囲でないと考えられる場合は，専門医療機関と連携して診断を進めることになる．

【稲光　毅】

参考文献

c．発熱児のリスク評価と診療方針
1) 西村龍夫，深澤　満，ほか：小児科外来におけるoccult bacteremiaの前方視的調査．日本小児科学会雑誌，108：620-624，2004．
2) 西村龍夫，深澤　満，ほか：小児科開業医で経験したoccult bacteremia 23例の臨床的検討．日本小児科学会雑誌，109：623-629，2005．
3) 武内　一，深澤　満ほか：インフルエンザ菌・肺炎球菌髄膜炎の早期スクリーニングの可能性．日本小児科学会雑誌，110：1401-1408，2006．
4) 深澤　満：Hib・肺炎球菌ワクチン導入前の菌血症の検討—開業小児科1施設での100症例から—．日本小児科学会雑誌，116：236，2012．

d．3カ月未満児の発熱の外来での管理
1) 下村国寿，ほか：3カ月未満の発熱児の一次医療施設での管理—CRPを指標にして—．日本小児科学会雑誌，102：885-892，1998．

e. 体温とその計測
1) Craig JV, et al：Temperature measured at the axilla compared with rectum in children and young people： systematic review. BMD, 320：1174-1178, 2000.
2) 君島邦雄，ほか：テルモの予測式体温計について．人間の医学，29：402-409，1994.
3) 山中龍宏：体温計測の問題点．小児内科，25：463-471，1993.
4) 西藤成雄：耳式体温計の性能評価―腋窩温との比較および測定方法による測定値の差の検討．外来小児科，4：324-327，2001.

f. 解熱薬
1) 鈴江純史，ほか：小型温度データロガーを用いた持続体温モニター法によるアセトアミノフェンの解熱効果の検討―発熱小児における背景因子の分析―．外来小児科，9：132-141，2006.
2) 塙　賢二：乳幼児に対するアセトアミノフェン坐剤の解熱効果．基礎と臨床，21：5397-5402，1987.
3) 田原卓浩：鎮痛解熱薬．小児内科，42：126-128，2010.
4) Sullivan JE, et al：Fever and antipyretic use in children. Pediatrics, 127：580-587, 2011.

g. 発熱への対応
1) 岡山雅信，ほか：子どもが，「かぜ」に罹った時の家庭での入浴方法とそれに関連する因子．小児保健研究，58：506-514，1999.
2) 五十嵐正紘：お風呂でふれあいを―子どもの入浴方法―．日医ニュース，No. 164，2004.

h. 繰り返す発熱
1) Buckley BH：Evaluation of supected immunodeficiency. Nelson Texbook of Pediatrics, 19th ed, p. 715-722, 2011.
2) 野々山恵章：繰り返す発熱・周期性発熱．小児の発熱 A to Z，p. 150-154，診断と治療社，2012.
3) 理化学研究所免疫アレルギー科学総合研究センター：免疫不全症研究への取り組み．(http://www.rcai.riken.go.jp/activity/pidj/index.html)
4) 高田英俊：―免疫不全症― 自然免疫不全．小児の発熱 A to Z，p. 185-190，診断と治療社，2012.
5) 楠原浩一：自己炎症性疾患の診断と治療．小児感染免疫，22：43-51，2010.

B 胸痛
chest pain

　胸痛を主訴に外来を受診する小児において，器質的な疾患が存在する可能性は低い．胸痛患者の過半数が紹介患者である大学病院でさえも器質的疾患が認められる割合は4〜5%にすぎないことを考えると，一般の開業医においてはきわめて低いといえる．しかし，なかには心臓，肺，縦隔，消化器の疾患に起因して緊急的な処置を要するものもあり，小児科医は胸痛をきたす疾患について十分な知識をもつ必要がある．胸痛を訴える小児とその家族は急死を起こす恐れのある心臓病を心配して来院することが多い．それゆえ原因検索を十分に行い，家族に十分説明し安心させることが重要である．十分な説明がなされないと，患児と家族は胸痛の訴えを携えてドクターショッピングをすることになる．ある程度の詳しい検査をすることで安心するので，検査をあまり省略しないほうがよい．

胸痛の種類と特徴

　胸痛は胸壁の皮膚，筋肉，骨などに起因する胸壁痛と，心臓，肺，消化器などに起因する内臓痛に大別される（表IV-B-1）．多くは胸壁性の痛みであり問題は少ないが，内臓痛を鑑別することが大切である．

❖ 心疾患による胸痛

　聴診と心電図で多くは判断可能である．小児では心疾患が胸痛の原因になることは少ないが，運動時の締めつけられるような胸痛，めまい，失神，顔面蒼白，嘔吐などの症状は重篤な疾患の可能性が高いことを示している．

　心疾患が存在すれば，専門医へ紹介することになるため，診断についてのみ述べる．詳しくは

表IV-B-1　胸痛の種類と特徴

種類	胸壁痛	内臓痛
原因	児の胸痛のほとんどを占め，問題は少ない．胸壁の骨，軟骨，筋肉，神経などに起因する．	循環器，呼吸器，消化器などの内臓に起因する．頻度は低いが鑑別が重要である．
疾患	肋骨肋軟骨炎 突発性胸痛 筋肉痛 骨折　ほか	心疾患：大動脈弁狭窄，肺動脈弁狭窄，高血圧，心筋症，心筋炎　ほか 心疾患以外：胸膜炎，自然気胸，逆流性食道炎，胃十二指腸潰瘍　ほか
痛みの持続時間	出現直後が最も強く，以後急速に終息に向かう．持続が短く数分以内．	軽快と増悪を繰り返しながら，数分から数時間以上続く．
性質部位	一部に限局した痛みで，痛みの部位を指先で示すことができる．鋭く刺すような痛みで疼痛部位周辺への刺激で痛みが再現する．	びまん性の痛みで，鈍痛や圧迫痛として感じる．狭心痛は焼けるような締めつけられるような痛みである．
誘因 増悪因子 軽快因子	特定の運動や体位によって起こる．深呼吸，上肢の挙上や下肢の捻転により再現したり増悪したりする．	狭心痛は運動によって誘発され，安静によって軽快する． 胸膜疾患は吸気時に強くなる． 食道の痛みは熱い物や冷たい物を摂取した直後に悪化する．

循環器疾患の項を参照されたい．

◻ **左室圧，右室圧の上昇する疾患**……大動脈弁狭窄，肺動脈弁狭窄では心雑音が聞かれる．肺高血圧では心電図にて右室肥大所見が認められる．

◻ **心筋疾患**……肥大型および拡張型心筋症のいずれも心電図にて異常所見を認める．

◻ **冠動脈異常**……冠動脈の先天異常と川崎病の冠動脈病変があるが，川崎病は病歴があり多くの場合すでに管理中である．冠動脈の先天異常は極めてまれである．安静時には有意な検査所見を認めないこともあるが，狭心痛の特徴を理解していれば本疾患を疑うことはできる．

◻ **炎症性疾患**……心筋炎では種々の心電図異常のほかに発熱を認めることがある．心外膜炎でも発熱することがあり，吸気時に痛みが増強し，心電図にて ST 部分の上昇が認められる．

◻ **頻脈性不整脈**……運動時にも安静時にも出現する．胸痛よりも動悸として訴えることが多い．心室性頻脈では低心拍出のため失神やめまいを起こすことがある．

　診察で脈拍数，脈の不整，心雑音，血圧に注意し，胸部 X 線，心電図，できれば心エコー図の検査を行う．診察および検査にて循環器疾患および内臓の疾患が存在すれば，治療を行うか専門医に依頼する．

❖ **心疾患以外の内臓痛**

1）呼吸器に起因する胸痛

　胸膜炎は鋭く強い片側性の胸痛で深吸気時に増悪する．先行する呼吸器感染症の数週間後に出現することもある．聴診で同側の呼吸音の減弱や胸膜摩擦音，胸部 X 線で胸水貯留所見が診断上有用である．自然気胸は突然に発症する片側性の胸痛であり，年長児のやせ気味の男児に多い．胸部 X 線像で診断がつく．

2）消化器に起因する胸痛

　逆流性食道炎は食後に起こる痛みで，胸やけや嚥下時痛を伴う．小児では胃潰瘍よりも十二指腸潰瘍が多く，空腹時，特に夜間の痛みが多い．肝炎や膵炎などの消化器疾患で下胸部痛を訴えることがある．

❖ **胸壁に起因する痛み**

◻ **肋骨肋軟骨炎**……学童期に比較的多い．第 2 から第 5 番目の肋骨と肋軟骨の接合部にみられ胸痛部位に圧痛がある．

◻ **突発性胸痛**……健康な小児の胸痛で最も多い．安静時あるいは運動時に突然左前胸部や心尖部に感じる鋭い痛みで，30 秒から 3 分間で自然に消失．深呼吸で増悪し浅い呼吸で軽くなる．原因は不明で，数カ月から数年続くこともある．

◻ **その他**……外傷や激しい運動後の筋肉痛や骨折によることもある．運動歴を尋ねておく．

❖ **心因性の胸痛**

　前胸部から心尖部にかけての痛みで長期間に及ぶことがある．睡眠中には痛みは出現しない．多くの場合にいじめ，転校，身近な人の心臓病による入院や死などの誘因が認められる．

【下村　国寿】

C 咳嗽・喘鳴
cough, wheezing

　咳嗽は気道異物を除去するための生体反射である．気道には多数の咳嗽レセプターが存在し，レセプターの閾値を超える刺激を受けたときに咳嗽反射が出る．咳嗽が出るということは，咳嗽レセプターの感受性が高まっている場合か，閾値を超えた気道分泌物の存在を示す．
　喘鳴は鼻腔から気管支まで一定以上の気流がある気道のなかで，どこかが狭窄しているときに現れる症状である．Stridor は上気道の狭窄，wheezing は下気道の狭窄のことであるが，実際の臨床の現場では両者を区別することは困難であり，また，しばしば両者は同時にみられる．

a 咳嗽

メカニズム

　健康な小児も 1 日に何度か咳嗽反射が起こる．咳嗽の回数が一定以上に増えた場合に病的な咳嗽と判断する．
　咳嗽レセプターは各種存在するが，機械的刺激によって咳嗽反射を起こすレセプターは喉頭から気管，気管支に幅広く分布し，深部呼吸器には少ない．
　咳嗽が最も激しく出るのは，喉頭や気管などの上気道の刺激によるものである．肺炎，肺内異物，腫瘍などがあっても咳嗽を認めないこともあるのは，呼吸器深部には咳嗽レセプターが少ないことで説明できる．咳嗽症状の強さが呼吸器疾患の重症度を反映しているものではないことに注意が必要である．

鑑別

　小児科外来で咳嗽をどのように扱うかは，明確な原因があるかどうか，咳嗽の性状，症状の持続期間で判断するのが便利である．

❖ **咳嗽の原因による分類**
　病歴や診察によって明らかな診断がつく疾患特異的咳嗽は，診断に応じた治療を行う．
　しかし，実際の臨床の現場では，原因が特定できない咳嗽のほうが多い．このような咳嗽を非特異的咳嗽とする．

❖ **咳嗽の性状による分類**
　咳嗽は主に湿性咳嗽と乾性咳嗽に分類される．湿性咳嗽は，咳反射のときに痰の排出を伴うもので，気道分泌物が多い場合にみられる．いわゆる「空咳」で，コンコンという濁った音のない

ものが乾性咳嗽である．湿性咳嗽と乾性咳嗽は単に気道分泌物の量を反映しているもので，明確に分類できるものではなく，湿性か乾性かのみで病因を突き止めることはできない．

その他にも，発作性咳嗽や犬吠様咳嗽などと表現される．発作性咳嗽は百日咳のときにみられるが，他にも強い咳嗽反射をきたす疾患でもみられることが多々あるため，疾患特異的なものではない．唯一，犬吠様咳嗽は仮性クループや気管軟化症に特異的にみられるものであり，咳嗽の性状からほぼ病因診断が可能である．

図Ⅳ-C-1に咳嗽の性状から判断する疾患の概念図を示す．

❖ 咳嗽の持続期間による分類

咳嗽の症状は遷延化することが多い．海外では4週間以上続く咳嗽を慢性咳嗽と呼び，区別している．気道感染症の咳嗽の多くは4週間以内に軽快あるいは消失するため，4週間を超えて遷延する咳嗽は原因を精査する必要がある．

わが国では医療制度の問題から早期受診が多く，4週間で区切るのは実情に合わないと思われる．持続期間が2週間以内であれば急性咳嗽，2週間以上続く咳嗽を遷延性咳嗽とし，4週間以上を慢性咳嗽と分類するのがよいと思われる．

■ 非特異的咳嗽への対応（図Ⅳ-C-2）

ここでは非特異的咳嗽の患者をみた場合にどのように対応するのか，その実際について述べ

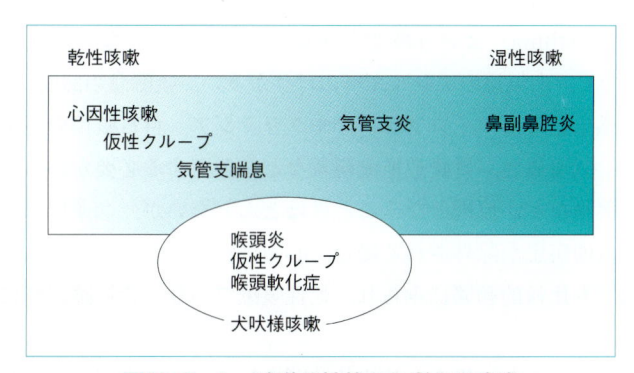

図Ⅳ-C-1　咳嗽の性状から考える疾患

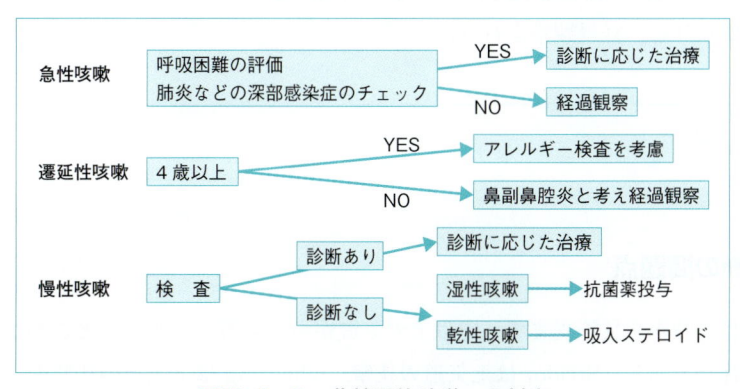

図Ⅳ-C-2　非特異的咳嗽への対応

（Change AB, et al：Guidelines for evaluating chronic cough in pediatrics：ACCP evidence-based clinical practice guidelines. Chest, 129：260S, 2006 を改変）

る．非特異的咳嗽への対応は主に持続期間により決定される．

❖ 急性咳嗽

　　急性咳嗽の対応は，肺炎などの深部感染症と呼吸困難のリスクの評価をすることが最も大切である．犬吠様咳嗽があれば，仮性クループを疑う．深部感染症や呼吸困難を伴わない非特異的咳嗽の多くは上気道のウイルス感染症によるものである．原則として治療の必要はなく，経過観察のみでよい．

❖ 遷延性咳嗽

　　まずはていねいな診察により原因を探る．明らかな原因のない遷延性咳嗽は，年齢によって対応が異なる．乳幼児の遷延性咳嗽の多くはウイルス感染症とそれに続発する鼻副鼻腔炎によるものである．特に保育所などで集団生活を送っている乳幼児は，ウイルス感染症を繰り返すために湿性咳嗽が長引くことが多い．

　　年長児では感染症よりむしろアレルギーによる咳嗽が多くなる．4歳を過ぎればアレルギー検査を行い，原因を探ることが必要になってくる．

❖ 慢性咳嗽

　　非特異的咳嗽が4週間以上続き慢性咳嗽と判断すれば，原因の精査が必要である．まずは結核の鑑別が必要となる．接触歴の既往の確認と，胸部X線検査，ツベルクリン反応の検査を行う．アレルギーによる咳嗽のなかでは，気管支喘息やアレルギー性鼻炎，アレルギー性喉頭炎などによるものがある．発作性の喘鳴や呼吸困難の症状があれば気管支喘息と診断できる．咳喘息（cough variant asthma）という概念もあるが，喘鳴を伴わない慢性咳嗽の原因が気管支喘息であることは少なく，上気道のアレルギーのほうが多い．咳喘息の診断には慎重であるべきである．

　　結核以外の感染症ではマイコプラズマやクラミジア，百日咳菌の感染などで咳嗽が遷延する．

　　その他にも，気道異物，胃食道逆流現象などを鑑別する必要がある．成人と異なり，腫瘍性疾患，心不全，薬物などが原因となることはほとんどないが，念頭には置いておくべきであろう．

　　これらの器質的疾患が除外される場合，心因性咳嗽やチックによる咳嗽を考える．これらの咳嗽は日常診療でも比較的頻繁にみられ，乾性咳嗽であり，夜間睡眠時には消失することで容易に診断ができる．

　　最終的に診断がつかない場合，治療的診断を行う．咳嗽が湿性なら鼻副鼻腔炎などの気道感染症を考え，1週間抗菌薬を投与，乾性なら咳喘息などのアレルギー疾患を考え，吸入ステロイドを2週間投与し，経過観察を行う．

b 喘鳴

喘鳴診断の問題点

　　喘鳴は鼻腔から気管支まで一定以上の気流がある気道のなかで，どこかが狭窄しているときに現れる症状である．Stridorは上気道の狭窄，wheezingは下気道の狭窄のことであるが，実際の臨床の現場では両者を区別することは困難であり，また，しばしば両者は同時にみられる．

　　乳児期から保育所などで集団生活をする児や，保育所に通所している兄弟がいる児では，肺炎

```
  stridor                                    wheezing

    急性鼻炎        副鼻腔気管支炎      喘息性気管支炎
    鼻副鼻腔炎                           細気管支炎
    仮性クループ                          気管支喘息の発作
```

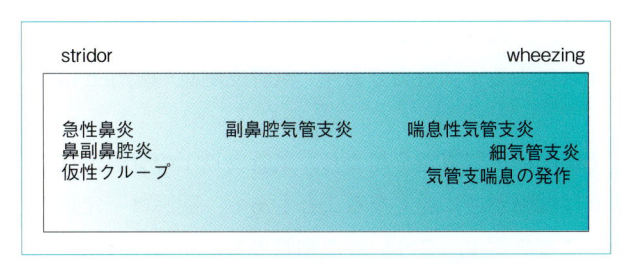

図Ⅳ-C-3　喘鳴の性状から考える疾患

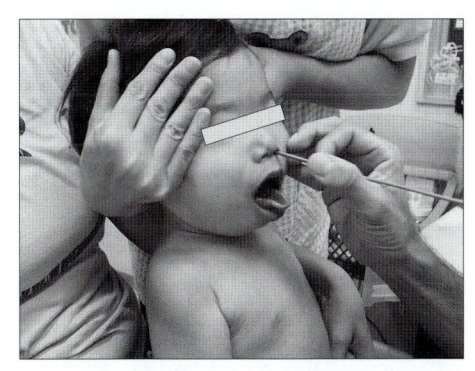

図Ⅳ-C-4　鼻腔吸引

球菌やインフルエンザ菌の保菌者となり，さらにウイルス感染を反復するために，鼻副鼻腔炎，副鼻腔気管支炎を頻繁に発症する．これらの疾患では鼻腔に膿性分泌物が貯留するため，後鼻漏が原因となり鼻性喘鳴を聴取することが多い．

わが国のプライマリ・ケアに関わる小児科医は，耳鼻咽喉科疾患の教育を受けておらず，鼻腔や鼓膜所見を取ることなく診療していることが多い．上気道疾患を意識せず聴診のみで判断すると，下気道疾患の過剰診療となりうることに注意が必要である．

図Ⅳ-C-3に喘鳴症状から考える疾患の概念図を示す．

低年齢になればなるほど聴診で鼻副鼻腔の貯留物による雑音を聴取しやすい．診断に迷う場合は鼻腔吸引を行えば，喘鳴が上気道によるものか，下気道由来のものかを判断しやすい（図Ⅳ-C-4）．

ウイルス感染症と喘鳴

乳幼児はウイルス感染症によってしばしば呼気性喘鳴をきたす．特に現在では乳児期からの集団生活が普及しウイルスへの感染機会が増えたため，喘鳴をきたす児が多数存在する．

気道はその構造上，深部に入るほど内腔が狭くなる．上気道にウイルスが感染したとしても呼吸困難は認めない．これは感染によって粘膜の腫脹や分泌物の貯留があったとしても，気道内腔が大きいために，閉塞をきたすほどにはならないためだと思われる．気管から気管支までウイルスが達すると呼気性喘鳴が出現するが，さらに深部まで感染が広がると呼吸困難が強くなる．

ウイルス性の喘鳴で最も広く知られているのはRSウイルス感染症であるが，実際には呼吸器に感染するほとんどのウイルスが原因となる．特に，従来は鼻風邪のウイルスと考えられていたライノウイルスは，乳幼児の下気道炎の原因として最も多い．なお，重症度はRSウイルスによ

る喘鳴のほうが高く，入院管理が必要な例はRSウイルス感染によるものが最多となる．このような喘鳴はウイルスによる下気道炎であり，気管支喘息の発作とは機序が異なることに注意が必要である．

ウイルスによる喘鳴は下気道炎を起こし，気管支以下の気道が狭窄している証拠であるが，呼吸困難が強くなれば喘鳴が逆に弱くなることもある．喘鳴は一定以上の気流がある太い気道で炎症が起こっていることを示す．こういった粘膜の炎症がなければ，ウイルスは容易に気道深部まで達し，呼吸困難はより深刻になるだろう．喘鳴はそれ以上深部にウイルスが入らないように起こっている生体反応の一種と考えられる．

ウイルス性喘鳴は，何度も反復することが多い．特にRSウイルスが原因となった場合や，入院治療を必要とするほどの呼吸困難があれば，その後の反復性喘鳴が多いことが知られている．こういった反復性喘鳴は，長期的には自然に寛解し，呼吸機能の低下も認めない．

気管支喘息

気管支喘息は発作性に喘鳴と呼吸困難をきたす疾患である．気管支喘息の診療で最も重要なのは，繰り返す呼吸困難が本当に気管支喘息かどうかを診断することである．特に乳幼児はウイルス感染によって頻繁に喘鳴が出るため，診断は慎重にしなければいけない．

喘鳴の反復は気管支喘息の発症リスクではないが，喘鳴に加えて早期のアレルギー感作があれば将来の気管支喘息の発症リスクは高い．明らかなアレルギーが証明されれば，治療的介入を行うべきであると思われる．

乳幼児で喘鳴を呈する児をすべて気管支喘息と診断すると深刻な過剰診断に陥る．特に開業医などのプライマリ・ケアでは長い経過をみて慎重に判断する必要がある．

喘鳴にどのように対応するか？

すでに気管支喘息と診断されている児では，喘鳴が起これば発作時の対応を行う．

ウイルス性喘鳴に対してどのような治療を行うかは難しい．β刺激薬などの気管支拡張薬は気管支喘息の発作時には有効だが，ウイルスによる喘鳴には効果は認めない．

大切なのは喘鳴がそれ以上進行しないか慎重に経過観察することであり，呼吸不全に進行するようであれば，速やかに酸素投与を行う体制をつくっておくことである．

呼吸困難

呼吸困難は軽度でも小児科外来で見逃してはならない症状である．乳幼児では自ら呼吸苦を訴えることは少なく，他覚的所見から呼吸困難をピックアップすることは重要である．

症状としては，多呼吸，チアノーゼ，胸部，腹部の陥没呼吸（図Ⅳ-C-5），鼻翼呼吸，喘鳴などで診断する．

小児科外来で経験する呼吸困難の多くは急性のものである．低年齢ではRSウイルスやライノウイルスなどによる細気管支炎，年長児では気管支喘息の発作によるものを多く経験する．これらは呼気性の喘鳴を聴取し，診断は比較的容易である．

上気道由来のものとしては仮性クループがあり，特徴的な犬吠様咳嗽を認める．また，まれではあるが見逃してはならないものに，急性喉頭蓋炎がある．多くはb型インフルエンザ菌（Hib）

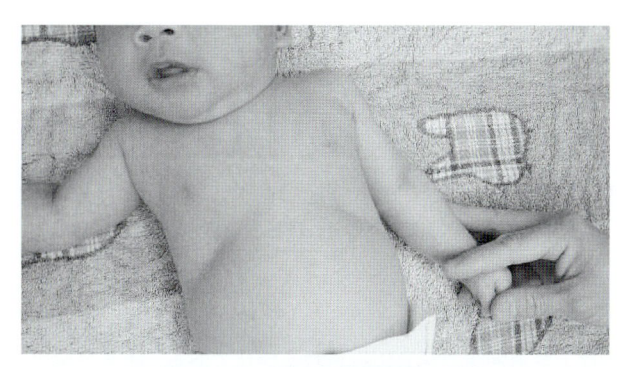

図Ⅳ-C-5　呼吸困難を呈する乳児

の菌血症に伴うものであるが，Hibワクチンの普及とともに喉頭蓋炎も減少すると思われる．

　声帯機能不全（vocal cord dysfunction：VCD）は気管支喘息と似た喘鳴や咳，息苦しさを訴える疾患で見逃されやすい．声帯の機能不全による症状で気管支拡張薬に反応しないのが特徴である．喉頭異物や心不全なども喘鳴の原因となる．プライマリ・ケアで遭遇することは少ないが，常に念頭に置いておく必要があるだろう．

　本来の意味の呼吸困難とは異なるが，思春期になれば心因性の原因が最も多くなる．この年代では過換気症候群は普通にみられる．気管支喘息の発作と誤診しないように注意が必要である．

参考文献

1) Mazzone SB：An overview of the sensory receptors regulating cough. Cough, 1：2, 2005.
2) Chang AB, et al：Guidelines for evaluating chronic cough in pediatrics：ACCP evidence-based clinical practice guidelines. Chest, 129：260S-283S, 2006.
3) Illi S, et al：Perennial allergen sensitisation early in life and chronic asthma in children：a birth cohort study. Lancet, 368：763-770, 2006.

【西村　龍夫】

D 鼻汁・鼻閉

nasal discharge, nasal obstruction

　鼻汁・鼻閉は上気道疾患で頻繁にみられる症状である．上気道感染症の初期症状であることから，小児科を受診するきっかけになることが多い．
　鼻汁は鼻粘膜ないし副鼻腔粘膜の過剰分泌が原因であり，鼻閉は前鼻孔から上咽頭に至る経路の狭窄により引き起こされる．粘稠な鼻汁が鼻閉の原因になっている場合もあるが，鼻閉は鼻汁のみによって引き起こされている訳ではない．いくつかの要因が重なって鼻汁・鼻閉をきたしていることも多い．鼻汁や鼻閉の成因を判断し，月齢・年齢に応じた対処を行わなければならない．

鼻腔の解剖と生理的機能

　鼻腔は気道の入口に存在し，吸入する空気の加温・加湿を行うとともに，異物の排除を行う重要な臓器である．鼻腔の側壁から上・中・下の鼻甲介が襞状に存在することにより，鼻粘膜の面積は大きくなっている．鼻粘膜には豊富な血管が分布し大量の血液を貯えて鼻腔の加湿機能や鼻粘膜の腫脹・収縮に関与している．また鼻粘膜には多数の杯細胞と鼻腺が存在して，これらから分泌される粘液が鼻汁となり粘膜上皮を覆っている．
　鼻腔を側面からみるとわかるように，鼻腔の最狭窄部は前鼻孔から1～2 cmである．最狭窄部を過ぎると鼻腔は広がるが，鼻腔後方に近づくと狭くなる．小児の場合は上咽頭にアデノイド（咽頭扁桃）があるために，後鼻孔付近では成人以上に狭くなっている（図Ⅳ-D-1）．
　鼻粘膜の腫脹により，生体は冷気や病原体，異物の侵入をブロックしている．また鼻汁の分泌によりこれらのものを体外に排除している．これらの反応は，本来生体のもつ生理的な防御反応であるが，過剰反応によりQOLが低下する場合には治療が必要である．なお，鼻粘膜から分泌される液を鼻汁，前鼻孔あるいは後鼻孔から漏出する液を鼻漏と区別して呼んでいる．

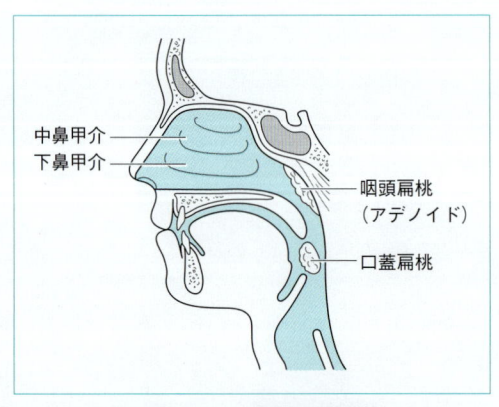

図Ⅳ-D-1　鼻腔の側面像

鼻汁・鼻閉に伴う症状

鼻粘膜が図Ⅳ-D-2のように腫脹することにより鼻閉をきたすが，これに鼻汁，特に粘稠な鼻汁が加わると鼻閉はいっそう高度になる．特に鼻腔の容量の小さい乳幼児では顕著となる．鼻閉が高度であると，口呼吸，いびき，不眠，睡眠時無呼吸などがみられる．また鼻閉が強いと嚥下が困難になるので，乳児ではよだれが増加したり哺乳が困難になったりする場合もある．

幼児期になると鼻汁の不快感から鼻すすりがみられる．前鼻孔周囲に付着した鼻汁をさわることや鼻汁そのものの刺激で接触性皮膚炎（鼻前庭炎）を起こし，鼻出血や膿痂疹がみられる場合がある．前鼻孔周囲の発赤腫脹や痂皮の付着も鼻閉の原因となる．後鼻漏が多いと喘鳴（鼻性喘鳴）や湿性咳の原因となる．

なお粘膿性鼻汁が遷延している場合，副鼻腔炎や滲出性中耳炎を併発している場合があるので注意が必要である．

診察時の注意点

発症時期，咽頭痛・咳・発熱などの随伴症状の有無を尋ねる．いびきや睡眠中の状態を確認するのは，鼻閉の程度を知るうえで必要である．また，乳児では哺乳ができているかどうかも重要である．背景として兄弟児や他の家族の状況，集団保育の有無，またアレルギー疾患の有無を知っておくことは今後の経過を予測するうえで重要な情報となる．

幼少児では多くの場合，保護者に問診して情報を得ることになる．しかし鼻汁・鼻閉に関して，児の状況を保護者はきちんと把握していないことが多い．特に鼻汁が粘稠である場合は前鼻孔から鼻漏としては出てこないので，保護者が「鼻水は出ない」と回答するにもかかわらず，実際に吸引してみると大量の粘膿性鼻汁が出てくることは珍しくない．咽頭を観察すると，後鼻漏がみられることも多い．保護者からの情報を鵜呑みにせず，診察により自分で所見をとることが大切である．

原因疾患

水様性鼻汁は寒冷刺激や急性鼻炎の初期，アレルギー性鼻炎でみられる．小児の場合，水様性鼻汁が持続していると，容易に細菌感染を併発して鼻汁が膿性に変化する．したがって，アレルギー性鼻炎であっても鼻汁が膿性となる．また副鼻腔炎を併発し粘膿性鼻汁が持続することも多

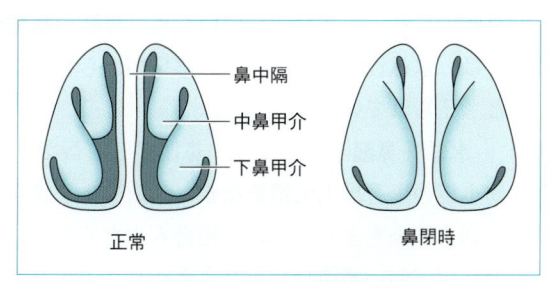

図Ⅳ-D-2　前鼻鏡所見

鼻閉時は，下鼻甲介粘膜の腫脹により吸気が妨げられている．

表Ⅳ-D-1　鼻閉の原因疾患

鼻腔での狭窄	骨性鼻腔の狭窄	先天性	狭鼻症，後鼻孔閉鎖など
		鼻中隔彎曲症	成長に伴って徐々に鼻閉が出現する
	炎症性	鼻前庭炎	前鼻孔周囲の皮膚の腫脹と痂皮
		急性鼻炎	
		副鼻腔炎	
		鼻茸	
		後鼻孔ポリープ	
	アレルギー	アレルギー性鼻炎	
	異物	鼻内異物	一側性の悪臭を伴う膿性鼻汁がみられる
	腫瘍	鼻腔腫瘍（良性・悪性）	
上咽頭での狭窄	アデノイド	生理的肥大	
		感染症	EBウイルス感染症，アデノウイルス感染症など
	腫瘍	上咽頭血管線維腫，悪性腫瘍（悪性リンパ腫）など	

い．したがって，鼻汁の性状のみで，正確な診断をつけることはなかなか難しい．

　アデノイドの肥大があると，鼻腔内に炎症が遷延しやすくなるため鼻炎・副鼻腔炎をきたすことがあり，時として粘膿性鼻汁が多量にみられることがある．なお一側性の悪臭を伴う膿性鼻汁の場合は，鼻腔異物を疑わなければならない．

　鼻閉については，表Ⅳ-D-1に示したような疾患が原因となることが多い．鼻閉は鼻汁が多量に鼻腔内に存在するためであると理解している保護者が大半であるが，実際には原因は単一でない場合が多い．粘稠な多量の鼻汁が原因の場合もあるが，鼻粘膜の腫脹が強いためのことも多い．鼻粘膜の腫脹をきたす原因としては，寒冷刺激，急性鼻炎などの感染，アレルギーなどがあげられる．ほかに物理的な鼻腔の狭窄の原因として，鼻内異物，鼻茸，鼻中隔彎曲症などがあり，上咽頭にあるアデノイドが肥大ないし腫脹したときも鼻閉が高度になる．

▶ **急性鼻炎**……ウイルス感染による上気道炎の初発症状として水様性鼻汁から始まる．鼻閉は鼻腔内に鼻汁が充満するためだけでなく，鼻粘膜の腫脹によるところが大きい．乳幼児では鼻閉を伴うため哺乳困難，睡眠障害の原因になる．この場合，次第に膿性鼻汁に変わり7〜10日程度で軽快する．なお，急性鼻炎の初期から実際には副鼻腔にも炎症をきたしているとして，現在では急性鼻炎ではなく急性鼻副鼻腔炎というほうが，病態をよく表現しているとされている．2010年の日本鼻科学会のガイドラインでも「急性鼻副鼻腔炎」という用語が採用されている．特に小児は成人に比べて副鼻腔の自然口が相対的に広いため，鼻腔の病態が副鼻腔に波及しやすい．急性鼻炎（鼻副鼻腔炎）は，水様性鼻汁のウイルス感染相から粘性ないし膿性鼻汁の細菌感染相に移行し治癒していくと考えられている．

▶ **アレルギー性鼻炎**……水様性鼻漏・くしゃみ・鼻閉が3主徴である．鼻汁は一般的に水様性と認識されているが，幼小児の場合は上気道感染から細菌感染を併発し，膿性鼻汁に変わりこれが遷延するようになる．副鼻腔炎をきたしている場合も少なくない．また小児では鼻漏やくしゃみがみられず，鼻粘膜の腫脹が強い鼻閉型の場合も多い．この場合でも鼻腔内を観察すればアレルギー性鼻炎を疑うことは比較的容易である．アレルギー性鼻炎は病型や感染の合併の有無により，治療法の選択が異なるので，鼻汁や鼻閉が長期にわたって続く場合は耳鼻咽喉科受診を勧め

てほしい．

◻ **副鼻腔炎**……上気道感染後に粘性ないし膿性鼻汁が続く場合には，細菌性副鼻腔炎が遷延していると考えられる．粘稠な鼻汁は鼻腔内にとどまり家庭では鼻漏を認めない場合もあり，鼻閉のみが続いていると家族が訴える場合も少なくない．また副鼻腔炎による後鼻漏が誘因となって，湿性咳嗽が持続していることも多い．

　副鼻腔炎が遷延ないし反復する要因としては，骨性鼻腔の形態，遺伝的な要因，不適切な抗菌薬の投与などがあるが，一般的にアレルギー性鼻炎を有している児が多い印象がある．これはアレルギー性炎症によりもともと鼻副鼻腔粘膜が障害されていること，鼻粘膜の腫脹のために副鼻腔の自然口が狭窄しやすいことなどが原因と考えられる．アレルギー素因を有する児で湿性咳嗽が改善しない場合には，副鼻腔炎を鑑別診断に上げることが必要である．喘息の治療を実施して症状が改善しない場合に，副鼻腔炎が認められその治療により咳が消失する例は少なくない．

◻ **鼻腔異物**……2，3歳くらいの児に多い．ほとんどが一側性である．鼻腔に異物を入れたことを本人は保護者に言わないことがほとんどであり，気がつかれないまま異物が長期間鼻腔内に介在すると悪臭を伴う膿性鼻漏をきたす．異物はティッシュやシールなどの紙類，BB弾やビーズなどのおもちゃ，豆類などさまざまである．鼻が臭うという訴え，あるいは一側性の悪臭を伴う鼻漏がある場合には，鼻腔異物を疑わなければならない．

◻ **アデノイド**……アデノイドは上咽頭に存在するリンパ組織である．生下時から徐々に増大して4，5歳頃にピークになり成人に近づくにつれて退縮していく．児によってはアデノイドが後鼻孔をほとんど塞ぐほど増大することがあり，上気道感染の症状がないにもかかわらず鼻閉をきたし口呼吸やいびきの原因となる．また鼻腔内の炎症が遷延しやすいため，時として多量の粘膿性鼻汁が遷延することがある．小児科の診察時には直接見えないので見逃されることがあるが，アデノイド切除術を実施することにより劇的に改善する．

　また一部のウイルス感染症，特にEBウイルス感染症やアデノウイルス感染症などでは，アデノイドが高度に腫脹して，数日間は著しい鼻閉をきたす場合がある．いびきがひどく，夜間熟睡できなくなることが多い．このような疾患で鼻閉が続く場合，保護者に鼻閉の原因について説明し，鼻閉は一時的なもので数日すると軽快することを理解してもらうことが，保護者の不安を取り除くうえで重要である．

鼻汁・鼻閉への対応

◻ **鼻汁の吸引**……鼻汁の性状と年齢によって対応は異なる．急性鼻炎あるいは寒冷時にみられる短期的な水様性鼻汁のみであれば，頻回の鼻汁吸引は哺乳困難がない限り多くの場合不要である．吸引する場合は，前鼻孔からの吸引（オリーブ管）で十分な場合が多い．

　鼻汁が粘稠や膿性であると鼻閉が高度になり，後鼻漏が咳を誘発する．この場合は，ネラトンカテーテルや耳鼻科用吸引嘴管での吸引のほうが望ましい．乳児ではネラトンカテーテルで咽頭に貯留した後鼻漏を吸引することで，喘鳴を改善させることができる．年長児の副鼻腔炎の場合は，耳鼻科用吸引嘴管で中鼻道からの分泌物を丹念に吸引することで，症状の改善と早期治癒を図ることができるため，耳鼻科受診を勧めてほしい．

　ただし，アレルギー性鼻炎においては鼻粘膜が過敏な状態にあり，過度の吸引処置を行うと逆に鼻汁とくしゃみを誘発して症状を増悪させることもあるため注意を要する．

◆ 点鼻液……鼻粘膜の腫脹を改善する方法として，血管収縮薬を含む点鼻液を使用する方法があるが，乳幼児には原則として使用しない．また，年長児であっても長期間連用すると，反応性に鼻粘膜が肥厚して逆に鼻閉が強くなる（肥厚性鼻炎）ので，数日間の使用にとどめることが必要である．乳幼児で鼻閉が強い場合は，生理食塩水単独もしくはこれに炭酸水素ナトリウムを混ぜた液を点鼻して鼻汁を吸引する．

◆ 前鼻孔のケア……鼻漏が長期間続くと，前鼻孔の皮膚に接触性皮膚炎をきたす．本人が触る場合もあり，前鼻孔の発赤や痂皮の付着をみる．場合によっては鼻出血を反復することもある．これらにより前鼻孔がさらに狭くなり，鼻閉を増悪させる．前鼻孔周囲の清拭をこまめに行ったり，保湿剤ないしステロイドを含有した軟膏を塗布したりする必要がある．多量の膿性鼻汁や本人の搔破により前鼻孔周囲に膿痂疹をきたす場合には，抗菌薬を含有する軟膏を使用する．

◆ 内服薬……病態にあった内服薬を選択する．抗ヒスタミン薬，特に第一世代の抗ヒスタミン薬については，副作用としての眠気や熱性けいれんを誘発する可能性などがあり，近年投与すべきではないとの意見が多い．少なくとも低年齢児への有熱時の投与には，注意を要する．

家庭において

◆ 加温・加湿……寒冷刺激および空気の乾燥は鼻粘膜を腫脹させ鼻汁を増やすので，加温・加湿の工夫が必要である．鼻閉が強いときは市販の鼻吸い器で鼻汁を吸引したり，綿棒で前鼻孔にたまった痂皮を取り去るのも有効であるが，鼻腔後方に貯留した鼻汁は処置が難しい．鼻閉が高度の場合，蒸しタオルを鼻や口の周りにそっとあてると，一時的ではあるが鼻閉が改善し哺乳や睡眠が楽になる．

◆ 家族の禁煙……受動喫煙が呼吸器に悪影響を及ぼすことは，現在広く知られている．家庭内に喫煙者がいる子どもは副鼻腔炎の発症率が高くなること，受動喫煙がアレルギー性鼻炎による鼻閉の増悪因子であることなど，多くの知見が報告されている．家庭医として，受動喫煙の害を家族に啓蒙できることが望ましい．

参考文献
1) 日本鼻科学会編：急性鼻副鼻腔炎診療ガイドライン2010年版．日本鼻科学会会誌，49：143-247，2010．

【稲光 まゆみ】

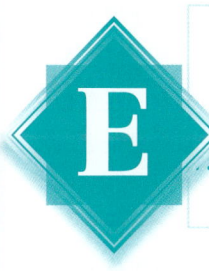

E 嘔吐
vomiting

> 嘔吐は小児科外来でよくみる症状である．そのほとんどはウイルス性胃腸炎（嘔吐下痢症）によるもので冬場に多くなるが，一年中流行を繰り返している．そのため，開業医は診療に追われた状況で嘔吐している子どもを診察することが多く，急性腹症や消化器以外の重症疾患を見逃した苦々しい経験をほとんどの小児科医がもっている．失敗経験を減らすために嘔吐の際の鑑別診断，治療，経過観察の重要性を理解することが大切である．

年齢別にみた嘔吐の鑑別診断

小児で嘔吐の原因となる疾患は多いが，年齢によって原因となる疾患の異なるのが特徴的である．表IV-E-1は嘔吐の原因を年齢別に記載したものである．

❖ 新生児期

新生児期は嘔吐を起こしやすい時期である．圧倒的に多いのは「初期嘔吐症」といわれる生理的な嘔吐である．授乳開始したばかりの時期であり，哺乳時の空気嚥下によって嘔吐しやすい．

表IV-E-1　年齢別にみた嘔吐の原因（太字：緊急の対応が必要な疾患）

新生児期	乳児期	幼児期・学童期・思春期
初期嘔吐症	空気嚥下	胃食道逆流症
過食	**腸重積症**	胃・十二指腸潰瘍
消化管奇形	過食	上腸間膜動脈症候群
先天性食道閉鎖／狭窄	**鼠径ヘルニア陥頓**	**腸重積症**
肥厚性幽門狭窄	食物アレルギー	**急性虫垂炎**
先天性小腸閉鎖／狭窄	消化器感染症（嘔吐下痢症など）	**腹部外傷**
腸回転異常	消化管奇形	食物アレルギー
胃食道逆流症	肥厚性幽門狭窄症	消化器感染症（嘔吐下痢症など）
ヒルシュスプルング病	**腸回転異常**	アレルギー性紫斑病
壊死性腸炎	胃食道逆流症	消化管以外の疾患
消化器感染症	**急性虫垂炎**	**髄膜炎**
消化管以外の疾患	急性胃腸炎	**脳炎**
敗血症	消化管以外の疾患	**頭蓋内出血**
呼吸器感染症	**頭蓋内出血**	頭部外傷
尿路感染症	頭部外傷	脳腫瘍
髄膜炎	**敗血症**	肝炎
脳炎	呼吸器感染症	膵炎
水頭症	尿路感染症	尿路感染症
代謝性疾患	**髄膜炎**	**薬物中毒**
	脳炎	周期性嘔吐
	急性心筋炎	**代謝性疾患**
	薬物中毒	中耳炎
	発作性頻拍症	咳き込み
	起立調節障害症	妊娠
	代謝性疾患	

173

さらに，授乳量が過量となり溢乳様の嘔吐もしばしばみられる．このような場合，体重増加の状況，授乳回数，授乳量の確認が必要である．

新生児期の嘔吐の原因には緊急手術を必要とするものや重症な疾患がしばしばあり，注意しなければならない．特に出生直後からみられる反復性嘔吐の原因には消化管奇形や重症感染症，代謝異常症などがあり迅速な診断と処置が必要である．

❖ 乳児期

乳児期の嘔吐の原因は感染症，特にウイルス性胃腸炎が多くなってくるが，消化管以外の感染による嘔吐もしばしばみられる．特に緊急性の高い髄膜炎，腸重積症などをいつも念頭に置いておく必要がある．中耳炎によって内耳神経を刺激され嘔吐したり，百日咳や肺炎による咳嗽発作が嘔吐につながることもある．敗血症，尿路感染症などによる嘔吐もときどきみられる．鼠径ヘルニア陥頓，消化管奇形などや消化管以外の疾患によって嘔吐することがあり注意を要する．

❖ 幼児〜学童期

トイレトレーニングを受けていない幼児では，託児所や保育所に入所すると感染症による嘔吐が増える．この年齢でもウイルス性胃腸炎が多いが，それ以外の多くの感染症で嘔吐が出現する．この時期にも腸重積症やヘルニア陥頓やそれ以外の閉塞機転が嘔吐の原因になることがある．特に幼児では，異物や薬物誤飲による嘔吐が増えることを念頭に置いておかなければいけない．原因不明の頭蓋内出血，明らかな外傷歴のない十二指腸壁内出血による嘔吐の場合は虐待を疑わなければいけない．

繰り返す嘔吐を特徴とする疾患にアセトン血性嘔吐症があり，ケトン尿を認める．嘔吐が続くと吐物に血液が混入してコーヒー残渣様となることがある．幼児期に発症して学童期を過ぎる頃にはみられなくなる．鑑別すべき疾患にはケトン血性低血糖症，周期性 ACTH・ADH 放出症候群がある．

❖ 思春期

年長児では消化性潰瘍，片頭痛，乗り物酔い，虫垂炎，高血圧などが嘔吐の原因として頻度が増加してくる．思春期では催吐薬の内服，妊娠，食行動異常などが嘔吐の原因としてあげられる．

診断にあたって

嘔吐は消化器症状であるが，原因となる疾病の罹患部位は特定できないことを念頭に診察にあたることが大切である．まず重症度の高いものを鑑別除外してから，次に頻度の高いものを想定していく．問診と診察を繰り返していく必要がある．フローチャートに頼る診断は，全体像を見失い誤診の原因になりやすいので注意を要する．

❖ 問診のポイント

▶ 吐く様子……いつから吐いているか，最後に吐いたのは何時か，何回ぐらい吐いたか，吐いたものの色は，何時頃食べたものを吐いているか，噴水のように吐いたかなど，吐く様子を聞く必要がある．

▶ 嘔吐以外の症状……下痢はあるか，便に血が混じるか，便は白っぽいか，熱はあるか，腹痛はあるか，けいれん様の動きはあったか，頭痛はあるか，咳き込んでいないか，などを確認する必要がある．

- ◆ **きっかけは？**……食あたりをするようなものを食べさせたか，最近旅行したか，家族や友人に同じような症状の人がいないか，ペットを飼っていないか，薬を飲んでいないか，薬品・酒・化粧品などを誤飲した可能性はないか，頭やお腹を打った可能性はないか，普段から激しく泣いて吐かないか，などを確認する．

❖ 診察のポイント

患児の診察でいつも心がけなければならないことは，全身状態の把握である．最初の段階で緊急性の有無を的確に判断することが外来対応のキーポイントになる．嘔吐はよくみかける症状であり，原因となる疾患は多岐にわたる．消化器系だけでなく，呼吸器，神経系など，全身をくまなく診察しなければならない．嘔吐以外の随伴症状にも注意しなければならない．発熱，下痢，咳嗽や鼻汁などの感冒様症状の有無，体重の推移，食欲低下の有無，神経症状の有無などが診断への参考となる．

- ◆ **一般状態の評価（印象診断）**……診察室に入ってくるときの状態，表情，顔貌・顔色，口唇・口腔所見，呼吸状態，機嫌・活気を評価し，全身状態を把握する．"not doing well" と判断したときは早急な対応を行う．
- ◆ **体重測定と検温**……体重測定と検温は必ず実施する．体重測定を経時的に行って体重減少の程度を調べることは，脱水症の客観的評価に役立つ．
- ◆ **血圧測定**……嘔吐の直後は顔色が悪く元気がなく重症感があるが，しばらくすると回復することが多い．ただしばらくしても全身状態が悪かったり，頭痛を訴えるような場合は血圧測定を行う．
- ◆ **意識レベル**……意識レベルが清明であっても，診察時に掲示物や窓の外の景色など周囲に対する関心がなかったり，呼びかけたときの眼球の動きが緩慢であったり，四肢の動きが寡少ない場合は，重症な疾患を考慮する．
- ◆ **胸部聴診**……心筋炎を念頭に置いて聴診する必要がある．心音が小さく聴こえたり，奔馬調律，徐脈，不整脈などの所見を認めた場合は注意を要する．
- ◆ **項部硬直，瞳孔の大きさの変化，対光反射欠如，複視など**……これらの所見があれば頭蓋内病変を疑わなければならない．
- ◆ **腹部の診察**……腹部膨満の有無，陥凹の有無，腸雑音の状態，腫瘤の有無，圧痛の有無，圧痛点・筋性防御の有無などを確認する．
- ◆ **吐物の臭いと口臭**……アルコール臭，芳香剤の臭いなど，原因の手がかりになる情報が得られることがある．

❖ 外来での検査

- ◆ **一般検査**

  便：性状を確認，便潜血反応，便培養，迅速診断キット（ロタウイルス，アデノウイルス，ノロウイルスなど）

  尿：糖，蛋白，潜血，アセトン，沈渣，培養

  血液：血算，Hb，Ht，血中ケトンの場合

- ◆ **腹部超音波検査**……腹腔内の多くの診断情報が得られる．
- ◆ **血液生化学**……血清電解質（Na，K，Cl，Ca），BUN，Cr，AST，ALT，LDH，アンモニア，血糖など．

治療の実際

嘔吐の治療は基礎疾患によって決まる．多くの場合，嘔吐は一過性であり，特別の処置は必要ない．

◆ **初期対応**……嘔吐回数が多く，顕著に脱水症状が認められるときは，生理食塩水で排尿があるまで急速輸液を開始する．軽症の脱水症で，ソリタ®-T1 10 mL/kg/時で初期輸液でもよい．通常，アセトン血性嘔吐症や嘔吐下痢症の場合は初期急速輸液の後にソリタ®-T3G などで維持輸液を行うことで落ち着くことが多い．

◆ **初期対応で嘔吐が治まらない場合**……基本的には入院治療が必要である．

- 制吐薬：嘔吐の原因が不明の場合や肝炎，膵炎による嘔吐の場合は制吐薬の使用は慎重にしなければならない．ウイルス性胃腸炎（ノロウイルス，ロタウイルスなど）と診断した嘔吐に限り，ドンペリドン坐剤（ナウゼリン®坐剤）の単回使用を試みる．動揺や四肢のふるえなどの錐体外路症状や見当識障害には注意する．

◆ **経口補液療法**……ウイルス性胃腸炎で軽度から中等度の脱水の場合は，家庭での経口補水液（ORS）による経口補液療法（ORT）は有用である．

- 経口補水液の作り方：① 砂糖 40 g（上白糖大さじ 4 と 1/2 杯）と食塩 3 g（小さじ 1/2 杯）を湯冷まし 1 L によく溶かす．② かき混ぜて飲みやすい温度にする．③ 果汁（レモンやグレープフルーツなど）を絞ると飲みやすくなり，カリウムの補給にもなる．
- 市販されているもの：アクアライト®，OS-1．
- 経口補水の飲ませ方：① 嘔吐後は，しばらくたって吐き気が落ち着いてから少しずつ経口補水を始める．② コツは少量を回数多く飲ませること．

注意事項

嘔吐で来院した患児をみる際には，緊急性の高い① 腸重積症・腸閉塞（絞扼性イレウス），② 細菌性髄膜炎・心筋炎，③ 頭部・顔面外傷や頸部外傷の既往を見逃さないように注意しなければならない．

また，ウイルス性胃腸炎（嘔吐下痢症）による嘔吐でも，小児では急激に脱水が進行し重症化することがある．帰宅後に嘔吐が再発したときや，乏尿，発熱，腹痛，血便，顔色不良などの随伴症状が出てきたときは再来院するように必ず説明しておく必要がある．地域の時間外・夜間医療体制を周知しておくことも大切である．

参考文献

1) 崎山　弘：嘔吐・下痢．実践小児診療，日本医師会雑誌生涯教育シリーズ 62：84-88, 2003.
2) 沢田　敦，ほか：嘔吐（胃腸炎・急性腹症）．小児科，42：611-614, 2001.
3) 神園淳司：よく見られる症状・症候への対症療法―嘔吐．小児科診療，73（増）：18-19, 2010.

【佐藤　雄一】

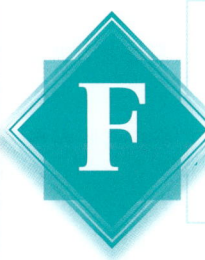

F 下　痢
diarrhea

　　わが国では小児の下痢はかつてのような重篤さがなくなり，全般的に軽症化した．現在急性の下痢で重症となるのは，他に疾患があり抵抗力の減弱した小児や，2，3カ月以下の幼若乳児，腸管出血性大腸菌（EHEC）などの特殊な病原体の感染など限られたものとなった．したがって第一次医療外来で重症の下痢と出合う機会はずっと少なくなった．
　　下痢の頻度は乳幼児に多く，小児期になると少なくなる．
　　また下痢の食事療法も時代とともに変わってきている．わが国の小児の下痢は一般に軽症で，早期に適切な食事を与えたほうがよいという考えかたが今日では一般的である．

急性下痢症

❖ 最もよくみられるもの

　　乳幼児の急性下痢の原因で最も多いものは，消化管感染（ウイルスと細菌）とかぜなどの消化管外感染に伴うもの，抗菌薬の経口投与に伴う下痢などである．
　　細菌性の下痢の多くは発熱，嘔吐，腹痛（乳児では不機嫌）などの症状のいくつかを伴って始まる．便は生臭い悪臭があり，しばしば粘液，膿，血液が混じる．原因病原菌は近年はカンピロバクター，サルモネラ，病原性大腸菌などが多い．
　　乳幼児のウイルス性下痢症の病因ウイルスとして，A群ロタウイルス，ノロウイルス，サポウイルス，アデノウイルス（40，41型），アストロウイルスがある．
　　ロタウイルス下痢症は冬の乳幼児の代表的な下痢で，頻回の水様便が数日間続き，きわめて脱水症を起こしやすかったが，近年，症状が軽くなってきている．
　　近年は，ノロウイルスによる嘔吐が目立つ幼児の下痢が多くみられるようになってきた．
　　消化管外感染に伴う下痢は，急性気道感染症などに伴って起こる下痢で，一般に軽症である．
　　乳幼児ではある種の抗菌薬（セフェム系など）の経口投与によって，しばしば軽症の下痢が起こる．
　　小児科外来で比較的重い症状を示す下痢症は，ロタウイルス下痢症と細菌による下痢である．

❖ ときどきみられるもの
　　・アレルギー性下痢症．
　　・変質した食物の摂取によるもの．

遷延性下痢症

　　一般に2，3週間以上持続する下痢を遷延性下痢症，あるいは慢性下痢症と呼ぶことが多い．日常の小児科外来では，乳幼児の持続性の下痢の多くが，二次性ラクターゼ欠乏症によるものである．

近年，アレルギー疾患の増加に伴い，アレルギー性下痢症も時にみられるようになった．アレルゲンとしては乳児期早期では牛乳蛋白が多く，それ以降の年齢では卵，小麦，大豆などもアレルゲンとなる．

また，ごくまれに発生する年長児（8〜15歳）の原因不明の慢性下痢症として炎症性腸疾患（潰瘍性大腸炎とクローン病）があり，病院への紹介が必要となる．

外来で扱いにくい下痢

- 高熱や激しい症状を伴い，急激に発症する下痢症．
- 幼若乳児（3カ月以下）で難治性下痢症が疑われる場合．
- 新生児期の血便を伴う下痢症，頻回の下痢症，持続性の下痢症．
- 栄養障害，発育不全，基礎疾患のある乳児の中等症以上の下痢症．
- 下痢以外に肺炎などの中等症の疾患を合併していて，下痢の回数が多いとき．
- 治療に抵抗して慢性に下痢が経過し，種々の検査が必要なもの．

脱水症を起こしやすい下痢

脱水症は嘔吐，下痢の回数や便の水分量，年齢によって，起こしやすい場合とそうでない場合がある．乳幼児で嘔吐の回数が多い場合，下痢の水分量が多く回数の多い場合は急速に脱水症が進行する．最も脱水症を起こしやすいのはロタウイルスとノロウイルスによる水様下痢である．

開業小児科では経口電解質液の利用によって，脱水症の進行を少なくすることを心がけるべきである．あらかじめ十分な指導を行っていれば，下痢による脱水症は非常に少なくすることができる（「脱水症」の項, p.289参照）．

重症下痢症

現在では，日常の外来で重症下痢症を起こして受診するのは，ほとんど幼若乳児に限られてきた．

【中尾　弘】

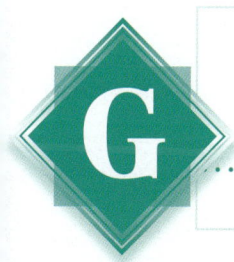

G 腹痛
abdominal pain

　開業小児科外来で出会う"腹痛"は，保護者は「腹痛＝虫垂炎」などと考えることが多いが，その大部分は便秘やガスによる腹満のためや，下痢による蠕動亢進による腹痛であることがしばしばである．器質的疾患を疑う場合には，年齢別または部位別の頻度による疾患を考慮して診断を行う．保護者は「腹痛＝器質的疾患」と考えがちであるが，腹痛を主訴に頻回に外来を受診する患児の場合には，心理的要因も考慮に入れて診断を進めていくことが大切になってくる．

小児の腹痛の特徴

　小児科の一般外来で遭遇する腹痛は多くのものは軽症のことが多い．初診時に腹痛を訴える児は全体の5～10％にあたる．そのなかで特に多いのが，意外に便秘である．時に腹痛がひどく苦悶状態の子どもが，浣腸により排便をすると，それまでの様子が嘘のように元気に走り回ることは外来でよくみられることである．

　次に注意を要することは，心因性の腹痛である．最近では保育所・幼稚園の園児でも心身症による反復性腹痛が含まれていることを考慮すべきである．不定愁訴を伴う比較的長い経過の腹痛は心因性のことが多い．このような例では，家庭や保育所，幼稚園，学校での様子やいじめの有無などの状況を詳しく聞くことが大切である．しかし，一見軽症と思われる症例のなかに，ヒヤリとさせられる器質的異常を伴う疾患が隠されているので，注意深い観察・診察が重要である．診察時に問題ないからといって患児を帰宅させても，気になる場合にはもう一度数時間後に受診させたり，電話で状態を確認することが大切である．上気道炎に伴うものから，ショック症状を呈する腹膜炎まで軽重さまざまである．

　図Ⅳ-G-1のように低年齢では言葉で表現できないため，まれに器質的疾患が隠されていることがあるが，年齢が高くなるにつれ，器質的疾患より心理的要因による腹痛が増加してくる．その他，ロタウイルス，ノロウイルス感染症や感冒に伴う急性胃腸炎などによるものがある．

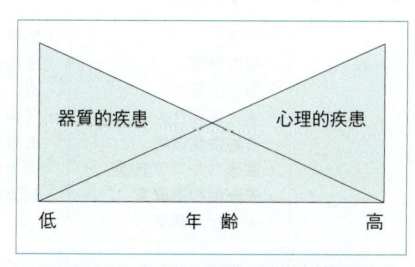

図Ⅳ-G-1　年齢と腹痛の要因

診断の手順

患児に対する診察法は次のような考えで行う．
① 全身状態，意識レベル，バイタルサインを確認する．
　異常なバイタルサインを「痛みのため」としてしまわないこと．
② 繰り返し診察する重要性を認識する．
　判断に迷うようなときには，その場で即決せず，たとえば朝診察して，夕方閉院前にもう一度診察するなど，「繰り返し診察すること」により症状の変化の経過を知ることが大切である．急性虫垂炎などでは，初期では心窩部痛が出現し，そのあとで痛みは右下腹部へ移動していくことが多いので，痛みの部位の経時的変化を知ることは診断にとって重要である．
③ 「腹痛＝おなかの問題」だけではないことを認識する．
　精巣軸捻転でも腹痛を訴えるし，成人の心筋梗塞では上腹部痛を訴えるので，「腹痛＝腹部臓器」とは限らない．
　腹痛に伴って以下のような症候・症状がある場合には，重要な疾患が隠れていることがあるので慎重に診断を進める．
　① 激しい腹痛，顔面蒼白，激しい啼泣，冷や汗，直立不可能，歩行不可能，前傾姿勢，側彎姿勢．
　② 頻回の嘔吐，胆汁性嘔吐，コーヒー残渣様嘔吐．
　③ ショック症状（低血圧，頻脈，意識レベル低下，末梢冷感）．
　④ 血便・下血．
　⑤ 急激な腹部膨満．
　⑥ 腹部の筋性防御，板状硬．
　腹痛には年齢によるものと，部位別による鑑別とが考えられる．

腹痛の年齢別による診断

表IV-G-1を参考に年齢による腹痛の鑑別を行う．

表IV-G-1　腹痛の年齢別による診断

	0〜2歳	3〜6歳	7〜12歳	12歳以上
よくみられる疾患	・臍疝痛 ・便秘症 ・急性胃腸炎（感染性胃腸炎も含む） ・尿路系疾患（尿路感染症・水腎症）（先天性尿路奇形を含む）	・便秘症 ・急性胃腸炎（感染性胃腸炎も含む） ・尿路感染症 ・アセトン血性嘔吐症 ・心因性腹痛	・便秘症 ・急性胃腸炎（感染性胃腸炎も含む） ・尿路感染症 ・心因性腹痛	・便秘症 ・急性胃腸炎（感染性胃腸炎も含む） ・尿路感染症 ・心因性腹痛
時にみられる疾患	・外傷 ・腸重積症 ・消化管穿孔 ・腸管軸捻転症 ・鼠径ヘルニア嵌頓 ・先天性消化管奇形 ・急性虫垂炎	・外傷 ・腸重積症 ・急性虫垂炎 ・消化管穿孔 ・血管性紫斑病 ・鼠径ヘルニア嵌頓 ・先天性胆道異常 ・メッケル憩室	・外傷 ・急性虫垂炎 ・胃・十二指腸潰瘍 ・鼠径ヘルニア嵌頓 ・血管性紫斑病 ・卵巣嚢腫茎捻転 ・精巣捻転	・外傷 ・急性虫垂炎 ・胃・十二指腸潰瘍 ・急性膵炎 ・血管性紫斑病 ・婦人科疾患（生理痛，子宮外妊娠，卵巣嚢腫茎捻転） ・過敏性腸症候群

（村田祐二：子どもの救急—腹痛・嘔吐—．レジデント，2：54-61，2009を改変）

❖ 乳幼児期の腹痛（0〜2歳）

自分で腹痛を訴えることができない乳幼児の場合は，「急激に泣きだす」「あやしてもミルクを与えても飲もうとしない」など不機嫌の症状で発症することが多い．しかし，多くの場合は便秘症や感染に伴う急性胃腸炎，保育所などでのロタウイルス，ノロウイルス感染症などによる感染性胃腸炎が多い原因と考えられる．乳幼児の腹痛を思わせるような不機嫌がある場合には，まず浣腸を行い，便やガスを排出させて不機嫌が解消されるかどうかをみることが重要である．もちろん，この時期で注意すべき疾患は腸重積症であるが，浣腸を行ったときにイチゴゼリー状の血便がみられるかどうかによって診断する．

❖ 小児期の腹痛（3〜6歳）

自分で症状をある程度訴えることができるが，診察や検査に対する不安や恐怖心から的確に答えなかったり，診察を強く拒否することがある．小児期に激しい腹痛をきたす疾患には，乳幼児期と同じように便秘による腹痛の訴えが最も多いと考えられるため，まずは浣腸を行い，便の性状を見てから次のステップへ進んでいくことが大切である．また，この時期には保育所，幼稚園でのロタウイルス，ノロウイルス感染症による感染性胃腸炎による腹痛も原因の多くを占める．

❖ 学童期の腹痛（7〜12歳）

学童期では器質的疾患とともに，この頃から心理的要因による腹痛の割合が増えてくるため，小児科医のみでなく臨床心理士とともに患児に対応していく必要が増してくる．

❖ 思春期の腹痛（12歳以上）

思春期の腹痛には，学童期よりもさらに心理的要因による過敏性腸症候群などによる腹痛が増加してくるために，保護者は器質的な疾患を疑いドクターショッピングに陥るため，検査漬けにならないように慎重な問診が大切になってくる．年長児や思春期の患者を診察するときは，必要性を本人や保護者によく説明し，恥ずかしがらないように配慮する．

すべての年齢層の外傷のなかには，虐待も含まれていることも念頭に置いて，全身の診察を行う．

腹痛の部位別による診断

図Ⅳ-G-2のように腹部の部位によってさまざまな疾患が考えられるので，前述したような年齢別の腹痛疾患との組み合わせで診断を進めていく．

年齢別および部位別疾患のほかに，常に考えておかなければならない腹痛として，急性虫垂炎，腸重積症，鼠径ヘルニア嵌頓，血管性紫斑病，精巣捻転，子宮外妊娠などがある．全身をくまなくみて，紫斑の有無を確認することや，鼠径部や外陰部の診察も忘れてはならない．

最近の小児科外来では腹部超音波検査が行えるところが多く，被曝の心配がない超音波検査は繰り返し検査ができることと，何より痛みを与えない検査であることが小児に適している．

❖ 反復性腹痛

最近では"小児の反復性腹痛"とは，一般的検査手法では身体的病変が発見できず，心身医学的対応を必要とする機能的な疾患を指す傾向にある．ただし，まれに器質的疾患によるものもあるため，注意深い観察が必要である．

現在の日本の健康保険制度では小児科医が通常の外来でカウンセリングを行うことは，時間的にもコストの面からも，また専門性の点からも難しいので，筆者のクリニックでは日常外来で心

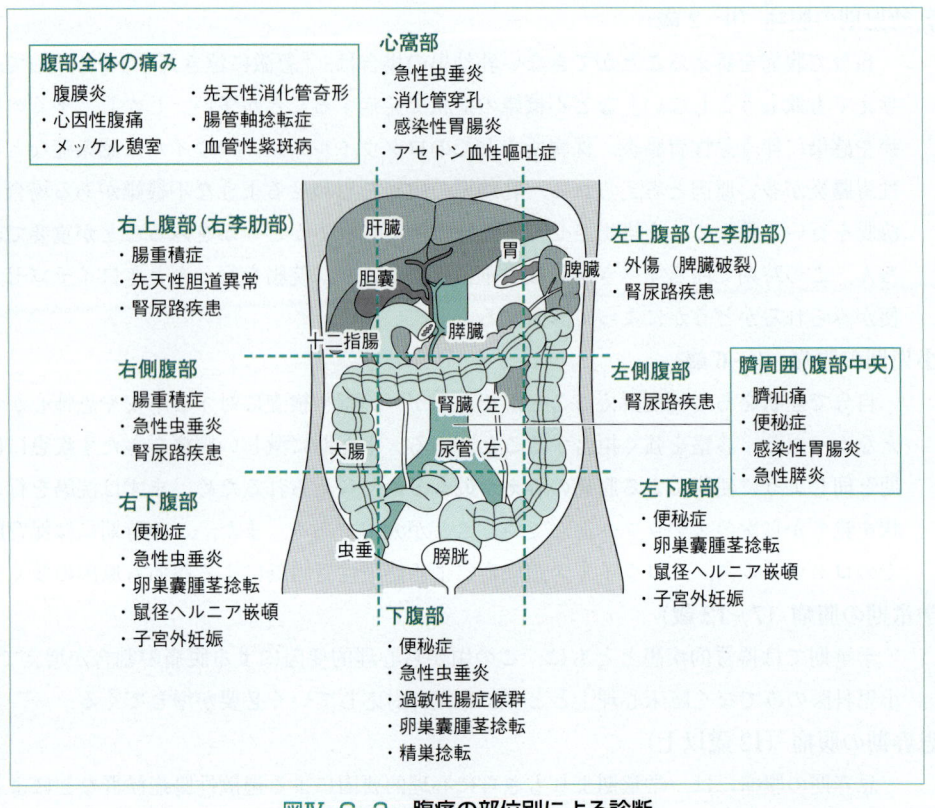

腹部全体の痛み
・腹膜炎　・先天性消化管奇形
・心因性腹痛　・腸管軸捻転症
・メッケル憩室　・血管性紫斑病

心窩部
・急性虫垂炎
・消化管穿孔
・感染性胃腸炎
・アセトン血性嘔吐症

右上腹部(右季肋部)
・腸重積症
・先天性胆道異常
・腎尿路疾患

左上腹部(左季肋部)
・外傷(脾臓破裂)
・腎尿路疾患

右側腹部
・腸重積症
・急性虫垂炎
・腎尿路疾患

左側腹部
・腎尿路疾患

臍周囲(腹部中央)
・臍疝痛
・便秘症
・感染性胃腸炎
・急性膵炎

右下腹部
・便秘症
・急性虫垂炎
・卵巣嚢腫茎捻転
・鼠径ヘルニア嵌頓
・子宮外妊娠

左下腹部
・便秘症
・卵巣嚢腫茎捻転
・鼠径ヘルニア嵌頓
・子宮外妊娠

下腹部
・便秘症
・急性虫垂炎
・過敏性腸症候群
・卵巣嚢腫茎捻転
・精巣捻転

図Ⅳ-G-2　腹痛の部位別による診断

理的要因による疾患を疑った場合には，臨床心理士によるカウンセリングを予約制で月2〜3回行っている．心理外来の予約日には，院内の別室で患児1人につき40〜60分かけてカウンセリングなどを行っている．

参考文献

1) 村田祐二：子どもの救急―腹痛・嘔吐―．レジデント，2：54-61，2009.
2) 井上信明：小児救急医療の基本を学ぼう (3)［症候編］〜腹痛のみかた〜．レジデントノート，13：747-751，2011.

【進藤　静生】

H 発疹
rash, exanthem

小児の発疹症は多くの疾患で観察される．発疹のある患者を診察した場合，明るい場所で，可能な限り自然光のもとで，全身をていねいに診察すべきである．

小児科において最も多くみられる，ウイルス性発疹性疾患，細菌性疾患，アレルギー疾患の写真を図IV-H-1～12に例示する．

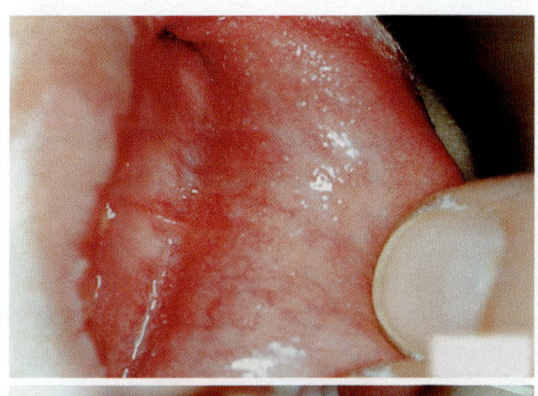

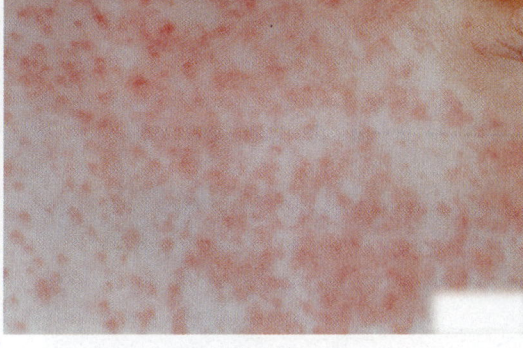

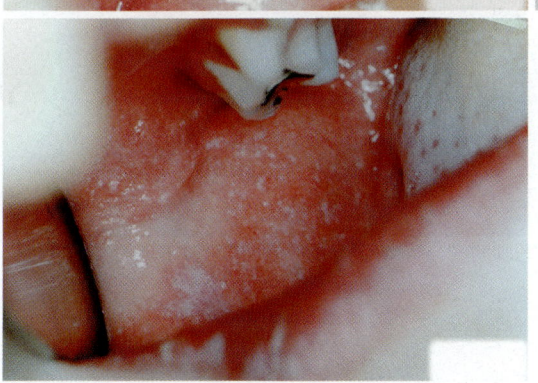

皮疹

コプリック斑
図IV-H-1 麻疹

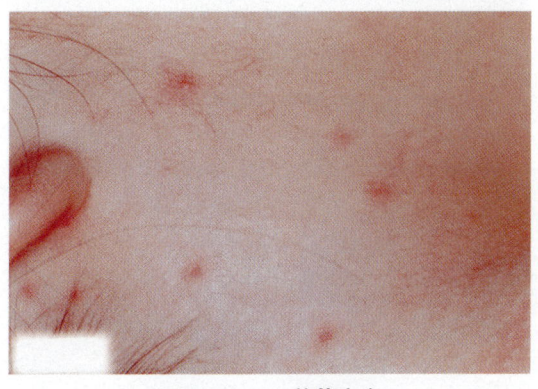

図IV-H-2 修飾麻疹

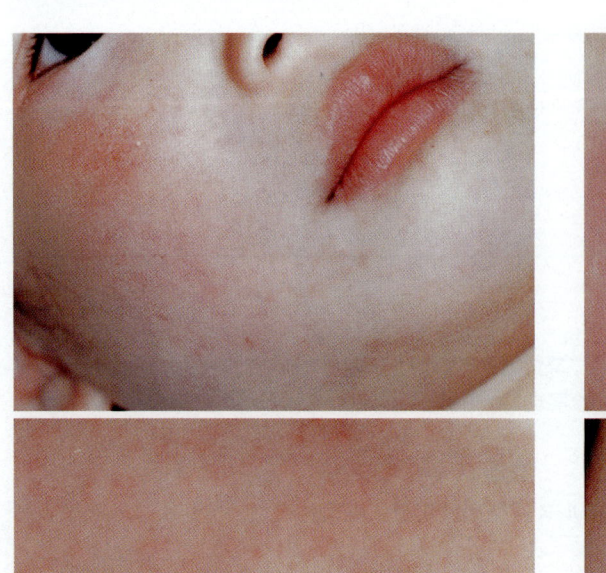

第Ⅳ章　症候よりみた子どもの病気

図Ⅳ-H-3　風疹　顔面と軀幹の発疹．

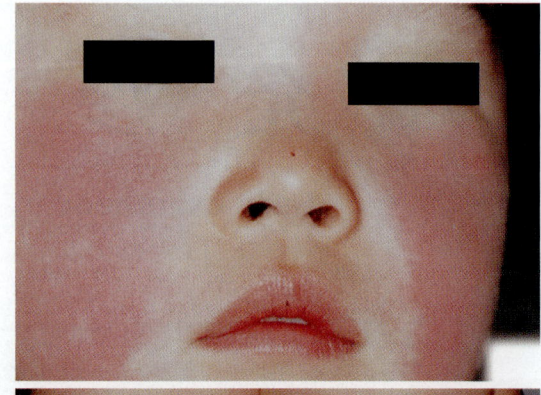

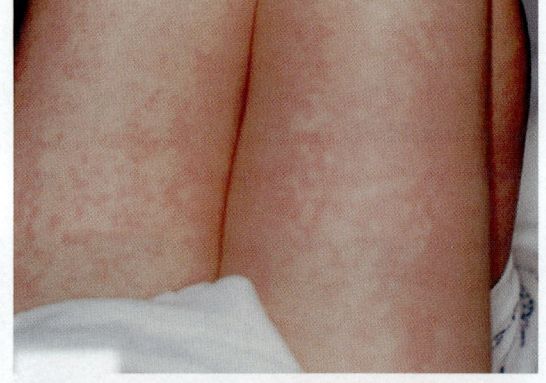

図Ⅳ-H-4　伝染性紅斑　顔面と軀幹（大腿部）の発疹．

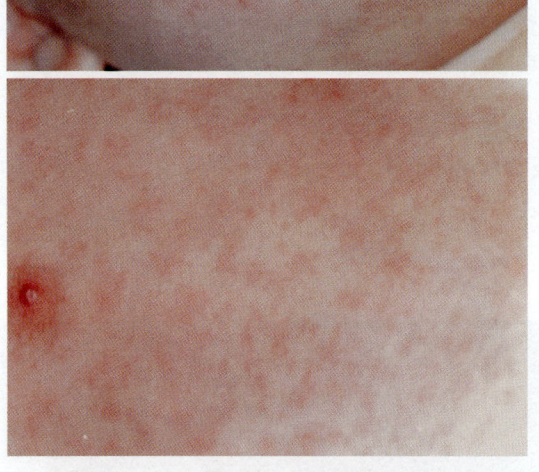

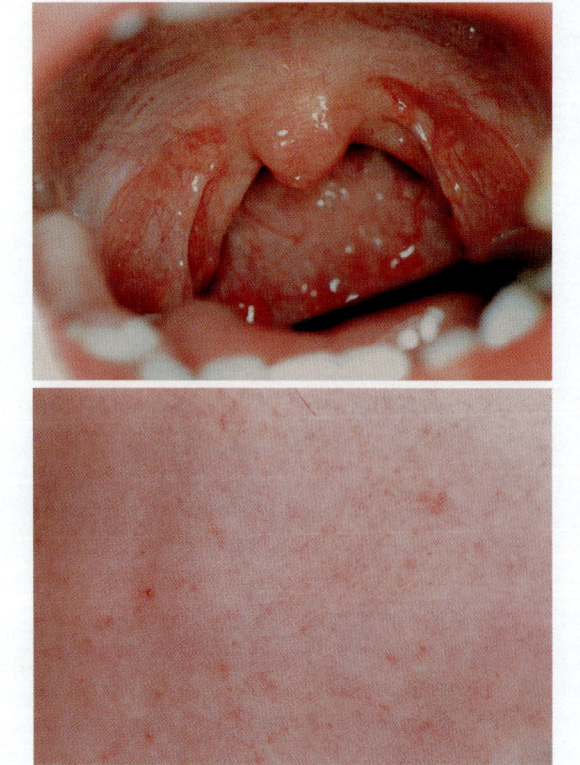

図Ⅳ-H-5　突発性発疹症　口腔と皮疹．

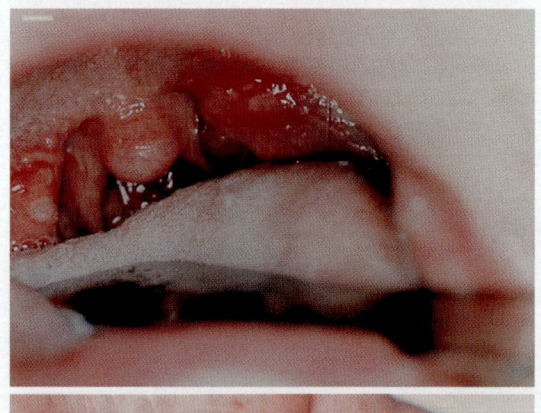

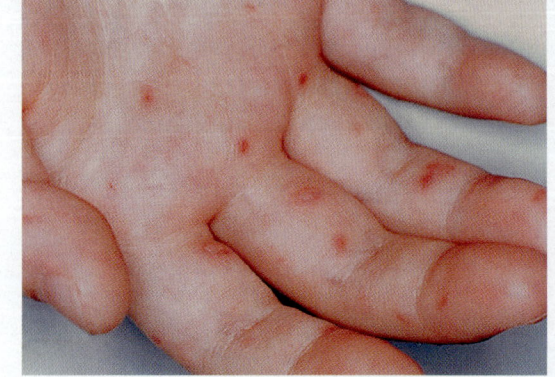

図Ⅳ-H-6　手足口病　エンテロウイルス71．

H. 発疹

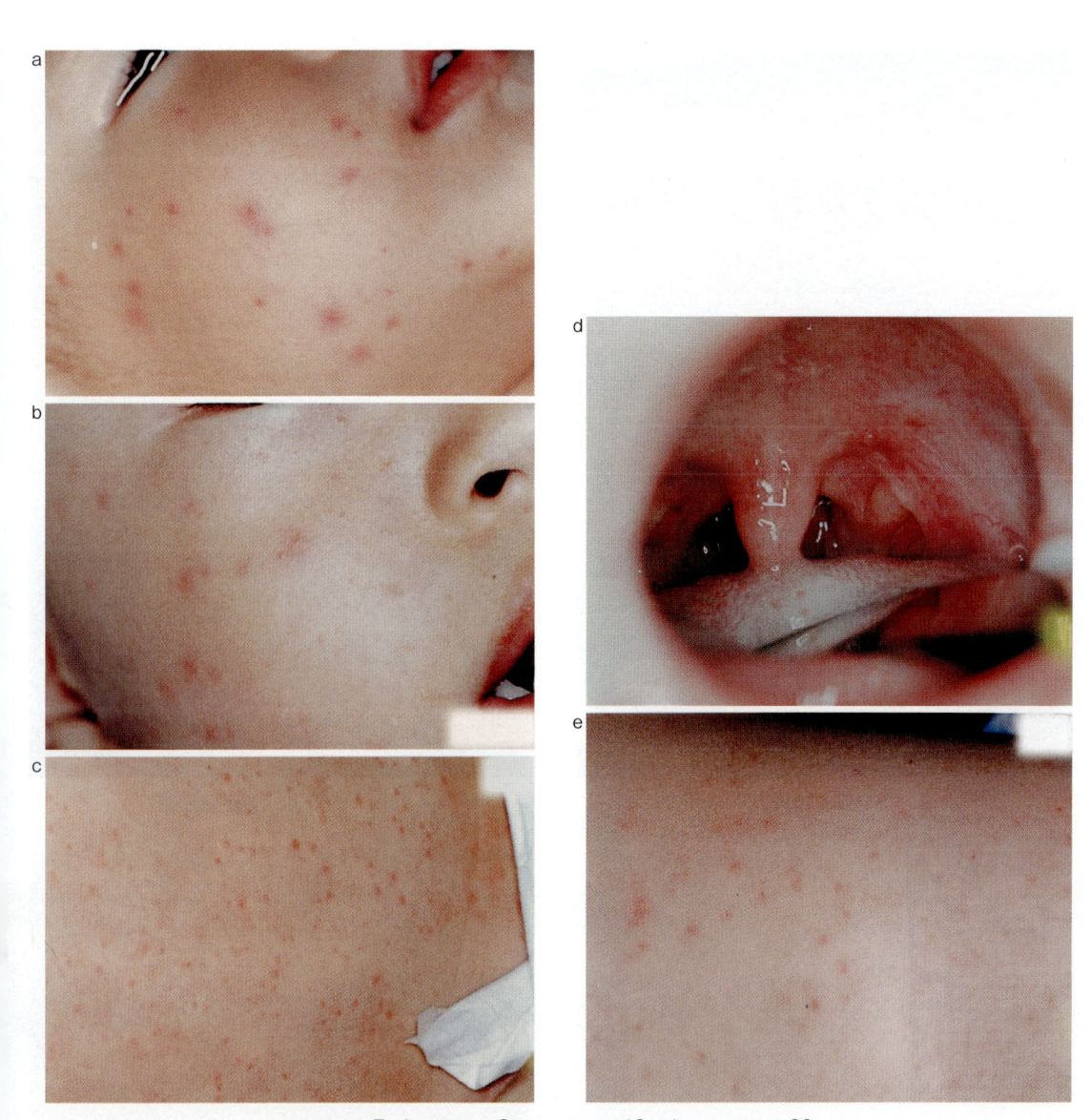

a：エコー7，b：エコー9，c：エコー18，d・e：エコー30．
図Ⅳ-H-7　エコーウイルス発疹

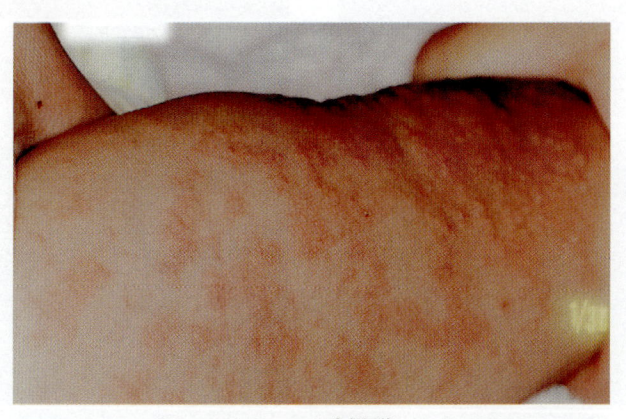

図Ⅳ-H-8　Gianotti-Crosti 症候群　サイトメガロウイルス．

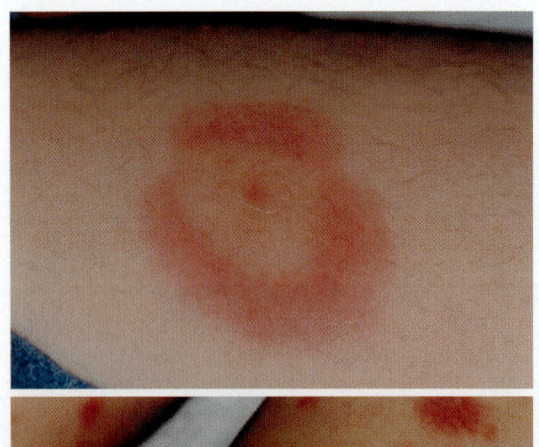

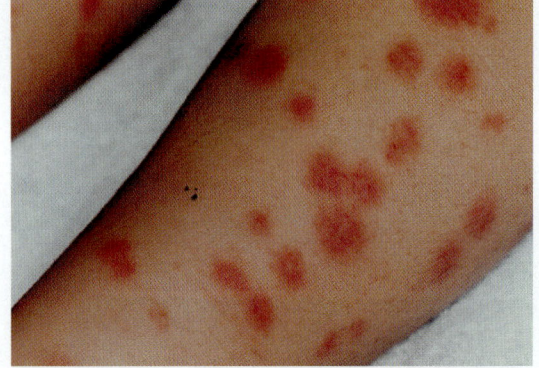

第Ⅳ章　症候よりみた子どもの病気

図Ⅳ-H-9　多形滲出性紅斑　エコー 11.

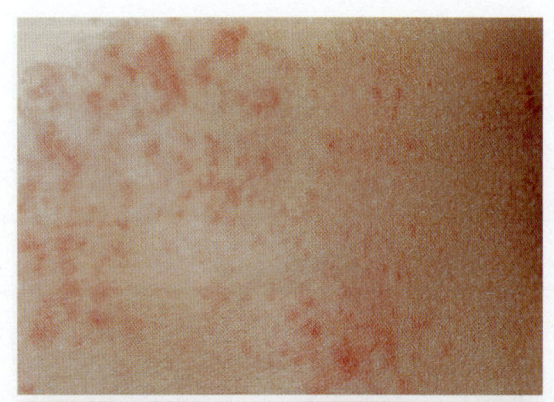

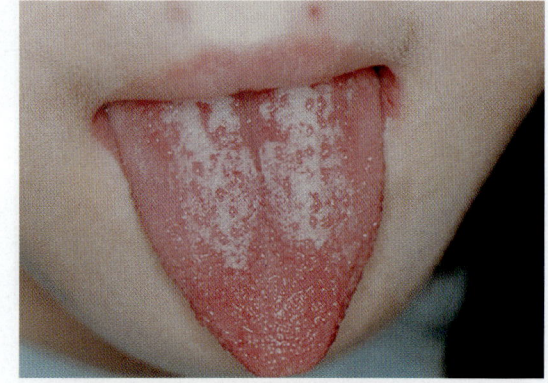

図Ⅳ-H-10　溶連菌感染症

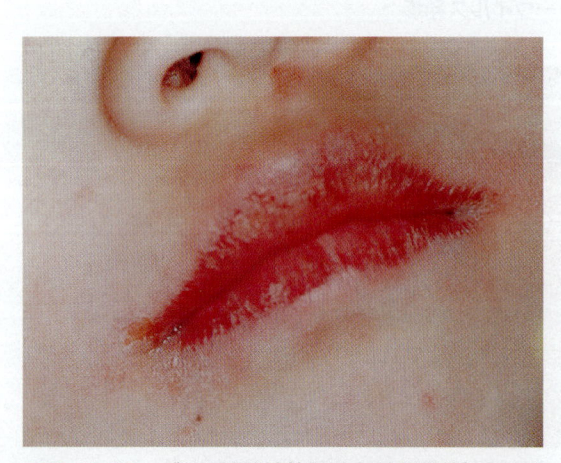

図Ⅳ-H-11　ブドウ球菌性熱傷様皮膚症候群（SSSS）

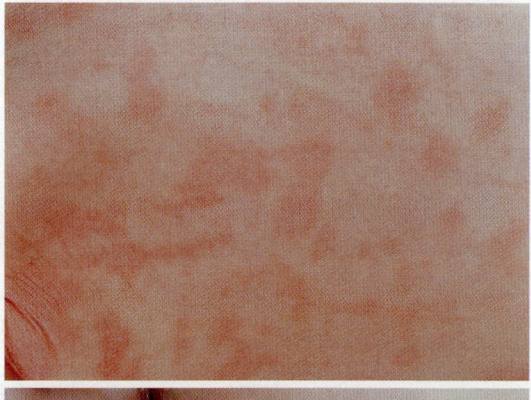

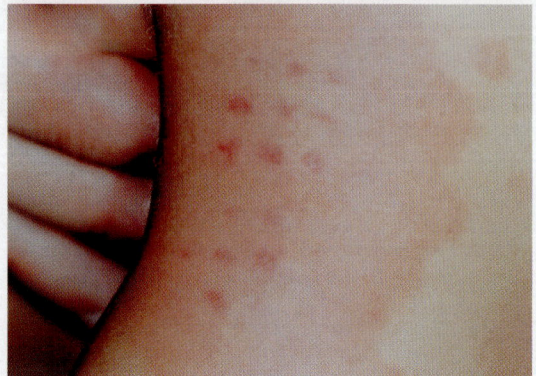

図Ⅳ-H-12　川崎病

診断の進め方

以下のようなポイントを考慮して診断を進める．

❖ **ポイント1：致死的な重大な疾患ではないか？**

以下の点をクリアする．

- Waterhouse-Friderichsen症候群，白血病，紫斑病などの疾患の診断を誤らないように注意すべきである．
- 近年においては特に夜間の救急外来においては，虐待による発疹があることを忘れてはならない．

❖ **ポイント2：発疹の原因として考えることは感染性か，非感染性か？**

- 感染性
  - ① ウイルス
  - ② 細菌
  - ③ リケッチア
  - ④ 真菌
  - ⑤ マイコプラズマ
  - ⑥ スピロヘータ

- 非感染性
  - ① 湿疹
  - ② アトピー，アレルギー
  - ③ 虫刺症
  - ④ 外傷（虐待を含む）
  - ⑤ 先天性色素斑
  - ⑥ 薬疹
  - ⑦ 中毒疹
  - ⑧ その他：血液疾患，悪性腫瘍，川崎病

表Ⅳ-H-1にウイルス性発疹性疾患，細菌性発疹性疾患，非感染性発疹性疾患の病名を示す．症状の詳細は各項参照のこと．

❖ **ポイント3：発疹の形状は？**

診察に際し観察すべきことを以下に示す．

① 形：水疱・丘疹・斑状・膨疹
② 色調：赤・褐色・黒色・紫
③ 発疹の出現：順序・好発部位
④ 瘙痒感の有無
⑤ 融合

表Ⅳ-H-1　発疹の原因による分類

感染性疾患		非感染性発疹性疾患
ウイルス性発疹性疾患	細菌性発疹性疾患ほか	
麻疹 風疹 水痘 伝染性紅斑 突発性発疹症 手足口病 エコーウイルス感染症 帯状疱疹 ヘルペス 伝染性単核症	溶連菌感染症 ブドウ球菌性熱傷様皮膚 　症候群（SSSS） 敗血症 膿痂疹 腸チフス マイコプラズマ 真菌症	アナフィラクトイド紫斑病 輪状紅斑リウマチ熱 全身性エリテマトーデス 若年性関節リウマチ 結節性紅斑 多形滲出性紅斑 川崎病

原因病原体，潜伏期，主症状，発疹の性状，検査はそれぞれの項を参照．

表Ⅳ-H-2　斑状丘疹性発疹を呈する疾患

ウイルス性	非ウイルス性
麻　疹	溶連菌感染症
風　疹	髄膜炎菌血症
突発性発疹症	（Waterhouse-Friderichsen 症候群）
コクサッキーウイルス感染症	腸チフス
エコーウイルス感染症	トキソプラズマ感染症
伝染性単核症	薬　疹
伝染性紅斑	中毒疹
Gianotti 病	汗　疹
Gianotti-Crosti 症候群	日光皮膚炎

表Ⅳ-H-3　丘疹水疱を呈する疾患

ウイルス性	非ウイルス性
水　痘	膿痂疹
痘　疹	昆虫刺傷
疱疹性湿疹	薬　疹
帯状疱疹	小児ストロフルス
コクサッキーウイルス感染症	疱疹性皮膚炎
エコーウイルス感染症	

⑥ 退色の順序，退色後の色素沈着の有無
⑦ 虐待：人工的な不自然な傷，発疹
⑧ 出血斑

表Ⅳ-H-2，3に発疹の形状より分けた疾患名を示す．症状の詳細は各項参照のこと．
以上の観察により，原因・形状についてよく考慮し診断する．

感染性発疹症

小児に最もよくみられるのは感染性発疹症である．
感染性発疹症と診断したら，ウイルス性発疹か細菌性発疹かを鑑別する．
外来小児科でよく観察される感染性発疹診断に際しての注意を以下に示す（現在，日本でほとんどみることのないリケッチア性の発疹症は省略する）．

❖ 感染性発疹診断上の注意

◻ 流行性……厚生労働省の病原微生物検出情報，県の感染症発生動向調査報告，地域の環境衛生研究所の報告に注意しておくこと．

◻ 前病歴・家族歴……患者の出産歴を含めて，前病歴・家族歴を正確に把握すること．

◻ 予防接種歴……予防接種の有無によって，麻疹と修飾麻疹のように病像が異なるので必ず確認が必要である．

◻ 季節性……季節性のある疾患とあまりはっきりしない疾患がある．
　① 突発性発疹症：季節性がない
　② エンテロウイルス：夏期に多い
　③ 水痘：季節性がないが，地域に流行がある

◆ 潜伏期

① 比較的長い疾患：麻疹，風疹，水痘
② 短い疾患：エンテロウイルス
③ あまりはっきりしない疾患：伝染性紅斑，溶連菌感染症，突発性発疹症

◆ 年　齢

① 1歳前後：突発性発疹症
② 1〜2歳児をピークに4，5歳児に多い：エンテロウイルス
③ 幼児期より学童前期に多い：溶連菌感染症，伝染性紅斑
④ 幼児期に多い：水痘，麻疹，風疹（現行のワクチンの普及により流行年齢は地域の流行，ワクチンの接種率に左右され，はっきりしない）
⑤ 虐待によるものは年齢と無関係

◆ 発熱との関係

① 発熱と同時に発疹をみる疾患：風疹，溶連菌感染症，エンテロウイルス感染（解熱後に発疹をみることもある）
② 3〜4日経過して解熱後発疹をみる疾患：突発性発疹症，一部のエンテロウイルス
③ 病期（発疹期のはっきりした疾患）：麻疹
④ 発熱のはっきりしない疾患：伝染性紅斑

◆ 他の症状

① カタール症状の有無（発熱，咳嗽，鼻汁）
　有：麻疹，無〜軽症：風疹，伝染性紅斑
② 結膜炎
　有：麻疹，結膜充血：風疹
③ リンパ腺腫：溶連菌感染症，EBウイルス感染，川崎病
④ 虐待による他の症状（身体発育不全など）

◆ 検査所見

① 白血球数，血液像，CRP，血沈値，AST（GOT），ALT（GPT），LDH値を参考にする．
② 病因診断：麻疹，風疹，突発性発疹症，伝染性紅斑では特異的抗体が証明される．エンテロウイルス，ヘルペスウイルスはウイルスの分離による．

参考文献

1) 出口雅経：発疹．開業医の外来小児科学 第4版，豊原清臣，ほか編，p.46-50，南山堂，2002.
2) 布上　菫：発疹症のみかた．ベッドサイドの小児の診かた 第2版，加藤裕久編，p.333-354，南山堂，2001.
3) 武内可尚：発疹．子供によくみられる病気，武内可尚編，p.34-43，医薬ジャーナル社，2003.
4) 佐久間孝久：Atlas SAKUMA，メディカル情報センター，2005.

【佐久間 孝久】

I 出血傾向
bleeding tendency

開業小児科の外来で遭遇する出血性疾患としては，表Ⅳ-Ⅰ-1 にあげるようなものがある．頻度としては反復性鼻出血が最も多いが，そのほとんどは鼻粘膜局所の要因によるもので耳鼻疾患の項でも述べられており，そちらも参照されたい．表中⑥以下のものは一般外来ではまれではあるが，その存在は知っておく必要がある．④のビタミンK欠乏性出血症も出産後のビタミンK投与により著減したが，ビタミンKを投与したにもかかわらず発症する例があることを忘れてはならない．

止血機転

止血には血小板，血管，血液凝固・線溶因子の3者が関係し，このいずれかの障害により出血傾向（素因）があらわれる．血管が損傷されると，血管壁の収縮，血小板の粘着と同時に血液凝固機転が進行してフィブリンが形成され，血小板血栓と一体となって血管壁の破綻は修復される．

血液凝固機転は複雑であるが，大きく内因凝固系と外因凝固系に分けられて反応が進んでいく（滝状凝固機序 cascade theory）．血管壁の破綻を基盤とする外因凝固系と血管内皮の傷害を基盤とする内因凝固系とが，それぞれの凝固因子の働きによって反応が進み，それらは結局プロトロンビンを活性化してトロンビンとし，そのトロンビンによってフィブリノーゲンはフィブリンとなり，血栓が形成される．

途中Ⅰから XIII までの凝固因子が関与し，これら各因子の欠乏による凝固障害の素因がみられる．凝固因子とその欠損症状は表Ⅳ-Ⅰ-2のようなものである．これらのうちⅡ，Ⅶ，Ⅸ，Ⅹの4因子はビタミンK依存性で，肝での生合成に際しビタミンKが関与している．

診断の進め方

以下のような詳細な問診とスクリーニング検査により，日常みられる出血性素因の大部分はおおよそ診断可能である．

問　診

表Ⅳ-Ⅰ-3のような項目に従って聞き出していくと，聞き落としがなくてよい．

表Ⅳ-Ⅰ-1　外来でみる出血性疾患

① 反復性鼻出血	⑥ 血小板減少病（白血病，再生不良性貧血など）
② 単純性紫斑病	⑦ 血小板機能異常症
③ アナフィラクトイド紫斑病	⑧ 先天性凝固因子欠乏症（血友病，von Willebrand 病など）
④ 新生児メレナおよび乳児のビタミンK欠乏性出血症	⑨ DIC
⑤ 特発性血小板減少性紫斑病	

表IV-I-2　血液凝固因子と欠損症の頻度

凝固因子	名　称	先天欠損の頻度
I	fibrinogen	無フィブリノーゲン血症
II	prothrombin	
III	thromboplastin	
IV	calcium	
V	labile factor, proaccelerin	パラ血友病
VII	stable factor, SPCA, proconvertin	
VIII	antihemophilic factor（AHF）or globulin（AHG）	血友病A　65%
IX	Christmas factor, plasma thromboplastin component（PTC）	血友病B　14%
X	Stuart-Prower factor	
XI	plasma thromboplastin antecedent（PTA）	血友病C
XII	Hageman factor	
XIII	fibrin stabilizing factor	
vWF	von Willebrand factor	von Willebrand病　14%

表IV-I-3　病歴聴取に際して大切な項目

1. 発病年齢
2. 家系内発生
3. 出血の状況，部位
4. 外傷と出血との関係
5. 先行疾患の有無
6. 使用していた薬剤
7. 消化器症状──腹痛，下血
8. 関節症状──疼痛，腫脹
9. これまでの処置，治療，およびその反応

表IV-I-4　出血症状からの鑑別

臨床症状	凝固因子障害	血小板の減少・障害
擦過創からの出血	少ない	しばしば
出血および血腫	しばしば深部に拡大する．多発は少ない．点状出血はまれ	一般に小さい．表在性，多発性．点状出血多し
関節出血	あり	非常にまれ
刺傷や抜歯後の出血	数分〜数時間遅れて発症．局所圧迫による止血は困難	直ちに発症．局所圧迫で止血できる
出血の型式	深部出血（関節，筋肉）．外傷後の出血遷延．疼痛あり．小動脈性	鼻出血．月経過多．胃腸出血．疼痛はない．毛細血管性

◆ 発病年齢……発症が遅いほど後天性の要因が強い．出生直後の止血困難（臍出血など）は第XIII因子欠乏症，あるいは無フィブリノーゲン血症を疑う．出生後のビタミンK投与により著減したとはいえ，K欠乏による乳児の出血症にも気をつける必要がある．

◆ 家系内発生……凝固因子障害は遺伝性，家族性に発生することが多いが，家系調査はどうしても不正確になりやすいので，よほどの注意が必要である．できれば3代まで遡って家系図をつくる．

◆ 出血の状況……頑固な出血は血小板か凝固因子いずれかの異常によるものであるが，両者の出血症状には表IV-I-4に示すような特徴があるので，これを鑑別の参考にする．

❖ スクリーニング検査
1）外来で簡単にできる検査（主として血管，血小板に関係）
　① 毛細血管抵抗試験（Rumpel-Leede法）
　② 血小板の数，形態，凝集状態
　③ 全血凝固時間
2）臨床検査センター，病院に依頼するもの（血液凝固に関係）
　① 活性化部分トロンボプラスチン時間（APTT）

② プロトロンビン時間（PT）

③ トロンビン時間（TT）またはフィブリノーゲン定量

④ ヘパプラスチンテスト，トロンボテスト，PIVKA II 測定

①はI，II，V，VIII，IX，X，XI，XII因子，②はI，II，V，VII，X因子の異常に関係する．ヘパプラスチンテスト（販売エーザイ）は少量（10μL）の末梢血でII，VII，X因子の異常を簡単に知ることができるので，ビタミンK欠乏状態のチェックに便利である．PIVKA II（protein induced by vitamin K absence or antagonist II）はビタミンK欠乏に際し特異的に上昇し，その診断にきわめて有用である．

もちろんこれらはスクリーニング検査であって，さらに詳しい検査を要するものは専門家に依頼する．

検査結果と診断の進め方

❖ 傷害部位

① 出血傾向に関係する血管，血小板，凝固因子のうちいずれに異常があるかは，出血時間，凝固時間，血管抵抗の3つをみれば大体わかる（表IV-I-5）．

② さらに図IV-I-1に示すフローチャートに従って診断を進めていけば，かなりのところまで診断ないし診断の見通しをたてることができる．もちろん診断の確定にはさらに詳細な検査を必要とするものが多いが，それは専門医に依頼する．特にDIC（p.603参照）の場合は重篤で急を要するので，疑わしいときは直ちにICUのある施設に送らねばならない．

表IV-I-5 傷害部位の鑑別

傷害部位	出血時間	全血凝固時間	毛細血管抵抗
血管の異常	正常	正常	減弱
血小板の異常	延長	正常	減弱
凝固因子低下	正常	延長	正常

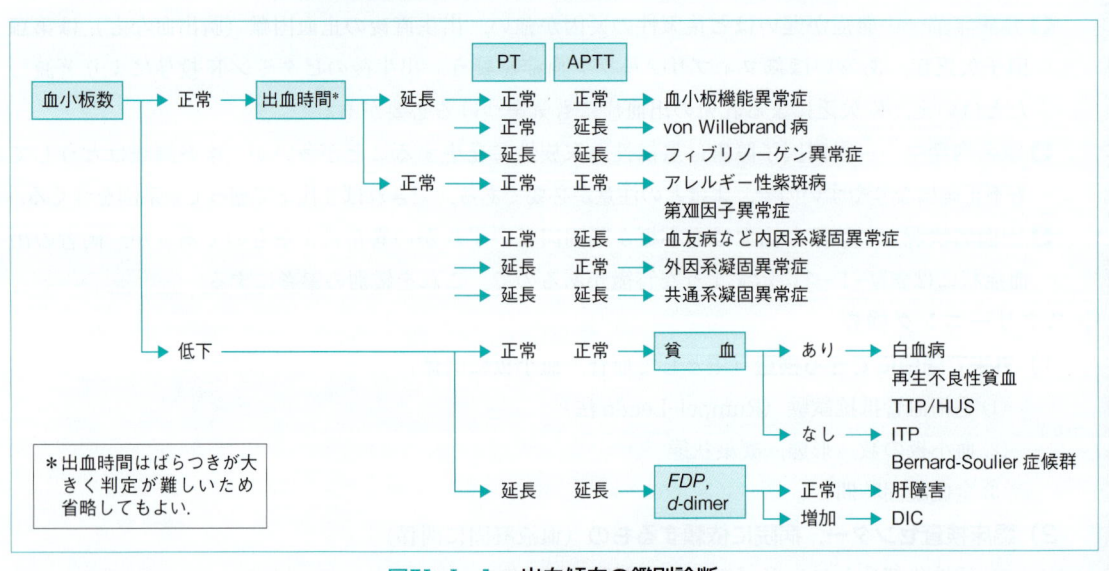

図IV-I-1 出血傾向の鑑別診断

*出血時間はばらつきが大きく判定が難しいため省略してもよい．

治 療

◆ 出血に対する処置

◘ **鼻出血の応急処置**……綿球タンポン（注射用ボスミン®液があれば綿球に浸してタンポン），鼻翼の圧迫（10分くらい両鼻翼をつまむとよい）でたいていの鼻出血は止まる．血小板減少や凝固因子欠乏によるものはトロンビン粉末をタンポンにまぶして使用するとよい．
止血困難のときは耳鼻科に依頼する．

◘ **注射部位，創傷部位からの出血**……圧迫包帯を行う．

◘ **凝固因子の低下，血小板の減少による出血**……基礎疾患に応じて凝固因子製剤，凍結血漿あるいは血小板を輸注する．

家族に対する指導

① 鼻出血の場合，反復性でも少量ですぐに（10分以内）止まるようなものはまず心配ないと説明してよい．機会をみて耳鼻科の診察を受けさせる．鼻炎などあればその治療をするよう指導する．
② 鼻翼圧迫の方法などを教えておく．
③ 鼻出血のときは，横に寝かせるより頭部をやや前屈の状態で座らせておくほうがよい．
④ 鼻咽腔に流れこむ血液を飲み込むとたいてい吐血するので，飲み込まないで口から吐き出させるようにする．
⑤ アスピリンなど血小板機能障害をもたらすものの使用は避けるよう指導しておく．
⑥ 出血の程度によっては運動を制限する．
⑦ 基礎疾患を有するものについては，それぞれの項を参照のこと．

---

column　乳児ビタミンK欠乏性出血症

生後1カ月頃に突然頭蓋内出血で始まる乳児ビタミンK欠乏性出血症は，ビタミンKを出生時，産科退院時，1カ月健診時の3回経口予防投与する方法が行われるようになり激減した．一方で，胆道閉鎖症や新生児肝炎などを伴う児について，現行の3回投与法では十分でないことが示されている．また，頭蓋内出血を発症した児のなかに，ビタミンK製剤の3回投与が行われていないケースが多く含まれていることが明らかになっている．

参考文献
1) 白幡　聡，ほか：新生児・乳児ビタミンK欠乏性出血症に対するビタミンK製剤投与の改訂ガイドライン（修正版）．日本小児科学会雑誌，115：705-712，2011.

参考文献
1) 西屋克己，ほか：出血傾向．小児診療のピットフォールⅡ．臨牀と研究，89：588-590，2012.
2) 白幡　聡：みんなに役立つ血友病の基礎と臨床　改訂版．医薬ジャーナル社，2012.

【稲光　毅】

J リンパ節腫大
lymphadenopathy

子どものリンパ節は年齢とともに発育し，小学校5，6年頃最も大きくなる．大多数の子どもで，生理的に1ないし数個のリンパ節を頸部あるいは後頭部に触れる．小児科外来ではこれを病的なものと心配して訪れる例が多い．通常直径1cm以内のものは正常と考えてよい．

病的なものとしては炎症性のものが大部分であるが，時に腫瘍性のものがあることを常に頭のなかに入れておくことが大切である．悪性リンパ腫なども頸部からはじまることが多い．

病的リンパ節腫大

小児科領域でみられる病的リンパ節腫大のうち，非常にまれなものは除き比較的頻度の多いものをあげると，表Ⅳ-J-1のようなものがある．大きくて圧痛を伴わないもの，増大傾向を認めるもの，全身性のものは要注意である．

診 断

❖ 臨床症状と局所所見

リンパ節腫大のほかに，発熱，発疹，肝脾腫などについて詳しく問診し，診察を行う．

リンパ節については，期間，分布，部位，数，大きさ，硬さ，圧痛について調べる．炎症性のものは圧痛があり，腫瘍性のものは一般に硬くて圧痛がなく，増大傾向を示し，周囲と癒着を認める．

❖ スクリーニング検査

必要に応じて以下のものから選択して行う．

① 末梢血検査（貧血，白血球数と分類，血小板数）
② CRP
③ 血沈
④ AST，ALT，LDH

表Ⅳ-J-1 リンパ節腫大をきたす疾患

1) 炎症性腫大	2) 悪性腫瘍
(1) 細菌性急性リンパ節炎	(1) 白血病
(2) 猫ひっかき病	(2) 悪性リンパ腫
(3) ウイルス感染	(3) ランゲルハンス細胞組織球症
① 風疹	(4) 神経芽細胞腫
② 伝染性単核症	3) その他
(4) 慢性リンパ節炎（結核，非定型抗酸菌症など）	(1) SLE
(5) 川崎病（MCLS）	(2) 若年性関節リウマチ
(6) 亜急性壊死性リンパ節炎	(3) サルコイドーシス
	(4) 慢性肉芽腫症

⑤ 抗EB virus抗体，抗cytomegalovirus抗体，*bartonella henselae*抗体
⑥ ツベルクリン反応，クォンティフェロン，胸部X線

❖ 診断の進め方

　局在性か全身性か，圧痛があるかないか，増大傾向，発熱の有無，リンパ節以外の症状，全身状態，スクリーニング検査の結果などを参考にして診断を進める．発熱が1週間を超える場合は，川崎病，EBウイルス感染症，亜急性壊死性リンパ節炎，血液・リンパ系の悪性腫瘍，リウマチ性疾患を考慮して入院精査を勧めたほうがよい．

頻度の多いもの

　日常の臨床では子どものリンパ節腫大は炎症性，それも所属領域の炎症による二次的なものがほとんどである．圧痛を伴うリンパ節の腫大を認めたときは，まずその領域内における炎症巣を探す．そのなかでも特に多いのは頭頸部のリンパ節腫大である．図Ⅳ-J-1および表Ⅳ-J-2に頭頸部領域における原発部位と所属リンパ節との関係を示す．

　溶連菌感染症では典型的な咽頭所見を呈さず，著明な頸部リンパ節腫大を認めることがある．

　ムンプスによる顎下腺腫大は，扁桃炎，虫歯などによる顎下リンパ節炎と鑑別が難しい場合がある．ムンプスの既往，流行状態，接触の機会，耳下腺腫脹の有無などを参考にする．疼痛，特に自発痛はムンプスの場合一般に軽い．さらに尿・血清のアミラーゼ値，白血球像，血清のムンプス抗体価などを参考に判定する．

A. 顎下リンパ節
B. オトガイ下リンパ節
C. 内深頸リンパ節
D. 前頸リンパ節
E. 鎖骨上リンパ節
F. 外頸リンパ節
G. 後頭部リンパ節
H. 耳介後部リンパ節

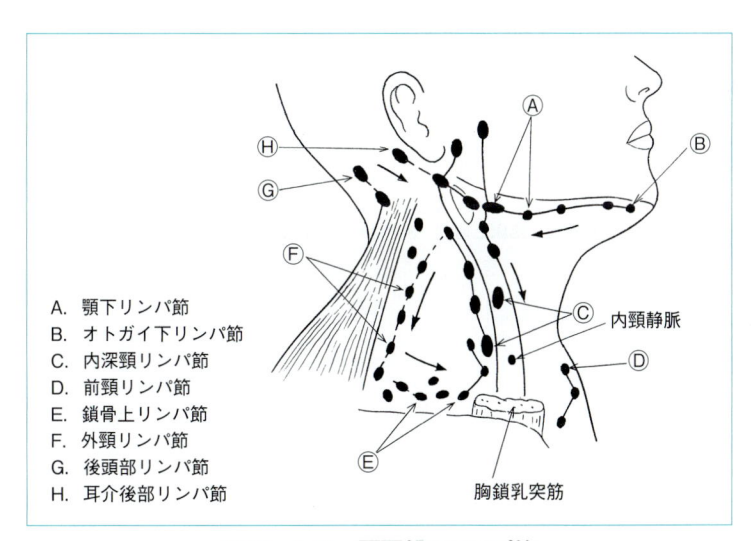

図Ⅳ-J-1　頭頸部のリンパ節

表Ⅳ-J-2　頭頸部リンパ節と原発部位の関係

リンパ節	原発部位
オトガイ下リンパ節	口腔，歯肉，舌
顎下リンパ節	口腔，上顎洞，中咽頭，歯肉，舌
内深頸（内頸静脈）リンパ節	喉咽頭，甲状腺
前頸リンパ節（Delphian）	甲状腺
後頭部リンパ節，耳介後部リンパ節	頭部

（三村　孝：日本医師会雑誌，99：46，1988，図1，ならびに表より，一部追加）

川崎病（MCLS）にみる頸部リンパ節腫大はしばしば著明で，この疾患の6主要症状の1つとされている．超音波所見では，川崎病での頸部リンパ節腫大は多数のリンパ節の集団として認められるのが特徴である．

　伝染性単核症では全身性にリンパ節が腫れるが，特に頸部リンパ節の腫大が著明である．主にEBウイルス，サイトメガロウイルスの初感染により発症し，白血球分類で異型リンパ球の増多を認める．肝脾腫，肝機能障害を伴うことが多い．

　風疹では頸部，耳介後部，後頭部のリンパ節腫大が著明で，しばしば発疹が出る1ないし数日前にリンパ節の腫大，圧痛を訴えて来院するものがある．流行期には注意が必要である．

❖ ネコひっかき病（cat scratch disease）

　ネコの搔咬キズから感染し（病原菌は *bartonella henselae*），発熱・リンパ節炎を主徴とする．腋窩，頸部，鼠径部のリンパ節が多く侵される．ネコ搔咬より2～4週で発症する．

　本症は従来考えられていたよりも多く存在するとされ，リンパ節腫大の鑑別に見落としてはならない．

　診断は病歴（特にネコとの接触歴），臨床症状，抗体価測定によって行われる．リンパ節の摘出・生検は悪性腫瘍との鑑別以外には実際的でない．

■ 悪性腫瘍の可能性を念頭に

　頻度は少ないが常に念頭に置いておくことが大切である．その代表は悪性リンパ腫と白血病で，いずれも頸部リンパ節腫大をもって発病することが多い．この場合一般にリンパ節は無痛性で硬く，数，大きさともに進行性である．

　悪性リンパ腫の診断には生検が不可欠である．

参考文献

1) 岩田　力：リンパ節腫大．日本医師会雑誌，141：60-61，2012.
2) 石井榮一：リンパ節腫大．臨床と研究，86：49-52，2009.

【稲光　毅】

K 頭 痛
headache

　頭痛は外来診療でしばしば遭遇する症状であるが，その病因・病態は多種多様で，髄膜炎，頭蓋内出血，水頭症など緊急性の高い危険な疾患も含まれる．プライマリ・ケアにおける小児の頭痛診療で重要なことは，このような疾患を見逃さずいかに正確かつ迅速にその鑑別診断を進めていくかにある．

分　類

　近年，頭痛は1つの症状から1つの症候群と考えられるようになった．2004年に公表された国際頭痛分類第2版では，①一次性頭痛（機能性頭痛），②二次性頭痛（症候性頭痛），③頭部神経痛の3部構成で，4つの階層に頭痛が分類され，それぞれの診断基準が提示されている．たとえば，二次性頭痛である脳腫瘍の頭痛は，グループ「7. 非血管性頭蓋内疾患よる頭痛」のなかのタイプ「7.4 脳腫瘍による頭痛」に分類され，さらにサブグループ「7.4.1 腫瘍に起因する頭蓋内亢進または水頭症による頭痛」や「7.4.2 腫瘍そのものによる頭痛」などに細分化されている．一般診療ではグループ～タイプまでの分類が必要である（表Ⅳ-K-1）．一次性頭痛の診断は二次性頭痛（表Ⅳ-K-1の5～12）の除外のうえに成り立つ．

問　診

　頭痛は自覚症状であるため，診断において問診が最も重要であることは言うまでもない．小児では本人からの問診が十分にできないことが多いので，その家族からも病歴を聴取する．

　一般的に小児で頭痛を正確に訴えることができるのは5歳頃からといわれている．2～3歳児で頭痛を訴えることもあるが，幼児では急に泣く，元気がなくなる，頭に手をあてるなどの行動を示す．

　問診では，①患者背景因子（家族歴，既往歴，発達歴，治療歴，共存症の有無），②時間的プロフィール〔頻度，持続，発症様式と経過（突然，急，緩徐，反復，進行），好発時間帯，日内変動〕，③頭痛の特徴（側や局在，性状，強度，生活支障度，頭痛中の態度・体位），④随伴症状（前兆，光・音・匂いなどの過敏現象，悪心・嘔吐，発熱，他の痛み），⑤影響因子（誘因，潜因，増悪・軽快因子，睡眠との関係）を詳細に聴取する．まず急性の頭痛かあるいは慢性・反復性の頭痛かを区別する．

❖ 問診のポイント
　十分な時間をかけて，患者と家族から最大限の情報を得る．
　①随伴症状の有無．
　②頭部外傷の有無．

表Ⅳ-K-1　頭痛の分類

一次性頭痛
1. 片頭痛 　　前兆のない片頭痛，前兆のある片頭痛，小児周期性症候群（周期性嘔吐症，腹部片頭痛，小児良性発作性めまい） 2. 緊張型頭痛 3. 群発頭痛 4. その他の一次性頭痛
二次性頭痛
5. 頭頸部外傷による頭痛 　　外傷後（急性，慢性），むち打ち損傷（急性，慢性），外傷後頭蓋内血腫（硬膜外，硬膜下） 6. 頭頸部血管障害による頭痛 　　脳梗塞，一過性脳虚血発作，非外傷性頭蓋内出血（脳内，くも膜下），未破裂血管奇形（囊状動脈瘤，動静脈奇形，硬膜動静脈瘻，海綿状血管腫，スタージ・ウェーバー症候群），動脈炎，頸動脈または椎骨動脈痛（動脈解離），脳静脈血栓症，その他（ミトコンドリア脳症，下垂体卒中） 7. 非血管性頭蓋内疾患による頭痛 　　頭蓋内圧亢進（特発性，代謝・中毒・内分泌，水頭症），低髄液圧，非感染性炎症性疾患（ADEM，SLE），脳腫瘍，てんかん発作，キアリ奇形 8. 物質またはその離脱による頭痛 　　物質使用（CO，アルコール，グルタミン酸 Na などの食品，ヒスタミン），薬物乱用（頭痛薬），物質離脱 9. 感染による頭痛 　　頭蓋内感染症（細菌性・無菌性髄膜炎，脳炎，脳膿瘍，硬膜下膿瘍），全身性感染症（細菌・ウイルス性感染症） 10. ホメオスターシスの障害による頭痛 　　低 O_2 血症あるいは高 CO_2 血症，高血圧，甲状腺機能低下症，絶食，心臓性 11. 顔面・頭蓋の構成組織の障害に起因する頭痛 　　頭蓋骨・頸部疾患，眼疾患（緑内障，屈折異常，斜視，眼球炎症），耳疾患，鼻副鼻腔炎，歯・顎疾患 12. 精神疾患による頭痛 　　身体化障害，精神病性障害（統合失調症，うつ病）
頭部神経痛，中枢性・一次性顔面痛およびその他の頭痛
13. 頭部神経痛および中枢性顔面痛 　　三叉神経痛，寒冷刺激による頭痛，視神経炎，帯状疱疹，トロサ・ハント症候群，中枢性顔面痛

　③ 発症様式と経過（突然，急，緩徐，反復，進行）．
　④ 頭痛の部位と性状．

診察と鑑別診断の進め方

　頭痛の診療においては，問診に十分な時間をかけて詳細な病歴を聴取し，理学的所見，神経学的所見を正確にみる．頭痛の初期診療で最も大切なのは，一次性頭痛と二次性頭痛を鑑別し，緊急治療が必要な二次性頭痛を見逃さないことである．

❖ 診察のポイント

　急速に発症した激しい頭痛や進行する頭痛，発熱，けいれん，意識障害，精神症状，髄膜刺激症状，脳圧亢進症状，神経脱落症状を伴う頭痛は，二次性頭痛を疑って速やかに画像検査，髄液検査，血液検査などを行う．年少児では診察に協力が得られないので，問診・視診に重点を置き診察を進める．頭痛患者の診察において必ず一度は血圧を測るべきである．

　神経学的診察では，脳神経（視力・視野，眼球運動，顔面の運動と感覚，聴力，嚥下，構音，咽頭・舌の動き），四肢の動きと感覚，腱反射，病的反射，協調運動をチェックし，座位・臥位から支えなしで立ち上がらせ，つま先およびかかと歩き，継ぎ足歩行，閉眼時の直立姿勢を確認する．

　① バイタルサイン（発熱，高血圧，徐脈の有無など）．

K. 頭痛

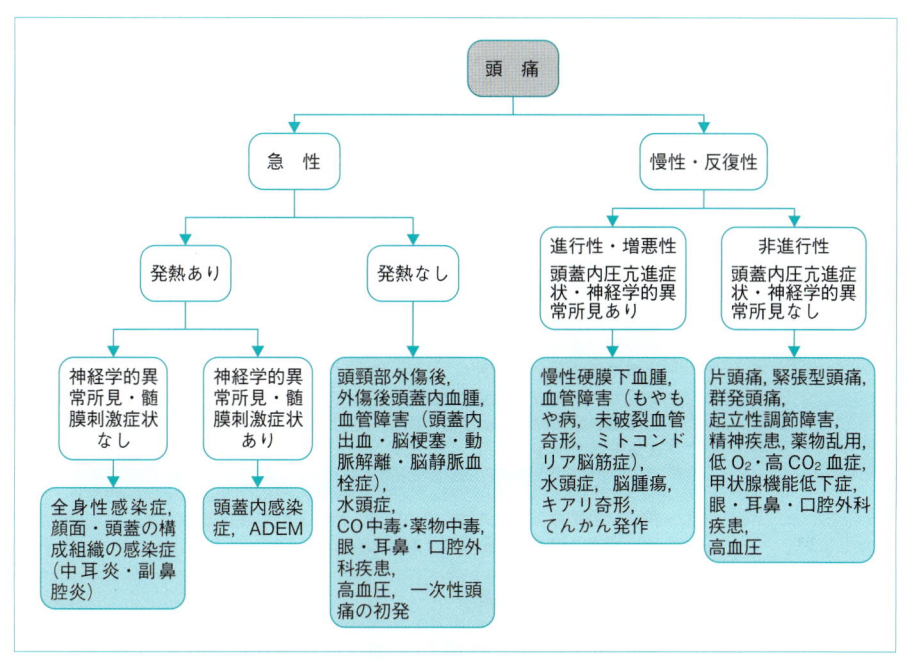

図Ⅳ-K-1 頭痛の鑑別診断

② 意識障害の確認（軽い場合は見落とすので注意する）．
③ 表情・姿勢・体位・打撲痕など全身的観察．
④ 髄膜刺激徴候．
⑤ 神経学的診察（眼底・視野も確認する）．
⑥ 頭部以外の症状（目・耳・鼻・歯など）．

❖ 鑑別診断の進め方（図Ⅳ-K-1）

- **急性頭痛で発熱がある場合**……神経学的異常所見と髄膜刺激徴候をみる．髄膜刺激徴候陽性の場合（頭痛の他に吐き気・嘔吐，羞明，項部硬直など）は髄膜炎などの頭蓋内感染症や急性散在性脳脊髄炎（ADEM）を疑う．腰椎穿刺を行う前に頭部画像検査などで著しい頭蓋内圧亢進所見がないことを必ず確認する．クモ膜下出血の場合にも髄膜刺激徴候陽性となるので注意が必要である．細菌性髄膜炎や脳炎・脳症が疑われる場合は緊急入院させる．
髄膜刺激徴候陰性の場合はかぜ症候群など全身感染症によるものが多いが，中耳炎・副鼻腔炎などの耳鼻科的疾患，う歯による場合がある．これらの疾患では発熱を伴わないこともある．

- **急性頭痛で発熱がない場合**……緊急性のある疾患が多く含まれる．重篤な神経疾患を鑑別するため，身体所見・神経学的所見は重要である．けいれん，意識障害，精神症状，歩行障害，髄膜刺激症状，視神経乳頭浮腫，神経学的巣症状がある場合は緊急頭部画像検査（CT，MRI）の施行準備をする．脳血管障害は突然の激しい頭痛で発症することが多い．片頭痛やてんかんなどの慢性疾患でも初発時には急性頭痛として受診することがある．

- **慢性・反復性頭痛**……慢性・反復性頭痛のなかで頻度が高いのは，片頭痛，緊張型頭痛と起立性調節障害である．脳腫瘍などの重篤な神経疾患による二次性頭痛も含まれるので，頭痛が進行性・増悪性の場合あるいは神経学的異常所見を伴う場合は，画像検査による器質的神経疾患の鑑

表Ⅳ-K-2　頭蓋内疾患を疑う病歴と診察所見

病歴
- 突然の激しい頭痛（「こんなに痛いのは初めて」）
- 徐々に進行する慢性的頭痛
- 神経症状や徴候が出現（けいれん，意識の変容，失調など）
- 神経疾患を合併しやすい疾患の既往（免疫不全，結節性硬化症など）
- 性質，頻度，重症度などが変化する反復性頭痛
- 横臥，咳嗽，排尿，排便で増悪する頭痛
- 起床時の頭痛
- 前兆のない反復性頭痛
- 限局した部位に反復する頭痛
- 後頭部の頭痛
- 治療に反応しない頭痛
- 初発から半年以内の反復性頭痛
- 片頭痛の家族歴のない反復性頭痛
- 3歳未満の頭痛

診察所見
- 神経学的異常所見（失調，筋力低下，眼球運動障害など）
- 眼底異常（視神経乳頭浮腫，網膜出血）
- 項部硬直
- 成長障害・頭囲の異常
- 外傷の徴候
- 神経疾患を合併しやすい疾患の徴候（カフェオレ斑，白斑など）
- バイタルサインの異常（高血圧・徐脈など）

別が必要である．起立性調節障害は年長児の頭痛の原因として頻度が高いが，国際頭痛分類 第2版において明確な位置づけはされていない．

　悪心・嘔吐は頭蓋内圧亢進の症状であるが，片頭痛でもみられる．片頭痛では，光や音の過敏，視覚症状・感覚症状が自覚症状としてしばしば出現し，他覚的に完全可逆性の意識障害，構音障害，回転性めまい，難聴などの脳幹症状（脳底型片頭痛），片麻痺（片麻痺性片頭痛）が認められることもある．これらの他覚的症状がある場合は，二次性頭痛の除外を行うほうがよい．

検査

　頭痛の原因検査が必要かどうかはケースバイケースで判断するしかない．器質的頭蓋内疾患が疑われる場合（表Ⅳ-K-2）には神経画像検査を行う．頭部CTはMRIに比べて短い検査時間で容易に検査可能であるが，特殊な疾患を除き疾患検出は明らかに劣っており，放射線被曝による発がんの問題もある．頭蓋内出血が疑われる場合や占拠性病変を急いで診断する必要がある場合はCTが行われるが，緊急性と検査待機時間，検査時間を考慮した上で状況が許せばCTよりもMRIを選択するほうが望ましい．もやもや病が疑われる場合はMRアンギオグラフィを行う．

　感染炎症性疾患が疑われる場合は血算，赤沈，CRPなどを調べる．髄液検査は頭蓋内感染症，クモ膜下出血，特発性頭蓋内圧亢進症が疑われる場合に適応になるが，頭蓋内占拠性病変のときに腰椎穿刺は一般的に禁忌であることを忘れてはならない．脳波検査は頭痛に対してルーチン的に行う検査ではない．

小児の一次性頭痛

　小児の一次性頭痛の代表的なものは，片頭痛と緊張型頭痛である．小児の有病率はそれぞれ平均7.4％，13.3％とされ，決してまれな疾患ではない．小児の一次性頭痛も成人と同様に国際頭

表IV-K-3 主な一次性頭痛の診断基準

1.1 前兆のない片頭痛
A. B〜D を満たす発作が 5 回以上ある
B. 頭痛の持続時間は 4〜72 時間（小児では 1〜72 時間）
C. 頭痛は以下の特徴の少なくとも 2 項目を満たす
  1. 片側性（小児では両側性（前頭/側頭）あるいは片側性）
  2. 拍動性
  3. 中等度〜重度の頭痛
  4. 日常的な動作により頭痛が増悪する，あるいは頭痛のために日常的な動作を避ける
D. 頭痛発作中に次のうち少なくとも 1 項目を満たす
  1. 悪心または嘔吐（あるいはその両方）
  2. 光過敏および音過敏
E. その他の疾患によらない

1.2.1 典型的前兆に片頭痛を伴うもの
A. B〜D を満たす発作が 2 回以上ある
B. 少なくとも以下の 1 項目を満たす前兆があるが，運動麻痺（脱力）は伴わない
  1. 陽性徴候（例えばきらきらした光・点・線）および・または陰性徴候（視覚消失）を含む完全可逆性の視覚症状
  2. 陽性徴候（チクチク感）および・または陰性徴候（感覚鈍麻）を含む完全可逆性の感覚症状
  3. 完全可逆性の失語性言語障害
C. 少なくとも以下の 2 項目を満たす
  1. 同名性の視覚症状または片側性の感覚症状（あるいはその両方）
  2. 少なくとも 1 つの前兆は 5 分以上かけて徐々に進展するかおよび・または異なる複数の前兆が引き続き 5 分以上かけて進展する
  3. それぞれの前兆の持続時間は 5 分以上 60 分以内
D. 1.1「前兆のない片頭痛」の診断基準 B〜D を満たす頭痛が，前兆の出現中もしくは前兆後 60 分以内に生じる
E. その他の疾患によらない

2.2 頻発反復性緊張型頭痛
A. 3 カ月以上にわたり，平均して 1 カ月に 1 日以上，15 日未満（年間 12 日以上 180 日未満）の頻度で発現する頭痛が 10 回以上あり，かつ B〜D を満たす
B. 頭痛は 30 分〜7 日間持続する
C. 頭痛は以下の特徴の少なくとも 2 項目を満たす
  1. 両側性
  2. 性状は圧迫感または締め付け感（非拍動性）
  3. 強さは軽度〜中等度
  4. 歩行や階段の昇降のような日常的な動作により増悪しない
D. 以下の両方を満たす
  1. 悪心や嘔吐はない（食欲不振を伴うことはある）
  2. 光過敏や音過敏はあってもどちらか一方のみ
E. その他の疾患によらない

2.2.1 頭蓋周囲の圧痛を伴う頻発反復性緊張型頭痛
A. 頭痛は，2.2「頻発反復性緊張型頭痛」の診断基準 A〜E を満たす
B. 触診により頭蓋周囲の圧痛が増強する

2.2.2 頭蓋周囲の圧痛を伴わない頻発反復性緊張型頭痛
A. 頭痛は，2.2「頻発反復性緊張型頭痛」の診断基準 A〜E を満たす
B. 触診により頭蓋周囲の圧痛が増強しない

（国際頭痛学会・頭痛分類委員会：国際頭痛分類第 2 版（ICHD-II）．日本頭痛学会雑誌，31：13-188，2004 より一部抜粋）

痛分類第 2 版を用いて診断可能である．代表的疾患の診断基準を表IV-K-3に示す．小児の片頭痛は成人と比較して，持続時間が比較的短く，部位は両側前頭部や頭全体のことが多い．国際分類では小児に特徴的な片頭痛として，小児周期性症候群（片頭痛に移行することが多いもの）が記載され，周期性嘔吐症，腹部片頭痛，小児良性発作性めまいが記載されている．器質的頭蓋内疾患が否定できない場合は，頭部画像検査により二次性頭痛を除外する．

治療

治療に先立ってなすべき重要なことは，頭痛の原因疾患を明らかにすることである．二次性頭痛の場合は専門医に紹介する．片頭痛と緊張型頭痛では，頭痛の対症療法として下記の鎮痛解熱薬を投与する．

・アセトアミノフェン（カロナール®など）10～15 mg/kg/回，4～6時間間隔で内服
・イブプロフェン（ブルフェン®など）6～10 mg/kg/回

ピリン系製剤（アスピリンなど），メフェナム酸，インドメタシン製剤は，インフルエンザや水痘時のReye症候群との関連，あるいは低体温などの副作用の問題が指摘されており，使用しないことが望ましい．

片頭痛の急性期治療には，アセトアミノフェン，イブプロフェンの他にトリプタン製剤が有効である．トリプタン製剤は「小児等での安全性は確立されていない」と添付文書に使用上の注意があるが，やむを得ない場合は使用を検討する．体重40 kg以上，12歳以上の小児であれば成人と同量，体重25 kg以上40 kg未満では成人の半量を使用する．

片頭痛の予防薬には，プロプラノロール（インデラル®），シプロヘプタジン（ペリアクチン®），アミトリプチリン（トリプタノール），バルプロ酸（デパケン®，セレニカ®R），塩酸ロメリジン（ミグシス®，テラナス®）がある．なお慢性・反復性の頭痛では頭痛ダイアリー〔日本頭痛学会のホームページからダウンロード可能（http://www.jhsnet.org/pdf/headachediary.pdf）〕を評価に用いると便利である．

参考文献

1) Headache Classification Subcommittee of the International Headache Society：The International Classification Of Headache Disorders；2nd ed. Cephalalgia, 24（suppl 1）：1-160, 2004.
2) 国際頭痛学会・頭痛分類委員会：国際頭痛分類第2版（ICHD-Ⅱ）．日本頭痛学会雑誌，31：13-188，2004．
3) 日本頭痛学会編：慢性頭痛の診療ガイドライン．医学書院，2006．
4) 椎原弘章編：小児科臨床ピクシス12．小児の頭痛 診かた治しかた．中山書店，2009．

【吉良 龍太郎】

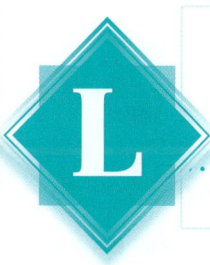

L けいれん
convulsion

　小児期は人生のうちで最もけいれんを起こしやすい時期であり，特に乳幼児期は中枢神経系の発達過程との関係から，けいれん準備状態が最も高い時期といえる．小児期にけいれんを経験する頻度は10％に達するといわれており，実際に小児科の外来でけいれんをみることは，しばしば経験される．けいれんが持続している場合は可及的速やかにけいれんを止める必要があるが，止まっている場合でも病歴をよく聴取したり，家族の不安に配慮しながら治療方針などについて説明をする必要がある．小児期はけいれんと間違いやすいけいれん類似症状との鑑別にも注意が必要である．
　小児の救急疾患のなかでもけいれんはしばしば遭遇する疾患であるが，小児は成人に比べけいれん重積を起こすことが多く，けいれんが遷延する場合には発達期の脳にとって非可逆的な変化が形成される可能性もある．したがって，けいれんの診断や治療について習熟することは小児科のプライマリ・ケアにとって非常に重要なことである．

けいれんとは

　「けいれん」と「ひきつけ」を区別して考えている人もいるが，ほぼ同義語である．「ひきつけ」は俗語すなわち一般用語であり，医学用語としては「けいれん」のほうを用いる．けいれんとは持続的（強直けいれん），または断続的（間代けいれん），または瞬間的（ミオクローヌス）に筋肉が不随意に収縮する状態のことである．

小児のけいれんの原因

　小児のけいれんの主な原因を表Ⅳ-L-1に示す．熱性けいれんとてんかんの頻度が特に高く，しばしば外来で相談を受ける．これらに次いで多いのが，泣き入りひきつけや良性乳児けいれんであるが，その他にも小児期はいろいろな原因でけいれんを起こすので注意が必要である．単純型の熱性けいれんや明らかな泣き入りひきつけによるもの以外のけいれんは，原則として専門医療機関への紹介が望ましい．

　小児のけいれんの原因は発症時期によってその内容が異なり，各疾患の好発年齢（月齢）を知ることは，けいれんの鑑別診断を進めるうえで有用である（表Ⅳ-L-2）．

表Ⅳ-L-1　小児のけいれんの主な原因

① 熱性けいれん
② てんかん（特発性，症候性）
③ 良性乳児けいれん，軽症胃腸炎関連けいれん
④ 泣き入りひきつけ
⑤ 急性脳炎・脳症，髄膜炎
⑥ 頭部外傷，脳血管障害，脳腫瘍
⑦ 低血糖，低カルシウム血症などの代謝異常
⑧ 先天代謝異常など

表Ⅳ-L-2　小児のけいれんの発症時期と原因

時期	原因	時期	原因
生後48時間以内	・低酸素血症 ・頭蓋内出血 ・低血糖症 ・低カルシウム血症 ・低ナトリウム血症 ・ビタミンB_6依存症 ・脳奇形	1歳から3歳まで	・熱性けいれん ・てんかん ・急性脳炎・脳症，髄膜炎 ・泣き入りひきつけ ・頭部外傷 ・被虐待児症候群 ・Reye症候群 ・薬物中毒・薬剤誘発，銀杏中毒 ・先天代謝異常，変性疾患 ・低血糖症 ・脳腫瘍，中枢性白血病 ・副甲状腺機能低下症 ・脳動静脈奇形 ・神経皮膚症候群 ・頭蓋内出血
生後1週間以内	・低カルシウム血症 ・低マグネシウム血症 ・感染症：胎内感染，出生後感染 ・良性家族性新生児けいれん ・核黄疸 ・脳奇形 ・先天代謝異常 ・染色体異常		
生後1歳まで	・髄膜炎，急性脳炎・脳症，胎内感染 ・てんかん：West症候群など ・良性乳児けいれん ・軽症胃腸炎関連けいれん ・脱水症 ・先天代謝異常 ・染色体異常 ・低血糖症 ・被虐待児症候群 ・神経皮膚症候群 ・Reye症候群 ・予防接種後脳症	4歳以後〜思春期まで	・てんかん ・急性脳炎・脳症，髄膜炎 ・頭部外傷 ・頭蓋内出血 ・脳腫瘍，中枢性白血病 ・先天代謝異常，変性疾患

◆ **生後48時間以内**……低酸素血症や頭蓋内出血などの周産期障害，低血糖症や低カルシウム血症などの代謝異常によるけいれんが多い．

◆ **生後1週間以内**……低カルシウム血症や低マグネシウム血症などの代謝異常や感染症によるけいれんが多く，良性家族性新生児けいれんや，先天代謝異常である非ケトン性高グリシン血症などによるけいれんもこの時期に出現してくる．新生児期のけいれんは大脳皮質機能の未熟性や髄鞘の未発達などのために，全身性けいれんをみることは少なく，多くは微細発作（無呼吸，異常眼球運動，異常な四肢の動きなど）や部分発作である．けいれんを見落とさずに原因診断を急ぐ必要がある．

◆ **生後1歳まで**……髄膜炎や脳炎などの感染症によるものの頻度が高く，West症候群（点頭てんかん）もこの時期に発症するので注意が必要である．軽微な頭部外傷や入浴などにより誘発される良性乳児けいれんや，ロタウイルスなどによる軽症胃腸炎関連けいれんもこの時期に出現しやすいが，抗てんかん薬の持続投与は不要である．最近はビタミンKの予防投与により頻度が激減したが，生後1〜2カ月では母乳栄養児のビタミンK欠乏による頭蓋内出血も考慮に入れておく必要がある．

◆ **1歳から3歳まで**……この時期のけいれんで一番多いものは熱性けいれんである．けいれんの原因としては全年齢のなかで最も頻度が高く，小児科医は熱性けいれんの診断や治療法について精通しておく必要がある．わが国では小児の6〜8％が1回以上の熱性けいれんを経験するといわれ，欧米の3〜4％に比べて明らかに高頻度である．泣き入りひきつけ（憤怒けいれん）は発作に至る状況をよく聞くことで診断は容易であり，3歳を過ぎるとほとんどみなくなることを説

明して保護者を安心させる必要がある．髄膜炎や脳炎などの感染症や頭部外傷によるけいれん，最近，増えてきている被虐待児症候群によるけいれんなどにも注意を要する．家族の常用薬剤の誤飲などによる薬物中毒や銀杏中毒もこの時期に起こりやすいので問診が重要である．テオフィリン製剤や抗ヒスタミン薬の投与により，けいれんが誘発されることもあり注意を要する．

◆ 4歳以後……てんかんによるけいれんが多くなり，中枢神経感染症や頭部外傷，脳腫瘍などによるものが続く．てんかんのほとんどは小児期に発症するが，てんかんは今でも偏見や誤解が多い病気である．てんかんは100〜150人に1人発症するといわれており，てんかん患児に接することが多い小児科医はてんかんについて知識を深め，家族の相談にのったり正しい知識の啓発にも努力する必要がある．

けいれん類似症状との鑑別

小児期には真のけいれんと鑑別を要する，いろいろな疾患あるいは現象によるけいれん類似症状がよくみられる（表IV-L-3）．特に乳幼児のけいれん類似症状のなかでは，生理的運動や習癖性運動が周囲の過剰な不安や判断の誤りにより，けいれんととらえられている場合が少なくない．保護者がけいれんと訴えてもそのまま受けとらずに，どのような動きあるいは現象がどのような状況で起こったのかを詳細に聴取する必要がある．けいれんではない現象がけいれんと判断され，その結果，てんかんと診断され治療の対象となっている例を少なからず経験する．長期間の不必要な抗てんかん薬の投与はもちろん大きな問題であるが，過剰診断を受けている例ほど，プールや激しい運動の制限などの誤った指導をされている傾向があり，発達期の小児にとって心身ともに影響は大である．

けいれんか否かの鑑別診断には詳細な病歴の聴取が大事である．家庭での発作時ビデオ記録も役に立つが，診断が困難な例では発作時のビデオ・脳波同時記録が最も有用である．脳波は重要な検査ではあるが，正常範囲の所見を異常と判断したり，非特異的異常所見を過剰評価したりすることがないように注意すべきである．

けいれんに対する問診の重要性

けいれんを起こした患児が受診した場合，十分な問診をすることが重要であり，それによって

表IV-L-3　けいれん類似症状を呈する疾患および現象

乳幼児期に多いもの	学童期以降に多いもの	乳幼児期〜学童期以降を通じてみられるもの
・常同運動，習癖性運動 ・頭部叩き ・点頭けいれん（spasmus nutans） ・息止め発作 ・代謝異常（低血糖症，低カルシウム血症） ・自慰（オナニー） ・驚愕反応 ・身震い発作 ・無呼吸	・失神 ・偽性発作 ・脳血管障害（もやもや病など） ・周期性嘔吐症 ・片頭痛 ・睡眠時異常行動 　夜驚症，夢中遊行，悪夢 ・ナルコレプシー ・チック ・発作性運動誘発性舞踏アテトーゼ ・小舞踏病 ・脳障害児の不随意運動 ・良性発作性めまい	・入眠時ミオクローヌス ・薬物中毒による不随意運動

第Ⅳ章　症候よりみた子どもの病気

診断や治療の方針が決まる．問診のポイントを以下に示す．

❖ 問診のポイント
① 初めての発作か否か（これまでけいれんを起こしたことがあるか）．
② 発熱，下痢，頭部外傷などの有無は（けいれんの原因となる疾患はないか）．
③ 発作が起こったときの状況（覚醒，睡眠，啼泣，テレビゲーム，早朝空腹時など）．
④ 持病や脳性麻痺，精神遅滞などの合併障害の有無は．
⑤ 薬物（薬物誤飲，テオフィリン製剤や抗ヒスタミン薬の投与など）や銀杏などの摂取は．
⑥ どのようなけいれんか（全身性か否か，持続時間，発作後の様子など）．

けいれん発作の観察の仕方

けいれん発作の観察は診断や治療上重要であるが，けいれん発作を医師が実際に観察できないことも多い．偽性発作（pseudoseizure）との鑑別も大事で，本当のけいれんか否かという視点も必要である．熱性けいれんやてんかんの患児では，家庭や学校でけいれんが起こった場合の観察の仕方を，日頃から家族や教師に指導しておく必要がある．けいれんの観察のポイントを以下に示す．

❖ 観察のポイント
① 意識があったかどうか（呼びかけに応答したか）．
② 全身のけいれんか，身体の一部分のけいれんか．
③ 一側にけいれんが強かったか否か（左右差は）．
④ 眼球の位置は，顔色や口唇色は．
⑤ 口のもぐもぐや，舌のくちゃくちゃ，手の無意味な動きなど（自動症）はなかったか．
⑥ 持続時間は（発作の始まりから落ち着くまでの時間は）．
⑦ 発作後の状態は（入眠したか，麻痺や頭痛が残ったか）．

けいれん発作時の処置

けいれん発作が家庭や学校で起こったときの正しい対応の仕方を，家族や教師に指導しておくことは重要なことである．けいれん発作時の処置を以下に示す．

❖ 発作時の処置
① 慌てず，恐怖心をもたずに冷静に対応する．発作の様子を後で報告できるようによく観察しておく．
② けがをしないように周囲の危険物を取り除き，安全な場所に寝かせる．
③ できるだけ安静にして，叩いたりゆすったりはしない．衣服のボタンやベルトなどがきついときはゆるめてやる．
④ 吐きそうなときや分泌物が多いときは，気管への誤嚥防止のために身体を横に向ける．
⑤ 舌を噛むことはまれであり，口の中に箸やタオルなどを入れることは，歯や歯茎を損傷したり呼吸がしにくくなることがあるので，原則として必要ない．
⑥ 発作が5〜10分以上続く場合，意識が戻らないうちに次の発作が起こる場合は，救急車などでかかりつけの病院または発作の処置が可能な近くの医療機関に運ぶ．

L. けいれん

表Ⅳ-L-4　小児のけいれん重積の原因

① てんかん：特発性，症候性，怠薬
② 急性脳炎・脳症，髄膜炎
③ 熱性けいれん：複合型（複雑型）
④ 代謝性疾患：低血糖，電解質異常など
⑤ 脳血管障害：脳梗塞，脳出血，高血圧
⑥ 頭部外傷など

表Ⅳ-L-5　けいれん重積の救急処置の手順

① 気道の確保，換気，酸素投与
② バイタルサインのモニター
③ 物理的危険からの保護
④ 血管（静脈ルート）確保
⑤ 簡単な病歴聴取，一般理学的・神経学的診察
⑥ 抗けいれん薬療法，脳浮腫対策
⑦ 体温，血圧の調節
⑧ 検査：血液，尿，髄液，脳波，頭部CT・MRI
⑨ 感染，電解質異常，外科的疾患などの治療

けいれん重積の定義と原因

けいれんは通常は数分間以内の持続のことが多いが，何らかの機序で長引くことがある．これをけいれん重積というが，けいれん重積とは，「① けいれんが30分以上続くか，② 個々の発作は短くてもけいれんが30分以上断続的に反復し，その間欠期に意識の回復をみないもの」と定義される．

しかし，臨床的には診察時にけいれんが続いていれば30分以内でもけいれん重積と考えて対応すべきであり，けいれんの持続が5〜10分以上でも重積に準じて対応したほうがよい．

小児のけいれん重積症の原因を表Ⅳ-L-4に示すが，てんかんの頻度が最も高く，急性脳炎・脳症や熱性けいれんがこれに続く．急性脳炎・脳症や脳血管障害によるものでは原因療法や脳浮腫対策が遅れると，けいれん重積からの離脱が困難となる場合があるので注意が必要である．

けいれん重積の救急処置

けいれん重積の救急処置は表Ⅳ-L-5のような手順で行う．処置を行いながら簡単に診察と病歴聴取をする必要がある．

一般的なけいれん重積の治療手順を図Ⅳ-L-1に示す．最初に用いるのはジアゼパム（セルシン®，ホリゾン®）で，呼吸抑制に注意しマスクとアンビューバッグを必ず用意しておく．ジアゼパムで抑制できない場合は第2選択薬としてミダゾラム（ドルミカム®）を使用することが最近は多い．血管確保が困難な場合には，ミダゾラムの筋注や鼻腔内投与，口腔内投与も有効である（0.3 mg/kg）．ミダゾラムはけいれんに対する適応承認はないが，実際にはけいれん重積の第2選択薬（施設によっては第1選択薬）として広く使用されているのが現状である．ミダゾラムが無効な場合は，原則として気管内挿管下で静脈麻酔薬投与を行う．

以前はフェニトイン（アレビアチン®）が第2選択薬であったが，効果発現までに時間を要することや持続静注による維持療法ができないこと，不整脈など循環系に対する副作用の問題や血管が破綻しやすく漏れると組織壊死を生じることなどから使用が控えられるようになってきた．フェニトインを使用する場合は，初回量は15〜20 mg/kgを毎分1 mg/kg以下の速さで静注する．維持量は初回投与後12時間から10 mg/kgを分2で投与する．待ち望まれていたホスフェニトイン（ホストイン®）が承認され，使用可能となった．ホスフェニトインは投与後体内で素早くフェニトインに代謝されるが，フェニトインに比し組織障害性が低く，水溶性なので筋注も可能である．けいれん重積時の第3または第2選択薬となる可能性がある．

静注用フェノバルビタール（ノーベルバール®）も発売されたが，作用発現が遅いので群発型けいれん重積などでの効果が期待される．15〜20 mg/kgを10分以上かけて投与する．

```
┌─────────────────────────────────────────────────────────┐
│   ジアゼパム（セルシン®，ホリゾン®）：1A：2 mL＝10 mg      │
│              0.3～0.5 mg/kg 静注                         │
├─────────────────────────────────────────────────────────┤
│ ＊呼吸抑制があるので，発作が止まるまで1～2分かけてゆっくり静注．│
│ ＊乳酸入りの点滴液に混ぜると白濁，沈殿するので生食でルートを流す．│
└─────────────────────────────────────────────────────────┘
```

　　　　　　　　無効の場合　　　有効でも維持が必要なときは
　　　　　　　　　　↓　　　　　ミダゾラムの持続静注へ

```
┌─────────────────────────────────────────────────────────┐
│ ミダゾラム（ドルミカム®）：1A：2 mL＝10 mg（ドルミカム®1A＋5％ブドウ糖8 mL＝1 mg/mL）│
│  0.1～0.3 mg/kg/ 静注→その後 0.1～0.3 mg/kg/時で持続静注 │
├─────────────────────────────────────────────────────────┤
│ ＊静注は1 mg/分の速度で行う．発作が頓挫すれば，0.1～0.15 mg/kg/時で12～24時間持続静注，│
│   その後，漸減中止する．呼吸抑制に注意が必要．           │
│ ＊1回量を静注しても発作が持続する場合や，発作消失後に再発した場合は，0.1～0.15 mg/kgで持│
│   続静注開始し，発作が抑制されるまで0.05～0.1 mg/kg/時ずつ0.3 mg/kg/時まで増量する．（最大│
│   0.5 mg/kg/時まで増量可）                               │
│ ＊この過程で発作が消失すれば，発作消失時の量で24時間持続静注し，その後漸減中止．│
│   （漸減中止の場合は2～3時間毎に，0.05 mg/kg/時ずつ減量していく）│
└─────────────────────────────────────────────────────────┘
```

　　　　　　　　無効の場合
　　　　　　　　　　↓

```
┌─────────────────────────────────────────────────────────┐
│ 静脈麻酔薬：チオペンタール（ラボナール®）またはチアミラール（イソゾール®）│
│         生食または蒸留水で25 mg/mLに希釈して使用        │
│   3～5 mg/kgを3～5分で静注→その後2～5 mg/kg/時で持続静注│
├─────────────────────────────────────────────────────────┤
│ ＊呼吸抑制，血圧低下をきたしやすく，原則として気管内挿管下で使用．│
└─────────────────────────────────────────────────────────┘
```

図Ⅳ-L-1　けいれん重積の治療手順

　軽症胃腸炎関連けいれんや良性乳児けいれんでは短いけいれんが群発することが多いが，カルバマゼピン（テグレトール®）の少量投与（5 mg/kgの1回投与）が有効な場合をしばしば経験する．リドカイン（キシロカイン®）はけいれん重積に対する有効率がミダゾラムより低いので使用頻度が減っているが，軽症胃腸炎関連けいれんでは有効な場合が多い．リドカインを使用する場合は2 mg/kgをゆっくり静注し，けいれんが抑制されれば2～4 mg/kg/時で持続静注する．呼吸抑制はないが，不整脈やけいれんを誘発することがあるのでモニター装着が必要である．

　その他の治療法として，血管確保が困難で時間を要する場合や，家庭でしばしば重積状態を繰り返すような症例では，ジアゼパム坐剤（ダイアップ®0.5 mg/kg）や抱水クロラール坐剤（エスクレ®坐剤30～50 mg/kg）などもある程度有用である．ただし，エスクレ®はゼラチンショックに対する注意が必要である．

　けいれんが長時間持続すると脳低酸素症が起こり，さらに脳浮腫が生じ非可逆的な脳障害を引き起こす危険がある．特に脳炎・脳症などでは十分な脳浮腫対策の有無がけいれんのコントロールだけではなく，神経学的後遺症の有無を左右する．

　一般の小児科開業医でけいれん重積をみた場合は，血管確保が可能なら呼吸抑制に注意しながらジアゼパムを静注，不可能な場合はジアゼパム坐剤（ダイアップ®0.5 mg/kg）を挿入し，けいれんが止まる様子がなければ時機を逸せずに二次病院に搬送する必要がある．

参考文献

1) 大澤真木子：けいれん重積の治療．脳と発達，39：185-192，2007．
2) 花井敏男：けいれん．救急治療マニュアル，福岡救急医学会編，p.233-239，九州大学出版会，1992．
3) 花井敏男：けいれんとけいれん類似症状との鑑別．小児内科，31：455-459，1999．

【花井　敏男】

M 意識障害
impairment of consciousness

　意識とは，自己および外界を認識していることと定義される．その基盤にあるのは，覚醒状態であり，その上に精神機能（認知，思考，判断，記憶，情緒，意欲）が意識の内容として機能している．覚醒状態や睡眠状態をコントロールする脳幹上行性網様体賦活系と意識の内容を調整する大脳半球がその機能を分担している．したがって意識障害とは，覚醒状態と意識内容の変容を意味する．

　日常診療で遭遇する小児の意識障害はさまざまな原因によって引き起こされる．一般診療では，覚醒障害すなわち意識の清明度低下としてとらえられる．覚醒状態に異常はなく意識内容の変容を呈する場合は，特殊な意識障害として区別される．

　成長発達段階である乳幼児の意識障害の診療はきわめて困難な場合も多くない．保護者や看護師などの情報を詳細に聴取し，的確で迅速な評価を繰り返す姿勢が欠かせない．

　本項では，プライマリ・ケアにおける意識障害の診療の手順と初期対応について述べ，救急搬送の判断基準を示した．

小児の意識障害の用語と表現方法

　意識障害は「自己と周囲の状況を認識し，周囲の環境に応じて適正な反応を示しうる状態（覚醒）が損なわれた状態」と定義することができる．意識障害の性質や程度に関する表現方法を，表Ⅳ-M-1に示した．昏睡，半昏睡，昏迷，傾眠は，Mayo Clinic 分類により定義されている．

　これらは言語上のあいまいな性格から日常診療では刺激に対する反応により意識レベルを評価する Glasgow Come Scale と Japan Coma Scale（3-3-9度方式）が広く利用されている．乳幼児に活用できる意識レベルの評価法を表Ⅳ-M-2に示した．

　一方，小児の多臓器不全症候群の診断基準のなかで，「中枢神経障害は（1）GCS＜11点，（2）GCS：3点以上の急激な意識障害の進行のいずれかを満たす場合」と定義されている．

意識障害のある小児の初期対処方法

　意識障害の可能性を疑う徴候や症状を見逃さない診療が求められる．来院するすべての小児に対し，PAT と呼ばれる小児患者評価の3要素すなわち，外観，呼吸状態，皮膚への循環を速やかに評価する（p.106）．特に外観の異常は意識障害を疑う契機となる．

表Ⅳ-M-1　意識障害の表現方法

・昏　睡（coma）	：痛み刺激に対して覚醒も反応もない
・半昏睡（semicoma）	：痛み刺激にのみ反応
・昏　迷（stupor）	：痛みのほかに，強い音，明るい光などの強い刺激に反応するが，刺激がないと入眠する
・傾　眠（somnolence）	：各種刺激により容易に覚醒し反応するが，刺激がないとすぐに入眠する
・錯　乱（confusion）	：刺激に対して反応するが，見当識，記銘力が低下し，見当違いの応答がみられる
・せん妄（delirium）	：軽度の覚醒障害に精神的興奮が加わり，大声を上げて騒ぐ

表Ⅳ-M-2　乳幼児の意識障害の評価方法（JCSとGCS）

乳児の意識レベル点数評価法（Japan Coma Scale：JCS）

Ⅲ．刺激をしても覚醒しない状態
　　300　痛み刺激に反応しない
　　200　痛み刺激で少し手足を動かしたり，顔をしかめたりする
　　100　痛み刺激に対し，払いのけるような動作をする
Ⅱ．刺激をすると覚醒する状態（刺激をやめると眠り込む）
　　30　呼びかけを繰り返すとかろうじて開眼する
　　20　呼びかけると開眼して目を向ける
　　10　飲み物を見せると飲もうとする．あるいは，乳首を見せれば欲しがって吸う
Ⅰ．刺激しないでも覚醒している状態
　　3　母親と視線が合わない
　　2　あやしても笑わないが視線が合う
　　1　あやすと笑う．ただし不十分で声を出して笑わない

（坂本，1978）

坂本によって提唱され，JCS（3-3-9度方式）を乳児用に改訂したもので，具体的な刺激に対する反応（飲み物を見せると飲もうとする，あるいは乳首を見せれば欲しがって吸う）や視線，あやすときの反応で意識障害の程度を判定する．

グラスゴー方式（Glasgow Coma Scale：GCS）の乳幼児改訂版

活動	最良反応	点数
E．開眼（eye opening）	自発開眼	4
	声かけで開眼	3
	痛み刺激で開眼	2
	開眼せず	1
V．発語（verval response）	機嫌よく喃語を喋る	5
	不機嫌	4
	痛み刺激で泣く	3
	痛み刺激でうめき声	2
	声を出さない	1
M．運動（motor response）	正常な自発運動	6
	触れると逃避反応	5
	痛み刺激で逃避反応	4
	異常な四肢の屈曲反応	3
	異常な四肢の伸展反応	2
	動かさない	1

E・V・Mそれぞれの合計点で評価（3～15点）

（James, 1986）

① 筋緊張（姿勢が保てていない）
② 周囲への反応（無表情や興味を示さない）
③ 精神的安定（あやしても泣き止まない）
④ 視線・注視（ぼんやりしている，視線が合わない）
⑤ 会話・啼泣（会話できない・弱々しい泣き方）

　上記の5つの視点から，外観の異常を系統的にかつ成長発達段階に応じた評価が求められる．外観の異常は，低酸素，低換気，あるいは脳血流低下が潜在もしくは進行していると判断し，速やかに一次評価に繋げていく．

　外観に異常があり意識障害ありと判断した場合に，一次評価（救急蘇生のABC）すなわちA（airway）気道が確保されているか・B（breathing）呼吸状態は安定しているか・C（circulation）循環は保たれているかをまず確認する[1]．ABCが安定した状態で初めてD（disability）意識障害を含めた神経学的評価を進めていく．

　特に呼吸状態は，きわめて重要で後述する特徴的なパターンを熟知しておく必要がある．呼吸

表Ⅳ-M-3　意識障害時の呼吸パターン異常

異常呼吸	障害部位	呼吸パターンと出現する疾患・病態
過換気後無呼吸 (post-hyper ventilation apnea)	前脳	深呼吸後の20〜30秒持続する無呼吸
チェーン・ストークス呼吸 (Cheyne-Stokes)	大脳半球・間脳	規則正しい無呼吸と過呼吸を繰り返す 呼吸の深さは漸増し漸減する 代謝性脳症で認める
中枢性神経性過呼吸 (central neurogenic hyperventilation)	中脳	規則正しく持続する早い呼吸 (PaO_2 正常　$PaCO_2$ 低下)
無吸気無呼吸 (apneustic breathing)	橋	2〜3秒持続する短い吸気の停止 呼気終末停止を伴う場合もある 橋梗塞・低酸素脳症・髄膜炎で認める
失調性呼吸（ataxic breathing）	延髄	完全な不規則な呼吸
クスマウル呼吸（Kussmaul）	代謝性	規則正しい深い呼吸 糖尿病・尿毒症にみられる代謝性アシドーシス

異常に伴う低換気は，すでに高炭酸ガス血症を招いている場合も多く，二次的に覚醒障害，脳血流低下，循環不全へと進展させ意識障害をさらに悪化させる．呼吸異常を伴う小児には，補助換気と酸素投与が速やかに開始されなければならない．

小児救急医療の現場で最も多く遭遇する意識障害は，けいれんである．しばしばABCが十分に評価されることなく，けいれんの治療と精査にとらわれがちになる．意識障害の初期対応としては蘇生の意義つまり脳障害の進行を防ぐことが最大の目標であり，ABCDE法に基づいた順序だったアプローチが要求される[1]．

意識障害患者の見逃せない呼吸パターン

意識障害患者でしばしば異常呼吸を呈し，そのパターンにより病態や病変の局在を推測可能です．呼吸は，橋下部・延髄にある呼吸中枢と前脳にある皮質中枢で調節されている．表Ⅳ-M-3に代表的な呼吸異常パターンを示した[1]．

見逃せない眼位・瞳孔・眼球運動と異常肢位

意識障害時の眼の所見により病変部位や患者の予後の推測が可能となる．特に頻度の高いてんかんやけいれん時の瞳孔と眼位はけいれん治療の効果を判定するうえで重要となる．発作時には，意識障害に伴い瞳孔散大かつ眼位異常（共同偏視・上方凝視）が通常みられ，発作時に使用される薬物（ジアゼパム，ミダゾラム，フェニトイン）投与後の意識障害の評価はしばしば困難な場合がある．投与した抗けいれん薬の効果なのかけいれんが持続しているのかを迅速に評価しなければならない．

評価方法は，まず他動的に上眼瞼を開眼させ，眼球の位置を確認する．上方凝視や共同偏視が改善しているかどうか，瞳孔が両側縮瞳しているかを速やかに確認する．次に上下肢を他動的に屈曲・伸展させ筋緊張亢進や左右差がないかを確認する．眼位・瞳孔・筋緊張の異常が改善されて初めてけいれんが頓挫したことが確認できる．

瞳孔の所見で重要な徴候を図Ⅳ-M-1に示した．病変部位や病態を推測するのに役立つため薬物投与前に速やかに評価すべきである．

眼球運動の所見で重要なものは，眼球回転反射（人形の眼反射）すなわち眼瞼を開けた状態で

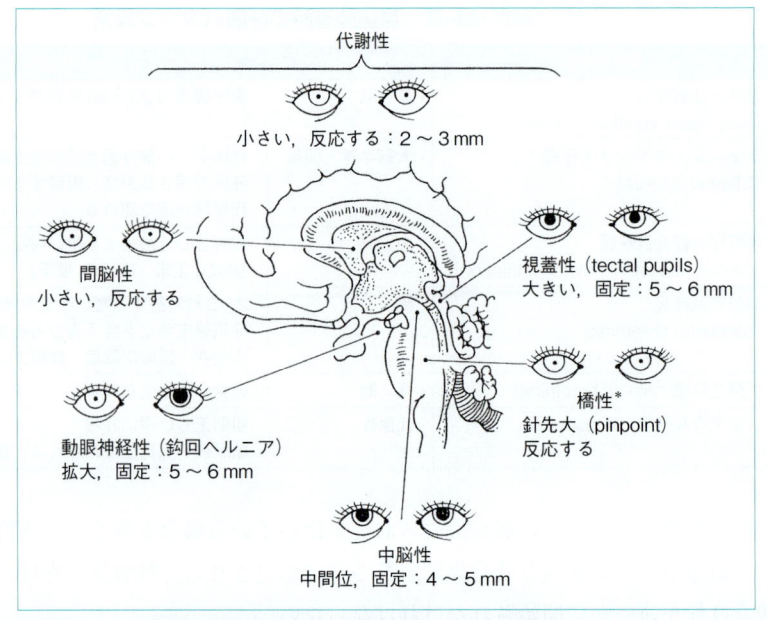

図Ⅳ-M-1　意識障害患者でみられる瞳孔と対光反射

＊：原発性の橋障害時の所見を示している．この場合，副交感神経系は中脳より出るため障害されないが，橋を下行する交感神経系は障害される．そのため，瞳孔は針先大まで縮瞳するが，対光反射は残存している．

(太田論文から引用，一部改変)

保ち，頭部を素早く一側に回転させ検査を行う．正常な場合（人形の眼反射：陽性）では，回転させた方向と逆の方向に眼球共同偏視がみられる．この反応の神経学的局在は，前庭神経・頸部の求心的固有感覚と関連している．一般にテント上（大脳半球）の病変では病変のある方向に共同偏視がみられ，テント下（脳幹部）では逆となる．落陽現象は下方への共同偏視で水頭症・中脳水道病変と関連している．動眼神経麻痺では，同側眼球の下方・外側に偏位している[1]．

頭蓋内圧亢進所見としての乳頭浮腫や乳幼児揺さぶられ症候群（shaken baby syndrome：SBS）における網膜出血は，それぞれ眼底所見の特徴とされている．

異常肢位で重要な徴候は，除皮質肢位（上肢屈曲・下肢伸展）と除脳肢位（上下肢硬直・伸展）である．前者は，脳幹機能は保たれているが大脳皮質・皮質下白質が障害されている所見で，後者は橋レベル以下の脳幹損傷を示唆する所見である．両者は，頭部外傷後の意識障害，特にびまん性軸索損傷時の肢位として重要となる．

救急外来での鑑別診断のために必要な検査と搬送基準

小児の意識障害で最も頻度の高い要因はけいれん・てんかんである．本項では外傷に起因する意識障害患者を含めた意識障害の初期評価とアプローチの手順を図Ⅳ-M-2に示した[3]．

気道確保・呼吸循環状態を評価し，頭部CT（非造影）の適応やけいれんの有無さらに薬物中毒の可能性を速やかに判断し，次に頭蓋内圧亢進症徴候がないかを判断する．進行する頭蓋内圧上昇や局所神経学的異常の随伴がある場合には，再度，頭部外傷の既往を調査し頭部CTの適応を検討する．頭蓋内圧上昇や局所神経学的異常がない場合には，発熱の有無，代謝異常を各種の血液検査により鑑別していく．特に乳幼児期の腸重積や学童期以降の精神神経疾患による意識障

M．意識障害

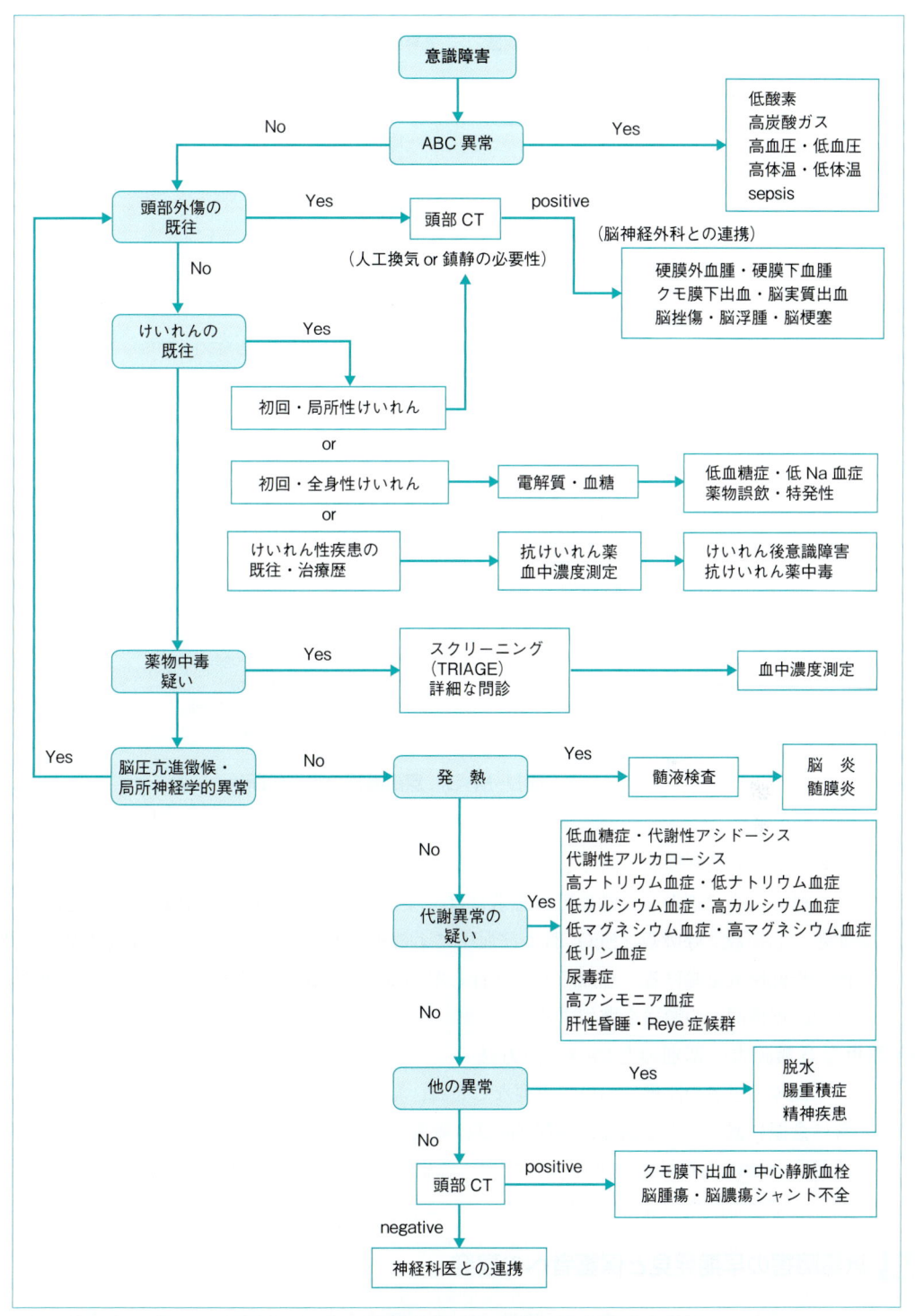

図Ⅳ-M-2　意識障害時の初期評価とアプローチ

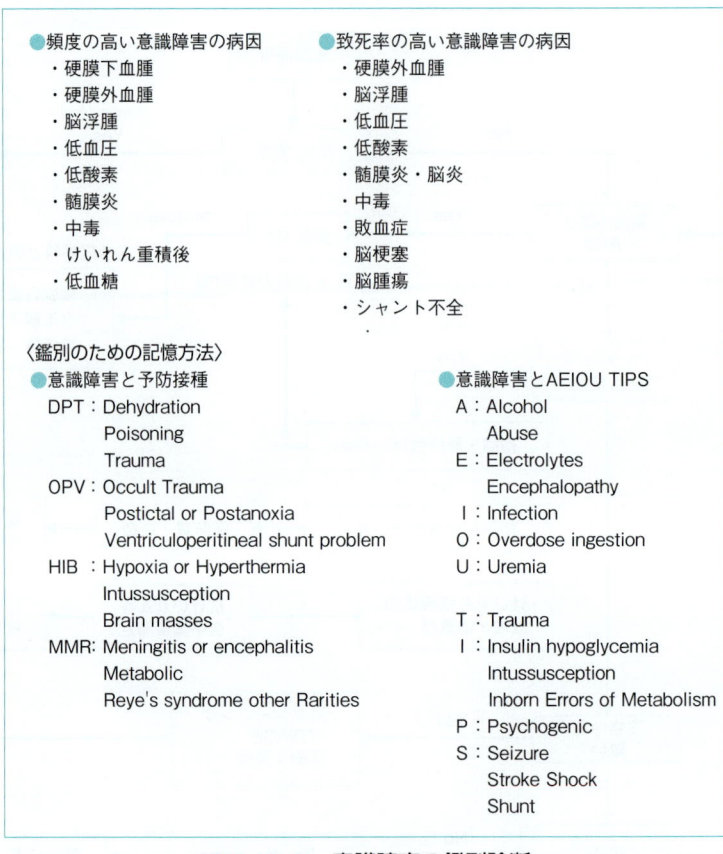

```
●頻度の高い意識障害の病因       ●致死率の高い意識障害の病因
  ・硬膜下血腫                    ・硬膜外血腫
  ・硬膜外血腫                    ・脳浮腫
  ・脳浮腫                        ・低血圧
  ・低血圧                        ・低酸素
  ・低酸素                        ・髄膜炎・脳炎
  ・髄膜炎                        ・中毒
  ・中毒                          ・敗血症
  ・けいれん重積後                ・脳梗塞
  ・低血糖                        ・脳腫瘍
                                  ・シャント不全

〈鑑別のための記憶方法〉
 ●意識障害と予防接種                ●意識障害とAEIOU TIPS
  DPT：Dehydration                   A：Alcohol
       Poisoning                         Abuse
       Trauma                        E：Electrolytes
  OPV：Occult Trauma                     Encephalopathy
       Postictal or Postanoxia       I：Infection
       Ventriculoperitineal shunt problem   O：Overdose ingestion
  HIB：Hypoxia or Hyperthermia        U：Uremia
       Intussusception
       Brain masses                  T：Trauma
  MMR：Meningitis or encephalitis     I：Insulin hypoglycemia
       Metabolic                         Intussusception
       Reye's syndrome other Rarities    Inborn Errors of Metabolism
                                     P：Psychogenic
                                     S：Seizure
                                         Stroke Shock
                                         Shunt
```

図Ⅳ-M-3　意識障害の鑑別診断

害の可能性もあり鑑別診断として見逃せない[3]．

　一般診療所で遭遇した意識障害患者には，まず前述の救急蘇生のABCの安定を図ることに徹する．心拍数，呼吸数，SpO_2および血圧によるモニタリングを継続し，気道確保を確認し，低酸素や低換気を避ける．意識障害が進行している場合や遷延する場合には直ちに医師同乗による高次医療機関への搬送を準備する．

❖ 簡単な意識障害の鑑別のための記憶方法

　意識障害患者の診療において重要なことは，原因となる主な病因と致死的な経過をとる病因を常に念頭に置くことである．図Ⅳ-M-3に頻度の高い病因と致死率の高い病因を示した．さらに語呂合わせによる記憶方法も示した[1,2]．急患室や手持ちの手帳に記載して，常に鑑別すべき病態として救急医療の現場で利用できるように準備しておくことも重要である．

意識障害の早期発見と保護者への啓発

　意識障害は，家族や保護者が認知していない場合も多い．自宅や学校などの環境でも保護者や管理者が察知できるような評価方法の簡素化とその啓発が意識障害の早期発見と介入には不可欠である．PAT（Pediatric Assessment Triangle）と呼ばれる小児患者評価の3要素とバイタルサインの解釈を，診療所受付や看護師，さらに保護者に教育啓発していく必要がある．図Ⅳ-M-4にその概要を示した．

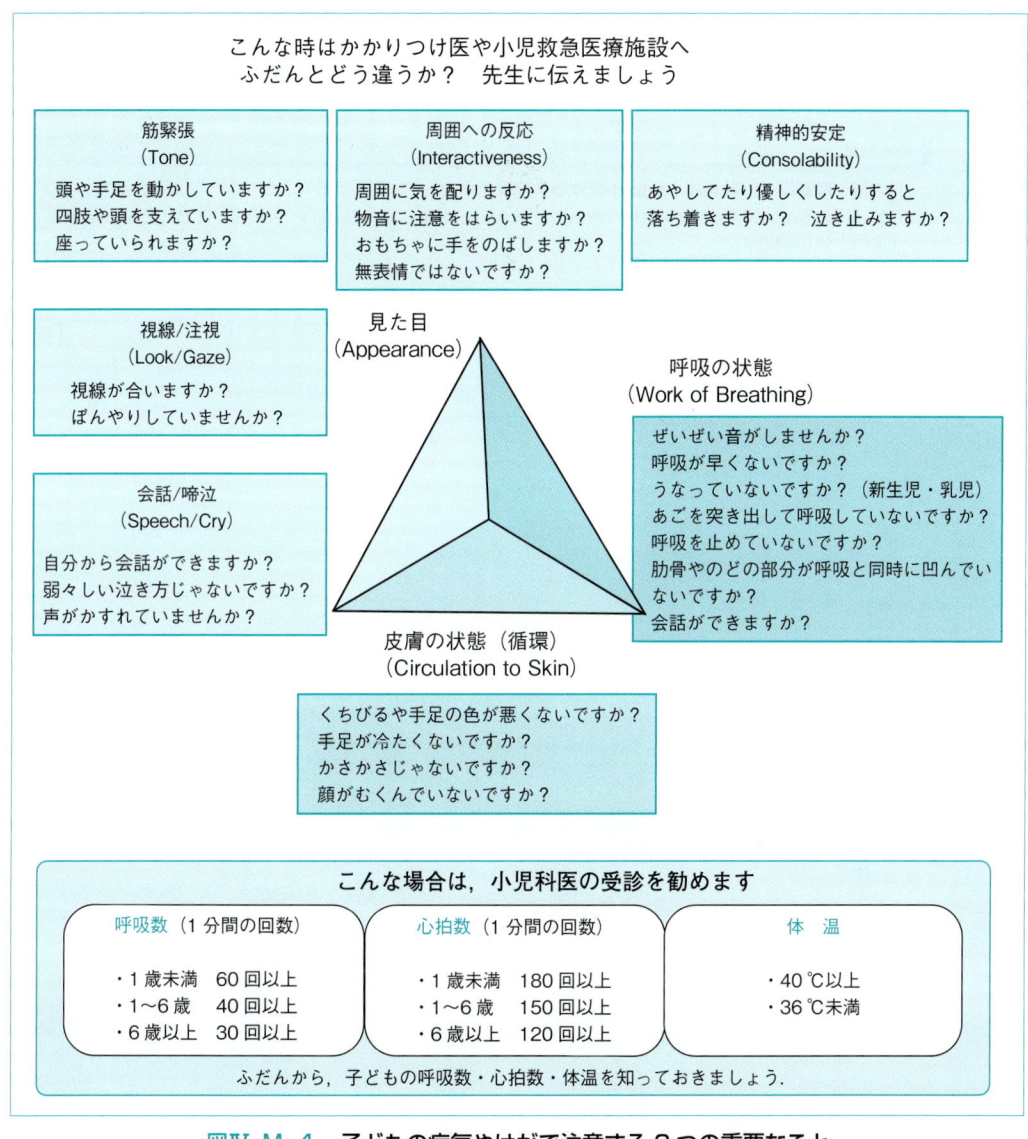

こんな時はかかりつけ医や小児救急医療施設へ
ふだんとどう違うか？ 先生に伝えましょう

筋緊張（Tone）
頭や手足を動かしていますか？
四肢や頭を支えていますか？
座っていられますか？

周囲への反応（Interactiveness）
周囲に気を配りますか？
物音に注意をはらいますか？
おもちゃに手をのばしますか？
無表情ではないですか？

精神的安定（Consolability）
あやしてたり優しくしたりすると
落ち着きますか？ 泣き止みますか？

視線/注視（Look/Gaze）
視線が合いますか？
ぼんやりしていませんか？

会話/啼泣（Speech/Cry）
自分から会話ができますか？
弱々しい泣き方じゃないですか？
声がかすれていませんか？

見た目（Appearance）

呼吸の状態（Work of Breathing）
ぜいぜい音がしませんか？
呼吸が早くないですか？
うなっていないですか？（新生児・乳児）
あごを突き出して呼吸していないですか？
呼吸を止めていないですか？
肋骨やのどの部分が呼吸と同時に凹んでいないですか？
会話ができますか？

皮膚の状態（循環）（Circulation to Skin）

くちびるや手足の色が悪くないですか？
手足が冷たくないですか？
かさかさじゃないですか？
顔がむくんでいないですか？

こんな場合は，小児科医の受診を勧めます

呼吸数（1分間の回数）	心拍数（1分間の回数）	体温
・1歳未満　60回以上 ・1〜6歳　40回以上 ・6歳以上　30回以上	・1歳未満　180回以上 ・1〜6歳　150回以上 ・6歳以上　120回以上	・40℃以上 ・36℃未満

ふだんから，子どもの呼吸数・心拍数・体温を知っておきましょう．

図Ⅳ-M-4　子どもの病気やけがで注意する3つの重要なこと

　一般小児科外来や救急外来において，意識障害の早期発見と介入のポイントは，疾患やその治療を優先せず目の前の病態把握に努め，意識障害による二次障害を避けることである．そのうえで，救急搬送のタイミングを逸さない診療体制をふだんから整えておくことが求められる．

意識障害診療のポイント

- 意識障害の初期対応で不可欠なことは，救急蘇生のABCすなわちA（airway）気道が確保されているか，B（breathing）呼吸状態は安定しているか，C（circulation）循環は保たれているかをまず確認する．
- 安定していない場合には直ちに，気道確保のうえ，酸素投与，補助換気と持続的なモニタリングを徹底する．
- 意識障害患者でしばしば異常呼吸を呈し，そのパターンにより病態や病変の局在を推測可能である．

・意識障害時の眼位・瞳孔・眼球運動さらに眼底所見と肢位により病変部位や患者の予後を推測し，原因となる主な病因と致死的な経過をとる病因を常に念頭に置く．

参考文献
1) 吉田一郎監修：中枢神経系疾患 小児救急学習用テキスト 原著第4版．p. 137-174，診断と治療社，2006.
2) Nicholas SA：Evaluation of the comatose child（chapter 53）. Roger's Textbook of Pediatric Intensive Care, 4th ed. p. 846-861, 2008.
3) Douglas SN：Coma and altered level of consciousness（chapter 13）. Textbook of Pediatric Emergency Medicine, 5th ed, p. 201-212, 2006.

【神薗 淳司】

第Ⅴ章
外来でみる主要疾患

- A. 呼吸器疾患 ▷ 218
- B. 消化器疾患 ▷ 268
- C. 感染症 ▷ 312
- D. 免疫・アレルギー疾患 ▷ 477
- E. 循環器疾患 ▷ 522
- F. 腎尿路系疾患 ▷ 551
- G. 血液疾患および腫瘍 ▷ 580
- H. 神経疾患 ▷ 606
- I. 心の問題と発達障害 ▷ 635
- J. 子ども虐待 ▷ 677
- K. 内分泌および代謝性疾患 ▷ 685
- L. 外科疾患 ▷ 707
- M. 外陰・性器疾患 ▷ 729
- N. 運動器疾患 ▷ 748
- O. 皮膚疾患 ▷ 780
- P. 耳鼻科疾患 ▷ 810
- Q. 眼科疾患 ▷ 849
- R. 口腔・歯科疾患 ▷ 863
- S. 救急医療 ▷ 882

A 呼吸器疾患
disease of the respiratory system

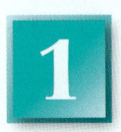

1 かぜ症候群，急性気道感染症
common cold syndrome, acute respiratory infections

　かぜ，または感冒という病名は疾患名ではなく，症候群と考えられる．この病名は従来あいまいに使用されてきたが，ウイルス学の進歩とともに多くのウイルスが発見され，かぜのほとんどがウイルスによる気道の感染症であることが知られてきた．
　しかし，かぜウイルスの研究はインフルエンザウイルス以外のウイルスについては，1950年代になってから発見されはじめ，1960年代に向って多くのウイルスが明らかになったばかりである（表V-A-1）．
　現在では，かぜのウイルスは200種類以上あると考えられている．
　かぜ症候群は一部にマイコプラズマ，クラミジア，細菌によるものもあるが，90％以上はウイルスによるものであり，現在は通常のかぜはウイルスによる急性気道感染症と考えられている．
　かぜ症候群は小児科外来で最も頻度の高い疾患であり，乳児・幼児と年齢が低いほど発生率が高い．
　病名については，すべての病因ウイルスが将来臨床の場ですぐ決定することが可能となれば，○○○ウイルス感染症となり，かぜという病名は必要なくなるが，現在はそこまで進歩していないので，包括的に急性気道炎あるいは症状により解剖学的病名（鼻炎，咽頭炎，喉頭炎，気管支炎など）が使用されることが多い．
　かぜの治療については，現在インフルエンザウイルス以外は呼吸器系ウイルスに有効な薬剤はないので，細菌の二次感染による疾患（中耳炎，副鼻腔炎，気管支炎，肺炎など）の早期発見や発病阻止，治療が主となる．
　その他に対症療法があるが，長年使用されてきた"総合感冒薬"については近年問題点が指摘されており，今後考え直すべきであろう（本書5版の「総合感冒薬」の項，p.890参照）．

表V-A-1　かぜ症候群の病原ウイルス

- インフルエンザウイルス（1933年）
- アデノウイルス（1953年）
- パラインフルエンザウイルス，ライノウイルス，RSウイルス（1956年）
- エンテロウイルス（1958年）
- コロナウイルス（1965年）
- ヒトメタニューモウイルス（2001年）
- SARS-コロナウイルス（2003年）

かぜウイルスの臨床

　前述のようにかぜ症候群の原因として多くのウイルスが知られているが，インフルエンザウイルス，エンテロウイルス，アデノウイルス，RSウイルス，ヒトメタニューモウイルスについて

A. 呼吸器疾患

は本書の他の項目に記載されているので，本項ではかぜ症候群のなかで最も普通の鼻かぜとしてポピュラーなライノウイルス，パラインフルエンザウイルス，コロナウイルスについて述べる．

❖ ライノウイルス

ライノウイルスは鼻かぜ，上気道炎などの common cold（nasopharyngitis）の代表的病原ウイルスとして知られており，血清型は 100 種類以上ある．

ライノウイルスは血清学的調査，ウイルス検索から呼吸器感染症の 1/3〜1/2 を占める最も普遍的なウイルスで，乳幼児から小児に多く，年齢が高くなると少なくなる．

ライノウイルスの流行は秋風とともにやってくる．病変は鼻咽頭炎が主で，上気道炎が中心であるが，時に気管支喘息の増悪化や基礎疾患を有する患児に肺炎を起こすこともある．

❖ パラインフルエンザウイルス

パラインフルエンザウイルスも，小児期にごく一般的にみられる軽症のかぜウイルスである．主に鼻炎，咽頭炎の上気道炎を起こすことが多いが，5 歳未満の小児では時に呼吸困難を伴うクループ症候群（本書 5 版の p.167 参照）の原因となる．

免疫の持続は短く，しばしば再感染はあるが次第に症状は軽くなる．

❖ コロナウイルス

コロナウイルスもライノウイルスとともに，軽症かぜ症候群の主要原因ウイルスとして知られていた．臨床的にはライノウイルス感染症との区別は困難であり，かぜ症候群の 5〜30％を占めているといわれていた．

だが，2002 年 11 月，中国で始まった新興感染症である重症急性呼吸器症候群（severe acute respiratory syndrome：SARS）から，2003 年新種のコロナウイルス（SARS-CoV）が発見された．

世界で 8,096 人の感染者と 774 人の死亡が報告され，2003 年 7 月流行は終息した．幸いわが国では感染者は報告されなかった．

元来コロナウイルスは，ヒト以外の動物に感染するウイルスであるので，SARS-CoV も何らかの動物を介してヒトへ感染してきたものと推定されている．SARS は 21 世紀最初の新興感染症ともいわれる．

かぜ症候群の治療

かぜ症候群は小児科の日常診療の中で最もありふれた疾患である．かぜ症候群の原因のほとんどがウイルスであり，現在インフルエンザ以外に呼吸器系ウイルスそのものへの有効な薬剤はない．したがって，かぜ症候群の治療はウイルス感染によって気道の防衛機構が障害されることによって起こる二次感染の防止が主となる．

呼吸器に親和性をもつ強毒菌である肺炎球菌による肺炎は，抗菌薬の出現以前はきわめて高い致命率で，インフルエンザ大流行時の二次感染による肺炎球菌性肺炎は恐怖の的であったといわれている．ペニシリン出現以来半世紀にわたる抗菌薬の発達で先進国ではこのような恐怖はなくなったが，現在でも開発途上国における乳幼児の急性呼吸器感染症（ARI）の死亡率は下痢とともにきわめて高く，重症肺炎の原因菌の大部分は肺炎球菌とインフルエンザ菌である．われわれの日常診療での治療の目的は，ウイルスによる急性気道炎に続発する肺炎，気管支炎，耳鼻科的疾患の発病阻止および，まれに呼吸器感染症から菌血症 → 敗血症 → 髄膜炎へと進行する重症感染症の阻止や発見が主となる．

表V-A-2　呼吸器の防御機構

1. 物理的防御機構
    上気道による吸入気の濾過と温度・湿度調節
    粘液線毛輸送系
    咳，くしゃみ，喉頭反射
2. 化学的防御機構
    肺胞・気道液・血清中の抗菌・抗ウイルス物質
3. 食細胞系防御機構
    顆粒球，マクロファージ
4. その他の非特異的防御機構
    上気道の常在菌叢
    粘液上皮の脱落・再生など
5. 免疫学的（特異的）防御機構
    液性免疫
    細胞性免疫

（山川育夫，ほか：かぜと呼吸器の感染防御機構．臨床と研究，58：3808-3812，1981）

❖ 呼吸器の感染防御機構

　呼吸器はガス交換のため常に休むことなく空気中の異物や微生物を吸入し続けている．呼吸器は最も病原微生物の侵襲を受けやすい器官であるため，種々の防御機構を備えている（表V-A-2）．これらの防御機構の主な働きはおおよそ粘液線毛輸送系と気道粘膜の免疫系とに分けられる．両者とも別々に働いていて，一方の機能が障害されても他方がその機能を補うことはできない．健康であるためには両方が正常に機能しなければならない．たとえば先天性の線毛運動障害のある immotile cilia syndrome や器官上皮での水，イオン輸送障害で粘性の高い粘液を分泌する cystic fibrosis などでは粘液線毛輸送が障害されて，気道の感染を繰り返し起こす．一方，免疫系の異常では粘液線毛輸送系が正常であっても，たとえば選択的 IgA 欠損症などでは気道の感染を繰り返す．

　粘液線毛クリアランスは物理的防御機構の主役で，吸入された病原微生物は気道液に包まれて，粘液線毛輸送によって常時排除されている．したがって，健康なときには下気道は無菌的に保たれている．

　気道に炎症が起こると，生体では病原体と破壊された組織細胞を分解・排除する作用と，損傷した組織の再生という修復作用が並行して同時に始まる（図V-A-1）．これらの作業が効果的に働かないと炎症の遷延化，増悪化が起こる．

　呼吸器へのウイルス感染が成立し，この機序が障害されると細菌の colonization（付着と定着）が起こり，もし細菌と生体の戦いで細菌が優勢となれば，破壊された線毛円柱上皮細胞の再生が障害され，二次感染による修飾でさらに細菌性の炎症が進行する．

❖ 粘液線毛クリアランス

　気道すなわち鼻腔，副鼻腔，中耳，耳管，咽頭，喉頭，気管，気管支は線毛上皮で覆われ，その表面に気道液が分泌されている．気道液には IgA をはじめとする免疫グロブリンやヒスタミン，アラキドン酸代謝産物などのメディエーターや多核白血球，リンパ球，マクロファージなどの細胞成分が含まれている．正常な場合，気道液の主な役目は，粘膜の保護と吸入した異物や微生物を捕捉し，線毛輸送によって咽頭へ送り消化管に排除することである．

　気道液の生理的な量は成人で 1 日約 100 mL といわれ，その 90％は輸送中に蒸発，再吸収で減

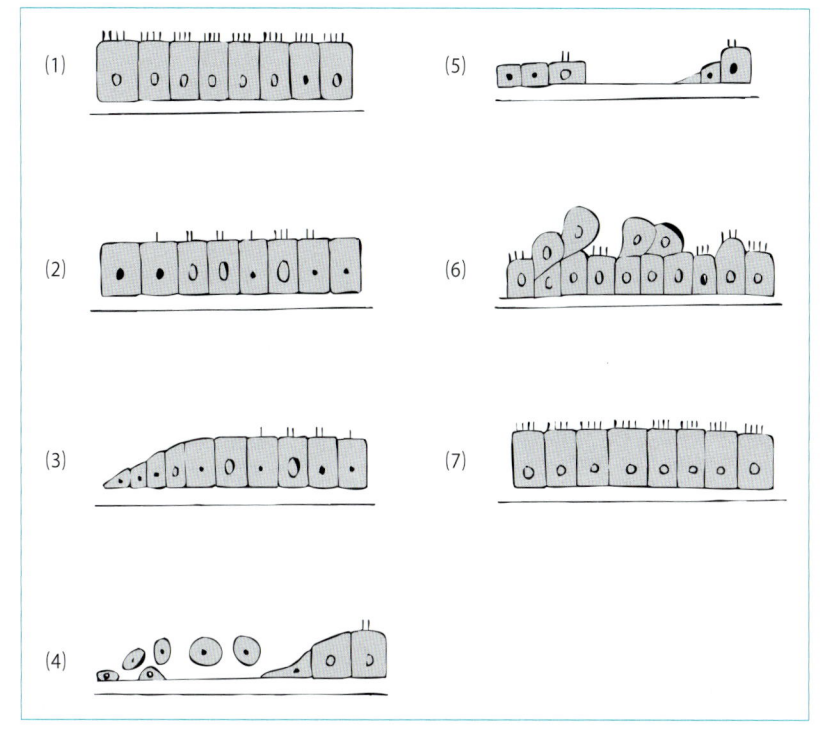

図V-A-1　インフルエンザによる気管支上皮変化の模式図
(1)正常，(2)変性，(3)，(4)壊死および剥離，(5)，(6)再生，(7)治癒
（横山　武：かぜに代表される軽症肺感染の病理．綜合臨牀，30：2844-2849，1981）

少し，残りが消化管に排除されている．気道液の量が生理的排泄処理の限界を超えた場合には，気道液（痰）の排出は粘液線毛輸送→呼気流→咳嗽の機序で行われる．咳嗽による喀出は中枢に近い大きい気管支（第7分岐より上）で行われ，気道の末梢部から中枢部への気道液の輸送は線毛運動によって行われる（図V-A-2）．

　気道液は上気道からは副鼻腔，中耳・乳突洞から鼻腔と耳管を経て下りエスカレーターで咽頭へと送られる．下気道からは末梢気道から気管支，気管から咽頭へと上りエスカレーターで送られている．気道へのウイルス感染によって，上下エスカレーターの故障が起こると図V-A-3のような二次感染が発症する．

　気道の表面は線毛と粘液分泌細胞を有する上皮で覆われている．線毛は水のように薄いゾル層のなかで運動しており，その上に粘着性の強いゲル層があり，気道液（痰）はゲル層の上に乗って輸送される．ゾル層とゲル層の間にサーファクタントの層があって線毛輸送を円滑にしている．線毛は細胞1個当たり200本もあり，1分間に1,000～1,500回のbeatをしてゲル層をひっかくように動かし，その上に乗った気道液を輸送する．

　この場合，線毛の先端がゲル層に深く食い込んでしまったり，逆に線毛の先端がゲル層に届かないと輸送がうまくいかない．線毛の先端がゲル層の下面に80度の角度でbeatしないと有効打とならない．この厚さの調節や両層間の粘着性を低下させるため，サーファクタントは重要な役割を果たしている（図V-A-4）．

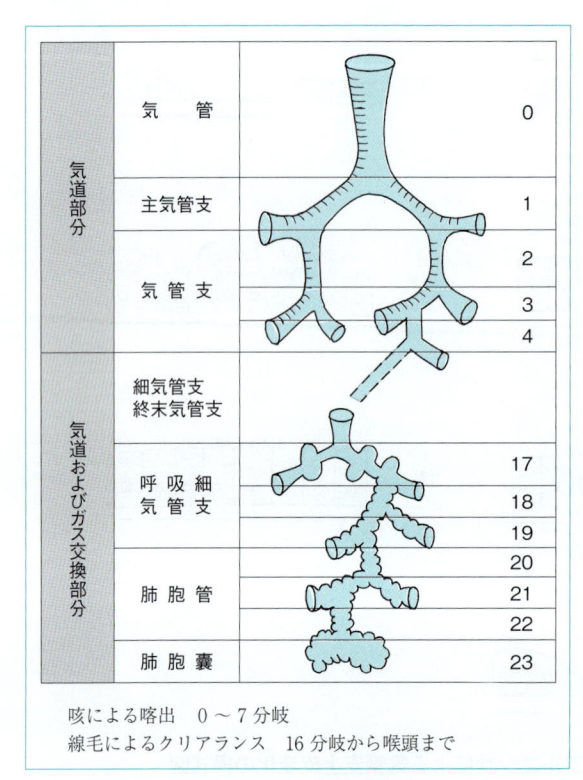

図V-A-2　気管分岐

咳による喀出　0～7分岐
線毛によるクリアランス　16分岐から喉頭まで

図V-A-3　粘液線毛クリアランスの障害

❖ サーファクタント（肺表面活性物質）

　Ⅱ型肺細胞，クララ細胞から分泌される生理活性物質．リン脂質，蛋白質，炭水化物のエマルジョンであり，脂質が全体の90％を占めている．サーファクタントの気道における生理作用として以下のことが知られている．

◧ **肺胞の安定化**……肺胞の表面張力の調節，肺胞ガス交換の促進，肺胞の脱水防止．したがって新生児が出生直後最初に呼吸するときが最も重大で，サーファクタントが不足していると肺胞は虚脱し，ガス交換が十分できずRDS（呼吸窮迫症候群）が発症する．

◧ **肺胞の細菌感染防止**……肺胞内へ入った細菌はサーファクタントによって包み込まれ，それをマクロファージが細胞質を延ばして取り込む．サーファクタントで包まれた細菌は，そうでない場合の10倍の効率で食菌されるともいわれている．

◧ **粘液線毛輸送**……サーファクタントは，粘液線毛輸送においても重要な働きをしている（図V-A-4）．
　①線毛のない末梢気道（肺胞から17分岐）におけるクリアランス．
　②ゾル層，ゲル層の2相間の界面での粘着性の減少．
　③線毛がゾル層のなかで活発にbeatし，その先端がゲル層にうまくタッチできるための厚さの調節．

　また，この他，サーファクタントは気道壁の刺激受容体を被覆し，刺激を軽減し平滑筋の収縮を予防するなどの機能も知られており，気道の生理的機能の調節に多くの役割を果たしている．
　気道の病的状態では炎症性変化によってゾル層とゲル層の混合状態が起こり，2層間の境界が

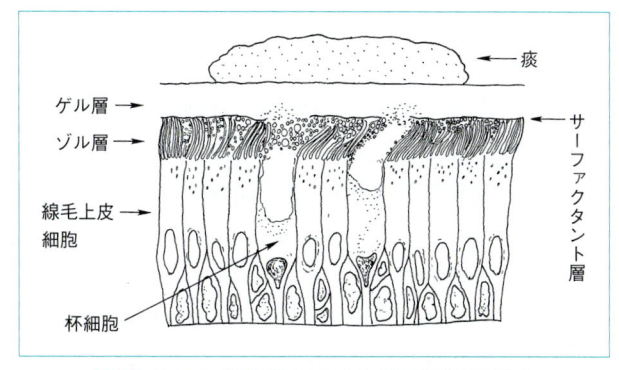

図V-A-4　粘膜線毛上皮と痰の移送モデル

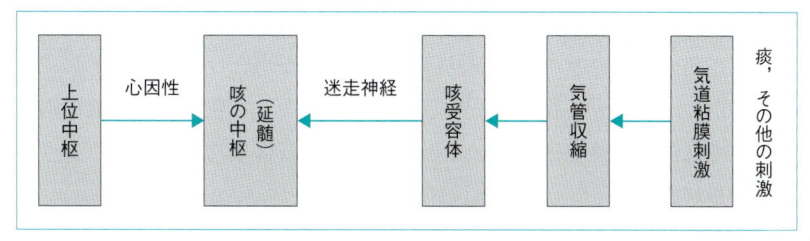

図V-A-5　咳の発生機序

(Salem H, et al：Antitussive drugs, with special reference to a new theory for the initation of the cough reflex and the influence or boronchodilators. Am J Med Sci, 247：585-600, 1964)

不明瞭となり，サーファクタント部分が消失する．このような病的刺激の状況下では生体はサーファクタントおよびサーファクタント類似物質をⅡ型肺細胞のみでなく他の気道上皮系からも合成分泌を亢進させ，これらの物質の増量と気道への拡散を行おうとしている．

現在サーファクタントの臨床面での利用では，新生児の呼吸窮迫症候群（RDS）の治療として広く使用されるようになってきている．この治療は人工サーファクタント（surfactant TA）を経気道で注入する方法で，RDSの治療以外ではある種の肺炎や呼吸不全，成人の病態肺への治療研究の試みはあるが，いまだ一般的な治療ではない．

現在わが国の一般の臨床でサーファクタントと関係ある薬剤は，サーファクタント分泌促進物質である経口剤塩酸アンブロキソール（ムコソルバン®など）のみである．

❖ 咳の発生機序

通常の咳は痰やその他の刺激によって気管支の平滑筋の収縮を引き起こし，その収縮が咳受容体を刺激し，その興奮が迷走神経を伝って延髄の咳中枢へ伝達され，咳嗽発作が発生すると考えられている（図V-A-5）．

❖ 鎮咳薬

中枢性鎮咳薬は咳中枢の抑制に作用するもので，末梢性鎮咳薬は気管収縮の段階に作用する鎮咳薬である．したがって，分泌物の多い小児の咳に中枢性鎮咳薬を頻回に使用すると痰の喀出を妨げ，かえって経過を長びかせることとなる．

心因性の咳は大脳皮質由来のものであり，両鎮咳薬とも効果がなく，抗不安薬が有効である．

鎮咳薬には咳中枢の抑制に働く中枢性鎮咳薬と，求心性あるいは遠心性経路を末梢のどこかで遮断する末梢性鎮咳薬とに分けられる．末梢性鎮咳薬には伸展受容体麻酔薬，向筋性鎮痙薬，副

交感神経抑制薬と気管支拡張薬があるが，小児科の日常診療で実際に使用するのは気管支拡張薬が多い．

気管支拡張薬はもともと気管支喘息の治療薬で交感神経刺激薬とキサンチン製剤があるが，近年小児の鎮咳薬として交感神経刺激薬が広く用いられるようになってきた．その理由は気道分泌の多い小児の咳に中枢性鎮咳薬を使用すると分泌物の排出を妨げ，かえって病態を遷延化させる恐れがあるので，気管支の平滑筋の収縮を抑えることで過敏状態にある受容体の興奮を低下させ，求心経路の抑制によって鎮咳させようというものである．

$β_2$選択性（心臓への作用の減少）の強い現在の交感神経刺激薬が市販されるようになって，分泌物の多い小児の咳の鎮咳薬としてこれらの薬剤が使用されるようになってきた．

中枢性鎮咳薬は乾性の咳や咳がひどすぎて体力を消耗するような場合，気道に出血，潰瘍，創傷などがあって咳によって病態が悪化する恐れのある場合などの鎮咳薬として適している．日常の外来では夜間の咳がひどく睡眠が妨げられるような場合には，頓用として使用するのが合理的である．しかし，気道分泌物が多く呼吸困難を伴うような状況では中枢性鎮咳薬を使用しないほうがよい．中枢性鎮咳薬を分3にして小児の咳に1日に平均的に与えるような方法は特別な場合を除き勧められない．

◆ 中枢性鎮咳薬
- 麻薬性鎮咳薬………リン酸コデイン，モルヒネ
- 非麻薬性鎮咳薬……メジコン®，アスベリン®，ナルコチン®
  トクレス®，フスタゾール®

◆ 末梢性鎮咳薬（気管支拡張薬）
- 交感神経刺激薬……ホクナリン®，ベラチン®，メプチン®
  ベロテック®，ブリカニール®，アトック®

❖ **去痰薬**

去痰薬とは痰の喀出を助ける薬剤の総称である．去痰薬には表V-A-3のような種類がある．呼吸器疾患の治療では喀痰の排出が最も重要なことの1つであるが，以前は単に喀痰の粘稠度を低下させることだけが喀痰の排出をよくすると考えられていた．しかし近年の研究では喀痰の粘稠度の低下ばかりが必ずしも痰の排出に有利ではなく，喀痰の輸送には喀痰の適度な弾性が必要なことが知られるようになってきた．また痰のような強固な分子結合をもった高分子物質は，水分を添加しても容易に希釈や分散が生じないことも知られてきた．さらに粘液線毛クリアランス，気道への細菌の定着，渋滞した気道液の細菌増殖を阻止する気道液内の抗菌薬な濃度などに目が向けられてきている．

現在，残念ながら小児科領域では小児の痰に関する研究は見当たらず，咳の治療に関する文献も少ない．だが筆者らの経験では一般の小児の気道疾患では喀痰の粘稠度は低く，成人にみられるような粘稠度の高い喀痰は少ないように思う．したがって以前行われていたように習慣的に粘液溶解薬と中枢性鎮咳薬ばかりを与えるよりは，新しい知見では粘液線毛クリアランスや体位ドレナージ（痰出し），気道内の二次感染防止などについて考えたほうがよい．したがって去痰薬としては小児の気管支炎では粘液溶解薬よりはむしろサーファクタントの産生を増加させ，粘液線毛クリアランスを促進する粘膜潤滑薬（ambroxol hydrochloride）の使用のほうが適しているように思う．

表V-A-3 去痰薬

粘液溶解薬 (mucolytics)	システイン系製剤	ペクタイト® ムコフィリン® アセテイン® チスタニン®	痰の粘稠度低下
	ブロムヘキシン	ビソルボン®	
粘液修復薬 (mucoregulators)	カルボシステイン	ムコダイン®	痰の性状の正常化
粘膜潤滑薬 (mucolubicants)	アンブロキソール	ムコソルバン®	サーファクタントの産生増加

(長岡 滋：改訂喀痰学, ライフサイエンス出版, 1994)

サーファクタントの分泌が促進されることによって，① 粘液線毛輸送を助け病原菌の定着を妨げる，② 気道液中への抗菌薬移行濃度を高める，③ 気道液中のIgAを増加させる，④ 気道の過敏反応を抑制するなどのことが知られてきている．

❖ 体位ドレナージ

体位ドレナージ，体位性喀出誘導（postural drainage）と呼ばれる物理的喀痰排出の治療は，小児科では気管支喘息看護の1つとして基本的に保護者に教えるべき方法である．小児は気管支喘息のみでなく，一般の気道感染症においても気道分泌物が多く，気道腔が小さく，また気道液を喀出する筋力が弱いため気道分泌物の多い場合，気道液喀出の補助のための治療として大切である．

下向きの体位をとらせ，重力により気道液が上部（中枢気道）へと集まりやすいようにして上りエスカレーター（図V-A-6）の効率を助け，背中を手で軽く叩く．重力と振動で気道液を中枢気道へと送り，振動で咳を誘発させることで気道液の喀出を援助する．この場合，幼児ではしばしば嘔吐を伴うが，嘔吐するほど強く咳をしないと気道液の喀出が効果的でないことをあらかじめ教えておくと，保護者が嘔吐を心配しないですむ．

❖ かぜと抗菌薬

かぜ症候群の病因のほとんどがウイルスであり，かぜの治療に抗菌薬を認めている治療指針や教科書はほとんどない．

だが，現実には小児のかぜ症候群の治療にはかなり抗菌薬が使用されている．また，わが国の小児科の医学誌では，小児のかぜ症候群への抗菌薬使用を認めている論文が多い．その最も大きな理由は，細菌の二次感染の防止である．

呼吸器の感染防御機構で述べたように，気道には常に病原体が吸入され，その感染防御は一時の休みもなく行われている．すなわち，呼吸器では休む間のない感染防御の緊張状況が常に続いている．ウイルス感染によってこの防御機構に障害が発生した場合，細菌の二次感染の可能性が高くなる．

米国の胸部疾患学会などでは，インフルエンザを含めかぜには抗菌薬を使わないのが原則とされているといわれるが，抗菌薬のなかった1918年のインフルエンザ（スペインかぜ）のパンデミックで多くの死亡（日本で38万人）が出た原因が，肺炎球菌の二次感染であったという歴史的事実もあった．

成人の普通のかぜ症候群でも高齢者，糖尿病，免疫不全，基礎疾患を有する患者には予防的抗

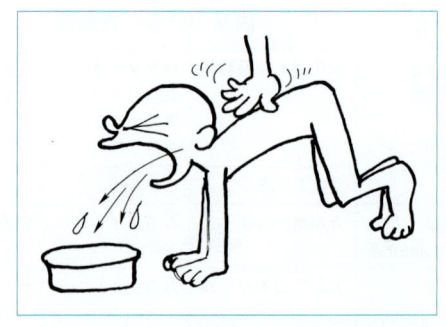

図Ⅴ-A-6　体位ドレナージ

菌薬投与が勧められている．したがって合併症発生率の高い乳幼児に，一定の期間症状をみながら抗菌薬を投与してもよいのではないだろうか．

だが，抗菌薬の濫用はよくない．かぜへの抗菌薬使用にあたっては，二次感染を起こす可能性の高い病態とその起炎菌を考え，有効と考えられる抗菌薬を期間を限って使用すべきである．

乳幼児のかぜの二次感染として頻度の高い疾患は，中耳炎と気管支炎 → 肺炎であり，起炎菌はインフルエンザ菌と肺炎球菌である．

❖ 総合感冒薬

小児が与えられている市販の薬では，総合感冒薬が最も多いようである．総合感冒薬には主な成分として解熱鎮痛薬，鎮咳薬，去痰薬，抗ヒスタミン薬などが含まれている．

これらの薬はもちろんかぜのウイルスに効果があると思って飲ませているのではなく，対症療法を目的としているのであろう．だが，これらの薬剤が"かぜ"の治療に有効なのか？　いつからかぜに抗ヒスタミン薬が使用されていたのか？　考え直してみる必要があるのではないだろうか．

抗ヒスタミン薬が"かぜ"薬として登場したのは1950年前後といわれていて，その効果についてははっきりしないまま，現在まで半世紀以上使用されてきている．だが，近年小児の発熱時に抗ヒスタミン薬を使用するとけいれんを誘発しやすいことがわかり，注目をあびるようになった．

発熱は病原体の侵入に対する生体の防御反応の1つである．解熱薬の使用目的は，一時的に発熱に伴う苦痛を軽くするということで，1日中平均して与えるべきでなく，頓用として与えるべきであると考えられるようになってきている．

咳もまた気道での病原体との戦いの結果，増量した気道分泌物を排除しようとする生体の防御反応なので，中枢性鎮咳薬を使用する場合は頓用として使用すべきである（p.224参照）といったことなどが知られてきている．

■ かぜ関連疾患

❖ クループ症候群

喉頭部周辺の病変によって気道上部の狭窄を起こす病態をクループ症候群と呼ぶ．

感染性クループ（infectious croup）
① 急性喉頭炎（acute laryngitis）
② 急性喉頭気管炎（acute laryngotracheitis）
　急性喉頭気管気管支炎（acute laryngotracheobronchitis）
③ 急性喉頭蓋炎（acute epiglottitis）

①，②はウイルス性クループで特有な咳［犬吠性咳嗽（barking cough），金属性咳嗽（brassy cough）］，吸気性喘鳴（stridor），嗄声，時に呼吸困難をきたす急性気道炎である．頻度は低いが②では細菌感染を伴い入院を要することもある．しかし，通常われわれの外来診療でのクループはほとんどが軽症で一過性であり，自然治癒するものが多い．だが，まれに呼吸困難へ進行することもあるので，そのことをあらかじめ家族に説明しておく必要がある．

ウイルス性クループの治療に塩酸エピネフリン（バポネフリン®），アドレナリン（ボスミン®）などの吸入などが外来で行われてきたが，軽症は通常 selflimiting に短時間で治癒し，呼吸困難が著明な場合は酸素吸入などの治療のため家族が入院を望むので，開業医外来では積極的に治療を行わない人もある．

・1,000 倍アドレナリン（ボスミン®）0.1〜0.2 mL を生理的食塩水 2.0 mL で希釈し，ネブライザーで吸入．

ステロイド薬の使用については賛否両論があるが，本疾患への使用は短期間であるため使用してみてもさしつかえないと考えられる．

③はインフルエンザ菌 type b などによる喉頭蓋の細菌性炎症で重症である．わが国では外国に比べ発生頻度は低いが，重大な疾患なので念頭に置いておく必要がある．2〜7 歳の幼児の急激な発症，高熱，咽頭痛，嗄声，吸気性喘鳴，呼吸困難が著明で重症感がある．本疾患の疑われるときは直ちに呼吸管理のできる施設へ送らないと短時間で重篤な状態となることがある．

❖ 喘息性気管支炎

喘息性気管支炎とは喘鳴（wheeze）を伴う気管支炎に対してよく用いられてきた病名だが，独立した疾患単位ではなく 1 つの症候群と考えられる．最近ではこの病名はあまり使用されなくなってきている．

乳幼児は呼吸器の解剖学的，機能的な要因によって気道の狭窄をきたしやすく，また下気道の気道分泌物を咽頭部まで輸送する能力が低いため，しばしば喘鳴を起こし，時には呼吸困難へと進行することさえある．

いわゆる喘息性気管支炎にはさまざまな原因や病態が含まれ，概念や定義もはっきりしていない．発症は RS ウイルス，パラインフルエンザウイルスなどのウイルスによって誘発されることが多いと考えられるが，同じような症状のなかに急性細気管支炎，気管支喘息前段階などの病態も含まれており鑑別はなかなか困難である．大部分の患児は幼児期になると喘鳴を起こさなくなるが，一部は 2〜4 歳頃から気管支喘息へ移行する．喘息への移行率は 5〜40％ と研究者によってばらつきがあるが，患児の成長まで長期間観察できる開業医の立場からみると 30％ 以下であろうと考える．

したがって，安易にこのような病名を使用すると保護者は誤って理解しがちなので，成長を追って観察しながら対処したほうがよい．

参考文献
1) 横山　武：かぜに代表される軽症肺感染の病理．綜合臨牀，30：2844-2849，1981．
2) 松本慶蔵：肺炎球菌感染症―総論―．化学療法の領域，10：611-614，1994．
3) 長岡　滋：新喀痰学，ライフサイエンス出版，1994．
4) 中尾　弘：気管支炎・肺炎．小児科臨床，48：687，1995．

【中尾　弘】

2 咽頭炎・扁桃炎
pharyngitis, tonsillitis

　咽頭炎・扁桃炎の原因病原体の多くはウイルスである．各種迅速検査キットによって原因病原体の特定が可能となったが，迅速検査には限界もある．原因病原体として，唯一考慮すべき細菌はA群β溶血性レンサ球菌（溶連菌）である．溶連菌は続発症としてリウマチ熱（RF）および溶連菌感染後急性糸球体腎炎（PSAGN）などが問題とされてきた．しかし，原因病原体に占める溶連菌の割合は15〜20％と少ない．抗菌薬の適正使用を前提にした本疾患の診療のあり方を考察したい．

診　断

　咽頭痛と発熱を主症状とする疾患で，咽頭は発赤し，時に扁桃が腫脹し滲出物が付着する．通常，咳や鼻汁，鼻閉などの症状は初期には目立たない．米国の教科書や英国のガイドラインでは，soar throat あるいは咽頭炎・扁桃炎を合わせて pharyngitis として扱われることが多いが，わが国では咽頭炎と扁桃炎はしばしば別々に扱われてきた．しかし，炎症の広がりや程度による差異であり，両者は同一の診断・治療の考え方で対応する．

原因病原体

　溶連菌以外の細菌が本疾患の起炎菌になりうるか否かは，抗菌薬の適正使用を考えるうえで重要である．咽頭粘膜上では元々多数の細菌が細菌叢を形成し，そのなかには，インフルエンザ菌や肺炎球菌，黄色ブドウ球菌などの病原性を示す可能性がある細菌も含まれる．実際，健康小児の咽頭ぬぐい液から，これらの菌が高頻度で培養されるため，本疾患罹患時に菌が確認されたとしても，それだけで感染の起炎菌とは言えない．このことは無菌ではない上咽頭ぬぐい液や尿，便の培養に際しても，治療対象となる起炎菌か否かの判断で注意すべき点である．

　原因病原体に関する多施設共同での前方視的研究を紹介する[1]．対象は，37.5℃以上の発熱を認め，事前の抗菌薬投与をされていない急性咽頭扁頭炎の患児149名で，臨床像の確認およびウイルス分離と細菌培養を実施した．結果を表V-A-4に示す．

　149例中66例（44.3％）はウイルス感染による咽頭扁桃炎と判断した．一方，細菌は149例全例で検出され，1検体から最多で5種類の菌が培養された．溶連菌が25例（16.8％）で認められ，他の細菌は表V-A-4のとおりであった．

❖ 培養細菌の病原性

　溶連菌が培養された25例中4例（16％）でウイルスが併せて分離された．溶連菌を認めた例すべてに抗菌薬が投与されたが，ウイルス非分離例で早く解熱する傾向が確認された（p＝0.0502）．その解釈として，溶連菌とウイルスの同時検出例は，溶連菌が保菌状態のウイルス性扁桃炎と考えるのが合理的である．

　単独で本疾患の起炎菌になるなら，溶連菌の場合のようにその菌がウイルス未確認群からより高頻度に検出されると推測されるが，溶連菌以外の病原性を示す可能性がある菌で，溶連菌のよ

表V-A-4　確認された病原体　　　　($n=149$)

ウイルス （　）は内訳	66例	細　菌	149例 （　）は溶連菌および対象細菌におけるウイルス重複例
アデノウイルス	48	A群β溶連菌	25 (4)
（1型）	(14)	インフルエンザ菌	56 (30)
（2型）	(17)	黄色ブドウ球菌	27 (18)
（3型）	(8)	肺炎球菌	20 (9)
（5型）[*1]	(7)	モラキセラ・カタラリス	9 (6)
（6型）	(2)	各種嫌気性菌[*4]	17 (5)
エンテロウイルス	8	B/C/G群レンサ球菌[*4]	6 (2)
（コクサッキーA9型）	(1)	αレンサ球菌[*5]	78
（コクサッキーB1型）	(2)	ナイセリア属[*5]	68
（コクサッキーB3型）	(2)	パラインフルエンザ菌[*5]	19
（コクサッキーB5型）	(1)	γレンサ球菌[*5]	18
（エコー6型）[*2]	(2)	緑膿菌[*5]	3
インフルエンザウイルス	3	肺炎桿菌[*5]	3
（A（H3N2）型）	(2)	*Acinetobacter*[*5]	3
（C型）[*1]	(1)	*Haemophilus haemolyticus*[*5]	3
パラインフルエンザウイルス	3	大腸菌[*5]	2
（1型）	(1)	*Micrococcus sp.*[*5]	2
（3型）[*2]	(2)	*Klebsiella oxytoca*[*5]	1
単純ヘルペスウイルス	3	肺炎マイコプラズマ	2[*6] (0)
Epstein-Barrウイルス	3[*3]	*Bartonella henselae*	1[*6] (0)

*1, 2：ウイルス2種分離例
*3：血清学的診断
*4：同一菌種4例未満で検討対象外
*5：正常常在細菌
*6：血清学的診断

（武内　一，ほか：扁桃咽頭炎における検出ウイルスと細菌の原因病原体としての意義．日本小児科学会雑誌，113：694-700，2009）

うにウイルスの同時検出が有意に少ない菌はなかった．

　黄色ブドウ球菌培養例で有意にウイルスが分離された理由だが，図V-A-7に示すように貪食されないブドウ球菌がウイルス感染時にみられることから，ウイルスに感染した咽頭扁桃粘膜は，病原性は示さないままに黄色ブドウ球菌が増殖しやすい環境なのかもしれない．

　ウイルスが確認されず，溶連菌などの証明可能な細菌感染でなかった59/149例（39.6％）の本疾患の原因病原体は何なのか．

　2011年に新しいウイルスとしてSaffold Cardiovirusによる滲出物を伴う扁桃炎の流行がわが国で報告された[2]．こうした検出できなかったウイルスによるものも考えられる．いずれにしても，抗菌薬の処方なく治癒していた事実から抗菌薬投与の適応はない．

　咽頭炎・扁桃炎の原因病原体の半数近くはウイルスによることが確認された．溶連菌以外の細菌による急性咽頭扁桃炎は日常診療では例外的で，抗菌薬を投与する必要はない．

❖ **迅速キット**

　迅速キットへの信頼度について，本項の「滲出物を伴う咽頭炎・扁桃炎」に関しての検討では，培養あるいは分離をゴールドスタンダードと考えた場合，溶連菌では感度84％，特異度87％，陽性的中率62％，また，アデノウイルスでは感度81％，特異度96％，陽性的中率96％であった．こうした迅速キットのもつ限界を知っておく必要がある（「溶連菌感染症」の項，p.333および「アデノウイルス感染症」の項，p.426を参照）．

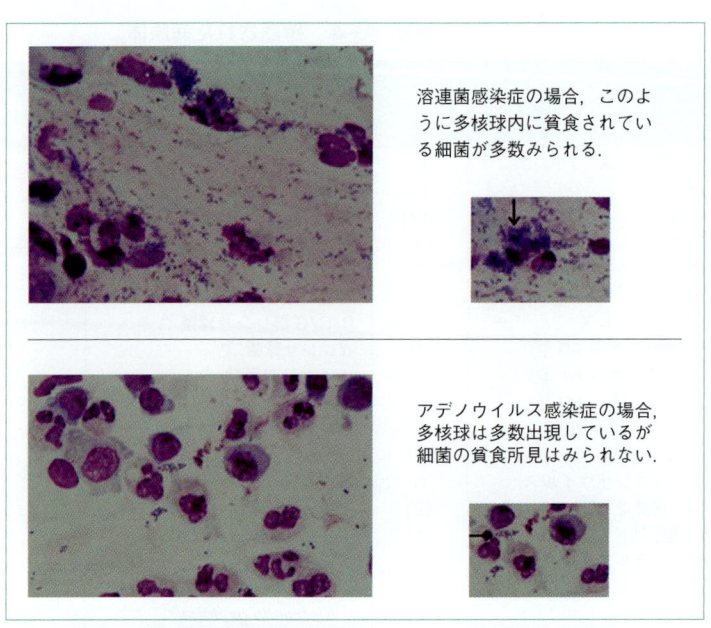

図V-A-7 溶連菌感染症とアデノウイルス感染症の咽頭滲出物のギムザ染色の違い

溶連菌感染症の場合，このように多核球内に貪食されている細菌が多数みられる．

アデノウイルス感染症の場合，多核球は多数出現しているが細菌の貪食所見はみられない．

治療

本疾患の多くはウイルスが原因であり，溶連菌が原因病原体である場合を除いて抗菌薬は必要ない．

溶連菌の場合は，ベンジルペニシリンベンザチン（バイシリン®G）3〜5万U/kg/日（上限150万単位）分2〜3，10日間が第1選択となる．β-ラクタム系抗菌薬に対してアレルギーのある場合はエリスロマイシン30〜50 mg/kg/日分3，10日間が第2選択となる．セフェム系抗菌薬はもちろん，広域ペニシリンの選択は，溶連菌以外の市中感染症の原因となる肺炎球菌やインフルエンザ菌などの耐性化を誘導する危険性があるため，選択すべきではない．また今日，溶連菌のマクロライド耐性が問題となっており，今後の課題である（「溶連菌感染症」の項，p.334参照）．

基本的対応チャート

Centroが1981年に成人sore throatでの培養で溶連菌が陽性となるか否かの指標として点数化し，のちに年齢を考慮対象に加えたのがmodified Centro scoreである[3]．米国の家庭医などを中心に用いられてきた．たとえば，15歳未満児が咳嗽を伴わない38℃以上の発熱を伴う咽頭扁桃炎で受診すれば，溶連菌感染症の確率が高いという指標である（表V-A-5）．score 4以上で溶連菌が培養で陽性となる確率が50％を超えるとされるが，逆に考えれば半数近くは過剰診断となる．実際，さまざまなレビューによってCentro scoreを含めた臨床診断は過剰診断に陥りやすいことが明らかになっている．

そこで，図V-A-8のようなフローチャートを提唱したい．少なくとも迅速検査を実施し，陰性の場合は抗菌薬を投与すべきでない[4]．陽性であっても，溶連菌である確率は実は2/3ほどにすぎないことを心にとどめておきたい．

表V-A-5 Centro score

【Centro score】(original)
・38℃以上の発熱
・咳の欠如
・扁桃の滲出物（白苔）
・圧痛を伴う前頸部リンパ節腫脹

【Centro score】(modified)
・38℃以上の発熱
・咳の欠如
・扁桃の滲出物（白苔）
・圧痛を伴う前頸部リンパ節腫脹
・年齢 3〜14歳（＋1）
　　　 15〜44歳（±0）
　　　 45歳〜（−1）

陽性的中率
4項目：54.4%
3項目：44.7%
2項目：23.1%
1項目：13.9%
0項目： 2.6%

陽性的中率
4〜5項目：38〜63%
3項目　　：27〜28%
2項目　　：10〜12%
1項目　　： 4〜6%
0項目　　： 2〜3%

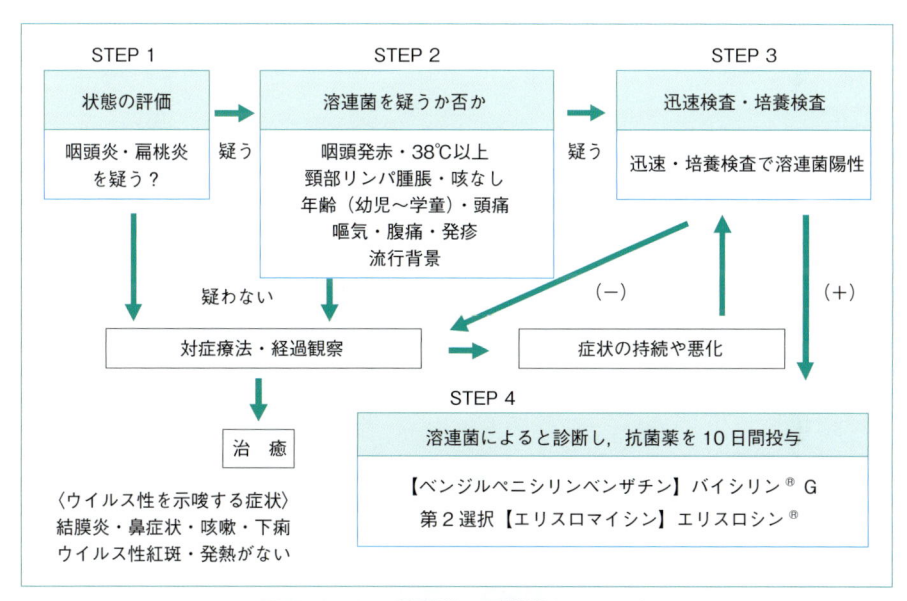

図V-A-8 咽頭炎・扁桃炎のチャート

（注）溶連菌が培養や迅速検査で陽性であっても保菌状態などで抗菌薬を要しない場合がある．

❖ 咽後膿瘍と扁桃周囲膿瘍

　化膿性合併症あるいは鑑別疾患として頻度は低くても重要度が高いのは，咽後膿瘍と扁桃周囲膿瘍である．咽頭所見をていねいにみないと見逃す可能性がある．「頸を動かさない，よだれが多い，頸を不自然に傾けている」は要注意である．CTあるいはMRIなど画像による確認が決め手となる．耳鼻科対応できる医療機関での入院治療が基本となる．

❖ 反復性扁桃炎とPFAPA症候群

　反復性扁桃炎に対する小児の扁桃摘出術は，成人例に比較して慎重に検討されるべきである[5]．

　PFAPA症候群（periodic fever, aphthous stomatitis, pharyngitis and cervical adenitis syndrome）は，小児でみられるアフタ性口内炎，咽頭炎および頸部リンパ節炎に伴い周期的に発熱する臨床像を言う．慢性あるいは反復性扁桃炎とは異なり，自己免疫疾患に分類されている．5

歳未満の男児に多く，約1カ月周期で平均4日間発熱するとされる．ステロイドの内服が有効で抗菌薬は有熱期間を短縮しない．扁桃摘出は有効との意見が多い．反復性扁桃炎の難治例は，この概念に入るかもしれない．

参考文献

1) 武内 一, ほか：扁桃咽頭炎における検出ウイルスと細菌の原因病原体としての意義. 日本小児科学会誌, 113：694-700, 2009.
2) Itagaki T, et al：Saffold cardiovirus infection in children associated with respiratory disease and its simlarity to coxsackievirus infection. Pediatr Infect Dis J, 30：680-683, 2011.
3) Centor RM, et al：The diagnosis of strep throat in adults in the emergency room. Med Decis Making, 1：239-246, 1981.
4) 小児外来診療における抗菌薬適正使用のためのワーキンググループ：小児上気道炎および関連疾患に対する抗菌薬使用ガイドライン―私たちの提案―. 外来小児科, 8：146-173, 2005.（http://www004.upp.so-net.ne.jp/ped-GL/GL1.htm）
5) Scottish Intercollegiate Guidelines Network：Management of sore throat and indications for tonsillectomy. A national clinical guideline, 2010.（http://www.sign.ac.uk/pdf/sign117.pdf）

【武内 一】

3 肺 炎
pneumonia

> 肺炎は小児の日常診療上，よく遭遇する疾患である．原因微生物は患者の年齢，基礎疾患，感染防御能によって異なるが，基礎疾患のない小児では限られている．臨床症状，理学的所見，検査所見などを総合的に判断し，細菌性を考慮のうえ抗菌薬の適応を考える．しかし，確固たるものはなく個々の症例で経過も加味して判断せざるを得ない．「小児呼吸器感染症ガイドライン2011」に示されている抗菌薬療法および入院の適応を紹介し，気管支肺感染症に対する予防についても言及した．

定 義

肺炎とは，さまざまな原因により起こる肺の炎症をいうが，一般的には原因微生物の感染によって生じる滲出炎をさしている．本項では外来診療でよく遭遇する感染性肺炎について述べる．

肺炎の分類には，原因微生物による病因分類（細菌性，ウイルス性，マイコプラズマ性，クラミジア性，真菌性など）と形態発生的分類（大葉性，小葉性，区域性など）がある．

疫学・原因微生物

肺炎は小児の日常診療上よく遭遇する疾患ではあるが，その罹患率などに関するわが国における検討はほとんどない．千葉市における検討では5歳未満人口1,000人当たりの罹患率は19.7人/年であり，血液培養陽性の肺炎球菌性肺炎は5歳未満人口10万人当たりの罹患率は9.2人/年であった．これは最近の先進国からの報告より若干高値であるが，診断基準が一様ではなく罹患率の比較には注意が必要である．

原因微生物は患者の年齢，基礎疾患，感染防御能によって異なる．基礎疾患のない小児では限られており，インフルエンザ菌，肺炎球菌，肺炎マイコプラズマ，肺炎クラミジア，RSウイルス，インフルエンザウイルスなどが頻度として高い．年齢別に占める割合は異なり，McIntoshはそれまでのエビデンスに基づき，表V-A-6のように原因微生物の年齢分布を述べている．出生直後から3週間までの肺炎はまれであるが周産期の全身感染症と関連して発症する場合がある．生後3週間から3カ月までの肺炎の多くはマクロライド系抗菌薬に感受性のある原因微生物であるクラミジア・トラコマチスや百日咳菌による．5歳以上の小児例では同様にマクロライド系抗菌薬に感受性のある2種の原因微生物，すなわち肺炎マイコプラズマと肺炎クラミジアによる肺炎が多い．

筆者が経験した肺炎の実態は，3歳以下で罹患数が多く，かつ抗菌薬療法を必要とする細菌性肺炎の頻度が高い（図V-A-9a，9b）．

年齢別に原因微生物の占める割合をみると，以下のようであった．
- 3歳以下…ウイルス性＞細菌性≫マイコプラズマ性
- 4〜6歳…細菌性＞ウイルス性≧マイコプラズマ性
- 7歳以上…マイコプラズマ性≫ウイルス性≒細菌性

表V-A-6 原因微生物の年齢分布

出生直後〜生後20日 　B群レンサ球菌 　グラム陽性腸内細菌 　サイトメガロウイルス 　リステリア菌
3週〜3カ月 　クラミジア・トラコマチス 　RSウイルス 　パラインフルエンザウイルス3 　肺炎球菌（血液培養陽性の細菌性では最多） 　百日咳菌 　黄色ブドウ球菌（最近ではまれになったが重篤化しやすい）
4カ月〜4歳 　RSウイルス，パラインフルエンザウイルス，インフルエンザウイルス，アデノウイルス，ライノウイルス（この年齢層で最もよくみられる） 　肺炎球菌 　インフルエンザ菌 　肺炎マイコプラズマ 　結核菌
5歳〜15歳 　肺炎マイコプラズマ 　肺炎クラミジア 　肺炎球菌 　結核菌

(McIntosh K : Community-acquired pneumonia in children. N Engl J Med, 346 : 429-437, 2002 を一部改変)

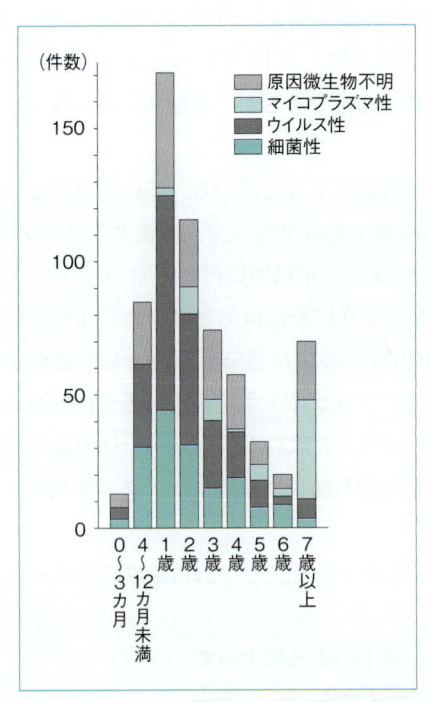

図V-A-9a　小児肺炎の年齢別罹患数と原因微生物

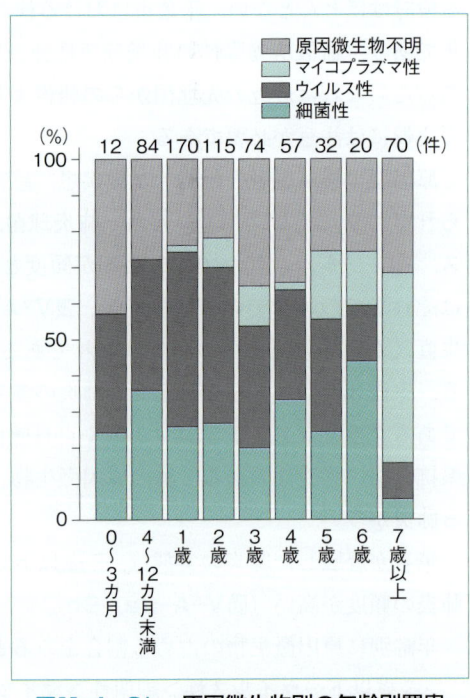

図V-A-9b　原因微生物別の年齢別罹患割合

(千葉市立海浜病院小児科　N＝634)

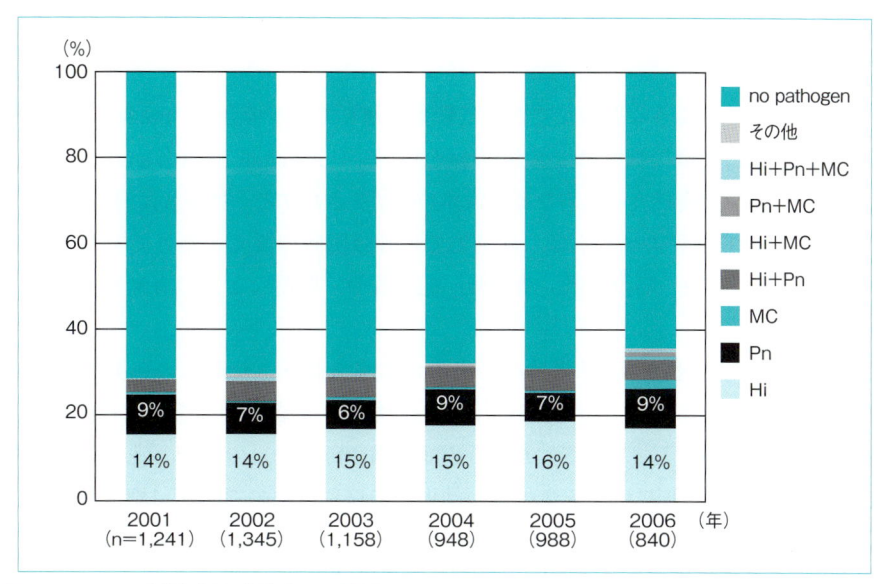

図V-A-10　気管支肺感染症の原因菌の年次推移（千葉市立海浜病院小児科　2001〜2006年）
（武田紳江, ほか：小児気管支肺感染症の原因菌の推移について〈2001〜2006年〉. 小児感染免疫, 20：465-468, 2008）

原因菌としては，血液・胸水をもとにした検討では肺炎球菌が最多であるが，洗浄喀痰培養をもとにした原因菌診断では，インフルエンザ菌，肺炎球菌が主で，ごく一部モラクセラ・カタラーリスが関与している（図V-A-10）．したがって，これら3菌種を考慮すればよい．

症　状

発熱，咳嗽，努力性呼吸，胸痛などがあるが，まれに腹痛を主訴に受診する場合がある．

肺炎に罹患すると，その炎症部位は肺コンプライアンスの低下をきたし，肺胞腔へ空気が十分入らず肺胞低換気をきたし，PaO_2の低下，$PaCO_2$の上昇をきたす．その結果として不機嫌，努力性呼吸を呈し，さらに進行するとチアノーゼをきたす．また，分泌物を除去するための呼吸運動である咳嗽はほとんど必発である．肺炎に併発するのは気道粘膜のびらんであるが，その結果として時に胸痛，血痰をきたす．原因微生物によってやや咳嗽の性状は異なり，湿性咳嗽で膿性痰や，時に血性の痰がみられる場合には細菌性肺炎，持続的で乾性の咳はマイコプラズマ肺炎，クラミジア肺炎でみられ，これは経過により湿性咳嗽に変わる．ウイルス性肺炎では乾性咳嗽が多い．

気道の狭小化をきたすことにより喘鳴を伴う場合があるが，ウイルス性，マイコプラズマ性で多い．肺血管病変が広範に及んだ場合には，ショック，虚脱を呈する．

診　断

呼吸器疾患の大部分は，発熱，咳嗽を主訴として来院するが，胸部理学的所見で肺への浸潤を示す不連続性副雑音（ラ音）もしくは呼吸音の減弱が聴取された場合，肺炎を疑い胸部X線撮影を行う．

❖ 理学的検査

気道の炎症の結果，気管，気管支内に分泌物，膿などが貯留し，気管支壁の腫脹，けいれんによって気道の狭小化が起きる．その狭小化した気道を空気が通過する際生じる音が"副雑音（ラ

音)"である．ただし，ウイルス性肺炎，マイコプラズマ性肺炎のなかには胸部所見がない場合がある．

空洞形成を伴うような肺炎で空洞が気管支に通じている場合や，consolidation 部位では，主気管支の気管支音が直接胸壁に伝導され聴取される (bronchial breath sound)．肺浸潤，無気肺などの含気の低下，胸膜炎，膿胸などで液体の貯留をきたすと，打診音は異常となり濁音を呈する．

理学的検査で留意すべき点は，乳幼児では呼吸困難の訴えが不可能であり，呼吸困難の徴候（多呼吸，鼻翼呼吸，陥没呼吸，肩呼吸，起座呼吸，呻吟など）の有無をチェックすることが大切である．

WHO では開発途上国の呼吸器感染症の致命率を低下させるため肺炎の管理基準を出している．それによると多呼吸，努力性呼吸があった場合，細菌性肺炎を考慮し抗菌薬を投与すべきとしている．多呼吸（1歳未満 50 回/分，5歳未満 40 回/分）の有無と洗浄喀痰培養成績を対比したところ，呼吸数測定は 1～5歳未満の幼児例で培養結果の判明前に細菌性肺炎を考え，抗菌薬投与を考慮する指標として有用であったが，1歳未満は RS ウイルスによる細気管支炎を合併した肺炎による多呼吸の症例が含まれてくるためと考えているが，1～5歳未満群ほど有用性はない．

❖ 胸部 X 線所見

肺炎には，肺胞性肺炎と間質性肺炎，さらにこの両者を合併した混合型肺炎とがある．これら病変は，X 線を透過しないので，斑状陰影（patchy），および，気管支内の空気の存在を示す air bronchogram を伴う濃厚な均等陰影（consolidation）は肺胞性陰影を示し，陰影の辺縁は不鮮明であり，融合傾向が強い．

一方，間質性肺炎では，X 線透過を妨げる間質肥厚部分と，残存する気腔部分が混じり合い，微粒子上陰影ないし微細顆粒状陰影を呈するすりガラス様陰影や，肺門から両側の肺野に刷毛でひっかいたような線状陰影を呈し，概してびまん性で融合傾向に乏しい．

一般的に，成人での検討では肺胞性陰影は細菌性肺炎であり，間質性肺炎はウイルス，マイコプラズマによる肺炎といわれている．しかし，小児での検討では，肺胞性陰影でもウイルス，マイコプラズマによる肺炎の場合がある．また，間質性陰影でも細菌性肺炎の場合があり，クリアカットに判別はできない．

ウイルス性肺炎，マイコプラズマ性肺炎で気道の狭小化をきたすことがある．完全閉塞であれば無気肺をきたし，air trapping が起これば hyperinflation をきたし，X 線写真では，胸部膨張を示す樽状の胸郭，明るい肺野，横隔膜の平低化などを認めるようになる．

X 線所見により細菌性と非細菌性を鑑別可能との報告もあるが，必ずしもクリアカットに鑑別はできない．

Swischuk ら（表V-A-7），Khamapirad ら（表V-A-8）の胸部 X 線像の鑑別方法は，原因菌不明例も含め炎症反応の強い症例では，彼らのいう細菌性肺炎の所見に合致している例が多い．この所見を参考にすることは，細菌性肺炎を考慮して抗菌薬療法を開始するか否かの判断の一助になると考えている．

❖ 血液検査

細菌性肺炎とウイルス性肺炎の鑑別に用いられているものとして白血球数，CRP 値，赤沈値がある．白血球，CRP 値いずれも両群間で有意差（p＜0.01）はあるものの約 1/3 の症例でオーバーラップした測定値を示し，細菌性とウイルス性をクリアカットに鑑別できない（図V-A-

表V-A-7 Swischuck らの胸部X線像パターン

(1) 肺門部および気管支周囲のみの浸潤影：ウイルス性
　　　　　　　　　　　　　　　　　　　　　マイコプラズマ性
(2) 均一な肺葉性の浸潤影　　　　　　　　：細菌性
　　　　　　　　　　　　　　　　　　　　　マイコプラズマ性
(3) 1つの肺葉に限定した網状結節状陰影　：マイコプラズマ性
(4) 末梢までおよぶ両側のびまん性浸潤影　：細菌性
(5) 末梢の浸潤影を伴う肺門部および気管
　　支周囲の浸潤影　　　　　　　　　　　：ウイルス性＋細菌性
(6) その他

(Swischuck LE, et al：Viral vs. bacterial pulmonary infections in children 〈is roentgenographic differentiation possible?〉. Pediatr Radiol, 16：278-284, 1986)

表V-A-8 Khamapirad らの胸部X線像からみた肺炎のスコア

特徴		スコア
浸潤陰影	・境界鮮明，大葉性，小葉性，肺区域性（球状）	＋2
	・境界不鮮明，球状	＋1
	・間質性，気管支周囲	－1
部位	・一肺葉性	＋1
	・多肺葉性，境界鮮明	＋1
	・多発性，気管支周囲，境界不鮮明	－1
胸腔内貯留	・横隔膜肋骨角の鈍化	＋1
	・明らかな胸水	＋2
膿胸，気瘤または空洞	・疑い	＋1
	・明瞭	＋2
無気肺	・亜区域性（通常多発性）	－1
	・右中葉または右上葉	－1
	・大葉性，他葉を含む	0
平均スコア：細菌性　＋4.5，ウイルス性　－1.9		

(Khamapirad T, et al：Clinical and radiographic assessment of acute lower respiratory tract disease in infants and children. Semin Respir Infect, 2：130-144, 1987)

11)．ただし，CRP 値，赤沈値の亢進はあるものの白血球数が若干減少ないし増多のない症例はマイコプラズマ肺炎を考慮する．

肺炎に罹患し肺胞低換気をきたすと，PaO_2 の低下，$PaCO_2$ の上昇をきたす．

❖ 病因診断に有用な病歴

地域での流行状況，接触歴，および予防接種歴の聴取は病因診断に有力な情報を与えてくれる．インフルエンザ，麻疹，百日咳，結核などは予防接種の有無は重要であるが，結核に関してBCG 接種例でも必ずしも結核を否定できない．

病因診断

理学的検査所見，胸部 X 線検査で肺炎と確定診断されたら，原因微生物検査のために血液培養，喀痰または鼻咽頭ぬぐい液などの検体採取を行う．

ウイルスのうち，外来で可能な迅速診断検査として，インフルエンザウイルス，アデノウイルス，RS ウイルス（RS ウイルスは入院患者のみ保険適用）がある．特にインフルエンザウイルス迅速診断は抗インフルエンザ薬の適応を考慮するうえで有用である．

❖ 細菌感染の診断

血液培養，喀痰培養により行う．生理食塩水で洗浄した後に培養する洗浄喀痰培養法は，口腔

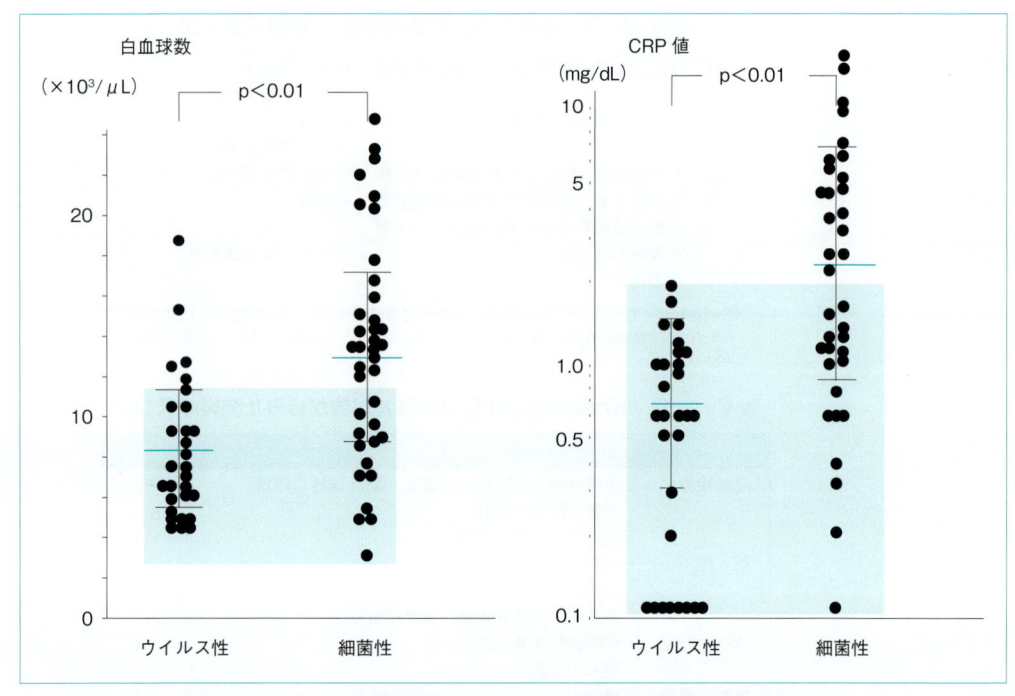

図V-A-11　抗菌薬前投与のない小児肺炎と入院時炎症反応

(黒崎知道:「小児肺炎診療ガイドライン」に関する基礎的検討．6.治療の選択．日本小児呼吸器疾患学会雑誌，14：198-204，2003)

内常在菌の混入を減らし原因菌の検出を試みる方法であるが，喀痰量の少ない小児で有用である．鼻咽頭培養は，喀痰採取が困難な場合に行うが，上気道由来の検体であるため，あくまで原因菌の推定にとどめる．肺炎球菌尿中抗原検出法は，肺炎球菌の保菌率の高い乳幼児では成人と異なり偽陽性が多く，白血球数，CRP値などと比較して参考所見にする．

❖ 肺炎マイコプラズマの診断

一般的にはペア血清を用いて抗体の有意上昇をもって確定診断を行っている．特異抗体検査として広く用いられているのは，PA法であろう．急性期と回復期で4倍以上の抗体上昇，あるいは単血清で320倍以上をもって陽性と判断する．しかし，抗体の上昇には1～2週間要するので，急性期の診断というよりは回顧的診断になる．非特異的補助診断として寒冷凝集反応があるが，一部の患者しか上昇せず，現在あまり用いられていない．IgM抗体迅速診断キット（イムノカードマイコプラズマ抗体IgM）は感度・特異度に問題がある．抗菌薬を選択するうえで，感度・特異度のよい迅速診断法の開発が望まれる．

❖ 肺炎クラミジアの診断

血清中IgA，IgG，IgM抗体価測定が一般的である．保険適用がありよく用いられているのはヒタザイムC.ニューモニエ（EIA法）であろう．IgM分画の測定が可能であることから，初感染の多い小児では成人よりも測定意義が高い．しかし，偽陽性例が多く，IgM陽性後にIgA・IgG抗体の上昇しない例の報告があり，IgM陽性基準はカットオフ値1.1から2.0に変更された（表V-A-9）．

最近，PCRを用いて呼吸器感染症の病原診断を網羅的に行う方法が紹介され，種々の病原微生物が複数関与していることが明らかになってきている．迅速診断が可能であり，治療方針の決

表V-A-9 肺炎クラミジア急性感染症血清診断基準

急性感染	検 体	抗体価	ヒタザイムC. ニューモニエ	Micro-IF法
確 診	シングル血清	IgM	ID≧2.00	≧32倍
	ペア血清	IgG	ID 1.35以上の上昇	4倍以上の上昇
		IgA	ID 1.00以上の上昇	―
疑 診	シングル血清	IgM	1.10≦ID＜2.00	―
		IgG	ID≧3.00	512倍以上
		IgA	ID≧3.00	―

IDは吸光度から換算したインデックス．

(Kishimoto T, et al：Assay of Chlamydia pneumoniae-specific IgM antibodies by ELISA method―reduction of non-specific reaction and resetting of serological criteria by measuring IgM antibodies―. Jpn J Infect Dis, 62：260-264, 2009)

表V-A-10 小児市中肺炎―身体所見・検査所見による重症度判定―

	軽 症	中等症	重 症
全身状態	良好		不良
チアノーゼ	なし		あり
呼吸数[*1]	正常		多呼吸
努力呼吸（呻吟，鼻翼呼吸，陥没呼吸）	なし		あり
胸部X線での陰影	一側肺の1/3以下		一側肺の2/3以上
胸水	なし		あり
SpO_2	＞96％		＜90％[*2]
循環不全	なし		あり[*2]
人工呼吸管理	不要		必要[*2]
判定基準	上記すべてを満たす	軽症でも重症でもない場合	[*2]：いずれか1つを満たす

[*1]：年齢別呼吸数（回/分）：新生児＜60 乳児＜50 幼児＜40 学童＜30

(日本小児呼吸器疾患学会・日本小児感染症学会：小児呼吸器感染症診療ガイドライン2011．p.36，協和企画，2011)

定に役立つことが期待される．PCR検査は感度がよすぎるため，特にインフルエンザ菌，肺炎球菌の咽頭保菌の多い小児において細菌感染症が疑われる症例には，臨床経過，抗菌薬反応性も考慮して総合的に判定する必要があろう．

抗菌薬療法

臨床症状，理学的所見，検査所見などを総合的に判断して抗菌薬の適応を考えることになるが，確固たるものはなく個々の症例で経過も加味して判断することになる．

発熱が数日続き，湿性咳嗽が増強する場合にはウイルス感染に続発する細菌の二次感染を考える．年長児で，全身症状が比較的良好で，乾性咳嗽が主体で胸部X線にて区域性肺炎を呈する場合には肺炎マイコプラズマなどの非定型菌感染を考える．このように各病原微生物による肺炎の特徴を組み合わせて考えると，鑑別診断・治療方針決定の一助になる．細菌性かウイルス性かを区別することはなかなか困難で，混合感染も存在するので，外来においてはempiric therapyとして抗菌薬療法が広く行われている．しかし，症状・所見から細菌性かマイコプラズマ性か，ウイルス性かの可能性を考慮しつつ，日常診療に臨む姿勢は大切である．

外来で管理する肺炎は，重症度分類（表V-A-10）の軽症例である．「小児呼吸器感染症ガイドライン2011」に示されている抗菌薬（表V-A-11）を参考に，インフルエンザ菌，肺炎球菌

表V-A-11　原因微生物不明時の小児初期抗菌薬療法

主な治療場所	重症度	2カ月〜5歳[*1,2,7]	6歳以上
外　来	軽症	AMPC po or SBTPC po or 広域セフェム po[*3]	マクロライド po or テトラサイクリン po[*6]
		耐性菌感染が疑われる場合[*4] ① AMPC 増量 po or CVA/AMPC po or 広域セフェム 増量 po[*3] ② [*5] TBPM-PI po or TFLX po	
入　院	中等症	ABPC iv or SBT/ABPC iv or PIPC iv or 広域セフェム iv[*3]	① ABPC iv or SBT/ABPC iv or PIPC iv or 広域セフェム iv[*3] ②マクロライド po/div or テトラサイクリン po/div[*6] →①または② 単独あるいは ①② 併用
ICU	重症	カルバペネム div or TAZ/PIPC iv/div[*8]	

原因菌判明時に適切な抗菌薬に変更．
*1：トラコーマ・クラミジア感染が考えられるとき，マクロライド系薬を併用．
*2：マイコプラズマ，肺炎クラミジア感染症が強く疑われるとき，マクロライド系薬を併用．
*3：肺炎球菌，インフルエンザ菌に抗菌力が優れているもの．
　　　代表経口薬：CDTR-PI CFPN-PI CFTM-PI　　代表注射薬：CTRX，CTX
*4：1）2歳以下，2）抗菌薬の前投与（2週間以内），3）中耳炎の合併，4）肺炎・中耳炎反復の既往歴．
*5：本欄①の治療を過去に受けているにもかかわらず発症・再発・再燃したなど，他の経口抗菌薬による治療効果
　　が期待できない症例に使用．
*6：8歳未満の小児には他剤が使用できないか無効の場合に限る．
*7：原則1歳未満は入院．
*8：レジオネラ症が否定できない場合はマクロライド系薬 po/div を併用する．
　　po：経口，iv：静注，div：点滴静注
（日本小児呼吸器疾患学会・日本小児感染症学会：小児呼吸器感染症診療ガイドライン2011．p.42，協和企画，2011）

に抗菌力のあるものを使用する．高用量・短期投与は，服薬コンプライアンスが高まり，かつ，耐性菌出現が低いことが判明している．肺炎マイコプラズマによる感染が強く疑われマクロライド系抗菌薬を投与しても発熱が続く場合には，マクロライド耐性肺炎マイコプラズマによる感染を考え，TFLX か MINO への変更を考慮する．

❖ 抗菌薬の投与期間

　感染症が発症するか否か，さらに重症化するか否かは，宿主と病原微生物（病原性×微生物量）の力関係によって決まる．抗菌薬は病原微生物，特に病原細菌の菌量を減少させ，力関係を宿主に有利にするために使用される．したがって，病原細菌が死滅すれば，それ以上の投薬は不要ということになる．病原細菌が死滅したか否かを判定することは難しいため，実際の臨床の場においては炎症反応を参考として投薬継続の是非を判定しているのが実情であろう．一応の目安として，代表的な教科書の各項目に記載されている治療期間をまとめると表V-A-12のようになる．

　外来における抗菌薬投与期間は解熱後3日（最低5日）で中止して大過はないと考えている．なお，肺炎マイコプラズマ，肺炎クラミジアによる肺炎の治療に関して，「小児呼吸器感染症診療ガイドライン2011」では，CAM では 10日間，AZM では 3日間が推奨されている．

❖ 入院の適応

　「小児呼吸器感染症診療ガイドライン2011」で小児市中肺炎入院の目安として，① 重症度分類

表V-A-12 肺炎に対する抗菌薬の投与期間

原因菌	治療期間		
	Nelson	Feigin, Cherry	小児治療指針
インフルエンザ菌b型	7～10日（全身型）	記載なし	記載なし
肺炎球菌	記載なし	解熱3日（最低5日）	記載なし
肺炎マイコプラズマ	CAM　10日 AZM 10 mg/kg 1日 →5 mg/kg　4日	7日	CAM　4～7日 AZM　3日
黄色ブドウ球菌	記載なし	3～6週	3～4週（膿胸）

（黒崎知道：肺炎球菌感染症．小児内科，40（増刊号）：362-363，2008を改変）

で中等症以上，②1歳未満，③治療薬の内服ができない，④経口抗菌薬治療で改善が認められない，⑤基礎疾患がある，⑥脱水が認められる，⑦軽症でも主治医が入院を必要と考えた場合の7項目をあげている．

これらを参考に入院を決定する．

気管支肺感染症に対する予防

　気道感染に対して予防策も大切である．インフルエンザ，麻疹，百日咳，結核などの予防接種は以前から行われていた．近年，RSウイルスに対して，罹患すると重症化しやすい低出生体重児，早産児や先天性心疾患児に対してモノクローナル抗体であるパリビズマブ（シナジス®）の使用が可能となっている．

　侵襲性感染症予防のためにインフルエンザ菌b型（Hib）ワクチン，小児用肺炎球菌ワクチンが任意で接種可能になっている．インフルエンザ菌に関して，経気道感染としての肺炎はb型菌ではなく，型別不能型インフルエンザ菌が大部分であり，侵襲性全身感染症と異なり，Hibワクチンは中耳炎を含む呼吸器感染症での有効性はあまり期待できない．

　一方，7価小児用肺炎球菌ワクチン接種で肺炎の罹患率の減少が報告されている．X線所見（consolidation，膿胸，実質性の浸潤影）陽性が，1歳未満では32.2％減少，2歳未満では23.4％減少し，全体では20.5％の減少が認められている．ただし，病原診断の問題からワクチン株との関連ははっきりしていない．

参考文献

1) 荻田純子，ほか：小児市中肺炎および血液培養陽性肺炎球菌性肺炎の罹患率調査．感染症学雑誌，82：624-627，2008．
2) 黒崎知道：「小児肺炎診療ガイドライン」に関する基礎的検討．6.治療の選択．日本小児呼吸器疾患学会雑誌，14：198-204，2003．
3) 日本小児呼吸器疾患学会・日本小児感染症学会：小児呼吸器感染症診療ガイドライン2011．協和企画，2011．
4) McIntosh K：Community-acquired pheumonia in children. N Engl J Med，346：429-437，2002．
5) Black SB, et al：Effectiveness of heptavalent pneumococcal conjugate vaccine in children younger than five years of age for prevention of pneumonia. Pediatr Infect Dis J，21：810-815，2002．

【黒崎　知道】

4 マイコプラズマ感染症
mycoplasma infection

　肺炎マイコプラズマ（*Mycoplasma pneumoniae*）は，小児における呼吸器感染症の主要病原菌の1つである．一般の細菌とは異なり細胞壁をもたないためペニシリン系やセファロスポリン系抗菌薬は効果がない．従来，小児におけるマイコプラズマ感染症に対してはマクロライド系抗菌薬が第1選択薬とされてきたが，最近になりマクロライド系抗菌薬の効果に乏しく治療に難渋する症例が増加してきた．

疫　学

　マイコプラズマ肺炎は一般に異型肺炎の30〜40％，流行期には60％を占めるといわれている．かつてはオリンピック開催年に4年毎の流行を繰り返していた．1984年と1988年に大流行がみられたが，1994年以降は全国的な大規模な流行はなく，地域を中心とした流行が持続していた．以前，マイコプラズマ肺炎は異型肺炎のなかに含まれる形で発生動向調査の実施対象とされていた．1999年4月からは感染症法改正に伴い病原体診断に基づくサーベイランス対象疾患となった．2011年における基幹定点からの累積報告数は2000年以降の年間最多報告数を超え，1999年4月の発生動向調査開始以来最高の水準となった．さらに，2012年では前年の報告数を上まわり，長期間にわたって流行が持続している（図V-A-12）．マイコプラズマ肺炎でははっきりした季節性を認めず，1年を通して発生がみられる．罹患年齢をみると幼児期以降に多く，3〜7歳で約70％を占める．低年齢児では不顕性感染の頻度が高く，再感染も多いと考えられている．

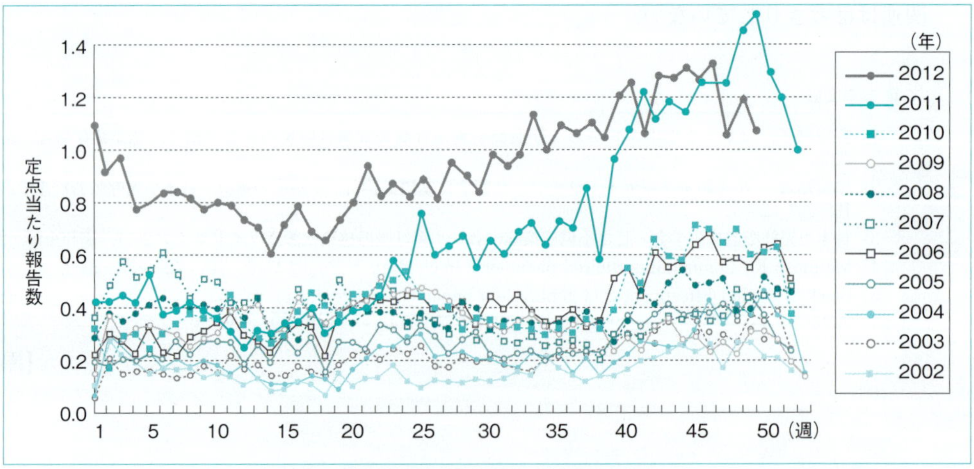

図V-A-12　マイコプラズマ肺炎の年別・週別発生状況（2002〜2012年第49週）

（国立感染症研究所感染症情報センター 感染症発生動向調査 週報）

臨床像

　M.pneumoniae の感染様式は飛沫感染であり，2〜3週間の潜伏期を経て発熱，頭痛，咳嗽で発症する．咳嗽は発熱から2〜3日遅れて出現することが多いが，初期には喀痰を伴わず乾性咳嗽が主体である．頑固な咳嗽を特徴として夜間や明け方に増強する傾向がみられる．また，咳嗽は解熱後も遷延する傾向が強く，年長児では湿性咳嗽となることが多い．小児ではマイコプラズマ肺炎の急性期に約40％が喘鳴を伴う．特に乳幼児の喘鳴を伴う下気道感染症では4歳をピークとして *M.pneumoniae* 感染の頻度が高いとの報告がある．鼻汁をみることは比較的少ないが，乳幼児でウイルス感染を併発している場合やアレルギー性鼻炎を有する場合には鼻汁がみられることが多い．腹痛，吐き気，嘔吐などの消化器症状が25％にみられ，咽頭痛，胸痛，時に発疹（6〜17％）がみられることもある．胸部聴診では乾性ラ音を聴取することが多いとされるが，X線写真に異常陰影があっても聴診では異常を認めない症例があるため注意を要する．

　胸部X線所見は坂本の報告によると約80％が片側性に陰影を認め，陰影は多彩で混合型37.1％，間質型34.7％，均一型17.7％，斑状9.7％，線状0.8％であった[1]．約20％の症例に胸水貯留をみる．

　検査所見では末梢血白血球数は正常範囲にとどまることが多く，10,000/μL を超えることは少ない．CRP 値の上昇は軽度〜中等度で 5 mg/dL 以下のことが多い．高値を示す場合には他の細菌との混合感染も考慮する．赤沈は多くの場合亢進する．また，AST，ALT の一過性上昇をみることがある．

診　断

　マイコプラズマ肺炎の診断は培養法あるいは PCR（polymerase chain reaction）法や LAMP（loop-mediated isothermal amplification）法によって直接菌体の存在を証明する方法と血清学的に証明する方法がある．培養法では菌が発育するまでに1週間近くを要するため結果が出るまでには時間がかかる．以前まで PCR 法や LAMP 法を実施できる施設は限られていたが，2011（平成23）年10月にマイコプラズマ核酸同定検査が保険適用となった．2012（平成24）年1月からは多くの臨床検査会社でも LAMP 法による検査を開始している．血清診断としては微粒子凝集反応（PA 法）と補体結合反応（CF 法）が一般的に用いられている．PA 法は主として IgM 抗体を検出する方法で，CF 法は主として IgG 抗体を検出する方法である．診断基準は単一血清でPA 法 320 倍以上（640 倍が確実），CF 法 64 倍以上，ペア血清でどちらも4倍以上の上昇をもって有意とする．寒冷凝集反応も IgM 抗体の存在を反映する方法ではあるが，特異性に問題があるため最近ではあまり用いられなくなった．感染した *M.pneumoniae* は下気道粘膜で増殖し，上気道にはあまり多くの菌は存在しないと考えられている．したがって，培養法や PCR 法，LAMP 法において咽頭ぬぐい液を検体とした場合，必ずしも正確に診断できるとは限らない．血清診断においては PA 法が陽性になるのは発症後5〜7日を要する．また，小児においてはIgM 抗体が長期間存在することが知られており，PA 法で 320 倍程度の抗体が数ヵ月間認められる場合がある．イムノカード® は EIA（enzyme immunoassay）法により簡便に IgM 抗体を検出する迅速検査キットであるが，陽性と判定された場合でも既感染の可能性が含まれる．したがって，単一血清を用いた早期診断には限界があり，ペア血清での抗体価の4倍以上の変動で診

表V-A-13 マイコプラズマ肺炎に対する抗菌薬の選択

		薬 剤	投与量（1日量）	用 法
マクロライド系	14員環	エリスロマイシン クラリスロマイシン	25〜50 mg/kg 10〜15 mg/kg	分4経口 分2〜3経口
	15員環	アジスロマイシン	10 mg/kg	分1経口3日間
	16員環	ロキタマイシン ジョサマイシン	20〜30 mg/kg 30 mg/kg	分3経口 分3〜4経口
テトラサイクリン系		ミノサイクリン*1	2〜4 mg/kg	分2経口
ニューキノロン系		トスフロキサシン*2	12 mg/kg	分2経口

*1：8歳未満の小児には他剤が使用できないか無効な場合に限る．
*2：保険適応外，マクロライド耐性菌の場合に考慮．

断するのが最も確実である．

　以上のことからマイコプラズマ肺炎を発症早期に確定することは困難である．マイコプラズマ肺炎を疑い抗菌療法を開始する指標としては臨床症状，診察所見に加えて抗菌薬前投与の有無や内容，周囲での流行状況などが重要である．診断についてはPA法あるいはCF法でのペア血清での4倍以上の抗体価上昇変動をもって確定とするのが一般的である．

治　療

　マイコプラズマ肺炎に対して選択する抗菌薬を表V-A-13に示す．第1選択薬はマクロライド系抗菌薬とされている．エリスロマイシン（EM），クラリスロマイシン（CAM），アジスロマイシン（AZM）を選択する．14員環マクロライドは肝代謝酵素チトクロームP450（CYP）3A4阻害作用を有することから，CYP3A4で代謝される薬剤と併用すると血中濃度を上昇させる．テオフィリンやカルバマゼピンを投与中の症例では15員環のAZMまたは16員環のロキタマイシン（RKM）を選択する．後述するトスフロキサシン（TFLX）においてもテオフィリンの血中濃度を上昇させることが知られており，併用には注意を要する．また，ミノサイクリン（MINO）も選択肢の1つではあるが，副作用の面から8歳未満の小児には他剤が使用できないか無効の場合に限り使用する．マクロライド系抗菌薬の投与期間は従来2〜3週間とされてきたが，「小児呼吸器感染症診療ガイドライン2011」ではCAMの10日間およびAZMの3日間投与が推奨されている．

　2000年にわが国において初めてマクロライド耐性菌が確認された[2]が，図V-A-13に示すように2003年以降に分離されるようになり，その後耐性菌の割合が急速に増加してきている[3]．北里大学北里生命科学研究所病原微生物分子疫学研究室の調査で2011年は途中までの集計ではあるが，80％以上のM.pneumoniaeがマクロライド耐性菌になっていることが判明した．

　本来，マクロライド系抗菌薬はM.pneumoniaeに対して優れた抗菌力を示し最小発育阻止濃度（MIC）はEM 0.0039〜0.0313 μg/mL，CAM 0.00195〜0.0078 μg/mL，AZM 0.00012〜0.00098 μg/mLに分布している．一方，マクロライド耐性菌に対してはマクロライド系抗菌薬が交叉耐性を生じることから，EM，CAM，AZMのすべてでMICが16 μg/mL以上となっている．一部の耐性菌についてはRKMやジョサマイシン（JM）などの16員環マクロライドが比較的抗菌力を保っている場合がみられる．しかしながら，臨床効果については今後の検討課題である．

　マクロライド系抗菌薬の効果がみられずMINOを使用せざるを得ない場合もあるが，年齢を

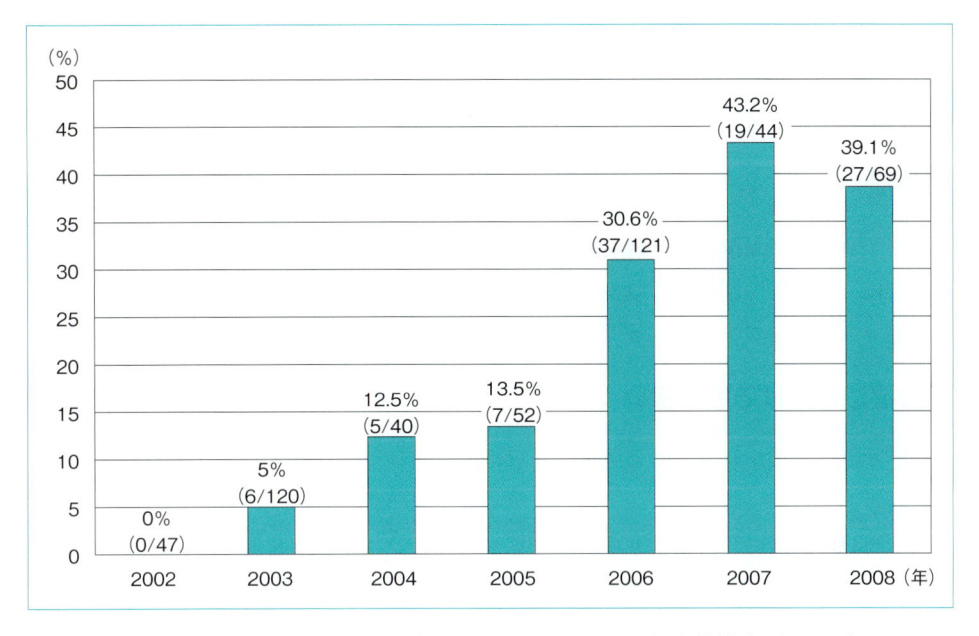

図V-A-13　マクロライド耐性 *M. pneumoniae* の年次的推移（*n* = 493）
(Morozumi M, et al：Macrolide-resistant Mycoplasma pneumoniae：characteristics of isolates and clinical aspects of community-acquired pneumonia. J Infect Chemother, 16：78-86, 2010)

考慮して慎重に投与すべきである．MINO 投与開始後は 24 時間以内に解熱する症例が多く，使用期間は通常 3 日，長くても 5 日以内にすべきであるという意見が多い．

また，ニューキノロン系抗菌薬の TFLX はマクロライド耐性菌にも有効とされている．*M.pneumoniae* に対する TFLX の MIC_{90} は 0.5μg/mL で MINO と同等の抗菌力を有する．しかし，TFLX は本来，ペニシリン耐性肺炎球菌（PRSP）や β-ラクタマーゼ非産生アンピシリン耐性インフルエンザ菌（BLNAR）耐性に優れた抗菌力を示し，それらによる感染症に対して選択すべき薬剤であり保険適用疾患も限定されている．*M.pneumoniae* は適応菌種外であることを認識し，マイコプラズマ肺炎に対して TFLX を安易に使用することは避けなければならない．TFLX を汎用することで，小児の気道に常在する肺炎球菌やインフルエンザ菌の耐性化が起こることのほうがより深刻な問題である．

マクロライド耐性 *M.pneumoniae* をマクロライド系抗菌薬で治療した場合，マクロライド感性菌より発熱期間が平均 2.5 日，咳嗽持続期間が平均 4.4 日延長するとの報告がある[4]が，重症感性症や重篤な合併症が増加したという報告はみられていない．また，マイコプラズマ感染症の遷延化には各種炎症性サイトカインが関係していると考えられている．CAM をはじめとする 14 員環，15 員環マクロライドは炎症反応に関わるサイトカインの産生を抑制する働きを有するため，マクロライド耐性菌による場合でも治療効果が期待できる可能性がある．以上より現時点ではマイコプラズマ肺炎の初期治療として第 1 選択薬はやはりマクロライド系抗菌薬と考えられる．マクロライド系抗菌薬投与開始後 48 時間経過しても解熱しない場合に限り，症例によっては MINO や TFLX への変更を考慮する．

一般的にマイコプラズマ肺炎は比較的軽症で自然治癒傾向の強い疾患とされている．しかしながら，多くはないが呼吸不全を呈する重症例を経験することがある．そのような重症例では

15％程度に抗菌薬とともにステロイド薬が使用されている．発症から1週間以上続く遷延化例では血清LDHやフェリチンなどの炎症性マーカーが上昇する傾向を示す．今後はステロイド薬投与の適応や投与開始時期についての検討も必要になると思われる．

合併症

マイコプラズマ感染症は肺炎以外に多彩な病像を呈することが知られている．肺外の合併症としては，中耳炎，髄膜炎，脳炎，肝炎，膵炎，溶血性貧血，心筋炎，関節炎，ギラン・バレー症候群，スティーブンス・ジョンソン症候群などがあげられる．

感染症法における取り扱い

マイコプラズマ肺炎は5類感染症定点把握疾患に定められている．報告のための基準は以下のとおりとなっている．

診察した医師の判断により症状や所見からマイコプラズマ肺炎が疑われ，かつ以下の検査により，マイコプラズマ肺炎患者と診断した場合には届け出なければならない．

検査方法

① 分離・同定による病原体の検出（気道から採取された検体）
② PCR法またはLAMP法による病原体の遺伝子の検出（気道から採取された検体）
③ 抗体の検出（血清）

ペア血清による抗体陽転または抗体価の有意の上昇．

単一血清で間接血球凝集抗体価320倍以上，補体結合抗体価64倍以上，ゼラチン粒子凝集抗体価320倍以上，IgM抗体の検出（迅速診断キット）．

学校保健安全法における取り扱い

マイコプラズマ肺炎は学校において予防すべき伝染病のなかには明確に規定はされておらず，必要があれば第3種学校伝染病としての措置を講じることができる疾患のうち，条件により出席停止の措置が必要と考えられる疾患の1つとされている．登校・登園については，急性期が過ぎて症状が改善し，全身状態のよい者は登校可能となっており，流行阻止の目的というよりも患者本人の状態によって判断すべきであると考えられる．

参考文献

1) 坂本亘司：小児科外来診療所からみたマイコプラズマ肺炎（1991年～1994年）の臨床的検討．小児科臨床，50：1180-1184, 1997.
2) Okazaki N, et al：Characteristics of macrolide-resistant *Mycoplasma pneumoniae* Strains isolated from patients and induced with erythromycin *in vitro*. Microbiol Immunol, 45：617-620, 2001.
3) Morozumi M, et al：Macrolide-resistant *Mycoplasama Pneumoniae*：characteristics of isolates and clinical aspects of community-acquired pneumonia. J Infect Chemother, 16：78-86, 2010.
4) Matsubara K, et al：A comparative clinical study of macrolide-sensitive and macrolide-resistant *Mycoplasma pneumoniae* infections in pediatric patients. J Infect Chemother, 15：380-383, 2009.

【山口　覚】

A．呼吸器疾患

5 クラミジア感染症
chlamydial infection

ヒトに病原性を示すクラミジアにはトラコーマクラミジア（*Chlamydia trachomatis*），オウム病クラミジア（*Chlamydophila psittaci*），肺炎クラミジア（*Chlamydophila pneumoniae*）の3種が存在する．小児においてはいずれも呼吸器感染症の原因病原体となる．*C.trachomatis* は母子感染によって新生児や乳児に肺炎を引き起こす．*C.psittaci* は鳥類からヒトに感染し，オウム病の原因となる（人獣共通感染症）．*C.pneumoniae* は *Mycoplasma pneumoniae* とともに異型肺炎の主要な原因体である．小学校高学年までに約半数の児童が *C.pneumoniae* に感染すると考えられている．ただし，初感染時に獲得した血中抗体は数年で消失するため再感染，持続感染を繰り返す．

a *Chlamydia trachomatis* 感染症

C.trachomatis はクラミジアのなかで唯一母子感染を起こす菌種である．わが国における妊婦の *C.trachomatis* 感染率は5％前後とされている．未治療の *C.trachomatis* 保菌妊婦の50〜75％に産道感染を認め，児の18〜50％に封入体結膜炎，3〜18％に肺炎が発症する．定点報告によるとわが国の *C.trachomatis* 感染症の動向は2002年をピークに減少し続けている．しかしながら，*C.trachomatis* 感染症は若い女性に多く，20〜24歳をピークに10代後半から30代前半に集中していることを考えると，小児にとっては依然として警戒すべき感染症の1つである．

臨床像

新生児封入体結膜炎は出生後3〜15日に発症する．通常片側性に始まり両側性に進展することが多く，眼瞼腫脹，結膜充血，膿性眼脂，時に偽膜形成を認める．未治療でも予後は良好であるが，再発を起こしやすい．

肺炎は生後3カ月未満の新生児，乳児に発症する．通常，鼻汁や軽度の咳嗽で発症し，発熱を呈することなく遷延性の経過をたどる．時に百日咳様の痙性咳嗽，多呼吸，無呼吸発作，チアノーゼなどがみられることがある．胸部聴診でラ音を聴取しない症例もある．約半数に既往歴を含め結膜炎がみられる．

胸部X線写真では両側性にびまん性粒状影やすりガラス状陰影などの間質性肺炎像の所見を呈する．検査所見では末梢血好酸球増多，血清IgM増加を認める．

診 断

咽頭，鼻腔から直接抗原を検出する方法として直接蛍光抗体法，酵素抗体法，遺伝子検査法としてPCR（polymerase chain reaction）法，DNA hybridization，LCR（ligase chain reaction）法がある．PCR法は感度，特異度ともに良好である．抗原検査のなかではPCR法が保険収載されている．血清学的診断法にはMIF（micro-immunofluorescence）法，EIA（enzyme immunoassay）法，補体結合反応（CF）法があるが，保険収載されている EIA 法による *C.trachomatis* の IgM 特異抗体を確認するのが一般的である．

治　療

肺炎にはエリスロマイシン（EM）25〜50 mg/kg/日，分4，クラリスロマイシン（CAM）10〜15 mg/kg/日，分2〜3 を2週間経口投与，あるいはアジスロマイシン（AZT）10 mg/kg/日，分1を3日間経口投与する．なお，AZM は *C.pneumoniae* 以外のクラミジア属に対しては適応外である．封入体結膜炎に対しては EM を含有する点眼薬あるいはオフロキサシン（OFLX）の点眼薬か眼軟膏を2週間使用する．治療期間が短いと再発が起こりやすいので注意する．なお，抗菌薬の局所投与のみでは鼻咽頭の除菌は困難であり，続発する肺炎への進展を抑制できないため，肺炎の治療に準じて抗菌薬の全身投与も行う．

b *Chlamydophila psittaci* 感染症

わが国ではペットブームに乗り約300万世帯で愛玩鳥が飼育されているが，岸本らはペットショップで採取した鳥の糞の5%から PCR 法で *C.psittaci* を検出したと報告している．オウム病の感染源となった鳥類の60%がオウム・インコ類であり，そのうちの約1/3はセキセイインコであったとされる．鳥からヒトへの感染は主に病鳥の排泄物から *C.psittaci* を経気道的に吸引することによる．オウム病は1999年4月の感染症法施行以来，2009年までに329例が報告されている．30〜60歳の成人に発症することが多く，小児では比較的少ないとされる．また集団感染事例もみられ，最近は2005年に神戸市内の鳥類展示施設で発生した事例が報告されている[1]．

臨床像

オウム病には2つの病型が含まれる．1つはインフルエンザ様の呼吸器症状を呈する異型肺炎あるいは肺臓炎型，もう1つは呼吸器症状に乏しく敗血症様症状を呈する型である．高熱で突然発症する例が多く，初発症状として頭痛，全身倦怠，筋肉痛，関節痛がみられる．比較的徐脈，肝脾腫を認めることが多い．呼吸器症状としては乾性あるいは湿性咳嗽がみられ，時に血痰，呼吸困難，チアノーゼを認めることがある．さらには髄膜炎，DIC，多臓器不全，ショック症状を呈し致死的な経過をとる重症例もある．胸部理学所見は病変の程度により異なり特異的な所見はない．胸部Ｘ線写真ではマイコプラズマ肺炎類似の異型肺炎像を認める．血液検査所見では末梢血白血球は正常範囲であることが多く，CRP 陽性，赤沈亢進，AST・ALT 上昇を認める．

診　断

オウム病の診断においては鳥との接触歴を確認することが最も重要である．潜伏期が1〜2週間とされているため詳細な問診が必要となる．病原診断には組織分離培養あるいは PCR 法によって *C.psittaci* を証明するか血清学的診断による．血清学的診断には MIF 法と CF 法があるが，一般的にはペア血清を用い保険収載されている CF 法で4倍以上の上昇をもって有意とする．

治療

テトラサイクリン系抗菌薬が第1選択である．8歳未満の小児についてはマクロライド系抗菌薬を使用する．ミノサイクリン（MINO）2～4 mg/日，分2を2～3週間経口投与，CAM 10～15 mg/kg/日，分2～3を2～3週間経口投与，あるいはAZT 10 mg/kg/日，分1を3日間経口投与する．なお，AZMはC.pneumoniae以外のクラミジア属に対しては適応外である．

C Chlamydophila pneumoniae 感染症

C.pneumoniaeはヒトを宿主とし，飛沫感染によってヒトからヒトへと伝播する呼吸器感染症の原因菌である．上気道炎の1～9％，下気道感染症の5～15％に関与するとされている．わが国では欧米に比べ低年齢から感染がみられ，集団生活を始める4歳頃から抗体保有率が上昇して小学校高学年では約半数が抗体を保有する．健常人の1～5％が鼻咽頭にC.pneumoniaeを保菌しており，家族内や保育所，学校などの施設内での流行がみられることがある．インフルエンザのような短期間で急激な流行を呈することはなく，数カ月かけて徐々に広がり地域的な小流行を繰り返す傾向がある．また，近年C.pneumoniaeと気管支喘息の関連性が指摘されており[2]，多くのエビデンスが集積されている．さらに，動脈硬化，肺がん，ギラン・バレー症候群などとの関連性も注目されている．

臨床像

潜伏期は1～4週間とされている．C.pneumoniaeの病型には上気道炎，気管支炎，肺炎，中耳炎，副鼻腔炎などがある．乳幼児では上気道炎が多く，年長児になるにつれて下気道感染症が増え，特に中学生以上では肺炎の占める割合が高くなる．C.pneumoniae感染症では一般的に発熱は軽微で，遷延する乾性咳嗽を特徴とする．

肺炎においては胸部X線写真で30％に両側肺に陰影を認め，陰影の性状は間質性肺炎像を主体とするが，特異的な所見はない．血液検査所見では末梢血白血球数は正常範囲であることが多く，CRP上昇も軽度である．マイコプラズマやウイルス感染症に比べ発熱が軽微である以外には特異的な所見に乏しく，臨床的にこれらを鑑別するのは困難である．

診断

C.pneumoniae感染症の診断は他のクラミジアと同じく，組織分離培養あるいはPCR法によってC.pneumoniaeを証明するか血清学的診断による．血清学的診断にはMIF法が標準法とされてきたが，市販試薬としてELISA（enzyme-linked immunosorbent assay）法によるヒタザイム®C.ニューモニエが2005年1月にIgM抗体測定の保険適用を取得したため一般的に用いられるようになった．表V-A-9（「肺炎」の項，p.239参照）に肺炎クラミジア血清診断研究会によるヒタザイム®C.ニューモニエの急性感染症血清診断基準を示す．ヒタザイム®C.ニューモニエでは以前からIgM抗体の偽陽性例や再感染例でIgM抗体が上昇しないなどの問題が指摘されている．欧州で導入されているAni Labsystems社のEIAキットは感度，特異度ともに良好な成

績を示している[3]．今後はわが国においても臨床応用が待たれる．

治　療

　　C.pneumoniae 肺炎に対してはマイコプラズマ肺炎と同様にマクロライド系抗菌薬が第1選択薬である．CAM 10～15 mg/kg/日，分2～3の10日間経口投与，あるいは AZT 10 mg/kg/日，分1の3日間経口投与が推奨されている[4]．EM 25～50 mg/kg/日，分4の経口投与も有効であるが，C.pneumoniae に対しては適応外である．現在のところ，C.pneumoniae のマクロライド系抗菌薬に対する耐性の問題は出てきていない．MINO 2～4 mg/日，分2の経口投与も有効であるが，8歳未満については他剤が使用できないか無効な場合に限って使用する．

感染症法における取り扱い

❖ クラミジア肺炎（オウム病を除く）

　　5類感染症定点把握疾患に定められている．報告のための基準は以下のとおりとなっている．
　　診察した医師の判断により症状や所見からクラミジア肺炎が疑われ，かつ以下の検査により，クラミジア肺炎患者と診断した場合には届け出なければならない．

［検査方法］
① 分離・同定による病原体の検出（気道から採取された検体）
② 蛍光抗体法または酵素抗体法による病原体の抗原の検出（気道から採取された検体）
③ PCR 法による病原体の遺伝子の検出（気道から採取された検体）
④ 抗体の検出（血清）
　　ペア血清による抗体陽転または抗体価の有意の上昇，または単一血清で抗体値の高値

❖ オウム病

　　4類感染症疾患に定められている．報告のための基準は以下のとおりとなっている．
　　診察した医師の判断により症状や所見からオウム病が疑われ，かつ以下の検査により，オウム病と診断した場合には直ちに届け出なければならない．特徴的な臨床症状を呈していない無症状病原体保有者においても同様に届出が必要である．

［検査方法］
① 分離・同定による病原体の検出（咽頭ぬぐい液，喀痰，血液）
② PCR 法による病原体の遺伝子の検出（咽頭ぬぐい液，喀痰，血液）
③ 間接蛍光抗体法による抗体の検出（血清）
　　単一血清で IgM 抗体の検出もしくは IgG 抗体 256 倍以上，またはペア血清による抗体陽転もしくは抗体価の有意上昇

学校保険安全法における取り扱い

　　クラミジア肺炎は学校において予防すべき伝染病のなかには明確に規定はされておらず，必要があれば第3種学校伝染病としての措置を講じることができる疾患のうち，条件により出席停止の措置が必要と考えられる疾患の1つとされている．登校・登園については，急性期が過ぎて症状が改善し，全身状態のよい者は登校可能となっており，流行阻止の目的というよりも患者本人の状態によって判断すべきであると考えられる．

参考文献

1) 飯島義雄, ほか：鳥類展示施設におけるオウム病集団発生事例. 感染症学雑誌, 83：500-505, 2009.
2) 尾内一信：喘息と肺炎クラミジア感染. 日小児アレルギー会誌, 24：75-86, 2010.
3) 宮下修行, ほか：肺炎クラミジア—IgM抗体—. 感染症の新しい検査法と最近のトピックス. 小児診療, 71：95-99, 2008.
4) 日本呼吸器感染症診療ガイドライン作成委員会：日本呼吸器感染症診療ガイドライン2011, 協和企画, 2011.

【山口　覚】

6 百日咳
pertussis, whooping cough

百日咳の患者年齢は，従来の乳幼児から成人へ変化してきた．2000年以降の患者年齢の推移をまとめた．臨床症状は典型例だけでなく，新生児や成人例での非典型な症状も記載した．診断は国際的にも基準が統一されていないが，海外の基準も踏まえて国内での診断の目安を示した．抗菌薬治療の注意点を海外の文献から紹介した．感染管理については米国の勧告を中心にまとめた．2012年4月から学校保健安全法が改正されたことにともない，本症の出席停止基準も見直された．予防接種に関しては，海外でのDTaPワクチンの5回目，6回目の接種状況および新生児を守るための方策を紹介し，国内についてはDT2期接種でのDTaPワクチンへの変更に向けての研究班での成績をまとめた．国内でも早急に新生児および思春期・成人百日咳対策の具体化が望まれる．

病因と感染経路

百日咳菌（*Bordetella perussis*）による飛沫感染症で，ヒト以外に感染動物はわかっていない．

疫 学

百日咳は世界中どこにも認められる感染症で，国内では感染症法五類感染症・定点把握疾患に分類され，全国約3,000の小児科定点から報告されている．図V-A-14に1982年から開始され

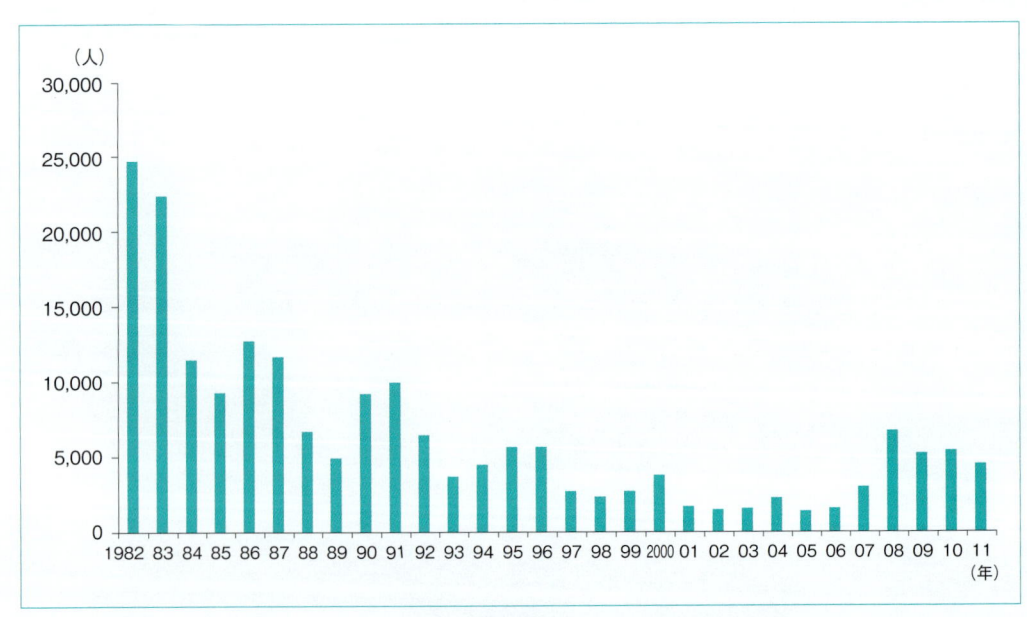

図V-A-14 百日咳 累積患者数（1982〜2011年）

全国の小児科定点数約3,000．
（国立感染症研究所感染症週報〈IDWR〉およびワクチン戦略による麻疹および先天性風疹症候群の排除，およびワクチンで予防可能疾患の疫学並びにワクチンの有用性に関する基礎的臨床的研究〈岡部班〉報告書）

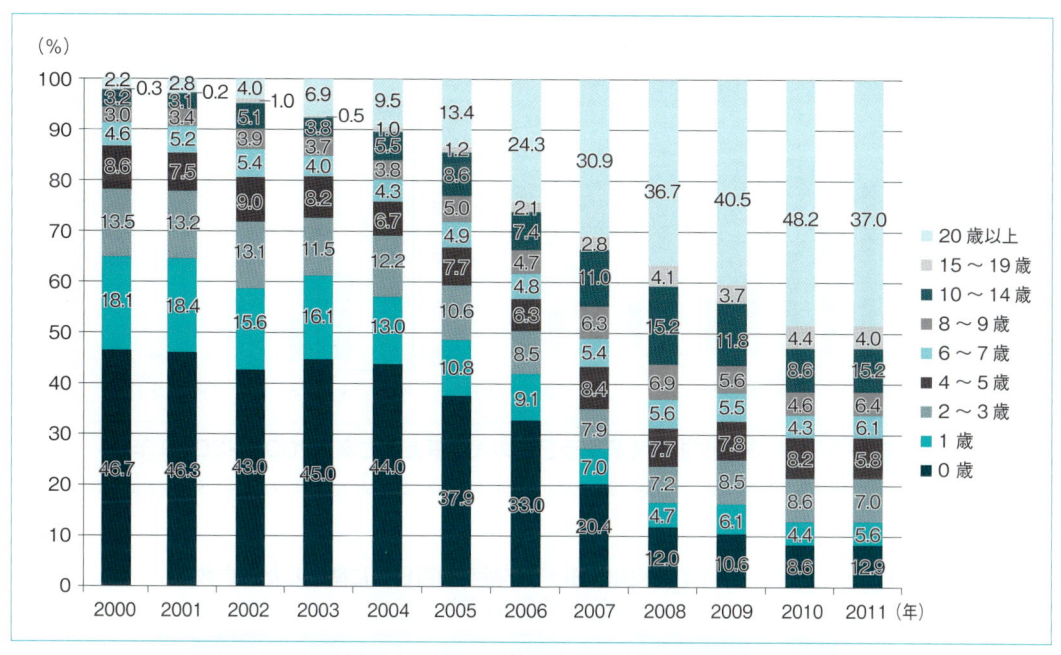

図V-A-15 百日咳の年別・年齢群別割合（2000〜2011年）

（国立感染症研究所感染症週報〈IDWR〉およびワクチン戦略による麻疹および先天性風疹症候群の排除，およびワクチンで予防可能疾患の疫学並びにワクチンの有用性に関する基礎的臨床的研究〈岡部班〉報告書）

た感染症発生動向調査における定点あたりの累積報告数を示す．2005年には，報告数が最も少なくなり，1982年に比較して約1/20まで減少した．2006年以降増加に転じた．増加の主な要因が，成人患者数の増加による．図V-A-15に2000年以降の患者年齢割合を示す．2000年では，0歳46.7％，1歳18.1％で全体の60％以上を占めていた．一方，20歳以上は，2.2％であった．その後，0歳・1歳の割合は相対的に減少してきた．一方，20歳以上の成人層の増加が顕著となり，2005年には10％を超え，2008年には1/3以上となり，2010年は全体のほぼ半数を占めるようになった．

臨床症状

罹患年齢，DTPワクチン接種歴，抗菌薬の種類・開始時期・期間，移行抗体の有無など，多くの因子の影響で多彩な症状を呈する．潜伏期間は，感染後7〜10日（5〜22日）が多い．

❖ DTPワクチン未接種児に認められる典型的な症状

- **カタル期（1〜2週間）**……感冒症状で始まり，通常の鎮咳薬では咳が治まらない．新生児では，咳が少なく突然の無呼吸が認められることもある．

- **痙咳期（3〜6週間）**……乾性の咳が激しくなる．特有な発作性の5〜10回以上途切れなく続く連続的な咳込み（paroxysmal cough/staccato：発作性連続性咳嗽）で苦しくなり，大きな努力性吸気の際に狭くなった声門を吸気が通過するときに，whoopが聞かれる（吸気性笛声）．一連の特有な咳は夜間に強く，咳込みによる嘔吐，チアノーゼ，無呼吸，顔面紅潮・眼瞼浮腫（百日咳顔貌），結膜充血などがみられる．

- **回復期（6週間以後）**……特有な咳込みが減少してくるが，上気道感染などで再び特有な咳が聞かれることがある．2週間以上かけて徐々に軽快していくことが多く，抗菌薬の追加は必要な

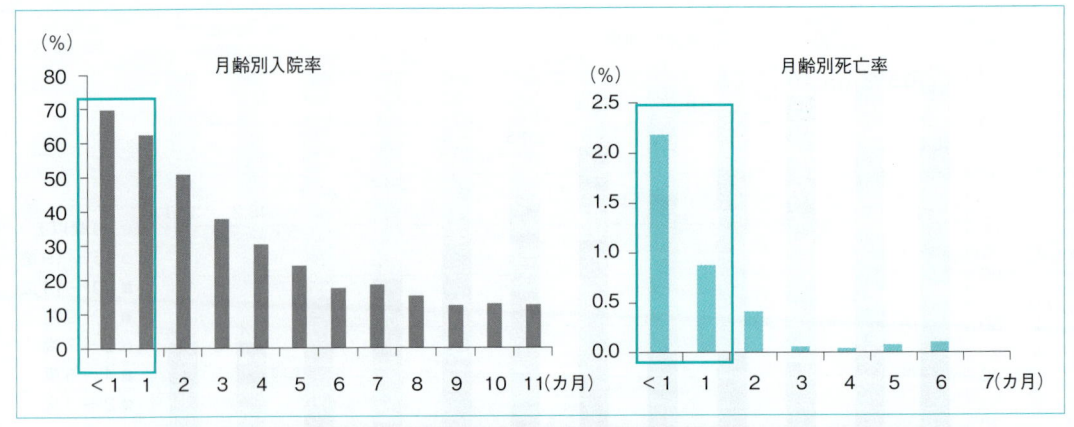

図V-A-16　米国における乳児百日咳の入院率と死亡率（2001〜2009年）
（CDC：National Pertussis Surveillance System and Supplemental Pertussis Surveillance System. 2010）

表V-A-14　米国における年齢群別百日咳に関連した死亡数（1980〜2009年）

年齢群	1980〜1989年[*1]	1990〜1999年[*1]	2000〜2009年[*2]
0〜1カ月	38	68	152
2〜3カ月	11	16	23
4〜5カ月	5	5	2
6〜11カ月	7	4	1
1〜4歳	13	2	2
5〜10歳	1	6	3
11〜18歳	0	0	3
18歳以上	1	2	8
計	77*	103	194

＊：Includes one case with unknown age.
＊1：Vitek CR, et al：Pediatr Infect Dis J, 22：628-634, 2003.
＊2：CDC：National Notifiable Diseases Surveillance System, 2009.

いと考えられている.

◆ 合併症……米国での 28,187 例の報告では，6 カ月未満児に多く，入院率 63.1％，肺炎 11.8％，けいれん 1.4％，脳症 0.2％，死亡 0.8％であった[1].

❖ 新生児, ワクチン接種児, 青年・成人に多い非典型的な症状

◆ 新生児〜3 カ月未満……移行抗体やワクチン接種の有無などの影響で症状が多彩である．通常，3 カ月未満児は入院率・死亡率ともに高く（図V-A-16），無呼吸やけいれんが多く，特有の咳は少ないとされている．米国では患児の約50％が無呼吸，25％が肺炎，1〜3％がけいれん，0.5〜1％が脳症，1％が死亡している[2]．表V-A-14 に米国での百日咳に関連した死亡例の年齢群別推移を示す[3,4]．1980 年代の 3 カ月未満の死亡率は 63.6％（49/77）であった．1990 年代の同死亡率は 81.6％（84/103），2000 年代は 90.2％（175/194）と次第に上昇している．わが国での重症百日咳例を症例報告や学会報告から表V-A-15 にまとめた．3 カ月未満で白血球数が著増し血液の過粘稠による梗塞で多臓器不全での死亡が原因と推定される．

◆ DTP ワクチン接種児の百日咳……特有な咳は少ない．Yaari らは，5〜30 歳（平均 8.9 歳）のワ

表V-A-15 国内の百日咳における重症・死亡報告例（症例報告・学会報告・相談）

症例	月齢	入院時WBC数	MOF	肺高血圧	体外循環	在院日数	感染経路	ワクチン	予後
1	1	85,700	+	+	+	26	家族	未	死亡
2	1	132,000	+	+	+	35		未	死亡
3	1	106,000	+	+	+	18		未	死亡
4	1	110,000	−	+	+	16		未	死亡
5	3	110,000	+	+	+	52		未	死亡
6	<2	95,300	+	+	−	168	家族	未	死亡
7	<2	89,000	+	+	−	9	家族	未	死亡
8	<2	63,000	−	+	+	10	家族	未	死亡
9	1	95,000	+	+	+	19	家族	未	生存
10	6	139,000	+	+	+	70	家族	未	生存（後遺症）
11	3	143,200	+	+	+	180以上	家族	未	生存（後遺症）
12	1	58,500	+	+	+	60	家族	未	死亡

空欄は記載なし．

クチン接種者の症状を報告している[5]．咳の持続は4±3.6週間，診断までの日数は平均23日，典型的な症状はわずか6%で，平均白血球数8,700±2.6/mm^3 リンパ球40±12%であった．この群は，百日咳と診断されることが少なく，感染源となることが問題となる．

◆ **青年・成人の百日咳**……診断・治療が遅れ，乳幼児への感染源となっている．発症1カ月以内の場合は，この群でも百日咳に特徴な症状（発作性の咳込み，咳込み後の嘔吐，吸気性笛声）も認められる[6]．臨床症状から成人百日咳を鑑別していくとき，"発作性の咳込み"は感度が高く，86〜100%と報告されている．一方，"咳込み後の嘔吐"および"吸気性笛声"は感度はあまり高くないが，特異度が高く61〜85%と報告されている[7]．

Bisgardらは，乳児百日咳の接触者で7〜20日前に咳があった者を感染源として調査した．感染源は母親が多く，次いで兄弟，父親，祖父母となっていた[8]．家族内に同様な咳をしている者がいないかどうかの問診が大切となる．

鑑別診断

最近，百日咳への関心が高くなり，臨床症状だけでは正確な診断は難しくなっている[9]．抗菌薬の適正使用の観点からも鑑別診断がより重要となっている．アデノウイルス，RSウイルス，肺炎マイコプラズマ，肺炎クラミジアなどとの鑑別が必要である．さらに同じ百日咳菌属のなかで，パラ百日咳菌（B. parapertussis）感染やきわめてまれであるが，B. bronchoseptica[10] もしくはB. holmseii[11] による感染も報告されている．

検査

ワクチン接種児や成人例に対する認識が高まってきたが，国際的にも診断基準が統一されていない．これまでの報告を参考に百日咳診断の目安を表V-A-16に示す．臨床的百日咳は，臨床症状が中心で，「14日以上の咳を基本に百日咳特有の咳（発作性の咳込み，whoop，咳込み後の嘔吐）を伴う場合」とした．確定診断は，発症から4週間以内では培養と核酸増幅法（PCR法，LAMP法），4週間以降なら血清診断を行う．

表V-A-16　百日咳診断基準（2011）

臨床症状　14日以上の咳があり，かつ下記症状を1つ以上を伴う．（CDC, 1997, WHO, 2000）
1. 発作性の咳込み　2. 吸気性笛声（whoop）　3. 咳込み後の嘔吐

実験室診断
発症から4週間以内：培養，LAMP法＋ペア血清による血清診断
　　　　　　4週間以降：LAMP法＋ペア血清による血清診断
1. 百日咳菌分離
2. 遺伝子診断：PCR法またはLAMP法
　現時点ではLAMP法は研究用試薬として利用できる．
　全国数ヵ所の百日咳レファレンスセンター（国立感染症研究所および地方衛生研究所）など限られた施設では集団感染事例には対応している．
3. 血清診断：EIA法：PT（百日咳毒素）－IgG
　1）DTPワクチン未接種児・者：10 EU/mL 以上
　2）DTPワクチン接種児・者または不明
　　ペア血清：確立された基準はないが，2倍以上を原則とする．
　　単血清（参考）：94 EU/mL 以上（Baughman AL, 2004）
　　　　　　　　　100 EU/mL 以上（De Melker HE, 2000）

臨床診断　臨床症状は該当するが，実験室診断はいずれも該当しないとき
確定診断　(1) 臨床症状は該当し，実験室診断の1～3のいずれかが該当するとき
　　　　　　(2) 臨床症状は該当し，実験室診断された患者との接触があったとき

（尾内一信，ほか監修：小児呼吸器感染症診療ガイドライン2011．小児呼吸器感染症診療ガイドライン作成委員会，p.81，協和企画，2011）

❖ **培　養**

感染症診断の基本は，病原体を分離すること．後鼻腔から軟らかい針金の付いたスワブを用いて検体を採取し，選択培地に塗布する．分離率は，第3病週までが高い．小児科医が百日咳と診断した症例での菌分離率は51.6％と高く，早期診断法として有用である．

❖ **核酸増幅法（PCR法，LAMP法）**

培養より感度がよく，時間的にも速く，死菌でも検出できる．LAMP法は特別な機器が必要ないため，今後日常検査として実施できる可能性がある．現在，保険収載まで至っていないが，研究用試薬としては入手できる．

❖ **血清診断法**

EIA法でPT-IgGが測定できる．第2～3病週で上昇してくる．ワクチン未接種児は10 EU/mL 以上を抗体陽性とする．ワクチン接種児では，高い抗体価を示す場合が多く単血清では診断できない．対血清が基本となるが，有意上昇の基準がなく，2倍以上の上昇で判定している．単血清の場合，米国人を対象とした報告ではあるが，94 EU/mL 以上を有意としている[12]．

治　療

百日咳の多彩な症状は，百日咳菌が産生するPT（pertussis toxin）によると考えられている．このため，抗菌薬は特徴的な咳が出る前であれば，症状の軽症化は可能であるが，家族内感染などに限られる．多くは，典型的な咳が出始めた頃，あるいは長びく咳の場合に初めて百日咳と疑われる．この時期の抗菌薬治療は，病状改善効果は低いが，除菌することで周囲への感染を防ぐことができるため重要である．通常は，治療開始後5～7日で百日咳菌は陰性となる．

治療に関するランダム化および準ランダム化比較試験が報告されている[13]．従来のエリスロマイシン（EM）14日間治療（長期療法）とクラリスロマイシン（CAM）7日間治療およびアジスロマイシン（AZM）3日間治療（短期療法）とを比較している．菌の消失率は，短期療法と

長期療法と同等に有効であった．副作用は，短期療法が少なく，relative risk 0.66 としている．臨床症状の改善および細菌学的再発率も，長期療法と短期療法に差がなかった（ただし，わが国では百日咳に AZM は保険適用外）．

CDC ガイドラインではマクロライド薬の選択には，有効性，安全性，服用性などを考慮し，以下のように推奨している[14]．6 カ月以上の乳幼児では AZM・CAM は EM と同等な有効性があり，副作用は少なく使いやすい．CAM・EM はシトクロム P-450 酵素系の抑制作用があるため，他の薬剤との相互作用を起こしやすい．AZM・CAM は，EM に比較して耐酸性で組織内濃度も高く，半減期も長い．EM は他の 2 剤より安価である．新生児での AZM・CAM の有効性を実証した報告はないが，肥厚性幽門狭窄症を考慮して EM や CAM より AZM を曝露後や治療で推奨している．

γ-グロブリン製剤は痙咳期に効果が認められることがあるが，使用法は確立されていない．

感染管理

米国小児科学会が提唱している拡大防止策を示す[15]．

❖ 隔　離

標準予防策に加え，有効な治療開始後 5 日目まで，あるいは年長者で適切な抗菌薬治療が行われていない場合は発作性の咳が始まって 3 週目までは飛沫感染予防策が推奨されている．

❖ 曝露者に対する注意

▶ **家族やその他の濃厚接触者**……DPT ワクチン歴がないか規定回数より少ない 7 歳未満および 10 歳以上の年長者の濃厚接触者に対しては，年齢に合致した製剤を用いて，決められた回数まで接種を行うことが推奨されている．CDC では，濃厚接触者とは有症状患者と 3 フィート（約 0.9 m）以内での対面や 1 時間以上狭い室内での同室などの状況をあげている[16]（わが国では，7 歳半以上に使用できる DTP ワクチンは承認されていない．また，米国での 5 回目にあたる就学前の追加接種も実施されていない）．

抗菌薬予防投与は，すべての家族内接触者および保育施設などの濃厚接触者に対して，年齢やワクチン接種歴にかかわらず推奨されている．家族内接触者に対する早期の抗菌薬予防内服により家族内の二次感染を防止できる可能性がある．発端者の咳発症から 21 日以上経過している場合は，予防内服の効果は限定的となるが，ハイリスクの家族内接触者（3 カ月未満児，妊婦，乳児と接触のある者）では考慮すべきとされている．

患者との接触者は，最終接触後 21 日間は呼吸器症状を詳細に観察し，咳が出はじめた場合は，検査診断を行い必要であれば治療する．予防内服に用いられる抗菌薬の種類や量，期間は治療と同じとなっている（わが国では，百日咳患者との濃厚接触者に対する抗菌薬予防投与は保険では認められていない）．

▶ **医療従事者**……すべての医療従事者は標準予防策を順守し，咳があり百日咳が疑われる患者を診察する際はマスクを着用すべきである．マスクを着用せずに曝露を受けた場合は，適切な予防投与を受けるべきとされている．マクロライド薬による予防内服は，可能性のあるすべての曝露者を広く対象としている．感染拡大防止のために必要であり，施設内で百日咳患者と確定（特に培養陽性や PCR 陽性）された場合は実施すべきである．

▶ **保育施設**……曝露を受けた保育者やワクチン接種歴が十分でない子どもたちは，最終接触機会

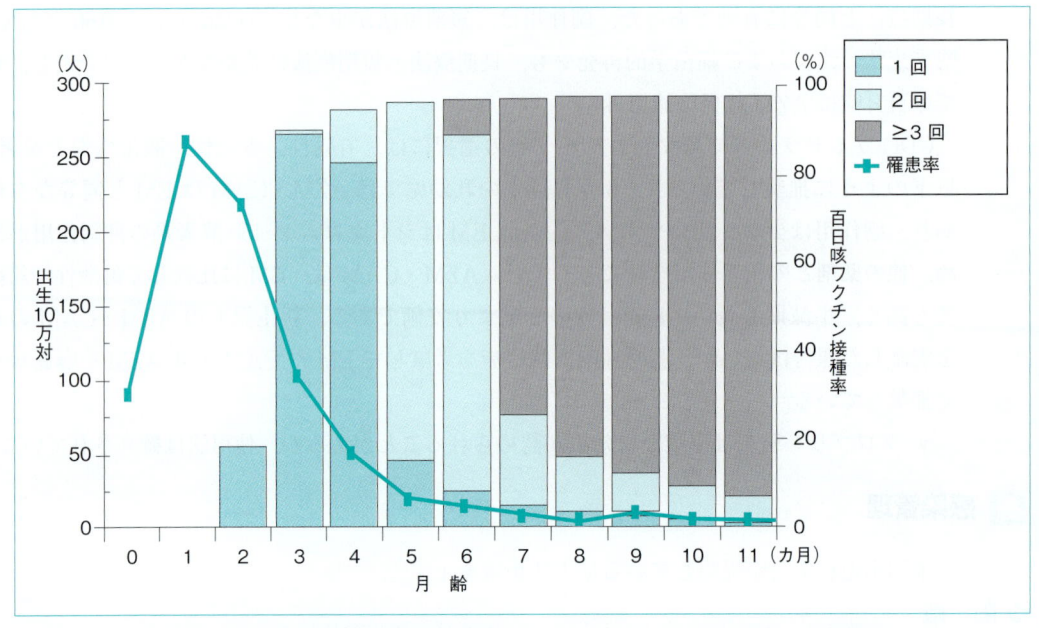

図V-A-17　米国の乳児の入院率（10万対）とDTPワクチン接種率

（Margaret M, et al：Pertussis hospitalizations among infants in the United States, 1993 to 2004. Pediatrics, 121：484-492, 2008）

から21日間は呼吸器症状に十分な注意を払う必要がある．咳の症状がある場合は，医療機関で評価を受け，疑い例として5日間の推奨抗菌薬内服が終了するまで通園は控える．未治療の成人の場合は，咳が発症して21日間経過するまで施設での勤務は停止とされている．

▶ 学校……百日咳と診断された学生や職員は5日間の推奨抗菌薬の内服が終了するまで通学・勤務は停止．適切な抗菌薬治療を受けていない患者は，発症後21日間は登校停止となっている．わが国の学校保健安全法では，2012年4月に改正され「特有な咳が消失するまで，または5日間の適正な抗菌薬による治療が終了するまで出席停止とする」と規定されている．

予防接種

わが国で開発された小児へのDTaPワクチンは，高い有効性と安全性を持ち，それにより小児の百日咳，ジフテリア，破傷風患者数は低く抑えられてきた．乳児期早期の感染での重症化を防ぐためにも，早期からのワクチン接種が有用である．図V-A-17に米国の乳児の入院率（10万対）とDTPワクチン接種率を示す[17]．生後1カ月児では，ワクチンは未接種で入院率は10万人あたり260と高い．生後2カ月からDTPワクチン接種が開始されるが，2カ月ではまだ接種率が18.3％と高くないため，入院率はまだ10万人あたり218と16％の抑制効果がない．生後3カ月になると対象の89.3％が1回の接種を受け，0.5％が2回まで接種した場合入院率も60％減少してくる．

生後3カ月になればできるだけ早期に接種を開始し，6カ月までに1期初回の接種を完了できるように努める．

一方，思春期・成人の百日咳は気づかれないことが多く，乳幼児の感染源になっていることが世界的に問題となっている．対策として，青年・成人への追加接種が実施されている国々がある

表V-A-17 欧米での百日咳ワクチンが6回以上の国々と推奨されている接種年齢

国名	回数	種類	接種年齢 乳児	1～5歳	6～9歳	10歳以上
オーストリア	5回以上	aPV	2, 3, 4カ月	12カ月		13歳（以後10年毎．65歳以上は5年毎）
カナダ	6回	aPV	2, 4, 6カ月	18カ月, 4歳		14歳（すべての州ではない）
ドイツ	6回	aPV	2, 3, 4カ月, 11カ月	5歳	9歳	ハイリスク者（医療従事者, 妊娠前の女性, 新生児と密に接触する両親など）に追加接種
米国	6回	aPV	2, 4, 6カ月	15カ月, 4歳		11歳

(Heininger U：Pertussis immunization in adolescents and adults. Hot topics in infection and immunity in children IV Advances in Experimental Medicine and Biology. vol 609, Finn A, et al ed, p.72-97, Springer, 2008)

（表V-A-17）[18]．欧米では，DTaPを幼児期後半や学童期に5回目の接種，10歳代に新しくジフテリアと百日咳の抗原量を減量した思春期・成人用の三種混合Tdap（tetanus toxoid, reduced diphtheria toxoid and acellular pertussis）ワクチンを6回目として推奨している．米国では2006年1月から11～13歳児にTdに替えて，Tdap接種を推奨している[19]．

日本でも，現在の2期接種の年齢（11～12歳）でDTトキソイドに替わり，百日咳対策としてDTaPが必要な時期にきている．このため，日本ワクチン学会の成人百日咳ワクチン推進ワーキンググループおよび厚生科学研究の研究班（神谷班・岡部班）でDT接種時期におけるDTaP接種の免疫原性および安全性を検討するため，沈降精製百日咳ジフテリア破傷風ワクチン（DTaP）の追加接種臨床試験が実施された[20]．DT 0.1 mLをDTaP 0.2 mLに変更すれば，ジフテリアおよび破傷風抗体は同等の追加効果があり，百日咳抗体に対しては新たに追加免疫効果が賦与される結果となった．安全性に関して，DTaP 0.2 mL接種はDT 0.1 mLと同等の局所反応の出現頻度であったが，DTaP 0.5 mL接種は局所反応の出現頻度がDT 0.1 mL接種群に比較して有意に高かった．局所反応では，疼痛，熱感の出現頻度が高かった．

DT接種時期のDT 0.1 mL接種をDTaP 0.2 mL接種に変更することで，これまでと同等の安全性と百日咳に対する新たな免疫原性が確認され，思春期・成人の百日咳コントロールに有効な手段であると考えられる．

参考文献

1) Centers for Disease Control and Prevention (CDC)：Pertussis；United States, 1997-2000. MMWR, 51：73-76, 2002.
2) Centers for Disease Control and Prevention (CDC)のホームページ（http://www.cdc.gov/pertussis/about/complications.html）．
3) Vitek CR, et al：Increase in deaths from pertussis among young infants in the United States in the 1990s. Pediatr Infect Dis J, 22：628-634, 2003.
4) Centers for Disease Control and Prevention (CDC)：National Notifiable Diseases Surveillance System, 2009.
5) Yaari E, et al：Clinical manifestations of Bordetella pertussis infection in immunized children and young adults. Chest, 115：1254-1258, 1999.
6) 国立感染症研究所：百日咳．病原微生物検出情報（月報）Infectious Agents Surveillance Report (IASR), 26, 2005.
7) Cornia PB, et al：Does this coughing adolescent or adults patient have pertussis？JAMA, 304：890-896, 2010.
8) Bisgard KM, et al：Infant pertussis；Who was the source？Pediatr Infect Dis J, 23：985-989, 2004.
9) Keitel WA, et al：Pertussis in adolescents and adults：time to reimmunize？Semin Respir Infect, 10：51-57, 1995.
10) Stefanelli P, et al：Molecular characterization of two *Bordetella bronchiseptica* strains isolated from children with coughs. J Clin Microbiol, 35：1550-1555, 1997.

11) Yih WK, et al : *Bordetella holmesii*-like organisms isolated from Massachusetts patients with pertussis-like symptoms. Emerg Infect Dis, 5 : 441-443, 1999.
12) Baughman AL, et al : Establishment of diagnostic cutoff points for levels of serum antibodies to pertussis toxin, filamentous hemagglutinin and fimbriae in adolescents and adults in the United States. Clin Diagn Lab Immunol, 11 : 1045-1053, 2004.
13) Altunaiji S, et al : Antibiotics for whooping cough (pertussis). Cochrane Database Syst Rev, 25 : CD004404, 2005.
14) Tiwari T, et al : National Immunization Program, CDC : Recommended antimicrobial agents for treatment and postexposure prophylaxis of pertussis ; 2005 CDC Guidelines. MMWR Recomm Rep, 54 : 1-16, 2005.
15) Red Book 2009 ; Report of the Committee on Infectious Diseases. 28th ed, American Academy of Pediatrics, 504-519, 2009.
16) Centers for Disease Control and Prevention (CDC) : Recommended childhood and adolescent immunization schedule ; United States. MMWR, 54 : 21-24, 2006.
17) Margaret M, et al : Pertussis hospitalizations among infants in the United States, 1993 to 2004. Pediatrics, 121 : 484-492, 2008.
18) Heininger U : Pertussis immunization in adolescents and adults. Hot topics in infection and immunity in cildren Ⅳ (Advances in Experimental Medicine and Biology) vol 609, Finn A, et al ed, p. 72-97, Springer, 2008.
19) CDC : Recommended childhood and adolescent immunization schedule-United States, 2006. MMWR, 54 : Q1-Q4, 2006.
20) Okada K, et al : Safe and effective booster immunization using DTaP in teenagers. Vaccine, 28 : 7626-7633, 2010.

【岡田 賢司】

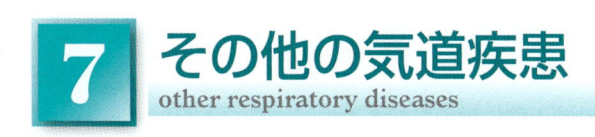

7 その他の気道疾患
other respiratory diseases

a 睡眠時無呼吸症候群 sleep apnea syndrome（SAS）

　成因により中枢性と閉塞性に大きく分けられるが，小児では閉塞性無呼吸が多い．閉塞性の原因疾患としては，咽頭扁桃（アデノイド）肥大，口蓋扁桃肥大，肥満によるものが多いが，鼻腔，口腔から気管上部までの狭窄をきたす疾患では発生しうる．睡眠中に骨格筋の緊張が緩み上気道の虚脱が起こりやすくなり発生する．小児の場合，成人のように昼間の眠気などの症状を訴えることが少なく，家族からの患児のいびきや無呼吸などの相談がなければ見逃されている場合も多いと考えられる．発症は，どの年齢層にも起こりうるが，アデノイド肥大，口蓋扁桃肥大によるものは3歳以降に発生頻度が高くなる．夜間睡眠時の症状として，いびきをかく，息が数秒間止まる，眠りが浅い，寝起きが悪い，吸気時に胸骨部分が陥没するなどがあり，日常生活上は，早朝の頭痛，アデノイド顔貌，夜尿，落ち着きがない，集中力の低下，学習障害などに注意する．夜間の無呼吸による睡眠障害は成長ホルモンの分泌にも影響し発育障害の原因にもなるため，発育曲線も参考にする．また，急激に発症した場合は，咽頭の膿瘍や感染による頸部リンパ節の肥大，腫瘍性病変による閉塞なども鑑別疾患として念頭に置く．

　成人では，睡眠中の時間あたりの10秒以上の無呼吸・低呼吸の回数（apnea-hypopnea index：AHI）を用いてSASの診断（5以上）が行われるが，小児での具体的な診断基準は示されていない．無呼吸の時間に関しては，成人より呼吸数が多い低年齢児では，2呼吸以上の換気の停止を用いる場合もある．小児の場合，AHIが1以上で異常とする報告もある．外来レベルでは，保護者に睡眠中の音声付ビデオ撮影をしてもらい，無呼吸の状態を観察することも診断の助けになると考えられる．SASが疑われれば専門病院に紹介する．各種画像診断，簡易睡眠モニターやポリソムノグラフィーにより夜間睡眠時無呼吸の状態を客観的に把握し診断される．治療は原疾患に対する治療が主となるが，肥満や神経筋疾患などによる閉塞性睡眠時無呼吸には，経鼻的持続的陽圧呼吸療法（continuous positive airway pressure：CPAP）が行われる場合がある．

b 気管・気管支の疾患 airway disease

喉頭軟化症 laryngomalacia

　congenital stridorとも呼ばれる．喉頭を形成する軟骨を主とした支持組織が脆弱なために，吸気時に狭窄し喘鳴を呈する．多くの場合，吸気陰圧が増大してくる生後2～4週頃から出現し，

徐々に喘鳴がはっきりしてくる．腹臥位で軽快する．

重症例では哺乳障害，体重増加不良，誤嚥性肺炎などを合併し，経管栄養や外科的処置を必要とする場合もある．

一般的に予後は良好で，ほとんどの症例では1歳以後に軽快する．

検　査

喉頭ファイバースコープが侵襲も少なく診断に有用である．喉頭蓋が細長く筒状になるのが特徴で，吸気時に喉頭蓋や披裂部が声門方向に引き込まれる所見が得られる．喉頭に形態的異常が認められず，吸気時に喘鳴が認められる場合，舌根部胞や声門，声門下の異常の有無を検索する必要がある．

細気管支炎 bronchiolitis

冬に多く，2歳以下，特に6～12カ月の乳児に好発する．もともと気道径の細い乳児の細気管支レベルに炎症が起こると重症化が早く，入院治療を必要とする場合が多い．特に基礎疾患（先天性心疾患，慢性呼吸器疾患）を有する患児，3カ月未満の低月齢乳児では致死的となる場合もあるため注意が必要である．主にRSウイルスの感染によることが多いが，ヒトメタニューモウイルス，インフルエンザウイルス，パラインフルエンザウイルス，アデノウイルスなども病原体となりうる．

鼻汁，咳，喘鳴で発症し，発熱しないこともある．病状が進行すると呼吸困難，哺乳不良に陥り，多呼吸，陥没呼吸，シーソー呼吸を認める．重症化すると喘鳴，聴診上のラ音を聴取しにくくなり，チアノーゼを認める．乳児期早期では無呼吸を引き起こす場合があり注意を要する．外来レベルでは，上記所見のほか，パルスオキシメーターによる酸素飽和度（SpO_2）の測定による低酸素血症の把握が有用である．

初期に乳児喘息との鑑別は困難であるが，気管支拡張薬，ステロイド薬への反応が良好の場合には喘息の可能性が高い．

診断には，鼻腔ぬぐい液，鼻腔吸引液からRSウイルス抗原を証明する迅速診断キットが利用でき，入院中の感染が疑われる患児，乳児，パリビズマブ製剤の適応となる患児に保険適用がある．

X線所見

主な病態は，細気管支レベルの粘膜浮腫，分泌物の貯留による末梢気道狭窄であるため，気腫性変化が起こり肺の透過性亢進が生じ，部分的無気肺像を認めることがある．

治　療

咳，呼吸困難のため哺乳低下，睡眠障害をきたし，低酸素血症へ進行する場合には入院治療が必要である．特に6カ月以下の乳児では急速に呼吸不全へ進行することが多いため注意が必要である．

治療は呼吸循環管理を中心とした対症療法が中心となる．ADH分泌異常症候群を合併することがあるので過剰輸液に注意する．気管支拡張薬，喀痰溶解薬を投与（内服，吸入）し，可能であれば誘発喀痰の吸引を行う．喘鳴に対するβ_2刺激薬の効果が乏しい場合もしばしば経験され，エピネフリンの吸入が一部有効な場合がある．二次細菌感染症に対しては抗菌薬の投与を行う．ステロイド薬の有効性については明らかではないが，重症例や喘息との合併が疑われる場合には，気道炎症を抑制する意味で使用することがある．中枢性鎮咳薬，抗ヒスタミン薬は喀痰排出

を困難にするため使用しない．

近年，早産児，慢性肺疾患（CLD）を有する児，血行動態に異常のある先天性心疾患児に対して，RSウイルスによる細気管支炎発症や重症化抑制の目的で，抗RSウイルスモノクローナル抗体（パリビズマブ：シナジス®）の投与（RS流行期，月1回筋注）が行われ，一定の効果をあげている．RSウイルスによる細気管支炎の罹患後には，反復性喘鳴や喘息への移行に注意する必要がある．

気管・気管支異物 tracheobronchial foreign bodies

1歳代の小児に最も多く，5歳までが大部分を占める．突然出現した咳嗽，喘鳴の場合，常に気道異物の可能性を考える必要がある．ナッツ類，特にピーナッツが圧倒的に多い．小さな玩具，ネジ，ボタンなどは喉頭に引っかかり完全閉塞を引き起こし，窒息の危険もある．

異物が入り込んだ直後は激しい咳嗽が出現するが，どちらかの気管支に入り込むと一時的に呼吸困難が軽快し無症状になることがある．胸腔内の異物の場合，呼気性喘鳴を呈する場合が多いが，完全に閉塞した場合，その末梢肺の呼吸音の著明な低下のみで喘鳴を聴取できない場合もある．異物が遷延すると肺炎を合併する．

❖ 胸部X線所見

X線非透過性物質であれば診断は容易である．しかし，実際はピーナッツなどのX線透過性物質が多いので，肺炎などの合併症を起こしていない初期には診断が困難な場合も多い．MRIはX線透過性物質の描出に優れている．一般外来診療では，原則として呼気と吸気で胸写を撮影するが，乳幼児では協力が得られない場合も多く，患児の腹部を圧迫して横隔膜を強制的に挙上させて撮影すると情報が得られやすい．患側肺の過膨張を認める場合が多く，典型例では呼気時に気管，縦隔が健側へ偏位する．完全閉塞を起こす場合は無気肺像を呈する．

❖ 治療

耳鼻科専門医により，全身麻酔下で直達鏡を用いて異物を摘出する．

気管支拡張症 bronchiectasis

成因として，気管支閉塞（異物，mucoid impactionなど），先天性解剖学的異常（肺分画症，気管狭窄・軟化症など），免疫異常，クリアランス異常（cystic fibrosis, primary ciliary dyskinesia），感染症（マイコプラズマ肺炎など）があげられる．気管支拡張症は，気管支壁が破壊されて拡張した状態で，正常な気道粘膜線毛輸送機能が障害されるため，喀痰が貯留し感染を反復する．

臨床像としては，湿性咳嗽が持続し，時に喀血，血痰を伴う．拡張症が広範囲に及ぶと慢性呼吸不全に陥り，労作時の息切れ，呼吸困難，低酸素血症，ばち状指が出現し，最終的には肺性心に陥る．聴診所見としては，拡張部位に一致して湿性ラ音，呼吸音の低下が認められる．

❖ 胸部X線所見

胞状あるいは数珠状に拡張した気管支壁のairbronchogram，喀痰貯留による無気肺像，二次性肺炎像とさまざまである．近年，気管支造影が行われなくなり，CTスキャンによる診断が行われている．

❖ 治　療

　保存的治療が主体で，呼吸理学療法（体位ドレナージによる喀痰排出など），喀痰溶解薬・気管支拡張薬などの投与が行われる．進行性の場合で，病巣が1カ所に限局しており，他の肺葉の気管支が正常の場合，肺葉切除を行う．

副鼻腔気管支症候群 sinobronchial syndrome（SBS）

　成人の場合は，慢性副鼻腔炎と下気道病変として，① 慢性気管支炎，② びまん性汎細気管支炎，③ 気管支拡張症のいずれかが認められる場合にSBSと定義しているが，小児の場合は反復性あるいは遷延性の気管支炎に慢性副鼻腔炎を合併する場合にSBSと呼ぶことが多い．

　成因として感染説（下行性，上行性，または同時発生），知覚神経・自律神経系を介した神経相関説，アレルギーや遺伝的素因の関与する体液性機序説などがある．

　臨床症状としては，湿性咳嗽が睡眠中，特に入眠時や起床前の浅睡眠時に多く，後鼻漏，慢性の鼻閉などが認められ，通常の感冒の治療で改善しにくい場合には本疾患を疑う．

❖ X線所見

　副鼻腔撮影を行う．3歳以下では副鼻腔の発達も十分でないため，読影は困難である．また，副鼻腔の異常陰影に関してはfalse positiveも多いことが報告されており，X線所見だけではなく症状，病歴などから総合的に判断する．胸部X線所見に関しても特異的な所見はないが，遷延する症例では気管支壁の肥厚が認められたり，両側性の下肺野の浸潤影や無気肺像が認められる場合もある．気管支拡張症を合併する例では，primary ciliary dyskinesiaなどの粘液線毛輸送系の異常を疑う．

❖ 治　療

　小児のSBSの多くは，成人と異なり，副鼻腔炎の治療が十分に行われると症状は大部分改善される．内科的治療としては，抗菌薬，消炎酵素薬，抗ヒスタミン薬の投与，耳鼻科的には，ネブライザー療法（抗菌薬，ステロイド薬，血管収縮薬など）や副鼻腔洗浄などが行われる．近年，慢性副鼻腔炎の治療に14員環のマクロライド系抗菌薬の少量投与の有効性が示されている．14員環マクロライドには本来の抗菌作用のほかに慢性気道炎症に対する抗炎症作用が見出されており，その有効性が期待されている．

C 肺の疾患 lung disease

過敏性肺炎 hypersensitivity pneumonitis

　抗原物質を慢性的に反復して吸入することによって発症するびまん性の間質性肺炎である．原因となる抗原は主に真菌胞子と異種蛋白で，わが国では約30種類が報告されている．最も報告が多いのは夏型過敏性肺炎で，5月から10月にかけて発症することが多く，古い木造家屋で湿気が多く，腐った木材のなかの真菌（*Trichosporon cutaneum*）が原因と考えられている．その他，農夫肺（干し草を扱う酪農従事者に多く，好熱性放線菌が原因），鳥飼病（鳩，インコなどを飼っている人で，鳥の血清や糞が原因）などがある．小児でも，夏型過敏性肺炎の報告が最も

多く，しばしば家族内発症が観察される．発症機序としてはIII型，IV型アレルギーの関与が考えられている．

急性型では，抗原曝露後4～8時間で発症し，咳，発熱，呼吸困難，息切れ，全身倦怠感などが出現する．慢性型では，少量の抗原曝露が長期にわたり持続し，慢性の咳，徐々に進行する呼吸困難，労作時の息切れを呈するようになる．肺に不可逆性の変化が生じると肺線維症に移行するため，早期に原因を究明する必要がある．

胸部X線所見

両肺野にびまん性の粒状影が出現する．単純写真でわかりにくい場合には，CTスキャンが有効である．好中球増加，CRP陽性，赤沈は亢進し，夏型過敏性肺炎では *T. cutaneum* に対する沈降抗体が証明される．

治 療

抗原からの回避が最も重要で，入院するだけで症状は軽快するが，重症例ではステロイド薬の全身投与が必要な場合もある．

無気肺 atelectasis

無気肺とは，肺胞内の空気が虚脱した状態で，通常，肺葉性に起こることが多いが，区域性，あるいは片側肺全体に及ぶ無気肺もある．原因としては，肺炎の経過中に喀痰が気道を閉塞して生じる場合が最も多いが，気管支喘息発作時に起こる場合もしばしば経験される．その他，肺門リンパ節の腫脹や腫瘍による気管支への圧迫により無気肺が生じる場合もある．小児では，右中葉の無気肺が最も多く，中葉気管支が右主気管支より鋭角に分岐していること，その分岐部周囲のリンパ節が多いことなどが理由としてあげられる（中葉症候群）．

無気肺自体は，通常無症状のことが多く，胸部X線写真で発見される場合が多い．しかし，気管支喘息の発作時に，肺葉レベル以上の無気肺を起こした場合，初期に著明な低酸素血症を認めることがあり，喘息発作の程度のわりに低酸素血症が強い場合には，無気肺の合併を念頭に置く必要がある．

胸部X線所見

中葉無気肺では，右第2弓，右下葉では右横隔膜，舌区では左第4弓，左下葉では左横隔膜のシルエットサインが陽性となり，無気肺部分に一致した肺葉の volume reduction と consolidation が認められる．通常，air bronchogram は認められない．

治 療

吸入療法やタッピングによる喀痰除去と原疾患への治療が主体となる．4週間以上持続する無気肺は専門病院に紹介し治療を行うことが望ましい．

肺気腫 pulmonary emphysema

小児では，真の慢性肺気腫はきわめて少ない．新生児・乳児期に進行する呼吸困難で発症し，胸部X線写真上，肺葉に限局する非代償性の肺気腫像を呈する場合を肺葉性肺気腫と呼ぶが，成人の肺気腫とは病態を異にする．通常，上葉か中葉の1葉であるが，区域性，2葉性に発症することもある．気管支軟骨の形成異常による気管支狭窄や，肉芽組織や異常血管による狭窄が原因となり，チェックバルブ機構が働き気腫肺が生じると考えられているが，原因が不明の場合も

ある．

治療としては，気管支鏡により原因の究明を行い，バルーンによる拡張術，気管支形成術などが行われる場合もあるが，気腫肺が増大し呼吸障害が強くなる場合には緊急手術による摘出の適応となる．

胸膜炎 pleurisy

胸膜（壁側・臓側）に何らかの炎症が引き起こされた状態が胸膜炎であるが，通常，胸膜炎の大部分は肺側（臓側）胸膜から始まり，大部分は細菌，ウイルス，マイコプラズマ，結核などの肺感染症から続発して発生する．その他，リウマチ熱などの全身性疾患，悪性新生物に併発する場合もある．胸膜の炎症は滲出性貯留液を伴うことがほとんどで，この胸水が膿性になったものを膿胸と呼ぶ．肺炎などの呼吸感染に続発する場合は，咳嗽，喀痰，発熱などの呼吸器感染症特有の症状が胸膜炎に先行し，徐々に胸痛，呼吸困難などを呈してくる．

低年齢児では，咳嗽，喀痰などの呼吸器症状に乏しく，高熱，嘔吐，食欲不振などの非特異的症状で発見されることもある．胸水が増加すると患側の呼吸音が減弱し，打診上，濁音を呈し，音声震盪の低下が認められる．

❖ 胸部 X 線所見

立位正面像では，外側下胸部を頂点とした凹線状に貯留し，胸水が少量で横隔膜のドームを越えない場合，肋骨横隔膜角の鈍化として認められる．患側を下にした側臥位（decubitus position）をとらせると少量の胸水でも発見しやすい．新生児，乳児で背臥位で撮影した場合は，肺外側に貯留液として認められるが，胸水が少量の場合，立位同様に発見されにくい．

❖ 治　療

胸膜炎の治療は，基礎疾患に対する治療と，貯留した胸水に対する治療（胸水排液）に大きく分けられる．胸水が少量の場合，原疾患に対する治療のみで改善する場合が多い．ウイルス性，マイコプラズマによる胸膜炎では，大量でない場合は原疾患に対する治療のみで改善する場合が多いが，原因がはっきりしない場合は診断的意味も含めて胸腔穿刺を行う．細菌による感染性胸膜炎（膿胸）は，抗菌薬投与と排液を必要とする．

自然気胸，縦隔気腫 spontaneous pneumothorax, mediastinal emphysema

自然気胸とは臓側胸膜（肺の表面）から空気が漏れ出た状態で，ほとんどが肺尖部のブラ，ブレブが破裂（rupture）することによって発生する．思春期以後の男性に多く，家族歴を認める場合も比較的多い．突然の胸痛をもって発症する．患側肺の虚脱が激しく，free air による健側肺への圧迫が生じると呼吸困難を呈するようになる（緊張性気胸）．胸部 X 線撮影で肺外側の free air を認め，肺尖部にブラが認められる場合もある．

治療は，軽度の場合，自然吸収も期待できるが，free air が多い場合は胸腔ドレナージによる脱気が必要となる．ブラを認める場合には，再発率が高いため，外科的にブラを切除する．最近では，胸腔鏡によりブラが切除可能となり，開胸することなく手術が行われるようになった．

縦隔気腫とは，肺内肺胞が何らかの理由で破壊され，空気が間質から気管支・血管周囲の組織を通って縦隔に漏れ出た状態で，小児科領域では喘息発作時や間質性肺炎に合併する場合が多い．縦隔内の空気が頸部まで達すると皮下気腫が出現し，下行大動脈，食道周囲を下降していく

と，後腹膜気腫として観察される．喘息発作に伴う縦隔気腫は，年長児の大発作に認められる場合が多く，胸部X線写真で偶然に発見される場合もしばしば認められる．症状は胸痛が最も多いが，皮下気腫を合併すると頸部，咽頭痛を訴える場合もある．呼吸器症状の目立たない縦隔気腫では，食道破裂や心膜炎との鑑別が必要になる．治療は原疾患の治療のみで，気腫はほとんど自然に吸収される．

その他

　特発性間質性肺炎，ヘモジデローシス，先天奇形（肺分画症，肺低形成，気管支閉鎖症，肺嚢胞症など），肺腫瘍は頻度も少なく教科書を参照されたい．肺結核は，成人では頻度の高い疾患で，小児においても忘れてはならない疾患である（「結核」の項，p.351参照）．

【加野　草平】

B 消化器疾患
diseases of the alimentary tract

1 口腔内疾患
disease of oral cavity

　口は食物を摂取するところであり，外部から病原体が侵入するところでもある．口腔は粘膜に覆われ唾液が分泌されて病原体の侵入を防ぎ，口腔内の正常細菌叢は病原体と競合することで病原体の侵入を防いでいる．口腔は咽頭部と発生学的に異なっている．口腔は外胚葉由来で，口蓋扁桃を含む咽頭部は内胚葉由来の組織である．乳幼児は口腔内の診察を嫌うので，保護者の訴えをよく聞き，疑われる疾患を考えてすばやく観察する．乳幼児の口腔内疾患は歯科と連携してみることが必要である．近年，歯周病が心筋梗塞，糖尿病などのリスクを高め，妊婦の歯周病と低出生体重児が関連していることなどが明らかになっている．今後，う歯予防・歯周病予防について小児科医も歯科医と協働して取り組む必要があると思われる．

a 口腔カンジダ症 oral candidiasis, 鵞口瘡 thrush

❖ 症　状

　口腔粘膜にびらん・潰瘍を形成し，白色の偽膜で覆われている．頬・口唇粘膜，舌，口蓋などに好発する．綿棒で擦り落とすと発赤・点状出血がみられる．通常は無症状であるが，哺乳量減少の原因になることもある．

❖ 原　因

　Candida albicans の感染．新生児期は産道感染が主で，乳児期は乳頭や哺乳びんの乳首などから感染する．乳児期以降では抗菌薬使用による菌交代現象によって発症する場合が多い．また，ステロイド・免疫抑制薬の使用，免疫不全症候群などによる免疫力低下で日和見感染として発症する．

❖ 治　療

　新生児期・乳児期に発症した場合は，自然治癒することが多い．抗真菌薬の塗布が有効である．アムホテリシンBシロップ1回0.5〜1 mLを1日2〜4回，食後経口投与，消化管からはほとんど吸収されない．ミコナゾールゲル剤は，誤嚥により呼吸困難，嚥下性肺炎を起こす恐れがあり，乳児への使用に注意が必要である．

b 口内炎 stomatitis

アフタ性口内炎　aphthous stomatitis

症　状
有痛性の楕円形偽膜性小潰瘍で周囲に炎症性発赤と浮腫を伴う．舌，口唇，歯肉，頬粘膜に好発する．単発あるいは数個みられる．発熱や頸部リンパ節腫脹は伴わない．1～2週間で治癒するが，反復することが多い．

原　因
原因は不明でアレルギー・免疫反応，口腔粘膜の傷，ストレスなどが関与しているといわれている．反復する場合には栄養素の欠乏（鉄，葉酸，ビタミンB_{12}，亜鉛など），炎症性腸疾患などに注意が必要である．

治　療
対症療法が基本である．食事は刺激物を避けて噛まずに飲み込めるものを与える（プリン，ゼリー，アイスクリーム，冷めたおじや，とうふ，冷めたグラタンなど）．水分補給は，牛乳，麦茶，みそ汁，冷めたスープなどがよい．リドカイン，ステロイドの塗布が痛みの緩和に有効であるが，治癒は促進しない．

ヘルペス性歯肉口内炎　herpetic gingivostomatitis

症　状
高熱とともに口腔内に小水疱が多発し，水疱が破裂してびらんとなる．歯肉が発赤腫脹し出血もみられる．発熱は4～5日間，口腔の痛みは1週間程度で軽快する．潜伏期は3～8日である．不顕性感染・咽頭炎のみの症例も多く，歯肉口内炎・疱疹性歯肉口内炎を示さない症例ではヘルパンギーナなどとの鑑別は困難である．

原　因
単純ヘルペスウイルスⅠ型の初感染で，まれにⅡ型で発症する．

治　療
発熱・痛みに対して鎮痛解熱薬を使用する．抗ウイルス薬（アシクロビル1回20 mg/kgを1日4回経口投与，1回の最高用量は200 mg）が有効である．食事・水分補給はアフタ性口内炎と同じようにする．

c 上皮真珠 epithelial pearls, dental lamina cyst

症　状
乳歯萌出前の歯槽堤歯肉部に米粒大の灰～黄白色の半球状の腫瘤がみられる．

❖ 原　因
歯堤を形成する上皮の一部が吸収されず，角化して集塊となったものである．

❖ 治　療
自然に脱落するので治療は不要である．

d 舌の異常 abnormalities of tongue

◼ 舌　炎 glossitis

❖ 原　因
外傷，ウイルス感染（ヘルペスウイルスなど），ビタミン B_2 欠乏，ニコチン酸欠乏，巨赤芽球性貧血（葉酸欠乏，ビタミン B_{12} 欠乏），鉄欠乏性貧血，A 群溶連菌感染症・川崎病（いちご舌）など．

❖ 治　療
原因疾患の治療を行う．

◼ 地図状舌 geographic tongue, benign migratory glossitis

❖ 症　状
舌に灰白色の辺縁で縁どられた赤斑が不規則にみられ，地図のような模様ができる．無症状のことが多い．

❖ 原　因
原因は不明．

❖ 治　療
治療の必要はない．

◼ 溝状舌 fissured tongue

❖ 症　状
舌に多くの深い溝がある．無症状のことが多いが，食物が溝に残り炎症を起こすことがある．

❖ 原　因
原因は不明であるが，先天性の場合や感染，外傷，栄養不足，ビタミン A 欠乏などが原因になることもある．地図状舌を合併していることも多い．

❖ 治　療
治療の必要はないが，うがいや歯ブラシで舌を清掃して清潔にする．

◼ 毛　舌 hairy tongue

❖ 症　状
糸状乳頭が長くなり，角化が高度で，舌背に毛が生えたようみえる．色は白色から黒色．自覚症状はない．

❖ 原　因
　原因は不明であるが，化学物質の慢性的な刺激，抗菌薬・ステロイドの使用，カンジダなどが関与している．
❖ 治　療
　原因と考えられるものを除去する．歯ブラシで舌を清掃して清潔にする．

e 口唇炎 cheilitis，口角炎 angular cheilitis

❖ 症　状
　口唇，口角部に亀裂，表皮剥離，びらん，痂皮などができる．
❖ 原　因
　繰り返し舌でなめるなど唾液による刺激，溶連菌・カンジダなどの感染，アトピー性皮膚炎，栄養不足（ビタミンB_2欠乏，鉄欠乏，亜鉛欠乏など）が原因になる．
❖ 治　療
　舌でなめることを止める．原因疾患の治療を行う．

参考文献

1) 細山田　降：口腔内疾患．開業医の外来小児科学 第5版，p.190-192，南山堂，2007．
2) 日本外来小児科学会編著：お母さんに伝えたい子どもの病気ホームケアガイド 第3版．p.218，p.603，医歯薬出版，2010．
3) 佐久間孝久：アトラスさくま．メディカル情報センター，2005．

【小野　靖彦】

2 唾液腺疾患
disease of salivary glands

　小児科外来で遭遇する唾液腺疾患で，最も多くみられる疾患は流行性耳下腺炎（ムンプス）である．その他，反復性耳下腺炎，原因不明の耳下腺炎が多く，それらの頻度は，それぞれ7割，1割，1割程度で，化膿性耳下腺炎，唾石症，その他の唾液腺疾患の頻度は低く数パーセントもない．ムンプス流行期にみられる耳下腺腫脹の原因は，まずムンプスと考えてよく，流行のないときにみられる耳下腺腫脹は，ムンプスの可能性は低いといわれている．従来ムンプスは二度がかりしないと考えられてきたが，再感染の報告が出てきた．また初発時から反復性耳下腺炎を疑う例もあり，これらを鑑別するために耳下腺エコー検査の重要性が増している．原因不明の耳下腺炎を起こすウイルスは多数報告されているが，現時点で臨床診断を行うことは困難である．

耳下部，下顎部腫脹の診断

　耳下部，下顎部に腫脹を認めたとき，それが耳下腺，顎下腺によるものか，頸部リンパ節によるものかの鑑別を最初に行う必要がある．耳下腺の腫脹では下顎骨の下縁を中心に上下に腫脹し，下顎骨下縁より下に腫脹がみられるリンパ節と触診で通常鑑別ができる．しかし病初期，軽症例，ワクチン接種後例，また再感染では腫脹がはっきりせず，耳下腺周囲のリンパ節の腫脹が目立つとき，判断に迷う場合がある．また下顎部に大きく腫脹したリンパ節は顎下腺と触診では鑑別困難である．このような場合，超音波検査が有用である．典型的なムンプスによる耳下腺腫脹では表面平滑に緊満腫脹している．周囲のリンパ管の閉塞によるリンパ液貯留がある場合，頸部が浮腫状に腫脹する．皮膚の発赤をみることもある（図V-B-1）．反復性耳下腺炎では，表面がやや不整で少し硬く感じること多い．口腔内ステノン管開口部の視診で化膿性耳下腺炎，反復性耳下腺炎では発赤，膿性分泌物の排泄をみることがある．頸部リンパ節炎との鑑別では，EBウイルス感染症，川崎病，溶連菌感染症などが日常診療においては重要である．ムンプスでは咽頭所見は通常あまりないが，上記疾患を疑わせる咽頭所見を認めるとき，その他の舌，唇の所見，眼瞼の浮腫，発疹，咳呼吸器症状などを認めるときは注意を要する．EBウイルスは耳下腺

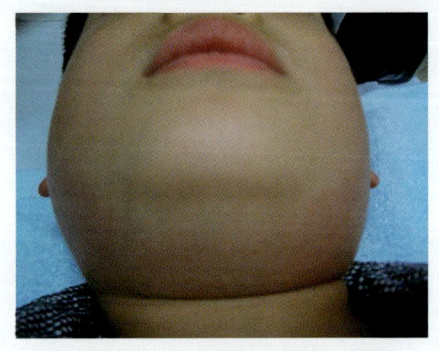

図V-B-1　ムンプス（8歳，男児）
両側耳下腺腫脹および前頸部全体の浮腫，皮膚の発赤．

炎の原因にもなるとされている．またコクサッキーウイルス，パラインフルエンザ，HIVウイルスなども耳下腺炎の原因になるといわれており，それらの感染症による症状がないかも注意する．

耳下部，下顎部腫脹のエコー診断（図V-B-2～6，表V-B-1）

7.5 Mリニア型プローブを用いて，耳介の長軸の延長線の方向と，その90°回転した2方向で観察する．耳下腺は脂肪成分が多く，深部減弱が強いため，年長児や成人で深部を観察する場合には，探索子の周波数帯を下げるか，腹部用のコンベックス型プローブを用いる場合もある．耳下腺，顎下腺は高エコーで，リンパ節は低エコーの内部エコーにより，容易に鑑別できる．なお耳下腺には内部にリンパ節の円形低エコー域を認めるが，顎下腺は内部にリンパ節を認めない．化膿性リンパ節炎では，単一のリンパ節腫脹がみられるが，川崎病，ウイルス性リンパ節腫脹では多数のリンパ節腫脹がみられる（図V-B-2）．耳下腺エコーの大きさは，成人では厚さが2～2.5 cmであり，小児においては厚さ2.0 cm以上を腫大としている．ムンプスでは内部エコーはほぼ均一高エコーで，時に枯れ枝状の線状低エコーを認めることがあり，正常耳下腺構造よりやや粗糙な印象を受ける（図V-B-3）．ムンプス以外のウイルスによると思われる原因不明の耳下腺炎でもエコー像はほぼ均一な高エコー像でエコーによる鑑別はできない（図V-B-4）．反復性耳下腺炎では多発小円形低エコー域を認める（図V-B-5）．この像は耳下腺腫脹の既往のない例においても認められ，耳下腺腫脹反復の結果による像ではなく，病因によるものと考えられる．また反復性耳下腺炎既往のあるムンプスの耳下腺エコーでは，多発小円形低エコー域を認めるので注意を要する．化膿性耳下腺炎では，早期には逆行性耳下腺管炎の像と思われる音響陰影を伴った線状高エコーが認められる（図V-B-6）．境界が不鮮明な無エコー域は膿瘍形成を疑わせる．小児ではまれであるが唾液腺にマスエコーを認める場合は唾液腺腫瘍との鑑別を要する．

表V-B-1　耳下部腫脹の鑑別

腫脹部位	腫脹の既往	流行	ムンプス既往	ワクチン歴	エコーパターン	抗体パターン*	診　断
耳下腺	初めて	あり	なし	未	均一高エコー（図V-B-3）	初感染	ムンプス
		あり	なし	済み	均一高エコー	再感染	ムンプス（2次性ワクチン不全）
		不明	なし	未または済み	均一高エコー	初感染または再感染	ムンプス
		なし	なし	未または済み	均一高エコー（図V-B-4）	未感染または既感染	その他のウイルス
		なし	なし	未または済み	多発性小円型エコー域（図V-B-5）	未感染または既感染	反復性耳下腺炎
	2回目以上	あり	あり	未または済み	均一高エコー	再感染	ムンプス（再感染）
		あり	なし	未	多発性小円型エコー域	初感染	ムンプス（反復性耳下腺炎罹患後）
		なし	ありまたはなし	未または済み	均一高エコー	未感染または既感染	その他のウイルス
		なし	ありまたはなし	未または済み	多発性小円型エコー域	未感染または既感染	反復性耳下腺炎
	初回または2回以上	なし	ありまたはなし	未または済み	その他の異常像（図V-B-6）	未感染または既感染	その他の疾患（化膿性，唾石，腫瘍など）
リンパ節					低エコー（図V-B-5）		頸部リンパ節炎

＊：ムンプス抗体パターン（落合　仁，ほか：ワクチン歴によるムンプス発症時のIgM抗体，IgG抗体の比較検討．小児科臨床，60：501，2007）
・未感染：IgM陰性，IgG陰性
・初感染：IgM陽性，IgG陽性
・再感染：IgM陰性または弱陽性（＜2.5抗体指数），IgG強陽性（＞25.8 EIA価）
・既感染：IgM陰性 IgG陽性

第V章　外来でみる主要疾患

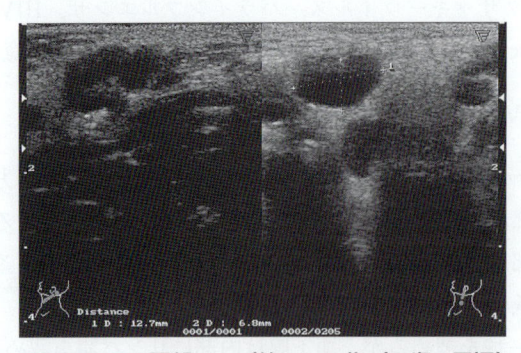

図V-B-2　頸部リンパ節エコー像（8歳，男児）
内部低エコーに描出されるEBウイルス感染症による頸部リンパ節炎．
EBウイルス VCAIgG1.5，VCAIgM1.5．

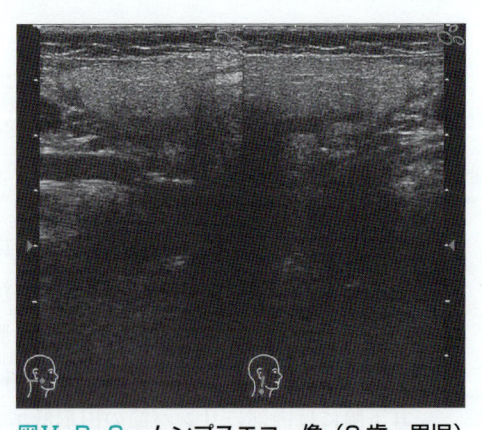

図V-B-3　ムンプスエコー像（9歳，男児）
高エコーほぼ均一な耳下腺の内部エコー．ムンプスIgG4.1，IgM8.53．

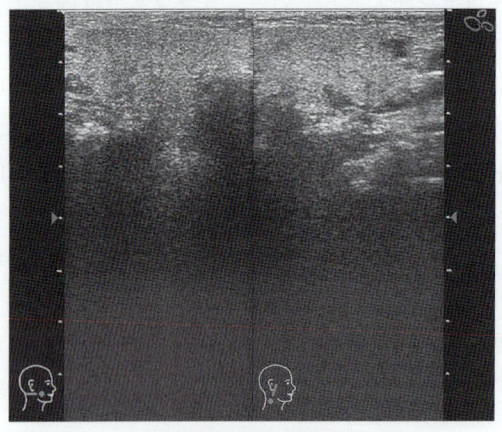

図V-B-4　ムンプス以外の原因による急性耳下腺炎エコー像（5歳，男児）
ムンプスエコー像と同様なほぼ均一な高エコー耳下腺内部エコー．
ムンプスウイルス EIA IgG0.2，IgM0.03．パラインフルエンザ3型HI80倍．

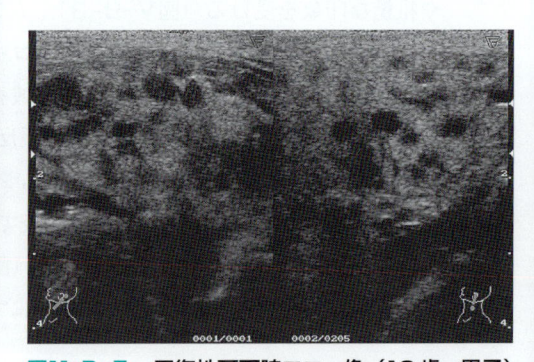

図V-B-5　反復性耳下腺エコー像（13歳，男子）
耳下腺内部に多発性の小円型エコー域を認める．
ムンプス EIA IgG7.4，IgM0.51．アミラーゼ188U/L，WBC16100，CRP1.4．

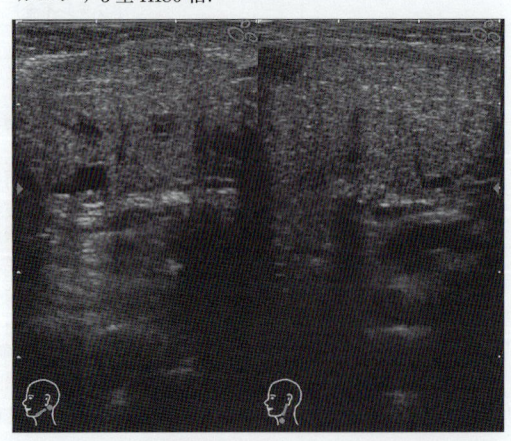

図V-B-6　化膿性耳下腺炎エコー像（4歳，男児）
耳下腺内部不整で一部無エコー域また音響窓を持つ線状高エコーを認める．
ムンプス EIA IgG9.1，IgM0.18．アミラーゼ1052U/L，WBC8900，CRP2.78．

a 反復性耳下腺炎 recurrent parotitis

　小児において耳下腺腫脹を起こす2番目に多い疾患で，3～6歳頃初発することが多い．通常片側性の耳下腺の腫脹で，顎下腺炎を合併することはない．疼痛，発熱を伴うことがあるがムンプス，化膿性耳下腺炎に比べ軽度である．症状は数日で軽快し，再発頻度は年数回から1回とさまざまで，9歳頃に多くが自然寛解し，再発しなくなる．その病態は耳下腺管末端の非閉塞性拡張と，耳下腺管周囲のリンパ球浸潤とされており，耳下腺エコーにおける多発小円形低エコー域は，拡張導管か，その周囲のリンパ球浸潤のどちらかを反映していると思われる．病因は口腔内からの逆行性細菌感染とするものが多いが，その他，先天性の耳下腺の形態異常，不整咬合，アレルギー，免疫学的異常も疑われているが確定していない．

診　断

　耳下腺エコー（図V-B-5）が有用で，別項（p.273）で述べたとおりである．耳下腺造影ではその末梢導管の囊状拡張が描出され，点状漏洩像，いわゆる apple tree sign と呼ばれる所見を認める．また屈曲した耳下腺管が造影されることがある．耳下腺内視鏡では導管壁の健常な血管の欠如した蒼白な所見が認められるといわれている．ステノン管開口部からの分泌物培養では約半数が陽性で，*streptococcus viridans* が一番多く，その他口腔内に好気性，嫌気性菌がみられる．血液検査で軽度の炎症反応，アミラーゼ値の上昇を認めるが，ムンプス，その他のウイルス抗体値で有意な変動はない．低γ-グロブリン血症，低 IgA 血症を認める例，抗核抗体陽性など免疫学的異常を示唆される例があるが，確定的なものはない．通常，耳下腺腫脹の反復は，思春期には寛解することが多いが，女性で10歳以降も反復をみるものではSjögren症候群の初発症状の可能性があり，抗 SS-A 抗体など自己抗体の検査も必要になる．

治　療

　炎症反応，培養検査陽性があることから抗菌薬投与が勧められるが，不投薬でもほぼ同様の経過で自然寛解することも多く，明らかな感染所見がない場合は，鎮痛薬のみの経過観察でよいとするものも多い．抗菌薬の予防内服は成功していない．外国では症状再燃を繰り返し，唾液腺機能が荒廃に至る例があることから，積極的に唾液腺内視鏡から洗浄を行い，再燃を予防できたとする報告があるが，その有効性は確立していない．

出席停止

　反復性耳下腺炎と診断された場合は，必要はない．

b 化膿性耳下腺炎 suppurative parotitis

　抗菌薬が使用される以前は肺炎球菌による化膿性耳下腺がみられたが，今日では全身衰弱や免

疫不全，口腔内の不衛生，脱水，唾液分泌の減少，唾液分泌を抑える抗コリン作用を有する薬剤の使用，唾石などによる唾液腺管の閉塞などを誘因として主に高齢者，術後，新生児，特に低出生体重児でみられることがある．起因菌はブドウ球菌が最も多く，レンサ球菌がこれに次ぐ，最近ではグラム陰性桿菌や嫌気性菌の増加が指摘されている．化膿性の炎症がその他の唾液腺に少なく耳下腺にみられる理由は産生する唾液に殺菌作用のあるムチンの欠如があるとされている．症状は耳下腺の疼痛，腫脹，発赤，発熱などがみられる．また圧迫によりステノン管開口部より排膿を認めることがある．検査では白血球増多，CRP高値などの炎症反応がみられるが血清アミラーゼは高値から正常までみられる．診断では小児においても，まれに認められることを考慮しておくべきである．また炎症反応が強くなく，症状や血液検査からムンプスなどのウイルス感染や反復性耳下腺炎と誤診される場合があり，疑わしい場合は超音波検査で耳下腺内部のパターンを検討する必要がある（図V-B-6）．

治療は適切な抗菌薬を経口，必要あれば経静脈的に投与される．膿瘍形成が認められる場合，切開排膿されることもある．

C 唾石症 salivary calculus

唾石症は腺管内の異物，脱落上皮，細菌などが核となり主としてリン酸カルシウムあるいは炭酸カルシウムが沈着して形成される．唾石の80～90％は顎下腺に生じ，その他の唾液腺に生じることはまれで，耳下腺5～0％，舌下腺5％程度といわれている．小児では唾液腺開口部が小さく，異物が進入しにくく，唾液分泌量が多いことなどから，比較的まれであるが閉塞性の顎下腺炎を合併することがあり，唾液が多量に出る摂食時に，顎下腺部の腫脹疼痛をきたす症状のある場合には考慮する必要がある．単純X線撮影，超音波，CT検査などで画像検査が行われるが，小さな結石はX線に写らないこともある．超音波検査ではacoustic shadowを伴う凸型の高エコー構造が典型的で検出率は95％程度といわれているが熟練を要する．結石の存在位置は小児の場合ワルトン管開口部付近に石が存在することが多く，視診，触診で確認できることも多い．

小児では結石も小さく，炎症を抑え唾液分泌を増やすことにより自然排出されることもあるが，排出のみられない場合は超音波による破砕，外科的処置が必要な場合もある．

参考文献

1) 名木田　章，ほか：炎症性耳下腺腫脹患児における耳下腺超音波検査の有用性．日本小児科学会雑誌，110：1092-1098, 2006.
2) 深澤　満：流行性耳下腺炎と反復性耳下腺炎の鑑別における超音波検査の有用性．外来小児科，5：21-25, 2002.
3) 藤井喜充，ほか：流行性耳下腺炎と反復性耳下腺炎．小児内科，38：1715-1719, 2006.
4) Leerdam CM, et al：Recurrent parotitis of childhood. J Paediatr Child Health, 41：631-634, 2005.
5) Brook I：Acute Bacterial Suppurative Parotitis：Microbiology and Management. J Craniofac Surg, 14：37-40, 2003.

【日野　利治】

3 下痢症
diarrhea

> 昭和20年代までは乳児の下痢はしばしば重症化し，その研究は世界の小児科学研究の最大のテーマの1つであった．わが国でも昭和20年代半ばまでは夏季には重症下痢症の乳児が病院の病棟に溢れていた．
>
> しかし，昭和20年代後半から当時消化不良性中毒症と呼ばれた重症下痢症は急速に減少し，過去の疾患となっていった．現在でも開発途上国では，乳幼児の下痢による死亡率は依然として高く，原因は病原性大腸菌などの感染が多い．死因は基礎的栄養の悪いことと脱水症が多いと考えられている．

下痢はなぜ軽症化したのか

乳児の下痢が近年著しく軽症化した理由としてほぼ次のようなことが推定される．
① 生活環境の改善
② 栄養状態の向上
③ 抗菌薬の普及
④ 脱水症の病態解明と治療の確立

❖ 生活環境と細菌性下痢症

生活環境は細菌性下痢症の発生に大いに関係する．わが国では昭和40年代の初めまで細菌性赤痢の患者は年間5～10万人以上発生し，「赤痢の国日本」であった．しかし，上下水道の普及など衛生環境の改善により急速に減少し，昭和50年代には一挙に年間の発生は1,000人前後となった．赤痢の発生は主に海外旅行者によるもので，輸入伝染病と呼ばれるようになった．

現在の日本では生活環境・食生活の変化から食肉（トリ，卵，ブタ，牛肉など），または動物との接触によるサルモネラやカンピロバクターなどの細菌性下痢症が増加し，時にウシ由来の腸管出血性大腸菌の集団発生（食中毒型）が発生し不安を与えている．

❖ 栄養状態と下痢

全身の栄養状態の低下は下痢の重症化に強く影響する．日常的な低栄養がひどい下痢によってさらに栄養が低下し下痢を増悪させるという悪循環が，かつて離乳期の乳児を中心に夏季に多発していた．消化不良，消化不良性中毒症などと呼ばれ恐れられたものである．

すでにこの病態は過去のものとなったが，昭和40年代から50年代にかけて，生後3カ月以下の幼若乳児に"難治性下痢症"という病名で似たような病態が注目された時期があった．

乳児下痢症が重症で当時は日常的に基礎的栄養が悪かったことのほかに，下痢の主な治療として伝統的に行われていた絶食や厳しい食事制限も重症化に関係していた可能性もある．

❖ 抗菌薬

重症下痢症の最も重要な病態である脱水症の治療が確立し普及するよりかなり以前の昭和20年代の終わりに，急速に重症下痢症（消化不良症）の減少が始まった時期があった．

その理由として当時発売されたクロラムフェニコール［1950（昭和25）年］，ストレプトマイシン（1950年），テトラサイクリン［1952（昭和27）年］などの広域スペクトル抗菌薬の多用によって，下痢に関連していた細菌が制圧されたことが考えられる．1953（昭和28）年第56回日本小児科学会で，岡山大・濱本教授が『本疾患（消化不良症）が消えたので，本研究は終わりにする』と講演されたことは当時強い印象を与えた．

いまだ耐性菌の出現していなかった当時，ごく短期間の投与で下痢の進行が止まり，抗菌薬多用の功罪の功の部分が目立ったものと考えられる．罪の部分は，広域スペクトル抗菌薬の多用が数年後には腸内細菌から赤痢菌への耐性の伝達（プラスミッド）を起こしたことであり，多剤耐性赤痢菌の流行に悩まされることとなった．

❖ 輸液療法の普及

昭和20年代から昭和30年代にかけて日本の小児科では輸液療法の研究は欧米に比べ遅れていた．昭和30年代までわれわれは点滴静注が困難な重症の脱水症には静脈切開（cut down）をせざるを得なかった．

昭和40年代になり翼状針が市販され，輸液のマニュアルも数多く出版されるようになって，経静脈輸液は今日のように広く普及するようになった．

さらに現在，わが国では日頃の家族への指導によって，家庭での脱水症への進行阻止を目的とした経口補液療法が普及し，下痢による脱水症での入院は著明に減少した．

近年の小児科外来の下痢

近年わが国の第一次医療における小児の下痢の原因はほとんどウイルス性となり，脱水症の阻止や改善だけで治癒するように軽症化してきている．

しかし，時に細菌性の下痢が発生し，O157やO111の集団発生で経験したような食中毒型の疾患と，赤痢に代表される細菌感染による伝染病との区別が困難となってきて，食物媒介疾患（food borne disease）と呼ばれている．

❖ 細菌性下痢症

乳幼児の下痢の原因細菌として多いものはカンピロバクター，サルモネラ，病原性大腸菌である．病原性大腸菌にはEPEC（腸管病原性大腸菌），ETEC（腸管毒素性大腸菌），EAggEC（凝集粘着性大腸菌），EIEC（腸管侵襲性大腸菌），EHEC（腸管出血性大腸菌）の5種類が知られている．

以前，国内では重症となりやすいEHEC（腸管出血性大腸菌）感染例はみられなかったが，1990年浦和市の幼稚園の集団発生や，1996年の大阪府堺市での大規模集団発生（約7,000人）以後，全国的に散発するようになった．

近年増加してきているカンピロバクター，サルモネラ，EHECなどの病原菌はみな動物由来の細菌である．

❖ ウイルス性下痢症

ウイルス性下痢症の原因ウイルスとしては現在，ロタウイルス，ノロウイルス，サポウイルス，アストロウイルス，アデノウイルスが知られている．冬季に流行し，1日に数十回の激しい水様下痢が約7日間続いたロタウイルス下痢症は，発生は依然として最も多いが，以前に比べて症状が軽くなった．

近年は初冬へかけて嘔吐の目立つノロウイルスの流行のほうが，第一次医療では多くなってきている．

欧米と日本の違い

第一次医療の下痢治療について，日本の現状と米国小児科学会，欧州小児栄養消化器肝臓学会などの勧告には隔りがあるように感じる．

欧米の勧告は，開発途上の国々のことを視野に入れているからではないだろうか？　たとえば治療食に乳糖除去乳は不要とあるが，わが国のように下痢が重症化することがほとんどなく，保護者は便の固まることのみを心配している状況では，母乳は別として乳糖除去乳，乳糖除去食を与えたほうがよいと思われる（p.286 参照）．

また経口補液治療についても，欧米の治療指針がすでに脱水症を起こした患児を対象にしているのに対し，わが国の経口補液療法はあくまで脱水症発生への進行阻止（後述，p.289）であり，すでに脱水症を起こした患児には保護者は経静脈輸液しか容認しない．「ネルソン小児科学（第17版）」にも『経口補液は先進国ではあまり使用されていない』とあるが，わが国では経口補液療法は第一次医療に普及してきており，脱水症による入院を減少させる家庭レベルの医療としてかなり用いられている．

このような違いは，わが国のように健康保険・乳幼児医療制度や医療施設に恵まれた社会とそうでない地域とでは異なってくる．下痢の治療や食事の与え方などは国や地域や時代によって異なるので，その地域に適した独自のものが望ましいのではないだろうか．

a ウイルス性胃腸炎　viral gastroenteritis

ウイルス性胃腸炎の原因ウイルスは20種類以上といわれているが，主なものにはロタウイルス，ノロウイルス，腸管アデノウイルス，サポウイルス，アストロウイルスなどがある（表V-B-2）．

ウイルスによる下痢が，わが国の小児科学のなかではっきり臨床的に認識されたのは，ノロウイルス（1968年），ロタウイルス（1973年）以後の昭和40年代のことである．

近年，診断方法が進歩し，細菌性下痢症発生の減少とともに，ウイルスによる乳幼児の下痢が小児科外来の大部分を占めるようになってきている．

❖ ロタウイルス

ロタウイルス胃腸炎は，ウイルス性下痢のなかで最も頻度が高い．ヒトロタウイルスにはA群，B群，C群がある．A群の流行がほとんどであり，B群はかつて中国で大流行がみられた．C群はごくまれに検出される．

生後6カ月～2歳の乳幼児に多くみられ，潜伏期は2日．突然の嘔吐で始まり，1日に10回～数十回の水様下痢が約7日間続き，最も脱水症を起こしやすい乳幼児の冬季の下痢の代表であった．

しかし，近年ロタウイルス下痢症が軽症化し，ノロウイルス胃腸炎の流行のほうが目立つようになってきている．

表V-B-2 胃腸炎ウイルスの特徴

	ロタウイルス	ノロウイルス	サポウイルス	アデノウイルス	アストロウイルス
分類	レオウイルス科	カリシウイルス科	カリシウイルス科	アデノウイルス科	アストロウイルス科
検出法	CC, EM, PAGE, RPHA, LA, ELISA, IC, RT-PCR	EM, LA, ELISA, IC, RT-PCR	EM, RT-PCR	CC, EM, ELISA, RT-PCR	CC, EM, ELISA, RT-PCR
迅速診断	有（A群のみ）	有*	なし	有	なし
感染経路	糞口感染	糞口感染，エアゾル	糞口感染	糞口感染，飛沫感染	糞口感染
潜伏期	1～4日	1～2日	1～3日	5～8日	3～4日
排泄期間	4日～2カ月	3～4週間（～6カ月）	7日間	（数週間～数カ月）	1週間（～数週間）
好発年齢	乳幼児	全年齢	乳幼児，全年齢	小児	乳幼児（成人も）
頻度 2007.7～2008.6（2006.7～2007.6）	17（20）%	18（16）%	3（4）%	2（5）%	0（2）%

＊：保険適用なし．
CC：細胞培養，EM：電子顕微鏡，PAGE：ポリアクリルアミドゲル電気泳動法，RPHA：逆受身赤血球凝集試験，LA：ラテックス凝集法，ELISA：酵素抗体法，IC：イムノクロマト法，RT-PCR：reverse transcription-polymerase chain reaction.

（水野由美：ウイルス性胃腸炎．小児科臨床，62；214-2148，2009 より一部改変）

　最近のロタウイルス下痢の知見としては，頻度は低いが時に脳炎・脳症，呼吸器疾患，血液疾患（DIC，特発性血小板減少症など），急性筋炎などの重症の合併症が存在するということと，米国をはじめ諸外国ですでにワクチンが定期接種されている国も多く，わが国でも早期の実施が望まれているということである．

❖ ノロウイルス

　ノロウイルスはサポウイルスとともにカリシウイルス科に属する下痢の原因ウイルスである．1968年米国のノーウォーク小学校の流行で発見されたので，米国ではノーウォークウイルスと呼ばれていた．わが国ではサッポロウイルス（サポウイルス）とともに小型球形ウイルスと呼ばれていたが，その後2002年，国際ウイルス命名委員会によりノロウイルスの名称が確定した．
　近年ノロウイルスの流行が，小児のロタウイルスをしのいで急速に増加して注目を集めるようになり，2006年にはわが国で成人を含めて数百万人が罹患したと推定されている．
　ノロウイルスには次のような3つの感染の型がある．

1）ヒトからヒトへの感染

　数十個という少ないウイルス量で感染し，排泄期間が長い（症状が消失しても1週間程度）ので感染防御が難しく，集団内での流行を起こしやすい．潜伏期は1～2日．小児では嘔吐を主症状とすることが多く，一般に短期間（1～2日）で回復し，成人では下痢を主症状とすることが多い．

2）生カキなどからの感染

　海でカキなどに蓄積されウイルス量が多いため，食中毒型のひどい症状となる．小児には少ない．85℃，1分以上の加熱でウイルスは不活化される．

3）調理人からの感染

　短時間内に集中多発し，食中毒型の発生となる．高齢者では，嘔吐による気道の閉塞や誤嚥性

肺炎で重症化することがある．

❖ サポウイルス

ノロウイルスとともにカリシウイルス科に属する小型球形ウイルスである．2002年，サッポロウイルスをサポウイルスと国際ウイルス学会で命名された．

糞口感染が主であるが，食品媒介による食中毒型の感染または臨床症状については，まだよくわかっていない．一般に臨床症状は軽い．

❖ アデノウイルス

腸管アデノウイルスと呼ばれるF群の40，41型が，乳幼児に下痢を主徴とした感染を起こす．迅速テストが行われ，乳幼児の下痢の数%～10%から検出されている．

糞口感染が主経路で，季節性はなく，3歳以下の乳幼児が主として感染，発病する．下痢が主症状であるが，上気道炎症状を伴うことがある．一般に軽症である．

❖ アストロウイルス

1975年に初めてヒトの下痢便より検出された．ウイルス性下痢のなかで占める頻度は数%程度である．

2歳以下の小児に多いが，全年齢を通じ一般に症状は軽い．感染様式はヒトからヒトの糞口感染が主である．

b 細菌性胃腸炎 bacterial gastroenteritis

近年ウイルス性下痢が増加し細菌性下痢は少なくなってはいるが，細菌性胃腸炎は小児科ではまだまだ日常的な疾患である．

下痢の病原菌としてカンピロバクター，サルモネラ，病原性大腸菌，エルシニア，腸炎ビブリオなどが知られているが，現在圧倒的に多いのはカンピロバクターとサルモネラであり，次いで病原性大腸菌である．

カンピロバクター腸炎 campylobacter enteritis

カンピロバクターによる急性胃腸炎・食中毒は，サルモネラとともに細菌性胃腸炎では最も頻度の高い疾患であるが，わが国の小児科で認識されたのは比較的遅く，昭和50年代後半になってからであった．

Butzlerが1973（昭和48）年に選択培養法を，Skirrowが1977（昭和52）年にSkirrowの培地を用いて本菌の検出を報告して以来，わが国においても報告がみられるようになった．それ以来，小児科の細菌性下痢症の中心的な存在として知られるようになってきている．

カンピロバクター属のなかでヒトから分離されるのは *C. jejuni*，*C. coli* および *C. fetus* であるが，*C. jejuni* と *C. coli* は胃腸炎が主で，*C. fetus* は新生児や基礎疾患のある患者に全身感染症を起こすことがある．実際に小児科外来で遭遇するのは，*C. jejuni* による急性胃腸炎である．

わが国でも最も重要な感染源はニワトリで，カンピロバクター菌種のなかでヒトへ感染するのはほとんどが *C. jejuni* である．

潜伏期は平均2，3日～7日と比較的長く，発熱，嘔吐，腹痛，下痢などの症状で発病し，し

しばしば肉眼的血便を排泄するが，一般的に経過は良好で死の転帰をとることはまれである．

発生は散発例が多いが，時には1978（昭和53）年，米国バーモント州でのように2,000人が発症し，世界的に注目されたような大規模な食中毒型の水系感染例もある．

合併症としては，ギラン・バレー症候群が有名である．有効な抗菌薬はマクロライド，ホスホマイシン，ニューキノロン，テトラサイクリンなどであるが，小児の場合は副作用の問題および，同じく腸炎の原因菌であるサルモネラにも有効であるなどの点で，第1選択薬としてはホスホマイシンが使用しやすい．

サルモネラ感染症　salmonella infection

サルモネラ菌は家畜，鳥類，爬虫類など自然界に広く分布しており，2,000種類以上の血清型に分類される．一部の血清型を除いて成熟動物はサルモネラに感染しても無症状である．約1,300の血清型がヒトに病原性があるといわれる．

感染は経口感染で，病型は急性胃腸炎・食中毒型が最も多く，サルモネラ胃腸炎（食中毒型）は常に食中毒の1〜2位を占めている．

他にチフス菌，パラチフス菌によるチフス様疾患（enteric fever：消化器症状は少なく高熱が主体）があるが，チフス，パラチフス様疾患は戦後はほとんどみられなくなり，年間約100例程度で，海外旅行者による輸入伝染病と考えられている．

両疾患とも第2類感染症に指定されており，患者発生の際は保健所への届出が必要である．

サルモネラ胃腸炎の潜伏期は短く半日〜2日ぐらいで，高熱，腹痛，嘔吐，下痢で発症し，しばしば血便がみられる．

小児では一過性菌血症を起こしやすく，時に肺炎，化膿性関節炎，骨髄炎，心内膜炎，髄膜炎，脳炎などの重症感染症を合併することがある．

❖ サルモネラ血清型の変遷

1988年以前までは胃腸炎から分離される血清型は *S. typhimurium* が主流だったが，1989年（平成元年）以降は *S. enteritidis* による感染が主流となった．*S. enteritidis* の増加は鶏卵が原因ではないかと考えられている．親トリから卵への垂直感染があり，生みたての卵のなかにすでに菌が存在していることが知られるようになった．菌の増加の条件下では感染が起こるので，今後，次のような注意が必要と考えられる（石黒信久：小児科，39，1988より引用，一部変更）．

① 生卵は原則として小児には食べさせない
② 卵の加熱は十分行う
③ 調理後はすぐ食べる
④ 卵および料理を長時間室温におかない

❖ サルモネラによる集団食中毒

サルモネラによる食中毒も多数の菌による食中毒から，少数の菌による感染型の食中毒（食物媒介疾患；food borne disease）へと変貌してきている．

わが国で，これまであまり検出頻度の高くなかった *S. oranienburg* という菌型で2回の食中毒のアウトブレイクが起こって注目を集めた．

① 1991（平成3）年，佐賀県鹿島市の幼稚園で調理パンが原因で，家族を含めて137人が発症．
② 1999（平成11）年，乾燥イカ菓子で全国的に1,505人が発症．

C 食中毒 food poisoning

食中毒と呼ばれるもののなかには細菌性（感染型，毒素型），ウイルス性，化学物質，自然毒（毒キノコ，銀杏，フグ毒）など多くのものが含まれている．本項は消化器疾患の項に分類されており，小児の食中毒はほとんどが細菌性かウイルス性のものである．

「救急医療」の「薬物の誤飲および中毒」の項（p.893）があるので，本項では細菌性，ウイルス性関連の食中毒について述べる．

食物媒介疾患 food borne disease

かつては大量の菌の経口摂取で発症する場合を食中毒と呼び，赤痢などのように少量の病原体でヒトからヒトへ感染するものを伝染病と呼ぶ傾向があった．しかし，近年 O157 の出現やサルモネラ感染症のなかにもごく少量の菌で感染発症するものがあることがわかり，食中毒と伝染病の境が曖昧となってしまった．

最近では，米国のように食品の媒介によって起こる疾患すべてを食物媒介疾患 food borne disease と呼ぶことも多くなった．社会的には感染性胃腸炎と食中毒が用語として混同して使用されている．

細菌性・ウイルス性食中毒 bacterial and viral food poisoning

主な細菌性・ウイルス性食中毒の臨床症状は，表V-B-3のとおりである．

小児では細菌としてはサルモネラ，病原性大腸菌，カンピロバクターが多く，ウイルスでは近年ノロウイルスによるものが多くなってきた．

腸炎ビブリオが成人で多いのは，海産魚介類の生食を好むわが国の食習慣によるものである．

毒素型食中毒 toxic food poisoning

細菌が産生した毒素による食中毒として，ブドウ球菌とボツリヌス菌によるものがある．

ブドウ球菌性食中毒の原因は調理の際の化膿巣が多いとされている．ボツリヌス食中毒は"いずし"を原因とするものが多く，北海道，東北地方で発生していたが，1984年熊本で土産用真空パックの辛子レンコンで患者が広域に発生し，31人中9人が死亡するということがあった．両者とも毒素性なので抗菌薬は無効である．

乳児ボツリヌス症は1976年，米国で新しく発見された．生後2週から1歳未満の乳児が，ハチミツなどでボツリヌス菌芽胞を摂取し，芽胞が腸管内で増殖して便秘，筋力弛緩などを起こす疾患である．1987年，厚生省は1歳未満の乳児にハチミツを与えないよう通達した．

表V-B-3 主な細菌性・ウイルス性食中毒の臨床症状

	食中毒菌	潜伏期（平均）	悪心嘔吐	下痢	腹痛	発熱	脱水症状	脳神経症状	原因食
感染型	腸炎ビブリオ	4〜28時間(10〜18時間)	+	⊕	⊕	±	+	頭痛	魚介類（特に，カキ，カニ，エビ）
	サルモネラ属	6〜72時間(12〜24時間)	+	++	+	⊕	+		肉，卵，サラダなど
	病原大腸菌	10〜40時間(10〜20時間)	±	+	+	+	±	溶血性尿毒症症候群・脳症	菌汚染飲食物
	カンピロバクター	2〜11日(2〜5日)	+	⊕(血便)	+	+	+		水，肉類，牛乳
	ウェルシュ菌	8〜20時間(10〜12時間)	+	⊕	++	−〜+	−〜++		肉類，魚介類
毒素型	ブドウ球菌	1〜6時間(2〜3時間)	⊕	+	++	±	+	めまい，頭痛，けいれん	牛乳，クリーム，チーズ，ポテトサラダ
	ボツリヌス菌	2〜72時間(12〜24時間)	++	⊕	±	⊕	−	複視，嚥下困難，嗄声，呼吸麻痺	いずし，ソーセージ，ハム
	ノロウイルス	1〜4日	⊕	+(水様)	+	+	+		二枚貝，エビ，カニ，サラダ，水

○印は，その菌に比較的特徴的と思われるもの．

(豊原清臣：中毒および薬物誤飲．開業医の外来小児科学 5版, p.789, 2007)

d 腸管出血性大腸菌感染症 enterohemorrhagic E.coli (EHEC) infection

❖ **病原性大腸菌**（pathogenic *Escheria coli*）

通常，大腸菌は正常細菌叢を形成し，膀胱炎などのような異所性感染症を起こすことがあるが，腸管内では病気を起こさない．

しかし，一部の大腸菌は特殊な病原性を獲得し，腸管内で病気を起こす．これらの大腸菌を病原性大腸菌または下痢原性大腸菌という．病原性大腸菌には表V-B-4のような種類がある．

❖ **EHECの疫学**

EHECは1982年，米国でハンバーガーによる食中毒によって発見された．菌は志賀赤痢菌が産生する志賀毒素に類似した毒素を産生することから，ベロ毒素産生大腸菌または志賀毒素産生大腸菌と呼ばれてきた．

EHECはウシを中心に反芻動物の大腸に生息しており，食肉や野菜などからヒトに経口感染する．本菌による食中毒発生や流行は，牛肉の消費量が多く，種々の食品を大量生産している先進国に多い傾向がある．

わが国では1990年浦和市の幼稚園で，1996年には大阪府堺市を中心に世界最大規模（約7,000

表V-B-4 病原性大腸菌

腸管出血性大腸菌（enterohemorrhagic *E.coli*：EHEC）
腸管病原性大腸菌（enteropathogenic *E.coli*：EPEC）
腸管毒素性大腸菌（enterotoxigenic *E.coli*：ETEC）
凝集粘着性大腸菌（enteroaggregative *E.coli*：EAggEC）
腸管侵襲性大腸菌（enteroinvasive *E.coli*：EIEC）

人）の集団発生があった．その後菌はわが国に定着し，現在も散発事例が全国に続いている．

O157の感染成立に必要な発症菌数は，他の病原性大腸菌が$10^8 \sim 10^{10}$であるのに対し$10^2 \sim 10^3$と少なく，赤痢菌とほぼ同じレベルである．したがってヒトからヒトへ感染しやすく，今後公衆衛生上重要な病原体になるものと考えられる．

❖ わが国でのEHECの血清型

EHECの集団感染は初期には血清型O157によるものが多かったため，EHEC感染といえばO157という印象が強かったが，2000〜2007年に全国の地方衛生研究所から報告されたEHECの血清型はO157（約70％），O26（約20％），O111（約4％）と3つの血清型で全体の90％以上を占めていた．

世界では50種類以上の血清型が報告されており，国によって分布が異なる．

❖ 臨床像

潜伏期は3〜5日で，典型的な場合は下痢で始まり，頻回の水様下痢となり強い腹痛と血便を伴う．しかし，国立感染症研究所感染症情報センターに報告されているEHEC検出例では，無症候性が30〜40％を占めていることから，無症候性保菌者もかなりいると考えられている．

合併症として溶血性尿毒症症候群（hemolytic uremic syndrome：HUS），腸重積症，急性虫垂炎，直腸脱などがある．最も重大な合併症はHUSである．

❖ HUS（溶血性尿毒症症候群）

HUSはベロ毒素によって起こる血栓性微小血管障害で，EHEC下痢症の1〜10％に合併する．年齢は乳幼児に多く，高齢者もまた合併し重症化することが多い．

下痢出現後4〜10日目に発症するが，2週間ぐらい経って起こる場合もある．

HUSを疑わせる症状としては乏尿，浮腫，出血斑，頭痛，傾眠，不穏，けいれん，血尿，蛋白尿などがある．

検査では溶血性貧血（Hb10 g/dL以下），血小板減少（10万/μL以下），急性腎機能障害（乏尿，無尿，血清クレアチニン基準値の1.5倍以上の上昇）が3主徴である．

HUSの20〜30％に中枢神経症状を伴い，いまだ発症のメカニズムの不明な急性脳症は死亡原因の第1位であるので注意を要する．

❖ 菌検出と届出

ベロ毒素産生大腸菌の血清型には多くの種類があり，現在ではVT（ベロ毒素）産生性を調べ，その後血清型を決定する方が効率的であると考えられている．

EHECが証明されたら，本疾患は3類感染症として直ちに最寄りの保健所を経由しての届出が義務づけられている．

❖ 抗菌薬

EHEC発生当初米国では抗菌薬使用でかえって悪化するとの意見が多かったが，使用する抗菌薬も異なり，その後わが国では抗菌薬投与は早ければ早いほど効果的であるということで意見が一致している．

わが国ではホスホマイシンを発症後できるだけ早期（2〜3日以内）に投与することが勧められている．

❖ 予　防

手洗い，食品の加熱，調理道具の清潔が基本となる．

加熱した食品は安全である．ビーフステーキの場合は，菌が表面についていてもなかには入ってこないので"レア"でも感染しない．しかし，ひき肉（ground beef）の場合は表面の菌がなかに入っているので，小児に食べさせる場合は，十分な加熱または煮込みハンバーグにした方が安全である．米国での最初の食中毒の原因は，ハンバーガーのレアであったといわれている．

冷蔵庫のなかでも菌は死滅しないので，過信せず他の食品への汚染に注意する．調理道具や生肉に使用した箸からの感染にも十分注意する．食生活や習慣が変わってきたわれわれの社会では，これらの注意事項を守っていくことが今後必要となった．

e 下痢の治療

急性下痢か慢性下痢か

一般に2～3週間以上持続する下痢を遷延性下痢または慢性下痢と呼ぶ．慢性下痢としては年長児の炎症性腸炎（クローン病，潰瘍性大腸炎）などがよく知られているが，他に先天性吸収不全，慢性非特異性下痢（toddler's diarrhea），解剖学的異常，内分泌異常，免疫不全，アレルギー性下痢など多くのものがある．

しかし，開業医の外来診療でこれらの慢性下痢症に出会う頻度はきわめて低く，もし慢性下痢が疑われた場合は多くの検査や長い期間の管理・治療が必要なので，専門病院へ紹介したほうがよい．

遷延性下痢のなかで日常的によくみられ，容易に治療できるものに，二次性乳糖不耐性がある（後述）．

また最近，アレルギー性腸炎（下痢症）が増加してきているが，アレルギーを専門としていない小児科医にとっては，やはり検査と長い管理が必要であるため，専門病院へ紹介したほうがよいだろう．

❖ 二次性乳糖不耐症

乳糖分解酵素（ラクターゼ）の活性低下時に乳糖を与えると下痢が遷延する．先天性ラクターゼ欠損症はきわめてまれな疾患であるが，乳糖分解酵素は容易に活性低下が起こる．乳幼児では急性の下痢に引き続きだらだらと下痢が続く二次性（続発性）ラクターゼ欠乏症が日常しばしばみられ，便は酸臭のある水様便である．

この下痢は悪化して重症となることはないが，現在の日本では便の性状が何日もよくならないと，保護者が非常に心配して転医することも多い．

このような場合，牛乳，粉乳，ヨーグルトなどの乳製品，お菓子，パンなどを中止し，乳糖を含まない米飯，煮込みうどん，卵，魚，野菜，麩，果物などを与える．

粉乳を与える場合は無乳糖ミルク（ラクトレス，ラクトースフリー），大豆乳（ボンラクト，ソーヤミール）などを使用する．食事制限の期間は1～2週間がよいと思われるが，もしそれ以上続けても栄養的に問題はない．

乳糖含有量の最も多いのは母乳であり，母乳をどうするかという問題がある．

離乳食の量や回数がいまだ少なく，母乳のほうが多い乳児では，もともと母乳便は泥状便で回

数も多いので，母乳の制限は必要ない．

　離乳食が進んで母乳の比率の少ない乳児では，過去母乳栄養では下痢の重症化が少なかったことと，急性胃腸炎後に7％の乳糖を含む母乳を与えても下痢は起こらないが，同じ濃度の牛乳を与えると下痢を起こすという事実もあり（Walker-Smith：Postenteritis cliarrhea. Textbook of gastroenterology and nutrition, Raven Press, 1989），母乳以外の乳糖を制限する（乳糖量を少なくする）ことでよい．

急性下痢の治療

❖ 経口補液

　急性下痢の嘔吐・下痢による脱水症の進行を阻止するためには，日頃から保護者に脱水症予防についての理論，方法について教育しておくことが大切である（p.293参照）．

　外国の教科書や文献では，多くは開発途上国のすでに脱水症を起こした患児の経口補液について記されている．

　しかし，医療に恵まれたわが国では，すでに脱水症を起こしている場合は家族は入院，経静脈輸液しか望まない．したがって，わが国では経口補液治療は嘔吐・下痢のときの脱水症への進行阻止として，日頃から保護者に教育しておいたほうがよい．

❖ 食事の与え方

　下痢に食事制限を行う理由は消化管への負担と吸収の問題である．嘔吐がある場合は絶食して経口電解質液を少しずつ，ゆっくり，持続して1〜3時間与える．また，腹痛の強いときにも食事は制限しなければならない．このような短期間の絶食は急性胃腸炎の初期には必要である．

　かつて重症下痢の多かった時代には，消化管を休めると損傷の回復が早くなるという考えから，かなり厳しい飢餓療法が行われたが，はたして厳しい食事制限を行うことによって治療期間を短縮できるものであろうか．

　乳幼児の下痢が先進国でも重症化していた1948年，すでにChungは夏の乳児下痢症の患児に飢餓療法を行った組と，初めから食物を与えた組とに分け下痢の持続期間を比較している．その結果，最初から食物を与えても悪化することはなく，蛋白質，脂質もよく吸収され，下痢の回復を遅らせることはないと報告した．この研究はBARNETの教科書にも引用されている．

　現在では，WHOが開発途上国の下痢治療にも食事の早期再開を勧めている．

❖ 止痢薬

　下痢は生体にとって不利なものを排出しようとする生体防御反応でもあるので，一般にロペラミド（ロペミン®）やリン酸コデイン，ロートエキスなどの強い止痢薬は麻痺性イレウス，toxic megacolonなどの副作用の報告もあり，急性の下痢にはむしろ禁忌で，感染性ではない前述の慢性下痢症に適応を絞るべきである．

　タンナルビンは牛乳蛋白由来で，牛乳アレルギーの児には禁忌である．また，乳酸菌製剤であるビオフェルミン，ビフィダー，ラックビーなどはほとんど牛乳蛋白成分が含まれており，牛乳アレルギーの児には使用しないほうがよい．

❖ 鎮吐薬

　急性胃腸炎の治療の研究では鎮吐薬使用に反対する意見が多い．副作用としてドンペリドン（ナウゼリン®）では舌，眼球の異常運動，四肢の振戦などの錐体外路症状やQT延長が，メト

クロプラミド（プリンペラン®）では錐体外路系症状が多数報告されている．使用後に変な動きをすると訴えることがときどきある．ことに小児では成人より発現頻度が高いので，できるだけ使用しないほうがよい．

急性胃腸炎の病初期には吐き気・嘔吐が一過性にみられるが，一定時間の少量経口補液剤の持続投与（p.296参照），または嘔吐がひどい場合は一定時間の経静脈輸液によって治まる．

❖ 抗菌薬

小児の下痢への抗菌薬投与は，ホスホマイシン（ホスミシン®）が第1選択となる．

細菌学的検査の結果を待って投薬するのが理論的であるが，腸管出血性大腸菌（EHEC）では手遅れとなることもある（p.284参照）．

また，以前から乳幼児の下痢の遷延化に上部腸管の細菌増加が関係しているのではないかという考え方があり，最近でも7日以上下痢が続いた乳児では，十二指腸中の *E. coli* が100倍にも増加しているとの研究報告もある．他に最近ウイルス性胃腸炎と細菌の重複感染の報告も多くなってきた．

このような考え方から，乳幼児の下痢の治療初期にホスホマイシンを投与して経過をみることは，試みてよいのではないだろうか．

【中尾　弘】

4 脱水症
dehydration

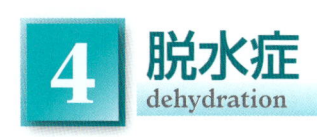

> 小児科領域でも脱水症に対する輸液療法が広く行われるようになった．だが，ややもすれば安易に輸液が行われ，食欲が低下したので輸液をというような必要以上の不適切な輸液の可能性もみられる．脱水症に対する輸液とは，生体の体液バランスが崩れた際，ホメオスタシスが回復するまでの一時的補助手段である．われわれが輸液を行う目的は，そこに脱水症の臨床症状があり，酸塩基平衡障害があり，ショックがあるので，それらの症状を改善するために行うのである．非経口栄養法や抗菌薬の静脈内投予とは区別して考えなければいけない．
> 小児科外来で輸液療法の最も多いのは，嘔吐，下痢による脱水症である．

　昭和20年代まで乳児の下痢は重症が多く，死亡率は高かった．当時，消化不良性中毒症（脳症状，循環障害などの全身症状を伴うもの）と呼ばれ，肺炎，新生児疾患とともに乳児の3大死亡原因であった．

　昭和20年代から30年代の初期にかけて，わが国では各地で下痢の重症化の最大の原因の1つである脱水症の病態の解明と治療法の研究が，小児科医によって行われていた．

　その時代の脱水症は重度のものが多く，まだ翼状針はないため，しばしば静脈切開（cut down）が行われた．切開をすると静脈は扁平で白く，神経かと見まがうほどの強い循環障害がみられた．したがって，迷わず生理食塩水やRinger液などのfree waterを含まない等張液をエキスパンダーとして輸液してhypovolemic shockを改善し，循環の回復を図ることが急務で（bolus injection），その後，脱水症症状改善の輸液を行っていた．

　近年は乳児下痢症の軽症化，早期の受診，経口補液の普及によって，このような重症例はほとんどみられなくなった．

　1961（昭和36）年，大小児科の高津教授とその一門によって，小児脱水症用の複合電解質液ソリタ®-T1～T4号が市販され，昭和40年代の翼状針の市販とともに今日のように輸液が普及するきっかけとなった．かつてのような重症例がみられなくなったわが国では，脱水症の初期輸液は生食水などの等張液でなく，例外を除いてソリタ®-T1号から始めて十分だと考えられる．

　前述のように現在の日本では救急医療以外は重症の脱水症に出会うこともなく，free waterを含まない等張液によるbolus輸液を必要とする例はほとんどないが，途上国ではかつての日本のような重症例が今なお多い．

　また先進国でも医療制度や地理的状況の関係では，重症例が存在しているようである．したがって，途上国の医師が読むことの多い欧米の教科書では，必ずそのような重症例への対応が強調されている．

下痢による脱水症

　嘔吐や下痢によって消化液を失うと，水分，電解質（Na，K，Cl）の欠乏や酸塩基平衡障害が起こり，体液バランスの異常すなわち脱水症をきたす．

乳児は成人や年長児に比べ，急速に脱水症を起こしやすい．われわれの外来で最も脱水症を起こしやすい疾患はロタウイルスによる冬の下痢である．

症　状

失われた水分と電解質の量またはその後摂取した水分や電解質の量によって脱水症の型が変わってくる．

◆ **高張性脱水症（hypertonic dehydration）**……水欠乏，一次性脱水症とも呼ばれる．体液の喪失，高熱，過呼吸などによる水分の喪失の結果，電解質より水分が多く失われたときに起こる．血漿浸透圧，血漿 Na^+ 濃度は高くなる．

◆ **低張性脱水症（hypotonic dehydration）**……食塩欠乏，二次性脱水症ともいう．水と電解質が失われ，次に水分のみの補給があると血漿浸透圧は低下し，血漿 Na^+ 濃度は低くなる．

各型の脱水症の症状は表V-B-5を参照．

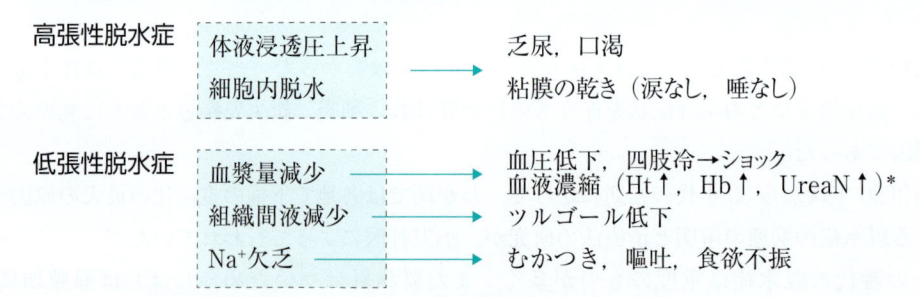

| 高張性脱水症 | 体液浸透圧上昇
細胞内脱水 | → | 乏尿，口渇
粘膜の乾き（涙なし，唾なし） |

| 低張性脱水症 | 血漿量減少
組織間液減少
Na^+欠乏 | →
→
→ | 血圧低下，四肢冷→ショック
血液濃縮（Ht↑, Hb↑, UreaN↑）*
ツルゴール低下
むかつき，嘔吐，食欲不振 |

＊血漿の Na^+ 濃度は低下するが，電解質以外の赤血球などは血漿量の減少に反比例して高濃度となる．

表V-B-5　脱水症の程度

脱水の程度	体重減少*	水分欠乏量	高張性脱水症					低張性脱水症				
			乏尿	口渇	中枢神経症状	弱り	口腔・舌乾	眼	脈	血圧	チアノーゼ	ツルゴール	活力	食塩欠乏
軽度	5%	50 mL/kg	+	+	不機嫌		+		頻脈				全身倦怠	食欲不振
中等度	10%	100 mL/kg	++	++	嗜眠易刺激的**	+	++	涙なし	脈が弱い	↓	±	↓	脱力感	悪心・嘔吐
高度	15%	150 mL/kg	+++	+++	昏睡けいれん	++	+++	涙なし	ふれにくい	↓↓	+	↓↓	無力状態	昏睡

＊：5-10-15%という数字は輸液の量を計算するためのおおまかな区分で，実際の欠乏量はこれより少ない（3-6-9%くらい）．
＊＊：うとうとしているが，ときどき頭を左右にふって，ぎゃーっと泣くような状態．

脱水症の進行

血漿の浸透圧をつかさどっているのは細胞外液（血漿と組織間液）中の陽イオンの90％を占めるNa$^+$であり，その濃度は約140 mEq/Lである．

嘔吐や下痢で血漿より電解質濃度の濃い体液を失うことはない．しかも常に他のほうでも水分を失っているので，

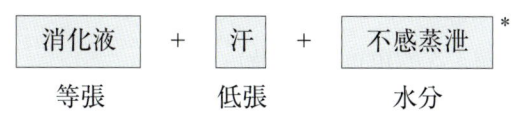

$$\boxed{消化液} + \boxed{汗} + \boxed{不感蒸泄}^*$$
$$\quad 等張 \qquad 低張 \qquad 水分$$

＊熱があると増加する．

失われる比率は必ず水分のほうが多い．したがって，嘔吐，下痢による脱水症はまず高張性脱水症（一次性脱水症）が起こり，次に，水分の摂取によって低張性脱水症（二次性脱水症）となる．

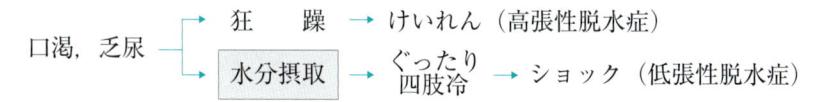

口渇，乏尿 → 狂躁 → けいれん（高張性脱水症）
　　　　　 → 水分摂取 → ぐったり・四肢冷 → ショック（低張性脱水症）

外来での輸液

❖ 注意点

外来で輸液を行う場合は次のような事項を守る．
① 重症の脱水症は入院して輸液を行う．
② 脱水症以外に呼吸器系，循環器系，泌尿器系などに疾患がある場合は，入院して輸液を行う．
③ 患児がただ食物を摂っていないという理由だけで，安易に輸液を行ってはならない．輸液の目的はそこに脱水症（またはショック，酸塩基平衡障害）が存在するため行うので，homeostasisが回復するまでの一時的手段である．
④ 輸液の速度，量は一定の方針のもとに正確に行う．
⑤ 多忙で十分な管理のできない状況での輸液には，十分注意しないと事故のもとになる．

❖ 輸液の順序

外来で1日以上の輸液を行うことはないと考えるが，一応輸液の進め方を記す．1日以上にわたる輸液は原則として入院して行う．外来での輸液はあくまで軽〜中等症の脱水症に限る（表V-B-6）．

表V-B-6　輸液の順序

輸液の段階	目　的
（第Ⅰ期）初期輸液（0〜3時間）	1. 循環の回復（血圧，脈） 2. 利尿
（第Ⅱ期）修復輸液（3〜24時間）	1. 脱水症状の消失 2. 安定した循環 3. 適当な利尿 4. 酸塩基平衡改善 5. K補充

1）（第Ⅰ期）初期輸液

脱水症によって起こっている循環障害を改善し，腎への血行を促す plasma expander の役割である．腎が homeostasis の主役であるので，腎への血流のないまま輸液を進めていくと，低張液注入による水中毒，K 注入による高カリウム血症などが起こる．

使用液：通常ソリタ®-T1号を使用する．
　　　　ただし脱水症の程度が高度で，循環障害，低血圧がある場合は，循環回復まで生理食塩水などの等張液を注入する．
速　度：20 mL/kg/時（1時間を超えると 10 mL/kg/時）
時　間：利尿がつくまで（軽〜中等症では0〜3時間以内）
注　意：低張液を使用してはいけない．K，Ca，Mg を含まない液を使用する．
　　　　排尿のチェックは重要である．

2）（第Ⅱ期）修復輸液

初期輸液で血行が回復し，利尿（2回以上の排尿を目安とする）があったら[*1]，欠乏している体液の補給を行い，脱水症状の改善を図る．輸液剤には K などの細胞内電解質を含む．

初期輸液より速度を落とし，下記より点滴を始める．その後の利尿や臨床症状によって速度を調節する．

［輸液速度］軽　症　5 mL/kg/時
　　　　　　中等症　6〜7 mL/kg/時

この速度が一応の目安であり，現在進行中の下痢の状況や，発熱の具合，その他の状況で量が変動する．

輸液中に経口的に水分を与えると計算がくるって事故となることがある．また経口的に水や電解質のとれる状況となったら，下痢による脱水症の場合，輸液の対象とならない．

症状が改善し，経口的に水やスープが飲めるようになったら，外来での輸液は中止する．

［輸液する液］
　低張性脱水症：ソリタ®-T2号
　高張性脱水症：ソリタ®-T3号

水中毒とは

体液中の溶質に対して水分が過剰になると体液の浸透圧が低下し，細胞内へ水分が移動し水中毒を起こす．症状は頭痛，倦怠感，嘔吐から始まり，けいれん，昏睡へと進む．

水中毒の原因の多くは iatrogenic なもので低張液の輸液速度が速すぎるときと，脱水症の初期輸液で腎への血液の回復していない時期に低張液を輸液することによって起こる．

経口補液療法 oral rehydration therapy（ORT）

ORT は医療に恵まれず，依然として下痢による死亡率の高い開発途上国を中心に治療研究が進められてきた．UNICEF では下痢による死亡率の高い地域へ GOBI 運動（growth monitoring, oral rehydration therapy, breast feeding, immunization）の1つとして強力に ORT が進められ

[*1]：血行が回復し，血圧が回復しているのに排尿に気がつかず，初期輸液を続けていると浮腫，高血圧が起こる．

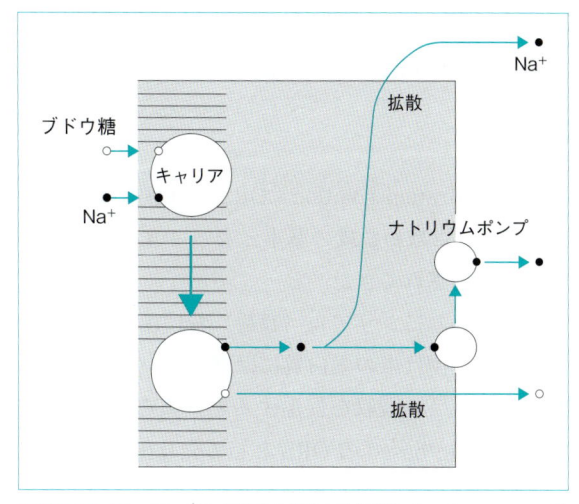

図V-B-7　Na⁺とブドウ糖の共輸送（cotransport）

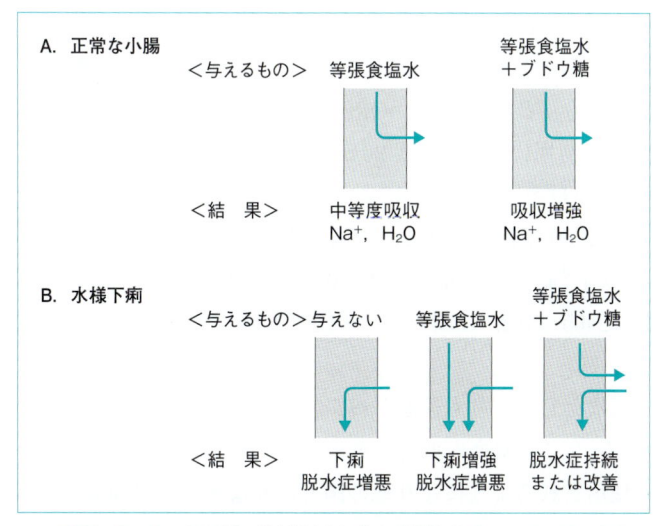

図V-B-8　下痢におけるNa⁺の吸収（Pierce NF, 1977）

てきた．
　一方，わが国では第一次医療の小児科医によって，わが国の実情に適した経口補液療法の治療工夫が進められ，点滴静注による小児の苦痛や保護者の心理的苦痛を大幅に減らすことが可能となった．

経口補液の理論

　水と電解質の取り入れ口は元来消化管で，下痢のない場合，Na⁺は受動輸送や能動輸送で取り入れられるが，水様下痢のときには能動輸送のなかの1つである共輸送 cotransport が主となる．すなわちブドウ糖とNa⁺の glucose-sodium coupled absorption で，Na⁺は小腸粘膜の微絨毛の担体（キャリア）によってブドウ糖とともに取り入れられる．
　したがって水様下痢のときにはブドウ糖の存在がないとNa⁺の吸収は減弱する（図V-B-7）．
　1964（昭和39）年にPhillipsはコレラ患者の治療研究でこの事実を臨床的に証明した．これら

の基礎的，臨床的研究が現在の経口電解質液による脱水症治療の基本となっている．この関係をわかりやすく図に示したのが Pierce の図（図V-B-8）である．

経口補液剤組成の変遷

経口補液剤（oral rehydration solution：ORS）の基本は GES（glucose electrolyte solution）と呼ばれ，Na と K とブドウ糖が組成の基本となってきた．またショ糖も消化管のなかで 1/2 がブドウ糖となるため，使用されてきた．

ブドウ糖やショ糖の代わりにシリアル（穀粉）特に米をベースにした経口補液剤も使用されたこともあった．その主な理由は米の蛋白質にはグリシンが含まれており，グリシンが経口補液治療の初期にブドウ糖よりも Na 吸収を促進すると考えられたためであった．米国の市販 ORS として Infalyte が，rice syrup based の ORS として売り出されていたことがあった．

WHO-ORS は Na 喪失量の多いコレラの存在する地域を含めて使用されるため，初期は Na 濃度が 90 mEq/L と高い ORS で始まった．だが経口電解質液は，Na 濃度が高くなるほど味が悪くなって小児が嫌うようになる．

下痢便中の電解質の量は下痢の病原体によって異なるので（表V-B-7），毒素性の下痢の少ない先進国では，もっと濃度の低い ORS が使用しやすい．

開発途上国では初期には Na 濃度 90 mEq/L の WHO-ORS が使用されてきたが，これらの地域でも Na 濃度を下げた方が臨床的によいのではないかという検討がなされてきた（表V-B-8）．

1950 年代から 1960 年代にかけて，米国およびわが国で初期の経口電解質液が市販された．

われわれも 1984（昭和59）年，ORS-50 という経口補液剤を試作して臨床的研究を行った（小児科臨床，36：2405-2412，1983）が，米国でも同じような組成の ORS が市販されるようになった．

わが国では医療としてよりも家庭レベルでの脱水症発症阻止を目的として，経口補液が普及してきた．したがって Na 濃度が低く，飲みやすい医薬品外の乳幼児イオン飲料（アクアライト®など）が広く使用されるようになり他の国とは異なった経口補液の進歩の型をとって広く普及してきている（表V-B-9，10）．

経口補液の目的と方法

経口補液には次の 3 つの目的がある．
① 脱水症の改善．
② 下痢による脱水症の発症防止．

表V-B-7 下痢便中の電解質濃度（mEq/L）

疾　患	Na	K
乳幼児下痢症	65	45
ロタウイルス下痢症	37	27
E. coli 下痢症	53	38
コレラ（成人）	133	17
コレラ（小児）	112	28

表V-B-8 WHO-ORS（経口補液剤）

	Na (mEq/L)	K (mEq/L)	Cl (mEq/L)	citrate (mEq/L)	glucose (%)
1975 年	90	20	80	30	2.0
2002 年	75	20	65	30	1.35

表V-B-9　わが国の経口補液剤

	電解質（mEq/L）						糖(mmol/L)
	Na	K	Mg	Cl	citrate	P	
ソリタ®-T2 顆粒	60	20	3	50	20	10	100
ソリタ®-T3 顆粒	35	20	3	30	20	5	100
アクアライト®ORS	35	20		30			100
OS-1	50	20	2	50		2	100

表V-B-10　ORS-50 電解質濃度

Na	50	mEq/L
K	20	
Cl	40	
citrate	30	
glucose	111	mmol/L

（小児科臨床，38，1985）

③ 脱水症改善後の維持補液．

① はすでに脱水症を起こしてしまっている患児へのORTで，ORSを一定時間，体重あたりの一定量を与える．

Boothの総説（Journal of Pediatric Gastroenterology and Nutrition, 3：491-499, 1984）からWHOの中等症以上の脱水症に対するORSの与え方をみると，時間毎に体重あたりの量を定め，ちょうど経静脈輸液を行うような方法が示されている．

わが国の経口補液治療は第一次医療で"脱水症の発症防止"を目的として進歩してきた．あくまで家庭で脱水症の発症を阻止し，経静脈輸液による患児の苦痛や保護者の負担を少なくすることを目的としているので，味と香りのよい飲みやすいORSを使用し次のような要領で行うと成功率が高い．

① あらかじめ保護者にORTの理論と方法を教え，医師の作った脱水症阻止のマニュアルをもたせておく．
② 常に小児が好んで飲むORSを用意しておく．
③ 発病と同時にORTを開始させる．

与え方は，次項の「嘔吐時の考え方」を過ぎたら，口渇に合わせて自由に飲ませる方法がよい．

〔症例〕ロタウイルス下痢症（平成7年3月）　1歳3カ月，女児，体重10 kg

```
           （嘔吐） （下痢）   （ORS）
3月14日    15回    20回     600 mL……発病，ORT開始
    15日    5回     7回     600 mL……受診，ロタウイルステスト陽性
    16日    1回    16回     850 mL
    17日    1回    16回     900 mL
    18日    1回    12回     900 mL       この間は電話で指導
    19日    1回     8回     750 mL
    20日    1回     4回     500 mL
    21日    嘔吐，下痢なし…………治癒
```

初診時糞便ロタウイルステスト（ROTALEX DRY）陽性，ORS：アクアライト®使用

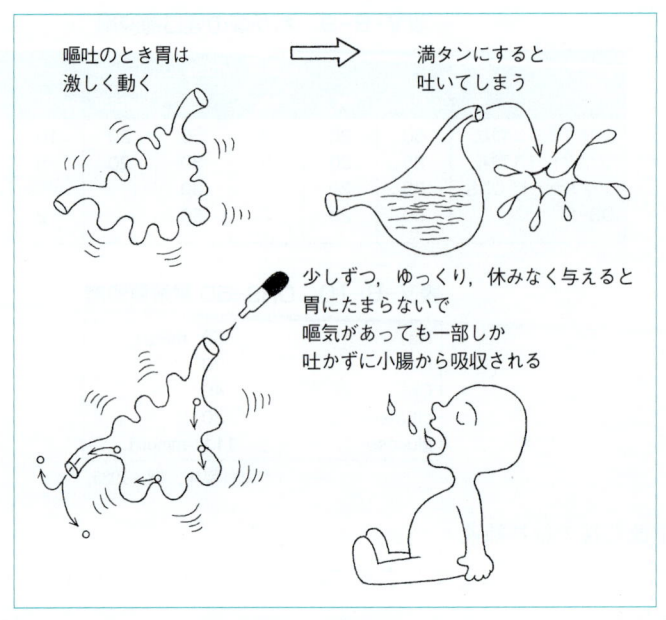

図V-B-9　嘔吐について

　前頁の症例は，あらかじめ保護者に教育していたロタウイルス下痢症のORTである．この例のように事前の教育が十分であれば，ほとんど全経過を電話だけで指導できる．

経口補液治療の進め方

❖ 嘔吐時の考え方（図V-B-9）

　急性胃腸炎の初期の嘔吐に対し過去，鎮吐薬が使用されてきたが，なかなか満足すべき結果が得られず，結局胃を空にして嘔吐の鎮まるのを待つのが最も効果的であるという意見が多くなった．
　この間脱水症が進行しないように，スプーンなどで少しずつ，ゆっくり，持続的にORSを与えるとやがて嘔吐は鎮まる．コレラの嘔吐でもこの方法で，ORSは70％以上が吸収されるといわれる．われわれは嘔吐のときの補液のスピードを抑えるためスポイトによる補液を行ったが，きわめて効果的であった．
　もし嘔吐が頑固なときは，嘔吐が止まるまで経静脈輸液を行い，引き続き経口補液を行う．

❖ 経口補液と食物

　嘔吐が数時間で止まったらORSを自由に利尿があるまで飲ませる．利尿があり食欲が回復してきたら食物を与え，さらに再び下痢が続き口渇，乏尿が起こってきたらまたORSだけを与える．この方法を1日のうち何回となく繰り返すことによって，脱水症の進行が阻止できる．

　　　→下痢→口渇・乏尿→経口補液→利尿・食欲回復→食物

　初期に嘔吐があり症状の不安定な数時間から半日くらいは，絶食させて消化管を休ませる．食欲が回復すれば，以前のように厳しい食事制限は幼若乳児を除いては必要ではない．
　ただし多くの下痢で続発性乳糖吸収不全を起こすので，乳糖を含まない食物を与えたほうがよいと思われる（p.286参照）．

経口補液に使用する液

現在わが国では医療用の経口電解質としてソリタ®-T顆粒，医薬品外ではアクアライト® ORS，OS-1が市販されている（表V-B-9）．

下痢便で失われるNa濃度から考えると，ORSのNa濃度は，ロタウイルス下痢の場合30 mEq/L，他の細菌性下痢症では50 mEq/Lぐらいが望ましいが（表V-B-7），ORSは塩分濃度が高いと味が悪くなる．1日20〜30回以上の下痢をしている患児は味が悪くてもよく飲んでくれるが，1日10回前後の患児では味を嫌がって手こずることが多い．

また，経口補液療法ではORSを与えながら他にスープなども与えるため，Na濃度には消化管でのホメオスタシスが働く．

したがって，味がよく飲みやすい経口補液剤が広く使用されるようになってきている．

スポーツドリンク

経口補液剤の代用としていわゆるスポーツドリンク（アイソトニック飲料）を勧めている人がいるが，このようなスポーツドリンクは電解質濃度が低く糖が多過ぎて，経口補液には不適である．

もし，ひどい下痢の経口補液治療にスポーツドリンクを与えると低張性脱水症を起こす．

また日頃の飲物としてスポーツドリンクを大量に小児へ与える保護者がみられるようになってきた．その結果予期もしなかったアクシデントが報告されてきている．

その1つは7カ月乳児の水中毒である（坂田茂子，ほか：小児科診療，50：2545-2547, 1987）．もう1つは生後10カ月よりスポーツドリンクを1日に1,000 mLから2,000 mL飲んでいた1歳10カ月の女児に起こった乳児脚気である（権藤健二郎：第351回福岡地方会，1988）．本症例では糖分の多い飲料多飲のため，ビタミンB_1の相対的欠乏が起こったものである．

経口補液できない場合

① 経静脈輸液と経口補液とは同時に行わないほうがよい（液量オーバーの危険）．
② 嘔吐で失敗した場合．
③ すでに水分だけを摂取して低張性脱水症症状の著明な場合．
④ 高度の脱水症．
⑤ ショックを起こしている場合．
⑥ 下痢以外の合併症（気道感染症など）を伴う場合．
⑦ 心，腎障害のある場合．
⑧ 発育，栄養が非常に悪い場合．

以上のような場合はリスクを冒してまで家庭での経口補液治療にこだわらないほうがよい．

経口補液を行う年齢の下限は5，6生月以上が安全である．

参考文献

1) 中尾　弘：開業医外来での輸液，とくに経口補液について．小児科MOOK No. 35, 金原出版社，1984.
2) 美濃　真：小児輸液の実際．永井書店，1974.

【中尾　弘】

5 周期性嘔吐症候群
cyclic vomiting syndrome（CVS）

　狭義の周期性嘔吐症とは，わが国では古くから自家中毒症，アセトン血性嘔吐症ともいわれてきたが，単一の疾患としての概念は明確ではない．本書第5版や他の教科書でも，周期性嘔吐症の鑑別疾患として必ずといってよいほど，ケトン性低血糖症と周期性ACTH・ADH放出症候群が取り上げられているが，この3つの疾患は類似の病態を有することから，最近は「周期性嘔吐症候群（CVS）」として広義にとらえようとする傾向がある．2003年の国際頭痛学会分類にもあるように，欧米では，CVSは片頭痛の亜型と位置づけられており，ミトコンドリア遺伝子の異常や自律神経系，内分泌系の異常など諸説あげられている．
　CVSの共通の特徴として，乳児から学童にかけて多いが，加齢につれて一定の年齢を過ぎると自然治癒しやすいこと，発作間歇期はまったく正常であること，小児特有のエネルギー貯蔵の容量が少ないために，空腹状態など何らかのストレスがあると容易にケトーシスや低血糖になりやすいことなどがあげられる．
　CVSは周期性の嘔吐のみならず，程度によっては腹痛や頭痛，意識障害などを伴うことも多く，中枢神経系や消化器系など器質性病変や代謝・内分泌系といった非器質性の病変の鑑別が非常に重要であり，あくまでも除外診断として認識すべきである．近年，生化学検査の進歩によりガスクロマトグラフ（ガスマス：GC/MS）やタンデム型（タンデンマス：MS/MS）といった質量分析法により，CVSとされていたものが，先天代謝異常症（有機酸・脂肪酸代謝異常症など）の明確な診断名がつくケースも増えてきた．この質量分析法により新生児スクリーニングにて，発症してからでなく発症前でも発見できるようになってきた．
　本項では，CVSの主要な病態であるケトーシスと低血糖のメカニズムを述べる．また，除外診断としての，狭義の「アセトン血性嘔吐症」「ケトン性低血糖症」「周期性ACTH・ADH放出症候群」の3つの疾患を中心に解説する．

ケトーシスのメカニズム

　ケトーシスとは，血中でのケトン体（アセトン，アセト酢酸，β-オキシ酪酸）の増加（ケトン血症）と尿中へのケトン体排泄が増加した状態（ケトン尿）をいう．ケトン体産生のメカニズムを理解することは，他の代謝性疾患を鑑別するうえでも非常に重要である．
　生体内のエネルギー供給は，食事の時間経過とともに変化していく．まずは食事からブドウ糖としてエネルギーが供給され，次いでグリコーゲン，アミノ酸から糖新生系を介したエネルギー供給，グリコーゲンからのエネルギー供給が枯渇すると，中性脂肪から脂肪酸酸化によるエネルギー供給へとスイッチされる．この脂肪酸酸化の分解産物がケトン体である．よって乳幼児期は，食事が十分にとれなくなると，成人に比べ，グリコーゲンの貯蔵が少ないために，容易に脂肪が燃やされ（脂肪酸酸化），ケトン体が生成されやすい（図V-B-10）．
　生理的なケトーシスは脂肪含量の多い食物を摂取したり，食物が吸収された直後に激しい運動をしたときに起こりやすい．

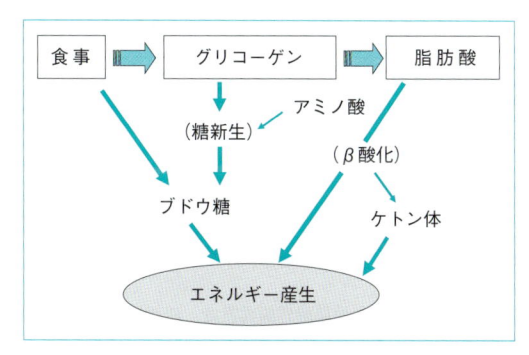

図V-B-10 生体内でのエネルギー調節
(山口清次,ほか：先天性脂肪酸代謝異常症.小児科臨床,59：643-651, 2006)

低血糖のメカニズム

　小児期は，成人に比べて血糖維持のための代謝調節機構が未熟なこと，肝グリコーゲンや筋蛋白質あるいは体脂肪が適切に貯蔵されていないために，生理的に低血糖が起こりやすい．

　低血糖の症状は，交感神経が刺激されカテコールアミンが分泌されることによる嘔吐や頻脈，顔面蒼白などや中枢神経系での糖利用の減少による頭痛や意識障害，けいれんなどが引き起こされる．低血糖の数値上の基準としては，血糖値45 mg/dL未満と定義される．高血糖と比較し，低血糖は神経後遺症を合併しやすいため，治療としては急いで血糖値を上げなければならない．

　低血糖症の分類としては，インスリンの過剰分泌がある場合とない場合に分類される．インスリン過剰分泌がない場合は，グルコースの産生低下を意味しており，グリコーゲンや蛋白といった基質不足によるケトン性低血糖症が最も多い．他にはインスリン拮抗ホルモンである成長ホルモンやコルチゾール，カテコールアミンといった内分泌ホルモンの欠乏によるもの，さらには糖新生系の異常による糖原病や有機酸代謝異常，脂肪酸β酸化系の酵素欠損による脂肪酸代謝異常による低血糖を鑑別する必要がある．脂肪酸代謝異常では，ケトーシスのない非ケトン性低血糖を呈することが特徴である．確定診断としてはガスマスやタンデムマスが有用である．また重症心身障害児では，長期の経腸栄養や症候性てんかんに対して抗けいれん薬（特にバルプロ酸）を長期内服することにより，2次性または薬剤性のカルニチン欠乏をきたし，脂肪酸β酸化異常による非ケトン性低血糖をきたすことがあるので注意を要する．

　周期性嘔吐症候群（CVS）と先天性代謝性疾患を鑑別する際は，低血糖とケトーシスを参考に，各種検査を進めていく必要がある．代謝・内分泌疾患の鑑別のための一般検査（メタボリックスクリーニング）と低血糖を認めた場合の特殊検査を示す（表V-B-11）．

アセトン血性嘔吐症

　典型的なアセトン血性嘔吐症の特徴は，幼児期から学童期にかけて多く，乳児期や10歳以降になると少なくなる．何らかのストレス（感染，疲労，心因性）が引き金となり，頻回に嘔吐を認め，吐物はコーヒー様残渣や胆汁を伴うこともある．呼気のケトン口臭（腐ったリンゴの匂い），腹痛や頭痛，さらには興奮や傾眠といった意識障害を伴うこともある．発作間歇期は正常である．

表V-B-11　代謝性疾患の鑑別に必要な検査

> 発作時の検体採取が重要！
> 〈一般検査〉（メタボリックスクリーニング）
> ・CBC
> ・検尿（尿ケトン，尿糖，尿比重）
> ・血液ガス分析
> ・血液生化学
> 　肝機能，腎機能，電解質，血糖，ケトン体，アンモニア，乳酸
> 特に低血糖がある場合，下記の特殊検査を行う．
> 〈特殊検査〉
> 　先天代謝異常症（有機酸・脂肪酸代謝異常症，糖新生系異常，尿素サイクル異常症など），内分泌疾患の鑑別
> 　1）血中・尿中アミノ酸分析
> 　2）内分泌系：成長ホルモン，コーチゾール，インスリン
> 　3）その他：ACTH，ピルビン酸，遊離脂肪酸，血中ケトン体分画，ソマトメジンC，グルカゴン，カルニチン分画など
> 　4）ガスマス（GC/MS）尿の保存
> 　5）タンデムマス（MS/MS）ろ紙血，血清の保存

　本症の治療として特異的なものはなく，症状が強くてケトーシスのみならず，アシドーシス，脱水を認める場合は輸液が根本的な治療法である．

ケトン性低血糖症

　本症は，小児のケトーシスを伴った低血糖の原因として最も頻度が高い．生後1歳半以降の乳児後期から幼児期に発症し，血糖を維持するためのグリコーゲン，脂肪，アミノ酸の貯蓄が少ないことが原因である．痩せ型で，前日の夕食をあまり摂取しないで就寝し，翌朝に低血糖症状として，頻回の嘔吐を呈しやすいのが典型的な臨床経過である．低血糖発作に先立ってケトーシスが出現し，低出生体重児や発育不良児に多い．発作間歇期の空腹時血糖は正常，性差は男女比2：1で男児が多い．本症は，アセトン血性嘔吐症が早期治療されずに低血糖にまで至った病態と考えるとわかりやすい．

　早朝空腹時の低血糖発作を予防するためには，高炭水化物と高蛋白食に加え，長時間飢餓の状態にしないこと．重症の低血糖時には10％ブドウ糖1～2mL/kgを数分かけて静注する．次いで10％ブドウ糖を5mL/kg/時で持続静注を行い，血糖をこまめに測定する．本症では，グルカゴンは血糖を上昇させないので無効である．予後は良好で，大多数が10歳までには自然治癒する．

周期性ACTH・ADH症候群

　本症はアセトン血性嘔吐症やケトン性低血糖よりも頻度は低いものの，一定の周期性をもち，嘔吐が激しく血性嘔吐にまで進展しやすい．3～4カ月の乳児期から10歳前後の年長児にも幅広くみられるものの，加齢につれて自然に治癒しやすい．発作開始時にケトン尿がみられない，発作中高血圧が持続する，発作中に血糖は高値，嘔吐発作時のACTHやADHの高値，水分摂取が制限されているにもかかわらず，低Na血症と尿Na排泄の増加（SIADH），発作間歇期には何ら異常は認めない．輸液の際は，水中毒に注意を要する．発作の予防には，抗けいれん薬や，抗ヒスタミン薬，抗うつ薬，片頭痛薬などの薬剤が有効との報告もあるが，完全に抑制するのは困難なことが多い．

その他の疾患の鑑別

　頭部・腹部の器質性疾患による嘔吐を疑った場合は，画像診断が最有力である．頭部は，CTやMRI検査で脳腫瘍や水頭症，動静脈奇形やもやもや病などを鑑別する．腹部では，腹部エコーやCTにより腸管由来の疾患として腸回転異常症やメッケル憩室などを，腸管以外では総胆管拡張症や間欠的水腎症，卵巣嚢腫など，さらには腹部腫瘍による腸管圧迫や上腸間膜症候群も鑑別に入れる必要がある．代謝系で高血糖の場合は，糖尿病性ケトアシドーシスを鑑別に入れる．

　非器質性で代謝・内分泌以外では，心因性の嘔吐や起立性調節障害，摂食障害（自己誘発性嘔吐），虐待（代理ミュンヒハウゼン症候群による薬物中毒）なども鑑別する．小児の反復する嘔吐を診察する際は，器質性疾患の除外と先天代謝異常を視野に入れた"代謝マインド"をもった診療を心がける必要がある．

参考文献

1) 小川昭之：周期性嘔吐症．外来小児科学．小児内科，25：490-494, 1993.
2) 小谷裕美子：ケトン性低血糖症．小児内科，41：533-536, 2009.
3) 疋田敏之：周期性嘔吐症候群．小児内科，41：740-743, 2009.
4) 山口清次：低血糖症．小児疾患アルゴリズム，p.80-81, 中山書店，2009.
5) 松島卓弥：周期性嘔吐症．小児疾患アルゴリズム，p.62-63, 中山書店，2009.

【岩元　二郎】

6 胃・十二指腸潰瘍
gastric and duodenal ulcer

　小児領域における胃潰瘍や十二指腸潰瘍など消化性潰瘍症例の発生頻度は必ずしも高くはない．しかし近年の食生活習慣の欧米化，また多様な消化器系へのストレスの増大により，学童から思春期にわたる重要な成長期を中心に消化性潰瘍症例を扱う機会は確実に増えてきている．本疾患の発生原因としてヘリコバクター・ピロリ（HP）感染症が一定の割合で関与することが明らかにされてきたことや，近年における抗潰瘍薬を用いた治療法の進歩，さらにHP除菌療法の導入などにより，プライマリ・ケアにおけるその診断と治療の重要性はよりいっそう増している．
　一般開業医が対応する機会の少ない小児の胃・十二指腸潰瘍の診断と治療を進めていくうえで，プライマリ・ケア担当の開業小児科医が果たすべき役割には，① 胃・十二指腸潰瘍はもちろん，その前段階である急性胃炎，急性胃粘膜病変の発生と進展を予見し，早期介入により治療可能なものは早期に治療を開始，② 正確な重症度の評価，③ 上部消化管内視鏡検査などの専門的診断技術の必要性の判断，そして，④ 一般外来での対応が困難なものは専門医に早期にコンサルテーションする．さらに，⑤ 治療後の再発予防目的としての食事栄養指導やストレスコントロールを含んだ総合的な外来管理を継続的に実施する，などがあげられる．これら一連の診断と治療管理までに至る作業を，正確かつ迅速に進めていくことが求められる．

小児の消化性潰瘍の特徴

❖ 成　因

　主にHP感染や，精神的・肉体的に過剰なストレス，火傷や外傷などの外的ストレス，ステロイドや解熱鎮痛に用いる非ステロイド系抗炎症薬（NSAIDs）の服薬などが原因となり，そこに胃酸過剰の環境因子が加わることで消化性潰瘍を発症するとされる．小児期の胃潰瘍症例は主に6歳以下に多く，そのほとんどが急性潰瘍として発症しHP感染症の関与は少ない．対照的に十二指腸潰瘍は10歳以上の若年者に比較的多く発生し，慢性潰瘍の症状を呈することが多く，HP感染症が密接に関連している．一般的にHP感染は健常小児の約10〜20％にみられるとされ，小児領域での消化性潰瘍の発生に関与するHP感染の割合は，胃潰瘍で約40％程度，十二指腸潰瘍で約80％程度といわれている．またNSAIDsを服用する機会が少ない小児では，服薬を原因とする消化性潰瘍の発生が成人と比較して少ないと考えられる．刺激性の高い香辛料やカフェインを多く含有する食品摂取と消化性潰瘍の発生との間には明らかな因果関係はないが，誘因となる可能性が指摘されている．

❖ 胃・十二指腸潰瘍の症状

　小児における消化性潰瘍の基本的症状には，胸骨部から心窩部，臍上部にかけての上腹部痛，背部痛，吐き気や嘔吐，食欲不振，体重減少，貧血そして吐血や血便（黒色便）などがあげられる．いずれも本疾患以外でも出現するもので，小児期に特有の症状はない．特に最も多い心窩部痛は消化性潰瘍に類似した急性胃粘膜病変（acute gastric mucosal lesion：AGML）や機能性胃腸症（functional dyspepsia：FD）でもしばしば認められ，症状のみによる鑑別は困難である．また新生児，乳児期や重度の身体障害患児では症状の訴えがはっきりせず，突然の吐血や下血に

より重症型として急性発症することがある．症状変化に関しては，上腹部痛などの主症状と食事との関連性（空腹時または食後の増強など），持続時間，日内変動，その他の増悪因子や薬物摂取の有無，過去の薬物歴などが重要なポイントとなる．潰瘍による消化管穿孔や重症貧血など重篤な合併症はまれだが，重度の吐血・下血を伴って一般状態不良な場合にはその可能性を念頭に置く．さらに繰り返す潰瘍病変を原因とした疼痛に対する不安や，夜間痛による睡眠障害の合併などで日常生活へ影響を及ぼすこともある．

診断と治療

実地臨床における小児の消化性潰瘍症例（疑い例を含む）の診断・治療の主要な流れを図V-B-11に示す．

❖ 診　断

既往歴，生活歴，食事歴，薬物摂取歴，家族内の消化器疾患の罹患治療歴などはいずれも発症因子を考慮するうえで重要な問診事項である．特にHP感染例では家族内集積することがある点にも注意を払う．

小児の消化性潰瘍の診断はこれらの問診，臨床症状，各種画像検査結果を総合的に判断するが，確定診断には上部消化器内視鏡や消化管造影による病変発生の確認が必要であり，小児のプライマリ・ケアを担当するほとんどの実地医家にとっては大きな障壁となる．しかし，成人領域でも消化性潰瘍を疑う全症例に対して上部消化管内視鏡や上部消化管造影，腹部超音波検査などを行っているわけではない．それぞれのケースでの重症度や日常生活に対する影響など病状を判断しながら，消化性潰瘍を強く疑う場合には暫定的に薬物療法を開始し，治療に対する効果判定を行うことが現実的な対応となる．ただし症状が重篤で一般状態が不良である場合には，迅速かつ適切なタイミングでの緊急内視鏡検査や入院治療が必要となるため，臨床現場ではこの判断が求められる．

❖ 治療方針

消化性潰瘍の治療方針を立てるにあたって，① 合併症（貧血，循環障害，消化管穿孔，イレウス，栄養障害など）の有無による重症度，② HP感染症の有無，③ 薬物（特にNSAIDsなど）内服由来による発症であるか，がより重要なポイントであり，それぞれで対処方針が異なってくる．

◆ 薬物療法

1) HP感染症や薬物服用を原因としない潰瘍症例の治療

近年の消化性潰瘍治療の進展は目覚ましく，特に制酸薬としてのH_2受容体拮抗薬（H_2RA）やプロトンポンプ阻害薬（PPI）の普及とともに，その効果はもとより治療期間の短縮などの恩恵を受けている．しかしながら小児ではこれらの治療薬物の安全性や有効性を示すエビデンスには乏しく，ほとんどが成人領域の治療経験と成績を根拠として小児に適用されているのが実情である．実際の臨床で使用される主な治療薬を表V-B-12に示す．

2) HP感染症に対する除菌療法

十二指腸潰瘍例でのHP感染率が高いことから，除菌療法は小児でも有効な治療手段となる．小児期のHP感染症の診断，治療および管理指針が日本小児栄養消化器肝臓学会 H.pylori 除菌ガイドラインワーキンググループより報告[2]されている．しかし除菌療法を行う前提として，上部

第Ⅴ章 外来でみる主要疾患

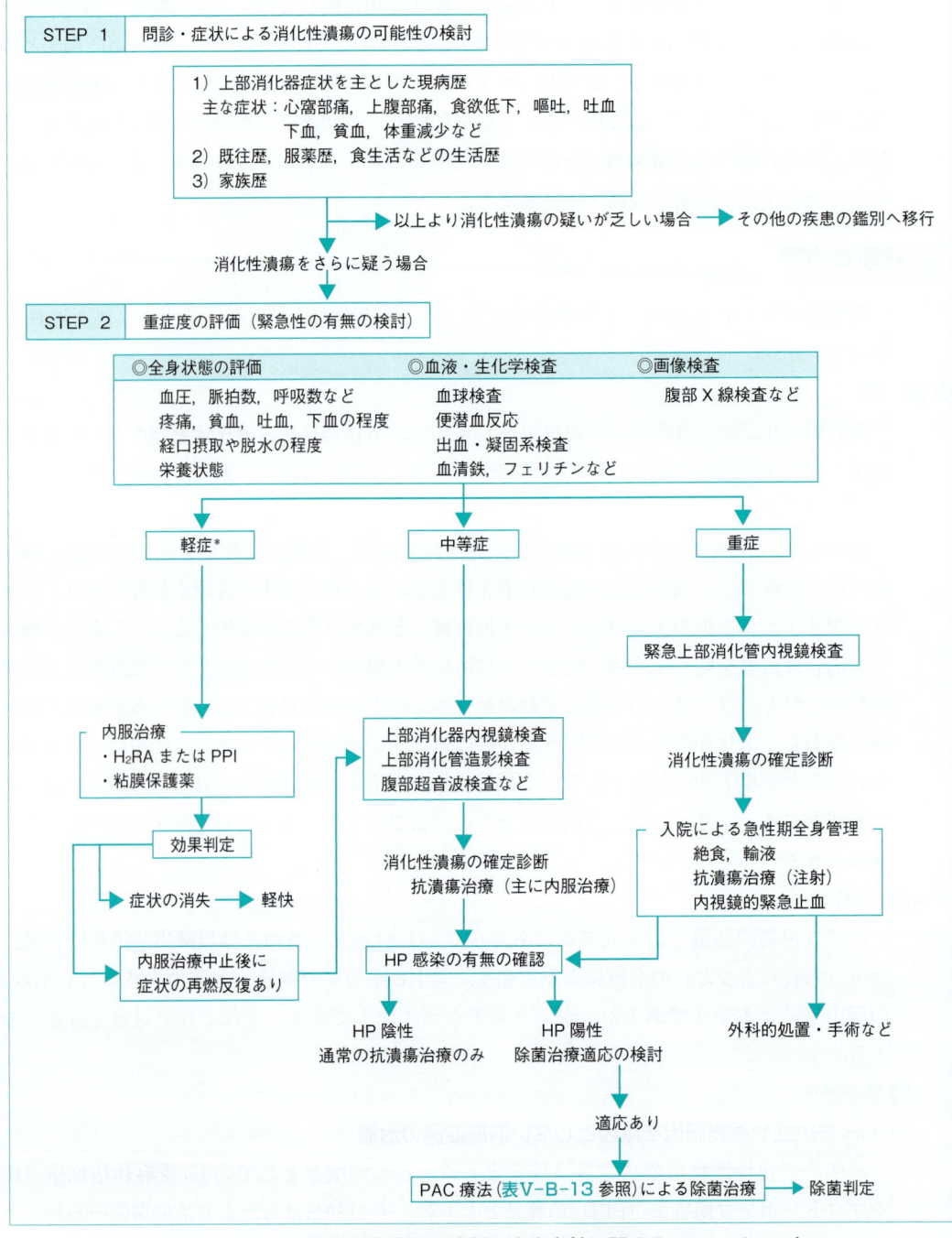

```
┌─────────────────────────────────────────────┐
│ STEP 1  問診・症状による消化性潰瘍の可能性の検討 │
└─────────────────────────────────────────────┘
            │
    ┌───────────────────────────────────┐
    │ 1) 上部消化器症状を主とした現病歴      │
    │    主な症状：心窩部痛，上腹部痛，食欲低下，嘔吐，吐血，│
    │             下血，貧血，体重減少など   │
    │ 2) 既往歴，服薬歴，食生活などの生活歴   │
    │ 3) 家族歴                           │
    └───────────────────────────────────┘
            │
            ├──→ 以上より消化性潰瘍の疑いが乏しい場合 ──→ その他の疾患の鑑別へ移行
            ↓
     消化性潰瘍をさらに疑う場合

┌─────────────────────────────────────────────┐
│ STEP 2  重症度の評価（緊急性の有無の検討）       │
└─────────────────────────────────────────────┘

  ◎全身状態の評価        ◎血液・生化学検査      ◎画像検査
  血圧，脈拍数，呼吸数など   血球検査              腹部Ｘ線検査など
  疼痛，貧血，吐血，下血の程度  便潜血反応
  経口摂取や脱水の程度      出血・凝固系検査
  栄養状態              血清鉄，フェリチンなど

        ↓              ↓                ↓
       軽症*           中等症              重症
                                         ↓
                                    緊急上部消化管内視鏡検査
        ↓              ↓                ↓
     内服治療         上部消化器内視鏡検査   消化性潰瘍の確定診断
     ・H₂RAまたはPPI   上部消化管造影検査        ↓
     ・粘膜保護薬      腹部超音波検査など    入院による急性期全身管理
                                         絶食，輸液
        ↓              ↓                 抗潰瘍治療（注射）
       効果判定        消化性潰瘍の確定診断    内視鏡的緊急止血
                      抗潰瘍治療（主に内服治療）
      ↓    ↓               ↓                 ↓
    症状の消失→軽快     HP 感染の有無の確認 ←────┤
      ↓                ↓        ↓            ↓
    内服治療中止後に    HP 陰性    HP 陽性     外科的処置・手術など
    症状の再燃反復あり   通常の抗潰瘍治療のみ  除菌治療適応の検討
                                ↓
                              適応あり
                                ↓
                        PAC 療法（表Ⅴ-B-13 参照）による除菌治療 ──→ 除菌判定
```

図Ⅴ-B-11　小児消化性潰瘍の診断と治療方針に関するフローチャート
＊：軽症とみなし治療する症例には消化性潰瘍と確定診断されない AGML, FD 症例などを含む可能性がある．

消化管内視鏡検査の実施ならびに，内視鏡生検により採取した胃粘膜組織を用いた迅速ウレアーゼ検査，病理組織検査，培養検査による HP 菌の証明，または ^{13}C 尿素呼気試験，便中抗原検査，血清 HPIgG 抗体検査を用いての，可能なかぎり複数の検査法での陽性判定による HP 感染の証明が必要とされている．これらを円滑に実施していくためには小児消化器専門医や消化器専門医

表V-B-12 小児胃・十二指腸潰瘍の薬物療法

		薬剤名	投与量	最大量(日)
注射剤	H_2RA	ファモチジン（ガスター®注） シメチジン（タガメット®注）	0.5 mg/kg/日　2回/日 10 mg/kg/日　2～4回/日	40 mg 800 mg
	PPI	オメプラゾール（オメプラール®注）	0.5 mg/kg/日　2回/日	20 mg
経口薬	H_2RA	ファモチジン（ガスター®） シメチジン（タガメット®） ラニチジン（ザンタック®）	1 mg/kg/日　分2 10～20 mg/kg/日　分2 6 mg/kg/日　分2	40 mg 800 mg 300 mg
	PPI	ランソプラゾール（タケプロン®） オメプラゾール（オメプラール®） ラベプラゾール（パリエット®）	0.75 mg/kg/日　分1 0.6 mg/kg/日　分1 0.6 mg/kg/日　分1	30 mg 20 mg 20 mg
	粘膜保護薬	テプレノン（セルベックス®） スクラルファート（アルサルミン®） レバミピド（ムコスタ®）	3 mg/kg/日　分3 60 mg/kg/日　分3 6 mg/kg/日　分3	150 mg 3 g 300 mg

表V-B-13 小児のHP除菌療法に用いられる薬剤と用量

薬剤名	小児用量（mg/kg/日）	最大量（mg/日＝成人用量）
PPI 　ランソプラゾール 　または 　オメプラゾール	 1.5 1.0	 60 40
抗菌薬 　アモキシシリン（AMPC）	 50	 1,500
抗菌薬[*] 　クラリスロマイシン（CAM） 　または 　メトロニダゾール（MNZ）	 20 10～20	 800 1,000

＊：原則として一次除菌にはCAMを選択し，二次除菌例に対しMNZを使用する．

（日本小児栄養消化器肝臓学会 *H.pylori* 除菌ガイドラインワーキンググループ：日本小児栄養消化器肝臓学会報告　小児期ヘリコバクター・ピロリ感染症の診断，治療，および管理指針．日本ヘリコバクター学会誌，8：38-43，2007を一部改変）

と連携することがより望ましい．治療対象となる5歳以上の小児での第1選択のHP除菌療法（表V-B-13）はPPI（ランソプラゾールまたはオメプラゾール）と抗菌薬であるアモキシシリン（AMPC）とクラリスロマイシン（CAM）の3剤併用による7日間投与のPAC療法である．3剤療法による除菌率は約70～80％とされており，副作用として下痢，軟便，味覚異常，悪心などがあげられる．服薬コンプライアンスが除菌の成否に大きく影響するため，服薬方法に関する本人と保護者への十分な説明と服薬への理解が特に重要な鍵となる．PAC療法での一次除菌不成功例に対しては，CAMをメトロニダゾール（MNZ）へ変更した再除菌療法が有効とされるが，小児領域では安全性と治療成績に関してのエビデンスに乏しい．

3）薬剤性潰瘍（NSAIDsなど）の治療と予防

薬物の服用により急性発症した症例や，NSAIDsなどを常時服薬しなければならない基礎疾患児に合併した症例では，原則として内服を中断し抗潰瘍薬を投与する．しかし内服の中止が困難でどうしても継続しなければならない場合には，PPIあるいはプロスタグランジン製剤，または高用量H_2RAの使用が有効とされている．さらに低用量アスピリン内服下における消化性潰瘍再発防止として一部のPPIの長期投与が保険上，認められるようになった．

◆ 日常生活栄養に関する指導など

　反復する消化性潰瘍の症例にはカフェインを多く含む飲料や炭酸飲料，また香辛料など刺激性の高い飲食物を控え，十分な睡眠と規則正しい日常生活を心掛けるなど全般的な生活食事指導を実施する．特に潰瘍を発症しやすい小児は周囲に気遣いしすぎる，合わせすぎるなどの過剰適応的な性格があるといわれる．そのため患児の性格や行動特性を評価したうえで，ストレスの原因となる心理的または社会的な要因を検索し，原因が明らかとなれば改善のための対策を図る必要がある．睡眠障害を合併する症例では抗不安薬や睡眠導入剤を補助的に使用することもあるが，特にベンゾジアゼピン系抗菌薬はPPIの血中濃度を上昇させることがあり，併用時には注意を要する．

❖ 治療予後

　急性潰瘍の予後は一般的に良好で，適切なタイミングで適切な治療を実施すれば，ほぼすべての症例で改善が得られる．

　HP感染症を原因とする成人の胃潰瘍発生には背景にある胃粘膜萎縮が大きく関与しているが，感染期間が短く慢性胃炎を伴わない小児症例では潰瘍が発生しにくいと考えられる．よって成人と異なり，小児では潰瘍治癒後の維持療法は原則として必要とされない．

❖ 除菌療法に関する今後の課題

　HP除菌療法を実施する場合には，症状出現による日常生活への何らかの影響と消化性潰瘍の厳密な診断，それに関与するHP菌の証明が必要で，より簡便な血清抗体法や便中抗原法などによるHP感染の証明だけでは除菌療法の対象とはならない．そのため，現時点での小児の無症候性HP感染例に対する早期の治療的介入は困難である．明らかな発がん危険因子とされるHP菌を早期に排除し，将来的ながん発生を予防するという長期的観点からも，小児の無症候性保菌者に対する取り扱いについては，今後議論されるべき課題である．

参考文献

1) 今野武津子：胃・十二指腸潰瘍．小児疾患の病態生理．小児内科，32：443-447，2002.
2) 日本小児栄養消化器肝臓学会 H.pylori 除菌ガイドラインワーキンググループ：日本小児栄養消化器肝臓学会報告 小児期ヘリコバクター・ピロリ感染症の診断，治療，および管理指針．日本ヘリコバクター学会誌，8：38-43，2007.
3) EI Mouzan MI, et al：Peptic ulcer disease in children and adolescents. J Trop Pediatr, 50：328-330, 2004.
4) 青柳　陽，ほか：胃炎，消化性潰瘍：小児・思春期診療 最新マニュアル．日本医師会雑誌，141（特別号）：148-149, 2012.

【中嶋　英輔】

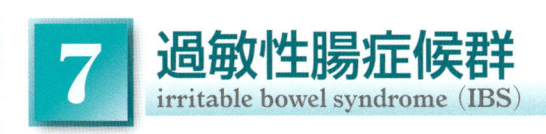

7 過敏性腸症候群
irritable bowel syndrome（IBS）

　子どもが訴える症状として腹痛は頻度が高い．しかし反復する腹痛の原因として，消化管などに何らかの器質的疾患が見つかるのは約10%であり，大部分は機能的な腹痛である．
　過敏性腸症候群（IBS）は，器質的疾患が認められず，下痢や便秘を伴う腹痛，腹部不快感・膨満感などの多彩な腹部症状が持続または繰り返す症候群である．生命的な予後は良好であるが，患児やその家族にとって，学校や社会生活への影響も含めQOLは低下し，精神的苦痛となっていることが多い．機能性消化管障害（functional gastrointestinal disorders：FGIDs）の1つとされ，わが国での有病率は成人では10～15%，小学生で1～2%，中学1～2年生で2～3%，中学3年～高校1年生で5～6%，高校2～3年生で9%と報告されている．男女比は，成人では女性に多いとされているが，小児では1：2～3や同程度という報告もあり明らかではない．

病態

　病態としては，単一的なものではなく，多数の因子が複雑に関連して症状を呈していると考えられている．消化管運動異常，内臓知覚過敏，腸脳相関の障害，心理的障害が主な因子としてあげられる．その他，遺伝的および環境的因子，感染，食事などの関与も考えられている．特に腸脳相関（brain-gut interaction）という概念は病態を理解するうえで重要である．中枢神経系と消化管神経叢は自律神経系や神経伝達物質を介して密接に双方向的に関連している．ストレスは視床下部を刺激し副腎皮質刺激ホルモン放出ホルモン（corticotropin releasing hormone：CRH）などを分泌し，腸管運動に影響を及ぼし，便秘や下痢を生じさせる．また逆に腸管運動の異常により，腸管内圧が変化し，迷走神経を介して中枢神経に伝えられ，腹痛や不快感として認識される．

診断・診断基準

　機能性消化管障害の分類，診断基準にはROME Ⅲ（2006年）[1]が国際的に使用されている．小児のFGIDsは表V-B-14に示すように2群（G：新生児・乳幼児，H：小児・思春期）に分けられ，IBSは，小児・思春期のFGIDsの1つとして分類される．診断基準も表V-B-15のように提唱された．しかし実際の日常診療においては，ROME Ⅲ基準を厳密に適応する必要はなく，腹部不快感や腹痛が繰り返され，診断基準に示されている項目があり，器質的疾患が除外されれば，IBSとして対応してよいと考える．疫学的調査や研究ではROME Ⅲ基準が適応されている．特徴的な症状や経過，期間，頻度を知るためにも詳細な問診，病歴聴取は重要である．進学・進級などの学校生活，生活環境の変化にも注意する．詳細な問診で診断がつくことが多いが，診断に行きつくまでに過度の検査や内視鏡等の侵襲的な検査を行わざるを得ないことも少なくない．必要最低限の検査にとどめるよう注意する．
　IBSは便の形状（ブリストル便形状スケール：図V-B-12）に基づいたサブタイプに分ける分類法など，さまざまな観点からの分類法が試みられている．わが国での現状や臨床現場での実際を考えると，日本小児心身医学会の「くり返す子どもの痛みの理解と対応ガイドライン（2009）」

表V-B-14 小児の機能性消化管障害の分類

G 新生児・乳幼児の機能性障害
- G1 乳児の口腔内食物逆流
- G2 乳児反芻症候群
- G3 周期性嘔吐症候群
- G4 乳児疝痛
- G5 機能性下痢
- G6 乳児排便困難
- G7 機能性便秘

H 小児・思春期の機能性障害
- H1 嘔吐および空気嚥下症
  - H1a 思春期反芻症候群
  - H1b 周期性嘔吐症候群
  - H1c 空気嚥下症
- H2 腹痛関連機能性消化管障害
  - H2a 機能性ディスペプシア
  - H2b 過敏性腸症候群
  - H2c 腹部片頭痛
  - H2d 小児機能性腹痛
    - H2d1 小児機能性腹痛症候群
- H3 便秘・便失禁
  - H3a 機能性便秘
  - H3b 無貯留性便失禁

(福士 審, ほか監訳：Rome Ⅲ 日本語版, p.431, 協和企画, 2008)

表V-B-15 過敏性腸症候群の診断基準（Rome Ⅲ）

Rome Ⅲ 小児・思春期の機能性障害
H2b 過敏性腸症候群の診断基準*

以下の両方の項目があること．
1) 下記の2項目以上と関連のある腹部の不快感**や疼痛を少なくとも25%以上の時間伴う．
   a. 排便によって軽減する．
   b. 発症時に排便頻度の変化がある．
   c. 発症時に便形状（外観）の変化がある．
2) 症状の原因になるような炎症性, 形態的, 代謝性, 腫瘍性病変がない．

＊：診断前少なくとも2カ月間にわたり, 週1回以上基準を満たしていること．
＊＊：不快感とは, 痛みとはいえない不快な気分をさす．

(福士 審, ほか監訳：Rome Ⅲ 日本語版, p.458, 協和企画, 2008)

が提唱している分類が理解しやすく，使いやすい[2]．このガイドラインでは，Apleyらが提唱した反復性腹痛（recurrent abdominal pain：RAP）の概念が取り入れられている．子どもの発達的観点が考慮されたFGIDsの年代別表現型の図（図V-B-13），病型特徴（表V-B-16）が示されている．年齢や発達段階によって表現型は変化する．4歳未満では乳児疝痛や機能性下痢症と呼ばれる．年少時はRAPと診断されることが多く，急性胃腸炎後に症状が現れる感染後IBSもある．症状がある程度固定し，便通異常が便秘型や下痢型などに分化してくるのは9～12歳以降の前思春期であり，13～15歳の思春期前期に入ると症状は成人により近いものとなり，ガス症状を主訴とするタイプ（ガス型）が出現する．RAPの約50%は自然治癒するが，約25%はRAPのまま経過し，残り25%はIBSに移行するとされている．

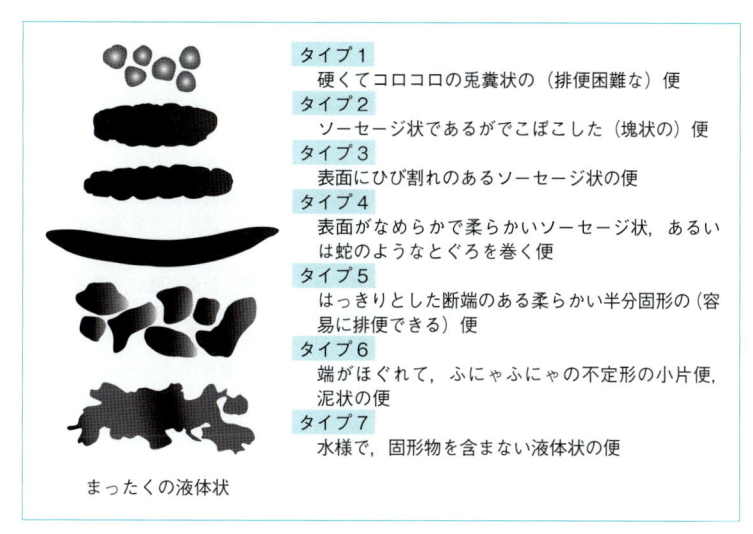

図V-B-12　ブリストル便形状スケールと全7種の便の標準的な特徴

タイプ1　硬くてコロコロの兎糞状の（排便困難な）便
タイプ2　ソーセージ状であるがでこぼこした（塊状の）便
タイプ3　表面にひび割れのあるソーセージ状の便
タイプ4　表面がなめらかで柔らかいソーセージ状，あるいは蛇のようなとぐろを巻く便
タイプ5　はっきりとした断端のある柔らかい半分固形の（容易に排便できる）便
タイプ6　端がほぐれて，ふにゃふにゃの不定形の小片便，泥状の便
タイプ7　水様で，固形物を含まない液体状の便

まったくの液体状

（福土　審，ほか監訳：Rome Ⅲ 日本語版，p.307，協和企画，2008）

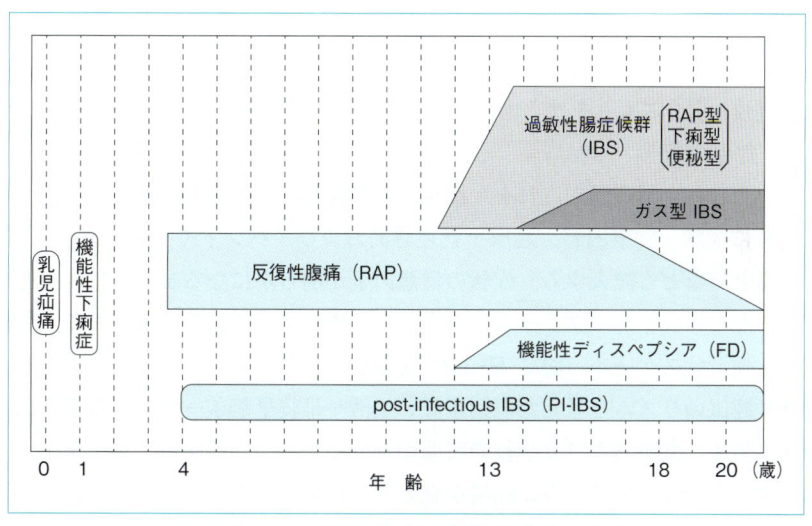

図V-B-13　機能性消化管障害の年代別表現型

（島田　章，ほか：思春期の過敏性腸症候群患者の心身医学的側面―特に「ガス型」について．心身医学，30：41-47，1990）

治　療

　下痢や便秘，腹痛，腹部不快感などの腹部症状の軽減を図るのはいうまでもない．あわせて，患児や家族の不安を解消し，QOLを向上させる．そのためには，まずは病態を患児や家族，また患児の周辺の人々にも理解させることが重要である．画一的な治療法はなく，病態を理解したうえで患児一人ひとりにあった心理的サポート，生活および食事の指導を中心に，薬物治療を併用していく．

❖ **病態の理解，病気の説明，心理的サポート**

　器質的な病気ではなく，機能的な病気であること，生命に関わるような大きな病気ではないこ

表V-B-16　小児 IBS の各病型特徴

1. RAP 型*	頻回に臍部を中心とする腹痛を訴えるのが特徴．便通は一定しない．起床時に症状が強く，長い時間トイレにこもることが多い．午後は自然に腹痛は治まることが多い．低年齢児に多い．
2. 便秘型	下剤を用いなければまったく便意が生じない場合と，便意は頻回にあるにもかかわらず，実際には排便できない場合がある．女子に多いが，比較的頻度は少ない．
3. 下痢型	起床時，すぐに腹部不快感や腹痛，便意が始まる．頻回の便意のため，何度もトイレに行くが，すっきりせず不快感も軽くならない．便性状は初め軟便で，次第に下痢便となる．排便へのこだわりは，そのまま不登校にもつながることもある．子どもにとって「朝」は苦痛の多い時間となる．男子に多い．
4. ガス型	放屁や腹鳴，腹部膨満感などガス症状に対する恐怖・苦悩が強い．便通そのものはあまり問題にされない．静かな狭い教室内で特に症状が強くなる．20歳代になれば多くは軽快するが，一部は治療に抵抗性を示し，精神疾患へ発展することもある．圧倒的に女子に多い．

＊：小児の IBS の病型分類にはさまざまな分類法があるが，本ガイドラインでは RAP からの移行を考慮して，IBS（RAP 型）を採用している．
（日本小児心身医学会編：小児心身医学会ガイドライン集—日常診療に活かす4つのガイドライン—，p.129，南江堂，2009）

と，脳と腸のバランスが関連した病気であること，また正常な排便の機序や胃結腸反射（食べ物が胃に入ることにより，結腸に蠕動が生じ便を肛門側に進める）について説明する．心理的社会的ストレスで症状の悪化がみられることを話し，単に「精神的なもの」と決めつけることはしない．症状は本人にとって重大であり，医療者はそのことを理解し，共感を示すことが大切である．患児や家族との信頼関係を築くことができず，不安や不信感を抱かせると，治療がうまくいかない．ストレスの原因が判明すれば，その除去・軽減に努める．不安や精神症状が強い場合，また不登校や引きこもりを伴う場合は，児童精神科医や臨床心理士と連携して治療を行っていく．

❖ **生活および食事の指導**

　患児の1日の生活時間や流れを，症状との関連を含め，患児や家族と把握する．排便日記をつけ，同時に症状，食事内容，起床・就寝時間およびイベントや行事（試験，試合，塾，習い事，運動会など）なども記入する．症状の増悪因子が明らかになるとともに，患児や家族の意識を高める．またセルフチェックシートにもなり，治療への評価にも有用である．便性状には前述のブリストル便形状スケール（図V-B-12）を用いる．

　排便や睡眠のリズムを考えた規則正しい生活—早寝早起き—ができるように指導する．食事時間をまず整え，食事および食事後の時間が十分とれるようにする．小中学生では朝食後の登校時間前に余裕をもって排便できる環境を整える．便秘の場合，ちょっとの便意や便意がなくても排便の習慣をつけるために，便器に座るようにする．下痢の場合，排便してから登校するためにも時間的な余裕は必要である．

　学校生活においては，学校との連携を図り，担任や養護教諭の理解や協力を得る．病気の説明，お願いの手紙や診断書の提出，面談，情報交換などを状況に応じて行う．また通学途中や授業中でも，我慢せずにトイレに行く，いつでもトイレに行けるという環境作りを心がける．通学では，中高生では特急ではなく普通電車の利用，コンビニエンスストアのトイレの使用などである．小中学生では学校でトイレに行くことを，羞恥心やいじめへの不安などで我慢する子どもたちが多い．教室内の席はトイレや保健室に行きやすい場所にする．小学生では，担任からクラス全員に，「お腹の病気で（お腹が弱く）病院に行っています．授業中に保健室に行くことがあります．」などの説明も有効である．気軽にトイレや保健室に行くことができ，排便や一息つける環境作りが大切である．

　食生活では，前述したように規則正しい排便習慣を身につけるためにも，食事時間を整え十分

表V-B-17　IBSの薬物療法

主症状		一般名	商品名	投与量（成人量）
腹痛	抗コリン薬	臭化ブチルスコポラミン	ブスコパン®	10〜20 mg/回・1日3〜5回
		臭化チキジウム	チアトン®	15〜30 mg/日・分3
		臭化メペンゾラート	トランコロン®	22.5〜45 mg/日・分3
	平滑筋弛緩薬	トリメブチンマレイン酸塩	セレキノン®	300〜600 mg/日・分3
下痢	止痢薬	ロペラミド	ロペミン®	1〜2 mg/日・分2
	5-HT₃受容体拮抗薬	ラモセトロン塩酸塩	イリボー®	5〜10 μg/日・分1
	腸内環境調整薬	ポリカルボフィルカルシウム	ポリフル®	1.5〜3 g/日・分3
便秘	緩下薬	酸化マグネシウム	酸化マグネシウム	2 g/日・分3
		ラクツロース	ラクツロース	65%シロップを15〜30 mL/日（最高60 mL/日）
	5-HT₄受容体作動薬	クエン酸モサプリド	ガスモチン®	15 mg/日・分3
		イトプリド塩酸塩	ガナトン®	150 mg/日・分3
	腸内環境調整薬	ポリカルボフィルカルシウム	ポリフル®	1.5〜3 g/日・分3
不安症状や腹痛	三環系抗うつ薬	イミプラミン	トフラニール®	25〜75 mg/日・分1〜2
		アミトリプチリン塩酸塩	トリプタノール®	30〜100 mg/日・分3
	ベンゾジアゼピン系抗不安薬	クロチアゼパム	リーゼ®	15〜30 mg/日・分3
		アルプラゾラム	コンスタン®	1.2〜2.4 mg/日・分3
		ロフラゼプ酸エチル	メイラックス®	2 mg/日・分2
		ジアゼパム	セルシン®	2〜5 mg/回・1日2〜4回

(宮沢麗子：過敏性腸症候群に対する薬物治療はどこまで有効か？EBM小児疾患の治療 2011-2012，五十嵐　隆監修，p.174-180，中外医学社，2011を改変)

な時間をかける．便性に応じた食事の指導を行う．下痢型やガス型では低残渣低脂肪食を心がける．カフェインなどの刺激物，牛乳などの乳製品やジュース・炭酸飲料類，果物，冷たいものを避ける．給食での牛乳が，昼からの症状のきっかけであることもある．便秘型では，水分や食物繊維を多くとることが勧められる．

❖ 薬物療法[3]

表V-B-17に示すような薬物が使用されているが，小児で十分なエビデンスがある薬物はない．基本的には症状を緩和・軽減するための対症療法であり，生活および食事の指導を行っても改善が認められないときに薬物療法を考える．プラセボ効果の存在も理解しておく．症状に合わせて単独または複数の投薬を行う．前述した排便日記を用いて薬物療法の有効性，投薬内容・量などを検討していく．

参考文献

1) 福土　審，ほか監訳：第14章 小児および青年期の機能性消化管障害．Rome Ⅲ日本語版，p.449-478，協和企画，2008.
2) 日本小児心身医学会編：Ⅳ くり返す子どもの痛みの理解と対応ガイドライン．小児心身医学会ガイドライン集―日常診療に活かす4つのガイドライン―，p.121-177，南江堂，2009.
3) 宮沢麗子：過敏性腸症候群に対する薬物治療はどこまで有効か？EBM小児疾患の治療 2011-2012，五十嵐　隆監修，p.174-180，中外医学社，2011.

【牛島　高介】

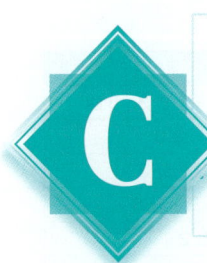

C 感染症
infection

1. 細菌感染症

総論　細菌感染症の変貌

　昭和20年代，次々に抗生物質が出現した．抗生物質は長らく人類を苦しめた髄膜炎，敗血症，肺炎などの重症感染症を制し，医療の様を変えてしまった．

　抗生物質登場当初の治療効果があまりにも劇的であったため，われわれは感染症に対し安易な考えをもつ過ちを犯してしまった．

　細菌感染症による小児の死亡率は確かに減少した．しかし，O157をはじめとする腸管出血性大腸炎のような新しい病気が身近なものとして定着してきている．細菌感染症は制圧できるものではなく，変貌してきているのである．

　①耐性菌の出現，②流行する細菌感染症の主役の交代，③病像の変化，④新しい細菌感染症の出現，⑤ワクチンとの関係などの問題がわれわれの前に起こってきた．

　①薬剤耐性は抗菌薬を使用していく限り避けられないもので，最も早く耐性の問題が起こってきたのはブドウ球菌，赤痢菌，結核菌であった．

　新薬開発とのいたちごっこが繰り返され，臨床の場ではなるべく耐性菌が出現しないような使用方法を工夫していかなければならなくなった．

　②流行する細菌感染症の主役はしばしば時代とともに交代する．乳児の重症感染症であった化膿性胸膜炎（膿胸）は，昭和20年代までは起炎菌はほとんど肺炎球菌であったが，昭和30年代半ば以降ブドウ球菌による膿胸がほとんどとなり，注目を集めた．

　この耐性ブドウ球菌用としてメチシリンやセファロスポリンが開発されたが，実際にわれわれが体験したのは，これらの薬剤を使用するその前に，なぜかわからないが忽然と本疾患がなくなってしまったという事実であった．

　③病像の変化について振り返ってみると，A群溶血性レンサ球菌（溶連菌）による猩紅熱は往年は症状が重く法定伝染病として，伝染病院（棟）に強制収容・隔離されていた．

　しかし昭和20年代から症状が軽症化し，猩紅熱という病名での届出と隔離を避けるため，溶連菌感染症という法的規制を受けない病名を使用するようになった．そして1999（平成11）年，感染症新法で伝染病から除外された．

そのかわり，猩紅熱が軽症化した昭和30年代，それまでみられなかった溶連菌感染二次症として糸球体腎炎やリウマチ熱が多発するようになった．そして，また昭和30年代から40年代へかけて溶連菌感染二次症は再び激減した．

④ 新しい細菌感染症の出現として現在われわれに身近なものの代表は，腸管出血性大腸菌感染症（EHEC. p.284参照）であろう．

EHECは1982年米国でハンバーガーによる食中毒で発見されたが，現在わが国ではO157，O26，O111と3つの血清型によるものが多く，散発しながら定着している．血清型は国により分布が異なり，世界で50種以上の血清型が知られている．食生活の変化による牛肉消費の増加に伴う新しい感染症として，今後注意を要する．

⑤ 抗菌薬ではなく，ワクチンによって減少した細菌感染症にジフテリア，百日咳，破傷風があった．

すでにほとんどみることのなくなったジフテリアが，1990年代旧ソ連邦崩壊によるワクチンの混乱で，爆発的に流行したのには驚かされた．

百日咳はワクチン導入前の1947（昭和22）年には，わが国で年間患者数15万人，死亡者数17,000人ときわめて重大な疾患であった．百日咳の予防接種は百日咳の発生と死亡を減らした．だが，その後ワクチンによる免疫が低下した成人や思春期の年代に百日咳菌が感染し，非典型的・軽症ではあるが感染源となり，さらなる対策が必要となっている（p.252参照）．

このように，この半世紀の間に細菌感染症は，われわれの前で驚くほど変化した．小児科医は毎日，感染症との戦いに明け暮れている．

細菌感染症はいかに治療法が進歩しようとも決して絶滅することはない．変貌していくだけである．これからも永遠に細菌感染症との果てしない戦いが続くであろう．

【中尾　弘】

1 外来での抗菌薬
antimicrobial agents for outpatients

a 外来小児科で用いられる抗菌薬の種類と選択

　一般臨床として，珍しい病原体を常に考慮して対処する必要はなく，グラム陽性菌4種（*S. aureus, S.epidermidis, β-streptococcus, S.pneumoniae*）と主要グラム陰性菌4種（*H.influenza, E.coli, K.pneumoniae, P.mirabilis*）の計8菌種に対してよく作用する抗菌薬であれば日常の小児外来感染症対策には満足できるといわれていた（藤井良知，1987）．感染症における経年的サーベイランスをみると，感染症によって原因菌の種類の若干の増減はあるものの種の大きな変化はなく，薬剤感受性が時代とともに変わってきていることが判明している．

　この考え方は，インフルエンザ菌・肺炎球菌の多剤耐性が問題になっている今日，外来における気管支肺感染症の抗菌薬選択に関する米国疾病管理センター（Center for Diseases Control and Prevention：CDC）の考え方に相通じるものがある．CDC/耐性肺炎球菌（DRSP）治療ワーキンググループでは，まれな耐性菌を考慮して抗菌薬を選択する必要はないとの見解を述べている．その根拠は，肺炎100例のうち，原因微生物が判明する例は約半数であり，頻度から肺炎球菌によるものは全体の15例程度とされている．うち高度耐性肺炎球菌による感染症はせいぜい1例であり，その1例も従来の抗菌薬選択で治癒する場合があり，治療失敗の確率は1%未満であることに由来している．

　本項では，小児の外来診療において使用される抗菌薬について概説し，さらに頻度の多い中耳炎を含む気道感染症，尿路感染症，腸管感染症，皮膚感染症についての原因菌および，抗菌薬感受性に関する注意点についても述べる．

抗菌薬

　抗菌薬は大別すると，ペニシリン系，セフェム系，カルバペネム系，テトラサイクリン系，マクロライド系，アミノグリコシド系，キノロン・ニューキノロン系，その他の抗菌薬になるが，本項は外来に特化しているので小児用製剤のある経口薬を中心に述べる．

❖ **ペニシリン系**（表V-C-1）

　細菌の細胞壁合成に関わる酵素であるペニシリン結合蛋白に結合することにより細胞壁合成が阻害され，菌は溶解・殺菌される．抗菌薬の濃度が下がると菌は短時間で増殖を再開するので，半減期が短い製剤は，1日1回あるいは2回投与は望ましくない．

　①ペニシリン製剤（古典的ペニシリン），②ペニシリナーゼ産生ブドウ球菌ペニシリン，③アミノベンジルペニシリン，④抗緑膿菌用ペニシリン，⑤β-ラクタマーゼ阻害薬との配合剤がある．①のペニシリン製剤は，今日では溶連菌感染症に対して使用されるにすぎない．②はクロキサシリンとジクロキサシリンがあるが，いずれも経口小児用製剤はない．現在汎用されているペニシリンは③である．しかし，β-ラクタマーゼに加水分解されやすく，スルタミ

表V-C-1 ペニシリン系抗菌薬

群	薬剤名	略号	錠	カプセル	顆粒	細粒	ドライシロップ	1日投与量，回数	商品名
ペニシリン製剤	ベンジルペニシリンベンザチン	PCG			○			2.5～5万 U/kg, 分2～4	バイシリンG®
アミノベンジルペニシリン	アンピシリン	ABPC		○			○	25～50 mg/kg, 分4	ビクシリン®
	シクラシリン	ACPC		○		○		25～50 mg/kg, 分3～4	バストシリン®
	アモキシシリン	AMPC	○	○		○		20～40 mg/kg, 分3～4	サワシリン® パセトシン® ワイドシリン®
	バカンピシリン	BAPC	○		○			15～40 mg/kg, 分3～4	ペングッド®
	スルタミシリン	SBTPC	○			○		15～30 mg/kg, 分3	ユナシン®
β-ラクタマーゼ阻害薬との配合剤	クラブラン酸カリウム・アモキシシリン	CVA/AMPC (1：2)	○					250 g, 1日3回	オーグメンチン®
		CVA/AMPC (1：14)					○	96.4 mg/kg, 分2	クラバモックス®

シリン（ユナシン®）を除きβ-ラクタマーゼ産生菌に対しては無効である．さらに，インフルエンザ菌のBLNARに対して治療効果を上げるためには用量を増加させる必要がある．④はピペラシリン，タゾバクタム/ピペラシリンと注射薬のみであり，外来での使用は少ないと思われる．⑤はクラブラン酸カリウム・アモキシシリン（オーグメンチン®，クラバモックス®）があるが，オーグメンチン®は1：2製剤で，クラバモックス®は1：14製剤で配合比が異なっている．オーグメンチン®は錠剤だけであり小児用製剤はなくなっている．

　副作用としての下痢の頻度が高いが，整腸剤と併用することによって頻度が減少する．頻度は低いが1万人に1.5～4人程度の頻度でアナフィラキシー反応が起きるといわれている．

❖ **セフェム系**（表V-C-2）

　ペニシリン系抗菌薬と同様の作用で，ペニシリン結合蛋白に結合することにより，細胞壁合成を阻害し菌を溶解・殺菌する．

　セフェム系抗菌薬のうち経口薬は経口第1世代セフェムから経口第3世代セフェムに大別される．経口第1世代セフェムはいずれも細粒，ドライシロップなどの小児用製剤があるが，経口第2世代セフェムから経口第3世代セフェムの9薬剤のうちセフロキシム（オラセフ®），セフォチアム（パンスポリン®T），セフチブテン（セフテム®）を除いた6薬剤に小児用製剤がある．経口第1世代セフェムから経口第2世代セフェムは一般的にグラム陽性菌に対して抗菌力が強く，黄色ブドウ球菌感染症が疑われた場合多用されていた．経口第2世代セフェムのセフロキシム（オラセフ®），セフォチアム（パンスポリン®T）は小児用製剤がない．経口第1世代セフェムのセファクロル（CCL）はペニシリン系抗菌薬と比較しグラム陰性菌に対する抗菌活性が拡大し，気道感染にも多用されていたが，最近ブドウ球菌，肺炎球菌に対する抗菌力が低下してお

表V-C-2　経口セフェム系抗菌薬

群	薬剤名	略号	剤形 錠	剤形 カプセル	剤形 顆粒	剤形 細粒	剤形 ドライシロップ	1日投与量，回数	商品名
経口第1世代セフェム	セファレキシン	CEX	○	○	○	○	○	25～50 mg/kg，分4 (L-CEX，分2)	ケフレックス® センセファリン® ラリキシン®
経口第1世代セフェム	セファクロル	CCL		○		○		20～40 mg/kg，分3 (L-CCL，分2)	ケフラール®
経口第1世代セフェム	セフロキサジン	CXD					○	30 mg/kg，分3	オラスポア®
経口第1世代セフェム	セファドロキシル	CDX					○	20～40 mg/kg，分3	ドルセファン®
経口第3世代セフェム	セフテラム・ピボキシル	CFTM-PI	○		○	○		9～18 mg/kg，分3	トミロン®
経口第3世代セフェム	セフィキシム	CFIX		○		○		3～4 mg/kg，分2	セフスパン®
経口第3世代セフェム	セフポドキシム・プロキセチル	CPDX-PR	○			○		1回3 mg，2～3回	バナン®
経口第3世代セフェム	セフジニル	CFDN		○		○		9～18 mg/kg，分3	セフゾン®
経口第3世代セフェム	セフジトレン・ピボキシル	CDTR-PI	○					9 mg/kg，分3	メイアクト®
経口第3世代セフェム	セフカペン・ピボキシル	CFPN-PI	○			○		9 mg/kg，分3	フロモックス®

表V-C-3　経口第3世代セフェムの黄色ブドウ球菌に対する保険適用の有無

薬剤名	商品名	黄色ブドウ球菌への適応
セフテラム・ピボキシル	トミロン®	×
セフィキシム	セフスパン®	×
セフポドキシム・プロキセチル	バナン®	○
セフジニル	セフゾン®	○
セフジトレン・ピボキシル	メイアクト®	○
セフカペン・ピボキシル	フロモックス®	○

り，グラム陰性菌に対しても経口第3世代セフェムと比較して抗菌力が劣ることから最近使用頻度は低下している．一方，ブドウ球菌に対する抗菌力は世代が進むほど弱くなっている．

経口第3世代セフェムは従来インフルエンザ菌，肺炎球菌に良好な抗菌力を有していたが，最近は抗菌薬により感受性パターンが異なっている．この群のなかでセフジトレン（CDTR-PI，メイアクト®），セフカペン（CFPN-PI，フロモックス®），セフテラム（CFTM-P，トミロン®）はインフルエンザ菌，肺炎球菌に良好な抗菌力を有しており呼吸器感染症の治療薬として推奨されている．皮膚感染症の原因菌となる黄色ブドウ球菌に対して適応がある薬剤とないもの（表V-C-3）があり，選択の際に注意が必要である．

経口薬以外の剤型で，外来使用可能な薬剤として外用セフェム系抗菌薬のセフチゾキシム坐剤（エポセリン®坐剤）と注射用製剤であるセフトリアキソン（ロセフィン®）がある．セフチゾキシム坐剤には125 mgと250 mg製剤がある．1日20～70 mg/kg，分3～4で投与可能であり服薬不能例で有用な場合がある．グラム陰性菌に強い抗菌力があるが黄色ブドウ球菌属，腸球菌属には無効である．セフトリアキソンは2007年11月に1日1回投与が承認され，外来患者における非経口抗菌薬療法（OPAT）として使用可能になった．入院困難な中等症の肺炎症例などに適応があるが，毎日の通院と家庭での注意深い観察，夜間の救急体制の確保，十分なインフォームド・コンセントが必要である．セフトリアキソンは細菌性髄膜炎の第1選択薬剤である．耐性化

を助長させないためにも安易な汎用は避けるべきである．

他の抗菌薬と比較して副作用の頻度は低いが，皮疹・発熱などの過敏反応は比較的よく遭遇し，そのほか下痢などの消化器症状，腎障害，肝障害などがある．

❖ ペネム系

ファロペネム（ファロム®）1剤がある．錠剤とドライシロップがある．1日投与量は15 mg/kg，分3である．抗菌スペクトラムは経口第3世代セフェムに類似しグラム陰性菌・陽性菌に有効であり，嫌気性菌にも有効である．しかし，インフルエンザ菌に若干抗菌力が落ちる．肺炎球菌，特に多剤耐性肺炎球菌に良好な抗菌活性を有し，抗菌薬組織移行の問題から治療に難渋する耐性肺炎球菌による中耳炎の際適応になろう．

❖ カルバペネム系

グラム陽性菌に対してセフェム系抗菌薬よりも強力な抗菌活性を有し，抗菌スペクトラムが広く，短時間で殺菌的な作用を示す．経静脈薬は免疫不全宿主や重症感染症の治療薬として使用されている．ESBL産生菌に対しても有効である．

経口薬としてはテビペネムピボキシル（オラペネム®）が細粒のみの剤型で2009年8月に薬価収載された．1日投与量は8 mg/kg，分2である．

インフルエンザ菌，肺炎球菌の多剤耐性菌にも有効である．適応は肺炎，中耳炎，副鼻腔炎だけである．カルバペネム系抗菌薬は髄膜炎治療薬の選択薬剤であり，特に耐性肺炎球菌（PRSP）性髄膜炎では他の抗菌薬の効果が期待できない場合がある．テビペネムピボキシルと経静脈カルバペネム系抗菌薬は交叉耐性があるとされており，外来での濫用で耐性化を助長させるようなことは厳に慎むべきである．他の抗菌薬で効果が期待できない症例に限り使用するよう注記があり，切り札的抗菌薬である．

❖ テトラサイクリン系（表V-C-4）

蛋白合成阻害により静菌的に作用する．2種類の小児用製剤があるが，テトラサイクリンは種々の細菌で耐性となっており現在あまり使用されていない．一般に使用されている薬剤はミノサイクリンであろう．MRSA，ブドウ糖非発酵グラム陰性桿菌に良好な抗菌力を有しているが，ブドウ糖非発酵グラム陰性桿菌が原因菌となる場合は，ほとんどが日和見感染，医療関連感染であり点滴静注での投与が主である．マイコプラズマ感染症，クラミジア感染症，リケッチア感染症などに適応がある．肺炎マイコプラズマ，肺炎クラミジアによる肺炎は学童から年長児に多く，しかも比較的軽症例が多い．このような症例にはマクロライド系薬剤とともにテトラサイクリン系薬剤が適応になる．最近，マクロライド耐性肺炎マイコプラズマの分離率が増加してきている．マクロライド系薬剤の治療にもかかわらず48時間以上続く肺炎マイコプラズマ感染症では，マクロライド耐性を考えてテトラサイクリン系への治療変更も推奨されている．

表V-C-4　テトラサイクリン系抗菌薬

薬剤名	略号	錠	カプセル	顆粒	粉末	1日投与量, 回数	商品名
テトラサイクリン	TC	○	○	○	○	30 mg/kg, 分4	アクロマイシン®
ミノサイクリン	MINO		○			2～4 mg/kg, 分1～2	ミノマイシン®, クーペラシン®

外用薬としてのテトラサイクリン製剤としては，アクロマイシン軟膏がある．この系統の抗菌薬の副作用として，歯牙の着色，エナメル質の形成不全，骨発育の抑制，頭蓋内圧の亢進などがあり，8歳までの小児での使用は他剤が無効の場合にのみ限られている．

❖ マクロライド系（表V-C-5）

蛋白合成阻害により静菌的に作用する．構造から3種に分けられる．エリスロマイシン（EM），クラリスロマイシン（CAM）の14員環系，アジスロマイシン（AZM）の15員環系，ジョサマイシン，ロキタマイシン，酢酸ミデカマイシンの16員環系に分けられる．

いずれも種々のグラム陽性菌に対して抗菌力を有しているが，ブドウ球菌に対しては抗菌活性が低い．最近，肺炎球菌にも耐性が増加し肺炎球菌感染症に対するこの系の薬剤の出番はなくなったといっても過言ではないであろう．

A群溶血性レンサ球菌による咽頭扁桃炎ではペニシリン系薬剤が第1選択薬になるが，ペニシリンアレルギーのある患児にはこの系統の薬剤が適応になる．しかし，A群溶血性レンサ球菌のマクロライド耐性の増加（2004年19.0％）があり，感受性検査は必須になっている．

グラム陰性桿菌に関して，気管支肺感染症の主な原因菌となるインフルエンザ菌に対し適応のある薬剤はあるものの，AZM以外はいずれの薬剤も優れた抗菌力を有しているとは言い難い．百日咳菌，カンピロバクターなどには優れた抗菌力を有している．

マイコプラズマ，クラミジア，レジオネラなど細胞壁を有さない細菌や細胞内感染菌に対して良好な抗菌力を有している．

したがって，この系の薬剤が第1選択薬となるのは百日咳，カンピロバクター腸炎，マイコプラズマ感染症，クラミジア感染症，レジオネラ感染症などである．

これら感染症の他，ヘリコバクター・ピロリに対してCAMは良好な抗菌力を有しており，AMPC，プロトンポンプ阻害薬と併用で除菌の第1選択薬にあげられる．

抗菌作用以外として抗炎症効果が報告されており，慢性気管支炎，慢性副鼻腔炎に対する少量長期療法，緑膿菌のバイオフィルムに対する抑制効果なども報告されている．

注意を要する副作用は，14員環マクロライド（EM，CAM）は，テオフィリン，カルバマゼ

表V-C-5 マクロライド系抗菌薬

員環	薬剤名	略号	錠	カプセル	顆粒	細粒	ドライシロップ	シロップ	1日投与量，回数	商品名
14	エリスロマイシン	EM			◯		◯		25〜50 mg/kg, 分4〜6	エリスロシン®
	クラリスロマイシン	CAM				◯	◯		10〜15 mg/kg, 分2〜3	クラリス®, クラリシッド®
15	アジスロマイシン	AZM	◯	◯		◯			10 mg/kg, 1回	ジスロマック®
16	ジョサマイシン	JM	◯				◯	◯	30 mg/kg, 分3〜4	ジョサマイシン®, ジョサマイ®
	酢酸ミデカマイシン	MDM			◯		◯		20〜40 mg/kg, 分3〜4	ミオカマイシン®
	ロキタマイシン	RKM			◯		◯		20〜30 mg/kg, 分3	リカマイシン®

ピン，シメチジンなどとの相互作用（血中濃度上昇）があり，特にピモジド（向精神病薬）との併用で QT 延長症候群，心停止の報告があり併用禁忌になっている．併用注意としてマクロライド系抗菌薬の使用にあたっては併用薬剤の減量などの注意，場合によっては，16 員環の薬剤を選択しておくことも必要である．

❖ アミノグリコシド系

蛋白合成阻害により抗菌作用を発現する．濃度依存的に強い殺菌力を示す．この群の経口薬にはカナマイシン（KM）がある．カプセル，シロップ，ドライシロップの 3 剤型がある．結核，細菌性赤痢，腸管出血性大腸菌感染症で選択薬剤になる程度であり，汎用はされていない．この他，血液疾患，悪性腫瘍などで顆粒球減少時の感染予防のための腸管内殺菌，あるいは重症肝障害時の腸内細菌によるアンモニア産生抑制のため前もって投与される場合があるのみである．

❖ キノロン・ニューキノロン系

作用機序は DNA 合成阻害であり殺菌的に作用する．ナリジク酸（NA），ピロミド酸，ピペミド酸，シノキサシンのキノロンと，ノルフロキサシン（NFLX：バクシダール®）以降発売された薬剤のニューキノロンと分類されている．

ニューキノロン系薬は幅広い抗菌スペクトラムを有し，かつ，細胞内移行も良好で肺炎マイコプラズマなどの細胞内寄生菌に対しても有効なことから，成人領域では汎用されている．

キノロンは NA のみ小児用製剤（シロップ）がある．ニューキノロンでは NFLX のみ小児用錠剤があるが，気管支炎の適応はあるものの肺炎や中耳炎の適応はない．尿中排泄率が良好である反面，血中濃度が低く，主な適応疾患は尿路感染症である．錠剤を服薬できる年長児の β-ラクタマーゼ陰性アンピシリン耐性インフルエンザ菌（BLNAR）による気管支炎も適応になる．2010 年 1 月にトスフロキサシン（オゼックス®）の小児用細粒が薬価収載された．BLNAR，耐性肺炎球菌（PISP，PRSP）にも優れた抗菌活性がありテビペネムピボキシルと同様に切り札的抗菌薬である．他の抗菌薬で効果が期待できない症例に限り使用すべきである．適応疾患は，肺炎，中耳炎，コレラ，炭疽だけである．肺炎マイコプラズマは適応菌種ではないが，マクロライド耐性肺炎マイコプラズマ感染症に対する有効性が認められている．

ニューキノロン系薬剤は，幼若動物の実験で関節の骨軟骨への影響があり，リスクとベネフィットを考慮して使用すべきである．

❖ ペプチド系

ポリペプチド系（コリスチン，ポリミキシン B）とグリコペプチド系（バンコマイシン，テイコプラニン）があるが，経口で使用できる薬剤はコリスチン，ポリミキシン B，バンコマイシンである．バンコマイシン散の経口投与は腸管からの吸収はなく，MRSA 腸炎，*Clostridium difficile* による偽膜性腸炎が適応になる．

この群の薬剤は特殊な状況下のみでの使用に限られ，かつ一般診療の外来における使用はほとんどない．

❖ 上記以外の抗菌薬

リンコマイシン系（リンコマイシン，クリンダマイシン：いずれも経口薬なし），クロラムフェニコール系（クロラムフェニコール：再生不良性貧血などの重篤な副反応より，他の抗菌薬に耐性で本剤に感性菌にのみ，あるいは他の抗菌薬が使用不能の場合に限り使用）があるが，一般臨床で使用することはほとんどない．

その他の抗菌薬としてホスホマイシン（FOM），スルファメトキサゾール・トリメトプリム（ST合剤）があげられる．FOMは幅広い抗菌スペクトラムを有するが抗菌力は必ずしも良好ではなく有効菌種と適応症は少ない．サルモネラ腸炎に適応とされるが臨床的有効性，除菌率は低い．β-ラクタム系抗菌薬と交叉アレルギーがないことからペニシリン・セフェム系抗菌薬アレルギーのある小児には使用しやすい．ST合剤は剤型として顆粒はあるが小児の用量は明記されていない．

気道感染症

❖ 急性咽頭扁桃炎

急性咽頭扁桃炎では，大部分はウイルス性であり，原則として抗菌薬の適応はないが，A群溶血性レンサ球菌（Group A streptococcus：GAS）との鑑別が必要である．GASによる急性咽頭扁桃炎では，扁桃の著しい発赤腫脹と所属リンパ節の圧痛が有意に多い（図V-C-1）．Roweら（1977）も咽頭痛，口蓋の出血斑，猩紅熱様の発疹はGAS性を示唆し，咳，嗄声は非GAS性を示唆すると述べている．診断・治療に関しては，別項で詳細に述べられるので参照していただきたい（p.331参照）．従来，除菌失敗の原因として，薬剤耐性，β-ラクタマーゼ産生菌の共存，服薬コンプライアンスの不良などがあげられる．除菌困難例のGASの一部に細胞内侵入能を有する菌があり，このような菌に対して細胞内にも薬剤移行のよいマクロライド系薬の使用効果が期待される．しかし，GASのマクロライド耐性株が最近再び増加してきており，薬剤感受性に注意が必要である．

❖ 中耳炎

原因菌に関して，Bluestoneらは1次病原菌としての黄色ブドウ球菌（S.aureus）は約1%程度であり原因菌として重要視していない．鼓膜切開群と自然穿孔群（穿孔後10時間以内例）を分けて検討した自験例では（表V-C-6），黄色ブドウ球菌の占める割合が明らかに異なり，外耳道の常在菌としてのブドウ球菌を過大評価している危険性がある．誤った抗菌薬療法を行わな

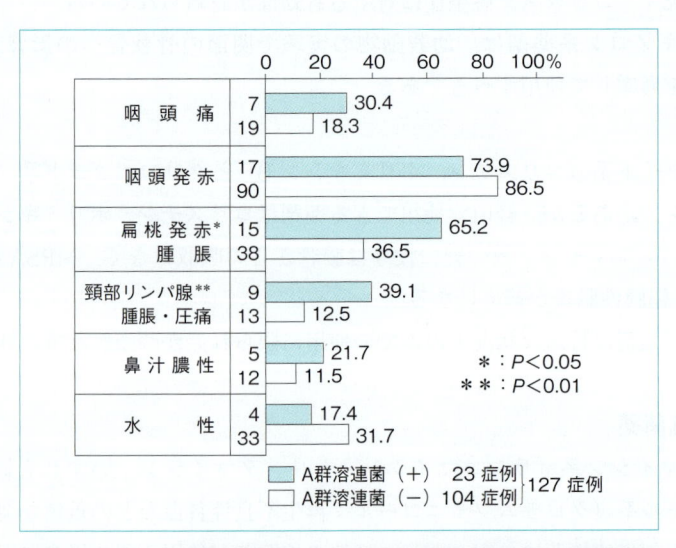

図V-C-1　上気道炎患児よりのA群溶連菌検査成績と局所所見

（上原すゞ子，ほか：1976）

表V-C-6　小児急性中耳炎の原因菌

検体数	鼓膜切開群 69	自然穿孔群 47
肺炎球菌	27 (37.5%)	17 (29.3%)
インフルエンザ菌	14 (19.4%)	19 (32.8%)
A群溶連菌	6 (8.3%)	6 (10.3%)
黄色ブドウ球菌	2 (2.8%)	9 (15.5%)
表皮ブドウ球菌	5 (6.9%)	5 (8.6%)
ナイセリア	1 (1.4%)	1 (1.7%)
緑連菌	1 (1.4%)	─
グラム陽性桿菌	1 (1.4%)	─
枯葉菌	─	1 (1.7%)
菌の発育認めず	15 (20.8%)	─

(黒崎知道,ほか:最近の小児肺炎.小児科,29:1361-1369,1988)

いためにも原因菌診断の際の,検体採取方法の重要性が窺われる.現在でも中耳炎の原因菌はインフルエンザ菌,肺炎球菌が2大原因菌である.中耳腔への抗菌薬移行は不良であることから治療に難渋しやすく,これら細菌の多剤耐性の問題は深刻である.

治療に関して高用量使用する方向に進んでいる(「中耳炎」の項,p.815参照).

❖ クループ症候群

後天性で喉頭を中心とする急激な上気道狭窄を示す疾患に対し慣用的に「クループ」の名称が用いられている.病因からみるとウイルス性,細菌性,アレルギー性があり,大部分はウイルス性である.病変部位,疾患の本態(炎症,異物,腫瘍)からの分類があり,これら疾患群が「クループ」と呼称されている.抗菌薬の適応のある細菌性としては,喉頭蓋炎(インフルエンザ菌b型が多い)と細菌性気管炎(主に黄色ブドウ球菌による)がある.いずれも発熱から数時間で呼吸困難の出現をきたす急激な経過で発症する.2次病院への搬送の時期を逸しないよう注意が必要である.

❖ 気管支肺感染症

この疾患群での外来抗菌薬療法を考えると,主に気管支炎,軽症肺炎が対象になる.

急性気管支炎(1週間,長くて3週間)のうち,一般細菌以外では,肺炎マイコプラズマ,肺炎クラミジアのほか,アデノウイルス,インフルエンザウイルス,パラインフルエンザウイルス,RSウイルス,ライノウイルス,コロナウイルスによるものが多い.細菌性気管支炎ではウイルス感染症に続発する.洗浄喀痰培養により原因菌を検討した結果では,優位細菌分離例は喀痰採取例の30〜35%前後である(図V-C-2).しかも,インフルエンザ菌,肺炎球菌,ごくわずかではあるがモラクセラ・カタラーリスの3菌種で90数%を占めていた.肺炎クラミジア感染では咳嗽は遷延しやすいといわれている.したがって,抗菌薬の選択に関して,当初は原則として抗菌薬を使用せずに経過をみることにしている.湿性咳嗽が増強し喀痰が膿性になってきた場合にはβ-ラクタム薬,喀痰が粘液性の場合には抗菌薬は使用せず,乾性咳嗽が遷延する場合に,マクロライド系抗菌薬を使用することにしている.

気管支肺感染症の治療に際し原因菌としてインフルエンザ菌,肺炎球菌,モラクセラ・カタラーリスの3菌種を考慮するが,各々に薬剤耐性の問題があり,抗菌薬選択のうえで一長一短がある.これら3菌種が原因菌として分離された際の臨床診断名を比較したところ,肺炎球菌は60%の例が肺炎例であったにも関わらず,インフルエンザ菌は24.3%,モラクセラ・カタラーリ

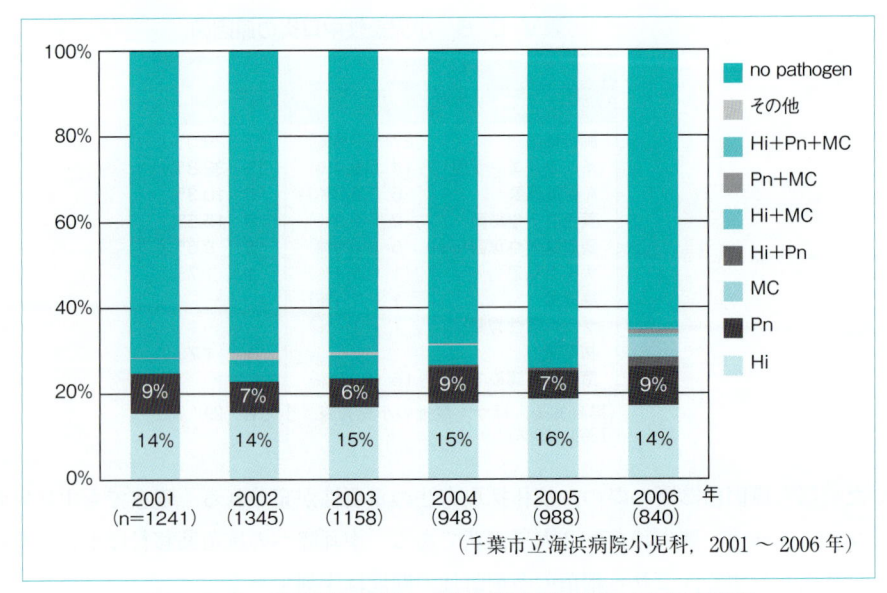

図V-C-2　洗浄喀痰培養による気管支肺感染症の原因菌推移

(千葉市立海浜病院小児科, 2001～2006年)

(武田紳江, ほか:小児気管支肺感染症の原因菌の推移について (2001～2006年). 小児感染免疫, 20: 465-468, 2008)

表V-C-7　肺炎球菌の薬剤感受性

抗菌薬		PSSP	PISP	PRSP
PCG		≦0.06	0.12～1	≧2
PCG	経静脈（髄膜炎）	≦0.06		≧0.12
PCG	経静脈（髄膜炎以外）	≦2	4	≧8
AMPC		≦2	4	≧8

(CLSI : January, 2008)

スは16.7％が肺炎からの分離例であった．肺炎球菌の毒性が強く，まず肺炎球菌をカバーできる抗菌薬を選択する必要がある．

　洗浄喀痰をもとに原因菌が優位に分離された例を対象にした検討では，PCG-MIC 2μg/mL（一部のPRSPまで）の肺炎球菌，ABPC-MIC 2μg/mLのインフルエンザ菌（BLNAI）まではAMPC内服，ABPC静注で対応可能である．

　2008年，米国臨床検査標準化委員会では肺炎球菌の感受性を表V-C-7のように改定した．現在，わが国で臨床分離される肺炎球菌のPCG-MICが2μg/mLまでの株が大部分である．呼吸器感染症で耐性となる肺炎球菌（PCG-MIC 4μg/mL以上）はごくごく一部でしかない．つまり，肺炎球菌感染症のほとんどはβ-ラクタム系抗菌薬で対応可能ということになる．

　β-ラクタマーゼ産生インフルエンザ菌（BLPAR）に対する治療効果をみるとAMPCで治療開始しても大部分は感受性判明後に適合抗菌薬に変更しても遅くはない．インフルエンザ菌のβ-ラクタマーゼ産生能を即検して陽性ならばβ-ラクタマーゼに安定な抗菌薬に変更する治療で対

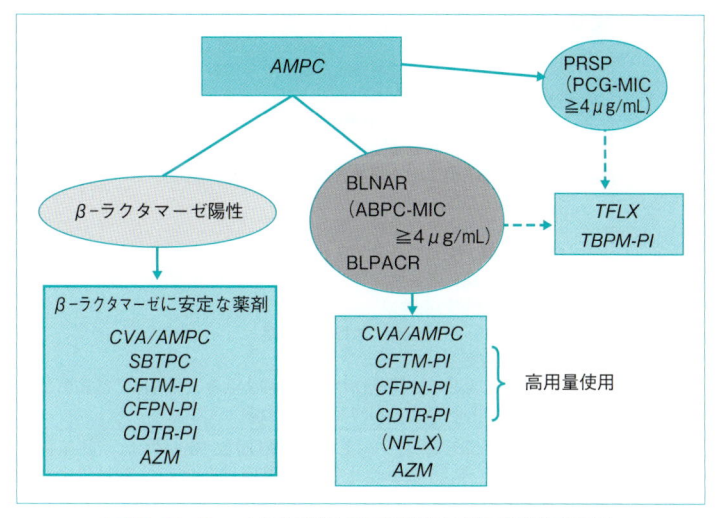

図V-C-3 小児気管支肺感染症の経口抗菌薬療法

（黒崎知道：気管支肺感染症の治療および問題点．日本小児科医会会報，43：148-153，2012）

応可能である．

　前述の経験をふまえ，外来における細菌性気管支肺感染症が考えられる場合には，まず肺炎球菌をカバーできる AMPC 内服を第1選択薬とし，感受性判明後に適合抗菌薬に変更する治療法（図V-C-3）を行っているが大過はない．

　肺炎で耐性菌感染症のリスクの高いグループとして，臨床的検討から①2歳以下，②抗菌薬の前投与（2週間以内），③中耳炎の合併，④肺炎・中耳炎反復の既往歴をあげられている．このようなグループには，最初からペニシリン系またはセフェム系抗菌薬の高用量を投与する．他の抗菌薬の効果が無効または効果が期待できない場合には感受性の良好な新規経口抗菌薬（テビペネム・ピボキシル，トスフロキサシン）の投与を考慮せざるをえない（「肺炎」の項，p.233参照）．

尿路感染症

　小児尿路感染症には，次のようないくつかの特徴がある．①新生児期は男児に多く，学童期には女児が多い，②症状は多彩で，年齢により症状に差がある，③新生児期，乳児期早期の尿路感染症は敗血症を合併する場合がある，④原因菌は大腸菌が多い，⑤乳幼児の部位診断は難しい，⑥膀胱尿管逆流症，水腎症，尿路狭窄などの尿路奇形を合併していることが多い，⑦安易な抗菌薬投与により症状が容易に消失し，見過ごされやすくなる．

　原因菌として大腸菌が多く，千葉県こども病院感染症科の検討（1988年10月～2004年9月）では81.7%を占めていた．結果として基礎疾患のない症例は全例大腸菌であったが，基礎疾患を有する症例では68.6%にすぎなかった．特に大腸菌以外の細菌による尿路感染症では基礎疾患の有無の検索を強く考慮すべきであろう．

　大腸菌でセフェム系薬に感受性が低下してきた株が分離されてはいるが，臨床的には大部分有効であり，外来治療として経口第1世代を含むセフェム系抗菌薬を第1選択薬にしている．

表V-C-8 患者背景からみた腸管感染症に対する抗菌薬の適応

1. 症状が重症*あるいは菌血症が疑われるもの
   - 発熱，下痢，血便など
2. 免疫能が低下している中等症例**
   - 年齢（小児，高齢者）
   - 基礎疾患（糖尿病，慢性肝疾患，腎不全，免疫不全）
   - 胃疾患（低酸，無酸，胃切除）
   - 腸疾患（炎症性腸疾患，腸管術後）
   - 悪性腫瘍，アルコール中毒など
   - その他（臨月の妊婦）
3. 社会的・疫学的条件
   - 途上国からの帰国者（旅行者下痢症）
   - 食品取扱者
   - 二次感染を起こす可能性がある集団生活者（保育所，施設など）
   - 保菌により就業上の制約を受けるもの

* ：① 体温38℃以上，② 1日の下痢回数10回以上，③ 血便，④ 強い腹痛，嘔吐などのうち，下痢項目を含む2項目以上が該当するもの．冬季はウイルス性が多いことに留意．
** ：① 体温37〜38℃，② 1日の下痢回数6〜9回，その他は重症例と同じ．

（日本感染症学会・日本化学療法学会：抗菌薬使用のガイドライン．協和企画，2005）

腸管感染症

　腸管感染症の大部分はウイルス性である．細菌感染症の割合はどのくらいかというとO157感染症の集団発生が問題になった翌夏（1997年6〜10月），胃腸炎で来院した患者のほぼ全例（315例）に便培養を行った．細菌性腸管感染症が多いとされている夏季でも細菌性は315例中70例（22.2％）であった．ノロウイルス，ロタウイルス感染の多い冬季ではこの頻度よりはるかに少ない．サルモネラ，カンピロバクターが大部分を占めている．感染性腸炎は自然治癒傾向が強く抗菌薬の適応は限られている．非チフス性サルモネラ胃腸炎の抗菌薬の適応を表V-C-8に示す．われわれが日常遭遇する感染性腸炎に対し原則として対症療法でよいことが多い．

皮膚・軟部組織感染症

　皮膚・軟部組織感染症の原因菌として主に問題となる細菌は黄色ブドウ球菌とA群溶血性レンサ球菌である．したがって，本感染症の選択薬剤はレンサ球菌のほか黄色ブドウ球菌をカバーできる経口セフェムであろう．第1世代薬と比較して第3世代薬はブドウ球菌に対して抗菌力がやや弱く，適応がとれていない薬剤があるので注意を要する（表V-C-3，p.316）．黄色ブドウ球菌感染症で問題なのは，従来病院感染菌とされていたMRSAによる感染症が最近外来の場でも増加（図V-C-4）してきており，軟膏の外用療法としてのゲンタマイシンに耐性化が進んでいる．アクアチム®軟膏，フシジンレオ®軟膏など別系統の抗菌薬軟膏の選択を考慮する．

抗菌薬予防投与

　感染症の予防にはワクチン療法（能動免疫），免疫グロブリン療法（受動免疫），予防的抗菌薬療法に大別される．本項では外来抗菌薬の使用についてであり，3番目の予防的抗菌薬療法について述べる．

　予防的抗菌薬療法には，① 特定の病原微生物感染症患者に接触した場合，② 易感染部位の感

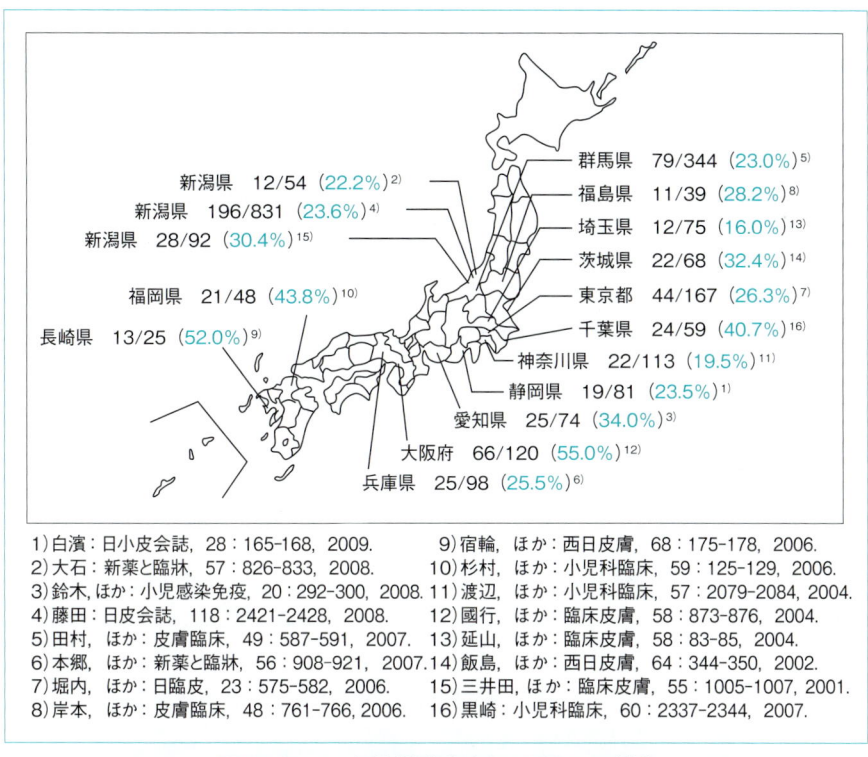

図V-C-4 伝染性膿痂疹と MRSA の割合

新潟県　12/54 (22.2%)[2]
新潟県　196/831 (23.6%)[4]
新潟県　28/92 (30.4%)[15]
福岡県　21/48 (43.8%)[10]
長崎県　13/25 (52.0%)[9]
群馬県　79/344 (23.0%)[5]
福島県　11/39 (28.2%)[8]
埼玉県　12/75 (16.0%)[13]
茨城県　22/68 (32.4%)[14]
東京都　44/167 (26.3%)[7]
千葉県　24/59 (40.7%)[16]
神奈川県　22/113 (19.5%)[11]
静岡県　19/81 (23.5%)[1]
愛知県　25/74 (34.0%)[3]
大阪府　66/120 (55.0%)[12]
兵庫県　25/98 (25.5%)[6]

1) 白濱：日小皮会誌, 28：165-168, 2009.
2) 大石：新薬と臨牀, 57：826-833, 2008.
3) 鈴木, ほか：小児感染免疫, 20：292-300, 2008.
4) 藤田：日皮会誌, 118：2421-2428, 2008.
5) 田村, ほか：皮膚臨床, 49：587-591, 2007.
6) 本郷, ほか：新薬と臨牀, 56：908-921, 2007.
7) 堀内, ほか：日臨皮, 23：575-582, 2006.
8) 岸本, ほか：皮膚臨床, 48：761-766, 2006.
9) 宿輪, ほか：西日皮膚, 68：175-178, 2006.
10) 杉村, ほか：小児科臨床, 59：125-129, 2006.
11) 渡辺, ほか：小児科臨床, 57：2079-2084, 2004.
12) 國行, ほか：臨床皮膚, 58：873-876, 2004.
13) 延山, ほか：臨床皮膚, 58：83-85, 2004.
14) 飯島, ほか：西日皮膚, 64：344-350, 2002.
15) 三井田, ほか：臨床皮膚, 55：1005-1007, 2001.
16) 黒崎：小児科臨床, 60：2337-2344, 2007.

（Medical Tribune. 2011年6月23日号）

染予防，③ compromized host など易感染宿主の感染予防が考えられる．表V-C-9，10 に概要を示す．

妊娠中・授乳中の抗菌薬投与

　妊娠中，不必要な抗菌薬投与を行わないことが原則である．特に12週まではできるだけ薬剤の投与は避けることが望ましい．薬剤の危険区分によって投薬を行うことが肝要である．安全に使用できる薬剤は，ペニシリン系，セフェム系（いずれも β-ラクタマーゼ阻害薬を含む），マクロライド系のうちアジスロマイシンなどである．一方，使用すべきでない薬剤は，ニューキノロン系，テトラサイクリン系，アミノグリコシド系，ST合剤，クロラムフェニコールなどである．
　授乳中に関して，ほとんどの薬剤はごく微量の母乳移行がみられるのみである．小児でも使用可能な抗菌薬を授乳中の母親に投与しても臨床的には問題ないと考えられているが定説はない．上記妊娠中禁忌の薬剤は，授乳中も投与をしないほうがよいであろう．

表V-C-9 予防的抗菌薬投与が妥当とされる病原体

病原体	予防される疾患	抗菌薬	有効性
百日咳菌	家族内接触者の百日咳二次症例	EM	確定
ジフテリア菌	非免疫接触者のジフテリア	PC EM	推定
インフルエンザ菌b型	予防接種未完了の1歳未満と12〜47カ月の濃厚接触者の全身感染症二次症例	RFP	確定
結核菌	肺内または転移性結核	INH	確定
		RFP ほか	推定
淋 菌	接触者の泌尿生殖器または新生児感染症	CTRX	確定
髄膜炎菌	接触した感受性者の髄膜炎菌血症	RFP, CTRX	確定
肺炎球菌	機能的または解剖学的無脾症患者の電撃性肺炎球菌感染症	PC, AMPC	確定 PCV：鎌状血球症小児
A群溶連菌	反復性リウマチ熱	PC	確定
B群溶連菌	新生児感染症	ABPC, PC	確定
梅毒トレポネーマ	接触者の梅毒	PC	確定
コレラ菌	患者濃厚接触者のコレラ	TC（8歳未満歯牙黄染）	推定

（Red Book 2003 より抜粋）

表V-C-10 予防的抗菌薬投与が妥当とされる感染部位

部 位	予防される感染症	抗菌薬	有効性
結 膜	新生児淋菌性眼疾患	局所：1％硝酸銀 0.5％ EM 1％ TC, PC（感性ならば）	確定
		CTRX, PC（感性ならば）	確定
		局所：2.5％ povidone iodine	推定
心臓弁膜異常	細菌性心内膜炎（例：抜歯後）	AMPC	推定
尿 路	反復性尿路感染症	ST	確定
ヒト, 動物咬傷	創傷感染 蜂巣織症	PC, AMPC/CVA	推定

■参考文献

1) 髙久史麿, ほか監修：治療薬マニュアル2011. 医学書院, 2011.
2) 浦部晶夫, ほか編：今日の治療薬2012. 南江堂, 2012.
3) 日本小児呼吸器疾患学会・日本小児感染症学会：小児呼吸器感染症診療ガイドライン2011. 協和企画, 2011.
4) 日本感染症学会・日本化学療法学会：抗菌薬使用のガイドライン. 協和企画, 2005.

【黒崎 知道】

b 耐性菌の時代における抗菌薬の適正使用

　耐性菌が大きな社会的な問題となったのは，1980年代の黄色ブドウ球菌におけるMRSAの出現であろう．当初は，入院患者への抗菌薬投与が誘因とされる院内感染型MRSA（hospital-associated MRSA）が注目された．しかし，2000年以降は外来での経口抗菌薬投与が誘因とされる市中感染型MRSA（community-associated MRSA）が小児の皮膚や軟部組織の感染症で分離され，伝染性膿痂疹などの難治化をきたしている．これ以外でも，小児科外来で主要な病因菌である，肺炎球菌，インフルエンザ菌，A群溶血性レンサ球菌および肺炎マイコプラズマなどすべての細菌において，2000年前後から急速に耐性化がみられている．特に，小児の気道感染症や侵襲性細菌感染症の病因菌として重要な肺炎球菌とインフルエンザ菌の耐性化は脅威である．現在では，肺炎球菌でのペニシリン耐性菌およびインフルエンザ菌でのアンピシリン耐性菌はともに80％を超えている．また，肺炎球菌やA群β溶血性レンサ球菌，肺炎マイコプラズマのマクロライド系薬に対する耐性菌も近年急増し，それぞれ80％，50％，80％を超えている．

薬剤耐性化機構

　現在，小児の気道感染症の主要な病因菌である肺炎球菌やインフルエンザ菌で問題となっている耐性化機構は，従来から知られているβ-ラクタマーゼなどの遺伝子がプラスミドやトランスポゾンのかたちで組み込まれて生じる耐性化とは異なってきている．

❖ ペニシリン耐性

　肺炎球菌でのペニシリン耐性肺炎球菌PRSP（penicillin-resistant *Streptococcus pneumoniae*）やインフルエンザ菌でのβ-ラクタマーゼ非産生アンピシリン耐性BLNAR（β-lactamase-negative ampicillin-resistent）などの耐性菌は，それぞれのペニシリン結合タンパク（肺炎球菌ではPBP1A，PBP2X，PBP2B，PBP2A，インフルエンザ菌ではPBP3）をコードしている遺伝子 *pbp1a*, *pbp2x*, *pbp2b*, *pbp2a* および *fistI* の塩基配列のわずかな変位で軽度耐性を獲得した菌が，経口抗菌薬の通常量投与による低い抗菌薬濃度にさらされることで選択を繰り返され，徐々に耐性化レベルの上昇をきたしたものとされている．

❖ マクロライド耐性

　肺炎球菌やA群β溶連菌のマクロライド耐性機序には，マクロライドの結合部位である23SリボソームRNAドメインVのアデニン・ジメチル化をもたらす酵素をコードする *ermB* や *ermTR*（A群β溶連菌）などの遺伝子の出現によるものと，薬剤排出亢進させる膜タンパクをコードする *mefA* 遺伝子の出現によるものがある．前者では14，15，16員環などすべてのマクロライドに高度耐性もたらし，後者では14および15員環マクロライドにのみ軽度から中程度の耐性をもたらす．肺炎マイコプラズマのマクロライド系薬に対する耐性機構は23SリボソームRNAドメインVの点突然変異とされる．

耐性菌の抑制は抗菌薬の使用制限以外にはない

　従来設定されていた経口抗菌薬の投与量は，多くの細菌でみられる耐性菌に対して不十分な投

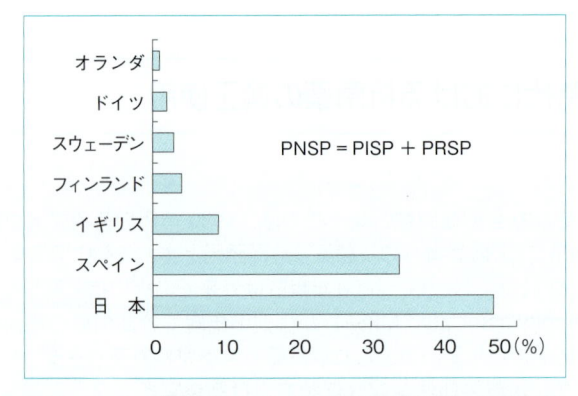

図V-C-5　各国のペニシリン耐性肺炎球菌（1997）

Japan：IDWR（2000）32nd week.

（Bronzwaer SL, et al：A European study on the relationship between antimicrobial use and antimicrobial resistance. Emerg Infect Dis, 8：278-282, 2002）

（武内　一先生作成データ）

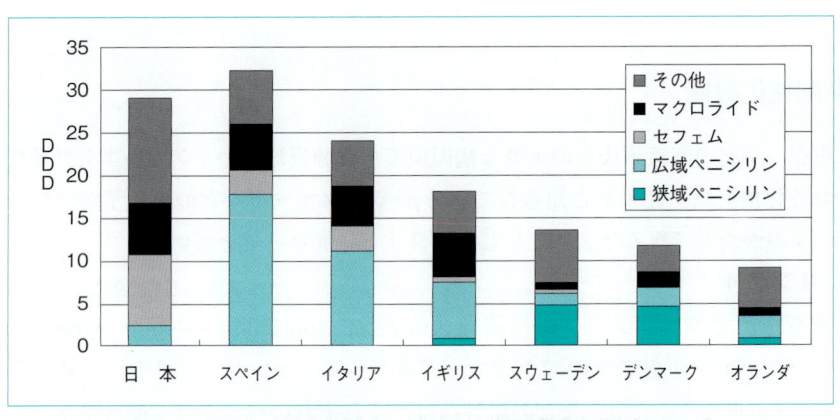

図V-C-6　各国での1日あたりの抗菌薬使用量（1997）

DDD（defined daily dose）：WHOが採用している薬剤使用量を国際比較するための基準.

（Bronzwaer SL, et al：A European study on the relationship between antimicrobial use and antimicrobial resistance. Emerg Infect Dis, 8：278-282, 2002）

（武内　一先生作成データ）

与量となっている．このような投与量では抗菌薬としての効果がないだけでなく耐性菌の選択圧として働くことになる．また，抗菌薬の必要以上の長期投与も耐性菌の選択につながる．さらに，合成ペニシリン系抗菌薬に比較し，殺菌力が不十分なセフェム系抗菌薬などの頻用も耐性菌の増加を招いた原因とされる．各国のセフェム系抗菌薬使用量と肺炎球菌の耐性化率には明らかな相関がみられる（図V-C-5，6）．日本は抗菌薬使用量に比して耐性化が高率であるのは，セフェム系抗菌薬の使用が多いためと推測される．

このような耐性化機構を考慮すれば，気道感染症における抗菌薬使用の原則は，セフェム系抗菌薬ではなく合成ペニシリン系抗菌薬を第1選択薬とし，多くの耐性菌に対応できるまで投与量を増量〔アモキシシリン（AMPC）では60〜90 mg/kg/日程度〕し，投与期間を可能な限り短縮することである．

しかし，体内組織での抗菌薬濃度の不均一性や経時的な濃度変化を考慮すれば，いかなる抗菌

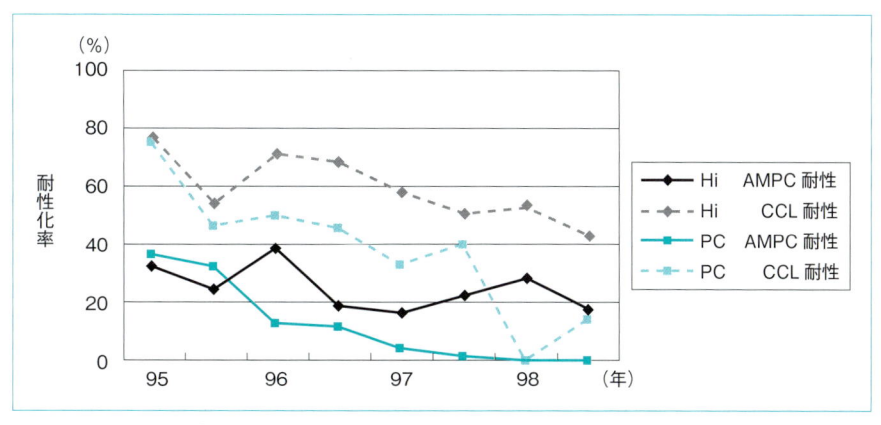

図Ⅴ-C-7 小豆島における肺炎球菌（PC）とインフルエンザ菌（Hi）の耐性化率の変化

小豆島の診療所に武内一氏が赴任して，① 感冒には原則抗菌薬を出さない，② 中耳炎や扁桃炎などで必要な場合は AMPC を処方する，③ セフェムは原則として使用しない，という抗菌薬の使用制限を実践した．4 年後に総抗菌薬使用量で 50％，セフェム系で 30％，ペニシリン系で 43％，マクロライドで 68％まで使用量を減少した結果，限局された地域では抗菌薬の使用制限で肺炎球菌やインフルエンザ菌の耐性菌が低下することを見出した．

（Takeuchi H: Susceptible bacteria increased with limited usage of antibiotics: data with emphasis on defined daily doses. Pediatr Int, 51: 696-699, 2009）

薬投与理論（MIC や PK/PD など）に基づいた投与法を採用しても，結局は耐性菌の選択が行われ耐性菌の増加につながることは容易に理解できる．このため，耐性菌の増加抑制には抗菌薬の使用自体を制限する以外に有効な方法はありえない．限局した地域ではセフェム系抗菌薬の使用を制限することで肺炎球菌やインフルエンザ菌の耐性化率が減少することが実証されている（図Ⅴ-C-7）．近年，カルバペネム系経口抗菌薬とニューキノロン系経口抗菌薬が小児での適応が認められた．2009 年のテビペネム・ピボキシル（オラペネム®）と 2010 年のトスフロキサシン（オゼックス®）である．日本はニューキノロンやカルバペネムの使用量では世界一とされ，成人領域ではその耐性化もすでに問題となっている．小児の外来診療における容易な使用は厳に慎むべき薬剤であるが，すでに乱用の兆しがみられる．筆者は，現状では一般の小児科外来診療での必要性はないと判断している．

マクロライド少量長期投与療法の問題点

わが国では多数の細菌でのマクロライド耐性化率が他国に比較して突出して高い．マクロライド系抗菌薬は耐性菌の増加ですでに抗菌薬としての役割を終えたようにもみえるが，小児に多い百日咳やマイコプラズマ感染症の治療にはいまだに必須の薬剤である．マクロライド耐性菌の増加は，呼吸器疾患に対するマクロライド系抗菌薬の容易な投与や，その効果が疑問視される副鼻腔炎や滲出性中耳炎などの疾患に対するマクロライドの抗炎症作用に期待した少量長期投与療法の増加に伴ったものと推測される．マクロライドの少量長期投与は耐性菌の増加に関連しないとの説も散見されるが誤りである．マクロライド耐性マイコプラズマの MIC は $50\,\mu g/mL$ 以上と高値であるがマクロライド感受性マイコプラズマの MIC は $0.01\,\mu g/mL$ 以下と非常に低く，マクロライドの少量投与であっても十分な耐性菌の選択圧となることを認識すべきである．

上気道感染症および関連疾患に対する抗菌薬使用の原則

抗菌薬の使用制限を実行するには，小児科の日常診療で多い上気道炎およびその関連疾患である感冒や咽頭炎・扁桃炎，急性中耳炎，急性副鼻腔炎，咳・気管支炎，さらに感染病巣不明熱（fever without a source）を対象疾患としたときの抗菌薬投与の原則を明確にする必要がある．

① ウイルス疾患と確定されたとき，あるいは強く疑われるときには二次感染の予防を含めて抗菌薬を投与しない．

② 細菌感染症であっても自然治癒が期待できる場合には抗菌薬を最初からは使用しない．

③ 抗菌薬を処方する場合は可能な限り狭域スペクトルの抗菌薬を使用する．

以上の3原則にはある程度の合意を得られると思われる．この視点からみれば，初診時から全例抗菌薬投与の対象となる疾患と抗菌薬の選択は，迅速検査で確認された溶連菌感染症での狭域ペニシリン，特有の咳と検査所見がみられる乳児百日咳でのエリスロマイシン，それに感染病巣不明熱でoccult bacteremia が疑われるときのCTRX（ロセフィン®）の非経口投与のみであろう．この2疾患と1病態以外には，例外的な場合を除けば慎重な経過観察（wait and see approach）で十分に対応が可能だと思われる[1]．

参考文献

1) 小児外来診療における抗菌薬適正使用のためのワーキンググループ：小児上気道炎および関連疾患に対する抗菌薬使用ガイドライン―私たちの提案―．外来小児科，8：146-173，2005．(http://www004.upp.so-net.ne.jp/ped-GL/GL1.htm)

【深澤　満】

2 溶連菌感染症
streptococcal infection

> 咽頭炎・扁桃炎の原因病原体として，A群β溶血性レンサ球菌（溶連菌）が，続発症であるリウマチ熱（RF）や溶連菌感染後急性糸球体腎炎（PSAGN）などの発症要因となるため，最も問題とされる．しかし，咽頭炎・扁桃炎の原因病原体に占める割合は 15～20% と少ない．
> また，溶連菌は，皮膚感染症の起炎菌として黄色ブドウ球菌に次いで重要である．市中感染として壊死性筋膜炎は，きわめてまれだが緊急での外科的治療を要する．

咽頭扁桃炎の症状および所見

好発年齢は3歳以上の幼児・学童で，流行は冬季に多くまた集団の構成が変わる1学期も注意を要する．症状は発熱と咽頭痛が主で，頭痛や倦怠感，腹痛，吐き気，嘔吐を伴うこともある．咳や鼻汁，喘鳴，嗄声，下痢などはむしろ溶連菌を否定する症状である．38.5℃以上の高熱になる場合が多く，咽頭，特に軟口蓋に発赤や出血斑を認めることが多い．扁桃は赤く腫大し，滲出物を伴うことがある．舌乳頭が赤く腫大することもある（いちご舌）．圧痛を伴う前頸部リンパ腫大は特異度の高い所見の1つである．全身の特徴的な発疹が観察されると猩紅熱と呼ばれるが，伝染力や予後に違いはない．急性期を過ぎると川崎病同様に手指および足趾先端から落屑を認めることがある．血液検査では白血球数および好中球数の著しい増加や CRP 値の強陽性が普通にみられる．

❖ Centro score

米国の Centro は 1981 年，sore throat を呈する成人患者において，溶連菌培養検査で陽性となるか否かを臨床症状および所見を点数化した（表V-C-11，「咽頭炎・扁桃炎」の項，p.230参照)[1]．

Centro score だけでなく臨床診断のアルゴリズムは 1970 年代からさまざまな提唱があるが，英国の SIGN（2010 年 4 月）によると，臨床診断に応用できるが，補助手段にとどまると結論づ

表V-C-11　溶連菌性咽頭炎の古典的な所見

【小児における溶連菌性咽頭炎の特徴】	【Centro score】（original）
・年齢：5～11 歳	・38℃以上の発熱
・季節：晩冬から早春	・咳の欠如
・症状（突然の発症）	・扁桃の滲出物（白苔）
咽頭痛，発熱，頭痛，腹痛・吐き気・嘔吐	・圧痛を伴う前頸部リンパ節腫脹
・所見	
扁桃の腫大と滲出物を伴う咽頭発赤	陽性的中率
前頸部リンパ節の圧痛と腫大	4 項目：54.4%
口蓋出血斑	3 項目：44.7%
猩紅熱発疹	2 項目：23.1%
・咳嗽・鼻汁・吸気性喘鳴・嗄声・結膜炎・下痢がない	1 項目：13.9%
	0 項目： 2.6%

(McIsaac WJ, et al：Empirical validation of guidelines for the management of pharyngitis in children and adults. JAMA, 291：1587-1595, 2004)

けている[2].

❖ SIGN

英国のガイドライン集であるSIGN（Scottish Intercollegiate Guidelines）は自由に検索できる[2]．そのNo.117にManagement of sore throat and indications for tonsillectomyのガイドラインが示されている．1999年版（No.34）と2010年版（No.117）の小児の場合の相違点は，Centro scoreを診断の補助として位置づけ，イブプロフェンの使用を認めている点である．臨床診断に一定の意義をおくように書き換えられた背景について，広く迅速検査を実施する北米では抗菌薬適正使用への意義が述べられていると紹介する一方，英国では費用対効果および臨床効果の検証が十分でないとしている．イブプロフェンを認めた理由として喘息様の症状の合併がアセトアミノフェンに有意に多い点をあげているが，一方で脱水症状を呈する児でのイブプロフェンの腎毒性が注目されている点も強調し，注意を喚起している．いずれにしても解熱鎮痛薬の使用をルーチンには認めていない．

さらにSIGNは，soar throatに対して抗菌薬を用いないという点で一貫している．PSAGNの予防だけでなく，RF予防目的での使用も推奨していない．その根拠は，スコットランドでのRFの年間発症数が6/100万人（440万人に27例）であり，そのなかで抗菌薬投与群の発生率と非投与群の発生率に有意差がなく，RF予防への抗菌薬の有用性が証明できなかったことをあげ，そもそも英国においてはRFの頻度がきわめて低いことを最大の理由としている．この項は以下のように要約されている．

1. 吸気性喘鳴や呼吸困難を伴えば，絶対的入院適応である．
2. アセトアミノフェンは鎮痛薬として選択されるが，非ステロイド系解熱鎮痛薬のルーチン使用は推奨されない．
3. 抗菌薬を以下の目的に使用すべきではない．① 症状をやわらげるため，② RFや急性糸球体腎炎への進展を予防するため，③ 周囲人口への感染拡大をルーチンに予防するため，④ 化膿性の合併症を予防するため．
4. 臨床医が症状から重症と考える例では，抗菌薬を控えるべきではない．

表V-C-12 主な溶連菌抗原検出用キット

No	商品名	測定原理	感度	添付資料最終改訂
1	ストレップAテストパック・プラス®OBC	イムノクロマトグラフィー	1×10^6 CFU/mL	2010.3
2	クイックビュー Dipstick Strep A	イムノクロマトグラフィー	2.5×10^6 個/試験	2009.4
3	クリアビュー EZ ストレップA	イムノクロマトグラフィー	5×10^4 個/試験	2009.4
4	AストレップAD「生研」	ラテックス凝集反応	1×10^9 個/mLを$1:3^3$希釈/試験	2007.1
5	イムノカード EX ストレップA	イムノクロマトグラフィー	5×10^4 個/試験	2008.11
6	ラピッドテスタ® ストレップA	イムノクロマトグラフィー	$1\sim2\times10^6$ 個/試験	2009.2
7	スタットチェック™ ストレップA-II	イムノクロマトグラフィー	3.906×10^6 CFU/mL	2009.8
8	エルナス® ストレップA	イムノクロマトグラフィー	5×10^4 個/試験	2009.7

インターネットで検索しえた各RADTs（rapid antigen detecting tests）添付資料より作成．
測定原理：基本はイムノクロマトグラフィー法．ラテックス凝集法は1社のみ．
感度：検査に供する検体量（個数）での表現とCFU（colony forming unit）とは相同と解釈できるが，○/mLと○/試験は必ずしも関係を比較できない．

（武内 一：疑問解決 小児の診かた．「小児内科」「小児外科」編集委員会共編，小児内科，43（増刊号）：542, 2011）

表V-C-13 分離された溶連菌（26例）

溶連菌	迅速（＋）	迅速（－）	迅速未実施
培養（＋）	16	3	6
培養（－）	10	69	45

溶連菌迅速検査
感度　　　：16/19＝84％
特異度　　：69/79＝87％
陽性的中率：16/26＝62％
陽性的中率62％ということは……
溶連菌が迅速検査で陽性であっても，溶連菌が培養されない例が1/3あった．
使用した迅速検査のキットは複数メーカーのもの．

迅速検査

　迅速検査キットによって，結果が陽性と出る菌体量が異なるが，感度が高ければ高いほどよい検査キットかというとそう単純ではない（表V-C-12）．検査が陽性（陰性）の場合，溶連菌感染症である（ない）可能性を示すはずだが，溶連菌では，ウイルスによる場合と異なり「健康保菌」が高率でみられる．感度を上げて健康保菌まで拾い上げると特異度が下がる．多くの迅速検査がラテックス凝集法からイムノクロマトグラフィーに切り替わってきたのは，主に感度を上げるためであった．しかし，感度を上げると迅速検査で陽性でも実は溶連菌感染症ではない可能性があり，注意を要する．

　溶連菌は急性咽頭扁桃炎の起炎菌であるが，発熱し口蓋扁桃に滲出物を伴う明らかな急性咽頭扁桃炎の原因病原体に占める溶連菌の割合は16.8％にすぎなかった．急性咽頭扁桃炎の最大の原因病原体はアデノウイルスで，溶連菌の約2倍であった[3]．この臨床研究に際して同時に溶連菌の培養検査の結果と迅速検査の結果を比較検討した．迅速検査の感度と特異度は各々84％と87％，陽性的中率（培養検査で陽性/迅速検査で陽性）は16/26＝62％にとどまっていた．迅速検査が陽性でも3人に1人は培養検査を「ゴールドスタンダード」とした場合，溶連菌性咽頭扁桃炎ではなかったということになる（表V-C-13）．

　さらに，感度・特異度の問題だけでなく交叉反応を考える必要がある．添付文書では交叉はないと記述されているが，実際には溶連菌以外でA群多糖体抗原を有するAnginosus groupとS.dysgalactiae subsp. Equisimilisについても溶連菌と同程度の検出感度を認めるとされ，海外からもS.intermediusに関して同様の指摘がある．

column　溶連菌性咽頭炎の症例

　症例：3歳，男児．前日夜より発熱し，近医受診．その後も高熱が続くため発熱5日目に受診した．咳嗽，鼻汁なし．喉の痛みを訴える．咽頭発赤あるが扁桃白苔なし．いちご舌なし．頸部リンパ腫大と軽度圧痛あり．溶連菌迅速検査陽性．白血球数26,900/μL（好中球70％），CRP値8.3 mg/mL．上咽頭培養より溶連菌（マクロライド高度耐性），インフルエンザ菌（BLPACR），肺炎球菌（PISP）が生えた．バイシリン®Gにて翌日解熱した．フォローアップの検尿で異常はなかった．

咽頭での保菌

　典型例と思われる場合，臨床症状や所見で治療を開始されている現実があろうが，抗菌薬の適正使用の視点から考えると，迅速検査あるいは咽頭培養で菌を確認したうえでの治療が基本である．溶連菌の保菌状態は治療対象ではないため，臨床症状や特徴的所見がない場合はたとえこれらの検査が陽性であっても抗菌薬を用いない．小学校で健康児童を対象に咽頭ぬぐい液による溶連菌培養検査を実施したところ18％の児童で陽性であったとの報告があるように，溶連菌の保菌は特に学童期には普通にみられるため，溶連菌の存在を感染症と関係すると判断するか保菌とみるかは必ずしも容易ではない[4]．

続発症の問題

　溶連菌に対する抗菌薬使用の目的は，発熱などの症状の回復と続発するRFの予防にある．溶連菌感染症が流行するとその3％程度がRFを続発しやすい血清型菌（M蛋白1, 3, 18型など）であるため，RFも同時に流行すると考えられている．しかし，SIGNの記述にとどまらず，米国の学童でのRF罹患率に対して，アフリカではその1,500倍（300/10万人）の頻度で発生しているとされ，続発する要因として衛生環境や居住空間の問題がはるかに重要であると指摘されている．ただ，米国では1985年にユタ州のソルトレイクシティでRFの流行が始まり，4年間で198名が罹患したが，必ずしも生活環境に関係しなかった．RF流行の背景には不明な点も多い．

　わが国のRFについて医学中央雑誌にて1992～2011年の最近20年間に公開された小児のRFに関する検索可能なすべての演題および論文の検索を行った．症例数は12例で，そのうち抗菌薬処方歴が明らかな10例のなかで事前に抗菌薬治療を受けていた症例は3例であった．男児8例および女児4例で，年齢が明らかな11例は全例5歳以上（5～12歳）であった．年間発生数は，15歳未満1,700万人とした場合，報告数では年間0.6例だが，仮に毎年1.7例発生していたとして，人口比では1/1,000万となる．スコットランドで抗菌薬の使用を認めない根拠とされた発生数6/100万であり，米国学童では2/100万である．

　RF予防に抗菌薬を用いる根拠とされるのは，1949年にワイオミング空軍基地の兵舎で溶連菌感染症流行時に行われたペニシリンGの筋注群と偽薬群による比較試験が唯一である．この臨床研究の結果，前者から2/798例，後者から17/804例のRF発症があり予防治療の有用性が証明された[5]．その後も米国ではペニシリンによるRFの初発，再発例への予防効果が追試され今日の抗菌薬使用のよりどころとなり，現在もRF予防目的での抗菌薬使用が指針として示されている．

治　療

　溶連菌感染症の治療には抗菌薬を使用する．その場合，溶連菌以外の菌に抗菌作用が及びにくい薬を使用することが基本である．海外でも第1選択薬となっている狭域ペニシリン（バイシリン®G顆粒）がこの点で最も優れており服薬量や味にも問題はない．錠剤（シンセペン®錠）は販売中止となった．ペニシリンアレルギーの場合はエリスロマイシンが国際的に認められている第2選択薬である．しかし，マクロライド系抗菌薬に対してさまざまな菌種で耐性化が増加傾向にあり，mefA（抗菌薬排泄促進）とermB（リボソームの変異）という2つの耐性化機序があ

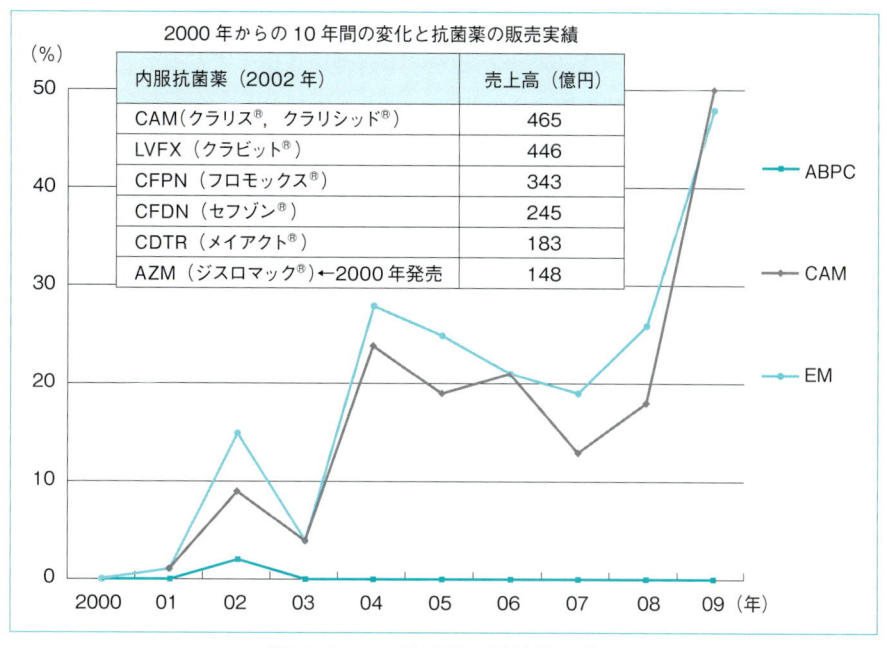

図V-C-8 溶連菌の耐性化の動向

2000年からの10年間の変化と抗菌薬の販売実績

内服抗菌薬（2002年）	売上高（億円）
CAM（クラリス®，クラリシッド®）	465
LVFX（クラビット®）	446
CFPN（フロモックス®）	343
CFDN（セフゾン®）	245
CDTR（メイアクト®）	183
AZM（ジスロマック®）←2000年発売	148

る．特に ermB 遺伝子をもつ場合はマクロライド系抗菌薬に対して高度耐性を示すため，今後の耐性化動向に注意する必要がある．フィンランドのようにクリンダマイシンが推奨される国もある．セフェム系抗菌薬も効果はあるが肺炎球菌などの耐性化を誘導しやすいため，決して推奨できない．

　通常，治療開始24時間以内に解熱する．しかし，ペニシリンに感受性があっても治癒しなかったり，再発を繰り返したりする場合を経験する．その理由はいくつか考えられるが，その際「ペニシリン耐性はない」ことが前提である．最も多いのは薬の不十分な服用である．10日間は長いが，飲みきるように服薬指導することが重要である．服薬終了後に新たに別の型の溶連菌に再感染したと推測されれば再度抗菌薬を投薬する．エリスロマイシンを投与している場合は耐性菌を疑い，培養感受性検査を実施し，感受性のある抗菌薬に変更する．また，ウイルスなど別の病原体による咽頭炎に罹患していて，迅速検査が陽性であっても培養で陰性となる可能性がある．さらに培養で菌が確認されても保菌状態かもしれない．咽頭などに典型的所見がなければその可能性が高い．また，溶連菌は粘膜細胞内に侵入し除菌されず保菌状態を形成するという研究や，溶連菌が咽頭常在菌の産生する β-ラクタマーゼで守られ保護されているとする報告があるが，保菌状態への抗菌薬投与は必要なく，また β-ラクタマーゼを臨床上考慮すべきとの明確な根拠もない．

❖ 抗菌薬の必要性

　必要とする根拠は RF の予防にある．必要としない根拠としては PSAGN やアレルギー性紫斑病に対する抗菌薬による予防効果に関しては欧米とも否定的である．

　筆者は，1995年 T1型によると推測される溶連菌感染症の一小学校での流行を経験し，そのうち3名が相次いで典型的な PSAGN に罹患する経験をした．また，わが国では低補体血症と軽微な血尿程度の非典型的な PSAGN が明らかにされ，アレルギー性紫斑病と溶連菌感染症の関連性

も指摘されている．続発症との関連性を理由として狭域の抗菌薬を使うことを支持したい．
　今後，続発症を考慮すべきか，マクロライド耐性の急増するなかで2次選択薬は何が適切か，国内でのエビデンスの蓄積を踏まえた指針が求められる．

❖ 咽後膿瘍と扁桃周囲膿瘍

　本疾患の合併症あるいは鑑別疾患として，頻度は低くても重要なのは咽後膿瘍と扁桃周囲膿瘍である．これらは3～4歳までの男児で最も起こりやすく，発熱，経口摂取減少，流涎といった非特異的な症状に加えて，頸を動かさない，斜頸，項部硬直といった症状や所見が診断の手がかりとなる．診察にあたり本疾患の存在を常に念頭に置き，口腔や咽頭をていねいに観察することが大切である．起炎菌として溶連菌以外に，インフルエンザ菌，クレブシエラ，マイコバクテリウムなどがありうるとされている．疑う場合は入院を前提とし2次あるいは3次医療機関へ転送する．

❖ 痂皮性膿痂疹

　黄色ブドウ球菌と異なり，水疱を形成しないで発赤・紅斑が強くみられる膿疱が急速に多発して痂皮をつくる．特に肛門周囲に出現しやすく，乳幼児，特にアトピー性皮膚炎の児で発症しやすい．培養あるいは迅速キットで溶連菌を確認後，狭域ペニシリンを投与する．

❖ 壊死性筋膜炎 necrotizing fasciitis（NF）

　筋膜に沿って感染が急速に進行するのが本疾患である．外科的に壊死組織を除去する必要があり，対応に緊急性を要する．その起炎菌として最も頻度の高いのが溶連菌で，小児では水痘の罹患が契機となり発症する場合が多い．海外では水痘罹患10万あたり4～5名との北米の報告や，ドイツからは2003年に疑いを含め4名の報告がある．NFを含む劇症型溶連菌感染症は，感染症予防法によって全数把握対象疾患に指定されている．

　溶連菌感染症は，咽頭扁桃炎のみならずその多彩な感染症の発症に注意を要する．抗菌薬が絶対的適応という考え方には異論もある一方で，続発症については軽微なものを含むと従来知られている以上にさらに頻度が高いという指摘もある．マクロライド系抗菌薬の多用が生む耐性化問題は，今後の抗菌薬選択を困難にする憂慮すべき課題である．
　診断・治療の確立したありふれた感染症と思いがちだが，いくつかの課題の多くがいまだ臨床研究途上にある．

参考文献

1) McIsaac WJ, et al：Empirical validation of guidelines for the management of pharyngitis in children and adults. JAMA, 291：1587-1595, 2004.
2) Scottish Intercollegiate Guidelines Network：Management of sore throat and indications for tonsillectomy. A national clinical guideline. 2010.（http://www.sign.ac.uk/pdf/sign117.pdf）
3) 武内　一，ほか：扁桃咽頭炎における検出ウイルスと細菌の原因病原体としての意義．日本小児科学会雑誌，113：694-700，2009.
4) 中島邦夫，ほか：学童の咽頭分離溶血性レンサ球菌の疫学的研究．感染症学，57：1075-1082，1983.
5) Denny FW, et al：REVENTION OF RHEUMATIC FEVER：Treatment of the Preceding Streptococcic Infection. JAMA, 143：151-153, 1950.

【武内　一】

3 肺炎球菌とインフルエンザ菌感染症
Streptococcus pneumoniae and *Haemophilus influenzae* infections

小児科の外来診療で最も頻度の高い気道感染症（咽頭炎・扁桃炎を除く）およびその関連疾患（中耳炎，副鼻腔炎など），さらに侵襲性細菌感染症（細菌性髄膜炎，化膿性関節炎，急性喉頭蓋炎など）の主たる病因菌は肺炎球菌とインフルエンザ菌の2菌種である．この2菌種で問題となっていることは，抗菌薬に対する耐性化が1990年代の後半から急速に進行していることである（「耐性菌の時代における抗菌薬の適正使用」の項，p.327参照）．

海外では，1980年代末からのインフルエンザ菌b型（Hib）ワクチンの導入により，インフルエンザ菌の侵襲性疾患はすでにない．また，7価肺炎球菌結合型ワクチンの2000年以降の導入により肺炎球菌の侵襲性疾患は激減した．わが国でも2010年末からHibワクチンと肺炎球菌ワクチンが任意接種の位置づけではあるが公費負担の対象となった．この2つのワクチンの小児感染症に及ぼす影響が注目される．

病因菌としての頻度

日常診療で問題となる気道感染症から重症細菌感染症に至るまで，肺炎球菌とインフルエンザ菌が主たる病因菌である．

▶ **気道感染症**……急性中耳炎の鼓室穿刺液培養では，インフルエンザ菌が40％程度，肺炎球菌が30％程度，モラクセラ・カタラーリスが10％程度となっている．肺炎での洗浄喀痰培養では，インフルエンザ菌が50％程度，肺炎球菌が30％程度，モラクセラ・カタラーリスが10％程度とされている．

▶ **侵襲性細菌感染症**……外来で多い潜在性菌血症（occult bacteremia）ではHibが10～20％，肺炎球菌が70～80％であるが，より重症な細菌性髄膜炎では，Hibが50～60％，肺炎球菌が20～30％となっている．

❖ 肺炎球菌

グラム陽性の球菌であり，莢膜多糖体型抗原により93種類の血清型に分類される．ほとんどの病原性菌は莢膜をもち，白血球による貪食に抵抗性をもつ．また，莢膜多糖体に対する特異抗体は感染防御抗体であるが，3～4歳までは十分な抗体の上昇はみられない．肺炎球菌の細胞壁抗原であるC-substanceは，肝臓で産生されるC-reactive protein（CRP）と沈降反応し，補体系を活性化し食菌作用を高める．

・疫学：ほとんどの小児の鼻咽腔の常在菌であり，特に2歳前後，集団保育，冬季における分離率は高い．常在菌として数カ月間は定着するが，これだけで十分な感染防御のための免疫を獲得することはない．侵襲性肺炎球菌感染症は，液性免疫や補体成分欠損症などの免疫不全や無脾症，髄液漏出症候群で多くみられる．

❖ インフルエンザ菌

グラム陰性の多形成の桿菌であり，インフルエンザ菌には表面に莢膜多糖体をもつ菌種ともたない菌種がある．莢膜をもつ菌種はa～fの6種の血清型に分類される．最も侵襲性が強い菌種

はb型であり，細菌性髄膜炎を含む侵襲性細菌感染症の95%以上はHibによるものである．非莢膜型（nontypable）は，主として中耳炎，副鼻腔炎，肺炎原因菌となる．侵襲性の強いHibは他の莢膜型株や非莢膜型の菌と比べて血管内へ侵入しやすく，さらに血管内でのクリアランス機構に対する抵抗性が強い．Hibの莢膜多糖体抗原であるPRP（polyribosyl ribidol phosphate）に対する抗PRP抗体は重要な感染防御抗体である．この抗PRP抗体価が低い生後6カ月から3歳頃まではHibによる侵襲性感染症の頻度が高い．

・疫学：ヒトはインフルエンザ菌の唯一の自然宿主である．肺炎球菌と同様に，ほとんどの小児の鼻咽腔の常在菌である．大部分は非莢膜型であり，b型の検出頻度は少なく5%以下である．

薬剤耐性に関する問題

肺炎球菌やインフルエンザ菌で最大の問題は耐性菌の出現であるが，日常の外来診療ではほとんど耐性菌の影響を感じることがない．しかし，最も抗菌薬が必要とされる細菌性髄膜炎などの治療の場では，耐性肺炎球菌や耐性インフルエンザ菌による難治化は重要な問題となる．

❖ 肺炎球菌

肺炎球菌のペニシリン耐性菌は，1965年に南アフリカで最初に発見されて以来，急速に増えてきている．1977年以降，β-ラクタム薬，テトラサイクリン，クロラムフェニコール，マクロライドなどの多剤耐性の肺炎球菌が世界各地でも分離されている．わが国でも1990年代以降，急激にペニシリン耐性菌の分離が増えてきている．これは，3種類のペニシリン結合蛋白（PBP1A，PBP2B，PBP2X）の変異によるとされる．薬剤耐性は遺伝子型（genotype）と薬剤感受性（phenotype）による評価法がある．遺伝子型による判定基準は，3種のPBPの遺伝子解析で変異がないものを感受性菌（PSSP），1～2の変異があるものを中間耐性菌（PISP），3種とも変異があるものを耐性菌（PRSP）としている．このように耐性が遺伝子解析により判定された場合には"g"をつけて，gPSSP，gPISP（*pbp2x*，*pbp2b*，*pbp1a+pbp2x*，*pbp2x+pbp2b*），gPRSP（*pbp1a+pbp2x+pbp2b*）と表記される．薬剤感受性による判定基準として従来はNCCLSによる判定基準が用いられ，ペニシリン感受性菌（PSSP）はペニシリンGに対するMIC値が≦0.06μg/mL，ペニシリン中間耐性菌（PISP）は0.12～1μg/mL，ペニシリン耐性菌（PRSP）は≧2.0μg/mLとされてきた．2008年のCLSIの改定基準では疾患により基準を変更し"非髄膜炎（肺炎や菌血症など）"と"髄膜炎"に分けられた．"非髄膜炎"でのPSSPは2μ/mL以下，PISPは4μ/mL，PRSPは8μ/mL以上とされ，髄膜炎ではPSSPは0.063μ/mL以下，PRSPは0.125μ/mL以上と変更された．

生方らによる細菌性髄膜炎症例での遺伝子解析によるデータでは耐性化はやや鈍化傾向にあるが依然として注意が必要である（図V-C-9）．

❖ インフルエンザ菌

インフルエンザ菌のペニシリン耐性菌は，β-ラクタマーゼ産生による場合とPBP3の変異による場合がある．1974年にβ-ラクタマーゼ産生菌が分離され，1980年にはβ-ラクタマーゼ非産生アンピシリン耐性菌（BLNAR）が検出された．PBP3関連遺伝子のなかで，変異部位が1カ所の場合はLow-BLNAR，2カ所の場合をBLNARとされる．また，この2種類のPBP3の遺伝子変異に，β-ラクタマーゼ産生遺伝子をもつときは，BLPACR-Ⅰ，およびBLPACR-Ⅱとされる．BLNARはABPC耐性だけではなく通常セフェムに対する耐性をもつため，細菌性髄膜炎

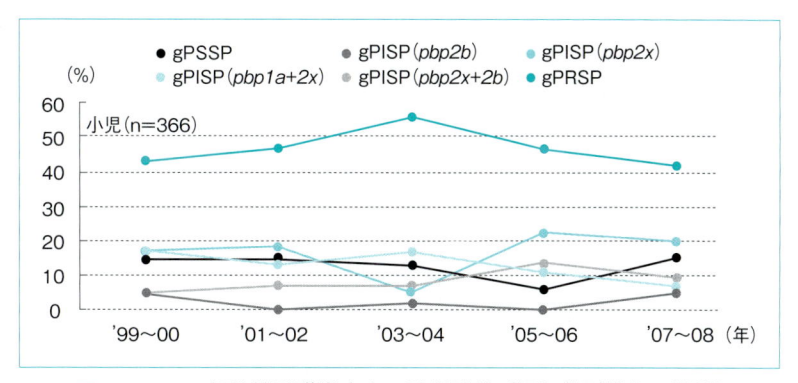

図V-C-9　細菌性髄膜炎由来の肺炎球菌（経年的耐性化の推移）

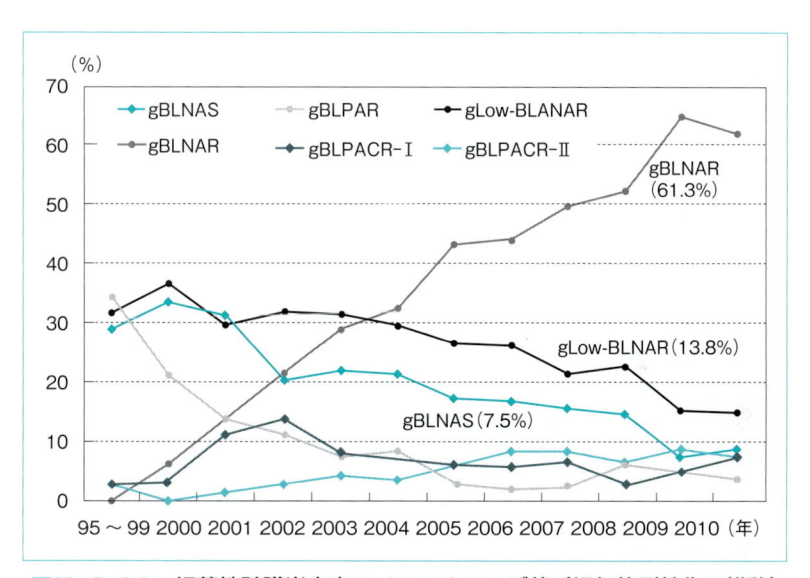

図V-C-10　細菌性髄膜炎由来のインフルエンザ菌（経年的耐性化の推移）

などの重症感染症の治療を困難なものとしている．このBLNARは，1990年代の後半から急増している（図V-C-10）．

❖ ワクチンの時代

世界では肺炎球菌とインフルエンザ菌感染症に対して，抗菌薬による対応ではなく，ワクチンが疾患自体を制圧する時代になっている（column参照）．

column　1．潜在性菌血症（occult bacteremia）

感染病巣が不明で重篤な症状のない発熱児に血液培養を行うと肺炎球菌やHibによる菌血症がみつかることがある．このような菌血症は潜在性菌血症（occult bacteremia：OB）と呼ばれ，重症細菌感染症の前段階とされている．Hibワクチンおよび肺炎球菌ワクチン導入以前における米国からの報告では，3カ月〜3歳未満の感染病巣が不明な39℃（直腸温）以上の発熱児の3〜11％でOBがみられ，病因菌は肺炎球菌が80〜85％，Hibが5〜10％となっていた．特に，

白血球数が 15,000/μL 以上のときには 15% 程度であった．しかし，Hib の OB では白血球数が 15,000/μL 以下の症例も多く注意が必要である[1,2]．

<u>当院における症例より</u>

[肺炎球菌の OB 症例]（2 歳 8 カ月，男児）
2 月 27 日　午後から嘔吐，発熱が出現．
　6：00PM　当院受診．38.5℃．やや元気がない．身体所見なし．腹部エコー正常．
　　白血球数 20,600/μL，好中球数 17,100/μL，CRP 1.1 mg/dL．検尿（導尿）正常．
　　血液培養施行後 CTRX 0.5 g を点滴静注し帰宅．
2 月 28 日　血液培養陽性の連絡．直ちに再診を指示．
　6：00PM　再診．37℃．元気あり．白血球数 13,700/μL，好中球数 9,500/μL，
　　CRP 15.2 mg/dL．CTRX 1.0 g を点滴静注し帰宅．
2 月 29 日　すっかり元気になる．
　　肺炎球菌（PRSP）の検出報告．

[Hib の OB 症例]（1 歳 11 カ月，男児）
12 月 24 日　インフルエンザの流行期．
　6：30PM から 39.2℃の発熱．9：00PM　両下肢痛を訴える．
12 月 25 日
　6：00AM　38.8℃，両下肢を痛がり立てない．
　7：45AM に来院．やや元気がない．
　白血球数 11,200/μL，好中球数 8,300/μL，CRP 4.0 mg/dL
　検尿は正常．インフルエンザウイルス迅速検査陰性．
　Baraff の指針からは外れるが気になる症例であり，血液培養施行後に CTRX 1.0 g を点滴静注し帰宅．
　2：00PM に再診．38.8℃，
　白血球数 11,200/μL，好中球数 6,900/μL，CRP 4.6 mg/dL
　CTRX 0.5 g を点滴静注し帰宅．夕方より解熱する．
12 月 26 日　元気になる．
12 月 27 日　インフルエンザ菌 b 型（BLNAR）検出報告．

2．Hib ワクチンと肺炎球菌ワクチン

[Hib ワクチン]
　Hib の侵襲性は莢膜多糖体抗原（PRP）をもつことによる．新生児は母体から移行した抗 PRP 抗体を保持しているが生後 2 カ月以内に消失していく．その後は Hib の直接感染や他の細菌感染による交叉反応で 5 歳までにほぼ全員が抗体を獲得する．PRP は T 細胞非依存性であるため，免疫系が未熟な 2 歳未満児では抗体の誘導ができず臨床効果がみられない．このため，PRP にキャリア蛋白を結合させて T 細胞依存性にした Hib 蛋白結合型ワクチンが開発された．

　米国では 1988 年から，多くの海外諸国でも 1990 年代前半から Hib ワクチンが導入されている．定期接種として採用している国では，Hib 髄膜炎は事実上消滅している．WHO は，1998 年にすべての国に Hib ワクチンを定期予防接種として採用することを推奨している．わが国では，キャリア蛋白として破傷風トキソイドを用いた PRP-T（アクトヒブ®）が発売され，任意接種の位置づけであるが，2010 年末より公費負担の対象となった．

[肺炎球菌ワクチン]
　肺炎球菌は Hib と同様，莢膜多糖体をもつ．莢膜多糖体に対する特異抗体は感染防御抗体であるが，新生児は母体から移行した抗莢膜多糖体抗体を保持しており，Hib よりやや遅れて 3 カ月頃から消失していく．その後 3〜4 歳までは十分な上昇はみられない．小児用肺炎球菌ワクチン（PCV）としては各莢膜多糖体にキャリア蛋白を結合させて，T 細胞依存性にした PCV が開発され実用化されている．現在，キャリア蛋白としてジフテリア毒素の非毒素性変異体 CRM197 を

用いた 7 種の血清型（4，6B，9V，14，18C，19F，23F）を含む 7 価肺炎球菌結合型ワクチン（7-valent pneumococcal conjugate vaccine：PCV7）が開発され，さらに，6 種の血清型（1，3，5，6A，7F，19A）を追加した 13 価肺炎球菌結合型ワクチンも開発され海外ではすでに実用化されている．

米国では 2000 年から PCV7 が定期接種として導入され，これにより，全年齢層での侵襲性肺炎球菌感染症の発症率が約 3 割減少した．5 歳未満児のワクチン血清型侵襲性肺炎球菌感染症の発症率は 94%減少した．また，5 歳未満児の非ワクチン血清型も含めた侵襲性肺炎球菌感染症の発症率も 75%減少している．さらに，ワクチン投与の対象とならない 5 歳以上でも，ワクチン血清型侵襲性肺炎球菌感染症の発症率は 62%減少している．しかし，非侵襲性疾患である中耳炎や肺炎などに対する発症予防効果はわずかである．また，非ワクチン株の肺炎球菌による疾患の増加が報告されており，今後の注意が必要である．

わが国でも PCV7（プレベナー®）が発売され，Hib ワクチンと同様，任意接種の位置づけであるが 2010 年末より公費負担の対象となった．両ワクチンとも 2013 年度より定期接種となる予定である．

3．Hib ワクチン，肺炎球菌ワクチン導入前後の菌血症の状況

当院における，Hib ワクチンと肺炎球菌ワクチンの公費負担制度が導入される以前の 2002 年 10 月から 2010 年 12 月末までの 8 年 3 カ月間と，両ワクチン導入後の 2011 年 1 月から 2012 年 12 月末までの 2 年間の潜在性菌血症（occult bacteremia）を含む菌血症例をまとめた[3]．

[血液培養施行基準] Baraff の指針を満たす症例，あるいは重篤感があり気になる症例とした．

ワクチン導入前
[培養結果] 血液培養 1,589 例の 6.3%にあたる 100 例で有意菌が検出された（図 V-C-11）．
[病因菌と合併症] 肺炎球菌が 72 例（顔面蜂窩織炎の続発が 11 例，肺炎の合併が 1 例），Hib が 17 例（髄膜炎 5 例で OB からの続発が 3 例，初診時からの合併 2 例），無莢膜型インフルエンザ菌 2 例，黄色ブドウ球菌が 4 例（アデノウイルス扁桃炎の合併 1 例，ヘルペス口内炎の合併 1 例），大腸菌が 2 例（尿路感染症の合併 2 例），その他 3 例であった（図 V-C-11，12）．
[肺炎球菌血清型] 肺炎球菌で莢膜血清型の検討できた 54 例では，現行の 7 価肺炎球菌ワクチン（PCV7）でのカバー率は 83.3%，13 価ワクチン（PCV13）では 92.5%であった（図 V-C-13）．

ワクチン導入後
[培養結果] 血液培養 313 例の 3.8%にあたる 12 例で有意菌が検出された．
[病因菌と合併症] 肺炎球菌が 6 例（下肢の蜂窩織炎の合併が 1 例，乳様突起炎が 1 例），Hib が 0 例，黄色ブドウ球菌が 3 例（アデノウイルス扁桃炎の合併 1 例），大腸菌が 1 例（尿路感染症の合併 1 例），α溶連菌が 1 例（肺炎の合併），モラクセラが 1 例であった．
[肺炎球菌血清型] 6B 1 例，23F 1 例，22F 1 例，24F 2 例，15B 1 例であった．2011 年 4 月以降の 4 例は全例，非ワクチン血清型であった．
[Hib・肺炎球菌ワクチンの効果] ワクチン導入により，Hib およびワクチン血清型の肺炎球菌による菌血症は有意に減少している．

第Ⅴ章 外来でみる主要疾患

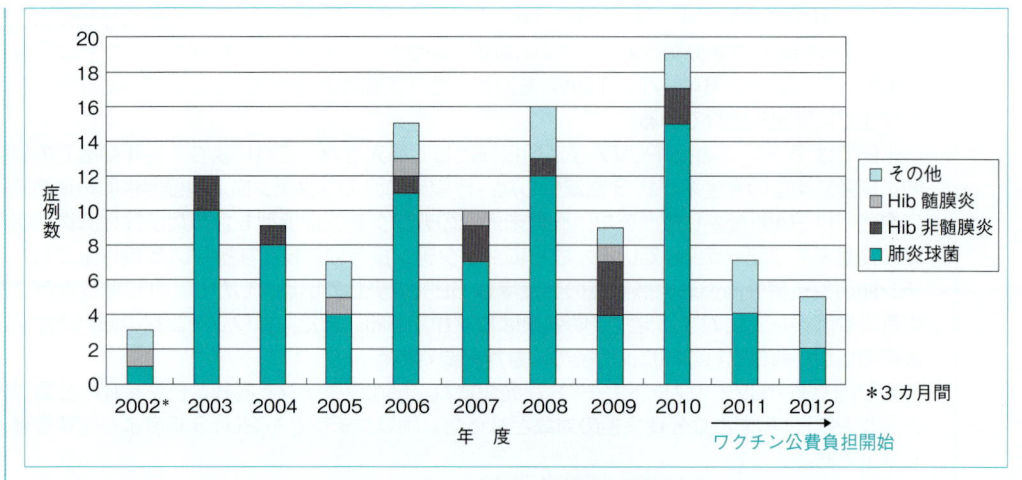

図Ⅴ-C-11 年度別菌血症の症例数

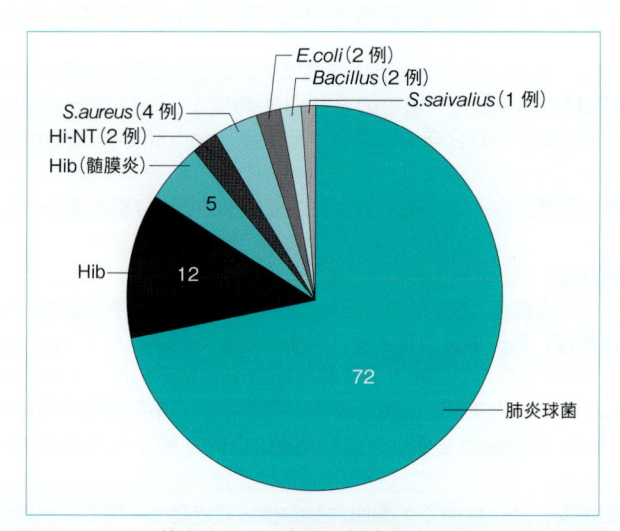

図Ⅴ-C-12 菌血症100症例の起炎菌（2002～2010年）

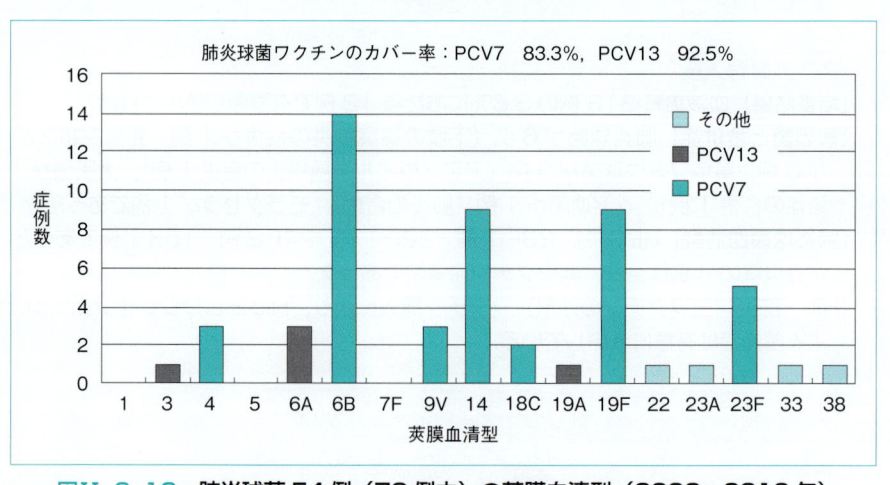

図Ⅴ-C-13 肺炎球菌54例（72例中）の莢膜血清型（2002～2010年）

参考文献

1) 西村龍夫, 吉田 均, 深澤 満：小児科開業医で経験した occult bacteremia 23 例の臨床的検討. 日本小児科学会雑誌, 109：623-629, 2005.
2) 西村龍夫, 吉田 均, 深澤 満, ほか：小児科外来における occult bacteremia の前方視的調査. 日本小児科学会雑誌, 108：620-624, 2004.
3) 深澤 満：Hib・肺炎球菌ワクチン導入前の菌血症の検討―開業小児科1施設での100症例から―. 日本小児科学会雑誌, 116：236, 2012.

【深澤　満】

4 細菌性髄膜炎
bacterial meningitis

　細菌性髄膜炎の主な起炎菌はインフルエンザ菌 b 型 (Hib) と肺炎球菌である．わが国では，他の侵襲性細菌感染症が減少するなかで，Hib ワクチンが導入される前には Hib 髄膜炎が増加し，細菌性髄膜炎全体も増加傾向がみられていた．このため，小児の日常診療や救急医療だけでなく休日夜間の電話相談などの現場でも，発熱児では常に本疾患を念頭に置かねばならなかった．2008 年 12 月に Hib ワクチン，2010 年 2 月に小児用肺炎球菌ワクチン (PCV7) の接種が可能となり，髄膜炎発生数の減少が期待されている．

疫　学

　わが国には細菌性髄膜炎の全症例登録のシステムがない．このため，国内での発症数，起炎菌，転帰に関しての疫学的な基礎データがないため，ワクチン導入などにおいて医療政策の遅れにつながってきた．国立感染症研究所感染症情報センターでは Hib 感染症のデータベース化に取り組んでいる．アクセスは容易だが登録義務がないため，年間発生予想数よりはるかに少ない登録数にとどまっている (http://idsc.nih.go.jp/disease/hib/hib-db.html)．一方，欧州の多くの国では，細菌性髄膜炎の全症例が把握され公開されている．たとえばデンマークの Statens Serum Institut のホームページから http://www.ssi.dk を開き，purulent meningitis で検索すると，2009 年の小児インフルエンザ菌髄膜炎がデンマーク全体でわずか 2 例であったことがわかる (http://www.ssi.dk/English/News/EPI-NEWS/2010/No%2046% 20-%202010.aspx)．

　わが国の発症数は，石和田らによる千葉県における 2007～2009 年の調査で，Hib ワクチン導入直前の 2008 年における 5 歳未満の小児人口 10 万人あたりインフルエンザ菌および肺炎球菌による髄膜炎の発症数は各々 8.2，2.1 と試算され，これを全国におきかえると 550 人以上の児が現在接種可能である 2 つのワクチンで予防可能な細菌性髄膜炎に罹患していたことになる[1]．また，鹿児島大学が中心となって小児細菌性髄膜炎の疫学研究が 2001 年以降継続して実施されている (http://www.kufm.kagoshima-u.ac.jp/~bacterio/nishi/kennkyu/meningitis.htm)．この調査によると 2009 年度での鹿児島県下の Hib ワクチン接種率は 1 歳未満児で推計 35％だったが，2009 年度は 11 名だった Hib 髄膜炎罹患児が 2011 年度には 4 名と半数以下となった．接種する集団での保菌減少があって，そのことが疾患発症減少につながっていると推測される．

起炎菌

❖ 起炎菌の種類と頻度

　細菌性髄膜炎を諸外国と比較した場合，起炎菌の頻度に大きな違いがある．Hib ワクチンと PCV7 普及前のわが国では，インフルエンザ菌（ほとんどは Hib）が多く起炎菌判明分の約 60％であり，次いで肺炎球菌が約 20％，B 群レンサ球菌が 9％などとなっていた[2]．Hib ワクチンと PCV7 が導入された欧米諸国では，髄膜炎菌が髄膜炎の 6～7 割を占めている．2010 年のデン

マークでは起炎菌が明らかな49例中26例53％である一方，インフルエンザ菌2名4％，肺炎球菌14名29％であった．

　大学病院や小児病院で問題となるハイリスク児と異なり，開業医が診察する大多数は3カ月以上の元来健康な子どもたちである．そのような児が罹患する細菌性髄膜炎の大半は，Hibによるもので肺炎球菌を併せた2つの菌で起炎菌のほとんどを占めると考えてよい．

❖ インフルエンザ菌

　インフルエンザ菌はaからfの6つの莢膜型があるが，髄膜炎などの侵襲性疾患の起炎菌は事実上b型の莢膜をもつHibに限られる．Hib髄膜炎の特徴は，①6カ月未満の低月齢児の罹患が増えており，1歳未満児の発症が40％程度を占める，②死亡および短期的後遺症が20％程度みられる，③耐性菌の急増により抗菌薬による治療が困難となってきている，の3点である．特にHibの抗菌薬への耐性化は，2000年頃を境に以前からみられたβ-ラクタマーゼ産生による耐性化とは異なり，ペニシリン結合蛋白の変異によるわが国独自の耐性化が急速に進んできた．この機序によるβ-ラクタマーゼ非産生アンピシリン耐性菌（BLNAR）は，髄膜炎を起こしたHib全体の約80％にまで増加し，そのなかでβ-ラクタマーゼ産生も併せもつ高度な耐性化パターンを示す菌（BLPACR）が10％以上を占めている．

❖ 肺炎球菌

　肺炎球菌髄膜炎の特徴は，①頻度はインフルエンザ菌の約1/3で年長児発症には基礎疾患をもつ場合が多い，②死亡および後遺症が30％を超え急激な経過（電撃型）で死亡する症例がある，③Hibと同様に耐性菌が増加し抗菌薬の選択が困難となりつつある，の3点である．起炎菌におけるペニシリン（β-ラクタム薬）耐性菌の比率は90％を超え，わが国でのセフェム系抗菌薬の過剰使用を反映し，同じβ-ラクタム薬のなかでもペニシリン系よりセフェム系抗菌薬への耐性化（*pbp2x*）が，そのなかの80％以上を占めている．

　わが国で最近3年間に髄膜炎から24種類の血清型が分離され，そのなかでPCV7対象の血清型は約70％であった（生方ら）．また，筆者らの2年間の菌血症症例の前方視検査では同じく約80％であった．いずれの調査でも，PCV7対象の侵襲性肺炎球菌に耐性菌が多い特徴がみられる．海外ではPCV7対象外の血清型として19Aが問題となっているが，わが国では6A（PCV13カバー型）および6Cがやや多い（図V-C-14）．

❖ 髄膜炎菌

　2011年6月に寄宿制の高校で1名の死亡例を含む髄膜炎菌髄膜炎3名の発症が報道された．髄膜炎菌髄膜炎は届け出による全数把握対象となっているが，小児では補体欠損症などで近年の発生は年間数名で推移していた．

　血清型にはA（アフリカMeningitis beltと中国に多い），B＆C（欧州に多い），W-135（サウジアラビア・台湾に多い）およびY（少ない）があり，海外ではワクチン（MCV4）が普及しているが，Bには無効とされる．

　日本できわめてまれである背景として，上咽頭や咽頭ぬぐい液に髄膜炎菌はほとんど保菌されていないことがある．保菌率の低い理由について，内外の小児感染症の専門家も明確な答えは持ち合わせていないようである．今後増加しないか注意が必要である．

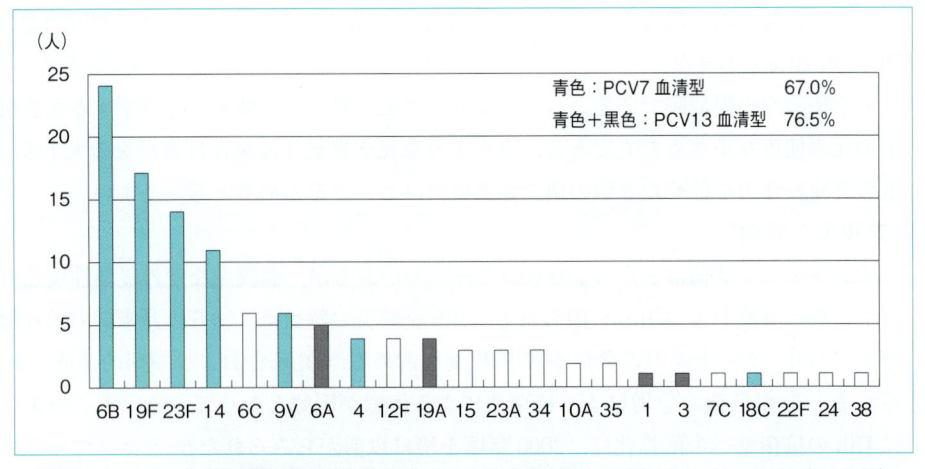

図V-C-14　小児髄膜炎由来肺炎球菌115株の血清型（2007年1月～2009年12月）

(Sakai F, et al：Molecular episemiologic characteristics of *Streptococcus pneumoniae* isolates from children with meningitis in japan from 2007 through 2009. J Infect Chemother, 17：334-340, 2011)

髄膜炎罹患後の抗体産生

　Hibの莢膜多糖体であるPRP（polyribosyl ribidol phosphate）に対する抗PRP抗体は重要な感染防御抗体であるが，乳児では莢膜多糖体抗原に対する抗体産生にはヘルパーT細胞の関与が必要であり，抗体を獲得しにくい．そこで，現行のHibワクチンには破傷風トキソイド蛋白がPRPに結合され，2カ月児からの合計4回の接種で，ワクチンに期待される長期感染予防効果となる1μg/mL以上の抗体がほぼ100％獲得できる．

　Hib髄膜炎4例の罹患後のHib抗体の推移をみると，3歳罹患例では，ワクチン接種時と同じく感染防御レベルの抗体価を獲得し再罹患は起こさない．しかし，5カ月および7カ月罹患例では，この抗PRP抗体価が著しい低値にとどまり，1歳児でも長期感染防止レベルの抗体価を維持できていなかった（表V-C-14）．肺炎球菌の場合も，莢膜多糖体が問題である点ではHibと共通する特徴がある．

表V-C-14　髄膜炎罹患後のHib抗体の推移 4症例の抗体価（μg/mL）

年齢	発熱当日	5日目	10日目	12日目	19日目	35日目	5カ月目	1年7カ月目
5カ月				0.06				0.03
7カ月		0.12			0.8	0.31	0.34	
1歳			1.62				0.81	
3歳	0.04				60.9			

アンダーラインは長期感染防止ライン未満．　　　　　　　　　　［抗体測定：生方公子先生（北里大学）］

診断上の問題

　髄膜炎の2大起炎菌であるインフルエンザ菌（おそらくほとんどはHib）と肺炎球菌による髄膜炎の早期診断，あるいは早期スクリーニングが日常診療では大変重要となる．しかし，出現が遅い項部硬直やKernig徴候，大泉門の開いている児では大泉門膨隆といった古典的な所見で，

C. 感染症

> **column** 細胞増多を初期に認めなかった症例（図V-C-15）
>
> 　本症例の患児は，突然の嘔吐で顔色が悪く震えるという症状で発症し，発症後3時間以内に近医を受診した．受診時38.1℃だが，ぐったりして元気がなく顔色が悪いため，近医の小児科医は髄膜炎を疑い，当院へ紹介した．来院時は39.9℃で発熱しているが，顔色よく意識も清明であった．発症6時間以内に行った髄液検査では，細胞数が$1/\mu L$，白血球数$9,600/\mu L$，CRP値$0.1\ mg/dL$であった．補液のみにて入院加療中，夜より再び高熱となり，翌日の検査で白血球数$3,100/\mu L$（血小板は15.7万$/\mu L$だが，治療開始後に6.6万まで低下し，DIC傾向を示した），CRP値$14.3\ mg/dL$，髄液細胞数$2,400/\mu L$となっていた．入院時，血液培養が実施されていないが，細胞数が$1/\mu L$の髄液からインフルエンザ菌が確認され，抗菌薬投与前である入院翌日の血液および髄液から同様にインフルエンザ菌が培養され，本症例をインフルエンザ菌髄膜炎と診断した．このような，発病早期の髄液検査所見が正常範囲を示す例が，他の複数の医療機関からも症例報告されている．
>
> **図V-C-15　Hib髄膜炎例（10カ月，女児）の治療開始までの経過**

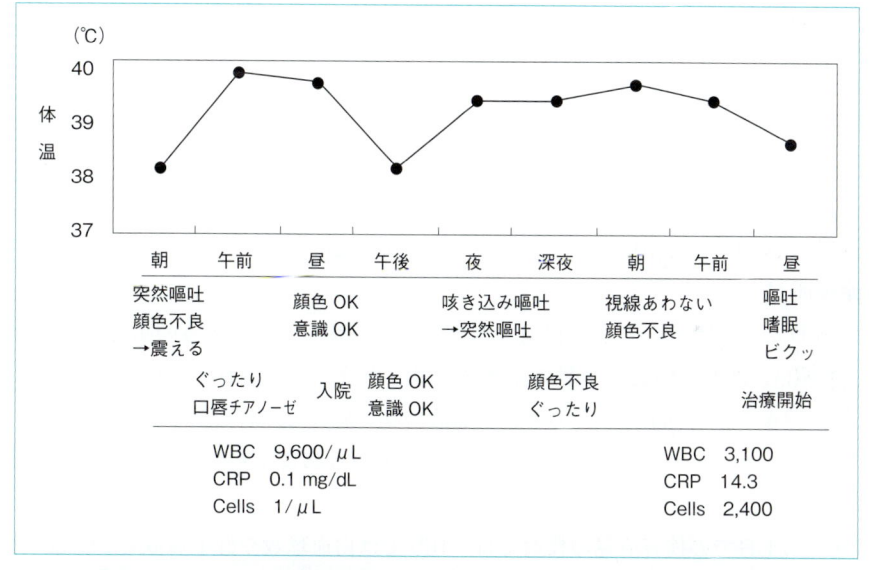

　髄膜炎を発熱早期に鑑別することは事実上不可能である．このため，髄膜炎の早期診断に役立つ指標が求められるが，その困難さが筆者らによる多施設共同研究で明らかとなったので紹介する．対象はインフルエンザ菌髄膜炎57症例，肺炎球菌髄膜炎21症例で，発熱第1病日と第2病日の臨床所見と検査所見を検討したものである[3]．

❖ 早期臨床所見

　髄膜刺激徴候および大泉門膨隆といった所見は，発熱第1病日で5％，発熱第2病日でも20％以下で有用性はなかった．

　米国では，重症疾患を疑う観察項目としてAcute Illness Observation Scales（AIOS）が提唱されている．これは6つの観察項目（泣き声，親への反応，覚醒度，皮膚色，脱水の程度，表情）を，正常1点，中程度以上3点，重症5点に分類し，最高30点のうち17点以上なら髄膜炎を含む重症疾患が92％，10点未満なら3％であったことから，合計点数が重症度を反映するとされる．6項目のうち1つ以上で重症とされる場合を基準に検討したが，発熱第1日および第2

表V-C-15 細菌髄膜炎とウイルス性胃腸炎の病初期の症状・所見の比較

早期所見・症状	インフルエンザ菌髄膜炎	肺炎球菌髄膜炎	ロタウイルス胃腸炎	アデノウイルス胃腸炎
≧37.5℃	100% (n=48)	100% (n=19)	88.5% (n=226)	62.7% (n=51)
嘔吐	62.5% (n=30)	42.1% (n=8)	71.2% (n=226)	80.4% (n=51)
けいれん	8.3% (n=4)	5.3% (n=1)	7.1% (n=226)	5.9% (n=51)
白血球数	11,100±8,100 (n=16)	17,400±5,900 (n=9)	9,100±3,600 (n=145)	13,300±6,900 (n=31)
好中球数	8,300±7,400 (n=13)	15,200±4,500 (n=7)	5,000±1,200 (n=145)	9,200±1,100 (n=31)
CRP	7.6±6.9 (n=15)	8.5±9.1 (n=7)	0.5±0.7 (n=145)	1.7±2.6 (n=31)

髄膜炎は発熱第1日, 胃腸炎は発症早期.
(川崎幸彦, ほか：ロタウイルス胃腸炎とアデノウイルス感染症に伴う胃腸炎の臨床疫学的比較検討. 日本小児科学会雑誌, 107：1218-1223, 2003 を改変)

日の陽性率は10～30%であり, 早期の受診が多いわが国では, AIOS は早期診断の指標とならなかった.

細菌性髄膜炎のけいれん, 白血球数, 好中球数などをウイルス性胃腸炎と比較しても, それらは両者を区別できる指標にはならない（表V-C-15）.

❖ 早期検査所見

Hib ワクチンや PCV7 導入以前の米国の外来診療は, Baraff らの指針に基づき, 3カ月～3歳未満で 39℃ 以上の感染症不明の発熱児では, 血液検査を施行し, 白血球数 15,000/μL（あるいは好中球が 10,000/μL）以上のときに血液培養を施行し, ロセフィン® (CTRX) 50 mg/kg の非経口投与が用いられていた[4]. この Baraff らの指針およびわが国で頻用される CRP 値の有効性を検討した.

発熱第1日での検査所見の検討では, Hib では白血球数や好中球数で Baraff らの基準を満たしたのは30%程度で, 有用性はなかった. 肺炎球菌では白血球数は60%程度であったが, 好中球数は100%であり有用と判断された. 日本の外来診療で頻用されている CRP 値は, 平均値では高値となるが, 5 mg/dL 未満が約50%で, 1 mg/dL 未満も20%程度みられた. このように, 発熱第1病日の検査所見で早期に髄膜炎を予見する指標は, 肺炎球菌髄膜炎での好中球数 10,000/μL 以上のみであったが, これは元来, 菌血症を予測するための指標である.

発熱第2日では, インフルエンザ菌および肺炎球菌髄膜炎の CRP 値の平均は 15 mg/dL を超え, 全例 5 mg/dL 以上であった. この時点での CRP 値は, 細菌性髄膜炎を想定する1つの指標であるが, CRP 値 5 mg/dL 以上はさまざまな炎症性疾患でみられ, 髄膜炎は鑑別すべき対象疾患の1つにすぎない.

まとめると, 細菌性髄膜炎を発熱第1日に早期診断することは困難で, 特にインフルエンザ菌髄膜炎症例の大半は, 発症第1日での診断が不可能であった.

❖ 事前の抗菌薬投与と髄膜炎の診断

耐性菌の問題があっても, 抗菌薬の予防投与で髄膜炎の進行を阻止できるならば, それも選択肢かもしれない. 細菌性髄膜炎の前段階とされる occult bacteremia での米国の研究では, 肺炎

C. 感染症

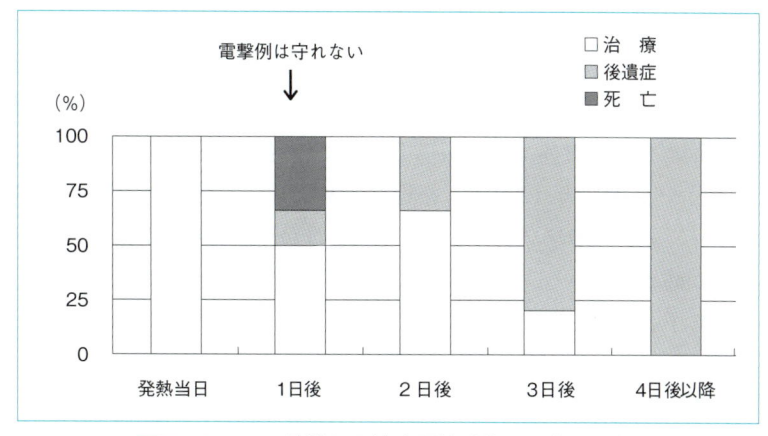

図V-C-16 発熱から治療開始時期と予後の関係
(「細菌性髄膜炎から子どもたちを守る会」当事者家族へのアンケート調査結果より)

球菌のoccult bacteremiaでは，経口抗菌薬を投与の有無で髄膜炎への進展に有意差はなかった．さらにHibのoccult bacteremiaでは，非経口投与でも髄膜炎を完全に予防することはできないとされる．わが国では急速にHibや肺炎球菌の抗菌薬への耐性化が進んでおり，さらに，早期の経口抗菌薬の投与は，早期診断・治療を遅らせる可能性がある．したがって，経口抗菌薬の投与で細菌性髄膜炎の予防を考えることは論外であろう．

❖ 予　後

髄膜炎に罹患した場合の予後を示す（図V-C-16）．これは，髄膜炎罹患家族を中心に2006年10月に発足した「細菌性髄膜炎から子どもたちを守る会」（http://zuimakuen.net/）が行った当事者家族へのアンケート調査の結果である．発熱当日を0日，翌日を1日後とした場合，後遺症が残ったのは，それ以前には1/3未満だったのが，発熱4日後以降ではほぼ8割に急増していた．適切な治療の開始時期が遅れれば，後遺症の発生が増える．しかし，死亡例は，発熱翌日に集中し，早期に適切な医療が提供されても，死亡例は電撃的な経過をとり容易には助けられない．

起炎菌の保菌

筆者が保育所医をしていた保育所での調査では，入所時に1歳未満であった小児の半数はインフルエンザ菌も肺炎球菌も上咽頭に保菌していなかった．しかし，入所数カ月後にはインフルエンザ菌および肺炎球菌をほぼ全例保菌するようになっていた．インフルエンザ菌の多くは非莢膜型だが，Hibの保菌者も約3％で認められるようになった[5]．この結果から，ワクチン開始前には髄膜炎の2大起炎菌と多くの子どもたちは隣り合わせで生活している現実が想像できる．しかし，デンマークなど海外の経験だけでなく鹿児島県で進行中の調査が示すように，髄膜炎関連ワクチンの高い接種率が確保されれば，保菌が低下しHib髄膜炎発生の抑制は可能となる．

ワクチンによる予防

細菌性髄膜炎は，早期の診断と早期の治療開始で対応できる疾患でないことは明らかである．世界各国では，すでに1990年前後からHibワクチンの導入が進み，post Hib Era（Hib重症感

染が過去の時代）となっている．さらに，PCV7が米国では2000年から（現在はPCV13），欧州諸国でも順次導入され，肺炎球菌髄膜炎も1/5程度に激減している．これら髄膜炎関連ワクチンは，ヘルパーT細胞の関与を必要としないため，乳児でも確実に抗体が誘導される．

　発展途上国も含めて世界160カ国以上ですでに定期接種とされているHibワクチンだが，わが国ではようやく2008年12月から接種可能となった．さらに，PCV7は2010年2月から接種が開始となり，いずれのワクチンも2010年11月から国費助成が開始され，定期接種へ組み込まれる可能性が高まっている．わが国では，これら2つのワクチンの接種でほとんどの細菌性髄膜炎の罹患から子どもたちを守ることができる．

　HibワクチンとPCV7を接種していれば，菌血症にならない．菌血症にならなければ，ほとんどの髄膜炎は起こらない．髄膜炎を考えないで診療できるなら，高熱が出ても元気そうにみえる場合，ワクチン歴の聞き取りだけですむ．そうすれば，念のため抗菌薬を出す必要がなくなり，不要な抗菌薬の使用がなくなれば，耐性菌の減少が期待できる．

　一方，髄膜炎発症による社会的損失は，欧米のように正確な発生頻度をつかめば，ワクチン費用よりはるかに高額になる．そして，金額の問題ではなく，髄膜炎に罹患後も後遺症と向き合う苦労や子どもを亡くす悲しみが続くことを忘れてはならない．

■ 参考文献

1) 石和田稔彦，ほか：2007年から2009年のインフルエンザ菌・肺炎球菌全身感染症罹患状況．日本小児科学会雑誌，115：50-55，2011．
2) 砂川慶介，ほか：本邦における小児細菌性髄膜炎の動向（2007〜2008）．感染症学雑誌，84：33-41，2010．
3) 武内　一，ほか：インフルエンザ菌・肺炎球菌髄膜炎の早期スクリーニングの可能性．日本小児科学会雑誌，110：1401-1408，2006．
4) Baraff LJ, et al：Practice guideline for the management of infants and children 0 to 36 month of age with fever without source. Ann Emerg Med, 22：198-1210, 1993.
5) 武内　一，ほか：保育園入園1年間での上咽頭培養の変化 Hib抗体測定結果にも言及して．小児感染免疫，19：399-403，2007．

【武内　一】

C. 感染症

5 結核
tuberculosis

　小児の結核は成人の結核と異なる点がある．本項では，小児への感染様式と所見，感染後の発症をBCG未接種の場合と接種者での場合とで比較記載している．小児の初感染結核では，無症状のこともあり，病初期の呼吸器症状は少ないのが特徴であることもまとめている．疫学では，小児結核罹患数と罹患率の推移，患者年齢の推移および発見方法の変遷などを示した．診断では，従来のツベルクリン反応に加えて，新しい全血検査法（IGRA：IFN-γ release assay）の小児への適用について小児QFT研究会でまとめた「小児結核感染診断におけるQFT使用指針」を掲載した．BCGについては，その目的と接種対象の変遷，コッホ現象に対する対応をまとめた．さらに，現在議論されているBCGの接種対象年齢の延長についても記載した．

歴　史

　結核菌の発見は，Robert Kochの偉業である．1882年3月，ドイツ・ベルリン大学講堂で「結核症の原因」と題した講演で結核が結核菌（Tuberkelbazillus）と名付けた桿菌による伝染病であると報告した．染色されにくかった結核菌は，当時彼がエジプトへコレラの調査のため1カ月間研究室を不在にしている間に"菌が自然に青く染まっていたこと"に気づき，彼の優れた洞察力・経験から見出されたものであった．さらにKochは1890年，結核の治療薬としてツベルクリン（old tuberuculin）を第10回国際医学会で報告した．このニュースは，種痘以来の快挙として大きく世界中に配信された．英国ではコナン・ドイルが，日本では森鴎外がそれぞれ報告している．

感　染

　排菌患者の咳などで空中に飛散し，浮遊する結核菌を含んだ感染性飛沫（飛沫核）を吸入することで体内へ入る．侵入した結核菌の多く（約70％）は気道マクロファージなどによる貪食・殺菌で体外に排出される．一部の菌が殺菌されずに肺胞マクロファージ内で増殖して感染が成立し，局所で凝固・壊死が生じ乾酪性変化が起こる．これが初感染原発巣となる．初感染巣が形成されている頃から菌はリンパ組織に侵入し，所属リンパ節に運ばれ初感染巣と同様の病変を形成する．この初感染巣と所属リンパ節病巣を合わせて初期変化群（primary complex）と呼ばれ，結核感染の典型的な所見となっている．

発　病

❖ BCG未接種者

　生涯を通してBCG未接種者は約10％が発病するとされる．乳幼児では感染後，髄膜炎や粟粒結核など重症結核を発病するリスクが高い（表Ⅴ-C-16）[1]．約2カ月でツベルクリン反応が陽転する．

◆ 一次結核……乳幼児期のツベルクリン反応自然陽転で気づかれることがあったが，2005年4月

表V-C-16　初感染後，発病へと至る年齢別リスク

初感染を受けた年齢	発病へと至るリスク（%）		
	発病しない	肺結核発病	粟粒（播種性）結核または結核性髄膜炎
1歳未満	50%	30〜40%	10〜20%
1〜2歳	75〜80%	10〜20%	2〜5%
2〜5歳	95%	5%	< 0.5%
5〜10歳	98%	2%	< 0.5%
10歳以上	80〜90%	10〜20%	< 0.5%

(Marais B J, et al：The natural history of disease of childhood Intra-thoracic tuberculosis: acritical review of the pre-chemotherapy literature. Int J Tuberc Lung Dis, 8：392-402, 2004)

表V-C-17　初感染結核と再活動性結核の比較

	初感染結核	再活動性結核
発症	外因性感染	内因性感染
症状	無症状が多い（熱など）	咳，微熱，盗汗，倦怠感（無症状が少ない）
BCG	予防効果あり	予防効果少ない
赤沈	病勢に無関係	病勢を反映
X線所見	初感染巣と肺門リンパ節病巣（初期変化群）リンパ節病巣が多い	再活動病巣と気管支散布巣 空洞形成が多くリンパ節病巣は少ない

からはBCG直接接種となり，接種前のツベルクリン反応は実施されていない．このため，これまで自然陽転で発見されていた発病前の乳幼児の患者の発見は難しくなっている．BCG接種後の「コッホ現象」を注意深く観察していく必要がある．初感染巣と肺門リンパ節腫脹が主なX線所見で空洞形成はまれである．病型としては，肺門リンパ節結核，粟粒結核，髄膜炎，胸膜炎などがある．

◆ 二次結核……初期には成功していた菌の封じ込めが破綻し，潜伏していた状態から再燃（内因性再燃）した病態．咳，微熱，盗汗，倦怠感など肺結核に典型的な症状があり，空洞を形成していることが多い．

❖ BCG接種者

BCG接種者でも結核菌に未感染であれば感染は成立する．発病率はBCG未接種者より低く，症状も軽い．青木らは，BCG接種者の結核感染を不完全初感染と呼んでいる．初感染原発巣が，原発巣のみで所属リンパ節病巣なしの割合はBCG接種群62.9%，BCG未接種群16.4%であったと報告している．感染後の発病は6〜12カ月後が最も多い．その後の1年間も注意が必要である．

■ 症　状（表V-C-17）

成人の肺結核の症状は，2週間以上持続する咳，喀痰などの呼吸器症状（一時的中断があっても繰り返すものを含む），倦怠感，微熱（夕方に上昇する），盗汗，やせ，胸痛などが多い．小児の初感染結核では，無症状のこともあり，病初期の呼吸器症状が少ないのが特徴であった．この要因として，これまで乳児期でのBCG接種前のツベルクリン反応において自然陽転で発見された例に多かったためと考えられるが，BCG直接接種になり，無症状のうちに発見される乳児が少なくなるのではないかと懸念される．BCG未接種の乳幼児では，粟粒結核，髄膜炎など重症

表V-C-18 新登録小児結核患者数（罹患率）および特定肺外結核（1965～2009年）

	年	小児（0～14歳）		結核性髄膜炎数		粟粒結核数	
		患者数	罹患率	0～14歳	0～4歳（罹患率）	0～14歳	0～4歳（罹患率）
院内感染	1965	44,180	175.6	—	—	—	—
	1970	18,197	73.4	—	—	—	—
	1975	4,905	18	28	22（0.221）	—	—
	1980	1,893	6.9	22	14（0.164）	—	—
	1985	1,088	4.2	—	—	—	—
	1990	518	2.3	9	4（0.061）	10	8（0.122）
市中感染	1995	340	1.7	8	8（0.136）	8	8（0.136）
	2000	220	1.2	7	4（0.069）	3	3（0.052）
	2005	117	0.67	3	1（0.018）	3	1（0.018）
	2006	85	0.49	0	0	1	1（0.018）
	2007	92	0.53	0	0	0	0
	2008	95	0.55	0	0	1	1（0.019）
	2009	73	0.43	1	1（0.019）	4	3（0.056）

肺外結核：重複あり．罹患率：当該年齢人口10万対．―：情報なし．
（結核研究所疫学情報センター 結核年報2009 Series 3．小児結核 http://www.jata.or.jp/rit/ekigaku/info/kaisetu/）

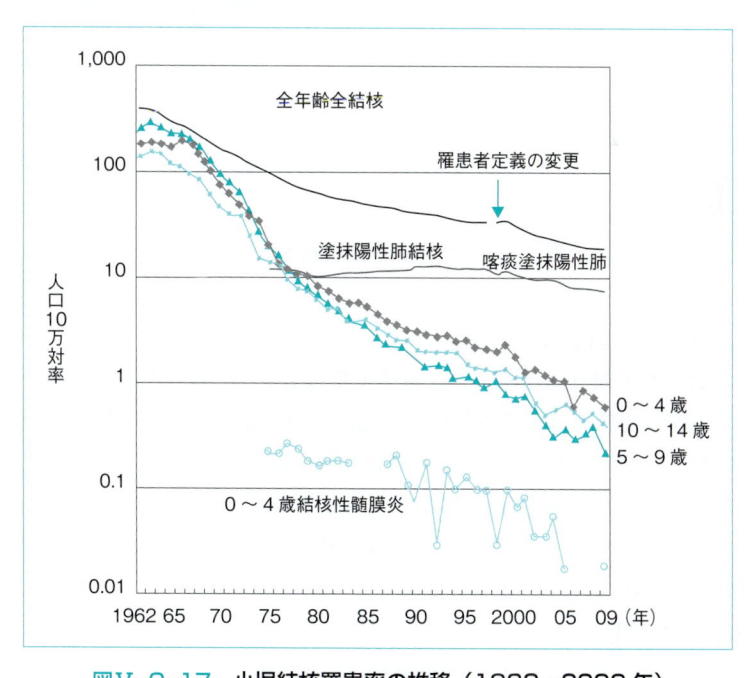

図V-C-17 小児結核罹患率の推移（1962～2009年）

結核になりやすい．これらの重症結核でも進行するまでは全身状態は良好で，発熱児でも重症感に乏しいことが多いため，診断が遅れる要因となっている．

疫 学[2]

❖ 小児結核罹患数と罹患率の推移（表V-C-18，図V-C-17）

1965年には0～14歳の小児結核患者数は44,180人（人口10万対175.6）報告されていた．

表V-C-19 年齢別 新登録小児結核患者の推移（1998～2009年）

年	0	1	2	3	4	5	6	7	8	9	10	11	12	13	14	計（人）
1998	31	39	15	18	16	12	18	14	13	10	7	7	29	18	27	274
1999	43	35	24	23	9	10	15	8	7	10	8	9	27	27	25	280
2000	29	27	19	14	14	9	10	13	5	7	14	11	21	12	16	220
2001	27	18	14	9	7	4	14	11	11	8	8	4	23	18	19	195
2002	30	21	14	12	3	9	8	5	6	6	2	3	14	15	7	155
2003*1	23	15	17	5	12	5	5	4	1	5	4	3	4	10	10	127
2004	20	18	9	5	10	5	2	3	5	4	3	4	12	6	11	117
2005*2	23	11	5	13	4	4	9	7	5	3	6	5	7	13	8	117
2006	9	6	8	6	6	6	3	3	2	4	3	4	3	13	9	85
2007	21	5	7	12	6	6	5	2	2	4	2	2	4	7	9	92
2008	11	14	11	4	1	2	6	2	5	8	2	5	7	8	9	95
2009	15	8	6	3	2	4	4	1	3	1	6	1	5	8	6	73

＊1：学校健診方法の変更．
＊2：BCG接種が直接接種となり，対象年齢の上限が4歳までから6カ月までに変更．

表V-C-20 年齢別発見方法別患者数（2009年）

	0	1	2	3	4	5	6	7	8	9	10	11	12	13	14	計（人）
学校健診	—	—	—	—	—	—	1	—	—	—	—	—	—	—	—	1
家族接触者健診	5	4	4	1	—	2	1	—	2	—	2	1	1	1	—	24
他接触者健診	2	1	—	—	—	—	1	—	—	—	1	—	—	1	1	8
医療機関	7	2	1	2	1	2	1	—	—	1	2	—	4	6	4	33
その他	1	1	1	—	1	—	—	1	—	—	1	—	—	—	1	7
計（人）	15	8	6	3	2	4	4	1	3	1	6	1	5	8	6	73

1970年代以降，小児の罹患率は全年齢群と比較して急速に低下した．特に1960年代後半から1970年代にかけて年間約15～30％ずつ低下した．その後，低下のカーブは緩くなったが順調に減少し，2006年には新登録患者数が100人を下回った（85人）．2009年の新登録患者数は73人，罹患率は人口10万対0.43となり，これまでで最も少なくなった．

小児の結核性髄膜炎は1975年22人，1980年14人と報告されたが，1990年以降1桁となり2006年に初めてゼロとなった．粟粒結核は少数ではあるが報告されている．

病型別では，2009年肺結核が46人（63.0％），肺外結核27人（37.0％）であった．肺外結核で多い病型（重複あり）は，肺門リンパ節結核11人，脊椎以外の骨・関節結核5人，粟粒結核4人，肺門リンパ節以外のリンパ節結核4人，結核性胸膜炎3人であった．

❖ 年齢分布の動向と発見方法

1998年から2009年までの年齢別患者数を示す（表V-C-19）．これまで5～14歳，特に5～9歳は生物学的に結核の"Golden age"と呼ばれ，結核菌に対して抵抗性が高い年齢層と考えられてきた．2009年でも5～9歳は17.8％（13/73）と少なかった．一方0～4歳は46.6％（34/73）を占め，小児結核中で最も高い罹患率であった．

表V-C-20に2009年の年齢別発見方法別患者数を示す．医療機関での発見が最多で33人（45.2％），0歳と12歳以降が多かった．次いで家族接触者健診が24人（32.9％）で，0～2歳が多かった．学校健診での発見は1人であった．外国籍患者は，2008年5人，2009年3人となっていた．

表V-C-21 小児結核患者数別都道府県数の変化（1980〜2009年）

年	小児結核患者数							計
	0人	1人	2〜4人	5〜9人	10〜14人	15〜19人	20人以上	
1980	0	0	1	6	7	4	29	47
1985	0	0	5	11	10	2	19	47
1990	0	3	13	11	8	2	10	47
1995	3	6	14	13	4	2	5	47
2000	9	8	13	10	3	1	3	47
2005	17	8	13	7	2	0	0	47
2006	19	13	8	6	1	0	0	47
2007	17	12	11	5	2	0	0	47
2008	14	12	16	4	1	0	0	47
2009	27	6	8	4	2	0	0	47

❖ **都道府県別小児結核発生数の変化**（表V-C-21）

小児結核の報告がなかった県は2009年27県となった．2008年は14県であり，約2倍に増加した．初めて都道府県の半分以上が小児結核の報告がなかったことになる．山梨県は過去9年間，徳島県は7年間小児結核ゼロが続いている．一方，小児結核の多かった都道府県は大阪府13人，東京都11人，神奈川県7人で，この3都府県で小児結核全体の42.5％を占めていた．次いで埼玉県，千葉県，北海道がそれぞれ5人の小児結核報告があった．

診 断

感染後，重症結核に進行しやすい乳幼児では，精度の高い診断および早期治療，未発症例に対する積極的な化学予防が重要となる．小児科の日常診療で結核の診断が求められるのは，①周囲に結核患者（特に塗抹陽性）が発生した際に求められる「接触者健診」，②BCG直接接種後の「コッホ現象」が疑われる場合が想定される．

❖ **問 診**

感染源となった患者との接触期間や程度，患者の喀痰の塗抹所見，空洞の有無や病変の広がりなど感染性を評価する必要がある．

❖ **ツベルクリン反応**

結核菌の培養ろ液から作られたPPD（purified protein derivative）に対する遅延型過敏反応を皮膚の発赤および硬結で検出する方法で，BCG未接種の場合は感度・特異度に優れた検査法として知られている．ただ，BCG既接種者は陽性を示すことが多いこと，皮内反応のため技術的なばらつきが大きいこと，検査を繰り返すことで反応が強くなることなど判断に影響する要因もある．

❖ **新しい全血検査法**

結核菌の遺伝子配列のなかで，BCG菌には完全に欠落している領域が同定された．その領域内には，結核既感染者の記憶T細胞に作用し，IFN-γ産生を強く誘導する蛋白をコードする遺伝子が認められた．これらの蛋白を刺激抗原としてIFN-γを検出する特異性の高い結核感染診断が可能となった．この検査（IGRA：IFN-γ release assay）の導入により結核感染をBCG接種の影響を受けずに判定できることから，BCG接種率が高いわが国では有用な検査法として期待される．

被験者全血を特異抗原（ESAT-6およびCFP-10）で刺激し，産生されるIFN-γを測定する

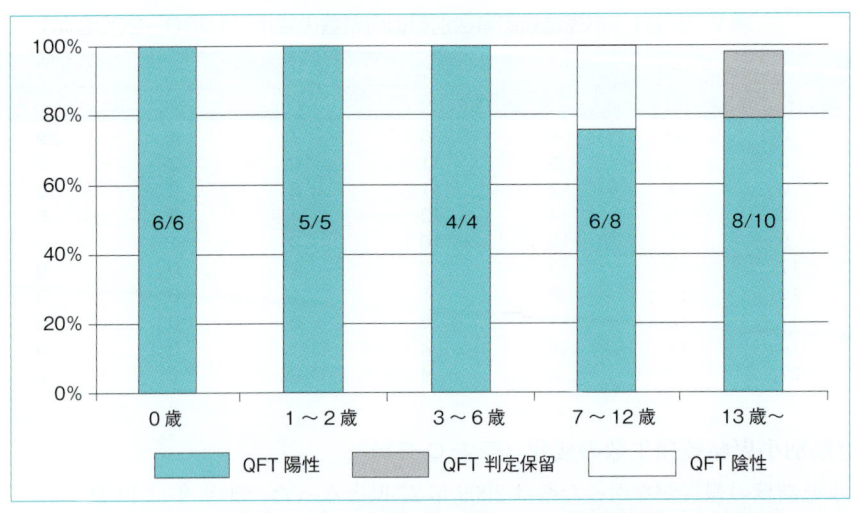

図Ⅴ-C-18 小児活動性結核症例33例*における年齢群別QFT陽性率

＊小児活動性結核症例33例．17例：菌陽性例（各種検体の菌検査所見より診断），16例：臨床診断例（接触歴や画像所見，治療への反応などにより総合的に診断）．

in vitro 結核菌感染診断キット QuantiFERON®-TB-2G（QFT）が2006年から導入され保険収載「クォンティフェロン®TB-2G」され，特に接触者健診などに利用されるようになった[3]．国内では未認可であるが，欧米では被験者の単球を分離し細胞数を調整した後抗原を添加・培養してIFN-γを産生している細胞を発色させてスポット数をカウントするELISPOT法（T-SPOT® *TB*）も利用されている．さらに，ESAT-6およびCFP-10に新たに抗原（TB 7.7）を追加し，3種の結核菌特異抗原をあらかじめ採血管内に入れているQuantiFERON®-TB-Gold In-tube「クォンティフェロン® TB-ゴールド」が利用できるようになっている．

成人を対象としたQFTのメタアナリシスでは，感度（81～87％），特異度（98～100％）と高い評価を受けている[4]．

◆ 小児結核診断におけるQFT[5]……BCG接種の影響が大きく，発症例でも菌量が成人よりも少なく細菌学的な診断が難しい小児に対して，QFT（クォンティフェロン）を適用することで，より精度の高い診断が期待できる．一方，小児でのQFT適用に際して問題となるのが，児の細胞性免疫能とされている．

1）年齢によるIFN-γ産生能

国内でQFT-2Gが実施された例での陽性コントロール（PHA）刺激に対するIFN-γ産生量を年齢群別（0歳，1歳，2歳，3～5歳，6～11歳，12歳以上）で比較した報告がある[6]．0歳群および1歳群は，6歳以上の年長児に比較して有意に反応性が低いことが示された．この年齢群でQFTを実施した場合，陽性コントロールの反応性に注意して結果を判断する必要がある．0歳群では約40％，1歳群では10～20％が判定不可となっている．この年齢群では，陽性コントロールだけでなく結核菌特異抗原に対する反応性も低いことも考えられ，偽陰性にも注意をして結果を解釈する必要がある．

2）小児活動性結核症例での検討

国内の小児活動性結核例でのQFT-2Gの結果が報告された（図Ⅴ-C-18）[7]．全体では87.8％（29例/33例）が陽性で，培養陽性17例では15例（93.3％）が陽性となった．また，乳児期早期

表V-C-22 小児接触者健診187例における感染源および接触者の感染・発病リスクとQFT結果の関連性

	感染源：塗抹陽性	感染源：塗抹陰性培養陽性	感染源：塗抹陰性培養陰性	計
同居	82例	18例	7例	107例
	22例（26.8%）	2例（11.1%）	0例（0.0%）	24例（22.4%）
非同居	69例	8例	3例	80例
	4例（5.8%）	0例（0.0%）	0例（0.0%）	4例（5.0%）
計	151例	26例	10例	187例
	26例（17.2%）	2例（7.7%）	0例（0.0%）	28例（15.0%）

上段は対象症例数，下段はQFT陽性件数（QFT陽性率）を示す．

表V-C-23 小児結核感染診断におけるQFT使用指針

QFTは小児においても結核感染が疑われる症例では実施する意義のある有用な検査である．
1. 発病を前提とした結核感染診断
   感度の高い有用な検査法であり，結核患者との接触歴や画像所見より，発病の可能性が高い症例において細菌学的診断が困難な症例での「QFT陽性」の診断的意義は大きい．
2. 感染・発病リスクの高い接触者健診
   「QFT陽性」の場合は，発病の可能性を念頭に慎重な画像評価を行う必要がある．
3. 潜在性結核感染診断
   QFTの感度はツベルクリン反応に比して必ずしも高いものではなく，「QFT陰性」のみを根拠として結核感染を否定することは不適切である．年齢や基礎疾患，BCG接種歴，感染源の病型と排菌の程度，接触状況，周囲の発病・感染者の出現状況などを総合的に勘案してリスク評価を行う．
   ① 乳幼児・学童に対してはツベルクリン反応を優先する．
   ② 中学生以上に対してはQFTを優先（必要に応じてツベルクリン反応を併用）．
   ＊この方針は乳幼児・学童を対象とした健診でのQFT実施の意義を否定するものではなく，「陽性」と判明した場合には最近の結核感染を強く示唆する所見として，発病の可能性も念頭に慎重に症状や胸部画像所見を検討することが必要である．

（小児QFT研究会）

の発症例を含む0歳群6例は全例陽性となり，年長児と同様，良好な感度が示されている．菌量が少なく細菌学的診断率が低い小児活動性結核症例の補助的診断として有用であるとされている．

3）小児潜在性結核診断におけるQFT-2Gの有用性

徳永らは，喀痰塗抹陽性患者と同居していて感染リスクが高い健診例での年齢群別QFT陽性率を過去の疫学データに基づく推定結核感染率（30～50%）[8]と比較して，潜在性結核感染（latent tuberculosis infection：LTBI）におけるQFTの有用性を検討した（表V-C-22）[5]．3～6歳群，7～12歳群，13歳以上の各群は推定感染率とほぼ同率のQFT陽性率が示されているが，0歳，1～2歳群では発症例以外はQFT陰性であった．0～2歳でのLTBI診断におけるQFTは感度が高くないことが考えられ，「QFT陰性」のみで結核感染を否定できない．総合的に判断する必要がある．

これまでの検討を踏まえ，小児QFT研究会では表V-C-23に「小児結核感染診断におけるQFT使用指針」をまとめた．

治療

INH（イソニアジド）とRFP（リファンピシン）に治療開始2カ月間はPZA（ピラジナミド）を加えた6カ月治療は，世界の標準化学療法になっている．わが国の結核医療の基準でも1996

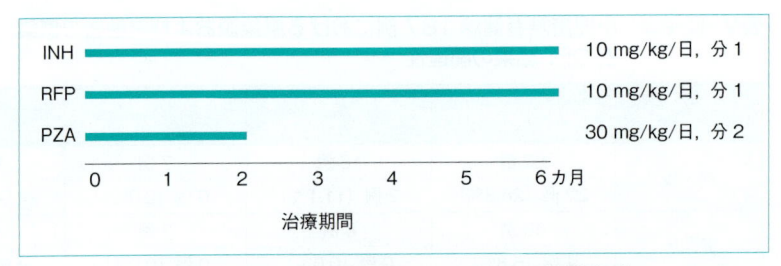

図V-C-19　小児肺結核6カ月治療の標準方式

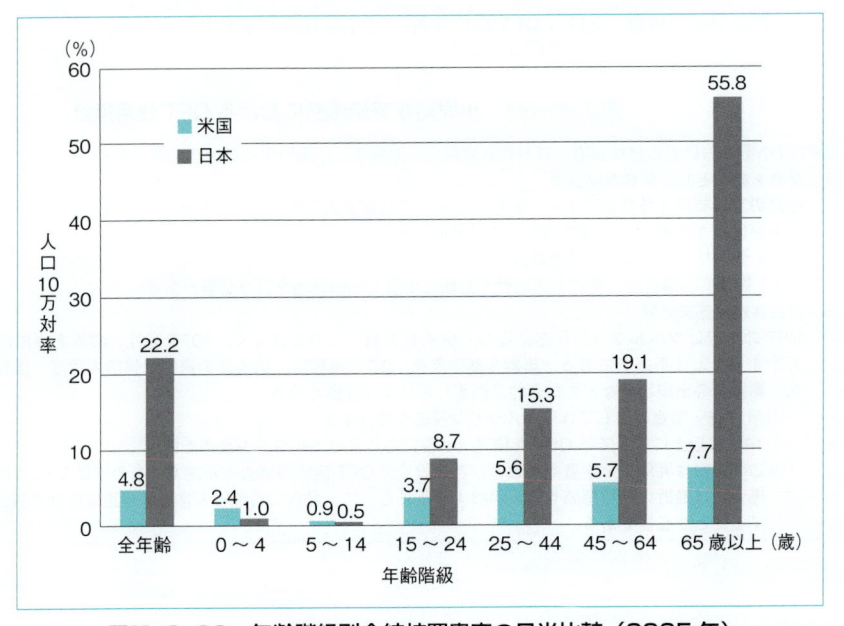

図V-C-20　年齢階級別全結核罹患率の日米比較（2005年）

年からこの6カ月治療が認められている（図V-C-19）．1,500例以上の小児肺結核の治療報告でも，治療成功率は97％以上と報告されている．小児でも肝機能障害が問題となるが，AST・ALT値が100前後なら中断せずに治療を継続できることが多い．それ以上になれば，一時中止後，肝機能正常化を確認し少量から再開する．

予　防

結核性髄膜炎や粟粒結核などの重症結核を防ぐためには，BCGが有用とされている．BCG接種が行われていない米国と日本との年齢階級別全結核罹患率の比較を図V-C-20に示す．15歳以上の罹患率はわが国が高いが，14歳までは日本が少ない．これは小児にBCG接種をしてきた効果と考えられる．わが国のBCG接種は1942年から開始され，1949年凍結乾燥ワクチン，1967年から現行の管針法となった．2005年4月から事前のツベルクリン反応なしにBCGワクチン直接接種が開始された．できるだけ早期（生後3〜4カ月）に確実な技術で接種し免疫をつけることが必要である．図V-C-21にBCG累積接種率の年別比較を示す．2008年以降，生後4カ月で接種率は90％以上となり，5カ月では目標値の95％に達している．今後も高い接種率を維持していくことが必要である．

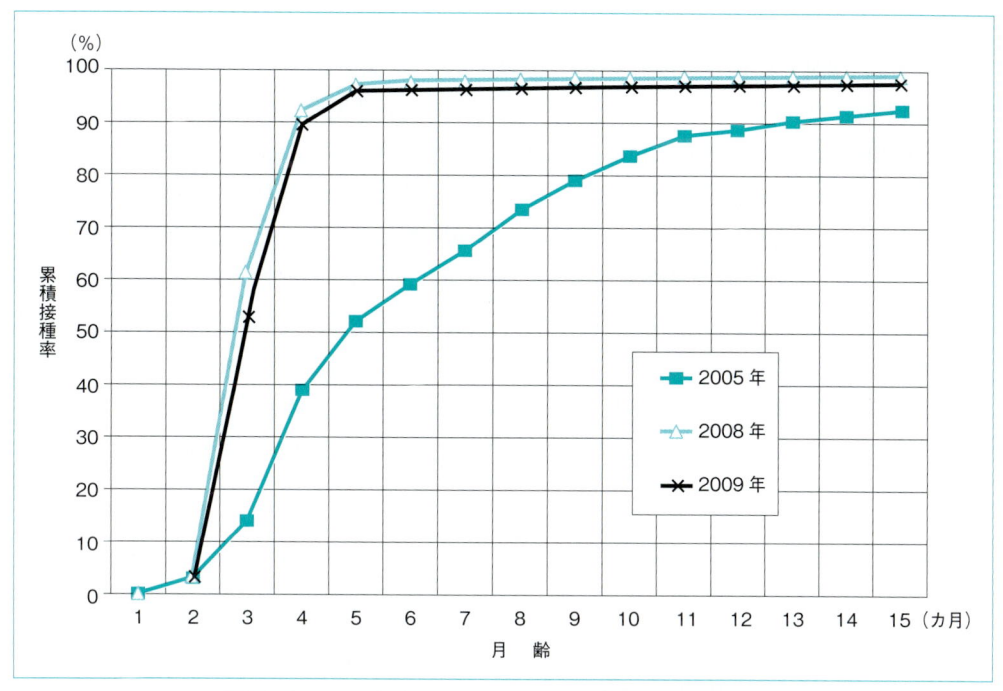

図V-C-21　全国BCGワクチン累積接種率の年別比較

表V-C-24　BCG接種後の副反応（1999〜2010年）

	1999年	2000年	2001年	2002年	2003年	2004年	2005年	2006年	2007年	2008年	2009年	2010年
腋窩リンパ節腫大	66	60	61	41	48	53	61	48	75	74	41	42
局所の潰瘍・膿瘍	12	7	3	17	11	7	7	7	10	9	1	7
骨炎	0	3	1	1	2	1	1	4	2	9	2	5
皮膚結核様病変	3	4	2	5	7	10	23	21	15	39	19	21
全身播種性BCG炎	0	1	0	0	0	1	0	3	0	2	0	1

（予防接種後副反応報告書）

❖「コッホ現象」に対する対応

　正確な頻度は不明であるが，1万対1〜2例と推定されている．疑い例は，この10倍以上報告されている．この要因としては，① 環境中に存在している結核菌以外の抗酸菌による感染，② 非特異反応などが考えられている．確認には，BCGによる陽転前の早期ツベルクリン反応や接種局所の経過観察（異常がなければ，接種3〜4週後に再び針痕の発赤や一部化膿）を行う．ツベルクリン反応が陽性の場合は，QFTを参考に発病予防のために化学予防を行うことが望ましい．さらに市町村における対応が一様でないことも今後の課題となっている．

❖副反応

　BCG接種後の副反応を表V-C-24に示す．直接接種が開始された2005年以降，骨炎や皮膚結核様病変などが増加していることが懸念されている．皮膚結核様病変や結核疹は自然治癒傾向が強いが，全身に認められる場合などは抗結核薬投与も考慮する．骨炎，骨膜炎，骨髄炎は，基礎疾患の検索とともに早期の抗結核薬治療を行う．

❖ 今後の課題

今後の課題として，①接種手技の維持と向上，②個別接種の普及（2009年，全国の約70％の市町村が一部あるいはすべてを個別接種に移行），③乳児期早期に接種されているヒブ・小児用肺炎球菌ワクチン，DTP三種混合ワクチンとの同時接種の有効性と安全性などが考えられる．

また，④予防接種法改正に向けて，厚生科学審議会感染症分科会結核部会から予防接種部会へBCG接種（法定接種期間）についての提言が出されている．その概要は，「BCG接種の副反応とされるBCG骨炎や全身播種性BCG症が増加している可能性，特に生後4か月以内の接種例で増加している可能性があること，および，近年は生後6か月以内に定期接種すべきワクチンの種類が増え，乳児と保護者並びに接種にあたる小児科医の負担が大きいことなどを勘案し，BCGの法定接種期間の範囲の見直しの検討を行った．その結果，BCGの法定接種期間は生後1年以内とすることが適当であることで合意し，また，多くの委員は生後5〜8か月の間を標準接種期間とすることが適当であるとした」となっている．

▎参考文献

1) Marais BJ, et al：The natural history of disease of childhood intrathoracic tuberculosis；a critical review of the pre-chemotherapy literature. Int J Tuberc Lung Dis, 8：392-402, 2004.
2) 結核研究所疫学情報センター：結核年報2009 Series 3. 小児結核．結核，86：553-556, 2011.
3) 日本結核病学会予防委員会：クォンティフェロン®TB-2Gの使用指針．結核，81：393-397, 2006.
4) Roland D, et al：Evidence-based comparison of commercial interferon-γ release assays for detecting active TB；A meta-analysis. Chest, 137：952-968, 2010.
5) 徳永　修，ほか：結核感染が疑われる小児に対する適切な感染診断とは？．日本小児呼吸器疾患学会雑誌，22：23-29, 2011.
6) 徳永　修，ほか：小児結核診断におけるQuantiFERON®-TB-2Gの有用性に関する検討．日本小児呼吸器疾患学会雑誌，18：127-136, 2007.
7) 徳永　修，ほか：小児活動性結核症例におけるクォンティフェロン®TB-2G反応性の検討．日本小児呼吸器疾患学会雑誌，19：112-121, 2008.
8) Sepkowitz KA：How contagious is tuberculosis? CID, 23：954-962, 1996.

【岡田　賢司】

2. ウイルス感染症

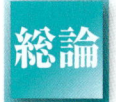

総論 小児のウイルス感染症

ウイルス性疾患

　小児疾患の多く，とりわけ発熱性疾患の多くがウイルス感染症である．また，急性・慢性の発疹症にもウイルス性疾患が多くある．したがってウイルス感染症を考えるとき，表V-C-25のように，発疹性疾患，中枢神経系疾患，腸管系疾患，呼吸器系疾患，肝炎，他の全身性疾患など，主な症候別に分けて整理するとわかりやすい．また，周産期感染症や免疫不全時など，特殊な状況における感染症としてもウイルス感染症は重要である．

　麻疹のコプリック斑などを除いて，特定のウイルス性疾患に特異的（pathognomonic）な症状はないので，診断にあたっては「発熱」(p.138)，「発疹」(p.183)，「下痢」(p.177) などの項を十分参照する必要がある．

表V-C-25 症状・臓器別にみたウイルス感染症

発疹性ウイルス感染症	麻疹 風疹 突発性発疹（HHV-6，7感染症） 伝染性紅斑（ヒトパルボウイルスB19感染症） 水痘・帯状疱疹 単純ヘルペスウイルス感染症（単純性疱疹，歯肉口内炎など） 伝染性軟属腫ウイルス感染症（みずいぼ） ヒトパピローマウイルス感染症（尋常性疣贅など）
中枢神経系ウイルス感染症	ウイルス性脳炎・脳症（多種） ウイルス性髄膜炎（多種）
腸管系ウイルス感染症	エンテロウイルス感染症（ヘルパンギーナ，手足口病など） ポリオウイルス感染症（ワクチン関連麻痺を含む）
ウイルス性下痢症	ロタウイルス感染症 ノロウイルス感染症
呼吸器系ウイルス感染症	普通感冒（かぜ症候群） アデノウイルス感染症（咽頭結膜熱など） インフルエンザ RSウイルス感染症 ヒトメタニューモウイルス感染症
肝炎ウイルス感染症	A型肝炎，B型肝炎，C型肝炎
他のウイルス感染症	ムンプス EBウイルス感染症（伝染性単核症など） サイトメガロウイルス感染症 成人T細胞白血病ウイルス感染症 ヒト免疫不全ウイルス感染症

ウイルス感染症診断の基本

　診断は臨床症状を主体とするが，各ウイルスの抗原特異的な抗原や遺伝子を検出するイムノクロマト法，ELISA法，PCR法，LAMP法などが開発された．そのなかからインフルエンザA・B，RSウイルス，アデノウイルス，ロタウイルス，ノロウイルスなどでは迅速診断法が開発され，日本では病原診断が飛躍的に進んだ．しかし検体の採取時期やキットの特性によって偽陽性や偽陰性があるので，臨床とよく照らし合わせることが重要である．麻疹や風疹のようにわが国からの排除を目指している疾患は地方衛生研究所レベルでの病原体診断が不可欠であり，そのための検体の採取と保存が重要である．

　留意点は，抗原や遺伝子が見つかった場合に直ちにそれが病原体であると断定するのは危険であり，従来からの抗体検査も生体反応としてなお重要である．また，麻疹特異IgM抗体も低い陽性の場合の解釈は慎重にすべきである．また，迅速診断だけでは時代とともに変貌するウイルスの本体をとらえきれないので，ウイルス分離もなお重要であることを明記したい．

感染症法とサーベイランス

　ウイルス性疾患の診断に重要なのがサーベイランス（感染症発生動向調査）であり，臨床医は常に現在の疾患の流行状況を把握しておく必要がある．感染症法に定められた疾患が常に定点観測または全数報告として監視されている．その結果は各県や政令指定都市でまとめられた後，国立感染症研究所感染症情報センターで全国集計され，週報としてホームページ上に公表されている（http://www.nih.go.jp/niid/ja/from-idsc.html）．また地域の医師会のホームページや医師らでつくるメーリングリストなども，迅速な流行情報の伝達に有用である．

予防法と治療法

　ウイルス感染症に対する新しいワクチンが，わが国にも登場してきた．ヒトパピローマウイルスワクチンとロタウイルスワクチンである（「予防接種」の項，p.44参照）．RSウイルス予防のためのシナジス®もハイリスク患児に用いられている．

　治療薬としては，わが国で2つのインフルエンザの新薬が登場し，計4種が市場にあるが，耐性ウイルスの発生と広がりが今後も懸念される（「インフルエンザ」の項，p.407参照）．

呼吸器系ウイルスの動向

　21世紀に入って，呼吸器系の新しいウイルス（ヒトメタニューモウイルス，SARSコロナウイルス，ボカウイルス，新しいポリオーマウイルス）の発見が続いた．ヒトメタニューモウイルスはその臨床像や臨床的意義が明らかになってきた．ボカウイルスや新しいポリオーマウイルスについては他のウイルスとの混合感染が多いので，臨床的意義の深化が待たれる．

　何といっても大きな出来事は，いわゆる「新型インフルエンザ」であろう．メキシコか米国南西部で発生したと思われる「インフルエンザ（A/H1N1）2009pdm」と名付けられたウイルスが世界を席巻し，日本でも季節外れの夏から流行が始まったのが2009年であった．1年目は小中高校生，2年目は幼稚園児が流行の中心となった．ウイルスの起源が遺伝子レベルで解析され，日本ではウイルス抗原の簡易検査や抗ウイルス薬が使えるなかで，初めて迎えた新型インフルエ

ンザだった．

　日本では推計 2,000 万人以上が受診しながら 200 人の死亡にとどまり，世界最低の死亡率を記録した．妊婦の死亡もみられなかった．これは確実な迅速診断と抗ウイルス薬による治療，救急医療アクセスのよさなどが関与していると思われる．検疫や海外輸入ワクチンの緊急導入などの政府の初期対応，学校の休校，ワクチン接種の接種優先順位や特別対策など，さまざまな混乱と批判がなされたが，公衆衛生的な見地からも大きなインパクトをもった出来事であった．その経験を受けて 2011 年には新型インフルエンザ行動計画が改定された．

　また，今回のように病原性がそれほど強くないタイプの新型インフルエンザに対応できるよう，予防接種法の一部改正（新臨時接種）がなされた．

　2011 年には現行の不活化インフルエンザワクチン（スプリットワクチン）の小児の接種用量が変更され，世界の標準にならうことになった．B 型インフルエンザウイルスに対するワクチンの抗体反応は相対的になお低い．

　高病原性鳥インフルエンザ A/H5N1 のヒト感染が続いているが，広がりはなお限定的である．プレパンデミックワクチンが開発され，貯蔵されているが小児の適応はない．季節性インフルエンザも新型インフルエンザもある期間に大量生産が必要であるが，卵から組織培養法への転換や，ワクチンそのものの改良が期待される．

下痢症ウイルスの動向

　ロタウイルスとノロウイルスの流行が繰り返され，冬季の乳幼児の嘔吐下痢症の流行は二峰性になった．ともに簡易検査キットがある．ロタウイルス生ワクチンが 2011 年に日本で承認された．両疾患とも，脳症の原因となりうる．ロタウイルス感染症では高率にウイルス抗原（またはゲノム）血症が起こることが明らかになったが，感染動態のさらなる解明が待たれる．

肝炎ウイルスの動向

　A 型，B 型，C 型，E 型肝炎が国内にある．A 型肝炎は生の貝類などを介した経口感染であり，不活化ワクチンがあるが，16 歳未満小児への承認がとれていない．B 型肝炎ウイルス（HBV）のキャリア率は徐々に低下しており，母子感染予防も 90％以上予防できているが，ワクチンの接種漏れや父子感染による乳児の感染がまだみられる．欧米の主要な流行株である遺伝子 A 型の HBV の水平感染が成人の間で増加しており，また遷延化しやすいとされている．B 型肝炎後に HBs 抗原が消失し，HBs 抗体が検出されるようになれば HBV は排除されたと思われていたが，ゲノムは残存し，免疫抑制などで再活性化することもわかってきた．世界的には新生児，乳児全員（ユニバーサル）接種が主流であるが，日本でもハイリスク（キャリア母からの母子感染）に対する選択的接種からユニバーサル接種への転換の議論がなされている．

　非加熱の血液由来製剤による HCV 感染，集団予防接種における注射器の使い回しによる HBV 感染（慢性肝炎など）に対して国の救済が行われるようになった．

発疹症ウイルスの動向

　2012 年までに麻疹を排除する計画が策定され，麻疹・風疹混合（MR）ワクチンの 2 回接種の導入により，麻疹患者数は激減し，麻疹の輸出国といわれていたわが国も 2011 年には輸入国に

なってきた．中学1年生（3期）と高校3年生（4期）のMRワクチン接種率が大都市を中心に伸び悩んでいる．風疹もかつての中学生女子のみの接種が影響し，輸入風疹を契機に成人男性を中心に職場などでの小流行が起こっている．先天性風疹症候群の発生は，きわめてまれになっている．

　水痘はワクチンが任意接種のまま推移し，推定接種率が30～40%とされ，流行の基本的パターンは変わっていない．治療薬もアシクロビルに加えバラシクロビル（アシクロビルのプロドラッグ）も使われる．成人の帯状疱疹にはファムシクロビルも認可されている．

　ムンプスも同様に任意接種なので流行が継続している．近畿の外来小児科のチームによる臨床研究で，難聴（多くは片側高度感音難聴）の発生率が患者1,000人に1人であることが明らかになった．ワクチンによる髄膜炎（国内株で2,000人に1人）が課題である．海外ではMMRVワクチンが実用化されているので，わが国でもMMRの復活，MRV，MMRVなどの混合ワクチンの開発が待たれる．

　尋常性疣贅などのいぼや子宮頸がんの原因となるウイルスであるヒトパピローマウイルス（HPV）ワクチンも承認された．2010年後半から緊急接種事業として公費接種が始まった．子宮頸がんに特化した2価（16型，18型）ワクチンに加え，2011年には尖圭コンジローマを起こす6型，11型を含む4価ワクチンが承認された．

【宮崎　千明】

C. 感染症

1 麻疹（はしか）
measles

　全国の小児科医を中心にしたこの10年の「麻疹ゼロ活動」により，麻疹を取り巻く状況は大きく変化し，次のように考えられるようになった．
① 麻疹は子どもだけの病気ではなくなり，誰でもかかる病気になった．
② 免疫のない状態でかかる自然麻疹と，免疫が少しある状態でかかる修飾麻疹の2つを考える必要が出てきた．
③ 2008（平成20）年から全数報告疾患となり，臨床診断でなく実験室診断での確定が求められるようになった．
④ 麻疹発生時には緊急ワクチン接種が有効である．
などである．
　予防接種は2006（平成18）年から2回接種となり，世界標準接種になった．2009（平成21）年から麻疹発生は激減しているが，この病気は発症すると今でも特別な治療法はなく，後遺症を念頭に置いて対処する必要がある．麻疹排除のためには常に95％以上を目標とした高い予防接種率が必要で，接種率が低迷すれば将来再び流行が起きることを忘れてはならない．

麻疹ウイルス

　麻疹ウイルスは1本鎖のRNAウイルスで，パラミキソウイルス科モルビリウイルス属に分類される．麻疹ウイルスはウシの牛疫ウイルスが起源と考えられている．これはヒトがウシを家畜化する過程で，牛疫ウイルスの祖先のなかから現在の麻疹ウイルスが進化してきたと考えられるからである．ウシの家畜化が始まったのは約1万年前とされている．この属には牛疫ウイルス以外にイヌジステンパーウイルス，イルカモルビルウイルス，アザラシジステンパーウイルスなどがある．
　麻疹ウイルスの唯一の自然宿主はヒトであり，ヒトからヒトへのみ感染する．
　麻疹ウイルスは，条件にもよるが室内や物体表面での生存時間は最大2時間である．このウイルスはエンベロープがあり，アルコール消毒が有効で，また，熱，紫外線，pH5以下の酸，pH10以上のアルカリ，エーテル，クロロホルムによっても速やかに不活化される．
　麻疹ウイルスの遺伝子型はA-H型の8グループで，2006年の時点で22型に分類されている．A型はワクチン株である．

❖ 感染力

　麻疹ウイルスの感染力は非常に強く，すべての感染症のなかでは最強クラスである．免疫のないヒトに感染すると，ほぼ100％発症すると考えてよい．
　感染のしかたは，唾液や鼻水などとの直接，間接の接触感染，飛沫感染，咳やくしゃみなどの飛沫核による空気感染の3つである．
　感染力があるのは「発症1～2日前（発疹の3～5日前）から，発疹出現後4日後まで」で，感染力が強いのは発疹出現前のカタル期である．
　潜伏期間は米国小児科学会（AAP）のRed book 2009の記載で8～12日，最近のWHOや

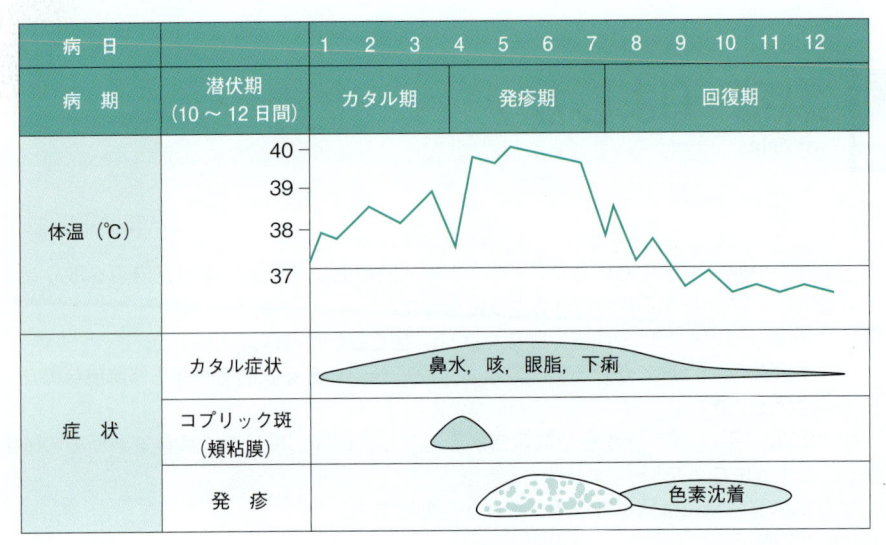

病　日		1	2	3	4	5	6	7	8	9	10	11	12
病　期	潜伏期 (10〜12日間)	カタル期			発疹期				回復期				

図V-C-22　麻疹の経過

(藤井良知, ほか：小児感染症学より改変. 沖縄県はしかゼロプロジェクト作成)

CDC の記載で約 10〜12 日となっている．感染から発疹出現までの潜伏期間は平均で 14 日（7〜18 日）である．修飾麻疹では潜伏期間は延びることが多く，17〜21 日との報告がある．

基本再生産数（R_0）とは，1 人の感染者が何人の感受性者に感染させるかを示している．麻疹の R_0 は 12〜18 であり，以前は 20 であった．予防接種率 95％以上とは 20 名中 19 名（95％）以上が免疫を持っていれば感染拡大が起きないことを指している．学校保健安全法では解熱後 3 日を経過するまで出席停止である．

症　状

典型的な麻疹の経過を図V-C-22 に示した．麻疹の全経過は潜伏期（10〜12 日），カタル期（3〜4 日），発疹期（4〜5 日），回復期（3〜4 日）に分けられる．

◆ カタル期……発熱とともに鼻汁や咳などの上気道炎症状と結膜充血や眼脂，光をまぶしがる（羞明）など結膜炎症状が出現する．下痢もみられる．この時期は発熱も 39 度を超えることは少なく，比較的元気な印象であることが多い．この時期は 4 日ほどで解熱する傾向があり，いったん病気が治まったと錯覚しやすい．発熱から 3，4 日目の頃にコプリック斑が頬粘膜（頬の内側）に出現する（図V-C-23）．

◆ 発疹期……4（〜5）日目から再び高熱となり，耳介後部や頸部に 2〜5 mm 大の大小不同の発疹が出現する（図V-C-24）．発疹は皮膚面より隆起した境界明瞭な紅斑性丘疹である．出現順序は決まっており，顔面や体幹の次に四肢へと 2，3 日かけて拡大していく．発疹は正常面を残しながら癒合し，さまざまな大きさの不整形丘疹で，はじめ鮮紅色であるが次いで暗赤色となり，色素沈着を残して回復する．発疹の退色は出現した順序で起こる．発疹が全身に広がるまで，発熱（39.5℃以上）が 3〜4 日間続き，全身に広がったときが麻疹のピークで，四肢の発疹が退色する頃に発熱も解熱する．発疹期にはカタル症状も悪化しており重症感が強くなる．咳嗽は刺激的で痛そうな咳が多く，解熱後 2 週間近く続くこともある．

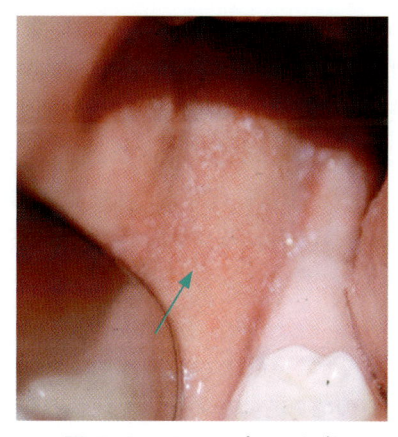

図V-C-23　コプリック斑
発疹が出る前の重要な所見で、頬粘膜の内側にみられる白い斑点.
（小濱守安先生ご提供）

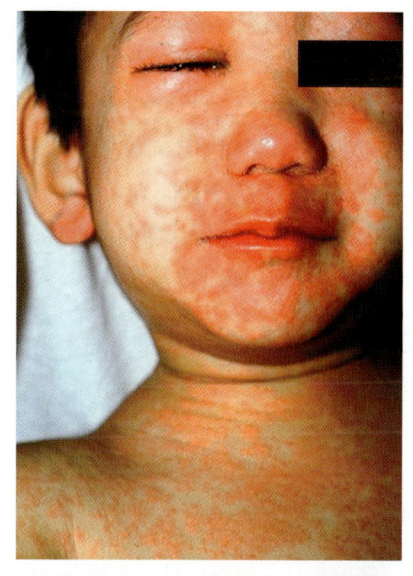

図V-C-24　麻疹の発疹と麻疹顔貌
麻疹発疹は軽く盛り上がった丘疹性の紅斑で、癒合しながら広がっていくが正常な皮膚面を残している. 顔面は発疹だけでなく眼や鼻も腫れあがった麻疹顔貌となる.

◆ 回復期……発疹の退色とともに解熱し、発疹は色素沈着を残し回復に向かう. 通常、色素沈着は1～2週間で消失する. 合併症がない限り徐々に回復していく.

合併症

合併症は約30％に認められる. 通常と異なる経過のときは合併症を起こしていると考える. 麻疹ウイルス自体が引き起こすものと、二次的な細菌感染によるものがある. 合併症は発疹期に出現することが多く、5歳未満の乳幼児、20歳以上の成人、妊婦および免疫抑制者に起きやすい. 次に注意すべき合併症を示す.

◆ 肺炎……ウイルス性肺炎としての間質性肺炎、二次感染による細菌性肺炎、巨細胞性肺炎、そしてARDS（後天性呼吸窮迫症候群）がある. 間質性肺炎では酸素投与が必要となる例もある. 細菌性肺炎では一般的な呼吸器感染症の起炎菌が多く、抗菌薬投与が必要である. 巨細胞性肺炎では発疹が出現しないことが多く、予後不良である. 肺炎の治療をしていても改善せず、呼吸困難、低酸素の出現は、ARDSを考える. 人工呼吸器ケアが必須で、救命されても呼吸障害が残る可能性が高い.

◆ 脳炎……けいれん、意識障害、呼吸停止や呼吸困難などで出現する. 麻疹の重症度と脳炎発症には相関関係はない. 麻疹脳炎は1,000例に1例出現するとされ、実際に2007、2008（平成19、20）年の麻疹流行ではわが国でも成人を中心に同様の発生率であった.

◆ 血液検査異常／免疫異常……白血球減少はよくみられるが、血小板減少も注意が必要である. ITPや血球貪食症候群、DICなどがある. 麻疹は感染後も免疫低下を起こすことがあり、注意が必要である.

◆ その他……クループ、心筋炎、中耳炎、結膜炎、肝機能異常などがある.

❖ **亜急性硬化性全脳炎** subacute sclerosing panencephalitis（SSPE）

麻疹に罹患後，7〜10年で発症する予後不良の中枢神経疾患．初発症状は成績の低下や，よく転ぶようになった，けいれんなどがある．発生頻度は，麻疹罹患者10万例に1人である．Red book 2009では米国では麻疹ワクチン接種によってSSPEがなくなったと記載されている．沖縄県では22例（1975〜2005年）が確定例され，男性が16例（73％），麻疹罹患年齢は2歳未満が91％を占めていた．潜伏期間は1年1カ月〜14年1カ月に及び平均で7.0年，SSPE発症年齢は2〜15歳（平均8歳3カ月）であった．

死亡原因

ARDSを含む肺炎や脳炎が麻疹の主な死亡原因である．その他に血球貪食症候群/免疫不全，心筋炎，DICなどがある．死亡を免れても慢性肺疾患や中枢神経後遺症を残す例がある．

修飾麻疹

修飾麻疹は，麻疹に対する防御抗体を不十分に有するときの発症で，次の3つの場合にみられる．
① 母体からの移行抗体が残っているとき．
② ワクチン接種後（通常は数年後）で防御抗体を不十分に有するとき（後述する「ワクチン接種後の罹患」を参照）．
③ γ-グロブリン注射後で防御抗体を不十分に有するとき．

修飾麻疹では，潜伏期間が通常より長く3週間程度が多く，最大4週間まで考える．発熱期間は短く，発熱と発疹が同時に出ることもある．発疹の性状は風疹様，突発性発疹様，じんましん様などさまざまである．コプリック斑は認められないことが多い．カタル症状も軽度なことが多い．修飾麻疹は臨床症状から確定することは困難であり，潜伏期間から推定してPCR検査などの遺伝子検査やペア血清での実験室診断が必要である．

妊産婦の麻疹

妊婦は妊娠に伴う免疫能の低下もあり，麻疹罹患による合併症が多いことが知られている．1989〜1991年の米国流行での報告では，妊婦の麻疹罹患は同年齢の非妊婦に比較して，肺炎罹患率で2.6倍，死亡率は6.8倍であった．流早産が3割にみられ，ほとんどが発疹出現後2週間以内に起きていた．沖縄県における11名の経験では，妊娠7週の2例は自然流産となり，妊娠9週例は切迫流産，妊娠19週例は肺炎と切迫流産があったが，両例とも妊娠38週で正常児を出産した．他に肝機能障害が1例あった．麻疹感染に伴う先天異常児はないと考えられている．

新生児の麻疹

妊婦が麻疹を発症した場合，合併症を乗り切れば，胎児は母体内で麻疹から守られ無事出生することが多い．問題は分娩近くで母親が発症した場合である．新生児に，出生時にすでに発疹が存在するか，生後10日以内に出現する場合は，子宮内で感染が成立した先天性麻疹であり，1カ月以内の発症は新生児麻疹と呼ばれる．先天性麻疹では，潜伏期間は平均6日（2〜10日）で自然感染の潜伏期間より短い．新生児麻疹はSSPEのリスクが高くなり，古い報告では3割の死

亡が報告されている．死因の多くは肺炎であった．沖縄県での新生児麻疹5名の経験では2名が先天性麻疹であった．いずれも児にγ-グロブリンが投与され軽症で経過している．生後14日に発症した例は肺炎を起こし，年長児の経過と同じであった．

ワクチン接種後の罹患 vaccine failure（VF）

麻疹ワクチン接種後の麻疹罹患（VF）には，PVFとSVFがある．
- PVF（primary vaccine failure）
 ワクチン接種により免疫を獲得できなかった場合で，接種を受ける側とワクチン側の問題で起こることがある．自然麻疹と同じ発症となる．
- SVF（secondary vaccine failure）
 ワクチン接種後，徐々に免疫が低下したときにみられる．多くは修飾麻疹として発症する．

治 療

麻疹ウイルスに対する特異的な治療法はない．臨床経験では脱水は合併症をきたしやすく，積極的な輸液や対症療法を行う．細菌感染の合併には抗菌薬を使用する．ビタミンA投与は，途上国における麻疹患者の失明や死亡数を減少させており，WHOはビタミンA欠乏が問題となる地域や麻疹による死亡率1%以上の国のすべての小児に投与することを推奨している．ビタミンA投与量は20万単位（1歳以上），10万単位（6カ月～1歳未満）で，経口投与（1日1回，2日間）を行う．わが国の通常の栄養状況ではビタミンA欠乏はまれと考えられているが，低年齢，重症例，ビタミンA欠乏が疑われる場合に投与が考慮される．

隔 離

標準予防策に加えて，空気感染予防策を行った隔離が必要である．合併症の多い，5歳未満や20歳以上の成人，妊婦，免疫抑制者は目立った合併症がなく，元気そうにみえても入院させ隔離したほうがよい．外来でみる場合も感染防止を考慮した慎重な配慮が必要である．

診 断

麻疹の診断で一番大切なことは，正確に診断することである．免疫のない状態で罹患する典型的な麻疹をみる機会は，きわめて少なくなったが麻疹の3大臨床症状，① 発熱，② カタル症状，③ 発疹は注意する必要がある．

WHOでは麻疹の確定の報告にIgM検査を求めている．これは風疹を麻疹として報告した例があり，臨床診断があてにならないためである．麻疹IgM検査だけでは十分ではないが，あくまでも麻疹らしさの証拠を求めていることによる．沖縄県では2003（平成15）年より，国も2008（平成20）年に全数把握を開始したが，実験室検査としてPCR（正確にはRT-PCR法）による迅速検査が中心である．

❖ 臨床診断

麻疹はコプリック斑と発疹の2つで臨床診断できると考えられているが，積極的に疑いの段階から報告すると，臨床診断はあてにならないことも多い．

1) コプリック斑

カンジダやミルクカス，口内炎などとの鑑別が難しいことがある．2003年から全数報告を開始した沖縄県の例では，最初の5年間でコプリック斑の確定率は60％（33/55）であった．麻疹を疑いの段階で見つけようとすると，コプリック斑で正しく診断することは難しいことが判明した．

2) 発 疹

麻疹発疹の特徴を理解しておく．1回だけの診察では判断できないことも多い．
風疹，伝染性紅斑，溶連菌感染症，薬疹などの特徴を知っておく必要がある．発疹の鑑別診断のなかに麻疹が入っていなければ診断は困難である．それぞれの発疹の特徴を記載した．

・麻 疹

癒合傾向のあるさまざまな大きさの紅斑性丘疹，発疹の出現順序が決まっており，高熱に伴って出現する．

・風 疹

2, 3 mm大の紅斑性斑状丘疹で通常癒合傾向はない，顔から始まり1日以内に全身に広がる．耳後部などのリンパ節腫脹が先行し発熱はないことも多い．

・伝染性紅斑

両側頬部の蝶形紅斑と四肢近位部のレース様紅斑が特徴，発疹は時に体幹部に出現し，日光暴露などで再燃することがある．発熱はないことが多い．

・溶連菌感染症

細かい点状紅斑が鼠径部や殿部に強く出現し，集簇すると紅皮様や日焼け様になり，発熱や咽頭痛を伴うことが多い．

これらは典型例では区別は比較的容易であるが，重症例では皮疹だけでは区別できない例もある．その他，エンテロウイルス感染で多形紅斑や斑状丘疹の発疹が出現することがあるが，多くは解熱後に皮疹がみられることが多い．薬疹の発疹は多様であり，鑑別疾患に入れておく必要がある．

実験室診断

実験室診断には血清学的検査とウイルス学的検査がある．

1) 血清学的検査

麻疹IgM抗体やペア抗体価の変化で判断する．麻疹IgM抗体測定のキットはわが国ではデンカ生研のキットが一般に用いられている．外国では他社のキットもあり，測定の感度や陽性基準は異なっている．麻疹IgM抗体陽性時の判断として，①最近の麻疹感染，②最近の麻疹ワクチン接種（接種後8〜56日），③偽陽性，の3つがある．

①最近の麻疹感染：免疫のない状態で発症する自然麻疹では，IgM抗体は発疹出現後4日目以降にIgM抗体検査を行う．SVFによる修飾麻疹では早期にIgM抗体が上昇していることが多い．ワクチン2回接種済の免疫がある場合はIgM抗体は陰性か一過性に陽性である．

②ワクチン接種後：WHOはワクチン接種後8〜56日後にはIgM抗体が陽性になると報告している．沖縄県における乳児126名（6〜11カ月児，平均7.8カ月）に対するワクチン接種後IgM抗体検査では，接種後3週をピークに一峰性の上昇があり，7週目まで平均値が陽性で，WHO

の見解とほぼ同じ結果であった．ワクチン接種後では，麻疹かどうかの判断は抗体検査ではできない．

③偽陽性IgM：麻疹IgM抗体は感度がよくなったため偽陽性が検出されるようになった．偽陽性IgMの文献報告は，反復するRSウイルスの感染後，エンテロウイルス，ヘルペスウイルス，帯状疱疹，サイトメガロウイルス，EBウイルス，風疹，ヒトパルボウイルスB19，デング熱などで報告されている．

偽陽性IgMの抗体価は通常弱陽性である．沖縄県で麻疹と確定された24例のIgM値を調べたところ，10.4±5.2（平均値±S.D）であった．そこで麻疹IgM抗体価が5以下の場合は，偽陽性の可能性が高いと判断して対応した．

偽陽性IgMが疑われるときは，IgG抗体をペア血清で判断する．

2）ウイルス学的検査

麻疹を疑ったら，地域の福祉保健所に連絡し，患児または保護者の同意を得て，できるだけ早く（発疹出現後7日以内に）咽頭ぬぐい液，血液（EDTA血），尿のうち2検体以上を提出する．臨床診断や血清検査で判断できないときは発疹出現後21日以内に検体を再提出する．

ウイルス学的検査はPCR法後に行われる遺伝子解析とウイルス分離がある．

・PCR法：RT-PCR法による麻疹ウイルスHおよびN遺伝子の増幅．
・遺伝子解析：PCR検査陽性時，引き続き塩基配列が決定され，遺伝子型を確定する．
・ウイルス分離：培養細胞によるウイルス分離が試みられる．

3）実験室診断の問題点

PCR法は感染力がある時期に適切に検査が行われれば感度は非常に高い．できるだけ感染力がある早い時期での提出が理想的である．その一方，適切な検体提出時期を逃すとPCR法では診断できなくなり，ペア血清での判断となる．麻疹確定のためには血清学的検査とウイルス学的検査の実験室診断が必要である．国立感染症研究所感染症情報センターにおける検査診断の考え方（http://idsc.nih.go.jp/disease/measles/pdf01/arugorizumu.pdf）を示す（図V-C-25）．

❖抗体検査

麻疹の確定診断や，免疫の有無をみる血清抗体検査について，それぞれの特徴をよく理解しておく．抗体検査にはNT法，PA法，EIA法-IgG，HI法，CF法がある．CF法，HI法は用いるべきではない．

◪ **NT（中和）法**……麻疹の検査としては最も優れており，免疫の有無をみる検査としては最適である．しかし欠点として検査の日数が10～14日かかること，操作が煩雑でマス・スクリーニングとしては不適なことである．NT法では4倍から陽性であるが，医療関係者も含めて8倍以上が望ましい．

◪ **PA（ゼラチン粒子凝集）法**……日本で開発された検査法で，簡便で短時間で行えるが，抗体価の判定がわかりにくい．16倍から陽性であるが，発症予防は128倍と考えられている．医療関係者は256倍以上が望ましいとされている．保険適用になっていない．

◪ **EIA（酵素免疫）法-IgG**……日本ではデンカ生研のキットが用いられている．簡便であり，短時間で行えるが，値段が高いのが欠点である．抗体価の判定がわかりにくい欠点がある．4.0以上が陽性であるが，発症予防は6.0～8.0と考えられている．医療関係者では16.0以上が望ましいとされている．

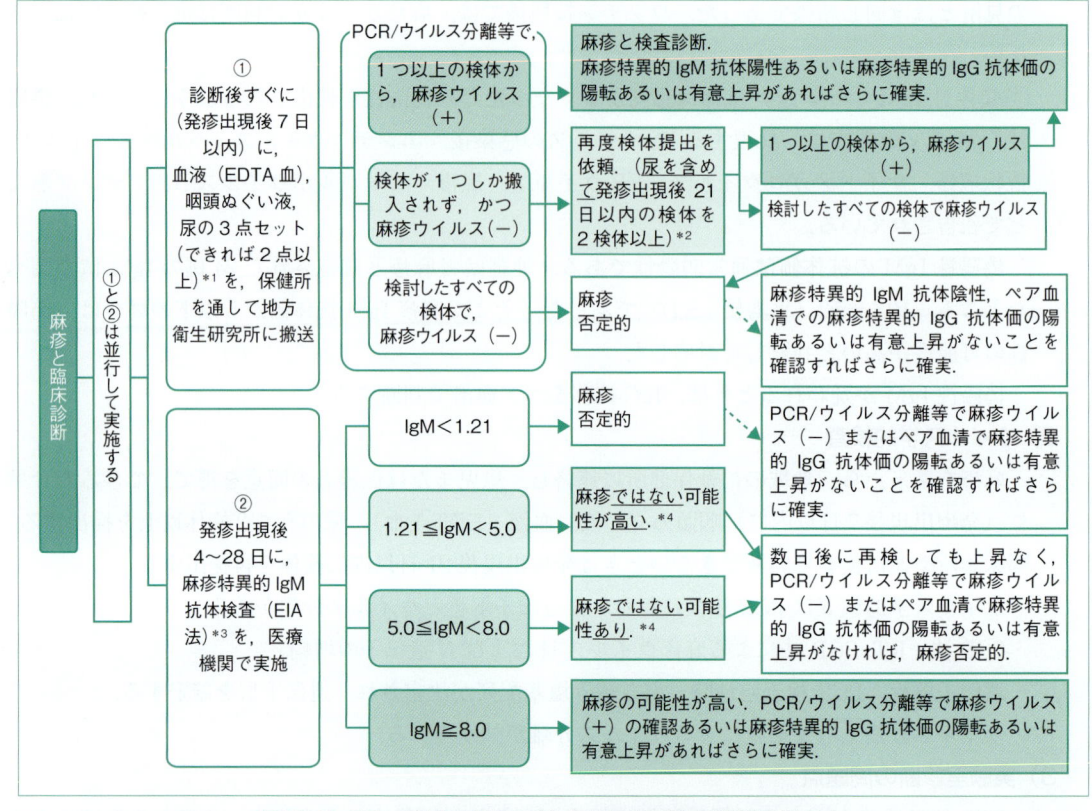

図Ⅴ-C-25 最近の知見に基づく麻疹の検査診断の考え方

＊1：麻疹と臨床診断したら24時間以内を目途に保健所に麻しん発生届を提出し，それと同時に保健所を通して地方衛生研究所に検体を搬送する．取り扱う検体は自治体によって異なるため，保健所に確認する．
＊2：発疹出現後8日以上経っている場合でも，麻疹ウイルス遺伝子は比較的長期に検出されるとの報告あり．麻疹に限ったことではないが，ウイルス感染症を疑った場合，その原因が明らかになるまでは，ペア血清での診断を可能にするため，急性期の血清の冷凍保管は，極めて重要である．
＊3：1.21以上を「陽性」と判定している国内の検査キット（デンカ生研）での基準．麻疹含有ワクチン接種から8〜56日の場合，麻疹特異的IgM抗体が陽性になる場合がある．地方衛生研究所に検体が搬入されていれば，検出される麻疹ウイルスの遺伝子型により，ワクチンによる反応か，麻疹の発症かを鑑別可能となる．ワクチンの場合は遺伝子型Aであり，Aが検出された場合は，麻しん発生届は削除となる．
＊4：パルボウイルスB19による伝染性紅斑，HHV-6・HHV-7による突発性発疹，デング熱の急性期に麻疹IgM抗体が陽性になる場合がある．

(国立感染症研究所麻疹対策技術支援チーム作成)
(IASR Vol. 31 No. 2 (No. 360) February 2010 IASR Vol. 31 No. 9 (No. 367) September 2010)

◗ **HI（赤血球凝集抑制）法**……かつてはよく用いられていたが，近年感度が低くなったことが明らかになった．ガイドライン（後述）でも感度が低く免疫の有無を検査する目的には適していないと記載されている．この検査は麻疹感染後のペア血清検査が適しているが，感染後でも上昇しなかった例も報告されている．

◗ **CF（補体結合）法**……感染後に陽性となることがあるが，感度が低く不適格である．

感染の診断は上記の抗体測定を2，3週間以上あけて行うことで判断する．EIA法はIgG，IgM検査とも簡便で使いやすい検査であるが，感度がよすぎて判断に困ることがある．今後新たなキットの開発や判定基準の見直しなどが望まれる．

発生時対策・流行時の対応

感染が確定されたら，地域と連携し発生時対策を行う．発生時地域での緊急ワクチン接種で，地域の麻疹は排除されることが経験された．

1）緊急ワクチン接種

接触から72時間以内であれば，発症を防止できる可能性がある．麻疹発生時における小施設内での緊急麻疹ワクチン接種の経験では，未罹患者全員に接種を行うことで流行は終息し，麻疹ワクチン接種後の重症例もなかったことが報告されていた．しかし，その効果については十分に検討されていなかった．2003（平成15）年石川県の金沢工業大学では，学内の集団感染に対して麻疹流行を阻止するため，明らかに麻疹罹患歴のない者6,368名（接種率70％）に緊急麻疹ワクチン接種を6日間で行った．このワクチン接種後，大学内の麻疹発生は急速に終息した．さらにワクチン接種後に麻疹を発症した者（VF）と自然麻疹罹患者の臨床症状を比較し，VFでは有意に軽症であったことを報告している．

大きな流行では生後6カ月から麻疹ワクチン接種は可能である．その際には4週間以上あけて1歳以降に再接種を行う．2001（平成13）年に沖縄県で乳児接種が行われ，接種は安全かつ有効であり，流行も終息した．2007（平成19）年秋田県での流行では，乳児を含めた地域での緊急ワクチン接種と学校保健法第12条（現学校保健安全法第19条）を活用した対策を児童生徒に行い，流行を終息させている（滝本ら：Jpn J Infect Dis, 64. 309-311, 2011）．麻疹発生時における感受性者への緊急ワクチン接種は流行を終息させる安全できわめて有効な方法である．接種にあたっては接種不適当者（免疫不全者，妊婦など）に十分な配慮を行い，また流行時の接種では必ずしも発症を阻止できない可能性があることを理解しておく．

2）γ-グロブリン

麻疹患者と接種後6日以内に投与すると，発症の予防または軽症化が期待できるが，血液製剤であり十分な説明と同意が必要である．γ-グロブリン投与は麻疹ウイルスを一時的に中和するだけであり，効果がなくなると再感染し発症する可能性がある．投与後に既定の期間を経て麻疹ワクチン接種が必要である．γ-グロブリン投与は麻疹患者との接触が確実で，特に合併症のリスクが高い1歳未満や妊婦，免疫抑制者，ワクチン接種ができない人などに限定して行うべきである．γ-グロブリン投与で麻疹流行を終息させることはできない．筋注製剤は健康保険適用があるが，静注用は適用外である．一般的な投与量は筋注製剤で0.33 mL/kg（50 mg/kg）である．筋注用は投与量が多く，投与時の痛みもかなり強い．

麻疹患児の診療管理

麻疹患児を外来で診療継続する際は慎重な配慮が必要である．複数の待合室（感染症専用）がないところでは，①電話利用，②駐車場での待機，③往診，④診療時間差などを併用して，必ず何らかの方法で発疹の消退などの状態を医師のペースで把握する．患児を隔離できない診察室で診療する際は，その後2時間以内に診療所を受診したすべての人（患児だけでなく付添い者も）について，予防接種の有無や罹患歴をチェックし，必要なら緊急ワクチン接種を勧める．医療機関を受診する人々を院外でチェックすることも有効である．国立感染症研究所感染症情報センターの「医療機関での麻疹対応ガイドライン」第三版（http://idsc.nih.go.jp/disease/measles/guideline/hospital_ver3.pdf）は一度は目を通しておきたい．

❖ 麻疹排除に向けて

麻疹排除の達成には，次の3つが重要である．
① 2回の定期予防接種率を95％以上にし，将来にわたって維持する．
② あらゆる機会に免疫を確認し，感受性者を減らすように努める．

予防接種2回接種の確認や，免疫の有無を調べるため抗体検査（NT法，EIA-IgG，PA法）を入学時や就職時に行い，感受性者にはワクチン接種を促す．感受性者は麻疹発生時に逆隔離が必要である．将来，特定の年齢で抗体検査を行うようにすべきである．
③ 全数報告により，発生を監視する．

発生が確認された場合には緊急ワクチン接種が有効であることはすでに述べた．全数報告では疑いの段階で報告されることで，地域や施設における迅速な対応が可能となる．麻疹排除の啓発活動は，今後も継続して行われる必要がある．

---

column　麻疹（はしか）ゼロ活動と小児科医

乳幼児9名が亡くなった沖縄県では，2001（平成13）年に「沖縄県はしかゼロプロジェクト」が結成された．小児科医を中心に医療・公衆衛生・自治体関係者など多くの職種が参加して精力的な連携が行われた．沖縄県の活動は全国の小児科医と連動し，ゼロ活動は多くの地方から発信された．その活動の最中にそれまで1回だけであった麻疹予防接種が，2006（平成18）年度より麻疹・風疹混合（MR）ワクチンを使用した2回接種に変更になった．2007，2008（平成19，20）年に10歳代後半年齢中心の麻疹流行が起こり，2008年度3期（中学1年），4期（高校3年生相当年齢）接種が5年間限定で開始された．これらの法改正により2008年度で18歳以下のすべての子どもたちに2回の接種機会が与えられたことになる．さらにこれまで既罹患者に対するワクチン接種は法律で認められていなかったが，麻疹や風疹にすでに罹患した者にMRワクチン使用を認めたことも特筆される．麻疹と風疹対策を同時に行ったことに加えて，麻疹や風疹における臨床診断の難しさを考えた画期的な法改正であった．医療機関と各地の福祉保健所および衛生研究所が連携した全数報告も開始された．これらによりわが国は麻疹排除のための施策を作りあげたことになる．

麻疹ゼロ活動後，ワクチンで予防できる病気（VPD）というわかりやすい言葉が紹介され，わが国の立ち遅れた予防接種行政が明らかになり，子どもたちのための予防接種が再認識されることになった．麻疹ゼロ活動はわが国の予防接種行政を動かしたが，その活動の中心は草の根的に集まった開業医を中心とした小児科医たちであったことを忘れてはならない．

参考文献

1) 岡部信彦監修：最新感染症ガイドR-Book 2009．日本小児医事出版社，p.444-455，2011．
2) 安次嶺 馨，ほか：日本から麻疹がなくなる日．日本小児医事出版社，2005．
3) 越田理恵，ほか：大学での成人麻疹集団感染と緊急ワクチン接種による流行阻止．日本小児科学会雑誌，109：351-358, 2005．

【浜端 宏英】

2 風疹
rubella

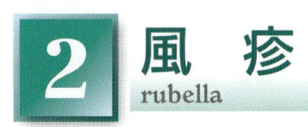

風疹は発疹，発熱，リンパ節腫脹を特徴とするが，検査診断が重要であり，血小板減少性紫斑病や脳炎などの合併症に注意する．かつては幼児と学童を中心に初冬から夏にかけて5年おきの流行を繰り返していたが，男女幼児への定期予防接種により流行は制圧された．2006年4月より麻疹・風疹混合（MR）ワクチンが定期接種として導入され，2008年からの麻疹排除計画に伴い，風疹流行と先天性風疹の排除も目指して，MRワクチンの3期，4期接種が始まった．輸入風疹とそれからの伝搬に注意が必要である．感染症法5類で，速やかな全数報告が必要である．

疫　学

1994年の予防接種法改正後に幼児全員へのワクチン接種に切り替わり，全国的な流行は制圧されたが局所流行は続き，2004年には年間10例の先天性風疹症候群児が報告された．旧法では男子は対象外だったので，若年男性成人を中心に未接種・未罹患の風疹感受性者が500万人以上残存し，成人の感染者の割合が増加した．2011～2012年には海外からの輸入株による小流行が観察された．感染症法の5類疾患．風疹も先天性風疹症候群も全数報告．

臨床像（図V-C-26, 27）

① 潜伏期……14～21日，平均16～18日．
② 発疹が3日間程度持続する．5 mm程度の淡紅色の孤在性の斑丘疹で，癒合傾向が少ない．顔面，頸部，頭部，軀幹，四肢へと広がる．色素沈着や落屑なく消失する．成人では発疹が出

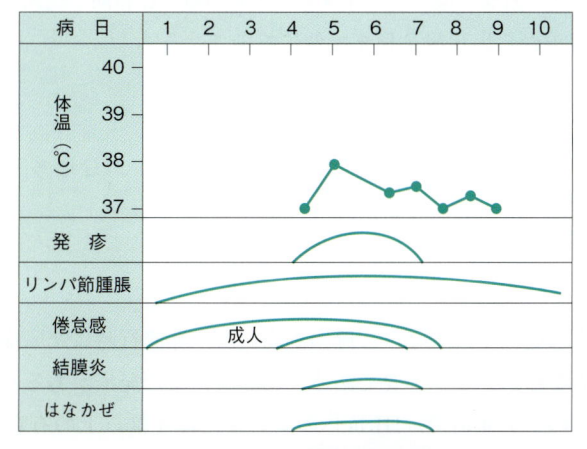

図V-C-26　風疹の臨床像
（Anne A. Gershon, et al：Krugman's Infectious Diseases of Children 11th ed. Mosby, 2003）

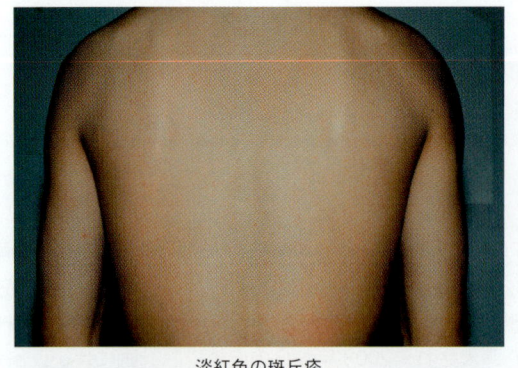

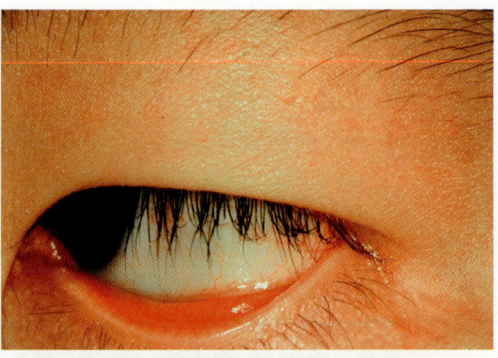

淡紅色の斑丘疹　　　　　　　　　　　　眼球結膜の軽度充血

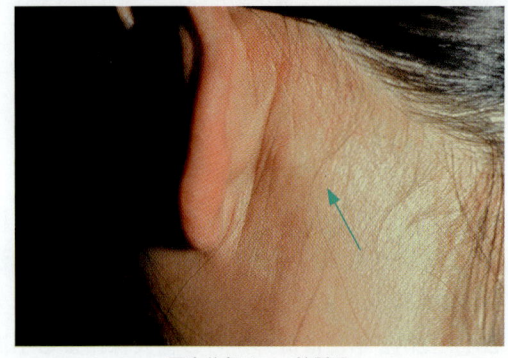

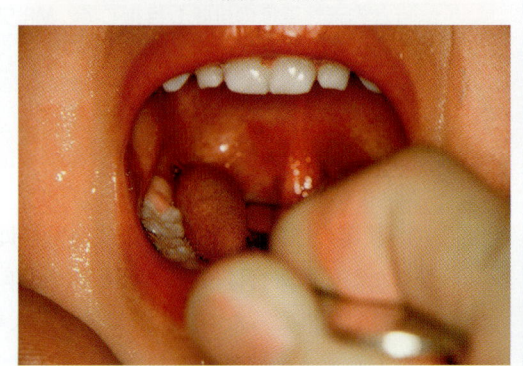

耳介後部リンパ節腫脹　　　　　　　　　軟口蓋の赤い点状粘膜疹

図V-C-27　風疹の臨床像

血性になることがある．発熱は発疹の出現と相前後して出現する．40〜60％は無熱または微熱．不顕性感染は約30％．
③ リンパ節腫脹は発熱や発疹に先行し，耳介後部，後頭部，頸部に多くみられ，数週間持続し，圧痛がある．
④ 眼球結膜の軽度充血，軟口蓋の赤い点状粘膜疹（Forschheimer 斑）．
⑤ その他，咽頭痛，頭痛，倦怠感を呈することもある．思春期，成人では関節腫脹がよくみられる．
⑥ 発疹出現数日前から出現後7日まで他に感染させる．

検査所見

特異的なものはなく，末梢血白血球減少と比較的リンパ球増多，異型リンパ球増多がみられる．時に血小板減少や肝機能異常がみられる．

診　断（図V-C-27）

流行時には臨床症状で診断できる確率が高いが，非流行時に臨床症状だけで診断することは困難で，血清学的な確認がぜひ必要である．初診時（まだ発疹がある時期）と回復期（初回採血から7〜10日後）のペア血清で，HI抗体の陽転または4倍以上の有意上昇をみる．風疹特異IgM抗体は初感染の急性期から回復期に高値を示し，数カ月間陽性が持続する．

最近は，咽頭ぬぐい液，血液，尿からのPCR法による遺伝子診断が可能になり，風疹排除に向け，地方衛生研究所レベルで確認される例が増えている．

鑑別診断

パルボウイルスB19感染症（伝染性紅斑），エンテロウイルス感染症，アデノウイルス感染症，伝染性単核症，修飾麻疹，突発性発疹，薬疹などが鑑別にあがる．

合併症

- 関節炎（腫脹）……発疹出現後に年長児や成人の多関節（指，手首，膝など）に多発し，痛みを伴う．1～2週で自然治癒する．
- 脳炎……風疹脳炎は約4,000～6,000人に1人，発疹出現後2～7日に出現する．意識障害が主体で，けいれんを伴うこともあるが，人格変化，自分の名前や住所が書けなくなる，言動がおかしいなどを主訴に受診される例がある．予後は比較的良好である．
- 血小板減少性紫斑病……2,500～3,000人に1人の割合で，発疹出現後2～14日にみられる．一般的には2～8週で自然治癒するが，γ-グロブリン大量療法やステロイド治療などを要することもある．
- その他の合併症……溶血性貧血，肝障害，心筋炎などがみられる．

先天性風疹症候群

妊娠20週頃までに風疹に感受性のある母胎が風疹に罹患すると，経胎盤的に持続的な胎児感染が起こり，障害を残すことがある．

- 持続的障害……目（白内障，緑内障，風疹網膜症），心疾患（末梢性肺動脈狭窄，動脈管開存など），聴力障害（両側高度感音性難聴）が，ある頻度でみられる．妊娠初期ほどCRSの頻度が高くなり，症状もそろいやすい．精神遅滞も時にみられる．
- 新生児期の一過性症状……低出生体重，出血斑，肝脾腫，黄疸など．
- 診断……新生児期の臨床症状と風疹特異IgM抗体陽性，乳児期の風疹HI抗体の高値持続により診断できる．
- 妊婦検診と管理……妊婦の風疹抗体検査に関するフローチャートが作られている．HI抗体高値のみで安易に人工妊娠中絶をせずに専門家に相談すること，風疹HI抗体陰性または16倍以下の弱陽性の褥婦への風疹ワクチン接種などが勧奨されている（http://idsc.nih.go.jp/disease/rubella/index.html 参照）．

予防接種

- 歴史……わが国では1977年から中学生女子のみに風疹ワクチンの定期接種を行い，1989～1993年には幼児にMMRワクチンが使用された（ムンプスワクチンによる無菌性髄膜炎の多発により中止）．1994年の予防接種法改正で1歳以上の男女幼児に定期接種が開始され，経過措置として残された中学生男女接種は接種率が伸びないまま2003年9月に終了した．2006年4月よりMRワクチンが2回接種（1期：1歳と2期：就学前の1年間）となった．麻疹排除計画に伴い2008年から2012年までの期間限定で，MRワクチンの3期（中学1年生）と4期（高校3年生相当）が定期化された．
- 効果と副反応……95％以上の抗体陽転率．MRワクチンの1回目の接種では発熱や発疹が10～

20%程度みられるが，2回目はほとんど発熱しない．きわめてまれに血小板減少性紫斑病がみられる．風疹単独ワクチンも使用できる．

- **曝露後予防**……曝露後のワクチンの予防効果は不確実．γ-グロブリンは用いられない．
- **接種の注意**……成人女性への接種には，最終月経を聞き，妊娠していないことを確認して接種し，接種後2カ月間（Red Book 2012 では 28 日間）避妊をさせる．経験的には妊娠中に誤って接種した場合でも先天異常は起こさないとされている．

> 参考文献
> 1) 植田浩司編著：小児感染症診療マニュアル．南江堂，1993．
> 2) 宮崎千明：風疹．日常診療に役立つ小児感染症マニュアル 2007 改訂第 2 版，東京医学社，2006．
> 3) Anne A. Gershon, et al：Krugman's Infectious Diseases of Children 11th ed. Mosby, 2003.
> 4) 宮崎千明：ウイルス感染にどう対処するか Q12．風疹．小児科学レクチャー，1：295-300，2011．

【宮崎 千明】

3 突発性発疹
exanthema subitum, roseola infantum

　突発性発疹は1910年の報告が最初である．長らく病原体は不明であった．1986年にヒトヘルペスウイルス6型（HHV-6）がエイズやリンパ増殖性疾患患者の末梢血単核球から分離され，1988年，山西らによりこのHHV-6が突発性発疹の病原体として報告された．また，1990年にヒトヘルペスウイルス7型（HHV-7）が分離され，1994年，一部の突発性発疹の患者はこのHHV-7の初感染であることが確認された．現在では，突発性発疹の主たる病原体はHHV-6であり，一部はHHV-7によるというのが一般的となっている．しかし，病原体が判明したのであるから，本来ならば，HHV-6感染症，HHV-7感染症と表現するべきであろう．小児感染症学の教科書であるKrugman's Infectious Diseases of Childrenによる突発性発疹の項目は，1992年の第9版まではRoseola infantum（exanthem subitum）であったが，1998年の第10版からHuman Herpes Virus 6, 7, and 8とされている．そして，HHV-6感染症と表現した場合には，その臨床像はいわゆる突発性発疹にとどまらず，脳炎脳症をはじめとする重篤な病態も多く存在することが明らかとなってきた．だが，外来小児科日常臨床の場では，いわゆる突発性発疹と広い意味で臨床診断するほうが現実的である．

病原体

　HHV-6が主たる病原体である．HHV-6にはHHV-6AとHHV-6Bの亜型が存在するが，突発性発疹を起こすのはHHV-6Bである．HHV-7も一部の突発性発疹の病原となる．また，エンテロウイルス感染症でも臨床経過が突発性発疹様であることがあり，病原体検索をされてない場合には紛れ込んでいる可能性もある．

　ヒトを自然宿主とするヘルペスウイルス科のウイルスは現在までに8種が確認されているが，生物学的な性状に基づいて，α，β，γの3つの亜科に分けられている．HHV-6とHHV-7はヒトサイトメガロウイルス（HCMV）と同じ，βヘルペスウイルス亜科に属している．HHV-6とHHV-7には，共通抗原性，遺伝子レベルでの相同性も確認されている．両ウイルスとも初感染ののち潜伏感染あるいは持続感染となり，断続的に唾液中から排泄される．HHV-6ではウイルスDNAは比較的容易に検出されるがウイルス分離は難しい．一方，HHV-7では非常に容易にウイルスが分離できる．ウイルス初感染は，母体からの移行抗体の存在が阻害するようであり，初感染の時期は移行抗体の消失の時期と考えられる．HHV-6よりHHV-7の初感染のほうが遅い傾向があることに関しては，HHV-7の移行抗体がより長期に存在するためと考えられている．

疫　学

　感染症情報センター感染症発生動向調査によれば，突発性発疹報告症例の年齢は0歳と1歳で99％を占めている．季節性はなく，年次による変動もほとんどない（図Ⅴ-C-28）．血清疫学研究より，HHV-6は1歳頃までに，HHV-7は2〜3歳頃までに，ほとんどの小児が抗体陽性にな

第Ⅴ章 外来でみる主要疾患

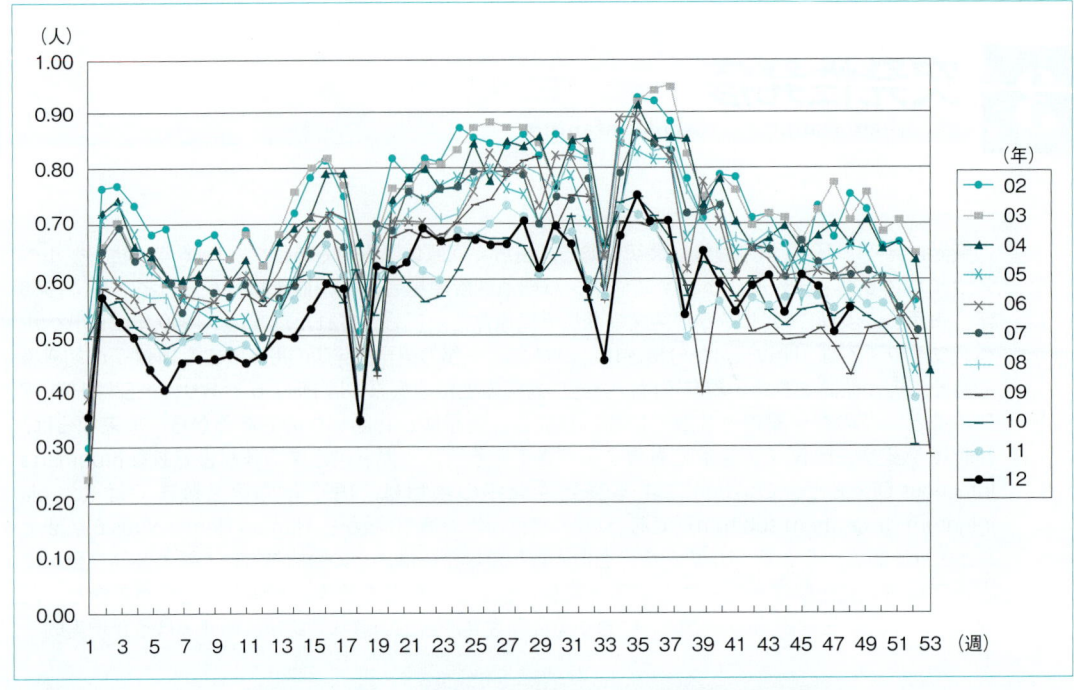

図Ⅴ-C-28 年次別小児科定点あたり突発性発疹患者数
(国立感染症研究所感染症情報感染症発生動向調査週報〈http://www.nih.go.jp/niid/ja/10/2096-weeklygraph/1651-08subit.html〉)

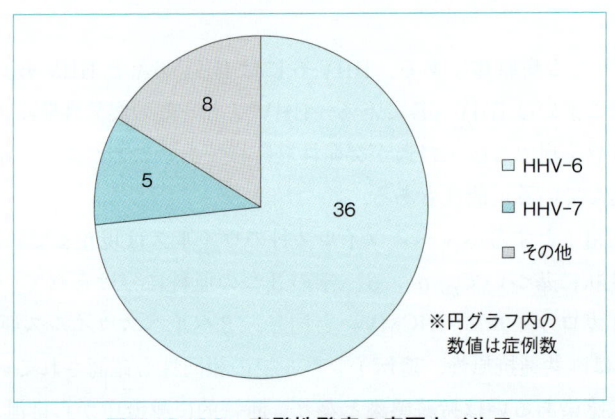

図Ⅴ-C-29 突発性発疹の病原ウイルス
(Hidaka Y, et al : Exanthem subitum and human herpesvirus 7 infection. Pediatr Infect Dis J, 13 : 1010-1011, 1994 より作成)

ることがわかった．突発性発疹に2回罹患したという症例を時に経験するが，1回目がHHV-6感染症で2回目がHHV-7感染症であることが多いとされる．

　突発性発疹罹患率の検討では，罹患率はおよそ60%であった．また，突発性発疹と診断された乳幼児の血清抗体による検討では，HHV-6による突発性発疹がおよそ70%，HHV-7による突発性発疹がおよそ10%，残りの20%はその他の原因であるという結果であった（図Ⅴ-C-29）．また他の検討から，HHV-6初感染には発熱のみ症例や発疹のみの症例が存在することが確認されている．以上の状況から，HHV-6の不顕性感染率は20～40%，HHV-7では不顕性感

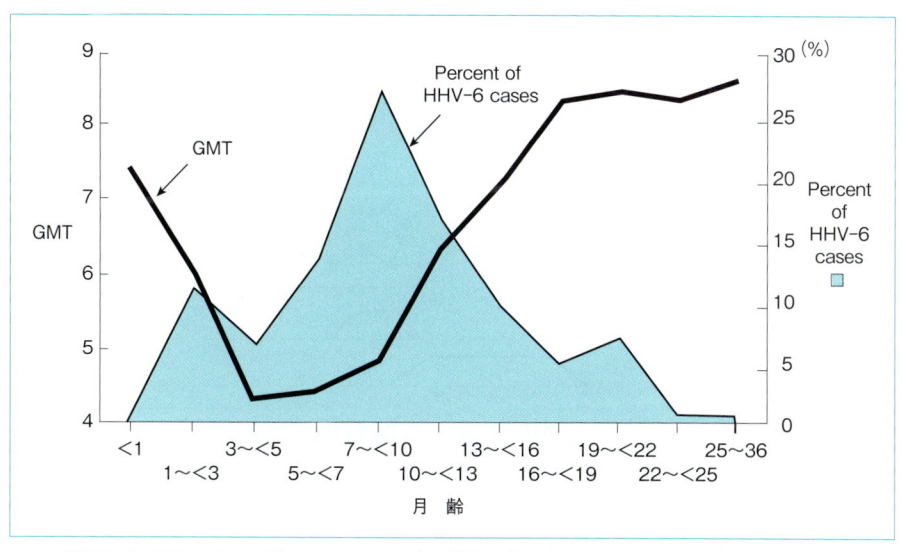

図V-C-30　335例のHHV-6B初感染月齢と抗HHV-6 IgG抗体価の関連

(Caroline BH: Human herpesvirus 6, 7, and 8. Krugman's Infectious Diseases of Children, 11th ed, Gershon AA, et al eds, p. 279, Mosby, 2004)

染が非常に多いと考えられている.

　HHV-6初感染と抗体価の関連についての1つの報告がある(図V-C-30).ウイルス分離あるいは血清抗体陽転にて診断したHHV-6初感染症例の分布は,6〜18カ月であり,平均は9カ月であった.また,3歳未満の発熱児に対して前方視的にHHV-6抗体を検討した結果より,月齢毎のHHV-6抗体価は,出生時より母体からの移行抗体として存在し,4カ月までに最低値となり,その後HHV-6初感染の増加とともに急激に上昇し,18カ月まで上昇し続けた.この結果より,HHV-6は移行抗体の消失する時期から初感染が起こり始め,18カ月までにはほぼ全例が既感染となると結論された.

臨床像(図V-C-31)

　乳児期に発症する急性熱性発疹性疾患である.

- 発熱……誘因なく高熱にて発症する.最高体温は39.0℃以上が大部分を占め,有熱期間は3〜4日が多い.
- 発疹……3〜4日の高熱が分利状に解熱したのちに,体幹,顔面を中心に鮮紅色の斑状丘疹性発疹が出現する.発疹は四肢には少ない.発疹出現日は,解熱当日が多く,次いで翌日である.皮疹の性状は,平坦あるいはわずかに隆起性であり,麻疹様ないしは風疹様である.皮疹は数日間で消褪し色素沈着を残さない.
- 永山斑……病初期に口蓋垂の根元両側に認められる小さい紅色隆起性の口内疹である.麻疹のコプリック斑ほどの疾患特異性はないが,発疹出現前有熱期の突発性発疹が疑われる児に永山斑を確認できれば,疑いの精度が高くなる.
- 検査成績……白血球減少,比較的リンパ球増多,一般髄液検査では異常なし.
- 他の症状・所見……下痢,大泉門膨隆,熱性けいれんなどを伴うことがある.

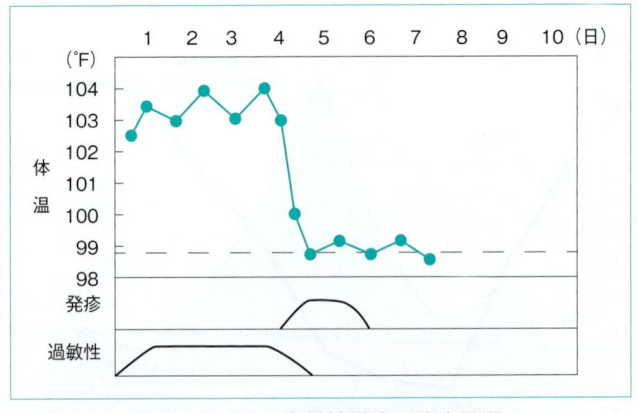

図V-C-31　突発性発疹の臨床経過

(Krugman S: Diagnosis of Acute Exanthematous Diseases. Krugman's Infectious of Children, 11th ed, Gershon AA, et al eds, p. 927, Mosby, 2004)

診　断

　突発性発疹（HHV-6）は，年齢，発熱と解熱後の発疹から臨床診断する．病初期に迅速診断ができれば，高熱の乳児に対する不安が少しは軽減できると思うが，現在まで突発性発疹に対する迅速診断法はない．しかし，何とかして早期診断を目指すためには，発疹出現前に突発性発疹の診断を疑うポイントとして下記のような点に注目するとよい．
　① 好発年齢：6～12 カ月の乳児
　② 発熱以外の症状の欠如，軽い下痢は伴うことがある
　③ 発熱のわりに，全身状態が悪くない
　④ 診察上，他疾患を疑う所見がない
　⑤ 永山斑様の口内疹を認める
　⑥ もし採血したならば，白血球増多なし，CRP 上昇なし，他の疾患を疑う検査成績なし

検　査

　突発性発疹（HHV-6）確定診断のための検査としては，急性期の末梢血単核球を検体としてのウイルス分離，PCR によるウイルス DNA の検出，あるいは血清を検体としてウイルス抗体の検査を行う．

◆ HHV-6 の検出……ウイルス分離や DNA の検出の感度は良好で，初感染であればほぼ証明できる．ただし，再活性化の状態でも陽性になるので，臨床症状や後述する抗体検査などを加味した総合判断が必要である．

◆ HHV-6 抗体測定……抗体はペア血清で HHV-6 IgG 抗体の有意上昇を証明するか，単一血清で HV-6 IgM 抗体陽性を証明するかによって行われる．急性期は発病 7 日以内，回復期は発病 10 日以降を基準に血清を採取する．HHV-6 IgG 抗体が陰性から陽転した場合は確定である．陽性から有意上昇した場合は，HHV-6 既感染児に HHV-7 初感染が起こった場合にも認められる HHV-6 抗体の動きであるので，HHV-7 初感染を否定する必要がある．すなわち，HHV-7 抗体を同時に測定し，陽転が起こっていないことを確認しなければならない．HHV-6 IgM 抗体陽性

は，HHV-6初感染を強く示唆するが，再活性化時にも陽性を示すことがあり，ウイルス分離，DNA検査と同様に，総合判断が必要である．

しかし，上記のいずれの検査も，保険適用外であり，重症型などの特殊な場合や研究目的などを除いて一般的には臨床診断しか行われていない．

合併症

通常は良性の突発性発疹（HHV-6）であるが，時にさまざまな合併症を呈することがある．なかには予後不良の病態もあり，HHV-6感染症としてしっかり理解しておくべきである．主なものとしては，熱性けいれん，脳炎・脳症，肝炎・劇症肝炎，腸重積症，特発性血小板減少性紫斑病，血球貪食性リンパ組織球症などがあげられる．

HHV-6は神経親和性が強いと考えられ，熱性けいれんあるいは熱性けいれんを起こしていない場合でも，髄液中にウイルスDNAがしばしば陽性となる．脳炎・脳症は以前に予想されていたよりも多いようであり，2010年になされた厚労省研究班（水口班）の急性脳症全国調査では，インフルエンザウイルスに次いで，HHV-6は第2の脳症原因ウイルスであった．急性脳症は，①急性壊死性脳症（ANE），②遅発性拡散低下を呈する急性脳症（AESD），③可逆性脳梁膨大部病変を伴う軽症脳炎・脳症（MERS）に分類されるが，HHV-6脳症の病型別ではAESDが圧倒的に多かった．HHV-6脳症の予後は，約半数に後遺症あるいは死亡を認めた．死亡は3例，2％であった．

治　療

突発性発疹である限りは，良性の疾患であり，特に治療を要しない．発熱に対してアセトアミノフェンを使用して経過をみることもよい．しばしばけいれんを合併するが，単なる熱性けいれんであるのか脳症の始まりであるのか大変心配するところである．けいれん持続の長い場合や意識障害が遷延する場合などは，入院のうえ精査，経過観察が必要である．ただし，けいれんを発症している時期の多くは発熱初期であり，突発性発疹の診断はまだついていないはずである．すなわち，発熱・けいれんを呈する乳児に対する対応という形で診療は進められ，後日，発熱の原因が突発性発疹であったと診断されるわけである．病初期に突発性発疹のみを想定して診療するわけにはいかない．

重症HHV-6感染症の場合には，抗ウイルス薬が検討される．ウイルス増殖抑制効果が認められる抗ウイルス薬であるホスカルネットやガンシクロビルが用いられる．臨床的な効果に関しての一定した見解はまだない．

感染症法における取り扱い

突発性発疹は5類感染症定点把握疾患に定められており，全国約3,000カ所の小児科定点から毎週報告がなされている．報告のための基準は以下のとおりとなっている．
○診断した医師の判断により，症状や所見から当該疾患が疑われ，かつ，以下の2つの基準のすべてを満たすもの．
　1. 突然に発熱（38℃以上）し，2～4日間持続
　2. 解熱に前後して体幹部，四肢，顔面の発疹が出現

○これらの基準は必ずしも満たさないが，診断した医師の判断により，症状や所見から当該疾患が疑われ，かつ，病原体診断や血清学的診断によって当該疾患と診断されたもの．

参考文献
1) 国立感染症研究所感染症情報センターホームページ（http://www.nih.go.jp/niid/ja/from-idsc.html）
2) Caroline BH：Human herpesvirus 6, 7, and 8. Krugman's Infectious Diseases of Children, 11th ed, Gershon AA, et al eds, p. 277-291, Mosby, 2004.
3) Hidaka Y, et al：Exanthem subitum and human herpesvirus 7 infection. Pediatr Infect Dis J, 13：1010-1011, 1994.

【日高　靖文】

4 伝染性紅斑
erythema infectiosum

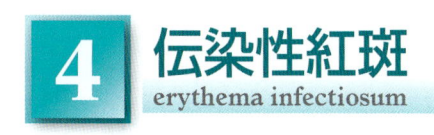

　伝染性紅斑は1899年にドイツのStickerが独立した疾患として，erythema infectiosumと命名した．小児を中心としてみられる流行性発疹症で，頬に蝶形の紅斑と上下肢に多形性の紅斑がみられる．第5病（fifth disease）とも称されるが，この際の発疹性疾患の第1から6は，麻疹，猩紅熱，風疹，Dukes-Filatov病（現在では認められなくなった猩紅熱の亜型），伝染性紅斑，突発性発疹で，その5番目という意味である．病原体はヒトパルボウイルスB19で1975年にイギリスで発見された．B19とは，輸血用血液の検査中にパネルBの19番に予期しないバンドが得られ，解析の結果パルボウイルス様粒子であると判明したのが由来である．その後，1983年にAndersonらにより，B19と伝染性紅斑との関係が明らかになり，日本でも九州の流行で布上らが，東京の流行で岡部らが追試し報告した．

◼ 病原体

　病原体はヒトパルボウイルスB19である．現在のウイルス学分類では，パルボウイルス科，パルボウイルス亜科，エリスロウイルス属のエリスロウイルスB19となったが，ヒトパルボウイルスB19の呼称のほうがいまだによく用いられている．B19は5.6 kbの一本鎖線状DNAをゲノムとする．ポジティブ鎖とネガティブ鎖とを包み込んだウイルス粒子が存在し，DNAを抽出すると相補的DNAがハイブリダイズして2本鎖DNAを形成する．コードされる遺伝子産物には，DNA複製や細胞障害性に関与するとされる非構造タンパク（NS）と，カプシドタンパク（VP1，VP2）とがある．また，エンベロープをもたず，アルコールでは不活化されにくい．B19は，ヒト赤血球の前駆細胞（BFU-E，CFU-E，赤芽球）に感染し増殖する．レセプターは細胞膜表面にある赤血球血液型P抗原（グロボシド）である．B19は，一部の組織培養細胞においてウイルス増殖を起こしうるが，一般的にはまだ困難であり，臨床検体からのウイルス分離は行われず，ウイルスDNAを検出することで評価がなされている．

◼ 疫　学

　感染症情報センター感染症発生動向調査（小児科定点）では，1987年，1992年，1997年，2001年，2007年，2011年とおよそ5年毎に流行の周期が認められる．年始から7月上旬頃にかけて患者数が増加し，9月頃に最も少なくなるという季節性推移を示す．5歳毎の年齢分布では，5〜9歳の発生数が最も多く，次いで0〜4歳となる．未感染の成人も感染するが，保育所，幼稚園，小学校における勤務者の職場での感染あるいは家庭内でわが子から感染する例が多い．図V-C-32に感染症情報センターのサーベイランスデータを示すが，2011年には非常に大きな流行を認めた．

◼ 発症病理（図V-C-33）

　B19は，経気道的に感染し，骨髄の赤芽球系前駆細胞に選択的に感染し，ウイルス血症の時期

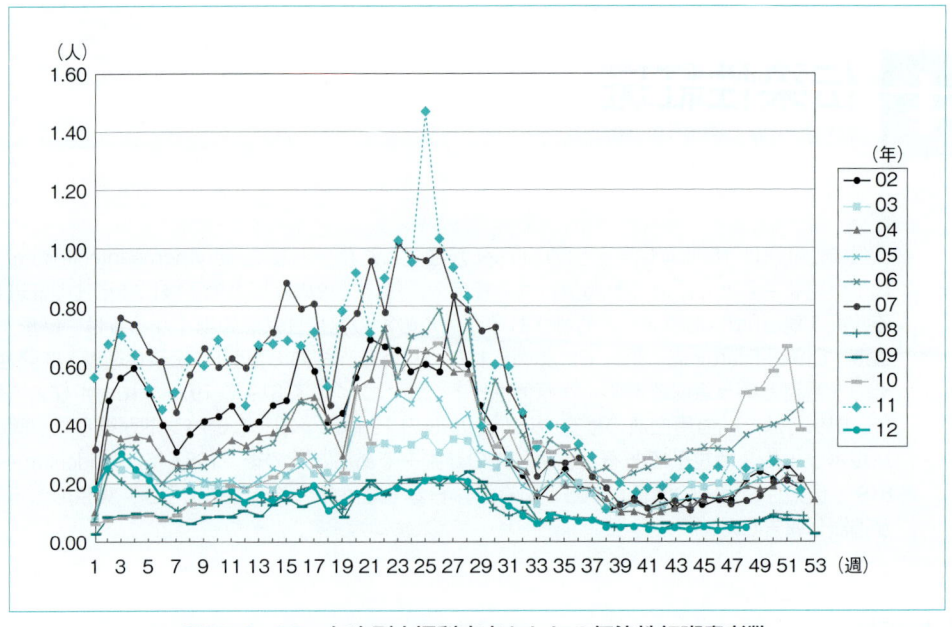

図V-C-32　年次別小児科定点あたりの伝染性紅斑患者数

（国立感染症研究所感染症情報感染症発生動向調査　週報〈http://www.nih.go.jp/niid/ja/10/2096-weeklygraph/1650-07parvo.html〉）

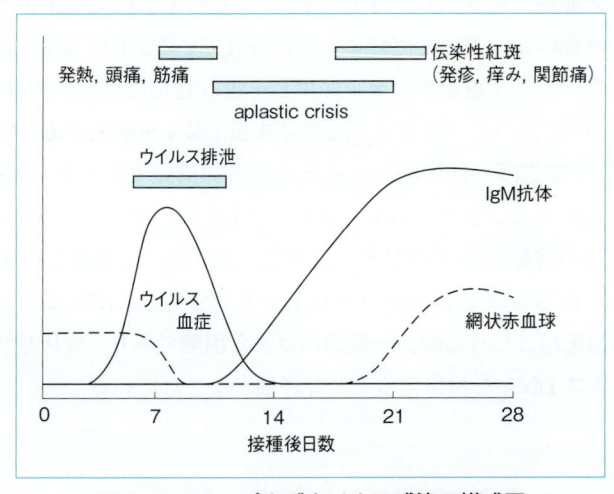

図V-C-33　パルボウイルス感染の模式図

（植田浩司：伝染性紅斑．小児感染症診療マニュアル，p.121，南江堂，1993）

には赤血球産生が一時停止する．慢性溶血性貧血患児では無形性発作が起こる．ウイルス血症は感染後7～14日頃に起こり，その後抗体産生に伴ってウイルス血症は消褪し，発疹を呈する．この発疹の時期が伝染性紅斑として認識される時期である．したがって，伝染性紅斑の時期には感染性はほとんどない．

臨床像

潜伏期間は10～20日．発熱はないか，あっても軽度である．両頬に軽く隆起した蝶形様紅斑，

紅斑の鼻根部はつながらないという性状の典型的な発疹が急激に顔面の両頬部に出現する．欧米では，slapped cheek（平手打ちされた頬）と表現される．わが国ではリンゴ病といわれる．通常，1～2日遅れて四肢伸側を中心とした紅色斑状丘疹が出現する．次第にレース状・網目状になる．発疹は1週間前後で消失するが，なかには長引いたり，一度消えた発疹が再度出現することもある．落屑はない．掻痒感がある．運動，温熱，摩擦などにより増強する．頭痛，感冒症状，筋肉痛，関節痛，胃腸症状を伴うことがあり，特に成人に多い．頬の紅斑は本疾患の特徴であるが，発疹が四肢のみで頬にはっきりしないことも多く（特に年長者），四肢の特徴的な発疹により診断をする．

伝染性紅斑以外のB19感染症像

B19は伝染性紅斑以外にも多彩な臨床スペクトラムを呈することがわかっている．致死的な病態も存在するので，頻度は多くはないが注意を要する．

- **無形成発作（aplatic crisis）**……鎌状赤血球症や遺伝性球状赤血球症などの赤血球寿命が短い先天性溶血性貧血患者にB19が感染すると，赤血球系の造血が抑制され無形性発作が引き起こされる．初発症状として発熱，頭痛，腹痛，嘔吐，全身倦怠感が認められ，その後，高度の貧血により顔面蒼白，動悸，息切れが出現し発見されることが多い．ヘモグロビンの値は5g/dL以下まで低下していることがある．また，赤血球破壊が亢進している自己免疫性溶血性貧血や赤血球産生が低下している鉄欠乏性貧血などの患児にも無形性発作は発生する．
- **関節症状**……関節痛は小児ではあまり認めないが，思春期，成人では80％近くに認められる．一部は長期化，慢性化し，慢性関節炎あるいは関節リウマチに発展する例もある．
- **子宮内感染**……妊婦のB19感染は非免疫性胎児水腫の原因となる．胎児にB19が感染し，重症の貧血および心筋炎も起こすことが，その病態と考えられている．妊娠前半期の感染のほうがより危険であり，胎児死亡は4～6週後に生じると報告されている．しかし，妊娠後半期でも胎児感染は生じるので，安全な時期というものはない．
- **手・足・グローブ様発疹**……papular-purpuric "gloves and socks" syndrome（PPGSS）は1990年に最初に報告されたB19初感染の1病型である．発熱，掻痒，有痛性浮腫，四肢末梢の手袋・ソックス様の紅斑が現れ，1～2週間で軽快する．
- **血管性紫斑病**……Henoch-Schönlein purpura（HSP）の一部はB19が原因といわれている．
- **心筋炎**……B19感染は時に心筋炎の原因となる．B19は赤血球前駆細胞のP抗原を標的として感染するが，胎児の心筋細胞にはP抗原が証明されており，心筋への親和性は理論的にも可能性がある．心筋炎は，小児，成人にも報告がある．
- **免疫不全状態における持続感染**……先天性免疫不全，白血病，骨髄移植，腎移植，AIDSなどの免疫が低下している患児にB19が感染すると，宿主は容易にはウイルスを除去できずに年余にもわたるような持続感染が生じ，赤血球系の慢性骨髄不全が起きることがある．

診　断

まずは，特徴的な皮疹の性状にて診断する．ただし，皮疹が頬に出現せず四肢のみのことも多いし，特に無形性発作や免疫不全の症例では発疹が出現しないことも多いので注意を要する．

一般検査では，造血停止に伴って網状赤血球が大きく変動する．網状赤血球は伝染性紅斑発症

時には著減しているが，その後回復に伴い過度に増加する．白血球減少，血小板減少も認められる．また，造血停止の時期に鉄利用障害を反映して血清鉄の上昇，不飽和鉄結合能の低下が認められる．

確定診断のための検査としては，PCR 法による B19 ウイルス DNA の検出，B19 特異 IgM 抗体の検出，ペア血清で B19 特異 IgG 抗体の有意上昇の確認などがある．いずれもコマーシャルラボにて検査可能であるが，現時点での保険適用は妊婦における B19 特異 IgM 抗体のみである．

治　療

対症療法のみ．痒みを訴える例には抗ヒスタミン薬を使用する．また，伝染性紅斑そのものは対象にはならないが，免疫不全患者などの慢性貧血の患児に対してガンマグロブリン療法が試みられ，貧血の改善や感染の終結の報告がある．

予　防

有効なワクチンはない．B19 未感染の妊婦や各種血液疾患患児は，まずは患者との接触を避けることが望ましいが，潜伏期にある無症状の時期に感染源となることから流行時期には接触を避けるというのは困難である．感染した際に重篤な合併症が予想される場合には，ガンマグロブリンの使用が危険を回避する手段とはなる．もちろん保険適用はない．

感染症法における取り扱い

伝染性紅斑は 5 類感染症定点把握疾患に定められており，全国約 3,000 カ所の小児科定点より毎週報告がなされている．報告のための基準は以下のとおりである．
○ 診断した医師の判断により，症状や所見から当該疾患が疑われ，かつ，以下の 2 つの基準を満たすもの．
　1. 左右の頬部の紅斑の出現
　2. 四肢の網目状の紅斑の出現
○ 上記の基準は必ずしも満たさないが，診断した医師の判断により，症状や所見から当該疾患が疑われ，かつ，病原体診断や血清学的診断によって当該疾患と診断されたもの．

学校保健法における取り扱い

伝染性紅斑は学校において予防すべき伝染病のなかには明確に規定はされておらず，一律に「学校長の判断によって出席停止の扱いをするもの」とはならない．したがって，欠席者が多くなり授業などに支障をきたしそうな場合，流行の大きさあるいは合併症の発生などから保護者の間で不安が多い場合など，「学校長が学校医と相談をして第 3 種学校伝染病としての扱いをすることがあり得る病気」と解釈される．通常の学校などでの対応の目安としては，発疹が現われたときには感染力はほとんどなくなっているので，発疹のみで全身状態のよいものについては登校が可能であると考えられる．ただし急性期には，症状の変化に注意をしておく必要がある．

column 症例：鉄欠乏性貧血治療の難渋例

当科で経験したヒトパルボウイルス B19 感染により鉄欠乏性貧血の治療に難渋した示唆に富む症例を提示する．貧血児では発疹がはっきりしないことから，まずは B19 感染を疑うことができるか否かが重要と考えられる．

[症　例] 1 歳 4 カ月，男児

周産期での異常は指摘されず，その後の乳幼児健診でも特に異常は指摘されなかった．

11 カ月時，感冒に罹患した際に近医内科を受診し，血液検査で貧血（Hb 6.3 g/dL）を指摘されて当科へ紹介となった．鉄欠乏性貧血と診断され，鉄剤内服を開始されていたが，その後のコンプライアンスは不良であった．

1 歳 4 カ月時に RS ウイルス感染症を契機に，近医内科から入院加療目的で当科へ紹介となった．血液検査で Hb 5.9 g/dL と依然として貧血は継続していた．鉄欠乏性貧血，鉄剤内服困難と判断し，当面の治療を鉄剤静注で開始した．

治療開始後，原因不明の発熱をきたし，精査を行ったが発熱の原因を確定できなかった．当初低かった血清鉄値が異常高値となっており，鉄剤投与中止後も改善しなかった．Hb は 4.5 mg/dL まで下がった．鉄キレート治療を開始し，血清鉄，フェリチンの低下とともに解熱傾向となった．

経過中，血清鉄，フェリチンが上昇している一方で，網状赤血球が 1‰ と抑制されていたため，鉄利用障害の存在が考えられた．骨髄検査を施行し，悪性疾患は否定的であった．異型リンパ球を認めたことから，感染の関与を疑い，ウイルス検査を行ったところ，B19 特異 IgM 抗体が陽性であった．

結果として B19 感染に伴う一過性無形成発作の関与が判明し，造血能の回復を待って，鉄剤内服を再開したところ，貧血は順調に改善した．

[考　察] 伝染性紅斑は日常診療でよく出会う疾患である．血液学的変動は紅斑出現の前であり，血液学的変動に先行する感冒所見は約半数では不顕性である．B19 による一過性無形成発作は先天性溶血性貧血などでは有名であるが，高度の造血状態にあるような病態でも，その抑制に伴い同様の発作を起こす．B19 感染は鉄動態にとって不利な状況が多く，高度の貧血患者の治療に際しては B19 感染の可能性も考慮して対応すべきである．

参考文献

1) 国立感染症研究所感染症情報センターホームページ（http://www.nih.go.jp/niid/ja/from-idsc.html）．
2) 植田浩司：伝染性紅斑．小児感染症診療マニュアル，植田浩司編，p. 119-121，南江堂，1993．
3) Stuart PA, et al：Parvovirus infections. Krugman's Infectious Diseases of Children, 11th ed, Gershon AA, et al, eds, p. 429-441, Mosby, 2004.

【日高　靖文】

第Ⅴ章　外来でみる主要疾患

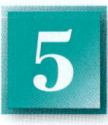

5　単純ヘルペスウイルス感染症
herpes simplex virus infections

　単純ヘルペスウイルス（HSV）は神経・皮膚に親和性があり，その感染経路によってさまざまな病型を呈する．軽症の単純疱疹から重症の新生児ヘルペスやヘルペス脳炎まで重症度もさまざまである．以前は小児期に初感染を受けることが多かったが，近年では生活環境の変化により小児期の初感染を免れた年長児や大人の初感染例が多々みられる．治療としては抗ウイルス薬が使用され，大変有効である．予防のためのワクチンに実用化されたものはまだない．

■ 病原体

　ヘルペスウイルスとは，線状の2本鎖DNAゲノムを正20面体のカプシド内に有し，エンベロープをもつウイルスの総称である．エンベロープは感染細胞由来の脂質膜であり，アルコール感受性を示す．ヘルペスウイルス科は，生物学的特徴に基づいてα，β，γの亜科に分類される．単純ヘルペスウイルス herpes simplex virus（HSV）は1910年代にヒトの病巣から分離・同定され，1968年には生物学的特徴および抗原性の相違から1型（HSV-1）および2型（HSV-2）の2型が明記された．ともにαヘルペスウイルス亜科に属する．

■ 発症病理

　αヘルペスウイルスは神経，皮膚に親和性がある．HSVは皮膚粘膜に飛沫感染，接触感染により初感染を起こす．一般的にはHSV感染症は局所感染で，局所においてウイルスは増殖し，主として皮膚では水疱性の病変を粘膜では潰瘍性の病変をきたす．初感染の後，口腔であれば三叉神経節，外陰部であれば腰髄〜仙髄神経節というように関連する神経節に潜伏感染する．
　その後，さまざまな刺激により，ウイルスは再活性化し，神経支配領域の皮膚，粘膜に回帰発症する．HSV-1，HSV-2は初感染する皮膚粘膜部位は選ばないが，潜伏する神経節には親和性があり，HSV-1は上半身に，HSV-2は下半身に潜伏する．すなわち，初感染における上半身，下半身の頻度の差は，感染源との接触頻度に依存するが，回帰発症では明らかに口唇ヘルペスなど上半身はHSV-1，性器ヘルペスなど下半身はHSV-2と明瞭なすみ分けが存在する．

■ 疫学

　HSVは世界中に分布する病原体である．以前には，HSV-1は乳幼児期，多くは6歳以前に感染していた．しかし，近年の先進国では小児期にHSV-1初感染を免れる例が多くなり，青年期，成人でのHSV-1初感染，歯肉口内炎を認めることがある．HSV-2に関しては，他の性感染症と同様に，性活動増加年齢に初感染が増加する．

■ 初感染臨床像

　◆ **ヘルペス性歯肉口内炎**……乳幼児がHSV-1の初感染を受けたときに発症する．感染を受けた場

合，5％が顕性に歯肉口内炎に進展するとされている．家族などのHSV排泄者との直接接触により感染する．口唇，口腔粘膜，歯肉に水疱や潰瘍が多発する．歯肉は赤く腫脹し出血する．高熱，不機嫌，摂食不良などの全身状態を呈する．アシクロビル40 mg/kg/日，分4，5日間，経口投与あるいは経口投与が難しい場合には15 mg/kg/日，分3，5日間，点滴静注が有効である．HSVはアシクロビルに対する薬剤感受性がよいので，水痘・帯状疱疹ウイルスより少量投与でも効果が期待できる．しかし，アシクロビルの添付文書では経口投与は1回20 mg/kg，1日4回，1回最大投与量は200 mgとなっていることや注射薬は免疫機能の低下した患者にしか適応がないので，要注意である．

◆ **ヘルペス性外陰腟炎**……主として性行為によって発症する．小児では，歯肉口内炎から自家接種した場合に起こることがある．また，もし病変から分離されたHSVがHSV-2であった場合は，虐待を疑うべきである．

◆ **ヘルペス湿疹（カポジ水痘様発疹症）**……アトピー性皮膚炎や慢性皮膚炎をもつ児に，HSVが感染した場合に発生し，発熱，不機嫌，たくさんの水疱性皮疹を呈する．水痘様にみえることもあるが，よくみると分布は左右対称ではなく局在傾向があるし，新旧の水疱混在ではなく水疱の経過は均一である．

◆ **ヘルペス性角結膜炎**……眼ヘルペスは比較的まれである．発熱，角結膜炎，耳介前リンパ節腫脹などを呈する．片側性が多い．歴史上，抗ウイルス薬による化学療法が初めて行われたウイルス感染症である．

◆ **単純ヘルペス脳炎，髄膜脳炎**……突然に発熱，けいれん，意識障害で発症する場合や上気道症状が先行し，続いてけいれん，意識障害に進展していく場合がある．また，成人では精神症状（幻覚，妄想，性格変化，異常行動など）を示すものが多く，早期診断が困難なことがある．

　髄液検査：単核球優位の細胞増多，蛋白上昇，糖正常という所見がよくみられる．また，PCRによるHSV-DNAの検出は早期診断および確定診断に大変重要である．

　脳波：病初期から異常がみられることが多い．80〜90％において，脳波異常は局在している．典型的な所見は，全般性徐波とともに病変部位に一致した巣性の異常がみられる．Periodic lateralized epileptiform discharges（PLEDs）の出現率は20〜30％といわれる．

　CT：急性期のCTでは局在性の低吸収域を認める．浮腫を反映して脳室の圧排，正中線の偏位を認めることもある．造影CTでは脳回表面に造影効果の増強を認める．

　MRI：急性期でも回復期でもT1強調画像で低吸収域として，T2強調画像で高信号域として認められる．CTより病変の局在を鮮明に示すことができ，異常はより早期より検出可能である．

◆ **新生児ヘルペス**……HSV感染母体から産道で垂直感染して発症する．経産道感染による母子感染の危険率は，母親が初感染の急性型性器ヘルペスの場合は児の発症率は30％以上，母親が再発型の場合は3％以下となる．新生児ヘルペスの病原HSVの1型：2型の割合は，米国では1：2であるのに対し，日本では2：1である．発症日齢は生後3週間以内で，多くは0〜14日に集中する．全身型は平均4.6日（early onset），中枢神経型は平均11.0日（late onset），表在型は平均6.0日である．発熱，哺乳力低下，活気がない，無呼吸などの非特異的症状で発症する．皮疹は重要な所見で，紅斑を伴う直径1〜2 mmの水疱が特徴的である．全身型では肝腫大，黄疸，出血傾向，呼吸障害，中枢神経型ではけいれんを合併する．

回帰発症臨床像

　回帰発症 HSV 感染症は，初感染像より日常に認められる．口唇ヘルペスが最も多く，一側の口角に水疱性病変を認める．他の回帰発症病像も皮膚や粘膜に水疱性病変を認める型が多く，一般的に初感染よりも軽症である．ただし，再活性化から発症した脳炎の場合と免疫不全に起こった回帰発症の場合は重篤になる．

確定診断のための検査

　症状，経過より HSV 感染症を疑った場合は，下記の検査により確定診断をする．

◆ **ウイルス分離**……ウイルス分離は診断の基本であり，また，感染経路を追及するためのウイルス株の鑑別や薬剤感受性の検査などの情報も提供する．検体としては，水疱内容液，口腔ぬぐい液，眼ぬぐい液，髄液，母の腟ぬぐい液などである．直ちに組織培養細胞に接種するのがベストであるが，不可ならば組織培養液に入れて凍結保存あるいは，数日以内に細胞に接種できるならば凍結保存を避け冷凍保存とする．また，ウイルスの不活化を避けるために紫外線（検体を光にさらすこと）を避ける．

◆ **ウイルス抗原検査**……水疱の内壁には感染細胞があり，これをスライドガラスに採取し，蛍光抗体法で HSV 特異抗原を検出する．1型と2型の区別もできる．保険適用もあり，コマーシャルラボへの外注もできる．水疱以外の感染巣も検査可能であるが特異蛍光の判定が難しいことが多く陽性率は下がる．

◆ **ウイルス DNA 検査**……PCR を用いたウイルス DNA の検出は，ウイルス分離，ウイルス抗原検査より感度が高い．新生児ヘルペスのときには髄液・血液を，ヘルペス脳炎の場合には髄液を検体として検査する．抗ウイルス薬開始後も PCR では陽性が続く（発症約10日以内）ので治療開始後の症例も検査可能である．しかし，時期を逸すると（14日以降）PCR による検出率は急速に低下する．また，再燃例では，再度陽性になるといわれる．PCR は高感度であるために，他の検査とは別検体にするなど，コンタミネーション防止には最高の注意を払う．

◆ **ウイルス抗体検査**……宿主の免疫反応をとらえる検査であり，基本的にはペア血清での血清抗体の上昇で診断する．急性期と回復期の血清が必要なので，診断に時間がかかることが欠点である．しかし，診断を確実にするために血清診断の重要性は不変である．また，迅速単一血清診断の工夫として，IgM 抗体の検出があり，陽性の場合には診断的価値は高い．また，血清学的には1型と2型の感染は交叉するので，従来の血清診断での型判別は難しいが，近年，HSV 型特異糖蛋白である糖蛋白 G（gG）を用いた抗体測定系で型別抗体測定が可能となった．

治　療

　単純疱疹の場合には，アシクロビル 80 mg/kg/日（最大 800 mg/日），分4，5日間，経口投与する．ヘルペス脳炎や新生児ヘルペスの場合には，30 mg/kg/日，分3，14日間，点滴静注を基本とする．状況に応じて増量，投与期間の延長を考慮する．また，アシクロビルは消化管からの吸収が悪いのでこれを改善したプロドラッグ，バラシクロビルも単純疱疹で使用できる．小児用量は規定されていないが，成人では 1,000 mg，分2，経口と規定されている．なお，バラシクロビルは水痘に対して，成人 3,000 mg/日，分3，5～7日間，経口，小児 75 mg/kg/日，分3，5

日間，経口と規定されている．また，HSV 角膜炎に対してアシクロビル眼軟膏 1 日 5 回塗布や皮膚の単純疱疹に対してアシクロビル軟膏 1 日数回塗布なども使用できる．

予 防

現在，使用できるワクチンはない．感染防止対策としては，水疱病変部には多くの感染性ウイルス粒子が存在するので，感染拡大には十分注意する．エンベロープを有するウイルスであるので，アルコールで不活化できる．

感染症法における取り扱い

ヘルペス脳炎は，5 類感染症全数把握疾患の「急性脳炎（ウエストナイル脳炎および日本脳炎を除く）」を代表する重要な疾患であり，性器ヘルペスは 5 類感染症定点把握疾患に定められた性感染症である．

参考文献

1) 皆川洋子：単純ヘルペスウイルス．戸田新細菌学 改訂 33 版，吉田眞一，ほか編，p. 720-726，南山堂，2009.
2) Paula WA：Herpes simplex virus infections. Krugman's Infectious Diseases of Children, 11th ed, Gershon AA, et al eds, p. 259-276, Mosby, 2004.
3) 森島恒雄：新生児ヘルペス．ヘルペスウイルス感染症，新村真人，ほか編，p. 144-151，臨床医薬研究協会，1996.

【日高 靖文】

6 水痘，帯状疱疹
varicella (chickenpox), herpes zoster (shingles)

水痘は水疱化する発疹を特徴とする急性発疹症である．発疹の性状，分布，経過などから臨床診断のみでほぼ確定診断できる．病原体は水痘・帯状疱疹ウイルス（以下 VZV）であり，水痘を発症した後には脊髄後根神経節に潜伏する．帯状疱疹は VZV が免疫低下に伴い再活性化し回帰発症したものであり，神経支配領域に一致した分布が特徴である．治療として抗ウイルス薬が使用され，大変有効である．また，予防として水痘ワクチンがある．

a 水痘 varicella (chickenpox)

■ 病原体

1875 年に Steiner が水痘患者の水疱内容液を未罹患児に接種して水痘が発症することを示し，1888 年に von Bokay により水痘未罹患児が帯状疱疹患者との接触によって水痘を発症することが示された．1954 年に Weller によって，水痘および帯状疱疹の水疱からそれぞれ分離されたウイルスが同一であることが確認され，このウイルスは varicella-zoster virus（VZV）と呼ばれるようになった．VZV は単純ヘルペスウイルスと同様のαヘルペスウイルス亜科に属する2本鎖 DNA ウイルスである．エンベロープをもち，アルコールにて容易に不活化される．VZV の宿主域は狭く，自然界の自然宿主はヒトのみである．

■ 発症病理 (図V-C-34)

ウイルスは通常気道粘膜より体内に侵入し，局所リンパ節で増殖したのち，感染後4～6日で一次ウイルス血症を起こす．ウイルスは肝，脾，その他の器官に散布され，そこで増殖したのち，二次ウイルス血症を起こし，皮膚に到達し水疱を形成する．ウイルス血症の際には，VZV は細胞親和性が高いので cell-associated の形で散布される．

初感染した VZV は，水痘として発症する．水痘治癒後，VZV は終生，三叉神経節や後根神経節に潜伏感染する．その後，宿主の免疫能低下や，種々の刺激により，VZV は再活性化し，感覚神経を通じて皮膚に到達し帯状疱疹として発症する．

■ 疫学

水痘ウイルスの自然宿主はヒトのみである．世界中に分布し，伝染力は麻疹よりは弱いものの風疹，ムンプスよりは強く，家族内感染や院内感染を起こすことが多い．空気感染，飛沫感染，接触感染の感染経路をとるので，同じ病棟に水痘（感染源）が発生した場合には感染拡大防止対策が重要となる．発疹出現の1日前からすべての水疱が痂皮化するまでが，感染源となりうる．

C. 感染症

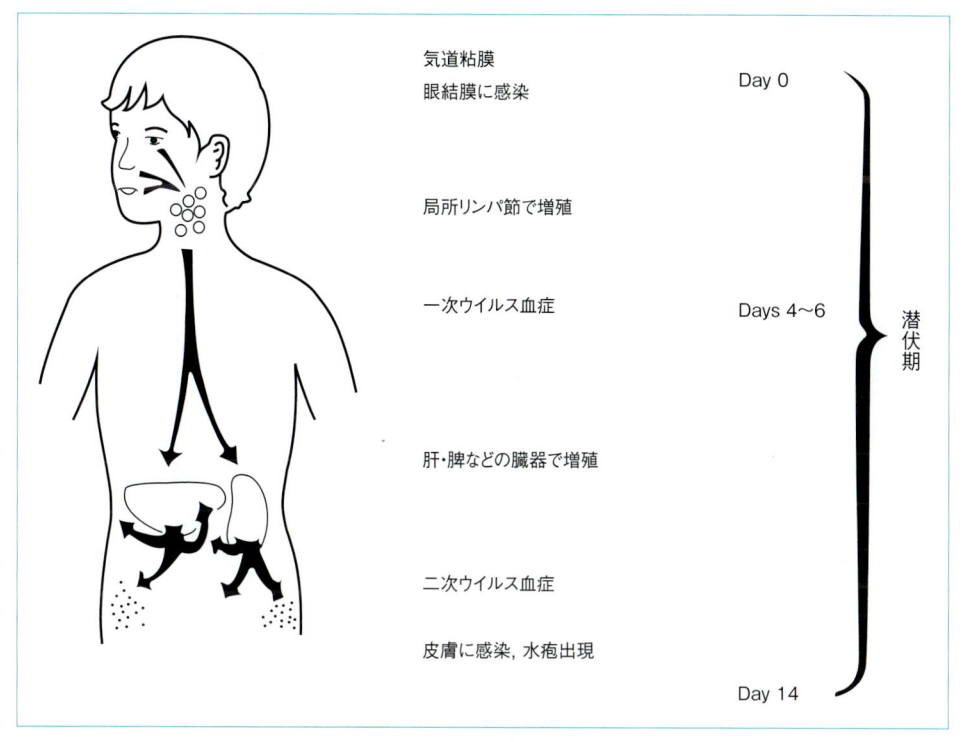

図Ⅴ-C-34 水痘の発症病理
(Gershon AA, et al: Varicella-zoster virus infections. Krugman's Infectious Diseases of Children, 11th ed, Gershon AA, et al eds, p.787, Mosby, 2004)

　水痘の発生頻度には年による差はほとんどなく，毎年冬から初夏にかけて多く，夏から秋に少ない年内変動を呈する（図Ⅴ-C-35）．米国では1995年から水痘ワクチン接種の universal immunization が開始され，水痘の発生率が年々減少低下し，季節変動もはっきりしなくなり，重篤な合併症なども減少したと報告されている．十分なワクチン接種率のもとでは疫学に影響が出てくるわけであるが，日本の現状での水痘ワクチン接種率では，残念ながら毎年同じように水痘は発生し続けている．

臨床像（図Ⅴ-C-36）

- **潜伏期**……14～16日（10～21日）である．
- **発疹・発熱**……小児では通常，発疹で始まることが多い．発疹は，体幹・顔面が主体で，四肢には相対的に少ない．紅斑・丘疹を経て，水疱化となり，痂皮化する．数日間にわたり次々と新しい皮疹が出現するので，急性期の皮膚には新旧いろいろな時相の皮疹が混在するのが特徴である．皮疹は，頭皮内・口腔内にも認められ，他疾患との鑑別に役に立つ．中等度の発熱を1～5日間みるが，25％は無熱，時に40℃を超える高熱を呈することもある．一般的に発疹の数と大きさは，発熱の程度に比例する．水疱がすべて痂皮化するまで感染力があり，ほぼ1週間ですべて痂皮化する．成人はより重症であり，合併症の頻度も高い．
- **異常経過**……出血性水痘．まれに，水疱が出血性になる．
- **検査成績**……白血球減少，比較的リンパ球増多．CRP，赤沈は一般的には正常範囲内．

第V章 外来でみる主要疾患

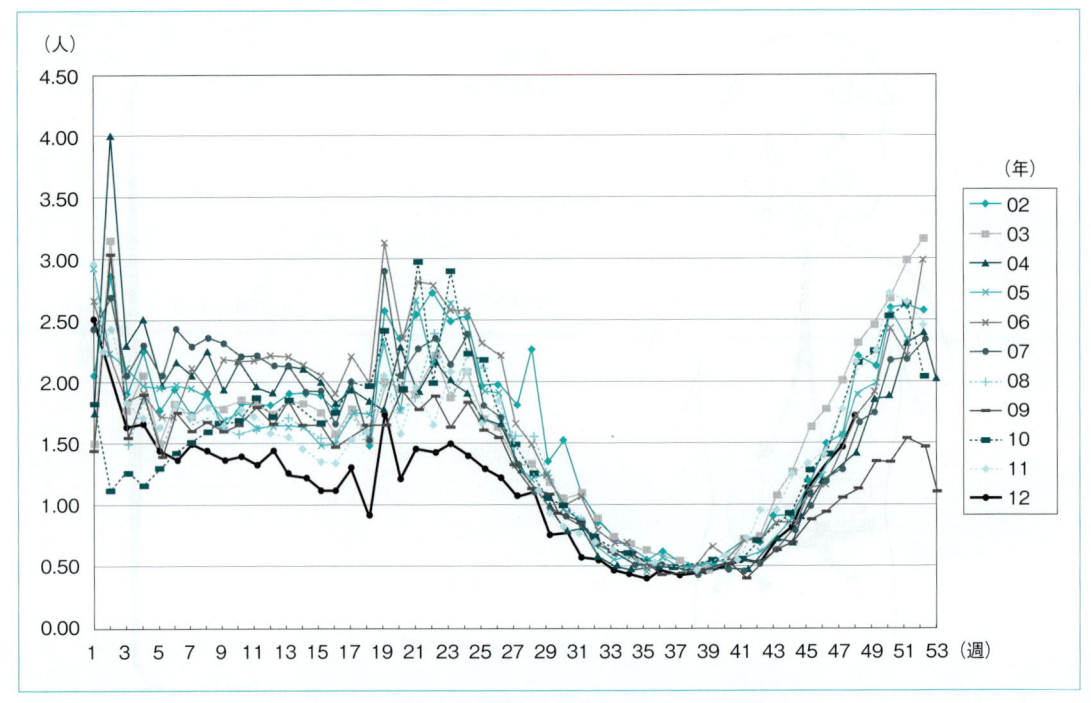

図V-C-35 年次別小児科定点あたり水痘患者数
(国立感染症研究所感染症情報センター感染症発生動向調査 週報〈http://www.nih.go.jp/niid/ja/10/2096-weeklygraph/1648-05varicella.html〉)

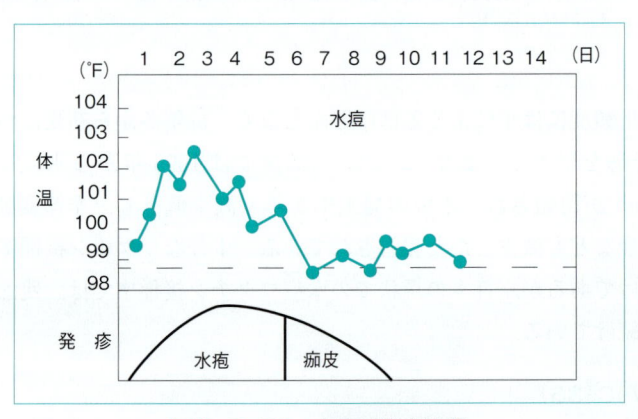

図V-C-36 水痘の臨床経過
(Krugman S : Diagnosis of acute exanthematous diseases. Krugman's Infectious Diseases of Children, 11th ed, Gershon AA, et al eds, p.931, Mosby, 2004)

診 断

　通常は，臨床的に診断される．特徴的な皮疹，周囲の流行状況，接触状況などから比較的容易である．しかし，あまりにも病初期で皮疹がまだ水疱化していない場合などの症例では，半日から1日後の皮疹の増加，水疱化を確認する必要がある．
　検査室診断としては，ウイルス分離，抗原検出，DNA検出，抗体検査，皮内反応などがある．通常，コマーシャルラボでも実施可能な抗原検査，抗体検査が用いられる．抗原検査は，水疱の

内壁の感染細胞をスライドガラスに採取し，蛍光抗体直接法で VZV 特異抗原を検出する．保険適用があり，コマーシャルラボへの外注もできる．抗体検査は，単一血清での VZV 特異 IgM 抗体陽性あるいは急性期と回復期のペア血清で，VZV 特異 IgG 抗体の有意上昇を確認して診断される．

近年，院内感染対策のために医療従事者の VZV に対する免疫の有無を確認する目的で，抗体測定が行われることが多い．感度の低い CF などの方法で測定すると既往があっても陰性となる場合があるので，感度の高い EIA や IAHA を用いて測定することが肝要である．また，水痘ワクチン緊急接種対象者判定のために水痘既往の確認を急ぐ場合などでは，水痘抗原による皮内テストが大変有用である．皮内抗原液を皮内注射し，24〜48 時間後の発赤径が 5 mm 以上を陽性と判断する．

鑑別診断

伝染性膿痂，虫刺症，じんま疹，疥癬，カポジ水痘様発疹症，Stevens-Johnson 症候群，天然痘（1980 年に世界根絶宣言）などがあげられる．水疱性発疹の性状，分布，経過を観察することで，臨床診断でほとんど鑑別できると考えられる．

治　療

通常，石炭酸亜鉛華リニメント（カルボルチンクリニメント：カチリ）などの外用が行われる．細菌の二次感染を起こした場合は，抗菌薬の外用，内服，静注などが行われる．抗ウイルス薬として，アシクロビルが使用可能で，重症水痘や重症化が予想される免疫不全状態の場合には第 1 選択薬となる．この場合，15 mg/kg/日，分 3，点滴静注が原則である．アシクロビルの経口薬は軽症化に有効とされており，発症 3 日以内に 80 mg/kg/日，分 4，5 日間を基本とする．アシクロビルのプロドラッグであるバラシクロビル経口薬の場合は，発症 2 日以内に 75 mg/kg/日，分 3，5 日間である．免疫学的に健常者の水痘にも保険適用はあるが，すべての水痘に必須とは考えていない．

合併症

◆ **細菌の二次感染**……水痘の掻傷にブドウ球菌やレンサ球菌による膿痂疹や蜂窩織炎が多い．SSSS（staphylococcal scalded skin syndrome）や TSS（toxic shock-like syndrome）の報告もある．

◆ **中枢神経合併症**……小脳炎が 4,000 例に 1 例，脳炎（ライ症候群を含む）が 33,000 例に 1 例の頻度で合併する．小脳炎による小脳失調症は，発疹出現 3〜8 日に発症するが，時に発疹に先行する．予後はよい．脳炎および髄膜脳炎は，発熱，頭痛，嘔吐，項部硬直，意識障害，けいれんなどを呈し，重篤な合併症で死に至ることもある．

◆ **ライ症候群**……インフルエンザとともにライ症候群をきたすウイルス感染症として認識されている．アスピリンの使用との関与が強く疑われており，水痘患児にはアスピリンを使用しない．

◆ **水痘肺炎**……主として成人または免疫能が低下した状態で認められる．水痘発症 1〜5 日に咳，胸痛，呼吸困難，多呼吸などで発症する．経過はさまざまで致死的となる例もある．

◆ **先天水痘**……妊娠第 1 三半期に胎児が VZV 感染を受けると，四肢の低形成などの奇形を主とす

る水痘胎芽症を生じる．第2三半期に胎児がVZV感染を受けた場合は，体内で治癒し，乳児期に帯状疱疹を発症する場合がある．

◆ **新生児水痘**……母親が出産14日前から出産2日後の間に水痘を発症した場合は，児はVZVに胎内感染し，出生後に発症する．母が出産4日前から出産2日後の間に水痘を発症した場合（新生児の水痘発症は生後5～10日）には，新生児に移行抗体がないために重症化する．分娩直前の妊婦に水痘が発症した場合には，重症新生児水痘の危険性の高い時期を外すように工夫して分娩させる．もし，危険性の高い時期に出生した場合には，移行抗体の代わりになるよう静注用ガンマグロブリンを投与し発症予防を行い，発症時にはアシクロビルを点滴静注する．

予　防

◆ **水痘ワクチン**……生後12カ月以降の水痘ハイリスク患児が第1対象であるが，健康小児にも接種できる．健康児が接種を受けた場合，80％は水痘罹患を免れ，残りの20％は罹患するが軽症に終わると説明する．水痘患者と接触したのちでも，接触後72時間以内に水痘ワクチンを接種すれば（緊急接種）水痘の発症を免れるか，発症しても軽症に経過する．

◆ **アシクロビル発症予防投与**……水痘患者との接触日が明らかな場合には，予測される発症日の7日前から7日間，あるいは5日前から5日間，アシクロビル40 mg/kg/日，分4を内服することで，二次ウイルス血症を抑制し，発症を阻止ないし軽症化できる．ただし，アシクロビルに発症予防の適用はないので，保険外診療となる．

感染症法における取り扱い

水痘は5類感染症定点把握疾患に定められており，全国約3,000カ所の小児科定点より毎週報告がなされている．報告のための基準は以下のとおりとなっている．
○診断した医師の判断により，症状や所見から当該疾患が疑われ，かつ，以下の2つの基準を満たすもの．
　1. 全身性の丘疹性水疱疹の突然の出現
　2. 新旧種々の段階の発疹（丘疹，水疱，痂皮）が同時に混在すること
○上記の基準は必ずしも満たさないが，診断した医師の判断により，症状や所見から当該疾患が疑われ，かつ，病原体診断や血清学的診断によって当該疾患と診断されたもの．

学校保健安全法での取り扱い

第二種の伝染病に属する．登校基準は以下の通りである．
○すべての発疹が痂皮化するまで出席停止とする．ただし，病状により学校医その他の医師において伝染のおそれがないと認めたときは，この限りでない．

b 帯状疱疹 herpes zoster（shingles）

発症病理（図V-C-37）

VZV初感染ののち，ウイルスは脊髄後根神経節に潜伏する．疾病により免疫力が低下した場合，疲れ，ストレス，日焼けなどさまざまな刺激によりウイルスは再活性化し，知覚神経を通じて皮膚に達し，水疱病変を形成する．1つの後根神経節に支配される皮膚領域は片側であるので，帯状疱疹の皮疹も片側性に出現する．時に皮疹は正中を少し超えることもある．両側の後根神経節が同時に再活性化することは少ないが，全身状態が悪いときには多発性・両側性に再活性化することもある．「帯状疱疹が身体を一周回るときには命がない」という昔からの言い伝えには一理ある．

疫学

帯状疱疹の発生には，季節変動はない．発症頻度は年齢に比例して増加する．悪性腫瘍などの基礎疾患を有している児，免疫抑制薬による治療を受けている児，乳児期に水痘に罹患した児などは，1歳以降に水痘に罹患した健康小児よりも帯状疱疹を発症しやすいことが知られている．

臨床像

再活性化した神経節に関係する神経支配領域に一致する皮疹，知覚異常，疼痛を主症状とする．皮疹は発赤を伴う小水疱疹の集簇であり，神経支配領域内に島状に点在することが多い．一集団を認めたら，同じ神経支配領域に水疱性の皮疹を探すことが，しばしば診断に有用であ

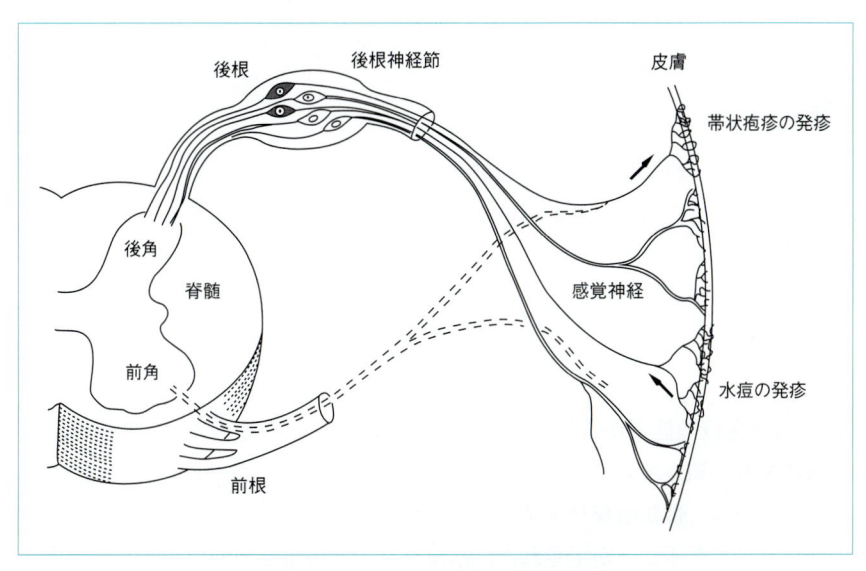

図V-C-37 帯状疱疹の発症病理

(Gershon AA, et al：Varicella-zoster virus infections. Krugman's Infectious Diseases of Children, 11th ed, Gershon AA, et al eds, p.789, Mosby, 2004)

る．重症の場合には，まさに帯状に病変が存在する．時に全身播種をきたし，汎発性帯状疱疹となる．播種した病変は水痘の皮疹と同じ血行性に広がった水疱疹である．高齢者では神経痛が問題となることが多いが，小児では帯状疱疹の罹患中に神経痛を訴えることは少なく，後遺症としての神経痛が問題となることもほとんどない．次に，特殊な帯状疱疹の病型について述べる．

◆ **汎発性帯状疱疹**……帯状疱疹の出現後4～5日してから全身に水痘様の小水疱が発生するものである．帯状疱疹病変部で増殖したVZVが血行性に全身に散布されて発生する．基礎疾患がある免疫不全状態で発症することが多い．

◆ **多発性帯状疱疹**……同時に2カ所以上の皮膚分節に帯状疱疹を発症したものである．

◆ **眼部帯状疱疹**……三叉神経第1枝領域に発生した帯状疱疹で，眼合併症が半数以上に認められる．特に鼻背に皮疹のある場合は眼合併症が多い．

◆ **ハント症候群**……外耳道および耳介周囲の帯状疱疹，顔面神経麻痺，耳鳴・難聴・めまいなどの内耳症状を呈する．顔面神経膝神経節を中心とした炎症の症状である．

◆ **zoster sine herpete**……皮疹のない帯状疱疹．帯状疱疹は出ていないが血清学的にVZV再活性化が証明される症例である．たとえば，ベル麻痺は原因不明の末梢性顔面神経麻痺であるが，ハント症候群のうちの不全型，すなわち皮疹を伴わないが顔面神経麻痺の原因がVZVである症例が存在し，ベル麻痺との鑑別が問題となる．ベル麻痺と診断される症例の数％から20％にVZVの関与，すなわちzoster sine herpeteの症例があるとされている．診断はペア血清でVZV抗体の有意上昇でなされる．

診　断

発赤局面に水疱性小丘疹の集簇，同様の病変を同一神経支配領域に複数確認することで臨床診断は比較的容易である．検査としては，水疱病変からのウイルス分離，抗原検出，DNA検出がよいが，保険適用からは蛍光抗体直接法によるVZV抗原検査が適切である．抗体検査でも，VZV特異IgM抗体陽性あるいはIgG抗体の有意上昇を認めれば，再活性化の根拠になると考えられる．しかし，抗体の変動がはっきりしない場合もあり，血清診断だけでは限界がある．

治　療

病変部が顔面・頸部以外で軽症の場合は自然経過で観察でもよいであろうが，小児の帯状疱疹の多くの場合には何らかの基礎疾患が存在しており，抗ウイルス薬の対象となる．アシクロビル80 mg/kg/日，分4またはバラシクロビル75 mg/kg/日，分3．汎発性である時や免疫不全状態にある場合は，アシクロビル5～10 mg/kg/日，分3，点滴静注を行う．

予　防

VZV特異免疫の低下が帯状疱疹発症に関与しているので，ブースターをかけることによって帯状疱疹発症を阻止することができると考えられている．Oxmanらの高齢者を対象とした多施設共同研究では，帯状疱疹ワクチンを使用することで，有意差をもってワクチン接種が帯状疱疹の予防に有効であることが示された．水痘ワクチンの第2の利用法として考慮されるべきであろう．米国では帯状疱疹ワクチンとして抗原価の高いZostavax（抗原価30,000～60,000 pfuといわれている）が発売されている．わが国の水痘ワクチンには，抗原価は30,000 pfu以上が含有され

ているといわれており，現在のわが国の水痘ワクチンでも帯状疱疹予防は可能であると考えられている．しかし，保険適用外使用であり今後の対応を要する．

> **column 症例提示**
>
> 　最近経験した激しい頭痛で発症した，眼部帯状疱疹の症例を提示する．
> [症　例] 9歳，男児．
> [既往歴] 乳児期後期に水痘既往あり．水痘ワクチン接種歴なし．健康小児．
> [病　歴] 1病日，左片側の頭痛が出現した．2病日，左顔面から左側頭部にかけての激しい頭痛を主訴に救急外来を受診した．発熱・嘔吐なく，神経学的異常も認めなかった．頭部CTでも異常所見なく，片頭痛と診断し鎮痛薬を処方された．3病日，鼻根部より，水疱が集簇して出現した．4病日，帯状疱疹と診断され入院した．
> [入院時現症] 体重33kg，左三叉神経第1枝領域に数カ所に島状の小水疱集簇あり．鼻背部にも水疱あり．眼瞼に皮疹あり，眼球結膜充血あり．身体他部位には発疹なし．
> [入院時検査成績] 白血球数5,790/μL，ヘモグロビン15.7g/dL，血小板数23.2×10^4/μL，CRP 0.0mg/dL，HSV-IgM＜2.0（−），HSV-IgG 0.67（−），VZV-IgM 1.37（＋）71.8，VZV-IgG 71.8（＋）．
> [経　過] 眼合併症を考慮して，ACV 5mg/kg/日，点滴静注を使用した．痛み・皮疹は徐々に軽快した．眼に眼瞼炎・結膜炎はあったが，角膜病変はなかった．
> [考　察] 乳児期に水痘既往歴をもつ児に発症した帯状疱疹症例であった．三叉神経鼻毛様体枝の分布する鼻背に皮疹が生じると，神経支配領域の関係で眼合併症の頻度が高くなる（Hutchinson's rule）が，本例では，軽度の結膜炎のみで角膜炎などは生じなかった．本例は，3病日に皮疹が出現し，はじめて診断できている．健康小児に帯状疱疹を疑うのは難しいが，片側性の激しい頭痛では帯状疱疹も鑑別診断として考慮すべきである．

【診察室の独り言】

　筆者が医師になりたての頃，祖母より帯状疱疹のことを「たづ」と教えられた．また，他県勤務のときにはお年寄りから「たん」と教えられた．痛みが出るときには「たんが走る」と表現するらしい．

　まだ新米の頃，ある診察室にて，「このブツブツは，水ぼうそうと同じウイルスでできる帯状疱疹といって，帯みたいになって，痛くて」などと説明に苦労していると，横から付き添いの祖母が「帯状疱疹？ようわからんのう．『たづ』みたいじゃけど」と一言．「そうです，その『たづ』ですよ」と．「たづ」を知っていてよかった．以来，説明するときは「昔は『たづ』とか『たん』と言われたもので」と付け加えるようにしている．通じれば説明がきわめてスムーズになる．こういう病気の方言表現はよく勉強したほうがよい．ちなみに調べてみると，東北・北関東地方：「つづらご」「はくじゃ」，南関東：「ひっつらご」，中部地方：「つづらご」「おびくさ」，関西地方：「胴まき」「たすき」「おび」，中国四国地方：「胴まき」「けさ」，九州地方：「胴巻き」「たづ」「たい」「たん」などというらしい．

参考文献

1) Gershon AA, et al：Varicella-zoster virus infections. Krugman's Infectious Diseases of Children 11th ed, Gershon AA, et al eds, p.785-816, Mosby, 2004.
2) 国立感染症研究所感染症情報センターホームページ．（http://www.nih.go.jp/niid/ja/from-idsc.html）
3) Oxman MN, et al：A vaccine to prevent herpes zoster and postherpetic neuralgia in older adults. N Engl J Med, 352：2271-2284, 2005.

【日高　靖文】

7 流行性耳下腺炎（ムンプス）
mumps

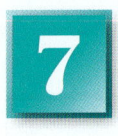

流行性耳下腺炎（ムンプス）は俗に「おたふくかぜ」と呼ばれ，発熱，耳下腺をはじめとする唾液腺の有痛性腫脹を主症状とするウイルス感染症である．潜伏期間は12〜25日，通常16〜18日，好発年齢は4〜6歳である．耳下腺腫脹の6日前から9日後までの間に唾液中へのウイルスの排泄があり，感染源となる．感染力は強いが，不顕性感染が30％程度あり，年少児でその頻度は高く，隔離などによる感染阻止に難渋する．自然罹患した場合は終生免疫を得られると考えられていたが，近年まれに自然感染後の再感染の報告もみられる．

病因

RNAウイルスのパラミキソウイルス科ルブラウイルス属に属するムンプスウイルスによる飛沫感染および接触感染で感染する，全身性ウイルス感染症である．ムンプスウイルスの血清型は単一であるが，遺伝子型は変化しており2010年現在A〜Mの13型に分類されている．ムンプスウイルスは人のみに感染する．

疫学

2009年現在，世界で118カ国において麻疹・風疹・おたふくかぜ混合（MMR）ワクチンの定期接種が行われ，その多くは2回接種となっており，そこでの発生は激減している．米国では2005年には年間300例以下となっている．これに対しワクチン接種率が30％程度のわが国では，依然3〜4年毎の流行の周期が繰り返し，最近で最も患者数の多かった2005年には135万人，最も少なかった2007年でも43万人の患者が発生している．学校や幼稚園でいったん流行が始まれば，3カ月程度持続するといわれている．ワクチン2回接種が行われている地域でも近年，思春期以降を中心とした小流行がみられ，その多くはワクチン接種後のsecondary vaccine falureとみられている．現在，日本におけるムンプスワクチン接種率の状況では，ムンプスと診断された者の1割弱程度はワクチン既往歴があり，自然再感染の例も数パーセント含まれていると考えられる．

症状

1カ所あるいは複数の唾液腺（通常耳下腺）の腫脹，疼痛，発熱にて発症することが多いが，腫脹のみられる1〜2日前から前駆症状として全身倦怠感，頭痛，腹痛，食欲不振がみられることがある．発熱は中等度で通常3〜4日間，耳下腺の腫脹は3日目頃にピークとなり，3〜7日かけて消退する．片側の腫脹から始まり，通常2〜3日目には反対側の腫脹もみられ，70〜80％は両側耳下腺の腫脹がみられる．反対側の腫脹は時に1週間程度遅れてみられることもある．約半数は顎下腺の腫脹もみられ，時に腫脹は顎下腺だけの場合もある．耳下腺の疼痛は食物摂取時，特に酸っぱいものを摂取するときに増悪する．また，痛みによる開口障害をきたすこともある．

発熱，疼痛，顕在性あるいは潜在性の髄膜炎などの合併症のため，経口摂取不良により全身状態の不良をまれにきたすが，通常は耳下腺腫脹のピークを過ぎる頃から症状は軽快，1週間程度で回復する．幼少乳児やワクチン既接種者では，唾液腺腫脹がほとんどみられず，不顕性感染に近い軽度の発熱が数日間のみの場合もあり，ムンプス患者との接触歴から疑わしい時期には注意を要する．

合併症

髄膜炎，髄膜脳炎

ムンプスウイルスは神経向性がありすべての症例の 40〜60％では髄液細胞増多がみられる．そのうち明らかな髄膜炎は 1〜10％程度でみられ，女性より男性に頻度が高いといわれている．髄膜炎は耳下腺の腫脹前，同時，後のいずれでもみられるが，一番多い時期は耳下腺炎の出現後 5 日頃で，いったん解熱した後の発熱は髄膜炎の合併を疑わせる．症状は年齢により異なり，年少児では発熱，嘔吐，食欲不振，元気がないなど非特異的であるが，年長児，成人では発熱，頭痛，嘔吐などの症状，項部硬直，ケルニッヒ徴候など，髄膜炎に特異的な症状所見が明瞭となる．診断は髄液検査を行う．髄液採取することにより頭痛，悪心などの症状軽減をみることがあるが，腰椎穿刺による腰痛を残すことがあり，診断が確実で，輸液などで一般状態が改善する場合は髄液検査を省略されることもある．ムンプス髄膜炎の髄液所見はリンパ球有意の細胞増多をみとめる．髄液糖は正常か軽度低下，蛋白は正常か軽度増加する．頭痛が強く，経口摂取ができず，一般状態が不良の場合は入院加療の適応となる．症状が軽く全身状態があまり冒されていない場合は，外来で経過観察している施設もある．髄膜炎の経過は一般に良好である．意識障害などの症状を伴う脳炎は 0.02〜0.3％でみられ，水頭症を残すなど予後不良なこともあるが，最近 MRI 検査で一過性脳梁膨大部病変を認める軽症脳炎/脳症（mild encephalitis/encehaplopthy with reversible splenial lesion：MERS）と呼ばれる予後良好な例の報告もある．

難聴

耳下腺炎発症の数日前から 1 週間以内に急速に発症する蝸牛有毛細胞の障害による不可逆的な高度の感音性難聴で，通常一側性に起こる．発生頻度は従来 2 万人に 1 人という頻度が示されていた．しかし，実際にはもっと多く，2002〜2006 年日本で行われた前方視的な調査ではムンプス患者 1,000 人に 1 人という頻度が示されている．難聴は髄膜炎脳炎とは無関係に発症し，めまい，嘔吐，耳鳴りという前提症状を伴うこともある．小児の場合，一側の聴力障害のみの場合は周囲が異常に気づかず，数カ月して電話の声が患側で聞こえないなどで気づかれることがある．聴力障害を見逃さないためにムンプスで受診した患者には，保護者に毎日耳の周囲で指をこする音が聞こえるかチェックしてもらうようにする（指こすり法）．

睾丸炎，副睾丸炎，卵巣炎

睾丸炎・副睾丸炎は思春期以前にはまれであるが，それ以降は男子におけるムンプスの 2 番目に多い症状で，約 30％にみられる．通常，耳下腺炎発症後 1 週間以内に発症し，悪寒，熱の再発，陰嚢の腫脹疼痛があり，時に下腹部痛，悪心も出現する．症状は通常 3 日程度で軽快する．通常一側性で，約半数に睾丸の萎縮を残すが，男性不妊の原因になることはまれである．卵巣炎は思春期以降の女性の約 7％にみられ，下腹部痛があり，右卵巣を冒されたときは虫垂炎との鑑別が必要となることがある．

❖ その他の合併症

膵炎はまれな合併症で，発熱，上腹部痛，嘔吐があるとき疑われる．糖尿病の続発も報告があるが，関係は確立していない．乳腺炎，甲状腺炎，腎炎，心筋炎，関節炎などの合併も報告されている．また顎下腺の周囲組織の炎症性浮腫からリンパ管のうっ滞を起こし，前胸部の浮腫，喉頭浮腫を起こした症例の報告もある．

妊娠中の罹患

妊娠3カ月期（第1三半期）までの妊婦の罹患では，流産の危険が25％高くなるといわれているが，胎児への催奇形性は報告されていない．

診　断

ムンプス流行期，発熱患者は必ず耳下腺，顎下腺の触診を行い，腫脹がないかチェックする．診察所見，エコー所見は「唾液腺疾患」の項（p.274）を参照．

❖ ウイルス血清学的診断

唾液腺疾患のところで述べたように，他の唾液腺疾患と鑑別を要する例，集団生活の場や家族内での感染が疑われ症状の軽微な場合，またムンプスにおいては再感染，ワクチン接種後の感染があり，耳下腺腫脹の既往のある例やワクチン歴のある場合には，正確な診断のためにはウイルス血清学的な診断が必要である．

ウイルス学的には唾液からウイルス分離，polymerase chain reaction（PCR）法や loop-mediated isothermal amplification（LAMP）法によるムンプスウイルス RNA の検出が診断に有用であるが保険適用がない．血清学的には酵素免疫法（EIA）を用いた IgM 抗体，IgG 抗体の測定が有用である．ムンプス初感染において耳下腺腫脹がみられた時期にすでに IgM 抗体，IgG 抗体陽性になっており，多くは IgM＞2.5 抗体指数以上の中等度以上の陽性を示す．再感染や，ワクチン接種後 secondary vaccine falure の例では，IgM 抗体陰性あるは弱陽性，IgG 抗体強陽性を示し，この場合 IgG 抗体＞25.8EIA 単位が基準とされている（表 V-B-1，p.273）．中和（NT）法，赤血球凝集抑制（HI）法，補体結合（CF）法による抗体検査はムンプスの場合抗体持続期間，感度，手技などから一般の臨床では不適当である．

❖ 鑑別診断

「唾液腺疾患」の項（p.272）を参照．

治　療

特異的治療はない．安静を保ち，必要なら鎮痛薬の投与を行う．経口摂取不良，嘔吐などにより脱水があり，全身状態不良の場合は輸液を行う．

予　防

生ワクチンが唯一の予防方法である．1歳以上のすべての年齢で使用可能である．ニワトリ胚初代培養細胞を用いて製造されているが，卵アレルギーでも接種可能とされている．

麻疹や水痘で行われる接種時の緊急接種は効果が認められない．潜伏期間中にワクチン接種した場合，接種後15日以内の耳下腺腫脹は野生株によるもので，ワクチン株によるものは16日以

表V-C-26 自然感染のムンプス罹患者および3種のムンプスワクチン被接種者における無菌性髄膜炎発生頻度の比較

	ムンプス自然感染*	ムンプスワクチン被接種者					
		鳥居株**	宮原株**	星野株**	不明	合計
対象者総数	1,051	7,850	6,758	6,847	10	21,465
髄膜炎症例数（％）	13（1.24）	5（0.06）	2（0.03）	3（0.04）	0（0.00）	10（0.05）
髄液中RT-PCR陽性症例数（％）	7（0.67）	4（0.05）	1（0.01）	3（0.04）	0（0.00）	8（0.04）
ムンプス罹患後の髄膜炎発生頻度に対する各ワクチン被接種者の髄膜炎発生頻度の比率		1：19	1：42	1：28		1：27

＊：RT-PCRはムンプス自然感染後の髄膜炎10症例のみに行われそのうち7例が陽性であった．1例の難聴合併の報告が追加的にあった．
＊＊：各国産ムンプスワクチン株間における無菌性髄膜炎発生頻度の相対リスクに有意差はなかった．

(Nagai T, et al：A comparative study of the incidence of aseptic meningitis in symptomatic natural mumps patients and monovalent mumps vaccine recipients in japan Vaccine, 25：2742-2747, 2007)

降とされている．

ムンプスワクチンは，1967年に米国でJeryl Lynn株が開発され現在多くの先進国ではこの株を含むMMRが接種されている．わが国では，1981年占部Am9株，星野株が開発され，1989年4月からMMRワクチンの定期接種が行われたが，統一株として使用された占部株ムンプス生ワクチンによる無菌性髄膜炎が0.16％の高頻度で発生，その後，ワクチンメーカー各社がそれぞれのムンプスワクチンを用いた自社株MMRが使用されたが，無菌性髄膜炎の発生頻度は，期待されたほど低くなく，占部株を用いた自社株MMRでは0.005％と統一株MMRにおける発生頻度と差が大きく，占部株ワクチンに対しては疑念が生じ，調査が行われた．その結果すでに承認されているワクチン製造法とは異なった方法で製造されていることが明らかとなり，占部株は製造認可が取り消された．このような経過でMMR自体が1993年4月に中止となった．現在，日本においては星野株，鳥居株の2種類の単独ワクチンが使われている．単独ワクチンの無菌性髄膜炎発赤頻度は，鳥居株0.06％，星野株0.04％である（表V-C-26）．外国のムンプスワクチンによる無菌性髄膜炎発生頻度は図V-C-38のごとく，Jeryl Lynn株が10万人当たり0〜1人と低い．Sanofi社製Urabe株を含むMMRワクチンが髄膜炎発生率のため英国，カナダでは使用中止になった．ムンプスワクチンの個人における有効率（1－ワクチン接種者の発症率/ワクチン非接種者の発症率）は鳥居株，星野株どちらも75％〜90％程度，これに対してJeryl Lynn株は62〜78％とやや低い傾向にある．ワクチン接種後のムンプス罹患では30％がprimary vaccine falure，70％がsecondary vaccine falureといわれている．Jeryl Lynn株ワクチン2回接種後のsecondary vaccine falureに関して，このワクチンの遺伝子型はA型で，現在世界で流行しているG型との差が大きいことが一部で問題とされている．日本の2ワクチンは遺伝子型B型ウイルスである．

登園，登校停止期間

罹患した場合，従来の学校保健安全法施行規則では登校停止期間は「耳下腺の腫脹が消失するまで」とされていた．そして「保育所における感染症対策ガイドライン」（厚生労働省）においても同様の基準となっていた．このとき，顎下腺腫脹に関しては言及されていない．しかしなが

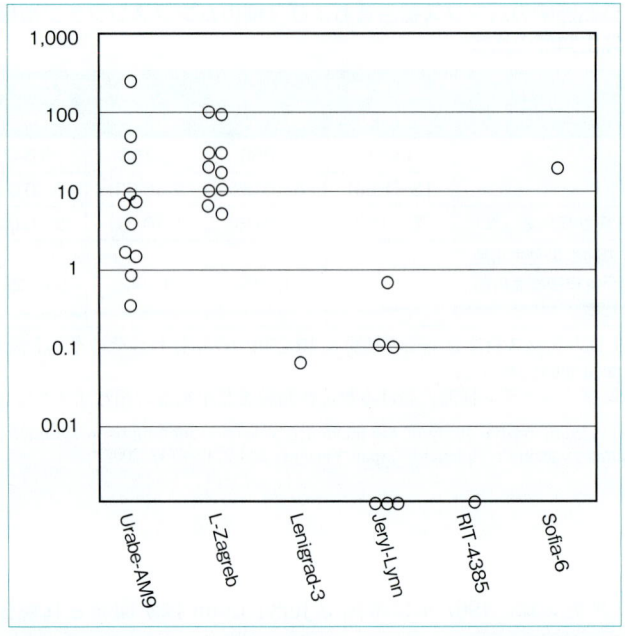

図Ⅴ-C-38 各ムンプスワクチン株における髄膜炎発生頻度（10万人あたり）

（国立感染症研究所：おたふくかぜワクチンに関するファクトシート〈平成22年7月7日版〉）

　ら前述の通り，耳下腺腫脹の6日前から9日後までの間に唾液中へのウイルスの排泄があるが，感染リスクが高いのは耳下腺腫脹前1〜2日前から腫脹後5日までであり，これをもとに米国では登校停止期間を耳下腺腫脹後5日間となっている．日本においても，学校保健安全法による出席停止期間が，2012（平成24）年4月1日の省令改正により，「耳下腺，顎下腺または舌下腺の腫脹が発現した後5日を経過し，かつ，全身状態が良好になるまで」とされた．これに伴い，「2012年改訂版保育所における感染症対策ガイドライン」においても同様の基準に統一された．

　上記の基準には明記されていないが，期間が空いて反対側の耳下腺が腫れた場合は，やはりウイルス排泄があるので，遅れて腫れた耳下腺が縮小しはじめるまで登校園を停止すべきだといわれている．

参考文献

1) 国立感染症研究所：おたふくかぜワクチンに関するファクトシート（平成22年7月7日版）．（http://www.mhlw.go.jp/stf/shingi/2r9852000000bx23-att/2r9852000000bybc.pdf）．
2) 庵原俊昭：おたふくかぜの再感染とVaccine Failureの臨床．臨床とウイルス，36：50-54, 2008.
3) Hashimoto H, et al：An Office-Based Prospective Study of Deafness in Mumps. Pediatr Infect Dis, 28：173-175, 2009.
4) Nagai T, et al：A comparative study of the incidence of aseptic meningitis in symptomatic natural mumps patients and monovalent mumps vaccine recipients in Japan. Vaccine, 25：2742-2747, 2007.
5) Bonnet MC, et al：Mumps vaccine virus strains and aseptic meningitis. Vaccine, 24：7037-7045, 2006.

【日野　利治】

8 インフルエンザ
influenza

　インフルエンザウイルスを病原として発症する急性呼吸器感染症である．迅速診断キットと抗インフルエンザ薬が登場したことにより，診断と治療に革新的な進歩がみられ，インフルエンザの概念が従来の考えから変わってきている．
　一方，2009年には豚由来の新型インフルエンザのパンデミックが発生し，大きな問題となったが，わが国では，毎年流行する季節性インフルエンザと変わらず死亡率や症状が軽かったことにより，ややインフルエンザ全般を軽視する傾向もある．しかし，今後発生する可能性がある新型インフルエンザによるパンデミックに対しては十分警戒が必要である．現在，インフルエンザにかかりやすい人とかかりにくい人の違いやインフルエンザ感染の重症化を決定する因子について，ウイルス侵入門戸の粘膜での免疫機能の関わりの観点から解明されつつある．

病　因

　インフルエンザウイルスはオルソミクソウイルス科（*Orthomyxoviridae*）に属し，nucleocapsidの核蛋白（nucleoprotein）と膜蛋白（membrane protein or matrix protein）の2つの内部蛋白で構成されている．その抗原性によってA型，B型，C型に分けられる．また，表面を被っている脂質層（envelope）から赤血球凝集素（ヘマグルチニン）（hemagglutinin：HA）とノイラミニダーゼ（neuraminidase：NA）の2種類の膜蛋白がスパイク状に突出しており，このHAとNAの抗原構造によって，ブタ型（Hsw1N1），Aソ連型（H1N1），アジア型（H2N2），香港型（H3N2）の4つの亜型に分類されている．この抗原は少しずつ変異していく性質をもっている．これをインフルエンザの抗原変異といい，毎年流行が起こる所以である（図V-C-39）．

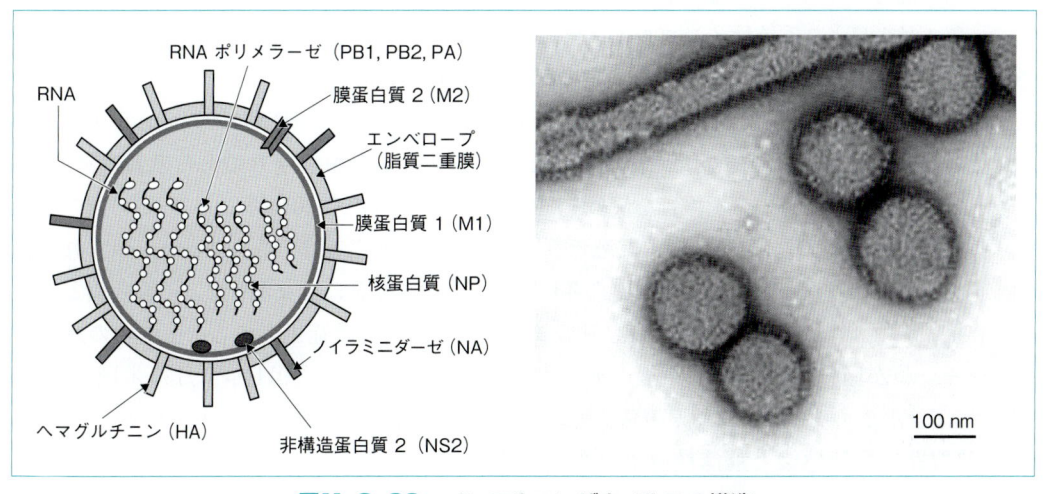

図V-C-39　インフルエンザウイルスの構造

疫　学

インフルエンザは多くの場合，冬季を中心に晩秋から早春にかけて流行するが，ウイルスを詳細に検索すれば，通年性にウイルスが確認されると考えられる．最近では夏季にもインフルエンザウイルスが検出されている．

❖ 抗原変異と亜型

インフルエンザ A 型ウイルスは抗原変異が起こりやすく，多くの血清型が流行する可能性がある．1 つの血清型内で流行のたびに起こる小さな変化を抗原連続変異（antigenic drift）といい，十数年毎に起こる大きな変化を抗原不連続変異（antigenic shift）という．

インフルエンザ A 型ウイルスの疫学は，ヒトに感染する可能性のある，種々の血清型を保有している動物が関与するため複雑である．インフルエンザ A 型ウイルスのゲノムは分節状の構造をしているため，動物のウイルスとヒトのウイルスが同時に感染した場合，これら 2 種類のウイルス間で遺伝子再集合が起こることがある．そこで新しい血清型のウイルスが発生すると考えられる．現在，高病原性トリインフルエンザ（AH5N1）がヒトの新型インフルエンザに変異する危険性がきわめて高く，WHO を中心に世界中で監視体制が敷かれている．

❖ エピデミックとパンデミック

インフルエンザは毎年各地，各国でさまざまな規模で集団発生（outbreak）している．この状況は流行（influenza epidemic）と呼ばれ，抗原連続変異 antigenic drift によると考えられる．それに対して，汎流行（pandemic）（influenza pandemic）は，これまでとは違った新型のウイルスが，ある地域に出現し（抗原不連続変異 antigenic shift による），急速に各地域に拡大し，世界的な規模で大流行を起こす状況をいう．

❖ インフルエンザの流行のサイクル

血清学的，ウイルス学的に確認されているパンデミックは 1918〜1919 年のスペインかぜ（A/Hsw1N1），1948〜1949 年のイタリアかぜ（A/H1N1），1957 年のアジアかぜ（A/H2N2），1968 年の香港かぜ（A/H3N2），1977 年のソ連かぜ（A/H1N1）などがある．1977 年以降より香港型（A/H3N2）は消えることなくそのまま残り，ソ連型（A/H1N1）と B 型の 3 種類が混在した状態の流行がみられている．2009 年のいわゆる新型インフルエンザ（A/H1N12009 pdm）も 2011 年 4 月 1 日より季節性インフルエンザに組み入れられた（図V-C-40）．

❖ いわゆる新型インフルエンザ（A/H1N12009 pdm）の流行

2009〜2010 年にかけてメキシコに端を発するブタ由来の A/H1N12009 pdm ウイルスによるインフルエンザの世界的な大流行があった．わが国では 2009 年 4 月頃から患者の発生がみられ，厚生労働省が定点の全例報告を決めた 2009 年 7 月 27 日から 2010 年 3 月 30 日の間の推定罹患者数は約 2,100 万人で，その内入院患者数は 17,646 人，死亡者は 198 人であり，いずれも比較的若い年齢層が多かった．重症者や死亡者が諸外国に比べ非常に少なかった．その要因として早期の抗インフルエンザ薬による治療と呼吸管理などを要する重症患者の 3 次医療への連携のよさなど，わが国における医療環境の充実があげられた．また，2011 年 7 月に米国でブタ由来の AH3N1 ウイルスによる幼児の発生例が報告され，今後の流行が懸念されている．

❖ 感染経路：飛沫感染と飛沫核感染（空気感染）

1 回のくしゃみや咳で約 200 万個の分泌物粒子が，秒速 30〜50 m で数メートル先まで排出さ

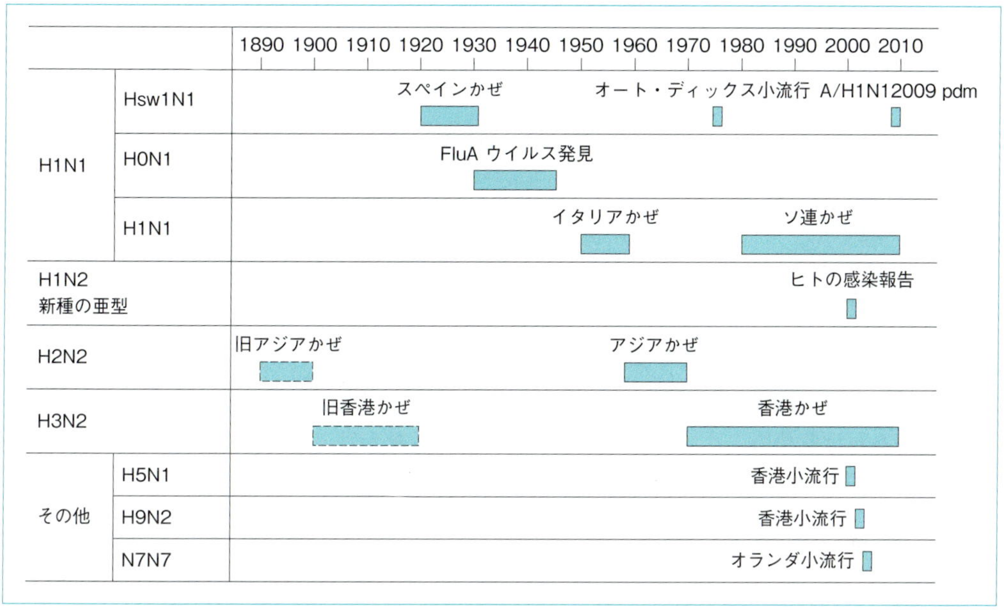

図V-C-40　インフルエンザA型ウイルスの亜型と流行のサイクル

れ，周囲に飛散されると考えられる．直径100～200μm以上の大きな粒子は，数秒以内に床に落下し，10～20μmの粒子は数分間，5μm以下の小さな粒子は数時間空気中を浮遊する．粒子中のウイルスは低温と低湿度の環境では長期間にわたり感染性を維持しており，大きな粒子は数メートル以内の人に飛沫感染し，一方，いったん落下した大きな粒子が乾燥して小さな粒子となって再び舞い上がった粒子（飛沫核）や，直径5μm以下の小さな粒子は長時間空気中を浮遊して，飛沫核感染を起こし，インフルエンザの流行が拡大していく．

臨床症状

インフルエンザの臨床症状は，他のウイルス性呼吸器疾患に比べ，症状の進展が早く，全身症状を伴うことが多い．これらの症状は，気道上皮で産生されるサイトカインによって引き起こされると考えられている．

迅速診断キットの出現により，必ずしも典型例だけではなく，比較的軽症な例もみられる．また，最近は早期に抗インフルエンザ薬を服用している例が多いため，軽症例が増加している．

◆ 潜伏期間……48～72時間である．

◆ 発病……急激に上昇する発熱で発症し，発熱持続期間は2～5日である．

◆ 熱型……年齢により異なり，年少児は比較的低い傾向がある．A型，B型間ではほとんど差はなく，C型は比較的低く持続期間も短い．時に二峰性を示す例があり，低年齢児やB型にやや多い．

◆ 全身症状……高熱，筋肉痛，全身倦怠，頭痛，食欲不振，関節痛，腰痛など．A型，B型間ではほとんど差はなく，臨床症状だけでインフルエンザA型，B型と他の呼吸器ウイルス性疾患を鑑別することは困難である．

◆ 呼吸器症状……鼻汁，咽頭痛，咳，くしゃみ，クループなど．呼吸器症状の発現は年齢，型により若干差がみられ，発熱から1～2日遅れて発症することが多い．鼻汁はA型のほうが低年齢

に多く，逆にB型は高い年齢に多い傾向がある．咽頭痛は比較的早く発症するがあまりひどくない．咳はB型に比べA型のほうが強く，初めから認められ，7病日過ぎまで持続し，比較的高い年齢に多い．

- ◘ 消化器症状……嘔吐，腹痛，下痢など．消化器症状はインフルエンザ経過中のいずれの病日でも起こるが頻度は多くない．
- ◘ その他の症状……結膜炎や鼻出血がよくみられる．

検査所見

インフルエンザに特徴的な臨床検査値の異常はなく，他の疾患との鑑別にもほとんど役立つものはない．回復期に約25％の例に4,500μmL以下の白血球減少をみる．血沈の亢進やCRPの上昇があれば細菌の二次感染を考慮する．咳嗽や発熱が続き肺炎が疑われる場合は，胸部X線写真で無気肺や浸潤陰影像を確認する．

診 断

❖ 臨床診断

地域，保育所や学校での集団発生が確認されているときは，臨床診断は比較的容易な例もあるが，非流行期や低年齢児の臨床診断は困難である．筆者らは2002年12月〜2003年3月のインフルエンザ流行期に初診時38℃以上の受診者822例について迅速診断法とウイルス分離を行い，インフルエンザ55.2％（A型33.8％，B型21.4％），非インフルエンザ44.8％で，非インフルエンザはアデノウイルス16.8％，RSV6.3％，パラインフルエンザウイルス4.1％，エンテロウイルス2.4％，その他2.4％，分離不能67.9％であった．以上のように最流行期でも有熱児のインフルエンザである確率は50〜60％と考えられる．

❖ ウイルス学的診断

- ◘ ウイルス分離……発病初期に患者の咽頭うがい液，咽頭ぬぐい液，鼻腔ぬぐい液や吸入液を採取し培養液に保存し，検査施設に送り，組織培養によりウイルスを分離同定する．
- ◘ 血清学的診断……急性期と回復期の2回（2〜4週間間隔）採取したペア血清について，赤血球凝集試験（HI）や補体結合試験（CF）により抗体価4倍以上の上昇を陽性と判定する．
- ◘ 酵素抗体法（ELISA）・遺伝子診断法（PCR）……一般外来ではほとんど実施されないが感度がよいため，インフルエンザ脳症・脳炎や心筋炎，重症肝障害などの合併症などの病因診断のため実施されることが多い．
- ◘ 迅速診断法……操作が簡単であり，結果判定までの時間が早いことにより，1999年以来臨床現場で広く実施されている．市販されているキットの精度には若干の差はあるが，感度，特異度とも90％を超える優れたものが多い．

検査実施の最適時間は発症（発熱38℃以上）から6〜8時間経過以降がよく，採取検体は鼻腔からのぬぐい液（スワブ）または吸引液が咽頭ぬぐい液より感度が高い．発症から検査時間までの陽性率を図に示す（図V-C-41）．筆者は鼻腔ぬぐい液を好んで使用している．鉛筆をもつように，拇指と人差し指で細めの綿棒を持ち，鼻腔底に沿って耳孔の方向に3〜5cm挿入し，手を離して数秒待った後，ゆっくり捻り廻しながら引き抜く方法である（図V-C-42）．

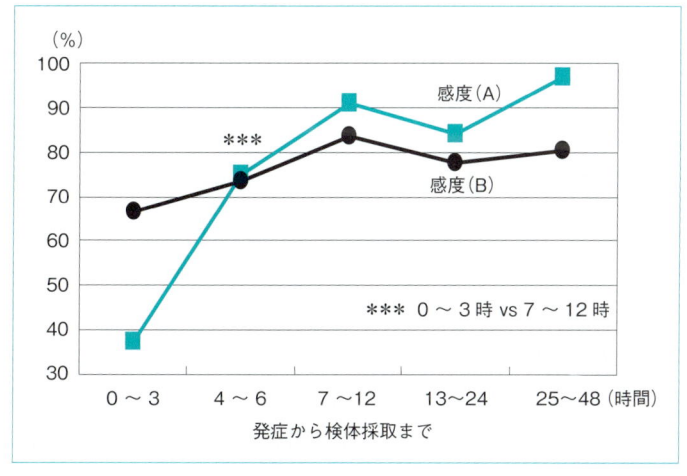

図V-C-41 発症から検体採取までの時間の差によるA（H3N2）とBの感度比較

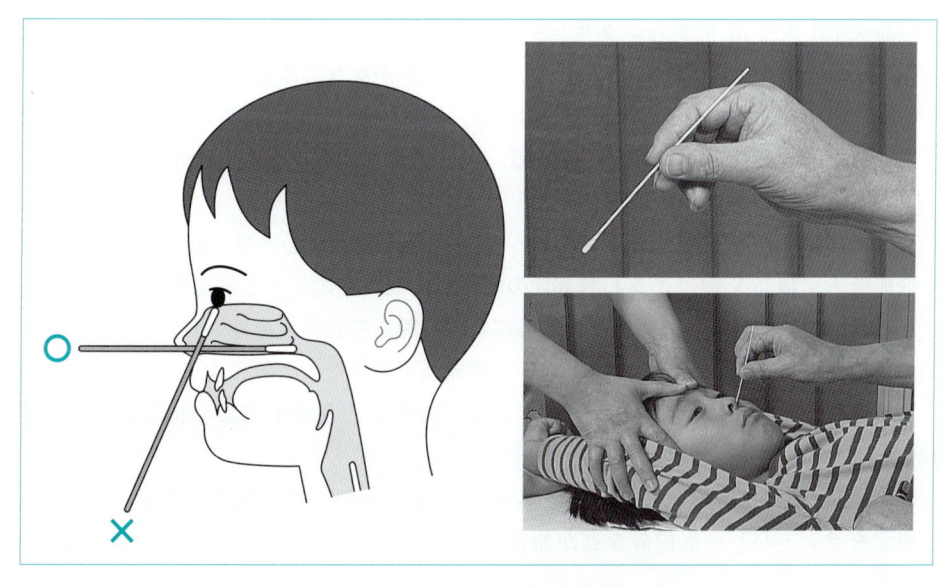

図V-C-42 鼻腔ぬぐい液の採取時の注意

検体採取の前に，鼻腔孔から上咽頭の手前までの長さを決める（乳児3〜4cm，幼児4〜5cm，学童5〜6cm）．スワブを鼻腔底に沿って垂直に静かに挿入し，最奥部手前で止めて，手を離して数秒間待った後，スワブを回転しながらゆっくり引き抜く．

❖ 鑑別診断

　最近は感染症の季節特異性がなくなり，特に呼吸器疾患では臨床症状からの鑑別は困難なことが多い．確定診断はウイルス分離および血清学的診断が必要である．

- 発熱を伴う疾患……① アデノウイルス感染症，② 突発性発疹症，③ 伝染性単核球症，④ 溶連菌感染症，⑤ 単純ヘルペスウイルス感染症，⑥ エンテロウイルス感染症，⑦ 川崎病．
- 咳嗽，発熱を伴う疾患……① RSウイルス感染症，② パラインフルエンザウイルス感染症，③ マイコプラズマ感染症，④ クラジミア・ニューモニエ感染症，⑤ ヒト・メタニューモウイル

ス感染症，⑥細菌性肺炎（インフルエンザ菌，肺炎球菌など）．

合併症

❖ 呼吸器系合併症

上・下気道炎（咽頭炎，気管支炎）がほとんどの症例にみられるが，最近の症例では細菌感染の合併例は少ないと考えられ，抗菌薬の安易な投与は避けるべきである．ときに中耳炎を合併することがあるので幼小児が不機嫌な際は注意する．最も多い合併症は肺炎である．熱と頑固な咳が続くときは胸部X線写真などの検査が必要である．

インフルエンザに伴う肺炎は，一次的なウイルス性肺炎と二次的な細菌性および両者の混合した肺炎とに分けられる．1998年頃までは乳幼児に二次的な細菌性および両者の混合した肺炎が多く認められたが，最近は迅速診断キットの普及による早期診断，早期治療，社会環境の変化などにより頻度は減少している．

❖ 心合併症

インフルエンザの合併症として心筋炎や心膜炎がある．頻度については正確な報告はないが，心筋炎161人中37例からコクサッキーウイルスに次いでインフルエンザウイルスが検出された報告がある．しかし，軽症では気づかれない例がかなりあると考えられる．臨床的には心臓疾患の既往のない患者に突然，乳幼児では頻脈，呼吸困難，顔面蒼白，哺乳量減少，浮腫など，年長児では胸痛，動悸，不整脈，呼吸困難，全身倦怠感などが出現した場合は早急に心電図，心エコー，胸部X線撮影，血液検査などを実施する．

心電図による不整脈，STT波異常，QRSの低電位差，心エコーによる心筋や弁膜の異常や心機能低下，胸部X線による心胸郭比の増大，血液検査により心筋逸脱酵素（AST，ALT，CPKなど）の上昇が認められた場合は，心筋炎や心膜炎の合併症を疑い専門機関に紹介する．心筋炎の多くは可逆的に治癒するが，著しい心機能低下をきたすと急死することもあり，学校などにおける突然死の原因として注意が必要である．突然死13例中6例が心筋炎であった報告がある．

❖ 神経系合併症

合併症としては高熱による熱性けいれんが最も多い．他に脳炎，脳症，無菌性髄膜炎，脊髄炎，ギラン・バレー症候群などが報告されているが，1995年来脳炎・脳症の報告例が増加している．

1）熱性けいれん

インフルエンザは高熱のため熱性けいれんを起こすことがある．脳炎・脳症はけいれんで発症することが多いので，入院させて経過をみる．

2）インフルエンザ脳炎・脳症

インフルエンザの最も重症な合併症はインフルエンザ脳炎・脳症である．発熱後48時間以内に発症し，けいれんや意識障害を起こした後，死亡するか，命が助かっても重度の後遺症を残すことが多い．脳炎・脳症を疑う症状として頭痛・嘔吐などの髄膜刺激症状や興奮・意識障害などの前駆症状に早く気づくことが重要である．

◼ インフルエンザ脳症の前駆症状（異常言動）

①泣き方・おびえ・不安：悲鳴を上げる，「怖い怖い」とおびえる，泣き叫ぶ，意味不明のことを叫ぶ．

②幻覚・幻聴：「そこに誰かがいる」，「怪獣がくる」などと叫ぶ．
③言葉：突然意味不明のことをしゃべる，歌を歌う，げらげら笑う，呼びかけに返事をしない．
④表情：目の焦点が定まらない，無表情．
⑤動作：立てない，手に力が入らない，逆に狂ったように暴れる．
⑥睡眠：嘔吐を繰り返し眠ってばかりいる，呼びかけに反応するが，目を開けていられない．

以上のような症状がみられたときは，単なる寝ぼけであるのか，高熱によるうなされであるのか，抗インフルエンザ薬投与の場合はその副反応であるのかを鑑別する必要がある．そのため，家族に観察の仕方や注意点を具体的に説明しておく．少しでも脳症が疑わしいときは直ちに病院に送る．異常言動については，当初オセルタミビルなどの抗インフルエンザ薬が疑われていたが，日本臨床内科医会の18歳以下の調査では，38.4～43.1％が無治療の時点で発生していることから，薬剤だけが原因ではなく，インフルエンザそのものに起因する可能性が考えられている．

脳症の原因として現在ではインフルエンザウイルス感染により，異常に産生されたサイトカインによる脳組織の障害とする説に加えて，欧米人に比べ日本人に多いことから感染以外の因子としてHLA，人種，薬剤などの関与が考えられている．

なお，ライ症候群はインフルエンザ脳炎とは別の病因と考えられ，アスピリンが使用されなくなり激減している．

❖ その他の合併症

◆ インフルエンザ筋炎……年長児のなかに急性期を過ぎたころ，腓腹筋を痛がり爪先歩行をする例がみられることがあるが，数日の経過で消失する．血清中のCPKの上昇がみられる．

予 防

❖ 一般的予防

免疫力の低下は感染しやすい状態を作るため，偏らない十分な栄養や睡眠休息をとることが必要である．

・流行状況を把握し，ワクチンをはじめ，社会的対策を事前に実施しておく．
・流行期間中は不必要な外出を避け，極力人込みに出ないように心がける．
・マスク，うがい，手洗いの励行．
・部屋の換気をこまめに行い，湿度を50～60％に保つ．空気清浄機などでもよい．

❖ 予防接種

インフルエンザの予防は，ワクチン接種が最も有効な方法である．ただし，現行のワクチンは不活化ワクチンであるため，ウイルス感染の場である気道粘膜局所の免疫がほとんどできないので，ウイルスの感染阻止というよりむしろ，症状の軽減による重症化の阻止に重点がおかれている．

わが国では，小児におけるインフルエンザワクチンの効果についての研究は少ないが，2～6歳児で50～60％，1歳未満児は幼児や学童に比べると低く20～30％であり，インフルエンザA型に比べB型での効果は低いとされている．

予防接種の免疫応答についてはわれわれが2009年から2011年に厚生労働省研究班員として実施した0～4歳に対するA/H1N12009 pdmワクチンの接種では，1年目は2回接種してもHI抗体の上がりは悪いが，2年目は1回目接種ですでに1：40倍以上の有効なHI抗体応答があり，

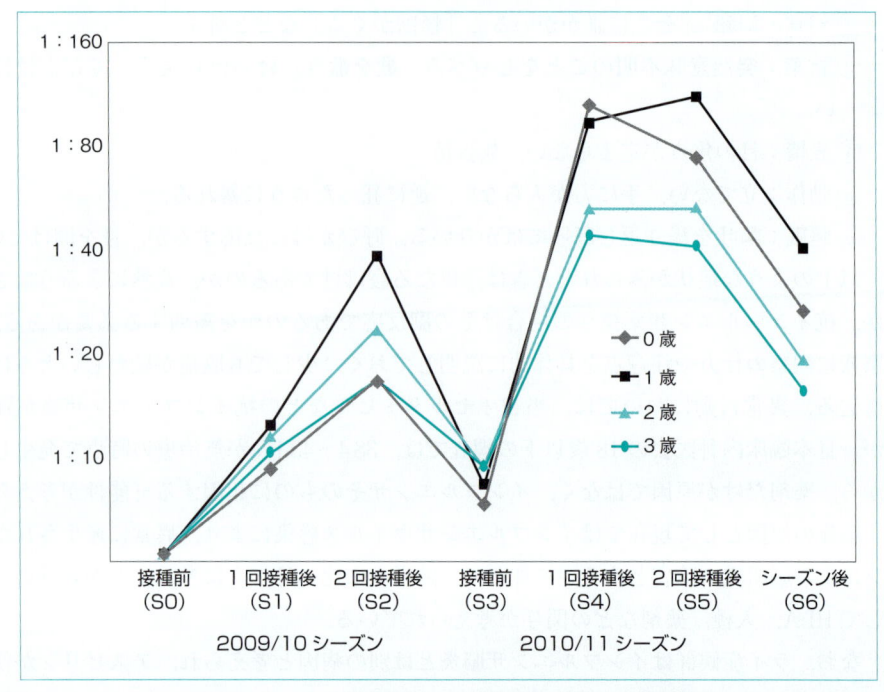

図V-C-43 幾何平均HI抗体価の推移（年齢別）

なかでも1歳と2歳台が最も反応がよく6カ月後は全年齢で半減することを確認している（図V-C-43）．しかし，0歳児での抗体上昇がよくないため，本人に接種するより周りの同居者にワクチン接種を勧めることがより効果的な方法と考えられる．

2011年9月から接種用法が欧米と同様に変更された．6カ月以上3歳未満ものには0.25 mLを皮下に，3歳以上13歳未満のものには0.5 mLを皮下におよそ2～4週間の間隔をおいて2回注射する．13歳以上のものには，0.5 mLを皮下に，1回またはおよそ1～4週間の間隔をおいて2回注射する．

治療

インフルエンザは，合併症がなければ48～72時間で自然に快方に向かうことが多い．しかし，患者のなかに重篤な合併症を併発することがあることを念頭に置いて慎重に対処することが重要である．特に脳炎・脳症の発生しやすい4歳未満の乳幼児の，初発より48時間以内の高熱時は厳重な経過観察を要し，緊急時の対応を考慮しておくことが必要である．

薬物療法

1）抗インフルエンザウイルス薬

a）オセルタミビルリン酸塩（タミフル®）

発症48時間以内に使用しないと効果がない．小児では内服薬で投与しやすいこと，インフルエンザA，B両型ともに有効であること，予防投与が可能なことなどの理由により多く使用されている．日本国内における使用量が多過ぎることが問題にされ，軽症例への安易な使用に関しては慎重論が出されていたが，2009年のA/H1N12009 pdmによるパンデミックの際，世界で最も低い死亡率だったのは早期投与がその成果の一因だろうと評価された．従来，耐性株の出現率が

低いとされていたが，2009年頃からオセルタミビルに対する耐性のA/H1N1株の増加が報告されている．

筆者の経験では，本剤5日間内服後も10〜25％になおウイルスの排出を認めた．したがって解熱しても内服を中止することなく，5日間は服用するよう指導しておくことが望ましい．

① 治療に用いる場合
- タミフル®カプセル75：成人および体重37.5 kg以上の小児にはオセルタミビルとして1回75 mgを1日2回，5日間経口投与する．
- タミフル®ドライシロップ3％：37.5 kg以下の小児には，オセルタミビルとして1回2 mg/kg（ドライシロップ剤としては66.7 mg/kg）を1日2回，5日間経口投与する．ただし，1回用量はオセルタミビルとして最高75 mgまでとし，10歳代（10歳以上20歳未満）ならびに1歳未満の患児に対しては慎重に使用するように指示されている．

② 予防に用いる場合：通常，成人および13歳以上の小児には，オセルタミビルとして1回75 mgを1日1回，7〜10日間経口投与する．

b) ザナミビル水和物ドライパウダーインヘラー（リレンザ®）

A型，B型の両方に効果があり，副作用も少なく，耐性株の出現も少ない．効果もよく早期に症状が消失するので，優れた薬剤である．しかし吸入療法のため小学生以下の小児には使用し難く，内服薬ほど使用されていない．成人および小児にはザナミビルとして1回10 mg（5 mgブリスターを2プリスター）を1日1回，10日間専用の吸入器を用いて吸入する．

c) ラニナミビルオクタン酸エステル水和物吸入粉末剤（イナビル®）ドライパウダーインヘラー

2010年に発売された新しい薬剤で，A型，B型の両方に効果があり，副作用も少なく，耐性株の出現も少ない．1回の吸入でよく，効果が持続し，症状も早期に消失するので，吸入が可能な児童には有用である．成人にはラニナミビルオクタン酸エステルとして40 mgを単回吸入投与する．10歳未満の場合，ラニナミビルオクタン酸エステルとして20 mgを単回，10歳以上の場合ラニナミビルオクタン酸エステルとして40 mgを単回吸入投与する．

d) ペラミビル水和物注射液（ラピアクタ®点滴用）（バッグ300 mg・バイアル150 mg）

2010年に発売された新しい薬剤で，A型，B型の両方に効果があり，唯一の点滴静注剤である．内服や吸入が不可能な乳幼児（28生日以上から使用可能）で重症化が予測される患者に有用と考えられる．この薬剤の開発により内服，吸入，注射による治療法の選択肢が広がった．成人にはペラミビルとして300 mgを15分以上かけて単回点滴静注する．合併症などにより重症化するおそれのある患者には，1日1回600 mgを15分以上かけて単回点滴静注するが，症状に応じて連日反復投与ができる．小児にはペラミビルとして1日1回10 mg/kgを15分以上かけて単回点滴静注するが，症状に応じ連日反復投与が可能である．投与量の上限は，1回量として600 mgまでとする．

e) 塩酸アマンタジン（シンメトレル®）

効果発現は早く，安価である利点はあるが，A型のみに有効であること，耐性ウイルスが比較的早期に出現すること（薬剤耐性ウイルスが広がることはない），一部に錯乱や集中力低下，不眠などの副作用が認められるなどの理由により，あまり使用されていない．

2）ウイルス増殖抑制薬

アンブロキソール・ハイドロクロライド（ムコソルバン®）が気道壁のクリーニング作用によ

るウイルス感染防御に効果が期待できるとして，0.9 mg/kg/日の量で使用されることがある．

その他，小児では漢方薬の麻黄湯が，0.15 g/kg/日を2～3回に分けて食前または食間に経口投与する．

3）二次感染に対する治療

インフルエンザでは二次感染として細菌性気管支炎，細菌性肺炎，および中耳炎などの合併症がしばしば認められる．特に発熱期間が長く，二峰性を示す例は注意を要する．疑わしい例では血液検査や胸部X線検査などで確実に診断したうえで，肺炎球菌，インフルエンザ桿菌，マイコプラズマなどを念頭に置いて抗菌薬を投与する．しかし，予防的に漫然と投与することは避けるべきである．

4）脳症に対する治療

脳炎・脳症の疑いがある場合は，直ちに専門医療機関に転院させるべきである．

❖ 対症療法

発熱，咳嗽などに対する対症療法が主となる．

参考文献

1) 高崎好生：開業医の外来小児科学．豊原清臣，ほか編，p.335-342，南山堂，2002．
2) 加地正郎，ほか：インフルエンザの感染経路．日本医事新報，No.4249：10，2005．
3) 進藤静生，ほか：インフルエンザの診断—小児科領域における臨床診断と迅速診断キットによる診断について．インフルエンザ，5：227-233，2004．
4) 国立感染症研究所感染症情報センター：病原微生物検出情報（http//:idsc.nih.go.jp/iasr/prompt/graph-kj.html）．
5) 高崎好生，ほか：小児におけるインフルエンザの治療．インフルエンザ，6：41-50，2005．

【高崎　好生】

9 エンテロウイルス感染症（手足口病，ヘルパンギーナなど）
enterovirus infections

> コクサッキーウイルス，エコーウイルス，ポリオウイルス，エンテロ70，71ウイルスなどがある．急性上気道炎，急性鼻咽頭扁桃炎，手足口病，ヘルパンギーナなどの臨床病名がつく．夏期に多いが冬期にもみられる．流行ウイルスは1種類でなく，常に数種類のウイルスがある．毎年それぞれのウイルスが入れ代わり立ち代わり流行している．
> エコーウイルスは乳幼児では解熱期に淡い赤い発疹を散在性に認めることが多く，ウイルス性発疹症のなかでも大きな位置を占める．

病因

エンテロウイルスはRNAをもつ小型ウイルスであるピコルナウイルス科に属する．エンテロウイルスの亜群であるポリオウイルス（poliovirus），コクサッキーウイルス（coxsackievirus），エコーウイルス（ECHO virus）がある（表V-C-27）．

コクサッキーウイルスの名前は，ウイルスが発見されたニューヨーク州コクサッキーに由来する．エコーウイルスは，enter：腸，cytopathic：細胞変性，human：ヒト，orphan：孤児，につけられた頭文字を表している．

発病機序

ヒトはエンテロウイルスの唯一知られているウイルス保有者である．

ウイルスは糞口経路と呼吸器経路で伝播される．周産期には母親から新生児へと垂直感染する．

経口または呼吸器でウイルスを取り込んだ後，咽頭と腸管の粘膜でウイルスの一次複製が起こる．数日以内にパイエル板，所属リンパ節などのリンパ組織での増殖が起こる．初期の一過性ウイルス血症によって，肝臓，脾臓，骨髄，遠隔リンパ節などに拡散する．二次的ウイルス血症を起こして，中枢神経，心臓，皮膚などの標的臓器に拡散する．標的臓器の指向性は，ウイルスの血清型によって決まる．

表V-C-27　エンテロウイルスの分類

科	ピコルナウイルス
属	エンテロウイルス
下位分類	・ポリオウイルス血清型1〜3 ・コクサッキーAウイルス血清型A1〜A22，A24 　（A23はエコーウイルス9に分類された） ・コクサッキーBウイルス血清型B1〜B6 ・エコーウイルス血清型1〜9，11〜27，29〜33 　（エコーウイルス10と28は非エンテロウイルスに再分類された． 　エコーウイルス34はコクサッキーウイルスA24に再分類された） ・番号別エンテロウイルス血清型68〜71 　（エンテロウイルス72はA型肝炎ウイルスに再分類）

疫　学

　毎年コクサッキー A，コクサッキー B，エコー，エンテロウイルスの各型が入れ代わり，大，小流行を繰り返す．夏と秋に最も多く流行する．しかし，年間を通して発生しているので，冬期，春期にもみられる．数種類の血清型が同時に流行しているので，1人の患児が同じ季節に数種類の血清型に罹患していることがある．

　エンテロウイルス感染は大発生することがある．エンテロ 71 による中枢神経系と心肺の重症疾患を伴う手足口病が，マレーシア，台湾，日本で発生したことがある．日本では 1971 年にエンテロ 71 による無菌性髄膜炎が大流行した．エンテロウイルス 70 とコクサッキーウイルス A24 による急性出血性結膜炎が，インドと熱帯地域で大発生し，日本では 1985 年に大流行した．またエコー 30 の無菌性髄膜炎が日本で 1991 年，1997 年に大流行した．

　2010～2012 年の間，鈴木小児科で採取した検体を山口県環境保健センターでウイルス分離培養，PCR 法で検出した結果を表V-C-28 に示す．ポリオのウイルス分離株はワクチン由来である．

ウイルス学的検査

　HE 細胞や MK 細胞などを用いて細胞培養を行う．検体は咽頭ぬぐい液，血液，尿，脊髄液，便などである．コクサッキー A ウイルスは，（低ナンバーは）乳飲みマウスの脳内接種による脳組織の病変として確認する以外によい方法がない．血清型の同定は中和抗血清を用いる．しかし，この方法では時間がかかり，かつ感度が不十分な欠点がある．この難点を解決する方法として逆転写ポリメラーゼ連鎖反応（reverse transcription polymerase chain reaction：RT-PCR）がある．感度と特異度が高く，検体もあらゆる部位から可能である．検査時間は短くてすむ．

　血清学的検査はペア血清を用いた中和抗体の上昇，補体結合抗体の上昇，あるいは EIA による特異的 IgM 抗体の検出がある．

治　療

　対症療法が主である．基礎疾患に重症疾患のある新生児，乳児に対しては，免疫グロブリン製剤を使用する．

疾患群

1）熱性疾患（非特異的）

　臨床病名は，急性上気道炎，急性鼻咽頭炎，急性咽頭炎，急性咽頭扁桃炎，急性喉頭炎，急性気管支炎などである．症状に特徴がなく非特異的である．手足口病，ヘルパンギーナ，急性出血性結膜炎，ポリオ，無菌性髄膜炎などのように症状に特徴があればその病名がつき，この項目から外れる．外来でみる熱性疾患のなかでも大きな位置を占めるが，厚生労働省の感染症サーベイランスでは，ここに位置するものはモニターされていない．しかし，外来でみる感染症の大部分を占めている．

　発熱は，38.5～40℃が 2～3 日以内のことが多いが，4～5 日に及ぶこともある．一度，解熱した後 2 日ぐらい間をおいて再び 1～3 日間発熱する二相性発熱のこともある．

　咽頭発赤充血，食欲不振，嘔吐，軽い腹痛，下痢，呼吸器症状などが一般的である．年長児で

表V-C-28　呼吸器ウイルス検出

型		2010 1 2 3 4 5 6 7 8 9 10 11 12	2011 1 2 3 4 5 6 7 8 9 10 11 12	2012 1 2 3 4 5 6 7 8 9 10
アデノ	1	1 1	2 1　　1　　1 2　　2 1	1　　　1
	2	1 2　　　　2 1	1 4　　　1 1　　　　　2	1 3　　　1　　1 1　　1
	3	1	4 3 1 7 15 3 1	
	4			1　　　　1 6
	5	1　　2 3	1 1 1	2　　　　　2 1
	6		1	1
	31	1		
RS	A	3 2	1 9 5　　1 1	2　　　　　　2 3 2
	B	1　　1 3 6 4	1 1　　　　　1 1	1　　　1
ヒトメタニューモ		4 4 1 3 2　2		
	A2	1　　　　1	2　16 7 1　1	2　　1 1　　　　　1
	B1		1 10 3　　1	1 4
	B2		7 1	3 1
パラインフルエンザ	1	2　　　1	1 2	1 2 2
	2	1　2 1 1　2	1	1 1 1　3　2
	3	6 5 2	3 9 15 3	4 10 1
	4	1 2 3　2	1　　　　1　　2 2	
ボカ		1	1 4 1 1　1　2	2 3　2 1 5 1
ライノ	A	3 8 4 10 3 3 8 7 5	1 1 2 8 9 7 7 7 6 8 3 3	1 4　8 7 9 4 2 6 6
	B	1　　　　　1 1	1　1 1　　　　　1	1 3 1
	C	1　　　　7 9 6 7	2 3 1 3　13 3 3 3 5 6 6	3 1 1 3 4 1　　　3
	NT	1	1 1	
コロナ		※	※	1 1　　1 1
インフルエンザ	A/H1pdm	2　　2	12	
	A/H3		7 5 2 1　　　　　　2	4 11 1 2 6
	B	2	6 9 3 1　　　　　　1	3 2 1 3 2
パレコ	1	1　1	1 1 4 2	1 1　　　1 2 2
	3		2	
	6	2 2 1		1 1 1
コクサッキーA群	2	1		3 7 4 4 2
	4	1 3 5 1	1	2 2
	5	1		1
	6	1	1 5 7 4	
	10	1	8 2 1 1	
	12			1
	16		5 2 2 3 1	
コクサッキーB群	1	1 2　1 1	1 2 2 1	1
	2			
	4		2　1 2 1	
	5			1 1
エコー	3		1	
	6		2 1	
	7		1 5 1	2　　1
	9			1 1 1
	25	1		
エンテロ	68	5 6 1		
	71	1 1 6 6 2　1	1	
	NT		2 1　1 2 2	1
ポリオ	1(Sabin)	1　　1		
	3(Sabin)			1
パルボ	B19		2 6 7 1　　1	1 1
ムンプス		2 2 2		
単純ヘルペス		1　　1	1 2 1　1	1
水痘帯状疱疹			1　　1	
サイトメガロ			1 1 3　1 1	1 2 1 3
ヒトヘルペス	7		1 1	1 1
	6	2	1 2 1　1	1 1 2 2
EB			1　　　1	1 2 1

※検査対象外　　　　　　　　　　　　　　　　　（鈴木小児科，山口県環境保健センター　2010.1～2012.10）

は頭痛，筋肉痛もよく訴える．扁桃炎を起こして扁桃に膿栓が付着することもあるが，アデノウイルス扁桃炎の場合よりも軽度である．

病初期の白血球数は正常かやや増加，回復期は正常かやや減少している．CRPは陰性かやや陽性．まれに細菌感染を併発していることがある．

2) 手足口病　hand, foot and mouth disease

病原ウイルスはコクサッキーA16型，あるいはエンテロ71型である．まれにコクサッキーA4, 5, 6, 8, 9, 10，コクサッキーB2, 5などの報告があるが，定型的でない．

コクサッキーA16のときは発熱は伴わないことが多いが，エンテロ71のときは1日ぐらい軽い発熱を伴うこともある．エンテロ71の流行株によっては高熱・嘔吐などを示す無菌性髄膜炎，脳炎，けいれんなどが現れることがある．エンテロ71の流行株の亜型によってはマレーシア，台湾，日本での最近の発生において，特に年少児の脳幹脳脊髄炎，肺出血で急死した症例もある．コクサッキーA16よりは重症化の傾向が強い．

潜伏期間は2〜5日で，乳幼児に好発するが，学童，成人にも感染する．大流行・小流行の差はあるがほぼ毎年流行する．年によっては，コクサッキーA16とエンテロ71の双方が相前後して流行することがあり，同じ年に手足口病に2度かかることもある．一般的に神経症状を伴わない限り症状は軽いため，登校・登園停止の処置は必要なく，患児の症状に合わせて必要があれば休ませるとよい．ウイルスは長期間消化管から排泄される．

臨床症状は，発熱は10%以下ぐらいで，37℃台が多く1日程度．皮疹と口内粘膜疹が特徴で，手・足・口に主に出現するので手足口病という．

皮疹は手，手指，足，殿部，膝，肘などに丘疹性の赤い発疹を認める．大きさは1〜4mmくらいである．手掌・足底には水疱が好発し水疱からウイルス分離ができる．皮疹は痒みも痛みもない．

口内粘膜疹は皮疹に先立つか同時に出現する．舌，粘膜，口蓋，歯肉，口唇に散在する小水疱を認める．潰瘍化することもある．皮疹，口内粘膜疹はこれらすべての部位に生じるのではなく強弱がある．痛みのため摂食できないこともある．

予後は良好であるが，中枢神経系合併症には無菌性髄膜炎，脳炎，急性小脳失調症がある．

2011年にはコクサッキーA6による手足口病が大流行した．口腔所見でヘルパンギーナの所見があるものは高熱を伴い，発熱者が多かったこと，発疹所見が強く，2カ月後頃に爪の損傷様変化が現れた症例などが特徴であった．

治療は対症療法となる．皮疹は無処置でよいが，口内疹のため乳児では母乳やミルクが飲めないことがあり，脱水のおそれがあれば点滴の対象となる．刺激の少ない食物や飲料を与える．口腔内の痛みが強い場合は，ステロイドの粉末薬を塗布して痛みを和らげる方法もある．

3) ヘルパンギーナ　herpangina

病因としてコクサッキーA群（2, 4, 5, 6, 8, 10が多い）が一般的である．乳幼児に春から秋にかけて流行するが，流行シーズンを外れることもある．

急な発熱で，38〜39℃台が2〜3日続く．口腔内の痛みを訴える．特徴的な口内疹で診断される．

口蓋垂の両側の軟口蓋に限局して1〜2mmの小水疱，あるいは小水疱が破れて潰瘍化して2〜4mm程度になっている．咽頭発赤も伴い，2〜3日は症状拡大するが，まもなく治まる．

ヘルペスとよく似て，鑑別が困難なこともあるが，時間が経つとヘルペスは歯肉炎が強く現れる．

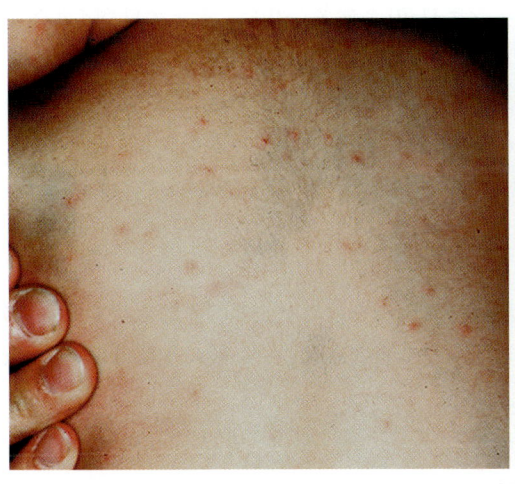

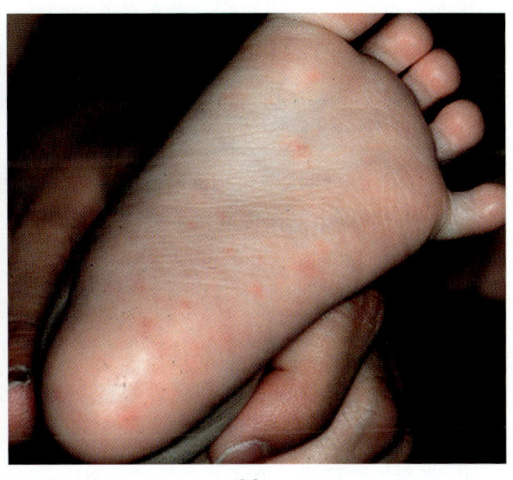

図V-C-44 ウイルス性発疹症（エコー11，1歳）

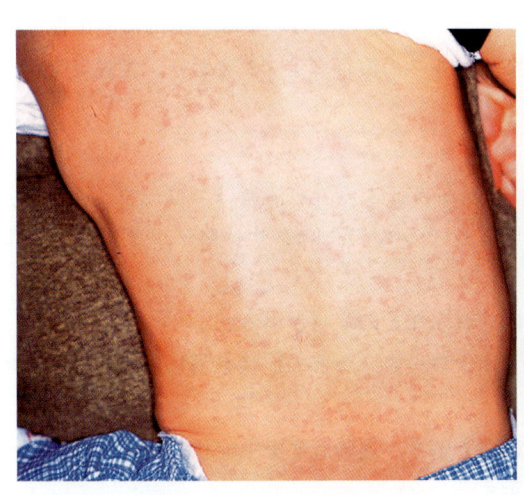

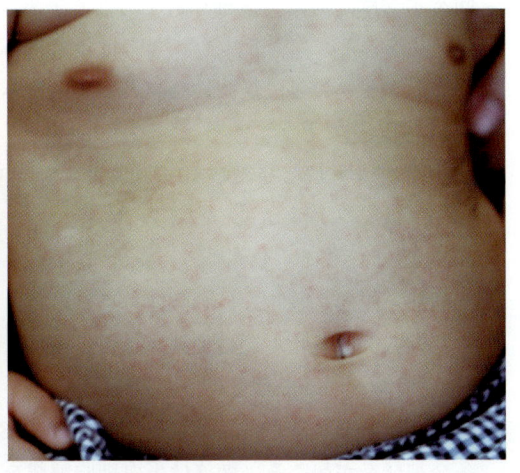

エコー25（1歳11カ月）　　　　　　コクサッキーA9（11カ月）

図V-C-45 ウイルス性発疹症

4）発疹症（ウイルス性発疹症）（図V-C-44, 45）

エコーウイルスやコクサッキーウイルスの多くの型で全身性の発疹がみられる．

エコーウイルスは3, 4, 5, 6, 7, 9, 11, 16, 17, 18, 22, 25, 30, コクサッキーウイルスはコクサッキーA4, A9, コクサッキーB2, B5である．エコーウイルス16による発疹はBoston exanthemaとして知られている．

発疹の性状は多彩で特徴的ではない．年齢が幼若なほど発疹が出やすい．赤色の斑状丘疹である．痒みはない．1〜2日でピークに達し，しだいに退色し数日で消失する．発熱は高熱のこともあるが，ない場合もある．粘膜疹，下痢，などの症状がみられることもある．

5）急性出血性結膜炎（アポロ病）

1969年，アポロ宇宙船が月に到達した年にアフリカのガーナで発症し，翌年1970年に世界に

広がったので"アポロ病"とあだ名がつき，エンテロ70と命名された．エンテロウイルス70とコクサッキーウイルスA24が病因である．10代から成人に多く，年少児に少ない．

接触感染をよく起こす．患者が温泉に入り，温泉の湯から集団発生を起こしたこともある．

羞明，流涙，結膜充血，眼瞼浮腫，眼痛，結膜下出血，表在性点状角膜炎などがみられる．発熱などの全身症状は通常みられない．エンテロウイルス70の病因の例では，きわめてまれに多発性神経炎やポリオ様麻痺を発症する．

6）急性胃腸炎

エンテロウイルスにより，下痢症状を示す感染性胃腸炎を起こす．非特異的症状である．発熱は弱く，便性は軟便から水様便までであり，回数も少なく腹痛も軽い．一般に症状は軽いことが多い．嘔吐が頻回のときは無菌性髄膜炎を疑う．

7）神経系疾患

a）無菌性髄膜炎（ウイルス性髄膜炎）

発熱，頭痛，嘔吐がそろえば無菌性髄膜炎を疑う．症状が軽ければ外来で観察すればよいが，重ければ紹介入院とする．症状が強く続く場合は腰椎穿刺をする．しかし，症状が軽く，軽快傾向を示せば，あえて腰椎穿刺をしなくてもよい．エコー30の流行の年は全国的に無菌性髄膜炎の発生をみる．エンテロウイルスは年によってウイルスの流行タイプが変わり，髄膜炎を起こしやすいタイプの年は無菌性髄膜炎の多発をみる．

b）髄膜脳炎など

病因が判明した脳炎の10～20％はエンテロウイルスによる．血清型はエコーウイルス3，4，6，9，11，コクサッキーウイルスA9，エンテロウイルス71，コクサッキーウイルスB2，B4，B5などである．

高熱，頭痛，嘔吐，易刺激性，意識障害，けいれんなどの症状が出る．

脳幹脳炎は嘔吐，運動失調，眼振，振戦，ミオクローヌスなどの症状を示し，死亡率が高い．

c）ギラン・バレー症候群

種々のコクサッキー，エコーウイルス感染に引き続き，運動麻痺を主症状とするアレルギー性多発神経炎が起こる．髄液は蛋白細胞解離を示す．

d）ポリオ様麻痺

非ポリオウイルスのなかでも特にエンテロウイルス70と71，コクサッキーウイルスA7，コクサッキーウイルスB群はポリオ様麻痺を引き起こす．脊髄前角細胞の病変により運動麻痺を起こす．症状はポリオウイルスによるものより軽症である．

e）ポリオ（図Ⅴ-C-46）

病因：ポリオウイルスはピコルナウイルス科，エンテロウイルスに属し，1，2，3の3つの血清型がある．

疫学：ポリオウイルス感染はヒトにだけ起こる．糞口感染または飛沫感染である．乳幼児に感染を起こす．感染後に麻痺を呈する危険性は，年齢が高くなるほど高い．温帯地方ではポリオウイルス感染は夏・秋に多い．

日本では1960（昭和35）年にポリオの大発生が北海道を中心に全国的にあり，5,000人の発生を認めた．緊急対策として，ソ連より生ポリオワクチンを緊急輸入して全国一斉に乳児に投与したところ，翌年から発生数は激減して2年後にはほとんど発生数はなくなった．

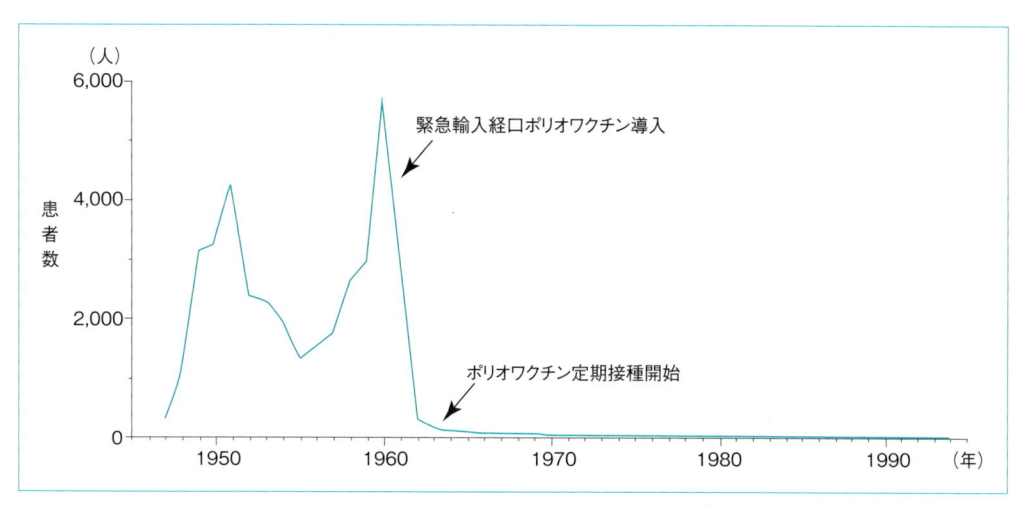

図Ⅴ-C-46　日本のポリオ患者数の推移

参考データ：ポリオ発生数・死亡者数
1959年：2,917人・死亡者201人／1960年：5,606人・死亡者317人

(国立感染症研究所感染症情報センター：日本のポリオ1962〜1995, IASR, 18, 1997)

　ポリオウイルスの感染力は臨床症状が出現する前後が最も強い．この時期は，ウイルスが咽頭におり，また糞便中に多量に排泄される．ウイルスは発症後1週間程度，咽頭に存在し，糞便中には数週間排泄される．経口ポリオ生ワクチン（oral polio vaccine：OPV）を接種されたものでは，咽頭に1〜2週間ウイルスが存在し，糞便中には数週間排泄がみられる．

臨床症状：ポリオウイルス感染はおよそ95％は不顕性感染である．感染者の4〜8％が軽度の発熱や咽頭痛といった非特異的症状（小症状）を示す．小症状が改善した2，3日後，1〜5％の患者に無菌性髄膜炎が出現する．0.1〜2％に膝蓋腱反射やアキレス腱反射の消失を伴う下肢の非対称性急性弛緩性麻痺が急激に出現する．上行性に呼吸筋麻痺に至ることもある．急性運動神経症状を示した患児のおよそ2/3において，脊髄前角が障害されたために起こる運動ニューロン障害による麻痺（麻痺性ポリオ脊髄炎）が残る．脊髄後根は障害を受けないので知覚の麻痺はない．

検査：ポリオウイルスは咽頭，糞便，尿，まれには脳脊髄液から組織培養により分離およびPCR法により検出される．急性期および回復期の血清を採取してウイルス血清学的検査を行う．

予防およびポリオ生ワクチンの健康被害：生ワクチン投与の弊害としてポリオ生ワクチンによる健康被害が発生している．厚生労働省によると100万人に1.4人と報告されているが，すそ野はもっと大きいようである．

　健康被害のことを考えると経口ポリオ生ワクチンは危なく，米国をはじめ欧米先進国のように不活化ワクチンに早急に変える必要があった．2012年秋から，輸入の単独ポリオワクチンおよび国産の三種混合DPTに不活化ポリオを加えた四種混合DPT-IVPが使用開始となった．地球上からポリオが天然痘のように撲滅される日が来ることが期待されている．

8）新生児期のエンテロウイルス感染症

　新生児がエンテロウイルスに感染することはあるが，ほとんど軽症で終わる．しかし，重症例や致死例もあり，発達遅延などの後遺症が残ることもある．子宮内感染，周産期母子感染，新生

児室内の流行による感染などがある．新生児感染の起因ウイルスはエコーウイルス，コクサッキーウイルス B1〜5 が報告されている．

重症例は髄膜炎，髄膜脳炎を起こす群と，肝臓を主に障害する全身型がある．全身型は肝壊死を起こし，DIC，肝不全のため死亡する．

診断は咽頭ぬぐい液，髄液，糞便などからのウイルス分離，PCR 法による早期診断も試みられる．

9）エンテロウイルス 68

2010 年夏に流行があり，急性気管支炎，急性気管支肺炎の臨床症状に加えて気管支喘息を誘発した．従来 rhino ウイルス 87 といわれていたが，ウイルスの分類変更でエンテロウイルス 68 と命名された．

10）パレコウイルス

従来エコー 22，23 といわれていたが，ウイルスの分類変更でパレコウイルスと命名された．
急性上気道炎，ヘルパンギーナ，新生児から数カ月の乳児の不明熱的発熱が臨床症状としてある．

11）心筋炎，心膜炎

心筋炎，心膜炎は同時に，または単独に起こる．病因はコクサッキー B 群ウイルスやエコーウイルス群による．軽症から致命的なものまである．発熱，頻脈，顔色不良，食欲低下，心電図異常，心拡大などの重篤な症状もみられる．

12）pleurodynia（流行性胸間筋肉痛，Bornholm 病）

主にコクサッキー B 群ウイルスによって起こされるが，時にコクサッキー A 群ウイルスによることもある．

突然，胸骨下部が突き刺されるように痛む．胸骨下の痛みが強いため，心冠状動脈の病変と見間違うこともある．

20〜30％の患者には軽い不快感，上腹部痛，頭痛，筋肉痛，倦怠感が前駆症状として現れる．腹痛は 50％にみられ，咳嗽，吐き気，嘔吐，下痢などもみられることがある．発熱は 37.2℃ などの微熱から 40℃ の高熱までみられ，3〜4 日続くことが多い．胸膜の摩擦音が聴取されることもある．胸部 X 線撮影では正常のことがほとんどであるが，時に胸膜貯留液を認めることがある．

13）睾丸炎 orchitis

ムンプスによくみられるものであるが，コクサッキー B 群ウイルスでも起こる．

14）A 型肝炎

A 型肝炎はエンテロウイルスが病因である．詳細は別項において述べる（p. 452 参照）．

参考文献

1) Behrman RE, et al：Nelson Textbook of Pediatrics, 17th ed, p. 1036-1048, Saunders, 2003.
2) Krugman S, et al：Infectious Diseases of Children. p. 68-86, Mosby, 1992.
3) 岡部信彦監修：R-Book 2003 小児感染症の手引き，p. 269-270，p. 505-509，日本小児医事出版社，2004.
4) 遠田耕平，ほか：エンテロウイルス．小児感染症学 改訂第 2 版，p. 397-409，診断と治療社，2011.
5) 伊藤 雅，ほか：ヒトパレコウイルス（Human Parechovirus：HPeV）感染症．モダンメディア，p. 329-336，栄研化学株式会社，2007.

【鈴木 英太郎】

10 アデノウイルス感染症
adenovirus infection

　アデノウイルス感染症は，咽頭結膜熱，流行性角結膜炎，ウイルス性胃腸炎，出血性膀胱炎といった臨床像を呈することが知られている．しかし，その多くはいわゆる感冒様症状のみで終わることがわかっている．地域内で流行するため，少ない典型例と多くの非典型例とのつながりを見抜く眼が求められる．
　抗菌薬の適正使用のために本感染症の診断は重要である．

疫　学

　アデノウイルスは，咽頭，結膜，腸管，下気道で増殖するため，その臨床像は多彩であるが，最も多い臨床像は上気道炎である．

　国立感染症研究所の感染症発生動向調査（IASR）によると，2010年9月から2011年8月までの1年間のウイルス検出状況は，3カ月毎に秋冬春夏と区切ってみた場合，冬期にやや多いが，ウイルスは1年を通して分離される．アデノウイルス感染症にはインフルエンザやロタウイルスのような明確な季節性はほとんどみられない[1]．2000～2007年における主要な診断名と検出される血清型の関係をみると，咽頭結膜熱（PCF）では3型が圧倒的に多く，2型，1型，5型などが続く．流行性角結膜炎（EKC）では37型と3型が最も多く，その後に8型，19型，4型などが続く．胃腸炎では40型が最も多いが，2型，3型，1型も少なくない．年によって流行する型が異なり，2005年はEKCの1/3が8型であったが，2006年には3型の比較的大きな流行があったため，3型がEKCの1/3以上で最も多く，2007年には37型が最も多かった．

診　断

【気管支肺炎例】（図V-C-47）

　2歳，男児．来院前日より38.2℃発熱し，近医でアデノウイルス迅速検査を受け陽性であった．当日朝初めての全身性の間代性けいれんに気づき，救急搬送され入院となった．来院時，グラスゴーコーマスケール（GCS）4＋4＋6，大泣きしていたがあやすと泣きやんだ．眼球結膜充血と喉の発赤があるが白苔はなかった．頸部リンパ腫大なく圧痛は不明であった．白血球数 21,500/μL（好中球84％），CRP値 4.4 mg/dL．入院後も高熱が続き，喘鳴出現，LDH値 633 IU/L（正常値<229）まで上昇したが，白血球数，CRP値は横ばいであった．次第に多呼吸となり，呼吸数 50～60台/分と増加し SpO$_2$ が低下したため酸素投与となった．胸部X線上は気管支陰影が増強し気管支肺炎像を呈した．上咽頭培養でインフルエンザ菌（BLNAR）が培養されたが，血液培養は陰性だった．ステロイドおよび抗菌薬静注療法を併用し，発熱8日目に解熱．まる1日 35℃台まで下がって以降は36℃台で推移した．解熱3日後には呼吸数 30/分前後に落ち着き酸素投与を終了，入院12日（第13病日）に退院できた．

　全経過は，アデノウイルス感染によるウイルス性気管支肺炎と考えた．

❖ 迅速キット

　アデノウイルス迅速キットの感度がやや低いとの印象をもつ医師は多い．それに対して採取方法のコツなども指摘されている．アデノウイルス迅速キットの信頼度について，「滲出物を伴う咽頭炎・扁桃炎」に関しての多施設共同検討では，分離をゴールドスタンダードと考えた場合，アデノウイルスでは感度83％，特異度98％，陽性的中率95％であった（表V-C-29）[2]．このことから，20％近くの見逃しがあり，迅速キットで陰性でもアデノウイルスが病原体でないとは言い切れない．

　添付資料などによると，キットによって検出可能な血清型は若干異なる（表V-C-30）．こうした迅速キットのもつ特性と限界を理解しておく必要がある．

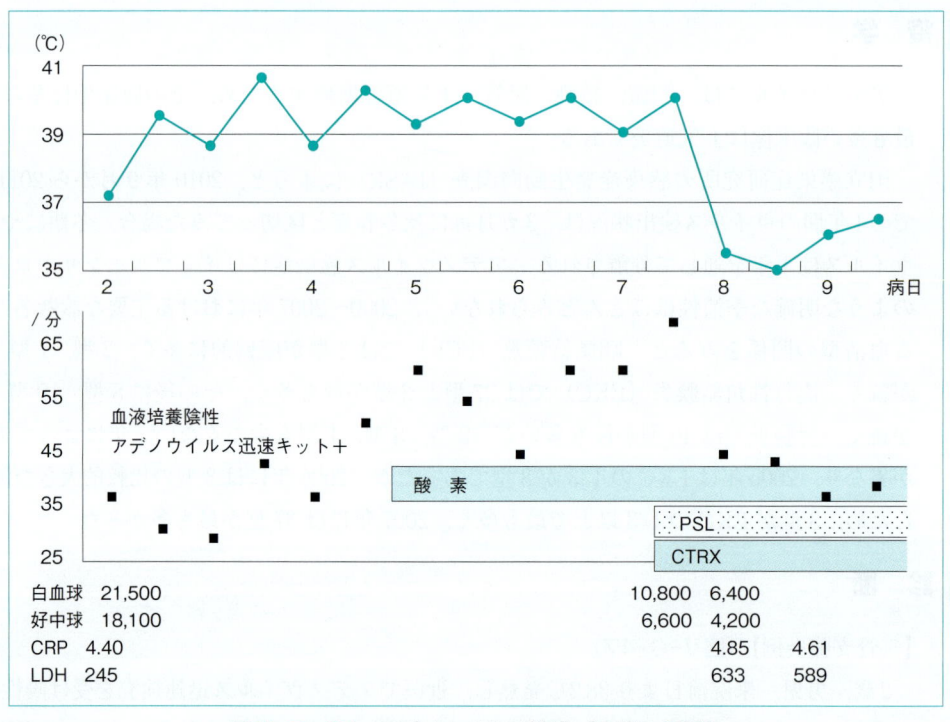

図V-C-47　アデノウイルス肺炎（2歳，男児）

表V-C-29　滲出物を伴う咽頭炎・扁桃炎からのアデノウイルス分離例

血清型	迅速陽性	迅速陰性	迅速未実施
1型	12	2	0
2型	12	5	0
3型	7	1	0
5型	5	0	2
6型	2	0	0
ウイルス分離されず	2	82	17

感度　　　：38/46＝83％
特異度　　：82/84＝98％
陽性的中率：38/40＝95％

表V-C-30　主なアデノウイルス抗原検出用キット

商品名	検体	血清型	測定原理	最小検出感度	添付資料最終改訂
イムノエース®アデノ	咽頭および角結膜ぬぐい液	1, 2, 3, 4, 5, 6, 7, 8, 11, 19, 37	白金-金コロイド標識抗アデノウイルスモノクローナル抗体	5×10^2 ウイルス粒子/mL	2011.2
チェック Ad アデノチェック角結膜専用	咽頭および角結膜ぬぐい液	記載なし	金コロイド標識抗アデノウイルスモノクローナル抗体	1×10^4 個ウイルス粒子/mL	2008.11
キャピリア®アデノ	咽頭および角結膜ぬぐい液	1, 2, 3, 4, 5, 6, 7, 8, 11, 19, 37	金コロイド標識抗アデノウイルスモノクローナル抗体	1×10^4 個ウイルス粒子/mL	2009.1
クイックナビ™-アデノ	咽頭および角結膜ぬぐい液	1, 2, 3, 5, 6, 7, 8, 11, 19, 31, 37	抗アデノウイルスモノクローナル抗体ラテックス凝集法	1×10^4 50%組織培養感染量/mL	2011.4
イムノカード ST アデノウイルスⅡ	咽頭および角結膜ぬぐい液	1, 2, 3, 4, 5, 6, 7, 8, 11, 40, 41	着色粒子結合アデノウイルスモノクローナル抗体	アデノウイルス抗原 8 mg/mL	2009.1
アデノテスト AD	咽頭および角結膜ぬぐい液	1, 2, 3, 4, 5, 6, 7, 8, 14, 19, 21, 37	金コロイド標識抗アデノウイルスモノクローナル抗体	$10^{1.5}$ 50%組織培養感染量/mL	2010.6
ラピッドテスタ® ロタ・アデノ	糞便	1, 2, 3, 4, 5, 6, 7, 8, 11, 19, 37, 40, 41	抗アデノウイルスモノクローナル抗体ラテックス凝集法	1×10^4 50%組織培養感染量/mL	2008.4

＊添付資料より作成.
＊測定原理：基本はイムノクロマトグラフィー法.
＊血清型に関して記載なしは，基本は型に関係しないとされる.
＊50%組織培養感染量＝0.7PFU（Plaque-Forming Unit）とみなされる.
＊PFUは通常，個ウイルス粒子と読み替えられる.

表V-C-31　発熱 24 時間以内の検査データ

検査内容	例数	検査結果	検査結果による平均有熱期間の違い
白血球数	25	14,400±3,700 7,500〜22,900/μL	4.1 日 （数の多少で有意差なし）
CRP	25	2.62±2.39 0.0〜10.4 mg/dL	≧10 → 4.4 日 <10 → 3.5 日　p=0.027

疾　患

❖ アデノウイルス 3 型感染症の臨床像

　筆者は 11 月から 1 月にかけてアデノウイルス 3 型（AdV3）の流行を経験した[3]．年齢は 1〜6 歳が 92/107 名（86%）を占めた．有熱期間の最頻値は 5 日（平均 4.1 日）で，40%の児は 5 日以上 38℃を超える熱が続いた．発熱 24 時間以内の白血球数は 14,400±3,700（最高 22,900）/μL，CRP 値は 2.62±2.39（最高 10.4）mg/dL であった．初期の白血球数および CRP 値と平均有熱期間の関係を表V-C-31 に示す．

　全経過を通じてみられた症状や所見を図V-C-48 に示す．典型的な PCF は 13%のみで，扁桃の滲出物は 5 日目が最頻値で眼の症状より遅れ，鼻出血は発熱後 5〜7 日とさらに遅れてみられた．潜伏期間の平均 9.00±3.36 日で，感染経路は，託児所・保育所および幼稚園が 87%を占めた．同胞の 51%，両親の 24%に拡大したが，祖父母への拡大はなかった．

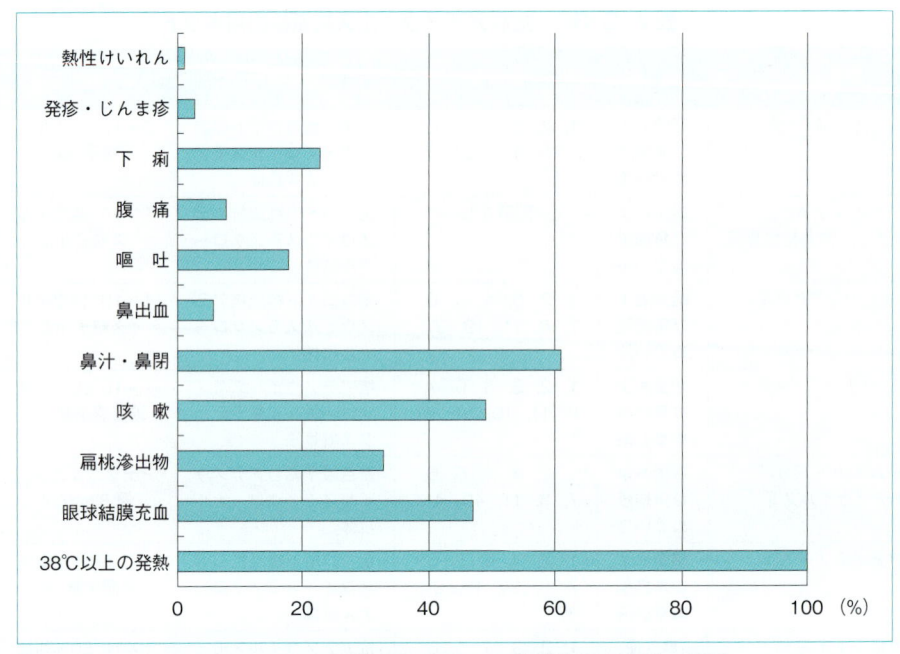

図V-C-48 アデノウイルス3型感染症の症状・所見

　この経験をまとめると，①流行期には発熱児の半数がAdV3感染症であった，②AdV3感染症の多くは感冒として発症し，その後も典型的なPCFの臨床像を示さない，③白血球数・好中球数・CRP値といった検査データでは細菌感染と区別がつかない．したがって，地域で熱性疾患の流行を認めた場合，少ない典型例と多くの非典型例とのつながりを類推できる疫学的視点，特に家族構成と地域での集団生活の把握が重要である．

❖ **咽頭結膜熱** pharyngoconjunctival fever（PCF）
　3型が圧倒的に多く，2型および1型を加えた3つが主なタイプである．発熱に伴って咽頭炎と結膜炎を呈する典型的なPCFと，その他のアデノのウイルス感染症とで感染力に差はないと考えられる．アデノウイルス感染症の一部でみられる臨床所見である．

❖ **流行性角結膜炎** epidemic keratoconjunctivitis（EKC）
　2003年からの5年間でEKCより分離された血清型は37型が最も多く，3型，8型が続く．それ以前は19型が多く分離され，従来の教科書で書かれている8型は主体ではない[1]．
　抗体保有状況の違いが背景にあると思われるが，3型は乳幼児で感染のピークがある一方，37型，8型，19型は乳幼児より10歳代から成人例が多い．

❖ **胃腸炎**
　41型が主で2型，3型が続く．40型はまれである．臨床経過はロタウイルスより軽い場合が多い．頻度はウイルス性胃腸炎の5%未満とされるが，軽症胃腸炎では基本的にウイルス学的な検討はされないので，年間の発生頻度はさらに多いと推測される．

❖ **出血性膀胱炎**
　アデノウイルスによる場合，多くは11型が原因病原体である．排尿時痛と肉眼的血尿が主要症状で発熱は通常認めない．細菌性膀胱炎や尿路結石，薬剤による場合などの鑑別が必要となる．

❖ **アデノウイルス 7 型**

わが国では 1995 年に分離されるようになり，1997 年頃まで流行を認めた．症状は 3 型同様多彩だが，IASR によると 3 型と比較した場合，肺炎など重症呼吸器感染例が 3 倍以上みられ，特に乳幼児で集中して重症例が発生したため問題となった[4]．現在，7 型の流行はほとんどない．アデノウイルス感染症の重症化が予想される例に対する抗 RS ウイルスモノクローナル抗体のような予防手段は開発されていない．また，抗アデノウイルス薬はなく，ステロイド薬の効果も明確ではない．

❖ **アデノウイルス 14 型**

新しい強毒変異株と考えられ，小児のみならず成人の重症肺炎例が米国の複数の州から報告されている．わが国での流行はまだ確認されていないが，今後注意が必要かもしれない．

ワクチン

2011 年にアデノウイルス 4 型と 7 型のワクチンが，米国軍に所属する成人用に FDA で承認された．錠剤の生ワクチンで 4 型用，7 型用を各々 1 錠ずつ経口投与する[5]．呼吸器疾患の予防が目的とされ，今後一般用ワクチンへの展開もありうるのかもしれない．

参考文献

1) 国立感染症研究所感染症情報センター：アデノウイルス感染症 2000～2007．IASR, 29：93-94, 2008．(http://idsc.nih.go.jp/iasr/29/338/tpc338-j.html)
2) 武内　一，ほか：扁桃・咽頭炎における検出ウイルスと細菌の原因病原体としての意義．日本小児科学会雑誌，113：694-700, 2009．
3) 武内　一，ほか：アデノウイルス 3 型感染症：臨床症状・検査データと流行拡大の特徴．日本小児科学会雑誌，102：666-671, 1998．
4) 国立感染症研究所感染症情報センター：アデノウイルス 7 型 1995. 4～1996. 12. IASR, 18, 1997．(http://:idsc.nih.go.jp/iasr/18/206/tpc206-j.html)
5) Highlights of Prescribing Information. 2001．(http://www.fda.gov/downloads/BiologicsBloodVaccines/Vaccines/ApprovedProducts/UCM247515.pdf)

【武内　一】

第Ⅴ章　外来でみる主要疾患

11 伝染性単核症
infectious mononucleosis

　伝染性単核症は発熱，咽頭扁桃炎，リンパ節腫脹を3主徴とし，他に肝脾腫，発疹，末梢血液で末梢リンパ球増加，異型リンパ球増加，肝機能異常などを示す急性感染症である．主にEB（Epstein-Barr）ウイルスの初感染により起こるが，約10%はサイトメガロウイルス（CMV）や他の感染症などでも起こる．本項ではEBウイルスによる伝染性単核症について述べる．

疫　学

　伝染性単核症の約90%がEBウイルスによるものである．次いでCMVによるものが多く，HHV-6，アデノウイルス，単純ヘルペスウイルス，ヒト免疫不全ウイルス，AおよびB型肝炎ウイルス，リケッチアによっても起こる．
　EBウイルスは世界の人口の95%以上が感染しているといわれている．日本では1～2歳で約50%，3歳までに70～90%が感染するといわれている．衛生状態や国，地域により初感染の年齢が異なる．

病　態

　EBウイルスは1964年にEpsteinとBarrによってBurkittリンパ腫の培養細胞から発見されたγヘルペスウイルス亜科の2本鎖DNAウイルスで，1967年にHenle夫妻により伝染性単核症の原因であることが発見された．
　EBウイルスは上咽頭上皮より侵入しB細胞表面上のCD21を介して感染し，B細胞を不死化する．EBV感染B細胞に対して，NK細胞やウイルス特異的細胞傷害性T細胞が活性化して増殖し，IFN-γ，TNF-αなど炎症性サイトカインが産生され，伝染性単核症の症状が起こる．主にこの活性化ウイルス特異的細胞傷害性（HLADR$^+$CD8$^+$）T細胞が形態的には異型リンパ球である．伝染性単核症の発症機序はEBウイルスに対する細胞性免疫反応の過剰反応であると考えられており，細胞性免疫が発達した思春期以降のほうが乳幼児期よりも発症（顕性感染）頻度が高いのは，このことによる．EBウイルス感染急性期から6カ月以上排泄され，その後も間欠的に排泄される．他のヘルペス属ウイルスと同様に一度感染すると終生，持続感染し免疫抑制状態下では再活性化する．健常人の約20%が唾液中にウイルスを排泄しており，感染様式は飛沫，あるいは直接唾液を介して感染することから，kissing diseaseとも呼ばれる．

症　状

　潜伏期間は30～50日で乳幼児では短い．
　EBウイルスの初感染は乳幼児では不顕性感染や軽微な上気道炎が多く，年長児になると顕性感染を起こし伝染性単核症としての症状を呈することが多い．CMVによる伝染性単核症では気管支炎，肺炎などの気道症状を呈することがEBウイルスより多い．

表V-C-32 小児伝染性単核症の診断基準

1. 臨床所見：少なくとも3項目以上陽性
   ① 発熱
   ② 咽頭炎・扁桃炎
   ③ 頸部リンパ節腫脹
   ④ 脾腫
   ⑤ 肝腫（4歳未満：1.5 cm以上）

2. 白血球検査
   ① リンパ球≧50％, 異型リンパ球≧10％
      あるいは
   ② リンパ球≧5,000/μL, 異型リンパ球≧1,000/μL
      （異型リンパ球を $CD8^+HLA^-DR^+T$ 細胞に読み替え可）

3. EBV抗体検査：急性期EBNA抗体陰性かつ以下の1項目以上陽性
   ① 急性期VCA-IgM抗体陽性, 後に陰性化
   ② ペア血清でVCA-IgG抗体価4倍以上の上昇
   ③ 急性期〜早期回復期にEA-IgG抗体が一過性の上昇
   ④ VCA-IgG抗体価陽性で, 回復期にEBNA抗体が陽転

（Sumaya CV, et al：Epstein-Barr virus infectious mononucleosis in children. I. Clinical and general laboratory findings. Pediatrics, 75：1003-1010, 1985 を脇口　宏 先生 改変）

主な症状は発熱, 咽頭痛, 咽頭炎, 扁桃炎, 頸部リンパ節腫大, 発疹, 眼瞼浮腫, 肝脾腫, イチゴ舌, 軟口蓋の出血性粘膜疹, 全身倦怠などである.

発熱は1〜2週間以上, 数週間続くこともある. 扁桃炎は, 扁桃腫大とともに白苔が付着した滲出性扁桃炎になることがしばしばある. イチゴ舌や軟口蓋に出血性粘膜疹がみられることがある.

頸部リンパ節腫大は前頸部, 後頸部, 顎下リンパ節の腫脹が多く, 両側性, 片側性の場合があり, 無痛性であることが多い. 圧痛はあっても軽度で表面は平滑で, やわらかい. 超音波検査では5〜15 mm程度のリンパ節が単独あるいは集簇してみられる. アデノイド肥大や扁桃腫大の程度が著しく上気道狭窄による呼吸困難を起こすこともある.

眼瞼浮腫は病初期にみられることが多い. 発疹は, 斑丘疹が多い. アンピシリン（ABPC）を使用すると, アレルギー反応によるといわれている発疹の増悪があるので, 使用は避けるべきである. EBウイルスはGianotti-Crosti症候群の原因である場合もある.

診断

伝染性単核症の診断は, 症状および検査所見による. 診断基準を表V-C-32に示した.

検査所見

❖ 末梢血液

リンパ球優位の白血球増多があり, 異型リンパ球が増加する. 末梢白血球数は10,000〜20,000/μLになることが多いが, 正常あるいは減少することもある. 異型リンパ球は診断上重要であるが, 乳幼児では増加が著しくない例が多い.

❖ 血液生化学検査

AST, ALT, LDHの上昇. ALTは500 IU/L以下で黄疸を伴わないことが多いが, 2,000 IU/L以上で黄疸を伴うこともある.

表V-C-33　病期・病型による抗体のパターン

		VCA IgG	VCA IgM	VCA IgA	EA-DR IgG	EA-DR IgA	EBNA
伝染性単核症	急性期	+	++	−	+	−	−
	回復期	++	−〜+	−	−〜+	−	+
既感染		+	−	−	−	−	++
未感染		−	−	−	−	−	−
再活性化		++	+	−	+	−	−〜+
慢性活動性EBV感染症		++	−〜+	−〜+	++	−〜+	−〜+
Burkittリンパ腫		++	−	−	++	−	++
上咽頭癌		++	−	+	++	+	++

（永淵正法：ガンマ（γ）ヘルペスウイルス亜科．戸田新細菌学 改訂33版，吉田眞一，ほか編，p.734-741，南山堂，2007より改変）

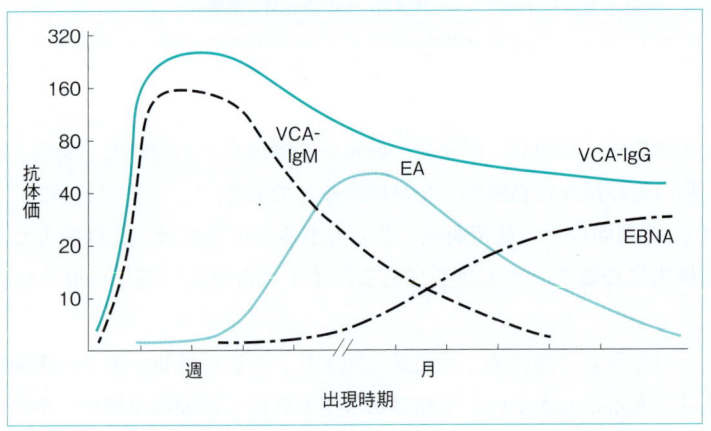

図V-C-49　EBウイルス初感染における各種抗体の出現時期と抗体の推移

（出口雅経：伝染性単核症．開業医の外来小児科学 改訂5版，豊原清臣，ほか編，p.358-361，南山堂，2007）

❖ 抗体検査

VCA-IgG，VCA-IgM，EA-DR，EBNAの抗体の組み合わせにより感染状態を判断することができる（表V-C-33，図V-C-49）．急性期の抗体の特徴はVCA-IgG抗体が陽性，VCA-IgM抗体あるいはEA-DR IgG抗体が陽性でEBNA抗体が陰性である．回復期にはVCA-IgM抗体とEA-DR-IgG抗体が低下し，EBNA抗体が陽性になる．VCA-IgG抗体とEBNA抗体は感染後，終生陽性になる．再活性化や慢性活動性EBV感染症では，抗体はVCA-IgG抗体やEADR-IgG抗体が高値（それぞれ640倍以上，160倍以上）VCA-IgM抗体やEA-DR-IgM抗体が陽性となることがあり，後者ではVCAおよびEA-DR-IgA抗体が陽性になることもある．EBウイルス関連上咽頭がんではVCA-IgA抗体は高値を示す．

VCA（viral cupsid antigen）-IgG抗体は急性期にピークを示すことが多いが，乳児では急性期には比較的低く（＜10〜20倍），回復期以降に上昇することが多く，その後陽性が持続する．VCA-IgM抗体は急性期に出現するが，乳幼児では陽性率が低く，検出期間が短い．VCA-IgA抗体は慢性活動性EBV感染症や上咽頭癌などの特殊な病態で検出されることが多い．EA (early antigen)-DR 抗体は急性期の終わりから回復期にかけて EBNA（nuclear antigen）抗体より先に出現し，数カ月で陰性化する．EBNA 抗体は急性期に陰性で回復期以降に上昇し，陽性が持続し，過去の感染歴を示す．乳幼児では初感染時に EBNA 抗体の上昇までに数カ月以上を要することがある．

❖ **リンパ球表面マーカー**

HLADR⁺CD8⁺細胞（活性化細胞傷害性 T 細胞）が増加し，リンパ球のうち 10〜50％になることが多い．CD8 細胞が増加するため，CD4/CD8 は低下し<1 になることが多い．

❖ **Paul-Bunnell 反応**

伝染性単核症の急性期の患者血清中に出現する異好抗体でヒツジ赤血球を凝集する．健常人では 112 倍以下で 224 倍以上を陽性とするが，それ以下でもペア血清で 4 倍以上の上昇があれば陽性である．伝染性単核症における陽性率は 50〜80％で，感度が低く，非特異的で白血病，他のウイルス感染，関節リウマチなどでも上昇するため，現在は EV ウイルス特異的抗体による診断が多く，この検査を用いることは少なくなっている．

❖ **ウイルス量（PCR）**

PCR（polymerase chain reaction）法を用いて末梢血液，骨髄液，組織などから，EB ウイルス DNA を検出することができる．リアルタイム PCR 法で血液あるいは血清中のウイルス量を迅速に定量的に測定し，診断・治療に応用することができる．EB ウイルス関連血球貪食症候群（EB-VAHS）や移植後リンパ増殖症，慢性活動性 EBV 感染症では伝染性単核症より血液中のウイルス量が著明に多い．

鑑別診断

❖ **滲出性扁桃炎**

溶連菌感染，アデノウイルス感染症，エンテロウイルス，単純ヘルペスウイルスがある．

❖ **リンパ節腫大**

細菌性リンパ節炎，壊死性リンパ節炎，悪性リンパ腫など．

❖ **異型リンパ球が増える疾患**

サイトメガロウイルス，HHV-6，アデノウイルス，単純ヘルペスウイルス，ヒト免疫不全ウイルス，肝炎ウイルス，トキソプラズマ，リケッチア，マイコプラズマ，結核，腸チフス，マラリア，薬剤アレルギーがある．

合併症

肝炎，心合併症（心筋炎・心膜炎），中枢神経合併症（脳炎・脳症，亜急性汎発性脳脊髄炎，無菌性髄膜炎，Guillain-Barrè 症候群，顔面神経麻痺，末梢神経炎，横断性脊髄炎，視神経炎，急性精神症，重複視），血液合併症〔血小板減少，溶血性貧血，再生不良性貧血，DIC，血球貪食性リンパ組織球症（hemophagocytic lymphohistiocytosis：HPS）〕，呼吸器合併症（気管支炎，肺炎），関節炎など多彩な症状の合併症を起こすことがある．脾破裂，アデノイド肥大や扁桃腫大の程度が著しく上気道狭窄による呼吸困難などもある．

治療

健常人の伝染性単核症は自然回復する疾患であり，対症療法のみで治療を必要としない．アデノイド肥大や扁桃腫大の程度が著しく上気道狭窄による呼吸困難がある場合，脾破裂の可能性がある場合はステロイドを使用する場合がある．心筋炎，急性肝不全，溶血性貧血，中枢神経合併症，血球貪食症候群などの重篤な合併症により，ステロイドなどによる治療が必要になることがある．

予後

一般に予後は良好であるが，合併症による死亡例があり注意が必要である．

特殊な病型

EBウイルスは不顕性感性あるいは伝染性単核症といった良性の疾患から，致死的な経過をとることがあるEBウイルス関連血球貪食症候群，慢性活動性EBウイルス感染症，蚊刺過敏，臓器移植後リンパ増殖症，X連鎖リンパ球増殖症候群（Duncan syndrome），腫瘍性疾患であるバーキットリンパ腫などのリンパ腫，上咽頭がん，EBウイルス関連胃がん，膿胸関連リンパ腫など種々の疾患に関与している．

---

column　ウイルス関連血球貪食症候群（VAHS）

ウイルス関連血球貪食症候群（virus-associated hemophagocytic syndrome：VAHS）は1979年にRisdallらによって，ウイルス感染に関連して組織球の反応性増殖をきたす病気の1つとして提唱された．ウイルスではEBウイルスが最も多く（約40％），他にCMV，単純ヘルペス，麻疹，風疹，水痘帯状疱疹，アデノウイルス，パルボウイルスなど種々のウイルスによって起こる．血球貪食症候群（hemophagocytic syndrome：HPS）にはウイルス感染の他に細菌感染，自己免疫疾患，悪性腫瘍に伴うものや先天性・原発性（家族性血球貪食性リンパ組織球症）のものがある．慢性EBV感染症，X連鎖リンパ球増殖症，Chédiak-Higashi症候群ではEBウイルス感染を契機に血球貪食症候群が顕性化する．

EBウイルス関連血球貪食症候群では，EBウイルスが$CD8^+$T細胞あるいはNK細胞に感染し増殖している．活性化したT細胞および組織球がインターフェロンγ（IFN-γ），TNF-α，IL-6などを過剰に産生し，マクロファージが活性化し血球貪食や全身性の炎症反応を引き起こすことが病態に関与している．

症状としては一般に38～39℃の発熱が続き，肝腫または肝脾腫，リンパ節腫脹や発疹がみられる．検査所見としては汎血球減少があり，貧血，白血球減少，血小板減少の3系統の血球減少があるが2系統のみの場合もある．肝臓の機能障害，LDHの上昇，凝固異常（フィブリノーゲンの低下，FDP・DDの上昇），血清フェリチンの上昇，トリグリセリドの上昇，血清タンパクの低値がみられる．他にフェリチン，尿中β_2-MG，リゾチーム，ネオプテリンがマクロファージの活性化を反映して上昇する．確定診断のためには白血病や再生不良性貧血を除外するためにも骨髄検査が必要である．骨髄とリンパ節，肝臓・脾臓で成熟したマクロファージが，顆粒球，血小板などを貪食し，胞体内に空胞を認める．リアルタイムPCRで血液中あるいは血清中のウイルス量を定量的に測定すると，著明な増加が認められる．

感染細胞のクロナリティをサザンブロット法を用いて調べることにより，病態を解析することができる．重症度はさまざまで自然治癒するものから，時に致死的な経過をとることもある．治

療にはγグロブリン，ステロイド，サイクロスポリンA，VP16，血漿交換などが用いられる．
　高熱が持続し，肝脾腫があり，汎血球減少あるいは2系統以上の血球減少，LDHの異常高値がある場合はウイルス関連血球貪食症候群も念頭に置き，凝固検査を行い，フィブリノーゲンの低下，FDP・DDの上昇があるときは，急速に症状が悪化する場合があり，治療ができる施設に紹介する必要がある．

参考文献

1) 脇口　宏：健常人における感染と伝染性単核球症．EBウイルス 改訂第2版，高田賢蔵，ほか編，p.94-99，診断と治療社，2008．
2) 永淵正法：ガンマ（γ）ヘルペスウイルス亜科．戸田新細菌学 改訂33版，吉田眞一，ほか編，p.734-741，南山堂，2007．
3) Jenson Hal B：Nelsons Textbook of Pediatrics, 18th ed. p.1372-1377, Saunders, 2007.
4) 出口雅経：伝染性単核症．開業医の外来小児科学 改訂5版，豊原清臣，ほか編，p.358-361，南山堂，2007．

【水野　由美】

12 無菌性髄膜炎
aseptic meningitis

髄膜炎（脳脊髄膜の炎症，髄液細胞数の増多）のうち，髄液中に細菌が証明されないものが無菌性髄膜炎である．広義にはワクチン起因のものや非感染性のもの（腫瘍，自己免疫疾患など）なども含むが，一般にはウイルス感染による髄膜炎を指す．

本症の予後はよいが，集中治療を必要とするウイルス関連脳炎・脳症，細菌性髄膜炎（一般細菌，結核，真菌）との鑑別が重要である．

病態生理・疫学

❖ 病　態

多くの場合，ウイルス感染は呼吸器，消化器などの一次感染巣から一次ウイルス血症となりそこで終息するが，一部症例でその後二次ウイルス血症から中枢神経系に侵入し無菌性髄膜炎を発症する．したがって原発巣の症状にやや遅れて症状が出現することが多い．

❖ 原　因

原因ウイルスとしてはエンテロウイルス属（エコーウイルス，コクサッキーウイルス，手足口

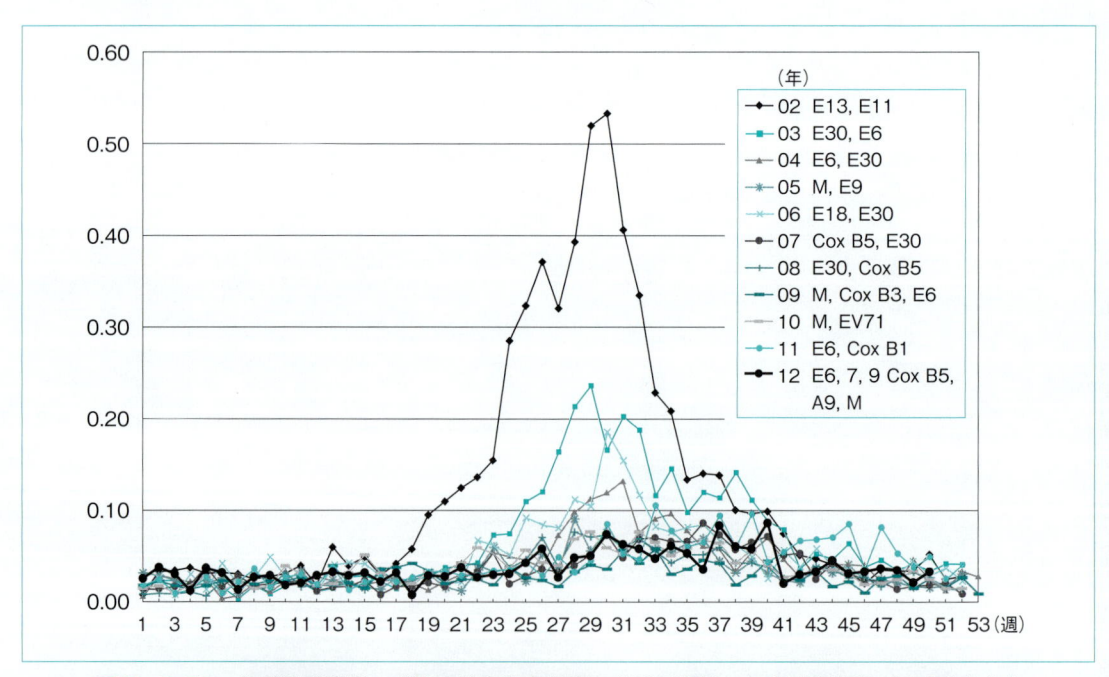

図Ｖ-Ｃ-50　無菌性髄膜炎　感染症発生動向調査における週別，年度別報告数（定点あたり）

年度の横の記号はその年の主要原因ウイルスを示す（Cox：コクサッキー，E：エコー，EV：エンテロ，M：ムンプス）．国立感染症研究所 HP で最新の情報を見ることができる．
・感染症発生動向調査　週報（IDWR）（http://www.nih.go.jp/niid/ja/10/2096-weeklygraph/1658-17aseptic.html）
・病原微生物検出情報（IASR）無菌性髄膜炎由来ウイルス（http://www.nih.go.jp/niid/ja/iasr/511-surveillance/iasr/tables/1493-iasr-table-v.html）

表V-C-34 髄液所見の正常値と検査結果による髄膜炎の鑑別診断

【正常値】

細胞数

年　齢	細胞数（/μL）
0日	0～76
1～6日	1～34
1カ月～1歳	10以下
1～4歳	8以下
5歳～成人	5以下

細胞の種類

リンパ球	60～70%
単球様細胞	20～30%
多形核細胞	2～3%

糖（mg/dL）	蛋白（mg/dL）
新生児 30～70	45～100
乳児期以降 40～90	15～45

【髄膜炎のときの異常値のパターン】

	細胞数	優位な細胞の種類	糖	蛋　白
細菌性	↑↑	多核球	↓	↑↑
ウイルス性	↑～↑↑	単核球	正常	正常～↑
結核性	↑～↑↑	単核球	↓	↑～↑↑
真菌性	↑	単核球	正常～↓	↑～↑↑

（椎原弘章：細胞数，細胞の種類，タンパク，糖，クロール．小児内科，37：142-145，2005）

病ではエンテロウイルス71によるもの）やムンプスウイルスなどが代表的であり，なかでも大半を占めるエンテロウイルス感染症が多発する季節に一致して初夏から秋にかけての報告が多い（図V-C-50）．ムンプスによる髄膜炎は年間を通じてみられ，年によっては原因ウイルスの上位にランクされる．

本症は国の感染症発生動向調査の対象疾患であり，国立感染症研究所感染症情報センターで集計が行われている．ホームページで最新情報の閲覧が可能である．

症状・臨床診断

髄膜刺激症状の3主徴（発熱，頭痛，嘔吐）や理学所見の特徴である項部強直，大泉門膨隆，Kernig徴候，Burdzinski徴候などがあれば臨床診断は容易である．しかし乳幼児では典型的な所見を認めないことも多く，発熱や"not doing well"の鑑別診断の1つとして考えておく必要がある．

けいれんや意識障害を伴うときは細菌性髄膜炎（p.344）やウイルス関連脳炎・脳症（p.444）の可能性を考え，入院・集中治療を前提とする．

検査所見

◆ 血液検査……細菌感染との鑑別に重要である．血液検査がウイルス感染を示唆する結果（白血球数・CRP上昇なし など）で一般状態が悪くなければ髄液検査は必須ではない．

ただし細菌感染の初期には検査値がまだ異常とならないことがあるので，必ずその後の臨床経過を確認し，悪化があれば再検する．

◆ 髄液検査……髄液細胞数・糖・蛋白などを確認し診断する（表V-C-34）．髄液の糖濃度は血糖の影響を受ける．通常血糖の2/3であり，1/2以下は異常値と考える．糖の減少，蛋白の増加は細菌性髄膜炎を示唆する至急の対応を要する所見であり，通常，無菌性髄膜炎では観察されない．

近年，医療機関の役割分担が明確になり，髄液検査は二次医療機関で実施されることが多い．

病原診断

髄液からのウイルス分離・同定の他，流行や他の症状から原因ウイルスを推定できるときは髄液 PCR，血清抗体価などで診断可能である．

髄液で確認できなかった場合は，咽頭ぬぐい液や直腸ぬぐい液など他の検査結果を診断の参考にできる．血清診断以外は専門機関への依頼が必要である．

治療・予防

頭痛，嘔吐による脱水，食欲低下など症状が強いときは入院加療の適応となる．ウイルス感染とわかれば抗菌薬投与は不要であり，数日を要することがあるが安静にて改善を期待できる．症状に応じて輸液，解熱鎮痛薬など支持的な治療を行う．髄液の細菌培養が陰性であれば細胞数減少確認のための髄液再検査は必要ない．症状，一般状態の改善を待って退院とする．

細菌性髄膜炎やヘルペスウイルスの関与が否定できないときは確定診断がつくまで抗菌薬，抗ウイルス薬を使用する．

予防可能な疾患についてはワクチンの啓発，励行，定期化が望まれる．本項関連ではムンプスの他，水痘，日本脳炎などが該当する．前2者はまだ任意接種であり（2013年2月末現在），日本脳炎については 2005～2010 年の接種勧奨見合わせの影響で未接種の人が増えている（該当者は，接種時期が緩和されており定期の扱いで接種可能）．

参考文献

1) 細矢光亮：無菌性髄膜炎．小児内科，41：631-634，2009．
2) 椎原弘章：細胞数，細胞の種類，蛋白，糖，クロール．小児内科，37：142-145，2005．
3) 久川浩章：無菌性髄膜炎．こどもの感染症ハンドブック 第2版，脇口 宏編，p. 279-282，医学書院，2004．

【門屋　亮】

13 RSV，hMPV 感染症
respiratory syncytial virus infection, human metapneumovirus infection

a RSウイルス感染症　respiratory syncytial virus infection（RSV）

> RSウイルスは1歳未満児および1歳代の細気管支炎（bronchiolitis）と肺炎（pneumonia）の主な起因ウイルスであり，乳児・幼児期早期における気道感染症の最も重要な病原体である．RSウイルスによる感染症は急性上気道炎から下気道炎まで多彩な臨床症状を呈する．

病因

RSウイルスはパラミクソウイルス科に属する．抗原性の違いによって，AとBの2つのタイプがある．RSウイルスは種々の組織培養で増殖し，特徴的な合胞体細胞をつくる．

疫学

11～3月の冬期に流行する．特に12月がピークである．他の季節，例えば9月でも散発している．インフルエンザ流行期には患者数は減少している．

胎盤移行の抗RSウイルス抗体の力価が高い生後4～6週間までは，重症の発生率は低い．それを過ぎると低年齢ほど重症となりやすい．

免疫性のない乳児の約半数が1回の流行で初感染すると推計される．小児期を通じて1回の流行にあたり，10～20％の割合で再感染が生じる．0歳児での初感染は翌年の冬期シーズン流行期に再感染を起こしている児が多い．症状は初感染のときより軽い．成人の再感染は症状が軽い．保育所などの曝露率の高いところでは発生率は高く，初感染では100％，再感染は60～80％である．血清中の中和抗体が存在しても再感染を繰り返すことが特徴である．

細気管支炎は肺炎と鑑別できないことが多く，実際は両方合併していることが多い．下気道感染は生後2～7カ月児の発生率が高く，それ以降は低下する．1歳を過ぎると細気管支炎はまれになる．1歳以降での感染による急性の喘鳴発作は喘鳴（wheeze）を伴う気管支炎，喘息様気管支炎（asthmatic bronchitis）または単に喘息発作（asthmatic attack）と呼ばれることが多い．

細気管支炎の45～75％，小児肺炎の15～25％，クループの6～8％がRSウイルスに起因する．細気管支炎，肺炎の男女比は3：1である．初感染者の入院率は高い．

発症機序

細気管支炎の特徴は，ウイルスによる細気管支上皮の壊死，粘液の過分泌，周囲の粘膜下組織の円形細胞浸潤と浮腫である．

間質性肺炎では浸潤はより広範囲に起こり，上皮壊死は気管支と肺胞の両方に及ぶ．乳児は細

気管支が細いため，特に細気管支閉塞を生じやすい．

RSウイルス感染が成立すると，炎症と組織障害を促進するインターロイキン，ロイコトリエン，ケモカインが遊離される．活性化T細胞は肺障害の発生と感染からの回復の両方に関与していると考えられる．

臨床症状

乳児の初発症状は鼻汁と咽頭炎である．咳は同時に出現する場合もあるが，多くは1～3日後に出現し，微熱～中等度の発熱も伴うようになる．咳嗽の出現後まもなく喘鳴が聴取されるようになる．軽症例ではこれ以上進行しない．聴診ではびまん性のラ音（diffuse rhonchi），捻髪音（fine rales），破砕音（crackles）が聞かれることが多い．

症状が進行すると，咳嗽と喘鳴が悪化して呼吸困難を生じ，呼吸数増加，肋間陥凹，肺野過膨張，不穏状態，末梢性チアノーゼとなり，重症は中枢性チアノーゼで70回分を超える多呼吸，無気力，無呼吸発作である．この段階では換気不全のため呼吸音をほとんど聴取できない．

RSウイルス細気管支炎後に多くの患児では喘鳴発作を繰り返すことがあるが，これらは急性期の免疫反応と関係しているようである．乳児におけるRSウイルス細気管支炎は無気肺や間質肺炎を伴う場合においても，細菌の関与はほとんどないと考えられている．

中耳炎の合併率は高く，ウイルス感染に合併する中耳炎ではRSウイルスが一番高い．初期はRSウイルスそのものの作用であろうが，長引くときは細菌性中耳炎となっていることが多い．

診 断

細気管支炎の症状に流行の時期と年齢を考慮する．12月の流行期であればRSウイルスを最も疑う．再感染も多いので，年長の兄弟や親までも含めて家族感染が起こっていることがある．

鑑別疾患としては，パラインフルエンザウイルス，インフルエンザウイルス，メタニューモウイルスなどによる細気管支炎との基本的相違はなく，特に1歳以上での鑑別は困難である．パラインフルエンザは夏から秋に多く，仮性クループ症状を示すこともある．下気道症状を示せば有熱となる．インフルエンザの下気道症状は，0歳児では軽く，インフルエンザ流行中であることから容易に診断できる．メタニューモウイルスは，1～2歳児が多く，RSウイルスより少し年齢が高い．メタニューモウイルスの症状はRSウイルス感染症とよく似ている．

検査診断は迅速診断キットが多用されている．精度も高く，鼻汁を検体とするので採取もたやすく，キットの操作も簡単である．血清抗体検査は補体結合抗体（CF抗体）と中和抗体で，急性期と回復期のペア血清で4倍以上の上昇をもって確定診断する．乳児の初感染では抗体上昇が不良なことが多い．ウイルス分離は細胞培養，ウイルスゲノム検出はPCRによって可能である．

治 療

合併症を伴わない細気管支炎例の治療は対症的に行う．鼻汁が多量に出るので鼻閉のため寝苦しく，特に夜間眠れない．新生児鼻注カテーテルと10 mLの注射器を用いて，鼻汁を吸引する．バスタオル上に仰臥位にさせ身体ごと包みこむように固定すると，動かなくて操作がスムーズに行える．保護者に処置を見せて，自分でできる人にはカテーテルとディスポの注射器を渡して，家庭でもしてもらうとよい．症状が重い場合は，入院が必要となり，酸素飽和度を経皮的酸素濃

度計を用いてモニターする．

　入院症例は加湿酸素が必要となる．多くの乳児は軽度から中等度の脱水症状を呈するため，維持量をやや上回る量の水分を与える．補液も行う．

　多呼吸のため，哺乳が困難な場合は静脈栄養または経管栄養を行う．10～30度上体を起こすと呼吸が楽になる．

　$β_2$刺激薬やキサンチン製剤の効果ははっきりしていないが，効果をみて実施する．

　副腎皮質ホルモンのRSウイルス感染症に対する効果は定まっていないが，症状の重い症例や気管支喘息の症状があるときは使用する．

予　防

　RSウイルス感染症の流行シーズン中は，乳児は人ごみを避ける．病棟では，ハイリスク乳児は呼吸器症状のある患児から隔離する．

　受動免疫による予防として，ハイリスク乳児，すなわち心・肺疾患や極低出生体重児に対して抗RSウイルスモノクローナル抗体，パリビズマブ（シナジス®）15 mg/kg筋注をシーズン中毎月1回投与する．

b　ヒトメタニューモウイルス感染症　human metapneumovirus infection（hMPV）

　ヒトメタニューモウイルスは2001年，オランダでRSウイルスと同様の症状を呈する28人の小児の鼻咽頭から初めて分離されたウイルスである．RNAウイルスでパラミクソウイルス科ニューモウイルス亜科メタニューモウイルス属に分類される．

　小児から成人までの広い年齢層で感染を繰り返している．乳幼児の喘鳴をきたす疾患である細気管支炎，喘息様気管支炎，気管支喘息を誘発する原因ウイルスである．

疫　学

　オランダの報告では，全年齢層の約3%，入院患者の気道感染症の5～7%，高齢者の気道感染症と心疾患や肺疾患を基礎疾患としてもつ人では約7%がhMPVによるとされた．日本では，1カ月～35歳までの血清を調べたところ，6カ月未満では66.7%，6カ月以上1歳未満では16.7%と最も低く，その後は年齢に従い上昇し，10歳以上では全例陽性である．6カ月未満が高いのは移行抗体のためである．

　流行時期は春が一般的であるが，2009年は7・8・9月，2010年は1・2・3・4月，2011年は4・5・6・7・8月，2012年は2・3・4・5月と年により流行の季節は異なる．RSウイルスの流行とは重複しないようである．しかし，他の季節も散発している．RSウイルス同様再感染を繰り返している．

臨床症状

　臨床症状はRSウイルスにきわめて類似しており，発熱，咳嗽，鼻汁，咽頭痛，嗄声など非特異的な気道症状である．潜伏期間は4～6日である．男児では，女児より感染率が高く重症化し

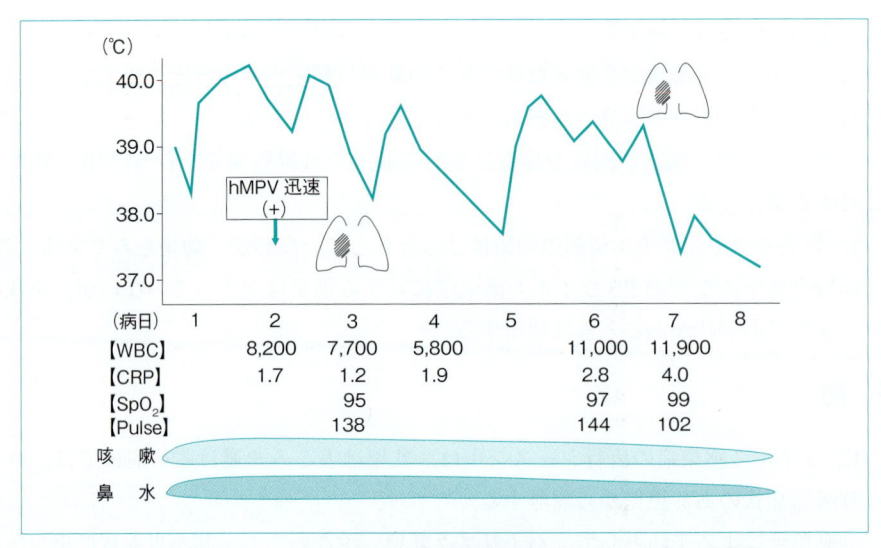

図V-C-51　hMPV感染症例の臨床経過（1歳1カ月，女児）

やすい．

　乳幼児，高齢者，免疫不全状態の患者では，細気管支炎，気管支炎，肺炎の病原となる．特に，2歳以下では重症化しやすい．

　2002〜2003年の日本における気道感染症710例のRT-PCR法による調査では，61例からhMPVが検出され，平均年齢は2歳6カ月であった．

　臨床病名は喘息様気管支炎が最も多かった．発熱，喘鳴の持続期間は約5日で，最高体温の平均は39.4℃である．症状が強い症例のなかには，胸部X線写真で，気管周囲の浸潤陰影，肺胞浸潤陰影がみられる．

　hMPV感染症はRSウイルス感染症に比べてICUに入院する頻度，肺炎の頻度，低酸素，呼吸困難の頻度が低く，RSウイルス感染症よりは軽症である．RSウイルス感染症より年齢が高く，1歳代からが多い．図V-C-51に1歳1カ月，女児の症例の経過を示す．

診　断

　検査診断は迅速検査キットが開発され，市販されている．一部の研究機関や商業ラボラトリーで，RT-PCR法や，ウイルス分離，血清学的診断を行っている．

　臨床症状がRSウイルス感染症と似ているので，RSウイルス迅速検査を行い陰性であればhMPVを疑うという除外診断で検討をつけるのも一方法である．アデノウイルス感染症，インフルエンザなどとは臨床症状，白血球数が明らかに違う．パラインフルエンザは似ていると考えてよい．

治　療

　RSウイルス感染症と同様に対症療法である．中等〜重症では特に摂取困難や脱水に対して補液，加湿酸素投与を必要とすることはあるが，呼吸困難による人工呼吸器使用はまれである．

　軽症は鎮咳薬を主とする対症療法である．鼻汁を適宜吸引する．

表V-C-35 かぜ症候群の関連ウイルス

ウイルス群	抗原型	割合
ライノウイルス	100型以上	40〜50
コロナウイルス	5型	10〜15
パラインフルエンザ	5型	5
RSウイルス	2型	5
インフルエンザウイルス	3型*	25〜30
アデノウイルス	51型	5〜10
メタニューモウイルス	2型	5
その他：エンテロウイルス，ボカウイルス		

＊：複数の亜型

(Mandell GL, et al：Principles and Practice of Infections Diseases 7th ed, p.809-813, Churchill Livingstone, 2010)

ヒトボカウイルス感染症

2005年に呼吸器感染症の小児から発見される．DNAウイルス，パルボウイルス科パルボウイルス亜科ボカウイルス属である．頻度は小児の呼吸器感染症の2〜10％，成人の1.2％程度である．初感染の時期は生後数カ月から2歳までに80％，6歳までにほぼ100％となる．流行時期は通年で，他のウイルスとの重複感染は多い．ウイルス遺伝子検出はPCRで行う．

かぜ症候群

かぜ症候群として，ライノ，コロナ，パラインフルエンザ，RS，インフルエンザ，アデノ，メタニューモ，エンテロ，ボカなどのウイルスが病因となる（表V-C-35）．

参考文献

1) 三田村敬子：RSウイルス肺炎．小児内科，36：170-174, 2004.
2) Behrman RE, et al：Nelson Textbook of Pediatrics, 17th ed, p.1076-1079, Saunders, 2003.
3) Krugman S, et al：Infectious Diseases of Children. p.329-375, Mosby, 1992.
4) 岡部信彦監修：R-Book 2003 小児感染症の手引き．p.523-528，日本小児医事出版社，2004.
5) Ebihara T, et al：Human metapneumovirus infection in Japanese children. J Clin Microbiol, 42：126-132, 2004.
6) van den Hoogen BG, et al：A newly discovered human pneumovirus isolated from young children with respiratory tract disease. Nat Med, 7：719-724, 2001.
7) 堤　裕幸：小児感染症学 改訂第2版．p.367-371，診断と治療社，2011.
8) Mandell GL, et al：Principles and Practice of Infectious Diseases, 7th ed, p.809-813, Churchill Livingstone, 2010.

【鈴木　英太郎】

14 ウイルス関連脳炎および脳症
virus-associated encephalitis and encephalopathy

ウイルス関連脳炎・脳症の病態，予後，頻度は原因ウイルスや病態により，完全回復から死亡例まで幅広い．近年，日本脳炎，麻疹脳炎，風疹脳炎が激減し，インフルエンザ脳症が多く，ヘルペス属ウイルスやエンテロウイルス，下痢症ウイルスによる脳炎が目立つ．
脳炎の診断にはPCR法や抗原検出法などが開発されてきたので，急性期検体の保存と活用が大切である．抗ウイルス薬やステロイドパルス療法，脳浮腫治療などで予後の改善が図られてきた疾患もあるので，一次医療機関では搬送時期の判断が重要である．

急性脳炎と急性脳症

ウイルス性脳炎と脳症を救急臨床の場で区別することは困難であり，一次医療の現場でそれらを区別する必要はない．髄液や脳組織などの中枢神経系にウイルスの進入や炎症所見があれば脳炎，それらがともになければ脳症としている．脳炎はさらに，ウイルスの直接侵襲による一次性脳炎と，細胞浸潤や脱髄などの免疫学的な機序が主体の二次性脳炎（免疫介在性脳炎）に分類されてきたが，両方の要素が混在しているものも当然ある．インフルエンザ脳症やHHV-6脳症などをはじめとする脳症の研究により，病原体と病態は必ずしも1対1対応しないこと，過剰なサイトカイン産生やけいれん重積によるアポトーシスなど病態の解明が進み，新しい脳症の概念と治療の可能性が出てきた．

疫学と原因ウイルス

厚生労働省予防接種研究班による小児急性神経系疾患（AND）調査によれば，1980年代は麻疹脳炎，風疹脳炎が2大疾患であった（表V-C-36）．森島らの最近の全国調査の報告（2009年）では，原因病原体はインフルエンザが最も多く，次いでHHV-6，7，ロタウイルス，マイコプラズマ，ムンプスウイルス，エンテロウイルス，単純ヘルペスウイルス，水痘・帯状疱疹ウイルスなどが続いている（表V-C-37）．

脳炎・脳症は通年性にみられるが，最近ではインフルエンザ，ロタウイルスやエンテロウイルス

表V-C-36 脳炎・脳症の主な原因ウイルス別症例数（人）の推移（1985〜2000年）

調査年	風疹	麻疹	水痘	HSV	ムンプス	エンテロ	インフルエンザ	その他のウイルス	脳炎・脳症合計	AND総数
85〜86年	34	46	32	36	14			11	609	21,604
87〜88年	113	28	35	31	9	3	3	7	597	15,770
91〜92年	32	17	12	9	1	2	2	9	238	11,405
94〜95年	8	8	8	10	4	2	15	6	230	8,100
99〜00年	0	4	5	5	1	5	57	4	257	8,772

厚生労働省予防接種研究班AND（小児急性神経系疾患）調査より集計．

表V-C-37 2005〜2006年の全国調査における脳炎・脳症の原因（354病院：1,058例）

原因ウイルス	症例数
インフルエンザウイルス	244
HHV-6, 7	104
ロタウイルス	41
（マイコプラズマ）	31
ムンプス	29
エンテロウイルス	19
単純ヘルペスウイルス	18
水痘・帯状疱疹ウイルス	6
麻疹ウイルス	5
風疹ウイルス	1
その他	105
不明	299

（森島恒雄：小児における急性脳炎・脳症の病態・診断・治療に関する研究．平成17-19年度科学研究費補助金〈基礎研究A〉研究報告書，2009）

表V-C-38 乳幼児の意識レベル判定法

Ⅲ		刺激をしても覚醒しない状態
	300	痛み刺激にまったく反応しない．
	200	痛み刺激で少し手足を動かしたり，顔をしかめる．
	100	痛み刺激に対し，払いのけるような動作をする．
Ⅱ		刺激すると覚醒する状態（刺激をやめると眠り込む）
	30	呼びかけを繰り返すと，かろうじて開眼する．
	20	呼びかけると開眼して目を向ける．
	10	飲み物を見せると飲もうとする．あるいは乳首を見せれば欲しがって吸う．
Ⅰ		刺激しないでも覚醒している状態
	3	母親と視線が合わない．
	2	あやしても笑わないが，視線は合う．
	1	あやすと笑う．ただし不十分で，声を出して笑わない．

（坂本吉正：小児神経診断学．金原出版，1978）

に関連する脳症・脳炎が多いので冬場に多く，夏がそれに次ぐ．小児の脳炎・脳症の発症のピークは1歳代で，男女差はあまりないが，男児が若干多い．感染症法では全数報告対象である．

初発症状とその解釈

病初期は以下のような症状がみられることが多い．
①前駆症状：倦怠感，咽頭痛，普段と何か違う感じなど．
②感染症状：発熱，悪寒，戦慄，頭痛，腹痛，不機嫌，啼泣など．
③脳症状：頭痛，嘔吐，異常行動，意識障害，けいれん，麻痺，ふらつき，眼球偏位など．
ウイルス性脳炎・脳症の場合，ほとんどで発熱がみられる．一次医療機関で脳炎・脳症として認識されるのは，発熱＋意識障害，けいれん，異常言動である．

何となく普段と違う感じがみられることがある．これは脳炎・脳症に特異的ではないが，視線が合わない，泣き声がおかしい（弱い，かん高い，間欠的など），易刺激性，四肢冷感，顔色不良などの他覚所見以外に，普段と何か違う，何かありそうという母親の不安感，そのまま自宅に帰すには不安な印象などがあげられる．また，インフルエンザ脳炎・脳症初期の乳幼児の異常言動として，表V-C-38などが実例として観察されている．

原因ウイルスにより脳炎・脳症の経過は違うが，一般的には急速に神経症状が進行する場合が多い．熱がない場合には，食品・薬物中毒などの非感染性の脳症，脳血管障害（出血や梗塞，虐待を含む），その他を疑う．

◼ 一次医療機関における初期対応と搬送

2005年に厚生労働省インフルエンザ脳症研究班（森島恒雄班長）がまとめた「インフルエンザ脳症ガイドライン」が2009年9月に改訂された．そのなかで初期対応をフローチャート化している．インフルエンザ脳症は最も頻度の高い脳症であり，またこれは他の脳炎・脳症にも参考にできると考えるので，ここに載せた（図V-C-52）．他の疾患の場合でも，発熱などの感染症状に加えて，けいれん，意識障害，異常言動などで一次医療機関を受診したと仮定して，二次医療機関に搬送するか否かの判断の参考になると考える．

▶ **意識障害**……明らかな意識障害が持続している場合は速やかに二次病院に搬送する．意識障害の判断には，表V-C-38 を用いる．

待ち合い時間や採血や点滴中などの処置中に意識障害が出現したり，全身状態が悪化することもあり，トラブルになることがあるので，患者の状態が心配されるときには看護師に声をかけるよう，あらかじめ注意を促しておく．

けいれんで来院した場合，熱性けいれんかどうかの見極めが重要であるが，現実的にはふりわけ対応が難しい．

① 単純型の熱性けいれんであり，原因疾患が明らかで，来院時に意識障害がみられない場合は通常の対応を行う．しかし異常言動があれば搬送を考える．インフルエンザではもともと熱性けいれんが長引きやすく年齢が高くても起きることがあるので，ガイドラインではやや甘めの判断にしてある．

② 来院時に意識状態の判断が難しい場合（ジアゼパム坐剤などを使用しているとさらに判断が難しくなる）は，それが確認できるまで院内でバイタルサインを含めた状態観察を行い，意識障害が持続する場合は二次医療機関に紹介する．

③ 複雑型熱性けいれんでは，診断や以後のフォローも含め，二次医療機関に紹介するのがよい．熱に伴うけいれん重積が，神経学的予後が不良の2相性の経過をとる脳症（AEFCSE）の1相目であることがあり，一次，二次医療機関ともに注意が必要である．

▶ **異常言動**……インフルエンザ脳症の初期症状として，明らかな意識障害に気づかれる前に，異常言動や何となく様子がおかしい，などがみられることがある．熱せん妄との区別が難しいが，表V-C-39 に，インフルエンザ脳症患者家族の会が行ったアンケートで明らかになった異常言動の代表的なものを示した．他の脳炎・脳症でも精神症状としてありうるので参考になる．

◼ 検　査

最初から脳炎・脳症が疑われれば，検査なしで二次医療機関に搬送する．脳炎・脳症では初期から脳浮腫の可能性もあるのでクリニックレベルでは髄液検査（腰椎穿刺）を行わない．来院時一般的な血液尿検査や抗原検査を行うことがあるが，脳炎・脳症であっても初回検査では異常がみられないこともしばしばあるので安心してはならない．このとき採られた検体が後に診断に重要になることがあるので，保存するか，または患者とともに二次医療機関に渡すなどする．

C. 感染症

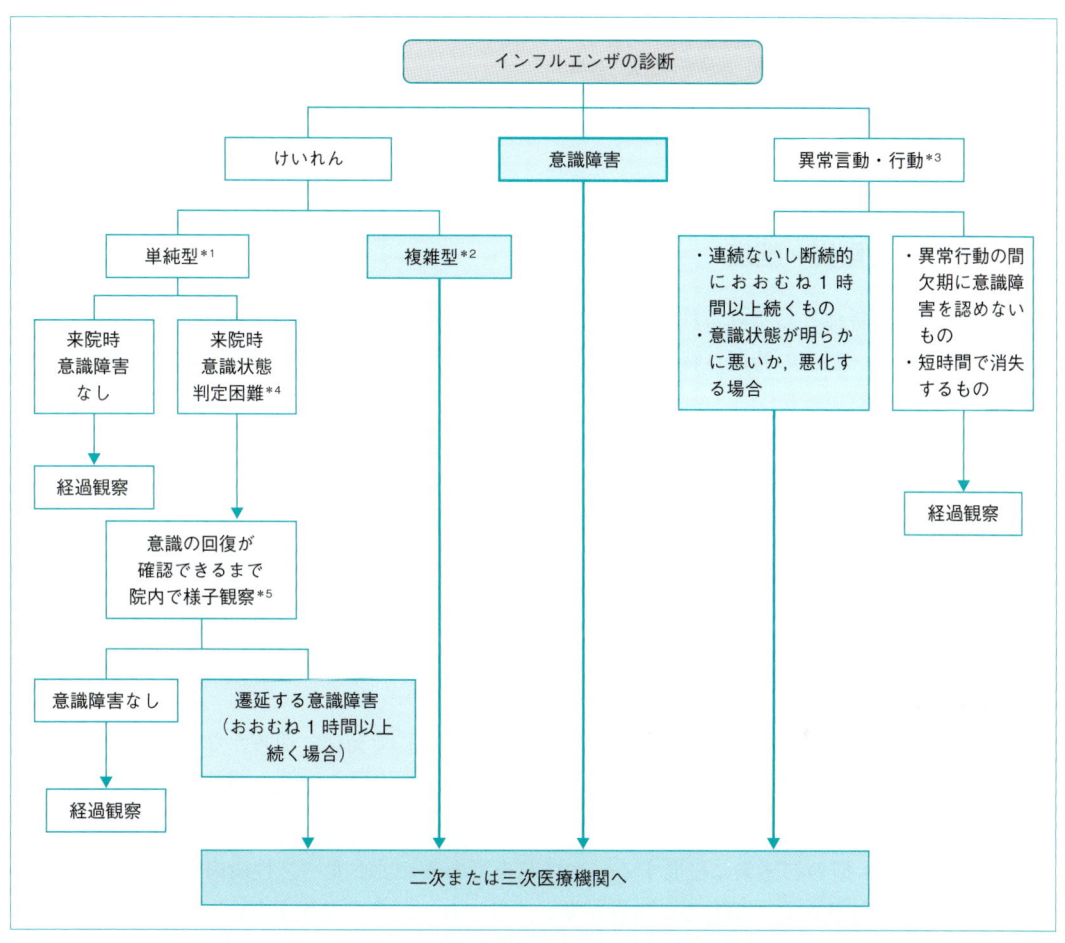

```
                    インフルエンザの診断
        ┌──────────────────┼──────────────────┐
     けいれん             意識障害          異常言動・行動*3
   ┌─────┴─────┐                      ┌──────────┬──────────┐
  単純型*1    複雑型*2                ・連続ないし断続的    ・異常行動の間
                                      におおむね1時       欠期に意識障
 ┌─────┬─────┐                       間以上続くもの      害を認めない
来院時    来院時                      ・意識状態が明らか    もの
意識障害  意識状態                     に悪いか,悪化す    ・短時間で消失
なし      判定困難*4                   る場合              するもの
  │         │                            │                │
経過観察   意識の回復が                                  経過観察
          確認できるまで
          院内で様子観察*5
         ┌─────┴─────┐
    意識障害なし   遷延する意識障害
         │        (おおむね1時間以上
       経過観察      続く場合)
                         │
                  二次または三次医療機関へ
```

図V-C-52 インフルエンザ脳症が疑われる症例の初期対応フローチャート

*1：単純型とは：① 持続時間が15分以内,② 繰り返しのないもの,③ 左右対称のけいれん.
　　ただし,けいれんに異常言動・行動が合併する場合には単純型でも二次または三次医療機関に紹介する.
*2：複雑型とは：単純型以外のもの.
　　インフルエンザに伴う複雑型熱性けいれんについては,脳症との鑑別はしばしば困難なことがある.
*3：異常言動・行動については表V-C-39を参照.
*4：postictal sleep(発作後の睡眠)や,ジアゼパムなどの抗けいれん薬の影響による覚醒困難などを含む.
　　明らかな意識障害がみられる場合や悪化する場合は速やかに二次または三次医療機関に搬送する.意識障害の判定法については表V-C-38,39を参照.
*5：医師または看護師により定期的にバイタルサインのチェックを行う.
　　経過観察：ここでいう経過観察とは,その時点では脳症のリスクが低いと思われる場合である.
　　帰宅後に神経症状の再燃あるいは新しい症状が出現した場合は,必ず再診するよう確実に指示する.特に,二相性の脳症では3~5日後にけいれんや意識障害が出現することがあることを伝える.
　　現時点では二相性の脳症を早期に診断する方法は知られていない.
　　補) 電話で問い合わせがあった場合,発熱に何らかの神経症状が伴う場合は受診を促すこと.

(厚生労働省 インフルエンザ脳症研究班：インフルエンザ脳症ガイドライン 改訂版. p.3, 2009)

表V-C-39 インフルエンザ脳症における前駆症状としての異常言動・行動の例
(インフルエンザ脳症患者家族の会「小さないのち」アンケート調査より)

① 両親がわからない、いない人がいると言う（人を正しく認識できない）．
② 自分の手を噛むなど、食べ物と食べ物でないものとを区別できない．
③ アニメのキャラクター・象・ライオンなどが見える、など幻視・幻覚的訴えをする．
④ 意味不明な言葉を発する、ろれつがまわらない．
⑤ おびえ、恐怖、恐怖感の訴え・表情．
⑥ 急に怒り出す、泣き出す、大声で歌い出す．

(厚生労働省 インフルエンザ脳症研究班：インフルエンザ脳症ガイドライン 改訂版．p.6, 2009)

病原体別急性脳炎・脳症

各疾患の合併症としてみられる脳炎・脳症は、病原体（病気）毎に記載された他項に詳細は譲るが、各脳炎・脳症の特徴（特に発症時期や初期症状）を簡単に記載する．

❖ 麻疹脳炎

1,000人に1人．発疹出現後3～6日（4日前～出現後18日）が多い．意識障害90％、けいれん50～60％．臨床診断できる．

❖ 亜急性硬化性全脳炎（SSPE）

麻疹罹患後平均2～7年後に、落ち着きのなさ、知的な退行や人格変化が徐々に進行し、ミオクローヌスなどのけいれんや意識障害を呈するようになる．亜急性に進行する．最近、リバビリンの髄注療法が試みられている．

❖ 風疹脳炎

4,000～6,000人に1人．発疹出現後3～4日（0～14日）で発症．明らかな意識障害やけいれん以外に、精神症状や人格変化で気づかれる場合もある．

❖ 単純ヘルペス脳炎

主にHSV-1型の初感染に続発する一次性脳炎であるが、ヘルペス性歯肉口内炎などの皮膚粘膜症状を前駆症状として呈しない場合が多い．けいれんは部分発作が多い．意識状態が一時改善して、その後急速に悪化することがあるので注意する．

❖ 水痘脳炎

発疹出現後2～13日に発症．小脳炎50％、大脳炎40％．急性小脳失調は4,000例に1例程度．

❖ 突発性発疹（HHV-6, 7感染症）

脳炎（脳症）は有熱期から発疹期に発症する．予後良好例から死亡例まである．合併症のない突発性発疹でも大泉門膨隆がみられ、熱性けいれんもまれではない．

❖ ロタウイルス関連脳炎・脳症

軽症胃腸炎に伴う良性けいれんで終わるもの、予後良好なMERS、予後不良のHSESやAEFCSE（ともに次頁の「最近の脳炎・脳症の分類」を参照）まで多彩である．小脳炎の報告もある．髄液でウイルス遺伝子が検出されるが、本体は脳症と思われる．0～1歳に多い．

❖ エンテロウイルス71脳幹脳炎

手足口病（時にヘルパンギーナ）を発症して3日間程度発熱が続いた後、ミオクローヌス、失調、多呼吸、頻脈が出現し、胸部X線で肺水腫あり、UCGで心機能低下あり、時に急死する．Enterovirus brain stem cardio-pulmonary syndrome（EBCPS）と称する．5歳未満（特に2～

24 カ月）に多発する．

❖ 日本脳炎

急な高熱，頭痛，嘔吐，せん妄，項部硬直の後，意識障害，けいれんへと急速に進展する．無菌性髄膜炎で終わるものもある．現在，8〜10月にかけて関東以西（九州，沖縄，中国，四国）で中高年を中心に年間10名未満の発症．小児例も年平均1例の報告がある．

❖ インフルエンザ脳症

1〜3歳に多発する．熱発後1〜2日以内の急な発症が多い．意識障害，けいれん，異常言動が3主徴．A/H3N2（香港型）の流行時に発生頻度が高い．予後不良因子は，41℃以上の高体温，血小板減少，AST・ALT・CK上昇，血糖の上昇/低下，血尿・蛋白尿など．ジクロフェナク，メフェナム酸は脳症の予後を悪化させる．

鑑別すべきまぎらわしい疾患

- **代謝異常症**……有機酸代謝異常症や脂肪酸代謝異常症，尿素サイクル異常症などの先天性代謝異常症患者が，ウイルス感染などのストレスを機に，脳浮腫（脳症）を発症する．アシドーシス，アンモニア値，血糖値などが重要であり，原因疾患がみつかることがある．
- **熱中症**……感染性疾患で高熱があるときに，毛布でぐるぐる巻きにしたり，こたつに寝かせたりして，高体温からショック様症状を起こすことがある．
- **薬物**……抗てんかん薬などの過量投与による昏睡状態や，テオフィリン関連けいれん（ときに脳症）．ともに服用歴と急性期の血中濃度が有用だが，テオフィリンの血中濃度は必ずしも中毒域に達していない．テオフィリン関連けいれんは発熱児に生じやすく，止まりにくい．乳幼児は特に注意する．
- **ヒステリー**……意識障害の程度と診察所見がつりあわない．たとえば強い痛み刺激にはまったく反応しないのに，対光反射検査で眼球が逃げる，患者の手を持ち上げて顔の上で放すと顔を避けて落ちるなどである．一般に無熱である．

最近の脳炎・脳症の分類

インフルエンザ脳症や他のウイルス性急性脳症の研究の過程で，臨床経過，検査所見，病理学的所見から病型分類がされるようになった．一次医療機関の臨床でも概念として入れておくとよいと考え，提示する．

- **小児急性壊死性脳症（ANE）**……乳幼児期に種々のウイルス感染による発熱後0〜3日に，意識障害，けいれん，嘔吐で発症する．CT・MRI上，びまん性浮腫とともに浮腫性壊死性病変が両側視床を含む領域に左右対称性に現れるのが特徴である．インフルエンザやHHV-6感染症に多くみられる．高サイトカイン血症が主因と考えられ，東アジア人に多いとされる．典型例は重症で致死率が高い．
- **出血性ショック脳症症候群（HSES）**……急性脳症とDICの組み合わせ．高熱，意識障害，けいれん，ショック，下痢，肺や腸管からの出血が主徴．予後不良．インフルエンザやHHV-6，下痢症，上気道炎時の高熱時に発症．乳児に好発する．熱中症とも類似する．
- **けいれん重積型急性脳症（AEFCSE）**……2相性けいれんと遅発性拡散低下を呈する急性脳症（AESD）と同義．感染による発熱に伴いけいれん重積を起こし，いったんはけいれんは止まり

意識も回復してくるが，発病3〜6日後に意識障害の再悪化とけいれんの群発がみられ，2相性を呈する．初期にはCTやMRIで軽度の脳浮腫を認める程度であるが，けいれん群発期にはMRIで脳葉性浮腫，拡散強調画像で皮質下白質の高信号域を認める．生命予後は比較的よいが，回復期には脳の高度な萎縮がみられ，精神運動退行を示す．両前頭葉が侵されやすく，知的な退行や高次脳機能障害がみられる．1側の大脳半球が傷害された場合に片側けいれん-片側まひ-てんかん症候群（HHES）の病型をとる．

◆ 脳梁膨大部に一過性拡散低下を伴う脳炎/脳症（MERS）……発熱後1週間以内に，異常言動や軽度の意識障害，けいれんなどで発症するが，10日以内に後遺症なく治癒する．MRIの画像上，急性期のみ，一過性に拡散強調画像で脳梁膨大部に高信号域を認めるが1週間以内に消失する．予後良好．

◆ 急性散在性脳脊髄炎（ADEM）……種々のウイルスやその他の感染症発症後または予防接種後2〜14日に，急性または亜急性に脳脊髄に散在性炎症性の多巣性病変に基づく多彩な神経症状を呈する．6歳前後をピークに小児に多発する．生命予後は比較的よい．

◆ Reye症候群……一過性の全身臓器のミトコンドリア機能異常症で，急速に進行する肝障害と脳浮腫がみられる．病初期には発熱を伴わず，嘔吐，意識障害で発症．低血糖，高アンモニア血症が特徴．インフルエンザや水痘後に好発するといわれるが，インフルエンザ脳症とは異なる機序である．

▎参考文献

1) 宮崎千明：小児の急性神経系疾患．小児科診療，67：2056-2062，2004．
2) 森島恒雄：小児における急性脳炎・脳症の病態・診断・治療に関する研究．平成17-19年度科学研究費補助金（基礎研究A）研究報告書，2009．
3) 水口 雅：急性脳炎・脳症．小児感染症—最新カレンダー&マップ 小児科臨床ピクシス25．細矢光亮 専門編集，p.40-45，中山書店，2011．
4) 厚生労働省 インフルエンザ脳症研究班：インフルエンザ脳症ガイドライン 改訂版 平成21年9月．(http://www.jpeds.or.jp/influenza/influenza090928.pdf)（小児科臨床，62：2483-2528, 2009）．
5) 塩見正司 専門編集：急性脳炎・急性脳症 小児科臨床ピクシス28．中山書店，2011．

【宮崎 千明】

15 肝炎
hepatitis

　一般小児科外来において肝機能異常を示す患児にしばしば遭遇する．小児期の肝機能異常の原因検索において，ウイルス肝炎以外の感染症でも肝炎類似症状を呈することがあり，まれではあるが劇症肝不全を引き起こすことを知っておかなければならない．小児のウイルス肝炎は激減したが，撲滅されてはいない．B型肝炎ウイルスの水平感染の予防のためにはワクチンの定期接種化が望まれる．現在，C型肝炎ウイルスの感染原因のほとんどが母子感染である．慢性B型肝炎，慢性C型肝炎の治療法は従来に比べ格段に進歩した．小児症例数は少ないが，成人に準じた治療法でよい成績を得ている．小児劇症肝炎，劇症肝不全の生存率は相変わらず低いが，肝移植が治療の選択肢の1つとして加わった．肝移植の成績を上げるためには早い時期からの準備と移植前の全身管理，そして適応症例を選ぶことが重要である．

肝機能異常を起こす原因

❖ 肝炎ウイルス

　肝炎ウイルスとは，肝細胞と親和性が強く，主に肝細胞内で増殖，病変部位も肝臓内に限られるウイルスで，A型，B型，C型，D型，E型がある．一時期F型，G型，TTウイルスも肝炎ウイルスとして報告されたが，現在では認知されていない．小児科の臨床の現場で問題になるのは，ほとんど前3者である．

❖ 非肝炎ウイルス，病原体（表V-C-40a）

　肝細胞内での増殖が証明されていない，あるいは明確ではないが，肝機能異常を起こすことが報告されているウイルスなどの病原体．サイトメガロウイルス，EBウイルス，HHV-6，ロタウイルス，ヒトパルボウイルスB12，マイコプラズマなどの頻度が高い．

❖ 感染症以外の原因疾患（表V-C-40b）

　原因は多岐にわたる．一般外来診療では，川崎病，脂肪肝，薬剤性肝炎などの頻度が高い．先天代謝異常のなかでは幼児期以降の疾患として，ウィルソン病を念頭に置いておくべきである．

表V-C-40a　小児期の肝機能異常―感染症―

肝炎ウイルス	非肝炎ウイルス，病原体
A型肝炎ウイルス（HAV） B型肝炎ウイルス（HBV） C型肝炎ウイルス（HCV） D型肝炎ウイルス（HDV） E型肝炎ウイルス（HEV）	単純ヘルペスウイルス トキソプラズマ サイトメガロウイルス（CMV） EBウイルス（EBV） ヒトヘルペスウイルス6（HHV-6） 麻疹ウイルス 風疹ウイルス コクサッキーウイルス エコーウイルス ヒトパルボウイルスB12 マイコプラズマ　など

表V-C-40b 小児期の肝機能異常―感染症以外―

遺伝性または代謝疾患	その他の肝障害	
	急性疾患	慢性疾患
ウィルソン病 ガラクトース血症 新生児ヘモクロマトーシス チロジン血症Ⅰ型 シトリン欠損症（NICCD） Alaglle症候群 家族性進行性肝内胆汁うっ滞症（PFIC） 良性反復性肝内胆汁うっ滞症（BRIC） 囊胞性線維症 胆汁酸代謝異常 遺伝性果糖不耐症 糖原病 α_1-アンチトリプシン欠損症 ニーマンピック病 ゴーシェ病 尿素サイクル異常（OTC欠損，CPS1D） 脂肪酸酸化障害 ミトコンドリア呼吸鎖障害 ペルオキシゾーム病 ヒスチオサイトーシスXなど	川崎病 Reye症候群 薬剤性肝炎 循環障害・虚血 など	・肝炎 　自己免疫性肝炎 　膠原病（SLEなど） 　非アルコール性脂肪性肝炎（NASH） ・胆汁うっ滞 　胆道閉鎖症 　新生児肝炎 　胆道拡張症 　肝内胆管減少症 　胆管消失症候群 　原発性硬化性胆管炎 　胆囊炎・胆石症 ・栄養障害 　脂肪肝 　栄養失調症 ・その他 　先天性肝線維症 　肝腫瘍 　Budd-Chiari症候群など

表V-C-41 肝炎ウイルスの特徴

肝炎ウイルス	感染経路	潜伏期間（日）	母子感染	慢性化	血清診断	遺伝子診断	ワクチン
A型肝炎ウイルス	経口	15～45	なし	なし	IgM-HAV	HAV-RNA	あり
B型肝炎ウイルス	非経口	30～120	あり	あり	HBs抗原	HBV-DNA	あり
C型肝炎ウイルス	非経口	15～90	あり	あり	HCV抗体Ⅲ	HCV-RNA	なし
D型肝炎ウイルス	非経口	30～120	あり	あり	HDV抗体	HDV-RNA	なし
E型肝炎ウイルス	経口	15～60	なし	なし	IgM-HEV	HEV-RNA	なし

肝機能異常児の診断のポイント

ウイルス肝炎の感染経路は確立されており，家族歴，食事歴，渡航歴などを含めた病歴の聴取が重要である．非肝炎ウイルスによる感染症は個々の臨床症状や理学的所見から比較的容易に診断可能な例もあれば，非典型例として症状・所見が乏しく，原因不明のまま肝機能が正常化していくことも少なくない．先天代謝異常症は肝機能異常以外の臨床症状から新生児期や乳幼児期に診断されることが多いが，酵素活性が残存する不完全欠損型では症状の進行が遅く，肝機能異常が発見のきっかけになることもある．その他，種々の肝疾患の診断には専門的技術を必要とすることも少なくなく，後述する「専門医への相談・紹介のタイミング」の事項を参考にして，専門施設にコンサルテーションを受けるとよい．

ウイルス肝炎

各肝炎ウイルスの特徴を表V-C-41に示す．

A型肝炎（HA）

❖ 感染経路と疫学

経口・糞口感染により発症する．上下水道の整備が整っていなかった時代には水系感染をしば

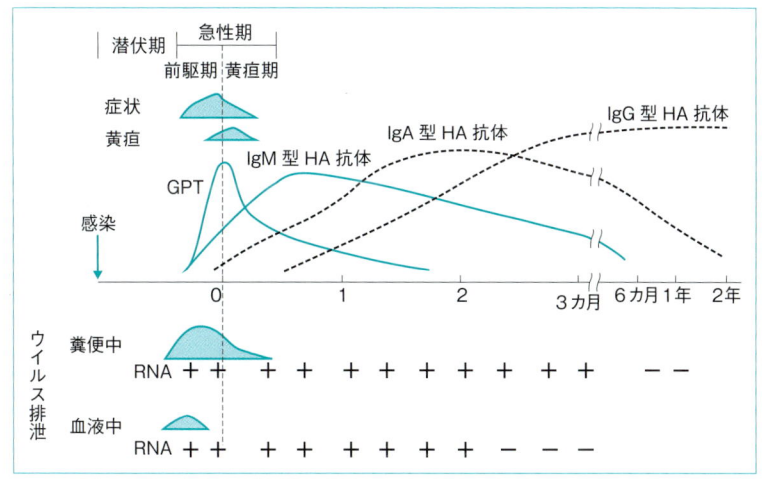

図V-C-53　A型肝炎の経過
（小池通夫，ほか：A型肝炎ワクチン．小児科臨床，49：743-751, 1996）

しば認めていたが，現在のわが国では牡蠣など汚染された魚介類，生野菜など生鮮食品の摂取による感染が多い．

A型肝炎ウイルス（HAV）は広く世界に分布するが，東南アジア，アフリカ，中南米諸国が高浸淫地域である．最近のわが国の年間発生数は100〜200例前後，そのうち1割程度が高浸淫国からの輸入感染である．国内感染例は，生牡蠣など魚介類の生食の喫食が原因となることが多く，冬〜春に発生しやすい．

❖ 臨床症状

潜伏期間は2〜6週間．発熱，下痢，嘔吐，食欲不振など感冒様症状に引き続き，黄疸，肝腫大，灰白色便，褐色尿などを呈する．一般に小児では症状が比較的軽微である．肝機能異常は1カ月程度，時に二峰性に再上昇したり，数カ月続くこともあるが，慢性化，キャリア化はしない．劇症化例は全患者の2％程度とされるが，小児ではまれである．

❖ 診　断

血清IgM型HA抗体の上昇をもって診断する．IgM型HA抗体は発症から約1カ月でピークに達し，3〜6カ月後には陰性化する．高感度検査としてはRT-PCR法やリアルタイムPCR法による便中または血中HAV-RNAを検出する方法もある（図V-C-53）．

なお2003年の感染症法の改正により，A型肝炎は4類感染症に定められた．A型肝炎を診断した医師は直ちに最寄りの保健所に届け出なければならない．

❖ 治　療

安静，食事療法など保存的治療が主体である．

❖ ワクチン

わが国では乾燥組織培養不活化A型肝炎ワクチンが，1995年より16歳以上の成人用として発売されている．投与法は，1回0.5μgを初回，2〜4週あけて2回目，24週後に3回目接種を皮下注または筋注にて行う．

❖ HAワクチンの接種対象者

汚染地域への渡航者・赴任者，家族内感染や閉鎖社会のなかでの二次感染予防対策としても用

小児に対するワクチン接種

わが国で現在発売されているHAワクチンは16歳以上の成人用として認可されており，小児に対する用法・用量の記載はない．しかし小児領域におけるHAワクチンの第Ⅲ相試験は既に1994年に実施されている．この試験では乳児期を含めて小児では成人と同様1回0.5μgの投与の有効性が高く，また安全面での問題もないことが報告されている．現在，小児への接種は医師個人の責任において行う医療行為となるため，接種にあたっては十分な説明が必要である．

B型肝炎（HB）

感染経路

感染者の血液や血液が混入した浸出液，体液などから感染することが多いが，まれに唾液，流涙，目脂，尿，母乳などからも感染が成立する．1986年から公費事業（1995年より保険給付対象）として始まった母子感染防止処置により母子感染が激減し，献血者の高感度スクリーニング検査や医療施設の水平感染予防対策の普及した現在，わが国で最も多いB型肝炎ウイルス（HBV）感染の原因は，「性感染症」（sexually transmitted diseases：STD）で約50％を占める．特にHBV高浸淫国であるアジア諸国からのヒトの流入，性風俗の乱れから不特定多数の性交渉によるHBV感染例が増加傾向にあり，社会的に問題になっている．小児期の感染原因としては，母子感染防止処置の失敗例（胎内感染，escape mutant例，不完全処置や未処置例），父子感染を主とする家族内感染，まれだが保育所など集団生活内での感染などが指摘されている．

疫 学

HBVキャリアは全世界で約3.6億人存在し，うち東南アジアとアフリカが大半を占める．現在，わが国の小児のHBVキャリア率は0.02％以下と推定されているが，母子感染防止事業開始前の年代である30～39歳で0.84％，40歳以上では1％を超えている．HBVにはA～E型まで8種類の遺伝子型，さらにその亜型が存在するが，この遺伝子型によりキャリア化率やがん化率など病態が異なる．さらに，この遺伝子型の分布が人種により差異があることも知られている．わが国ではほとんどのHBV感染者が遺伝子C型，残り10％程度にB型を認めるが，欧米ではA，D型が多い．日本人に多いC型はHBe抗体化する時期が遅く，肝硬変，肝細胞がんに進みやすい遺伝子型である．また前述したわが国でSTDとして問題になっているHBVは，従来日本人にはまれであったA型で，この型は成人においてもキャリア化しやすいという特徴がある．

臨床経過

1）急性感染

70～80％は不顕性感染で終わるが，20～30％に急性肝炎を発症する．うち約1～2％に劇症化を起こす．急性肝炎の症状は，全身倦怠感，発熱，食欲不振，悪心・嘔吐など感冒症状に類似するが，時に黄疸，肝腫大，腹痛などを認める．一般に若年者ほど臨床症状が乏しく，たまたま行われた肝機能検査によって発見されることもある．肝炎以外の症状としては顔面・四肢に特有の限局性，対象性の皮疹が出現するGianotti病が有名であるが，他に溶血性貧血，ギラン・バレー症候群，血管炎，腎炎などを合併することもある．

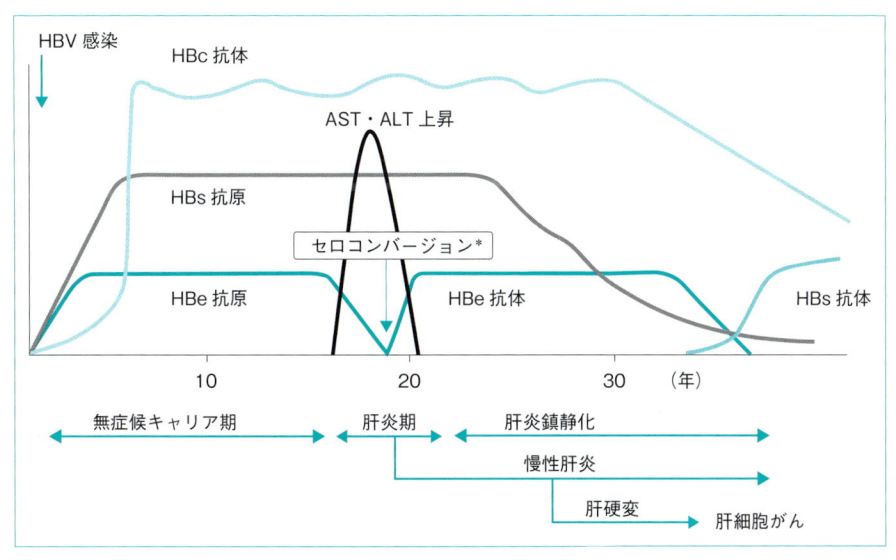

図V-C-54　HBVキャリアの自然歴と血清ウイルスマーカーの推移
＊：70%が小児期にHBe抗体化（セロコンバージョン）する．

2）持続感染（図V-C-54）

母子感染が主たるものであるが，3歳未満の乳幼児期に多量のHBVの曝露を受けたり，年長例であっても免疫抑制状態で感染するとHBV持続感染者となる．また最近問題になっている輸入感染症としてのgenotype A型のHBVでは，成人であっても10%にキャリア化を起こす．小児期のHBVキャリアは，5%/年の率で12歳までで50%，小児期全体で70～80%にHBe抗原消失からHBe抗体出現，いわゆるセロコンバージョン（SC）するが，この時期にしばしば肝機能障害を認め，時に慢性肝炎を起こす．このキャリア児の急性増悪期には急性肝炎様症状を認めることもあるが，多くの場合無症状である．小児期にHBe抗原が消失しなければHBVは肝内で増殖を続け，成人期の自然歴に移行して，一部の症例では慢性肝炎から肝硬変，肝細胞がんに進展する．なおSCを起こしてHBe抗体が出現すると肝炎は沈静化することが多いが，HBVは体内から完全に排出されたわけではなく，遺伝子変異を起こして肝臓内に潜んでいることを忘れてはならない．きわめてまれではあるが，思春期から青年期に若年性肝細胞がんを発症することもある．さらに最近の研究では，HBs抗原の陰性化例やHBs抗体の陽性例など既感染パターンであっても免疫抑制薬投与などで強い免疫抑制がかかるとHBVが肝臓内で再活性化して，重症肝炎（*de novo*肝炎）を起こすことが報告されている．

❖ 診　断

一般に血清HBs抗原の検出で判定するが，それで判定できないときは，HBc抗体の推移をチェックしたり，遺伝子（HBV-DNA）検査を実施する．HBVキャリアの病態，B型慢性肝炎の治療方針の決定，治療効果判定にはHBe抗原，HBe抗体，HBV-DNA量，遺伝子型の測定が有用である．HBs抗原が6カ月以上持続陽性のときはキャリアと判断される．急性感染ではサンプリング時期によってはHBs抗原の陽性をとらえられないこともあり，そのときはIgM-HBc抗体やHBc抗体の推移で判断する．治療効果の予測，効果判定，感染経路の検索を行うときは，DNAポリメラーゼ活性，HBV-DNAの定量，遺伝子型，アミノ酸配列などの解析などを行う．

❖ 治療

急性B型肝炎では，急性期の保存的治療，肝庇護療法が基本である．重症化，劇症化への進展が予測されるときは，抗ウイルス薬が使用されることもある．

慢性肝炎は肝機能異常が6カ月以上続くときと定義される．小児期では自然経過でSCして肝炎が沈静化する率も高いので，肝炎を発症後，最低3年は経過観察をするのが基本である．しかし小児期であっても，時に肝硬変への進展が危惧される線維化の強い症例や肝硬変への進行を認めないにもかかわらず，突然思春期から青年期に若年性肝細胞がんを発症する症例がまれに存在する．すなわちトランスアミナーゼの高値（ALT＞300 U/l以上）の持続例，肝組織所見にて炎症所見の強い例，肝線維化を認める症例などは小児期においても積極的な治療の対象になる．

治療に関しては，インターフェロンと核酸アナログ製剤の効果が成人領域で認められている．特にリバビリン，エンテカビルなど核酸アナログ製剤は副作用が少なく，経口薬で使いやすいが，小児でのコンセンサスはまだ明確でなく，現在その効果，安全性，適応症例などに関して専門施設にて検討段階にある．なお，小児慢性B型肝炎のインターフェロン単独投与の有効率は40〜50％と，成人よりも高い効果が得られている．

❖ ワクチン

現在，わが国においてHBワクチン接種が健康保険給付の対象になるのは，①HBVキャリア妊婦からの出生児，②HBe抗原陽性血液汚染事故の被汚染者，③血友病患者のみである．しかし，④HBVキャリアの家族（子，孫，配偶者など）や同居者，⑤医療従事者，⑥アジア，アフリカなどHBVの高浸淫地への長期滞在予定者などは感染の危険性があるため，ワクチン接種を積極的に考えるべきである．

❖ 接種スケジュール（図V-C-55）

1）母子感染防止処置

わが国の方式では，出生24時間以内（早ければ早いほどよい）に抗HBs免疫グロブリン

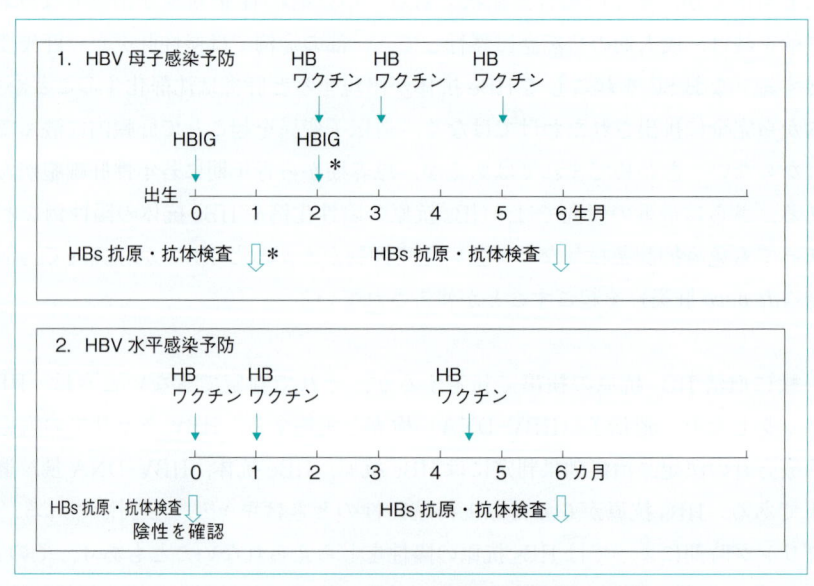

図V-C-55　HBワクチン接種のスケジュール

＊：HBe抗原陰性妊婦からの出生時では省略可能．

（HBIG）を筋注，生後1カ月時のHBs抗原の陰性を確認後，生後2カ月時にHBIG筋注（母親のHBe抗原が陰性であれば省略）とHBワクチン皮下注，その後，生後3カ月時，5カ月時にHBワクチンを皮下注，生後6カ月時にHBs抗体の上昇を確認する．なおHBIGの1回投与量は200単位，HBワクチンは5μgである．

　一般に欧米などで用いられている国際方式では，出生直後にHBIG，そして生後早期（日齢5），1カ月時，3カ月時にHBワクチンが投与される．本方式は，①産科退院前に1回目HBワクチンが接種され，2回目ワクチンを1カ月健診時に接種することができることで2回までのワクチン接種率が上がる，②3回目ワクチンが生後3カ月で終了するため，BCGなど他の予防接種を早期に受けることが可能，③HBIGの投与が1回のみでよいなどの利点がある．しかし国際方式に変更すべきかどうかの結論は出ていない．

2）水平感染予防処置

　1回目接種後1カ月後に2回目，4〜5カ月目の計3回HBワクチン接種を行い，3回目接種の1カ月後にHBs抗体の上昇を確認する．HBワクチン1回接種量は10歳未満5μg，10歳以上10μgである．

❖ HBV感染症の課題

1）母子感染防止

　現在のHBV母子感染防止対策の問題点として，1995年に健康保険給付の対象になって以後，接種対象者数や接種率などの全国的なモニタリングができていないこと，そして本来接種すべき対象児のなかに未接種や不完全な接種によるHBV感染例が一定率で存在することである．本事業が開始されて既に25年過ぎた現在，医師側にも患者側にも当初の緊張感が低下してきた印象は免れない．「接種漏れ」の問題は，日本小児科学会でも2004年と2010年に「B型肝炎母子感染防止対策の周知徹底」として啓発しているが，いまだ防ぎきれていない．

2）水平感染予防

　現行のわが国のHBV母子感染防止対策によりHBVキャリアは劇的に減少したが，短期的には水平感染による急性B型肝炎を撲滅することはできていない．水平感染のリスク群であるキャリアの同居家族，特に父親には予防処置の対象として積極的な働きかけや啓発が望まれる．まれではあるが保育所など集団内から感染することも報告されている．さらに国際交流が盛んになった現在，HBV高浸淫国からのヒトの流入によるHBV感染の危険性も高まっている．最近の性風俗の乱れによる性感染症としてのHBV感染が若者を中心に拡大している状況も懸念される．このような状況から，わが国においてもHBVワクチンの定期接種化の議論がある．

3）HBVワクチンの定期接種化

　諸外国のHBV感染防止対策は，HBV感染の浸淫度，衛生環境，経済状態など国情の違いから，費用対効果を考慮して高危険群のみを対象に予防対策を行う国と，定期接種として出生児全員に接種を行っている国とに二分される．しかし1992年にWHOおよびunicefが全新生児と青少年にHBワクチン接種を行うように勧告してから次第に定期接種化が一般的になりつつあり，先進国のなかで定期接種が実施されていない国は，現在，わが国と英国のみである．最近のわが国におけるVPD（vaccine preventable diseases）に対する意識の高まりから，HBVワクチンの定期接種化を願う声は次第に強くなっている．

C型肝炎

❖ 感染経路

　C型肝炎ウイルス（HCV）に感染したヒトの血液や体液を介して感染する．現在，わが国の成人感染者の約半数は感染源不明であるが，HCV感染のスクリーニング検査が実施されていなかった時代に輸血や血液製剤の輸注を受けたり，観血的医療行為，注射器や注射針の使い回しなどからの感染例もある．感染防止のスクリーニング体制が確立した現在では輸血関連による感染がほぼなくなり，新規患者は針刺し事故や刺青，覚せい剤注射など少数例に限定される．小児においても1990年代初頭までに血液悪性腫瘍，先天性心疾患手術例，血友病などの基礎疾患で輸血や血液製剤の輸注を受けた児にHCV感染者が多く発生したが，現在，感染者のほとんどは母子感染である．なお母乳からの感染は否定されている．

❖ 疫　学

　全世界ではHCV感染者は1億7,000人，わが国でも約200万人がキャリアであると推定されている．厚生労働省の研究班による検討では，妊婦のHCVキャリア率は現在0.2〜0.4％，そのうち母子感染の成立する割合は10％，3歳までに30％が脱キャリア化し，70％がHCVを保持し，成人に移行することがわかっている．すなわち，わが国の年間出生数を110万人とすると，母子感染によるHCVキャリア児は1年で150〜300人発生していると推計される．HCV遺伝子型による分類では，日本人はインターフェロン治療が効きにくい1b型が80％を占め，以下2a型が10〜15％，2b型が約5％で，他はまれである．

❖ 臨床症状，自然経過

　母子感染を起こすと，乳児期にしばしば軽度の肝機能異常を認めるが，ほとんどの症例は無症状で経過し，発育も正常である．このような母子感染例のうち3歳までにHCV-RNAが陰性化，肝機能も正常化する一過性感染例が30％存在する．このHCV-RNA陰性化例が体内からウイルスが完全に排除され自然治癒となるのか，肝臓その他の組織に潜んでいて，ある環境下において再活性するのかどうか，現時点では明らかではない．3歳以降もHCVが持続感染する例では，無症候性キャリアないし肝機能が軽微な異常と正常域の間で変動するパターンで推移する例がほとんどであり，肝炎が重症化，劇症化することはまずない．さらに小児のC型慢性肝炎を病理学的にみると成人に比して炎症や線維化は軽く，線維化の進展速度もかなり遅く，小児期に肝硬変や肝細胞癌を発症する例はきわめて特殊な例に限られる．しかしこの期間にHCV-RNAは陰性化することはなく，ほとんどの症例は成人慢性C型肝炎の自然歴に移行する（図V-C-56）．

　成人期に入ると20〜30年の経過で肝硬変，その後10年で肝細胞がんへ進展するリスクが高まり，初感染から肝がん発症までの期間は30〜40年といわれる．肝線維化の進展速度は小児期には遅く，50歳を過ぎると急激に高まることが知られている．

❖ 診　断

　HCV感染を疑うときは，まずスクリーニング検査として血清HCV（第Ⅲ世代）抗体をチェックする．HCV抗体が陽性のときには，血中HCV-RNA検査を行い，血中ウイルスの存在の有無を確認する．HCV-RNAが陽性であればHCV感染症と診断される．HCV-RNA検査としては，現在リアルタイムPCR法が保険収載されている．HCV抗体が陽性で，HCV-RNAが陰性であれば既感染となるが，HCV-RNA検査は複数回実施して慎重に評価すべきである．

　母子感染では出生直後から生後3カ月までにHCV-RNAが陽性になる．母子感染の診断は生

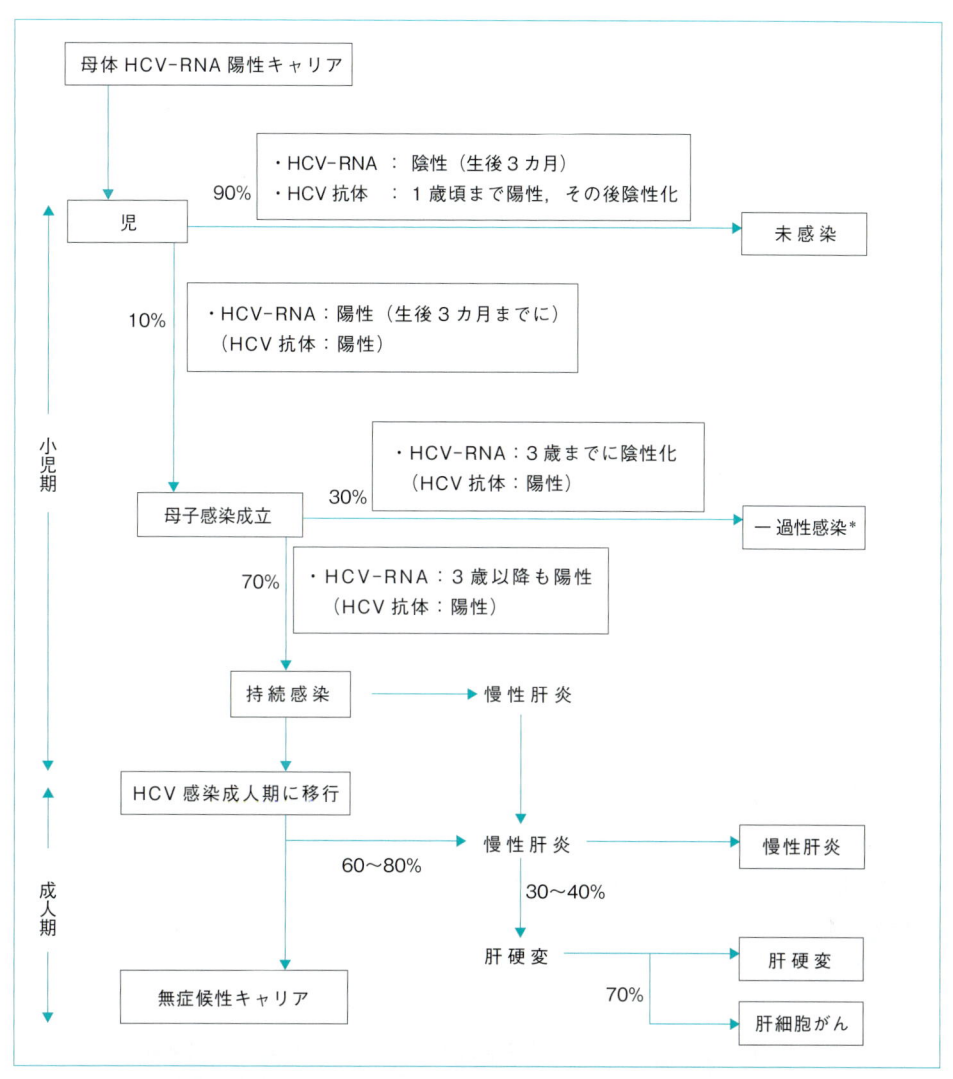

図V-C-56 HCVキャリア妊婦から出生した児の自然経過

＊：体内から完全に排出されたかどうか不明．

後3カ月時ないしそれ以降に児の血中HCV-RNAが陽性であれば確実である．血清HCV抗体は，HCV感染者である母親からの移行抗体として児に感染がなくても生後1歳までは血中に残存するので，母子感染を乳児期に評価する方法としては適さない．

C型慢性肝炎の治療方針を立てるときは，HCV-RNAの遺伝子型およびウイルス定量を行う．遺伝子型の判定は，遺伝子工学的技法により塩基配列を実際に測定する方法と，塩基配列の差を抗原性の差に置き換えてその血清グループ（1型，2型）で判定する方法がある．

❖ 慢性肝炎の診断

臨床的にはHCV-RNAが持続陽性で，肝機能異常が6カ月以上続くときと定義されるが，HCV感染では肝機能が正常域にあっても軽度ながら肝線維化を認める例があり，正確な診断は肝生検による組織学的所見により行う．

❖ 治　療

　現在，成人領域ではＣ型慢性肝炎に対する治療ガイドラインが発表され，各患者の血中HCV-RNA量と遺伝子型の組み合わせで治療効果を予測して，抗ウイルス薬が選択されている．抗ウイルス薬としては，従来のインターフェロンに比べて血中半減期が長く，利便性と抗ウイルス効果が高くなったペグインターフェロン（PEG-IFN）による治療，さらに治療抵抗予想群にはPEG-IFNとリバビリンの併用療法が選択され，薬剤投与期間も治療抵抗群にはより長期投与を可能とする柔軟性のある手法で，治療効果を上げている．

　小児においては成人のようなガイドラインはないが，感染が成立して3年以上（母子感染では3歳以上）経過した持続感染例では，①自然治癒が望めず，無治療ではほとんどの症例が成人慢性肝炎に移行していく，②成人慢性肝炎患者はその自然歴のなかで肝硬変そして肝癌へのリスクを背負わなければならない，③治療の主体であるインターフェロン療法は，成人に比べ副作用が少なく，成人と同等以上の治療成績が得られている，④小児期の治療のほうがアドヒアランスのよい環境を得やすいなど，小児期に治療を行うことの優位性が認められている．小児ではPEG-IFN単独療法でも比較的高い有効性が示されており，まずPEG-IFN単独療法を行い，無効例や早期の反応が悪い例において，PEG-IFNとリバビリンの併用療法を次のステップとして行うことが試みられている．

D型肝炎

　D型肝炎ウイルス（HDV）は，HBVとの共存という形でしか自己増殖し得なく，HBVとの同時感染や重複感染という形で肝炎を起こす．HBV単独感染者よりも肝障害は重篤になりやすい．日本人にはまれであり，輸入感染症として一応念頭に置いておくべきウイルスである．血清HDV-IgM抗体の上昇で診断する．

E型肝炎

❖ 感染経路と疫学

　Ａ型肝炎同様，経口・糞口感染を起こし，水系伝搬する．上・下水道の整備が遅れているアジア，北アフリカなど途上国が高浸淫地域であり，時に大流行を引き起こす．またＥ型肝炎ウイルス（HEV）は人畜共通感染症で，多くの野生動物も汚染される．わが国では，従来，輸入感染症としてＥ型肝炎が認識されていたが，最近の散発例の解析から，ブタ，イノシシ，シカなど動物肉の生食が重要な感染経路になっていることがわかってきた．

　日本人成人の抗HEV-IgG抗体保有率は2〜5％程度と報告されているが，地域差があり10％を超える地域も認める．わが国における小児の大規模な疫学調査はないが，諸家の報告から抗体保有率は1〜2％程度と予想されている．

❖ 臨床症状

　潜伏期間は平均6週間でＡ型肝炎よりも長い．急性症状はＡ型肝炎に類似しており，一般的に小児では症状が比較的軽微．肝機能異常は1カ月程度の経過で改善，慢性化やキャリア化はしない．劇症化は全患者の2％程度とされるが，死亡率はＡ型肝炎よりも高い．妊婦が感染すると重症化しやすく，死亡率は20％と高い．血清HEV-IgM抗体上昇，またはRT-PCR法による遺伝子の検出で診断する．Ｅ型肝炎は4類感染症に定められており，診断した医師は直ちに最寄りの保健所に届け出なければならない．

❖ 治療・予防

他の急性肝炎と同様に対症療法のみである．一般的な予防としては，汚染地域への旅行では飲料水，食物に注意する．ワクチンはいまだ開発されていない．

非肝炎ウイルスなどによる感染症

サイトメガロウイルス感染症

サイトメガロウイルス（CMV）は乳幼児期の肝障害の原因として深く関与していることは明らかである．しかし肝臓以外に中枢神経，肺，腸管など多臓器にウイルス親和性をもち，正常免疫児では不顕性感染が多い．一部の症例に下記のような病像を呈する肝障害を認める．

❖ 臨床像

以下の異なるタイプの臨床像がある．

1）乳幼児期の肝機能異常例

乳幼児期の肝機能異常の原因検索で診断される例で頻度的に最も多い．しばしば肝脾腫を認めるが，全身状態良好で無黄疸である．気道感染症を伴うこともあり，気管支炎や肺炎として入院したときの血液検査で発見されることも少なくない．肝組織像では実質内の軽度の細胞浸潤，類洞内の単球の浸潤などを認めるが，細胞壊死像や線維化などを認めず，肝炎ウイルスのような特徴的所見を呈しない．このタイプでは肝組織中にCMV封入体を認めることはまれである．予後は良好で，肝機能は平均3カ月程度で無治療にて正常化することがほとんどである．

2）乳児期早期の胆汁うっ滞例

胆道閉鎖症や新生児肝炎などと鑑別を要するタイプである．新生児時期から遷延する閉塞性黄疸，肝機能異常，肝脾腫，時に灰白色便も呈する．肝病理像では，門脈域の軽〜中等度の炎症細胞浸潤，線維化はないことが多いが，あっても軽度．実質内に多核巨細胞を認めることもある．このタイプも基本的には予後良好で，平均4カ月程度で黄疸，肝機能異常が正常化することが多い．

3）先天感染例

低出生体重，肝脾腫，肝機能異常，呼吸器障害，精神発達遅滞，網膜炎など種々の症状を呈する重篤かつ予後不良である．肝組織像は門脈域を中心とした壊死炎症細胞の浸潤，胆管の変形，胆汁栓など胆汁うっ滞像．典型例ではCMV封入体を認める．

4）免疫抑制下での感染

臓器移植後やAIDS患児など強い免疫抑制状態時に，CMVの再活性によって起こる重篤な肝障害．臓器移植患者では術後100日頃までは定期的に感染のモニタリングを行い，感染が認められたときには直ちに治療を開始する．

5）単核球症

年長児のCMV初感染で起こるが，EBVウイルスによる伝染性単核球症に比べ，頻度的にはまれであり，症状も軽い．

❖ 診　断

血清CMV-IgMや血中CMVアンチゲン（アンチゲネミア法）の上昇でCMV初感染を証明する．CMV再活性などが疑われる例では，PCRによるCMV-DNAの検索が行われる．乳幼児の症例では肝機能異常や胆汁うっ滞を呈する種々の疾患が混在しており，たとえ血清や尿のサン

プルでCMV感染が証明されてもCMVが肝障害の原因になっているかどうか，その評価は慎重にしなければならない．CMV初感染の証明とCMV以外の肝機能異常の原因をいかに除外するかが重要である．肝組織像にて胆管上皮や肝細胞内にCMV核内封入体を認めればCMVの存在の有力な証拠になるが，重症例でなければ確認できないことが多い．

❖ 治　療

多くは無治療で経過観察する．胆汁うっ滞例では利胆薬としてウルソデオキシコール酸を投与することもある．移植後のCMV肝炎など重症化が予測されるケースでは，早期より抗CMV高力価γグロブリンとガンシクロビルを投与する．

EBウイルス感染症

EBウイルス（EBV）の初感染である伝染性単核球症の60〜80%にALT 300〜500 IU程度をピークとする肝機能異常を認める．多くは無黄疸で，全身状態も良好，肝機能も2〜4週間で正常化する．肝病理所見では壊死炎症細胞の浸潤は軽微で，ウイルスの増殖を示すような特徴的所見は認めないが，EBVに感作されたEBV陽性Tリンパ球（異型リンパ球）が門脈域を中心に浸潤する．この浸潤Tリンパ球が炎症性サイトカインの作用で肝障害を生じるとされる．

❖ 慢性活動性EBV感染症，EBV関連血球貪食リンパ組織球症

慢性活動性EBV感染症とEBV関連血球貪食リンパ組織球症は，EBV感染Tリンパ球が全身性に活性化され，クローン増殖した状態である．前者では，単核球症症状が6カ月以上継続または反復して間質性肺炎やブドウ膜炎なども起こす．肝障害も持続して，慢性活動性肝炎，肝硬変，肝不全に進展する例もある．また後者を合併すると，肝機能は著明に上昇して致死的な劇症型肝不全を引き起こしたりする．診断・治療については他項に譲る．

その他の感染症

HHV-6，ロタウイルス，ヒトパルボウイルスB12，麻疹ウイルス，風疹ウイルス，単純ヘルペスウイルス，マイコプラズマなどは，日常の臨床の現場でよく遭遇する感染症であるが，感染に伴い種々の程度の肝機能異常を認めることがある．多くの場合，無黄疸で全身状態も良好，トランスアミナーゼの上昇は一過性であり，無治療で1〜4週間程度の経過で正常化していくことがほとんどである．しかしまれではあるが，これらの感染症のなかに劇症肝不全を起こすケースが散見される．個々の感染症における肝機能異常や肝不全を起こす病態はさまざまであり，宿主の免疫反応，細胞障害性Tリンパ球，感染に伴う炎症性サイトカインの放出，サイトカインストーム，ミトコンドリア機能障害，血球貪食症候群などの関与が報告されているが，いまだその機序は明確ではない．これらのウイルス・病原体の肝細胞親和性は弱く，一般に肝細胞内で増殖しないことが，研究アプローチを難しくさせている．

その他の肝炎

その他の「肝炎」と名のつく疾患として，新生児肝炎，自己免疫性肝炎，非アルコール性脂肪性肝炎（NASH），薬剤性肝炎などがあげられるが，「感染症」の項目から外れるため省略する．肝臓に炎症がある肝障害を肝炎（hepatitis）と定義すると，肝臓に炎症を認めない肝障害は肝症（hepatopathy）である．代謝疾患による肝障害の多くは肝症と考えられるが，前述した非肝炎ウイルスによる肝障害は「肝炎」「肝症」を明確に区別できない病態もある．

表V-C-42 小児劇症肝炎の診断基準（案）

昏睡度（大山）		乳児（坂本）		年長児（太田）
I	1	あやすと笑う．ただし不十分で，声を出して笑わない．	1	意識清明とはいえない．
	2	あやしても笑わないが，視線は合う．		
II	3	母親と視線が合わない．	2	見当識障害がある．
	10	飲み物をみせると飲もうとする，あるいは乳首を見せれば欲しがって吸う．	3	自分の名前，生年月日が言えない．
	20	呼びかけると開眼して目を向ける．	10	合目的な運動をする．ことばも出るが，間違いが多い．
III	30	呼びかけを繰り返すと，かろうじて開眼する．	20	簡単な命令に応ずる．たとえば握手．
			30	呼びかけを繰り返すと，かろうじて開眼する．
IV	100	痛み刺激に対し，払いのけるような動作をする．		
	200	痛み刺激で少し手足を動かしたり，顔をしかめる．		
V	300	痛み刺激にまったく反応しない．		

（第5回大山（小児肝臓）ワークショップ〈代表：白木和夫〉日本小児科学会雑誌，93：2804-2806，1989）

劇症肝炎，劇症肝不全

診断基準と病態

　従来，小児劇症肝炎の診断基準として「初発症状出現後8週以内に高度の肝機能異常に基づいて昏睡2度以上の肝性昏睡をきたし，プロトロンビン時間が40%以下を示すもの」とする成人の基準に小児の昏睡度分類（表V-C-42）を付けたものが汎用されてきた．ただこの基準は急性肝炎が劇症化した病態を想定しており，肝臓の炎症を伴わない肝不全は劇症肝炎から除外されている．しかし実際の臨床の現場では，"hepatitis"と"hepatopathy"を明確に区別できない場合も少なくなく，最近では成因を特定しない「劇症肝不全（fulminant hepatic failure）」という病態名がよく用いられている．

　小児の劇症肝不全の原因としては，ウイルス性（肝炎ウイルスは著減）や薬剤性のほか，ウィルソン病や尿素サイクル異常症などの先天代謝異常が多いことを特徴とするが，原因を特定できないものも多い．原因不明例のなかに先天代謝異常の未診断例や前述した非肝炎ウイルスによるサイトカインストームやウイルス関連血球貪食症候群などに起因した肝不全が少なからず含まれている可能性がある．なお，小児の劇症肝不全の3割が1歳未満である．

治療

　劇症肝炎に進展したときは，血漿交換や血液濾過など人工肝補助療法を用いて全身管理に努めるが，現在でもこれらの保存的治療による救命率は30%程度である．保存的治療で回復に至らなければ肝移植の適応も考慮される．肝移植は脳症が進行して不可逆的変化を起こす前に施行しなければならない．呼吸循環管理，人工肝補助療法などを行いながら進行度を予測，早期から移植の可能性を考慮して，家族への情報提供，移植施設との連携・搬送の準備を行わなければならないという難しさが課題である．また血球貪食症候群など全身性または多臓器に障害が認められる肝不全では，肝移植を行っても救命率は低く移植の対象にはならない．すなわち肝不全を起こしている成因や病態をよく考慮して治療を選択する必要がある．

専門医への相談・紹介のタイミング

　一般小児科医にとって肝機能異常は臨床の現場でしばしば遭遇するが，原因検索をどのように行うか，入院加療や専門的治療の必要性などに関して判断に迷うことも少なくない．施設の規模や診療環境にも左右されるが，下記の場合は積極的に専門医にコンサルテーションを受けるべきである．

① 顕性黄疸（特に閉塞性黄疸）が進行しているとき．
② ALT 値 100IU 以上の肝機能異常があり，さらに上昇傾向を認めるときや全身状態が不良のとき．
③ 原因不明の肝機能異常や肝腫大が 1 カ月以上続くとき．
④ 肝機能異常とともに合併症や器質的疾患を伴うとき．
⑤ ウイルス肝炎で治療を考慮するとき．

参考文献

1) 内田俊和：ウイルス肝炎以外の肝感染症．最新肝臓病理学，p.146-195, 中外医学社，1999.
2) 藤澤卓爾，ほか：サイトメガロウイルスによる肝障害．小児感染免疫，12：39-46，2000.
3) 藤澤卓爾：B 型肝炎，A 型肝炎．実践予防接種マニュアル 改訂 2 版，p.169-189, 中外医学社，2008.

【藤澤　卓爾】

16 HTLV-1 感染症
human T-cell leukemia virus type 1 infection

> HTLV-1 キャリアから発症する成人 T 細胞白血病・リンパ腫（adult T-cell leukemia/lymphoma：ATLL）はキャリアからの生涯発症率が男性 15 人に 1 人，女性 50 人に 1 人と高く，発病するときわめて治療が困難な疾患である．かつては九州などの限られた地域で多発していたが，近年は多発地域ではない大都市圏にも広がってきており，全国規模の対策が迫られるようになった．小児においては ATLL をはじめとする HTLV-1 感染症を発病することはきわめてまれで，疾病としての重要性は大きくはないが，母乳感染という特異な感染経路をもち，母子感染予防として人工栄養，短期母乳などの対策が行われることから，育児支援や児の健康管理は開業小児科医にとって重要である．特に，診療にあたっては，児の栄養方法の選択などの母親の自己決定を尊重し，決して批判しないなどの配慮が不可欠である．なお，児の検査は，現時点では満 3 歳以上で行うことが適当である．

HTLV-1 総合対策に至る経緯

1981 年，日沼らにより HTLV-1 が ATLL の原因ウイルスであることが確認され，母子間，輸血，夫婦間で感染を起こすことが知られるようになった．その後，母子感染の主経路が疫学調査などによって母乳であることが推定され，長崎県では 1987 年より母子感染の主経路としての母乳感染の証明と実質的な母子感染予防対策として人工栄養による介入試験を全県的に開始した[1]．その後，1997 年に ATLL の多発地域であった九州では，鹿児島県をはじめいくつかの県で予防対策が開始されたが，地域に局在する感染症として全国規模の対策までには至らなかった．ところが，2008（平成 20）年度の厚生労働省研究班の調査で HTLV-1 キャリアの大都市圏への拡散が報告され，全国的対策の必要性が検討されるようになった．これを受け，2010 年 9 月には総理官邸に HTLV-1 特命チームが設置され，全国規模の「HTLV-1 総合対策」が推進されることとなった．

HTLV-1 のウイルス学的特徴

HTLV-1 は逆転写酵素をもつレトロウイルス科腫瘍ウイルス亜科に属する＋鎖 RNA ウイルスで，主な標的細胞は $CD4^+$ T 細胞である．ウイルスが血液中にウイルス粒子として認められることはほとんどない．感染には細胞レベルでの感染細胞と標的細胞（主に T リンパ球）の直接接触が必要（cell to cell 感染）となり，感染した標的細胞の遺伝子には HTLV-1 のプロウイルス DNA がランダムに組み込まれ，感染した人はキャリアとなる．

❖ 小児と HTLV-1 関連疾患

ATLL は小児科領域での発症はなく，HTLV-1 関連脊髄症（HAM）についてキャリアとなった子どもからの発症がきわめてまれに報告される程度であり，日常の小児科診療で遭遇することはほとんどない．しかし，母子感染予防対策の対象となる子どもの母親はキャリアであることから，小児科医としても ATLL，HAM についての基礎知識をもっておくことは必須である．

HTLV-1 関連疾患の基礎知識

❖ 成人 T 細胞白血病・リンパ腫（ATLL）

　　　ATLL は主に 40 歳以上の成人に発症する白血病・リンパ腫で，母子感染によって感染したキャリアの一部から感染リンパ球が腫瘍化しモノクローナルな増殖を起こし発症する．発症は 40 歳以上が 90％以上を占め，男女比は約 1.2 と男性に多く，これまでの最年少患者は 19 歳，最高齢患者は 94 歳と報告されている．

　　　ATLL の特徴的な症状として皮膚病変，免疫不全による重篤な感染症や高カルシウム血症などがみられる．病型は急性型，リンパ腫型，慢性型，くすぶり型に大別される．急性型，リンパ腫型では治療抵抗性で，近年改善傾向にあるものの 5 年生存率は約 20％にとどまっている．

　　　日本国内のキャリア数は 108 万人前後と推定され，キャリアからの発症率は年間 1,000 人に 1 人，生涯発症率は男性 15 人に 1 人，女性 50 人に 1 人で，喫煙者の肺がん発症率とほぼ同じである．現在，ATLL は以前患者が多く発症していた九州などの限られた地域ばかりではなく大都市圏にもみられるようになり，全国では年間 1,000 人を超える ATLL 患者が発症している．

❖ HTLV-1 関連脊髄症（HAM）

　　　脊髄の慢性炎症による脊髄の傷害により発症し免疫学的な発症機序が考えられている．ATLL の腫瘍細胞による脊髄傷害とは異なる．キャリアからの発症は 30〜50 歳代の女性に多く，小児科領域での発症はまれである．発症率は年間でキャリア 3 万人に 1 人の割合といわれており，ATLL と比べ 1/30 とはるかに低率である．

　　　臨床症状は，緩徐進行性に起こる① 両下肢痙性不全麻痺（下肢筋力低下，痙性の歩行障害）による運動障害，② 直腸膀胱障害（排尿異常，便秘）などの自律神経症状，③ 手足のジンジン感，灼熱感など感覚障害を特徴とする．治療は症状に合わせて行われ，ステロイド薬やインターフェロンなどの治療が効果を示す例が多くみられる．生命予後はよく，直接の死亡原因になることはほとんどない．

感染経路

　　　HTLV-1 は cell to cell 感染という特異な感染様式をとるため，ヒトからヒトへの感染には感染リンパ球の移行が必要となる．自然感染経路として母子垂直感染，男女間の水平感染（主として男性から女性への性行為感染），および現在ではほとんどなくなったが輸血感染が知られている．感染リンパ球は容易に不活化されるため，B 型などの肝炎ウイルスや HIV とは異なり，感染力はきわめて低く日常生活での感染はほとんど起こらない．

❖ 母子感染の経路とその予防

　　　母子感染の経路については疫学調査や人工栄養による介入試験の結果，長期の授乳による母乳感染が HTLV-1 母子感染の主要経路であることが証明されている．また，低い割合ではあるが人工栄養でも感染が認められ，母乳以外の感染経路の存在も明らかであるが特定はされていない．

　　　ATLL は母子感染によるキャリアから発症することから，母子感染予防対策を講じることは重要である．母子感染予防法には① 感染リンパ球の子どもへの移行の阻止（完全人工栄養），② 感染リンパ球の不活化（凍結母乳栄養ほか），③ 授乳期間の制限（短期母乳栄養）があり，2010（平成 22）年度に厚生労働省より出された「HTLV-1 母子感染予防保健指導マニュアル

C. 感染症

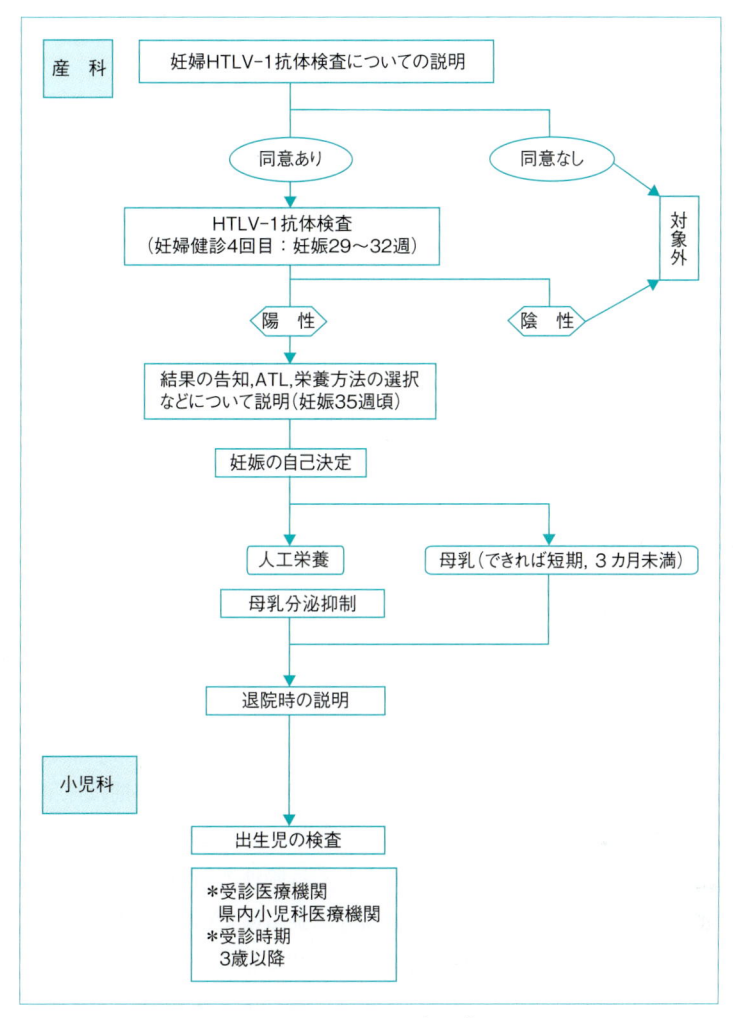

図Ⅴ-C-57　APP 2009 プログラムチャート

（改訂版）」[2]においてもこの視点に立った予防対策が示されている．出生児への対応において産科から始まるプログラムの流れを把握しておくことが小児科医にとって重要で，参考までに厚生労働省マニュアルの雛型となった長崎県の母子感染予防プログラム（APP2009）[3]のプログラムチャートを図Ⅴ-C-57に示す．

栄養方法別の母子感染率は，長崎県では6カ月以上の長期母乳20.5％，6カ月未満の短期母乳8.3％，人工栄養で2.4％となっている．3カ月以下の短期母乳については，鹿児島県から4カ月以上の長期で22.2％，3カ月以下の短期で1.5％，人工栄養児で5.0％という報告があるがデータ数が少なく統計学的な検討はできていない．凍結母乳についてはデータの集積がほとんど行われていない．

小児科医の役割

❖ 児の健康管理上の注意

キャリアから生まれた子どもに先天奇形や免疫不全症が多いという報告はなく，母子感染対策

として行った栄養方法による不利益を考慮する以外，特別な注意は不要である．

1）母乳栄養児
特別な注意は不要である．

2）人工栄養児
① 乳首を吸わせていると再度母乳が出ることがあり，乳首を吸わせることは勧められない．

② 唾液からの感染の危険性はほとんどなく，母子感染予防のために「口移しで離乳食を与えない」ことを実行する必要はない．

③ 人工栄養がSIDSの1つのリスクとされており，うつ伏せ寝をさける，子どもの周囲でタバコを吸わないなど，人工栄養以外のSIDSのリスクの低減を図る必要がある．

④ アレルギーなどの問題が起こりやすい可能性もあり，早期の離乳を避けるなどの配慮が必要である．

⑤ 子ども特有の感染症予防のため，定期の予防接種以外に肺炎球菌やインフルエンザ菌などのワクチンを積極的に受けることが望ましい．

3）短期母乳栄養児など
短期母乳栄養児などのアレルギーや感染症についてのデータはなく，基本的には人工栄養児に準じて行う．なお，短期母乳栄養児については生後3カ月頃までにスムーズに人工栄養へ移行できるよう指導する必要がある．

❖ 子どもの感染の判定
感染の判定は採血によるHTLV-1抗体検査によって行う．時期は原則として満3歳以降とし，検査方法としてはPA法もしくはCLEIA法を用いる．これらの検査で陰性と判定された場合はそのまま陰性と告知してよい．判定保留もしくは陽性と判定された児は再度採血しウェスタン・ブロット法などの確認検査を行う．確認検査は長崎県では長崎大学で行っているが，予防対策が行われていない都道府県では地域の実情に合わせて整備される予定となっている．

抗体検査を満3歳以降とした理由は，抗体陽転が人工栄養児では2歳まで，母乳栄養児では3歳までに起こることから，1回の採血で確実に感染を判定するためで，長崎県では栄養方法にかかわらず3歳を過ぎてから検査を実施している．なお，母親からの移行抗体は生後3～6カ月で陰性化するのが一般的であるが，抗体価の高い母親から生まれた子どものなかには1歳以上でも移行抗体が残存していることがあり，1歳時に抗体陽性であっても感染したと断定することはできない．

なお，新生児期に感染を判定するためにPCRによるプロウイルスDNA検査を行うことは，臍帯血におけるプロウイルスDNAの有無とその後の抗体価による感染状況が一致していないため，現時点では勧められない．

❖ 子どもがキャリア化した場合
以下の情報提供を行う．

① キャリアとなっても乳幼児期にATLLを発症することはなく，免疫不全などの症状が発現することもない．

② 大変まれであるがHAMが10歳未満で発症したケースがあり，キャリアとなった子どもに歩行障害や膀胱障害が出現した場合，その可能性も念頭に置いておく必要がある．

③ キャリア児からの感染．

感染経路は限られており日常生活における特別な配慮は不要である．
④ 子どもへのキャリアであることの説明とその時期．

子どもにキャリアであることを説明するかどうか，また，その時期については家族と相談しながら決定する．将来，献血や妊娠時の検査などで，突然キャリアであることがわかると大きなショックを受けることもあり，その前の段階で十分な準備をしたうえで，かかりつけの小児科医などを交えてキャリアであることを説明するのも1つの方法である．説明すると決めた場合，献血できる年齢（16歳）になる前，中学生頃が1つの目安になる．

❖ 母親への支援について

児の出生後の母親は，子どもが感染しているかどうかばかりでなく，育児に対する不安，人工栄養や短期母乳にした場合の周囲の視線に対する不安，家族問題，そして自分自身のATLL発症の不安などをもっていることに留意して対応する．個人の資質や家族環境などにより不安の内容は多岐にわたり，忙しい開業小児科医だけでは対応できない場合も多いことから，産科医・小児科医に加え，助産師や保健師などを含めたカウンセリング体制の構築や，行政機関を含めた医療，保健，福祉による支援体制をそれぞれの地域で構築することが重要である．

医療機関における注意点

① 栄養方法に関する母親の自己決定を尊重して対応する．決して母親の選択を批判してはならない．
② 院内感染対策としては，感染リンパ球は乾燥，熱，洗剤によって容易に死滅し感染性を失うため標準予防策で十分である．なお，注射針による事故でのHTLV-1感染は感染細胞を大量に含む特殊な場合以外はきわめてまれである．
③ 母親のプライバシーの保護には医療従事者も含めて十分注意する．また，家庭内の問題を起こさないため，家族のなかで誰と誰が母親がキャリアであることを知っているかを可能な限り把握しておくことが望ましい．

参考文献
1) 長崎県ATLウイルス母子感染協力事業連絡協議会：長崎県ATLウイルス母子感染防止研究協力事業（APP）報告書〜20年の歩み〜．2008．
2) 平成22年度厚生労働科学特別事業 ヒトT細胞白血病ウイルス-1型（HTLV-1）母子感染予防のための保健指導の標準化に関する研究報告書（HTLV-1母子感染予防対策マニュアル）．2011．
3) 長崎県ATLウイルス母子感染協力事業連絡協議会：ATL（成人T細胞白血病・リンパ腫）ウイルス母子感染の予防 指導者用テキスト．2009．

【土居 浩】

3. 寄生虫感染症

寄生虫とは，他の生物を宿主としてその表面や中に住みつき，宿主に害を及ぼす生物をいう．寄生虫の進入感染経路は，経口感染と経皮感染があり，後者では直接皮膚を通過して侵入する場合と寄生虫に感染した昆虫（ベクター）などの刺し口から侵入する場合がある．素足で地面を歩いたり，寄生虫が混入している水で泳いだり水浴びをすることにより感染することもあるといわれている．日本では見られない感染症に関して，厚生労働省検疫情報管理室が運用している"FORTH（FOR Traveler's Health）"は，海外への赴任者・旅行者へ有用な情報を提供してくれる．

寄生虫感染症は主に開発途上国で蔓延していると思われているが，21世紀の先進国である日本でも要注意な4疾患を解説する．その他，2009年以降に厚生労働省の調査で明らかになった新たな寄生虫による食中毒について簡略な説明を加えた．

a アニサキス症 anisakiasis

アニサキスは本来クジラ，イルカなどの海に棲む哺乳類の回虫である．ヒトのアニサキス症は，日本近海の魚類（サバ，イワシ，サケ，イカ，タコなど）に寄生しているアニサキス幼虫を不十分な調理のまま食することにより発症する場合がある．ヒトの体内では幼虫のまま移行して病変を起こす．

年平均2,000例の報告があり，ほとんどが散発例である．鹿児島を中心とする南九州では，サバやイカの刺身による感染の報告もみられている．

臨床症状から，胃アニサキス症，腸アニサキス症に分けられ，それぞれ劇症型と緩和型に分類される．劇症型は即時型過敏反応による消化管の攣縮を伴うもので，以前にアニサキス抗原に感作された状態で起こると考えられている．一方，緩和型は初感染の場合で，慢性肉芽腫を形成し症状は軽い．胃アニサキス症は，幼虫を含んだ食品を生食して4～8時間後に，吐き気・嘔吐を伴う上腹部激痛が周期的に襲ってくる．診断は内視鏡による虫体の確認である．治療としては幼虫に直接作用する駆虫薬はなく，内視鏡的に虫体を駆除するしかない．予防法としては，冷凍（−20℃以下，24時間以上），または熱処理（70℃以上で瞬時）し，生食を避ける．

b 蟯虫症 enterobiasis, oxyuriasis

蟯虫の感染は保育所・幼稚園児，小学校低学年児童およびその母親を中心に5～10％にみられる．感染経路は蟯虫卵の経口感染による．

臨床症状は，成人ではほとんど無症状で，家族への感染源になっていることが多い．小児では夜間睡眠中の肛門周囲・会陰部瘙痒感に伴う睡眠障害，さらには神経質となり注意力散漫，記憶力低下，不機嫌，多動性障害などの神経症状をも引き起こす．

診断は，3日以上連続してセロテープ肛囲検査法（anal swab）により虫卵を検出する．

治療は，広域駆虫薬パモ酸ピランテル（コンバントリン®）を5～10 mg/kgの1回服用で90％

C．感染症

以上の駆除ができるが，発育過程の幼若虫には無効なので，2 週間後に再投与が望ましい．駆虫に際しては家族全員および保育所・幼稚園全体での駆虫が望ましい．予防法としては，爪を短くし，食前の手洗いの徹底のほか，部屋の掃除，布団の日干し，下着の清潔保持などの衛生教育が必要である．

c アタマジラミ症 pediculosis

頭髪部の瘙痒感がアタマジラミ（*Pediculus humanus* var. *capitis*）の寄生によって最もよくみられる症状であるが，多くの小児では無症状である．アタマジラミは接触によりヒトからヒトへ容易に感染する．ヒトアタマジラミの特徴は，体長 2〜4 mm，扁平，乳白色であり場合によっては虫体を確認できる．小学生や園児の間で集団発生が報告されている．

臨床症状としては，アタマジラミの刺咬・吸血により頭皮に紅斑性小丘疹や激しい瘙痒感を生じる．この場合，頭髪に寄生している成虫や虫卵の確認により診断できる．

治療として，駆除薬はフェノトリンを成分としたスミスリン®パウダー・シャンプーが購入可能であるが，使用方法を十分に説明する必要がある．ただし薬剤は幼虫・成虫にしか有効ではないので，2〜3 日おきに 3〜4 回繰り返す．シャンプーに付いているすき櫛で虫体や虫卵を除去することも有効である．

d エキノコックス症 echinococcosis

エキノコックス症は，キタキツネやイヌ，ネコなどの糞に混じったエキノコックスの虫卵を水や食物などから経口感染することにより引き起こされる"人獣共通感染症（zoonosis）"である．わが国ではほとんどが多包条虫の虫卵の摂取によって起こる多包性エキノコックス症であり，北海道全域で流行しており，本州への拡大が危惧されている．北海道では希望者に対して血清学的検査を行い，毎年十数名の患者が発見され，2009 年までに約 500 症例が登録されている．

エキノコックスは本来キタキツネやイヌなどの腸管寄生虫であり，中間宿主は野ネズミである．ヒトはキツネなどの糞で汚染された飲料水や食物を摂食，またはイヌなどの毛に付着した虫卵を経口摂取して感染が成立する．経皮感染はしない．幼虫が感染している中間宿主の食肉や内臓をヒトが食べても感染は成立しない．いわばヒトは野ネズミと同様に中間宿主であり，幼虫（包虫）が寄生しさまざまな病害を及ぼす．それゆえ，ヒト同士の接触によっては感染しない．

小腸上部で孵化した幼虫は腸壁に侵入し，血流またはリンパ流にのって諸臓器（肝，肺，脳など）に運ばれて包虫を形成する．多包条虫の発育は緩慢で，小囊胞が多数集合した蜂巣状構造を形成し，数年から数十年後に症状が現れはじめる．患者の 98％が肝臓に病巣を形成される．肝腫大，右上腹部の腹痛，黄疸，肝機能障害，腹水をもたらすこともある．小児では早期発見されることが多く，肝腫大などの初期症状がほとんどである．次に侵されやすいのは肺で，咳嗽，血痰，胸痛，発熱などの結核類似症状を引き起こす．

診断には超音波検査，CT 検査などの画像診断や血清学的検査が行われている．

治療は外科的摘出以外には確実な方法はないが，小児の場合には囊胞壁が薄く薬の浸透性が高いため，薬物療法も有効な場合がある．

本疾患は感染症法4類感染症指定で，原因となる多包条虫が北海道などの緯度の高い地域に生息している．日常的な保健衛生指導と，イヌの定期的な条虫駆除で予防できる．人家や牛舎にキタキツネを近づけない，小川の水は飲まない，野イチゴや山菜などはよく洗うか加熱して食べるなども予防策として重要である[1]．

e その他

最近（2009年以降）の厚生労働省による調査で明らかになってきた新たな寄生虫による食中毒に，ヒラメや馬肉（馬刺し）によるものがある．それぞれ粘液胞子虫のクドア・セプテンクタータ，原虫のザルコシスティス・フェアリーが原因の1つであると推定されており，農林水産省のホームページ[2,3]でも注意を呼びかけているので参照していただきたい．

参考文献

1) 大関武彦，ほか編：小児科学 第3版，p.827-831，医学書院，2008．
2) 農林水産省ホームページ：ヒラメを介したクドアの一種（*Kudoa Septempuctata*）による食中毒Q&A．(http://www.maff.go.jp/j/syouan/seisaku/foodpoisoning/f_encyclopedia/kudoa_qa.html)
3) 農林水産省ホームページ：馬肉を介したザルコシスティス・フェアリーによる食中毒Q&A．(http://www.maff.go.jp/j/syouan/seisaku/foodpoisoning/f_encyclopedia/s_fayeri_qa.html)

【村上 直樹】

4. ペット感染症

2010年代になり，日本の家庭で飼われているイヌは約1,200万匹，ネコは約1,000万匹にも達している．しかもその多くが伴侶動物（コンパニオンアニマル）として室内飼育され，寝食を共にすることが多く生活密着度が高い．このような状況で，ペットたちと上手に共存していくためには，必要な知識をもち，常に節度を守って接していくことが重要となる．

ペットからの感染症

ペットとの密着度が増すごとに，ペットから思いがけなく有害な病原体が人の体内に侵入する機会が多くなっている．特に生後6ヵ月以内の仔ネコや幼犬は，保菌率が高く要注意である．

イヌ・ネコからの感染

❖ ペットによる咬掻傷

1）パスツレラ症

1988年に厚労省（現 厚生労働省）が重要な人獣共通感染症（zoonosis）の1つとして警告したペット感染症である．本症はヒトを除く哺乳動物の口，鼻，のどや爪の間に普通に存在する細菌（常在菌）の感染によって引き起こされる．ネコではほぼ100％，イヌの50〜75％が口腔内にこの菌を保有し，ネコの前肢の爪に20〜25％常在していると報告されている．ネコやイヌにかまれたり，ひっかかれたりして2〜3時間以内に局所が赤く腫れたり激しい痛みを伴うとき，さらには精液のような臭いのする滲出液が出てくる場合には，外傷性の感染が考えられるので，直ちにペニシリン系・セフェム系をはじめとする有効な抗菌薬の投与が必要である．このほかに飛沫または接触によりヒトに感染した場合にはかぜに似た咳・痰・鼻水など呼吸器症状が認められる．その他，骨髄炎，化膿性関節炎，壊死性筋膜炎，敗血症性ショックなどの重症例の報告がなされている．特に0〜4歳の乳幼児や高齢者など抵抗力の弱い年齢で発症しやすいといわれており，パスツレラ症は，毎年25％ずつ増加している要注意なペット感染症である．

2）ネコひっかき病

1992年にエイズ患者での日和見感染の1つとして，その原因菌（グラム陰性桿菌：*Bartonella henselae*）が突きとめられた．ネコによるひっかき傷や咬傷を受けたり，原因菌をもったネコノミによる刺傷からの感染により，ヒトのみに生じる細菌感染症である．飼いネコの9％が感染しているが大半は無症状である．ネコによる掻傷または咬傷部位に，受傷後10日ほどたって所属リンパ節腫脹を生じる．90％以上の患児でネコ（特に6ヵ月未満の仔ネコ）との接触歴があり，その多くがネコにひっかかれた場所に傷が残っている．また，最近ではイヌから感染した症例が5％あることもわかってきた．人間への感染は毎年，国内で1万〜2万件に上るとの推測もあり，普通は2〜3ヵ月で自然に治るが，長引いて脳炎などにつながることもあるという．

3）カプノサイトファーガ感染症

2010年以降に，新型のzoonosisとして注目を集め，ヒトに重篤な症状を起こすのは*Capnocytophaga canimorsus*で，保有率はイヌで74％，ネコで57％と高率である．主に免疫機能が低下した状態で重症化する傾向がある．

主に咬・掻傷で感染し，ごくまれに局所の炎症や，全身の発熱，消化器症状で発症し，髄膜炎，敗血症などを引き起こす．特に敗血症では急激な経過で死に至り，33.3％の死亡率を示す．本感染症は1976年に世界初症例（敗血症・髄膜炎症例）が報告され，2002年にわが国初症例（ネコ咬・掻傷による感染後4日目，意識障害の死亡例）が確認された．日本では2010年3月までに，15例の重症例が報告され，2011年7月までに世界中で約250例が報告されている．国内患者の確認報告例の年齢は，40～90歳代と中高年が多く，糖尿病，肝硬変，全身性自己免疫疾患，悪性腫瘍などの基礎疾患がみられる．このほか免疫機能低下状態として，無脾症や脾臓摘出者では年齢が低い小児患者でも要注意であり，イヌまたはネコによる咬・掻傷直後の段階で予防的抗菌薬投与が必要である．

診断は，患者の血液，髄液，傷口の滲出液を培養し分離・同定を行うが，培養検査依頼書に培養条件（5% CO_2，または嫌気）と，培養期間（8日程度まで）の指示をする．培養サンプルからの遺伝子検出（PCR）も可能である．

治療は，AMPC＋CVA（β-ラクタマーゼ阻害薬）合剤を速やかに投与する．2011年の時点で，*Capnocytophaga canimorsus* 感染症の疫学に不明な点も多いが，敗血症の発症予防を目的とした治療としては，小さな咬掻傷であっても，直ちに，抗菌薬［第1選択薬剤：成人ではオーグメンチン®，小児ではユナシン®（ペニシリン＋β-ラクタマーゼ阻害薬配合剤）など］の3～5日の投与が中心である．（大塚薬報　2011年7・8月号Zoonosis各論，p.30～31より改変）

❖ イヌ・ネコによる咬掻傷以外の感染症

1) Q熱（コクシエラ症）

本症はリケッチアの一種である，偏性細胞内寄生菌 *Coxiella burnetti* 感染によって起こる人獣共通感染症（zoonosis）で，急性期にはインフルエンザ様の症状で発症し，慢性期では全身倦怠感など不定愁訴を伴う慢性疲労症候群の症状を呈するといわれる．世界中に広く分布し，わが国でも1988年の感染例の初報告以来，多くの症例が蓄積されてきた．しかし，一般的な臨床症状が多彩でかつ特徴的でなく，鑑別診断が難しいため，病原学的・血清学的診断によらなければならない．感染源としてはネコが最も重要視されている．Q熱リケッチアに感染したネコでは病原体が乳汁，糞便，羊水などに排泄され，乾燥したこのリケッチアを含む「埃」などの吸入による経気道感染が主である．診断が疑われる場合には，動物との接触歴，特に分娩前後の動物や新生仔との接触などの問診が重要である．なお，疑診例をみて，病原学的・血清学的診断が必要な場合には埼玉県の北里研究所，生物製剤研究所へ連絡をされたい．

2) 皮膚糸状菌症：白癬

イヌ，ネコの皮膚病である皮膚糸状菌症は，カビの一種の白癬菌が皮膚，毛根，爪などについて発症する．イヌ，ネコでは頭部，頸部（特に首輪のまわり）によく感染している．小児では顔に多く生じる．一般に小型でコイン状の病変が多数発症し，治療は非常に難渋する．

3) 幼虫移行症（イヌ・ネコ回虫感染症）

子どもたちの楽しい遊び場である砂場が，夜間はイヌ，ネコの公衆トイレの役割を果たし，イヌ・ネコ回虫感染症の感染の場となっている．イヌ，ネコの寄生虫は，ヒトの体内に侵入すると成熟することなく全身を移動し害を及ぼす．この幼虫移動症は幼児に多い病気である．イヌでは，6カ月未満の幼犬は母犬からの胎盤感染により，ほぼすべてイヌ回虫の寄生を受けている．このため1～3カ月の仔イヌは大量の虫卵を糞の中に排出し，庭や砂場などを汚染している．幼

児が虫卵を口にした場合には，ヒトの小腸で孵化し，肝臓・腸管・心臓・筋肉などに移行し，目では急速な視力低下や失明の原因にもなる．ときには慢性じんま疹の原因ともなる．仔イヌは飼育開始後できる限り早期に駆虫する．糞の適切な処理も重要である．

トリ，その他のペットからの感染症

1）オウム病

トリからヒトに感染するオウム病クラミジア *Chlamydia psittaci* は，オウム，インコなどの愛玩鳥だけでなく，ニワトリ，アヒルなどの家禽，その他，野鳥からも感染することが証明されている．この病原体はトリの糞便などの排泄物，分泌物，羽毛などの塵埃に含まれ，空中に飛散するといわれている．トリでは感染しても発症しない不顕性感染が多いが，環境や飼育状態が劣悪な場合にはクラミジア感染症を発症する．このようなトリの糞中にはクラミジアが大量に存在し，乾燥すると埃とともに舞い上がり，何らかの形でこれをヒトが吸入することによって肺炎や気管支炎を起こし，重症化すると死亡例もみられる．日本でオウム病の感染源となるトリには，セキセイインコが最も多く，約半数を占めている．次いでジュウシマツ，ハト，オウム，カナリア，文鳥，九官鳥，ニワトリの順になっている．ヒトからヒトへ感染することはない．

何らかのトリを飼育しているヒトで，高熱，頭痛，関節痛，全身倦怠感などのインフルエンザ様症状が急激に出現し，胸部X線写真で肺炎像があり，白血球増多がなければオウム病の疑いがある．血清中のクラミジア抗体や咽頭培養による確定診断がつく前に，テトラサイクリン，マクロライド，ニューキノロンといった特効薬での治療を開始するべきである．適切な抗菌薬の投与が遅れた場合には肺炎に引き続き，クラミジア血症から多臓器不全をきたし，遂には致死的経過をたどることがある．

2）サルモネラ感染症

嘔吐，下痢，腹痛など食中毒の症状を示すサルモネラ感染症は，ペットではイヌ，ネコ，カメ，イグアナ，ヘビなどから感染することがあるといわれている．特に輸入間もない小さなミドリガメは大半がサルモネラ菌を保有しており，ヒトへの感染源として要注意である．手がかからないペットとして人気があるイグアナでの保菌率も高い．子どもは少ない菌数でも発症するので大人よりも注意が必要である．爬虫類の糞便で汚染された水槽の水などに，直接・間接的に触れただけでも経口感染するので，カメその他のペットと遊んだ後には，きちんと手洗いをするよう指導が必要である．

サルモネラ感染症は敗血症を起こすこともあるが，多くの場合には急性胃腸炎の症状である腹痛，下痢，嘔吐，発熱，重症例では粘血便がみられる．通常，診断・治療が適切に行われれば1週間以内に回復するが，重症例では死亡することがある．

3）カンピロバクター腸炎

主な感染源は，カンピロバクターに汚染された食肉（鶏肉，特に鳥刺し）とされているが，イヌ，ネコ，トリなどのペットの排泄物からも経口感染を起こす．動物に対するカンピロバクターの病原性は弱いが，仔イヌでは激しい下痢を起こすことがある．このため，下痢をしている仔イヌ・仔ネコの排泄物は注意して処理すべきである．日本では，特にニワトリの保菌率が高く感染源として重要である．

診断は糞便からの菌分離による．菌の病原因子としては，腸管上皮細胞侵入性，エンテロトキシン産生，サイトトキシン産生などが報告されている．肉を調理した際の包丁，まな板などの調

理器具を介しての感染も多い．ペット，家畜，ヒトからヒトへの接触感染例も報告されている．

治療は，経口補液療法，経静脈的輸液療法など脱水症対策が最も大切である．感受性のある抗菌薬（エリスロマイシン，ホスホマイシンなど）投与により排菌期間を短縮できる．

ペットとの共生のために

ペットブームの波に乗り，近年多種多様の動物が外国から輸入されている．しかし注意すべきは，これらの輸入動物のうちイヌ，ネコ，アライグマ，スカンク，キツネと家畜以外は"家畜伝染病予防法"の対象ではなく，爬虫類をはじめとする多くの動物が検疫を受けずに国内に入ってきている事実があまり知られていないことである．感染症にかかっていても潜伏期であったり不顕性感染の場合には，一見健康そうにみえる動物からでも重大なペット感染症をうつされる可能性がある．

一般的に，動物はもともと種々の病原体を保有している可能性があることを十分に理解しておくことが必要である．ペットを飼育する場合には，十分な配慮のもとに付き合っていく姿勢が大切である．

ペット感染症（動物由来感染症）についての詳しい情報を得たい方は厚生労働省のサイト（http://www.mhlw.go.jp/bunya/kenkou/kekkaku-kansenshou 18/）へアクセスされたい．

2006年6月1日より，改正動物愛護管理法が施行され，ペット販売時の説明文書交付が義務化されて，18項目にわたる詳細な情報の提供が必須となった．また，幼少ペットの販売に関しても，離乳期を過ぎて成体と同じ餌を自力で食べられるようになってからしか許可されなくなった．

参考文献

1) 日本外来小児科学会リーフレット検討会：ペットと子ども―ペットは子どもにとってかけがえのない友達です―．ノーブル・プレス，2002．
2) 村上直樹：人獣共通感染症（ズーノーシス）．小児内科，31：688-693, 1999．
3) 小宮智義：Q熱．小児科臨床，62：727-734, 2009．

【村上 直樹】

D 免疫・アレルギー疾患
allergic and immunologic disorders

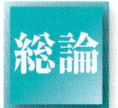

総論 子どものアレルギーの診かた

■ アレルギー疾患の増加と疫学

アレルギー疾患は，小児期に高頻度にみられる疾患であり，年齢とともに発症するアレルギー疾患が移行するアレルギーマーチと呼ばれる特徴を示すことが多い．食物アレルギー，アトピー性皮膚炎は乳児期に初発し，2歳までにそれぞれ80％，90％が診断されている．気管支喘息は3歳までに90％が発症する．

近年，世界各国で乳幼児の食物アレルギー，アナフィラキシーの増加が顕著であることが報告されている．わが国では，乳児喘息の増加や幼児の花粉症などアレルギー疾患の低年齢傾向が指摘されている．食物アレルギーでは原因アレルゲン食品が多様化し，フルーツアレルギーではラテックス（天然ゴム）アレルギー，花粉症を同時に有するなど病態は複雑化している．2007（平成19）年に文部科学省より報告された全国小中学生・高校生のアレルギー疾患有疾率は，アレルギー性鼻炎9.2％，気管支喘息5.7％，アトピー性皮膚炎5.5％，アレルギー性結膜炎3.5％，食物アレルギー2.6％，アナフィラキシーショック0.14％である（図V-D-1）．

■ 発生機序

アレルギー疾患は遺伝的素因に環境因子が関与して発症する多因子遺伝形式をとることが知ら

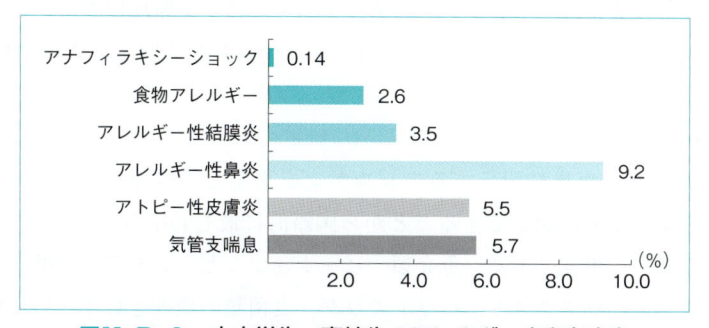

図V-D-1 小中学生・高校生のアレルギー疾患有疾率

疾患	％
アナフィラキシーショック	0.14
食物アレルギー	2.6
アレルギー性結膜炎	3.5
アレルギー性鼻炎	9.2
アトピー性皮膚炎	5.5
気管支喘息	5.7

全国の公立小・中・高等・中等教育学校，平成16年5月調査．
学校数：36,061校，児童生徒数：12,773,554人
（文部科学省スポーツ・青少年局：平成19年アレルギー疾患に関する調査研究報告書）

れている．現在まで特定の遺伝子はわかっていないが，2親等にアレルギー疾患を有する場合の発症リスクは40～70％とアレルギー疾患のない場合の13％より高率であり，アレルギー免疫機能調節に関係する種々の遺伝子多型が報告されている．

アレルギー疾患増加の背景には，生活環境の変化に伴い発症に関わる種々の要因が変化してきたことがあり，環境因子のなかでは衛生環境の変化による生体免疫機能への影響が大きいことが指摘されている（衛生仮説）．アレルギー疾患の多くはIgE依存性のアトピー型を示すものが多く，アトピー型ではIgE抗体産生を促進するリンパ球Th2の機能（IL-4などを産生）が亢進し，抑制するリンパ球Th1の機能（INF-γなどを産生）が低下している状態にあり，さらにこれらのバランスを調整する調節性細胞の機能（IL-10，TGF-β）に異常があるとされている．出生直後の新生児期はTh2＞Th1に傾いており，正常では1～2歳にかけてINF-γ再生は増加しTh1＞Th2に変化するが，アトピー児では乳幼児期のこのような推移がみられずTh2＞Th1で推移している．種々の細菌抗原の刺激はTh1機能（IFN-γ産生）を高めTh1＞Th2優位を保つことから，衛生環境の向上，早期の抗菌薬投与，予防接種の普及など感染刺激の減少の影響が指摘されている．またアトピー性皮膚炎児では腸内細菌叢の異常（ビフィズス菌減少）がみられている．

一方，各種アレルギー疾患の発症には，皮膚，粘膜（気道，消化管など）におけるバリア機能の異常があり，アレルゲン感作やアレルギー炎症の病態に関与していることが報告されている．

環境アレルゲンとアレルギー疾患

アレルギー疾患におけるIgE抗体は食物・環境中の生物成分（特に蛋白質）に対する特異的抗体活性を示している．食生活の欧米化による過度の高蛋白食，高脂肪食，外来食品や加工食品の増加は，食物アレルゲン感作による食物アレルギーや乳児アトピー性皮膚炎発症に関与し，高密度住宅によるダニ・ハウスダスト，真菌，室内飼いペットのフケの増加などは吸入性アレルゲン感作による気道アレルギー発症に影響している．

最近では住宅建材，生活道具などの非生物成分（主に揮発性化学物質）に過敏な状態を示すシックハウス症候群や，化学物質過敏症を呈する小児も増えている．

検　査（図V-D-2）

アレルギー検査には，アレルゲンの感作を明らかにする免疫検査とアレルゲンによる負荷試験がある．食物アレルギーでは，特に原因アレルゲン食品の同定検査が治療（アレルゲン食物除去）を進めるうえで重要である．

❖ 特異的IgE抗体検査

病歴や疑われる疾患に関与するアレルゲンを選定して検査する．イムノキャップ®は特異的IgE抗体を半定量的に測定できることから国際的に最も利用されている．食物アレルギーでは，病歴により卵白，牛乳，小麦，魚介類，ピーナッツなど，気道アレルギーでは，吸入性アレルゲンであるダニ，ハウスダスト，ペットのフケ，真菌類の検査を行う．アレルギー性鼻炎，結膜炎では，花粉，ダニなどを検査する．スクリーニング的なアレルゲン検索として同時多項目検査MAST法や食物，穀類，動物上皮，カビなどのマルチアレルゲン（イムノキャップ®）もあるが，CAP-RASTによる個々のアレルゲン検査ではIgE抗体価が示され，より正確に抗体の推移

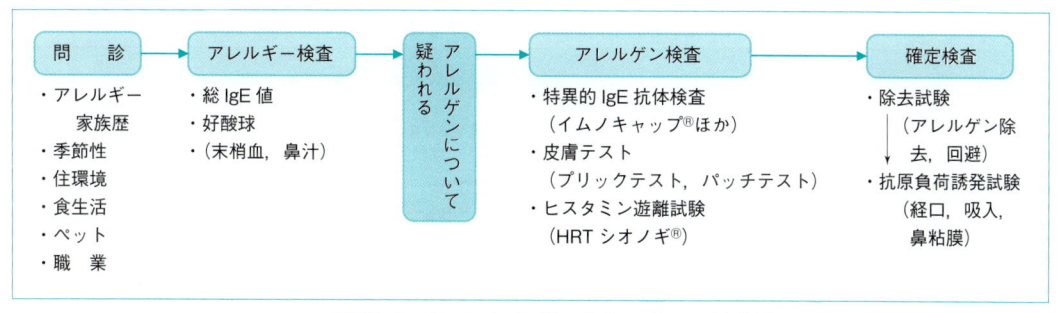

図V-D-2　アレルギー疾患における検査法

を知ることができる．しかし，これらの特異的IgE抗体陽性は感作されている状態を示しているが，必ずしも現在の症状の原因アレルゲンであるとは限らない．

❖ 好塩基球ヒスタミン遊離試験（HRT）

in vitro 検査であるヒスタミン遊離試験はアレルゲン刺激による患児好塩基球からのヒスタミン遊離を検査する．食物アレルギーでは，卵白，牛乳，小麦のHRTの診断的有用性が評価されている．

❖ 皮膚テスト

即時型皮膚反応（15分後判定）としてプリックテスト（穿刺）が行われる．遅延型皮膚テストは金属などの標準アレルゲンセットによるパッチテストが接触性アレルギーの診断に有用である．北欧ではアトピーパッチテストとして食物アレルゲンによる検討が行われている．

❖ 除去試験

食物や吸入性アレルゲン関与例でアレルゲン除去による症状の改善傾向をみる検査で，誘発試験の前に行うことが多い．

❖ アレルゲン負荷誘発試験

食物経口負荷試験が食物アレルギーの確定診断として行われる．負荷試験ではアナフィラキシー誘発の危険性もあり，適応を十分に検討して慎重に行う必要がある．

治　療

アレルギー疾患は慢性疾患であるが，小児では年齢的なアウトグローがあることを念頭に置いた指導が必要である．各種アレルギー疾患の治療ガイドラインが作成されてきており，小児アレルギー疾患総合ガイドラインに各種ガイドラインの主要な項目がまとめられている．ガイドラインでは重症度による薬物療法の使用方法が示されている．

アレルゲンの関与の明らかな場合はアレルゲンからの回避，除去が治療の原則であり，食物アレルギーではアレルゲン除去食は基本的な治療法である．食物アレルギーではアナフィラキシーなどの急性期の治療以外には薬物は補助療法であるため，「食物アレルギー診療ガイドライン2012」および厚生労働科学研究班の「食物アレルギーの診療の手引き2011」においても適切な食事指導（解除指導を含め）が中心になっている．喘息，鼻炎などにおけるダニ，カビなど環境抗原関与では生活環境の整備指導を行う．

アレルギー疾患全般に使用される抗アレルギー薬は，慢性疾患としてのアレルギーコントロールに効果がみられている（表V-D-1）．

表Ⅴ-D-1　小児適応の経口抗アレルギー薬の使用法と適応疾患

	薬剤（商品名）と適応疾患	剤形・用法	使用方法（1日量）
メディエーター遊離抑制薬	クロモグリク酸ナトリウム（インタール®） 食物アレルギー	細粒 10％ （1包　50 mg：0.5 g） （吸入薬，点鼻，点眼薬あり）	2歳未満　150〜200 mg 2歳以上　400 mg 分3〜4　食前内服
	トラニラスト（リザベン®） 気管支喘息 アトピー性皮膚炎	カプセル　100 mg ドライシロップ5％ 細粒 10％ （点眼薬あり）	小児　5 mg/kg　分3
	ペミロラストカリウム（アレギサール®，ペミラストン®） 気管支喘息 アレルギー性鼻炎	ドライシロップ 0.5％ 錠剤 5 mg, 10 mg （点眼薬あり）	0.4 mg/kg　分2 小児　1〜5歳未満　5 mg　分2 　　　5〜11歳未満　10 mg　分2 　　　11歳以上　20 mg　分2
	レピリナスト（ロメット®） 気管支喘息	細粒小児用 10％ 錠剤 150 mg	1〜4歳　100 mg　分2 5〜8歳　180 mg 9歳以上　300 mg
ヒスタミンH₁受容体拮抗薬（第2世代：鎮痛作用あり）	ケトチフェンフマル酸塩（ザジテン®） 喘息，湿疹，皮膚炎	ドライシロップ 0.1％　1 mg/g シロップ 0.02％　0.2 mg/mL （カプセル 1 mg） （点鼻，点眼薬あり）	0.06 mg/kg　分2 （シロップ　0.3 mL/kg）
	アゼラスチン塩酸塩（アゼプチン®） 喘息，アトピー性皮膚炎，アレルギー性鼻炎	顆粒 0.2％　2 mg/g （錠剤 0.5 mg, 1 mg）	0.1〜0.15 mg/kg　分2 （成人喘息　　　4 mg　分2 　皮膚炎，鼻炎　2 mg　分2）
	オキサトミド（セルテクト®） 気管支喘息，アトピー性皮膚炎，じんま疹	ドライシロップ 2％　20 mg/g （錠剤 30 mg）	1回 0.5 mg/kg　1日2回　朝/就寝前
	メキタジン（ゼスラン®，ニポラジン®） 気管支喘息，じんま疹，瘙痒，アレルギー性鼻炎	小児用顆粒 0.6％　6 mg/g 小児用シロップ 0.03％　0.3 mg/mL （錠剤 3 mg）	気管支喘息　1回 0.12 mg/kg　1日2回 （シロップ　1回 0.4 mL/kg） じんま疹，鼻炎　1回 0.06 mg/kg　1日2回
ヒスタミンH₁受容体拮抗薬（第2世代：鎮静作用は少ない）	ロラタジン（クラリチン®） じんま疹，皮膚炎，アレルギー性鼻炎	ドライシロップ 1％　1包 5 mg/0.5 g 錠剤レディタブ® 10 mg	3〜7歳未満　1回 5 mg 7〜15歳未満　1回 10 mg 1日1回食後
	オロパタジン塩酸塩（アレロック®） アレルギー性鼻炎，じんま疹，湿疹，皮膚炎，瘙痒	顆粒 0.5％ 錠剤 2.5 mg, 5 mg OD錠 2.5 mg, 5 mg	2〜7歳未満　1回 2.5 mg　1日2回 7歳以上　1回 5 mg　1日2回 朝/就寝前
	セチリジン塩酸塩（ジルテック®） アレルギー性鼻炎，じんま疹，瘙痒性皮膚疾患	ドライシロップ 1.25％　5 mg/0.4 g （錠剤 5 mg, 10 mg）	2〜7歳未満　1回 2.5 mg　1日2回 7〜15歳未満　1回 5 mg　1日2回
	エピナスチン塩酸塩（アレジオン®） じんま疹，アレルギー性鼻炎	ドライシロップ 1％　5 mg/0.5 g （錠剤 10 mg, 20 mg）	3〜7歳未満　1回 0.5 mg/kg　1日1回
	フェキソフェナジン塩酸塩（アレグラ®） アレルギー性鼻炎，じんま疹，瘙痒性皮膚疾患	錠剤 30 mg （錠剤 60 mg）	7〜12歳未満　1回 30 mg 12歳以上　1回 60 mg 1日2回
	レボセチリジン塩酸塩（ザイザル®） アレルギー性鼻炎，瘙痒性皮膚疾患	錠剤 5 mg	7〜15歳未満 1回 2.5 mg（1/2錠）　1日2回
抗ロイコトリエン薬	プランルカスト水和物（オノン®） 気管支喘息	ドライシロップ 10％ カプセル 112.5 mg	7 mg/kg　分2
	モンテルカストナトリウム（シングレア®，キプレス®） 気管支喘息	細粒 4 mg チュアブル錠 5 mg 錠剤 5 mg, 10 mg	1〜6歳未満　4 mg 6歳以上　5 mg　1日1回就寝前
Th2サイトカイン阻害薬	スプラタストトシル酸塩（アイピーディ®） 気管支喘息	ドライシロップ 5％	1回 3 mg/kg　1日2回

表V-D-2 食物アレルギー発症予防のための栄養法に関する指針

	米 国 (小児科学会, 2008年)	欧 州 (小児アレルギー学会など, 2008年)	日 本 (小児アレルギー学会, JPGFA2012コメント)
妊娠中除去食	エビデンスなし	推奨しない	推奨しない (偏食しない)
母乳栄養	3～4カ月まで	4～6カ月まで	母乳栄養が混合栄養に比べてアレルギー予防に優れているという十分なエビデンスはない
母親の除去食	湿疹の発症率低下のエビデンスあり	推奨しない	推奨しない (偏食しない)
人工栄養ミルク	加水分解乳の効果あり(大豆乳は推奨しない)	低アレルゲン化ミルク	低アレルゲン化ミルク(医師の指導の下に行う)
離乳食の開始時期	生後4カ月(～6カ月)まで開始しないことによる予防のエビデンスあり 特定の食品除去のエビデンスなし	生後4～6カ月以降の開始による予防のエビデンスなし アレルゲン性の強い食品について離乳開始の遅延による予防に関してエビデンスなし(2008)	生後5～6カ月頃が適当〔わが国の授乳・離乳支援ガイド(2007)に準拠〕

ハイリスク児:両親・同胞に1人以上アレルギーあり.
(宇理須厚雄,ほか監修:食物アレルギー診療ガイドライン2012.日本小児アレルギー学会食物アレルギー委員会作成,p.102,協和企画,2011より作成)

発症予防

アレルギー疾患の発症予防には,ハイリスク児のアレルゲン感作を予防する一次予防,感作後のアレルギー疾患発症を予防する二次予防,発症後の増悪を予防する三次予防がある.一次予防としての食物アレルギー発症予防については,妊娠期,授乳期を通じてのアレルゲン除去食による予防効果はみられないことにより,欧米およびわが国の学会では妊娠期,授乳期の除去食は推奨しない(偏食しない)とする見解を示している(表V-D-2).米国ではピーナッツアレルギーの除去食指導を行っていたが,除去食によるエビデンスがないことから,2008年に除去指導を撤回している.ただし授乳期の母親の摂取したアレルゲン食物は微量であるが母乳中に検出されており,わが国のコメントでは偏食による過剰摂取は避けるとしている.加水分解乳や低アレルゲン化ミルクによる牛乳アレルギー発症予防効果についてはエビデンスがみられている.離乳食開始時期については,わが国では離乳支援ガイド(2007年)に準拠し,生後5～6カ月が適当としている.

気管支喘息では,生後の家庭のダニ抗原量,母親の喫煙率,気道感染率が高いほど発症率が高く,特に母親の禁煙指導は重要である.

参考文献
1) 文部科学省スポーツ・青少年局:平成19年アレルギー疾患に関する調査研究報告書.
2) 西間三馨,ほか監修:小児アレルギー疾患総合ガイドライン2011.協和企画,2011.

【柴田 瑠美子】

1 食物アレルギー
food allergy

　食物アレルギーは食物摂取により皮膚，粘膜，消化器，呼吸器，アナフィラキシーなどの症状が免疫学的機序により引き起こされた状態を総称したものである．食物アレルギーの一般人口における頻度は，わが国の乳児の10％，幼児の5％，学童期の2.6％とされている．欧米では負荷試験確認例で乳幼児の約8％，全年齢の3％にみられている．近年，海外では小児，特に乳幼児の入院を要する食物アナフィラキシーの増加が指摘されている．
　食物アレルギーの診断は，病歴と食物アレルゲンの同定検査によって行われ，食物経口負荷試験が最も確実な診断検査である．食物アレルギーの治療原則は，アレルゲン食品の除去による誘発の回避である．アナフィラキシーでは微量のアレルゲンにも注意が必要であり，加工食品では主な原因食品（卵，乳，小麦，ソバ，ピーナッツ，エビ，カニ）の原材料表示義務が課せられている．ショック例にはアドレナリン自己注射器エピペン®が発症早期のショック緩和用に処方可能である．除去食導入にあたってはアレルゲン食品には栄養価の高いものが多いため，代替食品を利用し栄養への配慮を行う．小児の食物アレルギーでは年齢的な耐性化（自然治癒）が得られることを考慮した再評価による除去食解除の適切な治療指導が重要である．

定義と機序

　食物アレルギーは，「食物によって引き起こされる抗原特異的な免疫学的機序を介して生体に不利益な症状が惹起される現象」と定義されている．免疫機序を介さず食品中のアミンなど薬理活性物質による食物アレルギー類似症状を呈するものや，代謝性疾患による消化器症状を呈する疾患などは食物不耐症として区別される．
　食物アレルギーはさらにIgE依存性，非依存性に分類されているが，IgE依存性の即時型がほとんどを占めている．食物アレルギーの発症機序としての食物アレルゲン感作は，経口摂取以外にも接触，吸入，注射などで起こりうる（図V-D-3）．食物と花粉・天然ゴムなどの蛋白の交叉反応性で発症する場合もある．食物アレルギーの病態には，経口免疫寛容の不成立または破綻があるとされ，Treg細胞，TGF-β産生細胞，Th3細胞，IL10産生細胞，Tr1細胞などによる免疫反応の制御機能の低下が指摘されている．食物アレルギーの非即時型の病態生理は十分には解明されていない．食物中のアレルゲンについては，主要アレルゲンコンポーネント，ペプチド（エピトープ）などが解明されてきている．小麦のω5-グリアジン，ピーナッツのアラキン2などのアレルゲンコンポーネント特異的IgE抗体の臨床的有用性が評価されている．

臨床病型

　食物アレルギーは代表的な4つの臨床病型に分類されている（表V-D-3）．

❖ 新生児・乳児消化管アレルギー

　IgE抗体の証明されないIgE非依存性食物アレルギーであり，新生児期および乳児期にミルク，大豆，米などの摂取後に嘔吐，下痢を呈する．食物蛋白性胃腸炎とも呼ばれ，激しい嘔吐によりショック状態を呈し，緊急治療を要することがある．原因食品の除去食で症状が消失し，負

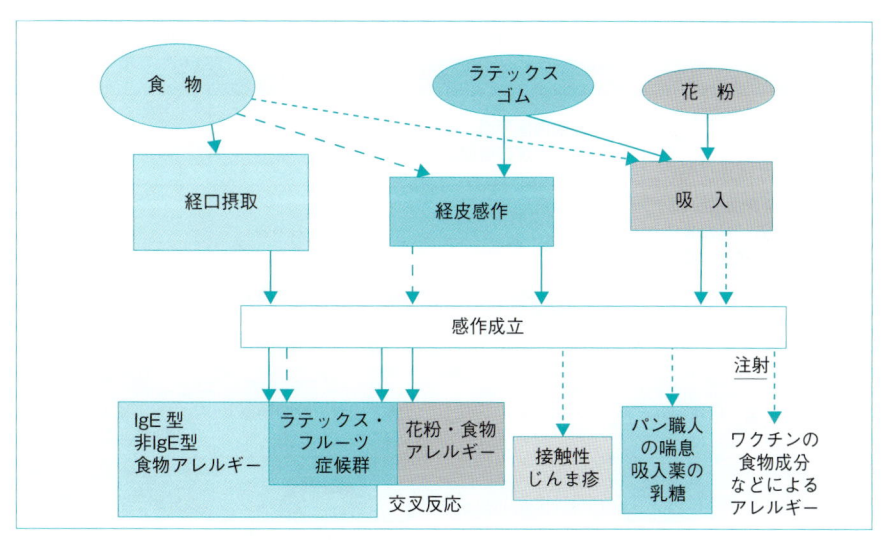

図V-D-3 食物アレルギー発症と感作経路

表V-D-3 食物アレルギーの臨床病型

臨床型		発症年齢	頻度の高い食物	耐性の獲得（寛解）	アナフィラキシーショックの可能性	食物アレルギーの機序
新生児・乳児消化管アレルギー		新生児期乳児期	牛乳（育児用粉乳）	多くは寛解	(±)	主に非IgE依存性
食物アレルギーの関与する乳児アトピー性皮膚炎*		乳児期	鶏卵, 牛乳, 小麦, 大豆など	多くは寛解	(+)	主にIgE依存性
即時型症状（じんま疹, アナフィラキシーなど）		乳児期〜成人期	乳児〜幼児：鶏卵, 牛乳, 小麦, ソバ, 魚類, ピーナッツなど 学童〜成人：甲殻類, 魚類, 小麦, 果物類, ソバ, ピーナッツなど	鶏卵, 牛乳, 小麦, 大豆などは寛解しやすいその他は寛解しにくい	(++)	IgE依存性
特殊型	食物依存性運動誘発アナフィラキシー（FEIAn/FDEIA）	学童期〜成人期	小麦, エビ, カニなど	寛解しにくい	(+++)	IgE依存性
	口腔アレルギー症候群（OAS）	幼児期〜成人期	果物・野菜など	寛解しにくい	(±)	IgE依存性

*：慢性の下痢などの消化器症状，低蛋白血症を合併する例もある．すべての乳児アトピー性皮膚炎に食物が関与しているわけではない．

（厚生労働科学研究班：食物アレルギーの診療の手引き 2011）

荷試験で症状が誘発される．除去食が唯一の治療法であり，数年後に自然軽快するものが多い．微量の原因食品で誘発されることから除去食は完全除去食を要することが多い．日本ではみられないセリアック病は小麦のグルテンによるIgE非依存性の食物アレルギーで，遺伝的背景が強い疾患である．

❖ 食物アレルギーの関与するアトピー性皮膚炎

乳児のアトピー性皮膚炎では食物アレルギーを伴うことが多く，重症ほど合併する頻度が高い（60〜80％）．乳児では食物抗原に感作されているものが多く，アレルゲン食品の摂取によりしば

表V-D-4　食物によるアナフィラキシーの臨床的重症度

Grade	皮膚	消化器	呼吸器	循環器	精神神経
1	限局性瘙痒感 発赤，じんま疹 血管性浮腫	口腔内瘙痒感 違和感，軽度口唇腫脹	-	-	-
2	全身性瘙痒感 発赤，じんま疹 血管性浮腫	上記に加え， 悪心，嘔吐	鼻閉，くしゃみ	-	活動性変化
3	上記症状	上記に加え， 繰り返す嘔吐	鼻汁，明らかな鼻閉， 咽頭喉頭の 瘙痒感・絞扼感	頻脈 （+15/分）	上記に加え，不安
4	上記症状	上記に加え，下痢	嗄声，犬吠様咳嗽， 嚥下困難，呼吸困難， 喘鳴，チアノーゼ	上記に加え， 不整脈， 軽度血圧低下	軽度頭痛， 死の恐怖感
5	上記症状	上記に加え， 腸管機能不全	呼吸停止	重度徐脈， 血圧低下，心拍停止	意識消失

（厚生労働科学研究班：食物アレルギーの診療の手引き2011）

しば即時型食物アレルギー症状が誘発されている．食物アレルギー合併例では，消化管におけるアレルギー反応がヒスタミン遊離，皮膚のかゆみ増強，搔破をきたし，皮膚バリアの破壊，湿疹の慢性化に関与すると考えられている．アトピー性皮膚炎は特徴的な湿疹を呈し，病理学的には細胞性免疫反応によるとされているが，2歳以下の乳幼児アトピー性皮膚炎における経口負荷試験で非即時性反応を示す例では食物パッチテストとの相関がみられ，細胞性免疫機序と湿疹が関連していることが報告されている．最近は，乳児アトピー性皮膚炎においては皮膚バリア機能の低下により，食物アレルゲンの経皮感作が起こる可能性が指摘されており，早期からのスキンケアや外用療法による皮膚炎治療が重要である．

❖ **即時型食物アレルギー**

　食物摂取直後から2時間までに特有の誘発症状を呈する．症状は皮膚症状が最も多く，瘙痒感，じんま疹，血管性浮腫，発赤，湿疹を呈する．粘膜症状として，眼症状（結膜充血・浮腫，瘙痒感，流涙，眼瞼浮腫）および口腔咽喉頭症状（口腔・口唇・舌の違和感，腫張，喉頭絞扼感，喉頭浮腫，嗄声，喉の痒み・イガイガ感）がみられる．消化器症状では，腹痛，悪心，嘔吐，下痢，血便がみられ，乳児では貧血や体重増加不良をきたすことがある．呼吸器症状では，上気道症状として，くしゃみ，鼻汁，鼻閉が，下気道症状として咳嗽，喘鳴，喘息発作，呼吸困難を呈する．

　全身性症状では，アナフィラキシーショックが即時型食物アレルギー症状の10％にみられており，頻脈，虚脱状態（ぐったり），意識障害，血圧低下をきたす．アナフィラキシーは多臓器症状を呈する重症食物アレルギーをいう．厚生科学研究班による調査では，皮膚症状は90％，呼吸器症状，粘膜症状，消化器症状，アナフィラキシーショックは10％とみられている．食物アナフィラキシーでは，これらの症状の出現状況により重症度分類がなされており，治療を進めるうえで臨床診療上有用である（表V-D-4）．非即時型に3～8時間後に遅れてこれらの症状がみられることもあるが，遅発性アナフィラキシーはまれである．発症年齢では即時型アレルギーにて受診した症例の90％は小児であり，乳幼児が80％を占めている（厚生労働省研究班による全国医療機関の調査による）．

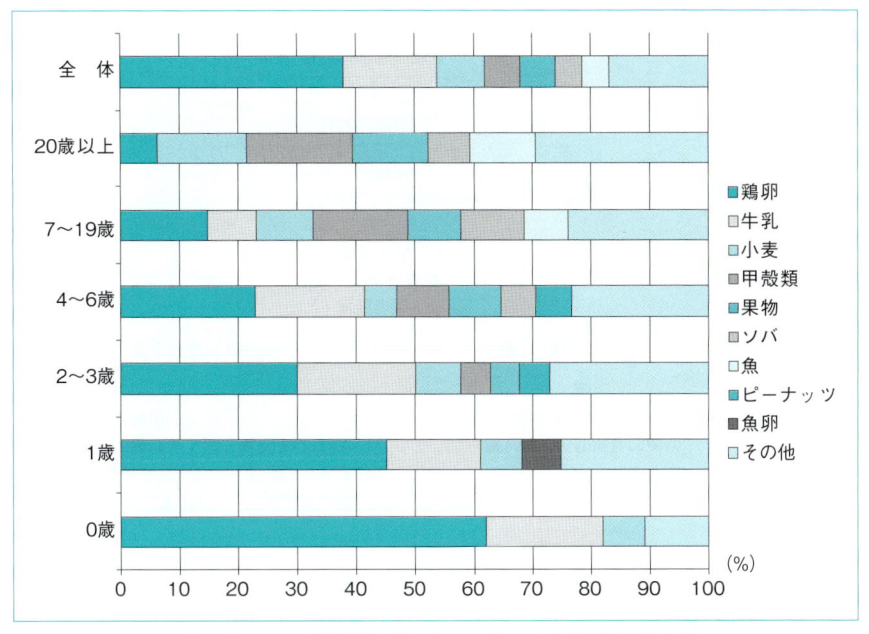

図V-D-4　即時型食物アレルギーの年齢別原因食物

（宇理須厚雄，ほか監修：食物アレルギー診療ガイドライン2012．日本小児アレルギー学会食物アレルギー委員会作成，p.18，協和企画，2011 より作成）

◘ **即時型食物アレルギーの原因食品**……原因食品は年齢によって異なる傾向がある（図V-D-4）．乳幼児で卵，牛乳，小麦が3大アレルゲン食品である．年齢とともに多種食品がアレルゲンとなり，学童では甲殻類，鶏卵，ソバ，小麦，果実類，牛乳，魚が主な原因食品となる．フルーツではキウイ，メロン，バナナ，リンゴ，モモなどが多い．小児期から成人までのアナフィラキシーショックの原因食品では，卵，牛乳，小麦，ソバ，ピーナッツ，エビの順に多く，カニを加えたこれらの7食品は，加工食品に使用する場合は表示義務が課せられている．

❖ 食物アレルギーの特殊型

1）食物依存性運動誘発アナフィラキシー

食物摂取後30分から2時間の運動中にじんま疹，眼瞼浮腫，呼吸困難とともにアナフィラキシーショックを呈する疾患であり，10歳代の学童（主に中学から高校生の12,000人に1人）および成人にみられる特殊な食物アレルギーである．日本では小麦や甲殻類（特にエビ）が主なアレルゲンであるが，果実や野菜によるものもある．アナフィラキシーは運動が加わることによって引き起こされる．じんま疹の既往歴を有するものが多いが，本疾患で初めて発症することもあり，学童では給食後の運動で誘発されている．給食のアレルゲン食品の除去または食後の運動を避ける指導が必要である．急激なアナフィラキシーのため，アドレナリン自己注射器エピペン®処方の適応がある．

2）口腔アレルギー症候群　oral allergy syndrome（OAS）

成人に多い疾患であるが，近年は幼児期でも増加しており，バナナ，キウイ，メロンなど熱帯のフルーツが主なアレルゲン食品となっている．口腔粘膜症状に限局する傾向があるが，症状が拡大することがある．花粉症や天然ゴムのラテックスアレルギーを伴うことが多く，これらの植物間のIgE交叉反応性が認められている．成人のOASは，ラテックス接触や花粉吸入による感

第V章　外来でみる主要疾患

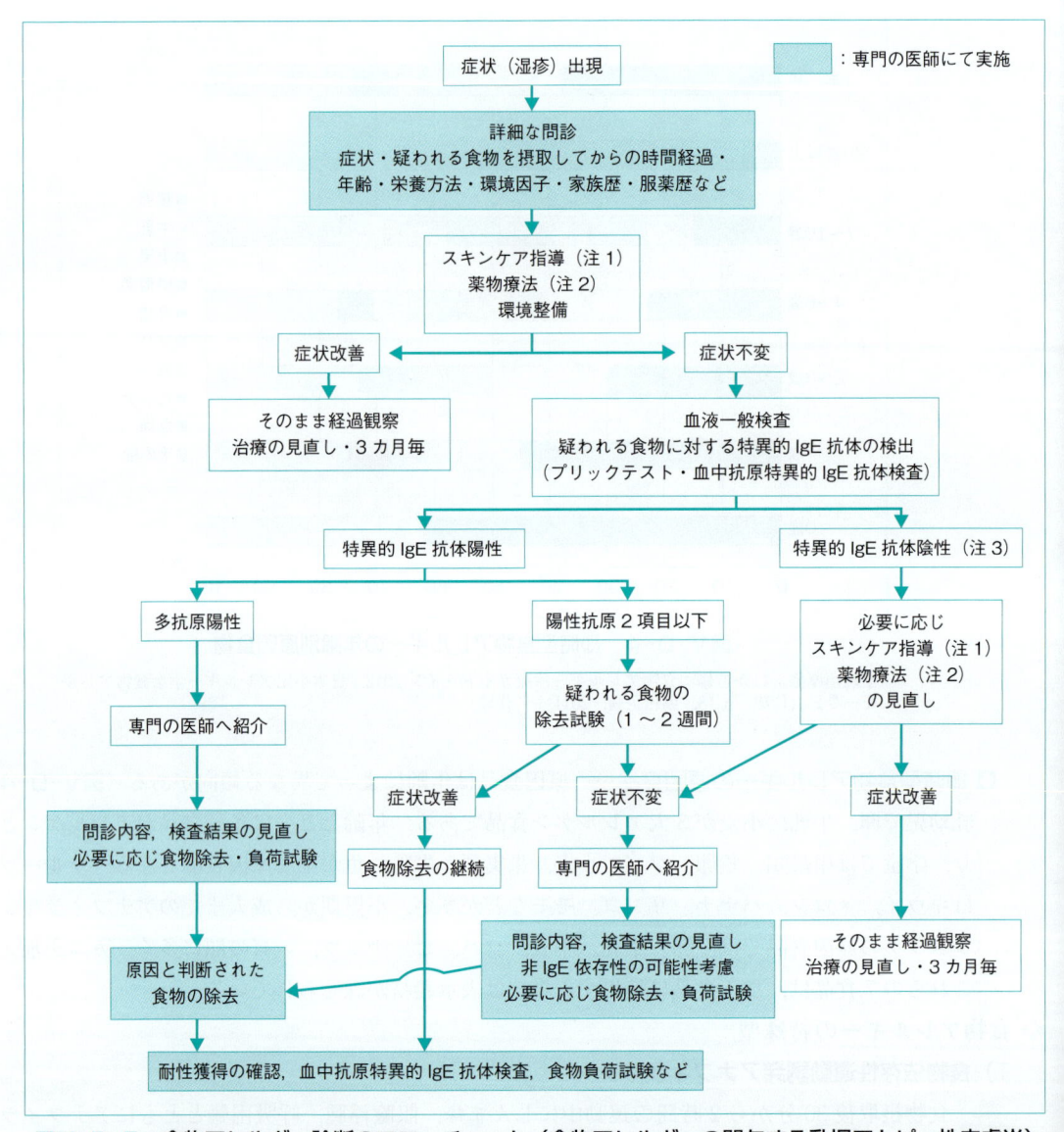

```
                    症状（湿疹）出現                    □ :専門の医師にて実施
                           │
                           ▼
                    詳細な問診
            症状・疑われる食物を摂取してからの時間経過・
            年齢・栄養方法・環境因子・家族歴・服薬歴など
                           │
                           ▼
                   スキンケア指導（注1）
                    薬物療法（注2）
                      環境整備
                      ┌───┴───┐
                      ▼       ▼
                   症状改善   症状不変
                      │       │
                      ▼       ▼
             そのまま経過観察   血液一般検査
             治療の見直し・3カ月毎   疑われる食物に対する特異的IgE抗体の検出
                              （プリックテスト・血中抗原特異的IgE抗体検査）
                              ┌────┴────┐
                              ▼         ▼
                    特異的IgE抗体陽性    特異的IgE抗体陰性（注3）
                    ┌────┴────┐         │
                    ▼         ▼         ▼
                 多抗原陽性  陽性抗原2項目以下  必要に応じ
                    │         │         スキンケア指導（注1）
                    ▼         ▼         薬物療法（注2）
              専門の医師へ紹介  疑われる食物の    の見直し
                    │       除去試験（1～2週間）
                    │         ┌──┴──┐        │
                    ▼         ▼     ▼        ▼
             問診内容，検査結果の見直し  症状改善  症状不変  症状改善
             必要に応じ食物除去・負荷試験  │      │      │
                    │        ▼      ▼      ▼
                    │    食物除去の継続  専門の医師へ紹介  そのまま経過観察
                    │                            治療の見直し・3カ月毎
                    ▼                  
              原因と判断された           問診内容，検査結果の見直し
               食物の除去              非IgE依存性の可能性考慮
                                    必要に応じ食物除去・負荷試験
                           │
                           ▼
            耐性獲得の確認，血中抗原特異的IgE抗体検査，食物負荷試験など
```

図V-D-5　食物アレルギー診断のフローチャート（食物アレルギーの関与する乳児アトピー性皮膚炎）

注1) スキンケアに関して：スキンケアは皮膚の清潔と保湿が基本であり，詳細は「アトピー性皮膚炎診療ガイドライン 2009」などを参照する．
注2) 薬物療法に関して：薬物療法の中心はステロイド外用薬であり，その使用方法については「アトピー性皮膚炎診療ガイドライン 2009」などを参照する．
非ステロイド系外用薬は接触皮膚炎を引き起こすことがあるので注意する．
注3) 生後6カ月未満の乳児では血中抗原特異的IgE抗体は陰性になる確率が高いので，プリックテストも有用である．

(厚生労働科学研究班：食物アレルギーの診療の手引き 2011)

作後に交叉反応性で食物アレルギーが発症するタイプⅡ型の食物アレルギー機序による．幼児では多種食物アレルギー感作としてフルーツアレルギーを発症していることが多いが，同様にラテックス，花粉の感作がみられる．

表V-D-5 負荷試験を行わなくても食物アレルギーと診断できる特異的IgE抗体価のカットオフ値

Sampson（JACI 2001） (UA/mL)

特異的 IgE	卵白	牛乳	ピーナッツ	魚
Diagnostic decision points	7	15	14	20

Komata（JACI 2007）

年齢	1歳未満	1歳	2歳以上
卵白	13	23	30
牛乳	5.8	38.6	57.3

Ando（JACI 2008）

負荷食品	生卵白		加熱卵白	
特異的 IgE	卵白	オボムコイド	卵白	オボムコイド
95%特異度	7.4	5.2	30.7	10.8

（宇理須厚雄，ほか監修：食物アレルギー診療ガイドライン2012．日本小児アレルギー学会食物アレルギー委員会作成，p.53，協和企画，2011より改変）

検査と診断（図V-D-5）

食物アレルギーにおける診断は，病歴における誘発症状の聴取，アレルギー検査，特に特異的IgE抗体，皮膚プリックテスト，除去試験，食物負荷試験によって行われる．負荷試験が最も正確な診断検査であるが，臨床的には，アナフィラキシーなど食物による重篤な誘発症状が明らかな場合は，特異IgE抗体の検査（陰性の場合はプリックテスト）による確認を行い，負荷試験は避ける．負荷試験は常にアナフィラキシー誘発の危険性があるため，食物アレルギーに精通した医師により対応の可能な医療機関で行う必要がある．食物アレルギー診断のフローチャート（食物アレルギーの関与する乳児アトピー性皮膚炎）を参考に検査・診断を行う（図V-D-5）．

❖ 特異的IgE抗体検査（イムノキャップ®）

酵素抗体法による食物アレルゲンの検査で，イムノキャップ®ImmunoCAP法が最も利用されている．スコア6，抗体価100 UA/mLまで表示され，2以上が陽性である．アラスタット同時多項目検査MST26などもある．特異IgE抗体の陽性は，食物抗原に感作されていることを示しているが，食物アレルギー症状の出現とは必ずしも一致しないことを念頭におく必要がある．

アナフィラキシーを誘発しやすい卵白，牛乳，魚，ピーナッツ，ナッツについては特異的IgE抗体価による95%誘発確率が示されている（イムノキャップ®によるIgE抗体価：卵7 UA/mL，牛乳15 UA/mL，魚20 UA/mL，ピーナッツ15 UA/mL以上，2歳以下の乳幼児では，卵2 UA/mL，牛乳5 UA/mL）．欧米ではこれらの抗体価以下を食物負荷試験の導入基準値としており，わが国の食物アレルギーガイドラインでも抗体価を参考に負荷試験を検討することを推奨している（表V-D-5）．

食物抗原の主要アレルゲンとして卵白のオボムコイド，小麦のω5-グリアジン，牛乳のカゼインの特異抗体は，より臨床的誘発を反映している．IgE抗体は，総IgE値の低いじんま疹や乳児ではアレルギー症状の誘発例でも陰性を示す場合もあり，プリックテストや食物負荷試験による確認が必要なことがある．IgE抗体が高値の場合は，検査は乳児で3カ月毎，幼児で6カ月毎，学童で12カ月毎に食物抗体の推移を確認する．

❖ 皮膚テスト

◆ プリックテスト
……即時型皮膚テストでは，アレルゲンエキスを皮膚に滴下し軽く穿刺し，15〜20分後に膨疹径を測定する（穿刺プリックテスト）．対照液の2倍以上，ヒスタミンコントロールと同等以上を陽性とする．簡便で使用しやすい穿刺針（ヤヨイのランセット）が市販されている．プリックテストはフルーツなどによる口腔アレルギー症候群では，フレッシュフルーツにランセットを刺しそのまま皮膚に穿刺するプリック-プリックテストが特に有用である．皮内テストはアナフィラキシーの危険性もあり，食物アレルギーでは避ける．

◆ 皮膚パッチテスト
……接触性皮膚炎の診断に欠かせない検査であり，専用のパッチテスト用チャンバーに抗原を入れ2日貼付し，3日以降の接触部の反応をみる．食物パッチテストは2歳以下のアトピー性皮膚炎での食物負荷試験の遅延反応陽性と食物パッチテストが相関することが報告されているが，食物アレルギーの検査としてのパッチテストはルーチンとしては行われない．食物特異IgE抗体高値例では，食物抗原との接触部に強いじんま疹を呈しやすく危険である．

❖ 好塩基球ヒスタミン遊離試験（HRT）

食物アレルゲンの刺激により患者白血球からのヒスタミン遊離量を測定する検査で，スコア1〜4で判定する．シオノギのHRT検査では卵，乳，小麦は食物負荷試験との相関もよく，食物特異IgE抗体の低下がみられないアトピー性皮膚炎では，特異度が高く除去食解除の指標に利用できる．

❖ 除去試験

疑わしい原因食物を1〜2週間完全除去し，臨床症状の改善が得られるかどうかを観察する（食物日記を活用する）．母乳および混合栄養の場合，母親の原因食物除去試験も必要なことがある．食物負荷試験の前に行うことが多い．

❖ 食物経口負荷試験

◆ 目的
……経口負荷試験は，食物アレルギーの確定診断（原因アレルゲンの同定），および耐性獲得の確認を目的として行う．入園・入学などに際して安全管理の指標とする場合や症状誘発リスクを評価し，安全摂取可能量を決定する目的でも行われるが，重篤な症状が誘発される恐れがあるので専門施設で行われることが望ましい．

◆ 負荷試験の適応判断
……負荷試験では，その適応を確認する．病歴（即時型既往の有無，完全除去中か否か，関連食品で摂取できているものがあるかなど），免疫学的検査の結果を参考に施行時期，負荷食品の選択を行う．アナフィラキシー既往がある場合，誘発原因食品がピーナッツ，ナッツ類，魚介類，ソバなど，微量で誘発されている場合は，専門医療施設に依頼する．鶏卵（卵白，オボムコイド），牛乳，小麦（ω5-グリアジン）の特異的IgE抗体価が高い場合は負荷試験の誘発確率が高いため，それぞれの食品の負荷試験適応の参考にする．即時症状のないアトピー性皮膚炎でも，特異的IgE抗体強陽性であれば即時型反応が誘発される可能性が高い．負荷試験により症状が誘発されやすい背景項目がある場合は負荷試験の必要性を検討し，行う場合は十分な安全対策をとって実施する．

耐性獲得の確認のための負荷試験は卵，乳，小麦，大豆で1年後，ピーナッツ，ナッツ，魚介類で3年後が推奨されているが，特異IgE抗体価の低下がみられる場合は6カ月〜1年毎の負荷が可能である．

D. 免疫・アレルギー疾患

表V-D-6 食物負荷試験の方法と負荷食品（オープン法）

[負荷試験前の準備と確認]（施設認定により9歳以下で年間2回検査可能, 保険点数1,000点）
- 負荷対象食品の2週間以上の除去.
- 感冒, 下痢などの感染症がなく, 抗アレルギー薬などは約1週間中止.
- アレルゲン食品が未摂取で過敏性の明らかでない乳幼児では低アレルゲン食品*から行う.
- 1食品負荷試験後, 3日間は非即時型の影響を観察するよう指導する.
- じんま疹など誘発症状の治療薬（自宅にも常備）, および吸入薬, アドレナリン注射液を用意しておく.

[負荷試験の進め方]
少量から15～30分間隔に症状がなければ2倍量に増量する.

食品	負荷食品	ステップ	負荷開始量	総負荷量
卵	ゆで卵 （全卵または卵白）	1	卵黄1g	卵黄1個
		2	微量	全卵1/16～1/8個相当
		3	卵白1g（1/32個）	全卵25g（1/2個）～50g（1個）
牛乳	生牛乳	1	0.05（1滴）～0.1 mL	15～30 mL
		2	1～5 mL	100～200 mL
小麦	ゆでうどん	1	0.5 g 約2 cm長	15～30 g
		2	1 g	50～100 g
魚	焼き魚・煮魚		1 g	30～60 g
大豆	豆腐, 煮豆		1 g	50～100 g

*低アレルゲン食品（オプションの負荷試験）: 卵は卵黄マンナ, 卵クッキー, カステラ, ハンバーグ, ミルクはペプチドミルク, ミルククッキー, 食パンなど, 大豆は味噌汁, 納豆, 魚はだし類, 缶詰シーチキン, 干小魚ジャコなどを利用.

（宇理須厚雄, ほか監修: 食物アレルギー経口負荷試験ガイドライン2009. p.23, 協和企画, 2009を一部改変）

▶**負荷試験の方法**……オープン法, 盲検法, 二重盲検法がある. 未就学児の場合には心因反応が関与する可能性は小さいのでオープン法で行う. オープン法は日常食品を負荷に利用するため負荷陰性であればその食品の除去食解除を進めることができる. 経口負荷試験では, 目標とする総負荷量を漸増法で3～6回に分割し, 15～30分毎に摂取する. 鶏卵, 牛乳, 小麦, 大豆, 魚の負荷試験の食品と方法はガイドラインによるものを表V-D-6に示す. 最低負荷誘発量は, 過敏な反応が予測される例では微量から開始する必要がある. 食品によっては低アレルゲン化食品を負荷食品として行うオプションの負荷試験もガイドラインで提示されており, 外来でも行いやすい. 特に鶏卵は焼菓子で卵白の低アレルゲン化がみられる.

治療

食物アレルギーの治療は原因療法として行う食事療法と, 出現した症状に対する対症療法からなる.

❖ 食事療法

食事療法では正しい診断に基づく原因食物の除去食を行う. 症状誘発回避のために必要な食事療法であり, 食物アナフィラキシーでは, 厳密な除去食以外に症状の出現を予防する確実な方法はない. 一方で, 食事療法は患者・家族にさまざまなストレスを与えることにつながりやすく, アレルゲン食品, 代替食品の指導が重要である. 小児期の主なアレルゲン食品が高蛋白食品であることから, 不適切な除去食は栄養・成長障害を招きやすい. 除去食を行う場合, 家族に十分その必要性を説明したうえで, 栄養学的配慮のもとに実施する. また小児の食物アレルギーでは成

第Ⅴ章　外来でみる主要疾患

表Ⅴ-D-7　製品化されている低アレルゲン，代替食品（製造会社）

成分栄養食品	elemental diet：ミルクアナフィラキシー用 アミノ酸乳：エレメンタルフォーミュラ（明治） 経腸栄養剤：エレンタール（味の素）
低抗原化食品	治療用食品（特殊ミルク）：ミルクアレルギー用 　　カゼイン加水分解乳：ニューMA1（森永） 　　　　　　　　　　　ペプデエット（ビーンスターク・スノー） 　　乳清蛋白分解乳：ミルフィー（明治），乳清・カゼイン分解乳MA-mi（森永） 低アレルゲン米：米アレルギー用 　　酵素分解米：ケアライス（オクノス） 　　超高圧処理米：Aカットごはん（越後製菓） ペプチド乳製品：予防用，軽症ミルクアレルギー用 　　ペプチド調整粉乳：ペプチドE赤ちゃん，Eお母さん（森永） 　　　　　　　　　　アイクレオのペプチドミルク（アイクレオ）
代替食品	調味料 　　大豆ノン醤油・味噌：大豆アレルギー用―小麦アレルギーでは不可 　　アワ，ヒエ，キビ醤油，味噌：大豆，小麦アレルギー用 　　りんご酢，白梅酢：穀類アレルギー用 油脂類 　　菜種油，エゴマ油，オリーブ油，AIマーガリン 　　マヨドレE（日清）：卵アレルギー用（大豆アレルギーでは不可） 卵，牛乳，大豆，米小麦除去加工食品 　　ベビーフード（キューピー） 　　アピライト（日本ハム）：ソーセージ，ミートボール，ハム（豚） パン，めん類 　　A-カットパン（越後製菓），あわめん，ひえめん（創健社，辻安全），米パン（辻安全，日本ハム） 　　あわぽーる，ひえりんぐ（キューピー）

長とともに軽快・治癒する可能性が高いことから，必要に応じて再評価を行い，可能な限り早期に除去食を終了することを目指す．

❖ 代替食品（表Ⅴ-D-7）

乳幼児の食物アレルギーの原因食品は，栄養価の高いものが多いため，代替食品による指導を行う．代替食品には，①成分栄養食品，②低アレルゲン食品，③アレルゲン除去代替加工品がある．加熱，発酵，水産加工により低アレルゲンがみられるものがあり，アレルギーの状態によっては利用できることがある．

❖ 薬物療法（抗アレルギー薬）

▶ **インタール® 細粒（DSCG）**……乳幼児の食物アレルギーでは，0.5 g/包を30 mLの水でといて食前15～30分に3～4回内服する．インタール®内服用は，消化管からの抗原吸収を抑制し，消化管局所でのアレルギー炎症を予防する．インタール®自体は，ほとんど吸収されないため副作用は最も少ない．

ケトチフェン（ザジテン®）および他の抗アレルギー薬は，吸収され，消化管以外のアレルギー症状を軽減予防する．しかし，これらの抗アレルギー薬による症状の予防は完全なものではなく，しばしば内服中も誤食でアナフィラキシーを起こしている．

❖ 食物アナフィラキシーの予防・治療

▶ **急性期の治療**……じんま疹から発展することが多く，早めに抗ヒスタミン薬を内服させる．アナフィラキシー発症時には早急にアドレナリンの筋肉注射（ボスミン0.01 mg/kg）を行う．病院外で早期に本人・家族でも注射できるアドレナリン自己注射薬エピペン®が処方可能（登録医手続きが必要）となり現在は保険適用となっている．体重15～30 kgでは，エピペン® 0.15 mg

表V-D-8 自己注射薬エピペン®処方が必要なアナフィラキシーリスク児

1) 病歴
・微量のアレルゲンで誘発
・誘発の反復
・ショックを誘発させやすい食品がアレルゲン：ピーナッツ，ナッツ類，魚介類，牛乳，ソバ，鶏卵，小麦
2) 合併疾患
・喘息，非選択性βブロッカー使用時
3) 追加因子
・初期症状が明らかではないがアナフィラキシーの可能性がある
・医療機関から離れた地域に住んでいる
・修学旅行・海外旅行
・ショック誘発時の対応が不十分
・負荷試験でアナフィラキシー誘発

(柴田瑠美子：小児の食物アナフィラキシーの現状と対応の重要性．日本小児アレルギー学会誌，23：212-217, 2009)

表V-D-9 主な食物アレルギーの発症年齢と予後

	推定頻度	発症年齢	耐性化
牛 乳	2%	1歳以下	85%
鶏 卵	1.30%	1歳以下	55〜80%
大 豆	0.4%乳児	1歳以下	85%
小 麦	1%	1歳〜成人	85%
魚	0.20%	2歳〜成人	不明
ピーナッツ	0.80%	2歳	20%
ナッツ類	0.20%	3〜5歳	不明
甲殻類	0.10%	5歳〜成人	不明
ゴ マ	不明	幼児〜成人	20%幼児例

(Malcki BH：Food allergy 2006)

を，体重30 kg以上ではエピペン®0.3 mgを処方する．エピペン®処方が必要である症例のリスク要因を表V-D-8に示す．適切なエピペン®使用法の指導を行う．エピペン®は，① 症状誘発より30分以内に，② 筋肉注射（大腿外側広筋または上腕三角筋）する（皮下注より効果が早い），③ 筋肉注射後10〜15分して症状改善が認められないときは追加投与する．④ アナフィラキシーでは二相性に症状を繰り返すことがあり，4時間以上は経過を観察する．

❖ 予後と除去食の解除

食事療法を行う場合は，不必要に除去食を続けないよう解除まで十分にフォロー指導する必要がある．年齢や食品によって耐性を得る時期が異なる傾向がある．乳幼児では卵，牛乳，小麦，大豆，肉類は早期に耐性化しやすく，3歳までに約70%，小児期までに85%は耐性を獲得する（表V-D-9）．特異IgE抗体の高値が持続しアナフィラキシーを繰り返す例では，耐性化が得にくい症例もある．即時型食物アレルギーのアレルゲン食品がピーナッツ，ナッツ類，魚介類，ソバ，フルーツは耐性化しにくい傾向がある．

除去食物の解除にあたっては，アレルゲン性の低い食品を少量から摂取し，症状を観察し（食物日記に記録），量および食品数を増やしていく．生卵，生牛乳の解除ができない場合もあるが，高温加熱・調理により利用できることも多い．アナフィラキシー例では，解除のための負荷試験は一般外来では避け，専門医療機関に依頼する．

第Ⅴ章 外来でみる主要疾患

表Ⅴ-D-10 学校生活管理指導表（アレルギー疾患用）

(日本学校保健会 作成)

❖ **経口減感作療法について**

 近年,食物アレルギーの積極的な治療法として経口減感作療法が専門医で行われているが,研究段階であり,安全性と有効性が十分に確立されておらず,各国のガイドラインでは一般診療で行うことは推奨していない.

❖ **社会的対応(園,学校への指示書)**

 食物アレルギーの好発年齢である乳幼児期の保育所・幼稚園および多くの学童と過ごす学校での集団生活では,給食時の対応をどのように行うかが最も切実な問題である.除去食指示書(医師意見書)は,アナフィラキシー回避,不適切な除去食回避のための指示書として,食物アレルギーの診断書として,医療機関と園・学校との連携に必要である.内容は,個々の対象園児のアレルゲン食品と誘発症状(可能性を含め),誘発時の対応法,再評価時期を示し,食物アレルギー児の受け入れと安全な給食の提供ができるように情報提供を行う.学校や保育所におけるアレルギー疾患対応ガイドラインが発行されており,食物アレルギー,アナフィラキシーの管理指導表が指示書,診断書として利用できる(表V-D-10).アナフィラキシーや多種食物アレルギーなどでは,弁当持参が必要な場合もあることを助言することが大切である.

▌参考文献

1) 宇理須厚雄,ほか監修:食物アレルギー診療ガイドライン 2012. 日本小児アレルギー学会食物アレルギー委員会作成,協和企画,2011.
2) 厚生労働科学研究班:食物アレルギーの診療の手引き 2011.
3) 宇理須厚雄,ほか監修:食物アレルギー食物経口負荷試験 2009. 日本小児アレルギー学会食物アレルギー委員会 経口負荷試験標準化WG,協和企画,2009.
4) 柴田瑠美子:小児の食物アナフィラキシーの現状と対応の重要性.日本小児アレルギー学会誌,23:212-217,2009.
5) 文部科学省監修:学校のアレルギー疾患に対する取り組みガイドライン.日本学校保健会,2008.
6) 厚生労働省保育課:保育園におけるアレルギー対応の手引き 2011. 日本保育園保健協議会,2011.

【柴田 瑠美子】

2 気管支喘息
bronchial asthma

　環境整備をはじめ生活指導上気を配らねばならない点が多いうえ，発作という予測しにくい急性増悪は時に致死的であるため，治療・管理が難しい疾患である．
　治療は，急性発作に対するものと予防的治療（長期管理）があるが，クリニックでの要点は，① 発作時にどこまで自院で対応できるかを見きわめて治療し，悪化時には早期に転院させる，② その後の十分な観察により長期管理が必要かを判断する，③ 長期管理を開始しても漫然と治療せず，評価を繰り返す，④ コントロールが困難な場合は早めに専門医へ紹介する，ことである．
　診断と治療以外に，発作時の家庭での対処，吸入・服薬指導，環境整備，生活指導，運動時や外泊時の指導などを行う必要があるが，多忙な開業医の外来では，発作時の治療とそれに続く長期管理の手順を理解しておけば，その他は再診毎に小出しに指導しても不足はない．
　本項で不足の部分は，最新版の「小児気管支喘息治療・管理ガイドライン 2012（JPGL 2012）」[1]を参照されたい．一方，開業医の外来では安全性や利便性を重視するため，ガイドラインとは若干異なる治療ステップがありうる．

定　義

　以下は症状を主体とした定義である．
　「発作性に笛性喘鳴を伴う呼吸困難を繰り返し，その呼吸困難は自然ないし治療により軽快，治癒する疾患であるが，その他の肺，心臓，血管系の疾患を除外する必要がある．ただし乳・幼児における呼吸困難は，呼吸困難によると思われる他覚所見を認めるものを含める」．

病　態

　気道の慢性炎症の存在により，不可逆的な気道壁の線維化や肥厚（リモデリング）と気道過敏性亢進が起こる．その結果，いろいろな刺激に対して過剰な分泌亢進や気道平滑筋の攣縮（気道狭窄）が起こることにより正常な呼吸が障害される．炎症の修復機転によるリモデリングも気道過敏性を亢進させ，また発作により気道の炎症がさらに持続し悪循環する状態が起こる．

臨床症状[2]

❖ 非発作時
- 強制呼出をさせると喘鳴が聞こえることがある．
- 冷気吸入や冷たい飲み物で咳が出ることがある．
- 胸郭変形（樽状胸，鳩胸，扁平胸，左右非対称）は重症児ほど著明である．
- アトピー型では合併症の症状（アトピー性皮膚炎，鼻炎症状，結膜炎，じんま疹）もみられることが多い．

❖ 発作時
　発作の重症度により種類や程度は変化する．

◆ 自覚的所見

- 呼吸困難感：必ずしも発作の進行状況と一致しないので注意が必要.
- 頭痛：低酸素血症時やβ_2刺激薬吸入後に多い.
- 腹痛：比較的年長児で少々長引いた発作の場合に多い.
- 嘔吐：嘔吐により気道から喀痰も喀出されるため，一時的に呼吸困難が軽減することもある.
- 発熱：38℃未満の一過性の発熱は感染がなくても認められることがある．微熱でも続く場合は感染のチェックが必要である.
- 咽頭痛，頸部痛，胸痛：咳嗽により出現することもあるが，時に皮下気腫，縦隔気腫や気胸によることがあるので，注意深い触診やX線撮影が必要になる.

◆ 他覚的所見

重症発作を示唆するわかりやすいサインは，陥没呼吸の増強と喘鳴や呼吸音の低下である.

- 喘鳴，乾性ラ音：笛性喘鳴や乾性ラ音はほぼ必発であるが，大発作から呼吸不全になると聴取しづらい場合があるため，この所見が消失した場合は，発作の軽快か悪化かを判断する必要がある.
- 呼気延長：呼気時間は吸気のそれより延長する（大発作では2倍以上）．ただし乳児はこの限りではない.
- 呼吸音の低下：発作が進むと呼吸音の減弱が起こる．発作が重症であることを示すだけでなく，この所見が部分的に認められる場合は，肺炎や無気肺などの合併症を知る手がかりとなるので，聴診上重視すべき所見である.
- 陥没呼吸：鎖骨上窩，胸骨上下部，肋間腔に認められる．その強さは呼吸困難の程度に比例して出現する．前述の笛性喘鳴や乾性ラ音が減少しても，陥没呼吸が強く残っている場合は，発作が増悪したと考えられる．発作の重症度判定上重要な指標の1つである．ただし，肥満児ではわかりにくいので注意を要する.
- 鼻翼呼吸：発作の程度が強い場合に出現する吸気時に鼻翼（鼻孔）が開くサイン．乳幼児に著明で，学童になるとあまり認められない.
- 特徴的な呼吸様式：呼吸困難が進行すると横になれず坐位で（起坐呼吸），肩が上がり両腕で体をささえ（肩呼吸），上体を前後に揺らす（船こぎ様呼吸）となり，吸気時に喘ぐように顔を上げる（head bobbing）などが認められる．いずれも重症発作時の症状である.
- 顔面蒼白やチアノーゼ：顔色は蒼白となり，発汗を認め，低酸素状態が進むと口唇，爪床にチアノーゼが出現する．大発作以上で認められる.
- 奇脈や頻脈：奇脈は吸気時に脈拍が触れにくく呼気時に触れやすい現象で，重症発作時の肺の過膨張による循環器系の変化により起こる．頻脈は低酸素血症またはβ_2刺激薬の副作用で起こる.
- 胸郭運動の低下：ロックドラング症候群やサイレントチェストと呼ばれる．胸郭の過膨張のために胸郭の動きがかなり減少した状態で，当然，喘鳴や呼吸音の減少を伴うきわめて危険なサインである.
- 意識レベルの変化：大発作→呼吸不全レベルの超重症喘息発作の場合に認められる．興奮→傾眠傾向→半昏睡→昏睡と進んでいくが，遅くとも興奮状態（立ち上がる，暴れるなど）のうちに治療を成功させねばならない.

※乳幼児の他覚的所見の特徴：乳幼児では，喘鳴は低調性で呼気延長ははっきりせず，奇異呼吸（胸部と腹部が交互に上下するシーソー呼吸や2度にわたり絞り出すような2段呼吸），著明な鼻翼呼吸などが認められ，不機嫌で哺乳量が低下する．また意識障害の出現が早い．

診　断

診断は，年長児で笛性喘鳴を伴う典型的呼吸困難発作を繰り返す場合は容易であるが，発症初期や乳幼児では時として困難である．

❖ 非発作時に行う場合

すべて，問診と検査結果から推測することになる．以下の項目が多いほど可能性が高くなる．

・過去の喘鳴を伴う呼吸困難発作のエピソードとそれが適切な治療によって改善したという病歴．特に，過去に他医から喘息の可能性を指摘されていた場合．
・気道過敏性亢進時の症状である運動時の咳嗽や呼吸困難，アイスクリームや冷たい飲料水摂取時の咳嗽．
・アトピー素因の存在（喘息，アトピー性皮膚炎，アレルギー性鼻炎，アレルギー性結膜炎，じんま疹などの家族歴や合併症，アレルギー学的検査での感作の証明）．
　また，喘息の診断のみでなく，原因アレルゲンを推測するにあたり，ペットの有無や居住環境，推測される発作誘発因子などの問診も重要である．ただし，アレルギー学的検査がまったく正常で，アトピー素因のない喘息児の存在も忘れてはならない．
・肺機能検査で末梢気道狭窄の所見（非発作時でも認められることが多い）．
・他の鑑別疾患（表V-D-11）が除外できている．

❖ 発作時に行う場合

前述した非発作時の診断の目安と以下の項目から診断する．

・上述した典型的な発作の症状．
・肺機能検査で明確な気道狭窄の所見．
・酸素飽和度（SpO_2）の低下．
・以上が治療，特に$β_2$刺激薬の吸入やステロイド薬などにより改善（傾向）があること．

❖ 乳児喘息（便宜上，2歳未満の喘息をいう）の診断

この年齢では，気道の感染症をはじめミルクの誤嚥，胃食道逆流など喘息以外でも喘鳴を伴うことがある．特にRSウイルスによる急性細気管支炎は，喘鳴出現初日から2日目頃までは$β_2$刺激薬の吸入にも反応するので鑑別はかなり難しく，ウイルスの迅速検査に頼る場合も少なくな

表V-D-11　気管支喘息と鑑別すべき呼気性喘鳴を伴う疾患

・急性細気管支炎
・低年齢児の百日咳
・重症肺炎
・先天性喘鳴（喉頭・気管・気管支軟化症）
・先天性気管・気管支狭窄
・気道異物
・気管内腫瘍，血管輪や縦隔腫瘍による気管の圧迫
・胃食道逆流症やミルクの誤嚥
・食物アレルギー（アナフィラキシーなど）に伴う喘鳴
・心不全
・気管支拡張症　　など

い．しかし，小児の喘息の約60％が2歳までに発症するので，早期介入の観点からも漏れのないように診断する必要があり，「気道感染の有無にかかわらず，1週間以上の間隔を空けて明らかな呼気性喘鳴のエピソードが3回」あれば広義の乳児喘息と診断してよい．また，呼気性エピソードが3回なくても喘息の治療は開始してよいが，気道異物など早期に鑑別すべき疾患の除外を忘れてはならない．

❖ 鑑別診断

呼気性喘鳴で鑑別すべき疾患を表V-D-11に示した．

検 査

◉ **アレルギー学的検査**……プリックテストなどの皮膚テスト，血清総IgE値，特異的IgE抗体などの検査については他項を参照されたい．

◉ **酸素飽和度（サチュレーション：SpO₂）**……パルスオキシメーターで外来でも簡便に測定でき，肺機能の最終結果としてのPaO₂値を推測しうるので，気管支喘息の診療には必要不可欠な検査である．治療方針を決定するうえで臨床症状に加えて重要な要素となるばかりか，発作時に肺合併症の存在を知る手がかりにもなる．特に，訴えができず重症度が把握しにくい乳幼児では，帰宅か入院かを決定する重要な判断材料である．さらに家族に治療方針の説明やその同意を得る際の根拠としても利用価値が高い．ただし，測定時には表V-D-12のような点に注意を要する．臨床症状に加えて，SpO₂を参考に治療内容や転院を判断すれば喘息死亡の多くは防げると考えられる．ちなみにSpO₂ 90％＝PaO₂ 59 Torrである．

◉ **肺機能検査**……特にフローボリュームカーブは，末梢気道の状態も評価でき利用価値が高い．非発作時にも末梢気道の狭窄が認められるか否かで，その子どもの本来の重症度が推測できる．受診毎に測定することで，発作の有無と合わせて，コントロールの良し悪しの指標になる．さらに，発作時には治療による改善効果が客観的に評価でき，喘息の確定診断にもつながる．ただし，6～7歳以上でなければ検査が難しく，数値だけでなく必ずカーブをみて評価する必要がある．ピークフローメーターでは末梢気道の評価はできない．詳細はガイドラインを参照されたい．

◉ **胸部X線検査**……初診時を除き，合併症が疑われる表V-D-13のような場合に行う．

表V-D-12　パルスオキシメーターによる生理的酸素飽和度（SpO₂）測定時の注意点

- **プローブのサイズと装着位置を適正にする**
    - 脈拍数を器機のゲージが力強く正確に拾っていることが最も重要．
    - 手の指がベスト．
- **プローブを指に強く圧迫しない**
- **発作時には値の変動が大きい**
    - 他の呼吸器疾患よりも安定しにくく，数秒間隔で変動するので長めに測定する．
    - 発作時の咳嗽による変動も大きい．
- **測定値に影響を与える要因**
    - 末梢の循環不全（四肢が冷えているときなど）．
    - 小発作による低二酸化炭素血症．
    - 直射日光が強く射し込むような条件下．
    - 電気的干渉（電気メス）．
- **一般的に臥位では座位より低くなり，値の変動も大きい**

（診察所見や臨床症状と比べて意外な値が出た場合は，指を変えて何度も測定する）

表V-D-13　胸部X線撮影基準（初診時を除く）

- いつもより重篤な発作や遷延する発作.
- 持続する発熱や感染を疑う検査結果.
- 呼吸音の異常（部分的な呼吸音の低下やβ刺激薬吸入で変化しない湿生ラ音の存在）→ 無気肺や肺炎.
- 胸痛や咽頭痛 → air leak 症候群（気胸，縦隔気腫，皮下気腫）.
- 呼吸困難のサインや呼吸音があまり悪くないわりに SpO$_2$ が低値 → 肺炎や無気肺.

◀ **気道過敏性テスト**……運動誘負荷試験や高調食塩水吸入試験は，重症発作までには至らない場合が多いので，外来でも実施可能である．薬剤を吸入させて検査する場合は，専門病院で行ってもらう場合が多い．診断に不可欠の検査ではないが，喘息の病態の根幹をみる検査であり，診断に苦慮する咳喘息や乳児の繰り返す喘鳴などに対して行うことが多い．

◀ **呼気中一酸化窒素（eNO）測定**……気道の炎症を推測できる検査であり，この検査の有用性を示す報告が近年急増している．炎症が強いと高値を示すので，eNO を指標に長期管理における治療のステップを決めることが推奨されつつある．比較的高価な検査機器で現在保険適用はなく，呼吸法や鼻炎の存在などに影響を受けるのが難点であるが，外来での利用価値は今後さらに高まると思われる．

◀ **喀痰細胞診**……喀痰中の好酸球数で気道の炎症の程度をみる．また，気道上皮が剥離したクレオラ体の出現は，喘息に特異的といわれているが，開業医の外来ではあまり行われてない．

治　療

「急性発作の治療」と「長期管理（予防的治療）」に分けられる．
- 絶対避けなければならないことは，発作および治療に伴う後遺症や死亡である．
- 開業医への初診は発作のためのことが多い．その場合まず発作の治療を行った後，状況を診ながら長期管理（薬）が必要かどうかを検討することになる．

❖ 急性発作の治療

1）急性発作の治療の流れ

- **待合室でのトリアージ**

待合室では喘息発作の小児を早く見つけ，長く待たせることなく診察・治療を行うべきである．発作のトリアージにはある程度の経験が必要であるが，受付・問診実施者・看護師など職員全員が気を配る必要がある．発作状態と思われる小児に待合室で酸素飽和度（SpO$_2$）をチェックすることは，トリアージにきわめて有用である．

- **発作の重症度を正しく判断する**

臨床症状と呼吸音（肺への空気の入り具合）で判断するが，パルスオキシメーターによる酸素飽和度（SpO$_2$）や肺機能検査（年長児）を加味して判断する．急性発作時の発作強度の判定基準を表V-D-14 に示した．呼吸困難が数日間続いたり，繰り返している場合は，一見元気でも呼吸音やSpO$_2$ の低下がみられることもあり，総合的な判断が必要となる．

- **β$_2$刺激薬の吸入に対する反応をみる**

β$_2$刺激薬の吸入は，あらゆる程度の喘息発作に対して最初に行われる治療であり，その効果（変化）によりその後の治療方針が決定される．

- **肺合併症を見抜く**

喘息発作自体で出現することのある湿性ラ音は，β$_2$刺激薬の吸入で消失するが，肺炎では残

表V-D-14 発作強度の判定基準

		小発作	中発作	大発作	呼吸不全
呼吸の状態	喘鳴	軽度	明らか	著明	減少または消失
	陥没呼吸	なし〜軽度	明らか	著明	著明
	呼気延長	なし	あり	明らか†	著明
	起坐呼吸	横になれる	坐位を好む	前かがみになる	
	チアノーゼ	なし	なし	可能性あり	あり
	呼吸数	軽度増加	増加	増加	不定
覚醒時における小児の正常呼吸数の目安		<2カ月 　<60/分 2〜12カ月　<50/分 1〜5歳　<40/分 6〜8歳　<30/分			
呼吸困難感	安静時	なし	あり	著明	著明
	歩行時	急ぐと苦しい	歩行時著明	歩行困難	歩行不能
生活の状態	話し方	一文区切り	句で区切る	一語区切り	不能
	食事の仕方	ほぼ普通	やや困難	困難	不能
	睡眠	眠れる	時々目を覚ます	障害される	障害される
意識障害	興奮状況	正	やや興奮	興奮	錯乱
	意識低下	なし	なし	ややあり	あり
PEF	(吸入前)	>60%	30〜60%	<30%	測定不能
	(吸入後)	>80%	50〜80%	<50%	測定不能
SpO₂ (大気中)		≧96%	92〜95%	≦91%	<91%
PaCO₂		<41 mmHg	<41 mmHg	41〜60 mmHg	>60 mmHg

判定のためにいくつかのパラメーターがあるが，全部を満足する必要はない．
†多呼吸のときには判定しにくいが，大発作時には呼気相は吸気相の2倍以上延長している．
注）発作強度が強くなると乳児では肩呼吸ではなくシーソー呼吸を呈するようになる．呼気・吸気時に胸部と腹部の膨らみと陥没がシーソーのように逆の動きになるが，意識的に腹式呼吸を行っている場合はこれに該当しない．

(濱崎雄平，ほか監修：小児気管支喘息治療・管理ガイドライン2012．日本小児アレルギー学会作成，p.20，協和企画，2011)

る．また，肺炎や無気肺でも聴診上判別できないこともあるが，その場合でも動脈血液ガス分析のパラメーターのなかで，$PaCO_2$ のみが発作の重症度に比例せず極端に早く低下する[3]．通常，発作時の SpO_2 の低下は，中発作までは緩やかで，大発作以上で急激に低下するが[4]，これらの合併症がある場合には，たとえば臨床症状が小発作なのに $SpO_2 ≦ 95\%$ など，症状に比して SpO_2 の低下が強く起こる．$β_2$ 刺激薬の吸入で，このギャップに改善がない場合は胸部X線撮影が必要である．

・どこまで自院で治療するかを決める（帰宅，外来点滴，転院・入院）

　吸入で軽快しない場合や悪化する場合には，発作の重症度，自身の喘息治療の経験，医院の設備，診療の残り時間などから，外来で治療を継続することで，一定時間内に帰宅させ得るかを判断する．また，予想に反して改善がみられない場合にどの時点で転院・入院させるかを判断する．

・治療を開始後も頻回に症状・バイタル・SpO_2 をチェックする

　看護師にも日頃から呼吸音の聴診や発作の重症度の判定をさせておくと，その報告の信頼性が大いに増す．

2）急性発作時の具体的処方

・喘息発作治療のプロトコール

　外来での喘息発作の治療ステップ表V-D-15と，ステップアップのため参考にする SpO_2 値を表V-D-16に示した．治療開始後に改善がみられない場合や悪化する場合には，躊躇せず次のステップを開始する．時間や設備に制約のあるクリニックでは，すべての治療のステップアップ

表V-D-15　外来での喘息発作治療のプロトコール

1. β₂刺激薬吸入
- 無治療の場合：改善がない場合は（20～30分間毎に3回まで反復可能であるが），早めに次のステップへ．
- β₂刺激薬の内服や吸入がされている場合：前回の吸入時間は要確認．1回吸入後に改善がない場合は次のステップへ．

吸入量の目安

0.01 mL/kg が目安だが，ベネトリン®は 0.5%アスプール®より少し量が多くても可．		
（例）	0.5%アスプール®吸入液	ベネトリン®吸入液
乳児	0.05～0.1 mL	0.05～0.1 mL
幼児	0.1～0.15 mL	0.1～0.15 mL
学童低学年	0.15 mL	0.15～0.2 mL
学童中学年	0.15～0.2 mL	0.2～0.25 mL
学童高学年	0.2～0.25 mL	0.25～0.3 mL
中学生以上	0.25～0.3 mL（Max 0.3 mL）	0.3～0.4 mL

- 上記アスプール®またはベネトリン®に生理的食塩液を加えて計1.5～2 mLとして吸入．
- プロカテロール（メプチン®）は，ベネトリン®と同量を使用．
- β刺激薬の内服やLABA使用中は，アスプール®は1時間毎，ベネトリンは3時間毎が安全であるが，重症発作時の転院準備中などはこの限りではない．
- $SpO_2 ≦ 94\%$では酸素駆動での吸入が望ましい．

2. 輸液
- 低酸素血症があれば，酸素吸入を先に開始する．
- 急速初期輸液開始後排尿があれば維持輸液へ（経口摂取可能なら適宜減量）．
- 輸液量：

急速初期輸液（排尿あるまで）： 乳児：100～150 mL/時間　10 kg以上：200 mL/時間
維持輸液　　　　　　　　　： 乳児：4 mL/kg/時間，10～20 kg：4.5～3 mL/kg/時間
　　　　　　　　　　　　　　　30～40 kg：2.5～2 mL/kg/時間

（必要なら緩速均等輸液：ガイドライン参照のこと）

3. アミノフィリン点滴静注（現時点では必須の治療ステップではない）
- けいれん性疾患の既往，発熱があれば投与しない．
- テオフィリン薬の前投与の有無は，必ず確認して使用量を決める．
- 血中濃度を上げる因子，特に「発熱」と「マクロライド系抗菌薬やニューキノロン系抗菌薬との併用」に注意．
- 6カ月未満の乳児に適応はない．
- 6カ月～2歳未満でも使用は勧められず，やむなく使用する場合でもイソプロテレノールの持続吸入と同じレベルでの適応となる．テオフィリン薬に十分知識のある医師により使用が検討されるべき．
- 2～5歳では，ステロイド薬と同じレベルでの適応となるが，血中濃度が上がりすぎないよう注意が必要で，使用経験が豊富でない場合は，使用しないほうがよい．
- 6歳以上ではステロイド薬より早い段階での使用もある．
- 外来で血中濃度の測定ができない場合は，極力控えめに投与．

1) テオフィリン薬の前投与がある場合：アミノフィリン 0.75 mg/kg/時で持続注入．
　　　　　　　　　　　　　　　　　　（1歳以下 0.4 mg/kg/時）＊内服後8時間は点滴静注は控える．
2) テオフィリン薬の服用がない場合　：アミノフィリン 4 mg/kg＋生理食塩液を30分～1時間で
　　　　　　　　　　　　　　　　　　点滴静注（6カ月～1歳：3 mg/kg）．その後8時間毎に繰り返すか
　　　　　　　　　　　　　　　　　　1) の持続点滴に移行する．

※アミノフィリンの持続点滴には輸液ポンプが必要だが，点滴静注はこの限りではない．

4. ステロイド薬
1) 静注または点滴静注の場合（以下のいずれかを10分以上かけて）．適応は表V-D-17を参照

- ハイドロコーチゾン：5～7 mg/kg　その後，3時間毎に1/2量（または同量を6時間毎に追加）．
- プレドニゾロン：1 mg/kg（重症例 1.5 mg/kg）　その後，6時間毎に1/2量を追加．
- メチルプレドニゾロン：投与量はプレドニゾロンと同じ．
- ※2歳未満では若干少なく使用（ハイドロコーチゾン：5 mg/kg，プレドニゾロン：0.5～1 mg/kg）．

2) 内服の場合は，図V-D-6を参照

5. 酸素投与
　0.5～2 L/分程度から開始
- $SpO_2 ≦ 94\%$で開始を考慮する．・目標 $SpO_2 = 95～97\%$（上げすぎない！）．
- イソプロテレノール持続吸入療法では必須．

6. イソプロテレノール持続吸入療法
- 入院して行うのが原則（詳細は，JPGLを参照）．
- 入院までの　つなぎの簡易法は，本文　を参照．

7. 補助呼吸・調節呼吸，筋弛緩薬，麻酔
- 必要となる前に入院（外来では超緊急時に気管内挿管・補助呼吸まで）．

（左側縦表示：小発作／中発作／大発作／呼吸不全）

表V-D-16 パルスオキシメーターによる酸素飽和度と治療計画

β_2刺激薬吸入後のルームエアー下で判定（肺合併症がない場合）
SpO_2≧97%：内服薬や吸入薬を持参させ帰宅
SpO_2≦96%：β_2刺激薬定時吸入
SpO_2≦95%：輸液開始＋ステロイド薬静注を考慮
SpO_2≦94%：ステロイド薬静注＋酸素投与（考慮）→改善なければ入院考慮
SpO_2＝93%（上記治療後）：入院の手配
SpO_2≦92%（上記治療後のルームエアー下）：酸素投与，イソプロテレノール持続吸入考慮
SpO_2≦91%（上記治療後のルームエアー下）：「つなぎ」としてのイソプロテレノール持続吸入開始

＊：臨床症状や聴診所見と差がある場合は繰り返し測定し，その評価は慎重を要する．

は基幹病院のそれよりも若干早くなる．

・β_2刺激薬の吸入

　喘息発作のファーストラインの治療である短時間作用性β_2刺激薬（SABA）の吸入量の目安は表V-D-15に示した．スプレー式の加圧噴霧式定量吸入器（pMDI）より，ネブライザー吸入の方が効果的である．吸入の効果は15〜30分後に判定する．吸入直後に換気・血流比の不均等によると思われるSpO_2の一時的な低下が認められることがある．15分以内に再度チェックするが，それでも吸入前よりSpO_2が低値の場合は，発作が重症で輸液などが必要となる場合が多い．ただしSpO_2≦93〜94%では，酸素投与下でβ_2刺激薬を吸入すべきであるので，顔色やSpO_2値は要チェックである．酸素下で吸入させる場合は，ネブライザーの薬液瓶下部のネブライザーホースの接続口に加湿酸素からのホースをつなぎ，3（〜5）L/分程度の酸素流量で吸入させる．ガイドラインによると，中発作では20〜30分毎にβ_2刺激薬の吸入を3回ほど繰り返して様子をみることになっているが，診療の残り時間を考えると時間の無駄であることもある．1回の吸入で何の改善もみられない場合は，早めに輸液など次にステップへ移行したがよい．注意すべきは，β_2刺激薬に対する異常な反応（かえって気道が収縮する）を示す症例がまれに存在するため，過去の吸入療法時のエピソードを確認する必要がある．ステロイド薬と違い，うまく吸入できればpMDIでもスペーサーは不要で，吸入後のうがいも不要である．

・輸　液

　長期間に及ぶ発作では脱水症も起こるが，現実的には，ステロイド薬の静脈内投与の必要性から輸液を開始する場合も多い．日夜の連続した治療が不可能な外来では，輸液もガイドラインより若干早い段階で開始することになる[5]．利用しやすいように体重から概算した輸液量を表V-D-15に示した．

・アミノフィリンの点滴静注

　近年，テオフィリンの血中濃度と無関係なけいれんや脳症などの潜在的副作用の危険性から，使用しにくい状況である．開業医の外来治療の場合は，アミノフィリンの静注・点滴静注は，乳幼児では行わないほうが無難である．年長児の場合でも，静注は30分間以上かけて点滴静注をすることになるが，すでにテオフィリンを内服している場合は，持続点滴静注しかできない．点滴スピード（血中濃度の急激な上昇）に注意が必要で，輸液ポンプがない場合には，持続点滴療法は不可能である．投与量や注意事項は表V-D-15に示した．

　筆者は中学生未満ではアミノフィリンを使用していない．現時点では，使用しなかったことで非難されることはないと思われる．

表V-D-17 急性喘息発作時のクリニックでのステロイド薬使用基準

酸素飽和度（SpO$_2$）≦94%
（肺合併症がある場合はこの限りではないが，その際は合併症の治療も行うこと）
その他の条件
・チアノーゼや興奮以上の意識レベルの変化を伴う． ・β$_2$刺激薬吸入および点滴開始後，数時間経過しても改善しない，または悪化する． ・点滴中にβ$_2$刺激薬吸入後1時間以内に悪化する． ・無気肺・air leak syndrome（縦隔気腫・気胸）の合併． ・β$_2$刺激薬の吸入で副反応が認められる． ・過去1年以内に喘息発作による入院でステロイド薬の使用歴がある． ・意識障害を伴う喘息発作の既往がある． ・ステロイド薬の頻回使用者・依存症例． ・重要行事直前や入院不可能などの社会的適応． ・ステップ3（吸入ステロイド以外ではコントロール不良）以上の長期管理がなされている場合の中発作．

*外来治療での適応は，基幹病院入院中の場合より若干早めの投与が安全である．
*使用は3日以内が原則．

・ステロイド薬の投与

　発作時のステロイド薬静注の適応を表V-D-17に示した．中発作以上で使用を考慮するが，この際もSpO$_2$が大変参考になる．ガイドラインの中発作は，その程度にかなり幅があるので，外来ではSpO$_2$ 94%程度でステロイド薬の投与を開始するのが安全である．外来の輸液＋ステロイドの点滴や静注で緩やかな改善がある場合には，数日間外来にて点滴を繰り返すこともあるが，その場合でもステロイド薬の投与は3日以内にすべきであり，改善されない場合には入院させるべきである．

　また，長引く小発作や，帰宅後の悪化が考えられる場合にはステロイド薬の経口投与をする場合もある．この場合も3日以内とし，月に3日以上必要な場合は専門医に紹介した方がよい．

・加湿酸素吸入

　ガイドラインでは，SpO$_2$≦94%で酸素投与を考慮するよう勧めているが，SpO$_2$ 93%までは慌てる必要はない．酸素投与量は0.5〜2.0 L/分で十分であることが多く，SpO$_2$を95〜97%に保つよう調節する．SpO$_2$を100%まで上げてはならない（CO$_2$ナルコーシスを避けるため）．多くの場合，前述したステロイド薬も併用される．酸素投与下のβ$_2$刺激薬のネブライザー吸入の方法は，前述の通りである．

・イソプロテレノール持続吸入療法

　入院して行う治療であるので，本項では割愛する．詳細はガイドラインを参照されたい．しかし，急激に進んだ重症発作で救急車要請から病院到着までの間に意識レベルの変化をきたした場合には専用のネブライザーなどがなくても，以下の方法で急場をしのぐことができる．

　※イソプロテレノール持続吸入の簡易法：1回量として，0.5%アスプール®吸入液0.1 mL＋生理的食塩水4〜5 mLの混合液を，一般のネブライザー薬液瓶を使用し，前述した酸素駆動でマスクを使って連続的に吸入させる．同様の吸入液を十分量用意しておき，なくなれば直ちに追加して吸入を続ける．その際にも，サチュレーションモニターでSpO$_2$と心拍数から目を離さず，SpO$_2$≧95%を維持する．低酸素が強ければ，酸素流量を増やす．あくまで，急場をしのぐ短時間の治療である．

```
┌ β刺激薬：ベラチン®DS　or　ホクナリン®DS　0.4 mg/kg/日
└ 去痰薬：ムコサール®DS（ムコソルバン®DS）0.9 mg/kg/日　or　ムコダイン®DS　30 mg/kg/日
                                        2×
または
β刺激薬内服の代わりに　ホクナリン®テープ（0.5～3歳未満：0.5 mg，3～9歳未満：1 mg，9歳以上：2 mg）
```

今後の予防のため，または感染による発作が多い乳児喘息では，以下を追加することもある．

```
ロイコトリエン受容体拮抗薬：オノン®DS　7 mg/kg/日　2×　（max 45 mg/日）
```

β刺激薬の吸入を持参させる場合．

```
ネブライザーを貸出し，表V-D-15 の吸入液を複数倍処方　または
pMDI（スプレータイプ）：メプチン®（キッド）エアー，サルタノール®インヘラー，アイロミールを処方（低年齢児
ではスペーサーが必須）
                              ※メプチン®キッドエアー，アイロミールはアルコール含有
```

以上でコントロールが難しそうな2歳以上の場合の追加処方例．

```
テオフィリン薬：（テオドール®DS or 錠）8～12 mg/kg/日　2×
（ただしけいれん性疾患を有するものには使用せず，発熱時や血中濃度に影響する薬剤投与中は，減量・中止が必要）
```

以上でも発作の再燃や悪化が考えられる場合の追加処方例．

```
ステロイド薬：ベタメタゾンシロップ　or　デキサメタゾンエリキシル 0.5 mL/kg/日　2×　or
プレドニゾロン　0.5～1 mg/kg/日　2～3×　（ただし安易な処方は慎む）
                                            ※デキサメタゾンエリキシルはアルコール含有
```

図V-D-6　発作軽快後帰宅時の処方例

・補助呼吸・調節呼吸，筋弛緩薬，麻酔

　致死的呼吸不全（前述したロックドラング状態で，全開状態での酸素投与下で PaO_2＜60 mmHg＝SpO_2＜91％，$PaCO_2$＞65 mmHg，傾眠から昏睡状態）に，専門病院で行われる治療である．この治療手段が必要となる前に専門病院に転院・到着しておかねばならないのは当然であるが，やむをえない場合，人工換気装置をもたない開業医外来では，気管内挿管・酸素＋バッグによる換気を行う．挿管後の筋弛緩薬の使用で劇的な効果がみられることもある．

3）帰宅させる場合の処方と伝えておくべき事項

◆ **内服薬**……外来治療を終了して帰宅させる際の処方例を図V-D-6に示した．発作の治療としての気管支拡張薬以外に，ロイコトリエン受容体拮抗薬（LTRA）などをしばらくの間の予防薬として処方することも多い．テオフィリンは上述した理由から2歳以下では使用しない方が安全である．5歳以下でも第1選択薬にはならないが，年長児ではこの限りではない．発作時には強力な中枢性鎮咳薬は使用しない．

◆ **吸入用β刺激薬**……コンプレッサー（ネブライザー）の貸出しが可能ならば，$β_2$刺激薬の吸入液を処方する．内服単独に比べて，翌朝の再診までの間自宅で行うネブライザー吸入は，効果が高い．吸入液の量は，5～10回分を持参させる．貸し出し器機がない場合にはpMDIを処方することもある．いずれの場合でも，吸入方法や間隔，さらに吸入器を持ち帰ることで救急受診がかえって遅れることがないように十分に説明する必要がある．救急受診の道中は，悪化時にはpMDIを繰り返し行ってもよいことも伝えておく．

◆ **伝えておくべき事項**……最も重要なことは，帰宅後，特に夜間の悪化時にどのような状態（症状）になれば救急受診が必要かを十分に説明しておくことである．自院で夜間の対応ができない場合は，可能なら救急受診する病院を指定し，病院の当直医に悪化した際の受け入れを願ってお

表V-D-18　帰宅時家族に伝えておくべき事項（救急受診の目安）

1) 吸入器持参（−）：以下の症状で即受診を勧める．
2) 吸入器持参（＋）：使用後に改善がなければ即受診を勧める．
    ・呼吸困難の訴え．
    ・喘鳴が増強，または喘鳴が減弱した場合でも陥没呼吸の出現や増強．
    ・鼻翼呼吸や奇異呼吸の出現（特に年少児）．
    ・起坐呼吸の出現（特に年長児）．
    ・以上も含めて，外来治療終了時より何らかの悪化がみられる．
    （上記より強い症状がでる前に受診しなければならない！）

表V-D-19　転院・入院が必要な場合

【患者側の要因】
絶対条件
・意識レベルに変化があるとき（興奮，錯乱，傾眠傾向，意識なし）．
・ロックドラング症候群（サイレントチェスト）：呼吸音の著明な減弱・消失および過膨張による胸郭運動の低下（一見治ったようにみえることがあるため，注意を要する）．
・酸素吸入下でのチアノーゼ．
治療開始後の条件
・低酸素血症（空気呼吸下で $SpO_2 < 94\%$）の持続・悪化．
・強い陥没呼吸や起坐呼吸などの呼吸困難症状の残存・悪化．
考慮すべき条件
・重症発作や頻回入院の既往．
・イソプロテレノールの持続吸入療法の既往．
・ステロイド依存症の重症発作．

【診療側の要因】
・重症喘息発作の治療の経験がない．
・すぐに点滴ルートが取れない．
・治療を行える時間（診療の残り時間）が少ない．
・悪化時の設備（酸素吸入，イソプロテレノールの持続吸入・気管内挿管の準備）がない．

表V-D-20　長期管理薬の開始基準

1) 出現頻度から：短時間作用性β_2刺激で改善する咳嗽や軽度の喘鳴であっても1回/月以上ある場合（ただし季節性の場合は1年間の症状出現頻度から間欠型と判定されても，該当季節には中〜長期的管理が必要）．
2) 症状の強度から：頻度が上記1)以下でもステロイド薬の全身投与や酸素吸入を要する重症発作タイプ（重症間欠型？）である場合．
3) 持続時間から：1回の発作が毎回数日以上続く場合．

長期管理をすべきか迷う程度の軽症型は，特にしっかりと経過をフォローする必要がある．

くと，スムーズに入院が可能となることが多い．そのためには日頃から病診連携を心がける必要がある．家族に伝える救急受診の目安を表V-D-18に示した．

4）基幹病院へ入院させる基準と準備

転院・入院させる基準を表V-D-19に示した．転院先を決めると同時に，搬送手段を決めるが，中発作で$SpO_2 \geqq 94\%$の場合は自家用車やタクシーを利用することが多い．発作の程度にかかわらず$SpO_2 \leqq 93\%$の場合は酸素吸入の必要性からも救急車が望ましい．

また，直ちに転院させる場合でも，β_2刺激薬や酸素の吸入，点滴やステロイド薬の静注など，道中の悪化が少しでも抑えられるように手を打っておく必要がある．救急車に同乗する際は，車中で吸入・持続吸入するための吸入液も持参しておく．

❖ 長期管理

喘息発作を繰り返すと前述した気道の不可逆的組織変化（リモデリング）が起こる．これを避けるためには，たとえ喘鳴や軽い発作であっても予防するための長期管理が必要である．

長期管理を開始する基準と考えられる状態を表V-D-20に示した．

表V-D-21　現在の治療ステップを考慮した小児気管支喘息の重症度の判断

症状のみによる重症度（見かけ上の重症度）	治療ステップ	現在の治療ステップを考慮した重症度（真の重症度）			
		治療ステップ1	治療ステップ2	治療ステップ3	治療ステップ4
間欠型 ・年に数回，季節性に咳嗽，軽度喘鳴が出現する． ・時に呼吸困難を伴うが，β_2刺激薬頓用で短期間で症状が改善し，持続しない．		間欠型	軽症持続型	中等症持続型	重症持続型
軽症持続型 ・咳嗽，軽度喘鳴が1回/月以上，1回/週未満． ・時に呼吸困難を伴うが，持続は短く，日常生活が障害されることは少ない．		軽症持続型	中等症持続型	重症持続型	重症持続型
中等症持続型 ・咳嗽，軽度喘鳴が1回/週以上．毎日は持続しない． ・時に中・大発作となり日常生活や睡眠が障害されることがある．		中等症持続型	重症持続型	重症持続型	最重症持続型
重症持続型 ・咳嗽，喘鳴が毎日持続する． ・週に1〜2回，中・大発作となり日常生活や睡眠が障害される．		重症持続型	重症持続型	重症持続型	最重症持続型

（濱崎雄平，ほか監修：小児気管支喘息治療・管理ガイドライン2012. 日本小児アレルギー学会作成，p.23, 協和企画, 2011）

1）長期管理の目標
・発作を起こさず，運動，外泊など日常生活が普通に行えること．
・発作がなく，肺機能検査および気道過敏性検査が健常人と同等である機能的治癒を目指すこと．

2）長期管理薬の選択や注意
　長期管理の種類やその組み合わせはさまざまであるので，患児の特性によっては長期管理薬の選択はガイドラインと違うことも起こりうる．ただし，ステロイド薬の併用のないβ刺激薬の長期投与は行ってはならない．ここでは，ガイドライン（JPGL2012）に沿って解説する．

3）治療内容を考慮した重症度判定の重要性
　その子どもの長い目でみた重症度は，治療開始前に判定するのが理想であるが，現実的には，間欠型を除き未治療で長期に観察することはほとんどない．ゆえに，治療の効果をふまえた重症度（すなわち治療ステップを考慮した重症度）を判定することが重要である（表V-D-21）．さらに，その重症度を治療ステップにフィードバックさせることになる．ただし，発作が年に数回の間欠型でありながら，入院など濃厚な治療を要する重症間欠型というべき例も存在する．そのような例は，発作出現初期の濃厚な治療が肝要であるが，長期管理が必要になることもある（表V-D-20）．うまくコントロールできなければ，専門医に紹介する．

　また，紹介状を書く際には重症度の記載は不可欠と思われるので，治療ステップ（表V-D-22）と症状の出現状況（表V-D-21）から導かれる重症度はしっかり判定できなければならない．ガイドラインでは，重症度の判定はここ1年間の状態で判定することになっているが，個人的特性のバイアス（非発作時での低肺機能者，季節よる増悪など）も考慮する必要がある．

表V-D-22 小児気管支喘息の長期管理に関する年齢別薬物療法プラン

		治療ステップ1		治療ステップ2			治療ステップ3			治療ステップ4		
		2歳未満	2〜5歳	6〜15歳	2歳未満	2〜5歳	6〜15歳	2歳未満	2〜5歳	6〜15歳	2歳未満	2〜5歳	6〜15歳
基本治療		発作の強度に応じた薬物療法	ロイコトリエン受容体拮抗薬[*1] and/or インタール®吸入	ロイコトリエン受容体拮抗薬[*1] and/or インタール®吸入	吸入ステロイド薬（低用量）	ロイコトリエン受容体拮抗薬 and/or 吸入ステロイド薬（低用量）	吸入ステロイド薬（低用量） and/or	吸入ステロイド薬（中用量）			吸入ステロイド薬（高用量）		
											以下の併用も可 ロイコトリエン受容体拮抗薬[*1]		
追加治療							テオフィリン徐放製剤（考慮）	ロイコトリエン受容体拮抗薬[*1] 長時間作用性β₂刺激薬（貼付薬あるいは経口薬）	ロイコトリエン受容体拮抗薬 ・追加あるいはSFCへの変更 ・長時間作用性β₂刺激薬の追加あるいはSFCへの変更 ・テオフィリン徐放製剤（考慮）		・長時間作用性β₂刺激薬（貼付薬あるいは経口薬） ・テオフィリン徐放製剤（考慮） （血中濃度5〜10μg/mL）	・テオフィリン徐放製剤 ・長時間作用性β₂刺激薬の併用あるいはSFCの変更	以下を考慮 ・吸入ステロイド薬のさらなる増量あるいは高用量SFC ・経口ステロイド薬

SFC：サルメテロールキシナホ酸塩・フルチカゾンプロピオン酸エステル配合剤.
*1：その他の小児喘息に適応のある経口抗アレルギー薬.

吸入ステロイド薬の用量対比表（単位はμg/日）

吸入ステロイドの種類	低用量	中用量	高用量
フルチカゾン、ベクロメタゾン、シクレソニド	〜100	〜200	〜400
ブデソニド	〜200	〜400	〜800
ブデソニド吸入懸濁液	〜250	〜500	〜1000

（濱崎雄平，ほか監修：小児気管支喘息治療・管理ガイドライン2012．日本小児アレルギー学会作成．p. 126-127, 159. 協和企画, 2011 より作成）

4）慢性期の治療（長期管理薬による治療）

・治療開始時の治療ステップ

　まず，無治療であった場合は，重症度に合わせて治療ステップを選ぶが，表V-D-21 の間欠型→重症持続型は表V-D-22 の治療ステップ1→4に対応する．すでに治療中であれば，症状から治療レベルを増減する．治療ステップの選択手法として，まず，強力に押さえ込んで薬剤を減量していくステップダウン方式と，軽めの治療から入りコントロールできない場合に治療レベルを上げるステップアップ方式とがある．

・治療ステップ変更のタイミング

　ガイドラインでは，ステップダウン方式が推奨されており，3カ月間コントロールがよいとステップダウンをするよう勧められている．しかし，基幹病院の医師よりも頻回に診察する機会のある開業医は，患児の重症度や特徴を把握しやすいため，ステップアップ法で長期管理を試みることもあり，調子のよい時期には3カ月も待たずに，治療ステップを下げてよいと考えられる．もちろん，梅雨や秋の喘息に悪い時期のステップダウンには注意が必要である．一方，現在のコントロールが良好か否かの判定はここ1カ月での状態で行うことになっている．

　開業医の外来に初診で来る場合は発作によることが多く，発作の急性期の治療を行った後に，今後の長期管理が必要かどうかを検討することになるが，その際，短時間作用性β_2刺激薬（SABA）の投与を継続しながら吸入ステロイドを追加していくなど，ガイドラインにはない急性期治療と長期管理の狭間の治療をしなければならないことも多い．

・コントロールがうまくいかない場合のチェック項目

　吸入手技，怠薬の可能性，副鼻腔炎や重度のアレルギー性鼻炎の合併，百日咳などの合併，心因反応，アスピリン喘息，軽度の発達障害など．

❖ 長期管理薬の概要

　以下に各薬剤の特徴を記した．

◧ **ロイコトリエン受容体拮抗薬（LTRA）**……主にマスト細胞と好酸球により産生される化学伝達物質で，喘息の発作と気道の慢性炎症に重要な働きをするロイコトリエンの受容体拮抗薬である．プランルカスト水和物（オノン®）とモンテルカストナトリウム（キプレス®，シングレア®）に小児喘息の適応が認められている．他の経口抗アレルギー薬よりも臨床効果が優れた薬剤で，気管支拡張作用，抗炎症作用を有し，吸入β刺激薬よりも効果は少ないものの運動誘発喘息の予防効果もある．効果の発現は数時間から2週間と早い．長期に使用した場合でも，効果の減弱は報告されておらず，副作用も少なくきわめて安全性の高い治療薬といえる．吸入ステロイド薬でコントロールが不良である場合の本剤の追加使用は，長時間作用性β_2刺激薬の追加と同等の効果が認められている．現時点では明確な適応ではないが，オノン®については，乳児への使用でその効果と安全性がほぼ認められている．

◧ **化学伝達物質遊離抑制薬**……IgE 依存性のマスト細胞からの化学伝達物質の遊離を抑制する薬剤で，クロモグリク酸ナトリウム（インタール®）が代表である．インタール®はこの化学伝達物質の遊離抑制以外に，ニューロペプチドを介する炎症やアレルギー性炎症，さらに非特異的気道反応である冷気・刺激物質の吸入や運動による喘息発作などの抑制効果もある．また，きわめて安全性は高い．インタール®＋β刺激薬（ベネトリン®など）の定時吸入で長期管理をした時代もあったが，β刺激薬の使用が長期におよぶ（インタール®単独へ移行できない）場合は，

LTRAや吸入ステロイド薬（ICS）など他剤の導入をすべきである．

◨ **抗アレルギー薬および抗ヒスタミン薬**……気管支喘息に適応のあるものは意外に少ない．他のアレルギー疾患の合併がある場合は有用性が高く，喘息に適応のない薬剤も含めて選択肢が広がる．しかし，よほど軽症でないかぎりは，本剤のみでコントロールするのは難しいことが多い．

◨ **Th2サイトカイン阻害薬**……スプラタストトシル酸塩（アイピーディ®）はヘルパーT細胞からのサイトカインの産生を抑制し抗アレルギー作用を発揮するという薬剤であるが，小児の喘息における報告はほとんどない．アトピー型の喘息で，他剤でコントロールが悪いときに使用を考慮してよいかと思われる．長期管理薬としての位置づけは今後の課題である．

◨ **β刺激薬**

① 長時間作用性β_2刺激薬（LABA）

現在，サルメテロールキシナホ酸塩（セレベント®）のみ5歳以上の小児に適応があるが，ドライパウダーなので6歳以上でないとうまく吸入できない．12時間以上作用が持続する．重篤な発作や喘息死のリスクとなるので，単独での使用は禁忌（必ず吸入ステロイド薬と併用）であることを十分に説明しておく．特に小児においては成人よりそのリスクが高いといわれている．初めはICSとLABAの混合薬（SFC：アドエア®）を使用し，ステップダウンする場合にICS単独に切り替えれば，本剤の単独使用のリスクはなくなる．特に，治療の主導権が本人に移り，かつ安易な方法に頼る思春期の患者にはこの点の配慮が必要である．

② 経皮吸収型β_2刺激薬

ツロブテロールの貼付剤（ホクナリン®テープ）は，24時間血中濃度が維持されるのでLABAに分類されることもある．特に早朝の発作（モーニングディップ）の予防に効果が高く，内服や吸入がうまくできない乳幼児においても便利なツールである．ただ，気道過敏亢進や喘息死亡の潜在的リスクを考慮して，使用が長期間に及ぶ場合は吸入ステロイド薬と併用すべきである．本剤で高い効果がみられる比較的軽い急性発作時の短期使用の場合は，この限りでない．

※ガイドラインのステップ2以上の長期管理薬に，LABAやSFC以外のβ_2刺激薬の記載はないが，長期管理中に一時的に増悪した場合は，長期管理薬における治療ステップを上げる前に，SABAの吸入・内服や貼付を併用して発作を治める必要がある．

◨ **テオフィリン（テオドール®など）**……本剤は，けいれんや脳症の誘因としての疑惑を払拭できずに目下悪玉扱いされている．6カ月未満は原則禁忌である．けいれんの報告は5歳以下に多いので，専門医でない場合はこの年齢では使用しないほうが無難である．6歳以上でも発熱時の中止の指示や血中濃度に影響を与える因子について配慮すべきであり，けいれんの既往がある場合はいかなる年齢でも使用は控える．6歳以上で，他剤でコントロールができない場合は，有効と思われる最低量から使用するのが安全である．比較的高用量を要する場合は，使用開始後に血中濃度を測定する．LTRAやDSCGなどでコントロールができない場合に，ICSを導入するか，本剤を追加するかは，もどかしい選択である．ただし，2歳以上の最高レベルの治療ステップ4でコントロールできない場合には，ステロイド薬の経口投与以前に，起こりうるリスクを十分理解したうえで併用を試みるべき薬剤である．使用経験に乏しい場合は，専門医に相談する．

◨ **吸入ステロイド薬（ICS）**……適応を厳しく考え使用を控えた時代もあったが，近年は本剤の普及のおかげで，施設入院療法が不要となるほどコントロールがよくなった．現在小児に適応のある吸入ステロイド薬は4種類である．ただ，オールマイティーではなく，ステロイドの低反応

者も存在するので，表V-D-22に示した各年齢での長期管理の治療ステップ3で，コントロールがうまくいかない場合は，安易に高用量ステロイドを用いるより，ロイコトリエン受容体拮抗薬の追加やSFCへの変更などを考慮するのがよい．各種類の用量対比は，表V-D-22の下段のとおりである．ガイドラインでの本剤の高用量は，小児の適応を超えるものであるので，専門医により処方されるべきである．

◆ 吸入ステロイド薬（ICS）/長時間作用性吸入β_2刺激薬（LABA）配合剤……フルチカゾン（フルタイド®）とサルメテロール（セレベント®）の配合剤であるアドエア®（SFC）とブデソニド（パルミコート®）とホルモテロールの配合剤であるシブミコート®の2剤があるが，現時点で小児に適応があるのはアドエア®（アドエア®50エアー，アドエア®100ディスカス）のみである．抗原誘発による発作や運動誘発を含む非特異的刺激による発作に対してきわめて有効な治療薬であるが，漫然と使用せずコントロールがつけばICS単独にステップダウンすべきである．

※吸入ステロイド薬に関する注意事項
・スプレー式の加圧噴霧式定量吸入器（pMDI）は必ずスペーサーを使用して吸入させる．キュバール®以外は吸入前によく振る．1回2吸入の指示の場合は，1押し（1 puff）ずつ2回に分けて吸入させる．
・吸入後は必ず「うがい」を，乳幼児では水を飲ませる．
・ドライパウダーインヘラー（DPI）は6歳以上でないとうまく吸入できない．
・ICSとLABAの2種類を併用するより，SFC（ICS＋LABAの合剤）のほうが効果が高い（シナジー効果）．
・キュバール®は，アルコールを含有．
・フルタイド®ディスカスには乳糖が含まれているので，強いミルクアレルギーがある場合は注意が必要．
・β刺激薬の使用（特に吸入や貼付）が長期に及ぶ場合は，気道過敏性の亢進や喘息死の危険性を避けるため必ずICSが必要である．

❖ **長期管理に必要なツール**

コントロールの良し悪しの把握に威力を発揮するのが，喘息日誌とピークフロー（PEF）のモニタリングである．特に，ピークフローの値から，外観ではわかりにくい発作の程度や，長期間コントロールがよい状態（気道過敏性が改善した状態）であるか否か，客観的に推測できる．ピークフローモニタリングの評価基準と活用の要点を表V-D-23に示した．ただし，ピークフローは末梢気道の軽度の狭窄は反映しない．

❖ **日常生活における指導の要点**

特異的（アレルゲン）および非特異的（冷気，運動，煙，大気汚染物質，感染）刺激，さらに精神的ストレスの回避に努めるよう指導する．また，規則正しく生活し，服薬法を守るように動機づけを行うことが重要である．さらに，さまざまな行事への参加にあたり，参加可能かの判定や発作予防のためのアドバイス，および予防投薬などを行う必要がある．

◆ アレルゲン・非特異的刺激の回避，環境整備，ストレスの回避，治療への動機づけ……重要な指導項目であるが，紙面の都合によりガイドラインなどを参照されたい．

◆ 運動誘発喘息（EIB）の予防……運動誘発喘息は気道過敏性の亢進を示すものであり，学校生活における体育授業の参加も含めて，管理・治療が必要となる．乾燥した冷気の呼吸下で出現しや

表V-D-23　ピークフローモニタリングの評価基準と活用法

気道狭窄の程度（発作の重症度）や変化を評価
　以下の1）または2）から得られた値の何％に相当するかを評価する．
　1）自己最良値
　　　喘息がよくコントロールされている状態で得られたPEFの最高値，またはβ刺激薬吸入後の値のよいほう．
　2）ピークフロー（PEF）標準予測式（ミニライトATS目盛り）
　　　　男子（L／分）＝ 77.0＋64.53 ×身長（m）^{3}＋0.4795 ×年齢^2
　　　　女子（L／分）＝－209.0＋310.4 ×身長（m）＋6.463 ×年齢
　　　　（この標準値の早見表はガイドラインを参照）
　　評価：80％以下は要注意で持参薬の使用や受診を考慮し，60％以下では必ず受診が必要になる．

日内変動（率）
　日内変動率＝（最高値－最低値）÷最高値×100
　　　朝と夕～夜の2回の測定を行い，最高値と最低値から上記の計算式を用いて算出する．
　　　喘息の重症度や病状を反映し，気道過敏性と関連があるといわれる．20％以上ではコントロールが悪いので，治療の継続やステップアップが必要である．

表V-D-24　運動誘発喘息の予防と対処法

予　防：① ウォーミングアップ
　　　　② インターバルトレーニング
　　　　③ マスクを着用
　　　　④ 予防薬を前投与：インタール®吸入（20～30分前），β$_2$刺激薬の吸入（10分前），
　　　　　　　　　　　　　アトロベント®吸入（15分前），ロイコトリエン受容体拮抗薬内服（2時間前から連日）
対処法：① 中程度のものは，30分以内に自然に軽快することも多いので，休ませて経過観察．
　　　　② 上記で改善がないなら，β$_2$刺激薬の吸入．
　　　　③ 重症なものは，直ちにβ$_2$刺激薬の吸入．改善なしまたは増悪する場合は，医療機関を受診．

表V-D-25　行事参加のための処方例と配慮すべき点

例）中等症持続型学童の自然教室（3泊4日）の場合
　予防投与：① オノン® 2 cap×2（継続）
　　　　　　② アドエア®エアー（50）1 puff×2 → 2 puff×2（1週間前から増量）
　　　　　　③ ┌テオドール®（100）2 tab
　　　　　　　└テオドール®（50）2 tab 2×（3日前から開始）
　　　　　　④ プレドニン®（5）4 tab 2×3日間（前日夜から開始）
　発作時用：サルタノール®インヘラー 1本　発作時1吸入

本人・学校側への注意事項：① 上記薬の使用法，② 救急受診が必要なときの症状，③ 炊飯やキャンプファイヤーの煙の吸入を避けられるよう配慮，④ アレルゲンの回避（枕，布団，動物との接触など）の配慮，⑤ 近隣の喘息を受け入れてくれる病院の検索と事前の連絡．

すいので，特に冬場の持久走で問題になることが多い．運動誘発喘息の予防法を表V-D-24に示した．

◧ **行事への参加**……喘息の重症度と行事の内容や場所（アレルゲンの多少，動物との接触，煙の吸引の可能性，運動強度），さらに行われる季節などにより，注意点や処方内容は違ってくる．発作を予防し，楽しく行事に参加させるために，間欠型でも数日から2週間前から長期管理薬を使用する．軽症持続型や中等症持続型では，吸入ステロイド薬の増量や他の長期管理薬の追加を行い，中等症持続型から重症持続型では，短期間のステロイド薬の内服も行う．いずれの重症度でも発作時の対処法（SABAの吸入など持参薬の使用や救急受診先）を指導しておく．自然教室へ参加する場合の処方例と配慮すべき点を表V-D-25に示した．

◆ 治癒の考え方……治癒の定義は以下のように，ハードルは高い．長期管理においては，最低限でも無症状を目指さなければ，寛解や治癒は望めない．

以下は最低1年以上観察して判定する．

① 機能的治癒：無治療，無症状の状態が5年以上持続し，かつ肺機能検査，気道過敏性検査が健常人と同等に回復している場合．
② 臨床的治癒：無治療，無症状の状態が5年以上継続している場合．
③ 寛解：無治療，無症状となったときから寛解とする．

参考文献

1) 濱崎雄平，ほか監修：小児気管支喘息治療・管理ガイドライン2012．日本小児アレルギー学会作成，協和企画，2011.
2) 梅野英輔：小児気管支喘息ハンドブック「臨床症状・検査」．厚生省保険医療局国立療養所課監修，p.76-108，1984.
3) 梅野英輔，ほか：喘息重積状態のIntensive Care．小児内科，18：109-116，1986.
4) 西間三馨：小児気管支喘息の動脈血液ガス．日本胸部疾患学会雑誌，32：405-412，1977.
5) 梅野英輔：開業医における喘息管理（小児科）．気管支喘息診療実践マニュアル，西間三馨，ほか編，p.298-301．文光堂，2003.

【梅野 英輔】

3 じんま疹
urticaria

じんま疹は，一過性のものを含めると人口の10～20％にみられる一般的な皮膚疾患であり，思春期以降に増加する傾向がある．乳幼児期の食物アレルギーでは，じんま疹は急性症状のなかで最も高頻度にみられるため注意が必要である．臨床的には，経過により急性じんま疹と4週（1カ月）以上続く慢性じんま疹に分けられ，小児では急性じんま疹が多く，小児の慢性じんま疹の50％は数年以内に自然治癒する．じんま疹のみを症状とする場合，原因の確定は困難なことが多い．

発症機序とじんま疹のタイプ

じんま疹は，真皮上層部の浮腫による紅斑を伴う一過性，限局性の膨疹が病的に出没する疾患である．この浮腫は皮膚マスト細胞からのヒスタミン遊離による血管透過性亢進に基づくものであり，主にⅠ型アレルギー反応により起こるが，非アレルギー性にも神経ペプチド（サブスタンスP）さらに物理・化学的刺激（造影剤，クラーレ）などでも引き起こされ，瘙痒感を伴う．

じんま疹の出現部位には，一定の傾向はみられず通常，24時間以内に消退し，色素沈着，落屑などを伴わない．血管性浮腫（angioedema）は，皮膚・粘膜の深部を中心とした限局性浮腫で慢性じんま疹の約50％にみられ，顔面（特に口唇，眼瞼部）と四肢に好発する．病型として，特定の原因刺激や負荷により誘発されるものと，特殊なじんま疹・じんま疹類似疾患がある（表V-D-26）．

❖ 特定原因によるじんま疹

1）食物アレルゲン

食物アレルギーによるもので，乳児では卵（卵白），次いで牛乳が主要アレルゲンになってい

表V-D-26 じんま疹の分類と各病型の特徴

Ⅰ 特発性のじんま疹（明らかな誘因がなく，毎日のように繰り返し症状が現れる）
  1. 急性じんま疹：発症して1カ月以内．細菌ウイルス感染などが原因となっていることが多い．
  2. 慢性じんま疹：発症して1カ月以上経過．原因を特定できないことが多い．
    自己免疫性のしくみで起こることもある．
Ⅱ 特定刺激ないし負荷により皮疹を誘発することができるじんま疹（刺激が加わった場合にのみ症状が現れる）
  3. 外来抗原によるアレルギー性のじんま疹：食物や薬剤，食物に含まれる抗原物質の曝露による．
  4. 食物依存性運動誘発アナフィラキシーにおけるじんま疹．
  5. 外来物質による非アレルギー性のじんま疹：特定の食物，薬剤により起こるIgEが関与しない．
  6. 不耐症によるじんま疹：アスピリンなどの消炎鎮痛薬，色素，防腐剤，サリチル酸を多く含む食品．
  7. 物理性じんま疹：機械的擦過（機械的じんま疹），冷水・冷風などで皮膚が冷える（寒冷じんま疹），光があたることによる（日光じんま疹）．
  8. コリン性じんま疹：入浴や運動，精神的緊張などの発汗刺激により起こる．1～4 mmと小さい皮疹．
  9. 接触じんま疹：皮膚に何らかの物質が接触すると，その部位に一致して生じる．
Ⅲ 特殊なじんま疹，またはじんま疹類似疾患
  10. 血管性浮腫：唇やまぶたなどが突然腫れあがり，2～3日かけて元に戻る．多くの場合痒みはない．まれに遺伝．
  11. じんま疹様血管炎：じんま疹に似るが，個々の皮疹が24時間以上持続し，組織学的に血管炎が証明される．全身性エリテマトーデスの初期症状のことがある．
  12. 振動じんま疹（振動血管性浮腫）：局所的な振動負荷によりじんま疹または血管性浮腫が生じる．
  13. 色素性じんま疹：褐色の斑または局面が単発または多発する．組織学的には良性のマスト細胞が異常に増殖したもの．皮疹部を擦過すると膨疹が現れる．

（西間三馨監修，日本アレルギー学会作成：アレルギー疾患診断・治療ガイドライン2010，協和企画，p.319, 2010）

る．最近は，小麦による乳児のじんま疹が増加している．幼児期以降では，魚介類，ソバ，肉類（ブタ，ウシ），ピーナッツ，果実類などが多くなる．果物ではキウイ，メロン，トマト，イチゴ，モモ，バナナなどのフレッシュなもので起こりやすい．また植物に自然に含まれるヒスタミンやコリンおよび魚・肉類の保存中に増加するヒスタミンなどの化学物質で非アレルギー性に一過性のじんま疹を起こすことがある．

2) 薬　剤

小児では，抗菌薬（ペニシリン，セフェム系，テトラサイクリン），消炎鎮痛薬（バファリン®，アスピリン）によるものが多い．成人にみられるような喘息を伴うアスピリン過敏症は小児ではきわめてまれである．卵アレルギー児のなかには，卵白から精製された塩化リゾチーム製剤（ノイチーム®，レフトーゼ®，アクディーム®，など）でじんま疹（ショックに至る例もあり）を生じる場合があり，注意が必要である．また，牛乳アナフィラキシーでは，下痢止めのタンナルビン（牛乳より精製），乳酸菌製剤（ビオスリー®，ラックビー®，エンテロノン-R®，エントモール®）には注意する．

3) 吸入性アレルゲンによるじんま疹

ダニ，ハウスダスト，カンジダ，花粉，浮遊食物抗原がじんま疹を誘発することがある（小児の2％）．ラテックス（ゴム）は接触性にじんま疹を起こす．

❖ 食物依存性運動誘発アナフィラキシーにおけるじんま疹

運動誘発性アナフィラキシーの主な原因とされている．エビ，小麦など食物摂取後の運動でアナフィラキシーを起こす食物依存性運動誘発アナフィラキシーとの関連も指摘されている（「食物アレルギー」の項，p.485参照）．

❖ 不耐症によるじんま疹

非ステロイド系消炎剤，食品中の添加物，特に着色料（黄色4号タートラジン），防腐剤（安息香酸，パラベン）により年長児でじんま疹がみられることがある．

❖ 物理性じんま疹

▶ **機械的じんま疹**……皮膚の機械的刺激によるもので，ベルトや下着のゴムによる圧迫部に生じやすい．デルモグラフィが陽性となる．

▶ **寒冷じんま疹**……寒風，プール，冷水に接した皮膚にみられ，冷水誘発試験で接触部に発赤を伴うじんま疹が出現する．家族性にみられることが多い．血液性疾患，膠原病などに続発するクリオグロブリン血症によるものとの鑑別が必要である．

▶ **温熱じんま疹**……温熱刺激の加わった部位のみに生じる局所性のものと，汎発性に拡大するコリン性じんま疹がある．日光じんま疹，水性じんま疹もある．

❖ コリン性じんま疹

温熱負荷，運動，精神的興奮などにより汗腺支配の交感神経末端からアセチルコリンが遊離され，マスト細胞からヒスタミンが遊離するもので，粟粒大の丘疹状膨疹を特徴とする．10歳以上の年長児に多い．時に腹痛，下痢，低血圧，ショックなどの全身症状を呈する．

❖ 病巣感染性じんま疹

小児では扁桃炎，副鼻腔炎など発熱などに伴いじんま疹を生じることがある．原因抗原の特定は困難なことが多い．

❖ その他のじんま疹
心因性にもじんま疹を生じやすい．

原因の推定，検査

❖ 病　歴
じんま疹の出現し始めた時期の食物摂取状況，生活環境（衣類，ペット，趣味，遊び）との関連，家族を含めたアレルギー歴を問診する．食物アレルギーの場合は，摂取数分後から2時間以内が多いが，6時間以降にみられることもあり，食物日誌をつけることにより同一食物で繰り返し出現しているかを確認する．

❖ アレルギー検査
- **特異的 IgE 抗体（イムノキャップ®など）**……病歴から推定されるアレルゲンについて検査を行う．食物アレルゲンの関与が不明の場合は，各年齢で誘因となりやすい項目を検査し，陽性が明らかになった食品については，再度問題なく摂取できているかを病歴調査する．食物アレルギーで抗体スコアが低いが陰性の場合はプリックテストが有用である．
- **皮膚テスト**……スクラッチまたはプリックテストが安全である．一般に RAST 法より鋭敏で陽性に出やすい．フルーツ，野菜などはフレッシュなものをプリックテストに用いた方が感度がよい（プリック・プリックテスト）．薬剤ではパッチテストを行うが陽性率は低い．
- **誘発試験**……物理的じんま疹では，氷片試験，冷水試験，温熱（43℃）負荷，デルモグラフィを行い誘発する．食物および薬剤性じんま疹では，病歴を有し生活上，治療上確認が必要な場合にのみ，観察下で経口誘発試験を行う．

治　療

❖ 原因からの回避
原因の推定，確定されたものは，できるだけ避けるのが原則である．食物によるものは，「食物アレルギー」の治療の項目（p.489）を参照．

❖ 薬物療法
1）急性じんま疹
第1選択は抗ヒスタミン薬である（表V-D-27）．ヒドロキシジン（アタラックス®P），内服（2 mg/kg/日または1 mg/kg 頓用）や静注（0.5 mg/kg を6時間毎）で使用する．シプロヘプタジン（ペリアクチン®）は，寒冷じんま疹に効果的である．年長児で日中使用する場合は，眠気の少ないクレマスチン（タベジール®）を用いる．アナフィラキシーではアドレナリン（ボスミン®）0.01 mg/kg 筋注または皮下注を行う．

- **副腎皮質ホルモン**……血管性浮腫を伴う高度じんま疹，アナフィラキシーへの進展が疑われる場合はハイドロコートン®50～100 mg 静注・点滴を行う．

リンデロン®（シロップ0.01%）1歳以下 0.1～0.3 mg（1～3 mL），1～5歳 0.3～0.5 mg（3～5 mL）を使用する．セレスタミン®は，1錠中ベタメタゾン0.25 mg と抗ヒスタミン薬を含み重症例での内服に効果的である（セレスタミン®シロップはベタメタゾン含有 0.05 mg/mL）．

2）慢性じんま疹
- **抗アレルギー薬（第2世代抗ヒスタミン薬）**……アレルギー性じんま疹では特に効果的である

表V-D-27　小児じんま疹治療薬(抗ヒスタミン薬，抗アレルギー薬)

薬剤名	剤形・規格	用法・用量
第1世代抗ヒスタミン薬		
アタラックス®（ヒドロキシジン塩酸塩）	錠10 mg, 25 mg	2 mg/kg 頓服，改善なければ6～8時間毎に内服（静注は1 mg/kg）
アタラックス®P（ヒドロキシジンパモ酸塩）	Cap 25 mg　散剤10%　Syr 0.5%（静A25 mg）	
ポララミン®（d-クロルフェニラミンマレイン酸塩）	錠2 mg　散1%　Syr 0.04%　DS 0.2%（静A5 mg）	6カ月1 mg, 1歳1.5 mg, 3歳2 mg　分2
アリメジン®（アリメマジン酒石酸塩）	錠2.5 mg　散1%　Syr 0.05%	1歳0.5 mg, 3歳0.7 mg, 7.5歳1 mg, 12歳1.5 mg　分2
ペリアクチン®（シプロヘプタジン塩酸塩水和物）	錠4 mg　散1%　Syr 0.04%	0.25 mg/kg　分2
タベジール®（クレマスチンフマル酸塩）	錠1 mg　散0.1, 1%　Syr 0.01%	1歳0.5 mg, 3歳0.7 mg, 7.5歳1 mg, 12歳1.5 mg　分2
レスタミン，ベナ®（ジフェンヒドラミン塩酸塩）レスタミンA（タンニン酸ジフェンヒドラミン）	錠10 mg（皮下・筋A10 mg）散10%（静A20 mg）	6カ月20 mg, 1歳30 mg, 3歳35 mg, 7.5歳60 mg　分2
第2世代抗ヒスタミン薬（抗アレルギー薬）		
ゼスラン，ニポラジン®（メキタジン）	錠3 mg　Syr 0.03%　細粒0.6%	0.15 mg/kg　分2
ザジテン®（ケトチフェンフマル酸塩）	Cap 2 mg　Syr 0.02%　DS 0.1%	0.06 mg/kg　分2
アゼプチン®（アゼラスチン塩酸塩）	錠0.5 mg　顆粒0.2%	0.1～0.15 mg/kg　分2
セルテクト®（オキサトミド）	錠30 mg　DS 2%	1 mg/kg　分2
ジルテック®（セチリジン塩酸塩）	錠5 mg　DS 2.5%	2～7歳：DS 5 mg　分2
アレジオン®（エピナスチン塩酸塩）	錠10 mg　DS 1%	0.5 mg/kg　分1
クラリチン®（ロラタジン）	錠10 mg　DS 5 mg　OD錠10 mg	DS 5 mg/日　分1
アレグラ®（フェキソフェナジン塩酸塩）	錠30 mg, 60 mg	7～12歳：60 mg　分2
アレロック®（オロパタジン塩酸塩）	錠・OD錠2.5 mg, 5 mg　顆粒0.5%	2～6歳：2.5 mg　1日2回　7歳以上：10 mg　分2
ザイザル®（レボセチリジン塩酸塩）	錠5 mg	7～15歳未満：5 mg　分2

Cap：カプセル，Syr：シロップ，DS：ドライシロップ

が，物理的じんま疹でも明らかに症状の軽減することが多い．第2世代抗ヒスタミン薬のケトチフェン（ザジテン®），オキサトミド（セルテクト®），アゼラスチン（アゼプチン®），エピナスチン（アレジオン®）などを2週間以上連用する．幼児・学童以降に抗アレルギー薬を長期使用する場合は，脳内移行の少ない，鎮静作用の少ないものを使用する（表V-D-27）．抗ヒスタミン薬は夕または夜，1回服用を行う．中止すると再発しやすく，2カ月以上継続したほうが効果的である．改善不良の場合，抗ロイコトリエン薬やH_2拮抗薬を服用することがある（じんま疹の保険適用はない）．慢性じんま疹ではステロイドは使用しない．

◆ **非特異的変調療法**……ヒスタグロビン®，ノイロトロピン®による治療は，慢性じんま疹例で上記薬物療法の効果がないときに行われる．

参考文献
1) 西間三馨監修，日本アレルギー学会作成：アレルギー疾患診断・治療ガイドライン2010，協和企画，2010.
2) 柴田瑠美子：じん麻疹．必携 小児の薬の使い方．小児内科，42（増）：718-721, 2010.

【柴田 瑠美子】

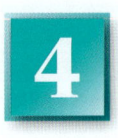

4 川崎病（皮膚粘膜リンパ節症候群）
Kawasaki disease (mucocutaneous lymph node syndrome : MCLS)

> 川崎病は，乳幼児に好発する原因不明の血管炎を起こす急性熱性疾患である．1967年に世界で初めて日赤医療センターの川崎富作博士が『アレルギー』16巻に「指趾に特異的落屑を伴う小児の急性熱性皮膚粘膜淋巴腺症候群」と題して報告した．後遺症として全身の中小動脈血管炎により冠動脈瘤を形成し，血栓により血管狭窄を引き起こすこともある．一方，動脈瘤形成後，病変の線維化，内皮細胞再生により約50％の患児の血流は動脈瘤の消退（regression）を認め正常化する．近年，免疫グロブリン超大量療法により，発熱期間，冠動脈瘤形成が劇的に減少したが，4～8％は冠動脈瘤を形成し，その4％に虚血性心疾患を引き起こし，突然死の原因となっている．また，免疫グロブリンの不応例群も13～20％存在しており，さまざまな治療法が試みられている．

疫 学

出生数の減少にもかかわらず，川崎病患者数は1968年以降年々増加傾向を示している（図V-D-7）．1979年，1982年，1986年の3回，大流行が観察された．第21回川崎病全国調査[1]（2009～2010年発症）では患者数は23,730人にのぼり，罹患率は222.9であった．この患者数は過去の流行年の1回より多く，川崎病は確実に増加傾向にある．男女比は1.32：1と男児の比率が高い．月別では秋は少なく，春から夏にかけて多かった．同胞発症例は1.6％，再発例は3.6％であり，心血管に後遺症を残した例は3.0％，死亡例は2年間で1人であった．

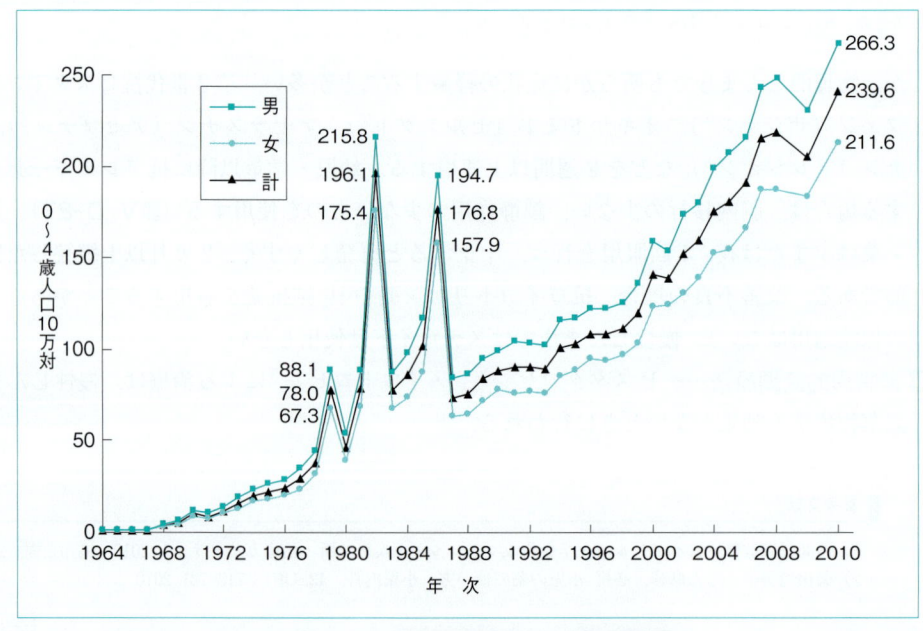

図V-D-7　川崎病の年次別・性別罹患率

（第21回川崎病全国調査成績）

心血管障害のスペクトラムは 35 年間 2,450 例を調査した加藤裕久 久留米大学名誉教授の報告を示す（表V-D-28）．冠動脈瘤は 344 例（14％）にみられ，免疫グロブリン療法導入前後で 18.7％から 8.3％へと明らかに減少している．

病因

川崎病の病因はいまだ不明である．感染性疾患の可能性が強く疑われ，これまでにコロナウイルス，EB ウイルス，リケッチア，溶連菌などさまざまな微生物が注目された．その後も，エンドトキシン，スーパー抗原が病因とされる報告は多々あるが解明には至っていない．

診断・鑑別診断

川崎病は厚生労働省研究班による「診断の手引き」[2]によって診断する（表V-D-29）．6 つの症状のうち 5 つがそろえば川崎病と診断される．4 つしかなくても，冠動脈異常を認めれば川崎病と診断される．

典型例は一度みれば，特徴的な顔貌，口腔内所見もあり診断は容易であるので川崎病を疑うことが大事である．しかし，6 カ月以下の乳児や 8 歳以上の年長児，また発症早期では症状がそろいにくく診断が困難となり心エコー図などを参考にして診断する．診断条件を満たさなくても他の疾患が否定される場合は，専門医に相談するか，経過中冠動脈病変の出現も少なくないため川崎病不全型ないし，容疑例として川崎病の治療を開始する．生後 6 カ月以下の乳児では，発熱が 7 日以上持続すれば川崎病を鑑別するために心エコー図検査を実施すべきである．

発熱は 5 日以上持続となっているが，今は治療にて 5 日未満で解熱した場合も含まれ，稽留熱が多い．眼球結膜充血は気づきやすい症状である．眼球結膜の毛細血管が血管炎により充血，拡張しており 1 本 1 本が区別できる（図V-D-8a）．両側にみられ眼脂は伴わないことが多い．口唇は乾燥し，真っ赤になり，亀裂，出血を伴うこともある．口唇の紅潮は解熱後も長い期間残すことが多い（図V-D-8a）．口腔内は一様に充血し，舌は舌乳頭が充血腫大したいちご舌を呈する．頸部リンパ節腫脹は発熱と同時，もしくは発熱に先行してみられ，強い痛みを伴い鶏卵大となることもあるが化膿していないのが特徴である．発疹は体幹や四肢を中心に出現する紅斑で性

表V-D-28 心血管障害のスペクトラムと免疫グロブリン療法の効果（久留米大学：1973～2007 年）

	アスピリン治療 （1973～1990 年） n=1,355	免疫グロブリン＋アスピリン治療 （1991～2007 年） n=1,095	計 n=2,450
冠動脈 　一過性拡大 　冠動脈瘤 　体動脈の動脈瘤	234/778（30％）* 253/1,355（18.7）* 20/1,355（1.5）*	65/1,095（5.9％） 91/1,095（8.3） 2/1,095（0.1）	299/1,873（15.9％） 344/2,450（14） 22/2,450（0.9）
弁病変 　僧帽弁逆流 　大動脈弁逆流	16/1,355（1.1） 2/1,355（0.2）	13/1,095（1.2） 4/1,095（0.3）	29/2,450（1.2） 6/2,450（0.2）
心膜炎（心囊液貯留） 心筋炎	188/1,019（18.4）* 425/1,355（31.4）*	63/1,095（5.7） 193/1,095（17.6）	251/2,114（11.8） 618/2,450（25.2）
急性心筋梗塞 死亡例	21/1,355（1.5） 8/1,355（0.6）	15/1,095（1.3） 4/1,095（0.3）	36/2,450（1.5） 12/2,450（0.4）

＊：$p<0.005$．

（加藤裕久：日本小児科学会雑誌，116：1473-1483，2012 より改変）

表V-D-29 川崎病（MCLS，小児急性熱性皮膚粘膜リンパ節症候群）診断の手引き 改訂5版（2002年）

本症は，主として4歳以下の乳幼児に好発する原因不明の疾患で，その症候は以下の主要症状と参考条項とに分けられる．

A 主要症状
1. 5日以上続く発熱（ただし，治療により5日未満で解熱した場合も含む）
2. 両側眼球結膜の充血
3. 口唇，口腔所見：口唇の紅潮，いちご舌，口腔咽頭粘膜のびまん性発赤
4. 不定形発疹
5. 四肢末端の変化：
   （急性期）手足の硬性浮腫，掌蹠ないしは指趾先端の紅斑
   （回復期）指先からの膜様落屑
6. 急性期における非化膿性頸部リンパ節腫脹

6つの主要症状のうち5つ以上の症状を伴うものを本症とする．
ただし，上記6主要症状のうち，4つの症状しか認められなくても，経過中に断層心エコー法もしくは，心血管造影法で，冠動脈瘤（いわゆる拡大を含む）が確認され，他の疾患が除外されれば本症とする．

B 参考条項
以下の症候および所見は，本症の臨床上，留意すべきものである．
1. 心血管：聴診所見（心雑音，奔馬調律，微弱心音），心電図の変化（PR・QTの延長，異常Q波，低電位差，ST-Tの変化，不整脈），胸部X線所見（心陰影拡大），断層心エコー図所見（心膜液貯留，冠動脈瘤），狭心症状，末梢動脈瘤（腋窩など）
2. 消化器：下痢，嘔吐，腹痛，胆嚢腫大，麻痺性イレウス，軽度の黄疸，血清トランスアミナーゼ値上昇
3. 血液：核左方移動を伴う白血球増多，血小板増多，赤沈値の促進，CRP陽性，低アルブミン血症，α_2グロブリンの増加，軽度の貧血
4. 尿：蛋白尿，沈渣の白血球増多
5. 皮膚：BCG接種部位の発赤・痂皮形成，小膿疱，爪の横溝
6. 呼吸器：咳嗽，鼻汁，肺野の異常陰影
7. 関節：疼痛，腫脹
8. 神経：髄液の単核球増多，けいれん，意識障害，顔面神経麻痺，四肢麻痺

備 考
1. 主要症状Aの5は，回復期所見が重要視される．
2. 急性期における非化膿性頸部リンパ節腫脹は他の主要症状に比べて発現頻度が低い（約65％）．
3. 本症の性比は，1.3～1.5：1で男児に多く，年齢分布は4歳以下が80～85％を占め，致命率は0.1％前後である．
4. 再発例は2～3％に，同胞例は1～2％にみられる．
5. 主要症状を満たさなくても，他の疾患が否定され，本症が疑われる容疑例が約10％存在する．この中には冠動脈瘤（いわゆる拡大を含む）が確認される例がある．

連絡先：
〒150-8935 東京都渋谷区広尾4-1-22
日本医療センター小児科川崎病研究班
電話 03-3400-1311，FAX 03-3400-1394

（厚生労働省川崎病研究班）

状は麻疹様，多形紅斑様とさまざまであり不定形発疹と呼ばれる（図V-D-8b）．BCG接種部位の再発赤は接種後3年以内の乳児例では高率に認められ疾患特異性も高いのでとても参考になる．四肢末端の変化として手掌紅斑と硬性浮腫がみられる．手掌，足の裏が真っ赤となり皮膚がテカテカ光るほどパンパンの浮腫を認める（図V-D-8c）．また，解熱し回復期に指先の爪皮膚移行部から膜様の落屑がみられる（図V-D-8d）．

検査所見として核左方移動を伴う白血球増多，赤沈値の促進，CRPなどの急性期炎症性反応物質の高度上昇がみられる．時に低アルブミン血症，血清トランスアミナーゼ値の上昇，無菌性の尿中白血球沈査の上昇を認めるが，川崎病における特異的診断検査はない．

冠動脈（周囲）エコー輝度の上昇に明確な指標はないが，冠動脈チェック時はgainを落とした状態で大動脈弁の輝度程度以上のものを輝度の上昇としている．繰り返しエコーを再検しエコー輝度，冠動脈形態の変化を見逃さないようにする．冠動脈の内径が正常より大きく4mm以下を拡大，冠動脈の内径が4mmを超え8mm以下の例を瘤，8mm以上を超える大きさの瘤を巨大瘤と診断する．急性期の冠動脈病変のほとんどが，瘤の形で現れることが多く，左右冠状動脈の主幹部に認めるため断層心エコー図で正確な診断が可能である．ただし，4mm以上の瘤では回復期に冠動脈造影を行い詳細評価することが多い．

D. 免疫・アレルギー疾患

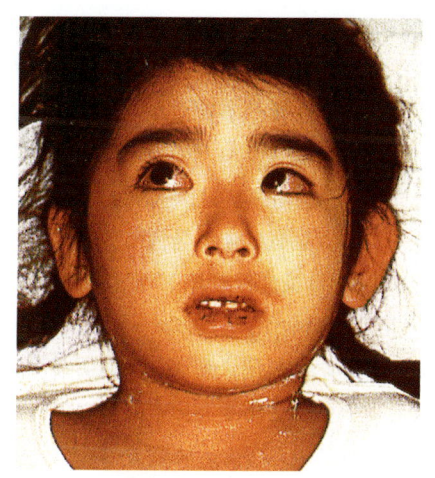

a. 眼球結膜の充血と口唇の変化
（3歳女児, 5病日）

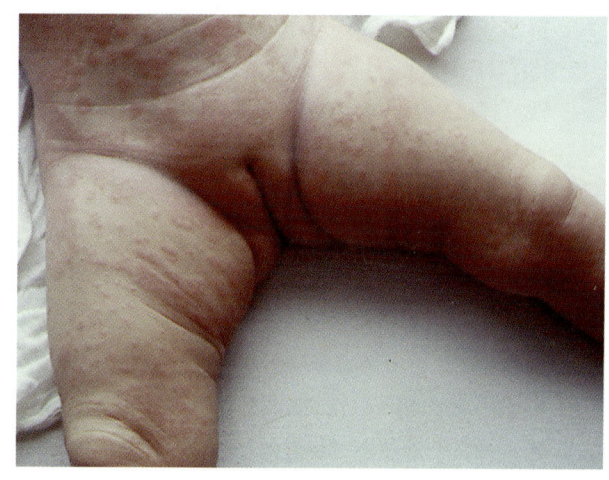

b. 発 疹
（9カ月女児, 4病日）

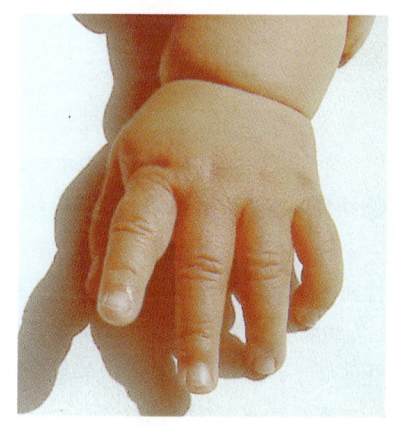

c. 手の紅斑と浮腫
（9カ月女児, 4病日）

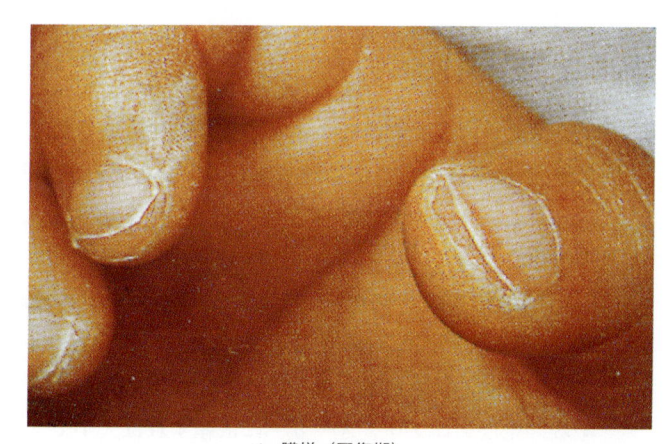

d. 膜様（回復期）
（3歳女児, 10病日）

図V-D-8　症例写真
（出口雅経：川崎病. 開業医の外来小児科学　改訂5版, p.423, 南山堂, 2007）

治　療

　川崎病と診断したら原則として入院治療を行う．そのため，疑われた時点で速やかに，第5病日を経過しても川崎病の可能性が残るときにも診断治療可能な病院に紹介する．急性期の治療はアスピリンと免疫グロブリンの併用療法が標準的で有効な治療法になっている．

◆ アスピリン……急性期30 mg/kg 分3で開始し，解熱後速やかに5 mg/kg 分1へ減量し，抗血小板凝集の目的で，冠動脈病変がない場合でも2～3カ月使用する．肝障害の出現やインフルエンザ合併例ではフルルビプロフェン（フロベン®）2～4 mg/kg 分3を使用する．
　巨大冠動脈瘤を形成した場合は，チクロピジン3～5 mg/kg 分2，ジピリダモール4～6 mg/kg 分3，ワルファリン0.05～0.2 mg/kg 分1を組み合わせて併用する．

◆ 免疫グロブリン……2 g/kgの単回投与か，1 g/kgを1日もしくは2日連続で投与する方法が推奨されている．免疫グロブリン使用時は投与早期にアナフィラキシー様症状を呈しやすいので，投与スピードは30分はゆっくり始め，12～24時間かけて投与する．治療終了後24～48時間経っても

解熱していないもの（不応例）に対する追加治療法としては，免疫グロブリン追加投与（2 g/kg/日，1 g/kg/1日または2日間）が最も多く行われているが，その他にもステロイドパルス療法，経口ステロイド療法，ウリナスタチン，シクロスポリン，血漿交換，インフリキシマブが使われており，さまざまな検討がなされている．

　川崎病の治療には第1選択の治療法として，免疫グロブリン療法が確立している．しかし，10%近くは免疫グロブリン療法に不応で，川崎病の後遺症である冠動脈病変併発例は依然として年間500例以上あり川崎病治療の問題点になっている．川崎病では炎症性サイトカインが高値，持続することで冠動脈病変の発生につながると考えられ，早期（発病10病日以前）の炎症を鎮静化することは，冠動脈病変の発症予防の鍵となる．不応例をいかに早期に判別し，適切な治療戦略を立てていくかが課題となっている．初回免疫グロブリン療法の不応予測をするスコアの報告されているなかで代表的な2つを示す（表V-D-30）．これらは追試でも一応の評価を受けている．今後，スコアを用いることで，より強力な治療が必要な患者を初回治療の前に特定し，早期より適切な追加治療が可能になることが期待される．

川崎病児の外来管理

　急性期を過ぎた患児についての外来観察は施設により違いがある．日本川崎病研究会運営委員会が2002年に「川崎病管理基準」の一定の方針を示しており，詳細は日本川崎病学会のホームページにアクセスすれば閲覧できる．一例をあげると，冠動脈病変のないものに関しては発症1カ月後に心エコー検査にて冠動脈瘤の変化を確認し，以後，1年毎に心エコー検査を行い，最低5年間経過観察をするとしている．また，同時に「川崎病急性期カード」が作成されている（表V-D-31）．川崎病は長期経過で成人期の動脈硬化病変のリスクファクターとなる可能性がある．急性期の状態把握，少なくとも川崎病の既往の事実を風化させないようにこのカードを利用する．免疫グロブリンメーカーに依頼すれば入手できるので，急性期管理を行った施設での記載をお願いする．

　川崎病で免疫グロブリン治療を受けた場合，ポリオ，BCGを除いた生ワクチンについては，6カ月以上（流行の可能性が低ければ11カ月以上）過ぎるまでは接種を延期する．

　川崎病の長期観察における冠動脈障害の評価として，これまで心エコー検査，運動負荷心電図

表V-D-30　初回免疫グロブリン療法不応予測スコア

小林スコア　（群馬）

	閾値	点数
Na	133 mmol/L 以下	2点
AST	100 IU/L 以上	2点
治療開始（診断）病日	4病日以前	2点
好中球	80% 以上	2点
CRP	10 mg/dL 以上	1点
血小板数	30万/mm^3 以下	1点
月齢	12カ月以下	1点

5点以上をハイリスク．感度78%，特異度80%

(Kobayashi T, et al：Prediction of intravenous immunoglobulin unresponsiveness in patients with Kawasaki disease. Circulation, 113：2606-2612, 2006)

江上スコア　（久留米）

	閾値	点数
AST	80 IU/L 以上	2点
治療開始（診断）病日	4病日以内	1点
CRP	8 mg/dL 以上	1点
血小板数	30万/mm^3 以上	1点
月齢	6カ月以下	1点

3点以上をハイリスク．感度78%，特異度76%

(Egami K, et al：Prediction of resistance to intravenous immunoglobulin treatment in patients with Kawasaki disease. J Pediatr, 149：237-240, 2006)

D. 免疫・アレルギー疾患

表V-D-31　川崎病急性期カード

川崎病急性期カード	
氏　　　名：	
性　　　別：男・女	
生年月日：西暦　　　年　　月　　日	
発　症　日：西暦　　　年　　月　　日	
発症時年齢：　　歳　　月	
入　院　日：西暦　　　年　　月　　日	
退　院　時：西暦　　　年　　月　　日	

このカードには川崎病にかかったときの症状，治療内容，心臓合併症の有無など重要な医学的記録が記載されています．母子手帳などにはさみ，紛失しないよう保管していただき，必要なときにご利用ください．

医療機関名・住所・電話番号・主治医名など

記載日　　　年　　月　　日

日本川崎病研究会監修

臨床症状	
(1) 発　熱	あり（　　日間）・なし
(2) 両側眼球結膜の充血	あり・なし
(3) 口唇の紅潮・いちご舌	あり・なし
(4) 不定形発疹	あり・なし
(5) 硬性浮腫，掌蹠の紅斑	あり・なし
指趾先からの膜様落屑	あり・なし
(6) 頸部リンパ節腫脹	あり・なし
その他の症状：	

主な治療	
(1) アスピリン	あり・なし
(2) 免疫グロブリン	あり・なし
(3) 副腎皮質ホルモン	あり・なし
(4) その他の薬剤の使用：	

冠動脈エコー所見(1)：退院時
　右冠動脈：異常なし・一過性拡大・拡大・瘤・巨大瘤
　左冠動脈：異常なし・一過性拡大・拡大・瘤・巨大瘤

冠動脈エコー所見(2)：発病1～2カ月後
　右冠動脈：異常なし・一過性拡大・拡大・瘤・巨大瘤
　左冠動脈：異常なし・一過性拡大・拡大・瘤・巨大瘤

その他の心臓合併症：なし
　　　　　　　　　　あり（　　　　　　　　　　　）

特記事項

（表）　　　　　　　　　　　　　　　　（裏）

（日本川崎病学会）

が一般であるが，侵襲が少ない方法としてマルチスライスCTによる冠動脈描写が有用で，川崎病でよくみられる石灰化病変の描出にも優れる．しかし，高度の石灰化病変ではむしろ狭窄の評価ができずMRIや心臓カテーテル検査が必要となる．

　冠動脈病変の後遺症としての虚血性病変の治療は，成人のカテーテル治療とほぼ同様の治療が行われ，特にステントおよびロタブレーターを用いた治療が有効とされる．カテーテル治療がバイパス手術に代わる，ないし手術を待機できる治療法になってきている．また，抗血栓，抗凝固療法も成人での新薬も開発されており，川崎病児での効果が今後期待される．

参考文献

1) 日本川崎病研究センター川崎病全国調査担当グループ：第21回川崎病全国調査成績（2011年），自治医科大学公衆衛生学ホームページ（http://www.jichi.ac.jp/dph/kawasaki.html）．
2) 厚生労働省川崎病研究班：川崎病（MCLS, 小児急性熱性皮膚粘膜リンパ節症候群）診断の手引き 改訂5版（2002年），日本川崎病学会ホームページ（http://www.jskd.jp/info/tebiki.html）．
3) Kobayashi T, et al：Prediction of intravenous immunoglobulin unresponsiveness in patients with Kawasaki disease. Circulation, 113：2606-2612, 2006.
4) Egami K, et al：Prediction of resistance to intravenous immunoglobulin treatment in patients with Kawasaki disease. J Pediatr, 149：237-240, 2006.

【河野　輝宏】

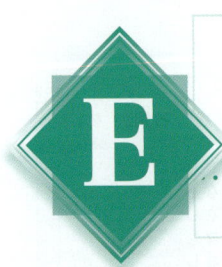

E 循環器疾患
cardiovascular disease

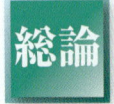

総論 循環器疾患の診かた

❖ **すべての心疾患を理解する必要はない**

　小児期の心疾患はきわめて多彩で多くのものを含んでおり，循環器疾患にあまり関わったことのない医師にとって，すべてを把握することは難しいし，煩わしい．プライマリ・ケアに携わる開業医が，心疾患を正しく診断し治療法を決める必要はない．心疾患の存在を疑ったときには時期を逸することなく専門医へ紹介することが重要である．しかし，心疾患が疑われる症例をすべて専門医へ紹介するというのも芸がなく，また開業医にとって患者との信頼関係を築くうえでマイナスにもなり得る．ある程度のスクリーニングを行い，経過を観察できる疾患と紹介すべき疾患を鑑別し，質の高い紹介をしたいものである．このためには，小児の心疾患についての一定レベルの知識が必要である．

❖ **聴診器を使い分ける**

　聴診器は小児用を使用する．小児の胸全体を覆ってしまうような成人用の聴診器は小児には不向きである．

❖ **心電図はFAXやメールで専門医の意見を求める**

　正常心電図にも個人差があり，異常心電図にはさらに多くのパターンが存在し，専門医以外の医師が正しく読むことは必ずしも容易ではない．本書では心電図の読み方には言及しない．心電図を勉強することは大切だが，開業してから心電図の勉強を始めても完全に理解することは難しい．わからなければ専門医へ心電図をFAXで送り，意見を求めたほうが確実である．ふだんから循環器専門医と仲良くしておこう．

❖ **運動に関する診断書を書くときには心電図をチェックしよう**

　長距離走やスポーツ教室の際に診断書を求められるときがある．突然死を起こす可能性のある心疾患を，診察だけで発見することはできない．少なくとも心電図だけはチェックしよう．

【下村 国寿】

1 先天性心疾患
congenital heart disease

　先天性心疾患の手術や術後管理が著しく向上し，多くの新生児期重症心疾患児が救命されるようになった．先天性心疾患児の40～50%で生後1週間までに，患児の50～60%で生後1カ月までに診断が確立される．新生児健診・医療に携わる開業小児科に求められるものは，先天性心疾患を発見した場合は心疾患の確定診断ではなく，全身状態の把握と症状や所見からみた先天性心疾患の重症度の判定，そして専門病院へ紹介する必要性の判断となろう．

　先天性心疾患を告げられた保護者は，その重症度にかかわらず大きな不安を抱いているものである．心雑音のみで全身状態が良好な軽症の心室中隔欠損症では，早急な専門病院への受診の必要はなく，この場合には保護者に対するていねいでわかりやすい病状説明が必要となる．

■ 福岡市立こども病院・感染症センターでの心臓外科手術（2009年度）

❖ 新生児期の手術（生後28日未満）

　完全大血管転位症に対する動脈スイッチ手術が5例，大動脈縮窄・離断複合に対する一期的根治術が8例，左心低形成症候群に対するノーウッド手術が5例，総肺静脈還流異常症修復術が3例など，計30例の新生児開心術が施行されていた．非開心術では動脈管開存症2例，肺動脈短絡手術（ファロー四徴症，単心室症）4例，肺動脈絞扼術（左心低形成症候群，単心室症，両大血管右室起始症など）11例，鎖骨下動脈フラップ手術（大動脈縮窄複合）1例など30例の手術が行われていた．新生児開心術および非開心術の計60例に手術死亡はなかった．

❖ 乳児期の手術（生後28日以上1歳未満）

　心室中隔欠損症根治術が最も多く，ファロー四徴症に対する根治術や肺体短絡手術，そして単心室症に対するグレン手術や肺体短絡手術が続く．心室中隔欠損症根治術の総数59例中32例（54%）が乳児期に根治手術されていた．乳児期に開心術と非開心術が計164例施行されていたが，その手術死亡は2例（大動脈弁狭窄に大動脈弁閉鎖不全合併例，純型肺動脈閉鎖にエプスタイン奇形合併例）であった．

■ 新生児期心疾患

　開業産婦人科にて新生児健診を行っている開業小児科医も多いと思われる．筆者もその1人だが，産婦人科新生児室での早期新生児の健診は，健康にみえる児に対しての病的状態の有無のチェックを行うことであり，その過程で心疾患の有無も判断する必要がある．

　新生児期に高度のチアノーゼが出現する心疾患（肺動脈閉鎖症，完全大動脈転位症など），新生児期にショックをきたす心疾患（大動脈縮窄・離断複合，左心低形成症候群など）の早期発見が最も重要である．児の救命には重篤な状態に陥る前に専門病院へ搬送する必要があるからである．健診の場で何らかの心疾患をもつ新生児を発見したときには，その病状の把握や専門病院に搬送する必要性があるかどうかの判断が必要となるが，その決断には苦慮することが多い．

❖ 専門病院へ紹介すべき心疾患

　　新生児期に専門病院に紹介する必要がある先天性心疾患は，チアノーゼや体循環不全をきたす病態のある心疾患である．重篤な心奇形のある新生児の多くは，生後数日は心雑音が聴取されないことも多い．したがって，呼吸障害や活気不良，チアノーゼ，肝脾腫の有無といった症状・所見などをチェックし，隠れている心疾患の有無を判断することとなる．

　　新生児の診察で"呼吸障害がないのになぜかチアノーゼがある"並びに"呼吸障害があるのにチアノーゼがない"といった症状をみた場合，重篤な心疾患も念頭に置いて診察を進める．

▶ **チアノーゼ**……チアノーゼは新生児期の心疾患を診断するうえでは最も重要な所見である．高度のチアノーゼを呈する疾患としては，完全大動脈転位症や肺動脈閉鎖症が代表的な疾患である．完全大血管転位症では，やや多呼吸ぎみでチアノーゼというよりも蒼白にみえることもある．単心室症や肺動脈閉鎖症でも，動脈管が開存して肺血流が十分に維持できている場合には，チアノーゼの程度が軽いか安静時にはチアノーゼを認めないこともある．このような症例では，往々にして啼泣時にチアノーゼが目立つことがある．これは，啼泣時には胸腔内圧が高まることにより肺血流が減少するからであり，啼泣時の皮膚色も注意深く観察する必要がある．チアノーゼを疑った場合は，パルスオキシメーターを用いての酸素飽和度測定が有用である．

▶ **呼吸障害**……呼吸障害も新生児期心疾患の重要な症状の１つであり，病初期では多呼吸や努力呼吸といった症状を注意深く観察する．新生児期に手術されている大動脈縮窄・離断複合であっても，新生児早期には動脈管により体循環が保たれ，有意な心雑音を聴取できずに多呼吸程度の軽微な症状のみのこともある．この疾患では肺血流増加による呼吸障害や動脈管狭小化による体循環不全という病態で次第に重篤化する．大動脈縮窄・離断があっても動脈管が太く開存している場合は大腿動脈の拍動は触知されるが，動脈管の閉鎖とともに大腿動脈の拍動の触知が難しくなってくる．また，少しでも大動脈縮窄・離断が疑われる場合にはパルスオキシメーターを用いて"右手"と"下肢"の酸素飽和度を測定して，その差をみることも有用である．上下肢の酸素飽和度に差がある場合や上下肢の脈の触知に差があれば大動脈縮窄・離断複合を疑う．

❖ 専門病院への搬送と酸素投与

　　重篤な先天性心疾患でも全身状態が安定している場合には，体温管理に注意しながら搬送してよい．しかし，呼吸状態が悪い場合やショックに至っている状態では専門病院への搬送時には，酸素投与が必要となる．

　　動脈管に依存している肺動脈閉鎖症などの心疾患を疑い，肺血流量減少のためチアノーゼがあると考えた場合には，酸素投与による動脈管の狭小化をより増悪させることを危惧して，酸素投与すべきかどうかに迷うことがある．動脈管の閉鎖には，動脈血酸素分圧の上昇と肺で代謝されるプロスタグランジンEが大きく関与しているが，このような心疾患では100％酸素を投与しても動脈血の酸素分圧は極端には高くならない．もし患児の状態が不安定な場合は，搬送などのストレスで状態を悪化させないためには，少しでも動脈血の酸素濃度を高く保つほうがよいと考えられ，酸素投与しながらの搬送を選択すべきである．

❖ 専門病院へ紹介する必要のない心疾患

　　心雑音を聴取するも，状態良好な新生児にときどき遭遇する．新生児期の早期に聴取される心雑音は，機能性もしくは小さな心室中隔欠損症や動脈管開存症などで緊急性のないものが多い．この場合，児の状態を判断するうえで，看護師から児のバイタルサイン，哺乳の具合や尿量とと

もに手足の冷感，皮膚色，活気や泣き声の程度などの情報を得ておく．母親の妊娠分娩・家族歴では，風疹などの妊娠中の感染症の有無，家族内の心疾患の有無も確認する．

　心臓の聴診所見では，心雑音の有無は先天性心疾患の発見・診断に重要であることは言うまでもない．また，Ⅱ音も注意深く聴診することを勧める．正常新生児でもⅡ音を注意して聴診すると分裂して聴こえ，Ⅱ音が分裂して聴取できるということは，大動脈弁と肺動脈弁が存在していると判断できるからである．

　心雑音のある新生児をみた場合には，開業産婦人科で妊婦の診療に使用されている超音波断層検査装置を使用して，児の心臓超音波検査をする．産婦人科で使用されている超音波断層装置のプローブは3.5メガのコンベックス型が多い．新生児の心臓超音波検査にはやや不向きであるが，それでも下大静脈，左右心房，房室弁，心室，両大血管起始部の描出は可能であり，大きな形態の異常の有無は判断できる．しかし新生児早期に重篤化することの多い大動脈縮窄・離断の部位の描出は難しく，この部位の形態診断にいたずらに時間をかけるべきではない．新生児に対する心臓超音波検査は，児にとっては胸に重いプローブを置かれ，呼吸運動を圧迫する侵襲的検査と考えるべきであり，可能な限り短時間で終了することが大切である．

　開業産婦人科での新生児健診の場で，心雑音のみで状態良好な新生児をみた場合，全身状態の評価，パルスオキシメーターや超音波検査など限られた手段で得られる情報をフル活用して，心疾患の重症度・緊急性を判断する．少しでも疑問が残る場合には，専門病院への紹介を躊躇すべきではない．緊急性がないと判断された軽症の心室中隔欠損症のような場合には，産婦人科退院時に心臓超音波検査が可能な開業小児科を受診するよう指導する．

乳児期心疾患

　開業産婦人科で発見された軽症の先天性心疾患，1カ月健診や定期乳児健診などで発見された心雑音を有する児が，開業小児科へと紹介される．いつの場合にも児の全身状態の評価が重要なことは言うまでもないが，ここでは先天性心疾患の診断が必要となる．その後の治療・管理方針を判断するためであり，先天性心疾患の診断は主として心臓超音波検査で行う．心電図検査や胸部X線検査は，先天性心疾患の診断の一助となるが開業小児科で行われることは少ない．

　確定診断を行い，引き続き不安を抱いている保護者への説明が必要となる．先天性心疾患の現在の病状，その後の経過予測，次の外来受診の時期，専門病院への受診が必要となる場合はその時期の目安を伝えることが大切である．少しでも疑問の残る心疾患の場合や保護者が専門病院への受診を強く望む場合は，ためらわず専門病院へ紹介すべきである．

チアノーゼ型心疾患

　チアノーゼ型心疾患の大多数は新生児期に診断される．しかし，総肺静脈還流異常症などのようにチアノーゼの程度が軽いために新生児期に発見されなかった場合や，ファロー四徴症のように乳児期以降にチアノーゼが出現してくる場合は，乳児期になって初めて診断されることがある．パルスオキシメーターによる酸素飽和度測定が有用であり，チアノーゼ型心疾患と診断した場合は専門病院へ紹介する．

左→右短絡型心疾患

　乳児期の左→右短絡型心疾患では，心不全の見極めが重要となる．多呼吸や努力呼吸，哺乳に時間がかかる，元気がなく泣き声が弱い，蒼白な皮膚色や四肢の冷感などに注意する．体重増加

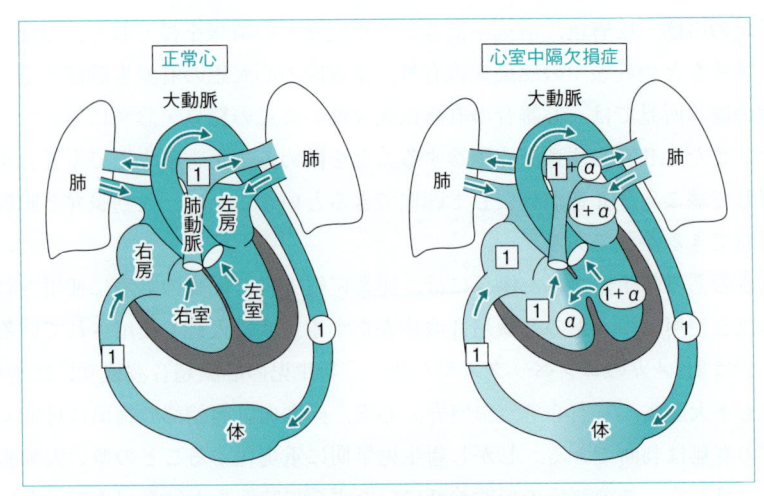

図V-E-1　正常心と心室中隔欠損症の血行動態

不良も心不全の重要な症状であるが，逆に極端な体重増加も心疾患児においては要注意の所見である．

　新生児期や乳児早期の心機能の特徴としては，心筋の収縮能力および拡張能力ともに乏しいことがあげられる．そのため，前負荷や後負荷の増大に適応できずに，容易に心臓ポンプ機能不全に陥る可能性がある．1回心拍出量の増加に制限があることより，心拍出量は心拍数に依存しており，1回心拍出量が低下するような状況になれば体循環を維持するために頻脈となり，さらに重症化すると皮膚蒼白などの末梢循環不全や乏尿が出現する．心筋の拡張能力が限られていることは，容量負荷に耐える予備力が少ないことを意味しており，左→右短絡型心疾患では肺血流量増加とともに肺静脈圧が上昇して肺浮腫が合併してくる．そのため，早期から肺うっ血による多呼吸や努力呼吸さらには呻吟が出現しやすく，重症化すると肝腫や浮腫が出現してくる．

　左→右短絡型心疾患での短絡量は肺動脈血管抵抗の低下とともに増加する．大きな心室中隔欠損症や動脈管開存症の場合でも，肺動脈血管抵抗が高い新生児期早期には心不全は出現せず，生後1カ月頃から肺動脈血管抵抗が低くなってくると，左→右短絡量が増大して心不全が認められるようになることがある．そのため開業小児科での外来管理では，血行動態の変化による心不全症状出現の有無のチェックのために，乳児早期からの定期観察が重要である．もし，心不全症状が出現した場合は，専門病院での外科的手術を含む治療が必要となる．

❖ 軽症の心室中隔欠損症

　心室中隔欠損症は先天性心疾患のなかで最も多い疾患であり（全先天性心疾患の20〜25％を占める），自然閉鎖が期待できる疾患である．その自然閉鎖は欠損孔の程度によって大きく異なり，小さな欠損では生後2年以内にかなりの数が自然に閉鎖する．小さな筋性部心室中隔欠損症では最大80％が，膜様部心室中隔欠損症では最大35％が自然閉鎖する．

　明らかに軽症の心室中隔欠損症と診断でき，自然閉鎖が期待できそうだと判断できる場合には開業小児科での管理となる．家族には健康児とまったく同じ生活でよいと話し，血行動態について図V-E-1を使用しながら以下のように説明している．

　正常心の場合，体が必要とする酸素を運ぶ動脈血液量を①とすると，肺へも①という量の体

酸素を消費された静脈血液が流れ，体と肺を流れる血液量は同じである．

　心室中隔欠損症は右室と左室の間の心室中隔に欠損孔が存在する疾患である．左室の収縮期圧は右室の収縮期圧より高いため，収縮期に欠損孔を通じて，左室から右室に血液ⓐが流入する．右室に流入した血液は，体で酸素を使用された静脈血と一緒に肺に流入するため，肺の血液量は①＋ⓐと増加する．肺に流入した血液は肺で酸素化され動脈血になり，左房へ還流する．左房への還流血液量は①＋ⓐと増加しており，左房の拡大が起こる．左房の血液は，左室に流入するため左室の負荷も増加する．左室の血液は，収縮期に一部は心室中隔欠損孔を通って再び右室に流れ込みⓐ残りは大動脈を経由して体循環①に回る．心臓にとってはⓐ分の負担（肺血流量と左室の拡張期容量負荷）が増加する．

　出生直後の高い肺動脈血管抵抗は急激に減少し，それに伴い肺動脈と右室の収縮期圧も低下する．同じ欠損孔の大きさでも，左室と右室の圧較差が増加し短絡量ⓐが増える．小さな心室中隔欠損症であれば短絡量も少なく，心雑音は存続するが心不全症状は出現しない．欠損孔の大きさによっては，生後1〜3カ月頃に心不全症状が出現するようになる可能性もあるため，この時期は注意してみていく，との説明をしている．

　自然閉鎖へと向かわない場合には，乳幼児期に一度は専門病院での胸部X線検査，心電図検査それに心臓超音波検査を行い，心疾患の評価が必要と考えられる．

乳児期以降の先天性心疾患

　乳児期以降に発見される心疾患としては，心房中隔欠損症や大動脈弁閉鎖不全症，僧房弁閉鎖不全症などがある．この時期に心雑音を認めた場合は，無害性心雑音との鑑別が必要となる．無害性心雑音はLevine 2/6までのソフトな収縮期雑音であり，聴取できる部位も限局しており，Ⅰ音，Ⅱ音の心音は正常である．「心雑音があります」と言われただけで，保護者の抱く不安はとても大きいため，無害性心雑音と診断した場合には，「心臓は正常であり，まったく心配しなくてもよい」旨を説明しなければならない．

　病的心雑音の場合は，多くはLevine 3/6以上と強く，粗く，時には振戦を伴い，拡張期にも聴かれることがあり，他の部位に放散しやすく，体位や呼吸の変化で消失しない．病的心雑音が少しでも疑われる場合には胸部X線検査，心電図検査，心臓超音波検査で心臓の異常の有無を確認・診断する．

　開業小児科医は，先天性心疾患の診断およびその重症化を見逃さないために，普段から心不全状態や低酸素状態に対してのみる目を養っておくことが大切である．

参考文献

1) 衛藤義勝 監修：ネルソン小児科学 原著第17版．p.1505-1623，エルゼビア・ジャパン，2005．
2) 福岡市立こども病院・感染症センター年報 vol.30：53-55，2009．

【岩尾 初雄】

2 後天性心疾患
acquired heart disease

　小児期の後天性心疾患といえば，普通の生活が送れていたにもかかわらず，何らかの原因で日常生活に支障をきたした心異常であり，不整脈，川崎病後の冠動脈病変，心筋疾患としての急性心筋・心膜炎や特発性心筋症，それに細菌性心内膜炎などが思いあたる．

　小児期の後天性心疾患には，いったん症状が出現すれば重篤化ないしは突然死をきたす疾患が含まれるため注意を要する．最近，身近で見聞きした例には，水泳中に心停止をきたしたQT延長症候群，学校の避難訓練中に心停止した拘束型心筋症の症例があり，また過去には意識消失発作の症状を呈した不整脈，浮腫のため腎疾患の診断で治療されていた急性心筋・心膜炎，流行性耳下腺炎の経過中に急性心筋炎を合併した症例などを経験した記憶がある．

　不整脈と川崎病は別項に譲るが，急性心筋・心膜炎に関しては，開業小児科での感冒治療中の児に発症を認める可能性があり，それに特発性心筋症の症例の多くは学校心臓検診の場で初めて診断されているが，その幼小児期には基礎疾患をもたない児と同じように開業小児科を受診していたことを思うと，後天性心疾患としての心筋疾患は身近で，かつ見逃してはいけない重要な疾患と思われる．

　また，元気に過ごしていた先天性心疾患の軽症例や術後の患児に細菌性心内膜炎が合併すれば，児本人の日常生活に多大な影響を及ぼしかねない．心臓に基礎疾患をもつ児に対しての開業小児科での外来管理では，感染性心内膜炎の予防とともに症状の監視が必要となる．

　急激に発症し重篤化する可能性のある後天性心疾患に対して，開業小児科の日常診療において心不全徴候の発現を疑うことや心不全症状の診断をしなければ，循環器専門医による治療にまでたどり着かない疾患であることを肝に銘じておく必要がある．

急性心筋・心膜炎

　急性心筋・心膜炎は先行するウイルス感染が原因となっていることが多い．開業小児科の外来診療で普通に遭遇しているコクサッキーウイルス，エコーウイルス，アデノウイルスの感染によるものが代表的であるが，その他インフルエンザをはじめ多くのウイルス感染症やマイコプラズマでも原因となりうることを認識しておくことが必要である．

　ウイルス疾患に罹患して，感冒様症状や消化器症状などを発病した後，急性心筋・心膜炎を合併すれば数時間から数日の単位で心不全様症状を発症する．呼吸器症状や全身状態の改善がみられないか悪化する場合には，急性心筋・心膜炎も鑑別診断に含めておく必要がある．

　急性心筋・心膜炎の初期症状には特徴的なものはなく，患児の診察の場で「何かおかしいのでは？」と疑う開業小児科医の直感が大切である．顔色不良，活気低下，呼吸速迫，四肢の冷感，浮腫などがみられたら，心不全を疑って診察を進める．聴診では，1回心拍出量の低下による頻脈があり，また房室ブロックを合併すると徐脈となる．その他，不整脈，心音微弱，奔馬調律，収縮期雑音にも注意する．多呼吸や努力呼吸それに呻吟はないか，頸静脈怒張はないか，肝腫大はないか，脈の異常（奇脈）はないかと進めていき，このうち複数の症状がみられる場合には心不全の存在を疑い，必要な検査を進める．

　開業小児科で可能な検査，心臓超音波検査（左心室の収縮力低下，心嚢液貯留），胸部X線検

査（心拡大），心電図検査（ST-T異常，不整脈）で疑いが確信となれば，躊躇せず循環器専門医へ紹介すべきである．治療開始の時期が患児の予後を左右する．

特発性心筋症

わが国における特発性心筋症の年間発病率は7.78人/10万人であり，多くでその予後は不良であり，心臓移植を必要とする症例も多い．小児期は無症状のことも多く，家族歴や心電図異常で偶然発見されることが多い疾患である．幼小児期に体重増加不良や感冒が遷延・重症化する傾向があり，「何か基礎疾患でもあるのでは？」と思われる児において，感冒などで発熱して受診したときには，頻脈，奔馬調律，肝腫大など特発性心筋症の急性増悪としての心不全症状にも注意すべきである．

特発性心筋症の診断には心臓超音波検査が最もよい評価法であり，左室収縮力の低下が主な所見である．急性心筋炎との鑑別が困難な場合もあるが，循環器専門医への紹介に迷うことはない．特発性心筋症は次の3型に分類される．

1）肥大型心筋症

肥大型心筋症は，圧負荷などの特別な原因がなくて心筋の肥大を示すのが特徴であり，小児期は無症状のことが多い．家族歴や心電図異常で偶然発見されることが多い疾患である．肥大型心筋症の症状・病態は左室拡張障害，左室流出路狭窄，心筋虚血，不整脈であり，運動時の突然死の原因となるため，学校心臓検診においては見逃されてはならない心疾患の1つである．肥大型心筋症の約60％の症例で遺伝性，症候群や代謝性疾患が認められる．

2）拡張型心筋症

左室拡張末期径が拡大し，左室駆出率が低下している心筋疾患である．うっ血性心不全症状，心室頻拍・心室細動などの致死的不整脈を呈し，重症例では突然死や心不全死に至る．心臓超音波検査では左心室壁の菲薄化による収縮不全が認められる．

3）拘束型心筋症

心筋肥厚を伴わない心室拡張障害が病態で，まれな疾患である．心電図でP波とST-Tの異常，心臓超音波検査で左心房あるいは両心房の拡張が特徴的所見である．有効な治療法はなく，小児において5年生存率は40％未満と予後不良であり，心臓移植が唯一の治療法である．

細菌性心内膜炎

健常小児の心臓には細菌性心内膜炎が発症することはきわめてまれであり，小児での細菌性心内膜炎のほとんどが先天性心疾患およびその術後の症例に発症する．

細菌性心内膜炎とは，心内膜や弁（人工弁，導管などを含む）などに細菌が感染した状態である．心臓および大血管内の乱流が刺激となって心内膜が障害されると，そこに血小板が集合し，フィブリンが沈着する．その結果として非細菌性疣腫が形成される．日常生活で菌血症が発生すると，心内膜の損傷部位にできた非細菌性疣腫に感染が起こり細菌を含む疣腫が形成され，臨床症状としては，全身感染としての敗血症症状，心臓組織の損傷による房室弁閉鎖不全などを起こし，それに疣腫から菌の付着した血栓が流出し末梢血管を塞栓することによるさまざまな症状を呈する．

発熱は全身感染症の症状としてほぼ全例で起こるので，先天性心疾患を基礎疾患にもつ児が発

熱した場合には，常に細菌性心内膜炎の合併も念頭に置いておくことが大切である．また，先天性心疾患では心雑音を聴取することが多いが，房室弁閉鎖不全などの新しい心雑音の出現は心臓組織の損傷を意味し，細菌性心内膜炎を疑う重要なきっかけとなる．菌の付着した血栓が末梢血管を塞栓すれば，眼瞼結膜，頬粘膜や四肢末端に皮膚点状出血が出現する．

細菌性心内膜炎を疑った場合は心臓超音波検査が必要となる．疣腫の確認は血液培養の陽性とともに確定診断につながるからであり，疣腫は心臓の弁とその起始部，乱流ジェット血流のあたる部位，人工弁などの異物上に，可動性の腫瘤影像として確認される．新たな房室弁閉鎖不全などの異常の出現にも注意して検査する．

細菌性心内膜炎は死亡など重篤な状態に至る可能性もある疾患である．治療には長期間にわたる強力な抗菌薬の静脈投与療法，さらには外科的手術が必要となる場合もある．先天性心疾患を有する児が発熱した場合には，多くの発熱性疾患があるなかで細菌性心内膜炎の可能性も念頭に置いて検査・治療していくが，たとえ細菌性心内膜炎であっても発熱，血液検査所見などが軽い変化にとどまる場合もあり，いたずらに開業小児科での外来治療を長引かせてはならない．

参考文献
1) 松裏裕行，ほか：小児心筋・心膜疾患の疫学．小児内科，42：662-665，2010.

【岩尾 初雄】

3 不整脈
arrhythmia

> 小児科一般診療において不整脈と関連するのは，①通常診察時の聴診において心音の不整に気づかれる，②保護者などが脈の乱れ（不整）があることにたまたま気づく，③児が動悸や胸部不快感，胸痛を主訴として受診する，などの場合であろう．

洞性不整脈

通常の診察時における聴診，あるいは保護者が触診にて（特に夜間睡眠時などに）脈の不整に気づいた場合は洞性不整脈であることも多い．そのほとんどが吸気時に心拍が速くなり，呼気時に遅くなる呼吸性不整脈であり，深呼吸をさせてていねいに聴診することにより鑑別できることが多い．しかしそれが難しいとき，あるいは保護者からの訴えで不安が強い場合は，長め（3分間くらい）の心電図記録を少し深めに呼吸させながら行う．上記に該当すれば，生理的にみられる所見であり精査の必要はないことを説明し安心させることができる．心電図判読の基本は，①P波の存在，その形の変化の有無，②QRS波の幅が洞調律時と同様に狭いか，より広いか，③P波とQRS波が常に1：1の関係でつながっているか，であり，特に③が確認できれば不整脈を診断するうえで大きな問題はないと考えられる．鑑別する他の不整脈としては上室や心室期外収縮，房室ブロックなどである．聴診や心電図所見でこれらが疑われる場合は専門医へ紹介する．

洞性頻脈・洞性徐脈

小児は成人に比べて心拍数が高く，年齢別の安静時正常心拍数の目安は3歳までは80〜135/分，その後小学校低学年までは70〜120/分，これ以降は60〜100/分とほぼ成人と同様であると考えられる．診察時あるいは心電図などの検査時には，緊張のため心拍数が増加することも多い．おおむね小学生以下は140/分未満，中学生で130/分未満であれば正常範囲として取り扱う．逆に迷走神経緊張による洞性徐脈がみられることもある．安静時において小学生では45/分以上，中学生で40/分以上であり，その場跳びなどの運動により明らかな脈拍数の増加があれば正常と考えられる．症状がないときの洞性頻脈および徐脈の病的意義は一般に少ないが，時に頻脈時の甲状腺機能亢進症，徐脈における甲状腺機能低下症，神経性食思不振症の除外が必要となることもある．

洞不全症候群 sick sinus syndrome（SSS）

洞結節の一過性，持続性の機能不全により生じる病態であり，刺激生成異常，洞房伝導障害に起因する．先天性心臓病術後などの基礎疾患をもつことが多いが，心筋炎，心筋症に合併することもある．啼泣，体動や運動時などにも持続性に徐脈があるときには，SSSや他の致死的不整脈の診断につながることもあり，専門医への紹介が必要である．

・年齢別の徐脈の目安

3歳以下：100/分未満
3〜9歳：60/分未満
9〜12歳：50/分未満
12歳以上：40/分未満

房室ブロック

徐脈や脈の不整で気づかれることがある．房室結節における伝導遅延や途絶が起こる．その伝導障害の程度により次のように分類される．

- I度　PR間隔が延長（0.24秒以上）のみであり，脈の不整などは伴わない．
- II度　Wenckebach型：PR間隔が心拍毎に徐々に延長し，心室への伝導が途絶して1拍のQRS波が脱落．その後再びPR間隔の延長とQRS波の脱落を繰り返す．
  Mobitz II型：PR間隔が延長することなく，突然心室への伝導が途絶し，1拍のQRS波が脱落する．
- III度　完全房室ブロック：P波が心室に伝導せず，P波とQRS波がまったく独立した調律をとる．

I度房室ブロックおよびII度のWenckebach型はそのほとんどが機能的ブロックであり，迷走神経緊張により出現し，運動などの交感神経興奮で消失する．運動負荷心電図検査により房室伝導の正常化が確認されれば，その後の精査・治療や管理など不要である．Mobitz II型および完全房室ブロックの場合は専門医における精査・管理が必要である．

上室期外収縮 supraventricular premature contraction（SVPC）

心房および房室結節を起源とする早期収縮で，通常はその波のQRS幅は狭い．基礎心疾患のない場合はおおむね予後は良好であり，臨床的意義は乏しい．学校検診における心電図でもよくみられるが，出現数が少なく無症状の場合には精査，治療の必要はない．ときどき新生児においても出生前後から認められ，時に房室ブロックを伴った期外収縮のため脈の欠落が目立つことがある．しかし多くは時間とともに減少するため経過観察のみ行う．

心室期外収縮 ventricular premature contraction（VPC）

学校心臓検診での心電図異常として，または一般外来診療の聴診で偶然気づかれる病的な不整脈のうちで最も頻度が多いものである．両心室筋や心室中隔を起源とする早期収縮であり，幅広いQRS波となる．器質的心疾患を伴わず，その頻度が少なく，散発性，単一の波形，運動負荷により減少，消失あるいは不変である場合は予後良好であり，まったくの運動制限なしにて経過をみる．前記の状態で，その頻度が多い場合には（2段脈や3段脈のこともある）24時間ホルター心電図を施行し，1日の発生数，日内変動，連発の有無，単形性か多形性であるかを把握する．しかし運動負荷によるVPCの数の増加や性状の変化がなければ，運動制限なしにて1年に1〜2回の検診を続ける．運動負荷によりVPC発生数が増加する場合にも特に自覚症状がなければ，個別の具体的な生活や運動クラブへの参加状態などを十分に考慮して，本人や保護者との話し合いのうえ，生活管理指導において明らかな運動制限は行わないこともある．しかし心室頻拍の発生や遠隔期の頻拍誘発性心筋症の発生に注意しながら，慎重に経過をみていく必要がある．

E．循環器疾患

WPW 症候群 Wolff-Parkinson-White（WPW）syndrome

　正規の房室伝導系とは別の副伝導路の存在により，心室の一部または全体の興奮が早期に起こる早期興奮症候群の代表的なものである．心房から心室への伝導（順伝導）を有すれば，デルタ波を認め PR 間隔は短縮しさまざまな QRS 融合波形を呈する．順伝導を認めず逆伝導のみを有する場合は潜在性 WPW 症候群であり，洞調律中の QRS 波形は正常であり，デルタ波もみられない．デルタ波をときどき認めるものを間欠性 WPW 症候群という．デルタ波を認知できればその診断は容易であるが，デルタ波が小さいときはその診断に迷うこともある．また間欠性 WPW 症候群のときには，VPC などの不整脈との鑑別が必要である．本症は次に述べる発作性上室性頻拍（PSVT）の有無により管理方法が異なる．この頻拍の既往がなければ運動制限なしで経過観察する．その既往が確認されれば，PSVT の管理および治療方針に準じる．

発作性上室頻拍 paroxysmal supraventricular tachycardia（PSVT）

　年長児が急な動悸，胸部不快感を訴えてくる場合，年少時ではほとんど無症状で偶然に発見される場合，逆に頻拍の経過時間が長く心不全状態で嘔吐，顔色不良などの症状にて受診する場合がある．特に年長児の場合，緊張などの心因性による洞性頻脈との鑑別が重要となる．PSVT は突然に頻脈（動悸）が始まり，急に終止するのが特徴であり，頻脈はほぼ変動なく持続し（特にその大部分を占める回帰性の場合），心拍数は 160〜200/分であることが多い．新生児・乳幼児においては 250/分を超える頻拍となることもある．確定診断のためには発作時の心電図検査が必須である．発作時の検査ができてなく，動悸などの症状の持続時間が比較的短く，受診するまでにそれが消失する可能性が高い場合は，次の発作時には，速やかに近くの医療機関を受診して心電図検査を施行してもらうように依頼している．頻拍の発症機序としては，房室回帰性，房室結節回帰性，異所性心房頻拍，心房粗動などがあるが，多くは房室回帰性頻拍（房室結節を順伝導し副伝導路を逆伝導する：ほとんどが WPW 症候群）である．心電図における P 波の形態や，P 波と QRS 波との時間的関係により，それらはおおむね診断できることが多い．通常，発作が起こってもすぐに循環系の虚脱や心不全症状が出現することは少ない．しかし短時間で発作が終止しなければ，心電図検査あるいは心拍モニター記録後に，ATP 急速静注などによる頻脈の停止のために専門医へ連絡し受診させる．もし血圧低下や中等度以上の症状があれば，他の頻脈性不整脈の可能性や，DC ショック治療の適応もありうるので救急車搬送を行う．きわめてまれではあるが，現実的には心臓系突然死のなかに WPW 症候群に関連する症例（心房細動を伴うものと考えられている）が含まれている．以前は薬物治療により頻拍症のコントロールや予防を行っていたが，最近は小児に対するカテーテルアブレーション（高周波電流の通電により原因となる伝導路を焼灼する）治療の有効性，安全性の向上から，5 歳以上，特に小中学生で，症状が強い，発作を繰り返す，運動誘発性であるなどのため何らかの運動制限や抗不整脈薬内服が必要である場合は，カテーテルアブレーション治療の適応になると考える．

QT 延長症候群，Brugada 症候群

　QT 延長症候群（LQTS）は両側性難聴と心電図上の QT 時間の延長を示す遺伝性の症候群として 1957 年に最初に報告され，その後，難聴を伴わない家系も報告されている．一方 Brugada

症候群は，1992年にBrugada兄弟によりその概要が発表されている．ともに心室頻拍や心室細動に移行し突然死の原因となり，さらに遺伝子変異が認められ，また検査時期により心電図所見が変化すること，そして心電図での異常所見の程度と失神などの症状の出現との関連が，特に小児期においては必ずしも一致しないなどの共通点も多い．小児の突然死を考えるうえでこれらの心電図異常は重要な疾患である．詳細は「小児期の心臓系突然死」(p.538)の項で述べている．

参考文献
1) 太田邦雄：不整脈診療の実際その時に役立つ知識．小児内科，40：1046-1048，2008．
2) 住友直方，ほか：小児不整脈の診断・治療ガイドライン．日本小児循環器学会雑誌，suppl (sept)：1-62，2010．
(http://jspccs.umin.ac.jp/japanese/guideline/guideline_cure.pdf)

【原田 達生】

4 学校心臓検診
school heart screening program

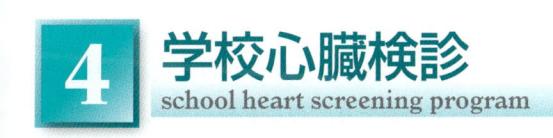

歴 史

　学校心臓検診は1954年に大阪市で始まり，当時は主としてリウマチ性心臓病などの発見を目的として開始された．しかし小児のリウマチ性心臓病はほとんどみられなくなり，学校心臓検診の目的は次第に先天性心臓病の早期発見へと変わっていった．その後日本各地で学校検診の1つとして心臓検診が広く行われるようになり，1973年の学校保健法施行規則の改訂により学校心臓検診は義務化された．しかし実際の検診方法などの細かい規定は含まれておらず，その後も各市区町村毎に独自のスタイルで行われていた．その一方で，日本小児循環器学会の主導で心臓手帳，心臓病管理指導表などがつくられ，検診の充実化，標準化が進められていった．

　1995年，学校保健法施行規則の改訂により小学校，中学校，高等学校それぞれの1年生での心電図検査の施行が義務化された．不整脈児の管理基準，川崎病の管理基準が示され，さらに心臓病管理指導表が「学校生活管理指導表」となり管理指導区分も改訂された．新しい管理指導表は学校現場でより利用しやすいもの，その管理される児童・生徒の疾患，運動能力および学校環境などの状況に応じて，個別に対応した指導を容易にすることを目標にしている．教育指導要領の変更に伴い2003年度以降，生活管理を必要とする心臓疾患などをもつ全学年の小児に対して使用されている．

目 標

　新生児および乳幼児健診の充実，さらに心臓超音波検査診断の発展に伴い，先天性心臓病の大半が小学校入学前にみつかるようになった．このため最近の学校心臓検診の目標は突然死の減少にあり，心臓系突然死の重要な原因である心筋症や，心室細動や心室頻拍につながる可能性が高い危険な不整脈などの発見に，より重点が置かれるようになった．危険な不整脈を起こす病態として，QT延長症候群，Brugada症候群，運動で誘発される心室性不整脈（カテコラミン感受性多形性心室頻拍）などの診断，発見および先天性心臓病（特に複雑性心臓病）の術後，川崎病心臓血管後遺症の管理などが重要視されてきている．

現 状

　「学校生活管理指導表」は，具体的には指導区分としてA〜Eの5段階とし，A：在宅医療または入院が必要，B：登校はできるが運動は不可，C：同年齢の平均的児童生徒にとっての軽い運動にのみ参加可，D：中等度の運動まで参加可，E：強い運動にも参加可，これらの運動強度の区分は，軽い運動：ほとんど息がはずまない程度，中等度の運動：少し息がはずむが息苦しくはなく，楽に会話ができる程度，強い運動：息がはずみ息苦しさを感じる，顔面の紅潮や呼吸促迫を伴う．このように自覚的，相対的に3分類し，運動種目別にそれぞれの運動や動作を対応させ記載されている．

第Ⅴ章 外来でみる主要疾患

　日本小児循環器学会を中心に各心疾患別の管理基準が作成され，さらにこの管理指導区分に基づいて，児童・生徒に対する指導が全国で行われるようになってきている．しかしその反面，具体的な検診方法は各地域において関係する医療機関の事情，あるいはこれまでの学校心臓検診が進められてきた過程などによって，さまざまなスタイルのものがあり，現在も統一されていない．

❖ **福岡市医師会の心臓検診システム**

　図Ⅴ-E-2に，筆者が検診部員として参加している福岡市医師会施行の学校心臓検診の流れを示す．

一次検診
対象：小，中，高，特別支援学校1年生
① 省略4誘導心電図検査（学校内にて）
② 心臓病調査票
③ 内科検診
（1年生以外では心臓病調査票，内科検診のみ施行）

↓

二次検診対象者の抽出
（心電図検査所見異常者および調査票，内科検診からの対象者など）

↓

二次検診
医師会病院にて（心臓検診部員の医師による）
① 12誘導心電図検査
② 問診，診察
③ 必要に応じて　胸部X線検査　心エコー検査*

↓　　　　↓
異常あり　　異常なし
受診票交付

精密検査　各精密検査依頼病院を受診し精密検査
↓
診断名，管理区分の決定

総合判定　二次検診結果および精密検査結果総合判定
↓
管理区分の変更，必要であれば追加精密検査
↓
診断名，管理区分の最終決定

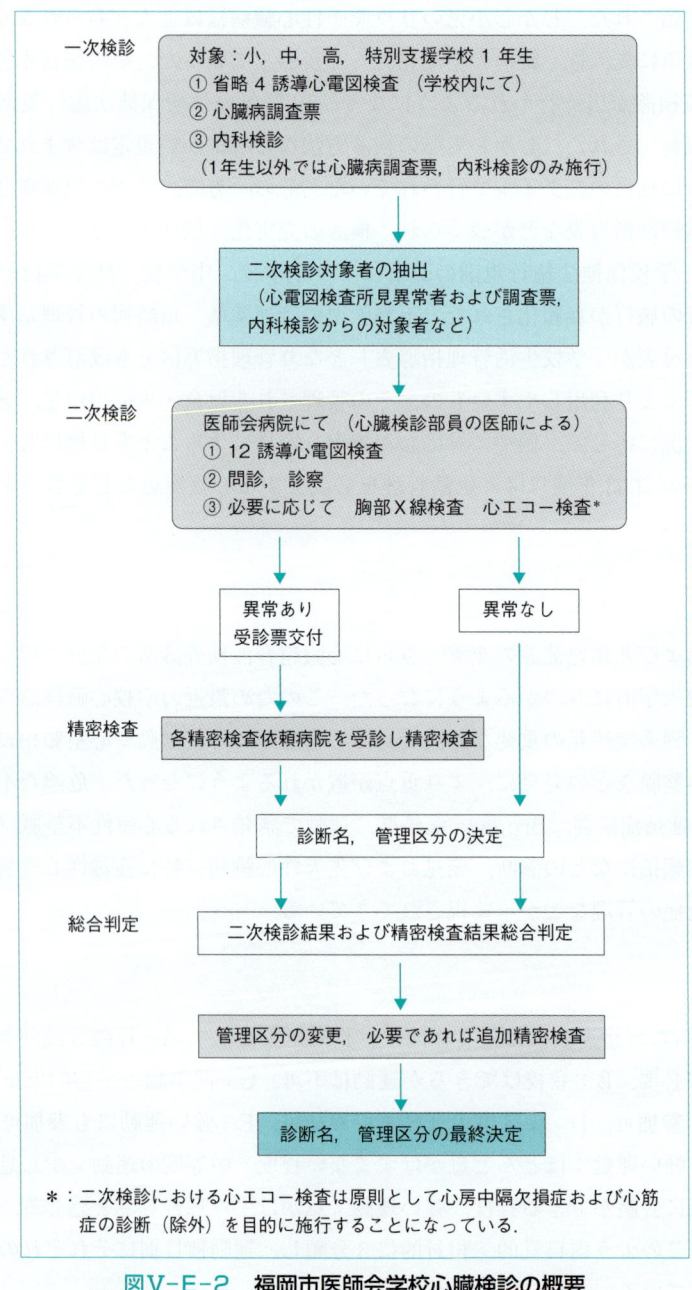

＊：二次検診における心エコー検査は原則として心房中隔欠損症および心筋症の診断（除外）を目的に施行することになっている．

図Ⅴ-E-2　福岡市医師会学校心臓検診の概要

この検診システムにより，2009年度において二次検診を必要とした者は心臓検診全対象者117,201人のうち2,818人（2.40％），二次検診および精密検査の結果，有所見者は1,389人（1.19％），このうち実際の管理指導が必要となった者は839人（0.72％）であった．全国各地で行われている検診方法の違いとしてはまず第一に，一次検診における検査の種類についてである．心臓病調査票と12誘導心電図の組み合わせが多いが，心電図として省略4誘導（I，aV_F，V_1，V_6）を用いている地域，そして心音図を併用しているところもある．心音図をもっと一次検診の検査として導入すべきである，という意見もあるが，その実施に際しては検査技師や判読医の確保，場所や時間的な点などにおける学校現場からの協力の程度が関わってくる．

　次に，一次検診にて抽出された有所見者の二次検診以降のフォロー方法に関しての差異である．その具体的なシステムが構築されずに保護者独自の判断でいろいろな医療機関を受診しているところも多い．ここで問題になるのは，受診したそれぞれの医療機関において異常所見に応じた必要な検査がきちんとされ，その後の適正な管理が十分にされているかどうかである．図V-E-2に示した福岡市医師会施行の検診システムでは，二次検診および精密検査終了後に診断名，管理区分などが記入された受診票の内容の確認を行い，必要に応じて管理区分の変更や追加検査の要請がされ，診断および管理精度の維持を図っている．この管理表の確認・点検が非常に重要であると考える．

問題点

　学年があがるにつれて不整脈の発見は増加し，突然死の発生も増えている状況のなかで，小学校1年から中学校1年までの6年間，心電図検診が行われないことの危険性が指摘され，小学校4年生での心電図検査を含めた心臓検診の導入を実施している地域も多い．さらに学年や運動部所属などの有無に応じて，一次検診にも心エコー検査あるいは運動負荷心電図を導入しているところもある．しかし一方で，二次検診以降のシステムがきちんと構築されておらず，心疾患児に対して適正な管理指導が行われていなかったり，逆に一次検診にて有所見者であったことのみで不要な管理を受けている事例もある．このような二次検診以降のシステムの格差から生じる問題点は以前より指摘されており，早急に関係者のさらなる努力により改善されていくことが望まれる．

参考文献

1) 浅井利夫：学校心臓検診．小児内科，37：445-451，2005．
2) 福岡市医師会心臓検診関連資料．
3) 高橋良明：学校心臓検診全国アンケート調査．日本小児循環器学会雑誌，27：187-196，2011．

【原田　達生】

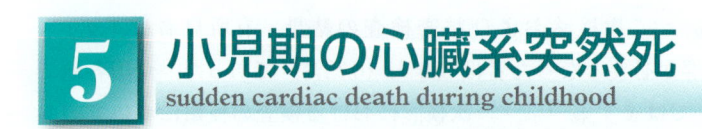

5 小児期の心臓系突然死
sudden cardiac death during childhood

現状

　突然死は，瞬間死を含む24時間以内の予期せぬ内因性急死と定義される．児童・生徒における突然死の実態として，（独立行政法人日本スポーツ振興センターから報告される災害共済給付件数の統計情報より）保育所から高等学校までの学校管理下（校内における授業，休み，クラブ活動や登下校，校外活動中）での突然死は毎年80〜100件くらいとされていたが，最近その発生数および比率ともに明らかに減少してきており，平成20年度35件（心臓系突然死16件），21年度39件（同21件）であった．それは小学校高学年より増え，中学校，高等学校とさらに増加する．男女比では明らかに男に多い．そしてその多くが，学校での体育授業や運動クラブ中などの中等度以上の強度の運動と関連している．学校管理下以外の死亡はこれの2倍以上あるといわれているが，その実態はわかっていない．

　突然死の原因となる基礎心疾患を明らかにできたものでは，多くは肥大型心筋症，QT延長症候群などの不整脈，先天性心疾患としては術前では大動脈狭窄症が多く，術後では大血管転位症，ファロー四徴症などの複雑（チアノーゼ）性心疾患である．しかし突然死の半数以上が生前に基礎心疾患などの診断を受けていない．剖検にて少数ではあるが，冠動脈奇形などの異常や潜在性あるいは局在性の心筋炎が初めてみつけられることもあるが，それらの生前における診断は困難であることが多い．

　日本人全年齢における突然死は年間に11万人以上，心臓系突然死は6万人余であり，小児でのその発生数は明らかに少ない．しかし小児の突然死はさまざまなかたちで社会的問題になることが多い．家族は特にその原因となりうる基礎疾患がはっきりしない場合には子どもの突然の死に対して納得することができず，発生した場所やその状況によっては子どもを預かっていた保育所，幼稚園，学校に，さらに事前に診察あるいは検診した医療機関が責任を問われることもある．子どもを受け持つ保育あるいは教育関係者は最近特にこの点に敏感になっており，小児科医にとってもこのような状況については十分に理解しておかなければならない．

胸痛

　小児科外来でもよく遭遇する主訴の1つであるが，成人と異なり重篤な疾患が伴うことは少ない．しかし家族は，胸痛→潜在する心臓病→突然死の可能性という連想のためにその不安が強い．小児では心疾患に由来するものはまれであり，胸痛の多くが診察や検査を行っても原因がはっきりしない，いわゆる特発性胸痛か，胸壁に関連すると思われるものである．小児の胸痛の多くは心疾患以外によるものであることを十分に説明して，保護者および本人の不安を取り除くことが大切と思われる．必要であれば胸部X線写真と心電図検査を施行する．運動に伴う圧迫感やしめつけられるような痛みで家族の心配が大きければ，運動負荷心電図や心エコー検査などを目的に小児循環器科への受診を勧める．

また最近は学校体育授業での持久走や水泳の開始前に，心臓に関連すると思われる症状を訴える，あるいは関連する疾病の既往をもつ児童生徒の外来受診を学校から，さらにスポーツクラブなどの入会時などにも検診を要請されることが多い．運動に伴う突然死を含めた内因性事故の発生を，事前の検査などで完全に予測することは不可能であるが，その取り扱いは胸痛の際の診療の進め方と同様でよいと考える．

小児の心臓系突然死を考えるうえで，QT 延長症候群（LQTS），Brugada 症候群，心臓震盪が重要視されている．

QT 延長症候群

小児の不整脈による心臓系突然死の多くを占める．日本での学校心臓検診からの結果からは，無症状の QT 延長を示す例は 1,200 人に 1 人，そのうち小児期に症状が出現する者は 1/10 程度と考えられている．心電図上 QT 時間の延長を認め，発症時には torsades de pointes（TdP）と呼ばれる QRS 軸の捻れを示す特有の多形性心室頻拍がみられる．これは心室細動に移行し致死的となる．初発症状として失神発作をきたし，これをけいれん発作と考えられて，てんかんとして経過観察あるいは治療されていることもまれではなく，注意しなければならない．

QT 時間は RR 時間によって変動するので心拍数補正が必要であり，一般に使用されているのは Bazett の補正式 QTc：QT 時間/$\sqrt{RR}$ 時間であり，0.46 以上を QT 延長とする．しかし頻脈（85/分以上）になるとこれが過大評価されることとなり，この心拍数の境界付近での診断は容易でなく，最近は先行 RR 時間の三乗根で QT 時間を除する，Fridericia の式による QTc 値（基準値としては 0.45 未満を正常と考える）を併用することが勧められている．

その診断に際しては，失神の既往や家族歴および家族の心電図所見も重要となる．現時点で遺伝子異常として 12 個のタイプが発見されているが，そのうちほとんどが type 1〜3（LQT 1〜3）であり，心電図でみられる T 波の形態異常の種類や失神発作の誘発のされかたなどにそれぞれ特徴がある．LQT 1 患児では運動，特に水泳中，LQT 2 では精神的ストレス，目覚まし時計などの突然の大きな音や出産直後に，LQT 3 では睡眠中に発作が起こることが多い．その治療も最近では考えられる遺伝子異常のタイプに応じて，β遮断薬やメキシレチンなどの薬物投与およびペースメーカー植え込みなどが選択される．

Brugada 症候群

1992 年，Brugada らは反復する失神発作などの前駆症状を有する症例（特発性心室細動）の非発作時心電図において，① 右脚ブロック型，② 右側胸部誘導（V_1〜V_3）での著しい ST 上昇〔特徴的な所見 coved 型，saddleback 型（図V-E-3）〕などの特徴的な所見をもつ例があることを指摘した．それ以前から話題となっていた，いわゆる青壮年男性の睡眠時死亡（ポックリ病）と強い関連性があると考えられ，その遺伝子異常も確認されてきている．

一般に 40 歳前後での発症が多いといわれている．しかし最初の Brugada の報告例にも幼児を含む小児例が 3 例含まれており，最近も乳幼児例の報告がみられている．さらに乳幼児突然死症候群例の一部に，家族歴からの検索などによりこの Brugada 症候群が含まれている可能性が示唆されている．その診断において，最近の研究では coved 型 ST 上昇の心電図異常がより重要とされている．またこの心電図所見は時間により変化し，1 回の心電図記録だけでは必ずしもその

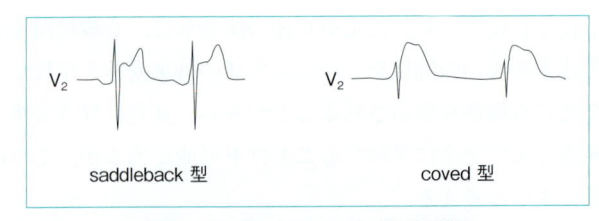

図V-E-3　Brugada様心電図

特徴的な所見が得られないこともあり，V_1～V_3胸部誘導の一肋間上での記録により典型的な波形が得られる場合がある．小児の心臓系突然死を考えるうえでも，その頻度としてはそれほど多くないと考えられるが，特にその原因が確認できない症例の検索を進めていくうえで注目されてきている．学校心臓検診などにおいても，日本小児循環器学会が中心となりその診断基準を設けて，Brugada様心電図として（無症状であることが多い）の全国レベルの登録が現在も進められている．

心臓震盪

多くはスポーツ中に，健康な小児や若年成人の前胸中央部（心臓の直上）にそれほど強くない衝撃（胸骨や肋骨の骨折や心臓が直接損傷するような強いものでない）が加わることにより心停止をきたす．心臓収縮のなかで，あるタイミング（心電図におけるT波の頂上付近）で機械的衝撃が加わったときに心室細動が発生することが原因と考えられている．その防止策としては，前胸部を防護するパッドなどを特に小中学生では使用することが勧められるが，早期の除細動が唯一の対処法であることから，スポーツ現場にAEDを常時携帯することがより重要であると考える．日本でのまとまった報告例は少なく，むしろスポーツ中の事故という社会的問題として散見されており，このような病態およびその対処法について，小児科医としても認識しておく必要があると考えられる．

AED

前述したとおり，最近の児童・生徒の突然死および心臓系突然死ともに，その発生件数，発生率が2005年頃より明らかに減少してきている．この減少が，2003年に救命救急士による自動体外式除細動器（automated external defibrillator：AED）の使用が，さらに2004年には一般市民の使用が認可されたこととの因果関係はまだはっきりしないが，学会報告や新聞報道からもAEDの使用による救命例が増加しているのは明白である．AEDの普及に関しては，ここ数年のうちに特にスポーツ施設や学校を中心に急速にその設置が進んでいる．2006年に日本でも小児用AED（エネルギー減衰機能付パッド．初回放出エネルギーが50 J）が認可され，1歳以上8歳未満の小児を対象に使用されるようになった．しかし現実的には小児用パッドを備えたAEDが近くにないなどやむを得ない場合には，就学前の幼児に対しても成人用パッドが使用可能である．その際2枚のパッドが触れ合うことがないように十分に注意し，特に体格が小さいときにはパッドの貼付部位として，前胸部と背部の組み合わせも考慮される．小児の心肺蘇生CPRにおいて，成人と同様に胸骨圧迫から開始しAEDの使用も行われる．特にあらかじめQT延長症候群やBrugada症候群の診断がされていたり，強く疑われる場合，あるいはその事故の発生状況

から前述の心臓震盪が考えられる状態では，積極的にAEDの装着に努めなければならない．しかし最近の成人に対する心肺蘇生ガイドラインの変更内容（継続的な胸骨圧迫とAED装着がより重要であり，必ずしも人工呼吸は必要としない）とは異なり，一般的に小児，特に乳幼児の心肺停止の原因が成人に比して，心室細動などの心原性より呼吸原性であることが多く，小児のCPRにおける人工呼吸の併用の有効性は明らかである．その準備ができ次第，できるだけ早急に人工呼吸を開始することが，最新の小児の心肺蘇生ガイドラインにおいても強調されている．

突然死の可能性がある心臓系疾患が発見された子どもについては，主治医と学校医，そして養護教諭とが十分に連絡をとり，学校生活での適切な管理および指導にあたらなければならない．さらに子どもが継続的に健康で安全な学校生活を送るためには，その管理指導において小中学校，高校などの校種間の，そして転校時などにおける学校間の密な連携が重要であり特に留意すべきである．

参考文献

1) 中澤　誠：小児での心疾患と急性死．臨床発達心臓病学　改訂3版，高尾篤良，ほか編，p. 348-351，中外医学社，2001.
2) 小児の蘇生．JRC（日本版）ガイドライン2010，日本蘇生協議会ホームページ（http://jrc.umin.ac.jp）.
3) 心臓突然死の予知と予防法のガイドライン（2010年改訂版）．日本循環器学会ホームページ（http://www.j-circ.or.jp）.

【原田　達生】

6 心疾患児の日常管理
day-to-day management of patients with heart diseases

　開業小児科での日常管理が必要な心疾患児には，心疾患の病態が診断され，専門病院で治療・管理を受けている児も少なくない．そのような心疾患児に対する開業小児科での日常診療の場では，専門病院の主治医との連絡を密にして患児の治療にあたる必要がある．心不全状態や低酸素血症状態にある特発性心筋症や先天性心疾患児では，通常の人では問題にならないような上気道感染などでも重篤化する可能性があり，学校，専門病院の主治医，保護者に速やかに連絡がとれるようなシステムをあらかじめ確立しておく必要もある．学童期では学校心臓病管理指導票に準じて学校および日常生活の管理が行われている．

　開業小児科だからこそ，心疾患児のQOLを維持するために，きめ細かな日常管理ができるという利点もある．心疾患児のQOL維持のためには，感染症などの合併症の予防や治療，それに心不全や不整脈など病態悪化の徴候の早期発見も重要となる．また開業小児科で行われる一般の気道感染症の治療では，心臓病の治療で投与されている薬剤との相互作用に気を使い，脱水症などの治療においては病態に合わせた輸液治療に悩むことも多い．

　心疾患児の日常管理における開業小児科の役割としては，患児には「健康支援役」，その家族には家庭医としての「日常生活の相談役」となれれば理想である．

使用薬剤

　心疾患児に投与されている薬剤は，ワルファリン（抗凝血薬），カルベジロール（β遮断薬），フロセミド（ループ利尿薬），スピロノラクトン（抗アルドステロン性利尿降圧薬），ジゴキシン（ジギタリス強心配糖体），イミダプリル（ACE阻害薬），アスピリン（血小板凝集抑制薬）などがよく使用されている．このうち治療域が狭いため副作用の出現に注意を要する薬剤は，ワルファリンとジゴキシンであろう．開業小児科で感染症などを治療する場合，その副作用にも注意しなければならない．

❖ ワルファリン

　ワルファリンはビタミンK作用に拮抗し肝臓のビタミンK依存性血液凝固因子の生合成を抑制し，抗凝血効果および抗血栓効果を発揮する薬剤である．当然，副作用は出血である．開業小児科の外来治療で頻用するマクロライド系抗菌薬の使用の際には，ワルファリン作用増強のため併用注意とある．エリスロマイシンやクラリスロマイシンの常用量を3〜5日程度の投与であれば問題ないと思っているが，これら薬剤を数日使用するとプロトロンビン時間の延長を認めるため，いつも以上に鼻出血，怪我，運動などによる出血に気をつけてもらうことを指導している．アジスロマイシンは体内での残存日数が長く，ワルファリン作用がより強く，長期に出現する可能性もあるため，外来治療での使用は避けたほうがよいのではと考えている．明らかにマイコプラズマ感染症と診断した場合には，血液凝固機能検査（プロトロンビン時間およびトロンボテスト）に基づき，血液凝固能管理を十分に行いつつの入院治療が適切と考える．

　なお，ワルファリン療法中の出血では，出血が持続し大出血に結びつくことがある．特にフォンタン循環型先天性心疾患の患児では血行動態的に中心静脈圧が高いため，日常生活での頭部打

撲で頭蓋内出血が発症した場合は，出血がより遷延する可能性がある．頭部打撲の危険性に関しては，折に触れ啓蒙する必要がある．

❖ ジゴキシン

ジゴキシンは慢性期の心不全治療に使用されていることが多い．その使用頻度および使用量も以前に比べ減少している感がある．小児の心不全治療におけるジゴキシン投与量に関しては，有効血中濃度の下限でも効果があるといわれており，最近ではジギタリス中毒症状を呈した症例の経験はない．ジゴキシン服用中の患児をみている場合は，ウイルス感染症と考えられる嘔吐症の場合は特に，日常診療中でも常にジゴキシンの副作用に注意し，ジギタリス中毒症状である消化器症状とともに徐脈や不整脈の出現に注意を払うという意識をもつことが大切である．

❖ その他

カルベジロール（α，β遮断薬）使用中の患児への$β_2$刺激薬投与に関しては，$β_2$刺激薬の呼吸器への選択性の高さから，常用量では問題ないと考えている．イミダプリル（ACE阻害薬）やアスピリン（血小板凝集抑制薬）では，開業小児科での日常管理では大きな問題となることはない．利尿薬に関しては，心疾患児が脱水に陥った場合の使用に悩むことがある．水分の経口摂取が可能な程度の脱水では投与を続け，輸液が必要な場合には経口摂取が可能となるまでの短期間は利尿薬を中止するようにと指導している．

脱水症治療

開業小児科では，小児の脱水症の治療としての輸液療法は日常よく施行している．しかし，心症状のある心疾患児において脱水症が合併した場合は，脱水が中等症から重症と判断すれば専門病院での治療を優先する．開業小児科で行う脱水症治療は，軽度脱水と判断された場合の輸液治療となろう．心疾患児の軽度脱水症の輸液では，脱水補正程度を緩徐に行う輸液量であれば問題となることは少ない．

心疾患児への輸液では，心疾患の病態としての心不全型心疾患（左→右短絡疾患を含む），チアノーゼ型心疾患（右→左短絡疾患），フォンタン循環型心疾患で注意点が異なる．

❖ 心不全型心疾患

明らかに心不全がある場合には，大量の初期輸液は行わず，最初から維持輸液を開始するのが無難であろう．維持輸液のみで水分・塩分を補う場合，輸液開始後から注意深く患者を観察し，脱水の程度の再評価，心不全状態の悪化の有無をみながら輸液量を調整するしかない．

❖ チアノーゼ型心疾患

原則として心不全にはならないため，輸液量は正常児と同量でよい．脱水の程度が強ければ低酸素状態を進行させ，さらには慢性低酸素血症による多血症を悪化させるため，輸液は積極的に行う．

❖ フォンタン循環型心疾患

フォンタン循環で最も特徴的なのは，中心静脈圧が正常より高く，それが肺動脈に直接連続していることである．肺血流の心房への還流は，心室の拡張機能に大きく左右されている．このような循環の特性から，輸液量，特に初期輸液量を通常どおり急速に行うと，肺静脈圧の上昇により肺うっ血が容易に生じる．脱水が重度であれば中心静脈圧が低下し，肺循環が悪くなり低酸素血症が進行する．フォンタン循環は静脈圧の高い心不全状態と考えて，輸液量を調節する．必要

に応じて酸素投与の準備をし，常に呼吸状態やパルスオキシメーターによる酸素飽和度の変動に注意しておく．

心疾患の各病態で共通して重要なことは，①輸液中の全身状態の評価（バイタルサイン，呼吸音，浮腫，末梢循環のチェック），②脱水の程度の再評価，③輸液後も全身状態の評価を繰り返し行うことである．思ったような脱水症状，循環状態の改善が得られない場合は，専門病院での治療を選択すべきである．

心不全や不整脈の早期発見

開業小児科での日常管理を要する心疾患の手術前や根治術後の患児では，心臓の病態の程度にもよるが，慢性心不全状態にあると考え管理することにしている．この増悪が急性心不全である．急性心不全発症のきっかけとしては，心疾患そのものの病態が悪化する場合と服薬の中断や感冒それに不整脈などの疾患で血行動態が悪化する場合とがある．常に症状と血行動態の注意深い観察が必要となり，心不全の増悪が考えられた場合は，専門病院での精査が必要となる．

開業小児科でも不整脈の診療を行うことがある．ペースメーカーのリード線の断線があった事例，WPW症候群で頻拍発作を繰り返した中学生，時には「脈がおかしい」と訴え，開業小児科に受診する児童・生徒がいる．その場合，心電図モニターで不整脈の診断を外来受診中に行っているが，その場では不整脈を認めないことも多々ある．脈の異常の訴えが強い場合は専門病院での24時間心電図検査を勧めているが，専門病院への受診・検査までの間，オムロン携帯型心電計（HCG-801）が本人の自覚症状が出現したときの不整脈の検出に有用と思い，貸出用に準備している．まだ使用経験はないが，小学生でも十分に使用が可能と思われる．不整脈などの自覚症状出現時に本体を胸部にあてスイッチを入れるだけで，30秒間の心電図波形を何回も記憶・表示（SDメモリカード使用）し，何よりも比較的クリアな心電図波形の保存ができ，専門病院受診までの間の不整脈の判断に有益と考えている．

細菌性心内膜炎の予防

心疾患児のQOL維持のためには，細菌性心内膜炎の合併症を予防することも大切である．細菌性心内膜炎の予防が必要な症例では，循環器専門病院の主治医から既に説明を受けている．2007年に新しく出されたAHAのガイドラインでは，感染性心内膜炎の高リスク群のみ抗菌薬の予防投与が推奨されるようになった．細菌性心内膜炎の予防が必要な高リスク群としては，人工弁置換術後，感染性心内膜炎の既往を有するもの，先天性心疾患では未治療のチアノーゼ心疾患（姑息的シャント術，導管使用手術を含む），人工物デバイスを使用した根治術後（カテーテル治療を含む），6カ月間続く遺残短絡例，人工パッチ，デバイスに隣接して病変が遺残している場合があげられている．

感染性心内膜炎の感染経路は判明しないことも多いが，歯科処置・治療が原因として最も多く，出血を伴う歯科処置の場合は，高リスク群には予防が必要であるとされている．歯科処置に関しての細菌性心内膜炎の予防としては，アモキシシリン 50 mg/kg（max 2 g）を処置30〜60分前に経口投与が勧められており，ペニシリンアレルギーがある場合にはクリンダマイシン 20 mg/kg（max 600 mg）や，セファレキシン 50 mg/kg（max 2 g）が処置30〜60分前の経口投与として選択されている．

開業小児科医の立場としては，細菌性心内膜炎の予防の中リスク群（すべての先天性心疾患を含む）でも，家族が歯科処置での細菌性心内膜炎に関して不安を感じている場合には，アモキシシリンによる予防投与を行うことはやぶさかではないと考えている．一番大切なことは，定期的な歯科検診でのう歯の予防と感染性心内膜炎の知識のよりいっそうの周知である．先天性心疾患児の両親に患児のう歯の予防として，母親がまず児の口腔内のチェックを始めること，小児歯科専門医を受診し定期的な管理を行うこと，う歯のできかたは年齢によって異なるためフッ素塗布，フッ素洗口，シーラントそれからデンタルフロスを年齢に応じて行う必要があることを指導している．う歯ができなければ，細菌性心内膜炎の予防内服の機会は激減するであろう．

心疾患児の予防接種

日本小児循環器学会の見解（2009年3月）によれば，原則的には心臓血管系疾患を有する者の予防接種は行うべきであると記されている．ただし，次のような状況，病態においては，接種前，接種後に十分な観察を行い，注意を払う．① 重篤な心不全がある者，② 低酸素発作を有する者（痛みによって発作が誘発されないように注意すること），③ 現在，心筋炎，心膜炎，川崎病，心内膜炎，リウマチ熱に罹患している者，④ 川崎病罹患後は，過去の輸血またはγ-グロブリン製剤の投与などは，BCGを除く生ワクチンの効果を減弱させる可能性があるため，注意を要する．⑤ 無脾症候群（肺炎球菌ワクチンの適応である），⑥ 慢性の心疾患を有する小児では，インフルエンザによるリスクが高いゆえ，インフルエンザワクチンの接種が望ましい，とある．

川崎病罹患後の予防接種では，専門病院にて既に説明を受けており，γ-グロブリン療法を施行した場合は，その血中に残存する各種抗体の影響を考えて，生ワクチン接種に関しては少なくとも6カ月以上間隔をあける．不活化ワクチン，BCGについては川崎病罹患後2カ月後より接種可能であると説明を受けていることが多い．

RSウイルス感染症に関して，血行動態に明らかな異常を認める先天性心疾患を有する乳幼児がRSウイルスに感染すると，呼吸器症状がより重症化しやすい．現在RSウイルス感染症に対する根本的治療法はなく，RSウイルス・モノクローナル抗体であるパリビズマブが唯一の有効手段である．パリビズマブ投与適応は，24カ月以下の血行動態に異常のある先天性心疾患の乳幼児に対して，RSウイルス流行期を通してパリビズマブ15 mg/kgを月1回筋肉注射し，血中有効抗体濃度を維持するとされている．パリビズマブは高額なため，専門病院にて施行されているのが現状である．

参考文献

1) Wilson W, et al：Prevention of infective endocarditis, Guidelines from the American Heart Association. Circulation, 116：1736-1754, 2007.
2) 予防接種ガイドライン等検討委員会：予防接種ガイドライン2011年度版，p.78，予防接種リサーチセンター，2011.

【岩尾　初雄】

7 起立性調節障害
orthostatic dysregulation（OD）

　　ODは10歳以上の思春期前後に多くみられ，4月から7月の新学期シーズンには外来の受診が増える傾向がある．定義すれば"姿勢変化に対する血圧調節の耐性が低下した状態"で，心血管循環不全による多彩な症状がある．立ちくらみ，頭痛，動悸，倦怠感などであり，時には失神を伴うこともある．小学校高学年生から中学生のおよそ5～10%にみられる．小児では上記の症状に加え，腹痛，不眠，食欲不振，イライラなどの症状がみられ不登校につながることが知られている．夕方には元気になるため「なまけている」「夜更かしが原因」と思われていることがあり，心身医療面からのサポートを意識した問診の必要がある．単一の疾患と考えるよりは，むしろ複数の病態が混在する身体症状と考え，診療にあたる方がよい．米国の教科書にはorthostatic hypotensionの記載が数行あるだけで，似ているが非なるものと考えられる．

診　断

　ODの診断は問診による．診断基準（表V-E-1）をチェックリストとして家族と本人に渡し別々に記入してもらい，後に詳しく聴取する[1]．基礎疾患があるものは除外される．起立試験は外来でできる唯一の客観的な補助テストであり，全例に行うべきである．この際，心身症をもつ患児の多くや緊張した状態ではfalse-positiveとなるため注意が必要である．連続血圧測定装置の発達にしたがい，起立時の循環反応の差異により以下の4つのサブタイプに分ける考え方がある[2]．

　① 起立性直後性低血圧（instantaneous orthostatic hypotension：INOH）
　起立直後の血圧低下が大きく，頻脈・脈圧の狭小化を伴う．立ちくらみ，食欲不振，失神発作，朝起き不良，全身倦怠感，頭痛，睡眠障害，気分不良のうち3つ以上の症状が1カ月以上続く．

　② 体位性頻脈症候群（postural tachycardia syndrome：POTS）
　血圧低下はないものの，小児では心拍増加が35/分〔21/分〕以上，あるいは心拍数が115/分以上．緊張状態では正確な判断が難しい．頭痛や倦怠感が主症状となる．

　③ 神経調節性失神（neurally mediated syncope）
　起立中に突然収縮期と拡張期の血圧が低下して，顔面蒼白，気分不良，意識低下があるもの．ふだんから慢性的な疲労感があることも多い．

　④ 遷延性起立性低血圧（delayed orthostatic hypotension）
　起立後10分以上してから20 mmHg〔21 mmHg〕以上の収縮期血圧の低下．小児では3分で起きることもある．

〔　〕内は日本での研究班診断基準

❖ ODが強く疑われる症状（問診による）
・立ちくらみ（眼前暗黒感，失神）があった．
・朝起きが悪い．

表V-E-1　ODの診断基準

大症状

A. 立ちくらみ，あるいはめまいを起こしやすい．
- しばしば……そっと立つ例も含める　（+++）
- ときどき……1週に一度　（++）
- たまに………それ未満　（+）

B. 立っていると気持ちが悪くなる．ひどいと倒れる．
- しばしば……1週に一度　（+++）
- ときどき……1カ月に一度　（++）
- たまに………2カ月に一度　（+）

C. 入浴時，あるいはいやなことを見聞きすると気持ちが悪くなる．
- しばしば……入浴毎，または熱い湯に入れずぬるま湯に入る　（+++）
- ときどき……入浴回数の半分以上　（++）
- たまに………2カ月に一度くらい　（+）

D. 少し動くと，動悸あるいは息切れがする．
- しばしば……少し動いたときの2/3以上　（+++）
- ときどき……少し動いたときの半分　（++）
- たまに………2カ月に一度くらい　（+）

E. 朝起きが悪く，午前中調子が悪い．
- しばしば……1週に3回以上　（+++）
- ときどき……1週に1～3回　（++）
- たまに………それ未満　（+）

小症状

a. 顔色が青白い
b. 食欲不振
c. 臍疝痛
d. 倦怠あるいは疲れやすい
e. 頭痛
- しばしば……1週に3回以上　（+++）
- ときどき……1週に1～2回　（++）
- たまに………それ未満　（+）

f. 乗り物酔い
- しばしば……乗車毎，または車に乗れない例も含める　（+++）
- ときどき……乗車回数の半分以上　（++）
- たまに………それ未満　（+）

g. 起立試験で脈圧狭小 16 mmHg 以上
h. 〃　　　　収縮期血圧低下 21 mmHg 以上
i. 〃　　　　脈拍数増加 1分 21 以上
j. 〃　　　　立位心電図のTⅠⅡの0.2 mV 以上の減高，その他の変化

g～jに関しては，悪心・嘔吐により起立試験に耐えられないときは起立試験陽性とする．

以上のうち A，B は「たまに」（+）以上を陽性とする．C，D，E および小症状は「ときどき」（++）以上を陽性とする．またこれらの症状が最近2カ月以内に起こっていることが必要．
判定：大3以上，大2小1以上，大1小3以上あり，他の器質性疾患を除外すればODと診断する．

- 午前中は何となくだるくてぼんやりしているが，午後は元気になる．
- 夜眠れない．
- 家族（特に母親）が学生時に同じような症状があった．
- 不安になると動悸がする．

診断アルゴリズムを図V-E-4に示す．

❖ 起立試験のポイント

① 臥位10分，起立10分間を行う．臥位10分間に3回の血圧測定を行い，中間値を用いる．

② 起立直後（マンシェットを巻いたまま立ち上がる）と試験中頻回に（できれば2分毎）血圧と脈拍を測定する．

③ 午前中（9～11時がよい）に行う．初診時は緊張することがあるので，陰性でも疑いがあれば後日再検査する．

④ 試験中に顔色を観察して失神に注意する．途中で気分不良，頭痛，眼前暗黒感の有無を聞く．

大国らは新しい診断基準案として，小症状にかかわらず「A. 立ちくらみ，あるいはめまいを

起こしやすい」または「B. 立っていると気持ちが悪くなる，ひどくなると倒れる」を含む大症状が2項目以上あり，起立試験で1項目でも陽性ならODと判定する新基準案を提案している[3)].

❖ 鑑別のために必要な臨床検査
① 一般検尿
② CBC（末梢血球算定）
③ 心電図
④ その他症状により，血清電解質，肝機能検査，血糖，脳波，頭部CT，心理テスト

❖ 鑑別診断
① 貧血
② 心疾患（不整脈，心内構造異常）
③ 慢性感染症（結核，慢性副鼻腔炎）
④ 内分泌異常（糖尿病，甲状腺機能異常症）

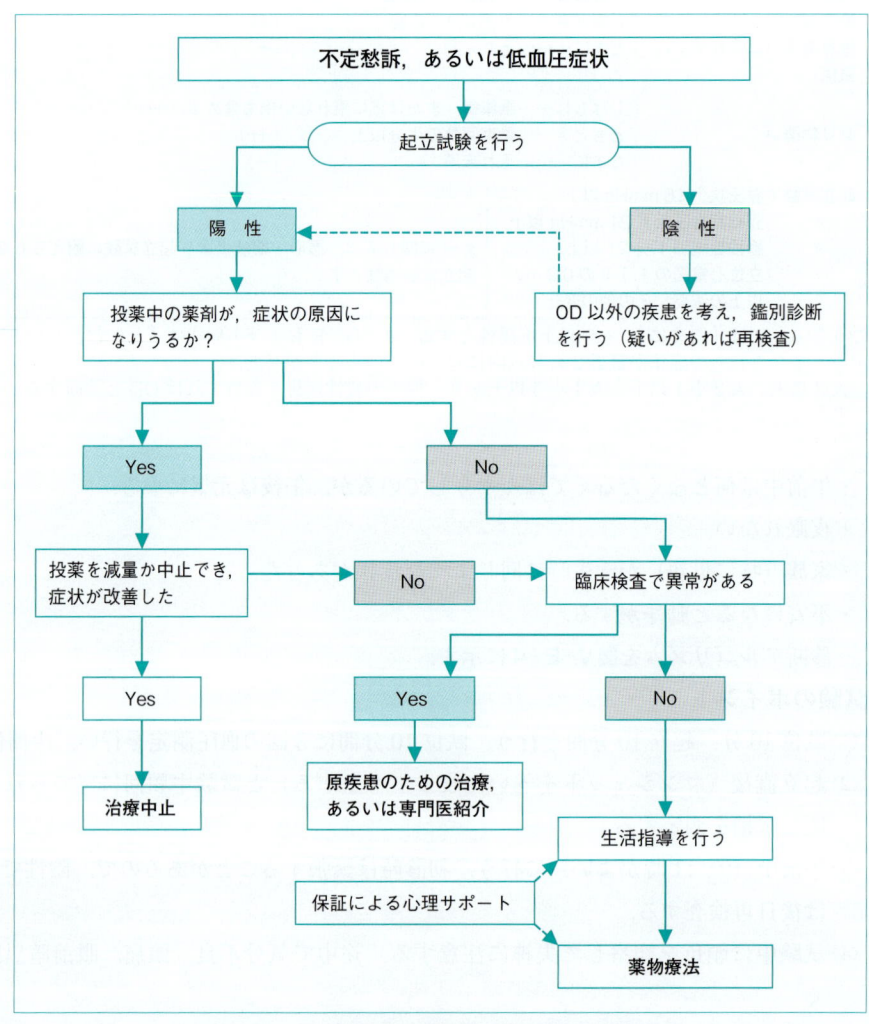

図V-E-4 起立性調節障害の診断アルゴリズム

⑤ 心身症（不登校，神経性食欲不振症），慢性疲労症候群
⑥ てんかん

問診や診察でこれら器質的疾患との鑑別は難しくないが，経過が重要である．2週間ほどODとして投薬治療し，反応をみてみるのもよい．

心身症はODの合併症として起きることもあり，鑑別するよりも心理背景を探りながら身体症状の治療を行う．しかし，初診時から心理問題にフォーカスをあてた問診や心理検査は信頼関係がくずれることがあるので避ける．

治 療

ODの病態生理についての説明を十分に行い，身体症状の改善を第一目標にする．身体症状が改善すると，不安が弱まり心理的安定が得られるためである．また，時間はかかるが時期がくれば（成長に伴う身体の変化により）必ず治っていくことを伝える．実際には生活指導，薬物療法，心理療法を並行して行う．

❖ 生活指導

- 散歩，なわとびなどの軽い運動を毎日続ける．
- 夜更かしをせず，規則正しい生活リズムをつける．
- 朝起きたら足首の運動をして，急に立ち上がらない．
- 朝食に塩分の多いものを食べて，水分を多く摂る．
- 食事の回数を多くして少しずつ食べる．
- 午後を中心とした活動計画を立てる．
- 長時間立たない，朝礼では椅子を用意してもらう．
- 暑い環境を避ける，風呂は熱すぎない．

❖ 薬物療法

生活指導の実行後にも症状が続くときと，失神を起こす可能性がある場合は薬物療法を行う．診断基準で述べたサブタイプによって治療薬の選択の傾向が異なる．

- 血圧低下による立ちくらみ，朝起き不良が主である（① INOHと④ 遷延性低血圧に多い）．
 起立時の血圧低下が明らかにある場合は昇圧薬を投与する（表V-E-2）．
- 頭痛を主とする（② POTSに多い）．
 ジヒデルゴット®，アセトアミノフェンなどの頭痛薬．
- 疲労感や全身倦怠感を訴える（③ 神経調節性失神に多い）．
 心理面治療としての抗不安薬（ふだん使い慣れているもの）を使用する（セルシン®，セレナール®，デパス®，バランス®など）．なお，SSRIの効果に関してのエビデンスはない．

表V-E-2　年齢別の昇圧薬1日処方量の目安

	7～9歳	10～12歳	13歳～
メトリジン®	1～2錠	2錠	2～3錠（朝2錠）
1日2回に分割（起床時，昼食後）．早朝の症状が強い場合は起床時，眠前とする．			
リズミック®	0.5錠	0.5錠～1錠	1錠
1日1回（起床時）			

◆ 薬物療法における注意点

① 昇圧薬は，朝起床時と昼食後の2回投与とする．ベッドサイドに薬と水を用意しておき，一度目に起こしたときに服用させる．
② 投与後2週間しても効果がないと考えれば薬物を変更する．1カ月以上の身体症状持続があれば，他の疾患の可能性を考え，さらに専門家への紹介を考慮する．
③ 症状が改善傾向にあるときは，さらに4〜6週間の投与を続行する．その後漸減する．
④ 投薬の効果があっても，生活改善を続けるよう指導する．

❖ 心理療法

治療によってODによる身体症状は軽減したが，不安やイライラ，疲れ，不登校などの症状が続くときは心理面の影響が強いと考える．ODの小児は内向的で，自己主張できずに他者依存，過剰適応型が多いと報告されている．それだけに学業や友人関係でのトラブルをきっかけとして適応障害が発症することもある．このことからも両親だけでなく学校担任や養護教諭との連携を進める．この際，ODの病態生理の説明と，積極的な治癒に対しての保証を行うことが大事である．このことにより，保護者の焦りや家庭内の緊張状態も解くことができる．抗不安薬や抗うつ薬を投与する前に心理カウンセリングを行う．もし不慣れであれば，小児心身症外来をもつ専門機関を紹介する．

参考文献

1) 田中英高：起立性調節障害．小児内科，34（増刊号）：399-402，2002．
2) 日本小児心身医学会：小児心身医学会ガイドライン集―日常診療に活かす4つのガイドライン―．南江堂，2009．
3) 大国真彦，ほか：ODの診断基準の検討と新基準案の提案（エッセイ）．日本小児科学会雑誌，116：1322-1323，2012．

【森田　潤】

F 腎尿路系疾患
kidney urinary tract disease

総論　子どもの腎尿路系疾患の診かた

　抗菌薬の出現や社会環境の変化に伴い，溶連菌感染後急性糸球体腎炎などの症候性腎疾患は激減した．この理由としては，①衛生環境の改善，②迅速診断テストの普及により溶連菌感染症が早期に診断され，早期に抗菌薬による治療がなされたため，③溶連菌の流行の菌型が催腎炎型からその他の型へ変化してきたことなどが考えられる．このような傾向は米国や韓国でも認められているが，それを証明する文献は見当たらない．もちろん急性糸球体腎炎などは軽症化の傾向があるといわれているので，気づかないうちに治癒している例もあると考えられる．このような状況のもと，小児科腎外来を受診する患児の約80％が学校検尿などの偶然の機会に発見される無症候性の腎疾患となった．

　医療の流れが対症療法から予防医学へと変遷していくなかで，小児の腎疾患領域では学校検尿の果たした役割は非常に大きい．小児腎疾患の腎不全への進行を阻止するために，早期発見，早期治療の目的で学校検尿制度が始まった．これにより，

①一般外来でも簡便に検査が可能な多種類，多項目の試験紙が開発された．
②学校検尿で発見される血尿の約1/3はIgA腎症であることがわかった．
③膜性増殖性腎炎（MPGN）の初期像が多くみつかり，早期治療開始により欧米と比較して，腎不全への進行が少ないことがわかった．
④アジア地域ではHBV腎症（HBウイルス関連腎症）が多くみられ，組織像の約2/3は膜性腎炎であることなどが解明された（しかしHBV腎症は「B型肝炎母子感染防止事業」の施行により，ほとんどみられなくなった）．

などの進展がもたらされた．

　学校検尿の制度は発足以来，すでに37年が経過した．その間に尿異常を呈した児童・生徒の病態や長期予後が明らかとなり，その診断の進め方や，事後管理について再検討が行われた．1985（昭和60）年に発足した厚生省心身障害研究「小児慢性腎疾患の予防管理・治療に関する研究班」の成果をふまえて，1989（平成元）年には養護教諭や児童・生徒の家族向けの「こどもの腎臓病ガイドⅠ」と，学校医や主治医向けの「こどもの腎臓病ガイドⅡ」が編集された．

　学校検尿で発見された時点ではすでに末期腎不全に陥っている場合もある両側低形成腎や水腎症，慢性腎盂腎炎などの疾患は，従来の学校検尿システムでは発見が困難であることが明らかになった．これらの弱点を補うために従来の学校検尿の蛋白，潜血，糖に加えて，白血球を検出で

きる試験紙の導入が行われ，その初期には多くの腎尿路異常が発見されたが，採尿の仕方によっては擬陽性率が高く，効果については再度検討がなされている．

今後の課題としては，

① 開業医の外来，保健所などにおける乳幼児健診時に，エコーなどを利用した腎の先天性形態異常のスクリーニングのシステム化．
② 学校検尿によって発見された腎疾患患児が成長とともに，内科領域へキャリーオーバーした場合の長期予後などの検討．
③ 従来の尿試験紙の蛋白，潜血，糖のみでなく，腎尿路の異常を早期に発見できるような試験紙の開発．

などがあげられる．

参考文献
1) 北川照男，ほか：こどもの腎臓病ガイドⅡ．診断と予防管理，日本公衆衛生協会，1989．

【進藤　静生】

1 検尿でわかること（検尿のピットホール）

学校検尿が始まり，尿試験紙が簡便に用いられるようになり，その精度は向上し，種類も多種目にわたる．外来や病棟さらには一般家庭でも簡単に使用できるようになり，さまざまな疾患や異常がみつかるようになった．特にその陽性率は血尿で1〜6％，蛋白尿は0〜4.5％にものぼる．最近の尿試験紙は生体情報を多面的に時間をかけずに得ることができる．しかし尿試験紙はあくまで手掛かりであって，尿沈渣の検鏡および他の検査法との併用が大切である．

外観

正常尿は淡黄色であるが，日内変動も大きく朝と夕方や運動の前後などでも変化が大きい．

- 紅茶か薄いコーヒー様の茶褐色尿……上部尿路系からの血尿，肝疾患，溶血疾患に伴うビリルビン尿
- 赤ブドウ酒様の赤紅色透明尿……下部尿路系の血尿，ポルフィリン症，アスベリン®服用時
- 黒褐色尿……黄疸，アルカプトン尿，メラニン尿
- 蛍光緑色尿……ビタミン B_2 投与の薬尿
- 白濁尿……乳び尿，膿尿，リン酸結晶尿
  - ・尿比重が低いとき：水分大量摂取，利尿薬投与，尿崩症
  - ・尿比重が高いとき：水分摂取制限，高張液輸液，脱水症

pHと比重

一般に動物性食品を多食すると酸性に傾く．熱性疾患，激しい発汗，体内蛋白分解の旺盛なとき（飢餓時），代謝性・呼吸性アシドーシスなどの場合は尿の酸性度が高くなる．植物性食品を多食するとアルカリ性に傾く．重曹，有機酸塩などの服用，また尿中に膿汁，血液などを多量に混入するとアルカリ性を呈し，細菌尿ではウレアーゼが尿素を分解してアンモニアを産生するためアルカリ性となる．

- 通常のpH……4.5〜8.0の間を変動する．
- 比重……1.004〜1.030の間を変動する．
- 浸透圧……40〜1,200 mOsm/L の間を変動する．

蛋白尿

正常では150 mg/日以下であり，150 mg/日以上持続的にみられる場合はその原因を調べる．良性蛋白尿（大部分が体位性蛋白尿）と病的蛋白尿を鑑別する．

❖ 良性蛋白尿

- 一過性蛋白尿……発熱，冷浴
- 運動性蛋白尿……持続的に長時間行う運動後に出現，特に体育クラブ活動などを行った後に出現．

- ◆ 体位性蛋白尿（「スクリーニングで発見される腎尿路疾患」の蛋白尿症候群の項，p.573を参照）

❖ **病的蛋白尿**

- ◆ 腎前性蛋白尿……うっ血性心不全，腎静脈血栓症，有熱性疾患，薬剤性蛋白尿，悪性高血圧，糖尿病，腫瘍性疾患，膠原病，代謝性疾患，脱水症
- ◆ 腎性蛋白尿……急性・慢性腎炎症候群，ネフローゼ症候群，腎形成不全，腎下垂，急速進行性腎炎，重金属中毒，紫斑病性腎炎，ループス腎炎，腎不全，IgA腎症，膜性増殖性腎炎，膜性腎炎，アルポート症候群，間質性腎炎，腎盂腎炎，腎膿瘍，囊胞腎，ウィルムス腫瘍，腎結石，ウィルソン病，水腎症，腎硬化症，腎外傷，放射線腎炎，腎梗塞
- ◆ 尿路性蛋白尿……尿路感染症，尿路結石，尿路系腫瘍疾患，尿路系外傷，尿路異物

血尿

尿中に出現した赤血球を位相差顕微鏡や電子顕微鏡で観察し，糸球体性か非糸球体性かに分けて鑑別する．ビタミンC（アスコルビン酸）を摂取している場合に，試験紙で偽陰性となることがあるので，問診を十分に行い，顕微鏡の尿沈渣と併用する．

- ◆ 糸球体性血尿……急性・慢性腎炎症候群，IgA腎症，膜性増殖性腎炎，急速進行性腎炎，膜性腎炎，紫斑病性腎炎，アルポート症候群，ループス腎炎
- ◆ 非糸球体性血尿……腎下垂，水腎症，腎・尿路奇形，腎結石，腎・尿路腫瘍，出血性膀胱炎，nutcracker現象，尿路感染症

尿沈渣

① 女性の場合，月経の前後でないかを確かめる．
② 男女を問わずスポーツを行ったあと，かなりの血尿，蛋白尿がみられる．
③ 溶血が起こっていることもあるので，尿試験紙を併用して検査を行うことが必要である．
検査法の詳細は，「尿路感染症」の検尿法（p.558）を参照．

---

column

1．尿試験紙法のピットホール

① 明るい所で読んでいるか
② 古い試験紙を使用していないか
③ 指定された判定時間で読んでいるか
④ 着色尿ではないか
⑤ アスコルビン酸や他の薬物の影響ではないか
⑥ 尿のpHが8以上あるいは3以下ではないか

2．乳幼児の血尿？

母親が肉眼的血尿を心配して，オレンジ色からレンガ色の砂のようなものがついたおむつを持ってあわてて来院することがよくあるが，それはほとんどの場合血尿ではなく，尿酸結晶が赤い砂

状のものとして尿に出てきたもので，心配はいらない．

3．尿中 β_2-ミクログロブリン

　尿中低分子蛋白の一種で，尿細管機能の評価に最も広く測定されている．
　アミノグリコシドの使用，重金属中毒，ファンコニー症候群，腎盂腎炎などの尿細管障害が疑われる症例について，重症度の評価，経過観察に用いられることが多い．この場合，血清と尿を同時に測定すると，血清は正常で尿は増加している．NAG なども同時に測定を行い，総合的な評価を行うことが大切である．
　一般外来では尿路感染症の下部・上部尿路の鑑別は難しく，治療中にシンチグラフィーで欠陥像があるかどうか，治療後に VCG して逆流があるかどうかなどが決め手になる．

4．N-アセチル-β-D-グルコサミニダーゼ（NAG）

　腎近位尿細管上皮細胞や糸球体，肝細胞など種々の組織細胞に局在するライソゾーム酵素の1つで，糖蛋白，ムコ多糖類を分解する加水分解酵素である．
　以下の種々の病態・疾患において変動する．
① **尿細管障害**：薬剤性の間質性腎炎，重金属中毒，腎盂腎炎・その他の間質性腎炎，移植腎，ショック，火傷などの虚血性変化
② **糸球体性障害**：糸球体腎炎，ネフローゼ症候群，糖尿病性腎症
③ **系統的疾患**：発熱，白血病，高血圧症

参考文献

1) 森　三樹雄：試験紙法の pitfall．日本医師会雑誌，108：1406，1992．
2) 河合　忠，ほか：尿検査—その知識と病態の考え方—．メディカルジャーナル社，1992．

【進藤　静生】

2 尿路感染症
urinary tract infection

　尿路感染症は，小児によくみられる細菌感染症の1つである．特に乳幼児においてはその頻度が高い．ところが，その症状は発熱や不機嫌などと非特異的であり，そのうえ，採尿が難しく，さらに診断によく用いられている尿沈渣法が不正確なこともあって，しばしば診断に苦慮する．尿路感染症をきたした児は，腎尿路奇形を有することがあり，尿路感染症を反復したり，時に腎機能障害をきたしたりすることがある．正確に診断するためには，まず適切な尿検体を採取する必要があり，正確で迅速な尿検査法を用いる必要がある．尿路感染症を診断し，治療した後には，腎尿路奇形などの尿路感染症の再発リスクを評価する必要がある．
　本項では，外来での尿路感染症の正確な診断に欠かせないコバスライド法を紹介する．そして，正確な診断のために必要な導尿や排尿時膀胱尿道造影法など，やや侵襲的と考えられている検査法の適応を絞りながらも，診断精度を高く維持し，有意な腎障害の発生をできるだけ少なくするための診断の進め方と治療法を述べる．詳しくは拙著を参照されたい[1]．

特　徴

- 乳幼児期には尿路感染症の頻度が高く，特に6カ月未満の男児に多い．
- 乳幼児では尿路感染症の症状が発熱や不機嫌など非特異的である．
- 乳幼児ではバッグ採取尿の検査が一般的であるが，コンタミネーションが多く，正確な診断が難しく，過剰診断，過剰治療が行われがちである．
- 乳幼児の生理的包茎や排尿機能の未熟性が尿路感染症の発症要因として重要であり，児の成長とともにこれらの生理的要因は消失し，尿路感染症を起こさなくなる．
- 高度な膀胱尿管逆流症（VUR）や尿路閉塞（水腎症）が尿路感染症の発症要因としてみつかることがある．
- 乳幼児の膀胱尿管逆流症では，排尿機能の未熟性がその重症化（高度化）の原因であることが多く，児の成長とともにその程度は軽減してくることが期待できる．
- 高度な膀胱尿管逆流症では，低形成腎を伴うことがあり，男児に多い．
- 低形成腎や異形成腎，水腎症などの腎奇形を両側に有する児では，尿路感染症の反復により腎機能障害への進展を加速することがある．
- 学童期には不安定膀胱やlazy bladder syndromeなど排尿機能異常が尿路感染症の再発要因として重要であり，女児に多い．

発生頻度

　小児科診療所を受診した小児における発熱を伴う尿路感染症の頻度は，生後6カ月以内に高く，特に男児でこの傾向は著しい（図Ⅴ-F-1）．この間は女児よりも男児に発生頻度が高い．その原因として生理的な包茎が知られている．それ以後は男児の尿路感染症の発生は激減する．また，診察所見から原因を特定できない発熱を呈する乳児において，尿路感染症の頻度は約4〜5％とされている．

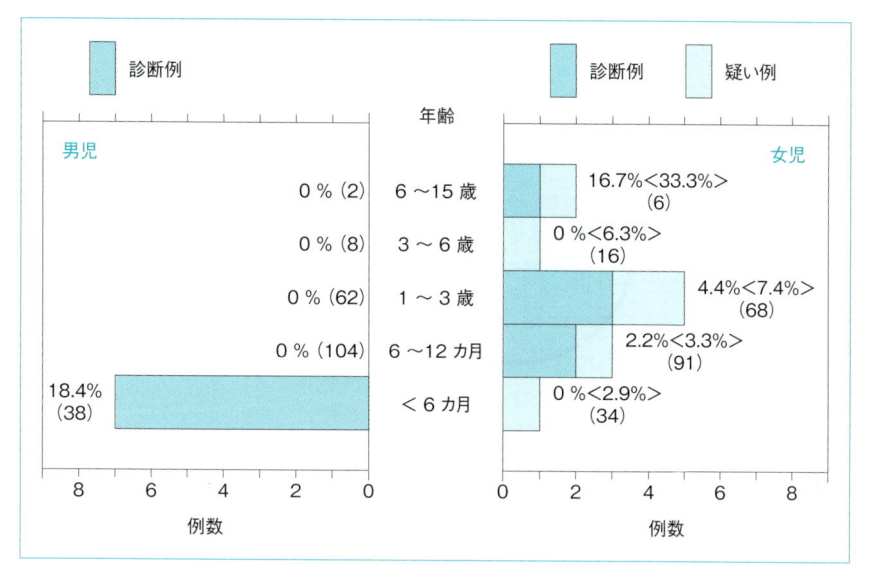

図V-F-1 発熱を伴う初回尿路感染症の性および年齢別頻度

小児科医院を38℃以上の発熱を呈して受診し，診察所見から尿路感染症も疑われる児に検尿を施行．（ ）内の数字は検尿例数，%は検尿例数に占める尿路感染症例の割合，< >内の%は疑い例も含めた割合．

（平岡政弘，ほか：小児科医院における上部尿路感染症の診断，日本小児科学会雑誌，109：105-1021，2005）

臨床症状

　急性腎盂腎炎や腎膿瘍など上部尿路感染症では，発熱，側腹部痛，倦怠感，悪心，嘔吐，下痢を呈するが，新生児や乳児では発熱，哺乳不良，不機嫌など非特異的な症状しか呈さない．下部尿路感染症（膀胱炎）では一般に発熱をみることはなく，排尿困難，切迫排尿，頻尿，下腹部痛，尿失禁，臭い尿などを認める．新生児や乳児では症状として認めにくい．新生児や乳児では，約1～2%の頻度で無症候性細菌尿・膿尿がみつかるが，放置しても数カ月で自然に消失することが多い．

診　断

❖ 採尿法

◘ **中間尿の採取**……自律排尿の確立した幼児や年長児では中間尿を採取する．

◘ **バッグ採尿法**……自律排尿の確立していない乳幼児では，水道水でぬらしたカット綿などで外陰部を清拭し，清潔な採尿バッグを貼付して採尿する．

◘ **クリーンキャッチ法**……おむつを開いて乳児の肌が冷気にふれたり，乳児が啼泣したりするときには，反射的に排尿がみられることがある．採尿バッグを貼るときにもしばしば排尿がみられるため，常に採尿コップで受けられるように準備しておく．また，乳児では，超音波検査で膀胱に尿がたまっていることを確認して，下腹部を圧迫して児を啼泣させ，腹圧を高めて，自然排尿を誘発して採尿する方法もある[1]．

◘ **導尿（カテーテル採尿）法**……バッグ採取尿で尿所見に異常を認めた場合には，特に女児や生理的な包茎のある男児ではコンタミネーションの可能性が大きいため，カテーテル（アトム栄養

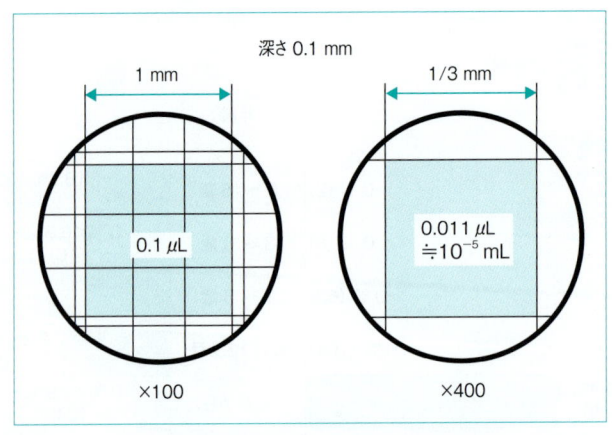

図V-F-2 コバスライド法
（シーメンスヘルスケア・ダイアグノスティクス，東京）

チューブ5Frなど）を用いて採尿（導尿）する．外尿道口の周囲を消毒して，カテーテルを挿入し，採尿する．診断後に十分な治療と精査が必要なことを考慮すると，過剰な治療や検査を避けるためにも正確な診断が必要であり，そのためには導尿が欠かせないことを認識し，保護者に説明したうえで行う．導尿は手技的には決して難しいものではなく，経験がなくとも成書[1]を参考にすればできる．導尿で採取した尿は混入物がないため，細菌尿や膿尿の診断が容易になるメリットもある．

❖ **検尿法**

◻ **尿沈渣法**……半世紀前に考案されて以来，標準的な検尿法として最もよく用いられている．

一般に尿沈渣の鏡検では，400倍で検鏡し，1視野あたり5個以上の白血球を認めた場合に膿尿があると診断する．これによる尿路感染症の診断精度は，感度が約80％，特異度が約85％と，ともに高くはない．尿沈渣法による膿尿のみで診断した場合には，実際の約4〜5倍の過剰診断を行うことになる．

◻ **尿試験紙法**……尿試験紙法の信頼度も感度83％，特異度78％と尿沈渣法と同等の精度であり，あくまでスクリーニング法として用い，見逃しがないことを優先して，いずれかが（±）以上を異常とする．

◻ **コバスライド法**……ディスポーザブルの血球計算盤であるコバスライド10G（図V-F-2）の1区画に，尿を遠沈せずに1滴入れて，鏡検することにより，膿尿と細菌尿を簡単に，そして迅速かつ正確に評価できる[1]．

100倍で鏡検すると1mm四方の1つの大区画が1視野に観察でき，深さが0.1mmなのでこの中には0.1μLの尿が含まれている．したがって，このなかに1個以上の白血球を認めると10 WBC/μL以上となり，膿尿があると診断できる．白血球かどうかわかりにくいときには400倍で確認する．

1つの大区画には9つの小区画が含まれており，400倍で鏡検すると1視野に1個の小区画が観察できる．このなかには0.011μLの尿が含まれている．したがって，このなかに1個より多い細菌を認めると，10^5/mL以上の細菌数となり，有意な細菌尿と診断できる．尿培養法により確認された尿路感染症に対するコバスライド法の診断精度は感度91％，特異度98％と十分である．

尿路感染症の起炎菌のほとんどを占める E. coli（大腸菌）をはじめとする桿状のグラム陰性桿菌を，無染色でもグラム染色と同様に同定できる．時に起炎菌としてみられるグラム陽性球菌のほとんど大多数は，腸球菌かブドウ球菌であり，同じ大きさの球状体が連鎖状（数珠状）に1列に連なっているか，集簇している．コバスライド法で最も注意が必要な点が，この球菌の診断である．しばしば結晶と紛らわしく，1,000倍の油浸鏡検で観察して確認する必要がある．スライドグラスに尿を1滴（約10μL）落としカバーグラス（18 mm）をかけて，1,000倍の油浸で観察する．この条件ではおよそ10視野に1個以上の細菌が確認できれば，10^5/mL以上に相当する．尿路感染症の起炎菌となる球菌は連鎖状か集簇して存在する．1個だけみえたり，大きさが不揃いなものは，無晶性塩類か何らかの崩壊物である[1]．

❖ 培養検査

尿路感染症の診断は尿の定量培養の結果によって確定され，症状や尿所見から尿路感染症が疑われた場合には，尿培養が必要である．自律排尿の確立した児では，中間尿を採取して培養に提出する．乳幼児では正確に診断して，以後の治療や管理および検査方針を決定するために，コンタミネーションを避けて，導尿やクリーンキャッチ法で採取した尿を培養に提出する必要がある．尿中のわずかな細菌は10℃以上では1時間に10倍近くに増殖しうるといわれ，疑陽性になるのを避けるために冷蔵庫で冷却してから（冷凍しないように）検査部に提出する必要がある．

単一の病原性菌が，中間尿やクリーンキャッチ尿では $\geq 10^5$/mL，導尿では $\geq 5 \times 10^4$/mL（あるいは $\geq 10^3$/mL）検出されれば尿路感染症と診断できる．

幼若乳児や尿路の閉塞を有する児では敗血症や菌血症がよくみられるため，血液培養を施行する必要がある．

❖ 血液検査

細菌尿と膿尿があれば尿路感染症と診断できる．しかし，発熱していても無症候性細菌尿が，発熱の原因とは別に存在していることがあり，その鑑別に，またその後の治療法の決定にもCRPや白血球数の測定が有用である．炎症反応として白血球増多は反応が早いが，診断の感度は高くない．CRPの上昇（≥ 2 mg/dL）は，発熱後約半日遅れることを考慮に入れると診断に有用である．

❖ 診断の進め方

小児科外来においては，発熱した乳幼児には採尿して検尿するよりも，迅速血液検査でCRP，白血球数を測定するほうがしばしば簡単である．迅速血液検査で有意な異常を認めなければ，上部尿路感染症を否定でき，検尿を省略できる．炎症反応が強く，上部尿路感染症が疑わしいときには，クリーンキャッチ法や導尿によって積極的に採尿し，検尿を行う．

起炎菌と薬剤感受性

尿路感染症の起炎菌のほとんどは桿菌であり，そのなかでは E. coli が最も多い．特に外来患者では8割以上が E. coli である．時に Klebsiella，Proteus などの桿菌が起炎菌となる．これらの桿菌に対しては，ほとんどのセフェム系抗菌薬が有効である．

膀胱尿管逆流症などの腎尿路異常を有する患者では，時に Enterococcus faecalis（腸球菌）が原因となることがある．腸球菌は多くのセフェム系抗菌薬に対して耐性であり，ペニシリン系抗菌薬に感受性を示す．

表V-F-1　抗菌薬の種類と投与量

経口製剤	セフィキシム	6〜10 mg/kg/日，分2
	セフジトレンピボキシル	10〜18 mg/kg，分3
	アモキシシリン	30〜50 mg/kg/日，分3
	スルファメトキサゾール・トリメトプリム	0.1 g/kg/日，分2
静注製剤	セフトリアキソン	40〜75 mg/kg/日，分1〜2
	セフォタキシム	50〜150 mg/kg/日，分3〜4
	アンピシリン	50〜100 mg/kg/日，分3〜4
	パニペネム・ベタミプロン	60〜100 mg/kg/日，分3

治療

抗菌薬の選択と投与法（表V-F-1）

桿菌に対しては，経口製剤のセフィキシム，セフジトレンピボキシルや静注製剤のセフトリアキソン，セフォタキシムが特に有効であり，これらはその他のグラム陰性桿菌のほとんどにも有効である．ST合剤は *Pseudomonas* 以外のグラム陰性桿菌のほとんどに有効な経口剤であり，一部で好んで使用されている．セフトリアキソンは半減期が長く1日1〜2回の投与でも有効な唯一の静注製剤で外来でも使用しやすい．初回に投与した後，経口の抗菌薬に変更することもよく行われる．

レンサ球菌に対する経口製剤としてはアモキシシリン，静注製剤としてはアンピシリンが有用である．1列の連鎖状ではなく，分岐していたり珊瑚状ないしブドウ状に球菌が認められれば，ブドウ球菌と考えられる．MSSAを考えてセファゾリンなどの第1世代のセフェム系抗菌薬やスルタミシリンを投与する．

腎盂腎炎による腎瘢痕の発生を防ぐうえで，抗菌薬の経口投与と経静脈投与のいずれが有効かの厳密な検討は行われていないが，一般的には発熱期間が長いような重症例には経静脈的に投与すべきと考えられている．

尿培養の感受性の結果をみて，有効な抗菌薬に変更する．感受性がない抗菌薬でも解熱し，尿所見が改善するが，抗菌薬の中止とともに再燃しやすいため，あくまで感受性のある抗菌薬を用いて，十分に治療する．

入院の適応と治療期間

3カ月未満の児や，活気がない児，経口摂取ができず脱水症のある児，発熱期間が長く重症感のある児には早急に有効な治療を要し，輸液とともに抗菌薬の経静脈的投与を行うために入院治療を考慮する．

腎盂腎炎の外来治療の場合には，治療開始2日後に再受診させ，解熱と尿所見の改善を確認する．腎盂腎炎が有効に治療されれば，多くは1〜2日のうちに解熱がみられる．細菌尿は抗菌薬の投与によって早期に消失し，膿尿も遅れて改善がみられる．抗菌薬の投与期間は発熱期間と尿所見の改善に応じて計7〜14日間とするが臨床所見に改善がなければ，再度尿培養に提出したうえでの抗菌薬の変更や腎尿路の画像診断，入院治療，専門医への紹介を考慮する．

CRPが陰性で下部尿路感染症と考えられる場合には3〜5日間の抗菌薬の投与を行い，尿所見の改善を確認しておく．

表V-F-2 小児尿路感染症の主な発症要因

生理的因子	・強度の生理的包茎（乳児期男児） ・排尿機能の未熟性（乳児期） ・排尿機能異常（幼児期〜学童期，女児に多い） 　　不安定膀胱（過敏性膀胱） 　　排尿筋括約筋協調不全 　　lazy bladder syndrome ・便秘症（幼児期〜学童期）
器質的因子	・膀胱尿管逆流症（VUR） ・尿路通過障害（水腎症，水腎水尿管症，尿道弁） ・神経因性膀胱

尿路感染症の発症要因の評価

尿路感染症を発症した児には何らかの発症要因がある．その後の再発防止や経過予測のために表V-F-2にあげた発症要因の有無を，問診，診察，超音波検査によって検索しておく必要がある[1]．

排尿機能異常は幼児期や学童期の女児に多い．このうち，不安定膀胱では，膀胱の排尿筋の緊張抑制が不十分なために，蓄尿期のまだ十分に尿が充満していない時期に排尿筋が収縮して，頻尿や切迫排尿（急に尿意が出現してトイレに駆け込む），切迫遺尿（トイレに駆け込む途中で遺尿がある）がみられる．排尿筋括約筋協調不全では，膀胱の排尿筋と尿道括約筋との収縮と弛緩という互いの協調作用が不十分なために，排尿しようとしても括約筋が弛緩せずに，排尿がすぐに始まらなかったり，排尿が完了しないうちに括約筋が収縮して排尿が途中で止まったりする．そのため，尿線が断続的であったり，残尿がみられたりする．lazy bladder syndromeでは排尿回数が習慣的に1日4回以下と少なく，巨大膀胱となり，完全に排尿できずに残尿がみられる．排尿を我慢する女児に特によくみられる．

❖ 超音波検査

尿路感染症と診断された小児には，全例にまず超音波検査を行うことが勧められる．超音波検査により，尿路通過障害による水腎症，巨大尿管の有無の診断が容易にできる．また，排尿前後の膀胱を観察することで残尿の有無がわかる[1]．尿路通過障害に尿路感染症を合併すると腎障害を起こしやすいため，尿路通過障害が疑われれば，精査目的で専門医に紹介する必要がある．また，超音波検査により，背部から左右の腎の大きさをていねいに観察し，低形成腎の有無をみておく[1]．低形成腎が疑われれば，尿路感染症の再発，腎機能障害への進展の危険があるため，やはり専門医に紹介する．

❖ 排尿時膀胱尿道造影検査（VCUG）の適応

排尿時膀胱尿道造影検査の適応については議論が多いが，臨床的に問題になるのはIII度以上の膀胱尿管逆流症である．尿路感染症を繰り返したり，超音波検査で腎尿路に異常を認めた場合に，検査を勧める．

❖ DMSA腎シンチグラフィー

急性腎盂腎炎の診断や回復期における腎瘢痕の診断の目的で行う．治療開始までに3日以上発熱が持続したり，治療に反応しなかったり，腎盂腎炎を反復したり，超音波検査で腎の大きさに左右差がある場合に検査を考慮する．

再発防止と早期診断治療

尿路感染症の発症後6カ月間は再発しやすく，定期的に1カ月毎に検尿して再発の早期診断治療に努める．また，発熱があれば24時間以内に検尿を受けるように指導する．

❖ 3歳未満の乳幼児

あらかじめ採尿バッグを渡し，清拭の仕方と貼り方を説明しておき，貼ってから来院してもらう．

❖ 3歳以上の小児（自律排尿の確立した児）

1日排尿回数が4回以下と少ない lazy bladder syndrome の児には，尿意を自覚してからではなく3時間毎に排尿するように勧める．4歳になれば可能となる．

すべての排尿機能異常の児には，毎日定時（朝食後か夕食後など）に時間をかけて排便するように指導する．便秘症が改善すると不安定膀胱も改善することが期待できる．5～10分の時間をかけて排便を試みることで，排尿も2回，3回とできて（2段排尿，3段排尿），残尿のある児でも排便時には膀胱を空にできる．できればトイレに行って排尿するたびに2段，3段排尿を行うことも指導する．1回の排尿の前後に膀胱の超音波検査を行って残尿のあることを患児および保護者に見せ，2段，3段排尿によって完全に膀胱が空になることを見せることによって，2段，3段排尿を行う動機づけができる．残尿のある児では，2段，3段排尿によって完全排尿ができると尿路感染症の再発を防げる．

尿路感染症を反復する女児では，しばしば腟前庭炎がみられる．多くは排尿後の拭き方が不十分なために起こり，脚をよく開いて尿の滴が残らないようにていねいに拭くように指導することで防げる．

❖ 抗菌薬の予防投与

尿路感染症を反復したり，排尿機能異常（不安定膀胱，排尿筋括約筋協調不全，lazy bladder syndrome）を有したり，高度の VUR を有する場合には，尿路感染症の再発を起こしやすく，抗菌薬の予防投与を6カ月間行うことも考える．

- ST 合剤（バクタ®）：0.01～0.0125 g/kg/日，分1眠前，毎日ないし隔日
- CCL（ケフラール®），CEX（ケフレックス®）：5～10 mg/kg/日，分1眠前

CCL や CEX を投与中の再発においては，多くのセフェム系抗菌薬に抵抗性の *Enterococcus* によるものが多いことが報告されており，注意が必要である．

発熱を伴う尿路感染症を繰り返す場合には，専門医に紹介する．

参考文献

1) 平岡政弘：小児尿路感染症の外来診療マスターブック．p.1-164, 医学書院, 2003.
2) 平岡政弘, ほか：小児科医院における上部尿路感染症の診断. 日本小児科学会雑誌, 109：1015-1021, 2005.

【平岡 政弘】

3 糸球体腎炎およびネフローゼ症候群
glomerulonephritis and nephrotic syndrome

　小児期に発症する腎炎・ネフローゼは，治療に反応がよく，予後も良好であることが多い．一方で，治療抵抗性の例や，徐々に腎不全に進行する例もある．早期の診断と適切な管理により安定・寛解させ，あるいは進行を遅らせることは子どもたちの将来に大きな意味をもつ．
　小児期に多い腎炎としては，溶連菌感染後急性糸球体腎炎，IgA 腎症，紫斑病性腎炎がある．小児期のネフローゼ症候群はステロイドに反応するものが多いが，再発を繰り返すのが特徴である．

外来における臨床診断

　腎炎の児は浮腫や肉眼的血尿を主訴に来院する．肉眼的血尿の場合，溶連菌感染後急性糸球体腎炎（PSAGN）や IgA 腎症，遺伝性腎炎の頻度が高い．ナットクラッカー現象，ウイルス性の出血性膀胱炎や女児の経血なども血尿が主訴となる．PSAGN と IgA 腎症は発症前に発熱を認めることが多い．PSAGN は，溶連菌による上気道感染の発症から 7〜10 日で出現するため，多くは受診時には解熱している．IgA 腎症は，発熱後まもなく（1〜3 日）発症することが多く，熱が続いている間から肉眼的血尿となる．日本では学校検尿による IgA 腎症の発見が多く，ほとんどは無症状である．遺伝性腎炎の中心となる Alport 症候群は，多くは X 染色体性優性遺伝で，若年から血尿で発見され，家族歴があることが多い．難聴や眼症状は小児期にはほとんど認めないので，診断は腎生検（あるいは皮膚生検）による．
　腎炎が疑われ，外来での尿検査で異常（潜血または蛋白尿＋以上，または尿蛋白クレアチニン比（Up/c）＞ 0.2）が続く場合には小児腎専門医へ紹介する．
　ネフローゼ症候群（NS）は，浮腫を主訴として来院することが多い．検尿で高度蛋白尿が認められる．小児に多い微小変化型（MC）の場合には血尿はないか軽度である．強い血尿は膜性増殖性糸球体腎炎（MPGN）などの腎炎型 NS の可能性を示す．蛋白尿の鑑別として，学童期の小児は起立性蛋白尿の頻度が高く，昼間の尿では強陽性を認めることがある．血液検査で低蛋白血症の有無を確認する．

外来診療時の注意

　浮腫がある時期には，さまざまな合併症をきたすため，入院加療を勧める．腎炎では，肺水腫，高血圧性脳症や高カリウム血症による不整脈など緊急を要することがある．NS では，血管内脱水からショックや血栓症などが起こりうる．腹膜炎の合併にも注意する．
　外来管理中で，無症状のときには，運動制限が必要となることは少ない．腎炎の急性期や腎不全期，NS 再発時などを除いては，運動制限はなるべく行わない．
　発熱や下痢に伴う尿所見の悪化は，腎炎の存在を強く疑わせる．感染症で腎機能が急に低下（acute on chronic）することがある．体調不良時の検尿は脱水の評価に加え，腎炎の評価としても重要である．発熱や下痢による脱水の予防として体調不良時の水分摂取を指導する．NS も再

発時を含め水分制限は通常行わない．もちろん過剰な投与は必要ない．

食事療法として，高血圧合併時やNS再発時には塩分制限が行われる．小児では急性期や腎不全期を除いて蛋白制限は行わない．肥満が問題となるときにはカロリーを制限する．

薬剤に関する注意としては，解熱鎮痛薬は安全なアセトアミノフェンに限ること，シクロスポリン内服中はマクロライド系抗菌薬を使用しないことなどがある．

ステロイドを中心とした免疫抑制薬治療が行われている際には，外来受診時の清潔隔離，ワクチン接種の制限や，麻疹・水痘の重篤化防止などの配慮が必要となる．さらに学校生活の注意（うがい・手洗い・マスクの指導，給食の指導，外傷や骨折の注意，感染症流行時の連絡など）を指示する．外見や生活規制からくるいじめや体育の不当評価などを防ぐため，学校教諭との密な連絡が大切である．

IgA腎症などの腎炎で特定の薬剤による治療が行われている場合や，NSで難治性あるいは頻回再発の場合などは，小児慢性特定疾患治療研究事業の対象疾患となり，医療費の補助がある．

a 溶連菌感染後急性糸球体腎炎 poststreptococcal acute glomerulonephritis（PSAGN）

概　念

A群β溶連菌のうち腎炎惹起株（type 12やtype 49など）により起こる．免疫複合体疾患と考えられており，腎炎関連プラスミン受容体（NAPlr）やレンサ球菌発熱性外毒素B（SPE B）などの菌体抗原成分の関与が報告されている．

5～12歳に多く，日本では溶連菌による咽頭・扁桃炎の流行する冬期に多い．咽頭・扁桃炎の発熱後平均10日で，皮膚感染では平均21日で発症する．小児の発症率は年間2～3人/10万人である．

急性に出現する血尿，高血圧，浮腫が3主徴とされるが，高血圧，浮腫がないこともある．血尿も顕微鏡的血尿から肉眼的血尿まで程度はさまざまである．尿所見のない腎外症候性急性腎炎も時にみられる．

エルシニア，ブドウ球菌，B型肝炎ウイルス，水痘ウイルス，インフルエンザウイルス，トキソプラズマ，プラスモジウムなども急性腎炎を起こす．

診　断

高血圧や腎疾患の既往がなく，扁桃炎その他の先行感染から1～4週後に蛋白尿，血尿，乏尿，浮腫，高血圧などの急性腎炎症候群が出現する．溶連菌感染の診断として，咽頭培養やストレプAによる溶連菌の証明とともにASOやASKの上昇を確認する．血液検査では，尿素窒素やクレアチニンなどの上昇がみられるが，軽度のこともある．腎機能低下が強い場合にはアシドーシス，高カリウム血症などを認める．特徴としては補体（C3やCH-50）が急性期に低値を示し，通常8週以内に正常化する．一般的に腎生検は行わないが，腎機能障害や補体低下が持続する場合やNSが改善しない場合には実施する．腎組織所見としては，多核白血球や単球が糸球体に浸潤し，管内増殖性腎炎の所見を呈し，蛍光抗体で補体の沈着を認める．電子顕微鏡所見ではハン

プと呼ばれる沈着物が上皮下に点在する．

鑑別診断として最も多いIgA腎症では，発熱から肉眼的血尿出現までの期間が短く，症状が反復されやすく，補体低下がない．MPGNやループス腎炎では，補体の低下が持続する．

治療

急性期の腎機能低下に伴う高血圧，浮腫による高血圧性脳症や肺水腫を治療・防止することが重要で，減塩・低蛋白・カリウム制限食，安静に加え，利尿薬（フロセミド）や降圧薬（カルシウム拮抗薬など）が必要となる．抗菌薬（ペニシリン系やセフェム系）の経口投与を行う．浮腫が消失したら安静を緩め，徐々に運動量を増やす．数カ月で運動制限を解除する．

予後

急性期の死亡例があるが，1％以下である．腎機能の低下は数週間で回復する．尿所見も半年以内にほとんど消失し，通常1年以内に治癒する．尿所見や低補体の持続は他の疾患を考える．

❖ 溶連菌感染症後の検尿の意義

外来で溶連菌感染症と診断した場合には二次症としての腎炎やリウマチ熱についての説明を行い，腎炎の有無を確認するために，1〜2週間後の検尿を指示されることが多い．十分な抗菌薬投与を行うことで，発症が少なくなることが考えられている．しかし，内服していても発症することがあるため，検尿は意味があるが，実際には，服薬のアプライアンスを上げることによる腎炎防止効果のほうが大きいのかもしれない．検尿を行わない場合には，腎炎合併のリスクについて十分な説明を行っておく．

b │ IgA腎症（腎炎）IgA nephropathy

概念

慢性腎炎の中心となる疾患で，腎糸球体にIgAを中心とした沈着を認める．発症の原因はまだ明らかでないが，IgAの糖鎖異常が指摘されている．

血尿や蛋白尿がみられ，時に腎機能低下やNSを伴う．一般に上気道感染後数日以内の肉眼的血尿が主訴となるが，日本では無症候性に学校検尿で尿異常を指摘され，診断される例のほうが多い．学校検尿で発見された場合も，組織学的重症度や予後は血尿発作にて発症した場合と変わらないため，適切な診断・管理を要する．

診断

肉眼的血尿は数日で改善するが，顕微鏡的血尿が持続することが多い．

組織所見では，糸球体のメサンギウム細胞の増殖・基質の拡大とメサンギウム領域へのIgAを主体とする顆粒状沈着物を認める．管内増殖，半月体形成，巣状硬化，癒着などを伴う．

血清IgAが30％で上昇している．補体は正常である．

鑑別診断には種々の腎炎がある．

治療

日本小児腎臓病学会のガイドライン（学会ホームページ参照）では，急性期のIgA腎症を軽症例と重症例の2群に分けた治療指針を示している．重症例は，①早朝尿Up/c≧1.0，あるいは，②びまん性メサンギウム増殖（中等度以上のメサンギウム増殖，半月体形成，癒着，硬化病変のいずれかの所見を有する糸球体を全糸球体の80％以上に認める），または半月体形成を30％以上の糸球体に認めるもので，軽症例はそれ以外とした．間質病変や硬化病変の多い慢性型はこの指針からは除外される．

軽症例では，アンジオテンシン変換酵素阻害薬（リシノプリルなど）または柴苓湯による治療を，重症例には副腎皮質ステロイド，免疫抑制薬（アザチオプリン，ミゾリビン），抗凝固薬（ワルファリンカリウム），抗血小板薬（ジピリダモール）による2年間の治療などを行う．治療には副作用もあるため，実施には腎専門医との相談が必要である．扁桃摘出については成人でもまだ結論が出ておらず検討課題である．

予後

予後不良とされる組織像でも，近年は積極的な治療により進行が抑制され，小児期に腎不全に至る例は少なくなった．早期診断・治療という学校検尿がもたらした大きな成果である．経過中の感染症合併による急性増悪に注意が必要である．

C 紫斑病性腎炎 Henoch-Schönlein purpura nephritis（HSPN）

概念

Henoch-Schönlein紫斑病（HSP，あるいはアナフィラクトイド紫斑病，アレルギー性紫斑病）に伴って起こる腎炎である．小児の二次性糸球体腎炎では最も頻度が高い．HSPの診断・治療についてはp.585を参照されたい．HSPに罹患した小児の30～60％に尿異常が出現する．腹痛の強い例，年長児ほど腎炎合併率は高い．多くは発症3カ月以内に合併するが，1年程度経過した後に出現する場合もあるので，HSPでは少なくとも半年間の定期的な検尿が必要となる．疾患の原因はまだ明らかでないが，IgA腎症と同様のIgA1のヒンジ部の糖鎖異常が指摘されている．

診断

尿異常の多くは軽度の潜血と蛋白尿であるが，一部はNSをきたし，腎機能の低下がみられることもある．補体は低下しない．

血尿のみ，あるいはUp/c＜0.5の場合には数カ月で軽快傾向になるとされる．腎生検の適応は施設により異なるが，腎機能低下，高血圧などがある，NS，蛋白尿が4週間以上続く場合などである．

組織学的にはIgA腎症と同様の所見が認められる．組織学的分類は国際小児腎臓病研究班

(ISKDC)の分類がよく用いられる．Grade Ⅰ：微小変化，Ⅱ：メサンギウム増殖，Ⅲ：Ⅱ＋半月体＜50％，Ⅳ：Ⅱ＋半月体50〜75％，Ⅴ：Ⅱ＋半月体＞75％，Ⅵ：膜性増殖性腎炎様，Ⅲ〜Ⅴはa：巣状，b：びまん性に細分類する．病変のある糸球体80％以上をびまん性とする．Grade ⅡおよびⅢが全体の3/4を占める．

鑑別診断として　紫斑を伴う尿異常としては，血小板減少性紫斑病やループス腎炎などがある．

治　療

尿蛋白の程度により，ジピリダモールやステロイドの内服が行われる．IgA腎症に準じた治療が行われることも多い．腎障害が強い場合には速やかにステロイドパルス療法やウロキナーゼ療法，シクロスポリン投与，血漿交換療法などを行う．Grade ⅤやⅥは，治療への反応が不良とされる．

予　後

長期的には尿異常発症者の8割は回復するが，残りは慢性化し，1％弱は慢性腎不全に至る．特に，急性期の腎機能障害の強い例やNSをきたした例，高血圧例，組織学的に半月体の率が50％以上または尿細管間質線維化の多い例では注意が必要である．女児では妊娠時の腎機能悪化が報告されている．

d ネフローゼ症候群 nephrotic syndrome（NS）

概　念

高度の蛋白尿と低蛋白血症を認め，しばしば浮腫を伴う．小児では年間に5人/10万人の発症率である．男児に多く，3〜10歳に多いが，組織型によっては新生児から発症する．

基礎疾患の有無により原発性と続発性に分類され，原発性にはMC，メサンギウム増殖性糸球体腎炎，巣状分節性糸球体硬化症（FSGS），MPGN，膜性腎症などがある．小児では約90％が原発性で，その85％はMCで，ステロイド反応性であることが多い．一方で，ステロイド抵抗性のことが多いFSGSの一部は遺伝性で，糸球体足細胞（ポドサイト）の分子異常が発見されている．

診　断

厚生労働省特定疾患ネフローゼ症候群調査研究班と，国際小児腎臓病研究班（ISKDC）の診断基準が使われており，また，ステロイド反応性による分類がよく利用される（表Ⅴ-F-3）．

小児のNSは治療反応性が良好であることが多いため，腎生検を行わずにステロイド治療を開始されることが多い．持続性血尿，高血圧，腎機能低下，低補体血症を伴う，発症が生後6カ月以内などMC以外の病型が疑われる場合はステロイド投与開始前に腎生検を行う．頻回再発・ステロイド依存例ではシクロスポリンなど免疫抑制薬使用時に腎生検を行う．

SRNSは，腎生検を行った上で治療方針を決定する．組織学的にはMCおよびFSGS，びまん

表V-F-3 小児ネフローゼ症候群の診断基準と用語の定義

1) ネフローゼ症候群の診断基準

A. 厚生省特定疾患ネフローゼ症候群調査研究班[*1]
1. 蛋白尿：3.5 g/日以上ないし 0.1 g/kg/日または早朝起床時第1尿で 300 mg/dL 以上の蛋白尿が持続
2. 低蛋白血症：血清総蛋白量：学童, 幼児　6.0 g/dL 以下, 乳児　5.5 g/dL 以下
　　　　　　　血清アルブミン量：学童, 幼児　3.0 g/dL 以下, 乳児　2.5 g/dL 以下
3. 脂質異常症：血清総コレステロール量：学童　250 mg/dL 以上, 幼児　220 mg/dL 以上, 乳児　200 mg/dL 以上
4. 浮腫
　注) 1. 蛋白尿, 低蛋白血症（低アルブミン血症）は, 本症候群診断のための必須条件である
　　　2. 脂質異常症, 浮腫は本症候群診断のための必須条件ではないが, これを認めればその診断はより確実となる
　　　3. 蛋白尿の持続とは 3〜5 日以上をいう

B. 国際小児腎臓病研究班（ISKDC）[*2]
以下の2項目の条件を満たす場合をネフローゼ症候群とする
1. 尿蛋白が夜間 12 時間尿について 40 mg/時/m² 以上が 3 日間以上持続すること
2. 血清アルブミン値が 2.5 g/dL 以下に低下すること

2) 治療反応性に関する用語の定義[*3]

- 寛解（remission）：Up/c＜0.2 あるいは試験紙で尿蛋白が陰性あるいは痕跡が 3 日間連続
- 再発（relapse）：寛解後, 再び試験紙で早朝尿 Up/c≧2 あるいは試験紙で蛋白 2＋以上が連続 5 日のうち 3 日以上
- 頻回再発（frequentl relapsing）：初期治療後 6 カ月以内に 2 回以上の再発, または任意の 12 カ月に 4 回以上の再発
- ステロイド依存性（steroid dependent）：ステロイド治療の減量中または中止 2 週間以内に再発
- ステロイド抵抗性（steroid resistant）：4 週間の連日のステロイド療法で寛解できない場合

Up/c：尿蛋白/尿クレアチニン比
[*1]：上田　泰：厚生省特定疾患ネフローゼ症候群調査研究班昭和 48 年度研究業績集, p.7, 1974 より改変.
[*2]：Abramowicz M, et al：Lancet, 1 (7654)：959-961, 1970 より改変.
[*3]：Gipson DS, et al：Pediatrics, 124：747-757, 2009.

性メサンギウム増殖に分類される.

　鑑別診断として, 浮腫をきたす疾患としては, 腎炎の他に蛋白漏出性胃腸症やリンパ浮腫, 心不全などがある. 検尿を行い尿蛋白, 血尿を評価する.

治療

❖ ステロイド反応性ネフローゼ症候群（SSNS）

　浮腫がある時期には安静と減塩食を指導する. 血管内脱水を伴う状態での過度の安静は血栓症のリスクが上がるため循環血液量の維持に注意を払う. 急性期の塩分制限は必要だが過度の制限は食欲低下を招くため, 実際の摂食量に合わせた塩分量を添加する（1.5〜2.0 g/日）. 蛋白摂取量も年齢に応じた通常量でよい. 乏尿や下痢・嘔吐を伴う腹痛時にはアルブミンの投与（25％アルブミン 1 g/kg 2〜3 時間）や生理食塩水などによる細胞外液の急速補充を考慮する.

　薬物療法はステロイドによる治療が基本となる. ISKDC による国際法に準じて, プレドニゾロン 60 mg/m²/日（約 2.0 mg/kg 標準体重/日）分 3 連日投与 4 週間（最大 80 mg/日）につづいて, プレドニゾロン 40 mg/m²/日（約 1.3 mg/kg 標準体重/日）隔日朝 1 回投与 4 週間（最大 80 mg/日）などを行う. 再発時には, 原則として初期投与量に戻し, 寛解後, 減量を開始する. 減量は初期治療と同様あるいは, 長期漸減法を選択する.

　ステロイド投与時には, 緑内障, 離脱症候群, 感染症, 高血圧, 肥満などの副作用に注意する. 長期の治療は, 成長障害, 骨粗鬆症や白内障などの副作用が問題となる.

　頻回再発型の場合にはシクロフォスファミドやシクロスポリンによる治療が行われる.

❖ ステロイド抵抗性ネフローゼ症候群（SRNS）

　強力な治療により, 寛解導入が可能となる例が増えている. 日本小児腎臓病学会の治療指針

（学会ホームページ参照）では，シクロスポリンまたはステロイド大量静注療法のいずれかあるいは併用による治療を示している．

全身管理は，SSNSと同様であるが，高血圧，脂質異常症などの治療も必要となる．強い副作用がある場合にはステロイド中止の判断を行う．

この他にも，タクロリムス，ミコフェノール酸モフェチル，ミゾリビン，リツキシマブなどの免疫抑制療法，LDLアフェレーシスなど，さまざまな治療が行われている．

予後

SSNSの80％は再発をきたす．さらに，その半数は頻回再発型となるが，成人になっても再発をきたすのは全体の1～2割とされる．腎不全に至ることはまれである．

SRNSは発症後10年で30～40％が腎不全となる．いったん寛解に持ち込める場合には比較的予後はよいが，寛解導入できない場合の予後は厳しい．特にFSGSは予後不良で，小児の慢性腎不全の20％を占め，先天異常を除いた原疾患のなかで最も多い．しかも，移植後に1/3は再発する．一方で，遺伝子異常によるものは高率に腎不全になるが，移植後の再発は少ない．強力な治療にも抵抗性の場合には遺伝子検査が勧められる．

参考文献

1) 武田修明，ほか：溶連菌感染後急性糸球体腎炎の最近の動向と発症予防の可能性．小児科臨床，60：1003-1008, 2007.
2) Davin JC：Henoch-Schönlein purpura nephritis：pathophysiology, treatment, and future strategy. Clin J Am Soc Nephrol, 6：679-689, 2011.
3) Gipson DS, et al：Management of childhood onset nephrotic syndrome. Pediatrics, 124：747-757, 2009.
4) 日本小児腎臓病学会：小児IgA腎症治療ガイドライン1.0版．2007．(http://www.jspn.jp/pdf/Iga.pdf)
5) 日本小児腎臓病学会：小児突発性ネフローゼ症候群薬物治療ガイドライン1.0版．(http://www.jspn.jp/pdf/0505guideline.pdf)

【波多江　健】

4 スクリーニングで発見される腎尿路疾患

a 血尿症候群/蛋白尿症候群 hematuria and/or proteinuria

概念

　1973年の学校保健法の改正により，学校健診の検査項目に尿検査が加えられて39年が経過した．「腎疾患の早期発見および早期介入を行うことによって，腎不全への進行を防ぐ」という本来の目的は，学校検尿開始後7年から15年での統計では，1年間に発症した小児慢性腎不全患者の原因の約7割（120名中82名）を慢性腎炎が占めていたが，学校検尿開始より25〜28年後の統計では慢性腎炎の占める割合は約3割（100名中34名）に減少していた．このことは，学校検尿の導入により慢性腎疾患の早期発見・早期治療が末期腎不全への進行を抑制していることを間接的に推測される．しかし直接的に証明する学校検尿の全国統計は存在しない．現在全国的に学校検尿を行っている国，地域は，日本，韓国，台湾のみである．国際的に説得力のある学校検尿のデータを示すためにも，今後，学校検尿のシステムを標準化して，専門家がいない地域でも実施可能なシステムを構築し海外に向けて情報を発信していくことが大切である．

　学校検尿が始まり，多くの検体を処理するために，簡便な尿試験紙が開発され用いられるようになった．その精度も向上し種類も増加している．

　血尿症候群，蛋白尿症候群の多くは，学校検尿で見つかることが多く，福岡市医師会学校腎臓・糖尿検診部会（腎検部）では従来の方法で行っていたが，検尿異常を示す児童，生徒のなかには緊急の対応が必要な症例もみられるため，2000（平成12）年度より従来のシステムに加え，①潜血（3+）・蛋白（3+）以上，②蛋白（4+）以上，③糖（2+）以上・尿ケトン（+）のように強度の尿異常を示す児童，生徒に対して「学校検尿：強陽性者緊急速報システム」を始めた（図V-F-3）．

　検査機関による一次（尿試験紙）または二次（尿試験紙および沈渣）ののち，前に述べたような強陽性を示す緊急事例を認めたときは，検査機関よりFAXにて結果を腎検部へ報告してもらい，すぐに判定を行い受診票を発行し，腎検部→教育委員会→学校→保護者へと速やかに連絡が行われるようシステムの変更を行った．その結果，2000（平成12）年度に開始以来，2010（平成22）年度までの11年間に49名の緊急精密検査対象者を発見した．内訳はネフローゼ症候群4名，慢性（持続性）腎炎12名，体位性蛋白尿4名，無症候性蛋白尿7名，IgA腎症2名，急性腎炎症候群2名，紫斑病性腎炎4名，インスリン非依存型糖尿病5名，インスリン依存型糖尿病5名，腎性糖尿1名，尿路感染症1名，無症候性血尿・蛋白尿2名，無症候性蛋白尿7名，などであった．そのなかには緊急を要する重篤な腎疾患が存在し，それらを早期に発見し専門病院で適切に対応することができた．

　以上に述べた以外の尿異常者は，まず一次，二次の検査が終了した時点で，早期用精密検査が

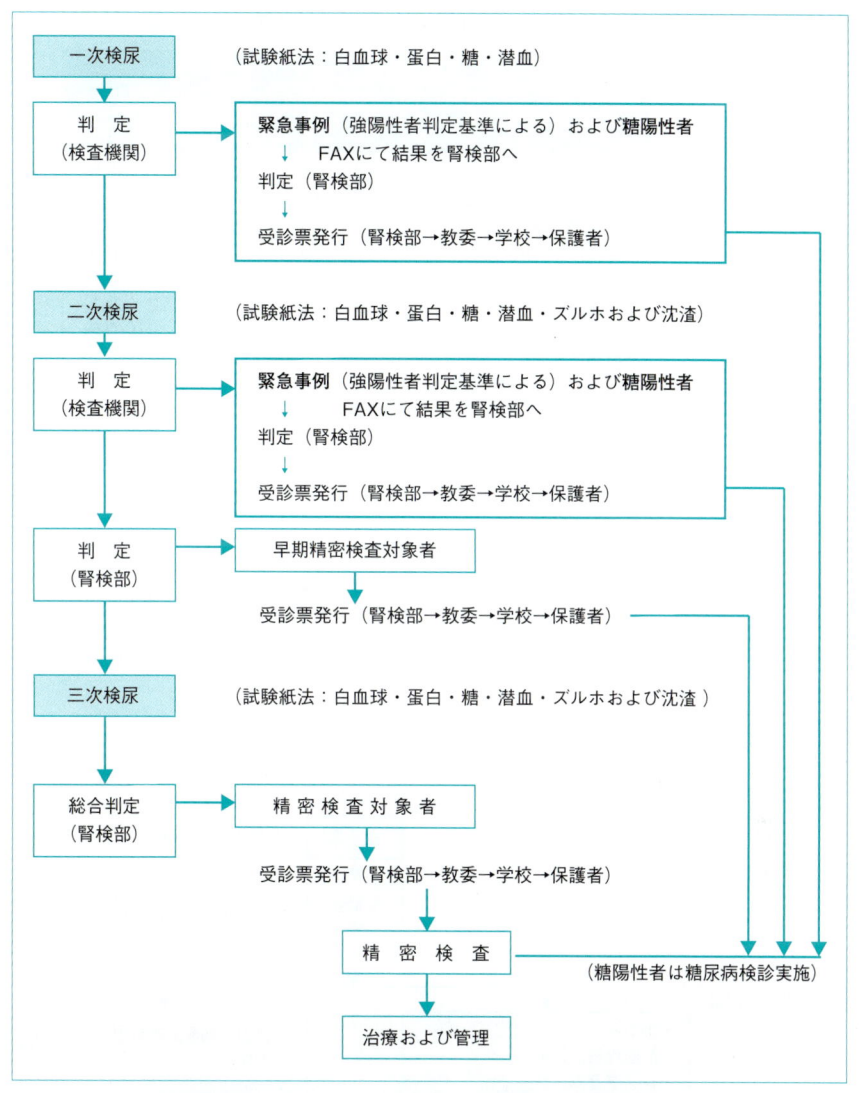

```
一次検尿 (試験紙法：白血球・蛋白・糖・潜血)
  ↓
判定（検査機関） → 緊急事例（強陽性者判定基準による）および糖陽性者
                    ↓ FAXにて結果を腎検部へ
                  判定（腎検部）
                    ↓
                  受診票発行（腎検部→教委→学校→保護者）
  ↓
二次検尿 (試験紙法：白血球・蛋白・糖・潜血・ズルホおよび沈渣)
  ↓
判定（検査機関） → 緊急事例（強陽性者判定基準による）および糖陽性者
                    ↓ FAXにて結果を腎検部へ
                  判定（腎検部）
                    ↓
                  受診票発行（腎検部→教委→学校→保護者）
  ↓
判定（腎検部） → 早期精密検査対象者
                 受診票発行（腎検部→教委→学校→保護者）
  ↓
三次検尿 (試験紙法：白血球・蛋白・糖・潜血・ズルホおよび沈渣)
  ↓
総合判定（腎検部） → 精密検査対象者
                     ↓
                   受診票発行（腎検部→教委→学校→保護者）
                     ↓
                   精密検査 （糖陽性者は糖尿病検診実施）
                     ↓
                   治療および管理
```

図V-F-3　学校検尿の流れ（福岡市学校検尿方式）

必要な尿所見の程度の強い患児と，三次検尿を行う尿所見の軽い患児とを腎臓検診判定委員会で決める．尿所見の強い患児を大学病院などの小児腎臓病の専門医のいるところへ直接紹介する．それ以外の尿所見の比較的軽い患児は，福岡市医師会員の登録精密検査機関を受診するよう指導している．2012（平成22）年度の腎臓検診陽性者の精密検査による受診結果は，表V-F-4のとおりである．正常群を除くと血尿症候群が約 20％，慢性腎炎症候群が約 26.5％ を占めていた．福岡市医師会学校腎臓・糖尿検診部会では腎尿路異常の早期発見のため 1993（平成 5）年度より白血球検出試験紙を導入している．

血尿症候群

診断は図V-F-4のような手順で行う．血尿のみの場合には，1年程度は検尿を行い，定期的（1カ月に1回程度）に経過を観察する．血尿は持続性か間欠的か，程度は顕微鏡的か肉眼的かなどを観察する．尿中に出現した赤血球を位相差顕微鏡や電子顕微鏡を用いて観察すると，各種

表V-F-4 平成22年度腎臓検診の結果

受診者数	男 519	女 1,205	計 (%) 1,724 (100.0)
正常	125	453	578 (33.5)
体位性蛋白尿（症候群）	17	23	40 (2.3)
無症候性血尿	116	229	345 (20.0)
無症候性蛋白尿	35	32	67 (3.9)
無症候性血尿・蛋白尿	7	23	30 (1.7)
急性腎炎症候群	1	1	2 (0.1)
ネフローゼ症候群	5	4	9 (0.5)
紫斑病性腎炎	5	9	14 (0.8)
慢性（持続性）腎炎症候群	148	308	456 (26.5)
尿路感染症	6	57	63 (3.7)
腎不全	3	2	5 (0.3)
インスリン依存型糖尿病	9	11	20 (1.2)
インスリン非依存型糖尿病	2	4	6 (0.3)
糖尿病境界型	3		3 (0.2)
腎性糖尿	6	3	9 (0.5)
不明	27	47	74 (4.3)
その他	9	14	23 (1.3)

（福岡市医師会学校腎臓・糖尿検診部会）

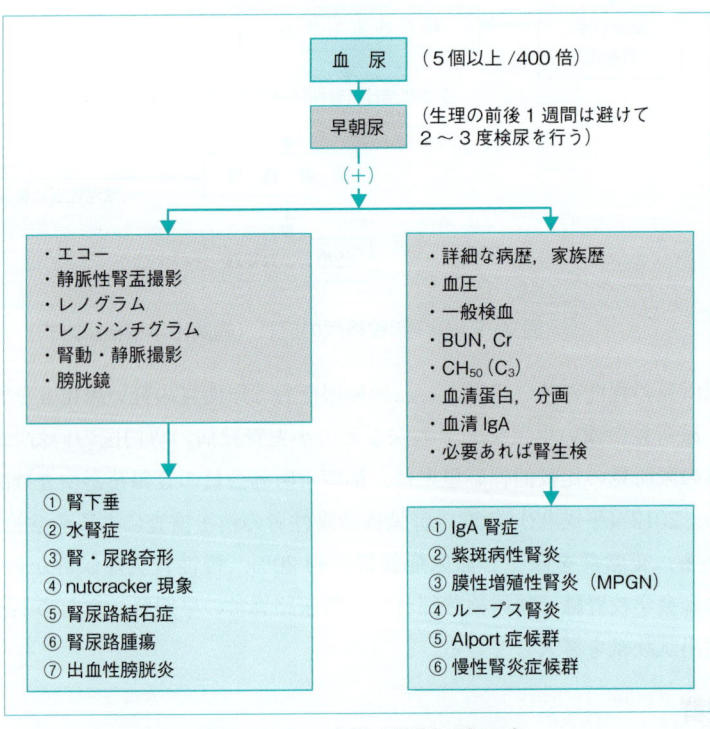

血尿 （5個以上/400倍）
↓
早朝尿 （生理の前後1週間は避けて2～3度検尿を行う）
（+）

左側：
・エコー
・静脈性腎盂撮影
・レノグラム
・レノシンチグラム
・腎動・静脈撮影
・膀胱鏡

① 腎下垂
② 水腎症
③ 腎・尿路奇形
④ nutcracker現象
⑤ 腎尿路結石症
⑥ 腎尿路腫瘍
⑦ 出血性膀胱炎

右側：
・詳細な病歴，家族歴
・血圧
・一般検血
・BUN, Cr
・CH_{50} (C_3)
・血清蛋白，分画
・血清 IgA
・必要あれば腎生検

① IgA腎症
② 紫斑病性腎炎
③ 膜性増殖性腎炎（MPGN）
④ ループス腎炎
⑤ Alport症候群
⑥ 慢性腎炎症候群

図V-F-4 血尿の診断の進め方

表V-F-5 chance proteinuria and/or hematuria で発見された症例の尿蛋白の強さと糸球体組織型の分布との関係

	血尿のみ 症例数（%）	蛋白尿軽度 症例数（%）	蛋白尿中等度 症例数（%）	蛋白尿高度 症例数（%）
微少変化	137（24.9）	29（11.6）	11（8.5）	4（6.5）
巣状メサンギウム増殖性腎炎	67（12.1）	24（9.6）	4（3.1）	2（3.2）
びまん性メサンギウム増殖性腎炎	71（12.9）	53（21.2）	23（17.7）	14（22.6）
IgA腎症	184（33.4）	91（36.4）	53（40.7）	18（28.9）
管内性増殖性腎炎	5（0.9）	1（0.4）	1（0.8）	0（0）
MPGN（1, 2, 3型）	64（11.6）	36（14.4）	22（16.9）	12（19.4）
巣状糸球体硬化症	7（1.3）	8（3.2）	11（8.5）	6（9.7）
膜性腎炎	15（2.7）	7（2.8）	5（3.8）	4（6.5）
その他	1（0.2）	1（0.4）	0（0）	2（3.2）
総症例数	551（100.0）	250（100.0）	130（100.0）	62（100.0）

糸球体腎炎，家族性血尿など糸球体由来の赤血球は膨化・萎縮・分節状・コンペイトウ化など多彩に変化した変形赤血球が平均75％以上みられる．一方尿路結石，下部尿路感染症および遊走腎などの非糸球体性血尿では，変形赤血球が30％以下のことが多い．一般に血尿のみの症例の予後は良好で，血尿は10年後には約8割が消失する．

約1年の観察の結果，血尿の程度の軽い場合や血尿のみが持続していても高血圧，家族性，低補体を伴わなければ，腎生検は行わないことが多い．表V-F-5のように血尿のみの場合には，腎組織像は約1/3がIgA腎症，約1/4が微少変化，11.6％が膜性増殖性腎炎で，比較的組織変化の軽いものが多いようである．

血尿症候群で専門医療機関に紹介する目安は，血尿に蛋白尿が合併してきた場合，家族歴がある場合（検尿異常，腎炎，腎不全，難聴など）である．

蛋白尿症候群

生理的と病的な蛋白尿がある．小児期に学校検尿など偶然の機会に発見される無症候性蛋白尿は，体位性蛋白尿が多いので，まず体位性蛋白尿を鑑別することが大切である．

正常では尿蛋白量は150 mg/日以下であるが，150 mg/日以上持続的にみられる場合はその原因を十分に検索しなければならない．蛋白尿が発見されたら図V-F-5の要領で検査を進め診断を確定する．表V-F-5のように蛋白尿の程度が強くなるにつれて腎糸球体組織の変化が強くなる．したがって24時間蓄尿を行い1日蛋白量を計測することは，組織変化および予後を予測するうえで重要である．

体位性蛋白尿のテストは，図V-F-6（p.575）の要領で行う．学校の部活などで激しい運動を行っている場合には，2～3日休んで検尿を行ったほうが，より正確な検尿のデータが得られる．

蛋白尿が早朝尿で100 mg/dL以上，または蓄尿にて0.5 g/日以上みられる場合は，専門医療機関への紹介が必要である．

第Ⅴ章 外来でみる主要疾患

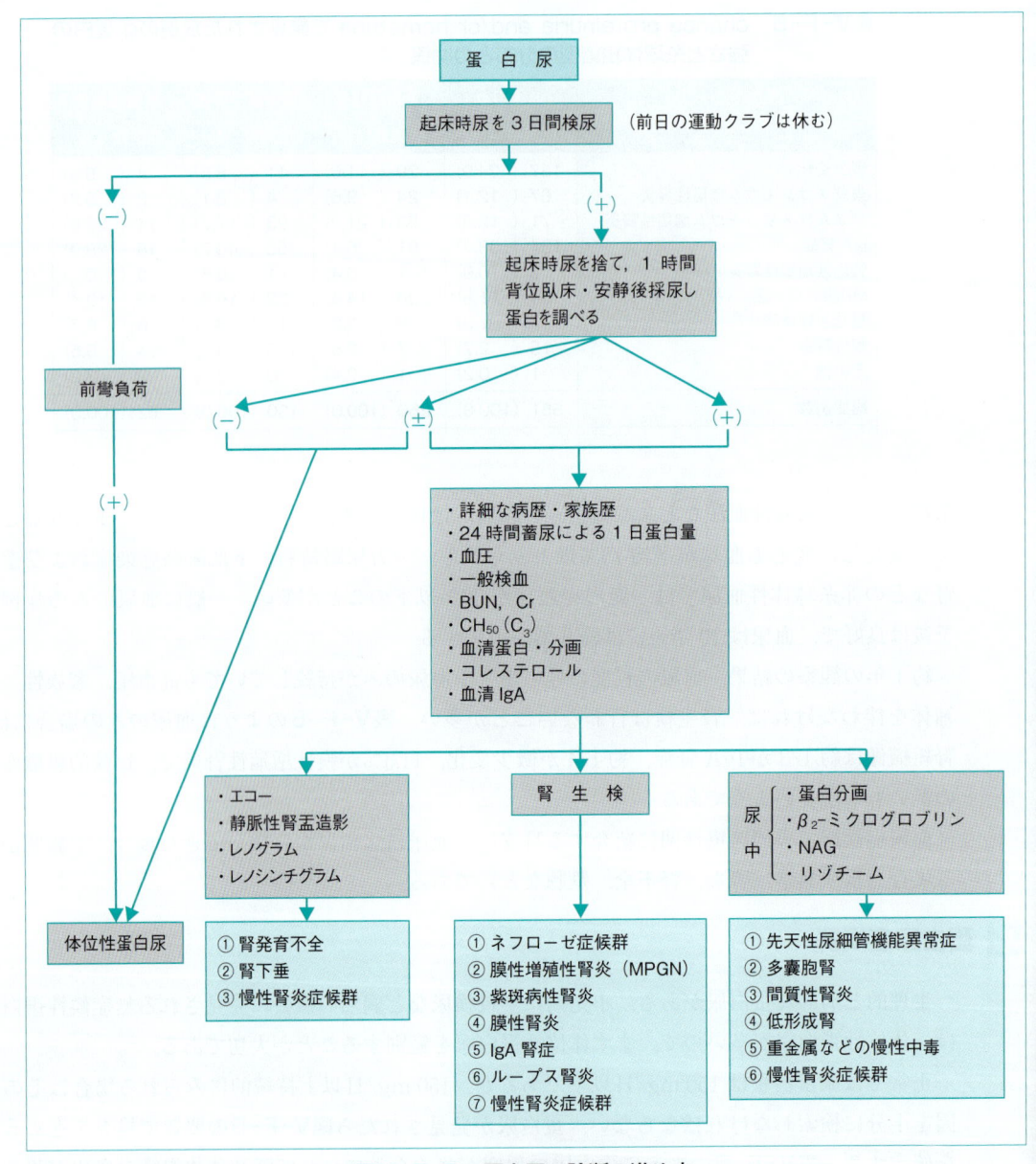

```
                        蛋 白 尿
                           │
                 起床時尿を3日間検尿  (前日の運動クラブは休む)
                    │           │
                   (−)         (+)
                    │           │
                    │       起床時尿を捨て，1時間
                    │       背位臥床・安静後採尿し
         前彎負荷            蛋白を調べる
            │         ┌──────┼──────┐
            │        (−)    (±)    (+)
           (+)        │      │      │
            │        │  ・詳細な病歴・家族歴
            │        │  ・24時間蓄尿による1日蛋白量
            │        │  ・血圧
            │        │  ・一般検血
            │        │  ・BUN，Cr
            │        │  ・CH₅₀（C₃）
            │        │  ・血清蛋白・分画
            │        │  ・コレステロール
            │        │  ・血清IgA
            │        │      │
            │        │  ┌───┼───┐
            │        │ ・エコー    腎生検   尿中 ・蛋白分画
            │        │ ・静脈性腎盂造影            ・β₂-ミクログロブリン
            │        │ ・レノグラム               ・NAG
            │        │ ・レノシンチグラム          ・リゾチーム
  体位性蛋白尿  ①腎発育不全  ①ネフローゼ症候群   ①先天性尿細管機能異常症
              ②腎下垂     ②膜性増殖性腎炎(MPGN) ②多嚢胞腎
              ③慢性腎炎症候群 ③紫斑病性腎炎      ③間質性腎炎
                          ④膜性腎炎           ④低形成腎
                          ⑤IgA腎症            ⑤重金属などの慢性中毒
                          ⑥ループス腎炎        ⑥慢性腎炎症候群
                          ⑦慢性腎炎症候群
```

図Ⅴ-F-5 蛋白尿の診断の進め方

b 慢性腎炎症候群 chronic nephritic syndrome

概念

　3歳児健診，学校検尿，会社の健康診断，さらに尿試験紙の普及による検尿機会の増加など，"チャンス"による無症候性尿異常者の検出と，腎生検の普及により，腎の組織学的情報を多く得られるようになったことが，腎組織の分類や概念を大きく変えた．

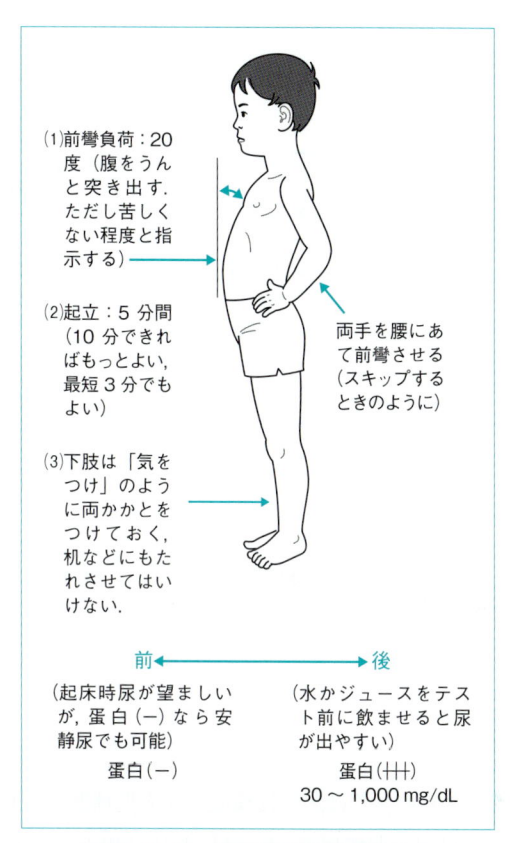

図Ⅴ-F-6　体位性蛋白尿のテスト

　慢性腎炎は腎の進行性荒廃という組織的変化としてとらえられていたが，最近では時間的経過を考慮にいれた，臨床的な概念に置き換えられつつある．

❖ 古典的概念（狭義の慢性腎炎）

　古典的病理学では，発症時期が不明で，腎の組織学的・機能的にも病像が進行・増悪し，腎不全に移行する不可逆かつ予後不良な疾患を慢性腎炎と定義した．

❖ 臨床的概念（広義の慢性腎炎）

　腎生検が一般的に行われるようになり，組織学的分類が容易になるにつれて，症状が長く続く腎炎でも組織はさまざまであり，慢性腎炎を単一の疾患とするより，むしろ症候群あるいは疾患群とし，症状が一定期間以上持続するという時間の概念を軸とする考えが出てきた（図Ⅴ-F-7）．1974～1976（昭和49～51）年，武内重五郎班長による厚生省慢性腎炎研究班の定義が代表的なものである（表Ⅴ-F-6）．

　この作業的定義は，尿の異常所見が1年以上続くこと，つまり異常尿所見の"持続"が基本概念であるため，古典的慢性腎炎と区別して"持続性（persistent）腎炎"という用語を用いる人たちもいる（図Ⅴ-F-8）．

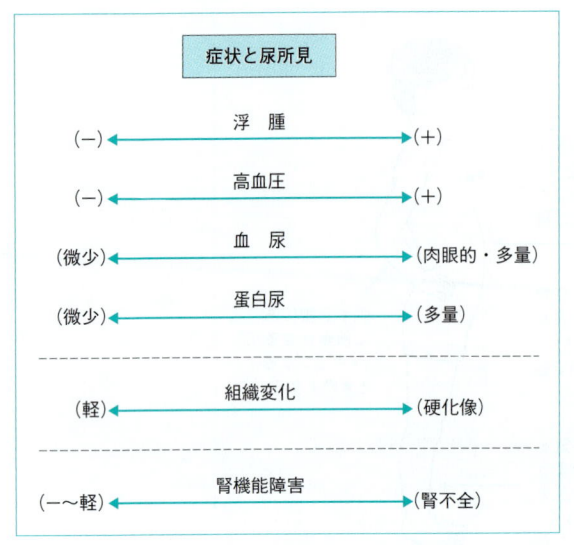

図V-F-7　バラエティに富む慢性糸球体腎炎の臨床症状と組織変化

症状と尿所見
- 浮腫：（−）↔（＋）
- 高血圧：（−）↔（＋）
- 血尿：（微少）↔（肉眼的・多量）
- 蛋白尿：（微少）↔（多量）
- 組織変化：（軽）↔（硬化像）
- 腎機能障害：（−〜軽）↔（腎不全）

表V-F-6　慢性腎炎の定義

Ⅰ　急性腎炎の発症から異常尿所見または高血圧が，1年以上持続しているもの．
Ⅱ　発症に，明らかな急性腎炎症状を欠くが，発見時より異常尿所見*が1年以上持続して存在するもの．
Ⅲ　ただし，異常尿所見または高血圧を呈する下記の各疾患を除く．
　1. 膠原病（全身性エリテマトーデス，結節性動脈周囲炎など）
　2. 糖尿病性腎症
　3. 痛風腎
　4. 本態性高血圧症
　5. 腎血管性高血圧
　6. 腎盂腎炎
　7. 起立性蛋白尿
　8. 中毒性腎症
　9. その他（原発性アルドステロン症，アミロイドーシス，囊胞腎，妊娠腎など）

*異常尿所見とは，蛋白尿，円柱尿，血尿のうち全部または一部を認めるものをいう．

（厚生省慢性腎炎研究班，昭和49年）

小児の特異性

　小児の慢性腎炎（広義）の多くは，学校検尿や3歳児健診により早期に発見されるため，無症候性のことが多い．学校検尿などで尿異常が発見された時点では多くの場合，血尿症候群，血尿＋蛋白尿症候群，蛋白尿症候群などの診断名がつけられる．尿異常が1年以上持続した時点から慢性（持続性）腎炎（広義）と診断される（図V-F-8）．

　学校検尿により発見された蛋白尿や血尿で慢性に経過する腎炎は，約35.8％がIgA腎症，12.8％が膜性増殖性腎炎，その他の大部分が増殖性腎炎であるといわれている．

　一般に血尿単独群は腎組織所見が軽いものが多く，予後は比較的良好である．血尿＋蛋白尿混合群や蛋白尿単独群で，蛋白尿の程度が高度になるにつれて腎組織所見の変化の強いものが増加する．

　学校検尿が始まった初期の段階では多くのHBV腎症が発見され，約2/3は膜性腎炎ということがわかった．またHBeAg（＋）がHBeAb（＋）へseroconversionを起こすと，尿所見の改善がみられることもわかった．しかし「B型肝炎母子感染防止事業」により現在ではHBV腎症はほとんどみられなくなった．

　以上述べたように，臨床的広義の慢性腎炎症候群という把握のしかたは，臨床作業上便利である．ただし，あくまでも時間軸をもとにした概念の疾患群であることを念頭に置いて用いるべきであろう．

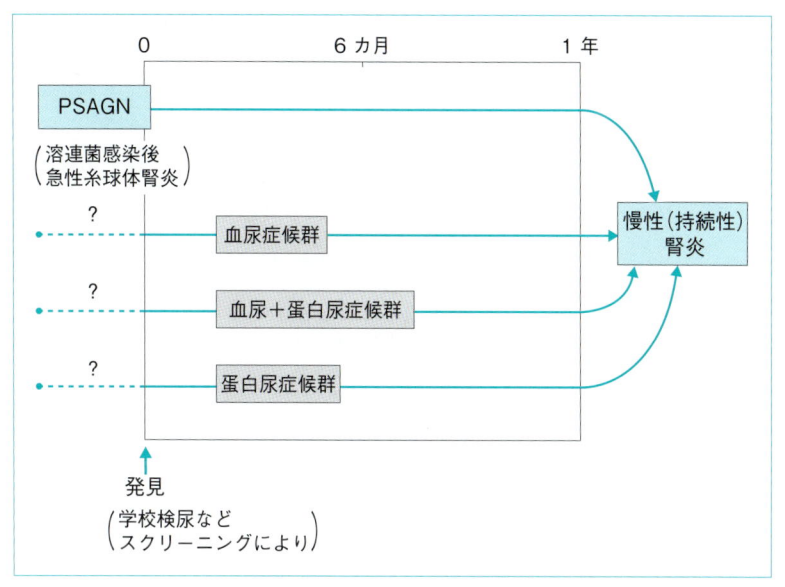

図V-F-8 尿異常および腎炎の時間的経過と診断名の推移

C 先天性腎尿路異常 congenital abnormalities of the kidney and urinary tract（CAKUT）

概念

　1973年の学校保健法の改正により，学校検尿が開始され腎疾患の早期発見，早期治療，早期介入が行われ，末期腎不全への進行抑制のうえではある一定の効果が認められているが，3歳児検尿，学校検尿を行っていても低形成・異形成腎，ネフロン癆などの先天性腎路疾患では，蛋白尿が軽微であり検尿結果に異常を呈することが少ないため，気づかれないまま放置されると，腎不全への進行を阻止できない．

　年齢の小さい子どもたちの腎・尿路疾患には，表V-F-7のように先天性尿路異常が多い．しかもその疾患の多くは早期に発見され適切な処置が行われると，腎不全への進行阻止・遅延が可能である．そして腎形成異常の発見には，これまでの試験紙法よりも，腎超音波検査のほうが効率がよいといわれている（「厚生省心身障害研究：幼児検尿システム化とその意義に関する研究」1989〜1991年，山下文雄班長）．

白血球尿試験紙

　1974年以来行われてきた蛋白尿・血尿・糖尿のための試験紙では発見しにくかった尿路感染症や腎尿路異常などを発見するために，福岡市医師会学校腎臓・糖尿検診部会では1993（平成5）年より一次・二次検尿において今までの項目に加えて，白血球検出を目的とした尿試験紙へと変更した．

　初年度の1993（平成5）年の白血球尿陽性は特に女児の「中間尿」採取の指導が徹底していなかったためか，「偽陽性」の患児が多く発見され，学校検尿現場および精密検査医療機関が陽性

表V-F-7 腎・尿路の先天性および後天性疾患

1. 先天性奇形
   - 無形成腎（renal agenesis）
   - 低形成腎（renal hypoplasia）
   - 囊胞腎（polycystic kidney）
   - 馬蹄腎（horseshoe kidney）
   - 水腎症（hydronephrosis）
   - 重複尿管（duplication of the ureter）
   - 尿管瘤（ureterocele）
   - 後部尿道弁（posterior urethral valve）
   - 膀胱尿管逆流現象（VUR）
2. 後天性疾患
   - 腎不全（renal failure）
   - 腎梗塞（renal infarction）
   - 腎静脈血栓症（renal vein thrombosis）
   - 腎腫瘍（renal tumor）
   - 腎結石（nephrolithiasis）
   - 腎石灰沈着症（nephrocalcinosis）

者急増のため混乱した．しかし，1993（平成5）年度白血球試験紙導入以来，2010（平成22）年度まで外科的手術が必要となった患児や，注意深い観察が必要な患児が多く発見された．

しかし白血球試験紙では「偽陽性」の患児が多いため，将来的には白血球尿試験紙に代わる超音波診断法などの導入が考えられる．

乳幼児腎臓検診

1961年から3歳児健診時に検尿を行うことがモデル案として示され，最近はかなり多くの保健所で実施されている．しかし実状はただ行ったというだけで，方法や解釈に検討の余地がある．そのような問題点の解明，腎不全予防に有用な幼児検尿のシステムの確立を目的に「厚生省心身障害研究小児腎疾患の進行阻止と管理のシステム化に関する研究」（石丸隆治総合班長）のうち，「小児腎疾患の長期管理における運動・食事・社会心理に関する研究」（酒井糾班長）の一環として「幼児検尿のシステム化とその意義に関する研究」（1989〜1991年，山下文雄班長）が結成された．

全国各地でさまざまな方法による3歳児検尿が実施されており，その有効なシステムづくりが急がれている．しかし従来の試験紙法による検尿は，幼児検尿の標的疾患である水腎症や嚢胞腎疾患などの腎尿路奇形などの疾患では，進行するまで尿所見異常を認めず，必ずしも有効でないことが明らかになっており，新しいスクリーニングの方法の導入が重要な課題となっている．そこで腎超音波診断の重要性が指摘されている．

台湾のSheihらは台北市の6〜15歳の132,686名に腎超音波診断を行い，その0.5％に腎尿路奇形を認め，50例が外科的処置が必要であったと報告している．国内でも各地で乳幼児に対するパイオニア的腎超音波検査が行われ，数多くの成果がみられていることを受けて，「先天性腎尿路異常診療の手引き」が作成された（「疾患の早期発見システムの導入に関する研究」平成15年度厚生科学研究，主任研究者：東京大学小児科・五十嵐隆）．

腎超音波検査法は非侵襲的で痛みを伴わず，機器も小型化してきているのでどこでも検査が可能になっている．小児の腎尿路奇形の多くは先天性のものなので，3歳児健診の時期より早期に

表V-F-8 CKDのステージ

病期	GFR（mL/分/1.73 m²）	診療計画
1	≧90で腎障害（＋）	診断・治療の開始，併発疾患の治療 CKDの進展を遅延させる治療 心血管障害の危険因子管理
2	60～90で腎障害（＋）	進行の予測
3	30～60	合併症の診断と治療
4	15～30	透析・移植の準備
5	＜15	透析・移植の導入

（新村文男：小児のCKDについて．腎，23/24：28-33，2009）

行うことにより，より早く腎尿路奇形を発見し腎不全への進行を予防できると考えられる．

小児の慢性腎臓病（CKD）（表V-F-8）

小児と思春期の慢性腎臓病（chronic kidney disease：CKD）についての臨床診療ガイドラインが2003年に米国腎臓財団（NKF）から示された．これに呼応して2006年に小児CKD対策小委員会（日本小児腎臓病学会）が設立された．定義は「尿蛋白陽性などの腎疾患の存在を示す所見」，もしくは「腎機能低下（糸球体濾過量が60mL/分未満）」が3カ月以上続く状態である．小児CKDの原疾患は成人と異なり，生活習慣病関連の原因はほとんどない．小児CKDの原因は先天性尿路奇形が最も多く，次いで巣状分節性糸球体硬化症である．

参考文献

1) 山下文雄：乳幼児腎臓検診マニュアル―腎不全予防のために―．久留米大学医学部小児科学教室，1992．
2) 伊藤雄平：学校検尿のあり方．腎と透析，67（増刊号）：41-45，2009．
3) 伊藤秀一：小児CKDの治療と管理．Progress in Medicine, 29：1955-1958，2009．

【進藤 静生】

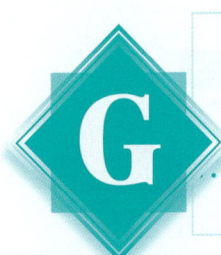

G 血液疾患および腫瘍
diseases of the blood and malignancies

1 鉄欠乏性貧血
iron deficiency anemia

　小児科領域では最も日常的に遭遇する貧血で，血液検査上は小球性低色素性貧血を呈する．体内の鉄量は新生児で 0.5 g，成人では 5 g で，その 2/3 はヘモグロビンとして赤血球のなかにあり酸素の運搬にあずかる．残りの鉄は貯蔵鉄のほか全身細胞の働きに欠かせないものである．小児で毎日 0.8〜1.0 mg の鉄を必要とし，これを吸収率 10％として毎日 8〜10 mg の鉄を経口摂取する必要がある．これを下回ると鉄欠乏になる．赤血球数，ヘモグロビン値は正常範囲でも，血清鉄，貯蔵鉄の低下を認める潜在性鉄欠乏といわれるものもある．

■ 外来でみる鉄欠乏性貧血

　WHO は貧血を 6 カ月〜5 歳児で Hb 11.0 g/dL 未満，6〜11 歳で 11.5 g/dL 未満，12〜14 歳で 12.0 g/dL 未満と定義している（表V-G-1）．鉄欠乏性貧血は生後半年から 2 歳頃までの乳幼児と思春期に多くみられる．乳幼児期の貧血の多くは発熱時などの血液検査で偶然に発見される．学童期に立ちくらみ，顔色が悪いといった，いわゆる「貧血」の訴えで来院する子どもの多くは貧血ではない．潜在性のものも含めて実際に貧血があるかどうか，貧血があればそれが鉄欠乏によるものかどうか診断を進めないと正しい治療はできない．

■ 鉄欠乏の原因

　鉄欠乏の原因としては次の 4 つが主なものである．
　①出生時の貯蔵鉄の不足：新生児体内の鉄の 80％は妊娠 3 期（妊娠 28 週から 40 週まで）に母体から移行する．早産児，多胎児，胎児母体間輸血などでは生後早期から鉄欠乏を発症す

表V-G-1　WHO による貧血の基準値

年齢または性別	ヘモグロビン値（g/dL）
6〜59 カ月	11.0
5〜11 歳	11.5
12〜14 歳	12.0
女性（15 歳以上　非妊娠）	12.0
女性（妊娠時）	11.0
男性（15 歳以上）	13.0

（前田美穂：赤血球に必要な栄養素が不足して起こる貧血．チャイルドヘルス，15：406，2012）

②相対的な鉄不足：発育の著しい乳児期には，生後半年までに胎生期に供給された貯蔵鉄は消費され，以後十分な供給がなければいわゆる後期貧血になる．離乳期の母乳栄養児，特に離乳遅延児に多い．これは母乳中の鉄含量が1 mg/Lと少ないためである．調製粉乳には鉄が補強されているので，人工栄養児のほうが鉄欠乏性貧血は少ない．

③思春期の特に女子で，二次性徴に伴う成長のスパート，月経による損失により鉄不足になりやすい．不適切な食事摂取が増悪因子となる．

④鉄の喪失：鉄欠乏を起こしやすい年齢をはずれている場合，消化性潰瘍，横隔膜ヘルニア，憩室，ポリープ，血管腫などによる慢性の出血の存在を強く疑う．

◻ **牛乳貧血**……牛乳の飲み過ぎによる貧血をときどき経験する．その原因としては牛乳中の鉄分が少なく吸収が悪いことのほかに，鉄欠乏による腸管粘膜の変化，機能障害，牛乳抗原による感作などによる蛋白漏出性胃腸症も原因していることがある．

臨床症状

乳幼児期の鉄欠乏性貧血の多くは無症状で，発熱時などの血液検査の際に偶然に発見される．特に生後6カ月から1歳半の児では，発熱時などに血液検査を行った場合，貧血の有無にも注意を払う．憤怒けいれん（泣き入りひきつけ）は鉄欠乏との関連が指摘されている．

学童では，疲れやすい，顔色が悪いということで連れてこられる場合が多い．非特異症状である異食症（特に氷）は頻度が高いといわれる．慢性に進行した場合，ヘモグロビン値が6 g/dLあれば大した臨床症状を認めないことが多い．6 g/dL未満になると，元気がない，不機嫌，イライラ，食欲不振などの症状がみられ，頻脈，収縮期心雑音，心拡大を認めることもある．

近年，貧血には至らない鉄欠乏により注意力，認知能力，記銘力が低下し，知能の発達に影響することが報告されている．鉄は中枢神経において神経の発達，神経伝達物質の代謝や髄鞘化に関わることが知られており，鉄欠乏については適切な治療を行うことが望まれる．

血液学的所見

①鉄欠乏性貧血は小球性低色素性貧血（microcytic hypochromic anemia）の代表的なもので，Hb，Htの低下，MCV，MCH，MCHCの低下，塗抹標本における小赤血球，赤血球の大小不同と変形，多染性，低染性を認める．

②血清鉄の低下（50μg/dL以下），総鉄結合能（TIBC）ならびに不飽和鉄結合能（UIBC）の上昇（それぞれ350，300μg/dL以上）．

③血清フェリチン値の低下（10μg/mL以下）．

◻ **赤血球恒数**……平均赤血球容積（MCV），平均赤血球血色素量（MCH），平均赤血球血色素濃度（MCHC）を赤血球恒数と呼ぶ．貧血の鑑別に有用である．その年齢別正常値を表V-G-2に示す．

診　断

問診，血液学的所見ならびに鉄剤投与後の反応を参考にすれば診断は難しくない．

問　診

臨床症状，好発年齢（生後半年から2年の間および思春期），鉄摂取量の不足（長期の母乳栄

表V-G-2 赤血球恒数の正常値

	新生児	1カ月	乳児期	幼児・学童期
MCV (fL)	100～103	98	79～80	89
MCH (pg)	35～37	34	27～28	27～33
MCHC (%)	34～37	36	33～34	36

表V-G-3 小球性低色素性貧血の鑑別

	鉄欠乏性貧血	感染性貧血	thalassemia mimor	鉛中毒	V.B$_6$反応性貧血	sideroblastic anemia
血清鉄	低	低	正～高	不定	高	高
不飽和鉄結合能	高	低	正～低	不定	低	低
その他	血清フェリチン：低下	血清フェリチン：正～高	HbA$_2$ ↑ HbF ↑	赤血球の塩基好性斑点 血中鉛値↑ 赤血球プロトポルフィリン：高	V.B$_6$有効	骨髄 sideroblast

表V-G-4 鉄剤投与後の反応

```
12～24 時間……細胞内鉄含有酵素の回復
              神経過敏，食思不振など自覚症状の改善
36～48 時間……骨髄における赤芽球増殖
48～72 時間……網赤血球の増加（ピーク5～7日）
4～30 日   ……Hb, Ht 値の上昇
1～3 カ月  ……鉄貯蔵の回復
```

養，離乳遅延，偏食，牛乳の飲み過ぎなど），スポーツなどが参考になる．また消化管出血によるものがまれでないので，便の潜血反応を確認する．特に好発年齢から外れている場合は注意が必要．鉄剤無効例や治療中止後の再発例に無痛性潰瘍 silent ulcer あるいはポリープがみられることがある．

❖ **血液学的所見**

先に述べた小球性低色素性貧血の所見を認める．鉄欠乏以外の原因による小球性低色素性貧血との鑑別については表V-G-3を参考にする．

❖ **鉄剤投与後の反応**

投与開始後2，3日もすると網赤血球の増加が始まり（ピーク5～7日），次いでHbが増加してくる（3週間以内に最低2g/dL以上の増加）．これらの反応を認めないときは診断を考えなおす必要がある（表V-G-4）．

治療

❖ **鉄剤**

原則として内服で与える．乳幼児では鉄として1日あたり3～6 mg/kgを分3で投与．製剤による効果の差はない．年長児では，消化器系の副作用を考慮して通常最初の数日間は半量を与える．食間空腹時に与えるほうが吸収はよいが，消化器症状の副作用が強い場合は食後でよい．紅茶，緑茶との併用は避ける．年長児には徐放剤が1日1～2回の投与でよいので便利．乳幼児用としてシロップ剤がある．小児の場合，鉄剤注射の適応はほとんどない．

G. 血液疾患および腫瘍

表V-G-5 市販の経口鉄剤

一般名	代表的な商品名	剤形	単位あたりの鉄含有量
クエン酸第一鉄ナトリウム*	フェロミア®顆粒8.3%	顆粒	100 mg/1.2 g
	フェロミア®錠50 mg	錠	50 mg
フマル酸第一鉄	フェルム®・カプセル	徐放カプセル	100 mg
溶性ピロリン酸第二鉄	インクレミン®シロップ5%	シロップ	6 mg/mL
硫酸鉄水和物（徐放鉄剤）	スローフィー®錠50 mg	錠	50 mg
	テツクール®徐放錠100 mg	徐放錠	100 mg
	フェロ・グラデュメット®	徐放錠	105 mg

＊：クエン酸第一鉄ナトリウムの小児に対する安全性未確立

（横田俊一郎：貧血．小児の薬の選び方・使い方　改訂3版，p.156，南山堂，2010）

表V-G-6　おもな食品の鉄含有量（mg/100g）

米飯	0.6	キャベツ（白）	0.5	いちご	0.7	にしん	1.5
小麦粉	1.4	レタス	0.7	チーズ	0.3	あじ	1.0
白パン	3.2	カブラ	0.5	クリーム	0.3	さけ	1.0
フランスパン	3.3	たまねぎ	0.4	バター	0.2	卵	2.5
うどん	0.4	トマト	0.5	マーガリン	0	卵黄	9.0
ビスケット	1.2	にんじん	0.6	ミルク	0.1	牛肉	2.9
じゃがいも	1.0	ほうれん草	3.0	みそ	3.6	豚肉	2.3
えんどう豆	1.9	りんご	0.3	かれい	0.6	鶏肉	3.2
大豆	4.9	バナナ	0.5	ひらめ	0.6	肝（牛）	10.0
豆腐	2.0	オレンジ	0.3	たら	0.4	肝（豚）	18.0

（浅野清治：鉄欠乏性貧血．小児医学，8：34，1975）

鉄剤投与に対する反応はきわめて著明で，貧血も速やかに回復してくる．末梢血Hb値が正常化してからさらに貯蔵鉄が回復するまで（通常3カ月間）投与を続ける．そのためには血清フェリチン値の正常化（20μg/mL以上）を目安にする．スポーツ選手にみられる鉄欠乏性貧血も鉄剤によく反応するが，鉄剤の無効な例には亜鉛を併用するとよいといわれる．市販の経口鉄剤として，表V-G-5のようなものがある．

鉄剤の効果が悪い場合，次のようなことが考えられる．
① 患児が指示どおりに服用していない（ノンコンプライアンス）．
② 投与鉄量の不足．
③ 隠された出血（消化管など）が続いている．
④ 診断が間違っている．
⑤ 基礎疾患（感染，悪性腫瘍，腎疾患など）がある．

❖ **輸　血**

鉄欠乏性貧血では鉄剤への反応がきわめて良好なため，貧血が高度で一般状態が不良なとき（心不全徴候を認めるなど）以外，輸血は禁忌である．輸血の必要がある場合は赤血球濃厚液（packed red cell）を用い緩徐に補正する．4 mL/kgの輸血でHbは1 g/dL，Htは4％上昇する．

❖ **食事療法**

補助療法，維持療法として鉄含有量の多い食品を指導することが大切である．主な食品の鉄含有量を表V-G-6に示す．鉄分の多い食品としては調製粉乳，肉類，鶏卵，レバー，大豆，豆腐，みそ，海藻類，貝類などがある．一般に動物性食品中の鉄のほうが植物性食品中の鉄よりも吸収率がよい．牛乳の飲み過ぎがあれば1日400 mL以下に制限する．まれにミルクアレルギー

による貧血がある．この場合は普通のミルクのかわりに，大豆乳あるいはミルクアレルギー用特殊乳を用いる．

❖ 原因療法

消化管出血（潰瘍，ポリープなど）などの原因がはっきりすれば，それに対する処置が必要である．

❖ 食事の指導

思春期の貧血では実際の食生活の状況を確認し，食事バランスの重要性について理解を促す．本症の治療にあたっては，本人の十分な理解に加え，家族に対する教育・指導が大切である．乳児期の後期貧血では鉄剤を投与する2〜3カ月の間に離乳食が進み，多くは鉄剤を中止できる．

❖ 鉄剤投与は貯蔵鉄の回復まで

鉄剤の投与を見かけ上の治癒で止めないで，さらに3カ月間は投与の必要があることをよく説明する．

❖ 鉄剤誤嚥による急性鉄中毒

小さい子の鉄剤誤嚥による急性鉄中毒は危険である．小児の推定致死量は1〜2gで，錠剤10〜20錠で死に至ることがある．鉄剤の保管には十分に気をつける．誤嚥したと思われるときは，まず吐かせることである．

---

column　憤怒けいれんと鉄欠乏

憤怒けいれん（breath holding spell；泣き入りひきつけ）は，乳幼児が激しく泣き，泣き切った呼気の状態で息を止め，顔面蒼白やチアノーゼ，重症例では意識消失・全身性けいれんを起こす発作である．通常発作は1〜2分でおさまり，また5〜6歳までに自然治癒するため治療は行われないことが多い．一方で，憤怒けいれんは鉄欠乏を伴う症例が多く，鉄欠乏を治療することで憤怒けいれんが起こらなくなることが報告されている．また，貧血に至らない鉄欠乏も憤怒けいれんの原因となることが示唆されている．鉄は神経伝達物質の代謝や髄鞘形成に関わっており，精神発達への影響を示す報告もあることから，鉄欠乏状を認める場合は適切な補充を行うべきである．

参考文献

1) Lerner NB, et al：Iron-deficiency anemia. Nelson Texbook of Pediatrics, 19th ed, p. 1655, 2011.
2) Baker RD, et al：Diagnosis and prevention of iron deficiency and iron-deficiency anemia in infants and young children（0-3 years of age）. Pediatrics, 126：1040-1050, 2010.
3) http://whqlibdoc.who.int/hq/2001/WHO_NHD_01.3.pdf
4) 大庭利道：経口鉄剤治療により著明に改善した重症憤怒けいれんの7例. 外来小児科, 15：149-153, 2012.
5) 横田俊一郎：貧血. 小児の薬の選び方・使い方　改訂3版, p. 156, 南山堂, 2010.

【稲光　毅】

2 紫斑病
purpura

a ヘノッホ・シェーンライン紫斑病 Henoch-Schönlein purpura（HSP）

同義語としてアナフィラクトイド紫斑病やアレルギー性紫斑病などと呼ばれる．隆起性の非血小板減少性紫斑，疝痛様腹痛，関節炎が3主徴であるが，長期予後は腎合併症が問題となる．3～10歳に多く，男児がやや多い．小児の血管炎では最も多く，年10万人あたり10～20人の発症率である．秋から初夏に多い．およそ半数に先行感染があり，発症まで1～2週間のものが多い．先行感染としては扁桃炎などの上気道炎が中心だが，副鼻腔炎を起こしていることもしばしばである．腎炎以外の重篤な合併症として腸管穿孔や頭蓋内出血がある．一般に予後は良好であるが，1%未満の症例で腎不全をきたすとされる．

病因

病因はいまだ明らかでないが，免疫複合体関連疾患であるとされ，IgAの異常が考えられている．先行感染の原因としてはA群β溶血性レンサ球菌が多いが，マイコプラズマ，アデノウイルス，パルボウイルスB19，水痘，単純ヘルペスなども知られる．

臨床症状

- **出血斑**……わずかに盛り上がった出血斑が，足関節を中心に両側性対称性に出現する．病勢が強いときは上肢，軀幹，顔面などにも現れる．軽度の瘙痒を伴ったじんま疹様の発疹で始まり，次第に深紅色から紫色の出血斑に変わる．まれに出血斑部に水疱や潰瘍形成をきたす．一部の症例では1年以上の長期に反復する（<1%）．
- **限局性浮腫**……一部の症例に出現する（約20%）．足関節周囲および腓腹部の腫脹と疼痛が多いが，頭部，顔面，背部などにも，有痛性の大きな浮腫（Quincke浮腫）が出現する．発赤はみられない．
- **関節症状**……関節痛，関節炎はおよそ2/3の症例に出現する．通常両側性で，足関節，手関節が中心となる．股，肩，指趾関節はまれ．痛みで歩行が困難となることもしばしばある．
- **腹部症状**……およそ半数の症例に認める．反復する疝痛で，しばしば嘔吐を伴う．紫斑に先行して腹痛が出現することもあり，急性腹症として緊急手術される症例もある（bowel angina）．血便ないし便潜血が認められることが多い．急に腹痛が増強するときには腸重積，腸管梗塞，腸管穿孔の合併を考える．陰囊・精巣の腫脹と疼痛，出血も認められる．精巣捻転との鑑別が重要である．
- **腎炎**……1/3～半数の症例に尿異常を認める．紫斑病発症から3カ月以内に出現することが多いが，1年程度経過して出現することもあるため，6～12カ月の尿検査が必要である．血便を伴う場合は腎炎合併率が高い．ネフローゼ症候群や高血圧，腎機能低下を認めるものは予後が悪い．

◆ **その他**……まれに頭蓋内出血，頭蓋内血管障害による意識障害，けいれん，頭痛，片麻痺が起こる．肺出血もみられることがある．

検査所見

特異的な検査所見はない．血液検査では，白血球数が軽度上昇．貧血はなく血小板数も正常ないし軽度上昇する．プロトロンビン時間（PT），部分トロンボプラスチン時間（APTT）は正常だが，凝固 XIII 因子活性が低下し，重症例ほど低い傾向がある．フィブリン分解産物（FDP）や D-dimer の上昇もみられ，診断の補助となる．長期予後には腎炎が最も影響するため，病初期より最低 3 カ月間は検尿を定期的に行い，蛋白尿が強い場合や肉眼的血尿がある場合などには腎生検を考慮する．超音波検査や内視鏡，消化管造影などで十二指腸の壁肥厚や多発性潰瘍が認められた場合には HSP を疑う．

血便や鮮血便がある場合は特に腸重積の合併に注意する．HSP に伴う腸重積は回腸-回腸型となることが多く，一般の腸重積と発生場所が異なるため注意が必要である．

診　断

EULAR/PRES コンセンサス診断基準では，隆起性の紫斑（palpable purpura）に次のいずれかを伴うとしている．①全般性の腹痛，②生検で IgA を主体とした沈着，③急性関節炎/関節痛，④腎合併症（血尿または蛋白尿）．初発症状として 1/3 は腹痛や関節痛が主訴であり，出血斑が出現する前は診断が難しい．高熱は通常認めない．

鑑別診断

出血斑の鑑別は，白血病など悪性疾患，血小板減少性紫斑病，敗血症（特に髄膜炎菌）や血管炎をきたす疾患〔SLE，結節性多発性動脈炎（PAN），Wegener 肉芽腫症，MPA，過敏性血管炎，皮膚白血球破砕性血管炎〕など．一過性抗カルジオリピン陽性例（後天性低プロトロンビン・ループスアンチコアグラント症候群）やじんま疹様血管炎では低補体を認める．HSP の亜型ともされる acute hemorrhagic edema of infancy は 2 歳以下で顔面や耳介などに出血斑を認める〕など．腹痛は，虫垂炎や腸重積，腸管捻転，付属器の捻転などの急性腹症や，O 157 など腸管感染症など．関節痛は関節リウマチや膠原病，細菌性およびウイルス性関節炎など．

治　療

急性期は症状に応じ対症的に治療する．腹痛が強い場合などには入院加療が望ましいが，安静と予後とは関連しないと考えられている．先行感染に対しては有効な薬剤を使用する．副鼻腔炎や鼻炎合併時は，その治療（抗アレルギー薬など）も行う．薬物療法としては，関節痛には，アセトアミノフェン（カロナール®10 mg/kg/回）の投与や経皮鎮痛消炎薬が有効であるが，強い関節炎・腹痛がある場合にはステロイド（プレドニン®1 mg/kg・最大 60 mg/日）を 2 週間内服させ，その後漸減する．腹痛の強い症例では，輸液とともに，ステロイドの静注（水溶性プレドニン®1 mg/kg/日，分 2 やサクシゾン®20 mg/kg/日，分 4）を行う．食事は可能であることが多いが，まれに経腸栄養剤も必要とされる．長期に腹痛や関節痛が持続する症例で，凝固 XIII 因子が低下している場合には，同因子（フィブロガミン®P 静注用 1 日 1 回 12〜20 mL）の補充

を考慮する．重症な腸管血管炎は，免疫グロブリン，メチルプレドニゾロン静注や血漿交換が有効との報告がある．慢性の腹痛に，メトトレキサートやミコフェノール酸モフェチルによる治療例もある．

腸管の潰瘍が確認された場合には，抗潰瘍薬を加える．腎炎が出現し，蛋白尿が悪化する場合には専門医に紹介することが望ましい（腎炎については，p.566参照）．

予 後

数カ月間は再燃するが，多くは予後良好である．一部は数年の間隔をおいて再燃する．腎炎合併後も8割で尿所見は消失するが，腎障害の強かった症例では，一度改善しても後に腎機能が低下することがあり，また，妊娠中の悪化も指摘されている．

参考文献

1) Gedalia A：Henoch-Schönlein purpura. Curr Rheumatol Rep, 6：195-202, 2004.
2) Ozen S, et al：EULAR/PRINTO/PRES criteria for Henoch-Schönlein purpura, childhood polyarteritis nodosa, childhood Wegener granulomatosis and childhood Takayasu arteritis：Ankara 2008. Part II：Final classification criteria. Ann Rheum Dis, 69：798-806, 2010.
3) McCarthy HJ, et al：Clinical practice：Diagnosis and management of Henoch-Schönlein purpura. Eur J Pediatr, 169：643-650, 2010.

【波多江　健】

b 特発性血小板減少性紫斑病 idiopathic thrombocytopenic purpura（ITP）

　紫斑病のうち血小板減少（10万/μL以下）によるものを血小板減少性紫斑病という．そのうち基礎疾患のないものが特発性血小板減少性紫斑病で，基礎疾患（白血病など）のあるものは続発性血小板減少症である．
　本症の血小板減少は抗血小板抗体が関与した免疫学的機序が関与すると考えられており，欧米ではimmune thrombocytopeniaの名称が使用されている．

病型

　急性型，慢性型，再帰型の3型に分けられ，小児では約80%が急性型である．その多くは上気道感染，風疹，麻疹，水痘，ムンプスなどウイルス性疾患罹患後に発症する．6カ月以内に治癒する急性型とそれ以上続く慢性型は発症時に予測は不可能で，6〜12カ月で治癒する例も少なくない．したがって最近は診断から3カ月以内を新規発症（newly diagnosed），3〜12カ月で持続性（persistent），12カ月以上を慢性（chlonic）と分類する．小児では慢性型は数%である．

臨床症状

　点状出血（petechiae）から大きな斑状出血（ecchymosis）に至る皮下出血と，粘膜出血（鼻，歯肉，消化管）が主である．時に頭蓋内出血，眼底出血をみることもある．
　関節内出血は通常認めない．

検査所見

　血小板減少（10万/μL以下）．採血時の凝集や偽性血小板減少に注意する．
　血液塗抹標本上で血小板減少の概略，血小板の形態（大型血小板）および凝集能の異常について知ることができる．骨髄像で巨核球（特に幼若型）は正常ないし増加．病的細胞を認めない．

診断

　出血傾向と血小板減少（10万/μL以下）から診断する．著明な出血がなければ血小板数以外の血液所見は正常（「出血傾向」の項，p.190参照）．
　脾腫あるいは血小板減少をきたす基礎疾患（産生低下，破壊亢進など）を認めないこと．
　骨髄検査はルーチンに実施する必要はない．他の疾患が疑われるとき，ステロイド剤投与開始前，治療に抵抗性のときなどには実施することが望ましい．

鑑別診断

- 紫斑……アナフィラクトイド紫斑病．
- 血小板減少……再生不良性貧血，白血病などの血液疾患，薬物中毒（過敏症），遺伝性血小板減少症（Wiskott-Aldrich症候群など），Kasabach-Merritt症候群（巨大血管腫），hemolytic ure-

mic syndrome, thrombotic thrombocytopenic purpura, SLE の初期など，まれではあるが一応頭に入れておいたほうがよい．

予後

急性型の多くは 8 週以内に治癒する．発病 3 カ月における完全治癒は約 75％である．

発病 6 カ月を過ぎた慢性型もさらに 6 カ月から数年の経過で寛解ないし血小板数 5 万/μL 以上に安定するものが 2/3 とされる．

頭蓋内出血の発症頻度は 0.2〜1％と低いが，死亡や後遺症の主因である．摘脾後の重症感染症による死亡は，ワクチンと予防投薬によりほとんどみられない．

治療

◆生活指導

生活・スポーツ……血小板数が 5 万/μL 以上あれば大出血を起こすことはないので，日常生活，スポーツは普通でよい．

2〜5 万/μL のときは，格闘技およびそれに準ずるスポーツを制限する．通学その他，日常生活はほぼ正常でよいが，外傷や打撲（特に頭部）を避けるよう指導する．

2 万/μL 以下のときは，スポーツ全般を制限する．

予防接種……免疫抑制薬を投与されていない患児には，原則として健常児と同じように接種を勧める．摘脾例には肺炎球菌ワクチンを使用する．

◆対症療法

血小板の増加を期待するものではないが，コントロールを目的とする．

軽・中等症例……血管強化剤としてアドナ®（田辺）2 mg/kg/日，ビタミン C 100〜300 mg/日を処方．

［処方例］ 5〜10 歳児　アドナ®　30〜60 mg ⎫
　　　　　　　　　　　シナール®　1.5 g 　⎬ 分 3

鼻出血，歯肉出血（粘膜出血）を伴う場合にはトランサミン®を投与する．

［処方例］ 5〜10 歳児　トランサミン®散　1.5 g　分 3

◆根治療法

血小板の増加を目的とするもので，副腎皮質ホルモン，免疫グロブリン（IVIg）の大量静注，ならびに摘脾の 3 つがあげられる．

副腎皮質ホルモン……プレドニゾロン 1〜4 mg/kg/日を 2 週間投与．投与中止後再出血すれば数日間再投与する．

血小板数が 2 万/μL 以上になったら，副作用を防ぐためになるべく早く中止するようにする．メチルプレドニゾロンのパルス療法は治療抵抗例に有効である．

IVIg の大量静注……1 g/kg IVIg を 1 日間点滴静注することにより 95％の症例で 48 時間以内に血小板は 2 万/μL 以上に増加する．5 日後に 5 万/μL を超えなければ，さらに追加する．

その他……抗体製剤（リツキシマブ），免疫抑制薬が抵抗例に使用される．

> **column** 小児特発性血小板減少性紫斑病─診断・治療・管理ガイドライン─の紹介
>
> 日本小児血液学会では血小板数，出血の程度，年齢などの組み合わせモデルを作り，それぞれに対する治療方針を広く会員から集め，その結果をふまえて本症の新しい診断・治療・管理ガイドラインを作成し[1]，その適性も評価されている[2]．
>
> **1．診断ガイドライン**
> ITP 診断の基本は出血症状と血小板減少であるが，ITP 以外の血小板減少をきたす疾患が具体的に列挙されている．
>
> **2．治療ガイドライン**
> ［新規診断 ITP］
> 　1）無症状あるいは広範囲でない紫斑のみの場合
> 　　① 血小板数 1 万 /μL 未満：ステロイド薬内服，あるいは IVIg 静注のいずれか．
> 　　② 血小板数 1〜2 万 /μL：症例によっては無治療観察．
> 　　③ 血小板数 2〜3/μL：原則として無治療観察．
> 　　④ 血小板数 3 万 /μL 以上：無治療観察．
> 　2）広範な紫斑，粘膜出血を認める場合
> 　　① 血小板数 2 万 /μL：IVIg 静注あるいはステロイド薬内服．
> 　　② 血小板数 2〜3 万 /μL：症例によってはステロイド薬内服あるいは IVIg 静注．
> 　　③ 血小板数 3/μL 以上：精査の要あり．
>
> ［初期治療に不応ないし再燃の ITP］
> 新規診断 ITP より治療階級を少し上げる．
>
> ［慢性 ITP］
> 急性の場合より治療階級を少し下げる．
>
> ［摘脾の適応］
> 　① 診断後 2 年以上の慢性 ITP．
> 　② 現在の年齢が 10 歳以上．
> 　③ 血小板数は 1 万 /μL 以下のことが多い．
> 　④ 粘膜出血を認めることがある．
> 以上全項目をみたす場合，積極的適応とする．上記項目から多少ずれても症例によっては摘脾を考慮する（文献 1，2 より引用，改変）．

参考文献

1) 白幡　聡，ほか：小児特発性血小板減少性紫斑病─診断・治療・管理ガイドライン─．日本小児血液学会雑誌，18：210-218，2004．
2) Higashigawa M, et al：Evaluation of Japanese practice guidelines for newly diagnosed childhood idiopathic thrombocytopenic purpura. Pediatr Int, 53：701-705, 2011.

【稲光　毅】

3 小児がん
childhood cancer

わが国では年間 2,000〜2,500 人の子どもが新たに小児がんと診断され，発生頻度は 1 年間に 15 歳未満の小児 1 万人あたり 1 人程度と推定される．頻度としては高くないが，小児の死亡原因としては不慮の事故に次いで第 2 位，病死の原因としては第 1 位であり重要な疾患である．

主要な小児がんの種類と相対頻度を表V-G-7に示す．小児がんは成人と異なり上皮細胞由来のがん種は少なく，多くは肉腫または胎生期の組織に由来する腫瘍である．小児がんの発症年齢は種類により，① 乳児期・幼児期早期に発症のピークがあり，年長児ではほとんどみられないもの（神経芽腫，網膜芽腫，肝芽腫，ウィルムス腫瘍），② 2〜5 歳に発症のピークがあるもの（急性リンパ性白血病），③ 大きな発症のピークはなく小児期を通じてみられるもの（急性骨髄性白血病，悪性リンパ腫，横紋筋肉腫，脳腫瘍），④ 乳幼児期には少なく年齢とともに増加するもの（骨肉腫，ユーイング肉腫），のような特徴がある（図V-G-1）．

a 白血病 leukemia

概念・疫学

小児白血病は小児がんのなかで最も頻度が高く，開業医においても遭遇する機会が多い．急性

表V-G-7 小児がんの相対頻度

疾患名	相対頻度（%）	
	日本小児がん学会登録[*1]	小児慢性特定疾患登録[*2]
白血病	38.0	35.4
悪性リンパ腫	8.2	7.1
ランゲルハンス細胞組織球症（LCH）	3.7	2.5
脳（脊髄）腫瘍	11.5	20.3
神経芽腫	6.8	7.3
網膜芽腫	3.4	4.1
横紋筋肉腫	2.9	2.3
肝芽腫	2.9	1.7
骨肉腫	2.0	3.2
ユーイング肉腫	2.0	1.1
ウィルムス腫瘍	1.8	2.0
その他	16.8	13.0

[*1]：日本小児がん学会「小児がん全数把握登録事業」（小児がん，48：150-174，2011）
[*2]：平成 19 年度小児慢性特定疾患治療研究事業（平成 21 年度厚生労働科学研究「法制化後の小児慢性特定疾患治療研究事業の登録・管理・評価情報提供に関する研究」報告書）

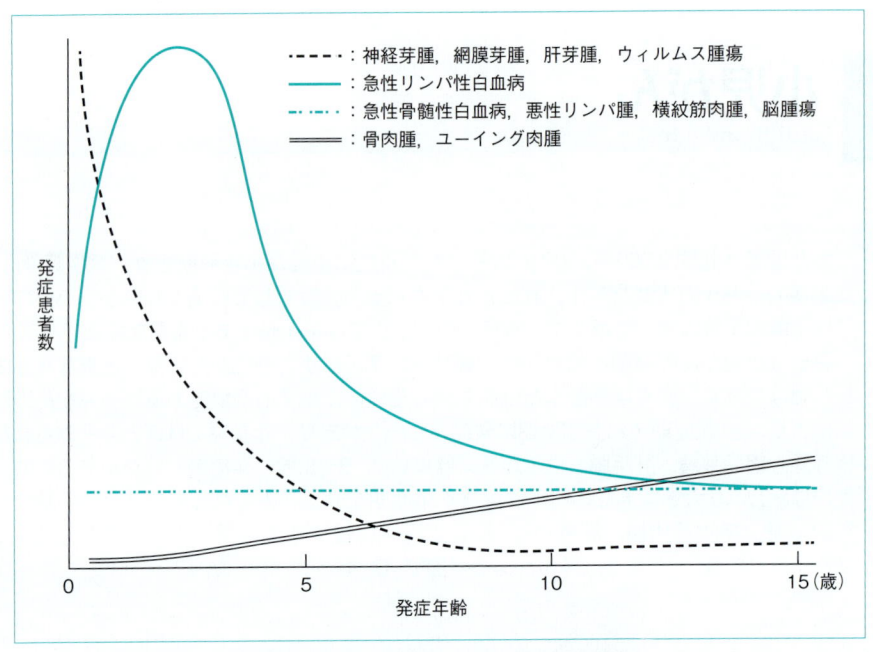

図V-G-1 小児がんの発症年齢の特徴

表V-G-8 白血病の症状

Ⅰ．骨髄における正常造血の低下による症状
　① 赤血球減少（貧血）：顔面蒼白，易疲労感，食欲不振，動悸，呼吸困難
　② 白血球減少：発熱（遷延性・反復性），感染症，口内炎
　③ 血小板減少：皮膚出血斑，鼻出血，歯肉出血，頭蓋内出血
Ⅱ．白血病細胞の臓器浸潤による症状
　① リンパ系臓器：リンパ節腫脹，脾腫
　② 中枢神経
　　a) 頭蓋内圧亢進：頭痛，嘔吐
　　b) 脳実質浸潤：片麻痺，脳神経麻痺，けいれん，失調
　　c) 視床下部・下垂体浸潤：過食，体重増加，行動異常，尿崩症
　　d) 脊髄浸潤：背部痛，腰痛，下肢痛，下肢脱力，直腸膀胱障害
　③ 腎・生殖器：精巣腫大，腎腫大，血尿，高血圧，腎不全症状
　④ 消化器：消化管出血（吐血，下血），歯肉腫脹，肝腫大
　⑤ 骨・関節：骨痛，関節痛
　⑥ 皮膚：腫瘤，丘疹，紅斑

リンパ性白血病（ALL）が70〜80％，急性骨髄性白血病（AML）が20〜30％，残りの5％以下が慢性骨髄性白血病（CML）である．発症年齢を見ると，ALLでは2〜5歳に大きな発症のピークがあるが，AMLでは乳児期に小さなピークを認めるのみである．

　白血病の原因は，細胞の増殖や分化に関連する遺伝子異常による造血前駆細胞の増殖制御の破綻とそれに伴う単クローン性増殖と考えられ，この遺伝子異常の一部は既に胎児期に存在する．白血病は1970年代までは不治の病と考えられていたが，現在ではALLで約80％，AMLで約60％の患児において長期生存が可能である．

臨床所見

　白血病の臨床症状は，骨髄での正常造血低下による症状と白血病細胞の臓器浸潤による症状に

表V-G-9 小児ALLの発症時臨床症状

症状	頻度（%）
発熱	61
出血傾向	48
骨・関節痛	23
肝腫大	68
脾腫大	63
リンパ節腫大	50

（Pizzo PA, et al：Principles and Practice of Pediatric Oncology, 6th ed, p.539, Lippincott Williams & Wilkins, 2011を改変）

表V-G-10 小児ALLの発症時末梢血所見

	検査値	頻度（%）
白血球数（/μL）	<10,000	53
	10,000≦ <50,000	30
	50,000≦	17
ヘモグロビン値（g/dL）	<7	43
	7≦ <11	45
	11≦	12
血小板数（/μL）	<20,000	28
	20,000≦ <100,000	47
	100,000≦	25

（Pizzo PA, et al：Principles and Practice of Pediatric Oncology, 6th ed, p.539, Lippincott Williams & Wilkins, 2011）

大別され（表V-G-8），さらに代謝異常による症状が加わる．骨髄造血能低下により貧血（顔色不良），出血傾向（出血斑），易感染性による発熱などが，臓器浸潤により肝脾腫やリンパ節腫大，骨・関節痛などがみられる．腫瘤を形成することも多く，縦隔腫瘤による呼吸困難や頭頸部の浮腫（上大静脈症候群），傍脊髄腫瘤による脊髄横断症状などを呈する．代謝異常では，高尿酸血症による腎不全が重要である．また，急性前骨髄球性白血病では播種性血管内凝固症候群（DIC）が，単球性白血病では歯肉腫脹が特徴的所見である．しかし，実際には，発熱，不機嫌，顔色不良，倦怠感など非特異的症状で受診することが多く，鑑別診断の1つとして白血病を常に念頭に置くことが重要である．

表V-G-9にALLにおける臨床症状の頻度を示す．発熱の頻度が高く，遷延性や反復性の発熱をしばしば認める．次に皮膚の出血斑，鼻出血，歯肉出血などの出血症状が多い．骨・関節痛は白血病細胞が骨髄で異常増殖することによる骨・骨膜の伸展や白血病細胞の直接浸潤に起因し，患児は整形外科を受診することも多い．他覚所見としては，肝脾腫とリンパ節腫大が重要である．

検査所見

末梢血の白血球数異常，白血球分類異常（白血病細胞の出現），貧血，血小板減少を認めることが多い．しかし，表V-G-10に示したように白血球数は増加しない場合も多く，末梢血中に白血病細胞を認めないこともしばしばある．多くの症例で貧血と血小板減少を認めるが，これらを伴わない症例も存在する．したがって白血病の診断には末梢血検査のみでは不十分であり，骨髄検査が必須である．血液生化学検査ではLDHの上昇が重要であり，体内の腫瘍量を反映する．その他，尿酸の高値や白血病細胞の肝浸潤に伴う肝障害もみられる．

診断

発熱，出血傾向，骨・関節痛，肝脾腫，リンパ節腫大などの臨床症状を認めた場合には白血病を念頭に置く．次いで末梢血検査にて，白血球数異常，貧血，血小板減少，LDH高値などを認めれば白血病の可能性が高い．X線検査による縦隔腫瘤や骨病変の検索も有用である．この時点で白血病を疑えば専門病院を紹介する．鑑別診断としては，再生不良性貧血，特発性血小板減少性紫斑病，骨髄異形成症候群（MDS），若年性多発性関節炎，膠原病，神経芽腫・横紋筋肉腫な

どの骨髄転移，百日咳，EBウイルス感染症などがあげられる．専門病院では骨髄検査を行い，塗抹標本による形態学的観察と特殊染色による細胞化学検査，免疫学的マーカー検査，染色体分析，キメラ遺伝子などの分子遺伝学的検索などにより白血病の型を決定する．

分類

- **急性リンパ性白血病（ALL）**……2〜5歳に発症のピークがある．形態学的にはFAB分類のL1型が多く，免疫学的にはB前駆細胞型，成熟B細胞型，T細胞型に大別され，約70％がB前駆細胞型である．
- **急性骨髄性白血病（AML）**……発症は各年齢に比較的均等に分布している．病型分類（FAB分類）は免疫学的表面マーカーの解析結果とほぼ一致する．M0，M1，M2は骨髄球性，M3は前骨髄球性，M4は骨髄単球性，M5は単球性，M6は赤白血病，M7は巨核芽球性である．
- **慢性骨髄性白血病（CML）**……フィラデルフィア染色体，すなわち*BCR-ABL*キメラ遺伝子陽性である．

治療と予後

治療の基本は複数の抗がん薬を組み合わせて投与する多剤併用化学療法である．白血病の型により有効な薬剤が異なる．難治性白血病に対しては同種造血幹細胞移植が実施され一定の治療成績が得られているが，移植関連死や晩期障害の頻度も高く，適応患者の決定は慎重に行う必要がある．

実際の治療薬剤の種類や投与量は，個々の患者の再発リスクに合わせて決定される（患者層別化）．再発リスクの低い群（低リスク群）に対しては，毒性のより少ない治療を行い晩期合併症を残さない治癒を目指す．高リスク群では強力な治療を選択し救命を図る．

患者層別化に有用な臨床所見を予後因子と呼び，ALLでは診断時年齢と末梢血白血球数が重要である．診断時年齢が1〜9歳で白血球数が5万/μL以下の患児の予後は一般的に良好である．この他，臓器浸潤がない，芽球が過二倍染色体や12；21転座を有する，初期治療に対する反応性がよい，などは予後良好因子である．一方，9；22転座を有する，治療開始29日目の骨髄に白血病細胞が5％以上残存する，などは予後不良因子となる．AMLの予後因子はALLほど明らかにされていないが，芽球の染色体異常の有無が重要であり，8；21転座，15；17転座，16番逆位をもつAMLの予後は比較的良好である．一方，モノソミー7，16；21転座などは予後不良因子である．ダウン症候群に合併したM7の予後は良好である．

CMLに対しては分子標的薬であるイマチニブなどのチロシンキナーゼ阻害薬が登場し，その予後は向上しつつある．

b 悪性リンパ腫 malignant lymphoma

悪性リンパ腫は小児がんの約10％を占めるリンパ系細胞由来の腫瘍である．病理組織像より非ホジキンリンパ腫（NHL）とホジキンリンパ腫（HL）に大別され，わが国では約90％がNHL，約10％がHLである．本症は腫瘤を形成する腫瘍であるが，リンパ系細胞が腫瘍化した

ものであり，白血病と同様に全身性播種性の悪性腫瘍と考えるべきである．

1．非ホジキンリンパ腫 non-Hodgkin lymphoma（NHL）

概念・疫学

NHL の好発年齢は学童期であり，10 歳以上の発症が多く 3 歳未満の頻度は低い．男女比は 2〜2.5：1 で男児に多い．組織学的には B および T 細胞の幼若型が多く，半数以上がリンパ節外に発症し進行性の病態を示すことが多い．

病理組織分類

リンパ芽球性リンパ腫（LBL，全体の 30%），バーキットリンパ腫（BL，25〜30%），びまん性大細胞性 B 細胞リンパ腫（DLBCL，10〜20%），未分化大細胞リンパ腫（ALCL，10〜15%）に大別される．BL と DLBCL は B 細胞由来，LBL の 70〜80% は T 細胞由来，ALCL は主に T 細胞由来である．

臨床所見

NHL はリンパ節腫大によって発症すると考えがちであるが，小児では半数以上がリンパ節外発症であり，眼窩，鼻咽腔，扁桃，心膜，肺，胸膜，乳房，腎，肝，脾，腸管，卵巣，精巣，脊髄，骨など全身のあらゆる臓器に腫瘍性病変として発症する．病理組織別の特徴は以下のとおりである．

- LBL……多くが T 細胞由来であるため縦隔腫瘤を有することが多く，呼吸困難，上大静脈症候群，胸水を伴うことがある．骨髄や中枢神経への浸潤も多い．
- BL……腹部腫瘤で発症することが多く，回盲部原発では腸重積や虫垂炎の診断で開腹されることがある．扁桃にも発生する．高度に進行性であり骨髄や中枢神経浸潤の頻度が高い．
- DLBCL……BL に類似するが骨髄・中枢神経浸潤は少ない．
- ALCL……しばしば発熱などの全身症状を伴う．リンパ節外病変が多く，皮膚，骨，軟部組織，肺などの頻度が高い．

診　断

2 cm 以上のリンパ節腫大があり，圧痛がなく，可動性の少ない硬い腫瘤として触知される場合には悪性リンパ腫を疑う．呼吸困難や顔面の浮腫，回盲部腫瘤，年長児や通常の方法で整復できない腸重積では NHL を念頭に置く．X 線検査や超音波検査が有用である．LDH 上昇や可溶性 IL-2 レセプター上昇も参考となるが，前者は腫瘍が小さければ上昇せず，後者は他疾患でも非特異的に上昇する．NHL が疑われる場合には生検により診断を行うが，その場合には専門病院に依頼する．

NHL では病型と病変の広がり（病期）によって治療法が異なるため，正確な病理組織診断と病期の確定が必須である．組織検査では免疫染色，遺伝子検査，染色体検査などの特殊検査を行う．十分量の組織が必要となるため針生検は原則行わない．ステロイド薬を投与するとリンパ腫細胞が死滅し正確な組織診断ができなくなるため，生検前のステロイド薬投与は避ける．病理診

断が確定すれば，病期を決定するために血液，髄液，骨髄検査および画像による全身検索を行う．

治療と予後

　腫瘍形成性の疾患であるが，発症時よりリンパ腫細胞が全身に播種していると考えるべきであり，治療の基本は化学療法である．外科的に一部の腫瘍を摘出することは，生検を除き意味がない．放射線照射も腫瘍による呼吸困難やイレウスに対する緊急照射などに限定される．

　LBL に対しては ALL と類似の多剤併用化学療法を用い，75～90％の長期生存率が報告されている．BL および DLBCL に対してはメトトレキサートとシクロホスファミドを中心とした短期大量投与により長期生存率は 80～90％である．ALCL の全身型に対しては B 細胞型 NHL に準じた治療が行われ，長期生存率は 60～75％程度である．

2．ホジキンリンパ腫　Hodgkin lymphoma（HL）

概念・疫学

　ホジキンリンパ腫はまれな疾患で，わが国での年間発症は 10～20 人程度である．腫瘍組織は，少数の単核または多核の巨細胞（Hodgkin 細胞および Reed-Sternberg 細胞）とその背景にある多数の反応性・炎症性細胞が特徴である．

臨床所見

　最も頻度の高い症状は無痛性のリンパ節腫大である．頸部に多く，基本的に隣接するリンパ組織に沿って連続性に進展し，縦隔病変の頻度も高い．しかし，15％程度の症例では非連続性の節外病変を認める．約 25％の症例は発熱，体重減少，盗汗などの全身症状を呈する．

診　断

　腫瘍組織の生検による病理診断が必須である．さらに画像診断にて病期を決定する．

治療と予後

　リンパ節の連続性病変という特徴から，従来は浸潤したリンパ節領域に対する網羅的な放射線照射が標準治療とされてきた．しかし放射線による晩期合併症が多く報告されたため，現在では多剤併用化学療法と病変部のみへの低線量照射の併用が基本的治療である．症例によっては化学療法のみで治療する．予後は比較的良好であり，進行期例でも 80％以上の長期生存が期待される．

C　ランゲルハンス細胞組織球症　Langerhans cell histiocytosis（LCH）

概念・疫学

　ランゲルハンス細胞が単クローン性に増殖し，骨，皮膚，中枢神経などに病変をつくる疾患で，3 歳未満の発症が多く，1 歳未満では多臓器病変を有する頻度が高い．以前はヒスチオサイ

トーシス X と呼ばれた．

臨床的特徴と診断

病変部位と広がりにより，単臓器単病変型（SS 型），単臓器多病変型（SM 型），多臓器多病変型（MM 型）に分類される．SS 型と SM 型のほとんどは骨病変であるが，皮膚やリンパ節に単独病変を生じる場合もあり，初診時症状としては腫瘤触知や骨痛，発熱が多い．MM 型の病変部位は多岐にわたり，皮膚（脂漏性湿疹，小丘疹，出血性皮疹），リンパ節（腫脹），耳（反復性耳漏），造血器（血球減少），肝・脾臓（腫大，低アルブミン血症，浮腫，腹水，黄疸），肺（間質病変），下垂体（尿崩症）などであり，初診時には皮疹，発熱，リンパ節腫脹，肝脾腫の頻度が高い．難治性の皮疹や反復性の耳漏では本症を念頭に置く．X 線検査にて特徴的な骨融解像（打ち抜き像）を認める．診断は，組織の免疫染色にて CD1a 陽性，電子顕微鏡にて Birbeck 顆粒を認めれば確定する．

治療と予後

SS 型は自然治癒も多く，経過観察のみ，掻爬，ステロイド局注などが行われる．SM 型と MM 型では通常 6〜12 カ月間の化学療法を行い，反応性はよく生命予後は悪くないが再発を繰り返すことが多い．MM 型のなかには治療抵抗性で急激な経過で死亡する例もある．2 歳未満例や造血器，肝，肺の機能障害を認める例は予後不良である．一方，LCH が治癒しても，尿崩症，難聴，骨の変形破壊による機能障害など晩期障害を残すことが多い．

d 神経芽腫 neuroblastoma

概念・疫学

交感神経系から発生する腫瘍で，小児の固形腫瘍のなかでは脳腫瘍に次いで多い．75％程度が副腎，後腹膜に発症し，次いで後縦隔が多く，頸部や骨盤部にも発生する．カテコラミン産生性の腫瘍であり，尿中に代謝産物である VMA（バニルマンデル酸）や HVA（ホモバニリン酸）を排泄するため腫瘍マーカーとして有用である．悪性度が高く治療困難例がある一方，自然退縮がみられる場合もあり，多様な臨床像を示す．

臨床的特徴と診断

腹部や頸部の腫瘤を偶然触知することで発見されることが多い．腫瘤は硬く表面は凹凸があり可動性はない．後縦隔原発では胸部 X 線検査で発見されることもある．頸部から上胸部原発では眼瞼下垂や発汗異常などの Horner 徴候を呈する場合がある．転移による症状としては，肝腫大や腹部膨満，骨転移による骨痛，頭蓋骨の腫瘍性病変，眼球突出，眼瞼周囲のうっ血斑，皮膚転移による皮下腫瘤などがみられる．後腹膜腫瘍が椎間孔から脊柱管内へ進展し脊髄を圧迫すると，下肢の麻痺や直腸膀胱障害をきたす．骨髄浸潤では貧血や血小板減少がみられる．発熱もしばしばみられる．まれであるが，腫瘍が VIP（vasoactive intestinal polypeptide）を産生するこ

とによる難治性の水様性下痢，腫瘍細胞と神経細胞が共通抗原を有することによるopsoclonus-myoclonus症状（眼球運動異常，小脳失調）を呈することもある．

臨床症状より神経芽腫を疑った場合には，尿中のVMA・HVA（クレアチニン補正値）を測定する．血液生化学検査ではLDHやNSE（神経特異エノラーゼ）が上昇する．画像検査では，特徴的な発生部位に内部構造が不均一で微細な石灰化像を伴った充実性腫瘍を認める．カテコラミン代謝部位に集積するMIBGシンチグラフィが陽性になるほか，骨転移例では骨シンチグラフィが有用である．骨髄転移例では骨髄において腫瘍細胞の集塊（ロゼット）を認める．最終的には生検などによる腫瘍の病理検査で診断する．

治療と予後

治療は予後因子の有無により決定される．予後因子としては，①診断時年齢：1歳6カ月以上は予後不良，②病期：1，2，4S期は早期例，3，4期は進行例，③腫瘍細胞の遺伝子検査：*MYCN*遺伝子の増幅例は予後不良，神経成長因子受容体*TRKA*遺伝子の低発現例は予後不良，④病理組織：嶋田分類にて判定，⑤染色体異常：2倍体や4倍体は予後不良，1番染色体短腕欠失や17番染色体長腕増加は予後不良，などである．

◆ **1歳未満の乳児例**……*MYCN*増幅例以外は予後良好である．病期1，2は無治療観察または手術のみ，病期3，4は化学療法を行う．長期生存率は病期1，2，3，4Sで95％以上，病期4で約80％である．ただし，生後3カ月未満例のなかには腫瘍増殖がきわめて速く予後不良の例がある．

◆ **1歳以上の限局例**……完全切除可能例では経過観察のみ，または低用量の化学療法を行う．90％以上の長期生存が得られている．

◆ **1歳以上の進行例**……高用量の多剤併用化学療法を行い原発巣および転移巣を縮小させた後，二期的に原発巣の全摘出を目指す．その後，化学療法を継続するか自己造血幹細胞移植術を併用した超大量化学療法を行う．転移巣や局所のコントロールには放射線照射が有効である．3年無増悪生存率は30〜50％である．

e ウィルムス腫瘍（腎芽腫） Wilms tumor

概念・疫学

腎悪性腫瘍のうち約90％が，胎生期後腎芽細胞に由来するウィルムス腫瘍である．多分化能をもつ後腎芽細胞が腎実質内に残存し，生後の二次的な遺伝子変異により腫瘍化すると考えられ，3歳前後に好発する．

臨床的特徴と診断

家族が偶然に腹部腫瘤に気づくことが多い．腫瘤は表面平滑で硬く，正中線を越えず可動性はない．腫瘍が腎盂粘膜に浸潤すると肉眼的血尿がみられる（約20％）．その他，腹痛，便秘・嘔吐・食欲不振など消化器症状，高血圧，急激な腫瘍内出血による貧血症状などを呈する．本腫瘍には合併奇形が多く，尿道下裂などの泌尿器系奇形，半身肥大，無虹彩症，Beckwith-

Wiedemann症候群などを合併する．特異的な腫瘍マーカーはない．臨床症状と画像検査により診断し，最終的には組織の病理検査を行う．腹部X線検査で腫瘍による腸管ガスの偏位，造影検査で腎盂像の変形などが認められる．超音波検査やCTにて腎静脈・下大静脈内の腫瘍塞栓を認めることがある．肺転移が多いため，胸部の画像検査は必須である．病理組織検査では予後良好型と不良型に分類される．

治療と予後

片側性では患側の腎臓を腫瘍とともに全摘することが多い．両側性の場合にはできる限り正常腎組織を温存する．病理組織像と病期の組み合わせにより後療法を決定し，多剤併用化学療法または化学療法と放射線照射の併用療法を行う．両側性や切除不能例では，化学療法を先行し腫瘍の縮小化を行った後に腫瘍切除を行う．ウィルムス腫瘍全体の5年無病生存率は90％以上であるが，組織が予後不良型では腎に限局した腫瘍であっても予後不良である．

f 肝芽腫 hepatoblastoma

概念・疫学

小児の肝腫瘍の90％を占め，約70％は2歳未満である．Beckwith-Wiedemann症候群など先天異常の合併や低出生体重児が多い．

臨床的特徴と診断

家族が偶然に腹部腫瘤や腹部膨満に気づくことが多い．血清α-フェトプロテインの上昇が特徴的であり，各種画像検査により診断される．肺転移が多く，肝臓とともに胸部の画像検査を行う．

治療と予後

治癒には原発巣の完全切除が必須である．しかし，巨大腫瘍のため一期的腫瘍切除は困難なことが多く，開腹生検による組織診断ののち術前化学療法により腫瘍の縮小を図り，二期的に腫瘍を切除する．術後も化学療法を続行する．遠隔転移はないが術前化学療法によっても原発巣の切除が困難な場合には，肝移植も考慮される．3～5年無病生存率は65～70％と報告されているが，二期的腫瘍切除不能例や遠隔転移例の予後は不良である．

g 横紋筋肉腫 rhabdomyosarcoma

概念・疫学

悪性軟部腫瘍のなかで最も多く，10歳未満発症が約70％を占める．発生母地は骨格筋分化能

を有する胎児の中胚葉・間葉組織と考えられ、体のあらゆる部位から発生する．頻度の高い順に，泌尿生殖器（約30％），傍髄膜領域（鼻咽腔，鼻腔，副鼻腔，中耳など，約25％），四肢（約13％），眼窩，眼窩以外の頭頸部，後腹膜，体幹である．組織学的には胎児型と胞巣型に大別される．

臨床的特徴と診断

腫瘤形成または臓器圧迫症状として発見されるが，発生部位によりさまざまな症状を呈する．泌尿生殖器原発では血尿，排尿障害，腹痛など，鼻咽腔原発では鼻閉，鼻声，鼻出血，気道閉塞，嚥下困難など，眼窩原発では眼球突出，視力低下などである．腫瘍の原発部位，広がり（病期），組織型を決定するために腫瘍生検（組織診断および遺伝子検索）と画像診断が必須である．血液や尿検査における特異的な腫瘍マーカーはない．

治療と予後

手術，多剤併用化学療法および放射線療法を組み合わせて行う．予後は，原発部位，組織型，病期，手術による腫瘍摘出の程度などによって異なる．膀胱と前立腺を除く泌尿生殖器，眼窩・眼瞼，傍髄膜を除く頭頸部に原発したものは予後良好である．組織型では，胎児型の予後は良好であるが胞巣型は不良である．前述した予後因子の組み合わせによりリスクを判定し，治療強度を決定する．低リスク群の5年生存率は80％以上であるが，高リスク群では30％未満から50％程度である．

h 脳腫瘍 brain tumor

概念・疫学

小児がんの約20％を占め，白血病に次いで頻度が高い．神経膠腫（グリオーマ），胚細胞腫，髄芽腫，頭蓋咽頭腫，上衣腫などが多い．一般的な脳腫瘍の範疇には生物学的に良性の腫瘍も含まれるが，頭蓋という閉じた空間のなかで増殖し脳を圧迫しながら発育することから，臨床的には悪性腫瘍として取り扱う．治療の原則は，手術による最大限の腫瘍摘出と術後の放射線療法および化学療法の併用である．

臨床的特徴と診断

脳腫瘍の症状は，脳圧亢進症状と局所神経症状に大別される．前者では，頭痛と嘔吐が特徴的である．頭痛は早朝に強いことが多い．嘔吐のみで神経症状がない場合には「自家中毒」として経過をみられていることもある．乳幼児では骨縫合の解離により脳圧亢進症状が明らかでなく，不機嫌や頭囲拡大のみが目立つこともある．局所神経症状としては，運動麻痺，歩行時のふらつき，言語障害，眼球運動障害，顔面神経麻痺，視力低下などの神経症状だけでなく，下垂体部の腫瘍では尿崩症が前面に出ることもある．

病型別の特徴

髄芽腫は5～9歳に多く小脳虫部に発生することが多い．小脳失調症状（転びやすいなど）と第4脳室閉塞による水頭症を伴う脳圧亢進症状を呈する．手術により全摘が可能であれば生存率は上昇し，5年生存率70%という報告もある．脳幹神経膠腫は橋に発生することが多く，転びやすい，複視のために顔を傾ける，顔面神経麻痺のため目が閉じない，などの症状を呈する．予後不良で，多くが2年以内に死亡する．毛様細胞性星細胞腫は小脳に好発し，大きな囊胞を作ることが多く，小脳症状で発症することが多い．全摘可能であれば予後良好である．胚細胞腫は10歳代に多く，松果体部と下垂体部に発生することが多い．上方注視障害や尿崩症を呈する．特発性尿崩症では本疾患を否定する必要がある．Germinona（胚腫）では90%以上の治癒率が期待される．

網膜芽腫 retinoblastoma

概念・疫学

本腫瘍は14番染色体上の網膜芽腫（RB）遺伝子の異常によって生じ，胚細胞レベルでRB遺伝子異常をもつ遺伝性と，網膜細胞でのRB遺伝子突然変異による非遺伝性に大別される．遺伝性の多くは1歳までに発症し，ほとんどが両眼性であり，眼球内に複数の病変をもつ．約15%は家族歴を有する．非遺伝性は2～3歳で発症し，原則として片眼性である．

臨床的特徴と診断

初発症状は，白色瞳孔（約70%），斜視（約13%），結膜充血（約5%），視力低下，眼瞼腫脹，眼球突出などである．白色瞳孔は蛍光灯などの光が眼球内腫瘍に反射して瞳孔が白く光る現象である．眼底検査で診断可能であるが，視神経浸潤，周辺臓器浸潤，遠隔転移の有無を判定するため，画像診断が必要である．

治療と予後

腫瘍が眼球内に限局している場合には眼球温存治療を行うことが多い．しかし，視力の回復がまったく期待できない場合や視神経浸潤など眼球外進展が疑われる場合には眼球摘出を行う．眼球温存治療としては，レーザー照射，冷凍凝固などの局所療法，全身化学療法，放射線外照射などが行われる．最近では眼動脈に選択的に抗がん薬を注入する方法も行われる．生命予後は5年生存率が90%以上と良好であるが，眼球外進展例の予後は現在でも不良であるため，視機能保存を目指すあまり眼球摘出の時期を失ってはならない．遺伝性では全身の細胞にRB遺伝子異常があるため，骨肉腫などの二次がんを発症するリスクが高い．

j 晩期合併症と長期フォローアップ

　小児がん克服者の多くは，原疾患そのものや成長発達途上で受けた治療による後遺症や合併症をもっており，このような障害を晩期合併症（晩期障害）と呼ぶ．小児がん経験者の診療においては，原疾患の経過観察だけではなく晩期合併症についても注意を払う．次に代表的な晩期合併症について述べる．

- **低身長**……脳腫瘍，白血病，悪性リンパ腫の患児にみられることが多い．頭蓋照射による成長ホルモンの分泌不全が最も多い原因である．
- **性腺機能障害**……男子では白血病の精巣浸潤，精巣への放射線照射，アルキル化剤投与などが原因となる．シクロホスファミド大量投与では卵巣機能が障害される．造血幹細胞移植の前処置は不妊の原因となる．
- **甲状腺機能障害**……頸部放射線照射による直接障害や頭部照射による視床下部・下垂体の障害に続発することがある．
- **中枢神経障害**……腫瘍の中枢神経浸潤や化学療法・放射線療法に起因する．器質的異常が見出されない場合でもけいれん，知能障害，認知障害などを残し得る．もやもや病や動脈瘤などが続発することもある．
- **心機能障害**……小児がんでは心毒性のあるアントラサイクリン系薬剤が頻用されるため，長期経過後に突然の心不全を発症することがある．
- **感覚器障害**……副腎皮質ホルモン投与や放射線照射による白内障，白金製剤投与による聴力障害などがある．
- **骨障害**……副腎皮質ホルモン投与などによる大腿骨頭壊死や骨量の低下がみられる．
- **二次がん**……小児がんの長期生存率の向上とともに二次がんが増加している．骨肉腫，軟部腫瘍，白血病，脳腫瘍，甲状腺がん，乳がんなどが発症する．
- **心理的問題**……苦痛・疼痛経験や検査・治療に起因する恐怖体験による心的外傷後ストレス障害（PTSD）がしばしばみられる．
- **社会的問題**……長期欠席による学業不振や友だち関係，就職試験での不利な扱い，結婚においては周囲との関係や妊孕性などの問題が存在する．

　晩期合併症は小児期だけではなく成人期にも問題となるため，小児がん経験者に対する長期フォローアップシステムの構築が進んでいる．

参考文献

1) Pizzo PA, et al（eds）：Principles and Practice of Pediatric Oncology, 6th ed. Lippincott Williams & Wilkins, 2011.
2) 別所文雄，ほか編：新 小児がんの診断と治療．診断と治療社，2007.
3) 日本小児白血病リンパ腫研究グループ（JPLSG）長期フォローアップ委員会 監訳：小児がん経験者の長期フォローアップ 集学的アプローチ．日本医学館，2008.
4) がんの冊子 小児がんシリーズ．国立がん研究センターがん対策情報センターがん情報サービス．（http://ganjoho.jp/public/qa_links/brochure/child.html）

【松﨑 彰信】

4 播種性血管内凝固症候群（DIC）
disseminated intravascular coagulation（DIC）

> 播種性血管内凝固症候群（DIC）では，さまざまな基礎疾患の存在下に血管内での血液凝固活性が全身性持続性に亢進し，多発性の微小血栓形成とそれに伴う虚血性臓器障害をきたす．さらに，持続的な血栓形成による凝固因子と血小板の消費性減少および過剰な血栓溶解反応（線溶亢進）により著明な出血症状を呈する．凝固活性化は常に出現する病態であるが，線溶活性化の程度は基礎疾患により異なる．敗血症などでは線溶系は抑制され，臓器障害が高度であるが出血症状は軽度である（線溶抑制型DIC）．一方，急性前骨髄球性白血病などでは線溶が亢進し出血症状が高度となるが，臓器障害は軽度である（線溶亢進型DIC）．

病態

❖ 線溶抑制型DIC

敗血症では，リポ多糖類からなるエンドトキシンやサイトカインの作用により血管内皮細胞，単球，マクロファージでの組織因子（TF）の産生が亢進し，第VII因子を活性化させることにより外因系凝固過程が進行する．さらに血管内皮細胞では，抗凝固性蛋白であるトロンボモジュリン（TM）の発現が抑制され凝固活性がさらに亢進する一方，線溶阻止因子であるプラスミノーゲンアクチベータインヒビター（PAI）が過剰産生され線溶系は抑制される．この結果，細小血管内で形成された血栓は溶解されにくく，虚血性臓器障害が高度となる．さらに感染に伴う炎症性サイトカイン（TNF-αやIL-1など）やケミカルメディエーターの作用により，白血球活性化や血管内皮細胞障害が進行し多臓器不全に至る．

❖ 線溶亢進型DIC

白血病や固形腫瘍では，腫瘍細胞から大量のTFが産生・放出されることにより外因系凝固過程が活性化される．さらに腫瘍および血管内皮細胞より組織型プラスミノーゲンアクチベーター（t-PA）が産生され，線溶が亢進する．急性前骨髄球性白血病では白血病細胞表面にあるアネキシンIIがt-PAとプラスミノーゲンの両者と結合し，t-PAによるプラスミノーゲンの活性化を促進し著しい線溶亢進をもたらす．この結果，血小板および凝固因子の消費性減少と高度の二次線溶亢進により出血傾向優位のDICとなる．

基礎疾患および症状

DICは原則として基礎疾患を有する（表V-G-11）．敗血症，白血病，固形腫瘍，ショックなどの頻度が高い．

臨床症状は出血症状と臓器症状に大別される．出血症状としては，皮下出血斑，止血しにくい創部または穿刺部出血，頭蓋内出血，肺出血，鼻出血，歯肉出血，消化管出血，血尿などがある．臓器症状としては，肺微小血管障害による呼吸困難・呼吸促迫，脳梗塞による意識障害・片麻痺・けいれん，心血管障害による頻脈・血圧低下・ショック，急性腎不全による乏尿・無尿・

表V-G-11　小児領域における DIC の主な基礎疾患

① 感染症：敗血症，重症ウイルス感染症
② 臓器損傷：外傷，多発骨折（脂肪塞栓），中枢神経損傷，重症挫傷，熱傷，低体温，熱中症，ショック
③ 悪性腫瘍：白血病（特に急性前骨髄球性白血病），固形腫瘍
④ 血管障害：巨大血管腫（Kasabach-Merritt 症候群），大血管動脈瘤
⑤ 消化器疾患：劇症肝炎，炎症性腸疾患
⑥ 新生児疾患：新生児仮死，脳室内出血，呼吸窮迫症候群，肺出血，壊死性腸炎
⑦ その他：毒蛇咬傷，自己免疫疾患，不適合輸血，移植片拒絶反応

表V-G-12　厚生省 DIC 診断基準[*1]

スコア（点）		0	1	2	3
基礎疾患		なし	あり	—	—
臨床症状	出血症状 　白血病などの該当疾患[*2] 　上記以外の疾患	全例 なし	— あり	— —	— —
	臓器症状	なし	あり	—	—
検査所見	血清 FDP 値（μg/mL）	<10	10≦ <20	20≦ <40	40≦
	血小板数（×10³/μL） 　白血病などの該当疾患[*2] 　上記以外の疾患	全例 >120	— 120≧ >80	— 80≧ >50	— 50≧
	血漿フィブリノーゲン値（mg/dL）	>150	150≧ >100	100≧	—
	プロトロンビン時間比 （正常対照値で割った値）	<1.25	1.25≦ <1.67	1.67≦	—

判定	DIC	DIC の疑い	可能性少ない
白血病などの該当疾患[*2]	4 点以上	3 点	2 点以下
上記以外の疾患	7 点以上	6 点	5 点以下

＊1：新生児，産科領域，劇症肝炎の DIC の診断には適応しない．
＊2：白血病および類縁疾患，再生不良性貧血，抗がん薬投与後など骨髄巨核球減少が顕著で，高度の血小板減少をみる場合は血小板数および出血症状の項は 0 点とする．

浮腫，消化管虚血による腹痛・イレウス・黄疸などである．その他，血栓により狭小化した血管内を赤血球が通過するために破砕赤血球が出現し（微小血管性溶血性貧血），黄疸も認める．

診断

通常実施される一般的検査所見としては，血小板数の減少，フィブリノーゲンの減少，プロトロンビン時間（PT）の延長，フィブリン/フィブリノーゲン分解物（FDP）の増加があるが，基礎疾患によっては必ずしも該当しない場合もある．厚生省研究班が作成した DIC 診断基準では検査値などをスコア化して判定し（表V-G-12），合計が 7 点以上の場合に DIC と診断する．ただし，白血病などでは血小板数および出血症状は 0 点とし，4 点以上を DIC とする．

線溶抑制型 DIC では PAI の増加により二次線溶は抑制され，凝固活性化マーカーであるトロンビン-アンチトロンビン複合体（TAT）の上昇に比べ，線溶活性化マーカーであるプラスミン-$α_2$-プラスミンインヒビター複合体（PIC）は低値である．線溶が抑制されるため D-dimer の上昇は軽度であるが，安定化フィブリンの割合が高いため D-dimer/FDP 比は上昇する．

線溶亢進型 DIC では凝固だけでなく線溶の活性化も著しいため，TAT および PIC の両者が

上昇する．さらに高度の線溶活性により安定フィブリンが形成される前にプラスミンにより分解され，D-dimer 以外の FDP が増加し D-dimer/FDP 比は低下する．

　血小板数，FDP，フィブリノーゲン，PT などの一般的検査により DIC と診断される前段階より，可溶性フィブリンモノマー，D-dimer，TAT，PIC などの分子マーカーは有意な上昇を示すため早期診断に有用である．

　なお，新生児の DIC の診断においては，新生児独特の凝固線溶系の特徴および出生体重や日齢による凝固線溶関連因子の正常値などを考慮する必要があり，成人とは異なる診断基準が提唱されている．

治　療

　DIC の治療は，基礎疾患に対する治療，抗凝固療法，補充療法，抗線溶療法に分けられる．このなかで基礎疾患に対する治療が最も重要である．白血病などでは，化学療法薬投与により腫瘍細胞が急激に崩壊し大量の TF が放出され DIC が一過性に増悪することをしばしば経験するが，最終的に DIC をコントロールするためには抗凝固療法や補充療法を適切に行いながら基礎疾患の治療を確実に行うことが必須である．

　抗凝固療法としては，未分画ヘパリン，低分子ヘパリン，合成プロテアーゼ阻害薬（ナファモスタットメシル酸塩，ガベキサートメシル酸塩），トロンボモジュリン製剤が用いられる．ヘパリン類はアンチトロンビン（AT）活性を促進させることにより抗凝固活性を発現するため，AT 活性が低下している場合には AT 濃縮製剤の補充を行う．合成プロテアーゼ阻害薬は抗凝固作用だけではなく抗線溶作用も併せもつ．補充療法としては，AT 濃縮製剤のほか，血小板と凝固因子の減少がある場合には濃厚血小板および新鮮凍結血漿の補充を行う．抗線溶薬は一般的には禁忌であるが，線溶活性が高度で著明な出血症状がある場合にはトラネキサム酸などを投与することがある．

参考文献

1) 日本血栓止血学会学術標準化委員会 DIC 部会：科学的根拠に基づいた感染症に伴う DIC 治療のエキスパートコンセンサス．日本血栓止血学会誌, 20：77-113, 2009.
2) 青木延雄, ほか：DIC 診断基準の「診断のための補助的検査成績，所見」の項の改訂について．厚生省特定疾患血液凝固異常症調査研究班 平成 4 年度業績報告集, p.37-41, 1988.
3) 坂田洋一 編：DIC—診断・治療の最前線．医学のあゆみ, vol.238, 2011.

【松﨑　彰信】

H 神経疾患
neurological disease

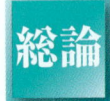

総論 子どもの神経疾患

　子どもの神経疾患は成人の神経疾患とは内容がかなり異なる．最大の違いは，小児では診断や治療に際して，神経系の発達上のさまざまな問題を必ず考慮しなければならないということである．小児の神経疾患のなかでは，発達の問題に関する相談とけいれんに関する相談の割合が多い．最近は心の問題に関連した相談も増えている．

　発達健診や発達相談は保健所などでも行われているが，小児科開業医は自分の所での定期的な発達健診のとき以外にも，日常診療のなかで家族から発達の相談を受ける機会がしばしばある．逆に，感冒や下痢など一般的な病気での受診時に，小児科医が子どもの様子から発達の遅れに気づくことも多く，発達診断において小児科医が果たすべき役割は非常に大きい．発達の差が著明な場合は診断が容易であるが，子どもの精神面や運動面の発達は個人差が大きく，正常バリエーションや境界児といわれる子どもたちの診断は小児神経の専門家でも判断が容易でない場合がある．実際に軽度の発達の遅れを認めても，経過をみているうちにキャッチアップしてくることはしばしば経験される．子どもの全体的な発達のバランスをみることや，その継時的な変容を慎重に観察することも大切である．

　発達の遅れがあると考えた場合も最初から断定的に言わないようにするなど，家族の不安に対する配慮が重要である．発達診断に習熟するためには，やはり多数の子どもの発達の様子をみながら経験を積み重ねていく必要がある．気になる場合は1～2カ月後に経過観察をし，必要と考えれば専門医療機関（できれば小児神経の専門医がいる所が望ましい）または療育機関を紹介する．発達の遅れを呈している子どものなかには，脳性麻痺や精神遅滞，自閉症などの他に，ミオパチーやニューロパチー，代謝疾患，染色体異常など，さまざまな疾患が含まれていることがあるので注意を要する．酵素補充療法や遺伝子治療などにより治療可能な疾患が増えてきており，発達の遅れの背後にある基礎疾患を見逃さない姿勢は重要である．

　広汎性発達障害（または自閉症スペクトラム），注意欠陥多動性障害（ADHD），学習障害などの発達障害が医療や教育の分野で最近注目されているが，過剰診断や過剰治療にも注意が必要である．家庭や園・学校でADHDが疑われる小児の場合でも，その症状が日常生活において著しい困難を引き起こすことがなければ，障害と考えずに個性の範囲と判断すべき場合も多い．発達障害児と診断した場合，または疑った場合は，専門医療機関や，就学前は療育機関，就学後は教育の相談機関などを紹介し，適切な取り組みを開始することが勧められる．発達障害による適

応障害や反抗挑戦性障害などの二次障害を予防するために，早期発見・早期療育の重要性が指摘されている．

障害の告知と受容の問題については慎重な配慮を必要とするが，この点からも保健所などの健診の場から直接療育機関を紹介することは一般に勧められない．可能なら地域の専門医療機関を紹介し，専門医による診察や必要な検査を受けることが望ましい．発達診断や基礎疾患の有無の検討などの後に，専門医が療育を必要と判断した場合は療育機関を紹介する．専門医は家族の心理的サポートに十分配慮しながら，現在考えられる診断名とその意味，今後の取り組みに対する考え方などについて，時間をかけてわかりやすく家族に説明する必要がある．健診の場から直接療育機関を紹介した場合，療育機関を受診するまでの間に家族が過度の不安から精神的ダメージを受けて抑うつ状態になった例や，療育の必要性に対して拒否的になり紹介された療育機関を受診しなかった例などをしばしば経験する．

小児ではけいれんを起こしやすいことも大きな特徴としてあげられるが，その代表は熱性けいれんとてんかんである．熱性けいれんは罹病率が高い疾患であるが，予防法は以前とは大きく変わってきている．発熱時の抗けいれん薬応急投与法（通常はジアゼパム坐剤が用いられる）の普及により，以前よく行われていた複合型（または複雑型）熱性けいれんに対する抗けいれん薬の持続投与はほとんどみられなくなった．このことは抗けいれん薬の持続的な投与が発達期の小児の脳に与える影響を考慮すると，小児神経学の進歩による大きな臨床的貢献と考えられる．ジアゼパム坐剤は一定の基準を満たした場合にのみ使用すべきであり，乱用にも注意が必要である．

てんかん患者は日本で100万人を超えるとされ，慢性疾患では患者数が多い病気の1つである．てんかんの大部分は小児期に発症するので，小児科医がはじめに診察する機会が多い．小児期は予後良好なてんかんも多く，治療を必要としない場合や数年間の抗てんかん薬の服薬後に治療の中止が可能な場合も数多くみられる．その一方で，West症候群などの年齢依存性てんかん性脳症をはじめとする小児期特有の難治てんかんも多数存在するので注意が必要である．

てんかんに対する偏見や誤解は他の慢性疾患ではあまりみられない大きな問題である．てんかん患者の保護者や本人などが参加する日本てんかん協会（波の会）や医療関係者などの努力により，てんかんに対する偏見や誤解は徐々に改善されつつあると思われる．しかし，筆者が学校教師や患者の家族を対象として行った調査でも，まだまだ十分とはいえない状況である．ビデオによる発作・脳波同時記録や画像診断の進歩，遺伝子診断，新薬の開発などにより，てんかんに対する診断技術や治療成績は確実に向上している．さらに，単に抗てんかん薬を投与するだけの医療ではなく，てんかん患児のQOL向上を目指した包括的医療が求められている．また，小児の難治てんかんに対する外科的治療も条件を満たせば検討する必要がある．

【花井　敏男】

1 熱性けいれん
febrile convulsion

　小児期はけいれん発作を起こしやすい時期であるが，そのなかでも熱性けいれんは最も頻度が高い疾患であり，日常診療でよく遭遇する．本症の多くは良性の経過をたどり，その予後も良好なことが多いが，けいれん発作はそれ自体が多くの家族に不安を与える．また，急性期に脳炎・脳症との鑑別が問題となる例，反復したりけいれん重積を起こす例，てんかんとの鑑別が難しいものなど，多くの問題を含んでいる．このようなことから，本症に対する認識，対応などについての幅広く新しい知識が臨床医に要求されている．

　1980年の米国NIHの声明文により熱性けいれんに対する見解が示され，わが国でも1988年に熱性けいれん懇話会（世話人：福山幸夫）によって「熱性けいれんの治療指針」が公表された．その後1996年，関らによって新たに本症の指導ガイドラインが提案され，これが今日わが国で一般的な熱性けいれんの考え方として現在でも受け入れられている．しかしながら，熱性けいれんの持つ問題点の多くは今でも検討が続けられ，未解決のことも多い．その病因はほとんど解明されておらず，定義，分類，脳波の意義，てんかんとの関連，治療，予後などについても研究者によって見解が異なる．本項目では本症の臨床をこれらのガイドラインに沿って述べる．

定　義

　「通常38℃以上の発熱に伴って乳幼児期に生じる発作性疾患（けいれん，非けいれん性発作を含む）で，中枢神経感染症，代謝異常，その他明らかな発作の原因疾患（異常）のないものをいう」とされ，定義には年齢的要素は含まれていない．ただし，NIHの声明文には年齢の記載があり，「通常3カ月から5歳の乳幼児」となっている．

　脳炎・脳症の際に起こるけいれんが熱性けいれんに含まれないことはいうまでもないが，インフルエンザや突発性発疹，麻疹などはけいれんを起こしやすい疾患であり，これらの疾患の際に熱性けいれんが初発した場合，その後の経過も考慮に入れて熱性けいれんの診断を行うべきである．脳性麻痺や重度の精神遅滞の症例などに起こった場合は，てんかんとの鑑別が問題になることがあり，初発の場合は複雑型熱性けいれんとする．また，過去に無熱性けいれんの既往のある症例が有熱時にけいれん発作を起こした場合も，狭義の熱性けいれんではない．

分　類

　熱性けいれんの分類は，1954年以降，Livingstonによるsimple febrile convulsion（単純型熱性けいれん）とepileptic seizures precipitated by fever（発熱によって誘発されたてんかん発作）の2つに分類する考え方が一般的であった．現在でも，てんかん症候群分類（1989）では，熱性けいれんは特殊症候群の状況関連性発作に分類されており，てんかんとして位置づけされている．しかし，わが国ではてんかん病名の受け入れは十分でなく，また多くの症例は予後良好なこともあって，てんかんとは別の独立した疾患群として扱われる．

　日常診療上よく用いられているのは福山の分類（1965，表V-H-1）である．これは，患児の

表V-H-1　「単純型」熱性けいれんの定義

1. てんかんの家族歴
2. 分娩外傷その他の脳障害の原因となりうる疾患の既往がない
3. 発症年齢：生後6カ月から満6歳以内
4. 発作の持続時間：最高20分以内
5. けいれん：左右対称性，巣症状（－）
6. 発作終了後，持続性意識障害（－），片麻痺（－）
7. 明らかな神経症状，知能，性格障害を有しない
8. 発作が短時間に頻発することはない

（福山，1965）

家族歴，既往歴，発症年齢およびけいれん発作の状態などから単純型と複合型に分類したもので，表V-H-1にあるすべての項目を満足する症例を単純型とする．この定義を1項目でもはずれる場合を複合型と呼ぶ．これは日常診療において治療方針を立てるときなどに有用である．

疫　学

熱性けいれんの発症頻度は報告者によりかなり差があるが，欧米では3～4％，わが国ではやや高く7～10％という報告が多い．人種による違いもあるようで，NIHの研究によると白人34.8/1,000，黒人42.4/1,000であった．わが国では，梶谷らが岡山市で行った調査では8.4％，福岡県久山町における9年間の地域調査では7.0％であった．大田原ら（1984）は有病率を33.8/1,000としており，欧米並みの低率での報告もある．

臨床像

❖ 性　差

熱性けいれんには性差があり，男児に多い（1.4：1）．予後にも性差がみられ，女児のほうが再発率は高い．

❖ 発症年齢

NIHの声明文や福山の分類にあるように，本症は年齢依存性が強い．発作を起こす期間は生後6カ月から3歳までに圧倒的に多く，初発年齢は1歳代が最も多く，1/3を占める．4歳以上の初発例については注意が必要であり，詳細な病歴聴取や十分な診察（脳炎，脳腫瘍などに注意）を行うべきである．疑問に思う症例については専門病院に受診を勧める．1歳未満発症の熱性けいれんは，それ以上で初発する症例よりも再発しやすい．

❖ 家族歴

熱性けいれんは家族歴が濃厚なことが多い．熱性けいれん児の同胞における熱性けいれんの発症の危険性は，両親とも熱性けいれんの既往を有する場合は40～80％，片親のみの場合は20～30％である．また，兄弟（上の子ども）に既往がある場合は50％，双子の他方が起こした場合は80％とされている．したがって熱性けいれん患児が，熱性けいれんに対する特異な遺伝的特性をもっていることは，ほとんど疑いのないことであろう．最近では染色体のマッピングが行われ，他のけいれん性疾患と同様に，2番，5番，8番，19番の染色体との関連性が示唆されている．両親に熱性けいれんの既往がある場合，患児の再発率は高くなる．後日，両親の乳幼児期における熱性けいれんの有無についてきちんと確かめてくるよう指示することは大切である．

❖ けいれんの持続時間

けいれんの持続時間は80〜90％の症例は10分以内である．発作後は入眠することが多いため，家族はこの時間を含めて話すことがある．30分以上のいわゆるけいれん重積を呈する症例も5％程度にみられるので，病歴聴取の際にはけいれん発作の持続時間をきちんと判断すべきである．15分以上持続したものは長時間発作と呼び，1回だけでも脳波検査が必須である．後述する治療方針も異なってくるので，持続時間については詳細な問診が必要である．

❖ 発熱の原因

発熱の原因としては扁桃炎などの上気道炎，中耳炎，尿路感染症によることが大部分である．突発性発疹，麻疹，インフルエンザではけいれん発作の合併率が高く，これらに罹患したときだけ発作を起こした症例も少なくない．よって，突発性発疹などで初発の場合には，その後の経過をみたうえで熱性けいれんの診断をすべきである．逆に，初回の熱性けいれんをみた場合，乳児では突発性発疹を，幼児期以降とくに学童期では季節によってはインフルエンザを発熱の原因疾患の1つとして鑑別することも忘れないようにする．また，ロタウイルスなどの腸管系ウイルス感染症ではけいれん発作を起こすことがあり，「軽症胃腸炎関連けいれん」と呼ばれている．本来は無熱で起こった場合を指すが，ウイルス性胃腸炎で高熱をきたすこともあり，また熱性けいれんとは好発年齢がほぼ同じなので注意が必要である．ただし，本症では発作を繰り返すことが多いとされている．

❖ 発作時の体温

体温はほとんど常に高く，発作直後の検温で39℃以上のことが多い．発熱とけいれんの時間的関係では，発熱後3時間以内が50％，6時間以内が80％であり，ほとんどが発熱後12時間以内で体温が急激に上昇するときに発作を起こす．けいれんが起こってはじめて発熱に気づくことも日常臨床ではしばしば経験されるところである．時には，37℃台の体温でけいれん発作が起こり，その後1〜2時間たってから体温上昇をきたすこともある．

検　査

熱性けいれんの診断はほとんど病歴をもって行われる．このため，福山の単純性熱性けいれんの定義（表V-H-1）にある項目は聞き漏らしてはいけない．他のけいれん性疾患では脳波の意義は大きく，医師も患者家族も重要視する傾向にあるが，単純型熱性けいれんで発作回数が2,3回までの場合，脳波検査は必須ではない．脳波検査の対象となる熱性けいれんについて，表V-H-2に示す．

けいれん発作後約1週間は著明な徐波化を示すことが多いので，てんかんとの鑑別をチェック

表V-H-2　脳波検査が望まれるもの

1. 最高体温が38℃未満
2. 初発年齢が6カ月〜3歳でないもの
3. 過去に無熱性けいれんの既往のあるもの
4. 3回目以降の発作
5. 発熱後24時間以降に起こった発作，1回の発熱で2回以上の発作
6. 発達に異常のある児
7. 発作が15分以上続いたもの
8. 発作後に意識の回復が遅れたもの，または神経症状がみられたもの
9. 家族歴にてんかんがあるもの

するための脳波検査は，発作が起こって2週間程度経ってから行うようにする．熱性けいれん患児に脳波異常（ときに焦点棘波）が認められた場合，発熱によって引き起こされたてんかん epilepsy triggered by fever と考えて，抗けいれん薬を持続投与すべきという意見（1988年の"熱性けいれんの治療指針"）もあったが，NIHの声明文では，熱性けいれんにおける脳波異常の意義に関しては否定的であり，最近の研究でも発作波の出現は，必ずしもその後の熱性けいれんの再発やてんかんへの移行を示唆するものでないとするものが多い．このため，脳波異常が出現した児でも，必ずしも抗けいれん薬の持続投与は行われていない．ただ，熱性けいれんにおける脳波については議論の多いところであり，現在のところいまだ一致した見解はない．

なお，正常な小児でも pseudo-petitmal discharge や入眠期の vertex sharp wave のような，一見異常波と見誤られる脳波所見が出現する．小児期脳波の判定には慎重を要するので，検査は小児神経の専門医に紹介することが望まれる．

急性期に脳炎・脳症，髄膜炎の鑑別をすることはきわめて重要であるが，一般的に明らかな熱性けいれんに腰椎穿刺は行われない．しかし，鑑別上中枢神経系の感染が少しでも疑われる場合には躊躇すべきではない．このような症例は入院設備のある施設に転院させるのが望ましいが，腰椎穿刺を行う際には事前に眼底を覗くことを忘れてはいけない．

予後（発作の再発，てんかんへの移行）

熱性けいれんでは，その後のけいれん発作を予測することは重要であり，経過観察や治療にも影響を及ぼす．このため，本項目では治療に先んじて予後の記載を行った．

熱性けいれんとしての再発

熱性けいれんの患児の過半数は，生涯を通じて1回しか発作を起こさない．発作をみて落胆した家族に対し強調すべきことである．しかしながら，一方では発作を何回か繰り返す症例も日常臨床で見受けられる．2回目を起こす頻度は25〜50％（平均30％）と報告されており，3回以上の発作反復は熱性けいれん患児全体の9％である．再発の時期は，初発後1年以内が大多数（約70％）を占め，2年以内に90％に達する．4歳以降，熱性けいれんは減少する．再発の可能性が高い群について，Nelsonらによる下記の3つの研究成果を掲げておく．

① 発症が乳児期．発症年齢1歳以内で半数が少なくとも1回の再発を経験しているのに対し，1歳以後では28％である．
② 女児，特に13カ月未満で発症．
③ 一親等の熱性けいれんの既往歴．両親または片親に熱性けいれんの既往がある場合の再発率は約50％である．

てんかんへの移行

熱性けいれんがそのまま熱性けいれんとして終息するのか，てんかんに移行するかを個々の症例について前方視的に予測することは現時点ではできない．しかし，患者家族への説明や治療方針を決める際には，これらについての要注意因子を知っておく必要がある．いくつかの研究により，5〜7歳までにてんかんを発症する熱性けいれん患児は2〜3％，10歳までに4.5％，25歳までに7％である．一般人口におけるてんかんの頻度の4〜6倍とされている．なかでも，1976年，NIHのNelsonとEllenbergらによるてんかんへの移行頻度の報告は参考になる．一般人口を対象に前方視的研究を行い，熱性けいれん患児1,706人を7歳まで追跡調査した結果，てんかんへ

移行したものが2％，ただ1回のみ無熱性けいれんを起こしたものが1％であったと報告している．また，熱性けいれんからてんかんへ移行する要注意因子として次の3つのうち1つ以上を有するものをあげている．

① 無熱性けいれんの家族歴．
② 発症前から存在する発達の遅れ，または神経学的異常．
③ 初回のけいれんが複合型（持続が15分以上，焦点性，1日2回以上反復するもの）．

　これら3つの要注意因子がまったくないものは熱性けいれん全体の60％，1つだけのもの34％，2つ以上のもの6％であり，これらの群が7歳までにてんかんへ進展した割合はそれぞれ1％，2％，10％であったと報告している．すなわち，上記の3つの条件すべてを持たない例でのてんかんの出現率は一般集団と差がない．熱性けいれん患者を診察する場合には，この3つの因子の有無をきちんと問診しておく必要がある．

❖ その他の神経学的予後

　「単純型」熱性けいれんの発作はそのほとんどが生涯に1〜2回のみであって，しかも正常に発達する．また，複合型であっても現時点で神経学的異常や発達異常を認めなければ，その後に明らかな神経学的異常をきたすことはほとんどない．

治　療

　熱性けいれんの治療は時代とともに変化している．1975年の第1回国際小児神経学会議では，抗けいれん薬の持続投与で熱性けいれんの再発を予防することが強調されたが，1990年の同会議では，熱性けいれんはジアゼパムの発熱時間欠投与法（応急投与）で治療すべきとの結論となった．さらに，最近ではジアゼパムの安易なまたは過剰な応急投与の弊害が指摘されるようになってきている．脳波異常がある児でも，それだけでは抗けいれん薬の持続投与の適応とはならない．一般臨床医もこれら治療の趨勢を知っておく必要がある．

　熱性けいれんの治療は，急性期の治療と発作予防に大別される．急性期の治療のプライマリケアとして，反復する症例やけいれん発作に過剰に反応する家族については，あらかじめ家庭での応急処置を教えておく必要がある．抜粋は本項目の最後にパンフレットとして付記したが，「熱性けいれんの指導ガイドライン」には下記のように記載されている．

1. 発作の際の家庭での応急処置
   ① あわてない，落ち着くこと．
   ② 衣服をゆるくし，特に首のまわりをゆるくする．
   ③ 頭部を躯幹よりやや低くし，仰臥位にして顔を横に向け，頭部を反りぎみにする．吐物・分泌物が口のまわり，鼻孔にたまっていたら，ガーゼで拭き取る．歯をくいしばっているときでも，口のなかに物を入れない．
   ④ 体温を測定し，発作の長さ（持続時間）と性状（左右差，眼球偏位など）を観察記録する．
   ⑤ 口から薬，飲み物を与えない．
   ⑥ もとに戻るまで必ずそばにいる．
2. 緊急に医師受診が必要な場合（①〜⑤のいずれかの場合）
   ① 発作が10分以上続くとき．
   ② 短い間隔で繰り返し発作が起こり，この間意識障害が続くとき．

③ 身体の一部の発作，または全身性であるが部位優位性のある発作（部分発作をさす）．
　④ 初回発作，特に1歳未満の場合．
　⑤ 発熱と発作に加え，他の神経症状を伴うとき（遷延性意識障害，麻痺など）．

　熱性けいれんのほとんどは，来院時には発作が消失している．偶然，診療所内で発作が起こった場合でも，そのまま発作が消失するまで前述の「家庭での応急処置」に準じて様子観察を続ける．顔色不良をきたしていて，身近に酸素投与の設備があれば投与する．このときに医療スタッフがあわてないことは，その後の患者家族が対応する際にもいい影響を与える．

　発作時または直後の診察ではバイタルサイン（体温，呼吸状態，脈拍，血圧など．経皮酸素濃度測定も有用である）と意識レベルの評価をまず行う．身体所見では髄膜刺激徴候は必ずチェックしておく．発作が起こっている場合はけいれんの型と持続時間を確認しておく．

　発作が遷延した場合の救急処置は，けいれん重積の治療（「けいれん」の項，p.207）を参照されたい．基本は，① 呼吸・循環の維持，② けいれんの抑制（迅速かつ強力なけいれん抑制処置），③ 高熱に対する処置，④ 発熱の原因の検索，である．重積状態にある患者に抗けいれん薬を投与するルートは静脈が最も望ましい．難しい場合はジアゼパム坐剤（ダイアップ®）を使用するが，投与量は体重の半分（12 kgであれば6 mg）である．筋注は副作用の観点から勧められない．また，ジアゼパム（セルシン®，ホリゾン®）を静注する際に，他の溶解液に混ぜると結晶が析出するので，必ず単独で，それもツベルクリン用など容量の小さい注射器を使用して徐々に行う．

　第1段階のジアゼパムが無効な場合，事前に連絡をとったうえで入院設備の整った病院に救急車で搬送する．このとき，血管確保と酸素投与を行うことが望ましい．「熱性けいれんの治療ガイドライン（1996）」では，けいれん重積の救急薬物療法の第2段階としてフェニトイン（アレビアチン®）があげられているが，最近では日本小児神経学会のガイドラインなどでミダゾラム（ドルミカム®）を推奨している．

　けいれんが治まった場合でも，原則として患者の意識状態が清明なことを確認するまで帰宅させてはいけない（けいれん再発や脳炎・脳症への注意）．

発作の再発予防

　前述のごとく，熱性けいれんの過半数は発作が1回きりであるから，発作を起こしたからといって再発予防が必要なわけではない．薬物療法の有効性は高いが，100％確実な方法ではなく，また副作用にも注意を払わなければならない．ガイドラインでも，熱性けいれん再発予防によるメリットとデメリットの両面を配慮し，保護者の意見を十分に尊重したうえで決断する，としている．

　治療適応の目安としてガイドラインには要注意因子が掲げられている．無治療で様子を観察するのか，発熱時のジアゼパム応急投与をするのか，抗けいれん薬の連日持続投与を行うのか，の基準になっている（表V-H-3）．長期的にみると，ジアゼパムによる応急投与も抗けいれん薬の持続投与も次第に対象が縮小される傾向になっている．

❖ 自然放置が望ましい場合

　過去の熱性けいれんが2回以下で，かつすべての要注意因子が陰性の場合は，発熱性基礎疾患に対する処置を施すにとどめ，再発に関しては無処置のまま経過を観察することが望ましい．

❖ 発熱時ジアゼパム応急投与が望ましい場合

下記の適応3項目のいずれかに該当する場合には，発熱時速やかにジアゼパム投与を行うことが望ましい．

◆ 適　応

① 15～20分以上遷延する発作が，過去に1回でもあった場合．
② 要注意因子（表V-H-3）のうち2項目以上が重複陽性で，過去に発作を2回以上経験している場合．
③ 短期間に発作が頻発する場合（例：半日で2回，半年で3回以上，1年で4回以上）．

◆ 実施法

薬剤はジアゼパム坐剤（ダイアップ®坐剤），またはジアゼパム経口薬（セルシン®，ホリゾン®の散，錠剤，シロップ）であるが，ジアゼパム坐剤以外は熱性けいれんに保険適用がないので注意されたい．用量は坐剤，経口薬とも0.4～0.5 mg/kg/回である．ふらつき・嗜眠などの副作用を恐れるあまり，少量になる傾向があるが，上記の量でなければ効果が期待できない．

ジアゼパム使用が困難な場合（アレルギーなどの副作用，重症筋無力症）には抱水クロラール坐剤（エスクレ®坐剤）で代行してもよい．

◆ 用　法

37.5℃以上の体温上昇をみたら速やかに坐剤または経口薬のいずれかを家族に投与させる．初回投与後8時間経過後もなお発熱が持続するときには，さらにもう1回追加する．通常，2回投与で終了する．ジアゼパムの代謝産物にも抗けいれん作用や嗜眠などの副作用があるが，この二次代謝物の排泄が遅いために，頻回に投与を繰り返すと副作用が出やすくなる．血中濃度からみても，2回投与で36時間は有効濃度を維持する．3回目を必要とする場合は，初回投与から24時間以上経過してから行う．以上の処置は，通常2年間，もしくは4～5歳を目標に続ける．

ジアゼパムは，しばしば一過性に軽度のふらつき，興奮，嗜眠などがみられる．このため，投与後は転倒事故などに十分注意するよう話しておく．静注時にみられる呼吸抑制などの重大な副作用は，上記の用法・用量の坐剤や経口薬では起こらない．

このジアゼパムの応急投与により，再発率は約1/3に低下する．2年間の再発予防期間中の発作再発率は，無投与群38～45%に対し，応急投与群では12～14%であり，応急投与が正確に行われた場合には7.5%にすぎない．

解熱薬の坐剤とジアゼパムの坐剤を同時に併用する場合，先にジアゼパム坐剤を挿入し，30分以上経った時点で解熱薬の坐剤を使用する．同時に投与すると，直腸内でジアゼパム（水溶性基剤）が解熱薬の油脂性基剤中に一部が取り込まれ，吸収率が低下するため，抗けいれん作用が十分に発揮できない．

表V-H-3　要注意因子

1. てんかん発症に関する要注意因子
   ① 熱性けいれん発症前の明らかな神経学的もしくは発達遅滞
   ② 非定型発作（部分発作，発作の持続が15～20分以上，24時間以内の繰り返し，のいずれか1つ）
   ③ 両親・同胞におけるてんかんの家族歴
2. 熱性けいれん再発に関する要注意因子
   ① 1歳未満の熱性けいれんの発症
   ② 両親または片親の熱性けいれんの既往

❖ 抗けいれん薬連日持続内服療法が望ましい場合

　ガイドラインでは，下記の適応3項目のいずれかに該当する場合には，抗けいれん薬の連日内服療法が推奨されているが，これらの症例には脳波検査が必須であり，治療も長期に及ぶため，適応判定や経過観察は大病院小児科や小児神経専門医に任せるべきである．

① 低熱性（37℃）発作を2回またはそれ以上起こした場合．
② 15～20分以上の遷延性熱性けいれんの既往があり，かつ発作発現前の発熱に気づかず，ジアゼパム投与のタイミングを失する可能性がある場合．
③ 15～20分以上の遷延性熱性けいれんの既往があり，発熱時ジアゼパム応急投与にかかわらず，同じ遷延性熱性けいれんを生じた場合．

熱性けいれんと予防接種

　熱性けいれんの好発年齢は，多くの予防接種を行う時期に一致している．2002年に「熱性けいれん患児の予防接種基準」が示され，熱性けいれんをもつ子どもでも，できるだけ早期に予防接種を行うことが勧められるようになった．最終発作から2，3カ月程度観察期間をおいて接種することができる．また，対象者の状況やワクチンの種別により，主治医の判断でさらなる期間の短縮（単純型であれば最終発作から1カ月程度）も可能とされている．いずれにせよ家族に十分な説明を行い，理解を得たうえで接種することが大切である．

　予防接種による発熱で熱性けいれんを起こすことはまれ（0～0.3％）であるが，症例によっては副反応として発熱率の高い肺炎球菌ワクチン，ヒブワクチン，麻疹・風疹混合（MR）ワクチンなどの接種ではジアゼパムの予防投与を考慮する．方法は熱性けいれんのガイドラインにあるジアゼパムの応急投与とまったく同じである．

表V-H-4　家族向けのパンフレット

熱性けいれんを起こして受診された家族の方へ

　お子さんがけいれんを起こして，さぞかしびっくりされたことでしょう．熱性けいれんは，子ども15人に1人の頻度で起こるもので，決して珍しいものではありません．

1. きちんと診察して脳炎や髄膜炎などの可能性が低いことは確かめていますが，今日はよく観察をしてください．
2. 再びけいれんが起こったり，呼吸状態や顔色が悪くなった場合には，再度受診してください．当院に連絡が取れない場合は急患センター（電話番号：×××-××××）を受診するか，状況に応じては救急車を呼んでください．
3. 応答がしっかりするまでは，飲ませたり食べさせたりしないでください．
4. 典型的な熱性けいれんではそのまま様子を見ることが多いのですが，けいれんの時間が長かったり，体の半分（一部分）だけ起こった場合，3回以上起こした場合，などは脳波などの検査をしたり，起こさないための治療などを行うことがあります．今回に限らず，けいれんを起こした場合にはそのつど，私に報告してください．

この次に，けいれんが起こった時は，
1. 部屋を観察しやすい程度に明るくして，お子さんを横向きに寝かせてください．けいれんの前後に吐くことが多いので，これを防ぎ，呼吸を楽にするためです．
2. 口の中にものが入っていれば，無理のない範囲で取り除いてください．このとき，口の中に箸やタオルなどを入れてはいけません．けいれんで舌も収縮しますので，噛み切るようなことはありません．
3. けいれんの状態をよく観察してください．同じように真似てみると，後日，私に報告するときにわかりやすいと思います．
4. 通常は5分以内にけいれんは止まります．さらに数分後には顔色も戻ってくると思います．このような「ぐっすり寝ている」状態では頭を冷やしたり，体温によっては解熱薬の坐剤を入れて，自宅で観察を続けてもかまいません．
5. けいれんが10分以上続くときには救急車を呼んでください．

たかき小児科（電話番号：○○○-○○○○）
高木誠一郎

最後に，発作をきたして来院した家族は混乱しており，医師の説明を十分に理解できる状況ではない．大切なことを書いたパンフレットなどを用意して，「あとでゆっくり読んで，わからないことがあったら聞くよう」に指示することをお勧めする．当院で作成したものを付記した（**表V-H-4**）．

参考文献

1) 関　亨，ほか：熱性けいれんの指導ガイドライン．小児科臨床，49：67，1996.
2) Consensus statement：Febrile seizures：Long-term management of children with fever-associated seizures. Pediatrics, 66：1009, 1980.
3) 粟屋　豊，ほか編：神経疾患をもつ小児に対する予防接種ガイドブック．診断と治療社，2007.

【高木　誠一郎】

2 てんかん
epilepsy

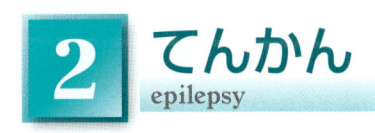

　てんかんの大部分は小児期に発症するので，小児科医がはじめに診察する機会が多い．小児期は予後良好なてんかんも多く，治療を必要としない場合や数年間の抗てんかん薬投与後に治療中止が可能な場合も数多くみられる．その一方で，West 症候群などの年齢依存性てんかん性脳症をはじめとする小児期特有の難治てんかんも多数存在する．小児のてんかんは診断や治療上いろいろな問題を抱えており，小児科の外来でてんかんを疑った場合は，小児神経または小児てんかんの専門家がいる医療機関を紹介することが勧められる．小児期は発達途上にあるのでてんかん発作による二次性の脳障害をきたす可能性があり，できるだけ早く発作を抑制し難治化を防止する必要がある．そのためにも的確かつ迅速な発作型およびてんかん分類の診断を行い，それに応じた適切な抗てんかん療法を実施することが重要である．単に抗てんかん薬を投与するだけの医療ではなく，てんかん患児の QOL の向上を目指した包括的医療を行う必要がある．さらに，小児の難治てんかんの外科的治療も条件を満たせば検討する必要がある．

てんかんとは

　てんかんはさまざまな原因で起こる慢性脳疾患で，その特徴は脳内神経細胞（ニューロン）の過剰な放電（てんかん発射）に由来する反復性の発作（てんかん発作）であり，多種多様な臨床および検査所見を随伴する．大部分は，脳波によって脳内ニューロンの過剰な放電が証明される．

　てんかんの大部分は孤発例だが，一部では成因として遺伝子異常の関与が明らかにされつつある．常染色体優性遺伝を示す家族性良性新生児けいれんや常染色体優性遺伝性夜間前頭葉てんかんなどにおける原因遺伝子の同定により，特発性てんかんはチャネル病である可能性が高まっている．さらに難治てんかんの原因となる大脳形成異常，特に皮質下帯状異所性灰白質や両側性脳室周囲結節状異所性灰白質などの神経遊走障害においても成因として遺伝子異常の関与が報告されている．

　てんかんの発症頻度は 100〜150 人に 1 人とされている．生後の 3 年間と学童期における発症が多く，てんかんの 90％は 20 歳までに発症する．診断や治療の進歩によりてんかんの約 80％は発作抑制が可能となっている．

小児のてんかんの特徴

　小児のてんかんの特徴として，表V-H-5 のような項目があげられる．このなかでも，各年齢に特有な発作型および脳波所見を認めること，すなわち年齢依存性を有することが最大の特徴である．予後良好な良性てんかん，難治てんかん，それぞれに好発年齢があり，脳の発達過程とてんかん各型の発症年齢との間には密接な関係がある．年齢依存性を示す代表的なてんかん症候群の好発年齢を図V-H-1 に示す．脳波はてんかんの診断上最も重要な検査であるが，小児の脳波は発達に伴う特徴的な変化があることや体動によるアーチファクトが多いことなどから，判読については習熟を必要とする．

表V-H-5　小児のてんかんの特徴

① 小児期は熱性けいれん，急性脳炎・脳症によるけいれん，軽症胃腸炎に伴うけいれん，薬剤で誘発されるけいれん，いろいろなタイプの偽発作などてんかんに類似した疾患が多く，鑑別上，注意を要する．
② 周産期障害，先天異常など器質性脳障害を有するものがみられ，神経学的異常や発達上の問題を伴うものが少なくない．
③ 成因は多様だが，一部では遺伝子異常の関与も存在している．
④ 年齢に特有な発作型がみられ，発作型および脳波像が年齢とともに変容していくことがある（小児特有の年齢依存性の存在）．
⑤ 脳波所見は各てんかん症候群に特徴的な異常を示すことが多く，成人に比し，より高度で明瞭な異常所見を呈する傾向がある．
⑥ 未熟な発作や各種の小型発作がみられ，発作型が多彩である．そのために，てんかん発作か否かの判断が難しい場合もある．
⑦ 発作回数が頻繁なことが多く，またてんかん重積状態に陥ることもしばしばみられる．
⑧ 治療によく反応し予後良好なものも多いが，難治性のものもまれではない．また，ACTHなど特殊な治療を必要とするものもある．
⑨ 小児期は発達途上にあるので，薬剤選択などてんかんの治療についてはもちろんであるが，養育，療育，教育などのうえでも慎重な配慮を必要とする．

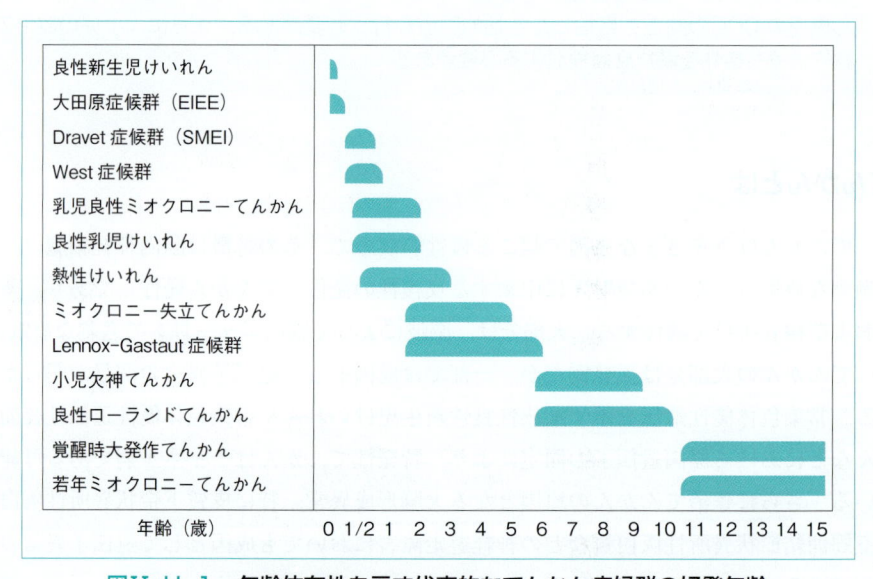

図V-H-1　年齢依存性を示す代表的なてんかん症候群の好発年齢

「てんかん発作の分類」と「てんかんおよびてんかん症候群の分類」

てんかん発作には全般発作と部分発作の2つがある．全般発作には左右対称性の強直間代けいれんを伴う大発作や，意識消失が主症状の欠神発作，瞬間的に筋肉の攣縮が起こるミオクロニー発作などがある．部分発作とは脳の限局した部位の機能に関連した症状が出現する発作で，身体の一部分のけいれんを起こす運動発作や，知覚異常や視覚発作などを起こす感覚発作，意識混濁状態で半合目的的不随意運動が出現する自動症などがみられる．全般発作は発作の開始から意識が障害されるが，部分発作は発作中に意識障害を伴わない単純部分発作と，意識障害を伴う複雑部分発作に分けられる．

「てんかん発作の国際分類」（1981年）と「てんかんおよびてんかん症候群の国際分類」（1989年）を簡略化したものを表V-H-6に示す．てんかん発作型の診断は抗てんかん薬を選択する際

表V-H-6 「てんかん発作の分類」と「てんかんおよびてんかん症候群の分類」

てんかん発作の分類	てんかんおよびてんかん症候群の分類
1. 部分発作（局所から始まる発作） 　単純部分発作（意識障害を伴わないもの） 　複雑部分発作（意識障害を伴うもの） 　部分発作から二次性に全般化するもの 2. 全般発作（両側同期性対称性） 　欠神発作，非定型欠神発作 　ミオクロニー発作 　間代発作，強直発作 　強直間代発作 　脱力発作（失立発作） 3. 上記の分類に含まれないてんかん発作	1. 局在関連性てんかん 　特発性：中心・側頭部に棘波を示す良性小児てんかんなど 　症候性：側頭葉てんかん，前頭葉てんかんなど 2. 全般てんかん 　特発性：良性家族性新生児けいれん，小児欠神てんかんなど 　潜因性あるいは症候性：West症候群，Lennox-Gastaut症候群など 　症候性：大田原症候群（EIEE）など 3. 焦点性か全般性か決定できないてんかん 　新生児発作，Dravet症候群（SMEI）など 4. 特殊症候群 　状況関連性発作（機会発作）：熱性けいれん，中毒によるものなど

表V-H-7 てんかん発作各型の特徴

発作型	発作症	持続時間	発作時脳波所見
強直スパズム	点頭，眼球上転，上肢伸展挙上，肘屈曲，下肢伸展など瞬間的な全身の強直．群発することが多い	瞬間的 1秒～数秒	速波群発，高振幅徐波複合から低振幅化，スパズム後に脱同期
強直発作	全身の筋が持続的に収縮して短い全身強直をきたす．眼球偏位，頭部回転，後弓反張などをみる．発作後意識混濁	数秒～1分 平均10秒前後	漸増律動（recruiting hythm），速波同期（rapid synchronization）
定型欠神	突然に生じる意識の消失．速やかに意識の回復をみる．姿勢は保たれる．自動症を伴うことあり．過呼吸で誘発	数秒～20秒	全般性両側同期性3Hz棘徐波群発
非定型欠神	短い意識消失．発作の起始および終了がやや不鮮明．過呼吸で誘発されない	数秒～30秒 数分のことも	2.5～4Hzの不規則な両側性棘徐波群発
ミオクロニー発作	軀幹，眼瞼，顔面，四肢に生じる瞬間的な左右対称性攣縮．数回律動的に繰り返すこともある．強いときは転倒	瞬間的 1～3秒	両側性多棘徐波，時に棘徐波
脱力発作 （失立発作）	筋緊張の急激な低下により転倒する．身体の位置により倒れる方向は種々．すぐに起き上がることができる	数秒以内	両側性多棘徐波または低振幅化に一致して表面筋電図消失
ミオクロニー欠神発作	顔面，上肢などに律動性ミオクロニーを伴う意識消失．ミオクロニーの後半部分に強直要素を伴う	10秒～1分 数分のことも	全般性両側同期性3Hz棘徐波群発，筋電図上でミオクロニー成分
ミオクロニー失立発作	顔面，上肢などの一瞬のミオクロニーに続いて失立発作を生じて転倒する．すぐに起き上がることができる	数秒以内	全般性多棘徐波，棘徐波に引き続き表面筋電図消失

に重要で，てんかん発作型を正確に診断することが治療のうえでは基本となる．てんかんおよびてんかん症候群の診断は治療とも関係するが，予後を判断する際に重要となる．

小児のてんかんは発作型が多彩であり，特に小型発作を有する場合にてんかん発作か否かの鑑別が困難な場合もある．さらに発作型の確定はてんかん診断および薬剤選択のうえで非常に重要である．このために通常脳波に加えて，必要に応じビデオによる脳波・発作同時記録やポリグラフを施行することが勧められる．表V-H-7にてんかん発作各型の特徴を示す．

小児のてんかんおよびてんかん症候群

小児のてんかん症候群の代表的なものについて以下に簡単に述べる．小児の難治てんかんのなかで重要な位置を占める年齢依存性てんかん性脳症には，大田原症候群（EIEE），West症候群，Lennox-Gastaut症候群などが含まれる．てんかん性脳症とは，てんかん様の異常自体が脳機能の進行性障害をもたらすと思われる病態をいう．

❖ 大田原症候群（サプレッション・バーストを伴う早期乳児てんかん性脳症：EIEE）
　① 年齢依存性てんかん性脳症の最幼弱型であり，乳児期早期（多くは1カ月以内）に発症．
　② 主要発作型は強直スパズムで，単発またはシリーズ形成性．睡眠中の発作がみられるのが特徴で，時に部分発作を合併．
　③ 発作間欠期脳波はサプレッション・バーストで，覚醒・睡眠を問わず恒常的にほぼ周期的に出現．
　④ 重度の発達遅滞を伴い，きわめて難治で予後不良．
　⑤ West症候群への変容が多く，さらにLennox-Gastaut症候群へ変容するものもある．

❖ West症候群（点頭てんかん）
　① 発作型は強直スパズムで，多くはシリーズ形成性．
　② 脳波でヒプスアリスミア（hypsarrhythmia：高振幅徐波，棘波が時間的，空間的に無秩序に出現する高度の脳波異常）を呈する．
　③ 精神遅滞または精神運動発達の停止．
　④ 発症年齢は1歳未満で3～7カ月に多い．

❖ Lennox-Gastaut症候群
　① 発作型は強直発作を主とし，非定型欠神発作，失立発作，ミオクロニー発作などの小型発作が合併して存在し頻回に起こる．
　② 発作間欠期脳波で広汎性遅棘徐波を認め，深睡眠時に特徴的な律動性速波を認める．
　③ 知的障害を合併する．

❖ Dravet症候群（乳児重症ミオクロニーてんかん：SMEI）
　① 乳児期に発症し，きわめて難治で，けいれん性疾患の家族歴が高率．
　② 発症前の精神運動発達は正常で，1歳以降に知能障害が出現．
　③ 大部分は発熱時の全身性または半身性けいれんで発症．群発傾向や重積化傾向あり．1～4歳でミオクロニー発作が出現．非定型欠神や複雑部分発作の合併．年長では睡眠中の全身けいれんが主．
　④ 脳波は1歳までは異常を認めないが，1歳以降に広汎性棘徐波と多焦点性棘波が出現することが多い．基礎波は徐波化傾向．光過敏性が1歳前後より出現し，年長例では消失する．

❖ 中心・側頭部に棘波を示す良性小児てんかん（良性ローランドてんかん）
　① 小児の良性てんかんのなかで，最も代表的で重要なてんかん症候群．小児てんかんのうち15～20％を占める．
　② 発症年齢は5～10歳が中心で，幼児後期～学童期に多い．
　③ 睡眠中，特に入眠直後や明け方に多い．
　④ 発作症状はローランド溝下部周辺領域に関連がある部分発作で，舌，口唇，顔面などの単純部分発作が主．時に半身から全身の発作にひろがる．
　⑤ 脳波では中心・側頭部に鋭波，棘波を有し，睡眠で増強する．
　⑥ 発作が短くて軽く，夜間だけの場合には治療を必要としない．
　⑦ 治療の有無や発作抑制の有無にかかわらず，思春期までには全例発作は消失し脳波も正常化する．
　⑧ 予後が非常に良好なことを保護者に十分説明しておくことが重要．

表V-H-8 主要な抗てんかん薬の使用量と血中濃度

薬剤名	略語	通常使用量 (mg/kg/日)	使用域血中濃度 (μg/mL)	代表的な商品名
バルプロ酸ナトリウム	VPA	20〜40	50〜100	デパケン®
カルバマゼピン	CBZ	10〜20	5〜12	テグレトール®
クロバザム	CLB	0.2〜0.8	未確定	マイスタン®
クロナゼパム	CZP	0.025〜0.2	0.02〜0.07	リボトリール®
ゾニサミド	ZNS	4〜10	10〜30	エクセグラン®
エトスクシミド	ESM	15〜35	40〜100	エピレオプチマル®
フェニトイン	PHT	4〜10	5〜20	アレビアチン®
プリミドン	PRM	10〜20	5〜12	プリミドン®
フェノバルビタール	PB	3〜5	10〜30	フェノバール®
アセタゾラミド	AZA	10〜30	10〜15	ダイアモックス®

❖ 小児欠神てんかん

① 女児に多く，家族歴が高率にみられる．
② 学童期（6〜7歳がピーク）に頻回の欠神発作で発症．
③ 脳波は両側同期性3Hz棘徐波群発を示し，過呼吸により誘発されやすい．

❖ 覚醒時大発作てんかん

① 10歳代に全般性強直間代発作で発症．
② 発作は覚醒直後がほとんどで睡眠不足が誘因となる．
③ 欠神発作，ミオクロニー発作を伴うことがある．
④ 脳波は両側同期性棘徐波結合を示し，しばしば光過敏性を伴う．

治療

てんかん治療の基本となるのは抗てんかん薬の投与である．主要な抗てんかん薬の通常の使用量と使用域の血中濃度を表V-H-8に示す．通常使用量より少なめの量から開始し，発作に対する効果や副作用に注意しながら徐々に増量していく．特に，カルバマゼピンやプリミドンは眠気やふらつきなど投与開始初期の副作用が強いので，身体が薬剤に慣れるまでは注意が必要である．

脳波所見などともあわせて，てんかん発作と確認できた場合は，てんかん発作型の診断やてんかん症候群分類の正確な診断に基づいて，最も有効で副作用が少ないと考えられる抗てんかん薬を選択する．抗てんかん薬投与は単剤治療を原則とし，定期的な薬剤の副作用の検査と，必要に応じた薬物の血中濃度測定を行う．全般発作にはバルプロ酸ナトリウム（VPA），部分発作にはカルバマゼピン（CBZ）が第1選択となることが多い．てんかん発作型に対する抗てんかん薬の選択を表V-H-9に示す．第1選択薬が副作用のために使用できないときは第2選択薬を使用する．第1選択薬を限度いっぱいに使用しても発作がコントロールできない場合は，第2選択薬と置換または併用する．小児では副作用のためにフェノバルビタールやフェニトインが使用しにくく，使用頻度は以前に比し著減している．

新規抗てんかん薬として，この数年間にガバペンチン（GBP），トピラマート（TPM），ラモトリギン（LTG），レベチラセタム（LEV）の4剤が承認され，使用が可能となった．いずれも

表V-H-9 てんかん発作型に対する薬剤の選択

発作型		第1選択薬	第2選択薬
部分発作	単純部分発作 複雑部分発作 二次性全般化発作	CBZ	VPA, ZNS, CLB CZP, PHT, PRM PB
全般発作	全般強直間代発作	VPA	PHT, PB, CLB CZP
	欠神発作	VPA	ESM, CLB, CZP AZA
	非定型欠神発作, 強直発作, 脱力発作	VPA	CLB, CZP, PB PHT, AZA, ESM
	ミオクロニー発作	VPA	CLB, CZP, PB AZA, ESM

　他の抗てんかん薬で十分な効果が得られないてんかん患者に対する付加薬（併用薬）として承認されたものだが，4剤ともに部分発作（二次性全般化発作を含む）に対して適応があり，LTGは全般発作にも適応がある．小児に対する適応が認められているのは4剤のうちGBPとLTGのみであるが，TPMとLEVは小児適用承認取得のための治験実施中である．これらの新規抗てんかん薬の導入により，難治てんかんに対する治療成績の向上が期待される．

治療開始と治療中止について

　初回発作の場合は家族や患児との十分なインフォームド・コンセントのうえで，了解が得られれば治療を開始せずに様子をみる．保護者が治療を強く希望すれば治療を開始してもよいが，2回目の発作が確認された時点で治療開始が一般的である．

　治療中止については再発のリスクについてきちんと説明したうえで慎重に行う．①発作抑制期間が3年以上，②脳波が2回続けて正常化というのが一般的な条件であるが，③神経学的所見が正常，④患児および保護者の希望なども判断材料として症例毎に検討する．数カ月毎に25％ずつ減量していくことが多い．

てんかん患児に対する予防接種

　以前は1年以内にけいれんを起こした場合は予防接種は禁忌とされていたので，発作が抑制されていないてんかん患児では支障をきたしていた．最近はてんかん患児も積極的に予防接種をする方向に変化しつつあり，厚生労働省班研究に基づく「てんかんをもつ小児への予防接種基準」（日本小児神経学会推薦基準）を下記に示す．

　①コントロールが良好なてんかんをもつ小児では，最終発作から2〜3カ月程度経過し，体調が安定していれば現行のすべてのワクチンを接種して差し支えない．また乳幼児期の無熱性けいれんで観察期間が短い場合でも，良性乳児けいれんや軽症胃腸炎に伴うけいれんに属するものは上記基準に準じて接種してよい．

　②上記以外でも，その発作状況がよく確認されており，病状と体調が安定していれば主治医（接種医）が適切と判断した時期にすべての予防接種をして差し支えない．

　③発熱によってけいれん発作が誘発されやすいてんかん患児（Dravet症候群など）では，発

熱が生じた場合の発作予防策と，万一の発作時の対策（自宅での抗けいれん薬の使用法，救急病院との連携や重積症時の治療内容など）を指導しておく（下記注1を参照）．

④ ACTH療法後の予防接種は6カ月以上あけて接種する（下記注2を参照）．

⑤ 免疫グロブリン大量療法（総投与量が約1～2g/kg）後の生ワクチン（風疹，麻疹，水痘，ムンプスなど）は6カ月以上，それ以下の量では3カ月以上あけて接種する．ただし，接種効果に影響がないその他のワクチン（ポリオ，BCG，DPT，インフルエンザなど）はその限りではない．

⑥ なお，いずれの場合も事前に保護者への十分な説明と同意が必要である．

(注1) 特に麻疹含有ワクチン接種後2週間程度は発熱に注意し，早めに対処する．また家庭での発作予防と治療のためのジアゼパム製剤などの適切な用法・用量を個別に十分検討しておくこと．発作のコントロール不良の患者では入院管理下でのワクチン接種も考慮する．

(注2) ACTH後の免疫抑制状態における生ワクチン接種による罹患と抗体獲得不全のリスクは，ACTH投与量・投与方法により差があるので，主治医（接種医）の判断でこの期間は変更可能である．

参考文献

1) 花井敏男：小児てんかんの特徴．目でみる精神医学シリーズ：てんかん，中沢洋一，花井敏男編，p.149-154，世界保健通信社，1992．
2) Engel J Jr：A proposed diagnostic scheme for people with epileptic seizures and with epilepsy：report of the ILAE Task Force on Classification and Terminology. Epilepsia, 42：796-803, 2001.
3) 粟屋 豊，ほか編：神経疾患をもつ小児に対する予防接種ガイドブック．診断と治療社，2007．

【花井 敏男】

3 脳性麻痺
cerebral palsy

　脳性麻痺とは単一の疾患ではなく，種々の原因により発達途上の脳が障害を受け，その結果として永続的な運動機能障害または姿勢の異常を呈する疾患群の一種である．非常に軽症で生活するうえでまったく障害のないものから，重度で全介助であるばかりか，濃厚な医療が必要なものまで含んでおり，その臨床像はさまざまである．
　周産期医療の進歩により一時減少した発生率は，新生児集中治療室（NICU）の普及による病的新生児の救命率が上昇したため，再び増加傾向に転じた．また，在宅医療の進歩により，NICUや施設で管理されていた濃厚な医療的ケアを必要とするような最重度の重複障害児が地域で生活するようになり，そのサポートが問題となっている．
　療育環境はかなり整備され，脳性麻痺のリハビリテーションも機能改善や変形拘縮の予防だけではなく，全身状態の改善，生活能力の改善，最終的には社会参加を促す形に変化しつつある．地域で過ごす彼らの生活を支えるためには，医療だけでなく，教育，福祉，行政のネットワークが必要であり，その中心としての小児科医の役割は大きい．

定　義

　日本では，一般的に「受胎から新生児期（生後4週間以内）までの期間に生じた脳の非進行性病変に基づく，永続的なしかし変化しうる運動および姿勢の異常である．その症状は満2歳までに発現する．進行性疾患や一過性運動障害または将来正常化するであろうと思われる運動発達遅延は除外する」とした1968年厚生省脳性麻痺研究班会議で定められた定義が用いられる．キーポイントとしては，①障害の複合体であること，②症状は永続するが変化しないわけではないこと，③姿勢と運動の障害であること，④非進行性であること，⑤発達途上の脳に起きること，があげられる．既知の染色体異常や遺伝子異常に伴う運動障害，代謝異常症などは含まれない．

頻度とその変遷

　脳性麻痺の発生率は，医療水準の向上，特に周産期医療の進歩に伴い比較的軽症の新生児のインタクトサバイバルが増加したため，1970年代には出生1,000に対し1.0以下に減少した．しかし，その後，体重1,000g未満のいわゆる超低出生体重児の生存率の上昇，重症病的新生児の救命率の向上により出生1,000に対し約2.0と再上昇している．最近のわが国の年間出生数が約110万人であることから計算すると，毎年約2,200名の脳性麻痺の患児が出生していることとなる．低出生体重は脳性麻痺の発生率に影響を与え，発症率は体重が軽いほど増加する．特に超低出生体重児においては，1,000g以上と比較すると，その頻度は5.1〜8.7倍となる．

病　因

　発生時期によって出生前，周産期，新生児期に分けられる．出生前の病因としては脳形成異常（皮質形成異常や奇形，血管障害など）があげられる．周産期の原因としては早産児における脳

室周囲白質軟化症（periventricular leukomalacia：PVL），正期産児における低酸素性虚血性脳症（hypoxic-ischemic encephalopathy：HIE）の頻度が高い．早産児における脳性麻痺は痙性両麻痺のことが多いが，正期産児は痙性四肢麻痺が，子宮破裂や胎盤早期剝離のような急性の完全仮死に伴う場合，痙性四肢麻痺に呼吸障害や嚥下障害などを合併し濃厚な医療を必要とする重複障害を示すものが少なくない．新生児期の原因としては髄膜炎や脳出血などがあげられる．

正期産児では脳形成異常などの出生前の要因によるものが多数を占める．症例の80％に異常な脳発達の原因となる出生前要因を指し示す特徴が特定され，かなりの児において中枢神経系以外の先天異常が認められた，との報告もある．

脳性麻痺の早期診断

一般の臨床現場で早期診断のために利用できる有用性の高い客観的な評価尺度はない．周産期の危険因子（表V-H-10）は脳性麻痺の発生を有意に増加させるため，これらを認めた新生児は慎重な経過観察が勧められる．このような児において，運動発達の遅れ，原始反射の残存または未出現，筋緊張の異常（低下や亢進）を認めた際には脳性麻痺を疑わせる所見となるため，専門医による評価が勧められる．

告知に関しては，両親同席のもとに専門医が行うのが望ましい．一般診療においては，直接的でわかりやすい情報提供を心がけ，専門医の受診や地域の療育サービスの利用が障害を決定づけるものでないことも伝える必要がある．

病型分類

❖ 麻痺の分布による分類（図V-H-2）

① 片麻痺：右または左半身のみの麻痺をいう．下肢よりも上肢に強い麻痺をきたす．脳血管障害に由来することが多い．
② 四肢麻痺：四肢にほぼ同程度の麻痺がある状態をいう．通常麻痺は重度である．
③ 両麻痺：下肢に強く，上肢には軽い麻痺がある状態をいう．
④ 対麻痺：下肢に麻痺があり，上肢には麻痺がない状態をいう．極低出生体重児に多いPVLに由来することが多い．

表V-H-10 周産期の危険因子

出生前	早産（36週未満），低出生体重（2,500 g未満），子宮内感染，多胎，胎盤機能不全
周産期	新生児仮死，帝王切開，高・低血糖，脳室周囲白質軟化症，脳室内出血，脳出血
出生後	感染，けいれん，高ビリルビン血症

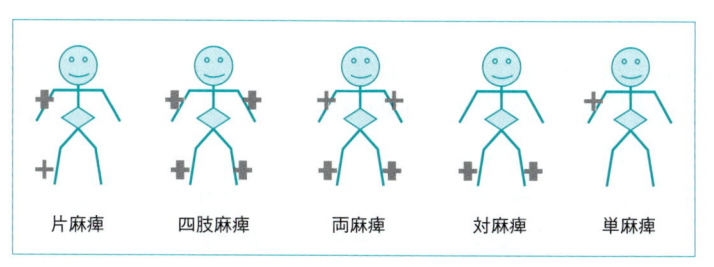

図V-H-2 麻痺の分布による分類

⑤ 単麻痺：一肢のみの麻痺．非常にまれ．
⑥ 重複片麻痺：片麻痺が左右同時に出現．

❖ 筋緊張・異常運動の種類による分類
① 痙直型：最も頻度が高く脳性麻痺の80〜90％を占める．痙性の筋緊張亢進を呈する．乳児期早期は大脳皮質が未熟なために，痙性が明らかでなく，筋緊張低下を示し，その後痙直型となることも多い．
② アテトーゼ型：脳性麻痺の10％程度を占める．筋緊張は亢進しているが，その程度には変動がある．体幹の姿勢変動に四肢の不随意運動を伴った不随意運動型の総称である．
③ 低緊張型：筋緊張は低下し，運動量が少ない．低緊張型は遅れて発達が見込まれることがある．
④ 失調型：体幹のバランス機能の障害や上肢の振戦を呈する．低緊張を伴うことが多い．
⑤ 混合型：実際は上記4型が組み合わさった状態のことも多い．その場合は，最も中心となる型に分類してもよい．

合併症

運動障害の型別（障害された脳の部位，範囲による）で合併症の有病率は異なる．以下に代表的な合併症をあげる．

❖ てんかん
脳性麻痺児におけるてんかんの合併は15〜60％と報告されている．大脳皮質の障害が強いほどてんかんの合併率が高く，四肢麻痺，痙性片麻痺に多く，痙性両麻痺やアテトーゼ型は低い．四肢麻痺の58％が1歳未満に，痙性片麻痺の約1/3が生後1〜2年にてんかんを発症する．

❖ 知的障害，認知障害
四肢麻痺ではIQ 50以下の精神遅滞が64％，痙性片麻痺では約25％に精神遅滞をはじめとする認知障害を認める．早産児においては未熟児網膜症に関連した視機能障害に加えて，視放線などへの障害による視覚認知機能障害を高率に認める．アテトーゼ型は口腔咽頭筋の障害や不随意運動により，発語はないか不明瞭になるが，知能は高く保たれていることが多い．

❖ 摂食・嚥下障害，呼吸障害
重度の四肢麻痺の場合，核上性麻痺による嚥下障害以外にも，感覚異常としての過敏，鼻呼吸困難による口呼吸，緊張性の姿勢反射によるそり返りなどが誘引となり，摂食・嚥下障害をきたす．また誤嚥を起こしやすく，むせや咳を伴わずに誤嚥していることもあり，食後の喘鳴や突然の高熱（炎症所見の上昇を伴う）の反復時には誤嚥を疑う．水分はペーストよりも誤嚥のリスクが高いため増粘剤の利用が勧められる．

治療

主たる症状である運動障害・筋緊張に対する治療と合併症に対する治療に分けられる．ここでは主に運動障害・筋緊張に対する治療について述べる．

❖ 運動障害へのリハビリテーション
神経発達学的治療法（脳の成熟に応じて原始反射の抑制，姿勢反応や随意運動が出現するという階層的神経成熟理論に基づくアプローチ），神経生理学的治療法（脳性麻痺が示す異常なパターンや筋緊張を抑えたり，修正しながら正常発達に沿う形で障害をもった児の運動機能を促進

表V-H-11 経口筋弛緩薬

一般名	主な商品名	適応量	特徴・副作用など
ダントロレンナトリウム	ダントリウム®	0.5〜2 mg/kg/日（成人量1回25 mg，分2〜3，最大150 mg）	・末梢性筋弛緩薬 ・脱力，呼吸抑制，ふらふら感 ・カプセル製剤のため脱カプセルによる処方が必要
ジアゼパム	セルシン® ホリゾン®	0.1〜0.5 mg/kg/日，分1〜3（成人量2〜10 mg，分1〜3）	・抗不安薬 ・眠気，喘鳴，分泌物増加 ・第1選択薬 ・坐薬も有効
バクロフェン	リオレサール® ギャバロン®	0.1〜0.5 mg/kg/日，分2〜3（成人量5〜30 mg，分1〜3）	・中枢性筋弛緩薬 ・眠気，脱力感，悪心，めまい，食欲不振 ・てんかん注意
チザニジン	テルネリン®	0.05〜0.2 mg/kg/日（成人3〜9 mg，分3）	・中枢性筋弛緩薬 ・眠気，口渇，脱力感，倦怠感，めまい ・疼痛を伴う筋緊張に有効

していくというもの），機能的治療アプローチ（機能遂行能力をターゲットにし，本人が能動的に課題を遂行できるように解決策の立案，目標設定などを行う），集中機能訓練，筋力トレーニング，姿勢コントロールなどがあげられる．痙直型の脳性麻痺児には痙性や変形，拘縮の予防，機能向上のために装具療法が導入されることも多い．

❖ 痙縮の治療

- **経口筋弛緩薬**……ダントロレンナトリウム，ジアゼパム，バクロフェン，チザニジン（表V-H-11）などがあるが，効果は限定的である．副作用としては傾眠，鎮静，筋力低下，分泌物増多などがある．効果や副作用の発現には個人差が大きいことから，少量から徐々に増量するほうがよい．

- **ボツリヌス毒素**……A型ボツリヌス毒素（BTX-A）投与をすることで局所の筋緊張異常を改善することができる．1回の効果は3カ月程度である．繰り返し投与をすることで長期間の機能維持も可能である．以前は毒素に対する抗体産生により繰り返し投与による効果の減弱があったが，製剤の改善，投与間隔を空けることで長期治療が可能となってきている．

- **バクロフェン髄腔内持続投与**……バクロフェンは神経伝達物質であるGABA受容体の作動薬で，痙縮の減弱と機能改善が期待できる．バクロフェンを皮下に埋め込んだポンプより髄腔内へカテーテルを介して持続的に注入する方法である．わが国では2007年4月に小児に対する適応拡大が行われた．適応年齢は4歳以上とされるが，埋め込む持続注入用ポンプのサイズと体格に依存するため，あまりに小柄な患者では利用できない可能性がある．

- **選択的脊髄後根切断術**……痙性両麻痺に適応がある．3〜8歳の小児が効果的といわれる．脊髄後根の一部を切除することにより痙縮を軽減できる．

学校に関する諸問題

就学先の選択には，本人とその家族の負担が実際の能力に対して過度にならないように配慮が必要である（特に家族の希望した就学先が，本人の能力では相当の努力を必要とする場合，将来的に不登校の原因となる可能性がある）．子ども自身の能力の維持だけでなく，活動レベル，参加レベルの向上を目標として，子どもを取り巻く全スタッフが目標を共有して十分に機能を発揮

することが必要である．医療と教育の連携においては，情報や協力が一方的にならないような枠組みを作る必要がある．

学校における医療的ケア（経管栄養，吸引，ネブライザー，酸素，人工呼吸器の使用など）対象生徒数は年々増加傾向にある．2007（平成19）年の文部科学省全国調査によると特別支援学校における医療的ケア対象生徒数は全生徒の9.5%にのぼり，看護資格を有する者の校内の常駐数も肢体不自由支援学校では約9割にのぼっている．また，看護資格を有する者の常駐のもと，①咽頭手前の吸引，②留置チューブからの経管栄養，③自己導尿の補助に関して，研修を受けた一般職員が学校で行うことが公に認められるようになった．医師が常駐しないなか，多大な不安を抱えながらの学校での医療的ケアを支えるには，積極的な地域の小児科医の関わりが必要であろう．

行政・福祉関係

産科医療保障制度

分娩に関連して発症した重度脳性麻痺児に対する補償の機能と脳性麻痺の原因分析・再発防止の機能とを併せもつ制度として創設された．2009（平成21）年1月1日以降に本制度の加入分娩機関の管理下における分娩により，一定の基準を満たした身体障害者等級の1級または2級に相当する重度脳性麻痺が発生し，運営組織が補償の対象として認定した場合，補償の対象となる．満1歳の誕生日から5歳の誕生日までに申請する．認定されれば総額3,000万円が補償金として支払われる．

身体障害者手帳

指定医による診断書・意見書の作成が必要．障害の程度が明らかな場合は補装具，車椅子作製などの必要性を考慮し3歳以前でも申請をすることがある．

療育手帳

知的障害のある児が対象となる．児童相談所，福祉センターなどで発行される．

特別児童扶養手当

在宅で過ごしている身体障害者手帳3級以上，療育手帳で中等度以上の知的障害を認める児が対象となる．診断書の記入に際し，指定医である必要はない．

参考文献

1) 日本リハビリテーション医学会：脳性麻痺リハビリテーションガイドライン．医学書院，2009．
2) 鈴木文晴：脳性麻痺の疫学と病型．小児神経学，有馬正高 監修，加我牧子，ほか編，p.186-195，診断と治療社，2008．
3) 宮本晶恵：脳性麻痺．小児内科，41：711-715，2009．

【渡辺　恭子】

4 ダウン症候群
Down syndrome

ダウン症候群の生命予後は，合併症に対する手術などの治療が積極的に行われるようになった現在では，かなり改善された．また障害を軽減させる目的で行われる早期療育および訓練は一定の効果をあげている．今後，ダウン症候群をもつ子どもたちに対して，治療だけではなく生涯を通して生活の質をさらに向上させるように，学校教育や就労などの社会参加の支援を行うことが重要である．

病態と身体的特徴

病因

常染色体異常の21トリソミーが原因である．詳しい核型検査によると，21トリソミー型が95％，転座型が4％，モザイク型が1％の割合でみられる．

21トリソミー型は95％が母親由来であり，5％が父親由来といわれている．

転座型は過剰な第21染色体が第14染色体に付着するt（14；21）が最も多い．約50％の症例の両親は正常核型を保有しており，新規に転座が起こったことが原因である．残りのほとんどの場合，母親が転座を保因している．母親が保因者である場合は約10％の確率でダウン症候群をもつ子どもを出産する可能性がある．これに対して，父が保因者の場合は5％程度とされている．

モザイク型では21トリソミー細胞の比率によって精神遅滞などの臨床症状の軽重が決定されると考えられている．生殖細胞系に21トリソミーのモザイクをもつ親では，次子もダウン症候群である可能性が高い．

頻度

染色体異常症のなかでは最も頻度が高く，全体の平均発生率は約800出生あたり1名である．性差や人種差はない．日本では減少傾向にあるとされているが，1991〜1999年のカナダの大規模な研究によると，9年間のダウン症候群の出産頻度（死産を除く）はほとんど変わっていない[1]．ダウン症候群の発生には母体の年齢と相関があり，ダウン症候群を出産するリスクは，20歳で1/1,667，30歳で1/952，40歳で1/106であり，加齢につれて高くなる．35歳以上の母親からの出生数は全体の20％程度である．実際は20〜30歳の母体の全出生数が多いため，絶対数はこの年代からが多い．

臨床症状

ダウン症候群に典型的な症状は特徴的顔貌，小頭症，小奇形，精神発達遅滞である（表V-H-12）．

特徴的な顔貌は，内眼角贅皮，眼瞼斜上，鼻根部平低，耳介低位，小耳介，小さな口唇，舌挺出などがみられる．小奇形として後頸部の贅皮，手掌のサル線，第5指の短小と内彎，第1, 2趾の足底に深い屈曲線が認められる．

身体的発育

出生時の体重，身長は健常児よりも小さく，低出生体重児の出生の割合も高い．身長の発育は

表V-H-12 ダウン症候群の主な症状とその頻度

主な症状	・特徴的顔貌：内眼角贅皮，眼瞼斜上，鼻根部平低，耳介低位，小耳介，小さな口唇，舌挺出 ・小頭症 ・筋緊張低下 ・小奇形：後頸部贅皮，手掌のサル線，第5指短小と内彎，足底の深い屈曲線 ・精神発達遅滞 ・低身長
合併症	・先天性心疾患：50％（心室中隔欠損症，心房中隔欠損症，心内膜欠損症，動脈管開存症，ファロー四徴症，肺高血圧症） ・消化管奇形：12％（先天性十二指腸閉鎖症，ヒルシュスプルング病，鎖肛） ・けいれん性疾患：10％（点頭てんかん，てんかん） ・環軸椎不安定：10〜20％（X線上） ・甲状腺機能低下症：15〜20％，先天性1％ ・肥満 ・高尿酸血症 ・白血病：1％（TAM：新生児期） ・眼科的：60％〔先天性白内障（15％），屈折障害（50％）〕 ・耳鼻科的：難聴（75％），（滲出性）中耳炎（50〜75％），アデノイド増殖症 ・睡眠時無呼吸症候群：50〜75％ ・細胞性免疫低下：気道感染（肺炎など） ・アルツハイマー病：15％（40歳代）

生涯を通じて悪く，低身長である．最終身長は男子153 cm（±4 cm），女子は143 cm（±4 cm）と予測される．

　体重増加は，乳児期は心疾患などの合併症が影響して不良である．合併症が軽度でも哺乳困難のため体重増加は悪い場合が多い．幼児期以降は低身長が影響して標準体重より肥満傾向になる．このように，ダウン症候群は健常児とはやや異なる発育経過をとる．適正な発育評価には，ダウン症候群用に補正された身長体重の標準曲線を用いるとよい．標準曲線の一例が，1988年のPediatrics誌上に発表されている．わが国においては黒木良知先生が1995年に発表された日本人のダウン症候群の成長曲線がある[2]（http://jdsn.ac.affrc.go.jp/igaku/growthpattern.html）．学童期以降は偏食・過食などの摂食が問題となることが多く，また運動量が少ないことも影響して肥満を呈するようになる．

神経学的発達

運　動

　新生児期から乳児期は筋緊張低下が著明で，このため哺乳困難や便秘がみられる．ダウン症候群の標準的な発達月齢は，定頸5〜6カ月，寝返り7〜8カ月，独座11〜13カ月，つかまり立ち15カ月，独歩24カ月である．定頸から寝返りまでは健常児に比較してやや遅れている程度であるが，座位からはその差が広がる[3]．

発達遅滞

　筋緊張低下と脳自体の発達遅滞が原因である．点頭てんかん，心疾患などの合併症があれば発達はさらに遅滞する．年長になるにつれて協調運動の拙劣さが目立つようになる．精神発達遅滞の程度の幅は広いが，軽症から中等症に位置する者が多い．重症例も時折認められる．平均IQは50程度である．知的発達のうちでは言語発達遅滞が目立つ．おおよその発達指標として90％通過年齢は，「有意語1語」34カ月，「2語文」68カ月，「指示が理解できる」75カ月，「姓名を言う」81

カ月である．ただし，ダウン症候群には後述するように視覚異常，聴覚異常を合併することが多く，外部からの刺激が少ないことが言語発達に関与している可能性があるので注意が必要である．

合併症

各臓器に及び，さまざまなものがみられる．現在はそれぞれの合併症を規定する染色体上の責任遺伝子の位置がかなり解明されている．合併症については，出生直後から出現するもの，後天的に出現し好発年齢があるものなど，無症状のものなどあり，合併症それぞれの特徴に留意して診療を行う必要がある．最も重要なものは生後当初の生命予後を左右する先天性心疾患および消化管奇形である．

◆ **先天性心疾患**……約50%の頻度で合併する．そのなかでは心室中隔欠損症，心房中隔欠損症の合併する症例数が多いが，ダウン症候群に特異的なのは心内膜欠損症である．その他に動脈管開存症，ファロー四徴症などもみられる．また，肺高血圧症の合併も多いので注意が必要である．

◆ **消化管奇形**……12%の症例にみられる．そのなかで最も多いのは先天性十二指腸閉鎖症であり約3%に合併する．その他にヒルシュスプルング病（2%），鎖肛（2%）がみられる．これらの疾患は染色体異常があるなしにかかわらず，治療が可能な症例であれば積極的に手術を行うべきである．

◆ **神経系**……てんかんなどのけいれん性疾患は約10%の症例にみられる．乳児期は点頭てんかんの合併が多い．熱性けいれんの合併は多くない．

◆ **眼科**……約60%の症例に眼科的疾患を合併する．先天性白内障は約3%にみられ，早期に手術が必要である．白内障全体の合併率は15%である．重度の屈折異常が50%の症例に合併する．

◆ **耳鼻科**……滲出性中耳炎は後天的な合併症の代表例であるが，50～70%に合併する．これが原因となる難聴は先天性も含めて約75%の症例に合併する．

◆ **整形外科**……ダウン症候群の子どもが運動を行ううえで，脊椎の環軸椎不安定症を合併しているかどうかを知っておくことは重要である．X線検査を行うと10～20%の症例に環軸椎不安定がみられるといわれている．もし亜脱臼を起こせば，脊髄の圧迫，損傷を引き起こし，神経症状，呼吸障害を合併することになる．活動性が高まる3歳以降にはX線検査を受けることを勧めたほうがよい．

◆ **内分泌**……甲状腺機能低下は生涯いずれの時期にもみられる合併症である．先天性甲状腺機能低下症は潜在的であり，約1%の症例に合併する．全年齢では15～30%に合併する．症状が乏しいため血液検査によって発見されることも多い．思春期以降は合併率が高まるので定期的な血液検査が必要である．その他に肥満，高尿酸血症にも注意が必要である．筆者はダウン症候群をもつ成人に高尿酸血症および腎機能障害（痛風腎）を合併した症例を経験した．ダウン症候群はI型糖尿病の合併が一般人口よりも有意に多い（約4倍）と報告されている．発症も一般（14歳）よりも若年（8歳）に多い．原因は自己免疫性に加えて，21番染色体に疾患感受性遺伝子の存在が考えられている．

◆ **白血病**……約1%の症例に合併する．思春期以降に合併することが多い．生命的予後を左右する合併症であるので，急に進行する貧血，持続する発熱，出血傾向などの症状には注意が必要である．最近，新生児期の合併症として白血病との鑑別が必要となる一過性骨髄異常増殖症（transient abnormal myelopoiesis：TAM）が注目されている．TAM中には21トリソミー細胞が増殖しており，ダウン症候群との関連について研究されている．TAM自体は予後は良好であるが，のちに真の白血病を合併することが多いという報告がある．

- ◆ アルツハイマー病……成人ダウン症候群の脳を剖検するとほとんどの症例でアルツハイマー病に一致する所見が認められる．臨床的には40歳代で約15％にアルツハイマー病を合併する．
- ◆ その他……細胞性免疫が低下しているので，特に肺炎などの気道感染に注意すべきである．また，アデノイド増殖による上気道狭窄のため，50～75％の症例に閉塞性の睡眠時無呼吸を合併する．低酸素血症は肺血管床の抵抗を高めるため，肺高血圧が悪化する原因となる．セリアック病は小麦などに含まれる蛋白質グルテンを摂取することで発症する自己免疫疾患であるが，日本ではまれであるといわれている．ただし，わが国での研究はほとんどなく詳細は不明である．欧米ではダウン症候群の7～16％に合併すると報告されている．原因不明の成長障害，長引く下痢，鉄欠乏（貧血はないこともある）などの症状には注意が必要である．

予後

新生児から乳児期において心疾患や消化管などの初期の合併症に対して積極的に治療を行ってきた結果，生命予後はかなり改善してきた．現在は約95％が1年以上生存する．5歳まで生存できれば30歳以上生存できる可能性は約80％，50歳以上生存できる可能性は60％といわれている．平均的には50～60歳で死亡することが多い．

各年代における健康管理

ダウン症候群は年齢によって発育発達，合併症の特徴が異なる．医師としてはこの特徴をよく理解して，健康管理および本人や保護者への支援を行わなければならない．ここからは表V-H-13に示すように新生児期，乳児期，幼児期，学童期，思春期以降と5つの年代に分けて，それぞれの時期の評価すべき疾患，療育や心理面のサポートなどについて解説する[4]．

❖ 新生児期

もし新生児に特徴的な顔貌，筋緊張低下がみられた場合は，染色体検査を行うことについて保護者と話し合う．検査後，ダウン症候群と診断がなされた場合は，先天性心疾患（できれば小児循環器科の医師によって診断），十二指腸閉鎖，白内障，眼振，先天性難聴（auditory brainstem response：ABRなどの検査によって），甲状腺機能低下症，ヒルシュスプルング病などによる便秘などの診断・治療を行う．肺炎などの気道感染は，時に重篤となり致死的結果をもたらすことがあるので細心の注意が必要である．TAMのチェックも必要である．

この時期の保護者は子どもをまだ受け入れがたい心理状況であることが多く，病名を告知するにはある程度の対話能力が必要となる．医師としては保護者からの質問に対しては，正しい情報を提供する．

❖ 乳児期

重篤な中耳炎に注意すべきである．中耳炎が疑われる場合や保護者から聴力に問題があることを相談された場合は，ABRなどによる客観的評価や耳鼻科専門医を受診させる．また，白内障，眼振などの眼科疾患が新生児期に認められていなくても，この時期に再度，眼科的評価を行う．甲状腺機能もチェックが必要である．発育不良や発達遅滞がみられるため，定期的な体重測定や発達評価を行う．

この時期は多くの保護者は子どもを受け入れ始めているので，親子の絆を深めるような支援を開始する．保護者の心理状況や家庭内の相互関係を評価して，保護者に対する教育・支援を行

表V-H-13 ダウン症候群における各年代の健康管理

		注意すべき点	検　査	療　育
新生児期	診断 合併症	先天性心疾患 消化器疾患 白内障, 眼振 難聴 甲状腺機能低下症 TAM	染色体検査 眼科 ABR 甲状腺ホルモン CBC	病名告知 保護者サポート
乳児期	発育発達 合併症	中耳炎　難聴 白内障, 眼振 甲状腺機能低下症 新生児期のフォロー	耳鼻科 眼科 甲状腺ホルモン	早期療育訓練 公的サービス利用 保護者サポート
幼児期	発育発達 合併症	中耳炎　難聴 白内障, 眼振 環軸椎不安定 甲状腺機能低下症 乳児期のフォロー	耳鼻科 眼科 整形外科 甲状腺ホルモン	総合療育訓練 基本的生活習慣
学童期	発育発達 合併症	甲状腺機能低下症 耳鼻科, 眼科疾患 皮膚疾患 幼児期のフォロー	甲状腺ホルモン 皮膚科	学校教育 自立訓練
思春期以降	身体評価 合併症	甲状腺機能異常症 白血病 耳鼻科, 眼科疾患 皮膚疾患 行動上の問題 アルツハイマー病	甲状腺ホルモン CBC	学校教育 社会的スキル 職業的訓練 性教育 心理サポート

う．乳児期から2歳までには，主に筋緊張低下および言語発達遅滞を軽減することを目的として早期の療育訓練を開始する．このために公的サービスを利用することも保護者に促す．

❖ 幼児期

引き続き適当な間隔で発達や発育の評価を行う．耳鼻科検診，眼科検診，甲状腺機能評価も定期的に行う必要がある．特に3～5歳では約50％に屈折異常が認められるため，最低2年毎の定期眼科検診を勧めておく．3歳以降は運動面での活動性が高くなるので，環軸椎不安定，脱臼などをスクリーニングするために頸椎のX線を撮っておきたい．また，いびきや睡眠時の呼吸障害などの症状に気づかれることがある．このような場合は睡眠時無呼吸症候群の評価をしておいたほうがよい．ダウン症候群は感染症に罹りやすく，幼少期は肺炎による死亡率も高い．予防可能な感染症はワクチンによる予防が重要である．保護者に対して予防注射は積極的に受けるように指導しておきたい．

療育面では基本的生活習慣を身につけることが目標である．3歳頃には筋緊張低下が軽快することが多いので排泄の習慣をつけるのもこの時期である．運動面では独立歩行が可能になり，年長児では筋緊張育成，筋力増強を目標に，また弱さが目立つ協調運動の訓練も必要である．

❖ 学童期

引き続き発達・発育評価を行い，耳鼻科検診，眼科検診，甲状腺機能評価は1年毎に行う．乾

燥肌，毛嚢炎，円形脱毛症などの皮膚合併症が目立ってくるため，皮膚科的な診察・治療が必要となってくる．睡眠時無呼吸症候群にも注意が必要である．

保護者から学校教育について相談を受けることが多くなる．子どもに適切な社会性を身につけさせ，自立した社会生活を可能にすることを目標とした，子どもを中心においた助言・援助を行う．年長になると下記で述べるような行動上の問題がみられるようになる．

❖ 思春期から成人

今までに引き続き各種評価を行う．特に白血病，甲状腺機能異常症などの合併症を発見するために末梢血液検査や甲状腺機能を含めた定期的な診察・検査が必要である．

行動上の異常としては，過食傾向，吃音，爪かみ，じっとして動かない，身体ゆすり，偏食，自傷，おもらしなどがみられる．また精神的なストレスが原因となって，自閉的な行動（他人との接触を避ける），情緒不安定，不眠，無気力，反抗的態度，怒りっぽいなどがみられることがある．このような場合は心理面のサポートが必要になることがある．基本的には健常児と同様に考え，問題点を解決できるように保護者と話し合う．

また，この時期には二次性徴の発現がみられるので，適切な性教育が必要となってくる．

女性はこの時期に初経を迎える．多くは無排卵であるが，受胎した症例も報告されている．この場合多くは自然流産するが，胎児がダウン症候群である可能性は約50%である．

男性の場合は通常成人と同様に性的衝動，欲求不満を経験する．性器は未発達で，精子も数が少なく形態的に異常である．ほとんどすべての場合が不妊である．

上記のような特殊性はあるが，ダウン症候群であっても，「性」の問題が通常の場合と大きく異なることはない．家族を含めて「性」について正しく理解し，避妊や性感染症などについて助言・教育しておくことが重要である．

遺伝相談

外来診療時に母親から「胎児がダウン症候群ではないか」「次子がダウン症候群になるのではないか」というような相談を受けることがある．小児科開業医としては正しい情報を提供して母親の不安を軽減すべきである．一般的には，出生前診断はダウン症候群の出産の既往がある者，35歳以上の母親を対象に行われる．検査内容は血液検査（α-fetoprotein, hCG, estriol），羊水検査，絨毛検査である．遺伝カウンセリングは，医学だけでなく，倫理面，プライバシーへの配慮が必要である．母親が実際に検査を希望している場合や，ダウン症候群の妊娠の可能性が高いと考えられる場合は，遺伝カウンセリングの専門家を紹介したほうがよい．現在，日本人類遺伝学会の「臨床遺伝学認定医」，日本遺伝カウンセリング学会との共同の「遺伝認定カウンセラー」などが相談を行っている．

参考文献

1) Congenital Anomalies in Canada：Down Syndrome. A Perinatal Health Report, p.1-6, 2002.
2) Kuroki Y, et al：Growth patterns in children with Down syndrome：From Birth to 15 years of age. Physical and Motor Development in Mental Retardation, Vermeer A, et al eds, Med Sport Sci, 40：159-167, 1995.
3) 善利裕実，ほか：染色体異常（ダウン症候群）．病弱教育 Q & A, part V, p.472-476, ジアース教育新社, 2003.
4) American Academy of Pediatrics：Health supervision for children with down syndrome. Pediatrics, 107：442-449, 2001.

【田中 能文】

I 心の問題と発達障害

総論 心の問題と発達障害

平成17年度から始まった「子どもの心の診療医」制度の検討結果を踏まえ，「子どもの心の問題と発達障害」に，開業小児科医が取り組むべき理由とその臨床的な位置づけについて述べる．日常診療で出会うことの多い問題への対応は，本項で紹介する参考図書を参照していただきたい．

「子どもの心の安らかな発達の促進と育児不安の軽減」は「健やか親子21」の主要4課題の1つとして推進されている．2004（平成16）年12月に少子化社会対策会議にて決定された「子ども・子育て応援プラン」においては，今後5年間の目標として「子どもの心の健康に関する研修を受けている小児科医，精神科医（子どもの診療に関わる医師）の割合100％」を掲げている．また，子ども虐待が急増するなか，心身の発達障害や心の問題を抱える子どもの保護者の育児不安を解消することが子ども虐待の防止にもつながることが認識され，子どもの心の問題に関する診療を行うことのできる専門家の確保が急務となっている．さらに，2004（平成16）年12月に成立した「発達障害者支援法」に基づき，発達障害児の健全育成を促進するための総合的な地域支援を推進することが求められており，発達障害の診断・治療やケアを適切に行うことのできる小児科医および児童精神科医の需要が増大している．

このようなニーズに基づき，厚生労働省雇用均等・児童家庭局は2005（平成17）年3月より，「子どもの心の診療に携わる専門の医師の養成に関する検討会」を発足した．2008（平成20）年9月より「子どもの心の診療拠点病院の整備に関する有識者会議」での検討を始め，全都道府県に子どもの心の診療拠点病院の設置を目指し，「子どもの心の診療医」制度の実現に向けて検討を続けている．

1991（平成3）年に小児科MOOKの最終号「子どもの心の問題」[1]を企画した山下文雄や，そのなかで「外来小児科と心の問題」を論じた徳丸実は，「問題の早期解決，予防の第一歩は，子どもと家族，学校の状況をよく知り，地域社会に根ざした医療を実践している第一線の医師がこの問題に積極的に取り組むことである」と述べている．

1999（平成11）年度から開始した日本小児科医会の「子どもの心相談医」研修会や，2004（平成16）年度に「小児科医のための子どものこころの相談ガイドブック」[2]を発行した山口県小児科医会など，わが国の子どもとその家族を憂う第一線の小児科医の地域からの活動が始まっ

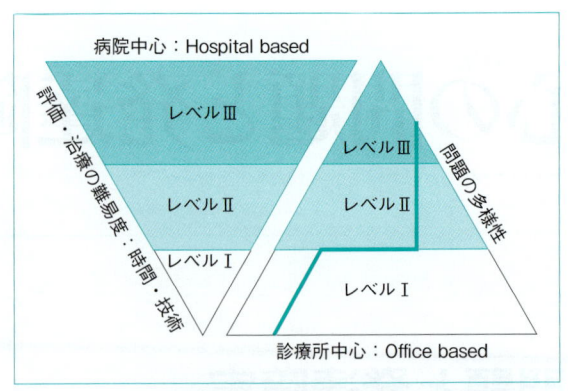

図V-I-1　子どもの心の問題に関する大学病院など
の専門外来と地域小児科（診療所小児科）
での対象の違い

(Green M, et al：The Pediatric Clinican. Ambulatory Pediatrics
Ⅲ, Green M, et al eds, p.1-12, WB Saunders, 1984を改変)

た今こそ，地域の子どもやその家族の支援のために，市町村における次世代育成支援対策地域協議会（今後は，「子ども・子育て新システム」に基づく「市町村新システム事業計画（仮称）」となる予定）や特別支援連携協議会ならびに要保護児童対策地域協議会[3,4]などに，地域の小児医療に取り組む医師が積極的に参加するときがきた．

開業小児科医の役割

図V-I-1に子どもの心の問題に関する大学病院などの専門外来と地域小児科（診療所小児科）での対象の違いを示す．文献[5]と奥山眞紀子（国立成育医療センターこころの診療部部長）の案（2005年春私信）をもとに作成している．「問題の多様性」と「評価・治療の難易度」を対応にかかる時間と専門的な技術の2点から，3段階のレベルに分けている．診療所中心の上に凸の三角形のなかにある太い線は専門医と一般医の境界を示し，専門医もレベルⅢだけの医療を行うのではなく必要に応じレベルⅡやⅠの仕事も行うことを示している．一方，一般医も知識や技術の習得の程度や地域での必要に応じ，レベルⅡやⅢの一部の仕事まで役割を担う可能性があることを示している．

レベルⅠは一般の小児科医と精神科医を対象とし，この段階の医師の目標は，①誰でも子どもの問題に関しての認識ができ適当な紹介ができる，②子どもの心の問題を見逃さずに必要な医療に結びつけることができる，の2点である．

レベルⅡは子どもの心の問題に関する短期研修を終了した医師を対象とし，ここでの目標は，①軽い適応障害や典型的な問題に関しては治療ができる，②母子保健・地域保健・学校保健・福祉・教育との連携ができる，③虐待対応に関して，協議会のメンバーとして在宅支援に関われる，④紹介の必要性を判断でき，問題に応じた専門医に紹介することができる，である．

レベルⅢは子どもの心の問題における専門医を対象とし，ここでの目標は，①発達障害，行動の障害，摂食障害，解離性障害，身体表現性障害，虐待問題など，発達障害も情緒障害もすべてみる基礎ができている，②0歳から思春期までみることができる，③診断面接（子ども・親），見立て，その他の情報の収集，心理検査の依頼と解釈，診断・治療：精神療法，遊戯療法，

I. 心の問題と発達障害

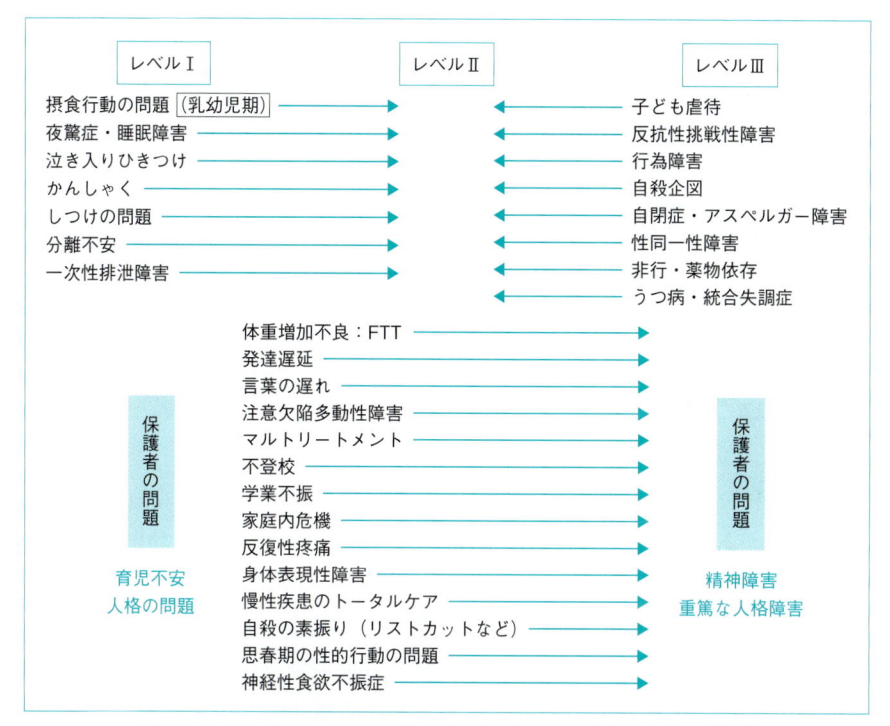

```
         レベルI              レベルII              レベルIII
   摂食行動の問題[乳幼児期] ──→         ←── 子ども虐待
   夜驚症・睡眠障害 ─────→              ←── 反抗性挑戦性障害
   泣き入りひきつけ ─────→              ←── 行為障害
   かんしゃく ───────→                  ←── 自殺企図
   しつけの問題 ─────→                  ←── 自閉症・アスペルガー障害
   分離不安 ────────→                  ←── 性同一性障害
   一次性排泄障害 ─────→                ←── 非行・薬物依存
                                        ←── うつ病・統合失調症

              体重増加不良：FTT ──────────→
              発達遅延 ──────────────→
              言葉の遅れ ────────────→
   保                                              保
   護         注意欠陥多動性障害 ──────→         護
   者         マルトリートメント ───────→         者
   の         不登校 ──────────────→         の
   問         学業不振 ─────────────→         問
   題         家庭内危機 ────────────→         題
              反復性疼痛 ────────────→
              身体表現性障害 ─────────→
   育児不安   慢性疾患のトータルケア ────→        精神障害
   人格の問題 自殺の素振り（リストカットなど）─→   重篤な人格障害
              思春期の性的行動の問題 ─────→
              神経性食欲不振症 ───────→
```

図V-I-2 開業小児科でみられる段階別の子どもの心の問題

(Green M, et al：The Pediatric Clinican. Ambulatory Pediatrics III, Green M, et al eds, p.1-12, WB Saunders, 1984を改変)

行動療法，薬物療法，環境療法（入院や施設入所などを治療として選択できる療法のこと），親子治療，親指導などの選択と実行，危機介入，など基礎的なことはすべて知識と技術をもっている，④コンサルテーション・リエゾン医として院内でのチーム医療ができる，⑤保健・福祉・教育・司法などの分野と院外連携ができる，⑥子どもの心の問題に関する研究を行うことができる，⑦小児科および精神科の研修を終了した医師に専門医としての研修を行うことができる，である．

したがって，レベルIはすべての小児科医が，レベルIIは子どもの心の問題や発達障害などにつき地域の行政的な枠組みとの連携などを図る役目のある医師は，習得しておかなければならない課題となる．レベルIIIはこの分野の専門病院の医師や退職後，診療所の医師となりレベルIIの仕事をしながら，必要に応じ専門的な知識や技術を地域医療のなかで応用できる医師となる．レベルIIの医師は各都道府県の大都市近辺は別とした二次保健医療圏に，目安として人口10万人に最低1人は必要となり，レベルIIIの医師は人口25万人に最低1人は必要と考える．

図V-I-2に各レベルにおける子どもの心の問題を示す．すべての問題を網羅はできないので，指針として見てほしい．これらのなかから，自分の診療所の現状と現時点での子どもの心の問題に関する知識と技術の習得度から対応できる範囲を決めていく．子どもの心や発達障害の問題の場合，保護者や環境としての保育所・幼稚園・学校の問題も無視できず，保護者や関係する施設の評価も必要になる．それぞれの問題への詳述はここではできないので，手に入れやすい参考図書を次に示す．

〈参考図書〉
① よくわかる子どもの心身症（2003）永井書店，② 小児心身医学ガイドブック（1999）北大路書房，③ 小児心身医学の臨床（2003）診断と治療社，④ 発達障害：子どもを診る医師に知っておいてほしいこと—日常診療，乳幼児健診から対応まで（2009）金原出版，⑤ 子どもの心の診療医になるために（2009）南山堂，⑥ 子どものこころの不思議—児童精神科の診療室から（2009）慶應義塾大学出版会，⑦「子どもの心の診療医」テキスト：厚生労働省：http://www.mhlw.go.jp/bunya/kodomo/kokoro-shinryoui.html，⑧ 小児・思春期の精神障害治療ガイドライン（2001）精神科治療学 16 巻増刊号，⑨ 子どもの心のケア（2001）小児科臨床 54 巻増刊号，⑩ 子どもの心のケア（2004）小児科臨床 57 巻増刊号，⑪ 子どものこころの問題（2006）小児内科 38 巻 1 号，⑫ 小児科医がみる精神障害，発達障害（2004）小児内科 36 巻 6 号，⑬ 思春期のこころと体（2005）小児科診療 68 巻 6 号，⑭ 小児の精神疾患（2000）小児科診療 63 巻 10 号，⑮ どう関わるか—子ども虐待（2007）小児科臨床 60 巻 4 号．

地域との連携

　開業小児科医が子どもの心や発達障害の問題に関わるときに必要な地域との連携として，次のようなものがある[6]．① こんにちは赤ちゃん事業，乳幼児健診，乳幼児精密健診，5 歳児相談会（健診），② 園医・学校医，③ 次世代育成支援対策地域協議会，④ 地域子育て支援事業，⑤ 要保護児童対策地域協議会，⑥ 医師会事業（心臓・腎臓健診，予防接種，学校医など），⑦ 病診連携事業，⑧ 就学時健康診断，⑨ 就学支援委員会，⑩ 特別支援連携協議会，⑪ 教育支援センター（適応指導教室，不登校相談など），⑫ 児童相談所嘱託医，⑬ 児童福祉施設嘱託医（知的障害児・児童養護施設・母子自立支援施設など），⑭ 地域における講演活動．

　収入の面から考えると，これらの仕事を請け負えば請け負うほど大変になるが，地域の子どもを守るための小児科医の気骨を示し，それに見合う評価を正当に受けられるように主張し続けることが重要である．行政との連携を進めるためには，次世代育成支援対策地域協議会や要保護児童対策地域協議会など法的な裏づけのある協議会の会長職をあえて引き受けることにより，必要な意見を明確に提示していけるので，前向きな検討が必要である．

参考文献

1) 山下文雄編：子どもの心の問題．小児科 MOOK 60 巻，金原出版，1991．
2) 山口県小児科医会子どものこころの臨床に関する委員会編：小児科医のための子どものこころの相談ガイドブック，2004．
3) 加藤耀子，ほか：子どもを守る地域ネットワーク活動実践ハンドブック—要保護児童対策地域協議会の活動方法・運営 Q&A．中央法規出版，2008．
4) 井上登生：小規模市町村における子ども虐待の予防と社会的養護．小児の精神と神経，49：26-32, 2009．
5) Green M, et al：The Pediatric Clinician. Ambulatory Pediatrics Ⅲ, Green M, et al eds, p. 1-12, WB Saunders, 1984.
6) 井上登生：各種関連機関との連携．よくわかる子どもの心身症：診療のすすめ方，星加明徳，ほか編，p. 70-79，永井店，2003．

【井上　登生】

1 広汎性発達障害（自閉性障害，アスペルガー障害を中心に）
pervasive developmental disorders

> 広汎性発達障害（pervasive developmental disorders：PDD）とは，典型的な自閉症に限らず，自閉症に似ているけれども少し違うという，いわゆる自閉的な行動特性をもっている状態の総称である．PDD という診断名もわが国においても広く知られるようになってきたので，宮本[1]，杉山[2,3]を参考にしながら，筆者の小児科開業医としての経験も含め，実地医家に向けてという本書の姿勢に準じて述べる．

広汎性発達障害（PDD）

PDD とは，1980 年に DSM-Ⅲで初めて使われた用語である．その特徴を表Ⅴ-Ⅰ-1 にまとめた．広汎性発達障害の下位分類を表Ⅴ-Ⅰ-2 に示す．中心になるのは自閉性障害，いわゆる自閉症である．この分類は，原則生後 30 カ月までに発症し，乳幼児期に表Ⅴ-Ⅰ-1 にあるような行動特性を示すものを 1 つのグループとして分類し，その後の経時的行動の変化により，そのグループのなかから表Ⅴ-Ⅰ-2 のように診断カテゴリーとして分類したものである．宮本もいうように，現時点では，1996 年にローナ・ウィングが提唱した「自閉症スペクトラム障害（autistic

表Ⅴ-Ⅰ-1 広汎性発達障害の特徴

① 社会性の発達の質的障害
　対人場面における相互交流行動の質的障害
② コミュニケーション行動の障害
　コミュニケーションの手段の使用と理解の障害
③ 想像的活動性の障害
　想像・空想することの障害
④ 活動範囲と興味の対象の著明な限定
　関心・行動の融通性の障害

（宮本信也：広汎性発達障害．小児内科，36：909-914，2004）

表Ⅴ-Ⅰ-2 広汎性発達障害の下位分類（DSM-Ⅳ，1994）

① 自閉性障害（自閉症）（autistic disorder, autism）
　広汎性発達障害の代表疾患．広汎性発達障害の特徴を典型的にもつ．
② レット障害（レット症候群）（Rett's disorder, Rett syndrome）
　自閉的な行動を示しながらも，特有の手の常同運動と精神・運動機能の退行を特徴とするもの．女児例のみが報告されている．
③ 小児期崩壊性障害（childhood disintegrative disorder）
　少なくとも 2 歳までは正常な発達経過を示し，その後，退行して自閉症類似の症状や排泄障害を示すもの．
④ アスペルガー障害（アスペルガー症候群）（Asperger's disorder, Asperger syndrome）
　3 歳までの言語・認知面の発達は正常である（コミュニケーション能力にほとんど異常を認めない）が，社会的な相互交流と興味の限定において自閉症と同様なもの．
⑤ 特定不能の広汎性発達障害（非定型自閉症を含む）〔pervasive developmental disorder not otherwise specified（PDDNOS），atypical autism〕
　広汎性発達障害の特徴をもっているが，広汎性発達障害のなかの特定のタイプの診断基準に該当しないもの．自閉症の診断基準のうち，年齢（発症年齢が遅い）か症状（症状の数・程度が合わない）のどちらかが該当しないものを非定型自閉症という．

（宮本信也：広汎性発達障害．小児内科，36：909-914，2004）

spectrum disorders：ASD)」という用語のほうが，より実態に合っており，DSM-Vでは，PDDからASDに変更される可能性が高くなった．

われわれ開業医の外来では，表V-I-2の①，④，⑤に属する子どもたちとの出会いが中心となる．

開業小児科医とPDD児の関わり

開業小児科医がPDDそのものの治療に関わることはほとんどない．しかし，その発見や初期対応において，開業小児科医は重要な役割を担う．その役割のゴールは，外来診療や乳幼児健診を通してPDD児を早期発見し，適切な治療教育機関のルートにのせることにある．診断に慣れてくると愛着行動（attachment behaviours）の不自然さで比較的早期に診断者としてはみえてくる．両親，特に母親への告知には，妊娠中から2歳頃まではまったく問題がないと思われていたわが子に発達障害の診断が下されるため，知的障害児の告知と同様な配慮が必要となる．以後，開業小児科医とPDD児との関わりの流れを示す．

PDD児の乳幼児期は通常，正常分娩，発育良好である．男女比は3：1と男児に多い．症例により母親は生後3〜4カ月頃から何となく乳幼児特有の一緒にいてホッとする感じを受けなかったと表現することが時にあるが，やはり生後6〜8カ月のいわゆる人見知りの時期がPDD児への最初の違和感を感じる時期となる．このため7カ月健診において，母親が「はっきりは言えないけど，何となく変なんです」「ときどき耳が聞こえてないんじゃないかと思うときがあります」などの訴えをし，音や周囲の動きに関して無関心であったり，布かけテスト（cloth on the face）でまったく取ろうとしなかったり，布をどけて検者が急に顔を覗き込んで反応が乏しい場合は注意を要する．このような児の場合，筆者は別の日に1人に20〜30分かけて個別の精密健診を行い，発達歴の取り直しと母親の感じる児に対する違和感について，「どのようなときに，どのように感じるのか」を問診する．鑑別診断は，難聴，知的障害，愛情遮断症候群が中心となる．できれば10カ月，1歳と健診を行い，変化を確認する．

次は1歳6カ月が重要となる．歩行は始歩が早かった児はむしろ多動性が目立つようになる．表V-I-3にPDDを疑うポイントを示す．2-⑥の「おもちゃに関心を示さない」の意味は，定型発達の子どもが示すようなおもちゃへの関心を示さないという意味である．自分が興味のあるもの，たとえばミニカーなどは，しげしげと眺めたり，きちんと等間隔で並べたり，ごろんと床に寝ころびタイヤの回転パターンを楽しむ遊びを延々と続ける遊びはよく観察される．またPDD児は，ごっこ遊びにおいて役割分担の意味がわからず，相手の意とする反応を示さないので，遊びとして成り立たず，関心を示したとしても孤立したり，その場から離れることが多くなる．

開業医の場合，この段階では表V-I-2の①，④，⑤のような診断カテゴリーにこだわらず，PDD疑いとして一次スクリーニングができることが重要となる．専門医の場合，だいたいこのあたりの年齢でその時点での診断を行い必要な治療教育を開始する．続いて半年に1回ほど再判定をしながら，診断および現時点の治療教育の妥当性を検討しつつ，継続治療を行う．しかし，発達障害専門の相談機関が整った都会ではこのような流れが比較的スムーズにいくが，近くに専門機関がほとんどない地域では，1歳6カ月の時点ではもう少し様子をみようということになるのがほとんどではないかと思われる．

しかしながら，1歳6カ月健診でうまく治療教育にのらない場合でも，乳幼児健診医としては

表V-I-3 広汎性発達障害を疑うポイント

以下の項目で4項目以上に該当→自閉症の可能性も考えて検討→診断基準の項目を確認

1. 人との相互交流行動の障害
   ① 視線が合わない
   ② 名前を呼んでも振り向かない
   ③ 要求以外は自分から話しかけることがない
   ④ 指さしをしない
   ⑤ 母親の後追いをしない
   ⑥ 1人でいても平気・迷子になっても平気（泣かない）
   ⑦ 1人遊びを好む・他人の介入を嫌がる
2. コミュニケーション行動・想像力の障害
   ① 会話ができない・会話がかみ合わない
   ② 一度話していたことばが消える
   ③ 話し方が不自然（単調・平板・上昇調の話し方，外国人のような話し方）
   ④ 方向のある動作・単語の使用の誤りが頻回（手のひらを自分に向けてバイバイをする，お菓子が欲しいときに「あげる」と言って要求する，など）
   ⑤ 反響言語が多い
   ⑥ おもちゃに関心を示さない・おもちゃで遊ばない
   ⑦ ごっこ遊びをしない
3. 関心の障害
   ① 文字・数字・商標・記号への著明な関心と記憶
   ② 同じ物，同じやり方，同じ状況への強いこだわり

（宮本信也：広汎性発達障害．小児内科，36：909-914，2004）

少なくとも2歳時に再評価することが望まれる．1歳6カ月から3歳児健診まで，母親を中心とした保護者が適切な相談相手を見つけられないと，不適切・不必要な情報のため，しばしば二次的な問題が生じてくることが多い．この時期は子どもの発達障害に対する保護者の受容の時期にあたり，診断者はPDD児の行動特性を伝えながら保護者が正しく子どもの行動をとらえることができるよう導くように心がける．ポイントは診断の告知ではなく，子どもの行動特性を保護者が落ち着いてみることができるようにすることである．この視点が育ってきたら，このような行動特性を示すのがPDDといわれる子どもたちで，あえてその名で呼び，教育や療育に配慮が必要な子どもたちであることを伝えていく．

初期には保護者の当然の反応として，告知した医師に腹を立てたり，診断を疑ってドクターショッピングをすることがある．しかし，結局は地元で生きていく選択をすることが多いので，戻ってきたときには「ほらみてごらん」という態度を出さないことが重要である．戻ってきたときこそ，保護者にとって子どもの障害の「真の受容」とともに「さあ頑張ろう」の時期になっているので，できる限りの支援を行っていく．

開業医には少し厳しいかもしれないが，辻井[4]の指摘は，この大切な時期にPDD児の親子に関わることの最も多い開業医がどのようなことに注意をすればよいか教えてくれるので参考にしてほしい．

PDD児に気づいたら

開業医の外来でPDD児に気づき，保護者も専門機関への相談を望む場合，地域により若干異なるが次のような人たちとの連携が必要となる．連携を通し，地域における療育の流れに乗れるように支援する．

① 保健所もしくは市町村役場の母子保健担当の保健師：乳幼児精密健診のフォローアップの

ための専門機関を教えてもらう．
② 児童相談所のケースワーカーあるいは発達障害児の心理判定担当：療育相談の専門員から地域におけるPDD児のための治療機関や施設の紹介をしてもらう．
③ 障害児保育を行っている保育所・保育園の保育士．
④ 市，県教育委員会や教育事務所の特別支援教育担当．
③，④から学校を中心とした地域の療育体制を教えてもらう．地域によっては自閉症児を専門に受け入れている学校（自閉症・情緒障害専門）もあるので，その有無を知っておく．
⑤ 自閉症児親の会：下記に連絡してそれぞれの地域での活動状況を教えてもらう．
社団法人 日本自閉症協会：http://www.autism.or.jp/ から，「トップページ＞組織情報＞協会事務所あるいは加盟団体　都道府県・政令指定都市自閉症協会」の順で検索すると確認できる．
〒104-0044　東京都中央区明石町6-22　築地622
電話：03-3545-3380　FAX：03-3545-3381
相談専用電話：03-3545-3382

日常診療での配慮

前述のような流れで治療教育に乗れば，後は日常診療での配慮が重要となる．
① 診察時間帯の配慮：PDD児は大きな音・赤ちゃんの泣き声・急激な変化・人込み・長時間じっとしていることなどが苦手なので，午前中の忙しい時間帯などは本人にも家族にも負担が大きくなるので配慮する．
② 診察の手順をできるだけ一定にする：PDD児は何をされるのか理解するまで時間がかかるのと，一度理解し手順が決まるとそれを崩されるのが苦手である．不安が強いほど確認行動や奇声も多くなるので，そのようなときこそいつものペースで淡々と接するとよい．当然，わざわざ白衣を脱ぐ必要もなく，いつもと同じということが重要となる．開業医の場合，PDD児のスクリーニングに慣れてくると，診察時のやりとりで3歳前後でPDDの存在を疑えるようになってくる．診察手順へのこだわりや，年齢や名前を尋ねたときのトンチンカンな返事や，PDD児の望む言葉かけを医療者がしないときの頑なな態度に敏感になり，定型発達の自己主張の強い子どもにもみられる行動と質的に違うパターンに気づくようになれば，早期発見は比較的容易になる．
③ 小児科に受診する年齢では，急に顔を覗き込んだりせず，背中から淡々と診察し前胸部も横抱きの状態で診察する．体位も急には変えないように配慮する．

臨床症状

PDD児の臨床症状は，前述したように，暦年齢を基本に運動・社会性・認知・言語すべてが知的レベルの獲得の程度との組み合わせで大きく異なってくる．このためある一時期で症状の記載をすると，かえって理解が困難になるので，症状のとらえかたのポイントを下記に示す．
① PDD児の臨床症状は，おそくとも生後30カ月までに気づかれ，暦年齢で大きく変わる．筆者の経験から，通常の開業医では3～4歳まではPDD児としてとらえ，4～5歳を超えた段階で，表V-I-2の①，④，⑤の診断ができれば十分と思われる．

表V-I-4 DSM-IV-TRにおける広汎性発達障害のなかの自閉性障害の診断基準

A．(1)，(2)，(3)から合計6つ（またはそれ以上），うち少なくとも(1)から2つ，(2)と(3)から1つずつの項目を含む．
(1) 対人的相互反応における質的な障害で以下の少なくとも2つによって明らかになる．
　(a) 目と目で見つめ合う，顔の表情，体の姿勢，身振りなど，対人的相互反応を調節する多彩な非言語的行動の使用の著明な障害．
　(b) 発達の水準に相応した仲間関係をつくることの失敗．
　(c) 楽しみ，興味，達成感を他人と分かち合うことを自発的に求めることの欠如（例：興味のある物を見せる，持って来る，指差すことの欠如）．
　(d) 対人的または情緒的相互性の欠如．
(2) 以下のうち少なくとも1つによって示されるコミュニケーションの質的な障害．
　(a) 話し言葉の発達の遅れまたは完全な欠如（身振りや物まねのような代わりのコミュニケーションの仕方により補おうという努力を伴わない）．
　(b) 十分会話のある者では，他人と会話を開始し継続する能力の著明な障害．
　(c) 常同的で反復的な言語の使用または独特な言語．
　(d) 発達水準に相応した，変化に富んだ自発的なごっこ遊びや社会性をもった物まね遊びの欠如．
(3) 行動，興味，および活動の限定された反復的で常同的な様式で，以下の少なくとも1つによって明らかになる．
　(a) 強度または対象において異常なほど，常同的で限定された型の1つまたはいくつかの興味だけに熱中すること．
　(b) 特定の，機能的でない習慣や儀式にかたくなにこだわるのが明らかである．
　(c) 常同的で反復的な衒奇的運動（たとえば，手や指をぱたぱたさせたりねじ曲げる，または複雑な全身の動き）．
　(d) 物体の一部に持続的に熱中する．
B．3歳以前に始まる，以下の領域の少なくとも1つにおける機能の遅れまたは異常：(1)対人的相互作用，(2)対人的コミュニケーションに用いられる言語，または(3)象徴的または想像的遊び．
C．この障害はレット障害または小児期崩壊性障害ではうまく説明されない．

（髙橋三郎，ほか 訳：DSM-IV-TR 精神疾患の分類と診断の手引 新訂版．p.55-57，医学書院，2003）

② 発達における各要素の発達段階に非連続性があるのが普通である．
③ 診断や発達段階の評価にはその時点での状態像をみて判断するが，その子を理解するためには発達の流れをとらえることが必要である．この視点からPDD児について学べる文献[1〜6]は重要である．

　PDD児のなかで，代表的な自閉症児の診断基準は，DSM-IV-TR，ICD-10，CARS（小児自閉症評定尺度）などがあるが，表V-I-4にDSM-IV-TRによるものを示す．前述の日本自閉症協会から新版PARS（広汎性発達障害日本自閉症協会評定尺度）も出ている．

高機能自閉症とアスペルガー障害

　最後に，開業医がしばしば見落とすことになる高機能自閉症とアスペルガー障害について述べる．この二者は，3歳頃まではPDDとしての特徴をもち，4歳を越える頃になって次のような行動特性を示す．① 個別の場面では大きな問題はない，② 行事としての集団行動は可能，③ 集団での自由な対人交流場面で問題が生じやすい，④ 相手の気持ち，状況に合わないマイペースな言動，⑤ 自分の言いたいことを一方的に話す会話（しばしば質問されることを遮っているようにみえる），⑥ 言葉を表面的に受け取り，言外の意味が理解できない，⑦ 融通性のない思考・行動，⑧ 固執，強迫傾向，⑨ 被害的言動，など．このような行動は，わが国においては，「男の子だから」「学校に行き出せば治る」などの言葉で対応がしばしば先送りされる傾向がある．特に，都市部に比較して郡部に行くほどその傾向が強い．また知能は高く，子どもによっては彼ら独自の認知パターンのため，ひらがな・カタカナ・漢字・計算など数日で覚えたり，好きなことに関しては大人顔負けの技術をもっていることが多くなる．

　このため保護者，特に日頃接することの多い母親は問題に気づきながらも，祖父母や親戚，時

には近所の人たちや教育者や医療関係者からも，知的な問題をもつ子どもたちが通うことの多い療育施設などへの受診を否定的に言われることが多くなる．同時に，そのようなことを勧める医療者に対して反感を示すこともよく経験する．彼らは就学前年の秋に行われる就学時検診などは簡単にクリアするので，結局，学校が始まって初めて問題として認識されることも多い．筆者の経験でも，乳児のときから一般外来のみでみてきた子どものことが就学を前にしてどうしても気になって幼稚園教諭に家庭訪問を依頼したら，その子の部屋の壁の一面がすべてミニカーで埋まっており，1つでも動かしたら父親でも押さえきれないパニックを起こす事例もあった．父方祖父母も父親も，「父親もそんなところがあるので，それほど気にしてなかった」と言い，いまどき珍しくなった5人目の子どもを出産した母親も「掃除ができなくて大変なんです」とにこやかに答えたのが印象深かった．

このような家族と話していくと，子どもの気になる行動に気づきながらも明確な発達障害がない場合，積極的に療育機関に通うことは，わが国ではまだまだ難しい現状があるように思える．現在，徐々に進んでいるPDD児専門の治療教育機関を，文部科学省が中心となり地域に密着した学校制度のなかに作り，専門的知識をもつ医療者とともに支援していく英国のようなシステムができることを切望する．

なお，アスペルガー障害児では，言葉の発達の障害はないとわが国の研究者のなかではいわれることが多いが，少なくとも偏りのある子どもはいるようである[5]．「言葉の発達の遅れがあったのでアスペルガー障害ではない」という意見を，時折われわれ開業医のレベルの話で聞くことがあるが，特に4歳までは正常な年齢での言葉の発達を遂げていなかったアスペルガー障害の子どもたちもいることを付記しておく．

■ 参考文献

1) 宮本信也：広汎性発達障害．小児内科，36：909-914, 2004.
2) 杉山登志郎, ほか：高機能広汎性発達障害—アスペルガー症候群と高機能自閉症．ブレーン出版, 1999.
3) 杉山登志郎編：アスペルガー症候群と高機能自閉症の理解とサポート．学研, 2002.
4) 辻井正次：広汎性発達障害の子どもたち．ブレーン出版, 2004.
5) 齊藤万比古 監訳：教師のためのアスペルガー症候群ガイドブック．中央法規, 2005.
6) 深見 憲：自閉症児を育てて．自閉症，中根 晃編, p.233-249, 日本評論社, 1999.

【井上 登生】

2 注意欠陥多動性障害，学習障害（ADHD，LD）
attention-deficit/hyperactivity disorder, learning disorder

注意欠陥多動性障害（attention-deficit/hyperactivity disorder：ADHD）とは，発達年齢に不相応な著しい不注意，多動，衝動性を特徴とする行動の障害である．学習障害（learning disorder：LD）とは，基本的には全般的な知的発達に遅れはないが，聞く，話す，読む，書く，計算する，または推論する能力のうち，特定のものの習得と使用に著しい困難を示すさまざまな状態を示し，特異的発達障害に位置づけられる．わが国においては，いずれも文部科学省を中心とした連携機関の積極的な取り組みにより，対応の基本が大きく変わってきた．これらを踏まえ，開業小児科医の役割を述べる．

ADHDとLDの臨床的位置づけ

図V-I-3に米国精神医学会のDSM-ⅢからDSM-Ⅳまでの診断分類をもとに作成された微細脳機能不全（minimal brain dysfunction：MBD）からADHDおよびLDへの変遷を示す．図V-I-4は文部科学省を中心とした連携機関の協力のもとに作成された，軽度発達障害などに関連する特別支援教育体制作りに向けた代表的な施策の流れを示している．

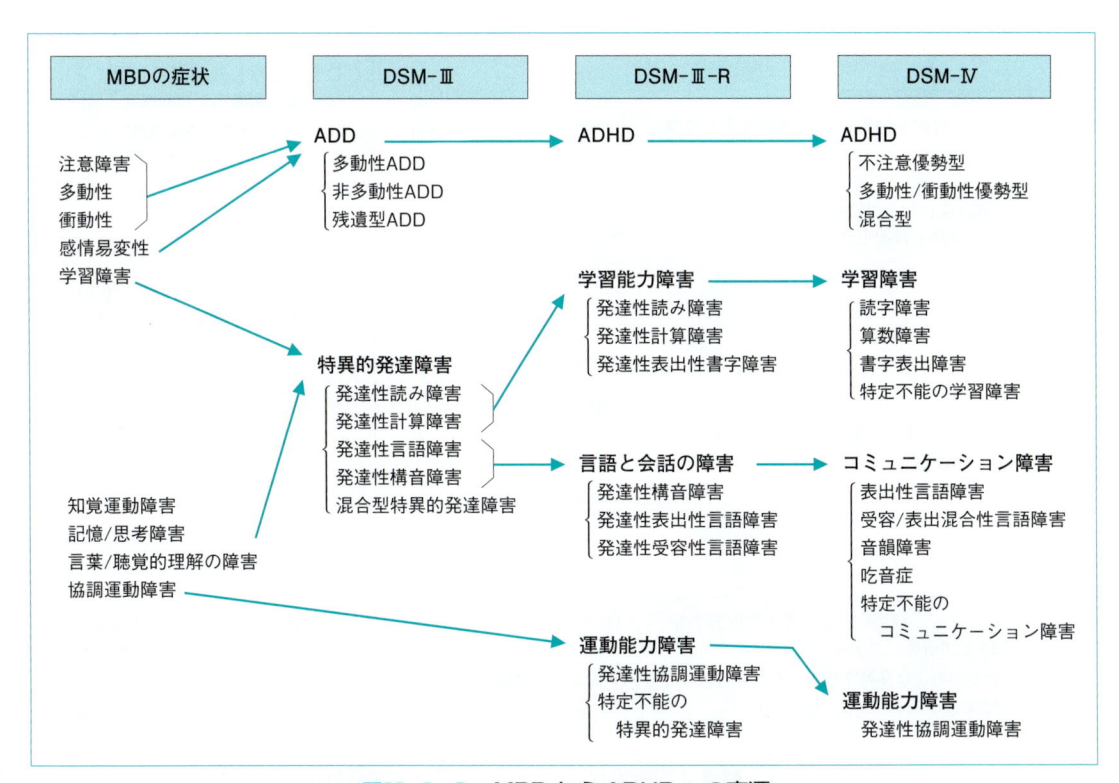

図V-I-3 MBDからADHDへの変遷

（橋本俊顕，ほか：概論．歴史的背景．小児科診療，65：929, 2002）

```
「学習障害児に対する指導について（報告）」  H11・7・2
LD（学習障害）の定義・判断基準，校内委員会，専門家チームなど
        ↓
「21世紀の特殊教育の在り方について～一人一人のニーズに応じた特別な支援の在り方について～（最終報告）」  H13・1・15
全国的な調査の必要性，啓発活動の必要性
        ↓
『学習障害児（LD）に対する指導体制の充実事業』  H12～14年度
・47都道府県，政令指定都市で実施（H12は15地域でスタート）
・「校内委員会」「専門家チーム」「巡回相談」など
・学校指定にて実施
        ↓
「今後の特別支援教育の在り方について（最終報告）」  H15・3・28
ADHD・高機能自閉症の定義・判断基準（試案）
        ↓
『特別支援教育推進体制モデル事業』  H15～16年度
・47都道府県にて実施
・LD，ADHD，高機能自閉症などの総合的な教育支援体制の整備
・「校内委員会」「特別支援教育コーディネーター」などの設置や指名
・一定地域を推進地域として整備
        ↕
「小・中学校におけるLD，ADHD，高機能自閉症の児童生徒への教育支援体制の整備のためのガイドライン（試案）」  H16・1全国配布
        ↕
『特別支援教育体制推進事業』  H17年度
・47都道府県にて実施
・幼稚園および高等学校まで対象を拡大し，校内支援体制の整備
・特殊学級の弾力的な運用なども
```

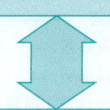

右側：

〈重点施策実施5カ年都市計画（新障害者プラン）〔H15～〕〉 H14・12・24
・H16年度までに小・中学校における支援体制を整備するためのガイドライン策定

〈今後の不登校への対応の在り方について（報告）〉 H15・3
・不登校とLDなどの軽度発達障害との関連や，校内体制の整備，コーディネーター的な存在の必要性

〈学力向上アクションプラン〉
H15年度教育課程課による実施
・個に応じた指導の充実，個性・能力の伸長，学力の質の向上，英語力・国語力の増進を目的に各事業を実施

〈「ひきこもり」対応ガイドライン〉
厚生労働科学研究事業 H15・7
・LDや高機能広汎性発達障害などとひきこもりとの関連を示す記載

〈幼稚園における障害のある幼児の受け入れや指導に関する調査研究〉
H15～16年度幼児教育課実施
・14府県による教育課程，指導計画，指導体制の整備，教員の専門性の向上などの地域指定での調査研究

〈発達障害者支援法〉
H17・4・1施行
・自閉症，アスペルガー症候群，LD，ADHDなどの学校教育における実施の充実

図V-I-4　軽度発達障害などに関連する特別支援教育の近年の流れ

（廣瀬由美子：小学校における発達障害児の支援．教育と医学，53：1181，2005）

このような変遷のなか，わが国では，2002（平成14）年度に実施した「通常の学級に在籍する特別な教育的な支援を必要とする児童生徒の実態調査」において，LDなどの状態像を示す児童生徒が6％程度いることが報告された．また，2005（平成17）年4月1日から施行された「発達障害者支援法」では，自閉症，アスペルガー症候群などの広汎性発達障害や，ADHD，LDなどの脳機能の障害が想定されるものを発達障害と定義づけ，学校教育のなかで発達障害児に対して適切な支援を図ることを明記している．これらを背景に，わが国では発達障害児への治療的関わりは治療教育が主となり，医療は評価や二次的な問題[1]への関わりが中心になってきた．

2012年11月現在，「特別支援教育体制推進事業」から「特別支援教育総合推進事業」と名称が変わり，急ピッチで全国47都道府県，各市町村で小・中学校におけるLD・ADHD・高機能自閉症の児童生徒への教育支援体制の整備が行われている．「WAM NET」などのWebサイトを通じ，障害保健福祉関係主管課長会議資料など発達障害関係行政の今後の動向を見据える資料を参照しながら，法律が変わったとしても，小児科医として地域の体制づくりに積極的に意見を述べる必要がある．山口県特別支援教育推進室のHPにある，特別支援教育研修テキスト・マニュアルからPDF資料として利用できる「支援をつなぐ」は大変有用である．

ADHD

ADHDの診断には，米国精神医学会のDSM-Ⅳ-TRと世界保健機関（WHO）のICD-10の定義が広く用いられている．表Ⅴ-Ⅰ-5にDSM-Ⅳ-TRの診断基準を示す．

ADHDの子どもは，注意集中困難があり，行動および認知上の衝動性と状況にそぐわない落ち着きのなさなど，行動のコントロールに問題がある．このため，彼らはある特定の状況に必要とされる規範に従うための活動，注意力，ならびに社会的な相互関係を調節することが非常に困難となる．このためADHDは2～3歳から症状としては観察されているが，問題行動として取り上げられるようになるのは6～11歳の年齢が多く，小学校に就学後からの対応が重要となる．

ADHDの基本症状は不注意，多動性，衝動性であり，合併する問題として，発達性言語障害，発達性協調運動障害，学習障害，チック，睡眠障害，排泄障害などがある．これらの症状を保護者，友だち，教師をはじめとする周囲の大人に理解されないと，二次性の障害として反抗挑戦性障害，行為障害などのいわゆる破壊的行動障害マーチに進展することがある[2]．また，これらの対人関係における失敗体験や被叱責体験から，自尊心の低下や強迫性障害，抑うつなどの気分障害や適応障害などを引き起こしてくることがある．

以後，典型的な本症の発達歴を示す[3]．乳幼児期はしばしば，かんしゃく，臍疝痛，いつも手足をバタバタしている，摂食の問題，易刺激性，睡眠の問題（眠りが浅い・夜驚など）が主訴となることが多い．2～3歳になるとより活動的になり，指示に従わない，おしゃべり，落ち着きがない，普通の子どもに比べ怪我や誤飲などのエピソードが多くなる．保育所や幼稚園の年齢になると，いっそう多動となり，攻撃的，教室にじっといられない，気分の変動が激しい，ちょっとしたことでかんしゃくを起こしたり激怒したりする行動が目立つようになる．また，時に喋り方が未成熟であったり，友だち関係づくりが下手であることが報告されている．特に，小学校に準じたような幼児教育を行っている園では，問題行動として着目されるのが早くなる．

児童期中期（6～10歳）では，仲間関係での問題が目立つようになり，特に攻撃性が目立ってくる．時間がたつにつれ，通常の学力はもっているのに勉強の遅れが目立つようになり，小学校

表V-I-5　DSM-IV-TRによる注意欠陥多動性障害の診断基準

A. (1) か (2) のどちらか：
(1) 以下の不注意の症状のうち6つ（またはそれ以上）が少なくとも6カ月間持続したことがあり，その程度は不適応的で，発達の水準に相応しないもの：

不注意
(a) 学業，仕事，またはその他の活動において，しばしば綿密に注意することができない，または不注意な間違いをする．
(b) 課題または遊びの活動で注意を集中し続けることがしばしば困難である．
(c) 直接話しかけられたときにしばしば聞いていないように見える．
(d) しばしば指示に従えず，学業，用事，または職場での義務をやり遂げることができない（反抗的な行動，または指示を理解できないためではなく）．
(e) 課題や活動を順序立てることがしばしば困難である．
(f) （学業や宿題のような）精神的努力の持続を要する課題に従事することをしばしば避ける，嫌う，またはいやいや行う．
(g) 課題や活動に必要なもの（例：おもちゃ，学校の宿題，鉛筆，本または道具）をしばしばなくしてしまう．
(h) しばしば外からの刺激によってすぐ気が散ってしまう．
(i) しばしば日々の活動で忘れっぽい．

(2) 以下の多動性-衝動性の症状のうち6つ（またはそれ以上）が少なくとも6カ月間持続したことがあり，その程度は不適応的で，発達の水準に相応しない：

多動性
(a) しばしば手足をそわそわと動かし，またはいすの上でもじもじする．
(b) しばしば教室や，その他，座っていることを要求される状況で席を離れる．
(c) しばしば，不適切な状況で，余計に走り回ったり高い所へ上ったりする（青年または成人では落ち着かない感じの自覚のみに限られるかもしれない）．
(d) しばしば静かに遊んだり余暇活動につくことができない．
(e) しばしば"じっとしていない"またはまるで"エンジンで動かされるように"行動する．
(f) しばしばしゃべりすぎる．

衝動性
(g) しばしば質問が終わる前にだし抜けに答え始めてしまう．
(h) しばしば順番を待つことが困難である．
(i) しばしば人の話をさえぎったり，割り込んだりする（例：会話やゲームに干渉する）．

B. 多動性-衝動性または不注意の症状のいくつかが7歳以前に存在し，障害を引き起こしている．

C. これらの症状による障害が2つ以上の状況〔例：学校（または職場）と家庭〕において存在する．

D. 社会的，学業的または職業的機能において，臨床的に著しい障害が存在するという明確な証拠が存在しなければならない．

E. その症状は広汎性発達障害，統合失調症，または他の精神病性障害の経過中にのみ起こるものではなく，他の精神疾患（例：気分障害，不安障害，解離性障害，またはパーソナリティ障害）ではうまく説明されない．

（高橋三郎，ほか 訳：DSM-IV-TR 精神疾患の分類と診断の手引 新訂版．p.59-61，医学書院，2003）

高学年に達する頃には1～2学年分の遅れとなっていることが多い．これらのなかには特異的学習障害を示す児もみられるようになる．これらの結果から自尊心の低下をきたし，落ち込み，うつ状態を呈したり，逆に行為障害となることがある．

思春期に入ってくると，粗大運動上の多動は減少してくるが注意集中の障害は持続する．このことは，ADHDの本態が注意集中の持続が短い注意欠陥障害にあるという考えを示唆している．また学業不振はさらに進み，本人の第二次反抗期も重なり，保護者・教師・学校・社会に反感を抱き，不登校，怠学，家庭内暴力，校内暴力，非行の様相を示してくることがある．

成人期になると学校などの規制から離れ，自分の行動特性に合った環境を選ぶことができるようになるため，問題行動として取り上げられる要素は減少してくる．雇い主からは他の労働者と比較して重篤な問題があると考えられることは少ないが，無職のケースも珍しくはない．アルコール嗜癖，人格の偏り，うつ状態，本人の知的レベルや外観などから想像される経済状態より低い生活，触法行動などが一般の人たちより多い傾向にある．

表V-I-6 注意欠陥多動性障害の評価プロトコール

1. 保護者との面接
   a. 子どもの発達歴．
   b. 症状の初発年齢：どのような状況で症状がみられ，軽くなったり，ひどくなったりするかを確認する．(DSM-III-R の診断基準と照合する)
   c. 視覚聴覚を含む医学的評価および既往歴．
   d. 学業歴：年齢相当の学習習得状態にあるか？
   e. 家族内のストレス状況の有無を確認する．もしあるならば，そのことが子どもの症状発現の原因になったり，悪化のきっかけになっているか確認する．(たとえば，夫婦間不和・別居の恐れ・子ども取り扱いに関する意見の不一致など)
   f. 子どもの叱り方の方法：頻度とどの程度の叱り方をするか？
   g. 子どもの行動に対して保護者自身が自制心を失うことがあるか？(子ども虐待の可能性も検討する)
   h. 保護者自身が本症と診断できるような行動があるか？(ADHD，人格障害，アルコール障害などの有無もみる)
   i. 子どもの行動に影響を与えるような家族内の変化が最近起こったか？

2. 子どもとの面接
   a. ADHD としての標的行動の有無．(直接観察および可能なら自分自身について語ってもらう)
   b. 家族や学校で起こる症状発現のきっかけについて，子ども自身が言語化できるかをみる．(どんなときにそのような行動が始まるか，本人に語らせる)
   c. 子ども自身の気分，自尊心，不幸感，家庭や学校における自分の役割への感情．(例：つまらない，何をやってもダメ，いらない子なんだなどの表現の有無)
   d. 友だち関係の発達歴，孤独感，人気がない，嫌われているなどの感情の有無．
   e. 検者に対する関わり方の能力およびパターン．
   f. うつ状態，学習障害，行為障害などの併発の有無．

3. 家族面接
   a. 保護者だけあるいは子どもだけの面接で得た情報をもとに，主たる問題と原因の仮説を立て面接に入る．それらをもとに直接観察法にて親子の相互関係を確認する．
   b. 兄弟もできれば同席してもらうと，しばしば患児についての多くの情報が得られる．(たとえば，家族内におけるスケープゴートの存在など)

4. 標準化された評価尺度
   a. Conner's Parent and Teacher Scales
   b. Werry-Weiss-Peters Scales
   c. Rutter's Rating Scales

5. 学校からの情報
   a. 担任から授業中の子どもの行動や何か課題を行っているときの状態の情報．
   b. 対人行動：管理職・教師・養護教諭・事務員など職種の異なる大人との接し方や他の子どもたちとの接し方．
   c. その他，保護者への面接内容に準じる面接を行う．
   d. できれば，学校での直接観察を行う．

6. 認知機能の客観的評価
   a. WPPSI，WISC，WISC-R などの知能検査．
   b. フロスティッグ，ITPA，ベンダーゲシュタルトなどによる下位検査．

(井上登生：注意欠陥多動障害．小児内科，28 (増刊号)：853-857, 1996)

概して ADHD は，中心となる問題は年齢により変化するが，一生を通じ注意集中，衝動のコントロールならびに社会的な行動の慢性的問題としてみられる．中心となる問題行動は加齢とともに減少してくるが，ADHD への周囲の理解がないため生じてくる二次的な不適応行動の増長は，患児の将来に重篤な影響を与えてくるため，特に学校医・スクールカウンセラー・養護教諭を含む教育関係者は本症への理解を深める必要がある．そのためには，① 本症発症後2〜4年目，② 就学後，③ 思春期における不適応行動の急激な増加時などの危機介入時期を見落とさないようにすることが臨床家として重要となる．

ADHD の診断は原則として DSM-IV-TR (表V-I-5) などの診断基準に準じるが，通常，表V-I-6のようなプロトコールで，① 保護者単独，② 患児単独，③ 家族合同，④ 保育所・幼稚

園・学校などの集団場面，⑤ 標準化された評価尺度，ならびに⑥ 認知機能テストから行う．その際，ADHD の発達年齢における臨床症状の推移を念頭に置くことが重要となる．

鑑別診断は，① 活動過多はあるが，年齢や環境差から考えると正常範囲とみなされる子ども，② ADHD を伴わない特異的学習障害児，③ ADHD を伴わない行為障害児，④ ADHD を伴わない不適応障害児，⑤ ネグレクトや心理的虐待などがある．

ADHD 児との関わりにおける開業小児科医の役割

ADHD 児の場合，その発見や初期対応が遅れるほど二次的な問題が発生することが多くなる．このため，ADHD 児との関わりにおいて開業小児科医には次のようなことが重要となる．

① 本症についての知識を増やす．

② 本症を疑う症状の発見や保護者からの相談があれば，診断の項目で述べたことにつき確認をする．

③ 本症が疑われれば，確認できた事実を添えて専門医療機関や学校関係の専門機関に紹介する．今後，発達障害者支援法や特別支援教育総合推進事業，障害児相談支援事業の展開に伴い，特別支援連携協議会や地域における教育センターや養護学校を中心とした地域コーディネーター制度が進むと思われるので，そのような機関を通じて ADHD 児をとりまく大人を中心とした支援体制を早めに構築する必要がある．その際，開業小児科医がその組織に参加し，必要に応じ合併症や二次的な障害への支援を行うことができる．実際に参加してみると，学校関係者が中心の活動は時に医師として参加しているだけのような気分になることもあるが，そこで行われる話し合いや活動に地域の小児科医として参加し，見守り，必要に応じて助言や子どもや保護者の障害受容の問題などに対し，積極的な発言が重要となる．

④ ADHD の治療として有効であることが認められているのは，薬物療法，親指導，ソーシャルスキルトレーニング，教育的介入，ならびに子どもおよび保護者への個別カウンセリングである．このなかで開業小児科医ができることは，専門医のスーパーバイズを受けながら行う薬物療法がある[4]．同時に，地域の現状をよく知っている開業小児科医は他機関との連携があるが，広汎性発達障害の項で述べたので，ここでは省略する．

⑤ 親指導の一端として情報の提供がある．NPO 法人えじそんくらぶ（http://www.e-club.jp/）や各県に ADHD 親の会などがあるので，日頃から情報を収集していると便利である．

LD

わが国における LD の検討は，文部科学省において 1990 年頃より始まっていた．最終的に図 V-I-4 で示すように，「学習障害児に対する指導について（報告）」が 1999 年 7 月に出され，以後 2005 年から始まった「特別支援教育総合推進事業」に至るまで，多角的な検討が行われた．

LD の問題は，原[5] が指摘するように開業小児科医の外来でみつけることは難しく，「多分そうだろう」というみなし診断でさえ困難になることが多い．もちろん，LD としての症状が極端な例や ADHD などとの合併例は，熟練した臨床医であれば，みなし診断が可能かもしれない．それでも教育学的な判断が不可欠である．

LD の診断の考え方は，学習能力の低下が，家庭教育や学校教育の不適切さなどの環境要因によらないもの，視覚・聴覚など他の感覚障害によらないもの，また知能は正常範囲にあるもので

ある．したがって，LD児の診断評価には，① 子どもの発達経過および家庭・学校での現状についての保護者や教師からの情報把握，② 直接行動観察による日常生活における子どもの視覚・聴覚を中心とした感覚的，粗大・微細運動を含む協調運動能力的，知的，言語的，社会的な問題の把握，③ WISC-Ⅲ，K-ABC，フロスティッグ視知覚発達検査，ベンダー・ゲシュタルトテスト，ITPA言語学習能力診断検査などの各種検査による子どもの客観的な諸領域の能力特性の把握が必要になる[6]．

　これらのことから，LD児との関わりにおける開業小児科医の役割は，地域における特別支援教育総合推進事業と関連した施設を確認し，必要に応じ学校や市町村教育委員会，ならびにLD親の会などと連携を図ることにある．現時点では，市町村の教育委員会で対応が明確にならないときは都道府県の教育委員会や教育センターに連絡を取り，地域の情報を集めることが重要となる．以後は，ADHD児との関わりの③ 以降と同様となる．情報提供のための資料として，特定非営利活動法人全国LD親の会（http://www.jpald.net/）やLD等発達障害児・者親の会「けやき」（http://keyakitokyo.web.fc2.com），文献[7,8]がある．

参考文献

1) 齊藤万比古：発達障害が引き起こす二次障害へのケアとサポート．学習研究社，2009．
2) 齊藤万比古：注意欠陥多動性障害（ADHD）とその併存障害．小児の精神と神経，40：243-254，2000．
3) 井上登生：注意欠陥多動障害．小児内科，28（増刊号）：853-857，1996．
4) 上林靖子：注意欠陥／多動性障害の治療．精神科治療学，16（増刊号）：216-228，2001．
5) 原　仁：学習障害．小児科臨床，57（増刊号）：1509-1516，2004．
6) 水内豊和：学習障害の評価法．小児科，42：913-919，2001．
7) 上野一彦：学級担任のためのLD指導Q&A．教育出版，1996．
8) 齋藤久子 監修：学習障害．ブレーン出版，2000．

【井上　登生】

3 不登校
school absence

　登校拒否という診断名は school refusal の翻訳であり，英米など先進諸外国にも日本と同じように登校拒否の子どもたちは存在する．文部科学省の学校基本調査上では，1998 年より「学校ぎらい」を「不登校」の名称で統計処理を行っている．わが国における不登校問題のとらえかたや対応は，時代とともに変化している．ひきこもり，スチューデントアパシー（大学生の無気力や大人の出社拒否），ニート（not in employment, education or training），フリーターなどとも関連してくる問題と考えられる．

わが国における不登校の現状

　文部科学省が中心となってまとめた不登校についての代表的な報告は，1992 年 3 月の学校不適応対策調査研究協力者会議の「登校拒否（不登校）問題について」，および 2003 年 5 月の不登校問題に関する調査研究協力者会議の「今後の不登校への対応の在り方について」（全文：future.web.infoseek.co.jp/tokushu/monkasho/houkoku.pdf）がある．前者は，「特定性格傾向の子に起こる」とされていた登校拒否を，「どの子にも起こりうるものである」という視点に一大転換したものとして知られる．いずれも文部科学省のホームページから，「トップページ＞教育＞小学校，中学校，高等学校＞生徒指導等＞不登校」の順で検索すると確認できる．

　一方，わが国初といわれた「登校拒否児」という単行本を 1967 年に出版した佐藤修策の著書「不登校（登校拒否）の教育・心理的理解と支援」（北大路書房，2005）や高橋良臣の「不登校・ひきこもりのカウンセリング―子どもの心に寄り添う」（金子書房，2005）ならびに齊藤万比古編の「不登校対応ガイドブック」（中山書店，2007）は，子どもや保護者のケアを現場で直接続けてきた体験とわが国の不登校・ひきこもり対策の狭間で得た知見を，わが国の代表的な文献とともに知ることができるので参考にしてほしい．これらをもとに，わが国における不登校の現状について述べる．

　わが国では，不登校児童生徒は，文部科学省の「学校基本調査」および「児童生徒の問題行動等生徒指導上の諸問題に関する調査」においては，何らかの心理的，情緒的，身体的あるいは社会的要因・背景により，登校しないあるいはしたくともできない状況にあるため年間 30 日以上欠席した者のうち，病気や経済的な理由による者を除いたものとして扱われている．

　この定義による調査で，国・公・私立の小・中学校における不登校児数の年次推移をみると，1992（平成 4）年に 72,131 人であった不登校児は，2001（平成 13）年には 138,722 人と約 2 倍となり，ピークを迎え，以後軽度の増減を繰り返しながらほぼ横ばいの状態である．平成 13 年度の統計では，小学校では 275 人に 1 人（0.36％），中学校では 36 人に 1 人（2.81％）となっている．また，不登校児が在籍する学校の割合は 57.6％となっており，全国の都道府県で確認されている．学年別では，学年が上がるにつれて増加しており，特に小学校 6 年から中学校 1 年生，中学校 1 年生から 2 年生の間で大きく増加していた．これらの背景を受け，文部科学省としても，「適

Ⅰ．心の問題と発達障害

表Ⅴ-Ⅰ-7　不登校の原因別分類

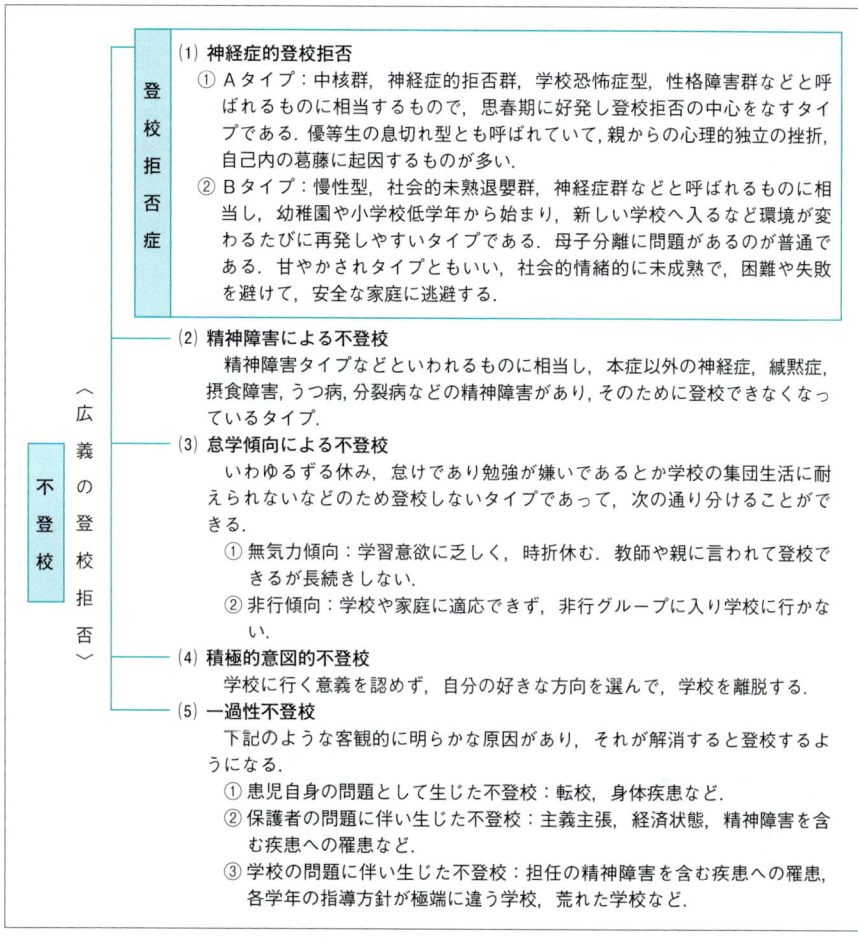

〈広義の登校拒否〉不登校	登校拒否症	(1) 神経症的登校拒否 ① Aタイプ：中核群，神経症的拒否群，学校恐怖症型，性格障害群などと呼ばれるものに相当するもので，思春期に好発し登校拒否の中心をなすタイプである．優等生の息切れ型とも呼ばれていて，親からの心理的独立の挫折，自己内の葛藤に起因するものが多い． ② Bタイプ：慢性型，社会的未熟退嬰群，神経症群などと呼ばれるものに相当し，幼稚園や小学校低学年から始まり，新しい学校へ入るなど環境が変わるたびに再発しやすいタイプである．母子分離に問題があるのが普通である．甘やかされタイプともいい，社会的情緒的に未成熟で，困難や失敗を避けて，安全な家庭に逃避する．
		(2) 精神障害による不登校 精神障害タイプなどといわれるものに相当し，本症以外の神経症，緘黙症，摂食障害，うつ病，分裂病などの精神障害があり，そのために登校できなくなっているタイプ．
		(3) 怠学傾向による不登校 いわゆるずる休み，怠けであり勉強が嫌いであるとか学校の集団生活に耐えられないなどのため登校しないタイプであって，次の通り分けることができる． ① 無気力傾向：学習意欲に乏しく，時折休む．教師や親に言われて登校できるが長続きしない． ② 非行傾向：学校や家庭に適応できず，非行グループに入り学校に行かない．
		(4) 積極的意図的不登校 学校に行く意義を認めず，自分の好きな方向を選んで，学校を離脱する．
		(5) 一過性不登校 下記のような客観的に明らかな原因があり，それが解消すると登校するようになる． ① 患児自身の問題として生じた不登校：転校，身体疾患など． ② 保護者の問題に伴い生じた不登校：主義主張，経済状態，精神障害を含む疾患への罹患など． ③ 学校の問題に伴い生じた不登校：担任の精神障害を含む疾患への罹患，各学年の指導方針が極端に違う学校，荒れた学校など．

（小泉英二：登校拒否—その心理と治療．p.16-17，学事出版，1973 を一部改変）

応指導教室」や「スクールカウンセラー」制度の充実，地域の民間施設や NPO の活動の推進，フリースクールなどの設置を進めている．

また，社会的ひきこもり，斎藤環 著「社会的ひきこもり」（PHP 新書，1998）の問題も重要で，前述の文部科学省の調査によるとひきこもり状態にある青年の約 40％が小・中学校時代に不登校の経験があった．ひきこもりに関しては，近藤直司 編著の「ひきこもりケースの家族援助—相談・治療・予防」（金剛出版，2001）や国立精神・神経センター精神保健研究所が中心となり作成した，「ひきこもり」対応ガイドライン（最終版）：http://www.mhlw.go.jp/topics/2003/07/tp0728-1.html などを参考にしてほしい．

不登校の原因別分類

表Ⅴ-Ⅰ-7[1] は小泉による分類原図に若干手を加えたものである．英米にも存在し，わが国でも登校拒否（school refusal）として従来扱われてきた子どもはAタイプ，Bタイプの2つに大別される．このうちAタイプが，特に子どもの気質（あるいは性格）にも配慮して接する必要のある群となる．この群の子どもの場合，強い登校刺激を行うと腹痛や頭痛などに代表される心

653

第V章 外来でみる主要疾患

表V-I-8 登校拒否のパターンと各期の援助の基本（佐賀県教育センター紀要）

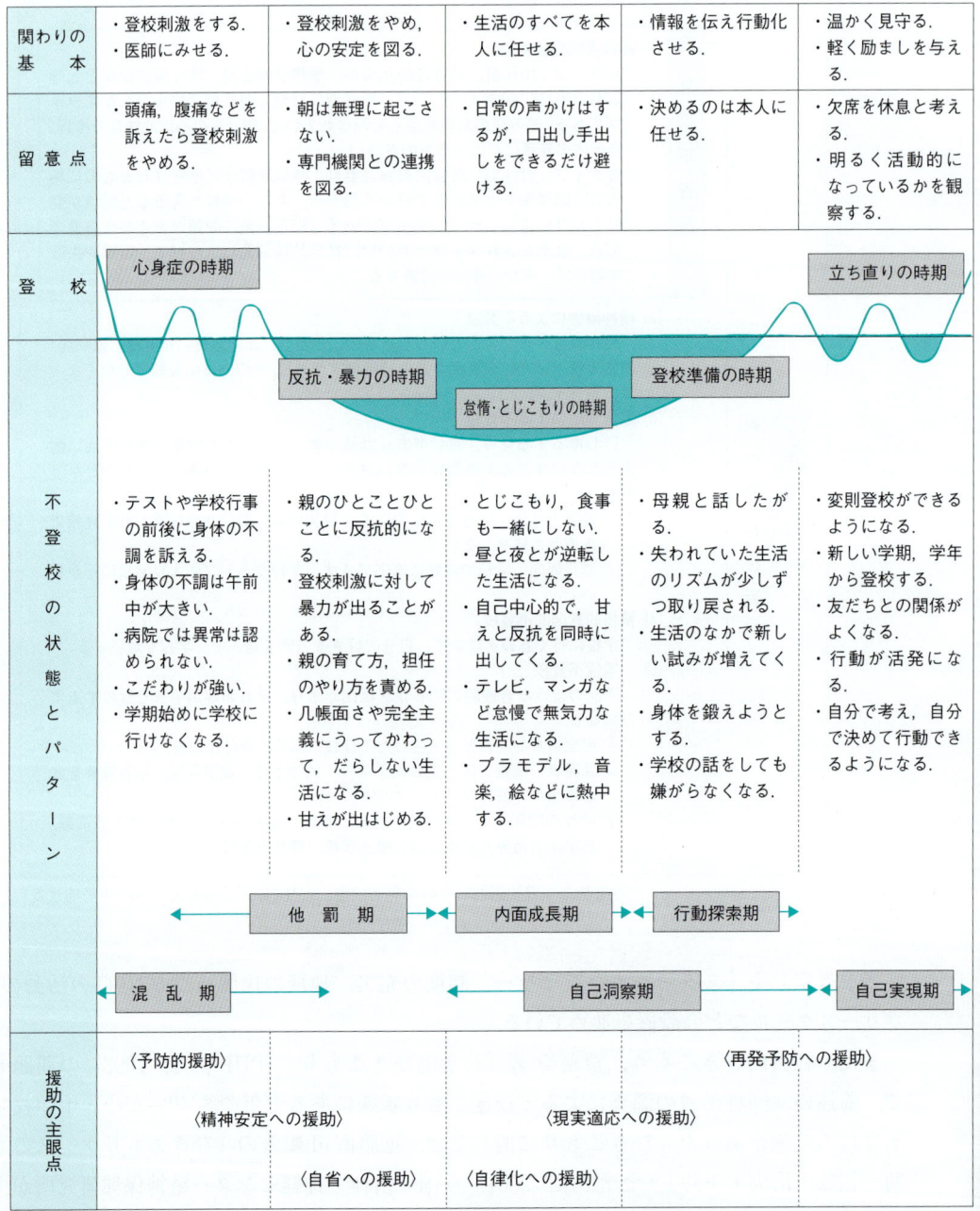

関わりの基本	・登校刺激をする． ・医師にみせる．	・登校刺激をやめ，心の安定を図る．	・生活のすべてを本人に任せる．	・情報を伝え行動化させる．	・温かく見守る． ・軽く励ましを与える．
留意点	・頭痛，腹痛などを訴えたら登校刺激をやめる．	・朝は無理に起こさない． ・専門機関との連携を図る．	・日常の声かけはするが，口出し手出しをできるだけ避ける．	・決めるのは本人に任せる．	・欠席を休息と考える． ・明るく活動的になっているかを観察する．
登校	心身症の時期	反抗・暴力の時期　　怠惰・とじこもりの時期		登校準備の時期	立ち直りの時期
不登校の状態とパターン	・テストや学校行事の前後に身体の不調を訴える． ・身体の不調は午前中が大きい． ・病院では異常は認められない． ・こだわりが強い． ・学期始めに学校に行けなくなる．	・親のひとことひとことに反抗的になる． ・登校刺激に対して暴力が出ることがある． ・親の育て方，担任のやり方を責める． ・几帳面さや完全主義にうってかわって，だらしない生活になる． ・甘えが出はじめる．	・とじこもり，食事も一緒にしない． ・昼と夜とが逆転した生活になる． ・自己中心的で，甘えと反抗を同時に出してくる． ・テレビ，マンガなど怠慢で無気力な生活になる． ・プラモデル，音楽，絵などに熱中する．	・母親と話したがる． ・失われていた生活のリズムが少しずつ取り戻される． ・生活のなかで新しい試みが増えてくる． ・身体を鍛えようとする． ・学校の話をしても嫌がらなくなる．	・変則登校ができるようになる． ・新しい学期，学年から登校する． ・友だちとの関係がよくなる． ・行動が活発になる． ・自分で考え，自分で決めて行動できるようになる．
		他罰期	内面成長期	行動探索期	
	混乱期		自己洞察期		自己実現期
援助の主眼点	〈予防的援助〉	〈精神安定への援助〉 〈自省への援助〉	〈現実適応への援助〉 〈自律化への援助〉	〈再発予防への援助〉	

（山口　剛：登校拒否家族．家族の病，河野友信，ほか編，p.72．医学書院，1987）

身の反応を激しく起こし，さらに強い態度で接するとすくみ反応や家庭内暴力を起こしていた．**表V-I-8**は，登校拒否症の子どもがとる状態像の変化のパターンと援助の基本を示しているが，Aタイプの子どもほど，この経過をとることが多い．一方，社会的に未成熟なBタイプは，親も子も通所によるカウンセリングでかなりの治療効果をあげるAタイプに比べ，カウンセリングだけでは効果が乏しく，環境調整，生活指導などにより，生活条件や態度の改善を図りつつ，現実の生活の場のなかで本人の耐性を伸ばし，同時に強力な指示や支援により，本人のみな

らず親の態度の確立を図っていかないと改善が難しい場合が多くなる．本症の専門家や親や教師たちの間で，「登校刺激はするな」という意見が主流になってきた頃より心身の反応を示す子どもは減少し，代わりに問題や課題を回避する傾向や親への依存性の強い子どもが増えてきた．同時に，不登校が長引く傾向や真剣に悩まない不登校が増え，そのままひきこもり状態になる子どもが増えているのが現状である．このような現状のなかで，家庭にいる子どもたちに家庭外の大人が誰も会えないまま，また保護者も適切なケアができないまま，時として精神障害を発症したり，非常に偏った考えに凝り固まったり，まれにネグレクトやマルトリートメントなど要保護児童としてケアが必要になったりする事例が散見されるようになってきた．

小児科医としてこのような状態に気づいた場合は，市町村の教育委員会や要保護児童対策地域協議会，保健所，児童相談所などに遅滞なく連絡をし，子どもの状態の把握が必要である．

開業小児科医と不登校児との関わり

不登校児が増加している現状では，開業小児科医にとっても不登校・登校拒否児との出会いは珍しいものではなくなった．以後，関わりの基本姿勢と役割について述べる．

関わりの基本姿勢

① 医師自身の時間的な制約と子どもの重症度により，自分で何をどこまで行うか決める．
② 初期対応をして，3カ月以上変化がない，あるいは悪化する場合は紹介も考える．
③ できれば地域内での不登校相談ネットワークなどをつくる．すでにある場合は，会に参加して多角的に子ども・家庭・学校・地域をみることができるようにする．
④ 不登校への対応は，最近では適応指導教室やスクールカウンセラーなどが設置されていることが多く，県の教育センターなどに尋ねれば地域に近い関係機関を教えてくれるので，日頃より情報収集をしておく．

開業小児科医の役割

▶ **早期発見**……不登校徴候としての身体症状に早く気づくために，反復性疼痛などの訴えや明確な身体疾患としての診断名がつかない場合は，日常生活上の問題についても問診する．初期対応は治療の項で述べる．注意点は，発症率から考えると非常にまれな器質性疾患まで徹底的に鑑別するまで本症を考えないとするのではなく，本症の可能性も考慮しながら器質性疾患を見落とさないようにする姿勢が重要である．

▶ **ガイダンス**……自院での対応が不適切と考えた症例には，できるだけ地域のなかで不登校・登校拒否問題の相談にのってくれる所を探し紹介する[2]．① 教育委員会・教育事務所・教育センター（適応指導教室など，以前と比較し随分対応できる所が増えている），② 市町村の児童家庭相談部や要保護児童対策地域協議会，③ 保健所・市町村の保健師（母子保健・思春期精神保健担当など），④ 児童相談所，⑤ 地域の病院・診療所（医師会にも情報あり），⑥ 民間の相談所．

これらのどこかに相談し，地域の活動状況全体を把握しており，子どもの状態に応じて適切な所を紹介してくれたり，治療をしてもらえる所を選ぶ．

▶ **治療**……ここでは紙面の関係上本格的な治療の全容を述べることはできないので，開業小児科医の初期対応的な治療[3]について表V-I-9に示した．また，冨田[4]，宮本[5]の論文は小児科医としての立場から不登校の考えかたを示している．さらに，文献6〜8)は少し古いが導入には有用と考える．

表 V-I-9　開業小児科医の初期対応

1. 子どもの年齢が8歳頃までで，あまりすくみ反応が強くなければ登校刺激をする．
2. 不登校の初めてのエピソードから時間がたっている症例や登園・登校を再開したとしても繰り返す症例では，必ず家庭内の精神的な緊張が続いていないか，園・学校内での様子・仲間関係は安定しているかなどの環境評価[2]を行う．
3. 身体症状の強い時期（心身症の時期）は，
   ① 必要以上の検査はしない．
   ② 8歳を超えてきた子どもたちが，何か異常を訴えたときに安易に「大丈夫」という言葉を発すると，それだけで子どもがせっかく開きかけた口を閉じさせることもあるということを認識しておく．
   ③ 「痛み」などの症状に対しては，痛みはあるがあまり重篤な疾患については心配しすぎないでよいことを保証し，体質的な意味で「痛み」との上手なつきあいかた[3]を教えながら症状の持続・反復・悪化があればいつでも受診してほしいことを告げる．（ドクターショッピングを防ぐのに有効となる）

登校刺激：子どもが非言語的あるいは言語的に「学校に行けない」ことを訴えているにもかかわらず，子どもをとりまく人たちが登校を促すこと．

すくみ反応：登校刺激を繰り返すことにより，怯えたように子どもの眼がすわったり，動けなくなったり，逆にパニック反応として暴れたりする行動．

最後に，都道府県別の不登校関連リストは，21世紀教育研究所（http://www.edu21c.net/）の居場所DB無料検索で見つけることができる．

参考文献

1) 井上登生：登校拒否（不登校）．小児心身症とその関連疾患，吾郷晋浩，ほか編，p.393-407．医学書院，1992．
2) 井上登生：いじめにおける小児科医の役割．教育と医学，11月号：40-46，1995．
3) 井上登生：転換反応（ヒステリー）の扱い方．子どもの心の問題　小児科MOOK 60巻，山下文雄編，p.126-130，金原出版，1991．
4) 冨田和巳：不登校．小児科，42：1511-1518，2001．
5) 宮本信也：不登校：心因を主とする不登校．子どもの心身症ガイドブック，p.115-119，中央法規，2004．
6) 平井信義：登校拒否児．新曜社，1978．
7) 星野仁彦，ほか：登校拒否児の治療と教育．日本文化科学社，1990．
8) 梅垣　弘編：医師のための登校拒否119番．ヒューマンティワイ，1990．

【井上　登生】

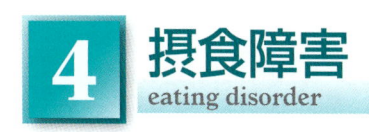

4 摂食障害
eating disorder

> 摂食障害の治療は，精神科や心療内科でも困難である場合が多い．経過が長期間にわたり，精神科病棟あるいは心療内科病棟への入院を要することもあるので，一般の小児科外来での治療の対象には適さない．しかし，思春期に発病することが多く，最近では小学校高学年の前思春期の発病例が増えていること，あるいは体重減少やるい痩といった徴候ゆえに身体的疾患と考えられ，小児科や内科を受診する例も多いため，小児科外来の臨床においても摂食障害の知識をもつことは有用であると考えられる．したがって本項では，摂食障害のアウトラインと治療の考え方，および精神科や心療内科を紹介するタイミングなどについて説明する．

分類

摂食障害は，神経性無食欲症（anorexia nervosa）と神経性大食症（bulimia nervosa）とに分けられる．神経性無食欲症は思春期やせ症，拒食症，神経性食思不振症などとも呼ばれ，神経性大食症も過食症などと呼ばれるが，本項では拒食症と過食症と記すことにする．拒食症には制限型とむちゃ食い/排出型があり，過食症には排出型と非排出型がある．

診断基準

診断には米国精神医学会の DSM-Ⅳ-TR を用いることが多く，表Ⅴ-Ⅰ-10 のように分類されている．

なお，DSM-Ⅳ-TR の診断基準では体重減少が「期待される体重の 85％以下」とされているが，もともと日本人は欧米人よりやせているので，日本の診断基準では「標準体重の－20％以上のやせ」（厚生省特定疾患・神経性食思不振症調査研究班，1988 年）となっている．また，WHO の基準では「BMI が 17.5 以下」となっている．

性差・有病率

摂食障害は主に女性の疾患である．拒食症の 90％以上が女性で，女性における生涯有病率は約 0.5％といわれている．14～18 歳に発症することが多い．思春期が好発年齢であるのは，アイデンティティの確立が始まり，他人から自分がどう見られているか，どう評価されているかを意識しはじめる時期であり，この時期には「きれいに見られたい」とか「もてたい」という気持ちも強くなる時期だからである．しかし最近では，小学校高学年の前思春期の児童から働く女性や既婚女性まで，発症する年齢層の広がりがみられている．

過食症においても，少なくとも 90％が女性で，女性における生涯有病率は 1～3％といわれている．過食症の発症は青年後期（18 歳～）以降が多い．

社会的背景

摂食障害の増加には社会的な背景が存在することがしばしば指摘されている．

表V-I-10　DSM-IV-TRにおける摂食障害の分類

神経性無食欲症（anorexia nervosa）

A．年齢と身長に対する正常体重の最低限，またはそれ以上を維持することの拒否（例：期待される体重の85％以下の体重が続くような体重減少，または成長期間中に期待される体重増加がなく，期待される体重の85％以下になる）．
B．体重が不足している場合でも，体重が増えること，または肥満することに対する強い恐怖．
C．自分の体重または体型の感じ方の障害，自己評価に対する体重や体型の過剰な影響，または現在の低体重の重大さの否認．
D．初潮後の女性の場合は，無月経，すなわち月経周期が連続して少なくとも3回欠如する（エストロゲンなどのホルモン投与後にのみ月経が起きている場合，その女性は無月経とみなされる）．

▶病型を特定せよ
制限型　現在の神経性無食欲症のエピソード期間中，その人は規則的にむちゃ食いや排出行動（つまり，自己誘発性嘔吐，または下剤，利尿薬，または浣腸の誤った使用）を行ったことがない．
むちゃ食い/排出型　現在の神経性無食欲症のエピソード期間中，その人は規則的にむちゃ食いや排出行動（すなわち，自己誘発性嘔吐，または下剤，利尿薬，または浣腸の誤った使用）を行ったことがある．

神経性大食症（bulimia nervosa）

A．むちゃ食いのエピソードの繰り返し．むちゃ食いのエピソードは以下の2つによって特徴づけられる．
　(1) 他とはっきり区別される時間帯に（例：1日の何時でも2時間以内），ほとんどの人が同じような時間に同じような環境で食べる量よりも明らかに多い食物を食べること
　(2) そのエピソードの期間では，食べることを制御できないという感覚（例：食べるのをやめることができない，または，何を，またはどれほど多く，食べているかを制御できないという感じ）
B．体重の増加を防ぐために不適切な代償行動を繰り返す．たとえば，自己誘発性嘔吐，下剤，利尿薬，浣腸，またはその他の薬剤の誤った使用，絶食，または過剰な運動．
C．むちゃ食いおよび不適切な代償行動はともに，平均して，少なくとも3カ月間にわたって週2回起こっている．
D．自己評価は，体型および体重の影響を過剰に受けている．
E．障害は，神経性無食欲症のエピソード期間中にのみ起こるものではない．

▶病型を特定せよ
排出型　現在の神経性大食症のエピソードの期間中，その人は定期的に自己誘発性嘔吐をする，または下剤，利尿薬，または浣腸の誤った使用をする．
非排出型　現在の神経性大食症のエピソードの期間中，その人は，絶食または過剰な運動などの他の不適切な代償行為を行ったことがあるが，定期的に自己誘発性嘔吐，または下剤，利尿薬，または浣腸の誤った使用はしたことがない．

特定不能の摂食障害（eating disorder not otherwise specified）

特定不能の摂食障害のカテゴリーは，どの特定の摂食障害の基準も満たさない摂食の障害のためのものである．例をあげると，
1．女性の場合，定期的に月経があること以外は，神経性無食欲症の基準をすべて満たしている．
2．著しい体重減少にもかかわらず現在の体重が正常範囲内にあること以外は，神経性無食欲症の基準をすべて満たしている．
3．むちゃ食いと不適切な代償行為の頻度が週2回未満である，またはその持続期間が3カ月未満であるということ以外は，神経性大食症の基準をすべて満たしている．
4．正常体重の人が，少量の食事をとった後に不適切な代償行動を定期的に用いる（例：クッキーを2枚食べた後の自己誘発性嘔吐）．
5．大量の食事を噛んで吐き出すということを繰り返すが，呑み込むことはしない．
6．むちゃ食い障害：むちゃ食いのエピソードを繰り返すが，神経性大食症に特徴的な不適切な代償行動の定期的な使用はない．

（髙橋三郎，ほか訳：DSM-IV-TR 精神疾患の分類と診断の手引 新訂版．p.213-215，医学書院，2003）

　第二次世界大戦後，世界的に「やせていることが美しい」とされる風潮が広がり，それが摂食障害の増加に影響している．日本でも，1960年代に入ってから拒食症の症例の報告が急増している．「やせていることが美しい」という風潮は現代も続いており，テレビや雑誌で美しいとされているタレントはみなスリムな体型である．テレビの番組やコマーシャル，雑誌の記事や広告もダイエットの情報であふれている．毎日「やせていることが美しい」という刷り込みをされているような環境のなかで生活しているので，われわれは無意識に「やせていることはよいことである」と思い込んでしまっている．そのため，些細なきっかけで，いつダイエットを開始してもおかしくはない状態にあり，マスメディアの発達が摂食障害を増やしているともいえる．

心理的要因

こうした社会的背景の他に，これまで拒食症の心理的要因としていくつかの仮説が提唱されている．たとえば，女性になることを拒否する成熟拒否，反抗期もなかったようなまじめな病前性格，家族内のコミュニケーション不全の表現形としての発症などいくつかの説がいわれてきた．1つの理論だけで摂食障害の原因を説明することは困難であるが，こうした要因を持つ摂食障害の症例では，治療においてそれぞれの抱える問題を扱う必要があり，治癒に至る過程が複雑になる場合が多い．

経　過

典型例では，摂食障害は拒食症の制限型で発症する．軽快するものも一部あるが，経過中に過食衝動が出現してむちゃ食いをするようになったり，さらにはむちゃ食いで摂取し過ぎたカロリーを嘔吐や下剤で体の外に出して低体重を維持しようとする，むちゃ食い/排出型となる例が多い．拒食症のむちゃ食い/排出型のまま経過する場合も多いが，食行動の異常（むちゃ食い，自己誘発性嘔吐，下剤の乱用など）は残るものの体重だけが正常に戻ったものが過食症の排出型となる．むちゃ食いだけが残ったものは非排出型となる．

それ以外の経過としては，ストレスなどがきっかけでコントロールの効かない「食べたいという欲求」が生じ，過食が習慣化してしまい過食症となる場合などがある．こうした経過で発症した過食症は身体的に危機的状態にないため，医療機関を受診しない例も多いといわれている．

拒食症（制限型）

友だちから「ちょっと太ったんじゃない？」などと言われたことや，「最近食べ過ぎていたから少し太ってしまった」と思ったことをきっかけに，ダイエットを始めても不思議ではない．

また容姿の問題だけではなく，運動のパフォーマンスを上げるために脂肪を落とすことが求められるようなスポーツ選手も摂食障害になりやすいといわれている．「かぜで食欲もなくなって数日練習を休んだが，少し体重が落ちていた分，体のキレがよかった」といったちょっとしたことも，スポーツ選手がダイエットを開始するきっかけになることがある．

普通はダイエットを開始しても挫折してしまうことがほとんどであるが，時には成功してしまうことがある．何げなく始めたダイエットであっても，体重が減って達成感を感じると，さらにダイエットに対する気持ちが強まってしまう．これは人間がある行動をしたときに好ましい結果が出たり心地よく感じたりすると，その行動が繰り返されるようになるからであり，このことを行動療法の考え方では「行動が強化」されると呼び，好ましい結果が出たり心地よく感じたりすることを「強化子」と呼ぶ．ダイエットの場合「体重が減った」という達成感を感じることが強化子となり，カロリー制限や運動といった行動が強化されることになる．やせ始めた時期に「少しやせたんじゃない」とほめられたり，細い体形の服を着ることができたりしたことも強化子となる．努力に応じて体重が減るために気持ちも充実し，ますますカロリー制限や運動に励むようになる．しかし順調に体重が減少し，目標に達した後はその体重を維持すれば，何ら病的な要素はない．

だが，拒食症の場合は，ダイエットが止められずに体重減少が続いていくことになる．拒食症の症状の大きな特徴は，肥満恐怖と自己身体像（ボディイメージ）の歪みの2つであり，これらのために極端なダイエットに突き進んでしまう．

肥満恐怖は，太ることに対する病的な恐怖心である．食事をとることに対して「食べたら太ってしまうのではないか」という考えが頭に浮かんできて，食べる量を制限したり，低カロリーの物ばかり食べるようになる．また，食事を摂取すると「このままでは太ってしまう」という考えにとらわれて，激しい運動をする．

また，ボディイメージの歪みというのは，自分の身体像をどのように認知しているかの歪みである．第三者から見ればやせているのに，鏡で自分の体を見て「太っている」「おなかが出ている」「足が太い」「ほっぺたが膨らんでいる」などと感じて，さらなるダイエットに励むことになる．

拒食症では，このような肥満恐怖とボディイメージの歪みがあるために，患者は激しいダイエットを行う．食事摂取量を制限し，炭水化物，脂肪，蛋白質をとりたがらず，野菜やこんにゃくなどカロリーの低そうな物ばかりを食べるようになる．また，活動性も上がり，ダイエットのためにジョギングをしたり水泳をしたりするなど過剰な運動も行う．食べる量が少ないだけで，むしろ活発に運動をしているので，家族が病気と気づかない場合もある．そのため，かなりやせが進行して初めて家族に連れられて病院を受診することもよくある．

身体症状

拒食症では，飢餓状態による身体症状や検査値の異常がみられる．こうした身体症状には，カロリーや栄養素の不足による直接の症状と，低栄養状態に対する正常な身体反応としての症状がある．低栄養状態になると，なるべくエネルギーを使わないように甲状腺機能が低下する．心拍数も下がり造血も抑えられ，消化管の活動も低下する一方で体温を維持するために多毛になる．身体の働きが，少ない摂取カロリーで何とかやりくりしていこうとしている「省エネモード」の状態ともいえる．

- **皮膚**……皮膚は乾燥してガサガサになる．髪の毛が抜ける一方で産毛が密生して体毛が濃くなる．
- **生殖器**……低栄養状態で女性ホルモンが低下するために，月経が極端に不規則になったり無月経になったりする．
- **消化管**……消化管の動きが低下して胃が萎縮するために，少しの食事でも不快な膨満感を感じるようになる．消化管の動きの低下の影響で，便秘が出現する．
- **循環器**……脈が遅くなり徐脈になる．また，低カリウム血症のため不整脈がみられる．低アルブミン血症による浮腫がみられ，さらに重度のときは血管内脱水によるショックをきたすこともある．
- **中枢神経**……脳の萎縮．CTやMRIで脳の萎縮像を認めるが，短期間で低栄養状態が改善すれば，元に戻ることが多い．しかし低栄養状態が長期間にわたった場合，不可逆的な萎縮になることもある．また，低ナトリウム血症のためにけいれんを起こすことがある．
- **肝臓**……肝臓で合成された中性脂肪は蛋白質と結合し，リポ蛋白となって血液中に放出されるが，低栄養状態で結合すべき蛋白質が不足すると肝臓に中性脂肪が蓄積して脂肪肝となり，肝機能異常を示すことがある．また，経口摂取量の低下が胆汁分泌を抑制するため，血中のコレステロール値が上昇することもある．
- **骨髄**……造血機能が低下し貧血や白血球減少．貧血は血清鉄の低下の影響も受けている．
- **骨格・筋肉**……骨密度の低下，筋肉の萎縮．
- **内分泌**……甲状腺機能低下，女性ホルモンの低下．

こうした症状のなかには，骨密度の低下のために骨粗鬆症の発症時期が早まったり，長期にわたる無月経のために生殖機能が低下し不妊となるなど，不可逆的な影響を残すものもある．

飢餓状態においては思考や情動への影響として，集中力・判断力の低下，いらだち，不安感，抑うつ気分などがみられる．拒食症の場合，発症して過激なダイエットに励んでいる時期には抑うつ気分はあまりみられず，過活動になっていることが多いが，判断力は低下し，正常な思考をすることは困難である．

また，慢性的に過食吐をしている症例では唾液腺が腫大して，やせているのにほっぺただけが膨らんだような顔貌になっていたり，胃酸による歯への影響として虫歯が多かったり，歯の表面が溶けてギザギザになっていたりすることもある．指をのどに突っ込んで嘔吐している場合には，指の歯が当たる場所にいわゆる吐きダコがみられる．

鑑別診断

何らかの身体疾患でるい痩をきたすほどであれば，ぐったりと元気がないのが普通であり，過活動であることはまずない．したがって病歴や食行動の異常から摂食障害を疑うことは難しくはないが，食欲低下，るい痩をきたす身体疾患を否定しておく必要はある．

具体的には甲状腺機能亢進症，副腎機能低下，糖尿病などの可能性を否定するために，一般的な採血の他にTSH，FT4，ACTH，コルチゾールなどのチェックを行う．なお，慢性的な低栄養状態では甲状腺ホルモンがやや低下していることが多い．

治　療

拒食症の患者を診察したときに，身体状態が悪く衰弱が著しい場合，体重が標準より－30％の場合，検査結果に著しい異常がある場合などには，不整脈や血管内脱水による循環不全などで急変する可能性もあるため，入院を検討する．摂食障害の治療をしている精神科の病院を紹介することになるが，全身状態が悪い場合には単科の精神病院では対応できないこともあるため，大学病院など総合病院の精神科に相談するほうがよい．極端な低栄養状態のときに，急にカロリーが投与されるとrefeeding症候群を起こす可能性もあるので，総合病院のほうが安全である．

入院治療を要する緊急性がない場合には，まずは外来で治療を開始することになる．治療は本人と家族に低栄養状態について理解してもらったのちに，家族に協力してもらいながら行動制限療法を行う．

◆ 説　明

まず，今の状態を本人と家族にていねいに説明する．皮膚がガサガサになっている，体毛が濃くなっている，消化管の動きが悪くなって便秘になっている，体温を作り出すエネルギーが不足しているので極端に寒がりになっている，月経が止まっている，といった低栄養状態による「今，身体に起きている異常」や，この状態が続くと将来不妊になったり，若くして骨粗鬆症になってしまったりすること，さらに低栄養状態が悪化した場合には不整脈や循環不全で死ぬ危険性もあることなどをわかりやすく話して，現在の状態がどれほど危険なものかを理解してもらう．

◆ 目標体重

もともとやせ形の体つきの子であれば，体重減少が始まる前の普通に食事をしていた頃の体重にする．発症前の体重が標準以上の子の場合は，元の体重である必要はなく，「少しやせている」

程度の体重を目標としたほうが，患者自身の治療への抵抗が減じることがある．小児の場合，発病から時間がたっているときには，年齢相応の成長分を加味して目標体重を設定することになる．女児では体重以外にも，月経が回復することも目標となる．

　また，体重測定は毎回同じ条件（たとえば下着だけ）で行うようにする．これは，行動制限療法で体重を基準に取り決めをするため，服の重さなどによる誤差を避けるためである．初めから下着で測定することに決めておけば，ポケットに重いものを入れたまま体重を測る，といったことを回避することもできる．

❖ **行動制限**

　行動の制限については，「これ以上やせると危険なので，消費カロリーをなるべく少なくする必要がある」と説明し，運動や登校を禁止して自宅で安静にしてもらう．行動制限は，体重減少の程度に合わせて，「学校に行ってもいいが，体育や運動は禁止」などから始めることもある．取り決めについては，言った言わないの水掛け論を避ける目的で，きちんと紙に書いて手渡ししたほうがよい．目標の体重は前述のように設定するが，「〇〇kgになったら登校していい」といったように体重が増える毎に段階的に行動制限が解除されるように取り決める．少しずつ行動制限が解除されることにより，「きちんと食事をとること」が強化されるように「食べていること」「体重が増えていること」を評価し，ほめていく．

　行動制限療法では「ちきんと食事をとること」をうまく強化することを目的としているので，特に治療の初期段階には容易に達成できる目標を設定する．たとえば，初診時の体重が28.8 kgで運動も登校も禁止している場合であるなら，最終的に目指す体重が37 kgであっても＋0.2 kgの29 kgや，「体重が少しでも増えている」28.9 kgを初回の目標体重とすることもある．行動制限は最終的な目標体重に達するまで行うのではなく，身体的に危機的な状態を脱してからは，「体重が増えていなかったら，運動量を減らすためにひとつ前の行動制限に戻る」といった取り決めも可能である．

❖ **食　事**

　入院の場合は治療開始のときに600 kcal/日など1日の摂取カロリーを設定し，全量摂取を目標としながら次第にカロリーを上げていく．しかし，外来においては厳密な設定が不可能なので，「量は少なくてもいいので，家族と一緒に食事をする」程度にして，最終的な目標は「家族と同じものを普通に食べられるようになる」こととする．治療開始の時期には，ご飯もおかずも少なくして全量食べられるようにしたほうが，食事への抵抗が少なくなる．また「ご飯は食べられないけれどパンなら食べられる」というような場合は，初めは本人の希望に沿い，最終的に「家族と同じもの」を食べられるようになることを目指す．

❖ **診察の頻度**

　初診からしばらくは，週1回程度の診察が必要である．体重が回復して身体的に危機的な状況を脱したら，2週に1回程度に間隔をあける．行動制限がなくなり，目標まで体重を増やす段階になれば，2～4週に1回とさらに間隔をあけてもよい．

❖ **体重が増えない場合**

　「気軽な気持ちで始めたダイエットだけれど，どんどん体重が減ってきた．自分でもヤバいと思うけどダイエットが止められなくなってしまった」といった，発病からの期間が短く，ボディイメージの歪みのない軽症の拒食症の場合には，低栄養状態がいかに危険であるかを説明すると，治療へのモチベーションをもちはじめることも多い．しかしスムーズに治療が始まった例で

も，いつも順調に体重が増えて制限が解除されていくということはない．治療の過程では，体重が増えなかったり少し減ったりすることはよくある．その際には，すぐに制限を復活させるのではなく，一度猶予を置く．次の診察で体重が目標に達していれば，そのまま治療を進めるが，そうでなければ今度は制限を復活させる．次の目標までの増やすべき体重が2kgも3kgもあれば，なかなか制限が解除されずに治療意欲も失われるので，大きく体重が増えたら一気に制限が解除されるような取り決めよりも，1kg増えたら登校してよい，もう1kg増えたら体育に参加してよい，さらに1kg増えたら部活動にも参加してよい，など各段階を小さくした取り決めのほうがよい．

スムーズに治療を開始できた症例でも，治療の過程で食べることや体重が増えることへの不安から，イライラしたり攻撃的になったりして，治療への不満や抵抗を示す．そうしたときには改めて治療の有効性を説明し，毅然とした態度を崩さないようにしなければならない．また，複雑な心理的要因が絡んだ症例では，治療においてそれらの問題を扱う必要が出てくる．

精神科・心療内科の紹介

摂食障害の治療では経過のなかで治療に不満や抵抗を示すなど，小児科外来での治療に適しているとはいえない．全身状態が悪くない場合でも精神科や心療内科に紹介したほうが安全であると思われる．緊急性がない場合には，

① 初診時に拒食症が疑われた場合，るい痩・体重減少の精密検査という目的で総合病院の小児科を紹介し，身体疾患がなかった場合はそこから精神科を紹介してもらう．

② 外来でひと通りの検査をして身体疾患を否定したのちに，「精神的な問題と思われるので」という理由で精神科を紹介する．

③ 精神科を紹介しても精神科の受診に抵抗が強い場合には，無理に受診を勧めない．「治療」の項に述べたように，低栄養状態の危険性を説明し，次回受診時までに体重が増えていなかったら必ず精神科を受診してもらうことを約束し，限界設定をする．体重が増えていなかったら，そのときは必ず精神科を紹介する．体重が増えていた場合は，小児科外来で治療することになるが，治療が困難な場合は改めて限界設定をして精神科への紹介を検討する．

精神科や心療内科でも，摂食障害の症例を多くみている施設とそうでない施設があるため，地域の病院の状況を把握しておくことが望ましい．

また，本項では拒食症の制限型を中心に述べたが，拒食症，むちゃ食い/排出型は体重減少だけではなく，過食，嘔吐，下剤乱用などさまざまな問題行動を伴っているため，入院も含めて精神科・心療内科での治療の対象となる．

過食症の場合は緊急性のある身体的な問題がないため，急いで精神科や心療内科を紹介する必要はないといえる．しかし，病識に乏しいといわれている過食症の患者が，必要性を感じて受診しているので，精神科や心療内科につなぐよい機会ととらえていただければ幸いである．

参考文献

1) 髙橋三郎，ほか訳：DSM-IV-TR 精神疾患の診断・統計マニュアル 新訂版．医学書院，2004．
2) 切池信夫：みんなで学ぶ過食と拒食．星和書店，2001．
3) 瀬口康昌，ほか：摂食障害の入院治療プログラム．精神科治療学，14：917-922，1999．

【宮崎　仁】

5 夜尿症
nocturnal enuresis

夜尿症の原因や治療などについては，古くはヒポクラテスの時代からいろいろと論議されてきた．ここでは，夜尿症の病型診断の進め方，小児科外来における実際的な生活指導や点鼻療法，内服薬による薬物療法に加えて，これまで難治性とされてきた「解離型夜尿症」についてのアラーム療法などを含めて，症例をとおして実際的な治療について解説する．

■ 夜尿症とは

夜尿とは，夜間就眠中に不随意に遺尿を生じ，衣類や寝具を湿潤させる状態をいっているが，夜尿症の定義としては，その状態が5～6歳を過ぎても引き続きみられる場合をいう．

これまでの排尿機構の発達研究や夜尿症に対する種々の臨床研究の結果，幼児期にみられる夜尿（おねしょ）は，発達途上にみられる生理的なもので心配ない．一方，学童期にみられる夜尿は，主として下垂体機能など神経・内分泌系統の発達障害，遅熟性を基盤として，機能的膀胱容量の縮小や冷え症状など自律神経系の不安定さ，そしてストレスなどによる心身症メカニズムなどが複合的に関与した「症候群」であると考えられている．

夜尿症は，その状態から一次性（特発性）と二次性に分類されることが多いが，筆者の経験によれば，狭義の二次性夜尿症（中途覚醒排尿することなく1年以上継続して夜尿が消失して後，何らかの要因によって夜尿が再発した例）は数パーセントにすぎない．夜尿症児の男女比は2対1であり，10歳以降の夜尿症のうち，15歳を過ぎた思春期夜尿症は約10％を超えている実態にある．

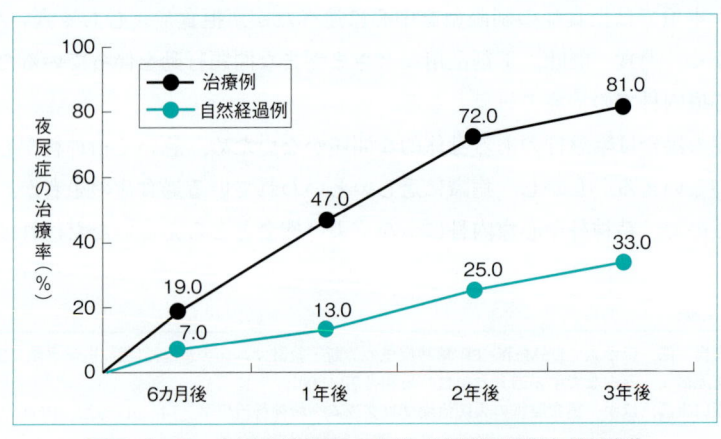

夜尿症の自然治癒率については，10～15％/年とされているが，病型分類による治療を行うことによって図V-Ⅰ-5に示されるように1年間で50％近い治癒率となっていることがわかる．

図V-Ⅰ-5　夜尿症治癒率の比較（自然経過例と治療例）

（赤司俊二らの報告による）

したがって、学童期の夜尿症については、積極的に治療的なアプローチを行うことが望まれる。

病型診断

夜尿症の病型診断などについては、夜尿症の治療に積極的に取り組んでいる小児科医によるPNE研究会による「プライマリーケアにおける夜尿症の診断と治療の進め方・2012版」（世話人：筆者ならびに赤司俊二・相川務・金子一成）に準拠しつつ、筆者の考え方を述べる。

夜尿症の病態生理からみた病型別分類を大別すると、多尿型、膀胱型、混合型に分類されるが、膀胱型には解離型という従来難治性夜尿症とされていたものも含まれる。

病型分類の目安を図V-I-6に示す。なお、難治性夜尿症と考えられてきた「解離型」の診断基準については詳しく後述する。以下に、外来診療における実際的な類型診断の進め方を述べる。

❖ 問診表

筆者の用いている夜尿症質問紙を表V-I-11に示す。これにて、治療や生活指導の参考となる夜尿の状態と、随伴する症状を大まかに把握することができる。

❖ 一般検査

一般検査としては、検尿（尿沈渣を含む）は必須である。薬物療法を行う場合には、事前に血算や生化学検査によって貧血、肝・腎機能などに異常がないことを確認する。これは、薬物療法による副作用の有無を判断するための基礎データとして必要となる。

日中の昼間遺尿を頻繁に伴う場合は、潜在性二分脊椎の有無や脊髄の障害等を確認するため、腰椎部膨隆等の所見の有無、その結果によっては単純X線検査やMRI検査が必要となる。また、起床時尿はもとより日中の尿浸透圧が低値の場合、中枢性尿崩症を鑑別するための精密検査などが必要となる。

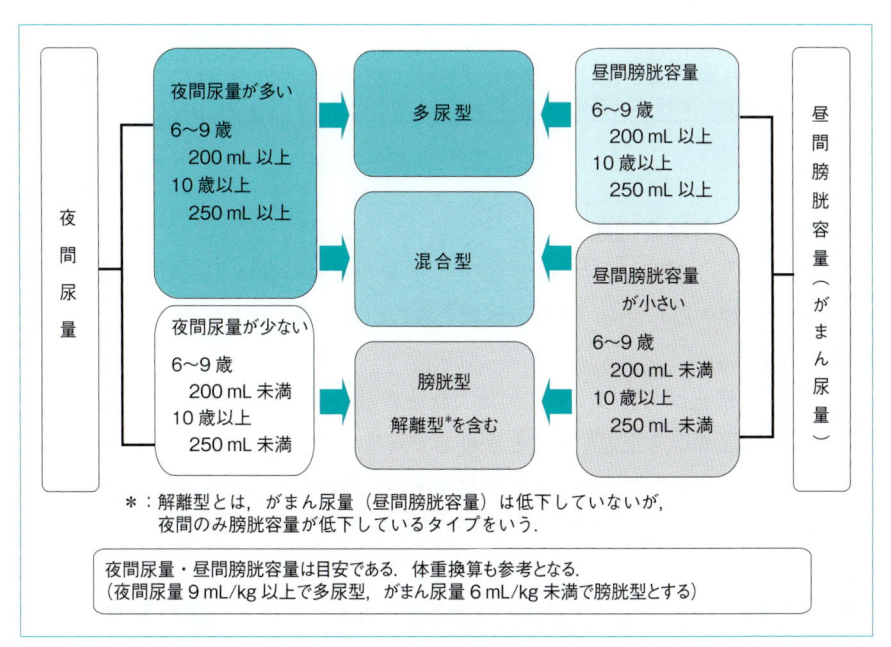

図V-I-6 病型分類の目安

（帆足英一：夜尿症治療の最前線 プライマリーケアとしての夜尿症治療．Medico, 38：79-83, 2007）

表V-I-11 夜尿症質問紙

〔下記の質問に○印 あるいはご記入ください〕

お子さまのお名前 _____ 殿

お子さまは1年間以上，継続して夜尿が消失したことがありますか． （ない・ある）
現在，夜尿は週に4日以上ありますか． （週4日以上ある・もっと少ない）
現在，日中，パンツにおしっこをもらすことがありますか． （ない・ある）
普段，必要以上によく水分をがぶのみしていますか． （ない・ある）
ご家族で夜尿が小学校4年生まであった方がいますか． （いない・いる）
　　その方はどなたですか． （○印）父・母・兄・弟・姉・妹・その他（　　　　）

これまで，夜尿の治療薬として三環系抗うつ薬（トリプタノール®・トフラニール®・アナフラニール®）
を内服したことがありますか． （ない・ある）
これらの薬で，食欲不振，嘔吐などの副作用がありましたか． （ない・ある）
その他の夜尿の治療薬を用いたりアラーム療法を受けたことがありますか． （ない・ある）
　　ある場合，お薬の名前と効果の有無についてご記入ください．
　　［薬の名前　　　　　効果　有　無］　［薬の名前　　　　　効果　有　無］
　　［薬の名前　　　　　効果　有　無］　［薬の名前　　　　　効果　有　無］
　　［薬の名前　　　　　効果　有　無］　［薬の名前　　　　　効果　有　無］
　　［アラーム療法　　　効果　有　無］

現在，アレルギー性鼻炎などの鼻炎がありますか． （ない・ある）
現在，喘息がありますか． （ない・ある）
　　喘息がある場合，気管支拡張薬（テオドール®やテオロング®など）を毎日内服していますか．
　　　　　　　　　　　　　　　　　　　　　　　　　　　　　（飲んでいない・いる）
　　内服している場合，薬の名前は（　　　　　　　　　　　　　　　　　）

これまでに，けいれんやひきつけを起こしたことがありますか． （ない・ある）
けいれんを予防するお薬を飲んでいますか． （飲んでいない・いる）
広汎性発達障害やADHDを指摘されたことがありますか． （ない・ある）
学業成績はどうですか． （よい・普通・悪い）

半年以内に転居や転校をしましたか． （ない・ある）
現在，登校拒否（不登校）や心身症と思われる症状がありますか． （ない・ある）
　　ある場合，どのような症状ですか（　　　　　　　　　　　　　　　）
身長は高い方ですか，低い方ですか． （高い・普通・低い）

これまで入院を必要とするような病気にかかったことがありますか． （ない・ある）
　　ある場合，具体的にお書きください．（　　　　　　　　　　　　　　　　）

❖ 夜尿状態の家庭における把握

　家庭において1週間にわたって，がまん尿量，夜尿の有無（寝入りばなの確認を含む），起床時の尿量，夜尿の濡れ具合（おむつ尿側を含む）を記録してもらう．初診時の夜尿記録表を表V-I-12に示す．

　これだけの情報があれば，機能的最大膀胱容量（がまん尿あるいは起床時尿量の最大値），夜間の尿量，夜尿頻度を把握することが可能である．夜間の多量遺尿を認めた場合には，夜尿を認めた日の起床時尿を複数日採尿し，尿比重あるいは浸透圧を測定する．これらの情報をもとに図V-I-6を参考に病型診断を行うことが可能となる．

❖ 病型分類の目安

　表V-I-12の初診の際の1週間の夜尿記録を参照しながら，図V-I-6による病型診断の目安を解説する．

　患者が持参した表V-I-12の記録をもとに，まず尿量と昼間膀胱容量（がまん尿量）の2項

Ⅰ．心の問題と発達障害

表Ⅴ-Ⅰ-12　夜尿記録（初診時用）

		記入例 4/17	／	／	／	／	／	／	／
月／日									
昼間	日中の失禁	あり・(なし)	あり・なし	あり・なし	あり・なし	あり・なし	あり・なし	あり・なし	あり・なし
	がまん尿量	220							
夜尿時間帯	就寝2時間後の夜尿	あり・(なし)	あり・なし	あり・なし	あり・なし	あり・なし	あり・なし	あり・なし	あり・なし
	起床時の夜尿	(あり)・なし	あり・なし	あり・なし	あり・なし	あり・なし	あり・なし	あり・なし	あり・なし
夜中に起きて排尿*		あり・(なし)	あり・なし	あり・なし	あり・なし	あり・なし	あり・なし	あり・なし	あり・なし
夜尿後の覚醒排尿*		(あり)・なし	あり・なし	あり・なし	あり・なし	あり・なし	あり・なし	あり・なし	あり・なし
翌朝の尿量（A）		110							
おむつ尿量（B）		160							
寝具の濡れ具合* ○で囲む		パンツ パジャマ シーツ	パンツ パジャマ シーツ	パンツ パジャマ シーツ	パンツ パジャマ シーツ	パンツ パジャマ シーツ	パンツ パジャマ シーツ	パンツ パジャマ シーツ	パンツ パジャマ シーツ
一晩の尿量（A＋B）		270＋α							

＊：夜中に起きて排尿した場合は，一晩の尿量欄に＋αと記載する．
＊：夜尿後の覚醒排尿とは，夜尿をしている途中で目覚めて残りをトイレで排尿した場合をいい，一晩の尿量の欄には＋αと記載する．
＊：寝具の濡れ具合は，おむつを使用しなかった場合に記録し，一晩の尿量欄には記載しない．

目に着目し，図Ⅴ-Ⅰ-6に示されるように年齢による夜間尿量，昼間膀胱容量を確認する．ここでは10歳以上の場合にて説明する．

まず，夜間尿量が250 mL以上の場合，多尿型か混合型となる．そして昼間膀胱容量が250 mL以上の場合は多尿型，250 mL未満の場合は混合型と診断される．

同様に，夜間尿量が250 mL未満で昼間膀胱容量が250 mL未満の場合は膀胱型と診断される．膀胱型の一部と考えられる解離型については，別途アラーム療法とともに述べる．

夜間尿量で正確に病型を判断する場合には，9 mL/kg以上の場合は多尿型，混合型のいずれかとなり，がまん尿量が6 mL/kg未満の場合は膀胱型，解離型と診断される．

❖ **重症度の判定**

一般的に夜尿症は，多尿型は治療によく反応するために軽症で，膀胱型は治療期間が比較的長く，混合型はより重症といった印象が強い．

夜尿症の重症度を具体的に把握するには，表Ⅴ-Ⅰ-13に示されるように，受診時の年齢，夜尿の頻度，夜尿の尿量（衣類や寝具の濡れ具合），がまん尿量（機能的膀胱容量）の4つの因子でスコアを計算し，軽症，中等症，重症に分類するとよい．

生活指導

夜尿症の治療にあたっては，生活指導の果たす役割が大きい．まず「起こさず，あせらず，しからず」の3原則のもとに，摂取水分のコントロール，排尿抑制訓練や冷え症状への対策も必要となる．また，治療意欲（モチベーション）を高めるために，治療の内容を年齢に応じてわかりやすく説明し，本人への励ましを与えることが重要である．

表V-I-13 重症度の判定法

		1点	2点	3点
年　齢		6～7歳	8～10歳	11歳以降
夜尿の頻度		週に数回	毎晩1回	毎晩2回以上
夜尿量		少量（パンツのみ）	中等量（パジャマ）	多量（シーツまで）
がまん尿量	6～9歳	151～200 mL	101～150 mL	100 mL 以下
	10歳以上	201～250 mL	151～200 mL	150 mL 以下

上記の4項目について，各得点を合計したうえで，下表で重症度の判定を行う．
がまん尿量が6～9歳で201 mL 以上，10歳以上で251 mL 以上の場合は，その項目は0点と評価する．

軽　症	中等症	重　症
3～6点	7～9点	10～12点

（二木　武，帆足英一，ほか編著：新版 小児の発達栄養行動―摂食から排泄まで/生理・心理・臨床―，医歯薬出版，1995）

❖ **中途覚醒を強制しない**

　　夜間に強制覚醒させると，"トイレおねしょ"としてみかけ上は夜尿がなくなる．しかし，睡眠リズムを乱す結果，夜間の抗利尿ホルモンの分泌が減少し，多尿型の夜尿を固定してしまう．加えて，夜間に起こして排尿させることによって，夜間の安定した蓄尿力を低下させ夜尿をいっそう悪化させることになる．このようなことから，古くから行われてきた夜間の強制覚醒は望ましくない習慣となる．

❖ **水分摂取リズムの調整**

　　一般的に夜尿症に対して，夜間の飲水制限がなされることが多いが，単に夕方からの水分制限を行うだけでなく，意識的に摂取水分の日内リズムを形成することが大切である．水分摂取量の1日の配分としては，朝から午前中にたっぷりと摂取（朝食，昼食に各々300～400 mL）させ，午後から多少控え目にし（おやつの水分は100 mL），夕方から厳しく制限（100 mL とし，夕食に汁物や果物はやめ，朝に与えるなど）するように指導している．

　　また，夕食時の直接・間接水分が就眠後の夜間尿量に反映することを防止する目的で，夕食は極力就眠3時間前に済ませることが望ましい．しかし，現実的には塾や習いごと，スポーツなどの影響で困難なことも多い．

❖ **冷え症状への対応**

　　冷え症状は夜尿を悪化させやすい．したがって，秋・冬になると夜尿が後戻りしたり，手足が冷たい，しもやけができやすいといった冷え症状を伴う場合には，就眠前にゆっくり入浴させ，入浴剤を用いるならば炭酸浴剤が3割夜尿を軽減する．厳寒期には，布団をあんか，湯たんぽ，布団乾燥機などで温めておくといった配慮も効果がある．

❖ **排尿抑制訓練（がまん訓練）**

　　膀胱型や混合型の夜尿症には，機能的膀胱容量を拡大させるための排尿抑制訓練（がまん訓練）が効果的である．帰宅後，尿意を感じた際に排尿をぎりぎりまで抑制させる訓練である．蓄尿量の目安としては，小学校1年生が150 mL 以上，2年生が200 mL 以上，3年生以降は250～350 mL 以上としている．正確には6 mL/kg 未満で膀胱型に分類される．

　　排尿抑制訓練の結果，当初は60～100 mL で排尿していたのが，250 mL 以上蓄尿（小学校3年生以上）することも可能となり，夜間の機能的膀胱容量が次第に拡大して，夜尿が改善していく．

なお，現在は昼間の尿失禁（昼間遺尿）を伴う場合，排尿中断訓練は尿流検査で尿流曲線が乱れ，残尿を生じることがあることが判明したため実施していない．

❖ 宿泊行事への対応

学校や地域における宿泊行事には，たとえ毎晩の夜尿があっても必ず参加させるべきである．夜尿があるために貴重な集団生活を体験する機会を失ってはならない．筆者のクリニックでは，全員参加し，元気に明るく帰ってきている．宿泊行事に参加する際の留意点を下記に列記する．

1) 積極的に参加させることを前提として準備をしていく．
2) 当日は最も効果のあった薬剤を持参する．
3) 他児に知られないようにそっと起こしてもらうことを担任に依頼する．
4) 一晩に数回の夜尿の場合は，夜半に静養室等，養護教諭が宿泊する部屋に移動させ，朝早めに，トイレから帰ったふりをして自室に戻す．
5) パジャマのズボンは厚手の黒または黒紺色とし，パンツを2枚重ねにして，その間に失禁パット（たとえば，ユニチャームの女性用の中位の厚さのパッド）を縫いつけるなどの工夫をする．

薬物療法

❖ 薬物療法の基本

夜尿症に対する薬物療法は学童期から開始し，幼児期は原則として控える．治療効果の判定は，夜尿記録をもとに行うことが重要である．漫然と同じ治療を継続することなく，必要に応じて休薬期間を設け，治療していない状態での夜尿日数を評価するのが望ましい．また，夜尿日数は季節的変動も考慮して前年の同季節や夏冬との比較を行う．

薬物療法を行う場合には，その治療効果を客観的に評価するために必ず夜尿経過表を記録することが大切である．また，特に小児であるため，薬物の連続服用は避け，2週間内服，1週間は休薬といったように休薬期間を置くのが望ましい．年2〜3回は，薬物による副作用並びに健康チェックを行うことも忘れてはならない．

❖ 病型別の薬物療法

以下に病型別に夜尿症の薬物療法について述べるが，＜ステップ1＞はプライマリ・ケア担当医向け，＜ステップ2＞は夜尿症専門医や，プライマリ・ケア担当医でもっと治療を深めたいという医師向けに整理したものである．

1) 多尿型（ステップ1）

・夜間尿浸透圧が低い場合—DDAVP製剤の留意点

多尿型のうち，夜間尿浸透圧低下型の夜尿症児に対しては，図V-I-7に示されるようにDDAVP製剤が第1選択となる．これは，生活指導を行っても効果が見られない夜間尿浸透圧低下型の場合には，就眠直前にデスモプレシン・スプレー10協和®を鼻粘膜から吸収させる治療法で，1スプレー（10μg）を基準量として，1〜2カ月経過しても効果が不十分な場合には2スプレー（20μg）に増量，あるいは2012年5月に認可されたミニリンメルト®OD錠（口腔内崩壊錠）を就眠1時間前に120μg錠からスタートし，効果が不十分な場合，240μg錠に増量する．筆者は原則として2週間継続，1週間休薬といった治療スケジュールで治療を行っている．

副作用としては，水中毒（頭痛，浮腫，吐き気，けいれん）が指摘されており，欧米において

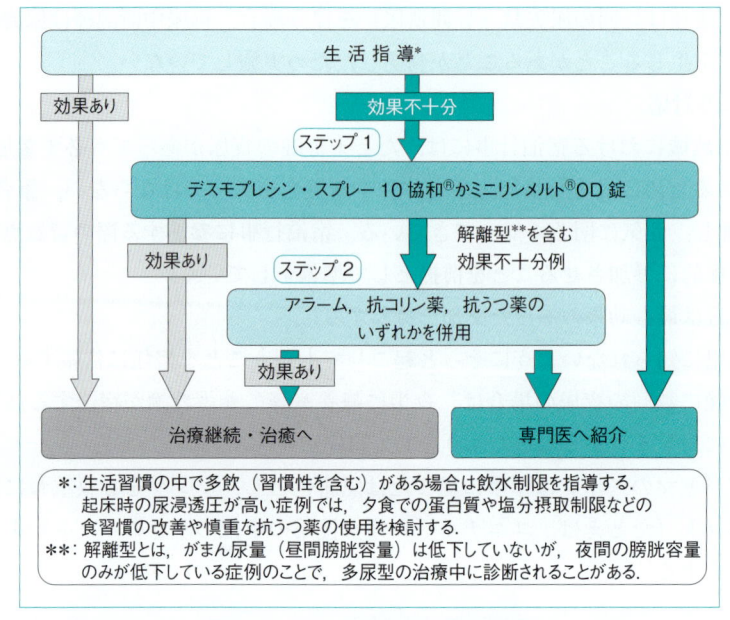

```
                            生活指導*
         ┌─────────────────────┴─────────────────────┐
      効果あり                                    効果不十分
                                                  ステップ1
                           デスモプレシン・スプレー10協和®かミニリンメルト®OD錠
                                                         │
                                                    解離型**を含む
         効果あり         ステップ2                  効果不十分例
                           アラーム，抗コリン薬，抗うつ薬の
                           いずれかを併用
                                │
                            効果あり
         ┌────────────────────┴─────────┐         ┌──────────┐
         │    治療継続・治癒へ              │         │ 専門医へ紹介 │
         └──────────────────────────────┘         └──────────┘
```

*：生活習慣の中で多飲（習慣性を含む）がある場合は飲水制限を指導する．起床時の尿浸透圧が高い症例では，夕食での蛋白質や塩分摂取制限などの食習慣の改善や慎重な抗うつ薬の使用を検討する．
**：解離型とは，がまん尿量（昼間膀胱容量）は低下していないが，夜間の膀胱容量のみが低下している症例のことで，多尿型の治療中に診断されることがある．

図V-I-7　多尿型の治療手順

（帆足英一：夜尿症治療の最前線 プライマリーケアとしての夜尿症治療．Medico, 38：79-83, 2007）

はずさんな治療の結果，副作用が多発して点鼻療法から撤退した国も少なくない．したがって点鼻療法あるいは錠剤を用いる治療を実施する際には，生活指導としての摂取水分コントロールを守ることが重要となる．特に就眠前2時間以内に200 mL以上の水分を摂取して本剤を用いると，水中毒症状としての浮腫，頭痛，極端な場合にはけいれんといった副作用が出るおそれがある．「お酒を飲んだら運転するな」と同様に，「水分を飲んだらDDAVP製剤を用いるな」を厳守した生活指導が必要である．このことを厳守する限り，DDAVP製剤は，三環系抗うつ薬と比較してきわめて安全な治療法であり，筆者のクリニックにおいては，該当症例については，第1選択として速やかにDDAVP製剤を用いることとしている．長期投与により特に副作用が増えることはない．

なお，習慣的な過剰飲水が疑われる場合，就寝前の尿浸透圧を測定し，尿浸透圧が750 mOsm/L未満であれば，投与を控えるのが望ましい．

スプレー容器にはノズルの位置が赤色に示されているので，そこを手前にして点鼻するのがよい．また，現在の点鼻薬は常温管理でよいとされているが，温暖化の影響があるため，力価が下がらないように高熱環境に放置しないことが望ましい．

2）多尿型（ステップ2）

・夜間尿浸透圧が低く，DDAVP製剤が不十分な場合

図V-I-7に示されるように，ステップ1でDDAVP製剤が不十分な場合には，まず鼻炎のために十分に点鼻薬が吸収されないことを考慮して，ミニリンメルト®OD錠のほうが効果的である．

また，夜間の膀胱機能が不安定で，夜間尿量が減少したにもかかわらず夜尿が持続する場合がある．これは夜間多尿の影に解離型や混合型が隠れていたためである．このような症例に対しては，アラーム療法や抗コリン薬を併用するが，詳細は混合型や解離型を参照していただきたい．

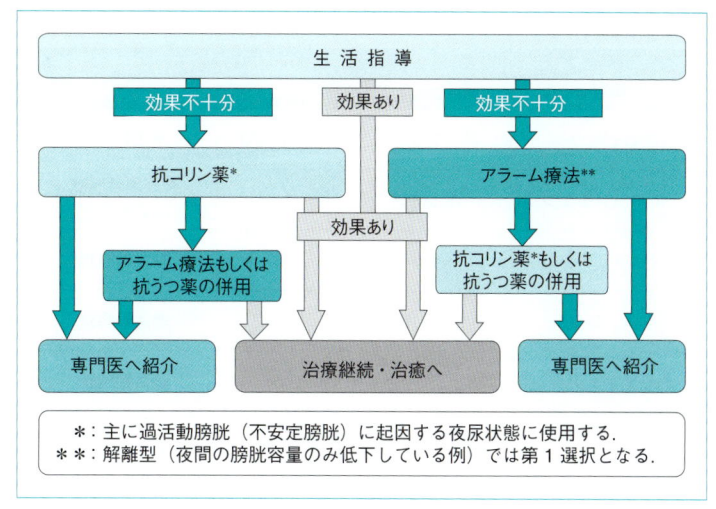

図V-I-8 膀胱型の治療手順

(帆足英一:夜尿症治療の最前線 プライマリーケアとしての夜尿症治療. Medico. 38:79-83, 2007)

　また，点鼻方法がずさんな場合もあり，点鼻薬が鼻汁のように流れ出したり，喉に流れたりする場合がある．このようなときは，点鼻方法を再指導する．
　DDAVP製剤で効果ない場合は，次の三環系抗うつ薬に慎重に変更する．

・夜間尿浸透圧が高く多尿型の場合

　多尿があり夜間尿浸透圧低下型で点鼻療法が効かない場合と，起床時尿浸透圧が濃縮されている例に対しては，慎重に三環系抗うつ薬を用いるが，トリプタノール®，トフラニール®，アナフラニール®がある．そのいずれも就眠前内服とし，年齢にかかわりなく10 mgを基準量とし，2週間内服，1週間休薬といった治療スケジュールとしている．最近では，10 mgで効果が認められない場合は，原則として増量することなく，他の治療法を検討することが多い．万一増量する場合であっても，20～25 mgにとどめるべきであろう．

　三環系抗うつ薬の副作用としては，食欲減退，嘔吐，倦怠感等が指摘されており，これらがみられた場合には直ちに服用を中止すべきである．日本での報告はないが，海外では心毒性の副作用も報告されている．過量投与例では死亡例の報告もあり，海外では夜尿症治療の第1選択薬ではない．PNE研究会においてもこのような結論となったが，日本では副作用例が少なく，副作用に留意しながら少量を慎重に投与したいという小児科医も少なくなかったのも事実である．

3) 膀胱型

　膀胱型に対しては，生活指導にて効果不十分な場合は，ステップ1では図V-I-8に示すようにまず抗コリン薬による薬物療法を行う．これには過活動膀胱治療薬としてのバップフォー®や，ベシケア®，デトルシトール®，ステーブラ®を中心に用いる．学童から思春期における投与量としては，表V-I-14を参考にされたい．

　これらの薬剤については，小児に対する安全性が確立していないことに留意しつつ，就眠前に内服させ，2週間内服，1週間休薬といった治療スケジュールをとっている．成人・老人に対する副作用としては，口渇，目が乾く，排尿困難等の副作用が2割程度報告されているが，小児においては，経験的には副作用はほとんど認められていない．

表V-I-14 抗コリン薬による治療

一般名	商品名	初回量(mg)	下記の頻尿，尿意切迫感，尿失禁	服薬時間
プロピベリン	バップフォー®	10〜20	過活動膀胱	夕食後または就眠前
オキシブチニン	ポラキス®	1〜4	神経因性膀胱 不安定膀胱	夕食後または就眠前
ソリフェナシン	ベシケア®	2.5〜5	過活動膀胱	夕食後または就眠前
トルテロジン	デトルシトール®	1〜2	過活動膀胱	夕食後または就眠前
イミダフェナシン	ウリトス® ステーブラ®	0.5〜1	過活動膀胱	夕食後または就眠前

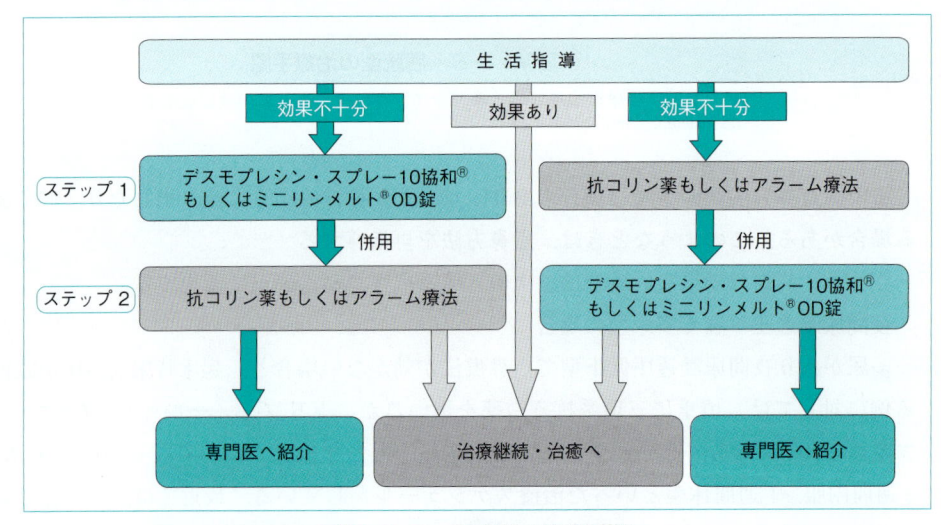

図V-I-9 混合型の治療手順

（帆足英一：夜尿症治療の最前線 プライマリーケアとしての夜尿症治療．Medico, 38：79-83，2007）

昼間遺尿（尿失禁）を伴う場合には，朝食後および夕食後または就眠前の2回投与する．

三環系抗うつ薬との併用の際には，副作用が増強することに留意しなければならない．

膀胱型のステップ2においては，特に解離型では，図V-I-8に示されるように，後述する夜尿アラーム療法が第1選択となり，それに抗コリン薬を併用する場合もある．

❖ 混合型（ステップ1・ステップ2）

多尿型と排尿機能未熟型とが合併している混合型に対する薬物療法としては，ステップ1では図V-I-9に示されるように点鼻療法，もしくはミニリンメルト®OD錠，あるいは抗コリン薬もしくはアラーム療法を行う．そのうえで効果が不十分な場合には，ステップ2として，前者には抗コリン薬もしくはアラーム療法の併用，後者ではDDAVP製剤を併用する．これらの併用療法の際の留意点としては，副作用も増強するため，併用前に副作用の有無について十分に聴取しておくことを忘れてはならない．このように混合型の治療は複雑であり，診断がついたら専門医に紹介するのもよい．

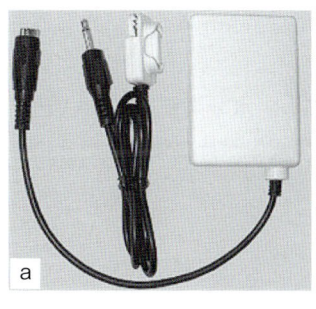

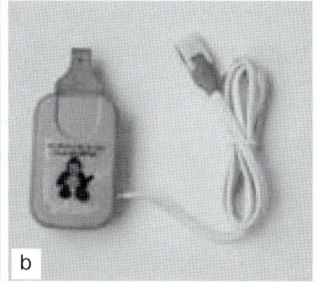

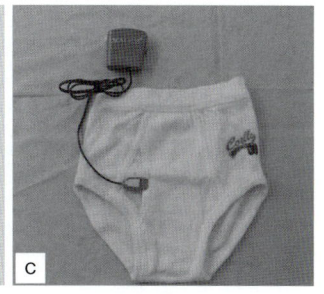

図V-I-10　入手しやすい夜尿アラーム
a：ちっちコール3　定価7,000円，石黒メディカルシステム（株）（http://www.isiguro.com/）
b：ウエットストップ3（バイブ付き）定価8,450円，（株）MDK（http://www.mdkinc.co.jp/）
c：バイブレーション付きMO4-C 定価19,950円，（株）メディカル・プロジェクト（http://www.medicpro.co.jp/mp-12.html）

解離型に対するアラーム療法

❖ 解離型夜尿症の定義

　　解離型夜尿症の一番の特徴は，日中の機能的膀胱容量は十分に蓄尿されるにもかかわらず，夜間の蓄尿力が著しく少ない点である．その背景としては，夜間睡眠中は過活動膀胱状態にあり，少量の蓄尿によって膀胱の無抑制的収縮を生じて夜尿に至っているものと思われる．

　　解離型夜尿症の定義としては，① 機能的膀胱容量は年齢相応に蓄尿できている，② 一晩の尿量は，おおむね200 mL以下にコントロールされている，③ しかし，少ない夜間尿量であっても夜尿を生じてしまう，というものであり，従来は難治性夜尿症としてなかなか治癒に至らなかった例である．

❖ アラーム療法の効果

　　この解離型夜尿症45例を対象として，完全覚醒ではなく，「一過性の覚醒」によるアラーム療法（帆足方式）を実施した結果，3カ月後の夜尿頻度は，著明改善48.9%，改善24.4%，併せて有効例は73.3%であった．その背景には，夜間の最大機能的膀胱容量，最小膀胱容量が有意に拡大し，著明改善例においては夜間の最小膀胱容量は平均夜間尿量を超えるように改善したためである．また，アラームの効果は，アラームによる完全覚醒させることなく得られ，一過性のアラームによる覚醒によって夜間尿量の増加はみられず，日常生活指導としての「起こさず」との整合性を図りながら実施できることが可能となった．このように，これまで難治性夜尿症とされてきた解離型夜尿症に対しては，アラーム療法が第1選択となり，点鼻療法につぐ良好な効果が期待されている．

　　日本で入手しやすい代表的なアラームを図V-I-10にて紹介する．筆者はウエットストップ3を用いている．アラームは保険適用でないため患者の負担となるが，治療期間が大幅に短縮されるため費用対効果でみると経済的といえよう．筆者のクリニックにおけるウエットタイプ3の使用説明書が必要な場合は，（株）MDKに問い合わせいただきたい．

❖ アラーム療法の留意点

　　通常，アラーム療法は，完全覚醒を前提としているが，筆者の治療法は，「起こさず」との整合性を図りながら行うのが特徴であり，アラームを患児自身が止めたら，着替えさせたりトイレ

排尿を促さず，速やかに寝かせることが重要である．また，アラームが鳴ったら直ちに止めさせることが重要で，家族の協力ができる限り期待される．

また，夜尿アラームによって夜間の蓄尿量は増加しても，水分調整やDDAVP製剤による夜間尿量のコントロールを引き続き行わないと，相変わらず夜尿が持続するということに留意しなければならない．

症　例

❖ 症例1（9歳7カ月，男児：多尿型）

① 夜尿の状態像：幼児期から引き続く一次性の夜尿症で，明け方型だが毎晩ぐっしょりと夜尿をし，夏季には多少よくなり，週に1～2回は夜尿なしの日があるという．初診時は冬であったため毎晩の遺尿を認めていた．水分の摂取量は兄弟と比較して多いという．身体発育もよく，昼間遺尿や頻尿傾向はなく，その他特記すべきことは認めない．

② 検査所見：初診時の夜間尿量は，270～340 mL，夜尿時の起床時尿浸透圧は，平均676 mOsm/Lと希釈されていた．帰宅後の排尿抑制量（機能的膀胱容量）をみると，220～360 mLと比較的多かった．その他の諸検査で異常所見は認めなかった．

③ 夜尿症の類型と重症度：夜尿記録ならびに尿浸透圧の結果から病型診断としては多尿型，重症度としては中等症と診断した．

④ 治療経過：初診時に，まず本児と母親に約1時間の生活指導（オリエンテーション）を実施．多尿型（夜間尿浸透圧低下型）と診断されたため，就眠前にデスモプレシン・スプレー10協和®を2週間，1スプレー（10μg）点鼻した．その結果，毎晩の夜尿から週3回の夜尿に減少したため，2スプレー（20μg）に増量した．その結果，点鼻中の夜尿は消失したが，休薬中は毎晩の夜尿が持続した．その後，2週間点鼻，1週間休薬の治療スケジュールを繰り返すとともに，水分摂取リズムを厳しく守らせたところ，次第に休薬中の夜尿が減少し，6カ月後には夜尿が消失した．その経過を図V-I-11に示す．

⑤ 治癒判断：治療期間中の夜尿が消失し，休薬期間中の夜尿が週1回となった段階で，点鼻療法を中止し，生活指導のみを継続した．夜尿が消失して2カ月の経過観察の後，治癒と判断して治療を終結した．

❖ 症例2（8歳7カ月，女児：混合型）

① 夜尿の状態像：幼児期から引き続く一次性の夜尿症で，寝入りばなと明け方の2回ぐっしょりと夜尿をし，夏季も冬季も季節に関係なく毎晩遺尿をみている．水分の摂取量は多めとのこと．幼少時から頻尿傾向を認め，昼間遺尿はなく，その他特記すべきことは認めない．

② 検査所見：夜間の尿量は，240～360 mL，夜間の平均尿浸透圧は，567 mOsm/Lと低浸透圧尿であった．帰宅後の排尿抑制量（機能的膀胱容量）をみると，80～110 mLと極端に少なかった．その他の諸検査で異常所見は認めなかった．

③ 夜尿症の病型と重症度：受診後の夜尿記録並びに各種の検査結果から，病型診断としては混合型，重症度としては重症と診断した．

④ 治療経過：初診時に，まず本児と母親にオリエンテーションを実施．混合型と診断されたため，尿失禁治療薬を第1選択として，バップフォー®10 mgを朝食後・夕食後に2週間内服，その後の1週間は休薬期間という治療スケジュールとした．その結果，夜尿頻度は相変わらずで

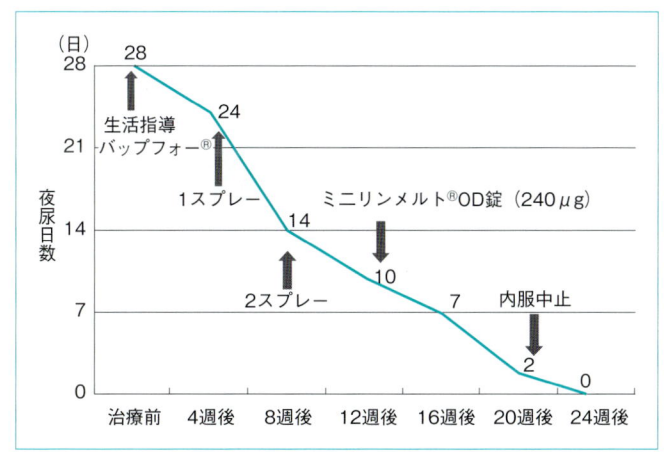

図V-I-11 多尿型における点鼻療法の経過（9歳7カ月，男児）

あったが，機能的膀胱容量は210 mLまでに改善してきた．この段階で，内服薬は中止し，就眠前にデスモプレシン・スプレー10協和®を1スプレー（10μg）点鼻，改善をみず2スプレー（20μg）に増量したが，月に1～3回夜尿が消失した程度であった．アレルギー性鼻炎がひどく点鼻薬が十分に吸収されないために改善しないものと推定された．

そこで，ミニリンメルト® OD錠（240μg）に変更し治療を継続したところ，夜尿が消失したため治療を中止，水分摂取リズムの厳守など生活指導を徹底して治療は終結した．

⑤ 治癒判断：休薬期間の夜尿が週1回程度となった段階で薬物療法を中止し，その後休薬期間の夜尿も消失したため，2カ月の経過観察の後，治癒と判断して治療を終結した．

❖ 症例3（7歳4カ月，女児：解離型）

① 夜尿の状態像：本症例は初診時年齢が7歳4カ月の女児で，毎晩の夜尿を認めていた．

② 検査所見：初診時の検査所見としては，夜間尿量は160～220 mL，日中の最大機能的膀胱容量は170 mL，起床時尿浸透圧は850 mOsm/L以上に濃縮していた．尿流検査で尿流曲線は，尿流速が遅く，多峰性曲線で，排尿時間は遷延，排尿時の腹圧が不十分，残尿を35 mL認めていた．

③ 夜尿症の病型と重症度：初診時の検査所見などから膀胱型と診断し，重症度としては重症と診断した．

④ 治療経過：尿失禁治療薬（ステーブラ®）にて，機能的膀胱容量の拡大を目指すとともに，水分摂取リズムを守り夜間尿量が増加しないように指導を重ねてきた．また，腹筋体操などを行い，多少腹圧をかけての排尿を指導した．その結果，1年後には尿流曲線は改善，流速も早くなり，残尿も消失した．日中の機能的膀胱容量は徐々に拡大し，250 mL以上となり，夜間尿量は200 mL以下であったが，夜尿回数は一向に減少の兆しを認めなかった．三環系抗うつ薬やプロ・バンサイン®，ブラダロン®なども併用したが，併用効果は認めなかった．

⑤ 夜尿アラームの開始：機能的膀胱容量は250 mL以上に改善し，夜間尿量は200 mL以下，しかし夜尿を生じている状態から10歳の時点で解離型夜尿症と診断，夜尿アラーム療法を開始した．夜尿回数は初めて20回に減少，その時点でトフラニール®10 mgを併用したところアラームに対する覚醒反応が早くなり，これまでほとんど毎晩夜尿が続いていたのが1カ月後には月5

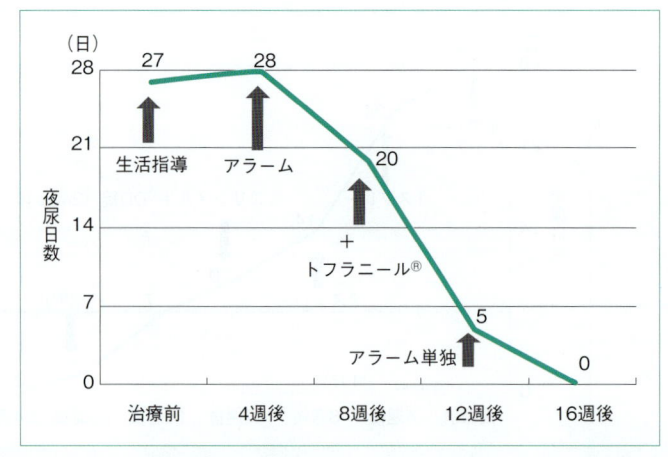

図V-I-12　解離型の治癒経過（10歳，女児）（アラーム開始時点）

回に減少し，2カ月後には0回となった．アラーム開始前の夜間の最大機能的膀胱容量は140 mL，最小膀胱容量は90 mL，3カ月後にはそれぞれ220 mL，210 mLに改善していた．アラーム療法開始直前（10歳）からの経過を図V-I-12に示す．

⑥治癒判断：夜尿が4週間連続して消失した段階で夜尿アラーム療法を中止し，引き続き4週間連続して夜尿が消失したため治癒と判断して治療が終結した．

　夜尿の悩みは，本人ならびに家族にしか理解できない深刻なものである．学校の宿泊行事などの不安はもとより，夜尿があるために自殺を企図したり，結婚をあきらめたり，就職もできずに悶々としていたり，思春期以降の例に至ってはさらに深刻である．くれぐれも夜尿ぐらいでと軽くみないで，親子の悩みをしっかりと受けとめ，適切な診断，生活指導，薬物療法を早期に行っていただければ幸いである．

・筆者の管理する夜尿症のホームページ：おねしょねっと（http://www.onesyo.net/）

参考文献

1) 帆足英一：新・おねしょなんかこわくない─子どもから大人まで最新の治療法．小学館，2003．
2) 帆足英一，ほか：「解離型」夜尿症に対するアラーム療法の効果と留意点．夜尿症研究，11：35-42，2006．
3) 帆足英一：夜尿症．小児科診療ガイドライン第2版，総合医学社，2007．

【帆足 英一】

J 子ども虐待
child abuse and neglect

　厚生労働省の発表によると，2010年度の国内児童虐待対応件数は55,152件と前年度比1.25倍の大幅な増加となった[1]．これは，子ども1,000人に対し2.7人である．一方，米国保健福祉省の発表によると，過去5年は減少傾向を示し，2009年度の米国の子ども虐待件数は762,940件で，子ども1,000人に対し10.5人であった[2]．この4倍もの件数の違いは，国民性や慣習の違いによってのみ説明できるものではなく，虐待に対する認識の違いによって生じた通告数の差がその大きな要因と考えられる．米国では毎年350万件を超える通告があり，立証されるのがその2割程度である．また医療関係者からの通告は米国でさえわずか8.4%にすぎず，医療機関での虐待発見努力はむろん必要であるが，それだけで解決できる問題ではない．子どもに関わる多くのおとなたちが虐待を正しく理解し，日々の生活のなかで子どもの異変が早期に察知される環境づくりが重要である．そのような社会環境を構築するうえで，校医や園医あるいは地域の小児保健活動の一端を担うものとして，診療所をはじめとする地域医療機関の果たすべき役割は大きい．本項では，医師を含め子どもと関わる多くの方々に知っておいていただきたい虐待の概念，発見の手がかり，通告方法について述べる．

虐待の実情

　米国と対比して国内の実情を示すと，虐待発生数および発生率は前述のとおりである．種別は，米国ではネグレクトが78%と圧倒的に多く，身体的虐待18%，性的虐待10%，心理的虐待8%，メディカルネグレクト2%と続く．一方，国内では身体的虐待39%に対しネグレクトは34%と，その通告は次第に増加してきたものの米国に比べ少ない．これは認知度の低さの反映と考えられ，今後ネグレクトという概念を一般化することが重要である．

　被害者の年齢は，米国では3歳未満が27%を占めるのに比べ，国内では18%と少なく，家庭内にいることの多い低年齢層の発見が遅れている可能性がある．

　加害者としてはいずれも母親の関与が半数以上で，父親の関与は2〜3割である．

　虐待による死亡はいずれも通告数の約0.2%で，その40%以上が0歳児である．また米国では死亡した子どもの45%が身体的虐待を受けていたのに対し，67%がネグレクトを受けており，ネグレクトの発見の重要性を示している．

定　義

　公的機関への通告を躊躇する場面にしばしば遭遇する．子どもに対するその行為が虐待といえるのか？　本当に虐待が行われたのか？　保護者はその行為をしつけと考えていることも多い．昔は子どもが悪いことをしたり言うことをきかないと，お尻を叩かれ，ごはんを食べさせてもらえず，押し入れに閉じ込められ，学校ではげんこつ，平手打ちなどの行為が日常的に行われてい

た．しかし，現在はそれらの行為は虐待とみなされる可能性がある．時代とともにその基準は変化し，国や地域の社会的背景によっても変わる．古典的には，子ども虐待とは「親や保護者や世話する人により引き起こされた，子どもの健康に有害なあらゆる状態」とH.Kempe（1962）は述べている．また2000（平成12）年に公布された「児童虐待の防止等に関する法律」には次のように定義されている．

　第二条　この法律において「児童虐待」とは，保護者がその監護する児童について行う次に掲げる行為をいう．
① 児童の身体に外傷が生じ，又は生じるおそれのある暴行を加えること．（身体的虐待）
② 児童にわいせつな行為をすること又は児童をしてわいせつな行為をさせること．（性的虐待）
③ 児童の心身の正常な発達を妨げるような著しい減食又は長時間の放置，保護者以外の同居人による前二号又は次号に掲げる行為と同様の行為の放置その他の保護者としての監護を著しく怠ること．（ネグレクト）
④ 児童に対する著しい暴言又は著しく拒絶的な対応，児童が同居する家庭における配偶者に対する暴力，その他の児童に著しい心理的外傷を与える言動を行うこと．（心理的虐待）

これらの定義を解釈する際に大事なことは，保護者の思惑ではなく子どもの立場でその行為を考えることである．行為が子どもの正常な身体的精神的発達の妨げとなり，時代や社会的背景から逸脱したものである場合には，虐待と考えるべきである．その判断は個人に委ねられるが，被害を受けている子どもが最悪の事態を迎えることなく，健やかに成長できるように行動することである．

通　告

通告こそが，子どもの最悪の事態を未然に防ぎ，将来の虐待防止につながる最も重要な措置であるが，一方で最も悩ましい行動である．

子ども虐待の通告義務は，「児童虐待の防止等に関する法律」で「児童虐待を受けたと思われる児童を発見した者は，速やかに市町村，都道府県の設置する福祉事務所もしくは児童相談所に通告しなければならない」とし，この通告は児童福祉法第二十五条の規定による通告とみなされ，刑法の秘密漏示罪や守秘義務に関する法律の規定には該当しないこと（防止法第六条），「通告を受けた機関はその職務上知り得た事項であって当該通告をした者を特定させるものを漏らしてはならない」（防止法第七条）と定められている．したがって，疑いがあれば確信がもてなくても通告することが義務である．

この通告義務を，実際の現場で果たすことは容易ではない．通告した者が特定されないように法律上の配慮はみられるが，そのときの状況から推定し得ることも少なくない．それがクレームとなって反映され，業務に支障をきたすことの懸念から，些細な事例では通告を躊躇することも考えられる．特に規模の小さな診療所では，いっそうその傾向は強いであろう．今後取り組むべきことは，わずかでも虐待の疑いがあれば，いかなる施設からも通告措置がとられることを常識とする地域社会にすることである．保育所，幼稚園，学校などの教育機関，病院や診療所，児童福祉施設など，子どもに関わるすべての施設において，児童虐待通告に関する法律に基づき，些細なことでも通告措置の可能性があることを，掲示や保護者へ啓発により地域全体に浸透させて

いくことが必要である．園医や学校医を担当している小児科医，各地区の医師会が中心となって，そのような取り組みを推進していくことが必要であろう．

未整備の地区では，各地区の医師会と公的機関との間で，通告後の措置の時期や情報源を特定させないための対策など，通告に関する事前の入念な打ち合わせをしておくことが必要である．また，通告の際にも再度打ち合わせを行っておくとよい．

本来なら公的機関への通告を保護者に告知すべきであるが，個人対応となる一般診療所では告知に悩むことなく，通告だけは躊躇せず行っていく姿勢がよいと思われる．もし切迫した状況で告知が必要な場合は，通告は法律で定められた義務であり，虐待であるかどうかの判断は公的機関により行われることを明確に伝えるべきである．次に通告先を示す．

◆ 児童相談所……子ども虐待の一般的な通告先で，2011年7月現在で国内206カ所に設置されている．立入調査，臨検捜査，一次保護の権限をもつため，特にリスクが高く，早期対応，子どもの安全確保が必要と考えられる場合には優先される（全国共通ダイヤル：0570-064-000）．

◆ 要保護児童対策地域協議会（要対協）……2004（平成16）年児童福祉法改正により，地方自治体が運営する協議会の設置が規定され，これにより虐待通告先が市区町村と児童相談所との2層構造となった．2010年4月の時点で95.6％の市区町村に設置されており，73.4％が夜間・休日にも対応している．活動状況には地域差があり，一部形骸化している地区もあるため，事前に確認しておいたほうがよい．相談窓口は各自治体で異なるため，各々問い合わせていただきたい．

◆ 警察……不審死，犯罪性が明らかで子どもが重篤な場合，スタッフや家族に危害が及ぶ場合に通報することがあるが，大半は児童福祉司の判断で行われる．

診察室において

診察室における保護者と子どもの言動，振る舞い，病歴は，虐待を鑑別するうえで有力な手がかりとなることが多い．各自の様子を観察しつつ，中立な立場で注意深く病歴を聴取し，詳細に記載していかなければならない．虐待の際によく見受けられる保護者と子どもの振る舞いを表V-J-1に，虐待に特徴的な病歴を表V-J-2に示す．

身体的虐待

身体的虐待による外傷の90％は皮膚の損傷で，その他，軟部組織，骨，中枢神経系，内臓に損傷がみられる．

表V-J-1　虐待の際によく見受けられる保護者と子どもの振る舞い

保護者		子ども	
飲酒・薬物の影響あり	（はい，いいえ）	親のそばで居心地悪そう	（はい，いいえ）
情緒不安定	（はい，いいえ）	親のそばを嫌がっている	（はい，いいえ）
攻撃的	（はい，いいえ）	助けを求めている	（はい，いいえ）
反抗的	（はい，いいえ）	極端に臆病	（はい，いいえ）
批判的	（はい，いいえ）	ひきこもっている	（はい，いいえ）
高圧的	（はい，いいえ）	人懐っこく素直すぎる	（はい，いいえ）
無関心	（はい，いいえ）	大人びた媚びた振る舞い	（はい，いいえ）
過剰な心配	（はい，いいえ）	年齢不相応な性に関する言動	（はい，いいえ）
子どもに優しくない	（はい，いいえ）		

表V-J-2　虐待に特徴的な病歴

・外傷部位や程度が病歴と矛盾 　（些細な事故が原因と訴える）	（はい，いいえ）
・子どもの身体発達に不相応な病歴 　（6カ月未満の乳児は自ら怪我しない）	（はい，いいえ）
・かかりつけ医を受診していない 　（医師を替えて虐待を隠す）	（はい，いいえ）
・受診が遅れている	（はい，いいえ）
・定期健診や予防接種をまともに受けていない	（はい，いいえ）
・外傷や薬物誤飲の既往がある	（はい，いいえ）
・怪我が多く，よく事故に遭うと言う	（はい，いいえ）
・子ども，きょうだい，第三者への責任転嫁	（はい，いいえ）
・子どもよりも配偶者をかばう	（はい，いいえ）
・保護者に虐待の既往がある（世代間連鎖）	（はい，いいえ）
・矛盾がある	（はい，いいえ）
・あいまいである	（はい，いいえ）
・理解しがたい	（はい，いいえ）
・一貫性がない	（はい，いいえ）

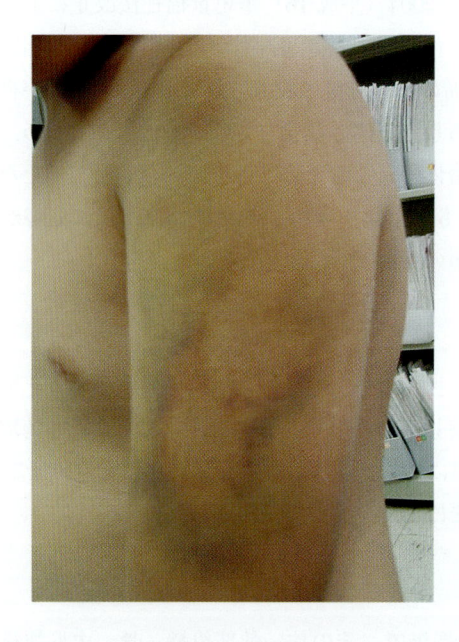

図V-J-1　皮膚損傷の例

左上腕外側に新鮮な暗紫赤色の皮下出血に囲まれる健常皮膚領域を伴う皮膚損傷を認め，同様の損傷は右上腕外側にもみられた．身を守ろうと両腕を抱え込んだ姿勢の子どもに対する，鈍器もしくは蹴りによる暴行と考えられる．その他，肩，胸部，顔面，下肢にも皮下出血を認めた．

❖ **皮膚損傷**

　乳児では，わずかな傷でも虐待の鑑別が必要である．挫創・裂創，刺創・切創，表皮剥脱，二重状痕（バットなどによる打撃），咬傷，緊縛痕，熱傷がみられる．損傷の多い部位は，殿部，腰背部（棒などによる殴打），生殖器，内腿（トイレットトレーニング失敗に対する体罰），頬，上口唇，舌小帯，頸部，耳（指でつまんだり殴打される）である．皮下出血後の色調変化は，経過日数の目安となる．直後の深い多量の出血では暗い赤紫色，浅い少量の出血では淡い赤紫色で，5～7日たつと緑褐色，7～10日たつと黄色，14～21日で色は消失する（図V-J-1）．次のようなものは虐待に特徴的に認める傷である．

- 発見されにくい被服部のみの変色，表皮剥脱，熱傷
- 腕を引っ張り上げられることによる上腕内側・腋窩などの変色や表皮剥脱
- 揺さぶられっ子症候群（shaken baby syndrome：SBS）にみられる上腕外側上部や側胸部に

- 指の圧迫による変色
- 見落としやすい被髪部の皮下出血や表皮剝脱など
- 爪による耳の裏側の三日月状の表皮剝脱
- 性的虐待による鼠径部，生殖器，肛門周囲の変色
- 繰り返された虐待を示す新旧損傷の混在
- 上顎犬歯間の幅が3 cm以上の歯の痕跡が残る咬傷
- 手指の痕は卵円形，つねった痕は線状

熱傷

熱湯熱傷……虐待による熱傷の多くは境界明瞭で，下肢や殿部，四肢末端に靴下や手袋様に認められることも多い．偶発的事故によるものは，テーブルやストーブ上の容器を摑もうとした際の跳ねやこぼれによることが多く，熱湯は身体前面に跳び，顔，胸，上肢を中心とした熱傷となる．その際，最初に接触した箇所は深部熱傷となり，流れ落ちに伴う湯温の低下により下部の熱傷重症度は低下する．

タバコ熱傷……大腿部や手背，手掌，足底などに多く，円形で多発性．偶発的接触によるものは，卵形で1カ所．

接触性熱傷……暖房器具への押しつけによる熱傷は殿部，前腕，下腿，足背に多く，多発性で深部熱傷．偶発的接触では痛みにより瞬時に身を引くため，1カ所の浅部熱傷となる．

骨折

大きな事故や病気のない乳幼児，特につかまり立ちのできない乳児の骨折，通常みられない箇所の骨折は虐待の可能性が高い．自立歩行のできる子どもの偶発的な骨折は1カ所であり，橈尺骨の遠位部，脛腓骨の中間遠位部，上腕骨上顆，鎖骨中外側部などの特定部位に生じやすい．一方，乳幼児肋骨骨折の80％以上は虐待と考えられ，胸郭の暴力的な揺さぶりによるねじり・圧搾が原因となる．骨幹端，肩甲骨，胸骨，棘突起の骨折も虐待特異度が高い．暴力的な手足の牽引・伸展・ねじりによって生じる骨幹端骨折は，辺縁や角に多くみられ，X線上の特徴からcorner fracture, bucket-handle fractureと呼ばれる．異なる治癒段階の多発骨折があれば，虐待と考えられる．

疼痛や機能障害のため局所を動かさない，腫脹，屈曲，異常可動性などの骨折の症状があれば，積極的にX線検査を行う．肋骨では接線方向の骨折の見逃しを避けるため，斜位撮影やCTも検討する．また受傷2～3週間後よりX線上に認められる仮骨形成は，骨折の存在や多発骨折の時期を推定するのに有用である．

頭部外傷

身体的虐待による死亡の半数は頭部外傷によるもので，その多くは重症である．2歳以下の頭部外傷による死亡の80％が虐待によるとされ，生後5～10カ月の乳児に多く，つたい歩きのできない月齢の頭部外傷は要注意である．つかまり立ちからの後方への転倒，ベビーベッドからの転落などの小さな事故による硬膜下血腫は起こり得るが，複雑頭蓋骨骨折やびまん性脳損傷，死亡に至ることはない．

虐待による頭部外傷の多くは硬膜下血腫で，クモ膜下出血，びまん性軸索損傷，脳浮腫などが随伴してみられることが多い．SBSでは，頭部を鞭がしなるように揺さぶられることで，脳と硬膜下腔間にブリッジを形成している架橋静脈が破綻し，硬膜下血腫となる．SBSや壁に叩き

つけられた衝撃による血腫は，必ずしも頭蓋骨骨折や打撲痕を伴わない．眼底検査による多発性網膜出血の確認は，虐待診断に欠かせない．

　ぐったりしている，顔色が悪い，意識障害，けいれん，呼吸障害，嘔吐，不機嫌などの非特異的な症状からの初期診断は難しく，様子がおかしいと感じたら直ちに二次医療機関へ転送することが望ましい．

❖ 腹部外傷

　頻度は高くないが，死亡原因として頭部外傷に次いで多い．哺乳力低下，活気低下，腹痛，嘔吐，ショック，腹部膨満などの非特異的な症状が，診断を困難なものにし，予後不良の一因となっている．通常，低位置からの落下や階段からの転落程度では，腹部臓器損傷には至らない．したがって交通事故などの明らかな原因のない腹部臓器損傷は，虐待によるものとして調査すべきである．虐待による腹部外傷では，必ずしも皮膚外傷は伴わない．肝損傷，脾損傷，外傷性膵炎，消化管穿孔，腸壁内血腫，腎損傷などがみられ，時に腹膜炎，出血性ショック，敗血症を呈する．腹部外傷が疑われれば，直ちに二次医療機関へ転送しなければならない．

ネグレクト

　子ども虐待のなかで，ネグレクトは最も身近に起こっているはずのものである．その認識は次第に高まりつつあるものの，まだ十分ではない．外傷などの身体的所見に乏しく，加害者による数カ月から数年にわたる子どもへの慢性的な負の対応により，次第にその徴候が顕在化し，断片的には軽症で必ずしも医療を必要としないことが，ネグレクトを虐待の1つとして認識しづらいものにしている．通告の遅れは，将来子どもに致死的場面をもたらすことにも，生涯のハンディキャップを背負わせることにもなりかねない．言い換えれば，ネグレクトの概念をより一般化することで，不幸な転帰を未然に防ぐことができるかもしれない．

　ネグレクトの被害者は，必ずしも医療機関を訪れるわけではない．医療機関内活動による効果は限定的で，本来なら国，地方自治体，メディアが連携して，ネグレクトに対する国民の理解を深めていくべきである．一方，住民の身近な存在である診療所の果たす役割も大きい．どのような行為がネグレクトなのか，どのような徴候がみられるのか，ネグレクトは通告すべき犯罪であるということを，校医・園医として，地元の教育・養育施設の職員や子どもたちの家族に，正しく教育していく活動が期待される．

　厚生労働省が2009年3月31日付で改正した「子ども虐待対応の手引き」によれば，ネグレクトは次のように示されている．

- 子どもの健康・安全への配慮を怠っているなど．例えば，
  - 家に閉じこめる（子どもの意思に反して学校等に登校させない）．
  - 重大な病気になっても病院に連れていかない．
  - 乳幼児を家に残したまま度々外出する．
  - 乳幼児を車の中に放置するなど．
- 子どもにとって必要な情緒的欲求に応えていない（愛情遮断など）．
- 食事，衣服，住居などが極端に不適切で，健康状態を損なうほどの無関心・怠慢など．例えば，
  - 適切な食事を与えない．
  - 下着など長期間ひどく不潔なままにする．

- ・極端に不潔な環境の中で生活をさせるなど．
- 親がパチンコに熱中している間，乳幼児を自動車の中に放置し，熱中症で子どもが死亡したり，誘拐されたり，乳幼児だけを家に残して火災で子どもが焼死したりする事件も，ネグレクトという虐待の結果であることに留意すべきである．
- 子どもを遺棄する．
- 祖父母，きょうだい，保護者の恋人などの同居人が身体的虐待，性的虐待，心理的虐待を行っているにもかかわらず，それを放置する，など[3]．

医療機関に訪れる母子にしばしばみられるネグレクトの徴候のなかで，発育障害は重要である．他の主訴で来院した際にも，体重増加不良，やせを認めたら，必ずネグレクトを鑑別疾患の1つとして考えておかなければならない．また身体的，知的，感情的発達障害がみられる場合も同様である．喘息やアトピー性皮膚炎などの慢性疾患をもつ子どもに適切な治療を受けさせていない，医師の指導に従わない，受診の予約は守らない，頻繁に夜間救急を受診する，急性疾患にもかかわらず放置，さまざまな外傷を繰り返す，健診や予防接種を受けていない，多数の虫歯を放置，体や衣服が汚れている，風呂に入っている様子がない，異臭が漂う，抜毛，不登校などは要注意である．

診察室での子どもは，無気力，無表情，過度の緊張を示し，用心深い．医師や保護者と距離を置こうとし，母子間のコミュニケーションが少なく，診察台や床に放置されていることも多い．

心理的虐待

心理的虐待には「言葉による脅かし，脅迫など，子どもを無視したり，拒否的な態度を示すことなど，子どもの心を傷つけることを繰り返し言う，子どもの自尊心を傷つけるような言動など，他のきょうだいとは著しく差別的な扱いをする，配偶者やその他の家族などに対し暴力をふるう」などが該当する．これらは，普段の生活のなかで日常的に行われている言動との明確な区別がなく，大半は家庭内での行為であるため客観性に乏しい．多くは身体的虐待やネグレクトなどを伴うことで，初めて心理的虐待として認識されることが多い．虐待の本質は子どもの存在意義の否定であり，心理的虐待は言葉や態度によるその直接的な表現である．そのため，間接的な否定行動である他の虐待よりも子どもに与える心の傷は深く，その後の人生に深刻な影響をもたらすと考えられる．

性的虐待

「子ども虐待対応の手引き」によれば，次のことが該当する．
- 子どもへの性交，性的暴行，性的行為の強要・教唆など．
- 性器を触る又は触らせるなどの性的暴力，性的行為の強要・教唆など．
- 性器や性交を見せる．
- ポルノグラフィーの被写体などに子どもを強要する．

女児，特に8～12歳までの子どもに多い．加害者の多くは，親族，同居者，知人である．思春期の子どもが意図的に打ち明けることもあるが，多くは偶然発覚する．医療機関においては，腟からの出血，処女膜損傷・欠損，腟内異物，肛門の外傷や裂肛，周囲の挫傷などの外傷がみられる．子どもに淋病，クラミジア，梅毒の感染があれば虐待の可能性が高く，尖圭コンジローム，

表V-J-3 虐待の発生しやすい状況

子ども側	保護者側
・低出生体重児，多胎児 ・障害児，知的発達の遅れ ・先天性外表奇形 ・手のかかる子ども ・他のきょうだいも虐待を受けている	・望まぬ妊娠・出産，若年の妊娠・出産 ・産後うつ病，精神障害，知的障害，慢性疾患 ・薬物依存，アルコール依存 ・専業主婦，育児疲れ ・保護者自身が虐待を受けた既往

家庭環境
ひとり親家庭，子連れの再婚，内縁者や同居人のいる家庭，核家族，経済的な不安定・困難，配偶者の転職・無職，夫婦間の不和（DV），親族・近隣・友人からの孤立

ヘルペス，トリコモナス腟炎もみられる．性器の痛み，かゆみ，出血，帯下，腟の潰瘍，ポリープなどの症状があれば，培養や血清学的検査を積極的に行うべきである．また，妊娠，反復性尿路感染症も要注意である．

代理ミュンヒハウゼン症候群　Münchhausen syndrome by proxy

両親または保護者によって，子どもに病的な状態が持続的につくられ，医師がその子どもにはさまざまな検査や治療が必要であると誤診するような，巧妙な虚偽や症状の捏造によってつくられる子ども虐待の特異な形をいう．加害者の95％は母親である．子どもの症状としてよくみられるものは，無呼吸，けいれん，発熱，胃腸症状（嘔吐，下痢），アレルギー疾患，出血性疾患，電解質異常などである．重篤な症状や検査結果のわりに子どもは元気，医師がその症状経過から病気の原因を特定できない，通常効果的なはずの治療に反応しない，母子分離により軽快する，けいれんのような症状があっても母親以外の目撃者はいないなどの状況があった場合に疑われる．母親は医療従事者であったり，医学に比較的精通していることも多い．答えを求めて医療機関を転々とし，侵襲のある検査にも積極的で，医療スタッフとも打ち解けて協力的である．

虐待の予防

表V-J-3に示すような虐待の発生しやすい状況のもとで，虐待に至らぬまでも育児に疲れ，悩み苦しみ，助けを求めている保護者（母親）も多い．各地域には，そのような家庭を支援する児童相談所，市町村の子育て支援センター，保健所などの機関がある．日々の診療のなかで，支援を必要とする母親のわずかな徴候に気づき，専門機関への紹介ないしは利用を勧めることも，子ども虐待を予防するうえで小児科医の重要な役割である．

参考文献

1) 厚生労働省雇用均等・児童家庭局総務課：子ども虐待による死亡事例等の検証結果（第7次報告概要）及び児童虐待相談対応件数等（http://www.mhlw.go.jp/stf/houdou/2r9852000001jiq1.html）．
2) U.S.Department of Health and Human Services, Administration for children & Families：Child Maltreatment 2009（http://www.acf.hhs.gov/programs/pubs/cm09/）.
3) 厚生労働省雇用均等・児童家庭局：「子ども虐待対応の手引き」（http://www.mhlw.go.jp/bunya/kodomo/dv36/dl/02.pdf）．

【大部　敬三】

K 内分泌および代謝性疾患
endocrine and metabolic diseases

総論 子どもの内分泌・代謝性疾患の特徴

内分泌疾患は機能亢進症と機能低下症に大別できる．小児科領域での代表的疾患として，機能亢進症を示すものは，甲状腺機能亢進症（バセドウ病），思春期早発症（性早熟症）など，機能低下症（ホルモン欠損症）を示すものがクレチン症（先天性甲状腺機能低下症），慢性甲状腺炎（橋本病），先天性副腎過形成症，成長ホルモン（GH）分泌不全性低身長症，性腺機能低下症などである．治療は亢進症では機能抑制治療が，また低下症では不足ホルモンの補充治療療法が原則となる．

日常診療時の留意点

バセドウ病では，抗甲状腺薬治療を6年以上続けると寛解率は上がり，脈拍数が122～140/分以上ではクリーゼの危険が高くなる．早期乳房発育（早発乳房）は，2歳までの受診が大多数であり，その後平均2年で縮小消失する．治療は必要ないが思春期早発症状が出現しないかを確認する目的として平均2年間経過を観察する．4歳以後の乳房腫大は思春期早発症の可能性が高まり，受診後平均2年以内に早発症状が進行する場合が多い（早期乳房発育：2α法則）．日常診療では背が低いことを心配しての相談も多い．身長SDスコアにより（計算式は「成長ホルモン分泌不全性低身長症」の項，p.698参照）小柄の程度を判定するとともに，成長曲線を作成することが重要である．現在，−2.0SD以上で低身長症の領域でなくても成長率が日本人基準の成長曲線から楔状に低下する場合は，原因の検索が必要である（「成長ホルモン分泌不全性低身長症」の項参照）．標準の成長曲線と平行に成長している場合は体質的要因が強く，治療の対象とならない場合が多い．

生活習慣病およびマス・スクリーニング

日常の生活習慣と代謝疾患では，肥満と食事性くる病の増加に注意が必要である．小児肥満の頻度は30年間で3倍に増加し（図V-K-1），ビタミンD欠乏性くる病は2001年以前に比して最近は頻度が5倍に増加している（図V-K-2）．食習慣を含めた生活習慣の改善に向けての介入が重要となっている．先天性代謝・内分泌疾患のうち頻度の高い，フェニルケトン尿症，メープルシロップ尿症（楓糖尿症），ホモシスチン尿症，ガラクトース血症，先天性甲状腺機能低下症，先天性副腎過形成症の6疾患は新生児マス・スクリーニングで早期発見・治療が行われている．

第Ⅴ章 外来でみる主要疾患

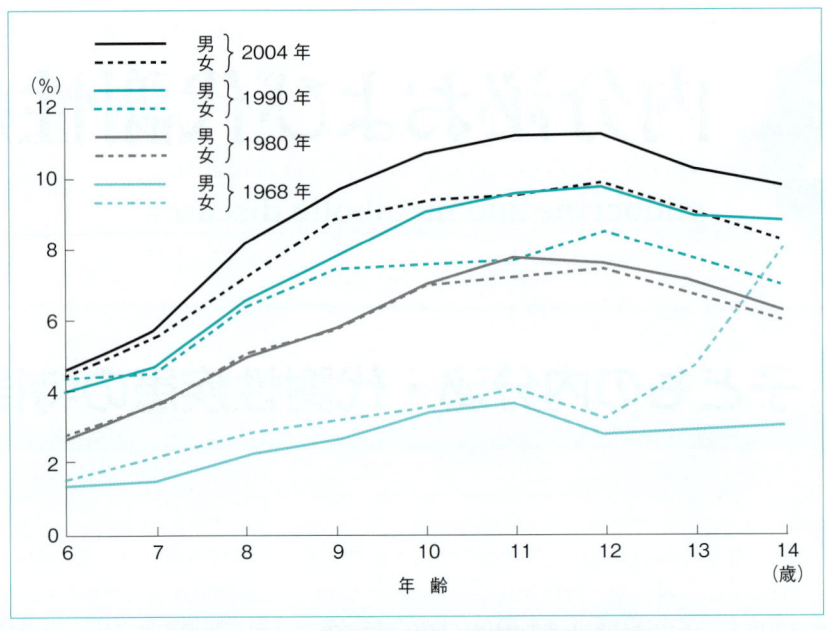

図Ⅴ-K-1 肥満児の頻度（肥満度20％以上）

（文部科学省「学校保健統計調査報告書」）

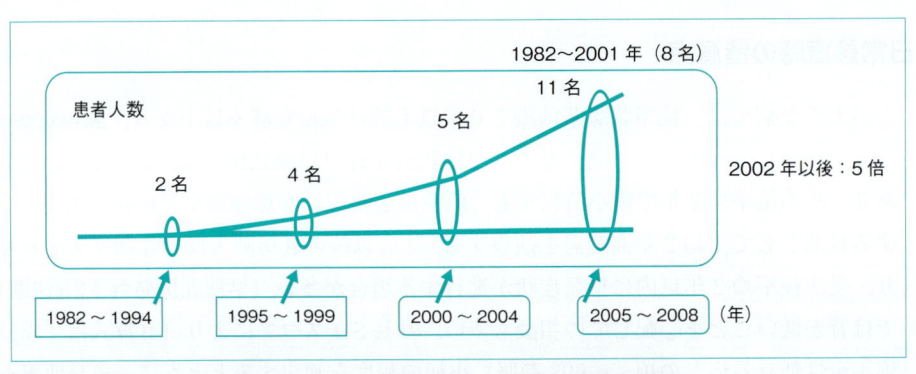

図Ⅴ-K-2 ビタミンD欠乏性くる病の増加

(Miyako K, et al：Vitamin D deficiency rickets caused by improper lifestyle in Japanese children. Pediatr Int, 47：142, 2005／佐々木敦子, ほか：当院で経験したビタミンD欠乏性くる病22例の臨床像の検討. 第112回日本小児科学会学術集会, 2009)

マス・スクリーニング

　先天異常症のマス・スクリーニングが確立され，各疾患の発生頻度（表Ⅴ-K-1）がより正確に把握されるようになった．現在，フェニルケトン尿症（PKU），メープルシロップ尿症（楓糖尿症）（MSUD），ホモシスチン尿症，ガラクトース血症（先天性甲状腺機能低下症，先天性副腎過形成症）で実施されている．今後のスクリーニング対象疾患として，有機酸代謝異常・β酸化異常症（タンデムマス質量分析法），ウィルソン病（セルロプラスミン），ムコ多糖症（ムコ多糖体），胆道閉鎖症（便色調カラーカード）が検討されている．なお，クレチン症（cretinism）の病名は，本来，ヨード欠乏による甲状腺腫を伴う地方性甲状腺機能低下症を指すが，便宜上，

表V-K-1 マス・スクリーニングによる疾患別頻度（異常発見率）（1977〜2002年度）

クレチン症	1/3,800
先天性副腎過形成症	1/15,800
フェニルケトン尿症	1/78,600
メープルシロップ尿症（楓糖尿症）	1/504,700
ホモシスチン尿症	1/192,600
ガラクトース血症	1/35,700

（厚生労働省雇用均等・児童家庭局母子保健課：日本マス・スクリーニング学会誌，13：51-53，2003）

表V-K-2 下垂体機能低下症における標準化死亡率（observed/expected）

	症例数（男：女）	男	女	全体	p	特発性（%）
Rosen[1]	333（204：129）	1.47	2.83	1.81	<0.001	53（15.9）#
Bates[2]	172（102： 70）	1.50	2.29*	1.73	<0.01	14（8.1）
Bulow[3]	344（214：130）	1.91	2.93*	2.17	<0.01	0　　　#
Tomlinson[4]	1,014（514：500）	1.57	2.29*	1.87	<0.0001	92（9.1）
Svensson[5]	1,411（747：664）	3.36	4.54	3.80	<0.001	24/289（8.3）（前方視）#

#：GHDが脳—心血管系疾患による死亡と関連する，＊：性差に有意差あり
1) Lancet 1990；336：285（Sweden），2) JCE & M 1996；81：1169（UK），
3) Clin Endocrinol 1997；46：75（Sweden），4) Lancet 2001；357：425（UK）
5) JCE & M 2004；89：3306（Sweden）

（河野 斉：成長ホルモン分泌不全性低身長症と成人成長ホルモン分泌不全症．日本内分泌学，日本小児内分泌学会編，p.185-189，診断と治療社，2009）

先天性甲状腺機能低下症（congenital hypothyroidism：CH）と同義語として使用されている．

一方，マス・スクリーニングで発見された患者が成人を迎えるようになり，女性患者の妊娠中の管理が重要になっている．フェニルケトン尿症やメープルシロップ尿症（楓糖尿症）の女性患者（マターナルPKU，マターナルMSUD）では妊娠前から母体の厳しい治療・管理を行うことにより，胎児の障害が少なくなる．また，先天性副腎過形成症では胎児治療として妊娠中の母体に副腎皮質ホルモンを投与し，母体を介して胎児（女児）の外性器男性化を予防する試みが，すでに外国では行われ効果があがっている．

小児に限らない成長ホルモン（GH）補充療法

一般にホルモン欠損症では，生涯にわたるホルモン補充が必要である．しかし，GH欠損症では，患児の成長が終了した時点で治療は中止されていた．しかし，GHは生涯にわたり分泌されており，その代謝作用は生体の恒常性を保つうえで重要である．また，GH欠損症では小児期から動脈硬化の危険因子が増加していること，GH補充療法によりこの危険因子は減少することが明らかとなった（GH分泌不全性低身長症の項参照）．さらに，成人GH欠損症では，心・血管系疾患による死亡率が高いこと（表V-K-2），quality of lifeが低いことなどが明らかとなり，成人でもGH補充の必要性が検討され，日本では2006年より成人でも治療が可能となった．

現在，日本におけるGH補充治療適応症は，GH分泌不全性低身長症，成人GH分泌不全症，ターナー症候群，プラダー・ウィリー症候群，軟骨無形成症，慢性腎不全性低身長症およびSGA性低身長症である．このうちGH分泌負荷試験を行い，GH分泌不全を証明する必要がある疾患は，GH分泌不全性低身長症と成人GH分泌不全症の2疾患のみである．

小児期からの生活習慣の改善：肥満症とコレステロール

　1997（平成9）年度の厚生白書で生活習慣病（life-style related disease）は，「食習慣，運動習慣，休養，喫煙，飲酒等の生活習慣が，その発症・進行に関与する疾患群」と定義された．その後，2005年に，腹腔内脂肪蓄積（腹囲で代用）を必須条件とし，脂質異常，高血圧，高血糖の有無によるメタボリックシンドローム（MS）の診断基準が示された．必須条件である肥満は小児でも最近の10年間で約3倍増加している（図V-K-1）．一方，子どものコレステロールは10年間で10 mg/dL 増加しつつあったが，2002年にこの傾向は収まりつつあることが報告された[1]．しかし，満3歳時にコレステロール高値を示す子どもの65％は6歳時にもコレステロール値が高い傾向が続き（表V-K-3），また満3歳時の肥満は，満2歳までとは異なり高率に大人への肥満につながることも明らかとなった（表V-K-4）．小児期からのMS予防に向けた取り組みが必要になっており，特に満2歳中に規則正しい習慣を確立することが大切である．満3歳になってからでは遅すぎる傾向であり，まさに，"三つ子（満2歳）の魂百まで"である．小児の生活習慣の改善は，成人期の健康維持を促進し，結果として高齢者医療の改善につながるといえる．

表V-K-3　3〜6歳にかけてのコレステロールのトラッキング（78例）

	TC (mg/dL)	6歳 〜139	6歳 〜189	6歳 190〜	計
3歳	〜139	1	3	0	4
3歳	〜189	5	39	7	51
3歳	190〜	0	8	15*	23
	計	6	50	22	78

＊65.2％　　　　　　　　　　　　　　　　　（福岡市立こども病院）

表V-K-4　小児期（1〜17歳）およびその親の体型が成人期（21〜29歳）肥満に移行する頻度（％）

年齢（歳）	小児期正常体型 親正常体型	小児期正常体型 親肥満	小児期肥満 親正常体型	小児期肥満 親肥満	小児期高度肥満 親正常体型	小児期高度肥満 親肥満
1〜2	10	28	8	40	14	40
3〜5	8	23	24	62	33	83
6〜9	7	17	37	71	55	77
10〜14	8	15	64	79	75	82
15〜17	5	14	54	73	60	81

・親肥満は片親または両親の肥満を示し，母親肥満の場合に父親肥満より頻度が高くなるが有意差はなく，男女差もない．
・子どもが正常体型であっても，親肥満があればすべての年齢層で成人期肥満に移行する頻度が高くなる．
・1〜2歳のときに，子どもが肥満でも，両親が正常体型であれば，成人期肥満へ移行する頻度は子ども正常体型，親正常体型の群と変わらない（10 vs 8％，有意差なし）．しかし，親肥満があれば成人期肥満となる頻度は高くなる（8 vs 40％）．
・3〜5歳のときに肥満児であれば，いかに両親が正常体型であっても成人期肥満に移行する頻度は高くなり（8 vs 24％），親肥満があればさらに高率となる（62％）．小児期に高度肥満であればさらに高率となる．6歳以後この傾向は強くなる．

（Whitaker RC, et al：Predicting obesity in young adulthood from childhood and parental obesity. N Engl J Med, 337：869, 1997）

参考文献
1) Okada T, et al：New criteria of normal serum lipid levels in Japanese children：the nationwide study. Pediatr Int, 44：596-601, 2002.

【河野　斉】

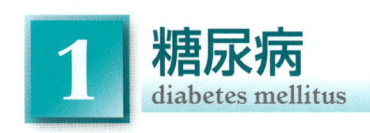

1 糖尿病
diabetes mellitus

分類・診断

　糖尿病は1型（絶対的なインスリン欠乏），2型（インスリン相対的欠乏とインスリン抵抗性），その他の疾患や機序によるもの，および妊娠糖尿病の4群に分類される（表V-K-5）．子どもの1型，2型糖尿病の特徴を表V-K-6に示す．糖尿病の診断基準を1997年に米国糖尿病学会（ADA），1998年に世界保健機関（WHO），1999年に日本糖尿病学会が相次いで発表した．いずれも，病型（成因または機序）に加えて病期（stage）の概念を導入し，両者の変化を統一的にとらえる試みが行われている（図V-K-3）．日本糖尿病学会の糖尿病診断基準に関する調査検討委員会による臨床診断のフローチャートを図V-K-4に示す．

表V-K-5　糖尿病および耐糖能低下の成因分類

I．1型（膵β細胞の破壊，通常は絶対的インスリン欠乏に至る）
　A．自己免疫性
　B．特発性
II．2型（インスリン分泌低下を主体とするものと，インスリン抵抗性が主体で，それにインスリンの相対的不足を伴うものなどがある）
III．その他の特定の機序，疾患によるもの
　A．遺伝因子として遺伝子異常が同定されたもの
　　(1)　膵β細胞機能にかかわる遺伝子異常
　　(2)　インスリン作用の伝達機構にかかわる遺伝子異常
　B．他の疾患，条件に伴うもの
　　(1)　膵外分泌疾患
　　(2)　内分泌疾患
　　(3)　肝疾患
　　(4)　薬剤や化学物質によるもの
　　(5)　感染症
　　(6)　免疫機序によるまれな病態
　　(7)　その他の遺伝的症候群で糖尿病を伴うことの多いもの
IV．妊娠糖尿病

（日本糖尿病学会：糖尿病の分類と診断基準に関する委員会報告〈国際標準化対応版〉．糖尿病，55：490，2012）

表V-K-6　子どもの糖尿病の種類と特徴

	1型糖尿病	2型糖尿病
体型	やせ型	太り気味
発病経過	急激	ゆっくり
糖尿病昏睡の頻度	しばしばみられる	まれ
家族歴	まれ	しばしばみられる
治療	生命の維持にインスリン注射が不可欠　食事療法，運動療法	食事療法，運動療法，血糖降下薬，時にインスリン注射
頻度	10～15歳に多い	年齢が高くなるほど増加する

（学童糖尿病検診研究会編：尿糖陽性児童生徒の事後措置ガイドブック．p.11，ノボノルディスク ファーマ，2002）

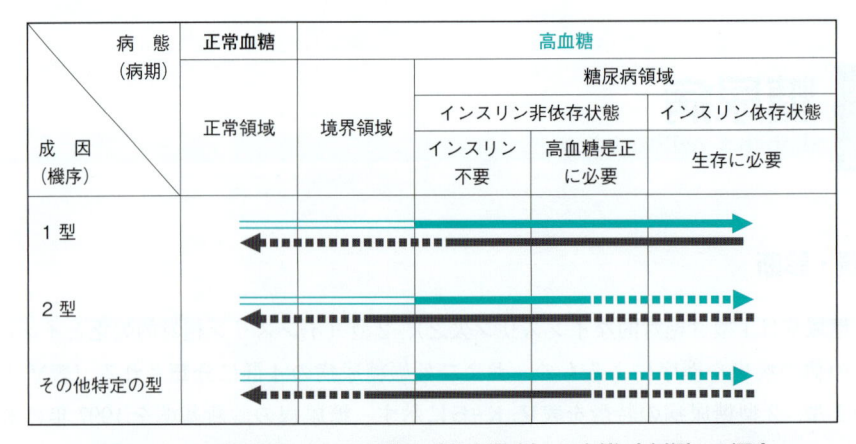

図V-K-3 糖尿病における成因（発症機序）と病態（病期）の概念

右向きの矢印は糖代謝異常の悪化（糖尿病の発症を含む）をあらわす．矢印の線のうち，■■■■の部分は，「糖尿病」と呼ぶ状態を示す．左向きの矢印は糖代謝異常の改善を示す．矢印の線のうち，破線部分は頻度の少ない事象を示す．例えば2型糖尿病でも，感染時にケトアシドーシスに至り，救命のために一時的にインスリン治療を必要とする場合もある．また，糖尿病がいったん発病した場合は，糖代謝が改善しても糖尿病とみなして取り扱うという観点から，左向きの矢印は黒く塗りつぶした線で表した．その場合，糖代謝が完全に正常化するに至ることは多くないので，破線で表した．
（日本糖尿病学会：糖尿病の分類と診断基準に関する委員会報告〈国際標準化対応版〉．糖尿病，55：489, 2012）

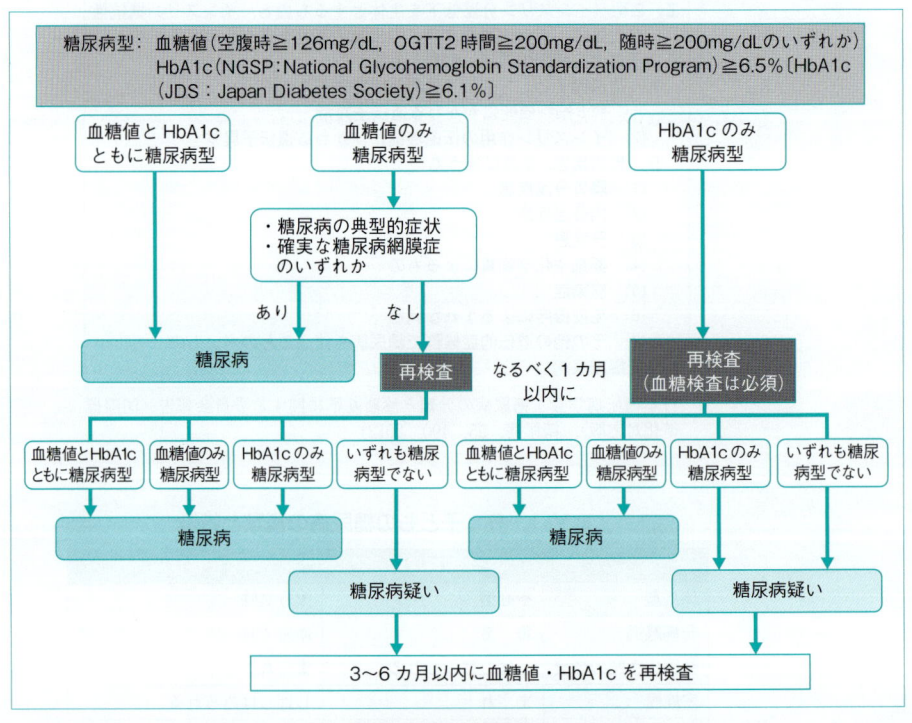

図V-K-4 糖尿病の臨床診断のフローチャート

（日本糖尿病学会：糖尿病の分類と診断基準に関する委員会報告〈国際標準化対応版〉．糖尿病，55：494, 2012）

疫　学

わが国では学校保健法の定期健康診断として，1974年から腎臓病の早期発見を目的とした児童生徒の蛋白尿，血尿検査（腎臓検診）が開始された．次いで糖尿病の早期発見・治療と糖尿病の悪化や合併症を防ぐ目的で，1992年に尿糖検査が加えられ，2型糖尿病の現状が明らかになりつつある．

2型糖尿病の日本における発症率は，1976～1995年の間に，小学生で10万人あたり0.2から2.0に，中学生で7.3から13.9に増加しており，肥満の増加と関連することが示され，小児期2型糖尿病の80％に肥満を伴う．1型糖尿病の頻度は変化を認めていない．

糖尿病と健康障害

最近，日本における糖尿病の長期予後に関する報告がなされた．30歳未満発症の1型糖尿病と2型糖尿病患者1,578例（1型620例，2型958例）における，思春期発来後の罹病期間と腎症発症率を検討し，30年後の腎症発症率は1型20.2％，2型44.8％と2型のほうが悪い結果であった．2型糖尿病に関しては，早期発見され，本人が糖尿病であることを知っていても予後が悪く，今後の系統的な取り組みの構築が急がれる．

一方，1型糖尿病では，米国でのDiabetes Control and Complications Trial（DCCT）の10年にわたる検討結果が報告された．従来行われている1日1～2回のインスリン皮下注射群（従来療法）と，1日3～4回の頻回注射またはインスリンポンプによる持続インスリン皮下注射を行った群（強化療法）とに分け，それぞれの治療法を用いて，糖尿病性網膜症のない群とすでに網膜症が認められる群に分けて病状の進行具合を検討している．強化療法を用いた場合，ヘモグロビンA1c濃度，網膜症の新たな発症およびすでに存在する網膜症の増悪のいずれの項目でも，従来療法群より良好な結果が得られている（図V-K-5, 6）．今後，小児でも強化療法の選択へ向けて努力する必要があると思われる．

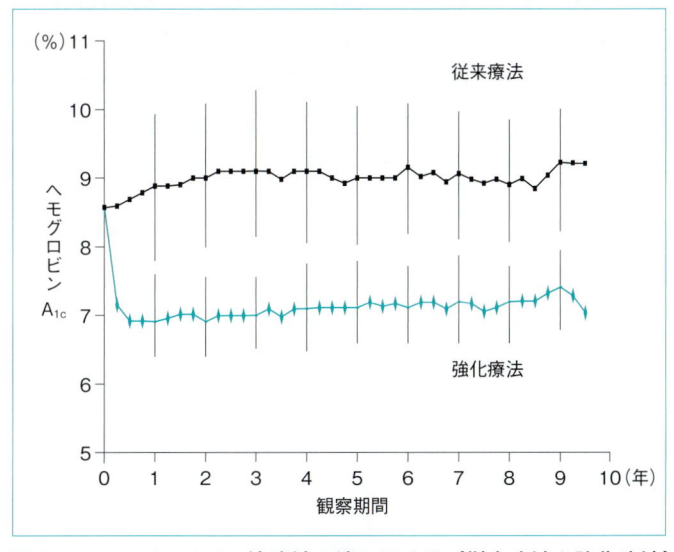

図V-K-5　インスリン治療法の違いによる（従来療法と強化療法）ヘモグロビンA1c変化の相違

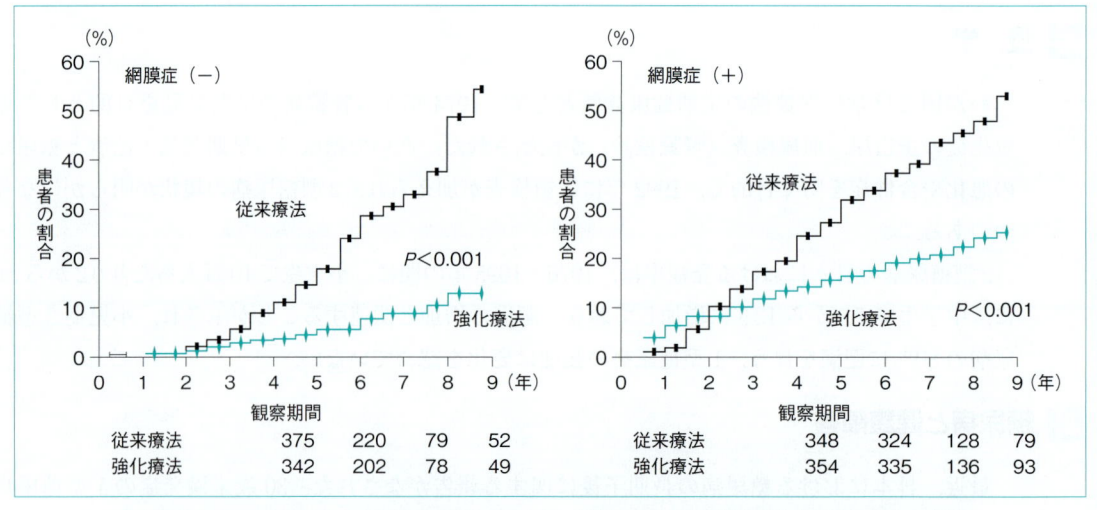

図V-K-6　インスリン治療法の違いによる（従来療法と強化療法）網膜症変化の相違

一方，ランゲルハンス島（ラ島）移植が進行しており，今世紀は臨床応用が進行すると思われる．さらにラ島も胚性幹細胞（ES細胞）からの分化が試みられており，1型糖尿病の治療にインスリン皮下注射の必要がなくなる日も近い．

治療・指導と留意点

診断の参考となる症候は，1型糖尿病では多飲，多尿，急激な体重減少，全身倦怠感，2型糖尿病では肥満の有無である．高血糖，尿糖陽性により診断は可能で，尿アセトン陽性のときは早期の治療を必要とする場合が多い．

治療は，1型糖尿病ではインスリン療法，食事・運動療法が基本であるが，2型糖尿病は生活習慣の改善が何より重要である．食事・運動療法と経口血糖降下薬が基本となるが，後にインスリン療法が必要になることもある．いずれにしても，小児糖尿病をよく理解している医師や診療経験が豊富な医師による治療が必要である．

学校における管理指導の連絡には「糖尿病患児の治療・緊急連絡法等の連絡表」を，また，学校での体育活動や運動部活動，学校行事への参加などの連絡には，日本学校保健会が作成した「学校生活管理指導表（小学生用，中学・高校生用）」を用いる．

【河野　斉】

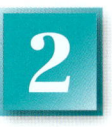

2 成長ホルモン分泌不全性低身長症
growth hormone-deficient short stature, growth hormone deficiency

成長ホルモン分泌不全性低身長症は，視床下部－下垂体系の障害による慢性の成長ホルモン（GH）分泌不足の結果生じた成長障害（低身長）を主症状とする疾患である（以前は下垂体性小人症の診断名が使用されていた）．GH 以外の下垂体ホルモンの分泌不全を伴うこともまれではなく，この場合，低身長以外に甲状腺，性腺，副腎などの機能低下症状がないかに注意する．骨盤位分娩や仮死などの周産期異常を伴う症例では，MRI 検査で下垂体茎の切断，下垂体低形成，異所性下垂体後葉を認める場合が多い．成人の本症では，脂質異常症が原因の心血管系の疾患による死亡率が高いことが報告され，成長終了後の GH 補充の必要性がいわれはじめている．

低身長の評価

成長障害の客観的表現として，身長 SD スコアが使用される．身長 SD スコアは，身長の実測値と標準値の差が同性，同年齢の小児の標準偏差（SD）の何倍にあたるかをみており，下式で計算する．

身長 SD スコア＝
〔患者の身長(cm)〕－〔患者と同性・同年齢の標準身長(cm)〕/〔標準偏差(cm)〕

身長 SD スコアが－2.0 SD 以下（6 歳未満では－1.5 SD 以下）を低身長と判定する．
年間の成長速度（1 年間の伸び率）も参考となる．現在，身長 SD スコアが正常範囲であっても，最近の成長速度が低下している場合は成長障害を疑い，成長速度が 2 年以上にわたって－1.5 SD 以下であれば成長障害と判定する．

病因

特発性，続発性，その他（遺伝性を含む）に分類される．特発性では周産期異常を有する症例で，下垂体茎の切断，下垂体低形成，異所性下垂体後葉が MRI 検査で証明される患児が多く，再分類が必要となっている．頻度は特発性 84％，続発性 6％，その他（遺伝性はまれである）2％，不明 8％である．続発性のなかの 35％は頭蓋咽頭腫である点に注意を要する．

頻度

6～17 歳の学童期では，男児 1 万人あたり 2.14 人，女児 1 万人あたり 0.71 人で，男女比は 3：1 で男児に多い．

成長の特徴と精密検査の時期

GH 分泌不全を重症型（完全欠損症：負荷試験による GH 分泌頂値 5 ng/mL 以下）と軽症型（部分欠損症：GH 頂値 5～10 ng/mL）の両者で検討すると，完全欠損症では 4 歳で，部分欠損症では 7 歳で，身長 SD スコアが－2.0 SD 以下となる（図V-K-7）．このことから，6 歳前後が GH 分泌能検査を行う時期と考えられる．

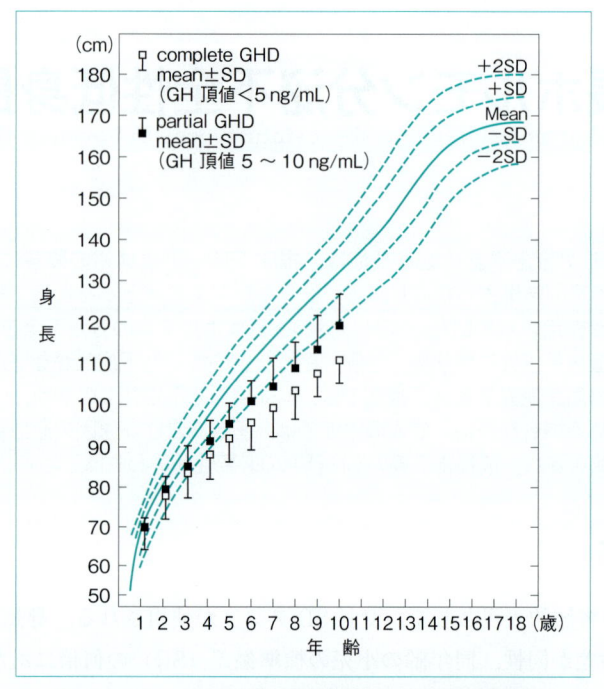

図V-K-7　GH分泌不全性低身長症の成長曲線

(岡部康文, ほか:部分的 GH 分泌不全による小人症の臨床像 下垂体性小人症および体質性小人症との比較. ホルモンと臨床, 34:119-122, 1986)

表V-K-7　学童期の成長障害の鑑別

1. GH-ソマトメジン系
    GH 分泌不全性低身長症, ソマトメジン合成・作用障害, 生物活性のない GH
2. 甲状腺機能低下症
    先天性甲状腺機能低下症, 慢性甲状腺炎
3. その他の内分泌疾患
4. 愛情遮断症候群
5. 奇形症候群
6. 染色体異常症(ターナー症候群など)
7. 先天代謝異常
8. 骨系統疾患(軟骨無形成症など)
9. 思春期遅発症, 体質性, 低出生体重児など

鑑別すべき疾患

学童期の低身長をみた場合の鑑別疾患を表V-K-7に示す. このうち, GH 分泌不全性低身長症以外では, 女児のターナー症候群, 軽症甲状腺機能低下症(特に軽症クレチン症, 橋本病), 脳腫瘍(頭蓋咽頭腫など)に注意する.

初診時のアプローチ(外来)

① 身体計測, 成長曲線の作成を行い, 成長障害の有無を判定した後, 必要な検査を行う.
② 血液検査では, 主要臓器の異常がないかのスクリーニングに加えて, 甲状腺機能〔甲状腺ホルモン, 甲状腺刺激ホルモン(TSH)〕, インスリン様成長因子(IGF-I)(ソマトメジンC), 性腺機能〔黄体形成ホルモン(LH), 卵胞刺激ホルモン(FSH), テストステロン, エ

ストラジオール（E$_2$）〕を検査する．
③ ターナー症候群などが疑われる場合には染色体検査が必要となる．
④ X線検査では，手根骨撮影で骨年齢を判定し，頭蓋単純撮影で頭蓋咽頭腫などの除外を行う．

精密検査

◆ GH負荷試験……成長ホルモン分泌能判定には以下に述べる薬剤を使用した負荷試験のうち，少なくとも2種類以上の検査を行う．アルギニン（0.5 g/kgを30分間点滴静注），L-DOPA（10 mg/kg，最大500 mgを経口投与），クロニジン（0.15 mg/M^2，最大0.15 mgを経口投与）を使用し30分毎に120分まで採血する．2種類以上の負荷試験のGH頂値でGH分泌能を判定する．

治療適応判定

厚生労働省特定疾患間脳下垂体機能障害調査研究班が出している「成長ホルモン分泌不全性低身長症の診断の手引き」（表V-K-8）に基づいて判定する．

治　療

合成ヒト成長ホルモン0.175 mg/体重/週を6〜7回/週に分割して皮下投与する．体重増加に応じて年2回投与量を調節する．

GH生涯補充療法

成長ホルモンは，蛋白質，糖質，脂質代謝に重要な役割を果たしている．健康人では生涯にわたりその分泌が認められるが，GH欠損症の治療では，成長が終了した時点でGH補充療法は中止され，その後はGH欠損状態に置かれていた．成人のGH欠損症では，GH欠損が原因と考えられる心血管系の疾患による死亡率が対照の2倍と高率である．小児期の本症でもすでに体脂肪や動脈硬化危険因子の増加を示しているが，GH補充療法により改善が認められる．成長終了時にGH分泌能が回復している患児を除いて，その後のGH補充療法の継続が必要である．2006年4月より成人GH欠損症へのGH補充療法が承認された．

表V-K-8　成長ホルモン分泌不全性低身長症の診断の手引き（平成19年度改訂）

Ⅰ．主症候
1. 成長障害があること
   通常は，身体のつりあいはとれていて，身長は標準身長（注1）の−2.0SD以下，あるいは身長が正常範囲であっても，成長速度が2年以上にわたって標準値（注2）の−1.5SD以下であること．
2. 乳幼児で，低身長を認めない場合であっても，成長ホルモン分泌不全が原因と考えられる症候性低血糖がある場合．
3. 頭蓋内器質性疾患（注3）や他の下垂体ホルモン分泌不全があるとき．

Ⅱ．検査所見
   以下の分泌刺激試験（注4）で下記の値が認められること（注5）．
   インスリン負荷，アルギニン負荷，L-DOPA負荷，クロニジン負荷，またはグルカゴン負荷試験において，原則として負荷前および負荷後120分間（グルカゴン負荷では180分間）にわたり，30分毎に測定した血清（漿）中成長ホルモン濃度の頂値が6 ng/mL（リコンビナントGHを標準品とするGH測定法）以下であること．GHRP-2負荷試験で，負荷前および負荷後60分にわたり，15分毎に測定した血清（血漿）GH頂値が16 ng/mL（リコンビナントGHを標準品とするGH測定法）以下であること．

Ⅲ．参考所見
1. 明らかな周産期障害がある．
2. 24時間あるいは夜間入眠後3～4時間にわたって20分毎に測定した血清（漿）中成長ホルモン濃度の平均値が正常値に比べ低値である．または，腎機能が正常の場合で，2～3日間測定した24時間尿または夜間入眠から翌朝起床までの尿中成長ホルモン濃度が正常値に比べ低値である．
3. 血清（漿）IGF-Ⅰ値や血清IGFBP-3値が正常値に比べ低値である．
4. 骨年齢（注6）が暦年齢の80％以下である．

[判定基準]

成長ホルモン分泌不全性低身長症
1. 主症候がⅠの1を満たし，かつⅡの2種類以上の分泌刺激試験において，検査所見を満たすもの．
2. 主症候がⅠの2あるいは，Ⅰの1と3を満たし，Ⅱの1種類の分泌刺激試験において検査所見を満たすもの．

成長ホルモン分泌不全性低身長症の疑い
1. 主症候がⅠの1または2を満たし，かつⅢの参考所見の4項目のうち3項目以上を満たすもの．
2. 主症候がⅠの1を満たし，Ⅱの1種類の分泌刺激試験において検査所見を満たし，かつⅢの参考所見のうち2項目を満たすもの．
3. 主症候がⅠの1と3を満たし，かつⅢの参考所見のうち2項目以上を満たすもの．

[病型分類]
成長ホルモン分泌不全性低身長症は，分泌不全の程度により次のように分類する．

重症成長ホルモン分泌不全性低身長症
1. 主症候がⅠの1を満たし，かつⅡの2種類以上の分泌刺激試験におけるリコンビナントGHを標準品とするGH測定法によるGH頂値がすべて3 ng/mL以下（GHRP-2負荷試験では10 ng/mL以下）のもの．
2. 主症候がⅠの2または，Ⅰの1と3を満たし，かつⅡの1種類の分泌刺激試験におけるリコンビナントGHを標準品とするGH測定法によるGH頂値が3 ng/mL以下（GHRP-2負荷試験では10 ng/mL以下）のもの．

中等症成長ホルモン分泌不全性低身長症
「重症成長ホルモン分泌不全性低身長症」を除く成長ホルモン分泌不全性低身長症のうち，すべてのリコンビナントGHを標準品とするGH測定法によるGH頂値が6 ng/mL以下（GHRP-2負荷試験では16 ng/mL以下）のもの．

軽症成長ホルモン分泌不全性低身長症（注7）
成長ホルモン分泌不全性低身長症のうち「重症成長ホルモン分泌不全性低身長症」と「中等症成長ホルモン分泌不全性低身長症」を除いたもの．

注意事項
（注1）横断的資料に基づく日本人小児の性別・年齢別平均身長と標準偏差値を用いること．
（注2）縦断的資料に基づく日本人小児の性別・年齢別標準成長率と標準偏差値を用いること．
　　　ただし，男児11歳以上，女児9歳以上では暦年齢を骨年齢に置き換えて判読すること．
（注3）頭蓋部の照射治療歴，頭蓋内の器質的障害，あるいは画像検査の異常所見（下垂体低形成，細かい見えない下垂体柄，偽後葉）が認められ，それらにより視床下部下垂体機能障害の合併が強く示唆された場合．
（注4）正常者でも偽性低反応を示すことがあるので，確認のためには通常2種類以上の分泌刺激試験を必要とする．ただし，乳幼児で頻回の症候性低血糖発作のため，早急に成長ホルモン治療が必要と判断される場合などでは，この限りでない．
（注5）次のような状態においては，成長ホルモン分泌が低反応を示すことがあるので，注意すること．
　　　・甲状腺機能低下症：甲状腺ホルモンによる適切な補充療法中に検査する．
　　　・中枢性尿崩症：DDAVPによる治療中に検査する．
　　　・成長ホルモン分泌に影響を与える薬物（副腎皮質ホルモンなど）投与中：可能な限り投薬を中止して検査する．
　　　・慢性的精神抑圧状態（愛情遮断症候群など）：精神環境改善などの原因除去後に検査する．
　　　・肥満：体重コントロール後に検査する．
（注6）Tanner-Whitehouse-2（TW2）に基づいた日本人標準骨年齢を用いるのが望ましいが，Greulich & Pyle法，TW2原法またはCASMAS（Computer Aided Skeletal Maturity Assessment System）法でもよい．
（注7）諸外国では，非GH分泌不全性低身長症として扱う場合もある．
（附1）診断名は，1993年改訂前は下垂体性小人症．ICD-10では，下垂体性低身長または成長ホルモン欠損症となっている．
（附2）遺伝性成長ホルモン分泌不全症（typeⅠA, ⅠB, typeⅡなど）は，家族歴あり，早期からの著明な低身長（−3SD以下），GHRH負荷試験を含むGH分泌刺激試験で，GH値の著明な低反応，血中IGF-Ⅰ，IGFBP-3値の著明な低値などを示す．遺伝子診断により確定診断される．
（附3）新生児・乳児早期には，分泌刺激試験の頂値が6 ng/mL（GHRP-2負荷試験では16 ng/mL）を超えていても，成長ホルモン分泌不全を否定できない．

（厚生労働科学研究．難治性疾患克服研究．間脳下垂体機能障害に関する調査研究）

【河野　斉】

3 先天性甲状腺機能低下症
congenital hypothyroidism

　先天性甲状腺機能低下症（congenital hypothyroidism：CH）は粘液水腫による特有の顔貌，成長障害および知能・発達障害を特徴とする．最近では，マス・スクリーニングによる早期発見・早期治療が実施されており，顕著な症状を示す症例は少ない．マス・スクリーニング以前のわが国のCHでは，IQ 90以上を示す患児は33.3％にすぎなかったが，スクリーニング実施後は73.0％と著明に増加しており，本症のスクリーニングが有用であることを示している．しかし，甲状腺欠損性CHでは，異所性甲状腺性CHよりIQが低い結果が出ており，胎内での甲状腺ホルモン不足，治療開始までの期間，甲状腺ホルモン初期治療量などが知能予後に影響している可能性も指摘されている．

病因

　病因および病因別頻度を表V-K-9に示す．異所性甲状腺腫によるものが約60％で最も多く，次いで欠損性ないし低形成によるもの，ホルモン合成障害によるものが多い．視床下部性や下垂体性の本症は少ない．

頻度

　一般に約3,800出生に1人の割合で発症する．男女比は1：2で女児に多い．

臨床症状

　CHの臨床症状を図V-K-8に示す．最近ではマス・スクリーニングによる早期発見・早期治療が実施されており，写真のような典型的な症状を示す患児はまれである．ただ，TSHのみでのスクリーニングでは，視床下部性と下垂体性CHが見逃されるので注意を要する．

◘ **新生児期から乳児期**……黄疸の遷延（48.6％），臍ヘルニア（33.5％），手足の冷感（30.7％），皮膚乾燥（29.7％），不活発（29.2％），体重増加不良（28.3％），小泉門径1cm以上（26.9％），巨舌（25.0％），嗄声（24.1％），便秘（21.2％），浮腫（13.2％），甲状腺腫（4.7％）．非特異的な症状が多く，無症状の場合も15.7％みられるため，臨床症状のみからの早期診断が困難なことがわかる．

◘ **生後3カ月以後**……成長発達遅延，知能障害，貧血，巨舌，蛙腹，粗剛毛髪，四肢短小，筋緊

表V-K-9　病型別頻度

病型	症例数（％）	男	女	男女比
甲状腺原発性				
欠損・低形成	111（23.4）	37	74	1：2.0
異所性	282（59.5）	73	209	1：2.9
甲状腺腫性	77（16.2）	35	42	1：1.2
下垂体性	1（0.2）	0	1	
視床下部性	3（0.6）	0	3	

（ホルモンと臨床，37：1051, 1989）

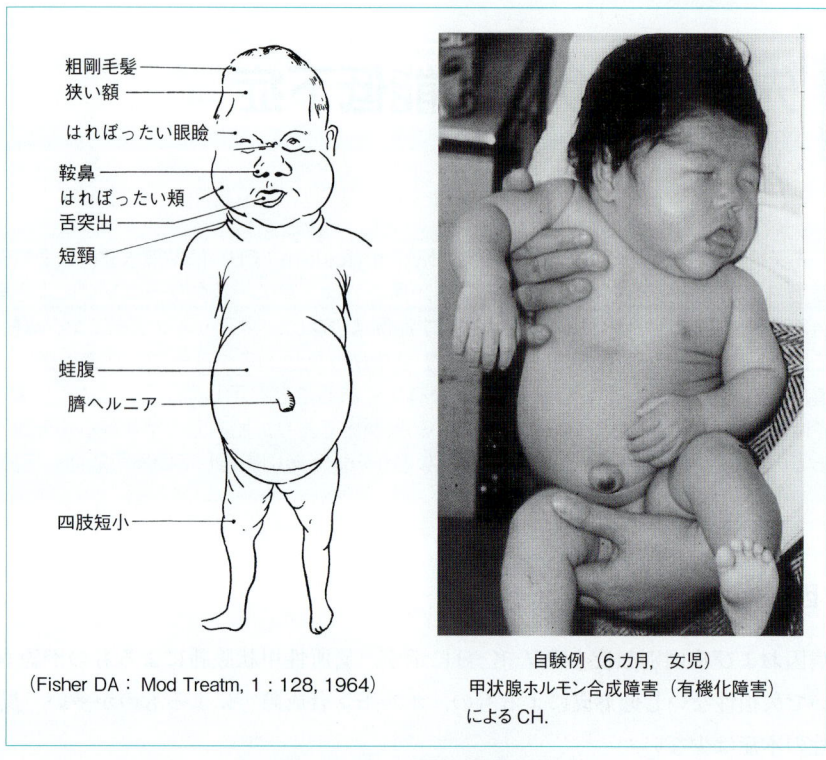

粗剛毛髪
狭い額
はれぼったい眼瞼
鞍鼻
はれぼったい頬
舌突出
短頸
蛙腹
臍ヘルニア
四肢短小

(Fisher DA: Mod Treatm, 1:128, 1964)

自験例（6カ月，女児）
甲状腺ホルモン合成障害（有機化障害）によるCH.

図V-K-8　CHの臨床症状

張低下，生歯遅延，低体温，発汗減少，嗄声，腱反射遅延，皮膚乾燥および黄色調増加（カロチンの沈着）などがみられる．

診断のための検査

　CHのスクリーニングは主に甲状腺刺激ホルモン（thyroid stimulating hormone：TSH）の測定により行われている．TSH高値（生後5～7日目のろ紙TSH 30μU/mL以上は精密検査，10以上30未満ではろ紙血再検査）により甲状腺原発の本症は診断可能である．しかし，TSHのみでは視床下部－下垂体系の障害による本症を診断することはできない．この場合 T_4 によるスクリーニングが必要となる．障害部位によるホルモン動態を図V-K-9に示す．

◆ 甲状腺機能……TSH, T_4, free T_4 を測定し甲状腺機能を判定する．
◆ 骨年齢……大腿骨遠位骨頭核の有無を検査する．一般にCHでは骨発育が遅延し，この骨頭核は出現していないか，または小さい．手根骨は生後3カ月で出現するため，この時期の検査には適さない．
◆ 甲状腺超音波検査……患児に対する負担が少なく甲状腺低形成，または無形成の診断が可能．

治　療

◆ マス・スクリーニングで発見された場合……合成サイロキシン（チラージンS®：1錠50μg）10μg/kg/日，1日1回服用で開始し，甲状腺機能をみながら増減する．
◆ 年長児の場合（橋本病などの後天性疾患）……長期間甲状腺機能低下状態にあることが多く，この場合，初期より維持量を投与すると急激な代謝変化をきたし危険である．維持量の1/4から

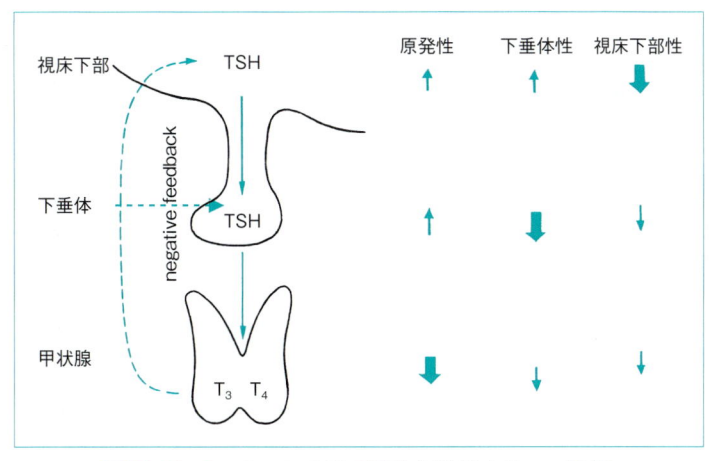

図V-K-9 CHにおける障害部位別ホルモン動態

開始し4週間かけて増量する．

全国調査成績

- **精査初診日**……1987年度以後平均20生日前後となっている．スクリーニング検査実施日が生後5〜7日であるので，このあたりが限度と思われる．
- **治療開始日**……平均36生日で治療が開始されている．現在，精査受診日にTSH，T_4，free T_4の測定結果を得ることが可能となったため，治療開始時期はさらに短縮されることが期待される．
- **知能発達の予後**……WISC-R知能検査での全尺度IQは99.6とマス・スクリーニング以前に比して格段に良好な結果が得られている．しかし，病因別でみると，極端な甲状腺ホルモン不足を伴い，胎児期から甲状腺ホルモン不足状態にある甲状腺欠損性の患児が，比較的軽症の異所性甲状腺腫の患児よりIQが低いことも明らかとなった．

CHと鑑別を要する疾患

- **一過性甲状腺機能低下症**……原因は胎児造影によるものが最も多く，その他，TSH結合阻害免疫グロブリンによるもの，母体への抗甲状腺薬の投与の影響，患児の未熟性などがあげられる．男女比はCHと異なり1：1である．一時的に甲状腺薬の投与を必要とするが，不必要な長期治療を行わないよう注意を要する．
- **一過性高TSH血症**……TSHが軽度上昇する以外は，甲状腺ホルモン値をはじめ検査所見および臨床所見などすべて正常である．生後数カ月でTSHは正常化する．本症では治療の必要はない．一過性甲状腺機能低下症やごく軽度のCH症との鑑別が必要な場合もある．

【河野　斉】

4 肥満
obesity

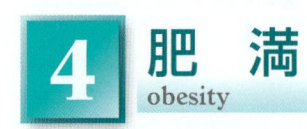

> 肥満には，単純性肥満と症候性肥満があるが，この30年，社会の都市型文化生活の普及による小児の生活習慣の乱れのために，単純性肥満の増加が著しい．小児期の肥満は，30年前の2～3倍となったと言われるが，2003年頃を境に，増加に歯止めがかかっている[1]．しかし，なおも増加しているのは，重症の肥満とやせである．30歳代の心筋梗塞も珍しくなくなり，中学生の2型糖尿病も増加していることからうかがい知れるように，成人のメタボリックシンドロームや動脈硬化性疾患発症予防の前に，小児科医として取り組まなければならないことは小児生活習慣病への介入ではないかと考える．

小児期の肥満の問題点

❖ 肥満のトラッキング現象

肥満はトラッキング（移行）する．幼児期の肥満は，学童期につながり，学童期肥満の約40％は思春期肥満につながる．思春期肥満の約70～80％は成人肥満にトラッキングする．また成人になって肥満が解消されても，肥満のなかった人に比べて，生活習慣病が発生するリスクが高い．小児期の肥満は，小児期のうちに減量すれば将来的な健康障害リスクを増大させないという報告もあり，早期の取り組みが重要である[2]．

❖ 心理的問題

学童期の肥満で，自尊感情の低下，消極的な性格，体育が苦手，いじめの対象になるなどがある．

❖ 合併症の問題

肥満度が中等度以上だと，脂肪肝が20～40％，高インスリン血症が40～50％，高中性脂肪が30％程度認められる[3]．

小児肥満の現状

平成18年度の文部科学省の学校保健統計から，肥満度を計算し報告するようになった．平成23年度の統計によると肥満傾向（肥満度20％以上）の子どもは，男子では5歳で2.14％，11歳で9.46％，14歳で8.48％，17歳で11.54％である．女子では5歳で2.4％，11歳で8.12％，14歳で7.43％，17歳で7.76％である．男子では，10～12歳，そして15～17歳で肥満傾向が著しい[1]．

肥満の判定法

❖ 年齢別

▶ **乳児（0～1歳）**……以前は，乳児肥満は，成人肥満にあまり関わらないと考えられていたため，強い介入をしない方針が多かったが，現在，DOHaD仮説[*1]に基づき，成長曲線を大幅に逸脱する症例には，症候性肥満の鑑別や，生活習慣や，離乳食の内容をチェックする．

---

*1：胎児プログラミング説［Barker説，DOHaD（developmental origins of health and disease）説］とは母体の低栄養などにより，胎児期に栄養が不十分だと，胎児が筋肉や肝臓で栄養を倹約する体質ができあがり，それは，乳幼児期にも持続する．したがって乳幼児期に過剰な栄養状態になると肥満しやすくなり，成人において生活習慣病が発症しやすい．小児科医として乳幼児期の栄養を考えることは大切なことである．

◢ **幼児（1～4歳）**……厚生労働省「母子健康手帳」に記載されている「幼児の身長体重曲線」を利用する．重症度は，身長体重曲線上の身長と体重の交点を記入し肥満度を求める．
- ・太りぎみ：肥満度15％以上20％未満
- ・やや太りすぎ：肥満度20％以上30％未満
- ・太りすぎ：肥満度30％以上

◢ **5～18歳**……性別・年齢別・身長別の標準体重を利用した肥満度を用いる．

肥満度（％）＝〔（実測体重－身長別標準体重）/身長別標準体重〕×100

身長別標準体重は表V-K-10で示す計算式で求める．簡易には，肥満度曲線（身長体重曲線）でプロットする（図V-K-10）．

❖ **成長曲線**

いつごろ太り始めたかわかる．また身長の伸びも同時に判定できるため，身長の伸びが悪く，肥満傾向になっている場合は，症候性肥満を疑い，精査が必要となる．

❖ **病気としての肥満（小児肥満症）の診断基準**（表V-K-11）[4]

肥満の範囲のなかに，小児肥満症という疾患単位がある．このスコアで6点以上の場合は，治療が必要な肥満と定義される．

❖ **小児メタボリックシンドローム**（表V-K-12）

大人のメタボリックシンドロームに準じて作られた．腹部肥満（内蔵脂肪増多）を中心とし，動脈硬化の危険因子からなる症候群である．6～15歳の肥満小児では，10～35％，全小児の0.5～2％程度と考えられている．この診断基準では，脂肪肝，高尿酸血症などが含まれていない．

外来に来院したとき[5,6]

次のような診察を行う．
① 生活上の問診を行う．
② 子どもを計測する（身長，体重，臍周囲径，体脂肪：子ども用はないので一般用でOK，血圧）．
③ 計測の結果から，成長曲線・肥満度曲線を記載する．肥満度，腹囲，血圧より，小児肥満の重症度を把握する．

表V-K-10　標準体重計算式の係数

年齢（歳）	男子の係数 a	男子の係数 b	年齢（歳）	女子の係数 a	女子の係数 b
5	0.386	23.699	5	0.377	22.750
6	0.461	32.382	6	0.458	32.079
7	0.513	38.876	7	0.508	38.367
8	0.592	48.804	8	0.561	45.006
9	0.687	61.390	9	0.652	56.992
10	0.752	70.461	10	0.730	68.091
11	0.782	75.106	11	0.803	78.846
12	0.783	75.642	12	0.796	76.934
13	0.815	81.348	13	0.655	54.234
14	0.832	83.695	14	0.594	43.264
15	0.766	70.989	15	0.560	37.002
16	0.656	51.822	16	0.578	39.057
17	0.672	53.642	17	0.598	42.339

（財団法人日本学校保健会，文部科学省監修：児童生徒の健康診断マニュアル〈改訂版〉，平成18年）

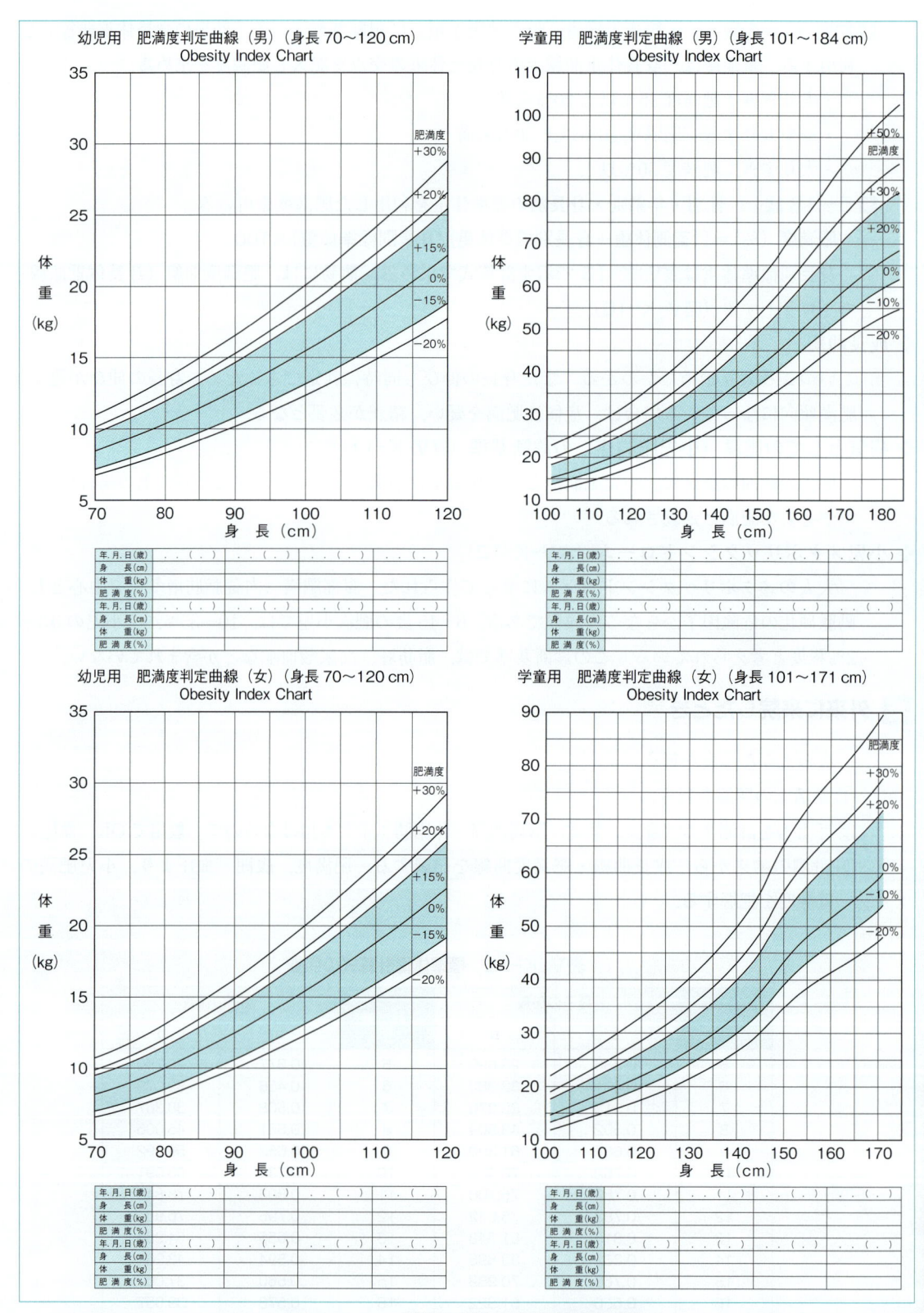

図V-K-10 幼児・学童の肥満度判定曲線

(平成12年度 文部科学省 学校保健統計調査報告書 をもとに作製. 作図者：伊藤善也, 藤枝憲二, 奥野晃正, ㈱ヴイリンク, 2005)

表V-K-11　小児肥満症の診断基準

肥満症の定義：肥満症とは肥満に起因ないし関連する健康障害（医学的異常）を合併する場合で，医学的に肥満を軽減する治療を必要とする病態を言い，疾患単位として取り扱う．
肥満小児の判定：18歳未満の小児で肥満度が20%以上，かつ有意に体脂肪率が増加した状態．
〈体脂肪の基準値〉
男児　（小児期全般）：25%
女児　11歳未満：30%，11歳以上：35%

肥満症の診断：5歳以降の肥満児で合計スコアが6点以上のもの

(1)	肥満度が50%未満	0点
(2)	肥満度が50%以上	3点

A．肥満治療が特に必要となる医学的問題（→*肥満症診断基準細則）

(3)	高血圧	6点
(4)	睡眠時無呼吸など肺換気障害	6点
(5)	2型糖尿病，耐糖能障害	6点
(6)	腹囲増加または臍部CTで内臓脂肪蓄積 腹囲≧80 cm	6点

B．肥満と関連の深い代謝異常など

(7)	肝機能障害（ALTの異常値）＞30 IU/mL	4点
(8)	高インスリン血症　空腹時IRI≧15 μU/mL	4点
(9)	高コレステロール血症 TC≧220 mg/dL	3点
	または LDLコレステロール≧140 mg/dL	3点
(10)	高中性脂肪血症 TG≧120 mg/dL	3点
(11)	低HDLコレステロール血症＜40 mg/dL	3点
(12)	黒色表皮症	3点
(13)	高尿酸血症 UA≧6.0 mg/dL	2点

参考項目：身体的因子および生活面の問題（この項目では最高3点まで）

(14)	皮膚線条，股ずれなどの皮膚所見	2点
(15)	肥満に起因する骨折や関節障害	2点
(16)	月経異常（続発性無月経が1年以上持続する）	2点
(17)	体育の授業などに著しく障害となる走行，跳躍能力の低下	1点
(18)	肥満に起因する不登校，いじめなど	1点

あなたのスコアは何点ですか？　□

＊肥満症診断基準細則（抜粋）
●**高血圧**：日本高血圧学会高血圧治療ガイド（2000）による．

判定基準：

	収縮期血圧（mmHg）	拡張期血圧（mmHg）
幼児	≧120	≧70
小学校低学年	≧120	≧70
小学校高学年	≧130	≧80
中学校男子	≧140	≧85
中学校女子	≧130	≧80
高等学校	≧140	≧85

小児用カフ：
　新生児（腕周囲5～7.5 cm）ではゴム囊幅3 cm，ゴム囊長5 cm
　乳　児（腕周囲7.5～13 cm）ではゴム囊幅5 cm，ゴム囊長8 cm
　小　児（腕周囲13～20 cm）ではゴム囊幅8 cm，ゴム囊長13 cm
　9歳以上では成人用のカフを用いる．

●**2型糖尿病，耐糖能障害**：日本糖尿病学会糖尿病治療ガイド（1999）による．
　1）空腹時血糖≧126 mg/dL，75 gOGTT2時間値≧200 mg/dL，
　　随時血糖値≧200 mg/dLのいずれかがあるときは糖尿病型．
　　別の日に2回以上糖尿病型となるときは糖尿病と診断する．
　2）糖尿病型を示し，かつ次のいずれかの条件がみたされた場合は糖尿病と診断できる．
　　① 糖尿病の典型的症状（口渇，多飲，多尿，体重減少）の存在
　　② HbA_1c≧6.5%
　　③ 確実な糖尿病網膜症の存在

（朝山光太郎，ほか：小児肥満症の判定基準．肥満研究，8：204-211, 2002 より改変）

表V-K-12 日本人小児のメタボリックシンドロームの診断基準（6〜15歳）〔2010年度改定版〕

```
①があり，②〜④のうち2項目を有する場合にメタボリックシンドロームと診断する
① 腹囲……………………………………………………80 cm 以上（注1）
② 血清脂肪  中性脂肪……………………………………120 mg/dL 以上（注2）
           かつ/または
           HDLコレステロール……………………………40 mg/dL 未満
③ 血圧     収縮期血圧……………………………………125 mmHg 以上
           かつ/または
           拡張期血圧……………………………………70 mmHg 以上
④ 空腹時血糖……………………………………………100 mg/dL 以上（注2）
```

注1：腹囲/身長が 0.5 以上であれば項目①に該当するとする．
小学生では腹囲 75 cm 以上で項目①に該当するとする．

注2：採血が食後2時間以降である場合は中性脂肪 150 mg/dL 以上，血糖 100 mg/dL 以上を基準としてスクリーニングを行う（この食後基準値を超えている場合には空腹時採血により確定する）．（厚生労働省研究班会議 2011.3）

④ 中等度肥満（肥満度 30% 以上）は，合併症を起こしやすいため，小児肥満症の診断基準に従って空腹時採血を行う．

採血項目：ALT，総コレステロール，HDL コレステロール，LDL コレステロール，中性脂肪，空腹時血糖，HbA1c，尿酸，できれば空腹時 IRI

⑤ 問診での問題点について解説する．
⑥ 小児肥満症の診断基準，肥満度曲線などで，今自分がどのあたりにいるのか，はっきり認識させる（肥満症は1つの病気であること）．
⑦ 治療の必要な肥満症であれば，将来起こりうる動脈硬化（血管が傷つくこと）を写真などで説明し，早死にせず，長生きして，健康でいられるための努力を開始するよう本人にも，保護者にも動機づけをする．今開始すれば十分に間に合うことを伝える．
⑧ 家族全体の生活習慣が乱れて起こることも多いため，本人の介入を開始することによって，家族も健康になることを伝える．

問診のポイント

実際の小児肥満症の問診より注意点をあげる．
① 生下時体重：低出生体重児や過大重児は注意．
② 4歳〜小学校低学年より太り始めている場合は，重症になりやすく，トラッキングしやすい．
③ 皮膚に線，股ずれ，首が黒いなどの症状がある．特に首が黒い垢のようにみられる場合，インスリン過剰による黒色表皮腫があり，2型糖尿病に近い可能性があることを伝える．
④ 肥満症児は圧倒的に野菜・魚が嫌いであり，食べられる野菜も限られている．
⑤ 食べるのが速い．
⑥ 給食のおかわりが多い．
⑦ おやつの時間が決められておらず，お腹がすいていなくても食べる．おやつのカロリーを気にしない．
⑧ 油の多い料理が好き．
⑨ 清涼飲料水，牛乳など，お茶以外の飲み物をよく飲む．
⑩ テレビ，ゲーム，パソコンなどメディアに関わる時間が多い．

⑪ 体重のことで，いじめられたり，からかわれたりしたことが多々あり，一部では相談する人もなく悩んでいる．
⑫ 約7割に家族に肥満傾向があり，約5割に家族の動脈硬化性疾患があった．

行動療法のポイント

　肥満の原因は人それぞれである．その問題点をライフスタイルのなかから抽出し，治療に応用する行動療法的アプローチが必要である．

◆ **ライフスタイル記録用紙（図V-K-11）** ……1日3食とったか，食事は主食，副菜（野菜，海藻，きのこ），主菜（肉，魚，卵，大豆）をきちんと食べたか，おやつは何を食べたか，運動は何を行ったかを記録する

◆ **1日4回体重測定法**[6] ……起床時，朝食後，夕食後，寝る前に体重を量る．夕食後の過食などがなければ，山型になる．起床時より寝る前に体重が減少していれば，必ずやせる．ただし，やせることもだが，自分で体重を量り，意識することで，自発的に日常生活を考えるようになる．体重が減ると，自己効力感がつく．グラフを家族に見えるように貼り，家族全体で大いにほめることが必要である．親も一緒に量る．

◆ **食事バランスガイドに従う** ……一汁三菜にのっとり，大皿盛りにせず，自分の分だけを目の前に置く．1つの食事に必ず，野菜を小鉢2つ分は食べる．自分の野菜の皿を決めておく．

◆ **家族の1週間の主菜の足の数を12本以内にする**[7] ……牛は足4本，豚は足4本，鳥は足2本，魚は足0本である．1週間の足の合計が12本以下であれば，魚が週3回程度は入るようになる．ちなみに魚に含まれるDHA，EPAは，内臓脂肪を減少させる．

◆ **日常生活チェックリスト**[8] ……給食でおかわりをしない．夕食後はすぐ歯磨きをし，何も食べない．学校の牛乳以外はノンカロリー飲料，メディアに関わる時間は1日2時間以内にする，おやつは100kcal前後にする，など本人と相談して決め，チェックリストを作る．

　いずれにしても大事なのは，本人と保護者のやる気を持続させることである．経過をみるのが大事であり，医療者は，情熱と愛情をもってその家族を見守るべきである．

参考文献

1) 文部科学省：学校保健統計調査―結果の概要（平成23年度）.
2) Juonala M, et al：Childhood adiposity adult adiposity, and cardiovascular risk factors. N Engl J Med, 365：1876-1885, 2011.
3) 菊池　透，ほか：小児肥満の疫学的アプローチ．肥満研究，10：12-17, 2004.
4) 朝山光太郎，ほか：小児肥満症の判定基準．肥満研究，8：204-211, 2002.
5) 青木真智子，ほか：小児肥満症診断基準を用いて診断し，行動修正療法を併用した肥満指導．小児保健研究，68：675-681, 2009.
6) 吉松博信：グラフ化体重日記．肥満症治療マニュアル，坂田利家編，p.55-102, 医歯薬出版，1996.
7) 貴田嘉一：小児期からの生活習慣病予防．ふたば母子健康協会，65：7-14, 2001.
8) 朝山光太郎：小児肥満と外来治療管理．小児科，41：1630-1637, 2000.

第Ⅴ章 外来でみる主要疾患

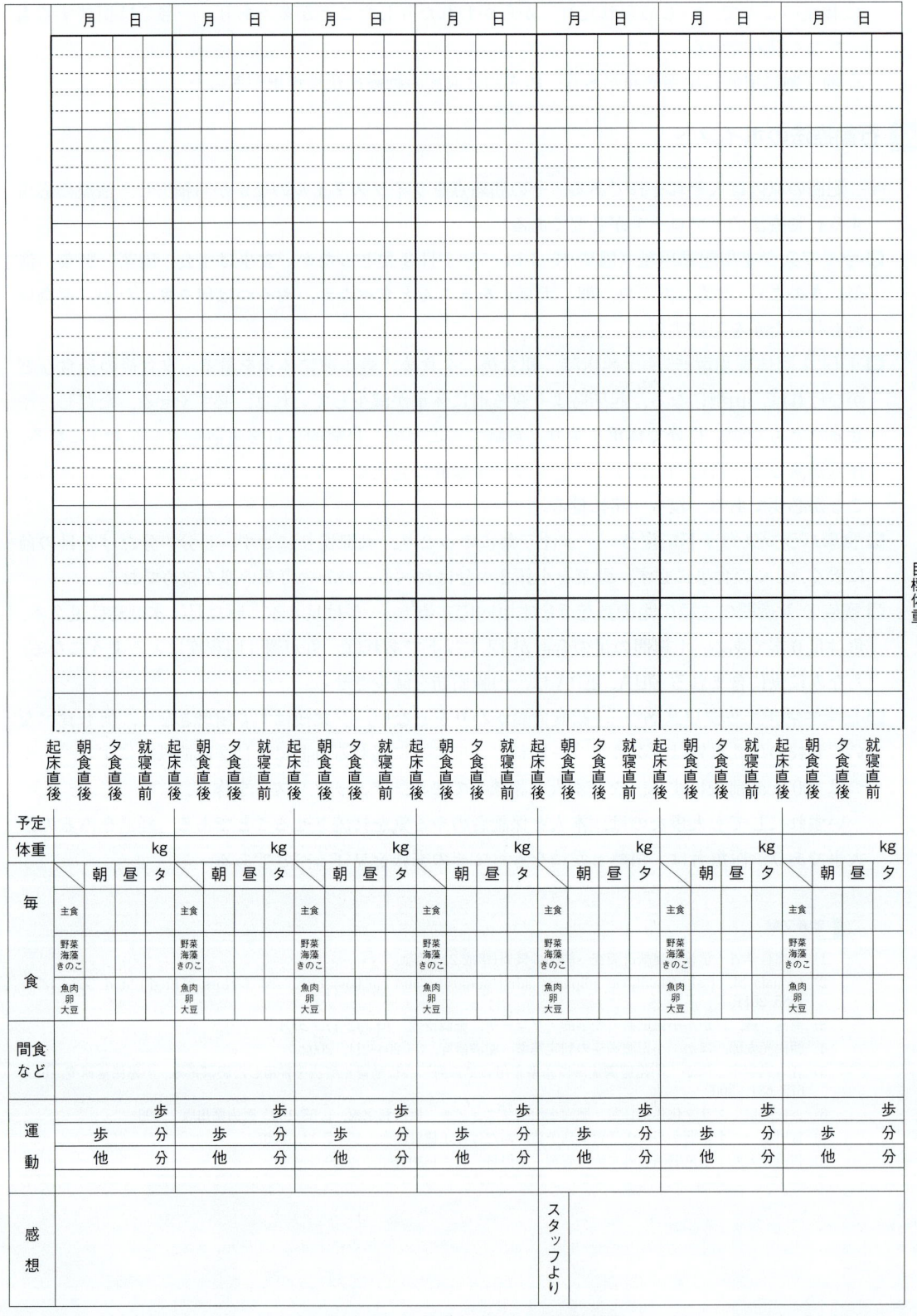

図Ⅴ-K-11 ライフスタイル記録用紙　（福岡市健康づくりセンター）

【青木 真智子】

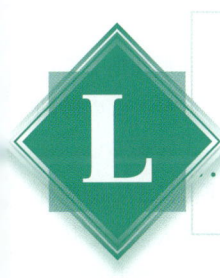

L 外科疾患
surgical disorders

総論　小児の外科疾患

　小児外科は新生児から，15歳の中学3年生までの一般外科的な疾患を取り扱う．対象疾患は主に胸腹部領域であるが，体表面の小腫瘤などに対しては，これ以外の領域も対象となる．取り扱う疾患は，自ずと患児の年齢によって異なってくる．この総論では，年齢による対象疾患の違いと，外科的な検査や治療について，以前に比して大きく変化した点について述べる．

年齢別疾患

　まず，生後4週までの新生児期，1歳になるまでの乳児期，1歳以上6歳以下の幼児期，7～12歳の学童期，それ以降の思春期について，それぞれの時期に頻度の高い疾患がある．

❖ 新生児期

　この時期に多くみられる疾患は，先天性奇形である．食道から直腸に至る消化管閉鎖または狭窄，腹壁破裂や臍帯ヘルニアのような腹壁異常，さらに，横隔膜ヘルニア，消化管穿孔などがある．新生児期も生後3～4週になると，胆汁を混じない噴水状の嘔吐を特徴とする肥厚性幽門狭窄症やHirschsprung病（新生児早期から発症する例もある）もみられる．これらの新生児の外科的疾患の予後は，心大血管奇形などの他の合併奇形に大きく影響される．また，新生児医療の進歩によって，出生時体重が1,500 g未満の極低出生体重児や1,000 gに届かない超低出生体重児でも救命できる例が増え，それに伴って，これらの低出生体重児に合併した外科的疾患に対する手術例が増加している．そして，数だけではなく，たとえば，超低出生体重児の消化管穿孔例をみても，外科手術後の救命率は明らかに上昇している．

❖ 乳児期

　この時期に多くみられるのが，鼠径ヘルニアと臍ヘルニアである．成熟児であれば，鼠径ヘルニアは生後3カ月以降はいつでも手術適応である．臍ヘルニアも生後3～4週頃から発症し，2歳になるまでに多くの例が自然治癒する．以前は経過をみるだけのことが多かったが，最近は皮膚の被覆材の進歩により，綿球で圧迫して被覆材で覆う方針も，再びよくとられるようになった．その他，この時期にみられることが多い疾患としては，Hirschsprung病，胆道閉鎖症，腸重積症，腸回転異常症，腹部悪性腫瘍などである．また，肛門周囲膿瘍も生後3～4週時期の男児によくみられ，1歳になるとともに，ほとんど再発がみられなくなるのが特徴である．

❖ 幼児期

　　幼児期にも鼠径ヘルニアは多い疾患である．総胆管拡張症や正中頸嚢腫，悪性固形腫瘍もこの時期に気づかれることが多い．急性虫垂炎も3～4歳になるとみられるようになるが，この時期は，虫垂壁が成人に比して薄いため，虫垂壁は容易に穿孔し，急速に重症化することが多い．また，この時期は，児の運動能力が高まり，また，旺盛な好奇心のため，不慮の事故による胸腹部の外傷の増加が目立つ．1～14歳の死因の第1位が不慮の事故である．小児では成人に比し体壁が薄いため，外力が直接内臓に及びやすく，たいした外傷ではないようにみえても，数時間から1～2日たって，重篤な症状が明らかになることがあるので，注意を要する．受傷後2～3日して通過障害を示す十二指腸壁内血腫などが，その代表的な例である．

❖ 学童期以降

　　この時期は急性虫垂炎以外の外科的疾患は少なくなり，成人でもみられる疾患が増えてくる．たとえば，潰瘍性大腸炎や消化管原発を含む悪性リンパ腫の多くは，この時期からみられるようになる．

画像診断

　　画像診断は小児の外科的疾患において，きわめて有用な検査である．ここでは小児科の外来で，最も多く行われる画像診断である単純X線写真と超音波検査について取り上げる．

❖ 単純X線写真

　　適切な固定を行えば，簡単に行うことができ，情報量が多く，有用な検査である．単純X線写真1枚で診断がつくこともまれではない．

◆ 胸部単純X線写真

　　正面像，側面像が基本である．肺野，縦隔影，心陰影よりなる．肺野については，小児外科疾患としては嚢胞状陰影を呈するものが多い．気管支嚢胞やCCAM，肺分画症などがその例である．一方，肺野にあるはずのない消化管ガス像が見えて，横隔膜ヘルニアの診断がつくこともある．異物による気道の完全閉塞では，無気肺を呈することになる．また，肺にはウィルムス腫瘍の肺転移が見つかることもある．縦隔影では，縦隔腫瘍の影を認めることがあるので，見落としてはならない．

◆ 腹部単純X線写真

　　立位，臥位の前後像が基本である．消化管ガス像の特徴的な所見から診断がつく疾患がある．肥厚性幽門狭窄症では胃が拡張し，胃壁が波打った蠕動運動がみられるのに対し，腸管ガスは乏しい．十二指腸閉鎖症，上腸間膜動脈症候群や軸捻転を起こした腸回転異常症では，double bubble signがみられる．Hirschsprung病では，全体に拡張した腸管ガス像がみられ，小骨盤腔内に直腸のガス像がみられないことが多い．その他，イレウスでは多数のニボー（鏡面像）がみられ，鼠径ヘルニアの嵌頓では，鼠径部に消化管ガス像がみられることがある．また，消化管穿孔が起こった場合，特に上部消化管穿孔の場合はfree airを認める．少量の腹腔内free airの場合は，左側臥位の前後像が有用である．

　　また，単純X線写真で忘れてはならないのが，石灰化像である．神経芽腫では微細顆粒状の石灰化を，奇形腫では骨や歯牙を思わせる石灰化が特徴である．X線非透過性の異物も単純X線写真で診断がつく．急性虫垂炎の場合は，しばしば糞石がみられることがある．

❖ 超音波検査

　　超音波検査は，現在広く普及しており，有用な検査である．特に，体表のリンパ管腫，陰嚢水腫，肥厚性幽門狭窄症，急性虫垂炎，腸重積症，先天性胆道拡張症の診断には強力な武器となる．これらの疾患は，超音波検査によりほとんど診断がついてしまう．

治　療

　　小児外科領域の治療に関して，この数年間で最も変化したことは，膿瘍を形成した急性虫垂炎に対する待機的手術の普及と腹腔鏡補助下手術の普及である．

❖ 待機的虫垂切除術

　　かつては，急性虫垂炎の治療の第1選択は外科的虫垂切除であり，発症後何日もたって大きな膿瘍を回盲部に作っている症例に対しても手術を行っていた．このような症例の場合，組織は炎症で脆く，出血も多くなり，術後の創感染や腹腔内膿瘍の再発といった重篤な合併症もまれではなかった．しかし近年，抗菌薬が強力となったため，膿瘍を作っている症例で，腹痛がそれほどひどくない場合は，治療の第1選択は抗菌薬による保存的治療に変わりつつある．膿瘍を伴った虫垂炎の多くの例では軽快し，退院が可能となる．そして，炎症による癒着が軽減する約3カ月以降に腹腔鏡下に虫垂切除を行い，重篤な合併症なく治癒する例が増加している．

❖ 腹腔鏡手術

　　小児外科領域でも腹腔鏡手術は，急速な普及を示している．最も多く行われているのは，腹腔鏡下鼠径ヘルニア根治術である．男児に対して行っている施設もあるが，ヘルニア・ザックの下に精巣動静脈や精管のない女児に行われることが多い．この方法だと，腹腔内をカメラで観察することにより，対側の腹膜鞘状突起の開存の有無がはっきりわかる利点がある．開存している場合は，対側の処置も可能となる．また，虫垂炎に対しても手術も腹腔鏡下の手術が増加しており，この手術が導入されてから，虫垂炎の術後の合併症としての創感染は激減した．鏡視下手術は，今後も適応を増やして増加していくものと思われる．

【財前　善雄】

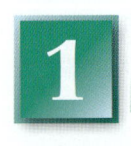

1 肥厚性幽門狭窄症
hypertrophic pyloric stenosis

病態・成因

　　生後2週の終わり頃から乳児期早期にかけて，胆汁を混じない噴水状の嘔吐で発症する疾患である．幽門筋は肥厚し，幽門管も延長している．適切な治療が行われないと，低栄養，脱水，電解質異常とともに，胃酸の喪失により代謝性アルカローシスをきたすが，近年，ここまで進行した症例に遭遇することはまれである．頻度は約1,000人に1～2人みられ，男児が女児の4～5倍の頻度で，しかも，第1子に多い．

　　成因としては，消化管ホルモン説や神経原説，さらに幽門筋攣縮による肥大説などがあり，現在でも確定していない．しかし，新生児期早期の超音波検査で異常のなかった例からでも本症が発症している例があることは，出生後に病態が形成されることを示唆するものである．

症　状

- ◆ 嘔　吐……前述したように，生後2週頃の終わり頃から嘔吐が始まり，徐々に典型的な胆汁を混じない噴水状の嘔吐となる．頻回の嘔吐による胃粘膜障害による血液を混じたり，コーヒー残渣様嘔吐になることもある．ある程度長期間，嘔吐が続いて低栄養や体重減少をきたした例では，腹壁を通して，胃の蠕動運動がみられることもある．
- ◆ 腫瘤触知……肥厚した幽門筋を，右上腹部にオリーブ様腫瘤として触知できる．しかし，かなり深く触診しなければならないので，安静にしていた患児が目を覚まし，泣き出すと触知することが難しいことも多い．
- ◆ 脱水と体重減少……脱水や体重減少も代表的な症状の1つであるが，昔みられたような大泉門の陥凹や眼球の落ち込みをみることは，現在，まれである．体重減少はほとんどの例でみられるが，その程度はかつてほど高度ではない．

診　断

- ◆ 身体所見……前述したような症状を確認する．オリーブ様の腫瘤を触知できたときは，本症診断の有力な根拠になりうる．
- ◆ 腹部単純X線写真……特徴的な所見は，臥位で胃の著明な拡張がみられる．時には，蠕動運動を思わせる胃壁の波打つような形態を認めることもある．胃内容が腸管に流れ出にくいため，腹部の腸管ガスは少なくなり，時にはガス像が胃以外にはまったくみられないこともある．
- ◆ 超音波検査……超音波検査装置が多くの施設に普及し，放射線被曝もないため，容易に行うことができ，この検査で確定診断がつくことが多い．幽門筋の厚さが4 mm以上，幽門管の長さが16 mm以上あれば本症といってよい（図V-L-1）．

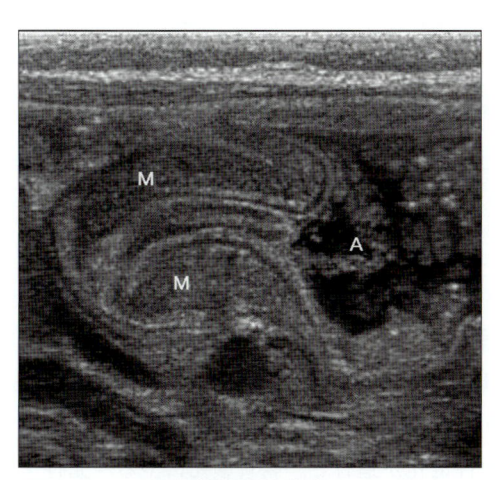

図V-L-1　肥厚性幽門狭窄症のUS像（長軸方向）
A：胃前庭部，M：肥厚した幽門筋層．
（川波　喬先生ご提供）

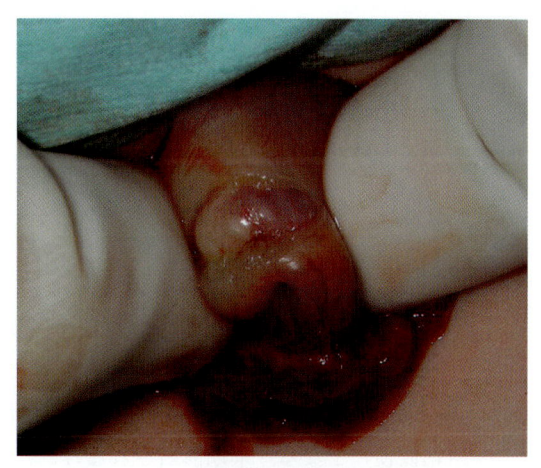

図V-L-2　肥厚性幽門狭窄症の術中写真
幽門筋が切開され，粘膜が膨隆している．

治　療

　治療は保存的治療であるアトロピン療法と手術による外科的治療がある．硫酸アトロピン療法は，0.1 mg/kg/日を6回に分けて授乳前にゆっくりと静注する[1]．効果が発現するまでに3～5日かかり，治療期間も長く，あまり効果がみられない例もあるので，治療の第1選択は，手術療法である．手術は幽門筋切開術（pyloromyotomy，Ramstedt手術）である．右上腹部横切開で開腹する．肝下縁を上方に圧排し，横行結腸，大網，胃大彎を目印として幽門を探し，肥厚した腫瘤を創外に脱転する．十二指腸との境界に存在するdangerous poitを損傷しないように注意しながら腫瘤上で血管のない部分を長軸に沿って，胃の健常部分にかかるまで漿膜筋層切開を行う．次いで，ベンソン鉗子を用いて粘膜下層が膨隆するまで，切開創を十分広げる（図V-L-2）．特に異常がなければ，術後24時間から哺乳を始め，徐々に増量していく．通常，術後3～4日で退院できる．最近では，この手術を腹腔鏡下で行う施設や臍部の切開で行う施設もある．

参考文献
1) 余田　篤：肥厚性幽門狭窄症．今日の小児治療指針 第14版，大関武彦，ほか編，p.329-330，医学書院，2006．

【財前　善雄】

2 腸重積症
intussusception

病因・病態

腸管が重積して蠕動により肛門側へ送り込まれることにより起こる．回盲部が先進部となることが多く，回腸結腸型と呼ばれる．蠕動により腸管が引っ張られるときに痛みが起こると，間欠的な腹痛を呈する．腸管のうっ血や虚血性の変化が強くなると，先進部の粘膜より出血し血便（粘血便）となる．早期診断されなければ虚血性変化が進行し，腸管壊死に至る．先行する感染を認めることも多く，注腸造影検査を行うと終末回腸粘膜にリンパ濾胞過形成を認めることがあり，腸管のリンパ組織が病因と関連していると考えられている．

症　状

間欠的腹痛（不機嫌），嘔吐，粘血便が3主徴であるが，血便はある程度病態が進まないと出現しない．粘血便以外は特徴的な症状がないため，好発年齢では積極的に疑うことが大切である．

診　断

腸重積の診断では，年齢と症状が重要である．好発年齢は，乳児期後半から2歳までで，3カ月未満と6歳以上ではまれである．男女比は2：1で男児に多い．年長児では，器質的病変を有することが多く，メッケル憩室，腸管ポリープ，腸管重複症，悪性リンパ腫などを疑う．原因疾患がある場合は整復が困難となり，手術を要する場合が多い．

診察時には機嫌がよくても，周期的な腹痛には注意する．腹部所見では，右上腹部に腫瘤を触れ，右下腹部は空虚になる（Dance徴候）ことが多いが，啼泣が激しい場合の触診は困難である．画像診断では，腹部単純X線写真の臥位にて結腸ガスの分布，立位にてニボーの有無をチェックする．進行したイレウス像は病態の重症化を示唆しており，高圧浣腸による整復は慎重に行う必要がある．フリーエアーは開腹の適応である．腹部超音波検査で特徴的な所見の target sign（図Ⅴ-L-3）や pseudokidney sign が認められれば確定診断となる．典型的な場合は，肝下面に認められ，超音波検査に習熟していない者でも診断可能であるが，腸重積を否定するためには，回盲部を描出する必要があり，これには熟練を要する．確実に否定するために，注腸造影検査（腸重積があればそのまま高圧浣腸）を行う場合もある．年長児では，器質的疾患を考慮して，CTやMRIなどの画像診断も検討する．

治　療

進行例でなければ非観血的整復（高圧浣腸）を行う．空気や造影剤（6倍希釈ガストログラフィン）を用いて透視下に整復する．超音波下に生理食塩水を注入して整復を行う施設もある．空気整復は簡便だが，術者は透視画面を注視するため，空気圧を調節できる助手が必要である．空気圧は80 mmHgを基本とし，最大100〜120 mmHgまで可能とされるが，6カ月未満では穿

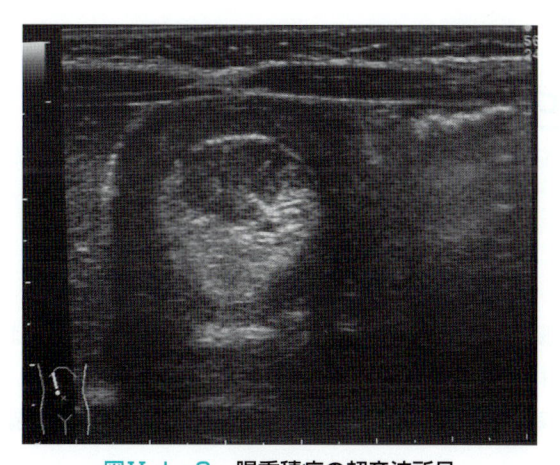

図V-L-3 腸重積症の超音波所見
7カ月，男児の target sign．多くは肝下面に認められる．

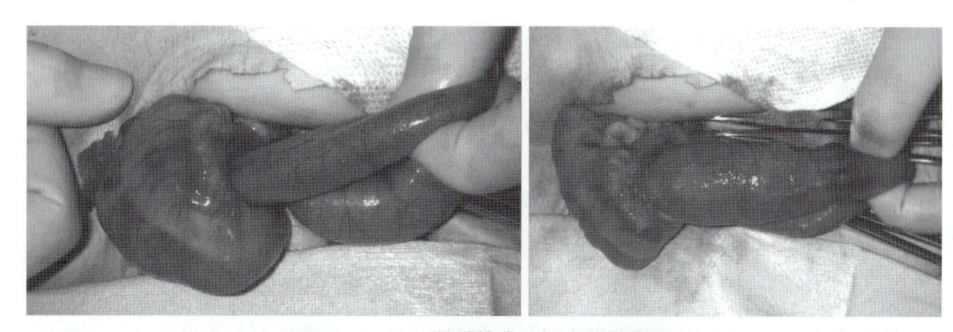

図V-L-4 腸重積症の観血的整復術
10カ月，男児の回腸結腸型腸重積症．左は徒手整復前，右は整復後を示す．

孔しやすいため低圧とする．

　通常，非観血的整復は1回3分間，3回までとし，戻らなければ緊急手術により整復する（図V-L-4）．時間をおいて非観血的整復を行うと整復されることがあるとされ（delayed repeat enema），手術室にて全身麻酔下に再度非観血的整復を試みる．全身状態不良例は最初から手術を行うが，手術で戻らない場合は，腸切除が必要である．再発率は非観血的整復で10％程度とされるが，再発時は発症から受診までの時間が短く，通常整復は容易である．ただし再発を繰り返す場合は，器質的疾患を精査する必要がある．

注意点

　病態が進行すると回盲部切除が必要となるため早期診断が重要であり，少しでも腸重積が疑われれば経過観察すべきでない．間欠的腹痛の多くは便秘が原因であるが，診断のため浣腸は，腸重積の診断の基本である．ただし血便がなくても本症は否定できないので，年齢や症状，所見から本症が疑われれば，すぐに超音波検査を行うか，検査ができる施設へ送るべきである．

【山内　健】

3 急性虫垂炎
acute appendicitis

病因・病態

　急性虫垂炎は腹痛を起こす代表的な外科疾患である．典型的には糞石などによる虫垂の閉塞機転があり，その末梢で細菌増殖が起こり炎症が引き起こされるが，特に閉塞機転なく発症することもある．病原菌は大腸菌が最も多く，緑膿菌や溶血性レンサ球菌，その他の腸内細菌などによる場合もある．

症　状

　典型的な症状は圧痛を伴う右下腹部痛であり，虫垂が腹壁に近いと典型的な症状を呈するが，腸管の裏にもぐったり骨盤腔へ伸びた場合は，進行するまでわかりにくいことが多い．歩行時に響く痛みは虫垂炎を示唆する所見であるが，腹腔内膿瘍を形成しても普通に歩行できる場合もある．発熱や嘔吐もしばしば起こるが，39℃以上の発熱では腹膜炎の合併を考慮する．汎発性腹膜炎では，高熱と水様性下痢を呈するため，ウイルス性腸炎と間違われやすい．

診　断

　持続する腹痛で増強傾向があり，右下腹部に限局した圧痛がある場合は，虫垂炎を強く疑う．典型的な圧痛点はMcBurney点（臍と上前腸骨棘とを結ぶ線の外側1/3の点）であるが，虫垂の位置は人によって異なるため，圧痛点もさまざまとなる．移動盲腸のため胆嚢の背側に虫垂が位置することすらある．腹膜刺激症状を示す反跳痛（Blumberg徴候）や筋性防御は重要な所見ではあるが，幼児では判定が難しい．幼児の虫垂炎はその頻度は少ないが，典型的な症状を呈しにくく発見が遅れやすい．さらに大網が未発達のため穿孔しやすく腹膜炎を合併することが多い．
　虫垂炎を疑えば，血液検査や腹部超音波検査などの画像診断を行うべきである．血球算定検査（CBC）は重要であり，好中球の増多はほぼ全例で認められるが，重症例では減少を示すことがある．CRPは初期の虫垂炎では上昇しておらず，CRP陰性でも虫垂炎は否定できない．CRP高値では穿孔や腹膜炎の合併を考慮する．
　腹部単純X線写真では，回盲部小腸ガスの増加や右腸腰筋陰影の不鮮明化，糞石などが認められることがある．虫垂炎の診断の中心は腹部超音波検査（図Ｖ-L-5）やCT検査（図Ｖ-L-6）である．小児では脂肪が少ないため超音波検査で虫垂の腫大，糞石，腹水，膿瘍形成などを診断できる．慣れた検者が行えば，正常の虫垂を描出することも可能で，腸間膜リンパ節炎やエルシニアなどによる終末回腸炎も診断できる．造影CTは成人ではよく行われるが，被曝のため小児では第1選択の画像検査ではない．ただし膿瘍などの広範な病変では，CTが優れている．

治　療

　虫垂炎と診断されれば治療の基本は手術による虫垂摘出であるが，症状や所見が軽く画像診断

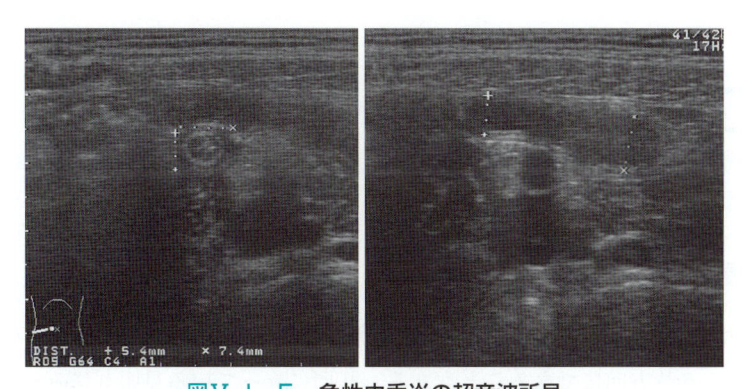

図V-L-5 急性虫垂炎の超音波所見
左は横断像，右は縦断像．虫垂は盲端となる管腔構造を示す．

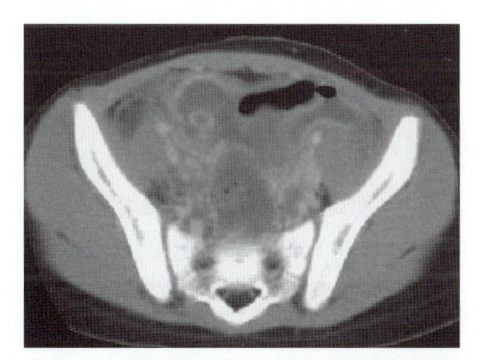

図V-L-6 腫瘤（膿瘍）形成性虫垂炎のCT所見
5歳，女児．発症4日目にすでに虫垂炎穿孔による膿瘍が形成されている．

にて炎症は軽度と診断されれば，抗菌薬による保存的治療は有効である．ただし糞石がある場合は穿孔しやすく，保存的治療後にも再発しやすいため，積極的に手術すべきである．穿孔して汎発性腹膜炎となれば緊急手術が必要だが，穿孔のない場合は，まず抗菌薬の投与を開始して様子をみて，待機的に手術することも可能である．手術法は，開腹手術と腹腔鏡手術があるが，施設の条件と家族の希望により決定される．進行例であるほど腹腔鏡手術のメリット（傷が小さい，創感染が少ない，広く病変を確認できる，直視下に有効な洗浄ができる，術後回復が早い）は大きいが，イレウスがあると腹腔鏡は困難である．膿瘍を形成した場合は，緊急手術はせずに抗菌薬による保存的治療（場合により膿瘍ドレナージを含む）を先行させて2，3カ月してから虫垂切除を行う待機的虫垂切除術の方針をとる施設が多い．

注意点

虫垂炎の診断は難しく，初診時に正しく診断されているケースは意外に少ない．また虫垂炎の腹腔鏡手術の際に，過去の虫垂炎の痕跡と思われる虫垂周囲の陳旧性癒着が認められることも多い．虫垂炎を少しでも疑えばCBCの検査を行い，異常があれば，画像診断のできる施設へ早く紹介すべきである．

【山内　健】

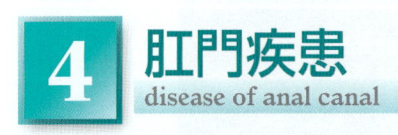

4 肛門疾患
disease of anal canal

■ 肛門見張りイボ　skin tag, sentinel tag　（図V-L-7）

　肛門の12時方向（仰臥位にて肛門をみたときの方向）に肛門の皮膚がイボ状に突出した突出したもの．6時方向にできることもある．肛門に立っている見張りにみえるためこう呼ばれる．乳幼児の女児に多い．イボをめくって肛門を展開するとすぐ奥に裂肛があり，裂肛による慢性刺激のために肛門の皮膚が隆起してできる．酸化マグネシウムなどの緩下剤の投与により便を柔らかくして，痔疾用のステロイド軟膏塗布による裂肛の治療を行うと，見張りイボも自然に退縮するが，数週から数カ月かかる．

■ 肛門周囲膿瘍，痔瘻（図V-L-8, 9）

　肛門周囲膿瘍とは乳児の肛門周囲の皮下に生じる膿瘍で，男児に多く，3時，9時方向に多い．原因として乳児では肛門陰窩より細菌が入り込み，皮下に膿瘍を形成するとされるが，皮膚より入るとする説もある．膿瘍は進行すると自壊することもある．治療は切開排膿が基本で抗菌薬は必ずしも必要ないが，抗菌薬を治療の主軸とする施設もある．局所の消毒や軟膏塗布は不要であるが，切開後に膿が貯留しないように絞り出すことが大切である．通常，十分に排膿されれば治癒するが，乳児期は再発を繰り返すことも多い．1歳を超えると再発しにくくなるが，肛門から皮膚にかけて自然閉鎖しない瘻孔が形成されると，痔瘻となり難治性となる．ただし痔瘻の定義は実は明確でなく，肛門周囲膿瘍ができた時点ですでに痔瘻があるとするものから，肛門管とつながっている瘻孔が常に肛門部にあり，持続的に排膿しているような状態を指すものまでさまざまである．近年，排膿散及湯や十全大補湯などの漢方薬の有効性が多く報告されている．肛門周囲膿瘍の急性期には排膿散及湯が，慢性化し難治性となったものでは十全大補湯が有効と考えられている．痔瘻の手術が必要となる症例は少ない．

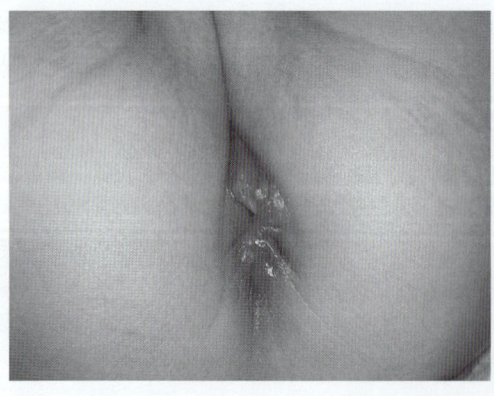

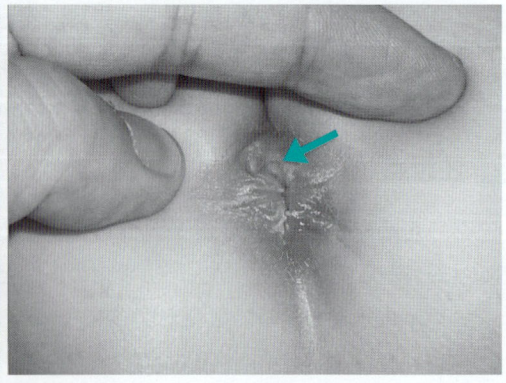

図V-L-7　肛門見張りイボ
左：12時にイボ状の隆起を認める．右：肛門を展開するとイボの奥に裂肛（矢印）あり．

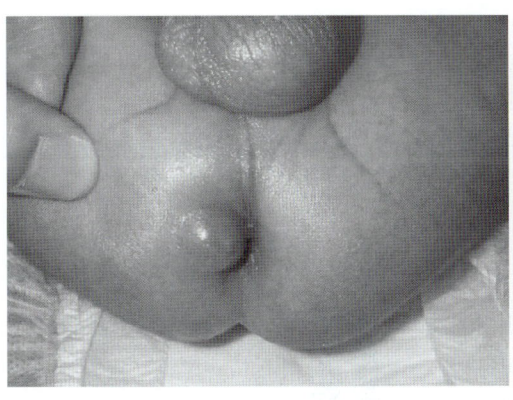

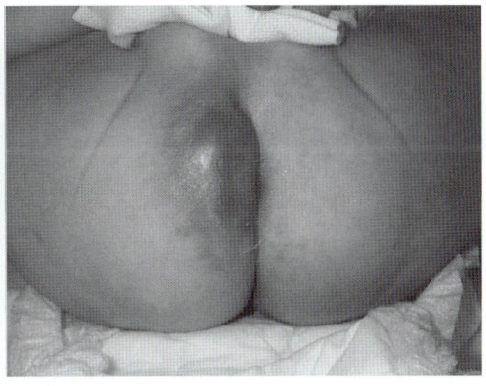

図V-L-8 肛門周囲膿瘍
左：1生月，男児．9時方向に膿瘍を認める．右：11カ月男児の巨大な膿瘍（左の写真とは別の児）．

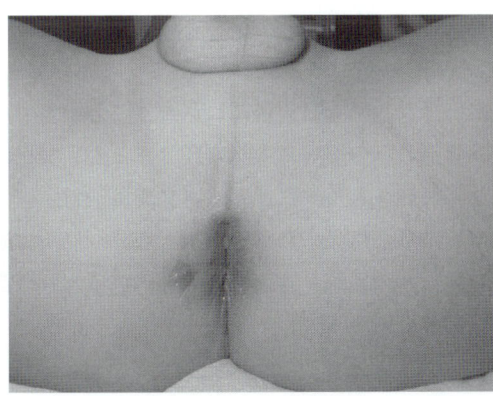

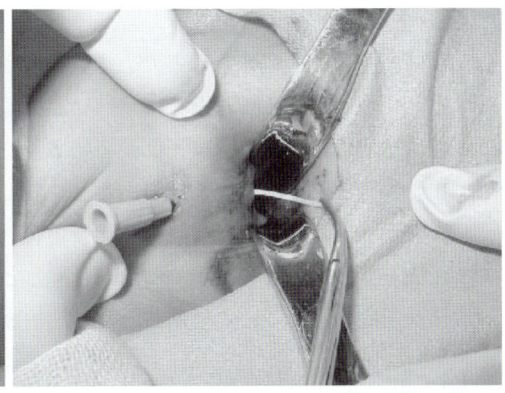

図V-L-9 痔瘻
2歳，男児．乳児期より肛門周囲膿瘍再発を繰り返し痔瘻となる．左：術前の所見．右：手術時の所見．皮膚から肛門管歯状線部への瘻管形成を認める．

痔　核

　痔核とは肛門部に発生した静脈瘤であり，肛門歯状線より外側にあるものを外痔核，内側にあるものを内痔核と呼ぶ．排便時に疼痛や出血を起こす原因となるが，無症状で排便後に痔核が肛門部に飛び出して気づかれることもある．治療は成人と同様に緩下薬投与と痔疾用ステロイド軟膏の局所投与であるが，成人と異なり手術を要することはきわめてまれである．

【山内　健】

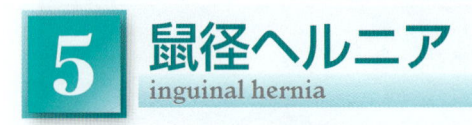

5 鼠径ヘルニア
inguinal hernia

病因・病態

　小児の鼠径ヘルニアのほとんどは，下腹壁動静脈の外側にある内鼠径輪より臓器が脱出する外鼠径ヘルニアである．これは胎児期の腹膜鞘状突起の遺残が原因で，陰囊（精索）水腫も同様である．腹膜鞘状突起がサック状に残り，そこに大網や腸管などが入り込むのが外鼠径ヘルニアで，腹膜鞘状突起の閉鎖が不完全で内腔を腹水が流れてその末梢に袋状にたまるのが水腫である．

症　状

　啼泣などで腹圧が加わったときに鼠径部から外陰部にかけて表面平滑で柔らかい腫瘤（膨隆）として認められる．乳児ではオムツ交換時に，それ以降では入浴時に気づくことが多い．鼠径ヘルニアでは膨隆は必ず鼠径部から始まり，陰囊部のみの腫瘤は大抵水腫であるが，女児で卵巣が出た場合は鼠径部の可動性のあるしこりとして触知される．鼠径ヘルニアでは通常，痛みは伴わないが，非還納性で血行障害を伴う場合（嵌頓）は，疼痛のため不機嫌となり，局所は硬く触れ圧痛を伴う．腸管の嵌頓では，進行すると嘔吐などのイレウス症状を伴い，放置すれば穿孔，腹膜炎を起こしうるため早期診断，早期治療が必要である．

診　断

　小児での発生頻度は1～5％と非常に高く，発症年齢は乳児から幼児が多いが，学童から思春期，成人まで広く発症が認められる．男児にやや多く，右側にやや多い．弱い遺伝性があるとされ，家族歴のある児が散見される．診察は立位と臥位で行い，腹部の圧迫や患児の怒責時の鼠径部腫瘤の有無を検索する．腸管の場合は，戻す時に腸内の空気が移動するグジュグジュという感触がある（乳児に多い）．臥位にて触診でヘルニア囊を触知すると，絹布が擦れる感触（silk sign）や精索の肥厚を触知できる．ヘルニア門である内鼠径輪を触知できる場合もある．ただし乳児期前半でヘルニアが小さい場合はサックが薄く，所見がわからないことも多い．陰囊水腫は透光試験にて鑑別するが，正確な診断のためには，超音波検査が必要である．特に女児のヌック管水腫と後述の卵巣ヘルニアの鑑別は超音波検査がないと難しい．エコー検査に慣れた検者が行えば，通常のヘルニアや腹膜鞘状突起の開存の有無まで診断でき，きわめて有用である．

　乳児の女児では卵巣が脱出することが多く，非還納性のこともあるが，血行障害がなければ痛みはなく，無理に還納する必要はない．非還納性の卵巣ヘルニアの治療方針は施設により異なるが，卵巣壊死（図V-L-10）のリスクがあるため準緊急の手術とする施設が多い．

治　療

　原則的には診断されれば手術を行う．安全な麻酔のため生後2～3カ月以上，体重5～6 kg以上を目安に手術を行う施設が多いが，嵌頓を起こしやすい乳児は早めに，起こしにくい学童以降

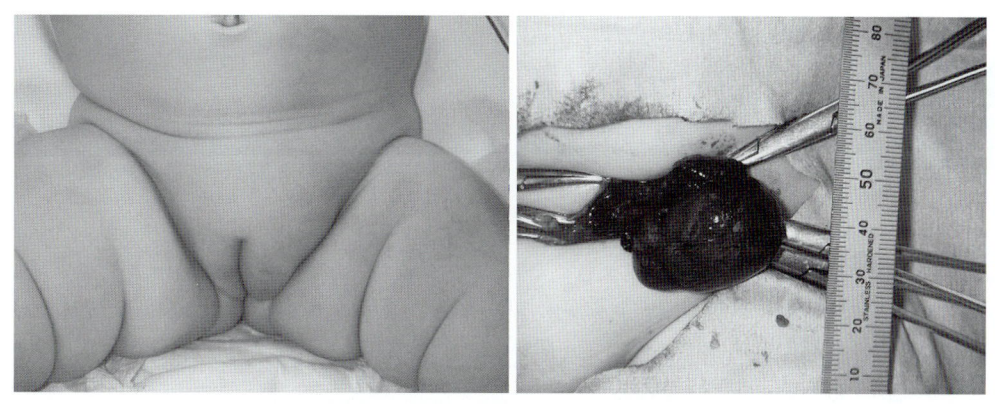

図V-L-10 卵巣ヘルニアの嵌頓
3カ月，女児．左：左鼠径部の膨隆を示す．右：ヘルニア内容は壊死した卵巣．

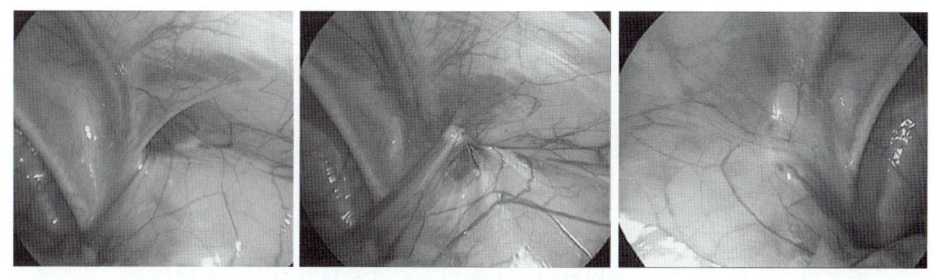

図V-L-11 LPEC法での所見
4歳，女児．左：右内鼠径輪の開存あり．中央：内鼠径輪を閉鎖．右：対側である左側には開存なし．

は，時期を選んで手術する．1歳未満は自然治癒の可能性があるとして経過観察する施設もある．待機中に嵌頓のリスクがあるため，家族に注意を喚起し，嵌頓を疑えば夜間でも積極的な受診がすすめられる．嵌頓が還納できたら鼠径部の浮腫が消退するのを数日待ってから根治手術を行うが，徒手整復が不能の場合は緊急手術が必要である．

鼠径ヘルニアの手術はヘルニア嚢の高位結紮のみを行うPotts法が基本で，成人とは異なる．最近では腹腔鏡下に内鼠径輪の閉鎖のみを行うLPEC法（Lacparoscopic percutaneous extra-peritoneal closure，図V-L-11）が行われることも多く，女児では標準術式となりつつある．LPEC法の最大の利点は正確な対側検索にあり，半分近くに対側の腹膜症状突起の開存を認めるとする報告が多い．これは通常の術後の対側出現率5〜10％と比べると高いが，LPEC法による対側同時手術は女児では容易である．

注意点

鼠径ヘルニアは非常にポピュラーな疾患であるが，施設によって方針が異なる疾患でもある．合併症を防ぐためには専門医のもとで診断治療がなされるべきであり，疑われれば速やかに小児外科のある施設へ紹介されるのが望ましい．

【山内　健】

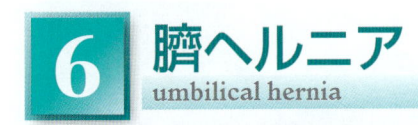

6 臍ヘルニア
umbilical hernia

病因・病態

出生後に臍帯が脱落し臍動静脈が閉鎖吸収され，臍動静脈が通っていた穴が筋膜で閉鎖される過程で，閉鎖が完成せずに欠損孔が開いたままとなり，腹圧とともに腹腔内臓器（大網，腸管）が脱出すると臍ヘルニアとなる．

症　状

生後2週間から1カ月頃に臍部の膨隆が出現し，乳児期前半は徐々に増大するが，以後，縮小傾向となる．1歳までに80％，2歳までに90％が自然治癒するとされる．しかし大きな臍ヘルニアでは，臓器の脱出がなくなっても，余剰となった臍部の皮膚が醜型を呈する場合がある．

診　断

視診と触診のみで診断は容易であり，それ以上の検査は必要ない．筋膜の欠損孔は実際に手術すると触診所見よりは大きいことが多い．

治　療

2歳を超えて自然治癒しないものは手術適応と考えられるが，鼠径ヘルニアと異なり嵌頓はきわめてまれであり，手術時期は家族の希望により決定される．術式はさまざまな方法が行われているが，自然な形態の臍を作ることは難しく，特に余剰となった皮膚の形成は困難である．

近年，乳児期にテープなどで臍部を持続的に圧迫する保存的治療（絆創膏固定法，図V-L-12）を行う施設が増えている．テープによる皮膚障害が懸念されるが，効果的に圧迫できれば平均2カ月程度で閉鎖し，自然治癒よりも早期に閉鎖する．開始時期は早い方がよく，生後1～2カ月までに開始すれば，皮膚の伸展が予防できる．最終的にヘルニア門が閉鎖しなければ手術は必要となるが，皮膚の余剰がなければ手術は比較的容易で，外観の満足度も高い．

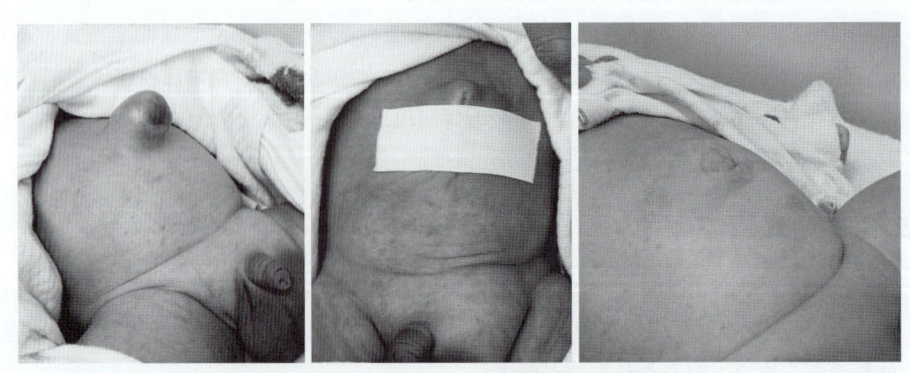

図V-L-12　臍ヘルニアの絆創膏固定療法
左：1カ月，男児．臍ヘルニアあり．中央：ヘルニアを戻し皮膚を絆創膏にて固定（左鼠径ヘルニアもあり）．右：2カ月後の状態．

【山内　健】

7 体表面の腫瘤
tumor of body surface

小児の代表的な体表面の良性腫瘍としては，リンパ管腫，血管腫，石灰化上皮腫があげられる．

リンパ管腫

　胎児期のリンパ嚢の発生過程の異常によるもので，厳密には腫瘍というより組織奇形である．6～7割の症例は，出生時にみられるが，最近では胎児期の超音波診断で見つかるものもある．多くは2歳までに気づかれる．好発部位は後頸三角部で，その他を合わせた頸部が約半数を占める．巨大な頸部リンパ管腫では，気道を圧迫し，出生直後直ちに呼吸管理を必要とするものもある．このような例では，しばしば縦隔まで浸潤性に広がっているものも珍しくない．また，四肢では海綿状リンパ管腫をきたして，片側だけが腫大し，治療に難渋する例もある．このようなリンパ管腫は，時に出血や風邪を契機に，一夜にして大きさが増大することがある．

　治療は，現在ではOK-432（ピシバニール®）による硬化療法が第1選択となる．1KEを生理食塩水で10 mLの溶液とし，嚢胞を吸引した後それと同量のピシバニール®溶解液を注入する．これは，ピシバニール®により炎症反応を引き起こさせ，収縮する作用を利用したものである（図V-L-13）．

　嚢胞性リンパ管腫の場合は，ピシバニール®局注の治療効果が高いが，多房性の場合，少量ずつ多くの場所に注入するが，治療効果は限られることも多い．この場合は，時間をあけて，ピシバニール®の局注を3～4回，試みてもよい．通常，7～8割の例で縮小が期待できる．

　硬化療法の効果が限られる場合は，手術の適応となるが，こうした例では，解剖学的問題から合併症なく全摘除することが難しいこともある．

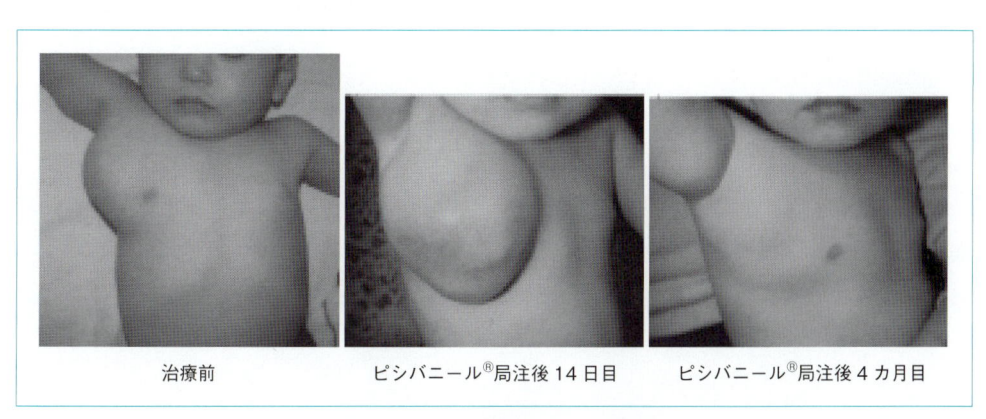

治療前　　　ピシバニール®局注後14日目　　　ピシバニール®局注後4カ月目

図V-L-13　右腋窩リンパ管腫

血管腫

血管腫は乳児期から幼児期にかけて頻度の高い軟部腫瘍である．いくつかの種類があるが，代表的なものは苺状血管腫と海綿状血管腫である．

❖ 苺状血管腫

多くは生後2～3カ月頃には出現してくる．文字通りいちごを思わせる赤い境界明瞭な腫瘤で，やや隆起していることが多い．生後半年から1年くらいまで徐々に増大し，それからしばらく期間をおいて徐々に縮小して，思春期までに95%が消失するといわれている．出血や美容上の問題が少なければ，定期的な経過観察だけでもよい．

❖ 海綿状血管腫

生下時より，表面から淡青色にみえる皮下腫瘤で気づかれる．徐々に増大していき，自然に消退することはまずない．このタイプのものには，特に肝臓にできたもので，血小板減少をきたすKasabach-Merritt症候群を呈するものもあり，注意を要する．また，まれにはA-V shuntによるうっ血性心不全を呈する例も報告されている．

治療は外科的切除．これが難しい場合はステロイド療法を行うこともある．最近では，ステロイド無効例に対して，インターフェロンを用いた治療も報告されている．

石灰化上皮腫

幼児以降のいろいろな年齢層でみられる．真皮から皮下にかけて，軟骨から骨様の硬い腫瘤を触知する．通常，単発であるが，時期を変えていろいろな場所に発生してくることがある．超音波検査や軟部X線撮影を行うと，多数の微小石灰化を認める．治療は，外科的切除である．切除しないと，徐々に大きくなってくることがある．通常，全摘除は容易である．

【財前 善雄】

8 胆道閉鎖症
biliary atresia（BA）

病態・成因

　本症は新生児期あるいは乳児期にみられる外科的閉塞性黄疸である．頻度は出生10,000人に1人の割合で発生し，気づかれずに放置されれば，肝病変は進行し，肝線維症からさらに胆汁性肝硬変，門脈圧亢進症となり，死に至る．救命のためには，早め（できる限り生後60日以内）の手術が不可欠である．

　成因としては，発生異常説や一度形成された胆管が周産期のウイルス感染や何らかの炎症により胆管上皮が破壊され，その治癒過程で胆管が閉塞するという炎症説が唱えられている．後者は，出生直後は胆汁排泄を示す黄色便だったのが，徐々に灰白色便に変わっていく症例をうまく説明できる．いずれにせよ，本症の成因は，現在のところ確定していない．

　合併症としては，多脾症や十二指腸前門脈などが報告されている．

症　状

　主な症状は，黄疸と灰白色便と肝腫大である．これらがそろっていれば，本症を疑うことが重要である．黄疸は，新生児黄疸が一度消失した後から出現するか，新生児黄疸に引き続いてみられ，徐々に増強する．通常は軽快することはない．便の色は重要で，通常は灰白色である．しかし，最初は黄色便だったにもかかわらず，徐々に灰白色便に移行する例もあるので，注意を要する．すなわち，最初は黄色便だったからといって，胆道閉鎖症を否定することはできない．

　時に，ビタミンKの欠乏による出血傾向から，頭蓋内出血をきたす例もある．本症を疑った場合は，できるだけ早く専門施設に送ることが肝要である．

診　断

　外来での肝機能検査では，直接ビリルビン優位の高ビリルビン血症が特徴的で，他にアルカリフォスファターゼやγ-GTP，AST，ALTの上昇などもみられるが，血液生化学検査だけでは，新生児・乳児肝炎との鑑別は難しい．

　超音波検査では通常，胆嚢は萎縮しており，肝門部にtriangular cord signがみられることもしばしば経験するので，有用である．また，胆道シンチで，腸管内にアイソトープの排泄が認められないことも診断には有用である．しかし，最も重要な検査は，十二指腸ゾンデで，24時間採取した十二指腸液に胆汁を混じていない場合は，強く本症を疑うことができる．しかし，はっきりしない場合は，この検査を2～3回繰り返すことが必要である．

　本症の診断は，今まで述べた症状や検査データから総合的に下すが，どうしても診断がつかない場合は，近年では，腹腔鏡下の胆道造影も行われている．

鑑別診断

新生児・乳児肝炎が主に鑑別の対象となる．それ以外でも最近では，代謝性疾患であるシトルリン血症Ⅱ型が，一過性に胆道閉鎖症とよく似た症状を呈することが知られているので，やはり鑑別が必要となる．

治　療

生後60日以内に手術を行うことが望ましい．

手術は肝門部空腸吻合術（葛西手術）を行う．しかし，たとえ早期の手術が行われていても，すべての症例で順調に減黄するとは限らない．

術後の最も重大な合併症は，上行性胆管炎である．発熱と白血球増多，CRPの上昇がみられ，胆汁の流出が止まり，黄疸が出現する．この場合，直ちに入院して経口絶食にして抗菌薬で治療しなければならない．胆管炎が消退しても，黄疸が十分軽減しないこともしばしば経験する．また，胆管炎を発症していないにもかかわらず，胆汁流出が徐々に止まってしまう場合もあるが，このようなときは，ステロイドの投与を試みる．

もう1つの治療法としては，肝移植術がある．この方法には，生体部分肝移植術と脳死肝移植術があるが，日本では前者がほとんどを占める．欧米では，最初から肝移植術を行う施設もあるが，わが国では肝門部空腸吻合術後，10 mg/dL以上の総ビリルビン値が持続する例や血液凝固異常が著しい例が肝移植術の適応となっている．それ以外にも，門脈圧亢進症に伴う消化管出血が頻回に起こる場合や，頻回に繰り返す上行性胆管炎なども移植の適応となる．

予　後

適切な手術が時期を逸することなく行われれば，約2/3の症例で一度は黄疸は消失する．しかし，残存する肝線維化の進展や繰り返す上行性胆管炎のため，再び血清ビリルビン値が上昇してくる例も，しばしばみられる．術後のフォロー中に肝機能の悪化や黄疸と発熱をきたしたときは，上行性胆管炎を考えて，直ちにフォローしている病院の小児外科を受診するように説明することが大切である．

長期にわたって患児をフォローしていると，門脈圧亢進症による食道静脈瘤と脾腫の進行がみられることがあり，内視鏡検査が必要となる．静脈瘤の治療としては，硬化療法が行われてきたが，最近，EVL（endoscopic variceal ligation）が行われることも多くなった．

これ以外にも，続発性肝内シャントの形成により，低酸素血症，チアノーゼ，バチ状指を呈する肝肺症候群を呈する例もある．また，女性では妊娠・出産を契機として，肝機能が悪化する例が少なからず報告されている．このように，本疾患は長期間のフォローを行うことと，そのときの病態に応じた治療を行うことが必要である．

【財前 善雄】

9 先天性胆道拡張症
congenital biliary dilatation（CBD）

病態・成因

本症は先天的に総胆管の拡張をきたす疾患で，時には肝内胆管の拡張もみられることがある．本症の多くが小学生までに発見されるが，成人になって発見される例もある．性別では3：1で女性に多い．肝外胆管の拡張は，大きく囊腫型と紡錘型とに分けられる．本症のほとんどで，胆管と膵管が十二指腸壁外で合流する膵管胆管合流異常を伴っている．このため，十二指腸乳頭部の括約筋（Oddi の括約筋）の作用が合流部で機能せず，胆汁と膵液の混入が生じて，胆道系と膵臓に病変を引き起こすことになる．

症 状

本症では3主徴として，腹痛，黄疸，右上腹部腫瘤があげられるが，この3つが揃うことは 1/4〜1/3 の症例にすぎない．

◆ 腹痛……腹痛には悪心・嘔吐を伴い，高アミラーゼ血症がみられることも多い．これは胆汁との混合により活性化された膵酵素により急性膵炎が発生したものと考えられる．

◆ 黄疸……黄疸がみられることもまれではない．これは下部の胆管が炎症により浮腫を起こし，胆汁の十二指腸への流出が障害されたためと考えられる．乳児では，時に灰白色便がみられることもあるが，胆道閉鎖症とことなり，通常は一過性である．

◆ 右上腹部腫瘤……囊腫状の胆管の拡張がある場合には，注意深く触診すれば右上腹部に腹部腫瘤として触知できる．しかし，紡錘型の場合は，腫瘤として触知することはほとんど不可能である．

診 断

囊腫状に大きく拡張した場合は，腹部単純 X 線写真で，右上腹部のびまん性陰影と腸管の圧排像がみられることがある．超音波検査は重要な検査である．肝外胆管や肝内胆管の拡張や結石の有無を確認できる．また，腹部 CT も有用な検査である．肝外や肝内の胆管の拡張の有無やその程度，膵の腫大や膵管の拡張がわかる場合もある．MRCP（magnetic resonance cholangiopancreatography）では，膵管・胆管合流部の情報を得られる場合がある．一方，ERCP は手技的に難しく，施行にあたっては全身麻酔が必要なこと，術中造影で同程度の情報が得られることから，最近では行われることが少なくなってきた．

治 療

根本的な治療には手術が必要である．手術は，拡張した肝外胆管を膵管との合流部近くで切除し，肝管空腸 Roux-en-Y 吻合を行うのが一般的である．この方法は，胆汁と膵液の流れを分断するので，分流手術と呼ばれている．しかし，胆管炎や膵炎などの炎症が存在する場合は，すぐに手術を行うのではなく，抗菌薬と消炎薬で炎症が収まってから，手術を行ったほうがよい．

予後

　予後は一般に良好であるが，術後長期にわたってフォローアップしていくと，晩期の合併症を経験することがある．以前は，遺残胆管が原因となる膵炎や，遺残胆管からのがんの発生などが問題になっていたが，拡張胆管を膵内まで十分切除するようになってからは，この問題は減少しつつある．むしろ，術後20年近くたって，肝内の拡張胆管に結石が生じて，これが繰り返し炎症を引き起こすことが問題になってきている．よって，本症は術後長期間にわたるフォローアップが必要である．

【財前　善雄】

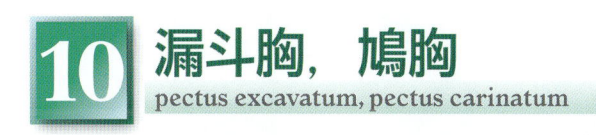

10 漏斗胸，鳩胸
pectus excavatum, pectus carinatum

病態・症状

　ともに肋軟骨の過成長が原因といわれており，胸部が陥凹したものが漏斗胸（図V-L-14），突出したものが鳩胸（図V-L-15）である．頻度としては漏斗胸のほうが圧倒的に多い．漏斗胸変形は早くも乳幼児期に気づかれることが多いのに対し，鳩胸変形は思春期以降に明らかになることが多い．ともにその変形のわりには心肺機能の異常を伴うことは少なく，治療の主たる目的は整容的改善とそれに伴う心理社会的問題の解決である．

診　断

　基本的には診断は視診により容易に可能である．ただし，Marfan症候群に伴う胸郭変形，二分肋骨による変形，Poland症候群に伴う胸郭変形などもあるので注意を要する．3D-CT検査が非常に有用である．

治　療

　装具を用いた保存的治療も発案されてはいるものの，やはりともに治療の主体は手術である．従来は肋軟骨を切除して変形を修正する手術（Ravitch法）がなされていたが，1998年に漏斗胸に対するNuss法が報告されて以降，その低侵襲さが大きな利点となり，今ではこれが第1選択となっている．Nuss法は金属プレートを胸郭内に挿入し，胸骨を支え上げることで陥凹部の挙

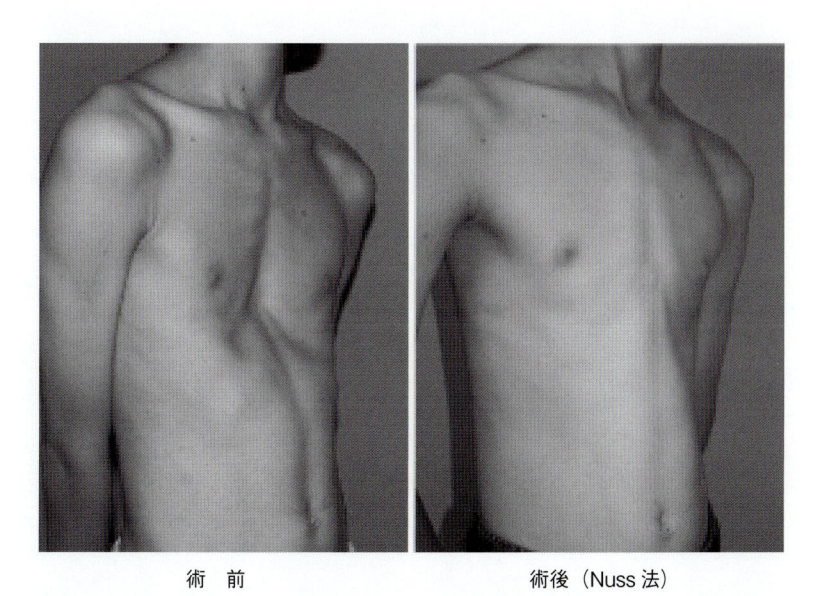

術　前　　　　　　　術後（Nuss法）

図V-L-14　漏斗胸

術　前　　　　　　　術後（Nuss法に準じて）

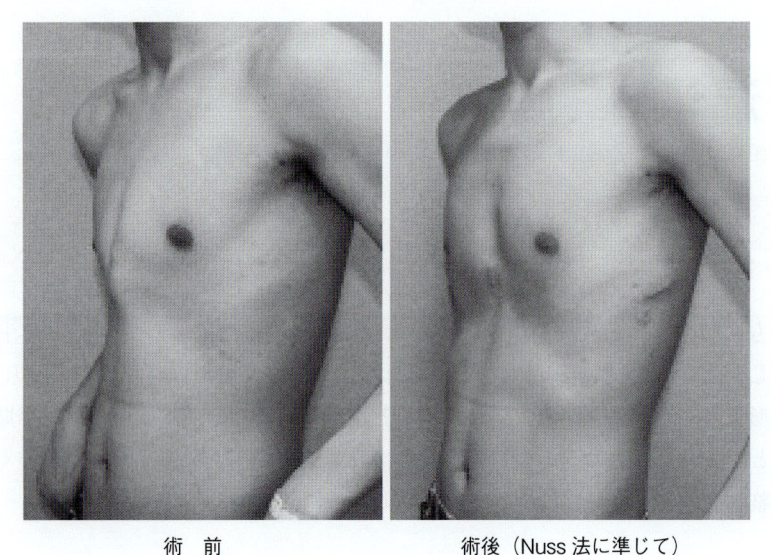

図V-L-15　鳩　胸

上を図る方法である．肋軟骨は切除しない．またプレートは約3年後に抜去する．6〜12歳が至適手術時期である．最近ではNuss法のコンセプトが鳩胸にも応用され，金属プレートを用いて鳩胸の突出胸骨に圧迫をかけるような手術方法が広がりつつある．

【高木 誠司，大慈弥 裕之】

M 外陰・性器疾患
disorders of the external genitalia

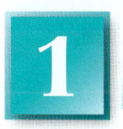

1 精巣・精索水瘤
hydrocele testis and of the cord

病態

固有鞘膜内に液が貯留し，陰嚢部や鼠径部が腫脹する病態．小児にみられる水瘤のほとんどは腹膜鞘状突起の閉鎖不全によるもので，時にヘルニアを合併することもある（図V-M-1）．正常新生児の約6％に認められる．

分類

陰嚢内の精巣周囲に生じた場合は精巣水瘤（陰嚢水瘤，陰嚢水腫ともいう），精巣の上部から精索に沿って生じた場合は精索水瘤（精索水腫）という（図V-M-1）．

症状

無痛性．乳児の水瘤の多くは交通性で，朝方起床時には小さく，夕方入浴後に大きいといった大きさの変化を示すことが多い．年長児になると非交通性が増加する．時に緊満して充実性腫瘤を疑わせることもあるが，大部分は弾力性で波動感がある．

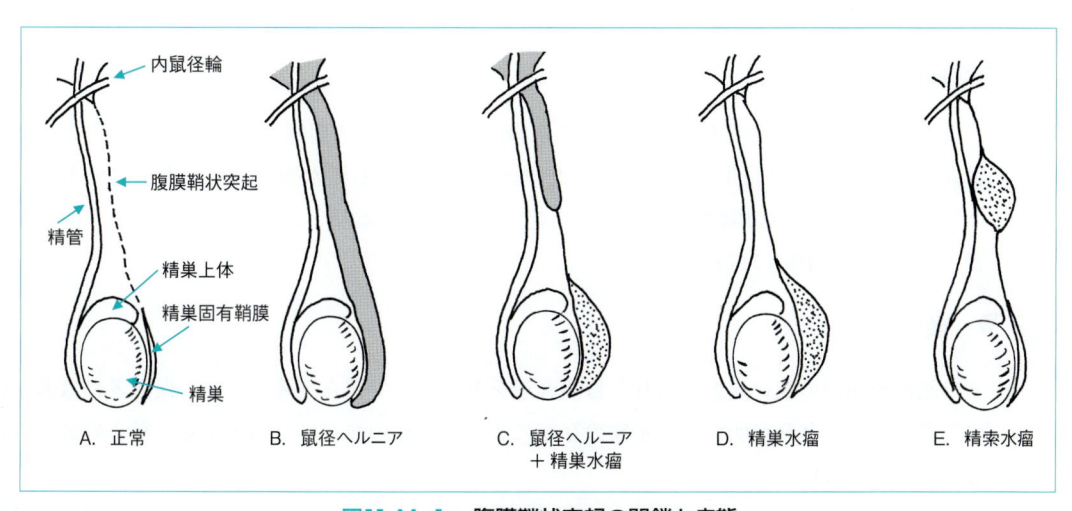

図V-M-1 腹膜鞘状突起の閉鎖と病態

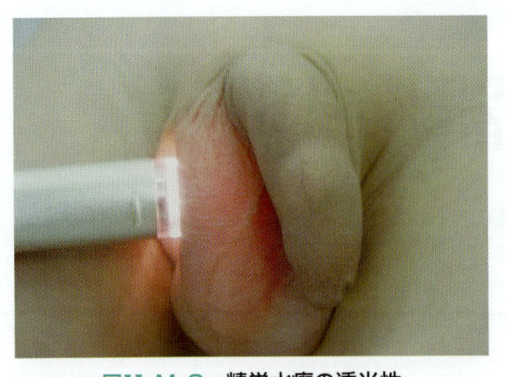

図V-M-2　精巣水瘤の透光性
陰嚢部にライトをあてることで，明らかな透光性を示す．

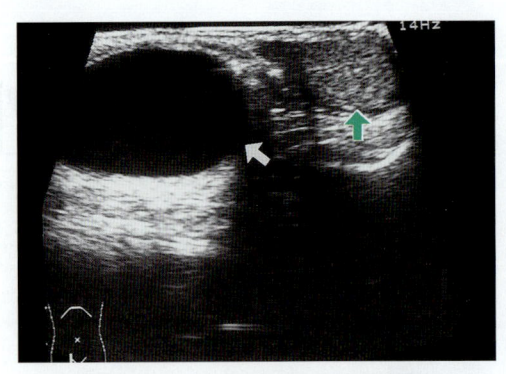

図V-M-3　精索水瘤の超音波像
（⇧：水瘤，↑：精巣）

診　断

陰嚢皮膚の色調に変化はなく，ライトをあてることによって透光性を示すのが特徴である（図V-M-2）．超音波検査によって容易に液貯留を確認でき，精巣の局在診断も可能である（図V-M-3）．

鑑　別

陰嚢の腫大をきたすすべての疾患と鑑別が必要．特に精巣腫瘍などの solid mass，鼠径ヘルニア，精索静脈瘤など無痛性に腫脹する疾患との鑑別は重要．いずれも超音波検査で鑑別が可能である．

治療方針

本疾患は自然治癒傾向の強い病態であり，2～3歳までは原則として自然経過を観察する．特に乳児期の水瘤のほとんどは自然治癒する．しかし精索まで及ぶ水瘤，交通性の持続する水瘤，年長児で発症する大きな水瘤ほど自然治癒傾向が乏しくなる．小児水瘤の多くは交通性であることから穿刺は一般に禁忌である．穿刺による患児の精神的苦痛，直後の再貯留，穿刺後の発熱，血腫形成など合併症は少なくない．水瘤穿刺はかえって自然治癒を遅らせたり，ヘルニア発生の要因にもなる．

手術適応

①鼠径ヘルニアや停留精巣に合併する水瘤，②自然治癒の期待される2～3年以上変化のない緊満した水瘤，③日常生活に支障をきたすような巨大交通性水瘤などが手術適応である．手術は鼠径部に小さな横切開をおき，鞘状突起中枢側の結紮離断と水瘤壁の開放を行うが，精巣血管・精管などの損傷に注意を要する．

予　後

自然治癒傾向の強い疾患であり，自然経過をみることで何ら支障はない．保護者にはみかけ上の問題であることを説明する．水瘤の存在によって精巣の発育には問題なく，将来の妊孕性に対しても影響はない．

【山口　孝則】

2 停留精巣
cryptorchidism, undescended testis

病因・病態

　精巣下降不全の要因は，①精巣自体の発育障害，②腹膜鞘状突起の腹腔からの離断の未完了，③精巣導体の付着異常，④胎生期のGnRHの分泌異常やhCGの効果不全，胎盤からのエストロゲン産生増加などである．近年では内分泌要因の関与が主因と考えられており，いわゆる内分泌攪乱物質（環境ホルモン）の影響を示唆する報告もある．

　停留精巣では一般に正常より小さく，組織学的に精細管の密度，直径，精細胞の減少などの精細管障害が生じる．しかし，間質のLeydig細胞機能は温存されることが多く，一般に男性化障害は軽微である．

発生頻度

　新生児期で4.1～6.9％，3カ月で1.0～1.6％，1歳児で1.0～1.7％であり，出生後の自然下降は生後3カ月までに生じ，以降の頻度はあまり変わらない．また2,500g未満の低出生体重児では19.8～22.5％，同じ新生児でも在胎37週未満では17.3～30.1％である．在胎週数，出生児体重が重要なリスクファクターになる．

分　類

1）位置によるgrade分類
　Ⅰ度：鼠径管外，陰嚢上部
　Ⅱ度：鼠径管中位以下
　Ⅲ度：鼠径管上位，内鼠径輪部（図Ⅴ-M-4）

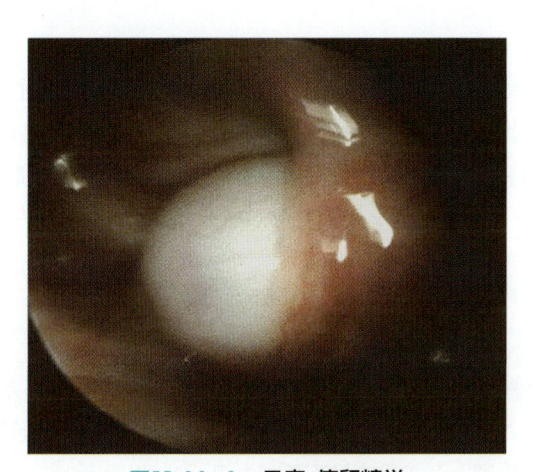

図Ⅴ-M-4　Ⅲ度 停留精巣
腹腔鏡にて左内鼠径輪部に左精巣を確認できる．

Ⅳ度：腹腔内

2）触診所見による分類

◧ 触知精巣（palpable testis）……鼠径部，陰嚢上部に触れることが多い．
◧ 非触知精巣（impalpable testis）……停留精巣の20％，腹腔内精巣，消失精巣，精巣無形成など．

類似病態

◧ 移動性精巣（retractile testis）……精巣挙筋の過剰反射や精巣導体の固定不良によって容易に鼠径部に挙上する．一般に精巣の大きさ，陰嚢の発達は良好で妊孕性も正常．
◧ 異所性精巣（ectopic testis）……鼠径管を通過して反転し浅鼠径窩に位置するものが多い．その他，会陰部，大腿部，陰茎根部などや，まれに対側の鼠径部や陰嚢へ位置する交叉性転位がある．
◧ 消失精巣（vanishing testis）……胎生のある時期まで精巣が存在したが，その後精巣捻転などの何らかの原因で萎縮消滅した状態．非触知精巣のなかで最も多い病態．
◧ 精巣低形成，無形成（hypoplasia, agenesis）……片側の精巣欠損を単精巣（monorchia），両側の欠損を無精巣症（anorchia）というが，精巣が最初からまったく形成されない病態はきわめてまれである．腹腔鏡や開腹による確認を要する．

症　状

陰嚢内容の欠如．消失精巣などでは対側精巣の代償性肥大を示すことがある．

診　断

触診がきわめて有用かつ重要である．母指を外鼠径輪から鼠径管内へ挿入するようにあてがい，他の4指で内鼠径輪部より鼠径管に沿ってかきおろすように精巣を触知する．両手を用いて両指で挟みうちにするように触診してもよい．啼泣時や寒冷環境では筋緊張のため触知しにくいので，暖かい室内で温めた手で安静時に診察する．

局在診断

非触知精巣などで精巣の局在が不明の場合，超音波検査，MRI，腹腔鏡検査を行う．鼠径管内にあれば通常超音波検査で診断可能である．腹腔鏡検査では腹腔内精巣の有無のほか，精管，精巣血管の状態が直視下で観察でき，きわめて有用である．両側非触知の場合にはhCG負荷テスト（hCG負荷でテストステロン値の上昇があれば精巣の存在が知れる）などの内分泌検査が必要となる．

治　療

◧ 保存的待機……停留精巣の自然下降は3カ月まで，遅くとも6カ月までは可能性があるので自然経過を観察することは可．ホルモン療法の有用性については疑問がある．
　移動性精巣では原則として手術は不要である．
◧ 精巣固定術……将来の精巣の発育成長や妊孕性保存の点から精細管障害をきたす前での手術が

勧められる．近年はおおむね1〜2歳での手術が一般的ではあるが，さらに早期の手術を勧める方向にある．

手術は鼠径部に小さな横切開をおき，腹膜鞘状突起を精巣血管と精管からはずして精巣を陰嚢内に固定する．精巣血管の長さが不足している高位の精巣では二期的手術や血管を切断するなどの特殊な術式が必要となる．

◆ 精巣摘出術……低形成や形成不全の高位精巣については悪性化の危険性が高いため摘出する．また片側性腹腔内精巣で下降困難なもの，消失精巣などでは摘出することがある．

予　後

◆ 造精機能……精細管の発育は比較的早期に障害されていることが多く，高度な両側性では妊孕性は低い（33〜65.3％）．片側停留精巣では，精巣固定術後の患者の妊孕性は66〜89.7％とされ，手術によって改善がみられる．

◆ 内分泌機能……精細管障害に比較し間質機能（テストステロン合性能）の低下は軽微で，一般に二次性徴の発来や男性機能に影響はない．

合併症

◆ 鼠径ヘルニア，精巣・精索水瘤……停留精巣では鞘状突起の閉鎖不全を伴っていることが多く，25％の合併率との報告もある．

◆ 精巣捻転症……停留精巣では精巣上体の形成異常や付着異常を伴っていることが多く，固定状態も不良なため捻転しやすい．

◆ 精巣腫瘍……正常精巣の約4倍の発生危険率があり，高度停留精巣ほど，10歳以降に精巣固定術を受けた男性ほど腫瘍化率は高いとされる．固定術が悪性化を防止できるとのエビデンスはない．

【山口　孝則】

3 急性陰嚢症
acute scrotum

　急性陰嚢症とは「陰嚢部あるいは陰嚢内容の急激な有痛性腫脹をきたす疾患群の総称」である．このなかで，臨床的に問題となるのは緊急の手術によらなければ精巣が壊死に陥る精巣捻転症を含んでいるからである．したがって精巣捻転症をいかに速やかに診断するかが最も重要であり，精巣温存のためにはできるだけ早く専門医を受診することが不可欠である．

原因・病態

　表V-M-1に急性陰嚢症の原因となる病態を示した．頻度からすると精巣捻転症と鑑別が必要な疾患は付属小体捻転症と急性精巣上体炎である．

　精巣捻転症は新生児に生じる鞘膜外捻転（精巣鞘膜と周囲組織との接着が脆弱であるため）と，主として思春期に生じる鞘膜内捻転（精巣鞘膜の精索への付着異常などの解剖学的異常のため）がある（図V-M-5）．捻転の多くは内旋するが，回転の程度はさまざまである（1/4回転〜4回転）．捻転の結果，静脈灌流（venous return）の阻害から血栓形成→動脈血流低下→4〜6時間以降，精巣の梗塞・壊死へ進展する．

　付属小体捻転症はWolff管遺残である精巣上体垂や，Müller管遺残である精巣垂がその頸部で捻転し生じる．急性精巣上体炎は主に大腸菌やグラム陽性球菌などの逆行性感染が原因で生じる．

発症年齢

　各病態で発症の好発年齢や臨床所見に若干の相違がある（表V-M-2）．精巣捻転症は新生児期と思春期にピークを有する二峰性の分布で，最も多いのが13〜14歳である．付属小体捻転症は思春期以前の少年期に発生しやすい．急性精巣上体炎は小児では比較的まれであるが，乳幼児ではWolff管発生異常が原因のことが多く，思春期以降に徐々に増加する．

臨床症状

　症状としては精巣捻転症が最も突発的で激烈である．夜間睡眠中に発症し早朝痛くて目が覚めるケースが多い．新生児期の捻転では痛みがはっきりしないことが多い．付属小体捻転症では昼間活動時に多く，急性精巣上体炎での発症は比較的緩徐で局所の疼痛も一般に軽度である．

表V-M-1　急性陰嚢症の原因疾患

1. 精巣捻転症（testicular torsion）
2. 精巣・精巣上体付属小体捻転症（appendicial torsion）
3. 急性精巣上体炎（acute epididymitis）
4. 急性精巣炎（acute orchitis）
5. 嵌頓ヘルニア（strangulated hernia）
6. 急性特発性陰嚢浮腫（acute idiopathic scrotal edema）
7. Henoch-Schönlein purpura
8. 結節性動脈周囲炎（periarteritis nodosa）
9. その他（陰嚢内腫瘍，急性陰嚢水瘤，陰嚢内外傷，陰嚢脂肪壊死など）

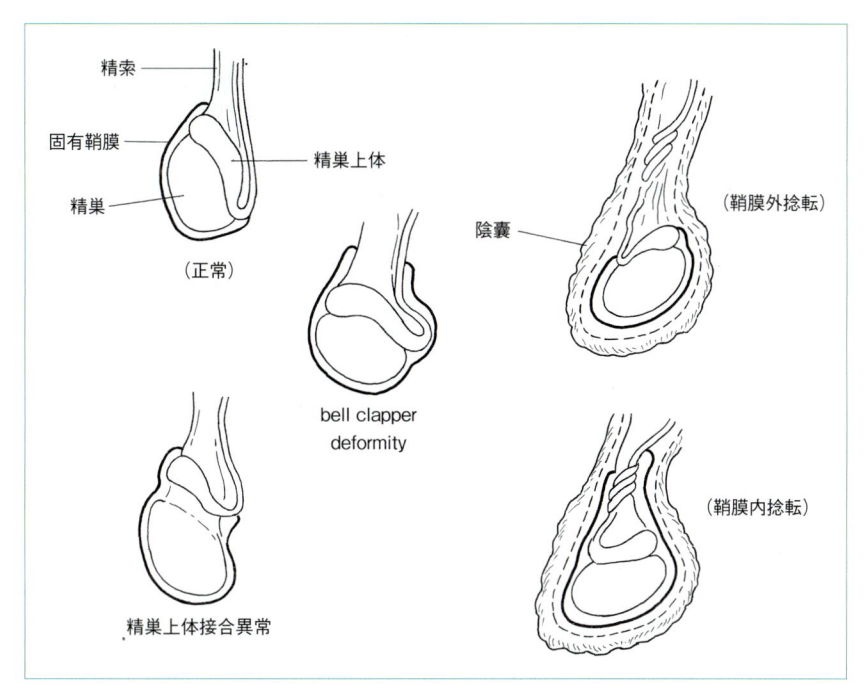

図V-M-5　精索捻転の病態と発症しやすい構造異常

表V-M-2　急性陰囊症の臨床像

		精巣捻転症	付属小体捻転症	急性精巣上体炎
発症年齢		新生児期・思春期	少年期	不定
発症機転		睡眠中が多い	運動中が多い	不定
局所症状		突発的で激烈	突発的だが比較的軽度	緩徐で比較的軽度
随伴症状	腹膜刺激症状	しばしば	なし	まれ
	発熱	まれ	なし	しばしば
	下部尿路症状	まれ	なし	しばしば
検査	血液炎症反応	時に陽性	ほぼ陰性	しばしば陽性
	膿尿	なし	なし	しばしば
理学所見	触診所見	精巣全体の腫大，硬化　横位，挙上	局所硬結　blue dot sign	精巣上体の腫大硬化
	精巣挙筋反射	消失	ほとんど陽性	ほとんど陽性
鑑別診断法	超音波断層法	精巣全体の低エコー　捻転部腫瘤	精巣外の腫瘤	精巣上体の腫大
	超音波カラードプラ	精巣の虚血	有意な所見なし	精巣上体の血流増強
	精巣血流シンチグラフィ	精巣の RI 欠損像	有意な所見なし	精巣上体の RI 集積

　随伴症状としての腹痛，嘔吐などの腹膜刺激症状は精巣捻転症に伴うことが多い．発熱などの炎症所見や排尿痛などの下部尿路症状は急性精巣上体炎で比較的多い．付属小体捻転症では随伴症状はまれである．

局所診断

◆ 局所所見……精巣捻転症では患側精巣が異常に挙上あるいは横位を呈し，精巣の腫脹・圧痛が著明である（図V-M-6）．また左側に多い．付属小体捻転症では初期であれば硬結の触知や，暗黒色に腫大した硬結が陰囊皮膚から透視できる blue dot sign が特徴的．精巣上体炎では精巣には

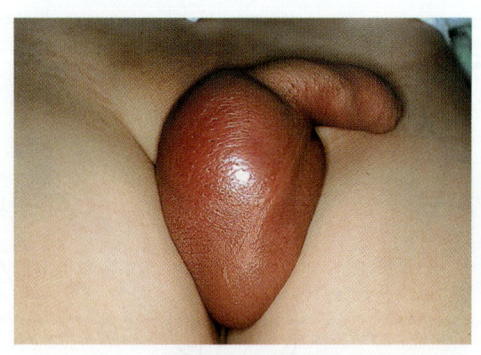

図V-M-6　精巣捻転症の局所所見（13歳）
右精巣は挙上・横位を呈し，発赤・圧痛が著明である．

異常を認めず，精巣上体に限局した腫脹と圧痛を認める．しかしいずれの場合も時間の経過とともに，炎症が周囲に波及して陰嚢内の一塊とした有痛性腫瘤を形成し，その所見は判然としなくなる．

- **精巣挙筋反射**……同側の大腿内側を刺激することによる精巣挙筋の反射性収縮が精巣捻転症では消失する．このため，反射が残っていれば精巣捻転症をある程度否定できる．
- **Prehn 徴候**……精巣捻転症では精巣挙上によって疼痛が増強，精巣上体炎では逆に軽減するという有名な徴候であるが，必ずしも信頼できない．

臨床検査

- **血液検査**……白血球増多，CRP 陽性，血沈亢進などの炎症所見は精巣上体炎で多く認められるが，精巣捻転症でも陽性に現れることがあり注意を要する．
- **尿所見**……精巣上体炎の 30〜40％に膿尿を認め，精巣捻転症では認めないことから，膿尿の場合は精巣上体炎を疑う有力な所見となる．

画像診断

- **超音波断層法**……精巣捻転症による梗塞のエコー像は発症 10 時間程度の急性期では（捻転の程度にも左右されるが）腫脹，増大して内部エコー像は低エコー（hypoechoic）となる．さらに時間が経過すると出血壊死により高エコー（hyperechoic）な部分も加わり mixed pattern を呈する．対側の健側精巣エコー像との比較で有用な検査法となりうる．
- **超音波カラードプラ法**……現時点で精巣捻転症を鑑別する最も手軽で有用性が高い検査法である．精巣の虚血の有無を的確にしかも簡便に把握でき，超音波断層法との併用で総合的な判断が可能である（図V-M-7）．本法の導入で精巣捻転症の正診率が 80％以上に向上したとの報告もあるが，時間の経過とともにその周囲に血流が増加したり，捻転が軽度（不全捻転）では正常な血流を示すこともあり注意が必要である．
- **精巣血流シンチ**……診断能力は高いが，設備や時間的な制約を受ける点，陰嚢の小さな新生児期や，不全捻転では偽陰性（false negative）の問題もある．

治療

急性陰嚢症の治療上の最大の問題は，専門医療施設を受診するまでかなりの時間を要している

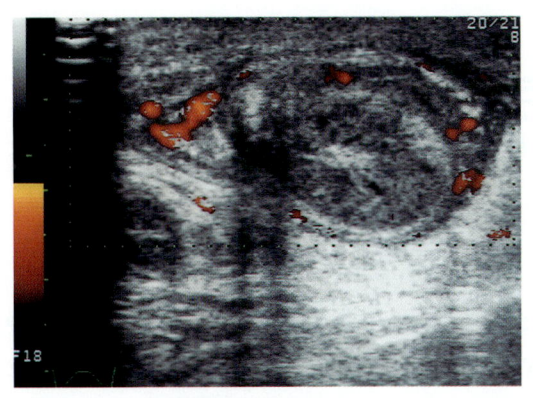

図V-M-7　精巣捻転症の超音波カラードプラ所見
左精巣は正常な超音波構築を示さず，精巣周囲の血流を認めるものの，精巣実質への血流がない．

点である．最終的に精巣捻転症が疑われる，あるいは否定できない場合には時期を逸することなく緊急の試験切開が必要である．精巣を救済できるか否かの golden time は捻転の程度にもよるが6〜12時間である．

◆ **用手的整復**……多くの精巣捻転症では内旋する傾向にあるので，時に年長児では徒手で精巣を外回転させて整復が可能なことがある．いったん整復が成功すると，疼痛は劇的に消失する．しかし通常は触診するだけで圧痛が激しいため困難なことが多く，手術による確認が第1選択である．また，徒手整復できても，捻転が再発する傾向にあり，最終的には観血的な精巣固定術が必要である．

◆ **緊急手術**……実際に精巣捻転症と診断，あるいは疑わしい場合は全身麻酔下に手術を行うのが原則である．捻転を解除した後，色調の回復の程度で，精巣を温存し精巣固定術を行うか，摘出するかの判断を行う．24時間以上経過した症例では，壊死物質が体内に循環し対側精巣の免疫学的影響が懸念されるので摘出せざるを得ない．

◆ **対側精巣固定術**……解剖学的構造異常に由来することが多いため，対側も固定することが望ましい．新生児では不要とされる．

◆ **その他の病態の治療法**……付属小体捻転症や精巣上体炎では原則的に手術の対象とはならない．前述した特異的な徴候が明らかで診断が確定した場合は，無用な手術を回避できる．治療は安静と消炎鎮痛薬，急性精巣上体炎では抗菌薬の投与を行うが，局所の安静を保つため，精巣の挙上と冷罨法が好ましい．

予　後

精巣捻転症は発症後10〜12時間以内に解除できれば70〜100%救済可能といわれているが，厳密な golden time は6時間であり，いかに速やかに診断し，専門医を受診するかが予後を左右する最大の問題である．

【山口　孝則】

4 亀頭包皮炎
balanoposthitis

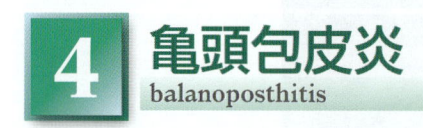

原因

小児はほぼすべてが包茎であるため清潔を保ちにくく，包皮内板と亀頭との間の細菌感染を起こしやすい．頻度は比較的高い．尿道側腺の未熟な小児では重篤な尿道炎や膀胱炎に進展することは少ない．起炎菌はグラム陽性球菌によることが多いが，グラム陰性桿菌，嫌気性菌のこともある．

症状

陰茎先端部の発赤・腫脹や自発痛，排尿痛を訴え，おむつやパンツに血性あるいは膿汁様分泌物の付着をみることもある（図V-M-8）．

診断

包皮輪の発赤だけのものから，著明な浮腫や排膿を認めるもの，さらに炎症が包皮外板に及び陰茎体部までソーセージ状に腫脹発赤するものもある．排膿のある症例では細菌培養，薬剤感受性検査を行っておく．

治療

包皮翻転が可能な場合（仮性包茎）は流水や微温湯で洗浄のうえ，抗菌薬含有クリームを塗布するだけでもよい．

包皮翻転が不可能な真性包茎や亀頭包皮癒着の高度な場合，また炎症が陰茎体部へ進展しているものでは外用療法だけでは不十分で，抗菌薬の内服投与が必要となる．治療薬の選択は，通常第1，2世代の経口セフェム系抗菌薬を使用し，炎症反応が消失するまで継続する．

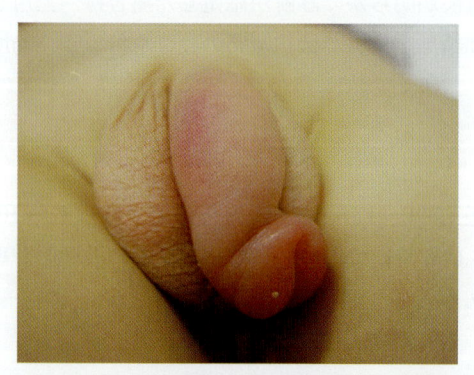

図V-M-8 亀頭包皮炎の局所所見（5歳）
陰茎全体が発赤・腫脹し，包皮に膿付着を認める．

治療の要点

　本症は包茎に端を発してはいるが，炎症時には包皮の翻転は慎むべきである．炎症時の脆弱化した包皮に損傷が加わり，さらに瘢痕形成をきたして包皮翻転が困難になる．包皮炎を繰り返す症例では，まず陰部の清潔を促し，真性包茎があれば保存的治療を行う．それでも感染を反復する症例では包茎手術が必要となる．むろん手術を行う時期は炎症の鎮静期である．

特殊な原因による感染

　小児では亀頭包皮炎の病態に類似して，水痘や伝染性軟属腫などのウイルス性皮疹が陰茎に播種することがある．これらの病態は皮膚科専門医との連携が必要である．淋疾をはじめとする性病や，真菌・カンジダなどが亀頭包皮炎の病態で発生することはほとんどない．

　まれではあるが，小児の陰茎冠状溝を中心に尖圭コンジローマがみられることがある．年長児の性感染症を除いて，分娩時における母親からの感染である．

【山口　孝則】

5 外陰腟炎
vulvo-vaginitis

原因

　幼小児の腟は成人のそれに比べ，粘膜上皮も薄く，角化層を欠くため感染にさらされやすい．また乳幼児では，化学的・物理的刺激が直接誘因となって陰唇，腟前庭，腟内に炎症を生じることがある．起炎菌は成人にみられる淋菌，トリコモナスなどの性感染症の菌種はまれで，おおむね尿路感染症と同様，大腸菌などの腸内細菌，ブドウ球菌，レンサ球菌などである．

症状

　自覚症状としては外陰部の痒みのみのこともあるが，頻尿を伴わない排尿時痛を主訴にすることが多い．ときに激烈な痛みのため尿閉をきたすことがある．おむつやパンツなど下着への膿汁様分泌物の付着，腟前庭・小陰唇の発赤・腫脹をみる．

診断

　不用意にパック排尿や自排尿で尿検査を行って，尿路感染症（膀胱炎，尿道炎など）と誤診することのないように注意すべきである．
　異常に反復する腟炎，出血を伴う難治性の腟炎ではかなりの割合で腟内異物がみつかる（図V-M-9）．単純X線撮影や超音波検査を行って異物の有無を確認する必要がある．

治療

　陰部を洗浄し，軽症例では抗菌薬含有クリームを1日数回陰裂に挟み込む．
　症状の強いものには抗菌薬の内服投与が必要となる．常に清潔を心がけるべきであるが，特別に石けん・殺菌薬を繁用して刺激を与えることは好ましくない．

特殊な原因による感染

　真菌やカンジダによる外陰腟炎は抗菌薬の長期投与で起こりやすく，外陰の強い瘙痒感と陰部の白色苔の付着が特徴である．性交渉をもつ年長児では淋菌をはじめ性感染症（STD）を念頭に置いた検査が必要であるが，乳幼児の淋菌感染では親の手指などから感染し，黄緑色膿性帯下を伴う発赤・びらんを生じやすい．

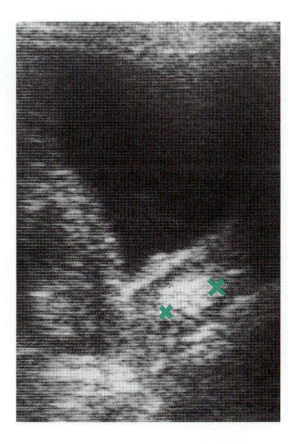

図V-M-9 腟内異物の超音波所見
難治性外陰腟炎女児にみられた腟内異物.
(×：充満した膀胱後部に描出された腟内の綿球)

【山口 孝則】

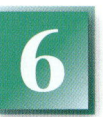

6 包茎とその周辺疾患
phimosis and related disease

1. 仮性包茎 falsc phimosis

症 状

用手的に楽に包皮翻転可能であるが，包皮が余剰で通常は亀頭が露出していない状態.

診断・治療

正常小児では，尿道下裂や半陰陽などの病的な場合を除けば原則として包茎で，おおむね仮性包茎である．宗教上，あるいは社会習慣上，包皮切開（割礼）や包皮切除を慣用する人々もあるが，医学的には正常であり処置を施す必要はない．

2. 真性包茎 true phimosis

症 状

包皮を翻転して亀頭がまったく露出できない状態．包皮輪が狭く伸展性を欠くため包皮の翻転が困難なもの，なかには排尿に際して包皮先端に尿を含んで風船状を呈するもの（ballooning, 図V-M-10）や，清潔を保てないため反復して亀頭包皮炎を発症するものがある．

診 断

包皮輪狭小の程度は，①包皮輪がまったく広がらないものから，②わずかに開大して亀頭が多少とものぞいてみえるものまで，さまざまである．また翻転不能例のなかには包皮輪狭小のためではなく，亀頭・包皮癒着によるものもあり，これは真性包茎には含めない．

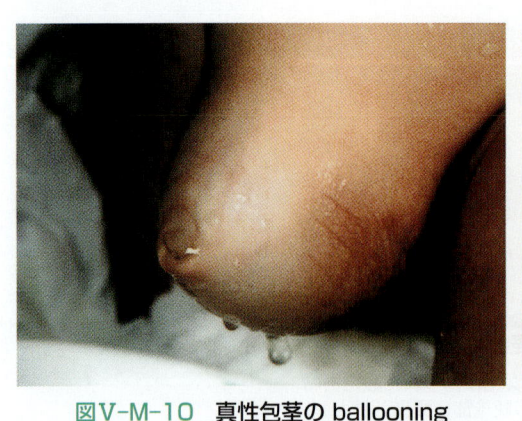

図V-M-10 真性包茎の ballooning
排尿時に包皮が風船状になり，尿線も滴下状である．

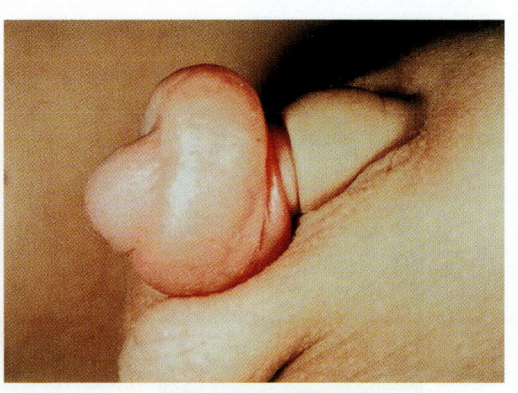

図V-M-11 嵌頓包茎
時間が経過して浮腫が進み整復不可能な状態である．

治　療

　　小児期に真性包茎であっても，そのほとんどは自然治癒するものであり，原則として経過観察でよい．包皮を翻転して外尿道口が少しでも露見できればほぼ問題ない．小児期に手術を要する包茎は次のものである．①排尿時包皮が風船状に膨らみ，尿線が細く，排尿に時間を要するなどの排尿障害のあるもの，②包皮の発赤・腫脹，疼痛などの亀頭包皮炎を繰り返すもの，③嵌頓包茎の既往のあるもの，などである．

❖ 保存的治療

- **包皮翻転指導**……包皮を愛護的に陰茎根部へ押し下げ，包皮輪に緊張をかけて機械的に伸展性を改善させる方法．数週間～数カ月，毎日保護者や本人に行ってもらう．指導を誤ると包皮亀裂のための瘢痕化をきたしたり，嵌頓包茎を生じることがあり注意を要する．
- **薬物療法**……1日1～2回，4週間程度，包皮輪部にステロイドホルモンあるいは女性ホルモン含有軟膏やクリームを塗布し，その伸展性を改善させる方法．最近では80％以上の高い有効性が報告されている．また，いったん翻転後の再癒着や瘢痕を防止する効果もある．女性ホルモン薬では女性化乳房などの副作用の危険性がある．

❖ 手術療法

　　①背面切開術，②包皮環状切除術，とがある．幼小児では前者が行われることが多いが，術後変形が残ることがある．年長児では環状切除術が一般的である．

3．嵌頓包茎　paraphimosis

原因・病態

　　陰茎包皮が無理に翻転されて包皮輪により亀頭が絞扼し，浮腫のため包皮が整復できない状態（図V-M-11）．長時間経過すると包皮の器質化や壊死，絞扼部皮膚のびらんや潰瘍が生じる．

診断・治療

　　陰茎の先端部包皮の高度浮腫と浮腫状になった亀頭を確認できれば診断は容易で，包皮をもとの状態に戻す以外に治療法はなく，直ちに整復を試みる．

M. 外陰・性器疾患

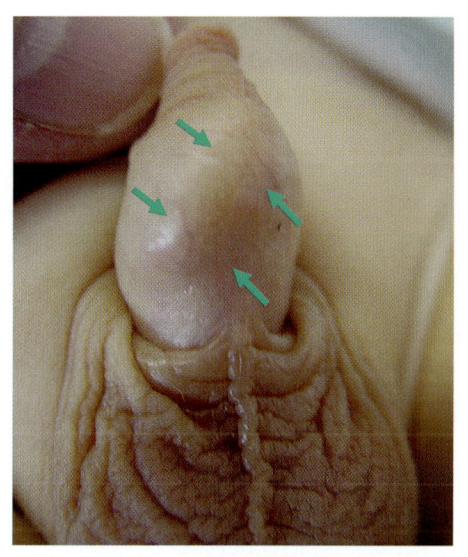

図Ⅴ-M-12　包皮内の恥垢塊（3歳）
真性包茎や亀頭包皮癒着に随伴してみられる（↑）．

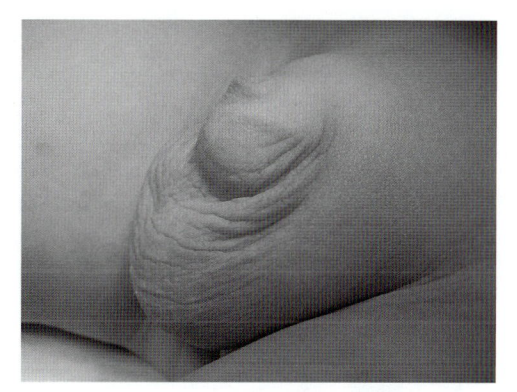

図Ⅴ-M-13　埋没陰茎（2歳）

整復法は包皮の浮腫を指で押し戻しながら亀頭を押し込むことによって整復が可能であるが，かなりの疼痛を伴うので，年少児などで困難な場合は全身麻酔が必要である．また，高度な浮腫で徒手整復できない，あるいはすでに絞扼部が器質化や壊死状態に陥っていれば，包皮輪拡大や環状切除などの真性包茎に準じた手術を行う必要があり，専門医へ転送し手術が必要である．

4．亀頭包皮癒着 glans-preputial adhesion

生後すぐは亀頭と包皮内板は生理的に癒着しており，かなり年長まで持続することも少なくない．しばしば包皮下冠状溝にそって黄白色の恥垢塊（smegma，図Ⅴ-M-12）がみられる．これは感染による膿ではなく，脱落上皮の塊である．一般に徐々に自然剝離し恥垢の排出が期待できるので放置してよい．

5．埋没陰茎 concealed penis, buried penis

通常は恥骨部皮下脂肪が過剰のため陰茎が埋もれてみえる状態（concealed penis）で，肥満児に多い．一方，陰茎と皮膚の接着異常により真性包茎が加わって陰茎が押し込められた状態（buried penis）が狭義の埋没陰茎である（図Ⅴ-M-13）．

前者の concealed penis は内分泌異常などの基礎疾患がない限り放置して成長を待つ．後者の buried penis では包皮形成手術や皮膚を陰茎根部に付着させる埋没陰茎根治術を行う．

6．翼状陰茎 webbed penis

陰茎の下面根部の正中線上で陰茎陰囊の皮膚が連なり，水かき状を呈する病態．大部分は見かけ上の異常だが，高度な外見異常では皮膚翼の切除を行う．

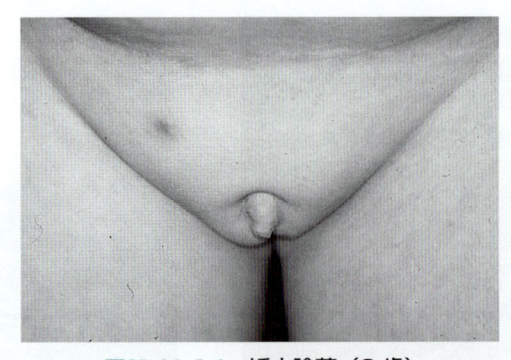

図V-M-14 矮小陰茎（9歳）
陰茎長16 mmと外性器発育不全があり，内分泌学的異常を認める．

7．矮小陰茎 micro penis

診 断

ミクロペニスとは年齢相応の陰茎長より，−2.5 SD以下の極端に発育の悪い陰茎をいう（図V-M-14）．陰茎長は，弛緩時の陰茎を引き伸ばした状態で，陰茎背面において陰茎根部から亀頭先端までの長さを測定して得られる．新生児・乳児期で2 cm以下，学童期で3 cm以下であれば矮小陰茎と考えられる．ただし，個人差のレベルや，肥満児などの見かけ上の埋没陰茎は本症から除外する．

原 因

その多くが男性ホルモン作用の不全を伴う内分泌学的異常を有するものであり，視床下部異常に起因するものが多い．そのため，内分泌学的な精査が必要である．

治 療

内分泌治療では，テストステロンの全身投与が有効である．通常乳幼児に対し15〜25 mg，学童に50 mg程度の少量のテストステロンを3〜4週間毎に3〜4回の筋注を行う．視床下部-下垂体-精巣系の安定していない乳児期に行うと効果的との報告もある．5％のテストステロンあるいは5α-DHTクリームの局所塗布療法も有効ではあるが，全身投与に比較し効果に差があり，局所の色素沈着などの副作用がある．手術療法に至ることはきわめてまれである．

【山口 孝則】

7 尿道下裂
hypospadias

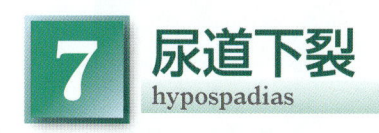

病態

外陰部の先天異常としては最も頻度の高いものの1つ．男性の尿道発生過程において男性ホルモンは不可欠であり，その作用の障害によって尿道溝の閉鎖が不完全となり，尿道が亀頭の先端まで形成されない病態．男児出生1,000人に対し3例程度で，家族性に発生することもある．疫学的には，従来流産予防薬としての黄体ホルモンの関与が指摘されていたが，さらに近年では内分泌撹乱物質（環境ホルモン）との相関も問題となっている．

分類

小児期外尿道口の位置による分類が一般に用いられる（図V-M-15）．しかし，外尿道口近位の尿道はしばしば形成不全であり，腹側に存在する索（chordee）と呼ばれる屈曲変形によって，事実上の外尿道口はさらに近位に後退する．実際には陰茎屈曲が軽度で外尿道口が陰茎遠位部に存在する遠位型（図V-M-16）と，著明な索を伴い外尿道口が陰茎陰嚢部より近位にある近位型（図V-M-17）とに分類する．

局所所見

尿道下裂では亀頭は露出し，包皮小体の欠如，背側に偏ったフード様包皮（hooded foreskin），陰茎腹側への屈曲など特徴的な外観を呈する（図V-M-18）．陰茎屈曲は主に形成不全の尿道海綿体，筋膜などの線維性結合織からなる索による．遠位型では陰茎体に癒着した皮膚が原因のこともある．

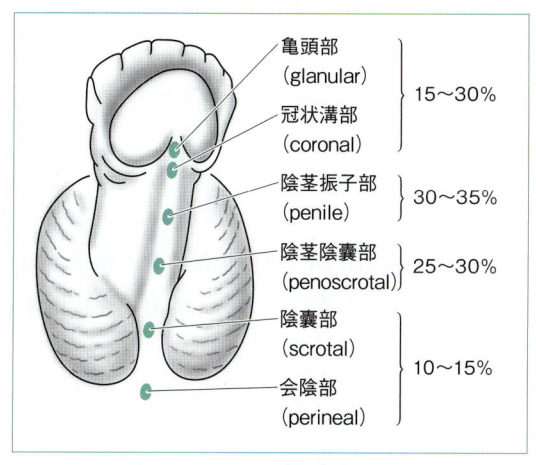

図V-M-15 尿道下裂の分類と頻度

- 亀頭部 (glanular)
- 冠状溝部 (coronal) }15〜30%
- 陰茎振子部 (penile) }30〜35%
- 陰茎陰嚢部 (penoscrotal) }25〜30%
- 陰嚢部 (scrotal)
- 会陰部 (perineal) }10〜15%

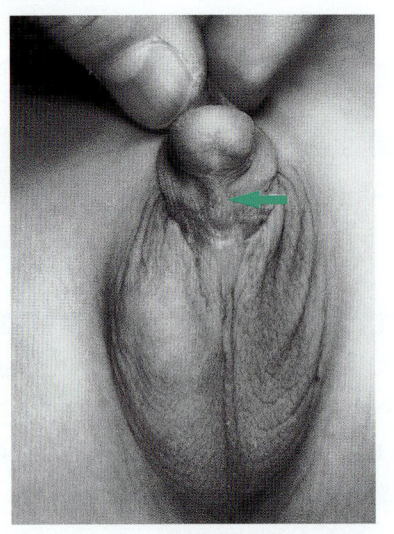

図V-M-16 遠位型尿道下裂症例
外尿道口（←）は陰茎中部に位置し，陰茎の屈曲は軽度である．

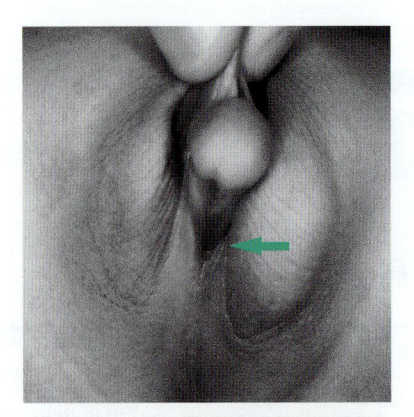

図V-M-17 近位型尿道下裂症例
外尿道口（←）は陰嚢部に位置し，陰茎の屈曲は著明で，二分陰嚢も認める．

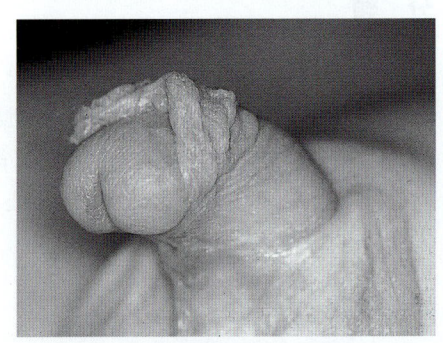

図V-M-18 尿道下裂にみられるフード様包皮と陰茎屈曲

合併症

尿道下裂は性分化異常に起因した病態のため，種々の男性化障害の合併症を有する．①陰茎前位陰嚢（陰茎陰嚢転位），二分陰嚢などの陰嚢位置異常，②停留精巣，性腺発育不全，③Müller管の遺残としての前立腺小室（prostatic utricle，後部尿道に生じる子宮の遺残），など近位型の尿道下裂ほど合併率が高い．こうした症例では染色体検査，内分泌検査，性腺の精査，尿道撮影などが必要である．

症　状

本症では特徴的な陰茎の異常のほか，立位排尿障害，陰茎の屈曲による性交，腟内射精障害がある．特に幼小児の患児の心理的影響は大きい．さらに成長に伴って機能的障害も加わり，思春期以降の精神心理的な障害はいっそう重篤になる．

治　療

本症に対しては外科的治療が唯一の根治的治療法である．治療目的は，正常な立位排尿と将来

の性交渉を可能にすることである．最近はさらに技術的進歩からほとんど正常に近い外観の獲得を目標にしている．

本症の手術の要点は陰茎の屈曲を是正して陰茎を伸展させること（索切除術：chordectomy）と，尿道を亀頭部先端まで形成すること（尿道形成術：urethroplasty）である．従来は前述の手術を2回に分けて行う方法が主流であったが，近年は一期的手術が盛んに行われている．

陰茎サイズが小さい場合の形成術は困難なことから，テストステロン含有クリームを塗布することによって一時的な陰茎の増大を図ることもある．

最近の外科的治療

① 遠位型の軽度な下裂では索に関する考え方が変化（皮膚の付着異常が主）し，軽症例にも適応範囲が広がった．
② 重症例を含め一期的手術が主流になった．
③ 手術は心理的影響を考慮して低年齢化しており，乳児期後半～2歳頃までに行われる．

手術成績と合併症

尿道下裂の修復術は小児泌尿器科領域でも困難な手術の1つである．手術合併症として，① 尿道皮膚瘻，② 尿道狭窄，③ 尿道憩室，④ 外尿道口後退，⑤ 残存索変形などがある．手術合併症の発生率は，経験を積んだ施設でも10～30％と比較的高い．小さな瘻孔形成などの合併症であれば，半年以上を経た追加手術により完治できる．しかし，形成尿道の広範な狭窄や壊死など重症合併症の再手術はさらに難易度が高く，満足する形成レベルに及ばなくなる．それゆえ，技術的に合併症を回避できる経験を有することが，術者の資格として必要である．

尿道下裂の類似疾患

陰茎腹面屈曲（congenital penile ventral curvature；chordee without hypopadias）

外尿道口は亀頭部に開口しているが，陰茎腹側への屈曲を認める状態．屈曲の原因は尿道下裂同様に索による．勃起時に初めて明らかになる場合があり注意を要する．その程度によって尿道下裂に準じた手術が必要である．

陰嚢位置異常

陰茎根部より上方に陰嚢が存在する陰茎前位陰嚢（陰茎陰嚢転位）に併せて，陰嚢が大陰唇のように左右に分かれて存在する（二分陰嚢）．外見的にはほとんど違和感のない軽症なものから，女児と誤るような重症例までさまざまである．重度の陰嚢転位症例では尿道下裂の手術に際し，陰嚢形成術を行う．

参考文献

1) 山口孝則，ほか：自然歴からみた小児精巣・精索水瘤に対する手術適応．日本泌尿器科学会雑誌，87：1243-1249，1996．
2) 小柳知彦，ほか編：新図説泌尿器科学講座 第5巻 小児泌尿器科学，女性泌尿器科学．メジカルビュー社，1999．
3) 山口孝則：泌尿器科領域～急性陰嚢症の治療方針．小児外科，37：1442-1445，2005．
4) 川村 猛，ほか編：泌尿器科外来シリーズ7 小児泌尿器科外来．メジカルビュー社，2003．
5) 山口孝則：発生と先天異常．新泌尿器科学 第4版，内藤誠二編，南山堂，2001．

【山口 孝則】

N 運動器疾患
disease of locomotor system

総論 小児の運動器疾患

　小児科を受診する運動器疾患は，生下時より形態異常を呈する母指多指症や先天性内反足などの四肢の先天異常を呈する疾患，O脚やX脚などの下肢形態異常，内旋歩行などの歩容異常，四肢の疼痛や腰背部痛，筋性斜頸や年長児の環軸椎回旋位固定で頸部の運動障害をきたす疾患などがあげられる．その後成長してくると，膝関節に疼痛を訴えることも多いペルテス病や大腿骨頭すべり症，思春期に多い特発性側彎症，種々のスポーツ障害などで受診すると思われる．

　小児は小型の成人ではなく，成熟し成長を終了するまでの発育途上の状態であり，成人の運動器疾患とは異なる疾患や成長期特有の疾患があり，成長時期により罹患する疾患も異なる．幼少期までは本人の愁訴がわからないため，臨床所見から診断を行い適切な処置を行わなければならない．先天性股関節脱臼やペルテス病など疾患によっては初期の治療時期を逸するとその後の治療が難しくなる疾患も多く，正確な診断が必要である．骨関節の感染症では正確な診断と迅速で効果的な治療を行わなければ，感染が治癒してもその後成長とともに進行する変形などの重篤な合併症をきたす．小児の運動器疾患では保護者の問診と患児の臨床所見による推測が重要であり，それを確認する的確な検査を選択し，正確な診断を行う必要がある．明らかな骨折以外ではほとんどの年少患児はまず小児科を受診すると考えられ，正確な診断が要求される．

　乳幼児では疼痛を伴わない検査から行い，触診や可動域の確認は疼痛の原因と推測する部位を最後に行うようにする．患児が泣きだすと正確な評価が不可能になるため，診察の順序は非常に大切である．またペルテス病などの股関節の疾患は関連痛のため膝の疼痛を訴えることが多い．膝痛を訴える子どもは必ず股関節の確認が必要であり，逆に股関節痛の場合も膝関節のチェックが必要である．

　成長途上の骨格は，成長軟骨を含め軟骨成分が多く単純X線で診断が不可能な場合も多い．先天性股関節脱臼の単純X線診断は4カ月ぐらいまでは大腿骨頭の骨端が未骨化であり，大腿骨の近位端の高さの差で診断する場合もあるが両側罹患例では左右差がないため，いくつかの補助線による診断が必要となる．また疼痛を主訴として受診した場合も骨化途上のため，さまざまな骨端核や骨端線があり，骨折との鑑別が難しい場合もある．四肢の場合は必ず左右を比較して診断するべきであり，左右同じ単純X線を撮影し検査する．

画像診断の進歩

　超音波は骨組織を透過しないため骨より深部は診断不能であるが，軟骨は透過するため診断が可能であり，軟骨の多い小児には有用な検査である．近年，超音波診断による先天性股関節脱臼の診断も行われるようになってきているが，診断手技の習熟が必要で診断に時間がかかるため，

まだあまり普及していない．今後診断法の改善により，乳児健診のスクリーニングに広く使用されることを期待されている．

MRIの発達と普及は著しく，単純X線でわからなかった状態での診断が可能になってきている．関節の腫脹を伴う炎症で化膿性股関節炎と単純性股関節炎の鑑別では周辺組織の炎症の波及を観察することによりきわめて有用であり，大腿骨頭の信号強度の変化により単純性股関節炎とペルテス病の早期鑑別が可能である．初期に単純X線では診断できない急性骨髄炎と白血病などの骨髄病変の鑑別にも役立つ．また骨化していない軟骨を確認できるため，脛骨列欠損症などの四肢欠損の患児の残存する骨化する軟骨を確認でき，治療の計画が立てやすくなる．側彎症などの脊椎病変では脊髄内部の状態の把握が可能であり脊髄空洞症などの診断が容易である．X線のみでの画像を行っていた時期とは比較にならないほどの有用な情報を獲得できるようになり，診断，治療，予後予測にきわめて役立っている．欠点としては撮像時間が長いため，乳幼児では鎮静をかけなければならないという点である．呼吸循環動態のモニタリングを行う必要があり，注意を要する．

股関節痛

小児が股関節の疼痛を訴える場合はほとんどの症例で跛行を認める．発熱がある場合は感染性疾患も考慮するが，炎症症状がなく疼痛を訴える場合は年少（3歳頃）から学童期にかけては単純性股関節炎やペルテス病，小学校高学年以上では大腿骨頭すべり症も鑑別しなければならない．大腿骨頭すべり症ですべりの程度が軽度な場合は症状が軽く，単純X線でも見逃されることがある．放置すると急激に増悪し，激しい疼痛を伴い治療が難しくなるので早期に診断し，screwによる固定を行う必要がある．股関節疾患は膝の疼痛を訴えて受診する場合があり，膝だけではなく股関節の診察も忘れずに行わなければならない．先天性股関節脱臼の放置例で歩行している患児は跛行を認めるが，年少時で股関節痛を訴えることはない．

跛 行

先天性股関節脱臼に伴う跛行は処女歩行時から存在するため，早期に気づかれないこともあり，1歳半健診では必ず確認する必要がある．脱臼による患肢の短縮と中殿筋の機能不全による跛行を呈する．歩きはじめから3歳くらいの間で突然歩かなくなった場合は，主に脛骨骨幹部の転位のわずかならせん骨折を呈するtoddler's fracture（よちよち歩き骨折）が最も考えやすい．その他に足底の異物でも跛行を生じる．類骨骨腫も疼痛を伴い跛行を呈する．悪性腫瘍や感染性疾患は全身症状や局所所見にて鑑別する．

足部変形

外来で市中の小児科開業医から紹介されてくる先天性内反足はほとんどいない．先天性内反足は足部の内反，尖足，内転，凹側を呈し，生下時より非常に堅く徒手による整復が不可能なものである（図V-N-1）．新生児は胎内でしばしば内反尖足の肢位をとっているため生下時に同様の肢位をとる場合がある．しかしこの足部の肢位は通常徒手的に容易に整復される．したがって先天性内反足は出生直後にほとんどの症例が産科医により診断され，整形外科に紹介される．また歩行開始時期の幼児は皮下脂肪が厚く，土ふまずがないようにみえるため扁平足と疑われる場

内反尖足位　　　　凹足を呈している

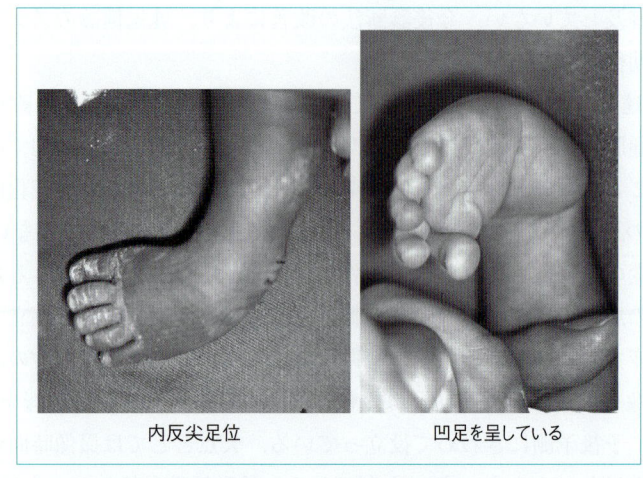

図V-N-1　先天性内反足

合がある．ほとんどの症例は足部の発達とともに自然に改善していく．神経学的な異常がなく柔らかい足であればすぐに装具などの治療を行わずにそのまま発達を観察し，改善せず悪化するようであれば装具療法を考慮する．

O脚

　正常では生下時の新生児は顕著なO脚であり，立位開始時，処女歩行時もO脚を呈する．その後徐々にX脚へ移行し3歳過ぎに最もX脚が強くなりその後成人の正常な下肢軸に収束する．この変化は個体差が大きく，脛骨内側の骨化障害とされるBlount病と呼ばれる状態になる場合もあるが，その後正常になる患児が大部分である．装具治療の効果のエビデンスがはっきりしていないため経過を観察していくが，装具を強く希望する保護者にはその旨を説明して装着を行う場合もある．成長とともにO脚は改善するが，まったく改善しない症例や改善せず悪化する症例は4歳ぐらいに矯正骨切り術を行う．

　外来で鑑別すべきO脚は，基礎疾患として，くる病，軟骨無形成症などの骨系統疾患，化膿性膝関節炎後の変形などがある．

手指の異常

　乳幼児で最も多い手指の異常は強剛母指である．強直母指ともいわれ，母指の屈筋腱の腫脹により母指IP関節の伸展ができない．自動だけではなく他動でも伸展できない．弾発感を感じて伸展できる場合は弾発母指といわれる．自然に改善する症例も多いが，治癒せずに症状が残存する症例もある．装具治療では治癒率は改善しないが，治癒するまでの期間は短縮されるのではないかと推測されている．年長児まで伸展できないと骨変化が生じるという報告もあり，治癒しない症例は手術の対象となる．強剛母指と間違えやすい疾患が先天性にぎり母指症である．この疾患は0～2歳頃までに母指IP関節を伸展しないことで気づかれる．長母指伸筋腱の形成不全が原因であり，自動での伸展は不可能であるが他動では伸展可能である．母指伸展外転装具の装着によりほとんどの症例で症状が改善する．

乳幼児健診

　福岡市における4カ月児健診時に発見される最も多い異常所見は開排制限である．重篤な小児科疾患は健診以前に発見されるため4カ月児健診で発見されることは少ない．関節の弛緩性がある子どもでは開排するときに整復されるクリックサインを認めることがあるが頻度は低い．補助診断としての大腿皮膚溝の左右差や下肢長差などにも注意が必要である．先天性股関節脱臼の家族歴がある女児は特に診察に注意が必要である．乳児が緊張して開排制限の確認が困難な場合は，乳児の膝を強く屈曲させ大腿と下腿を一緒にもち，両手で頭尾側に揺さぶると緊張が緩み開排制限の観察が容易になる．

　近年，歩行開始以降に発見される先天性股関節脱臼の患児も散見されるようになってきている．10カ月児健診時では子どもが起立していることが多く開排制限の確認はされていないことが多い．先天性股関節脱臼でも起立・歩行の開始に極端な遅れはなく起立できているからといって先天性股関節脱臼がないわけではない．むしろこの時期には開排制限がはっきりしていて容易に診断可能であり，開排制限のチェックを推奨する．

　また1歳6カ月児健診でも子どもの歩行状態を観察し，跛行の有無を観察する必要がある．この時期を逃すとほとんどの症例が手術による治療が必要になる．またこの時期O脚が目立つためO脚の精査を行う場合がある．両膝の間に3横指以上の間隙があり改善傾向にない症例でその後改善傾向にない場合は，全下肢単純X線撮影によるくる病などの鑑別が必要になる．

いわゆる成長痛

　幼児から学童期にかけて，日中普段通りに過ごしていた子どもが夜間に下肢の関節痛を訴えるが，翌朝には疼痛が消失するという症状が月に数回起こることがある．疼痛はあまり継続せず比較的短時間で改善する．鑑別診断で考えなければならない疾患としては，化膿性関節炎，急性骨髄炎，単純性股関節炎，ペルテス病，類骨骨腫，その他の骨軟部腫瘍，円盤状半月板，若年性特発性関節炎などである．病歴から考えると持続性がないことから，化膿性関節炎，急性骨髄炎，円盤状半月板，若年性特発性関節炎などは除外できると考えられる．また単純性股関節炎，ペルテス病，類骨骨腫などを単純X線で，必要ならMRIにて鑑別することもある．類骨骨腫は夜間痛が続く傾向にあり，ペルテス病や単純性股関節炎は翌朝も疼痛が継続することがほとんどなので病歴からも推測できる．疼痛の原因は，成長期における骨の長軸方向の成長に伴う疼痛や心因性の疼痛，使いすぎによる疲労を疼痛として著しているのではないかという推測などいろいろ考えられている．

　他の器質的な疾患を鑑別し，この疾患の特徴を保護者によく説明し理解してもらう．類骨骨腫などは初期では単純X線ではっきりしない場合もあるため，その旨も説明し，家庭で経過観察をしてもらい症状の増悪がみられる場合に再度受診を促すようにする．保護者に十分理解してもらうことが一番重要である．

【高村　和幸】

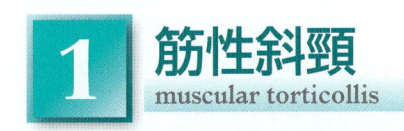

1 筋性斜頸
muscular torticollis

胸鎖乳突筋の拘縮であり，新生児期にみられる胸鎖乳突筋の膨瘤が成長に伴い消失していく過程において，索状化し拘縮を呈する．顔面は健側に回旋し，頭部は患側に傾く（図V-N-2）．

発生頻度

新生児の約1％に認められ，右側発生は左側に比べ約2倍である．

成　因

生下時における頸部にかかる外力によるとも考えられているが，子宮内での要因，神経による因子，虚血によるものという意見もあり明確な原因は不明である．

自然経過

生後数日で罹患側の胸鎖乳突筋の筋腹が膨瘤し腫瘤を触知するようになる．生後2～3週で腫瘤は最も大きくなり，その後徐々に縮小してくる．1歳までに約90％が自然治癒するとされているが（図V-N-3），治癒しないものは胸鎖乳突筋の部分的な線維化が進行し，胸鎖乳突筋の拘縮を生じる．一度自然治癒したと判断された症例でも，成長に伴い再度線維化が起こり筋性斜頸を呈する症例もあるため，成長とともに筋性斜頸が再発してくる可能性があることを保護者に説明しておかなければならない．

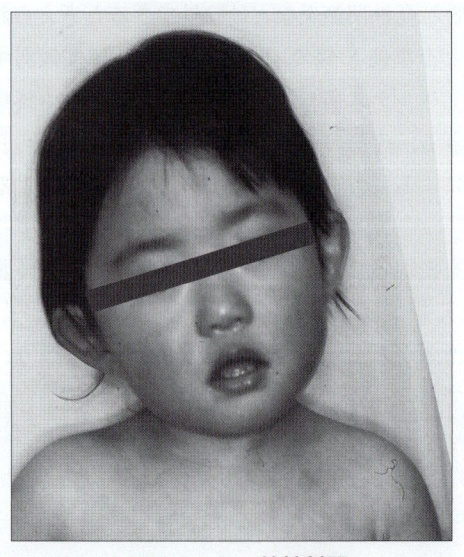

図V-N-2　筋性斜頸

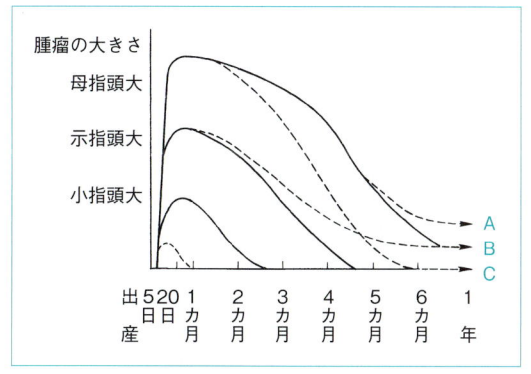

図V-N-3　胸鎖乳突筋腫瘤の発生ならびに時期的経過模式図
A：典型的斜頸
B：軽症斜頸
C：いわゆる自然治癒

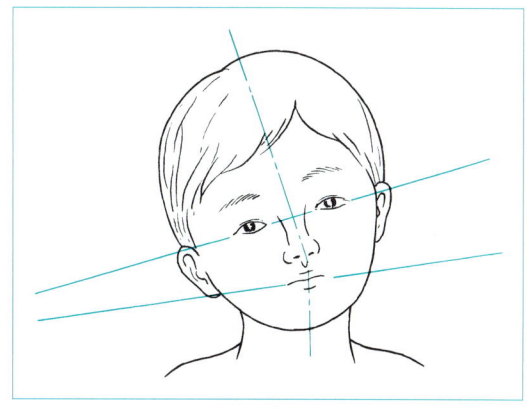

図V-N-4　顔面側彎と非対称
斜頸が進むと両眼裂と口唇角を結ぶ線が平行でなく交叉するようになる．顔の正中線は健側に凸となる．

症状および診断

ほとんどの症例で頭部は扁平化し，斜頭位を呈している．新生児期は胸鎖乳突筋の膨瘤した腫瘤を触れるが，他の疾患との鑑別には無侵襲で行える超音波検査が有用である．実質性の胸鎖乳突筋の腫瘤が確認可能であり，腫瘤の大きさの計測により予後の判定に対する情報を得ることができる．また頸部リンパ節の腫脹との鑑別は容易である．新生児期の腫瘤の既往のない斜頸としては，Klippel-Feil症候群などの頸椎の異常による骨性斜頸，上気道炎後などの炎症性斜頸，斜視に伴う眼性斜頸などがある．眼性斜頸の場合は片眼を遮蔽すると斜頸が改善する．幼児期での筋性斜頸では，胸鎖乳突筋に沿った索状物を触知し，顔面は健側に回旋し，頭部は患側に傾く．筋性斜頸の患児は先天性股関節脱臼の発生率が正常に比べ高いことが指摘されており，先天性股関節脱臼の精査も行うほうが望ましい．筋性斜頸をそのまま放置していると，顔面の平行線が患側のほうに集束する顔面側彎を起こすようになり，左右非対称が増強する（図V-N-4）．

治療

新生児期，乳児期では変形をきたす逆の方向（患側）に向くように家族に指導を行う．マッサージや徒手腱切りは有害になる場合があり，ほとんど行われていない．ほぼ90％が自然治癒するため，育児指導で経過を観察する（図V-N-5）．幼児期になり腫瘤が索状化し，斜頸位が顕著になった場合や顔面の変形が生じてきた場合は，腱切り術を行う．

予後

腱切り術を行った場合はほぼ治癒するが，胸鎖乳突筋のレリーフが消える場合が多い．また完全に腱切りを行っても再発する症例が存在する．乳児・幼児期に腫瘤が消失して索状物ができなかった症例でも，成長に伴い索状組織が出現し筋性斜頸を発生する場合があり，十分な経過観察と保護者への説明が必要である．

第Ⅴ章 外来でみる主要疾患

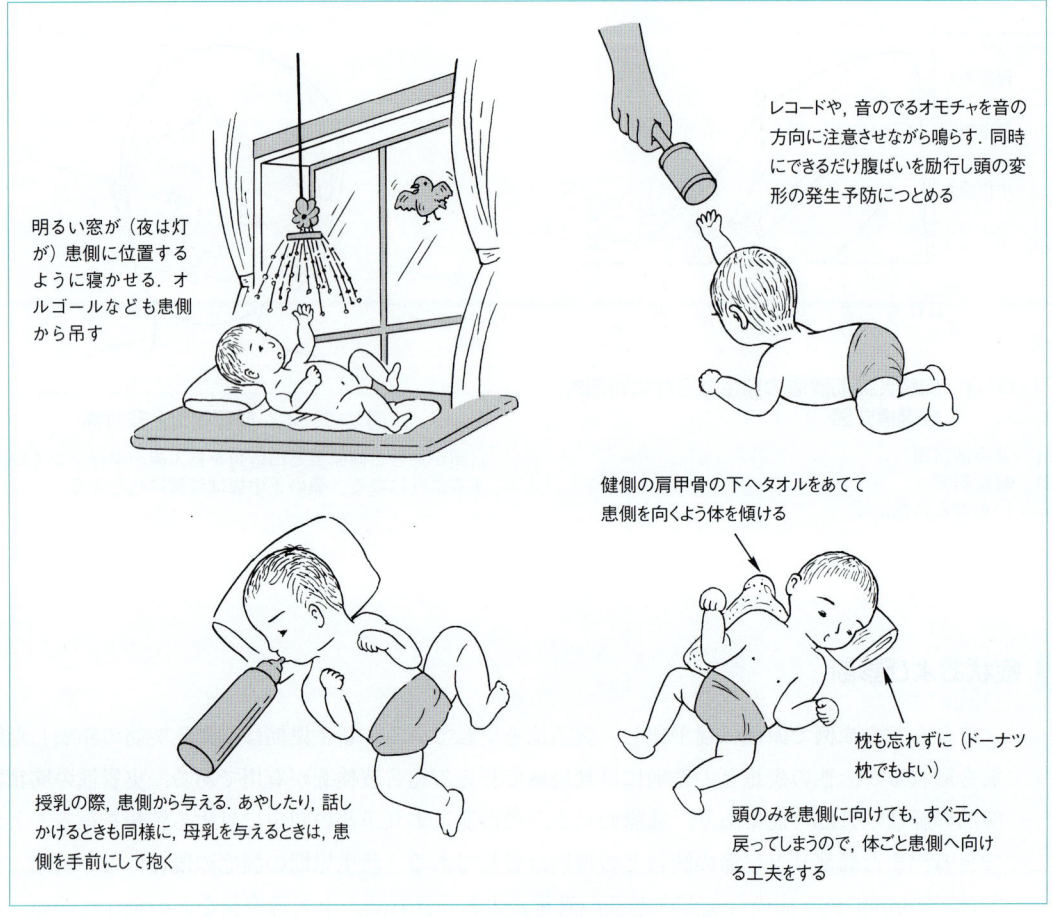

明るい窓が（夜は灯が）患側に位置するように寝かせる．オルゴールなども患側から吊す

レコードや，音のでるオモチャを音の方向に注意させながら鳴らす．同時にできるだけ腹ばいを励行し頭の変形の発生予防につとめる

健側の肩甲骨の下へタオルをあてて患側を向くよう体を傾ける

授乳の際，患側から与える．あやしたり，話しかけるときも同様に，母乳を与えるときは，患側を手前にして抱く

枕も忘れずに（ドーナツ枕でもよい）

頭のみを患側に向けても，すぐ元へ戻ってしまうので，体ごと患側へ向ける工夫をする

図Ⅴ-N-5　乳児筋性斜頸の家庭指導

斜頸はいわゆる自然治癒が多いのでマッサージなどは行わず，図のような指導により経過をみる．

参考文献
1) 柳田晴久：筋性斜頸．小児整形外科の実際，p.11-13，南山堂，2008．
2) 池田真一，ほか：筋性斜頸―診断と治療方針．小児整形外科の要点と盲点，p.294-297，文光堂，2009．

【髙村　和幸】

N. 運動器疾患

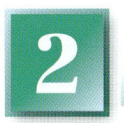

2 先天性股関節脱臼, 臼蓋形成不全
developmental dysplasia of hip (DDH)

発生頻度

先天性股関節脱臼は, 以前は1%程度であったが, 1970年代後期から始まった乳児の股関節を開いて抱っこしたり, おむつをあてたりすることを啓発した「先天性股関節脱臼予防運動」の開始を受け, 現在では約0.3%になっている. 男女比では, 男児に比べ女児では5〜6倍である.

診 断

生下時に完全脱臼を呈している症例はほとんどなく, そのような症例は他の要素を含む奇形性脱臼の可能性が高い. 出生後, 関節の強い弛緩性と不適切な外力により脱臼が徐々に生じてくると考えられている. そのため以前はcongenital dislocation of hip (先天性股関節脱臼) という英語表記であったが現在はdevelopmental dysplasia of hip となった. しかしまだ日本語のコンセンサスが得られていないため, 先天性股関節脱臼として表記していく.

診察の基本手技は, 被験児を仰臥位とし, 股関節屈曲90度, 開排0度で徐々に開排を強めていく. 股関節の脱臼が固定化されず, 脱臼, 整復を繰り返す場合はクリックサインとして, 脱臼股関節の整復感を感じ, その後開排が可能になるが, 股関節が脱臼したままで整復されない場合は大腿骨頭が臼蓋後方にぶつかるために開排制限を生じる. 新生児の場合は脱臼が固定しておらず, 開排制限を認めることはほとんどない. 乳児期では, 大腿皮膚溝の非対称, 脚長差なども生じる.

新生児健診ではクリックサインの有無, 4カ月乳児健診では開排制限 (図V-N-6), クリックサインの有無, 大腿皮膚溝の非対称 (図V-N-7), 脚長差が健診対象となるが, アリス徴候 (Allis' sign) (図V-N-8) などの脚長差を調べる方法は, じっとしていない乳児に施行するには習熟が必要であり, 健診では困難な可能性が高い. 大腿皮膚溝の非対称はfalse positiveが多く, 最も診断精度が高く簡便に行えるのは開排制限, クリックサインの有無の確認であるが, この手技も泣いて暴れる被験児に対し正確に短時間で行うのは容易ではない. しかしこの時点で有病児を見過ごした場合, 次回は10カ月児健診であり, 10カ月児健診ではつかまり立ちが可能な場合がほとんどであり, 開排制限のチェックが行われることは少ない. しかしこの時点では股関節の成熟が進行しているため股関節脱臼があれば開排制限はほとんどすべての症例で認められるので, この時点での開排制限のチェックはきわめて重要である. 脱臼している場合でも歩行は可能であり, 1歳6カ月児健診においても見過ごされる症例がある. その後歩容異常で紹介され見つかってくる症例もあるため, 4カ月児健診はもちろんであるが10カ月児健診時での股関節脱臼の検査, 1歳6カ月児健診での歩容の検査もきわめて重要であると考えられる. 千葉県松戸市では, 女児で家族歴がある場合は整形外科医による股関節の精密検査を施行しており, 東北地方の都市では乳児健診にて全員に股関節単純X線を撮影しているところもある. 超音波による診断も試みられているが診断技術の習熟が必要であり, 短時間で多くの症例をスクリーニングする方

第Ⅴ章　外来でみる主要疾患

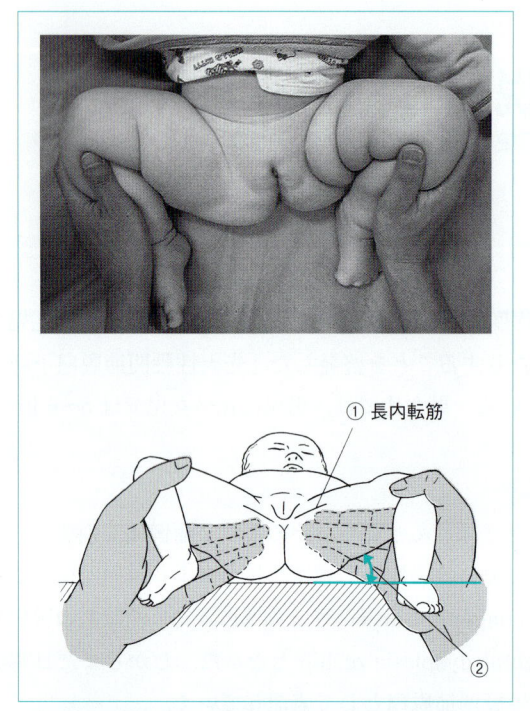

図Ⅴ-N-6　左股関節脱臼児の開排制限

① 長内転筋

① 内転筋が緊張している．
② 制限の角度を床面より計測する（矢印）．30度以上が陽性．

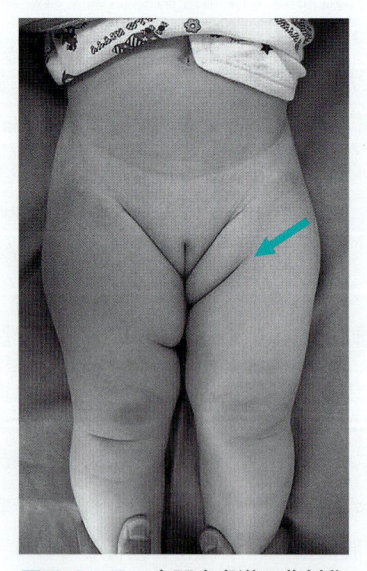

図Ⅴ-N-7　大腿皮膚溝の非対称
脱臼側の大腿皮膚溝の位置が健側と異なり高い（左股脱臼）．

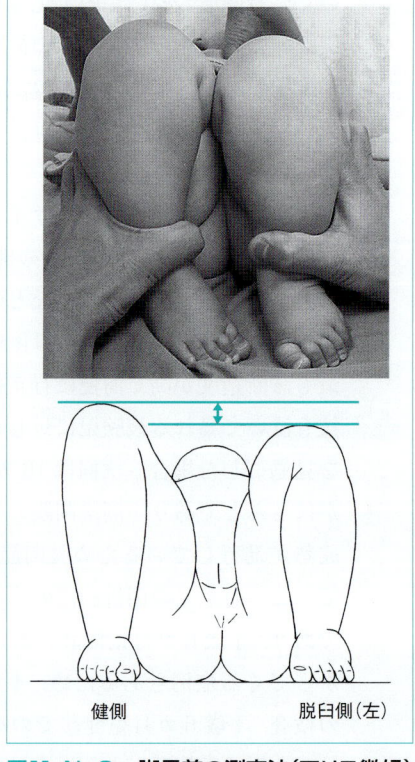

健側　　脱臼側（左）

図Ⅴ-N-8　脚長差の測定法（アリス徴候）
仰臥位で股関節 90 度屈曲，膝最大屈曲位として，膝の高さを比較する．見かけ上の短縮がある側（左側）が股関節脱臼側である．

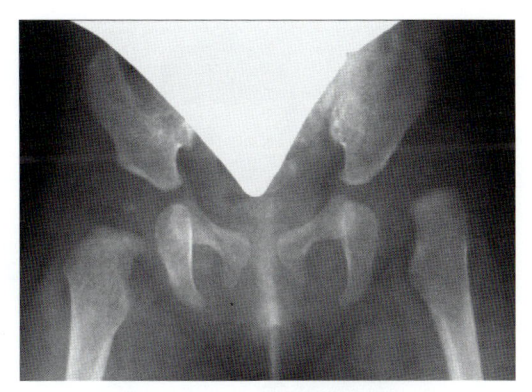

図V-N-9　先天性股関節脱臼

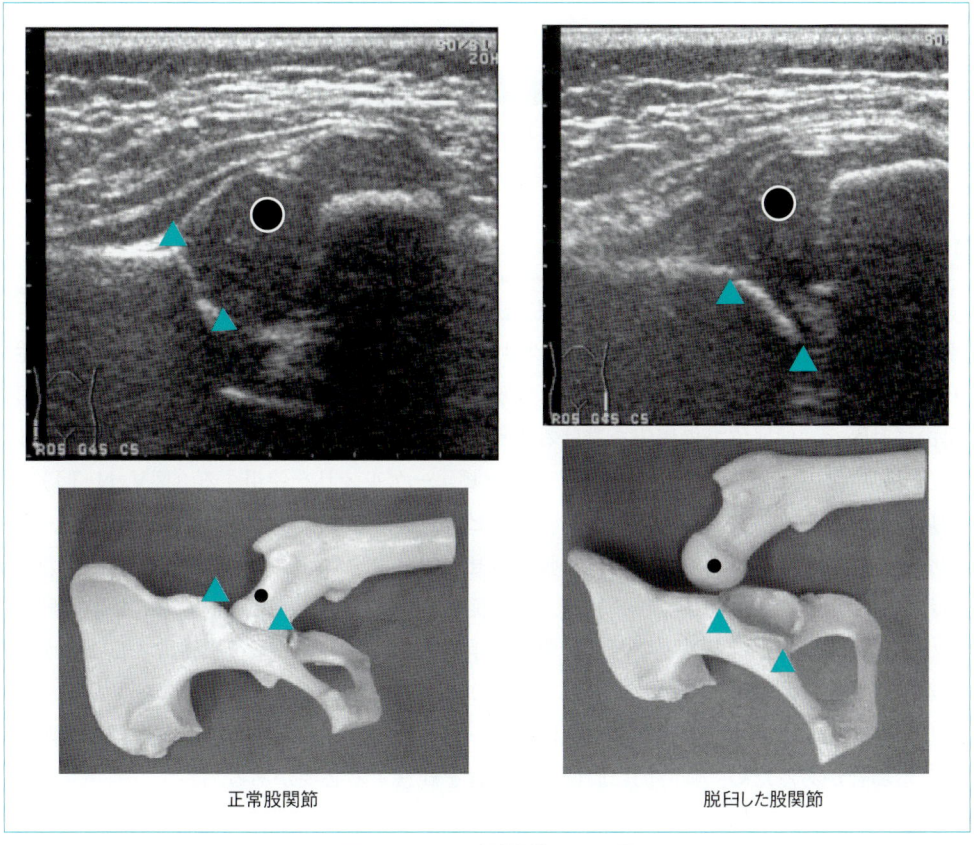

図V-N-10　股関節エコー図

正常股関節　　　　　脱臼した股関節

法としては応用が難しい．健診の現場では，false positive はやむをえないものと考え，false negative は絶対避けるように対応するほうが好ましいと考えられる．

単純X線撮影では大腿骨頭が上外後方に脱臼するため，前後像で大腿骨の上昇，外方化が認められる（図V-N-9）．骨頭が出現してない症例でも大腿骨頸部の位置で診断可能である（図V-N-10）．超音波による診断も行われているが，手技を習熟する必要がある．

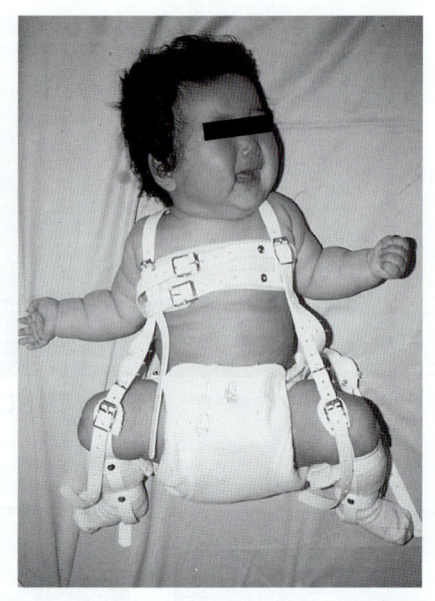

図V-N-11　リーメンビューゲル装具

治　療

診断時期および脱臼の状況により治療方法が異なる．

◆ **新生児期の治療**……新生児期に明確なクリックがあり脱臼しているものに対しては新生児用のリーメンビューゲル装具を装着する．クリックが明確ではない不安定な脱臼に対しては股関節を自由に動かせ，伸展位での固定を避けるようなゆとりのある衣服を着用させ経過を観察する．

◆ **乳児期の治療**……ほとんどの症例でリーメンビューゲル装具を使用する（図V-N-11）．約85％の症例で整復を得ることができる．リーメンビューゲルで整復が得られない症例では，入院にて牽引を施行し股関節周囲筋や関節包を弛緩させ徒手整復を行う．徒手整復にて安定した整復が得られない症例では観血的に整復を行う．歩行開始以降に発見された症例では，骨頭や臼蓋の変形が生じている場合がほとんどであり，牽引徒手整復では安定した整復を獲得することが困難なことが多く，観血的な整復，大腿骨や骨盤の骨切りの必要性が高くなる．

リーメンビューゲルで整復された症例でも，成長とともに臼蓋形成不全が進行し股関節脱臼を生じる場合があるため，経時的に股関節の発育を観察する必要がある．

予　防（図V-N-12）

生下時の子どもは関節弛緩性が強く，股関節の伸展を強制，持続するような外力が働くと大腿骨頭が臼蓋の外後方に押し出される力となり股関節が脱臼しやすくなる．新生児，乳児期では子どもが自由に下肢を動かせるような服装を選ぶとともに，おむつなども，できるだけ股関節開排位になるようにしなければならない．また，子どもを抱く際も股関節を伸展させるように抱くことは股関節脱臼を招く危険性が高くなるため，乳児をベビースリングを使用して抱く場合は非常に気をつけなければならない．

N．運動器疾患

●原因として
　関節包（関節を包む袋）の弛緩（ゆるみ）が脱臼発生の大きな原因です．この場合，股関節を伸展位（まっすぐ伸ばした状態）で固定してしまうと脱臼を誘発しやすくなります（たとえば三角おむつや巻きおむつなどは両足を伸ばした状態で固定するのでよくありません．少し大きめの紙おむつが最適です）．

●おむつの当て方……新生児は股関節を曲げているのが自然です．

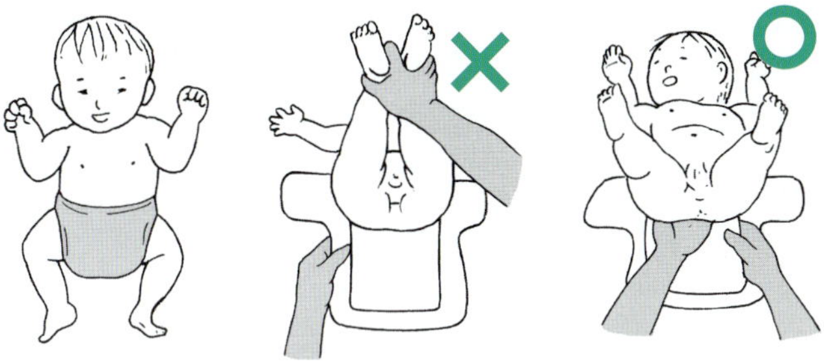

図のように股を開いて前におむつを厚く当てます．

おむつ交換時に両足を片手で持って引き上げるようなことはしないでください．

なるべく手のひらをお尻の下に入れて換えます．

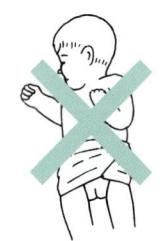

●その他に注意すること
　おむつ交換時に両足を引き上げるようにしないことや，抱っこするときは股関節を伸ばすことはやめて，股を広げたまま抱くようにしてください．おむつカバーや衣服は，なるべくゆったりしたものを用いてください．

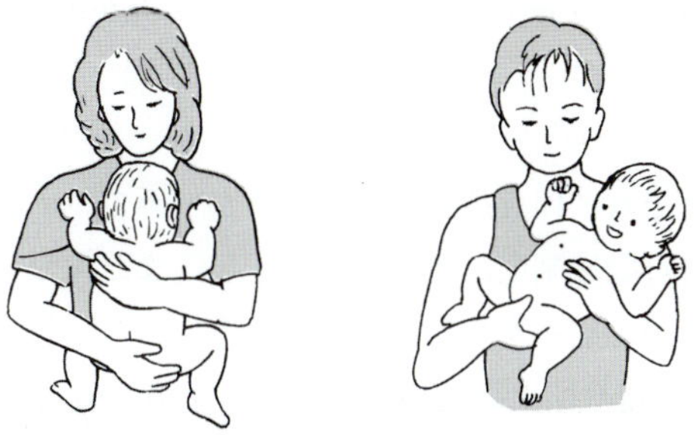

●よいおむつカバーと悪いおむつカバー

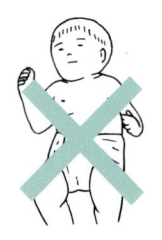

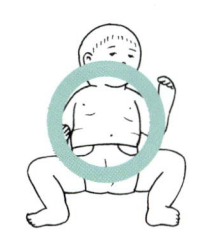

●よいおむつと悪いおむつ

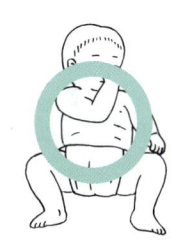

●よい衣服と悪い衣服

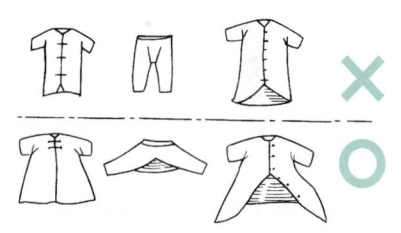

図V-N-12　先天性股関節脱臼の予防 — 生まれてまもない赤ちゃんをおもちのお母さんへ

参考文献
1) 藤井敏男：先天性股関節脱臼，臼蓋形成不全．小児整形外科の実際，p.63-72，南山堂，2008．
2) 服部　義：先天性股関節脱臼 (1) 診断と治療方針．小児整形外科の要点と盲点，p.122-125，文光堂，2009．

【高村　和幸】

759

3 単純性股関節炎
transient synovitis of the hip

3～7歳ぐらいに発症する股関節痛を主訴とする疾患で急に発症し，炎症所見が少ない．上気道炎などの先行感染を伴っている場合もあり，数日程度の安静にて自然治癒する症例がほとんどで後遺症は残さない．最も注意が必要なことは適切な診断を行うことである．鑑別診断として，化膿性股関節炎，ペルテス病，大腿骨頭すべり症，若年性特発性関節炎などがあげられるが，これらの疾患は適切な治療が必要であり単純性股関節炎と誤診すると治療が著しく困難になる可能性が高い．単純性股関節炎の診断は，鑑別すべき疾患を必ず念頭に置き除外しなければならない．

なお，鑑別診断としてあげられる疾患の頻度は下記のようである．
- ペルテス病：約2万人に1人．
- 大腿骨頭すべり症：男児で10万人に2.22人．女児で0.76人（日本小児整形外科学会MCS報告）．
- 若年性特発性関節炎：部位を特定しなければ1万人に1人．股関節罹患はさらに少ない．

発生頻度

小児の股関節痛では最も頻度が高く，3～7歳ぐらいの発症が多く，男女差はない．

診　断

股関節痛や下肢の他の部分の痛みとそれに伴う跛行や歩行困難が主訴で，上気道感染や軽微な外傷が先行する場合もある．股関節の可動域制限，運動時痛，圧痛，また大転子や足底を股関節方向に圧迫するように叩打すると股関節の痛みを生じる場合がある．

単純X線では関節液貯留による関節腔の拡大のため大腿骨頭の下方，外方移動が認められるが軽度であり，他の疾患でも同様であることが多い（図V-N-13）．骨変化はなく，大腿骨頭すべり症では骨頭の後内下方へのすべりが認められるが，症状が軽度なときはすべりの程度が軽度なことが多い．ペルテス病や化膿性股関節炎の場合は病状が進行すると骨変化をきたすが初期で

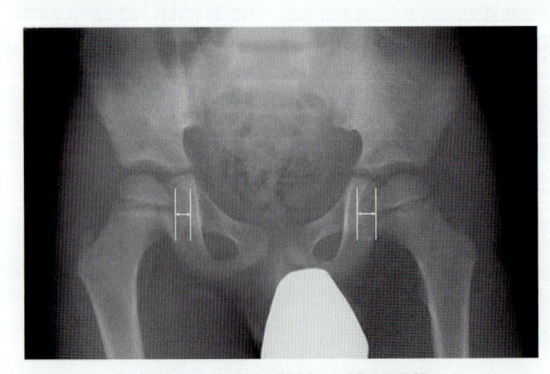

図V-N-13　単純X線正面像
骨変化は認めないが，関節液貯留により左股関節の関節裂隙は開大している．

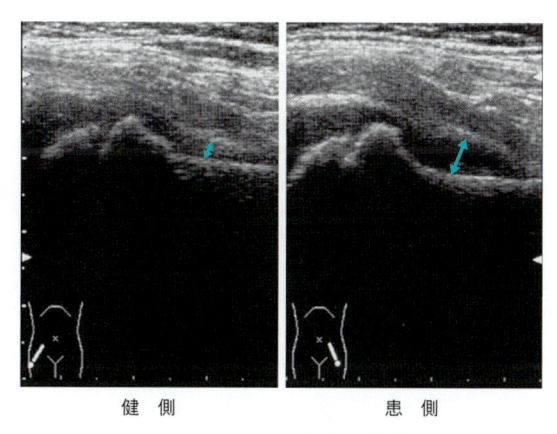

図Ⅴ-N-14　超音波検査
左股関節の関節液が貯留し，関節包と骨頭頸部の距離が罹患側で大きい．

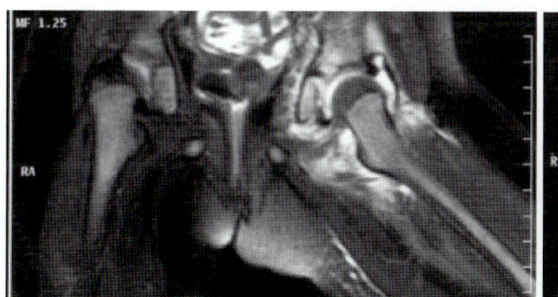

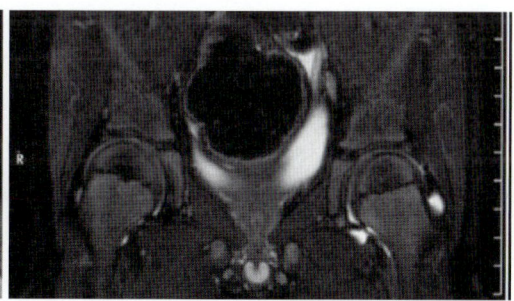

左化膿性股関節炎　　　　　　　　左単純性股関節炎
図Ⅴ-N-15　MRI像

はほとんど鑑別不能である．

　発熱がある場合は化膿性股関節炎の鑑別が必要であり，単純性股関節炎でも先行感染の既往がある症例も多く，血液検査による炎症反応を調べる必要がある．単純性股関節炎では強い炎症反応を呈することはないが，軽度炎症反応が上昇している場合があり鑑別が難しい症例もある．

　超音波検査では股関節内の液体の貯留が確認可能であるが（図Ⅴ-N-14），他の疾患も関節液の貯留を認めるため，股関節が責任病巣という部位の特定には有用であるが，確定診断には結びつきにくい．

　MRIは最も有効な診断方法である．関節液の貯留は確実に把握可能であり，化膿性股関節炎では股関節周囲軟部組織の炎症を，ペルテス病では大腿骨頭の信号変化を観察可能である．単純性股関節炎では，周辺軟部組織への波及のない関節液の貯留で大腿骨頭の変化もない（図Ⅴ-N-15）．

　関節液の貯留が確認されれば，関節穿刺を行う場合もある．MRIが開発される以前では関節液の性状を確認するために化膿性股関節炎との鑑別が必要な場合はほぼ必須とされていたが，現在ではMRIでの鑑別がほぼ可能であり重要性が減少してきている．鑑別が非常に難しい場合は穿刺を行い関節液の性状を確認する場合もある（図Ⅴ-N-16）．また単純性股関節炎では関節液を穿刺廃液することにより除痛効果も期待できるため，除痛のために行う場合もある．

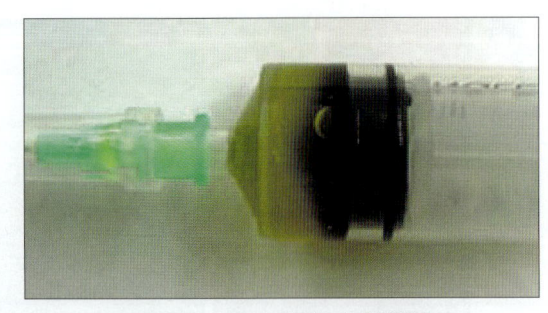

図V-N-16 穿刺した関節液
黄色透明である．排液後疼痛は消失した．

単純性股関節炎はすべての症例で自然治癒するため疼痛時の安静の指示でいいが，鑑別しなければならない化膿性股関節炎，ペルテス病，大腿骨頭すべり症，若年性特発性関節症では治療が必要である．特に化膿性股関節炎の場合は，できるだけ早期に観血的治療を行う必要があり，絶対に間違った診断をしてはならない．大腿骨頭すべり症も治療時期を逸すると骨頭のすべりが急に増悪し，初期治療後の予後が悪くなる場合があり的確な診断が必要である．大腿骨頭すべり症の患児は10〜14歳ぐらいの発症が最も多いが，幼児発症例もあり注意を要する．ペルテス病も必ず鑑別が必要である．早期では単純X線では鑑別がつかないが，数週間経過すると軟骨下骨折を表すcrescent signが出現し徐々に骨頭の変形が生じる．MRIでは早期から骨頭の信号強度の変化が認められ早期診断に有用である．

治　療

安静を保つことによりほとんどの症例では1週間以内に疼痛は改善するが，疼痛が強い場合は，入院にて下肢の牽引を行う．わずかな症例ではあるが疼痛が1，2カ月持続する場合もある．ペルテス病でも安静により症状が改善する場合も多く，ペルテス病の鑑別のために必ず1カ月後に単純X線撮影を行い，ペルテス病ではないことを確認する必要がある．

参考文献

1) 和田晃房：単純性股関節炎．小児整形外科の実際，p.84-85，南山堂，2008．

【高村　和幸】

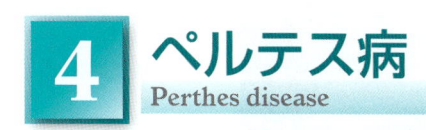

4 ペルテス病
Perthes disease

　小児の大腿骨骨頭の血行障害であり，大腿骨骨頭に骨壊死を生じ治療を行わなければ大腿骨頸部や臼蓋にも変形を生じ股関節の変形を呈する．骨壊死に陥った大腿骨骨頭は約2〜3年で修復されるがその経過中に骨頭の変形が生じれば正常な骨頭への修復はきわめて困難で頸部や臼蓋にも変形が波及し恒常化する．発症初期は単純性股関節炎とほぼ同様の臨床所見や単純X線所見を呈するため，単純性股関節炎として見逃さないことが最も重要である．

発　生

　3〜12歳ぐらいまで発症するが，6〜8歳ぐらいまでが最も多い．男女比は約5：1で男児が多い．発生頻度はわが国では約2万人に1人であり，両側発生が約10％である．

症　状

　股関節痛と跛行を訴えることが多いが，しばしば膝関節痛や大腿部痛などを訴えることがある．跛行がある場合はペルテス病を必ず念頭に置き，股関節の精査を行う必要がある．先行感染はほとんどなく，炎症所見もない．初期では股関節内の関節液貯留による痛みを訴えることが多く，股関節の運動時痛が顕著である．単純性股関節炎と初期症状はほとんど変わりがなく十分な経過観察が必要であり，経過観察中に炎症所見が出現してくれば化膿性股関節炎を鑑別する必要がある．

診　断

　単純X線では初期には関節液貯留を示す骨頭の外方化が起こるが他の関節液貯留を呈する疾

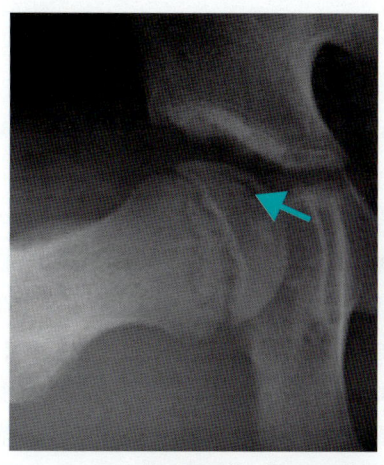

図V-N-17　軟骨下骨折（三日月徴候）

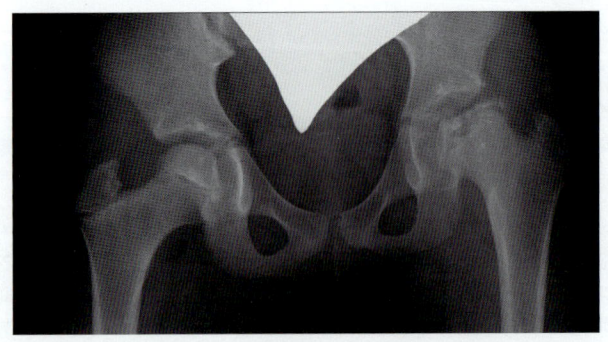

図V-N-18　骨頭の変形（単純X線像）

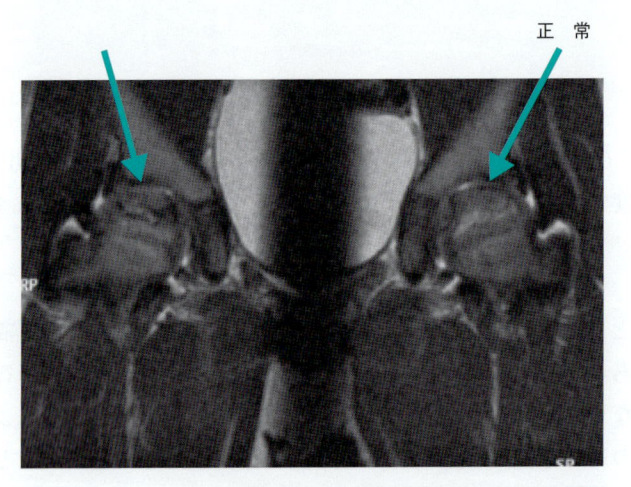

図V-N-19　ペルテス病により信号変化を呈している骨頭（MRI像，左矢印）

患でも生じるため，特徴的な所見ではない．進行すると軟骨下骨折を示す三日月徴候（crescent sign）が生じ（図V-N-17），さらに進行すると骨頭の変形が生じる（図V-N-18）．MRIは関節液の貯留，骨壊死による骨頭の信号変化が認められるため，早期診断にはきわめて有用である（図V-N-19）．

治　療

　ペルテス病は発症し骨が壊死を起こした後，それが修復するまで長い場合は4〜5年の経過を要する．特に年長児では時間がかかる．骨頭の変形を防ぎ，発症以前の股関節を維持するのが治療の目的であり保存的治療と手術治療がある．

　保存的治療としては壊死し脆弱化した骨頭を正常な臼蓋に納めその間股関節を非荷重とし骨修復を待機する方法が用いられる．入院を必要とする完全免荷法や股関節に荷重を加えず坐骨にて指示する外転免荷装具を使用する．装具使用期間は1.5〜2年の長期装着が必要である．年少児では装具の受け入れもよく，装着期間も短い傾向にあり予後もよい．9歳以上の症例では装具装着期間も長くなり，骨頭変形が進行する場合もあるため，症例によっては手術を選択する場合もある．

手術治療としては，壊死した骨頭を臼蓋に納めるために大腿骨内反骨切り術や骨盤骨切り術を行うことが多い．大腿骨頭の壊死部位が広く臼蓋との適合性が不良な場合は，大腿骨頭回転術を施行する場合もある．

予　後

年少児や壊死範囲が狭い症例では早期診断と適切な保存的治療でほとんどの症例が良好な修復を獲得することができる．逆に年長例や広範な壊死部位を伴う症例では，大腿骨の扁平化や股関節の亜脱臼を生じる場合があり，将来変形性股関節症をきたす可能性が高くなる．

参考文献
1) 桶谷　寛，ほか：西尾式外転免荷装具の治療成績．別冊整形外科，48：7129-7138，2005．
2) 窪田秀明：ペルテス病．小児整形外科の実際，p.77-83，南山堂，2008．
3) 藤井敏男編：Perthes病．小児整形外科の要点と盲点，p.159-174，文光堂，2009．

【高村　和幸】

5 O脚，X脚
bowleg knee, knock knee

小児科から紹介されてくる幼児の整形外科の主要症状としてO脚の頻度はきわめて高い．歩行開始時の幼児ではO脚は生理的なものであり，ほとんどの症例は成長とともに自然に改善する（図V-N-20）．基礎疾患を有する患児やきわめて少数の症例でO脚が改善しないかもしくは悪化する場合がある．そのような症例の状況や現在の幼児のO脚の対応について紹介する．

診　断

立位ができるようになる前では気づかれることは少ないが，1歳を過ぎて立位から歩行ができるようになってくると，O脚ということで紹介される．特に1歳半健診時に診断され紹介されてくる傾向が高い．子どもを立たせて足をそろえ膝の間に指が3本以上入るようであればO脚としてもいいが，その大部分は生理的なもので自然に改善する．改善せず治療が必要となるO脚を見つけるためには少なくとも全下肢立位正面の単純X線が必要である．

幼児で治療が必要なO脚で最も頻度が高いものはくる病である．意外かもしれないが近年，子ども虐待のネグレクトにあたると考えられるような，夜間しか活動しない保護者や子どもにスナック菓子を食事がわりにさせている保護者も散見され，子どもがくる病によるO脚を発症しているのを経験している．またそれとは反対に，アレルギーによる極度の食事制限や日光に当てることをわざと忌避している過保護によるくる病も発症している．ビタミンD欠乏性くる病に対し食事指導や生活習慣指導を行い，程度がひどい場合はビタミンDの投与も行う．もちろん薬物投与が必要なビタミンD依存性くる病やビタミンD抵抗性くる病もあるが頻度は少ない．いずれの症例でもくる病であれば，特徴的な単純X線像を呈し診断は容易である（図V-N-21）．単純X線検査ののち，血液検査にてくる病の病型を決定することができる．

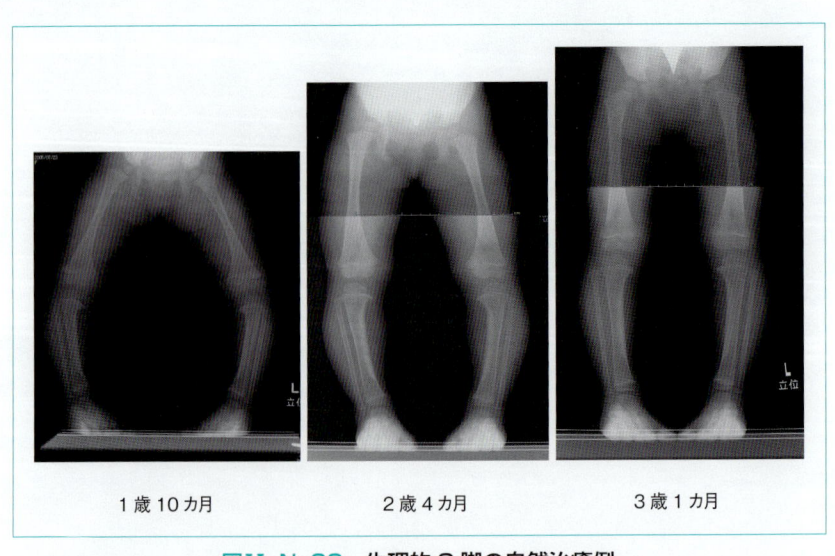

図V-N-20　生理的O脚の自然治癒例

N．運動器疾患

もう1つ診断しなければならない疾患は骨系統疾患である．顔貌や全身所見を確認し，単純X線にてそれぞれの疾患に特徴的な病態を精査する．乳幼児期の外傷や感染症によって膝に変形をきたす場合もあり，問診や手術創にて確認し単純X線にて精査する．生理的O脚とBlount病は2歳まで鑑別が難しいが，脛骨近位の骨化成長障害によるBlount病（図Ⅴ-N-22）でも，多くの症例では徐々に約4～5歳までにO脚が改善し，治療を要する症例は少ない．

予後・治療

◆ O脚……麻痺性疾患や骨系統疾患，くる病を除外した形態上のみのBlount病を含むO脚では経過観察を行う．装具による処置での治療成績は効果があるというエビデンスは乏しく，経過観察のみを行いO脚の改善が認められない場合や悪化する場合に4歳以降を目途に骨切り術を施行するという意見が一般的である．当院では親の強い要望がある場合のみ装具を使用しているが，経過に有意差を認めていない．

◆ X脚……通常の経過としては生下時O脚であった下肢軸は成長とともにX脚に移行し，3歳時

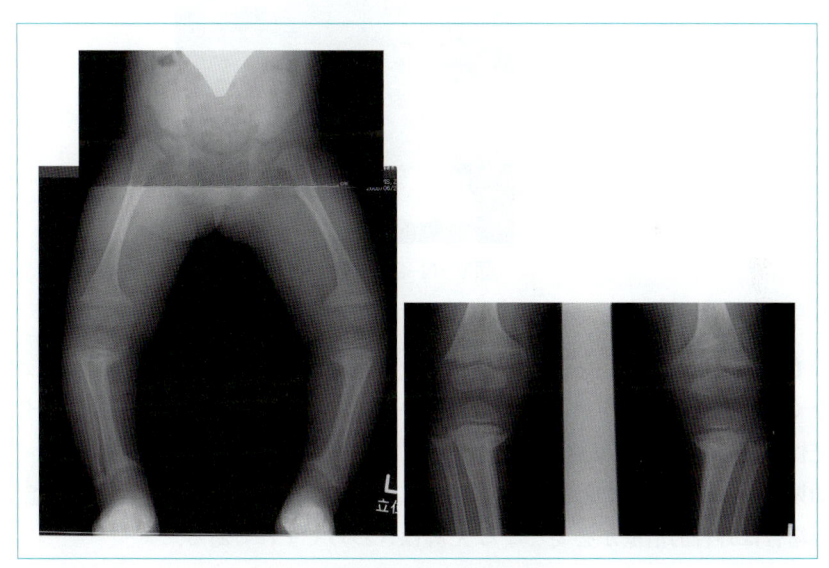

図Ⅴ-N-21 くる病
骨端線が不整．

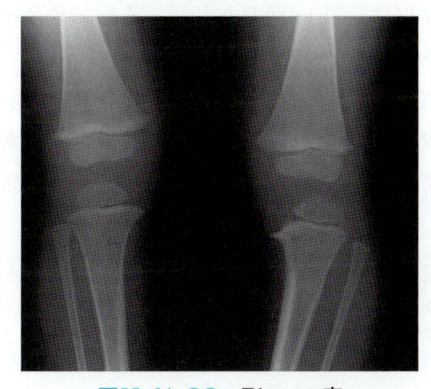

図Ⅴ-N-22 Blount病

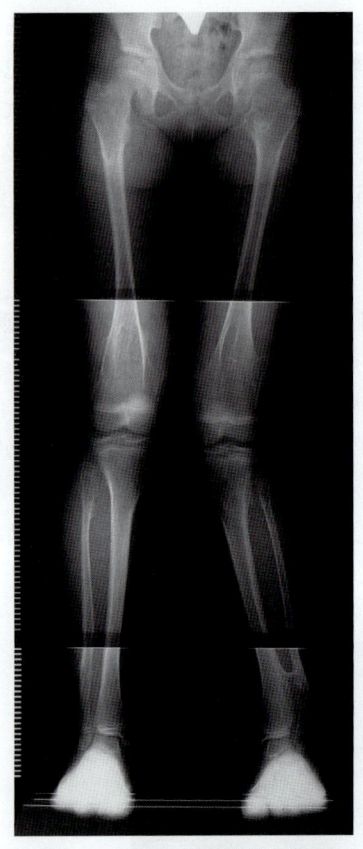

図V-N-23　多発性外骨腫症

に最もX脚を呈し，その後改善し成人の下肢軸となる．通常X脚を愁訴として受診する患児は少なく，X脚を呈する疾患としては，Ellis-van Creveld症候群，鎖骨頭蓋異骨症，Morquio病，多発性外骨腫症（図V-N-23）などがあげられる．

　幼児期に矯正を行うことはほとんどなく，成長に応じて下肢軸の矯正を考慮する．基礎疾患のない場合は外科的治療が必要となるX脚はきわめてまれである．

下肢軸変形で整形外科へ紹介するタイミング

　歩行開始の時期の幼児は全員O脚であり，くる病，骨系統疾患，麻痺性疾患以外の顕著なO脚を呈する患児は基礎疾患がないことを確認し経過観察を行う．神経学的所見で麻痺性疾患を鑑別し全下肢立位単純X線にてくる病や骨系統疾患を鑑別，該当しないようであれば4カ月後に再診させO脚の改善の程度を調べる．悪化しているようであれば整形外科を紹介する．不変もしくは改善していれば再度4カ月後経過観察し，悪化または不変の場合は整形外科を紹介する．

参考文献
1) 高村和幸：O脚，Blount病．小児整形外科の実際，p.94-97，南山堂，2008.
2) 藤井敏男，ほか：幼児の生理的O脚に装具治療は必要か．関節外科，17：850-854，1998.
3) 稲葉　裕，ほか：O脚．小児整形外科の要点と盲点，p.178-183，文光堂，2009.

【高村　和幸】

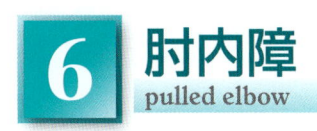

6 肘内障
pulled elbow

> 幼児の手を引っ張ったときなどに激痛とともに上肢を動かさなくなり，健側で患側の手首を支えるようにする．上肢を動かさないことから肩関節の脱臼などと間違われることがあるが，肘の輪状靱帯の牽引による位置異常であり関節の脱臼ではない（図Ⅴ-N-24）．輪状靱帯の整復が行われればすぐに疼痛は改善し，外固定の必要もなく正常に戻る．

症　状

　幼児の手を引っ張ったときに発症することが多いが，寝返りや何らかの外力が肘にかかった場合にも起こり受傷機転がはっきりしない場合もある．肘を少し曲げて患側の手首を本人が保持し手掌は下に向けている（前腕回内位）．腫脹，発赤はなく疼痛の部位ははっきりしない場合が多い．骨折の可能性もあり肘関節の腫脹は必ず確認する必要がある．骨片の転位のほとんどない上腕骨顆上骨折や外顆骨折では腫脹がほとんどないため鑑別が難しい．

治　療

　手を引っ張ってから発症していることが確実であるとき以外は左右肘関節単純X線2方向撮

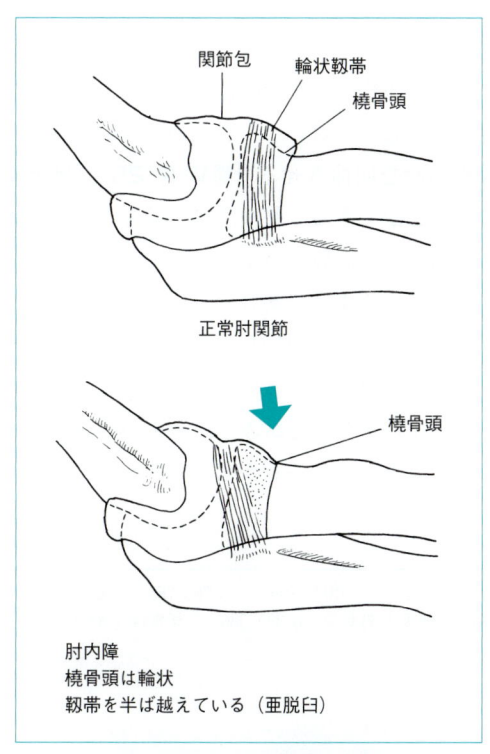

図Ⅴ-N-24　肘内障の病態

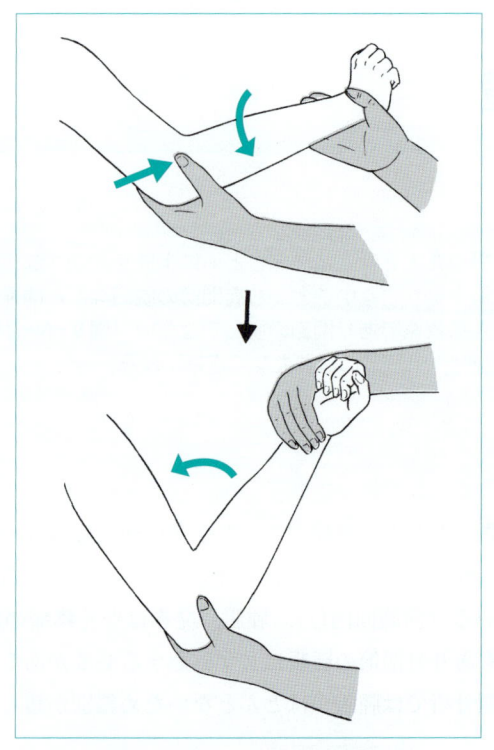

図V-N-25　肘内障の整復法

母指で橈骨頭を前方から押さえ込みつつ，肘関節を直角に曲げながら前腕を回外してねじると，コクッという音が母指に伝わる．

影にて骨の損傷および軟部組織の腫脹を確認し，骨折ではないようであれば橈骨頭（肘関節遠位外側）を前方から親指で押し，反対の手で患児の手関節を保持し手掌を上に向けるように（回外させるように）しながら肘を屈曲させる（図V-N-25）．ほとんどの場合，整復感を橈骨頭を押している母指に感じることができる．整復時に疼痛をともなうが，整復後は疼痛が消失し患肢を使うことができるようになる．患肢でバイバイをできるようになればはっきり治癒したことがわかる．整復感がなく疼痛が続くようであれば，反対に橈骨頭（肘関節遠位外側）を前方から母指で押し，反対の手で患児の手関節を保持し手掌を下に向けるように（回内させるように）しながら肘を屈曲させる．どちらの方法を行っても整復ができない場合もまれにあるがその場合は，肘関節にシーネをあて翌日に再度整復を試みる．整形外科に紹介するのはこの時期がいいと考えられる．くれぐれも骨折の見逃しには注意が必要である．

参考文献

1) 藤井敏男：捻挫，脱臼，骨折．小児科診療，55：762-765，1992.
2) 金谷文則：肘内障．標準整形外科学，p.385-386，医学書院，2008.

【高村　和幸】

7 骨　折
fracture

骨折の多くの症例は小児科ではなく整形外科を受診することが多くなってきている．しかし骨折がはっきりわからずに小児科を受診する症例も多い．小児は成長するため骨化が終了しておらず，未骨化の部位や成長軟骨を伴う部位があり正常と骨折の識別が困難な場合がある．若木骨折や竹節骨折などの骨片の転位を伴わない不全骨折も多い（図V-N-26）．また骨折ではなく骨の変形による脱臼や，歩きはじめに軽微な外傷で生じる骨折，子ども虐待による骨折などにも注意が必要である．

分娩骨折

分娩時の外力によって生じる骨折であり，鎖骨骨折が最も多い（図V-N-27）．大腿骨や上腕骨にも生じることがある．鎖骨骨折の場合は出生1週頃に鎖骨部の腫瘤が認められて骨折がわかることが多く，ほとんどの症例でそのまま治癒する．

toddler's fracture（よちよち歩き骨折）

歩きはじめた幼児が軽微な外傷により骨折を生じ歩けなくなる．外傷の程度が軽いため受傷時がはっきりしないことが多く，保護者は立たなくなったとか歩かなくなったという子どもの状態を訴える．骨折はほとんど脛骨に生じるが，踵骨や距骨に生じる場合もある．骨折線や骨折部位がはっきりしないことも多く診断が非常に難しい（図V-N-28）．突然立たなくなったり，歩かなくなったりした子どもを診察した場合は必ずこの疾患を考えなければならない．骨折部位にわずかな熱感や圧痛がある場合が多く，他の場所を触診しながら最後に下腿の触診を行い圧痛や熱感を調べる．転位がない骨折であるため腫脹はないことがほとんどである．単純X線で踵骨を含めて2方向撮影し，骨折線があればシーネで固定する．骨折箇所がはっきりしない場合は，安静を指示し経過を観察する．骨折の場合は2週ほどで仮骨が形成され骨折していたことが確認で

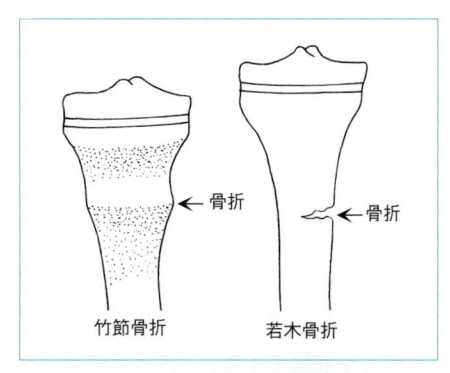

図V-N-26　小児の特徴的な骨折
小児の骨は弾力性に富むため，完全骨折よりも骨の連続性が保たれている不全骨折が多い．

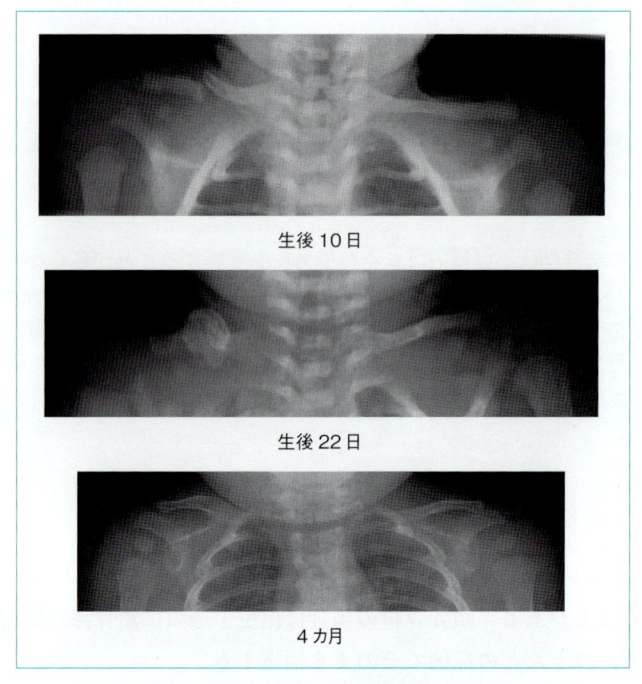

図V-N-27　分娩骨折

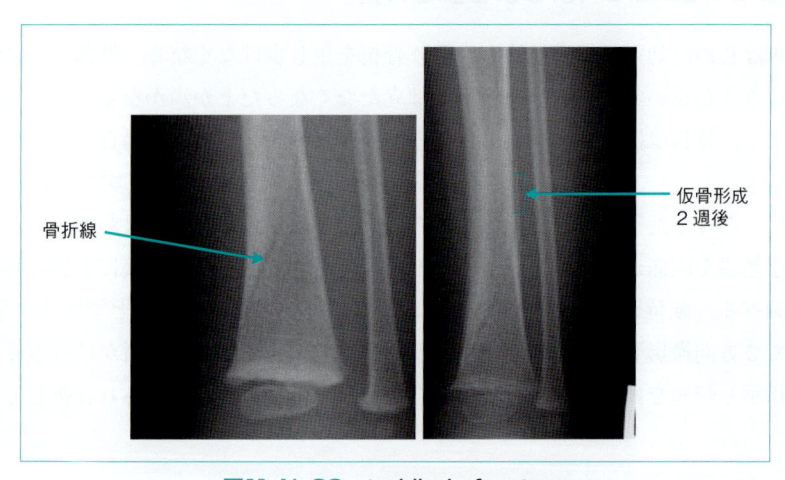

生後10日
生後22日
4カ月

図V-N-28　toddler's fracture

骨折線
仮骨形成2週後

きる．受傷がはっきりしないが軽微な外力で転位もほとんどなく，特徴的な病態から子ども虐待はあまり考えられない．

肘周辺骨折

　小児の骨折のなかで最も頻度が高く，骨折部位や転位の有無にて治療法が異なる．肘の疼痛で受傷機転がはっきりせず腫脹がない場合に，肘内障と診断しはじめに徒手整復を行うと，軽微な外傷で骨折している場合があり危険である．受傷早期で転位のない骨折では腫脹がほとんどないので要注意である．受傷機転がはっきりしない場合はまず単純X線にて骨折の有無を確認する必要がある．上腕骨顆上骨折，上腕骨外顆骨折，上腕骨内上顆骨折などがあり転位があれば手術

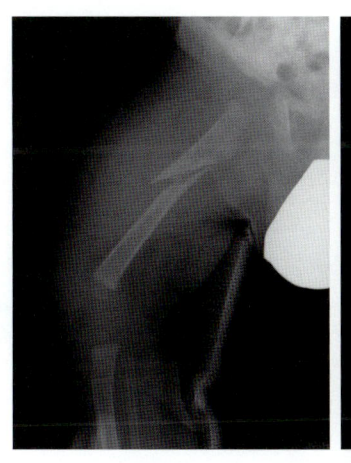

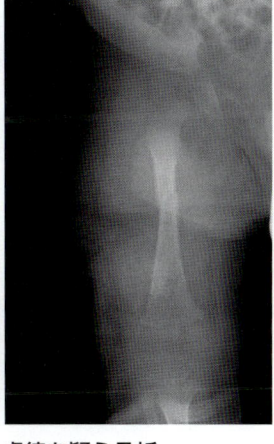

図V-N-29　子ども虐待を疑う骨折
大きな外力で骨幹部骨折を生じている（3ヵ月，男児）．

を行う症例が多いため，整形外科に紹介する．

前腕骨骨折

　前腕骨骨折で尺骨・橈骨両方の損傷の場合，転位があれば整復位を保持することが困難なことが多く，手術の適応となることも多い．転位があまりない場合でも，特に年少児ではシーネやギプスのなかで転位が進行することがあり，注意深い経過観察が必要である．尺骨の骨折で橈骨頭が脱臼をきたすMonteggia骨折，橈骨が骨折し尺骨の脱臼を生じるGaleazzi骨折があり，骨折だけではなく近接関節の脱臼を生じることがあるので注意が必要である．また尺骨では骨折ではなく外力で曲がる急性塑性変形にて橈骨頭が脱臼する場合がある．明らかな骨折はなく橈骨頭だけの脱臼のため見逃されやすい．前腕の異常の場合は必ず肘関節，手関節を含めた2方向撮影が必要である．

子ども虐待を疑う骨折

　乳幼児で受傷機転がはっきりしない骨折は，子ども虐待を必ず考えなければならない．大きな外力なしで骨折する疾患としては骨形成不全症があり，必ず鑑別する必要がある．単純X線で典型的な骨変化をきたしている症例もあるが，正常とほぼ変わらず骨量が少し減少している症例もあり，青色強膜，家族歴などを調べる必要がある．乳児で転位の大きな骨折があり受傷機転がわからない場合（図V-N-29）は子ども虐待が疑わしいので，小児科と整形外科がある病院への紹介が賢明だと思われる．

参考文献

1) 高村和幸：小児骨折に対する治療方針．外傷の初期治療の要点と盲点，p.31-35，文光堂，2007．
2) 高村和幸：toddler's fracture．小児整形外科の要点と盲点，p.63，文光堂，2009．
3) 高村和幸：被虐待児症候群．小児整形外科の実際，p.219-220，南山堂，2008．

【高村　和幸】

8 スポーツ障害
sports injury

　捻挫や突き指，骨折などの急に起こる外傷ではなく，過度の練習により，骨や軟骨，靱帯などに慢性的な損傷をきたして起こる疾患をスポーツ障害といい，疲労骨折，Osgood-Schlatter 病，腰椎分離症，野球肘，野球肩などがある．多くの症例は過度の練習に起因する場合が多く，治癒後も練習量の調整や運動フォームの矯正などが必要とされる．

疲労骨折

　脛骨や中足骨に起こることが多い．脛骨近位 1/3 に発症する場合は疾走型で陸上などの走る競技に起きやすく，3 カ月ぐらいの安静にてほとんど治癒する．脛骨中央 1/3 に起こる症例は跳躍型と呼ばれ，バレーボールやバスケットなどの跳躍系の競技で生じやすい．長期間の安静でも治癒しない場合があり，手術が必要になる場合もある．中足骨は行軍骨折とも呼ばれ，長距離の疾走や歩行で生じ第 2, 3 中足骨骨幹部が多い（図 V-N-30）．2 カ月ぐらいの安静により疼痛は消失し治癒する．

腰椎分離症

　腰椎椎弓の疲労骨折であり（図 V-N-31），小学校高学年から中学，高校にかけて発症する．神経症状を伴わない腰痛で，腰を後ろにそらすときや腰部の回旋により増強することが多い．ほとんどの症例で第 5 腰椎に起こり，J リーガーは約 30％の有病率があるという報告がある．発症早期で疲労骨折を起こしている時期は運動中止とコルセット装着による患部安静保持にて骨癒合

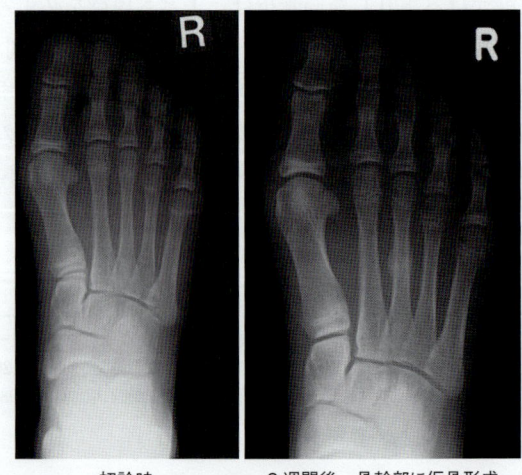

初診時　　　　　　3 週間後，骨幹部に仮骨形成

図 V-N-30　疲労骨折

する場合が多いが，偽関節を形成したものでは骨癒合は期待できない．従来はCTによる病期判定を行っていたが現在はMRIの所見で予後を判定し，治療方針を決定するようになってきた．

野球肘

成長期の肘関節は軟骨成分も多く靱帯も成人に比較し脆弱であるため，過度の投球動作により障害を生じる場合がある．そのため少年野球の投手に対し投球数や変化球の禁止など，野球肘の予防に対する取り組みがなされている．肘関節外側では腕橈関節間の過度の圧迫ストレスにより上腕骨小頭に離断性骨軟骨炎を発症し，進行すると関節内遊離体（関節鼠）を形成する．進行した場合は観血的治療の対象となることがある．内側では牽引ストレスにより上腕骨内側上顆の骨端線離開や尺側側副靱帯損傷などが生じる．安静にて改善することが多いが，投球を再開するにあたり再発予防のために投球数の制限や投球フォームの改善が必要である．

Osgood-Schlatter 病

跳躍などで大腿四頭筋の強い収縮が繰り返し続くと大腿四頭筋停止部である脛骨粗面にストレスがかかり，脛骨粗面から膝蓋骨に向かう腱にかけて疼痛を伴う．バレーボールやバスケットボールなどの跳躍を繰り返すスポーツを行う子どもに発症し，小学校高学年から中学生頃の男子に多い．脛骨粗面部の膨立を触知し，単純X線で脛骨粗面遠位に連続性のない骨化を認めることがある（図V-N-32）．安静により疼痛は軽減するが，まれに腱内の骨化を切除する必要がある場合もある．

Sever 病

小学校高学年から中学生頃の男子に多く，踵に疼痛を訴える．踵骨の分節化や硬化像が認められる（図V-N-33）が，疼痛時の安静のみにて自然治癒する．

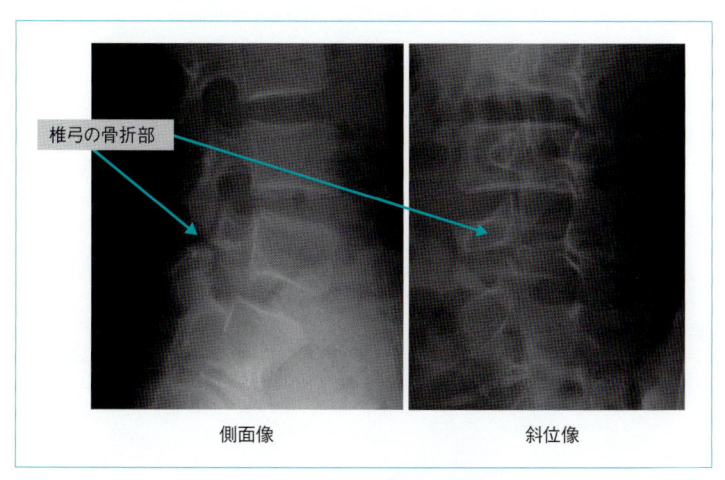

図V-N-31　腰椎分離症

第Ⅴ章　外来でみる主要疾患

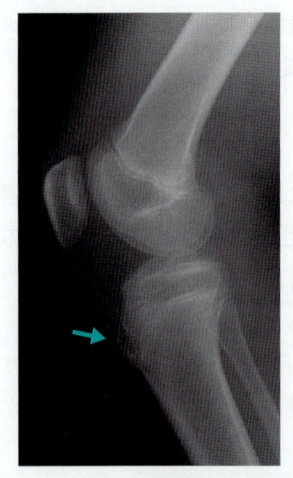

図Ⅴ-N-32　分節化した脛骨粗面遠位の骨化

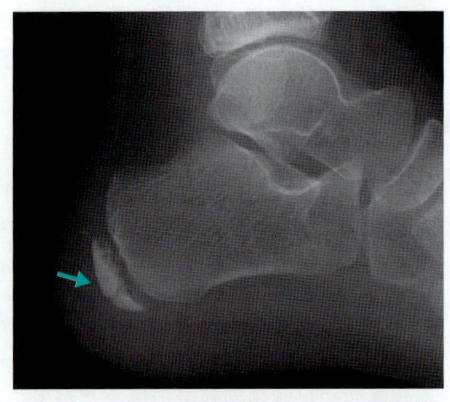

図Ⅴ-N-33　踵骨骨端部の硬化と分節化

参考文献
1) 高村和幸：小児のスポーツ障害．小児整形外科の実際，p.221-225，南山堂，2008．
2) 柳田晴久：踵骨骨端症．小児整形外科の実際，p.130，南山堂，2008．

【高村　和幸】

9 脊柱側彎症
scoliosis

　脊椎の彎曲を呈する病態であり，機能性側彎と構築性側彎に分類される．機能性側彎とは疼痛による疼痛性側彎と下肢長差や骨盤傾斜に対し腰椎が曲がっている代償性側彎があり，原因を取り除くことにより側彎は改善する．構築性側彎では，原因が特定されていない特発性側彎症と原因が特定されている症候性側彎症がある．症候性側彎症は脳性麻痺やポリオ，筋ジストロフィーなどに発症するものを神経筋性側彎症，半椎や癒合椎などの脊椎骨の異常に起因するものを先天性側彎症，その他，神経線維腫症やMarfan症候群，Ehlers-Danlos症候群に伴う側彎症もある．神経線維腫症に伴う側彎症では急速な進行を伴うものもあり十分な注意を要する．
　最も頻度の高い特発性側彎症は，乳幼児型（0～3歳），学童期型（4～9歳），思春期型（10歳～）に分類され，思春期型が80%以上であり女児にきわめて多い．乳幼児型，学童期型はきわめてまれであり，思春期型は約1%である．

診　断

　学童期，思春期では家族の指摘や学校の健診で側彎が認識されることが多く，自覚症状はないことが多い．患児の背部を観察し，肩の高さの差，肩甲骨の高さと位置，脇線の左右差をチェックする（図V-N-34）．背中の中央の陥凹の状態も確認するが，特発性側彎症では椎体の回旋の

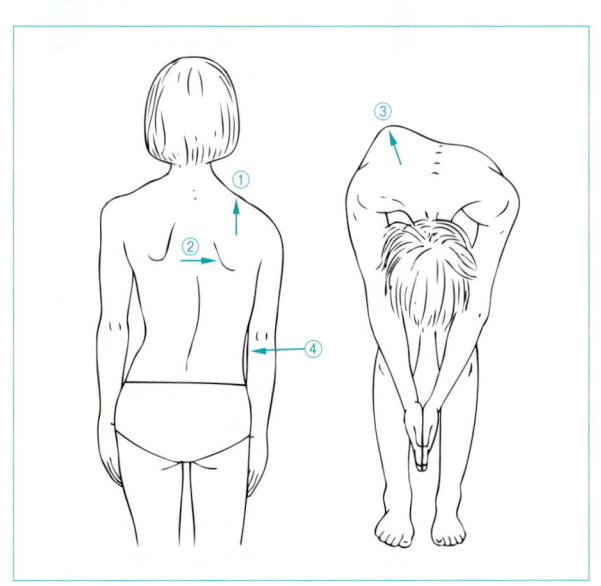

図V-N-34　側彎症検診のための4つのチェックポイント
① 両肩の高さ．
② 両肩甲骨の高さ，位置．
③ 脇線の左右比較．
④ 前屈したときの背面の高さの左右比較（特に，肋骨部および腰部）．
これらに異常がみられればX線検査をする．

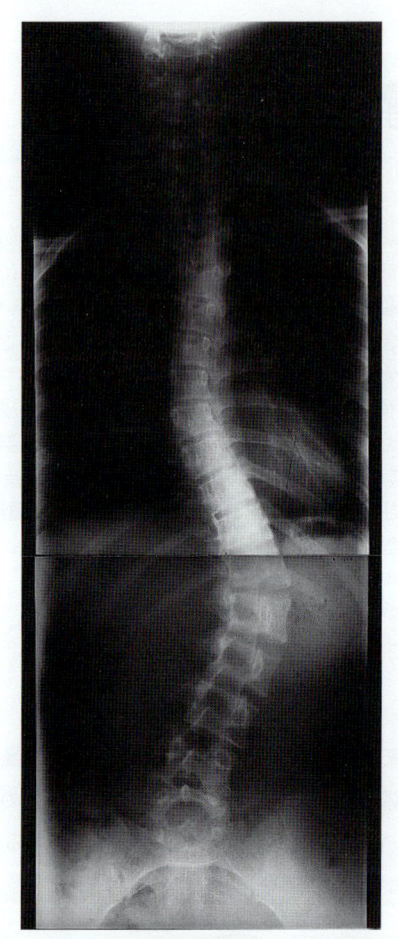

図Ⅴ-N-35 特発性側彎症（14歳，女児）
右凸の胸椎カーブが最も多い．

ため陥凹の彎曲は脊椎の彎曲より程度が軽くなるので注意が必要である．
　さらに体幹を前屈させ，肋骨，腰部の高さの差および骨盤の高さの差を観察する．椎体の回旋のため凸側の肋骨や腰部が高く盛り上がる．これを肋骨隆起（rib hump），腰部隆起（lumber hump）といい脊椎が回旋しているために明確に出現するため背部の陥凹の状態よりも側彎の存在を示す最も精度の高い診察法である．また骨盤の高さに差がある場合は下肢長差が示唆され機能性側彎の可能性も診断できる．
　側彎症が疑われれば骨盤の上縁を含めた立位全脊椎2方向撮影を行う（図Ⅴ-N-35）．骨盤の骨端核の状態はその後の成長の状況を表す指標となるため，今後の進行の程度の予想に有用である．骨盤の高さが違う場合は下肢長差を比較する必要がある．
　乳幼児の場合，家族が気づくことがほとんどであり，立位全脊椎2方向を撮影する．乳児の場合は臥位にて撮影する．乳幼児の場合は先天性側彎症や症候性側彎症の可能性も高いため，家族歴を含めた詳しい問診をとり，神経学的所見やカフェオレ斑の有無などにも注意して診察を行う．

治療

　特発性側彎症では脊椎前後像で最も傾いている椎体の角度（Cobb角）を測定し，骨盤の骨端核の状態から今後の成長が考えられる症例では，20度以上であれば装具治療の適応となる．装具は入浴時以外の全日の装着が望ましいが，思春期の女子では受け入れが困難な場合もあり十分な説明が必要である．場合によっては装着時間を短縮して使用する場合もある．

　Cobb角が50度を超えた変形が遺残した場合，成長終了後も変形が進行する危険性が高く，手術の適応となる．

　先天性側彎症や神経線維腫症に伴う側彎症では幼児期に変形が増強することがあり，放置するときわめて強い変形をきたし，治療が不可能になり重篤な心肺機能の低下をもたらすことがある．そのような予後が危惧される症例では，現在では早期に変形矯正を行い成長とともに矯正を繰り返す方法が開発され，成長終了以前から脊椎変形の矯正を施行するようになってきている．

参考文献
1) 柳田晴久：特発性側彎症．小児整形外科の実際，p.29-33，南山堂，2008.
2) 鈴木信正：脊柱側彎症―（1）診断と治療方針．小児整形外科の要点と盲点，p.274-278，文光堂，2009.

【高村　和幸】

⓪ 皮膚疾患
skin diseases

総論　小児皮膚疾患の診かた

皮膚疾患の特徴

　皮膚科専門医ではない医師が，皮膚科の診療を行う場合に，必ず忘れずにいてほしいことがある．それは，皮膚疾患の特徴とは何か，ということである．それは言うまでもなく，身体の最外層を覆う器官が皮膚である以上，そこにある異常は誰でも見えるということである．そして，同時に誰でも触れるし，臭いも嗅げる，ということである．実に単純なこのことを忘れると，患者自身が自分の皮膚変化を常時観察していることを忘れてしまう．何をどう説明しようと，常時観察している本人のほうが「経過については，私に任せよ」となりがちなのを，うまく手綱を取って診療計画どおりに治療を進めていくには，ある程度患者よりも，経過の先を読む技術をもたないことには思いどおりにはいかなくなる．その場しのぎの詭弁を弄しても，患者に馬鹿にされるものと知るべきであろう．

小児の皮膚疾患の特徴

　本書が小児科医のためのものであるとすれば，小児患者の特徴には，たとえ身体に異常があろうと患者自身では受診も治療もできないということがあることは当然おわかりのことである．では，小児の皮膚疾患の特徴は何であろうか．

　それは患者の保護者（主に母親）に，皮疹の経過はすべて観察されているということである．小児科の疾患でも咳，発熱，下痢，腹痛などの症状はすべて観察されているかもしれない．しかし，それは罹患臓器を直視して，その変化として把握しているのではないから，母親には未知なるものへの畏怖感が起きる余地がある．ということは，医師の説明・指導を信頼する要素が多いということである．

　ところが皮膚は違う．すべて観察され，そのうえ痒みなどの患者の自覚症状は，母親にはなんら本当には感じることはできないにもかかわらず，患者本人の感じかたの数十倍にも増強されて感じ取られるのである．理由の１つは，すべてが見えているからであり，他の１つは母親であるからである．したがって，なぜ皮膚のある部位のみが悪いのか，なぜステロイド外用薬を使わなければならないのか，なぜ乾燥させてはいけないのか，などをきわめて具体的に，相手に応じて理解させる努力を怠ることは治療成績が上がらないばかりか，いわゆる民間療法に母親を走らせ

ることになる．

　皮膚にどのような変化があるかを観察するためには，そこに何があるかを専門医的に見きわめる必要はないし，それを他科の医師に望むことは無理である．したがって，少なくとも母親に負けないように観察するには，皮膚疾患の特徴を十二分に活かした観察と記録を行う習慣をもつようにしたほうがよい．

診察方法

　漢方の診察の方法に，望・問・聞・切という言葉があることを読んだことがある．まさしく日常に行っていることと一致したので，それを小児の皮膚疾患診察の場に置き換えて説明したい．

❖ 望

　文字どおり，遠くから全体を眺めることである．患者親子が目の前に着座するまでに，服装，態度，挨拶などの様子から，医師への信頼感，家庭の状況（環境，育児態度，スキンケアの程度など）などはある程度推測ができる．それによって，次の問（話の仕方）をどのような言葉遣いで始めたらよいかがわかってくる．

　次に，普通は衣服を着ているのが人間であるから，赤ちゃんでも皮膚の大半は衣服で覆われている．したがって，それを可能な限り全部脱がせて，全身をくまなく見る（これも望）ことが大切である．一部のみ観察することは，誤診のもとであり，他方，母親が面倒くさそうなので，協力したつもりで着たままの診察をしていると「よくみてくれない，不親切な医師」という評判を立てられると知るべきである．

❖ 問

　問診が重要なことは言うまでもない．今さら説明は不要であろうが，「なぜ当院を選んだのか」「他医の診断」「従来の薬剤の内容」「経過の時間的矛盾」などをただすことを忘れないことである．

❖ 聞

　小児科の診察ならば聴診にあたる．しかし，それだけではない．たとえば「香を聞く，味を聞く」のように聞くのは音だけではない．筆者は臭いを嗅ぐことが可能なのも皮膚疾患の特徴として重視している（嗅診）．小児，特に幼児の手からは，数時間前にさかのぼっての患者の生活を母親以上に知ることも可能なほど，いろいろな臭いが聞き取れる．一見きれいでも，食べ物の臭いがする手・指の持ち主は，その手で掻けば皮疹は悪化し，それに気がつかない家庭は，スキンケアに難点があると知るべきである．

❖ 切

　接触すること，つまり触れることである．皮膚疾患の特徴，誰でも見える，嗅げる，触れる，のすべては漢方の診察の理に叶っているわけである．この触れるという，皮膚という臓器の利点を最大限に活かすことには，医学を超えた重要性がある．見ればわかるとばかりにチラと一瞥して投薬したのでは，湿疹性病変に対するステロイド外用薬の効果は上がらない．患者の頭部から，おむつ部，つま先まで，くまなく見るのみではなくて，触るのである．皮疹の程度が手・指に微妙に伝わることがわかる．同時に，その感触を声に出して論評するとよい．軽快してきたらそのことを，乾燥感が増したらそのことを，そうするうちに外用薬の効果の出かたなどがはっきりとわかるようになる．そして，再診の日時を指示して帰すことが可能になる．治療を行う側

が，再診すべき日時を患者の母親に任せることは，無責任な，見通しの立てられない医師，と言われても仕方がないことなのである．

スキンケアの重要性

スキンケアという言葉は，現在では普通に使われるようになった．日本語にはいわゆる和製英語があり，そのままでは英語圏では通用しないものもある．しかし，このスキンケアは，立派な英語である．小児の皮膚疾患の診療では，このことに重きを置いた育児指導が，ことに重要になる．スキンケアの基本は「まずきれいに，そしてしっとり」という一言に尽きる．

スキンケアは，特にアトピー性皮膚炎の診療では，その基本になるので，そこで詳しく述べる．ここでは，なぜ小児でそれが必要であるかの理由に触れておくことにする．

紫外線に対しての配慮も，広い意味ではスキンケアに含まれるといえよう．

1人の母親が，1人の子を産み授乳して育てるという行為は，牛，馬，キリン，象なども同じである．しかし人間では出生直後に子が立ち上がり，母親の乳房を探し，まもなく群れとともに行動することは不可能である．他方，人間は高度の文明を築き上げたが，牛，馬などにはそれは不可能である．つまりは人間が太古に立ち上がり，手を使い，脳が発達したことに両者の根本的な差異がある．この違い，つまり人間の大きな脳は，直立した結果かかる腹圧に耐えるために一定サイズ以上には拡大し得ない産道を，胎生40週で通過せざるを得ない宿命となった．もし牛，馬のように生後手間のかからない育児が可能になるには，人間では胎生2年間は必要になるわけである．つまり，すべては脳のためにきわめて早期に，人間は生まれるのである．産婦人科学では「生後1年間は胎外胎児である」といわれている．

胎内の環境は，① 日光（紫外線）は当たらない，② 乾燥はない，③ 感染・汚れはない，のである．これをスキンケアの原則に置き換えれば，不必要に紫外線に当たらない，保湿に心がけてバリア機能を保持する，きれいに暮らす，ということであり，胎内こそは理想的な環境であったということになる．したがって，出生後は少なくとも幼児期までは，このようなスキンケアに努めるべきであろう．

小児の皮膚の特徴

❖ 構造的特徴

休むことなく発育することが小児の特徴であるから，たとえば構造的な特徴にしても，いつの段階を取り上げるかで違いがあるのは当然である．しかしながら「小児は成人よりも小さい」という意味では，常にそうである．したがって，ここでは一般に小児ではどうかという特徴をあげておくことにする．

新生児の皮膚表面積は約 $0.25\ m^2$，成人では $1.6\ m^2$ といわれる．すなわち数倍に拡大する．しかし，そこに開口する毛穴と汗口の数は，生後増えることがない．したがって，小児では低年齢であるほど，それらが密集して存在することがわかる（図V-0-2, p.784参照）．このことからだけでも，小児では皮膚のトラブルが生じやすいことが推測される．加えて，成人でもわずか 2.0 mm にすぎない皮膚の厚さそのものも薄いのであるから，問題が起きて当然とも考えられる（図V-0-3, p.784参照）．ちなみに表皮の厚さはその1/10，バリア機能をもつ角層はそのまた1/10 というわけで，新生児期から生後1年まではまだ胎児であるという産婦人科学の考えかた

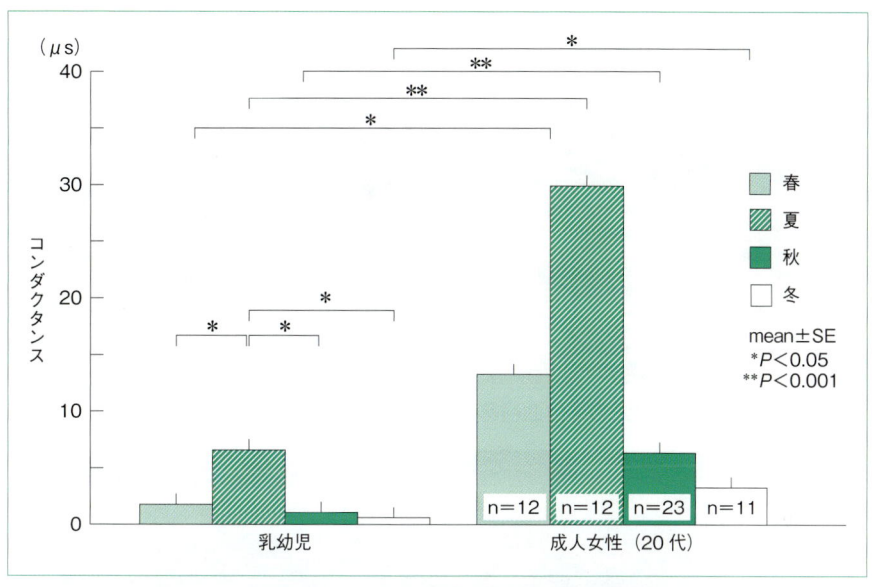

図V-O-1　角質水分量の季節変動

（川尻康晴，ほか：乳幼児の皮膚生理特性 第1報．日本小児皮膚科学会雑誌，12：77-81，1993）

を，ぜひ皮膚についても忘れないようにしたい．つまり，乳児期は，胎内の環境を皮膚表面に保持するようにしたいのである．

❖ 機能的特徴

　構造的な特徴から，角層が生理的に薄いことが明らかである．これは，即バリア機能が成人よりははるかに完全ではないことを意味する．それを補って，生後の数年間だけでも，可能な限り母体内生活の環境に近い状況で小児の皮膚を守ろうというのが「小児のスキンケア」の原点となる．バリア機能は外界からの有害なものの侵入を防ぐのみでなく，それ以上に重要とも思われる体内からの水分，その他の喪失を防ぐという生命維持に関わる機能である．角層が傷害されれば機能も障害されるわけで，その最も一般的な状況が皮膚（角層）の乾燥である．参考までに角層水分量の季節的変動をみれば，乳幼児のそれが四季を通じていかに低値であるかがわかる（図V-O-1）．このことからだけでも，小児に湿疹性病変が生じやすいことがわかる．

参考文献

1) 山本一哉：こどもの皮膚疾患—みかた・治しかたのコツ—．永井書店，1999．
2) 川尻康晴，ほか：乳幼児の皮膚生理特性 第1報．日本小児皮膚科学会雑誌，12：77-81，1993．

【山本　一哉】

第Ⅴ章　外来でみる主要疾患

皮膚疾患の写真（本文参照）

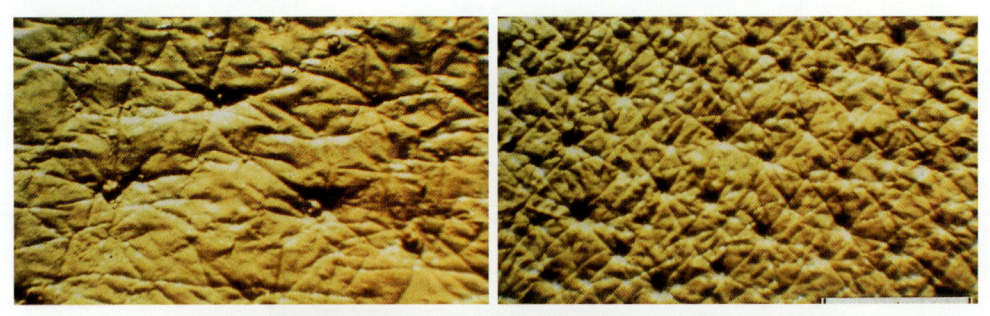

図Ⅴ-O-2　成人と小児の単位面積あたりの毛孔分布密度（左：37歳，女性，右：3歳，男児）

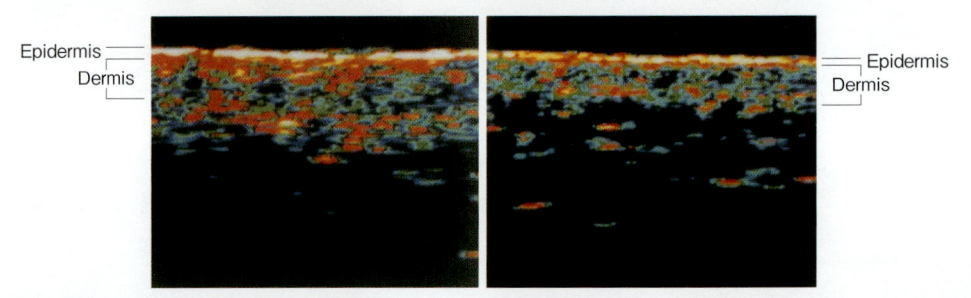

図Ⅴ-O-3　成人と小児の皮膚の厚さの差（超音波所見）（左：20歳，女性，右：小児）

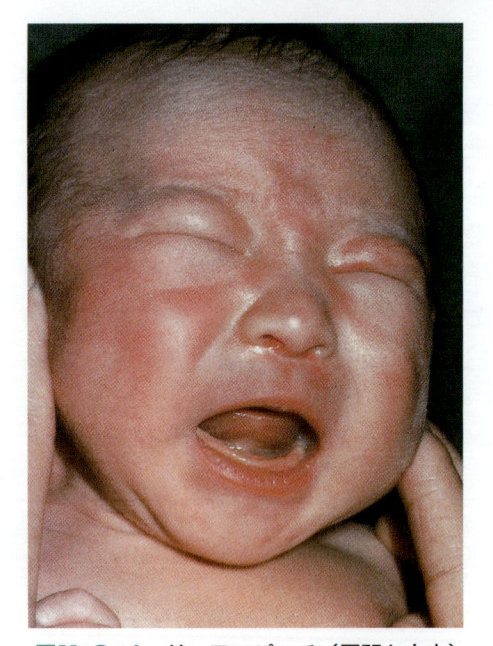

図Ⅴ-O-4　サーモンパッチ（眉間と人中）

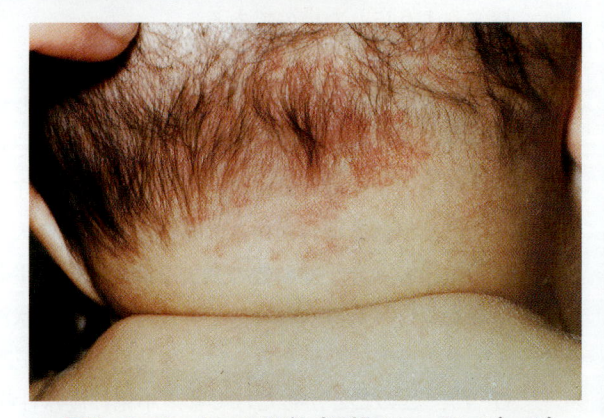

図Ⅴ-O-5　ウンナ母斑（項部のサーモンパッチ）

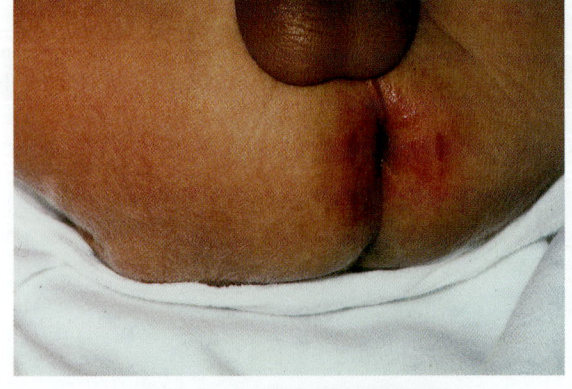

図Ⅴ-O-6　新生児肛囲皮膚炎

O. 皮膚疾患

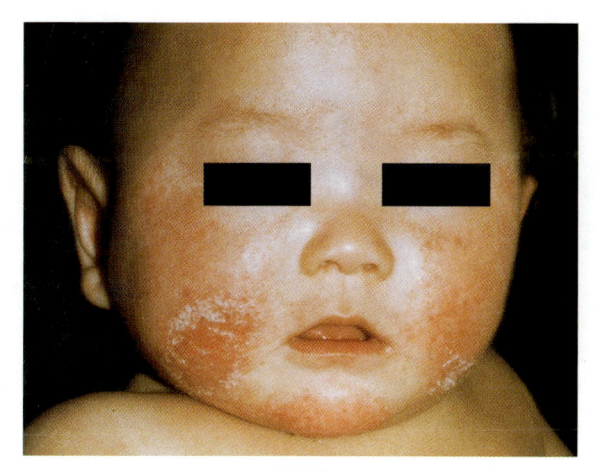

図V-O-7 乳児期アトピー性皮膚炎
鼻部と周辺には皮疹がない．

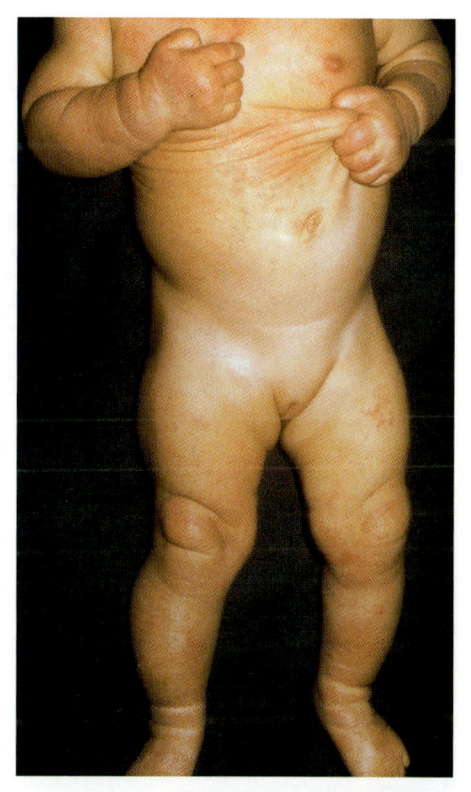

図V-O-8 乳児期アトピー性皮膚炎
使い捨ておむつ使用部位には皮疹がない．

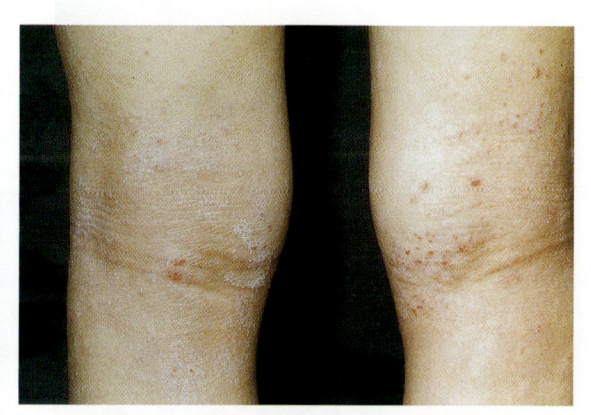

図V-O-9 年長児期アトピー性皮膚炎
アトピー皮膚と間擦部の苔癬化傾向．

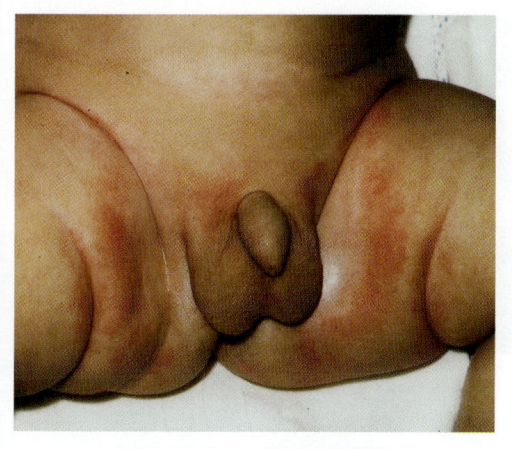

図V-O-10 おむつ皮膚炎

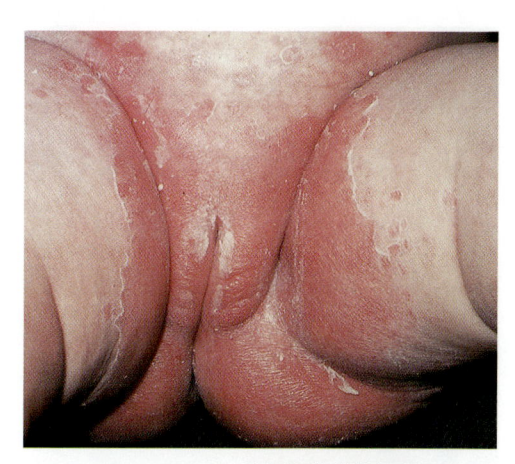

図V-O-11 乳児寄生菌性紅斑

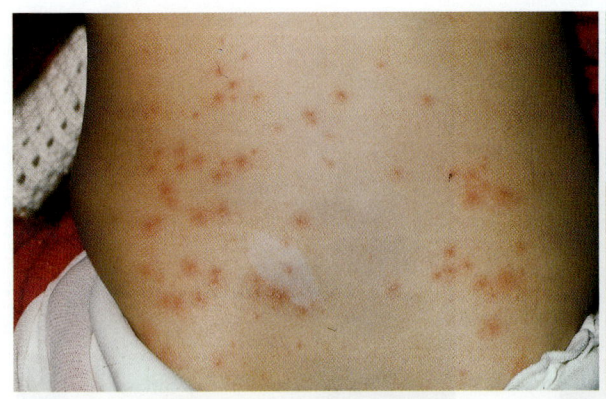

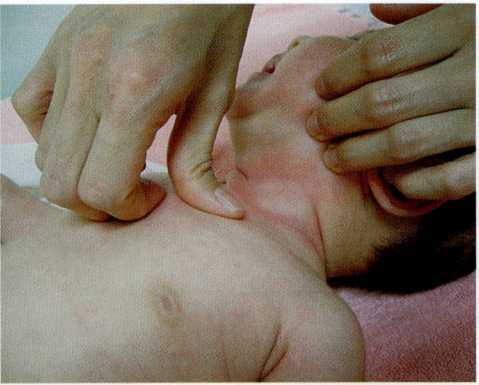

図V-O-12 あせも（紅色汗疹）

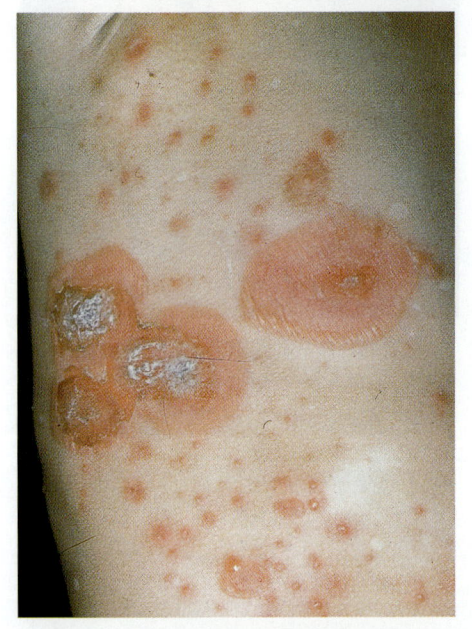

図V-O-13 とびひ（伝染性膿痂疹）

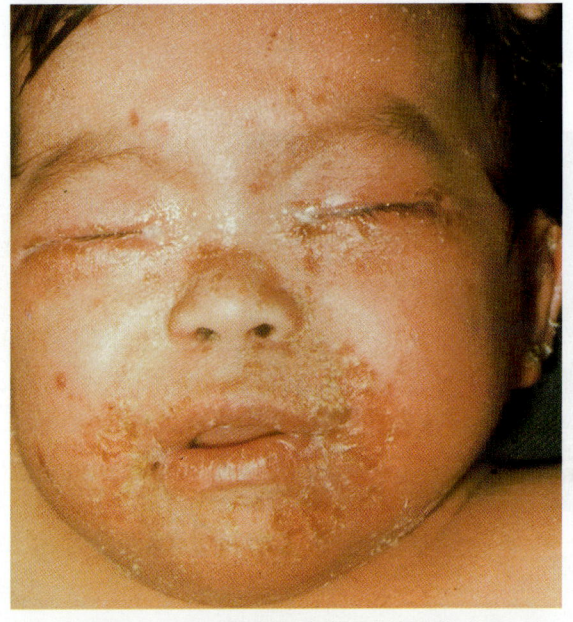

図V-O-14 ブドウ球菌性熱傷様皮膚症候群（SSSS）

図V-O-15 みずいぼ（伝染性軟属腫）

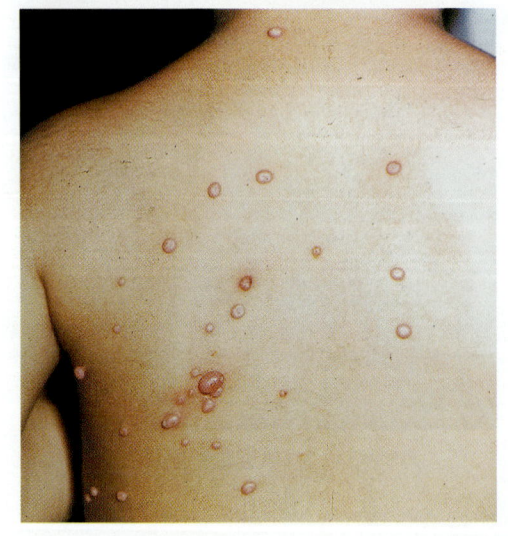

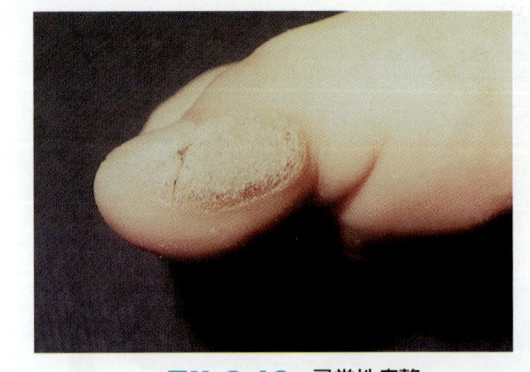

図V-O-16 尋常性疣贅

O．皮膚疾患

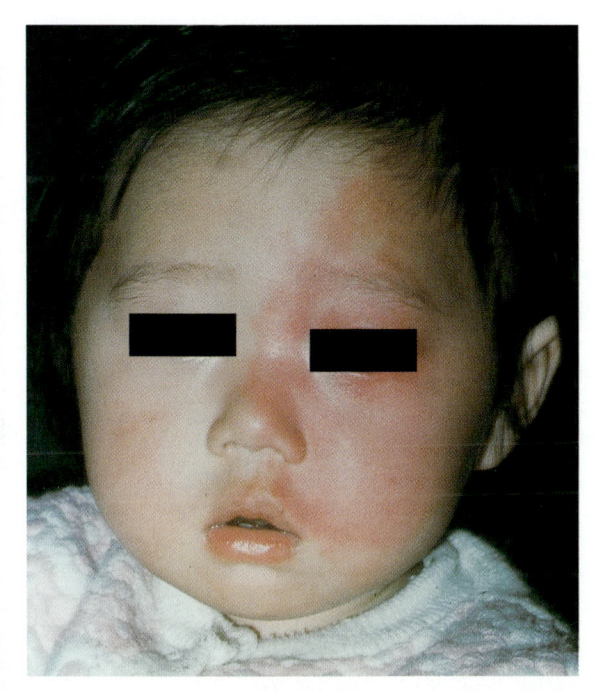

図V-O-17　赤ブドウ酒様血管腫（Sturge-Weber症候群）

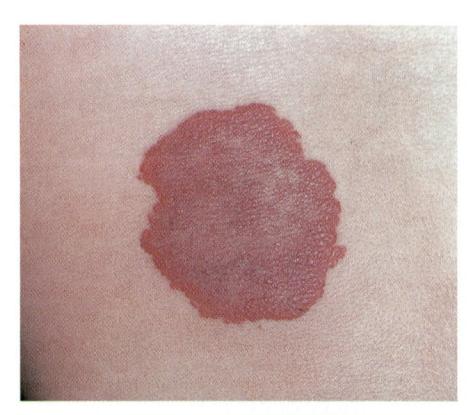

図V-O-18　苺状血管腫

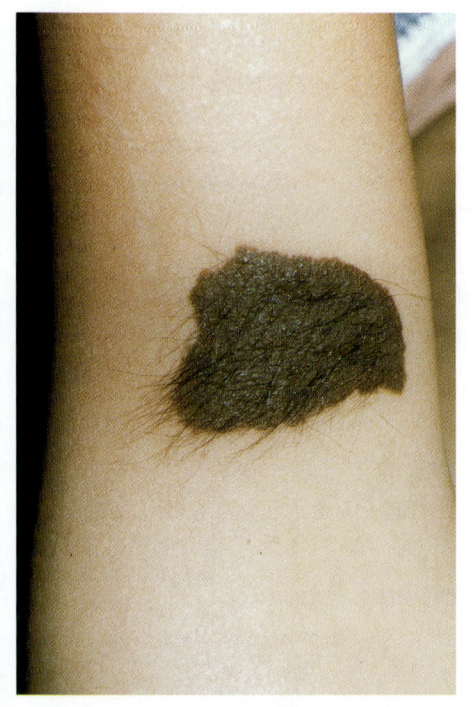

図V-O-19　母斑細胞母斑（有毛性）

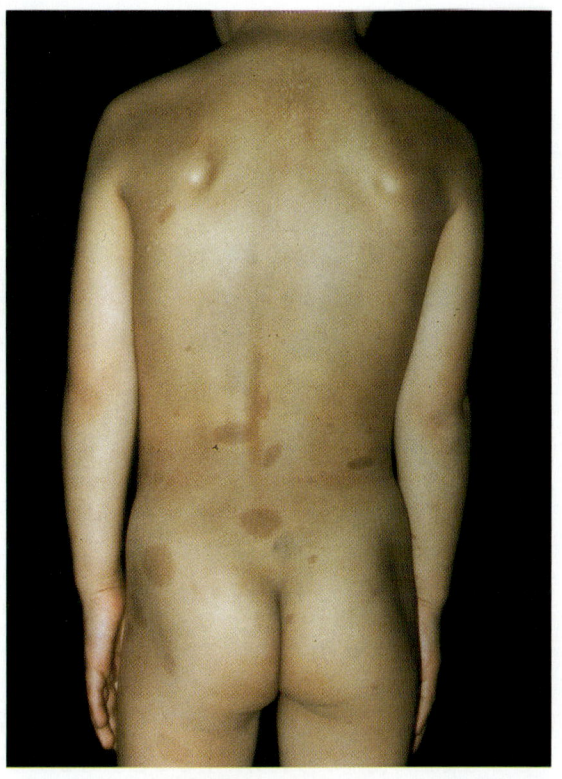

図V-O-20　扁平母斑（レックリングハウゼン病）のカフェオレ斑

【山本　一哉】

1 新生児一過性皮膚変化
transient cutaneous lesions of newborn

新生児期には，母体内生活からの急激な変換に伴って，それ以降の時期にはみられない一過性の変化が皮膚に現れることが少なくない．多種多様な変化があるが，多くのものは治療の必要はない．しかし，保護者（特に母親，そして祖父母）のなかには，その変化が「見える」ことで右往左往する者がまれではない．そこで，頻度の多いもの，あるいは時には皮膚科的治療・ケアの指示があってもよいものなどをあげておくことにする．

しかしながら、近年のスキンケア開始時期の研究から，早期新生児期（特に生後24時間以内）に保湿を忘れないベビースキンケアを励行することにより，乾燥・落屑から肛囲皮膚炎までの諸変化を生じないで新生児期を過ごせることが可能になってきた（「アトピー性皮膚炎」の項，p.790を参照）．

a サーモンパッチ salmon patch（図V-O-4, 5, p.784参照）

新生児の30％にはみられるという境界のはっきりしない紅斑で，その現れる部位に特徴がある．顔面（眉間に逆三角形，上眼瞼の鼻側，人中）と，うなじから後頭部にかけてに好発する．表面は平滑である．

■ 診断のポイント

顔面では，部位と境界の状態に注意することが大切である．紅斑の程度は軽く，詳細に観察すると微細な血管が認められることが多い．また，泣いたり，力んだりすると色調が濃くなる．うなじから後頭部のものはウンナ母斑と呼ばれることもあるが，頭髪に隠れているため指摘するまで気づかない母親もある．

■ 治療のポイント

従来の方針は，自然治癒することが多いので放置して経過をみる，というものが大部分である．大半は数カ月から数年で消褪する．

顔面で経過が長い場合には，希望があればレーザー光線療法も考えられる．

■ 鑑別すべきもの

Sturge-Weber症候群（図V-O-17, p.787参照）との鑑別が問題になる．この場合には急速な緑内障発症から失明に至ることがあるからである．

■ 専門医紹介の時期

生理的変化とはいえ，Sturge-Weber症候群を考慮すると，早期に一度は皮膚科専門医に確定

診断を受けるように勧めるべきである．

b 新生児肛門周囲(肛囲)皮膚炎 perianal dermatitis of newborn（図V-O-6, p.784参照）

生後数日して経口摂取した母乳などが，初めて便として排泄される頃に始まることが多い．肛門周囲に限局して紅斑から，時にはびらんが混じった鮮紅色斑が認められる．新生児の40％強に生じるといわれる．遅くとも生後7週頃までには消退する．

診断のポイント

肛門縁までは変化はないが，その周縁の皮膚に紅斑が生じる．おむつ皮膚炎とは異なり，おむつの接している部位には変化がない．初めて便と接触し，尿などで湿った皮膚が刺激された結果と思われる．

治療のポイント

いかにスキンケアに努めても，おむつを使用している限り生じうる変化である．出産した施設の管理が悪いため，などと誤解する保護者があるので注意したい．皮膚が生後の環境に慣れるまで続くが，普通は治療の必要はない．

びらん面を認めるような高度の変化があれば，アズレン含有軟膏（アズノール®軟膏）などをおむつ部の清拭後に塗布させる．

おむつの種類（布，使い捨て）には関係ないので，変更させる必要はない．しかし将来を考えると使い捨ておむつを勧めたい．入浴は普通に行って差し支えない．

鑑別すべきもの

普通にみられるおむつ皮膚炎は皮膚の凸隆面にみられる．乳児寄生菌性紅斑は，紅斑周縁に薄い落屑があり，周辺に衛星病巣が点在している．このような差異で鑑別は比較的容易である．

専門医紹介の時期

本来，自然消退するものである．したがって，長期間持続する場合には専門医に紹介したい．

参考文献
1) 宗像 醇，ほか：新生児の一過性皮膚病変．第1回日本小児皮膚科学会講演録，p.19-32，日本グラクソ，1978．

【山本 一哉】

2 アトピー性皮膚炎
atopic dermatitis

　1930年代に，この疾患名がアメリカで提唱されて以来，あまりにも多くの文献があり，それらをすべて理解して第一線の臨床医が毎日の診療に対応することは無理である．要は，最新の考えかたを簡略な模式図で理解し，目の前の患者と家族の要望に応えることが最も重要なことであろう．詳細な発症機序についての考えかたの変遷などは，末尾に参考文献をあげるのでそれを参照されたい．

　まず，基本的な考えかたは「本症の遺伝的な発症素因をもつ者に，発症を開始させるような機序が作用することで生じてくる，特徴的な臨床像と経過を示す痒い皮膚疾患」といえるであろう．ここでいう素因・機序については，やや古いが理解の助けになる図（図V-0-21），と最新の発症機序の考えかたの図（図V-0-22）とを総合して考えると，患者や保護者への説明に役立つであろう．

診断のポイント

アトピー性皮膚炎は次の4項目のうち3項目が認められれば，疑われる皮膚疾患である．
① 必ず痒みがある．
② 年齢によって症状が移り変わる．
③ 慢性に経過して治らない．
④ 本人，家族にアレルギー性疾患がある．

見ればわかるが，最終項目は満足しなくてもよいのである．これは古い診断基準であるが，新しい診断基準になればなるほど他科の方々にはわかりづらくなると思われる．また，後述するよ

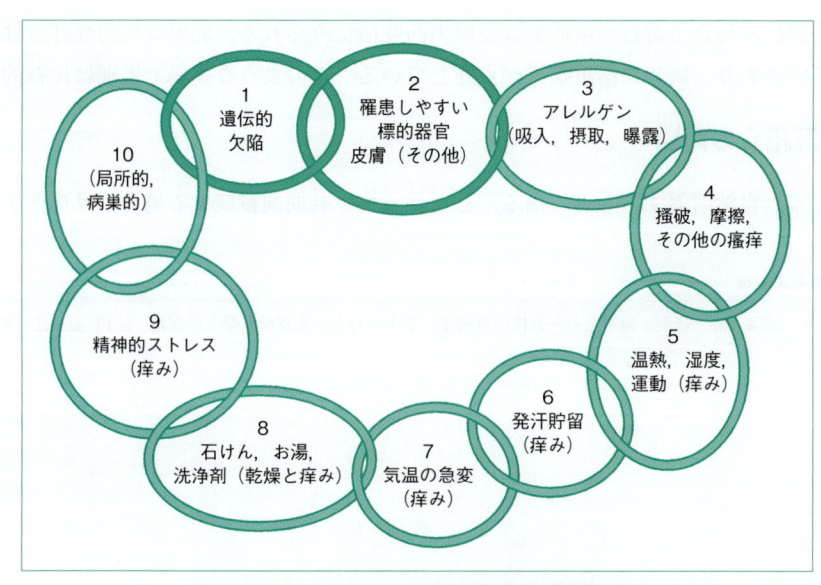

図V-0-21　アトピー性皮膚炎関連諸因子
連鎖が成り立って発症する．

うに疑問が生じた際には，皮膚科専門医に紹介すればよいのであるから，必ず確定診断を下そうと試みることはない．「アトピー性皮膚炎の症状が一番考えられる」と説明すればよい．それでも確定診断を求められた場合には，皮膚科専門医に紹介すべきである．理由は，たとえばIgE値，RAST値を検査しても，それだけでは確定診断できないからで，病像の経過・特徴を含めて総合的な判断によるからである．なお，典型的な臨床像の推移を年代別に図示しておく（図V-O-7〜9，p.785参照）．

治療のポイント

　発症機序の説明図を見れば，このポイントはすぐに理解できる．つまり，機序の流れ，あるいは連鎖反応を断ち切ればよいことになる．その際に，どのようなものを使って，どこを断ち切るか，これで大きく医師が薬剤を使用して行う部分と，患者自身あるいは保護者が家庭で行う部分（スキンケア）の2つに分かれるのである．慢性の経過をたどらざるを得ない（素因がある以上，完治はないわけである）アトピー性皮膚炎のような疾患では，薬剤のみ，あるいは家庭でのスキンケアのみでは，治療の目的は達し得ない．両者が上手に行われて初めて，日常生活には問題のない状態で経過することが可能になるのである．

❖ 医師の治療

　まず患者や保護者が最も悩む症状は何かが問題になる．それを軽快させることが急務であり，それによって医師との信頼関係が成り立つわけである．その悩みは「痒み」以外の何者でもない．そこで患者が小児ならば，母親に「どこを痒がっているか」一言尋ねてみるべきである．答えは簡単「皮膚」であり，決して口のなかではない．食物アレルギーの典型「じんま疹」は，口腔粘膜にも病変を生じることは誰でもご存じのはずである．

　さて，皮膚は，誰でも見ること，触れること，嗅ぐことが可能であるとすれば，そこの病変には直接に必要な薬剤を投与する（つまり外用薬）ことが，能率・効果・安全（他部位にはいかない）のうえで最善であることがわかる．そこで汎用される薬剤は現時点ではステロイド外用薬となる．現在では，新たに免疫抑制外用薬タクロリムス軟膏（プロトピック®軟膏小児用）もアト

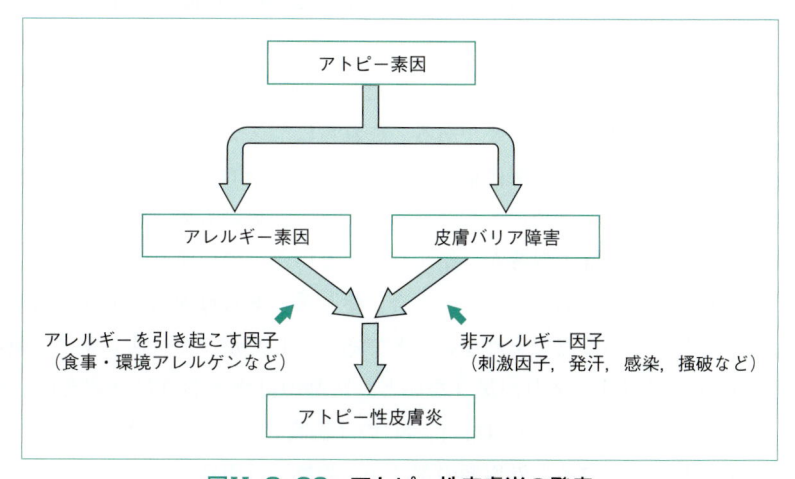

図V-O-22　アトピー性皮膚炎の発症
発症にはバリア機能障害が欠かせない．

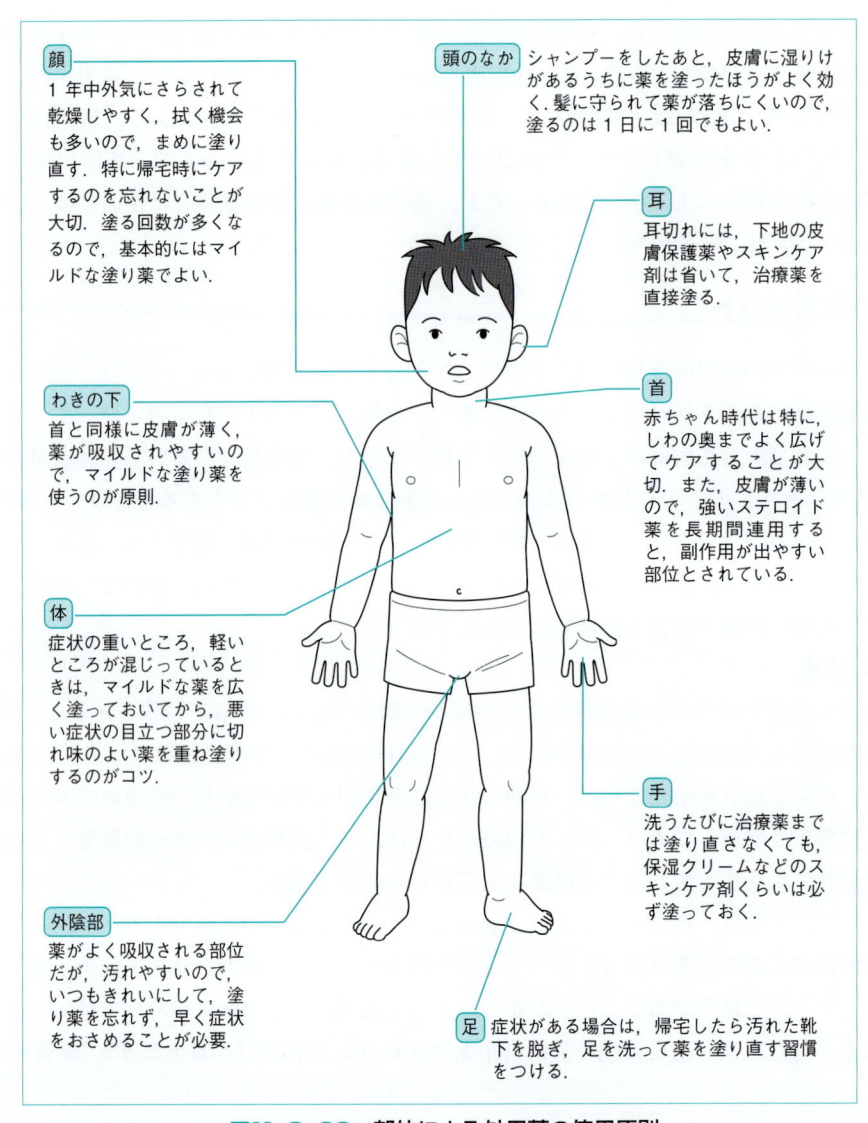

図V-0-23 部位による外用薬の使用原則

顔
1年中外気にさらされて乾燥しやすく、拭く機会も多いので、まめに塗り直す。特に帰宅時にケアするのを忘れないことが大切。塗る回数が多くなるので、基本的にはマイルドな塗り薬でよい。

頭のなか
シャンプーをしたあと、皮膚に湿りけがあるうちに薬を塗ったほうがよく効く。髪に守られて薬が落ちにくいので、塗るのは1日に1回でもよい。

耳
耳切れには、下地の皮膚保護薬やスキンケア剤は省いて、治療薬を直接塗る。

わきの下
首と同様に皮膚が薄く、薬が吸収されやすいので、マイルドな塗り薬を使うのが原則。

首
赤ちゃん時代は特に、しわの奥までよく広げてケアすることが大切。また、皮膚が薄いので、強いステロイド薬を長期間連用すると、副作用が出やすい部位とされている。

体
症状の重いところ、軽いところが混じっているときは、マイルドな薬を広く塗っておいてから、悪い症状の目立つ部分に切れ味のよい薬を重ね塗りするのがコツ。

手
洗うたびに治療薬までは塗り直さなくても、保湿クリームなどのスキンケア剤くらいは必ず塗っておく。

外陰部
薬がよく吸収される部位だが、汚れやすいので、いつもきれいにして、塗り薬を忘れず、早く症状をおさめることが必要。

足
症状がある場合は、帰宅したら汚れた靴下を脱ぎ、足を洗って薬を塗り直す習慣をつける。

ピー性皮膚炎に使用可能になっている。ただし、使用に際しては、本剤の特徴を知ることと、その適応と使用方法に習熟する必要がある。これらに、ステロイド外用薬以外の古典的皮膚外用薬などを適宜使用することが、医師側の治療になる。ステロイド外用薬の選びかたは、いわゆる5段階のクラスのなかで、強めのもの（strong）と、弱めのもの（weak）の2種類あれば足りる。効果があがらない場合は、誤診か、塗られていないか、のいずれかである。大切なのは、小児は自分では塗れないことであり、多くの場合に塗り手である母親は「できれば塗りたくない」という気持ちの持ち主である点を忘れないことである。したがって、塗り手に「塗ろう」という気持ちをもたせる動機づけの努力が足りないと、医師の計画どおりには病変は軽快しないのである（動機づけのテクニックについては、p.780の「総論」の文献1を参照されたい）。

　実際の塗り方、ステロイド外用薬の選びかたの原則は図V-0-23のようになる。

外用薬の使い方のコツ

- **ステロイド外用薬**……小児科医は弱めのステロイド外用から開始することが多いようであるが，これが状態を遷延悪化させる原因になることが多い．治療開始時は強めを1日3回以上塗布，数日後軽快を確認したら適宜ステロイド外用薬のランクを下げる，または塗布回数を減らすなどする．しかし，急いではならない．
- **プロトピック®軟膏小児用**……上手く使えば有力な外用薬である．まず急性期の炎症症状をステロイド外用薬で確実に軽快させてから使う．初診時から投与することは避けたい．刺激症状が認められることが多いからである．
  当初は，朝はステロイド外用薬，就寝前（入浴後）にプロトピック®軟膏というように併用させる．これを2週間以上行って症状再燃がなければ，朝夕ともプロトピック®軟膏にする．
- **保湿剤**……ワセリンには保湿作用はない．尿素製剤にはバリア機能低下作用がある．ヘパリン類似物質含有製剤は血管拡張作用があり，時に紅斑を生じる．つまり，市販の保湿用品を使用させるほうがよい．

❖ アトピー性皮膚炎のスキンケア

まず，年代別の典型的症状（図V-O-7～9, p.785参照）を見るとわかるが，アトピー性皮膚炎患者の鼻を中心とした部位（乾燥しない）には病変が生じない．同様におむつ部にも病変は認めがたい（「おむつ皮膚炎」の項, p.797参照）．このことはバリア機能が障害されることが発症機序では主な役割を果たすことを意味している．皮膚のバリア機能に関しては，最近研究が進み，考えかたが大きく変わってきた．たとえばまず早期新生児期からのスキンケア開始で，アトピー性皮膚炎の予防も視野に入るようになった．また従来，よくいわれた食物アレルギーが発症に関与するという説は，現在では食物による感作も実はバリア機能が障害された皮膚から食物抗原が侵入することによりアレルギーが始まると理解されている．バリア機能が障害された皮膚は乾燥しているが，それは皮膚の保湿機能が十分に役立っていないことを表している．それは皮脂腺から分泌される皮脂も必要であるが，大切なのは表皮の角質細胞が角層を形成していく過程でその細胞間に生じてくる細胞間脂質（セラミド），角質細胞内に生じるアミノ酸（NMF，これが正常に作られるために必要なフィラグリン），これらが正常に機能することで保湿，すなわちバリア機能が維持されることがわかってきた．アトピー性皮膚炎では，セラミド，フィラグリンがともに異常があり，バリア機能が十分に働かないことで発症するのである．したがって，治療に欠くことができないスキンケアは，バリア機能の維持を目的とした「まずきれいに，そしてしっとり」である．汚れを取り去ること，保湿することのために開発された小児用の保湿用スキンケア用品は多数あるので（表V-O-1, 2），試用して問題がなければ忘れずに使い続けることが望ましい．湿疹病変の部位（著しい二次感染症状がない限り）にもスキンケア用品（大多数の症例で，乳液型ローションで足りる）を，まず十分に塗布してから，それに重ねて外用薬を使用するようにする．よく使われる保湿用スキンケア用品には，キュレル・シリーズ（花王，主成分：合成セラミド）がある．

なお，スキンケアに関連しては，入浴法，衣服（「あせも」の項, p.799参照），寝具，生活環境，紫外線（表V-O-3）など多くの問題が考えられるが割愛する（文献4を参照）．

表V-O-1 代表的な洗浄製品

	製品名	発売元	主な成分	備考
固形石けん	資生堂ドゥーエ ベビープラス ソープ	マルホ	〈洗浄〉脂肪酸ナトリウム・脂肪酸カリウム 〈保湿〉キシリトール・植物由来成分（スクロース）	
	すべすべみるる ベビーソープ ホワイト	明治	〈洗浄〉石けん用素地（脂肪酸ナトリウム） 〈保湿〉乳清ミネラル	
	すべすべみるる 薬用ベビーソープ（医薬部外品）	明治	〈洗浄〉石けん用素地（脂肪酸ナトリウム） 〈保湿〉乳清ミネラル	透明石けん
	ママ＆キッズ 薬用コスミソープ（医薬部外品）	ナチュラルサイエンス	〈洗浄〉石けん用素地（脂肪酸ナトリウム） 〈殺菌〉イソプロピルメチルフェノール 〈保湿〉オリゴ糖成分・オリーブ油	透明石けん
ボディ用シャンプー	資生堂ドゥーエ ベビープラス 泡ソープ	マルホ	〈洗浄〉アミノ酸系洗浄成分 〈保湿〉キシリトール・植物由来成分（ソルビトール）	泡タイプ
	キュレル 薬用ボディウォッシュ（医薬部外品）	花王	〈洗浄〉POE アルキルエーテル硫酸塩 〈抗炎症〉グリチルリチン酸2K	乾燥性敏感肌
	すべすべみるる ベビー全身シャンプー	明治	〈洗浄〉アミノ酸系洗浄成分 〈保湿〉乳清ミネラル	肌の洗浄
	すべすべみるる ベビー全身シャンプー 香りつき	明治	〈洗浄〉アミノ酸系洗浄成分 〈保湿〉乳清ミネラル・ローマカミツレ油・ゼラニウム油	肌の洗浄
	ノーン フォーベビー ベビー泡ソープ	和光堂	〈洗浄〉アミノ酸系洗浄成分 〈保湿〉アミノ酸系保湿成分	泡タイプ
	ママ＆キッズ ベビー全身シャンプーフレイチェ	ナチュラルサイエンス	〈洗浄〉アミノ酸系洗浄成分 〈保湿〉アミノ酸（8種）・セラミド	泡タイプ
頭髪用シャンプー	資生堂ドゥーエ ベビープラス 泡シャンプー	マルホ	〈洗浄〉アミノ酸系洗浄成分 〈保湿〉キシリトール	泡タイプ
	すべすべみるる ベビー髪用シャンプー	明治	〈洗浄〉アミノ酸系洗浄成分 〈保湿〉乳性ミネラル 〈その他〉コンディショニング剤	
	キュレル シャンプー（医薬部外品）	花王	〈洗浄〉アミノ酸系洗浄成分・アルキルエーテル硫酸塩など 〈抗炎症〉グリチルリチン酸2K 〈その他〉コンディショニング成分	乾燥性敏感肌
	ママ＆キッズ ベビーヘアシャンプー	ナチュラルサイエンス	〈洗浄〉アミノ酸系洗浄成分 〈保湿〉アミノ酸（8種）・セラミド・ヒアルロン酸	泡タイプ
	ママ＆キッズ オリゴモイストシャンプー	ナチュラルサイエンス	〈洗浄〉アミノ酸系洗浄成分 〈保湿〉オリゴ糖成分・オリーブ油・アミノ酸	
	ノーン フォーベビー ベビー泡シャンプー	和光堂	〈洗浄〉アミノ酸系洗浄成分 〈保湿〉アミノ酸系保湿成分	泡タイプ
その他	キュレル 泡ハンドウォッシュ（医薬部外品）	花王	〈洗浄〉アミノ酸系洗浄成分 〈抗炎症〉グリチルリチン酸2K 〈殺菌〉イソプロピルメチルフェノール 〈保湿〉グリセリン	泡タイプ 乾燥性敏感肌 手指の乾燥, 荒れ

鑑別すべきもの

症状から接触皮膚炎が疑われた場合には，積極的に疑わしい物質による貼付試験を行うようにしたい．乾燥した皮膚に注目するあまり，魚鱗癬をアトピー性皮膚炎と誤診することがある．乳児期には，特に生後2カ月頃まで，生理的に脂漏が目立つためケアが不十分だと脂漏部位に軽い炎症を起こすことがあるが，痒さは甚だしくはない．いずれにしろ，乳児では2カ月以内に症状が消えた場合にはアトピー性皮膚炎とは診断しないのである（日本皮膚科学会診断基準）．

表V-O-2　代表的な保湿製品

分類	製品名	発売元	主な成分	備　考
ローション（化粧水タイプ）	すべすべみるる ベビーローション（さっぱり）	明治	〈保湿〉乳清ミネラル	脂性〜普通肌
	ノーン フォーベビー ウオーターベビーローション	和光堂	〈保湿〉アミノ酸系保湿成分	普通〜乾燥肌
	ママ＆キッズ スキンコントロールローション	ナチュラルサイエンス	〈保湿〉ビフィズス菌エキス・セラミド・アミノ酸（8種）・オリゴ糖成分	普通〜乾燥肌
ローション（乳液タイプ）	キュレル 薬用ローション（医薬部外品）	花王	〈抗炎症〉アラントイン 〈保湿〉セラミド機能成分・ユーカリエキス	乾燥性敏感肌
	資生堂ドゥーエ ベビープラス ミルキーローション	マルホ	〈保湿〉グリセリン・キシリトール 〈その他〉パーム油	普通〜乾燥肌
	すべすべみるる ベビーローション（しっとり）	明治	〈保湿〉乳清ミネラル	普通〜乾燥肌
	ノーン フォーベビー ミルキーベビーローション	和光堂	〈保湿〉アミノ酸系保湿成分・スクワラン	普通〜乾燥肌
	ママ＆キッズ ベビーミルキーローション	ナチュラルサイエンス	〈保湿〉アミノ酸（8種）・ヒアルロン酸 〈保護〉胎脂類似成分・セラミド	普通〜乾燥肌
	ママ＆キッズ オリゴミルク	ナチュラルサイエンス	〈抗炎症〉グリチルリチン酸2K 〈保湿〉アミノ酸（9種）・スクワラン・オリゴ糖成分・ヒアルロン酸 〈保護〉セラミド（3種）	乾燥肌
クリーム	キュレル 薬用クリーム（医薬部外品）	花王	〈抗炎症〉アラントイン 〈保湿〉セラミド機能成分・ユーカリエキス	乾燥性敏感肌
	ノーン フォーベビー ベビークリーム	和光堂	〈保湿〉アミノ酸系保湿成分・スクワラン	普通〜乾燥肌
	ママ＆キッズ モイスチャーオリゴクリーム	ナチュラルサイエンス	〈抗炎症〉グリチルリチン酸2K 〈保湿〉アミノ酸（9種）・スクワラン・オリゴ糖成分・ヒアルロン酸 〈保護〉セラミド（3種）・コレステロール	普通〜乾燥肌
オイル	ノーン フォーベビー ベビーオイル	和光堂	〈保湿〉精製オリーブ油・ももの葉エキス	普通〜乾燥肌
	ママ＆キッズ バリアオイルAD	ナチュラルサイエンス	〈抗炎症〉グリチルレチン酸ステアリル 〈保護〉セラミド・γ-オリザノール・リン脂質・米胚芽油	乾燥肌 保護オイル
リップケア	キュレル リップケアクリーム（医薬部外品）	花王	〈抗炎症〉グリチルレチン酸ステアリル 〈保湿〉セラミド機能成分 〈その他〉密着コート処方（乾燥防止，保護）	乾燥性敏感肌 口唇
	ノーン フォーベビー ベビーお口まわりケアスティック	和光堂	〈保湿〉マカデミアナッツ油・オリーブ油	口唇，口まわり 鼻の下
	ママ＆キッズ モイスチャーリップ	ナチュラルサイエンス	〈保湿〉甘草エキス・カロットオイル 〈保護〉スクワラン・オリーブ油	口唇，口まわり
ハンドケア	キュレル ハンドクリーム（医薬部外品）	花王	〈抗炎症〉アラントイン 〈保湿〉セラミド機能成分・ユーカリエキス 〈その他〉酢酸トコフェロール，皮膚保護油剤	乾燥性敏感肌 手指の乾燥
入浴剤	キュレル 入浴剤（医薬部外品）	花王	〈肌荒れ防止〉コメ胚芽油 〈保湿〉セラミド機能成分・ユーカリエキス	乾燥性敏感肌
	ノーン フォーベビー ベビースキンケア入浴料（医薬部外品）	和光堂	〈保湿〉アミノ酸系保湿成分・スクワラン	

表V-0-3　代表的な紫外線防御製品

	製品名	発売元	主な成分	SPF／PA	備考
UVケア	キュレル 薬用UV ローション (医薬部外品)	花王	〈紫外線防御〉紫外線散乱剤（ノンケミカル） 〈抗炎症〉グリチルレチン酸ステアリル 〈保湿〉セラミド機能成分・ユーカリエキス	SPF25 PA ++	乾燥性敏感肌 顔・からだ用
	キュレル UV ミルク (医薬部外品)	花王	〈紫外線防御〉紫外線散乱剤（ノンケミカル） 〈抗炎症〉グリチルレチン酸ステアリル 〈保湿〉セラミド機能成分・ユーカリエキス	SPF25 PA ++	乾燥性敏感肌 顔用
	キュレル UV クリーム (医薬部外品)	花王	〈紫外線防御〉紫外線散乱剤（ノンケミカル） 〈抗炎症〉グリチルレチン酸ステアリル 〈保湿〉セラミド機能成分・ユーカリエキス	SPF25 PA ++	乾燥性敏感肌 顔用
	サンカット® ベビー SPF17	和光堂	〈紫外線防御〉紫外線散乱剤（ノンケミカル） 〈保湿〉ももの葉エキス	SPF17 PA ++	普通〜乾燥肌
	サンカット® ベビー＆ファミリー SPF30	和光堂	〈紫外線防御〉紫外線散乱剤（ノンケミカル） 〈保湿〉ももの葉エキス	SPF30 PA ++	普通〜乾燥肌
	資生堂ドゥーエ ベビープラス UV プロテクトミルク	マルホ	〈紫外線防御〉紫外線散乱剤（ノンケミカル） 〈保湿〉グリセリン・キシリトール	SPF20 PA ++	普通〜乾燥肌
	すべすべみるる ベビーUV ローション SPF10	明治	〈紫外線防御〉紫外線散乱剤（ノンケミカル） 〈保湿〉乳清ミネラル	SPF10 PA ++	
	すべすべみるる ベビーUV ローション SPF30	明治	〈紫外線防御〉紫外線散乱剤（ノンケミカル） 〈保湿〉乳清ミネラル	SPF30 PA ++	
	ママ＆キッズ UV ライトベール	ナチュラル サイエンス	〈紫外線防御〉紫外線散乱剤（ノンケミカル） 〈抗炎症〉グリチルリチン酸2K 〈保湿〉スクワラン	SPF20 PA ++	石けんで洗い 落とせるタイプ
	ママ＆キッズ サンスクリーンミルク	ナチュラル サイエンス	〈紫外線防御〉紫外線散乱剤（ノンケミカル） 〈抗炎症〉グリチルリチン酸2K 〈保湿〉スクワラン	SPF32 PA +++	ウォータープ ルーフタイプ

専門医紹介の時期

　よくコントロールされていた患者が急速に二次感染，あるいは皮疹が水疱，びらん，滲出液増加などの変化を示した際には，猶予なく皮膚科専門医に紹介するべきである（とびひ，カポジー水痘様発疹症など）．鼠径部のリンパ節が多数触れるような傾向が出てきた患者はコントロールが困難になりやすいので注意したほうがよい．ステロイド外用薬を投薬しているが，経過に従って段階的にランクを下げることがうまくいかない場合にも，専門医に任せたほうがよい．

参考文献

1) 山本一哉：小児の湿疹―アトピー性皮膚炎の外来診療― 改訂2版．金原出版，1991．
2) 山本一哉：アトピー性皮膚炎のみかた．金原出版，1992．
3) 山本一哉：こどものアトピーによくみる50症状―どう診て・どう対応するか 増訂版．南山堂，2004．
4) 山本一哉：赤ちゃんの肌トラブルを防ぐ本．マガジンハウス，2008．

【山本 一哉】

3 おむつ皮膚炎　付：乳児寄生（分芽）菌性紅斑
diaper dermatitis　erythema mycoticum infantile

　おむつ使用者のおむつで覆われた部位に生じる一次刺激性皮膚炎である．発症機序についてはほぼ解明されている（図V-O-24）．すなわち，尿中の尿素が糞便中の酵素によりアンモニアとなり，局所がアルカリ性になる．このことにより糞便中のリパーゼ，プロテアーゼ活性が亢進する．同時に浸軟した角層が洗濯などで柔軟さを失ったおむつ布に摩擦されて，バリア機能が障害され，ここに酵素やその他の物質が作用して炎症を起こすのである．
　したがって，従来よりおむつ部の凸隆部に変化があることが特徴とされた．他方，便中のカンジダ菌がおむつ部の皮膚に感染して生じる乳児寄生菌性紅斑は，鼠径部の皺襞の奥から始まるものである．しかし欧米では，この両者を一括しておむつ皮膚炎と称する場合が少なくない（図V-O-10, 11, p.785参照）．

診断のポイント

　近年の使い捨ておむつの質の向上と普及とによって，典型的なおむつ皮膚炎の有病率は激減した．おむつ部に症状を認めた場合には，何らかの理由で布おむつを使用している時間帯がある小児に限られるほどである．
　すなわち，使い捨ておむつはその使用部位の皮膚バリア機能を維持させる機能（適度の保湿，摩擦の予防）として働く．したがっておむつ年齢のアトピー性皮膚炎患者では，使用部位に湿疹性病変が生じない現象が観察される．
　一方，乳児寄生菌性紅斑は，最初は紅色汗疹様の丘疹として始まり，融合して乾燥性の紅斑となり周縁に薄い落屑が認められる．症状が拡大すると周辺に衛星病巣，さらに頸部，腋下の皺襞

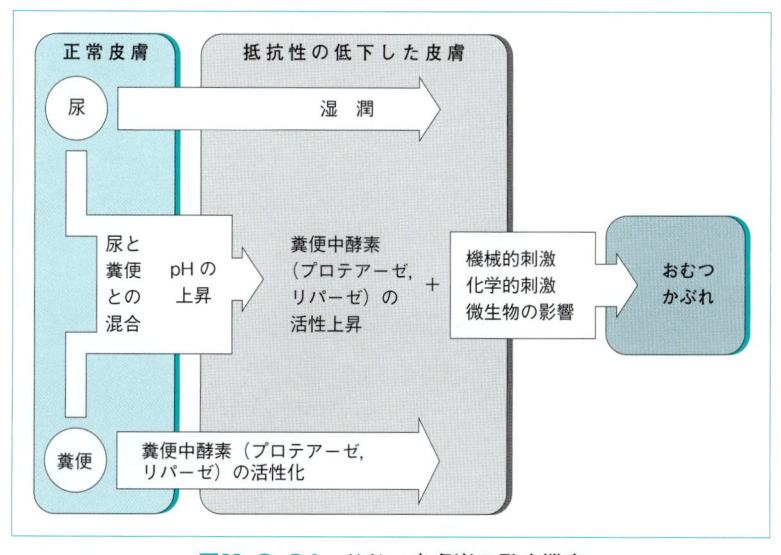

図V-O-24　おむつ皮膚炎の発症機序

部まで皮疹が生じるようになる．

治療のポイント

　おむつ皮膚炎が認められた場合に，もし布おむつを使用する生活時間帯があれば，極力使い捨ておむつに変更させたほうがよい．炎症が甚だしい場合には，排便後のおむつ交換時，清拭後に酪酸クロベタゾン軟膏（キンダベート®軟膏）を薄く使用させる．数日後軽快したら乳児用乳液型保湿性ローションのみに変更する．なお，下痢が原因の場合には，その治療が必要である．

　乳児寄生菌性紅斑は，クロトリマゾールクリーム（エンペシド®クリーム）を排便清拭後に塗擦，炎症が甚だしい場合には亜鉛華軟膏を重層させる．数日後に軽快後もさらに1週間程度持続させるようにする．最後に軽度の紅斑のみが続く場合には，前述のおむつ皮膚炎に準じて行う．

鑑別すべきもの

　おむつ皮膚炎と乳児寄生菌性紅斑では，外用薬がまったく異なるわけで，この両者の鑑別が問題である．好発部位の違い，初発症状，周縁の落屑などで注意すれば誤ることはまれである．

専門医紹介の時期

　いずれかの診断で治療し，1週間経過後も軽快の徴候が認められない場合には，乾癬をはじめ，まれであるが重大な皮膚疾患も考慮して専門医に紹介すべきである．

参考文献
1) 山本一哉：いわゆるおむつかぶれ．皮膚臨床，30：949-956，1988．
2) 山本一哉：こどものおむつ部によくみる50症状—どう診て・どう対応するか．南山堂，2005．

【山本　一哉】

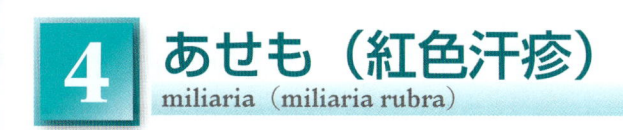

4 あせも（紅色汗疹）
miliaria（miliaria rubra）

　あせもという俗称は広く使われている．夏季の高温多湿の時期に，体温調節のために出る汗（エクリン汗腺）の皮膚表面への出口（汗口）が種々の要因で塞がると，汗管が排泄の圧力で破れて汗が皮内に滲出する．その刺激で起きる反応が汗疹である．注意すべきは，環境が整えばいつでも汗疹ができるという事実である．
　なお，汗管が皮膚のどの深さで破れるかで症状が異なる．角層内であれば，炎症反応はなく紅斑も痒みもない（水晶様汗疹）．一般的なものは表皮内で起きるもので，刺激性の痒みがあるが，汗が出始めると強まり，止まるとやがて小点状紅斑のみとなり，自覚症状はなくなる（図V-O-12，p.786参照）．

診断のポイント

　夏季には，前額部，頸部，軀幹，皮膚の擦れ合う部位などの好発部位に，汗疹の生じるような環境で過ごした経過があって，一時に生じたという病歴，それと痒がることで診断は容易である．
　問題は，むしろ季節・環境からみて汗疹の発症時期ではない場合である．これを確認して，育児面でのアドバイスを行わないと，どのような外用療法を試みても難治な，自覚症状のない，点状紅斑（主に軀幹）の出没に悩まされることになる．
　この汗疹は，乳児には厚着させるという，わが国の育児習慣から，昼寝中に発汗して生じることが多い．つまり，厚着で寝るのに，さらにタオルケットなどを掛ける，それを乳児は蹴飛ばす，すると，さらにきっちりと掛け直すという悲劇が原因である．しかし，注意して観察すると，使い捨ておむつ使用部位には皮疹がない（汗が吸収されるため）．このように日々出没まちまちな，使い捨ておむつ部に欠如する皮疹で診断できる．
　乳児はたとえ暑くても「暑い」とは言えない．ぐずることで訴えても，それに気がつかない母親が少なくない．したがって，乳児が暑い生活を強いられていることを客観的に知るよい方法を母親に教えることで予防が可能になる．
　体形が4頭身である乳児は，頸部，腋下部，鼠径部，その他四肢の関節部が深くくびれた間擦部となり，そのしわの奥が汗で炎症を起こして紅色の筋状に見える（図V-O-12右，p.786）．これが乳児が暑い生活を強いられている証拠となる．このしわの奥の筋が生じないように生活を改善することが，あせもの治療・予防のコツになる．場合によると厚着だけでなく，寝具の購入時に「防水シート」を勧められて使用している場合があるが，これもやはり暑いのみで無用である．

治療のポイント

　環境改善が第一である．そのためには，都会生活ではクーラーは必需品となった．室温は発汗が25℃で始まることを念頭に置いて指導し，室内に微風を循環させれば体感温度が下がること

をアドバイスしたい．クーラーは使わず，1日数回の行水，入浴を行っていると強調する母親があるが，頻回の入浴が角層を傷害して，かえって汗口閉塞の原因になることがある．

痒い汗疹を放置して，掻破から二次感染を生じないようにするには，軽度の汗疹はおしぼりで軽く汗を拭いた後，スキンケア用乳液型ローションを塗布するのみで効果がある．症状が強ければ，アトピー性皮膚炎に準じて治療する．中程度以下のステロイド外用薬（クリームタイプ）で十分に効果がある．

参考文献
1) 山本一哉：こどもの皮膚疾患—みかた・治しかたのコツ—．永井書店，1999.
2) 山本一哉：こどものアトピーによくみる50症状—どう診て・どう対応するか 増訂版．南山堂，2004.

【山本 一哉】

5 とびひ（伝染性膿痂疹）　付：ブドウ球菌性熱傷様皮膚症候群（SSSS）
impetigo contagiosa

> とびひという病名は一般によく知られている．一方，staphylococcal scalded skin syndrome（SSSS）はあまり知られていない．前者は溶連菌または黄色ブドウ球菌感染により，後者は黄色ブドウ球菌の菌体外毒素が小児の表皮細胞間の結合を解離させて起きる．
> とびひは高温多湿の環境で好発し，破れやすい水疱が次々新生しながら，破れたものはすぐにびらん・結痂していく（溶連菌では結痂が主体）．集団生活では感染が拡大しやすい．SSSSは，とびひの水疱が全身を覆うと考えればよい．眼瞼，口囲，臍部，鼠径部などの紅斑で始まり，かぜ様の全身症状がある．皮膚は摩擦で容易に剥離（ニコルスキー現象）し，咽頭発赤がある．病変部皮膚，咽頭から原因菌が検出される．季節的には秋口に多い傾向がある（図V-O-13, 14, p.786参照）．

診断のポイント

とびひは現在では，夏季のみでなく冬季にもしばしばみられる．生活環境が空調で快適になったにもかかわらず，冬は厚着するものという旧態依然とした暮らしかたで育児するため，汗疹やとびひが季節病ではなくなったのである．始まりが鼻孔部の汚い痂皮であることが多い．水疱，びらんの続発，家庭環境で診断できる．SSSSは触れると疼痛があるため不活発な状況，好発部位の発赤，痂皮でわかる．

治療のポイント

原因菌に対応した抗菌薬の全身投与は欠かせない．セフェム系製剤（バナン®など）が使われるが，必ず完全に内服されたことを確認したい．局所にはナジフロキサシン（アクアチム®軟膏）を塗擦（1日4～5回），または貼付包帯する．大切なことは環境の改善で，常に室温25℃以下，入浴・水浴は禁（シャワーは推奨）である．熱帯夜の続く土地で，夜間クーラーを切るという習慣のある家庭，冷房のない保育所などの生活が変わらないと，反復して罹患する．その意味で，可能ならば昼間にデパートなど，完全冷房の環境で過ごさせると経過がよい．普通，とびひで1週間以内，SSSSでも入院せずに2週間以内に治癒する．いずれの場合もアトピー性皮膚炎などの痒い原疾患があれば，その対策を並行して行う．

鑑別のポイント

水疱を形成する疾患，ニコルスキー現象のある疾患が対象になるが，急性の経過と症状であまり問題にならない．

専門医紹介の時期

混雑する小児科外来で感染性皮膚疾患を診療することは，MRSAを考慮しても避けたほうが賢明と思われる．

参考文献
1) 山本一哉：こどもの皮膚疾患—みかた・治しかたのコツ—．永井書店，1999．
2) 山本一哉：こどものうつる皮膚病によくみる50症状—どう診て・どう対応するか．南山堂，2004．

【山本　一哉】

6 みずいぼ（伝染性軟属腫） 付：尋常性疣贅
molluscum contagiosum / verruca vulgaris

　　伝染性軟属腫は俗称「みずいぼ」で伝染性軟属腫ウイルス，尋常性疣贅は「いぼ」でヒト乳頭腫ウイルスの感染による乳幼児によくみられるウイルス性疾患である．
　　完成した皮疹は，「みずいぼ」は表面平滑な種々の大きさの半球状，中央に臍状の凹みがある．軟らかく，つまむとおから様の内容が出る．しばしば周囲に円形の痒い乾燥性変化を伴う．「いぼ」は白色で表面がカリフラワー様である．硬く触れるため，足底に生じると，ときに圧痛がある．
　　特に「みずいぼ」は，アトピー性皮膚炎患者に好発して，その治療を困難にする．他方，「いぼ」は幼児期以降に好発し，難治の場合も少なくない（図V-O-15, 16, p.786 参照）．

診断のポイント

　　完成された皮疹では診断は容易であるが，初期の皮疹では困難な場合がまれでない．「みずいぼ」は皮膚の軟らかい間擦部，摩擦しやすい側腹部などを詳細に観察し，患者との接触の機会（兄弟，集団生活など）を数カ月前まで遡って尋ねる．「いぼ」は四肢，特に手，足に好発するが，放置されやすく多発・融合してから受診することが多い．

治療のポイント

　　早期に診断し，皮疹の多発をみないうちに「みずいぼ」は鑷子でつまみ取る．しかし，多発すると疼痛を伴う治療は困難となるので，種々の方法が行われる．「いぼ」は液体窒素で冷凍療法を行う．局所鎮痛薬を使用したリドカインテープ剤（ペンレス®）を1時間貼付し，取り除いた後に摘出すると痛みが軽減する．
　　両者とも自然治癒があるので放置を勧める方法もあるが，集団生活を考えると一考を要する．

鑑別すべきもの

　　「みずいぼ」は若年性黄色肉芽腫，足底の「いぼ」は鶏眼（うおのめ）が問題になる．疑問を感じた場合には専門医に紹介したほうがよい．

専門医紹介の時期

　　放置を勧めて，多発した後になっての紹介は望ましくない．治療法には専門医の手で施行することが可能な，疼痛の少ない方法もあるので，できるだけ早期に紹介するべきである．

column 小児のシラミ（虱）症（pediculosis）

　小児でみられるものは主にアタマジラミである．保育所，幼稚所，小学校などの集団生活のなかで，容易にうつって広がる．後頭部や側頭部を掻いていたら，毛髪を分けて動く虫体（体長2〜3mm，白色）や毛幹に固着した卵を確認すれば診断は容易である．痒みの程度はいろいろである．
　治療はフェノトリンシャンプー（スミスリン®シャンプー）で頭髪を3日おきに3〜4回洗えばよい．シラミの卵の殻は梳き櫛で除去する．ただし，たとえばクラス全員がそろって行わないと効果が少ない．なお，毛幹を管状に取り巻いているフケ状のもの（ヘア・カースト）は，卵と似ているがつまんで動かすと毛幹に沿って動くので鑑別できる．最近は男児・女児ともに長い頭髪を好む傾向があるので注意したい．不潔な生活が誘因というわけではなく，誰かがもち込むと小児は群がって遊ぶのでうつるのである．

参考文献
1) 新関寛二：40％硝酸銀ペースト法について．日本小児皮膚科学会雑誌，19：141-145，2000．
2) 山本一哉：こどものうつる皮膚病によくみる50症状—どう診て・どう対応するか．南山堂，2004．

【山本　一哉】

7 血管腫, 母斑
hemangioma, nevus

　小児科医が乳児健診をはじめとする外来診療において，あざのように目に見える症状について保護者から質問を受けることは必至であろう．基本的には専門医への受診を勧めていただくのがよいと思うが，立場上，即座に返答しなければならない場合もあるであろう．しかしこの最初のアドバイスが，実際には大いに影響力をもつので，昨今の世情から考えても，小児科医もあざの基礎的知識および up to date な治療の方法について情報を得て診察にあたることが必要と考える．
　さて，ここでは日常の外来診療で最も高頻度にみられる血管腫とメラノサイト系母斑について，症状の特徴や治療の方法，特にレーザー治療の概略（表V-O-4）について述べたいと思う．

a 血管腫 hemangioma（図V-O-17，18，p.787 参照）

　血管腫という病名は，わが国では血管形成異常も含めて総称として用いられるが，本来は hemangioma と vascular malformation とは区別されるものである．苺状血管腫は前者の1つであり，単純性血管腫は後者の1つである．参考までだが，単純性血管腫（hemangioma simplex）という病名は適切でないとして，海外ではほとんど使用されていない．

苺状血管腫

❖ 臨床症状の特徴と自然退縮の経過

　苺状血管腫は，間葉起源の内皮細胞増殖性過誤腫（hemangioma）である．乳児健診でこの血管腫に対して「消える」という予想を安易に告げることは問題がある．典型例は，生後すぐには症状がみられず，生後1週間目から紅斑や丘疹として生ずることが多い．その後急速に膨隆して，苺を半切して皮膚にのせたような，表面が粗で赤色の腫瘤を形成する．大きさは数mmから10数cmくらいまでが多く，数は単発から播種状のものまでさまざまである．なお，播種状のものは多臓器合併がありうるので，まずは専門医へ紹介する．

　苺状血管腫は生後6カ月までは増大するが，その後5年間ほどかけて徐々に退縮するという性質をもつ．筆者の経験では，小さいもの（直径1cmくらいまでで，隆起の少ないもの）は，皮膚の弛緩および血管をまったく残さずに退縮する．あるいは局面型と呼んでいる皮膚表面からの隆起がかなり平坦なものも，将来はほとんどわからなくなる．皮下型の血管腫を伴い（皮下のものは常色～静脈色），表面に認める血管腫には隆起がほとんどないか，あっても少ないものであ

表V-O-4　小児のレーザー治療

	パルス色素レーザー		Qスイッチルビーレーザー，Qスイッチアレキサンドライトレーザー			
	苺状血管腫	単純性血管腫	色素性母斑	扁平母斑	異所性蒙古斑	太田母斑
健康保険適応	○	○	×	△	○	○
効　果	△～×	○	△	△	○	○

れば，皮下血管腫はかなり退縮する場合が多いので，将来はほとんどわからなくなることも多いと考えてよい．皮下のものは完全に退縮しないとしても，部位により脂肪織が豊富なところほど，また青年期に筋が豊富になれば，ほぼそのなかに埋もれてしまうと考えてよい．

しかしながら，これらは苺状血管腫のうちの一部であり，むしろ自然退縮を待っても，血管が網状に残り弛緩した隆起として残るものが多いのである．退縮する臨床経過を少し詳しく述べると，腫瘍の面積が小さくなることはなく，緊満度が低下し，かつ高さを減らす．同時に，赤色から紫色調に変化し，ポツポツと点状に常色の皮膚が見えてくるようになり，あたかも霜降り牛肉のような様相になる．最終的には，大きいものほど残存する程度も大きい．

血管腫に対するレーザー治療には，パルス色素（ダイ）レーザー（PDL）が最もよく使われる．PDLは血管の赤色調を決定している酸化ヘモグロビンに特異的に吸収されるので，他の組織や成分にほとんど影響を及ぼさずに赤色調を減少させることができる．したがって，血管自体は同時に発生する熱エネルギーによりある程度破壊されるが，苺状血管腫すべてを破壊することは無理である．たとえば自然退縮が終了した5歳以降の年齢の患者に照射した場合には，残存した赤色調を減弱させることができるが，弛緩した腫瘍の線維性瘢痕を変化させることはできない．

わが国でも保険認定を受けたPDLに冷却装置が内蔵された機器による治療は，冷却装置のないものに比べて，高いエネルギーの光を照射できる点で優れる．

これまでもステロイドの内服療法あるいは局所注射の適応とされてきた，①開眼に影響する位置にあり，将来視力低下をきたす可能性があるもの，②口唇や肛門にあり，潰瘍をきたし吸啜や排便に支障をきたすもの，などに対しては，PDL単独治療の効果は低い．2008年に，海外でプロプラノロール投与が乳児の血管腫およびKasabach-Merritt症候群に有効であったという報告があり，わが国の治験でも高い有効率が認められている．

結論として，苺状血管腫は，現在わが国で健康保険適応が認められているPDL治療だけでは，十分な効果が得られない場合がある．しかし患者を診察した際には，少なくとも可及的早期にしかるべき専門施設に紹介をすべきである．

単純性血管腫

単純性血管腫は生来存在しており，周囲との境界が明瞭な平らで赤いあざであり，生涯消えることはない．ただし常染色体優性遺伝である正中部母斑あるいはサーモンパッチと呼ばれるものは，自然消退する性質をもつ．サーモンパッチは前額中央の逆三角形，上眼瞼内側1/3，鼻の下にあり生来から気づくことが多い．周囲との境界がはっきりしない淡紅色の単純性血管腫である．

正中部母斑はさらに頭部から項部にあるものを指し，項部のものを特にウンナ母斑と呼ぶ．サーモンパッチの消退率は，1歳半で80%，3歳で90%，9歳で95%である．残りの5%は成人まで残る．正中部母斑は，消退率50%である．

単純性血管腫を伴う症候群で，比較的頻度の高いSturge-Weber症候群（顔面三叉神経領域―通常は片側―の単純性血管腫，同側の脳内石灰化，同側の脈絡膜血管腫あるいは緑内障を3徴とする），Klippel-Weber症候群（四肢片側の単純性血管腫，同側の肢の肥大と延長）がある．後者は普通緊急を要することはないが，前者は至急眼科に紹介をし，眼底検査や眼圧測定をさせなければならない．単純性血管腫に対するレーザー治療の効果はあるが，完全に消退させることはできない症例が多い．

前述した症候群の血管腫は，皮膚深部に至るものが多く，照射回数が多くかかることが多い．

同じ単純性血管腫でもレーザー治療の効果は異なるが，年齢は低いほど効果は高い．特に13歳以上で紫色調が強くなった場合は効果が低い．

b 母　斑 nevus（図V-O-19, 20, p.787参照）

わかりやすくいえば，黒，茶，青色のあざがメラノサイト系母斑である．神経節起源であるメラノサイト系母斑は，色素性母斑，母斑細胞母斑が黒色，扁平母斑が褐色，蒙古斑や太田母斑が青色と理解していただくとよい．このうち扁平母斑だけはメラニン色素が表皮基底層に増加している母斑であり，他は母斑細胞の増殖である．メラニン色素をもつ母斑細胞が真皮深部に増加している蒙古斑や太田母斑は青い色調にみえる．

❖ 症状のみかた

色素性母斑（黒子も含めて）について悪性か否かを相談された場合，皮膚科専門医に紹介していただくのが一番である．しかし，実際に日本人の小児の悪性黒色腫はきわめてまれであるので，以前からあった黒子が少し変化したという状態で緊急性があることは少ないと考えてよい．小児の場合，足底の母斑細胞母斑であっても多くは放置する．ただし，足底母斑の直径が7 mmを超えた場合は念のため切除をすることになっているので，皮膚科専門医にご紹介願いたい．

メラノサイト系母斑にはQスイッチルビーレーザーあるいはQスイッチアレキサンドライトレーザーが広く使用されているが，色素性母斑にはメラニン用レーザー装置の保険適応はなく，効果も低い．メラニン色素用だけではなく何種類かのレーザー装置を併用すればほとんど消失させることができる可能性もあるが，自費診療となるうえに治療期間は年単位になる．現在のところ確実性を期待する場合は切除術を勧める．一方，太田母斑や蒙古斑（腰殿部以外に存在する蒙古斑）にはメラニン用レーザーは有用である．蒙古斑といえども，濃色のものは生涯消えないこともある．最近の保護者は，「いじめにあわないように」という理由で，子どもが集団生活に入る以前に蒙古斑にもレーザー治療を希望する方が多い．同様の意味で，顔面の太田母斑に関して治療を希望する保護者が多いことは言うまでもない．ただし前述した単純性血管腫に比べると，思春期以降でもレーザー治療の効果は高い．

扁平母斑に関しては，いったん消退した場合でも再発率が半数はあるとされているが，照射を繰り返せばよいとする意見もある．しかしながら，白くなりすぎたり，逆に色調が濃くなるなど悪化する場合もみられる．さらに，ルビーレーザーとアレキサンドライトレーザーの効果には差がないが，前者は健康保険適用があり，後者にはないという困った現状がある．このため，扁平母斑に対しては保護者や患者本人の治療の希望が非常に強い場合にのみ行うことが多い．

あざのレーザー治療は1996年に健康保険適用になったが，対象疾患およびその効果については小児科領域まで知識が浸透していないのが現状である．レーザー治療は進歩を続けており，また，症例が集積されるにつれて治療の見直しもされる故に，ここに記した内容もおそらくは近い将来において訂正しなければならない部分が出てくるであろう．小児科臨床に携わる立場の医師は常に新しい情報や知識を得ておくことが必要であるといえる．

【佐々木 りか子】

8 皮膚外傷の処置

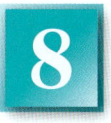

　外傷のうち，最も一般的に起こる擦過傷は，子どもの生活においては必発する損傷である．
　擦過傷は，放置しても治ってしまうことがあるように，創傷は自然に治癒するものである．
　この創傷治癒過程（表V-O-5）を促進させるような治療法が理想であるが，従来の，①消毒をして，②ガーゼを当てて傷口を乾燥させる方法は，かえって種々の点で創傷治癒過程を遅らせる場合があるという理論が臨床現場での応用を広げている．
　簡単にいえば，消毒薬＋ガーゼという方法をとると，ガーゼを交換するときに，固着しているのを無理に剝がし，せっかく上皮化した新生組織を取り去ってしまうことになるので治癒を遅らせる．また患者に苦痛を与え，痂皮形成させると痒がるので掻いてしまい，さらに創傷治癒を遅らせるという悪循環になる．また家族の手間も大変である．
　これを創傷被覆材などを用いて湿潤環境に置いておくと，1週間以内に苦痛と手間なく創傷を治癒させることができるということである．
　小児科診療においても，創傷治癒を促進させるには，乾燥させず，湿潤環境に置くことは広く応用できる方法である．この湿潤環境に置く治療法は決して新しい考えかたではなく医学史においてもヒポクラテス時代から存在したのであるが，1960年にストーマ周囲の皮膚保護材として天然カラヤガムが商品化されたのが始まりであり，それ以後も，種々の創傷被覆材が発売されてきた．しかし，わが国では最近まで，一般外来診療とは切り離されたストーマケアや褥瘡ケアなどの領域でのみ使用されてきたと推察する．
　したがって，皮膚科領域や形成外科領域では，創傷被覆材を臨床応用することも少なくなかったが，広く創傷ケアの知識が普及してきた理由の大きなものには，2002年の褥瘡の保険診療点数加算が認められたこと，それにより褥瘡チームが組まれる病院が増え，外科，整形外科，泌尿器科などの領域の医師および，特に看護師の意識の高まりによる影響があると考えられる．
　ここでは，小児科領域の一般外来診療，および保育所や学校で応用される範囲の外傷の手当についてまとめる．ただし，切傷や裂傷については早期の外科的手当が必要な場合も多いと考えるので，ここでは擦過傷を中心に述べたい．

■ 乾燥させる欠点と湿潤させる利点（図V-O-25）

　創表面に出てくる滲出液が乾燥すると痂皮形成が起こるが，この痂皮に対して生体は二次的な異物反応を起こすことになり，炎症と瘙痒感につながる．したがってまず湿潤環境においては，この痂皮形成をさせないのが利点である．ガーゼは滲出液を吸い取る作用があるが，この滲出液こそが創傷治癒に必要な生体成分である．またガーゼを剝がすときに痂皮とともに新しい肉芽も剝がしてしまうので二次的損傷を起こすことになる．湿潤環境においては創傷面の保護を行い安静を保ち，肉芽などの組織新生および血管新生を促し早期に創傷を治癒させることができる利点

表V-O-5　創傷治癒過程

1. 炎症期	創表面はフィブリン凝塊で覆われ乾燥すると痂皮になる．血管壁の透過性亢進，多核白血球，貪食細胞，リンパ球，蛋白分解酵素などを含む滲出液が貯留．
2. 増殖期	創内に線維芽細胞が増加しコラーゲン線維を産生．血管新生も起こり，肉芽組織を形成する．
3. 成熟期	コラーゲン線維のかたちが変化し瘢痕を形成する．

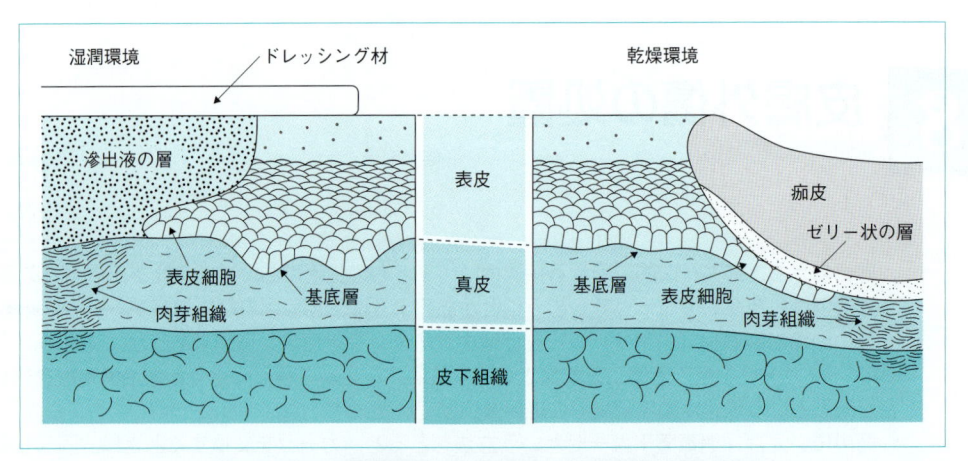

図Ⅴ-O-25　湿潤環境と乾燥環境の創傷治癒効果の違い

ドレッシングによってもたらされた湿潤環境では，表皮細胞が速やかに肉芽組織の上に増殖，遊走していく．乾燥環境下でも，痂皮の下ではゼリー状の湿潤な層が形成される．しかし，細胞の増殖には湿潤環境より条件が劣り，また痂皮の存在のため，炎症反応がいつまでも持続する．

(塚田邦夫：臨床看護に生かす創傷ケアの科学．日本看護協会出版会，1995)

がある．さらに患者に苦痛を与えず，介護の手間もかけないのでQOLの向上につながるというわけである．

❖ 洗　浄

消毒薬には細胞障害性があるので，かえって創面の組織を損傷させることが多いと考えたほうがよい．また，消毒薬はアレルギー性接触皮膚炎の原因アレルゲンともなりやすい．

一般家庭や保育所で，子どもが怪我をしたら，消毒薬をつけるのではなく，すぐに水道水の蛇口の下に連れていき，流水で泥，汚れを洗い流すのがよい．

病院の外来に救急で来たときにも，生理食塩水あるいは水道水の洗浄でよい．流水では小石などが取れない場合には，外来であれば鑷子でていねいに除去をしておくほうがよい．石鹸や皮膚用洗浄料を使用してよいが，残さないように洗い流すことが大切である．この後に，創傷被覆材を貼付するためには，傷周囲の水分が残っていると貼り付かないことがあるので拭き取っておく必要がある．

❖ 軟膏か創傷被覆材を貼付する

感染していない創傷に抗菌薬の軟膏を使う必要はなく，湿潤した環境下に置く目的としては，白色ワセリンなどの基剤油脂性軟膏でよい．いずれにしても，応急処置としては傷口を洗浄した後に，手元にある軟膏を厚めに塗布するようにする．厚めに塗布することで湿潤環境をつくり痂皮形成を予防できる．

しかし，小さい子どもの場合，軟膏を厚く塗布しても遊んでいるうちに取れてしまうので，市販の防水シートなどで覆う必要があるであろう．これは端が剝がれてきて使用しにくく，湿潤環境に置いたら，数日〜1週間は放置するのが理想であるが，それが難しいのが現実かと思う．そこで，できればハイドロコロイド物質を使用している市販の創傷被覆材を常備しておくと便利である．24時間以上たつと，傷の部分が白く膨らんでくるが，これが上皮化に必要な体内成分であるので，これを剝がさないようにするよう保護者によく教えておかないといけない．

小児科の外来で創傷被覆材を常備するまでにはいかないであろうが，もし用意するのであれ

ば，出血創の止血作用のあるアルギン酸カルシウム材カルトスタット®と，もう1つハイドロコロイド物質の被覆材（デュオアクティブET®，ビジダーム®など）か閉鎖性ドレッシング材（テガダーム™，オプサイト®など）を備えておくとよい．先に述べた軟膏を多めに塗布した場合にも，その上から閉鎖性ドレッシング材を貼付するとよい．

　ただし，明らかに細菌感染，炎症がある場合や真皮深層に達する創傷に対しては皮膚科，外科に紹介する．

【佐々木 りか子】

P 耳鼻科疾患
diseases of the otorhinolaryngology

小児科医の外来診療で最も多い疾患は上気道炎であるが，上気道炎の多くで中耳炎や副鼻腔炎などの「耳鼻科疾患」の合併がみられる．この common disease である「耳鼻科疾患」を誰が診療すべきなのだろうか？

欧米では開業耳鼻科医は存在せず，小児の「耳鼻科疾患」はすべて primary care を担う小児科医や家庭医が診療し，外科的処置が必要なときに病院耳鼻科へ紹介する制度となっている．日本では多くの小児科医が「耳鼻科疾患」を耳鼻科医に丸投げしているのが現状である．耳鼻科医も小児の「耳鼻科疾患」についての教育や研修を受けた経験が乏しく，適切な診療が行われているとはいえない．さらに，競合する小児科との差別化のため過剰な治療が行われる傾向がある．このような現状は子どもたちにとって望ましいものではない．小児科医が「耳鼻科疾患」に積極的にかかわることで，小児の「耳鼻科疾患」診療全体のレベルアップにつながることを願っている．

1 中耳炎の診療方法

▊ 小児科医が中耳炎の診療を行う必要性

この原稿執筆のため4月のある1日，すべての一般診療受診者の鼓膜をみてみた．総患者数112名で中耳炎が38例，33.9％（急性中耳炎が14名，12.5％，滲出性中耳炎が24名，21.4％）で認められ，多くは上気道炎に合併していた．開業小児科医の診療で最も多い疾患は上気道炎であるが，この上気道炎の関連疾患である中耳炎の診療を放棄している小児科医がいまだに多い．しかし，このような診療姿勢では小児の外来診療に責任をもつことはできない．中耳炎は海外諸国と同様，小児科医が日常診療のなかで診ていくべき疾患である．ただ，診療技術や知識の取得には十分な経験が必要なことも事実である．暇なときにだけ鼓膜をみるようではいけない．中耳炎の診療には，必要な機器や器具をそろえ，日々の実践で技術や知識を取得する以外にはない．

▊ 診療に必要な機器

◆ 拡大耳鏡……マクロビュー（ウェルチ・アレン）が必須である（図V-P-1）．パソコンで画像を表示できるデジタルマクロビューもある．
◆ 額帯鏡……耳垢や耳漏処置にはルミビュー（ウェルチ・アレン）が必須である（図V-P-2）．
◆ ファイバースコープや硬性耳鏡……詳細な鼓膜所見をとるためには有用である．小児ではファイバースコープが安全で使用しやすい．

P. 耳鼻科疾患

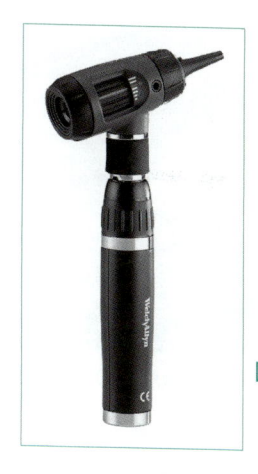

図V-P-1 拡大耳鏡 マクロビュー（ウェルチ・アレン）

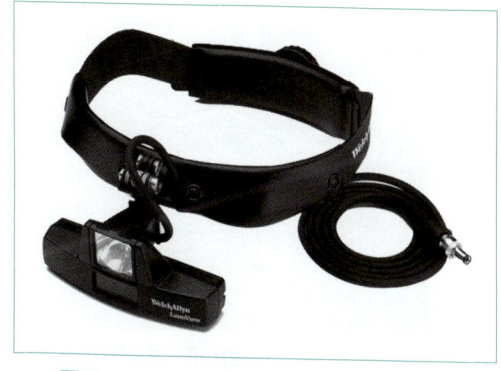

図V-P-2 光源付額帯鏡 ルミビュー（ウェルチ・アレン）

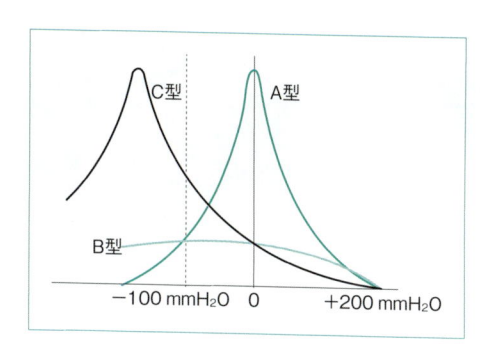

図V-P-3 ティンパノグラム
A型：中耳腔内圧が外気圧と同じである正常所見．
B型：中耳腔内に貯留液がある状態．急性中耳炎あるいは滲出性中耳炎の所見である．
C型：耳管機能不全により中耳腔内圧が陰圧となっている．鼓膜の陥凹がみられる．

- ティンパノメータ……多数の器種があるが性能に大差はない．小型のマイクロティンプ３（ウェルチ・アレン）などがある．中耳の貯留液の有無が客観的にわかり中耳炎の診療に不可欠である（図V-P-3）．
- オージオメータ……安価な機器でよい．聴力は３つの周波数の加重平均値による４分法で評価する．３つの周波数での聴力レベルを，500 Hz＝a，1000 Hz＝b，2000 Hz＝cとし，平均聴力レベルを（a＋2b＋c）/4で算出する．この平均聴力レベルで聴力を判定する．20 dB 未満は正常，20 dB 以上は軽度難聴，40 dB 以上は中度難聴，60 dB 以上は重度難聴とする．
- 耳音響放射検査（OAE）……オージオメータが使用できない乳幼児の聴力検査として有用である．刺激音に対して蝸牛内の有毛細胞が反応して得られる微小な音を検出して聴力の判定を行う．歪成分耳音響放射（DPOAE）を用いたコンパクトな機種にイーロ・スキャン（オーティコン）がある．正常は pass，異常は refer と表示される．やや高価であるが備えておきたい．

耳垢・耳漏処置に必要な器具と手技

小児の鼓膜所見をとるためには耳垢処置が欠かせない．

- 耳垢摂子……耳垢の処置に必須である．永島社の深美式などがある（図V-P-4）．
- 綿棒……既製のものもあるが，乳幼児ではさまざまな大きさのものが必要となる．捲綿子を用いて自院で作成する（図V-P-5）．
- 耳垢水……耳垢水（重曹1，グリセリン5，水10〜15）も必要である．
- 簡単な耳垢処置……光源付き額帯鏡で直視下に綿棒，耳垢摂子で取る．綿棒は水やオキシドー

811

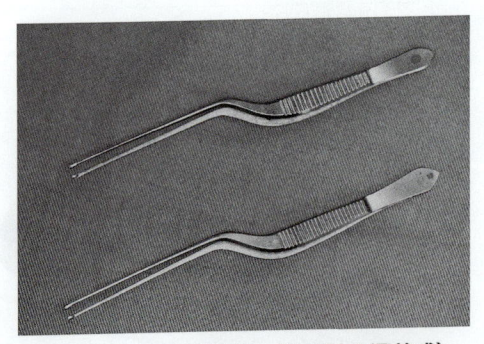

図V-P-4　耳垢摂子（永島社の深美式）

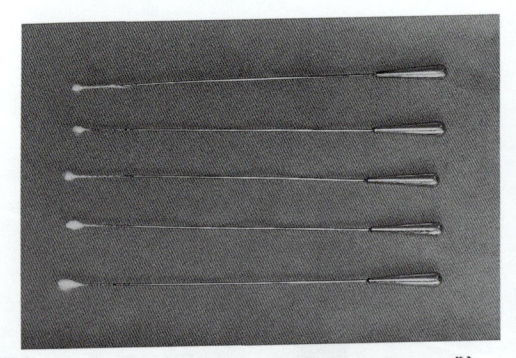

図V-P-5　捲綿子（永島社のルーツェ式）

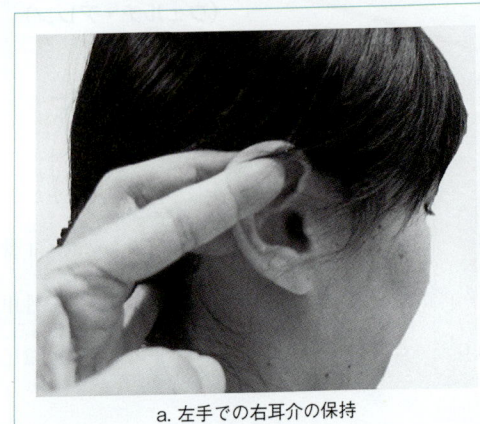

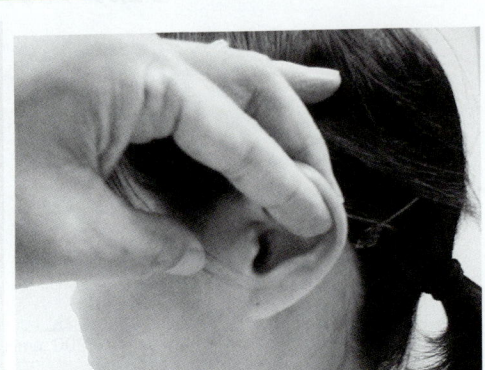

a. 左手での右耳介の保持

b. 左手での左耳介の保持

図V-P-6　診療手技

ルなどに浸して使用することもある．
- 複雑な耳垢処置……耳垢水を直接点耳するか綿花に浸したものを挿入後10〜15分ほど待って行う．耳垢が軟化した後に綿棒，耳垢摂子，吸引管などで取る．微温水での洗浄が必要なこともある．洗浄にはディスポの20 mL注射器にエクステンションチューブを付けて行う．急がなければ家庭で耳垢水を点耳（2〜3回/日）してもらい後日処置する．
- 耳漏の除去……耳漏は放置すると外耳道炎を起こすため除去が必要である．除去法は耳垢処置と同様であるが，多量のときには吸引管での吸引や微温水での洗浄を行う．

診療手技

鼓膜診察は患児を固定しできるだけ短時間ですませる．右手に拡大耳鏡を保持し鼓膜が直視できるよう耳介を軽く後方へ引く．介助者がいなければ左の人差指と中指で耳介を挟んで行う（図V-P-6）．

鼓膜所見の取り方

鼓膜の形態と色調をみるが，形態が最も重要な所見である．日常診療で多くの正常の鼓膜をみておくことが大切である（図V-P-7）．
- 鼓膜面の色調……貯留液の色調を反映してさまざまである．鼓膜の充血による発赤は急性中耳

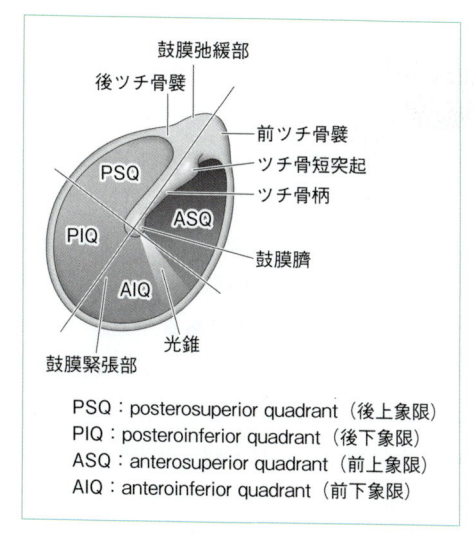

図V-P-7 鼓膜の形態（右正常鼓膜）

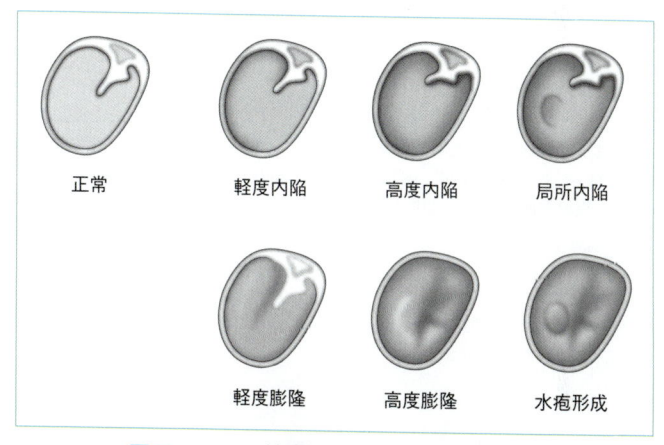

PSQ：posterosuperior quadrant（後上象限）
PIQ：posteroinferior quadrant（後下象限）
ASQ：anterosuperior quadrant（前上象限）
AIQ：anteroinferior quadrant（前下象限）

図V-P-8 鼓膜面の形態（右異常所見）

炎で特徴的な所見だが，涕泣や耳垢処置によることも多い．
- **鼓膜面の形態**……鼓膜面の膨隆や内陥の程度をみる．滲出性中耳炎にみられる鼓膜の局所的な陥凹や癒着を見逃してはいけない（図V-P-8）．

ファイバースコープや硬性耳鏡によるアトラスが出版されて大変参考になる．ただ，通常の拡大耳鏡の視野は狭く，1つの視野で内視鏡のように鼓膜全面をみることはできない．いろいろ方向を変えてできるだけ鼓膜全面をみる必要がある．また，色調も光源により異なり，アトラスと同じにはみえない．このように使用する機器によりみえかたに違いがある．

中耳炎の診断基準

日本には中耳炎の定義や診断基準に対する合意がなく，耳鼻科医の間でも診断が異なる．米国のBluestoneの教科書や米国小児科学会（AAP）のガイドラインの診断基準が明確で利用しやすい．以下はAAPのガイドラインの基準に準拠する（だれもが納得できる診断基準はありえないことも知っておくべきである）．

- **急性中耳炎（acute otitis media：AOM）**……急性の耳漏（鼓膜穿孔由来）がみられる場合，あるいは中耳に貯留液を認め，かつ急性感染の症状あるいは所見が1つ以上認められる場合とする．中耳貯留液は鼓膜の膨隆で判断する．急性感染症状は耳痛（乳児では啼泣，不機嫌，耳を触るなど）とし，急性感染所見は鼓膜の明らかな発赤，強い膨隆あるいは水疱形成（鼓膜の限局性の膨隆として観察される）とする．

- **滲出性中耳炎（otitis media with effusion：OME）**……中耳腔に貯留液があるが急性感染を示す症状や所見のない場合とする．鼓膜の形態は内陥していることも膨隆していることもある．また貯留液も漿液性から膿性までさまざまである．

  乳幼児では急性感染症状がはっきりしないことが多く，急性中耳炎と滲出性耳炎の鑑別が困難なことが多い．このような症例は一般に緊急性がないため滲出性耳炎として経過をみてよい．

- **急性中耳炎と滲出性中耳炎の鑑別**……日米間で歴史的に診断基準の違いがあり，海外の文献を解釈するうえで問題となる．Otitis media with effusion は日本で滲出性中耳炎と訳されている．しかし臨床的には，乳幼児期の otitis media with effusion は acute otitis media と一連の疾患群と理解するほうが実際的である．年長児から高齢者にみられる難聴を主訴とした otitis media with effusion が従来から日本で滲出性中耳炎とされてきた疾患に相当する．

参考文献

1) 深澤　満，ほか：小児科医のための中耳炎診療マニュアル．外来小児科，3：273-286，2000．
2) Bluestone CD, et al：Otitis media in infants and children. 3rd ed, Saunders, 2001.
3) 上出洋介：内視鏡画像による急性中耳炎・鼓膜アトラス．メジカルビュー社，2005．

【深澤　満】

2 急性中耳炎
acute otitis media

急性中耳炎（acute otitis media：AOM）は急性症状や急性所見を伴った中耳腔内に液の貯留を認める疾患とされている（図V-P-9）．小児科外来を呼吸器感染症で受診した児の20～30％に中耳炎がみられ，5～7％が急性中耳炎とされる．

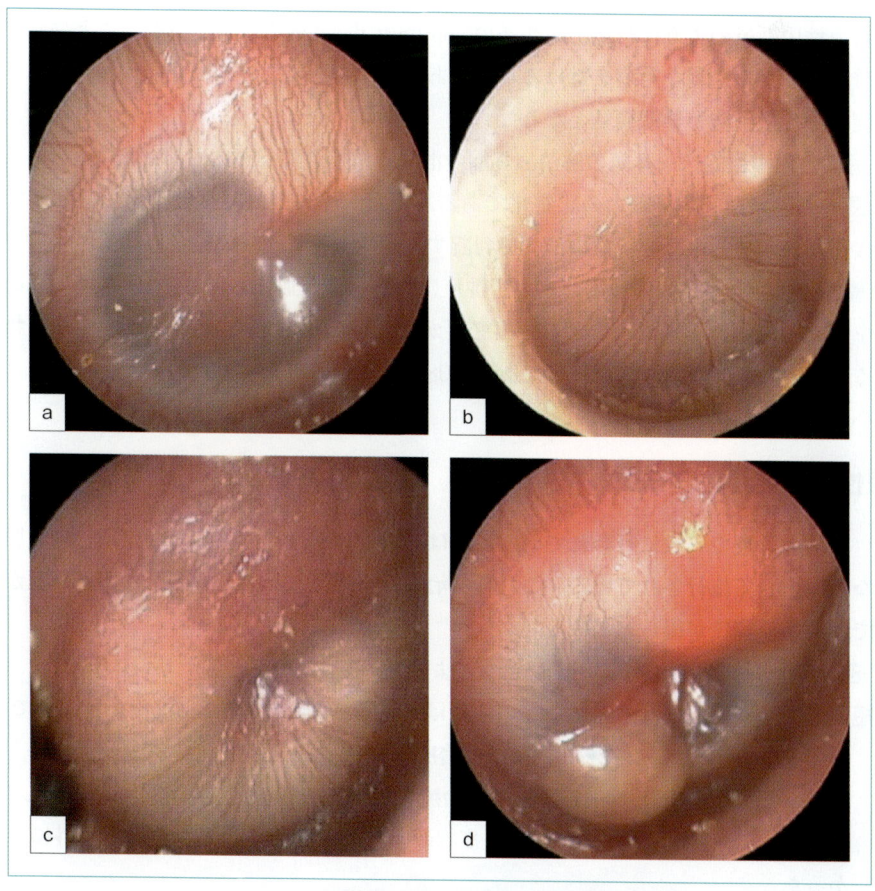

図V-P-9　急性中耳炎の鼓膜所見（硬性内視鏡）
a．中耳貯留液を認めるが，膨隆，発赤はともに軽度．光錐も認められる．
b．中耳貯留液を中耳全体に認めるが，鼓膜後上象限の膨隆は軽度で，ツチ骨短突起の輪郭がわかる．膨隆，発赤は軽度．
c．鼓膜全体の膨隆．ツチ骨短突起がわかりにくい．発赤は鼓膜後上象限に強い．膨隆，発赤はともに高度．
d．鼓膜全体の膨隆．ツチ骨短突起がわかりにくい．膨隆，発赤はともに高度で，水泡形成も認める．

（土田晋也先生ご提供）

病因―ウイルス感染症なのか？ 細菌感染症なのか？―

フィンランドのHeikkinenらは急性中耳炎の中耳貯留液からの病原体分離を行い，大半でウイルスと細菌の混合感染であることを示した．臨床的には従来より抗菌薬の効果が少ないこともウイルス感染の関与が大きいことを示唆する．実際に，抗菌薬療法の失敗例での耐性菌の頻度は20%程度と少ない．また抗菌薬で中耳腔内を無菌にしても耳漏が持続することはよく経験される．急性中耳炎が細菌とウイルスの混合感染による炎症であれば，抗菌薬で細菌を減少させても遷延するウイルス感染の炎症あるいは非感染性の炎症が持続することが推測される．個々の症例で細菌感染の関与の程度が異なることが，無治療で治癒する症例から抗菌薬治療が必要となる症例まである理由であろう．

治療の目的

急性中耳炎のように自然治癒が多いcommon diseaseの診療で重要なことは，患児の安全性を確保しながら過剰な治療を避けることである．このため急性中耳炎の治療目的は症状の解消と重症合併症の予防と早期発見となる．

◆ 短期の治療目的……耳痛の解消，耳漏の消失と重症合併症への対応である．
◆ 長期の治療目的……聴力の正常化である．ただ，聴力の評価は乳幼児では困難であり聴力と密接な関係がある中耳貯留液の消失で判断する．
◆ 重症合併症……比較的頻度が高い合併症に肺炎球菌菌血症があり，1%程度に認められる．39℃を超える高熱のときには合併を疑う必要がある．乳様突起炎は0.1%程度でみられ，まれではあるが見逃してはならない合併症である．38℃以上の発熱や耳痛の持続がみられるときには注意が必要である．

急性中耳炎治療のEBM

急性中耳炎で一般に行われている治療は経口抗菌薬投与である．わが国では鼓膜切開も一般的な治療として施行されている．これらの治療の有効性に関しては多数の臨床研究が行われ，世界では共通の認識が得られている．

◆ 経口抗菌薬の治療効果……Rosenfeldによる1,892症例のメタアナリシスから．
短期効果：耳痛，耳漏，発熱などの症状は，発病24時間後までに抗菌薬治療群で59%，無治療群で59%が軽快した．2〜3日後では治療群で91%，無治療群で87%が軽快し，有意差はみられたが4%であった．4〜7日後では治療群で93%，無治療群で88%が軽快し有意差はない．このように，抗菌薬は2〜3日後の症状改善にわずかな効果がみられる以外に有意な効果はなかった．
長期効果：鼓膜所見の異常（中耳貯留液の残存は除く）は，7〜14日後では治療群で86%，無治療群で73%が軽快し，有意差がみられたが，無治療でも70%以上が軽快していた．中耳貯留液の残存は，1カ月後では治療群で37%，無治療群で40%，3カ月後でも治療群で21%，無治療群で26%と有意差はなかった．このように抗菌薬による長期効果はみられなかった．
合併症予防：2,368症例を対象としたメタアナリシスでは，乳様突起炎の発症頻度は無治療群で2/1,802（0.11%），抗菌薬治療群で4/566（0.71%）と，経口抗菌薬の予防効果はみられていな

い（p. 820, column 参照）．

◨ 鼓膜切開の治療効果……重症の耳痛例を対象としたKaleidaらの122例のランダム化比較試験では，抗菌薬治療群，鼓膜切開単独群，鼓膜切開＋抗菌薬群の3群間で比較している．初期効果は，鼓膜切開単独群で抗菌薬治療および抗菌薬治療＋鼓膜切開に比較して悪くなるが，抗菌薬治療と抗菌薬治療＋鼓膜切開では有意差はなかった．また，その後の6週までの中耳貯留液の残存では3群間に有意差はなかった．

このような理由で海外のガイドラインで鼓膜切開を初期治療として認めている国はない．

◨ 予後に関与する因子……当院での375例を対象とした臨床研究[3]では，「抗菌薬の初期投与の有無」「耳痛の有無」「耳漏の有無」「発熱の有無」「鼓膜所見の重症度」「年齢」の6因子の予後への影響を多変量解析で検討した．結果は，短期予後に関係する因子はみられなかった．長期予後である鼓膜異常所見の残存および中耳貯留液の残存にのみ年齢の関与が認められ，低年齢ほど鼓膜異常所見の残存，中耳貯留液の残存が遷延していた．

◨ まとめ……抗菌薬投与および鼓膜切開施行の有無で，短期予後の耳痛や耳漏の持続期間に有意差はみられていない．長期予後の鼓膜の異常所見や中耳貯留液の残存期間にも差が認められていない．中耳炎の予後に関与するのは，年齢のみで低年齢ほど鼓膜所見および中耳貯留液の改善が遅れる．

各国の急性中耳炎のガイドライン

各国のガイドライン（GL）は医療制度の違いなどを反映している．

◨ オランダのGL（1990，1999に改訂）……発症後の3日間（耳漏例では14日間）は鎮痛薬のみで経過観察し，耳痛，発熱あるいは重篤感が持続すればアモキシシリン（AMPC）45 mg/kgの7日間投与．抗菌薬の投与後48時間まで効果がなければ鼓膜切開としている．最初は経過観察，症状が持続すれば抗菌薬投与，それでも効果がなければ鼓膜切開というシンプルで理解しやすいGLである．

◨ 米国小児科学会のGL（2004）……2歳未満児および2歳以上で39℃以上の発熱例あるいは強い耳痛例にはAMPC 80 mg/kg 10日間投与，2歳以上で39℃未満であれば経過観察としている．ただ，2歳未満児で全例に抗菌薬を投与とする根拠が不明である．

◨ 日本外来小児科ワーキンググループのGL（2005）……菌血症などのリスクがある3歳未満の発熱児に配慮している以外はオランダのGLに準拠している．抗菌薬はAMPC 60～90 mg/kgの5日間投与としている．

◨ 日本耳科学会のGL（2006）……年齢，発熱，鼓膜所見の重症度を組み合わせたスコアリングで抗菌薬投与や鼓膜切開による治療を選択する．ただ，スコアリングと治療法の選択に関しての根拠が不明で，従来から耳鼻科で行われている治療を追認した指針と解釈される．

◨ 各国のガイドラインの検証……各国のGLは耐性菌抑制のための抗菌薬使用制限を掲げているが，これらのGLに従った治療での抗菌薬投与率は異なる．オランダのGLと日本外来小児科ワーキンググループのGLでの抗菌薬投与率は20～30％，米国小児科学会のGLでは60％程度となる．日本の耳科学会のGLでの抗菌薬投与率は95～100％となり他のGLと比較して高くなる．また，海外では施行されていない初診時からの鼓膜切開施行率も50％程度と突出して高くなる（図V-P-10）．

第Ⅴ章　外来でみる主要疾患

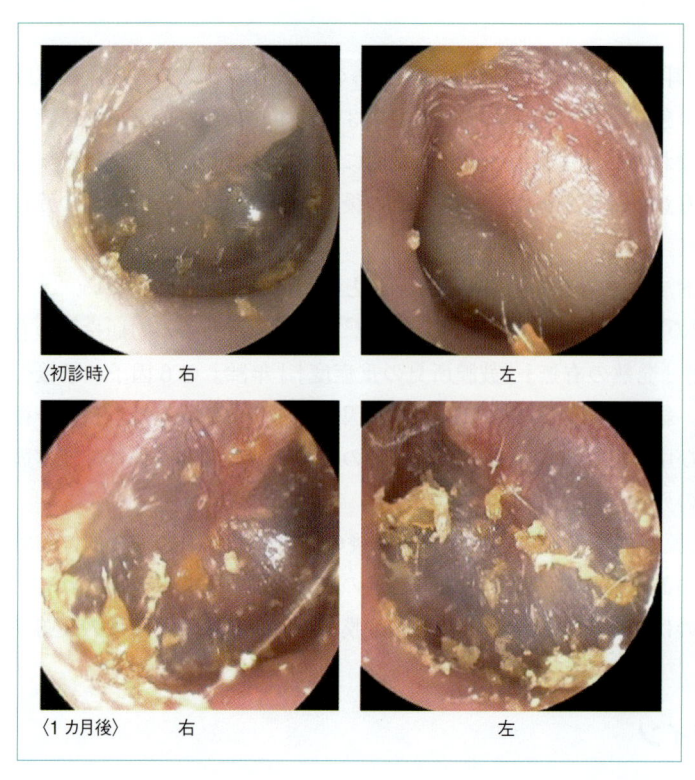

図Ⅴ-P-10　症例（1歳，男児）

耳科学会 GL	外来小児科 GL
年齢加算　3点	年齢　1歳
体温 37.2℃　1点	体温 37.2℃
鼓膜発赤　2点	鼓膜発赤（軽度）
鼓膜膨隆　8点	鼓膜膨隆（高度）
計 14 点＝重症	low risk 群
AMPC 高用量	経過観察のみ
＋鼓膜切開	

左の急性中耳炎を認めるが，日本耳科学会のスコアリングでは重症と判断され，抗菌薬の投与と鼓膜切開の適応となる．日本外来小児科ワーキンググループの GL では経過観察となる．この症例は抗菌薬投与なしで経過観察されたが，1カ月後には鼓膜所見は正常化し，中耳貯留液も消失していた．

（土田晋也先生ご提供）

〈初診時〉　右　　左
〈1カ月後〉　右　　左

Step 1　中耳炎の診断
AOM？ あるいは OME？
中耳貯留液が前提

AOM の診断：急性発症の症状・所見を1つ以上認める
急性症状：耳痛，耳漏
鼓膜所見：明らかな発赤，明らかな膨隆．水疱形成

OME → 抗菌薬なしで経過観察

Step 2　発熱による重症度判定
high risk の発熱
① 3〜12 カ月児≧38.5℃
② 12〜36 カ月児≧39.0℃

high risk の発熱 →
菌血症の疑い
WBC≧15,000/μL（Neut≧10,000/μL）

菌血症の疑い（＋）
血液培養 ± 鼓膜穿刺液培養
＋抗菌薬静脈内投与
菌血症の疑い（－）⇒ Step 3 へ

Step 3　抗菌薬なしで経過観察
鎮痛薬のみで2〜3日間の経過観察
耳漏例では7日間の経過観察

症状の持続 ↓

Step 4
2〜3日以降の症状持続
あるいは症状増悪のとき

経口抗菌薬の投与
① AMPC60〜90 mg/kg/日．5日間投与
② 効果がなければ他の抗菌薬へ変更

症状の悪化 ↓

Step 5
耳痛や発熱の抗菌薬投与終了後の
持続あるいは抗菌薬投与中の増悪

乳様突起炎などの合併症の疑い
① 鼓膜切開＋貯留液の培養 and
② 抗菌薬の静脈内投与

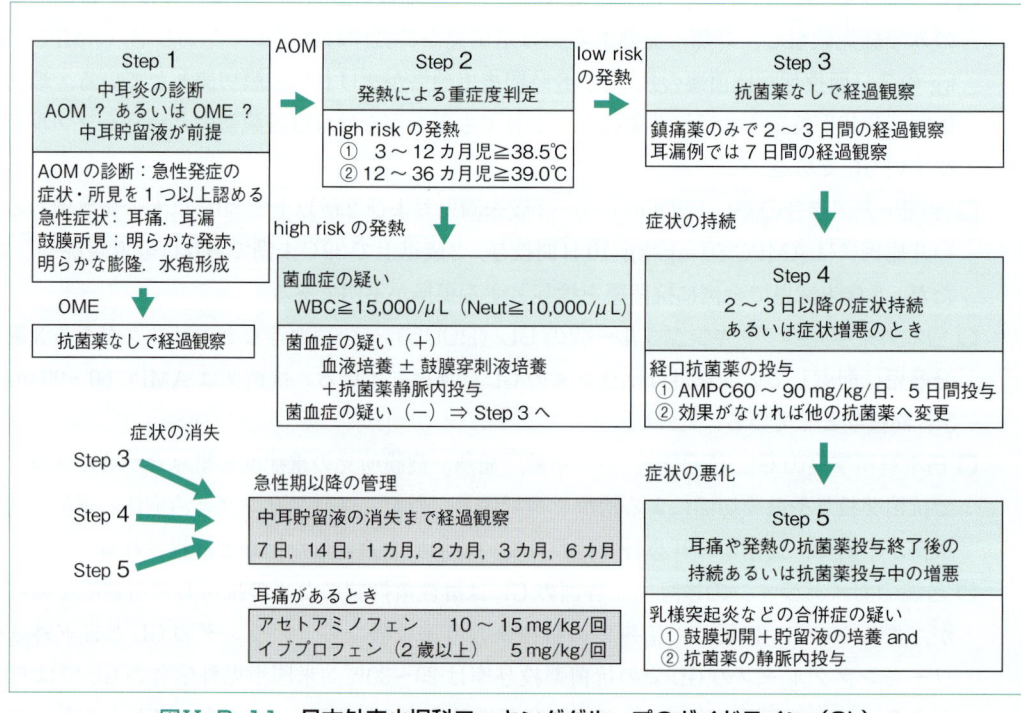

症状の消失
Step 3
Step 4
Step 5

急性期以降の管理
中耳貯留液の消失まで経過観察
7日，14日，1カ月，2カ月，3カ月，6カ月

耳痛があるとき
アセトアミノフェン　　10〜15 mg/kg/回
イブプロフェン（2歳以上）　5 mg/kg/回

図Ⅴ-P-11　日本外来小児科ワーキンググループのガイドライン（GL）

治療方針

小児科医に利用しやすい日本外来小児科ワーキンググループのGLを紹介する（図V-P-11）．

◨ **基本方針**[*1]……48〜72時間は対症療法のみによる経過観察とする．48〜72時間後に発熱や耳痛などの症状の改善がなければ抗菌薬の投与も選択肢とするが，抗菌薬を投与しない場合には注意深い経過観察を続ける．また，経過観察中でも，症状の悪化がみられたときはできるだけ速やかに診察を行う．

◨ **耳漏があるとき**……7日間は抗菌薬を投与せず，外耳道の洗浄や清拭などの処置のみで経過観察する．ただし，発熱や耳痛などの症状を伴うときは基本方針に従う．

◨ **耳痛があるとき**……鎮痛薬としてアセトアミノフェンの10〜15 mg/kgの投与とする．2歳以上ではイブプロフェンの5 mg/kgの投与も選択肢とする．

◨ **熱があるとき**……急性中耳炎以外の重症細菌感染症の合併を常に考慮する．特に3歳未満で39℃以上（1歳未満では38.5℃以上）の発熱のときや，全身状態が重篤なときには感染病巣不明熱に対するBaraffの指針[*2]に従う（発熱児の外来診療参照）．菌血症や重症感染症が疑われ血液培養の対象となる場合には，sepsis work-upの一環として鼓膜穿刺あるいは鼓膜切開による中耳貯留液の培養も選択肢とする．

◨ **抗菌薬療法**……経口抗菌薬の第1選択はAMPCとし，60 mg/kg/日の5日間投与とする．投与開始後48時間までに症状の軽快がなければ90 mg/kg/日まで増量するか，他の経口抗菌薬あるいは非経口抗菌薬に変更する．非経口抗菌薬の第1選択はCTRXとし，1日1回50 mg/kgの1〜3日間点滴静注とする．発熱や耳痛などの症状の消失が確認できれば，鼓膜所見の残存にかかわらず抗菌薬投与は5日間で終了する．

◨ **抗菌薬が無効なとき**……抗菌薬の増量や変更後も発熱や耳痛の軽快がみられず，鼓膜所見の改善もなければ，乳様突起炎などの合併も疑われる．耳鼻咽喉科専門医と連携し，鼓膜切開による貯留液の排膿，細菌培養および抗菌薬の静脈内投与を行う．

高性能の耳鏡やファイバースコープの普及で急性中耳炎の診断件数が増加し，抗菌薬や鼓膜切開による治療件数も増加している．しかし，急性中耳炎の多くは無治療で治癒するため過剰治療の抑制が課題となる．わが国は，海外諸国に比較して医療機関へのアクセスが容易であり，抗菌薬の使用制限が安全に実行できる状況にある．ただ，まれではあるが重症合併症である乳様突起炎の発症予測はいまだに不可能であり常にwatchful waitingが重要である．

[*1]：筆者は初診時からの抗菌薬投与について迷ったときは，後述の乳様突起炎の経験（column参照）から白血球数やCRP値を参考にすることもある．

[*2]：3カ月〜3歳未満で39℃以上の感染病巣不明の発熱児には血液検査を施行し，白血球数が15,000/μL（Kuppermannらは好中球数10,000/μL）以上の場合は菌血症を疑い血液培養を施行後セフトリアキソン（CTRX）50 mg/kgの静脈内投与を行う．Hibワクチンおよび肺炎球菌ワクチンの接種完了者では省いてもよい．

column 乳様突起炎

急性中耳炎の重症合併症である乳様突起炎の発症頻度は，急性中耳炎の 0.04〜0.3％ 程度とされる．急性乳様突起炎は中耳腔と乳突洞の交通部（aditus-ad-antrum）が粘膜の炎症性浮腫で閉塞し，乳突洞内での細菌感染が持続した状態である．この乳様突起炎の発症予測はいまだに不可能であり，外来診療では常に watchful waiting が重要である．ただ，多くの急性乳様突起炎は鼓膜切開と抗菌薬の静脈内投与で対応が可能である．

当院で経験した症例

18 年間に乳様突起炎 7 症例（急性 6 例，亜急性 1 例）を経験した．診断時期は初診時の診断例が 5 例，無治療での経過観察中が 1 例，抗菌薬の静脈内投与後が 1 例．発症年齢は平均 3 歳 3 カ月（10 カ月〜5 歳 9 カ月）．起炎菌は肺炎球菌 5 例，緑膿菌 1 例（亜急性例，不明 1 例）．初診時の体温は平均 38.9 ± 0.9℃（37.7〜40.2℃）．鼓膜所見は重症（発赤高度，膨隆高度）が 1 例，軽症（発赤軽度，膨隆軽度）が 6 例．日本耳科学会スコアでは重症が 2 例，中等症が 5 例．初診時の白血球数は平均 16,700（8,700〜23,400）/μL．CRP 値は平均 9.4（2.3〜19.2）mg/dL．治療は鼓膜切開＋抗菌薬静脈内投与で全例治癒．外来治療が 5 例，入院治療が 2 例．合併症は肺炎球菌菌血症が 1 例．発症頻度は，当院における急性中耳炎例の 0.03％ であった．

当院の症例のまとめ

急性乳様突起炎の発症と，発熱の程度，鼓膜所見の重症度，年齢との関連はみられず，初診時の臨床症状や所見からの発症予測は不可能であり，どのような中耳炎でも急性乳様突起炎のリスクはあると理解すべきである．ただ，検査所見での白血球数および CRP の高値は急性乳様突起炎の発症を示唆する可能性があり，より慎重な経過観察が必要である．抗菌薬の静脈内投与後に発症した症例もあり，中耳炎に対する経口抗菌薬の容易な投与は効果がないだけでなく，乳様突起炎を潜在化させ，より治療が困難な亜急性乳様突起炎へ移行させる可能性がある．18 年間での乳様突起炎 7 症例は，同期間の細菌性髄膜炎の症例数と同じであった．

乳様突起炎の症例
10 カ月，男児．中耳炎の既往なし．
4 月 15 日　9：00PM．39℃の発熱で救急病院受診．解熱薬の投与．
4 月 16 日　10：00AM．当院受診　38.2℃，やや不機嫌．
　両側の中耳炎あり（鼓膜の高度膨隆，高度発赤あり）．
　WBC 23,400/μL，GR 11,500/μL，CRP 5.1 mg/dL．検尿：正常．
　菌血症を疑い血液培養（培養陰性）施行後 CTRX 0.5 g の DIV．
4 月 17 日　9：00AM 再診．37.3℃．機嫌もよくなり食欲も出てきた．
　[鼓膜所見] 鼓膜の膨隆，発赤ともに消失．早期軽快に驚く．
＊乳様突起炎は中耳腔と乳突洞の交通が浮腫などで遮断されるため発症する．鼓膜所見の軽快と，乳様突起炎の発症とは関連があったと思われる．
　WBC 14,600/μL，GR 7,000/μL，CRP 8.3 mg/dL．
　AMPC 600 mg 処方し帰宅．
　4：00PM．右の耳介周囲が腫れてきたと電話があり再診を指示．
　5：00PM．当院受診．右耳介周囲の発赤，腫脹および圧痛があり，耳介聳立が認められた（図V-P-12）．
　[右鼓膜所見] 軽度の膨隆，軽度の発赤あり．
　[鼓膜切開施行] 少量の貯留液の流出のみで細菌培養は陰性．
　CTRX 1.0 g ＋サクシゾン® 100 mg の DIV．DIV の途中から多量の貯留液の流出が始まる．
＊治療で中耳腔と乳突洞の交通が再開されたためと理解される．

4月18日　耳介周囲の腫脹はほぼ正常化.
　[鼓膜所見] 少量の耳漏を認める.
　CTRX 0.5 g の DIV を 2 回施行.
4月20日　鼓膜所見は正常化するが貯留液は認める.
4月27日　貯留液も消失し治癒. その後は中耳炎の発症はない.

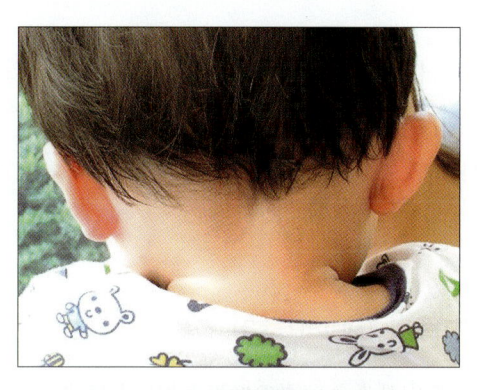

図Ⅴ-P-12　乳様突起炎症の例
右耳介周囲の発赤, 腫脹, 耳介聳立が認められる.

参考文献

1) Heikkinen T, et al：Importance of respiratory viruses in acute otitis media. Clin Microbiol Rev, 16：230-241, 2003.
2) 小児外来診療における抗菌薬適正使用のためのワーキンググループ：小児上気道炎および関連疾患に対する抗菌薬使用ガイドライン―私たちの提案―. 外来小児科, 8：146-173, 2005.（http://www004.upp.so-net.ne.jp/ped-GL/GL1.htm）
3) 深澤　満：急性中耳炎の予後に対する抗菌薬の初期投与および他のリスクファクターの関与. 外来小児科, 12：302-309, 2009.

【深澤　満】

3 滲出性中耳炎
otitis media with effusion

滲出性中耳炎（otitis media with effusion：OME）は急性症状や急性所見がなく，中耳腔内に液の貯留を認める疾患とされている．ただ，乳幼児期でみられる急性中耳炎との関連性が高い滲出性中耳炎と，学童期以降でみられる難聴を主訴とする滲出性中耳炎は臨床像からも対処法からみても分けて考えたほうがよい．滲出性中耳炎の多くは self limited であり，3 カ月後には 50～80％程度が自然治癒する．世界的にも診療方針が確立されたといえる状況ではないが米国小児科学会（AAP）のガイドライン（2004 年）は参考になる．

◼ 乳幼児期の滲出性中耳炎（図V-P-13）

- **病態と臨床像**……急性中耳炎と一連の疾患と理解してよい．急性中耳炎の治癒の過程で遷延性中耳炎として認められることが多い．また，この状態から感冒などをきっかけとして急性中耳炎に移行することもよくある．実際の診療では急性中耳炎との厳密な鑑別ができないことも多い．軽度から中程度の難聴を伴うが，乳幼児期の滲出性中耳炎は将来の言語発達に大きな影響がないとされている．これは乳幼児期の日常会話は至近距離で行われるためと推測される．
- **治療方針**……通常は積極的な治療の必要はなく経過観察のみでよい．両側の滲出性中耳炎が3カ月以上持続し，かつ難聴による言語発達の遅れが認められるときにのみ鼓膜チューブ挿入が選択肢となる．

◼ 学童期の滲出性中耳炎（図V-P-14）

- **病態と臨床像**……自然治癒が多いが，難聴により学校の授業で問題となるため早期の対応が必要になることもある．鼓膜の陥凹や癒着所見がみられる症例には難治例が多い．
- **治療方針**……自然治癒があることを考慮し，両側の難聴を伴う滲出性中耳炎が3カ月以上持続

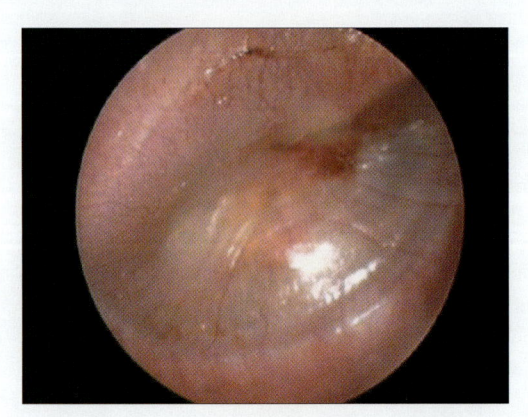

図V-P-13　滲出性中耳炎（1 歳児）
（土田晋也先生ご提供）

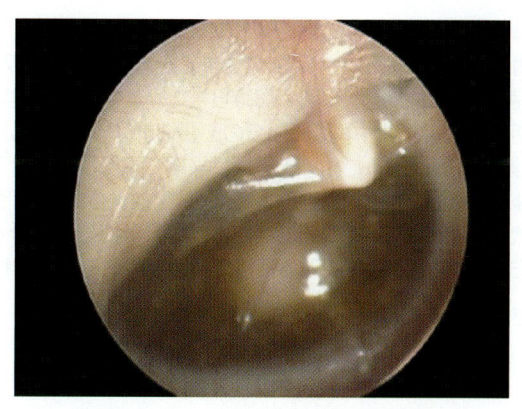

図V-P-14　滲出性中耳炎（8歳児）

したときに治療を考える．現在のところ鼓膜チューブの挿入以外に一般的に認められた治療はない．ただ，自然治癒が多い疾患であること，チューブ抜去後の再発が20〜50％程度あること，長期のチューブ挿入に伴う鼓膜穿孔の残存が17％，鼓膜の石灰化などの合併症もあることを認識しておく必要がある．薬物療法としてはステロイド薬と抗菌薬の併用療法がある．初期効果は認められるが再発率が高く，一般には推奨されていない．ただ，薬剤の選択，投与量，投与期間および投与対象などの検討は十分ではなかった（当院での治療結果をコラムで紹介する）．

◆ **学童期の診療方針**……以下で述べるプレドニゾロン（PSL）とアジスロマイシン（AZM）併用療法は即効性があり，早期の難聴改善が期待できる．また，完全な寛解に至らなくとも，多くの場合聴力は20 dB以下となり学校生活での問題はなくなる．当院ではPSLとAZM併用療法に反応がなく難聴の持続例にのみ鼓膜チューブ挿入を考慮しているが，実際のチューブ挿入施行例はまれである．PSLとAZM併用療法に不能な例は鼓膜の高度陥凹や癒着所見が認められる症例で多い．

column　当院でのステロイド薬と抗菌薬の併用療法とその効果

[**対　象**]　両側難聴を伴う滲出性中耳炎が3カ月以上持続していたことが確認できた125症例を対象とした．難聴の判定はオージオグラムで両耳ともに20 dB以上，あるいは耳音響反射で両耳ともにreferの判定で診断した．麻疹や水痘に未罹患でワクチン未接種の児は除外した．

[**治療方法**]　PSL 2 mg/kg（max　60 mg/日）の5日間投与とAZM 10 mg/kgの3日間投与の併用とした．必ずH_2ブロッカーであるガスター®などを併用する．初期治療開始後7日目にティンパノメトリーで左右どちらか一方でもtype Bが認められた効果不良例では，再治療を1回のみ施行した．

[**効果の判定**]　ティンパノメトリーで判定し，左右ともtype Aあるいはtype Cのときに寛解と判定した．初期の寛解は最終治療開始後7日で判定した．

[**結　果**]　6歳以上（76例）での初期寛解率は83％，6カ月後での寛解率は68％であった．6歳未満（49例）での初期寛解率は80％，6カ月後で31％であり，初期寛解率には有意差がないが，長期寛解率は6歳未満児で有意に低かった（図V-P-15）．ただ，コントロールを置いた比較試験ではないため，短期効果は明らかであるが，長期効果についての評価はできない．

[**治療失敗例**]　6歳以上例では完全寛解に至らなくとも，片側の聴力が20 dB以下であれば経過観察とした．6歳以上の76例のなかで鼓膜の陥凹や癒着所見が持続した1例を鼓膜チューブ

挿入のため耳鼻咽喉科へ紹介した．

［長期予後］ 全対象例 125 例のなかで 2 年後まで経過観察できた 70 例のうち滲出性中耳炎の残存が 5 例，鼓膜チューブ挿入が 1 例で認められた．このうち 4 例は初期の寛解失敗例であった．

［まとめ］ 幼児期までの滲出性中耳炎の治療の必要性には異論が多いが，学童期の難聴を伴う滲出性中耳炎は授業の障害となるためできるだけ早期の寛解が望まれる．PSL と AZM 併用療法の初期寛解率は 6 歳以上で 80％を超えていること，さらに 6 カ月後の寛解率は 6 歳児で 63.0％，7 歳以上児で 73.2％と高く，PSL 高用量投与に十分な注意を払えば，学童期の治療として鼓膜チューブ挿入前に試みる価値のある治療法と考えられる．

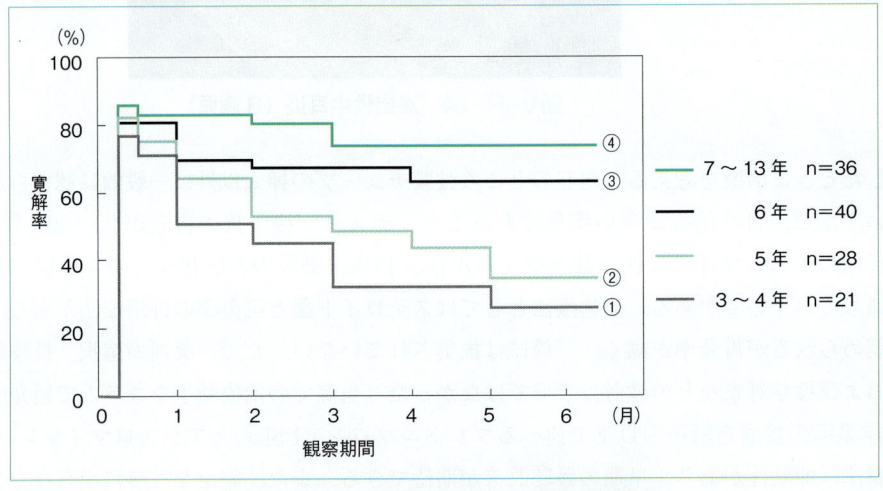

図V-P-15　滲出性中耳炎の年齢別寛解率

①と②，③と④　$p>0.5$，①と③，①と④，②と④　$p<0.01$
②と③　$p=0.02$ 有意差を認める．generalized Wilcoxon test による．

参考文献

1) American Academy of Pediatrics Subcommittee on Otitis Media With Effusion：Otitis media with effusion. Pediatrics, 113：1412-1429, 2004.
2) 深澤　満：小児滲出性中耳炎におけるステロイド剤と抗菌薬併用療法の有効性．日本小児科学会，116：317，2012.

【深澤　満】

4 難聴
hearing loss

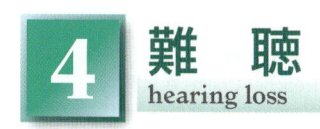

　小児の難聴は，言語発達の遅れやコミュニケーションの障害，社会への適応の問題をはじめ，子どもの成長発達に与える影響が非常に大きい．しかし多くの難聴児は聴力以外の問題はないため，従来は成長するにつれ音への反応の悪さや言語発達の遅れがあるのが目立つようになってから発見されていた．近年，難聴を早期に発見して脳の可塑性がある早期に療育を開始するとより高い言語能力を獲得できるとの研究報告に基づいて，新生児聴覚スクリーニングが実施されるようになった．早期から適切な聴覚補償と療育を行い，音声によるコミュニケーションの能力を獲得することは，成長して社会人として自立することにつながっていく．

新生児聴覚スクリーニング

　難聴児の早期発見を目標に，日本でも2001年度から新生児聴覚スクリーニングが実施されるようになり，先天性難聴が以前より早期に発見されるようになった．療育が必要な難聴の発生頻度は1,000人に1人程度といわれており，新生児期にスクリーニングが実施される先天性代謝異常に比べるとはるかに頻度が高い．ただし，新生児聴覚スクリーニングの浸透率は，地方により差があり，全国平均で60％程度である（2005年度日本産科婦人科学会）．したがって，スクリーニングから漏れた難聴児がある程度存在している実態がある．

　検査方法はAABR（自動聴性脳幹反応）とOAE（耳音響放射検査）の2種類があり，産科入院中の検査で要再検（refer）と判定された場合には，1カ月健診時に再検査を実施する．そのうえで再度referの判定が出た場合には，地域により指定された耳鼻科で精密検査を実施するのが一般的である．スクリーニングの導入により，特に従来は気づかれにくかった軽度・中等度難聴児が早期に発見される例が増えており，早期の補償と療育の開始により健聴児と変わらない言語能力を獲得している難聴児も存在する．

　スクリーニングの問題点として，擬陽性の症例が数パーセントの割合で存在することがあげられる．OAEによるスクリーニングでは5～10％，AABRでは0.5～1％程度の擬陽性率であると報告されている．スクリーニングでreferとなった場合は，難聴との確定診断がなされたわけではないが，生後まもない時期に難聴の可能性を指摘された家族の受ける衝撃は大きく，安定的な母子関係を築くうえで支障になる症例もある．検査結果の告知方法やその後の家族に対する精神的なケアの方法を十分に整えたうえで実施すべきであろう．

　なお新生児聴覚スクリーニングではわずかではあるが，擬陰性例が存在する．また生直後は正常聴力であってもその後徐々に進行する難聴もあり，種々の遺伝性難聴や先天性サイトメガロウイルス感染症などがこれに当たる．新生児スクリーニングで再検査不要（pass）の判定であっても，言葉の遅れや聴こえに関する相談があった場合，難聴の可能性は常に念頭に置いておかなければならない．

表V-P-1 小児の難聴の原因

遺伝性難聴 (約50%)	症候性難聴 (30%)	外耳やその他の器官の奇形や，その他の臓器系の疾患を伴う場合	Alport症候群 BOR症候群 Treacher Collins症候群 Waardenburg症候群 Usher症候群 Pendred症候群など
	非症候性難聴 (70%)	外耳の目にみえる奇形や関連疾患がない場合	
非遺伝性難聴 (約25%)		① 妊娠中の感染症（サイトメガロウイルス，風疹，トキソプラズマ，ヘルペス，梅毒など） ② 周産期リスク（1,500g以下の低出生体重児，重症黄疸，胎児ジストレス） ③ 出生後の重症呼吸循環障害，人工呼吸管理 ④ 頭部外傷 ⑤ 髄膜炎 ⑥ 薬剤性（アミノグリコシド系，シスプラチンなど） ⑦ ムンプス難聴 ⑧ その他	
原因不明（約25%）			

難聴の原因

難聴は原因により，遺伝性と非遺伝性難聴に分類される．生下時からみられる難聴の大半は先天性難聴であり，そのうち少なくとも50％は遺伝性難聴であるといわれている．小児の難聴の原因としては，表V-P-1のようなものがあげられる．

このうち遺伝性難聴は症候性難聴と非症候性難聴に分類される．症候性難聴とは，難聴以外の障害を有するもの，非症候性難聴は難聴を唯一の症状とするものである．近年難聴遺伝子が明らかにされるに従い，従来原因不明とされていた難聴のなかで遺伝性難聴であったことが判明するものが出てきた．なお遺伝性難聴には生下直後は正常聴力であったがその後徐々に進行する難聴も多く，それらの原因遺伝子も数多く報告されている．

2008年7月に「先天性難聴の遺伝子診断」が先進医療として認められ，限られた施設で実施されている．現時点では健康保険の適用はないが，倫理的な問題への配慮が十分なされるようであれば，今後難聴の診断に取り入れられる可能性は大きい．難聴児の90％は，正常な聴力の両親から生まれるが，このような難聴児の半分以上は遺伝性難聴であるといわれている．遺伝子異常の型を把握することにより難聴の型や予後，合併症，進行を防止するための注意点が明らかになり，遺伝カウンセリングを実施することが可能となる．

障害部位による分類

難聴は聴覚経路の障害部位により，伝音性難聴と感音性難聴，および両者を合併した混合性難聴に分類される．すなわち外耳・中耳の障害による難聴を伝音性難聴，内耳および聴神経の障害による難聴を感音性難聴と呼ぶ．

中耳炎を含めた伝音性難聴の多くは，外耳道や鼓膜の診察で原因診断することが可能である．ただし中耳奇形では鼓膜が正常であるため，骨導聴力を含めた聴力検査で発見されることが多い．中耳炎後遺症や中耳奇形による伝音性難聴は，ある程度の年齢に成長してから聴力改善のた

表V-P-2　乳幼児の聴力検査

検査法		適応年齢・方法
行動反応などによる検査	聴性反射検査	0〜5カ月 周囲の大きな音に対して起こす反射（行動）によって聴覚を推測する方法
	BOA（聴性行動反応検査）	3〜12カ月 音に対する反応（行動・表情）をみる
	COR（条件詮索反射聴力検査）	6カ月〜3歳 音がするほうを見ると人形が照らしだされるなどの条件づけをしたうえで，音を聞かせて音源のほうを振り向くかどうか観察する
	遊戯聴力検査	3〜5歳 音が聞こえてボタンを押すとおもちゃが動くなど，遊びの要素を取り入れた聴力検査
	純音聴力検査	4歳位〜
他覚的検査	ABR（聴性脳幹反応）	新生児から
	ASSR（聴性定常反応）	
	OAE（耳音響反射）	

め手術を実施する場合がある．

感音性難聴は，内耳およびそれより中枢側の障害によって生じる．有効な治療法がないため，ごく軽度の難聴を除き多くの場合は補聴器や人工内耳を装用する必要がある．

幼少児の聴力検査

幼少児では，成人で実施している純音聴力検査は困難であるため，種々の方法が考えられている（表V-P-2）．すなわち実際に音を聞かせて本人の反応を確認する聴性行動反応（聴性反射検査，BOA，COR）や遊戯聴力検査と他覚的検査（OAE，ABR，ASSRなど）があり，これらを組み合わせて聴力を確定する．

なお聴力閾値を推定する他覚的検査としてABRが一般的に普及しているが，ABRの問題点として検査音が高い周波数のものに限られていること，神経系の発達の影響を受けるため，特に重複障害を有する児などでは実際の聴力とABRの結果が必ずしも一致しないことがあげられる．したがって幼少児の聴力を評価するうえでは，ABRだけではなく行動反応による検査を繰り返し実施することが重要である．

治　療

難聴の程度により，どの程度コミュニケーションに支障をきたすかは異なってくる．しかし，軽度難聴であっても発達途上にある小児では，日常生活上の支障が大きくかつ自分から訴えることは少ないので見過ごしてはならない．難聴の程度により，対応は異なってくる．

❖ 高度難聴の場合

高度難聴は，混合性難聴の場合もあるが感音難聴がほとんどであり，根本的治療が困難なため補聴器の装用を検討しなければならない．小児は言葉や知識の習得時期にあり，左右でバランスよく聞くためにも，基本的には両耳に装用する．そのうえで残存聴力を活用した療育を実施する．以前は音声言語のみを活用する聴覚口話法が主流であったが，近年は聴覚口話法に加えて，

他の代償手段（キュード・スピーチ[*3]，手話，文字など）を取り入れる多感覚法と呼ばれる訓練法を取り入れている施設が多くなっている．

最適な補聴器の装用下での療育を少なくとも6カ月以上行っても，補聴器のみでは言葉の獲得が不十分と予想される場合（補聴レベルで55 dB程度以上が目安）には，人工内耳が適応と考えられている．人工内耳手術の適応については日本耳鼻咽喉科学会が定めた基準があり，小児では原則的に，1歳6カ月以上が適応になっている．手術後の言語に関する成績は手術時年齢が低いほうが良好で，3歳以降の手術では年齢が高くなるにつれて徐々に低下するといわれており，早期の手術が望ましい．

言語を獲得後に失聴した成人では人工内耳手術後，術後の聴覚・言語の訓練を行うことにより比較的速やかに聞こえが改善するが，小児の場合は人工内耳手術を受ける例の大半が先天性難聴であるため，訓練は数年にわたり根気よく実施されなければならない．家庭，療育機関，病院の3者の協力が不可欠である．

❖ **軽度・中等度難聴の場合**

軽度・中等度難聴は，家庭のなかでは少人数での近距離の会話のみのため，大きなコミュニケーションの障害は気づかれにくい．しかし，小さい声での会話や遠く離れたところからの音声が聞き取りにくい，騒音下や複数名での会話の理解に困難なことがあるなどの支障がある．従来は発見が遅れることが多く，就学後に学業の遅れがあって初めて難聴が発見される場合もあったが，近年は新生児聴覚スクリーニングが実施されるようになり，早期に発見されるケースが増えている．家庭内では大きな支障を感じることが少なくても，集団生活で過ごすことが多い小児の場合は，軽度難聴であってもデメリットとなる．集団のなかでの一体感を得られず自信がない，協調性がない，攻撃的になるなどの問題行動がみられる．1，2歳の年少児であっても集団保育のなかで，活気がない，笑顔がみられない，言葉が遅れているなどの症状がみられる．補聴器を装用するかどうかは，各人の難聴の程度や生活状況，本人と家族の受け入れなどにより異なってくるが，実際は補聴器の適応があるにもかかわらず，家庭のなかでは聞こえていると保護者が認識していること，また障害者と認定され補聴器の交付に公費負担制度が利用できるのは高度難聴者に限られることもあり，なかなか補聴器装用に至らないのが現実である．

❖ **中耳炎における聴覚管理**

中耳炎による伝音難聴は，小児に最も多くみられる難聴であり，かつ治療可能な難聴である．特に滲出性中耳炎は3～6歳ごろに好発するが，ちょうど集団保育を受ける時期に相当する．症例によっては30～40 dB程度の難聴を呈することがあり，集団のなかでは音声の聴取が困難となる場合がある．滲出性中耳炎は1～2歳までに急性中耳炎を反復していた児にみられることもあるが，急性中耳炎の反復歴がない児が罹患することも少なくないので，注意が必要である．

成長に伴ってほとんどの場合は改善する疾患と認識されているが，数カ月から数年にわたってこのような軽度難聴の状態が持続する場合もあり，中耳炎が集団生活への不適応の原因になることがある．滲出性中耳炎が遷延する場合は，鼓膜所見のみでなく聴力検査や集団保育内での問題がないかどうかの確認が必要である．日常生活に支障のある難聴が遷延する場合には，鼓膜チューブ挿入術を含めた積極的な治療方針の検討が必要である．鼓膜チューブ挿入術後，急に言

[*3]：母音を口の形で表しながら，子音を手の形で言葉を表す方法．主として幼児期に聾学校などにおいて教育目的で使用されているが，教育施設毎に若干の差異がある．

葉の数が増えた，積極的になった，周囲の大人の指示が守れるようになったなど，QOLが改善することは少なくない．

他に乳幼児期を過ぎても中耳炎を反復している例のなかには，慢性穿孔性中耳炎，癒着性中耳炎や真珠腫性中耳炎など手術が必要な中耳炎がある．成人しても耳漏の反復や聴力障害が持続するので，適切な時期に手術を検討する必要がある．

なお元来感音難聴を有する児では，滲出性中耳炎を合併する場合，そのコントロールが健聴児以上に必要であることはいうまでもない．また上気道炎をきっかけに急性中耳炎をきたし聴力が悪化することがある．この場合わずかな聴力の変化であってもコミュニケーションにきたす影響は非常に大きいので，上気道炎に罹患した際には中耳炎のチェックが必要である．

難聴を見逃さないために

前述のように，小児の難聴は早期発見・聴覚補償開始が望ましい．しかし，新生児聴覚スクリーニングの浸透率は100％ではなく，これから漏れた難聴児や進行性難聴，後天的な要因で発症する難聴もある．

したがって，外来診療において保護者から聴力の問題について相談を受けた場合，「様子をみよう」といった対応は適切とはいえない．難聴が否定できない場合は，耳鼻咽喉科の受診を勧めるべきである．難聴を疑うのは下記のような状況があげられる．

① 乳児の場合

聞こえに関する相談があった場合，表V-P-1（p.826）で示したような難聴の原因になるような要因があれば聴力の精査を勧める必要がある．

新生児聴覚スクリーニングについては，これを受けたかどうかとその結果は確認してほしい．新生児聴覚スクリーニングでreferと判定されたにもかかわらず，精密検査を受けずに放置されている事例もあるので注意が必要である．

新生児聴覚スクリーニングでpassであった症例でも，その後に難聴を発症する可能性はある．表V-P-3に田中・進藤らが考案した乳児の聴覚発達チェックリスト[1]を示す．日本国内で広く認知され使用されているチェックリストである．聴覚の発達がチェックリストより1カ月以上遅れがあるようであれば，難聴を疑って精査を勧める必要がある．

② 幼児期〜学童期の場合

以下のような症状があれば，難聴を疑って精査を勧めてほしい．

・言葉の発達が遅れている
・話しかけても知らんふりをしている
・何度も聞き返す
・言語が不明瞭である
・3人以上の会話では，そのうちの1人の声を聞き分けることが苦手である
・早口や小さな声で言われると，聞き取れていない
・テレビの音を非常に大きくする
・学校でぼんやりしていたり，読み書きや計算が苦手だったりする

なお，1歳6カ月児健診と3歳児健診において両側高度および中等度難聴の発見を目的として，これに携わる小児科医や保健師を対象に聴覚健診の手引きが日本耳鼻咽喉科学会により作成され

表V-P-3　乳児の聴覚発達チェックリスト

月齢	No.	項目
0カ月児	1	突然の音にビクッとする（Moro反応）
	2	突然の音に眼瞼がギュッと閉じる（眼瞼反射）
	3	眠っているときに突然大きな音がすると眼瞼が開く（覚醒反射）
1カ月児	4	突然の音にビクッとして手足を伸ばす
	5	眠っていて突然の音に眼を覚ますか、または泣き出す
	6	眼が開いているときに急に大きな音がすると眼瞼が閉じる
	7	泣いているとき、または動いているとき声をかけると、泣き止むかまたは動作を止める
	8	近くで声をかける（またはガラガラを鳴らす）とゆっくり顔を向けることがある
2カ月児	9	眠っていて、急に鋭い音がすると、ピクッと手足を動かしたりまばたきをする
	10	眠っていて、子どもの騒ぐ声や、くしゃみ、時計の音、掃除機などの音に眼を覚ます
	11	話しかけると、アーとかウーと声を出して喜ぶ（またはニコニコする）
3カ月児	12	眠っていて突然音がすると眼瞼をピクッとさせたり、指を動かすが、全身がピクッとなることはほとんどない
	13	ラジオの音、テレビのスイッチの音、コマーシャルなどに顔（または眼）を向けることがある
	14	怒った声や、やさしい声、歌、音楽などに不安そうな表情をしたり、喜んだり、またはいやがったりする
4カ月児	15	日常のいろいろな音（玩具、テレビの音、楽器音、戸の開閉など）に関心を示す（振り向く）
	16	名を呼ぶとゆっくりではあるが顔を向ける
	17	人の声（特に聞きなれた母親の声）に振り向く
	18	不意の音や聞きなれない音、珍しい音に、はっきり顔を向ける
5カ月児	19	耳もとに目覚まし時計を近づけると、コチコチという音に振り向く
	20	父母や人の声、録音された自分の声など、よく聞き分ける
	21	突然の大きな音や声に、びっくりしてしがみついたり、泣き出したりする
6カ月児	22	話しかけたり歌を歌ってやると、じっと顔を見ている
	23	声をかけると意図的にサッと振り向く
	24	テレビやラジオの音に敏感に振り向く
7カ月児	25	隣の部屋の物音や、外の動物の鳴き声などに振り向く
	26	話しかけたり歌を歌ってやると、じっと口元を見つめ、時に声を出して応える
	27	テレビのコマーシャルや、番組のテーマ音楽の変わり目にパッと向く
	28	叱った声（メッ！コラッ！など）や、近くで鳴る突然の音に驚く（または泣き出す）
8カ月児	29	動物の鳴き声をまねるとキャッキャッ言って喜ぶ
	30	機嫌よく声を出しているとき、まねてやると、またそれをまねて声を出す
	31	ダメッ！コラッ！などというと、手を引っ込めたり、泣き出す
	32	耳もとに小さな音（時計のコチコチ音など）を近づけると振り向く
9カ月児	33	外のいろいろな音（車の音、雨の音、飛行機の音など）に関心を示す（音のほうにはっていく、または見まわす）
	34	「オイデ」、「バイバイ」などの人の言葉（身振りを入れずに言葉だけで命じて）に応じて行動する
	35	隣の部屋で物音をたてたり、遠くから名を呼ぶとはってくる
	36	音楽や、歌を歌ってやると、手足を動かして喜ぶ
	37	ちょっとした物音や、ちょっとでも変わった音がするとハッと向く
10カ月児	38	「ママ」、「マンマ」または「ネンネ」など、人の言葉をまねて言う
	39	気づかれぬようにして、そっと近づいて、ささやき声で名前を呼ぶと振り向く
11カ月児	40	音楽のリズムに合わせて身体を動かす
	41	「…チョウダイ」と言うと、そのものを手渡す
	42	「…ドコ？」と聞くと、そちらを見る
	43	隣の部屋で物音がすると、不思議がって、耳を傾けたり、あるいは合図して教える
12〜15カ月児	44	簡単な言葉によるいいつけや、要求に応じて行動する
	45	目、耳、口、その他の身体部位をたずねると、指をさす

（田中美郷：小児科医にできる耳鼻咽喉科領域の外来検査. 小児科診療, 66：297-303, 2003）

ている．ホームページ（http://www.jibika.or.jp/members/iinkaikara/hearing_loss.html）から閲覧可能であり，参照されたい．

参考文献

1) 田中美郷：小児科医にできる耳鼻咽喉科領域の外来検査. 小児科診療, 66：297-303, 2003.

【稲光　まゆみ】

5 鼻副鼻腔炎
rhinosinusitis

　副鼻腔は成人では鼻腔との交通があるものの，独立した部屋構造となるが，乳幼児期には鼻腔と副鼻腔との交通性がよく，鼻炎と副鼻腔炎を区別して考える必要はない．そのため，ここでは鼻副鼻腔炎と記載する．

　従来は，プライマリ・ケアに関わる小児科医は，鼻腔所見，鼓膜所見を取らず，鼻副鼻腔炎を意識することは少なかった．しかし，実際には小児科外来を受診する患者の多くは鼻副鼻腔に病変を認め，そこからさまざまな続発症が出る．かぜは viral rhinosinusitis（鼻副鼻腔炎）と同義語であり，かぜ症状で受診する多くの小児患者は，実際には鼻副鼻腔炎の症状である．鼻副鼻腔炎の病態の把握，合併症の理解はプライマリ・ケアに関わる開業医にとって必須の知識である．

病　態

　かぜ症候群でウイルスが感染するのは鼻粘膜細胞である．図V-P-16a は健康時であり，鼻副鼻腔の粘膜には炎症を認めない．乳幼児ではウイルス感染の炎症は鼻粘膜から副鼻腔内に容易に波及する（図V-P-16b）．炎症は分泌物を増やし，鼻副鼻腔に液貯留を認めることは普通にあることである（図V-P-16c）[1]．鼻副鼻腔炎は決して特別な病気ではなく，common disease であるという認識をもつ必要がある．

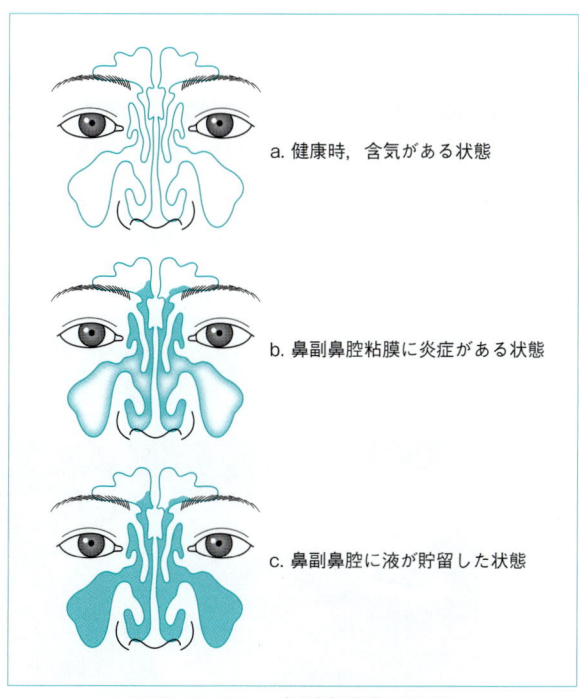

図V-P-16　鼻副鼻腔炎の病態

a. 健康時，含気がある状態
b. 鼻副鼻腔粘膜に炎症がある状態
c. 鼻副鼻腔に液が貯留した状態

診 断

　画像検査で副鼻腔内に液貯留を認める場合に副鼻腔炎と診断されることが多いが，実際にはウイルス感染症の経過中には，ほとんどの場合，鼻副鼻腔粘膜の炎症があり，液貯留も頻繁にみられる．鼻副鼻腔炎は臨床症状によって診断を行うべきであり，画像検査はそれを補完するものと位置づけるべきである．

　成人の急性副鼻腔炎は，副鼻腔と鼻腔の交通性が妨げられ，副鼻腔の内圧が上がるために，頬部痛や頭痛，腫れを認めることがあるが，乳幼児ではこのような症状はほとんどみられない．鼻汁，咳嗽などのかぜ症状が急性鼻副鼻腔炎の症状である．症状が続けば，鼻汁は膿性になり，分泌物の排除のために咳嗽がひどくなる．これらの一連の気道症状をまずは理解すべきである．年長児においては，副鼻腔が十分に発達するために，成人の副鼻腔炎に近くなるが，やはり痛みなどの閉塞症状は少ない．

　また副鼻腔内に液が貯留していても，何ら症状がない場合もあり，貯留液だけでは臨床的に問題にならない．鼻副鼻腔炎が問題となるのは鼻汁や咳嗽症状が長引くときである．特に長引く咳嗽の鑑別診断では鼻副鼻腔炎は必須である．こういった場合の補助診断として超音波が有用である．

◆ **超音波による鼻副鼻腔炎の診断の実際**……鼻副鼻腔炎の診断は，超音波は液体のなかは通るが空気は通過できないという性質を利用したもので，上顎洞炎のみ可能である．小児では副鼻腔炎の炎症の主体は上顎洞であり，実際の臨床では上顎洞炎のみの診断で十分である．上顎洞に炎症を起こして液が貯留すると上顎洞後壁が描出されるが，空気があれば何も描出されない．

　小児科外来においては，プローブは5 MHz程度の心臓用コンベックスもしくはセクタプローブを使用すれば十分に描出可能である．検査のしかたを図V-P-17に示す．眼窩下の頬部に水平にプローブをあて，上下左右に約2 cmの範囲で動かし，皮膚より30〜40 mmの深さでU字型の上顎洞の後壁もしくはその一部が貯留液のために描出される場合を陽性，空気によって描出されないものは陰性である．図V-P-18は両側ともに空気によって描出されず，正常超音波である．図V-P-19は右が陽性であり，左は正常である．図V-P-20は両側陽性である．診断は上顎洞がある程度発達した4歳から成人まで可能である．小児は頬部の軟部組織や骨が薄く超音波の描出が容易であるため，成人に比較してより正確な超音波診断ができると思われる．超音波は被曝もなく，ベッドサイドでも手軽に行える検査であり，外来診療での鼻副鼻腔炎の補助診断

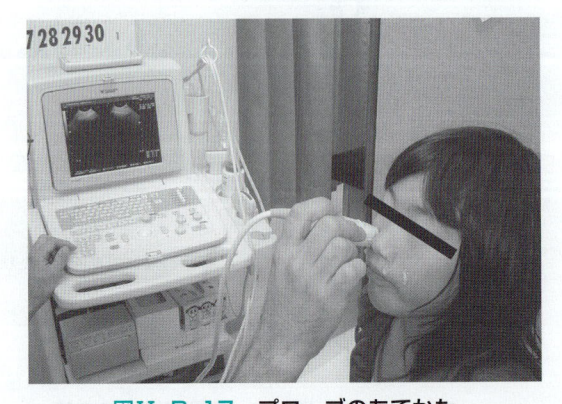

図V-P-17　プローブのあてかた

としてきわめて有用である[2]．

◆ 副鼻腔 X 線，CT 検査は必要か？……米国放射線学会のガイドラインでは，Waters 法などの X 線撮影を副鼻腔炎の診断に用いるべきではないとされている[3]．CT 検査は診断には有用であるが，外科処置が必要と思われる特殊な場合にのみ行われるべきである[4]．これらの検査は被曝の問題が大きく，特に成長期の乳幼児においては影響が大きいため，プライマリ・ケアでの診断に使用すべきではない[3]．

治　療

ここでは合併症のない鼻副鼻腔炎の治療に関して記載する．

小児の急性鼻副鼻腔炎に対して，臨床現場ではさまざまな治療が行われている．鼻汁から検出される細菌に対しては抗菌薬，鼻汁・鼻閉に対しては抗ヒスタミン薬，咳嗽に対しては鎮咳薬が投与されることが多い．しかし，多くの鼻副鼻腔炎は自然経過で治癒しており，不必要な治療が多く行われているのが実情であると思われる．ほとんどの投薬は患児の QOL を下げる結果に終わるだけであり，安易に行うべきではないと思われる．

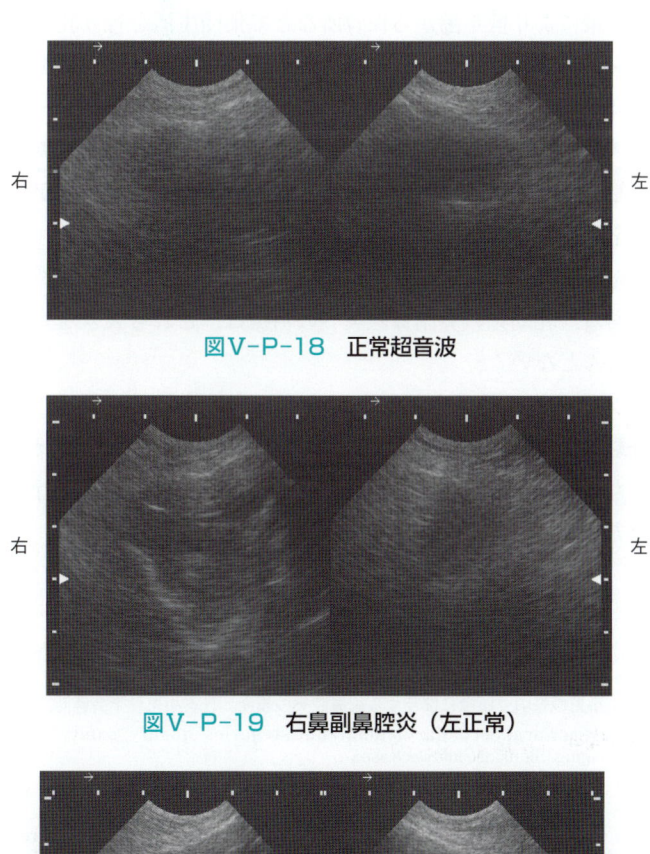

図V-P-18　正常超音波

図V-P-19　右鼻副鼻腔炎（左正常）

図V-P-20　両側鼻副鼻腔炎

抗菌薬は効果があるというデータもあるが，効果がないというデータもあり，結論は出ていない[5]．鼻副鼻腔炎に対してさまざまな抗菌薬が投与されてきたため，現在では肺炎球菌，インフルエンザ菌などの菌は高度に耐性化している．抗菌薬の使用は必要最小限にすべきである．具体的には，鼻副鼻腔炎の症状が10日以上続く場合に，抗菌薬の投与を考慮する．

抗ヒスタミン薬は鼻汁などの分泌物を粘調にし，鼻副鼻腔炎の治癒を遅らせることになるため投与すべきではない．鎮咳薬も乳幼児には無効である．

患者が投薬を希望する場合には比較的安全域が大きいと思われる去痰薬の投与を行う．ただし，有効であるというエビデンスには乏しい．湿性咳嗽が強い場合にはネラトンカテーテルで吸引を行う（図Ⅳ-C-4，p.165）．低年齢児では生理食塩水の点鼻を併用する．

鼻副鼻腔炎の診療で重要なことは治療ではなく，他の合併症がないか，慎重にリスクマネジメントを行うことであると思われる．高熱の場合には occult bacteremia をはじめとする深部重症細菌感染症を，耳痛を伴うときには急性中耳炎の合併を疑い，適切な診断を行うことが重要である．

鼻副鼻腔炎の重要性

近年，国の施策により低年齢から保育所などで集団生活を行う乳幼児が増えている．乳幼児は肺炎球菌やインフルエンザ菌に対する抗体がないために，集団生活を行うと容易にこれらの菌を保菌することになる．さらにライノウイルス，RS ウイルス，ヒューマンメタニューモウイルスなどのウイルス感染を反復し，細菌感染と相まって，急性鼻副鼻腔炎を繰り返すことになる．集団生活を開始した途端，発熱や鼻汁，鼻閉，咳嗽，喘鳴などの症状が頻発し，アクセスの容易さから医療機関を頻繁に受診する児を多く経験する．

現在，乳幼児の鼻咽頭の菌は高度に耐性化しているが，鼻副鼻腔炎に多くの抗菌薬が投与されてきた結果である．乳幼児の鼻副鼻腔炎への治療は，どれも大きな効果はなく，自然経過に影響することはほとんどない．

わが国のプライマリ・ケア医は，これまで診断よりも治療を重視してきた．鼻副鼻腔炎は日常診療で多く経験し，呼吸器感染症の病態を把握するうえで診断はきわめて重要である．しかし，治療は必ずしも必要ではない．診断したうえで，慎重な経過観察を行うというのが，鼻副鼻腔炎の正しい診療方針であると思われる．

参考文献

1) Kristo A, et al：Paranasal sinus findings in children during respiratory infection evaluated with magnetic resonance imaging. Pediatrics, 111：586-589, 2003.
2) 西村龍夫：小児の長引く咳嗽に関与する副鼻腔炎の頻度．日本小児科学会雑誌，112：31-35, 2008.
3) http://www.acr.org/SecondaryMainMenuCategories/quality_safety/app_criteria/pdf/ExpertPanelonPediatricImaging/SinusitisChildDoc8.aspx
4) American Academy of Pediatrics：Clinical practice guideline: management of sinusitis. Pediatrics, 108：798-808, 2001.
5) Kristo A, et al：Cefuroxime axetil versus placebo for children with acute respiratory infection and imaging evidence of sinusitis: a randomized, controlled trial. Acta Paediatr, 94：1208-1213, 2005.

【西村　龍夫】

6 扁桃摘出術の適応
indication of tonsillectomy and adenoidectomy

　咽頭にはワルダイエルの咽頭輪と呼ばれる扁桃組織がある．舌扁桃，口蓋扁桃，耳管扁桃，咽頭扁桃などがこれに属し，侵入する微生物の防御機構として働いている．このなかで小児において問題になることが多いのは口蓋扁桃とアデノイド（咽頭扁桃）である．口蓋扁桃はいわゆる「扁桃腺」のことである．これらの扁桃組織は生下時から次第に増大し，大きさが最大になるのは口蓋扁桃で5～7歳頃，アデノイドで4～5歳頃といわれている．

　過去には，口蓋扁桃が大きいだけ，あるいは上気道炎や中耳炎を反復するだけで扁桃摘出術やアデノイド切除術が小児に対してごく一般的に行われた時期があったが，現在では適応を絞って行われているため，以前に比べると手術の数はやや減っている．しかし手術の必要性をきちんと検討したうえで実施された場合には，高い効果が得られ，子どものQOLが劇的に改善するので，適応のある症例には積極的に行われるべきである．

口蓋扁桃摘出術

　小児では口蓋扁桃肥大，反復性扁桃炎が手術の主な適応である．病巣感染，扁桃腫瘍が疑われる場合や扁桃周囲膿瘍を繰り返す場合も手術を検討することがあるが，頻度は低い．

❖ 口蓋扁桃肥大による睡眠時呼吸障害

　口蓋扁桃は正常の場合でも小児では生理的に肥大するが，これに感染の反復や遺伝的な要因などが加わり病的に肥大することがある．口蓋扁桃肥大を有する児は，アデノイド増殖症を合併していることも多いので，アデノイドの精査も必要である．アデノイド肥大を有する場合は口蓋扁桃摘出術と同時にアデノイド切除術が実施される．

　口蓋扁桃肥大を有すると，気道の狭窄症状が出現する．特に夜間仰臥位で就寝すると症状が顕著になり，睡眠に影響を及ぼす．いびきをかくだけでなく，肥大が高度になると睡眠中の無呼吸がみられ，陥没呼吸をきたすようになる．小児の睡眠時無呼吸症候群の最大の原因は口蓋扁桃肥大とアデノイド肥大である．また仰臥位では眠りづらいため寝返りを頻繁に行う，うつぶせや座位で眠ることがある．熟睡できないため，朝なかなか起きられない，あるいは睡眠不足のため頭痛を訴える，昼間集中力がない，攻撃的であるといった症状がみられることもある．以上のように成長期にある小児にとって睡眠時の呼吸障害は，日常生活に重大な影響を及ぼす．

　口蓋食物の通り道が狭小となるため，大きな食塊が飲み込みにくい，食が細い，食事に時間がかかるなど嚥下に関わる症状がみられる．また，含み声で聞き取りにくいなど構音にも影響がある．

　気道狭窄のため呼吸努力が常に必要であること，熟睡できないために夜間の成長ホルモンの分泌量が不足すること，食事量が少ないことなどにより，口蓋扁桃肥大を有する子どもでは身長や体重の増加不良を生じることがある．

　手術適応は，就寝中あるいは日中の行動も含めた詳細な問診と睡眠状態の確認が必要である．睡眠状態は家族にビデオを撮影してもらって確認するか，もしくは実際に眠っている状況を確認する．また年長児では成人の睡眠時無呼吸症候群の検査法であるPSG（終夜睡眠ポリグラフィ）

のデータがあれば，参考になろう．

　手術を受ける児の多くは3歳以上であるが，3歳未満でも口蓋扁桃やアデノイドの肥大による上気道の高度の狭窄が原因で，睡眠障害が高度であったり，肺高血圧症から肺性心をきたしたりすることもある．このような症例では3歳未満で手術を行わざるをえない．小顎症など顎顔面の形態異常を有する児が対象になることが多い．幼少児で口蓋扁桃摘出を行うことは，免疫能への影響が懸念されるが，扁桃摘出術後は一過性に血清の免疫グロブリンが若干低下するとの報告がいくつかみられるが，期間をおくと正常化するとされている．

　なお肥満を有する児の睡眠時呼吸障害に対しても口蓋扁桃肥大があれば，手術を検討することがあるが，手術の効果は肥満のない児に比べると低い．手術までの間に栄養指導を行い体重が減少すると，口狭部が広がりいびきや睡眠時無呼吸が消失し手術が不要となった例もある．手術を実施するのか栄養指導を行うのかについて，家族とよく相談する必要がある．

❖ 反復性扁桃炎

　過去には扁桃炎を反復するとき，場合によっては上気道炎を反復するというだけで扁桃摘出術が行われる時代があった．しかし，成長に伴って扁桃炎を起こす頻度は低くなることが多いので，近年はまず経過観察をしたうえで手術適応を決めるようになっている．したがって全体としては反復性扁桃炎に対する手術数は減少している．

　日本では年間4回以上を摘出術の目安にする報告が多い．藤原らは扁桃指数＝(1年間の扁桃炎の罹患回数)×(罹患年数)を提唱しており，小児では8以上であれば扁桃を摘出したほうが妥当であるとしている．

　また欧米の報告では，扁桃炎の回数が，①過去1年間で7回以上，②過去2年間で年に5回以上，③過去3年間で年に3回以上の場合に手術を行うとするものが一般的である．ただし多数の抗菌薬にアレルギーを有する症例，PFAPA症候群症例，あるいは扁桃周囲膿瘍を起こした症例は，この基準から除外してよいとされている．

　PFAPA (periodic fever with aphthous pharyngitis and adenitis) は，5歳以下の乳幼児にみられる周期性発熱，アフタ性口内炎，咽頭炎，頸部リンパ節炎を主症状とする非遺伝性自己炎症性疾患である．病因は解明されていないが，サイトカイン調整機能の異常が関与していることが指摘されている．発熱発作時にはステロイド内服治療が奏効することが知られているが，発作の反復を抑える方法として口蓋扁桃摘出術が有効であったとする報告がいくつか出されている．元来成長に伴って自然寛解すると言われているが，発熱発作の頻度や保存的治療の効果などによっては扁桃摘出術を考慮する．

　なお，扁桃炎を反復するのは必ずしも肥大した扁桃ではない．炎症の反復により年長児あるいは成人の扁桃は逆に萎縮して小さくなっている場合が多い．反復性扁桃炎で手術を検討する場合，扁桃の大きさを考慮する必要はない．

❖ 扁桃病巣感染症

　扁桃病巣感染症とは，口蓋扁桃自体に関する症状はほとんどなく慢性炎症があることには気づかれていないが，扁桃から離れた臓器(皮膚，関節，腎臓など)に引き起こされる疾患を指す．IgA腎症，掌蹠膿疱症，胸肋鎖骨過形成などが知られている．小児を対象に扁桃摘出術が行われるのは，IgA腎症がほとんどである．上気道感染時に尿所見が悪化する症例を対象に，口蓋扁桃摘出術とステロイドパルス療法の併用が行われている．一定の効果を上げているという報告もあ

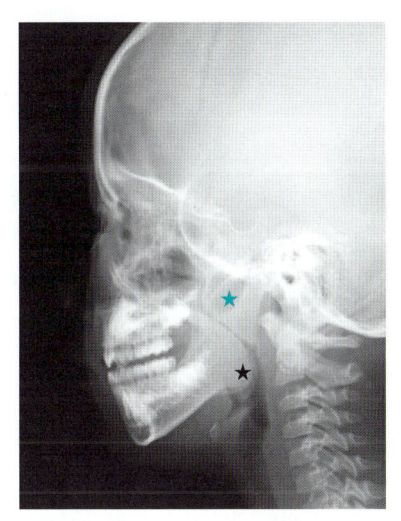

図V-P-21　アデノイド肥大（★）と口蓋扁桃肥大（★）

両者により著しい気道狭窄を認める．

図V-P-22　アデノイド肥大（内視鏡所見）

後鼻孔を閉塞するアデノイド（★）を認める．経鼻的にファイバースコープを挿入して観察した所見．

り，有効性については国内外において現在検討中である．

アデノイド切除術

　アデノイドは生下時から徐々に大きくなり4，5歳時でピークとなり，以後退縮して成人では痕跡的となる．アデノイドは小児科の診察時に直接見えないため見逃されやすいが，鼻閉や鼻咽頭の感染に大きな影響のある組織である．診断はX線写真やファイバースコープによる観察で行われる（図V-P-21，22）．アデノイド切除術を実施するのは，肥大によるさまざまな症状を改善するためである．大きく分けて気道狭窄から睡眠障害をきたす場合と，感染をコントロールするための2つの目的がある．なおアデノイド切除術は低年齢児に実施しても免疫学的な問題は生じないとされている．

睡眠時呼吸障害

　鼻閉が強く保存的な治療に抵抗し高度の睡眠障害が続く症例では，アデノイドの精査が必要である．アデノイドの肥大は口蓋扁桃肥大を有していない児にもみられるので注意を要する．一般的にはアデノイド切除術は3〜6歳くらいで実施されるが，症例によっては睡眠障害が高度なため，0歳代で実施せざるを得ない症例もある．特に顎顔面の形態異常を有する児に多い．このような児では元来鼻咽腔が狭いため，通常では鼻閉をきたさない程度のアデノイドの大きさでも高度の鼻閉が起こることがある．

鼻咽腔の感染のコントロール

　アデノイド肥大があると鼻腔内あるいは副鼻腔の炎症が遷延しやすく，種々の治療を行うにもかかわらず多量の膿性鼻汁が続く場合がある．後鼻漏が続くため慢性咳嗽の原因となっていることもある．鼻咽腔の感染が長引くことは中耳炎が遷延する原因にもなる．アデノイド切除を実施することによりこれらの症状が改善されるので，抗菌薬を含めた薬剤の投与を中止ないし減らすことが可能となる．滲出性中耳炎に対するアデノイド切除術の直接的な効果は議論のあるところ

であるが,アデノイド肥大があり鼻副鼻腔の炎症が遷延している例に対してアデノイド切除術を実施すると,手術後に中耳炎が軽快する例があることは確かである.

参考文献

1) 藤原啓次,ほか：習慣性扁桃炎の発症病態と扁桃摘出術の適応と有効性.日本口腔・咽頭科学会会誌,15：379-382,2003.
2) Baugh RF, et al：Clinical practice guideline: tonsillectomy in children. Otolaryngol Head Neck Surg, 144：S1-S30, 2011.
3) Van den Akker EH, et al：Long-term effects of pediatric adenotonsillectomy on serum immunoglobulin levels：results of a randomized controlled trial. Ann Allergy Asthma Immunol, 97：251-256, 2006.

【稲光 まゆみ】

7 鼻出血
epistaxis

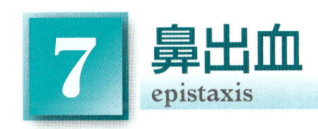

小児の鼻出血は，日常的に遭遇する疾患であり，3歳頃から小学校低学年の児でよくみられる．家庭で容易に止血することがほとんどであるが反復することから，鼻出血で医療機関，特に小児科を受診する保護者は，その原因について不安をもっている場合が多い．

鼻出血を反復する場合，内科的疾患による出血性素因よりは，鼻疾患など何らかの局所的要因により出血を繰り返していることが多いが，保護者が気づいていないことも少なくない．したがって出血部位の確認や原因精査，鼻副鼻腔の精査が必要である．

鼻出血で小児科を受診した場合，止血を試みること，また出血傾向をきたすような全身的な要因がないかどうか確認する．止血しにくいとき，反復しているときは耳鼻科受診を勧めてほしい．

鼻出血の要因

局所的要因

小児の場合，キーゼルバッハ部位からの出血が90％以上といわれている．基本的には同部に機械的な刺激が加わるのが発端と考えられる．機械的な刺激としては鼻部の打撲もあるが，頻回の鼻かみや鼻いじりが原因のことが多い．いったんキーゼルバッハ部位に傷がつくと，その後は大きな外力が加わらなくても出血を繰り返すことがある．また出血した部分についた痂皮が異物感の原因になり，無意識のうちに鼻いじりをするのも一因となる．夜間にいつの間にか出血して覚醒する，もしくは朝起床して気づかれることが多い．

鼻かみや鼻いじりの原因は，アレルギー性鼻炎や副鼻腔炎のことが多い．特にアレルギー性鼻炎では鼻の痒みを伴うこともあり，鼻をかむだけでなく頻繁に鼻をいじったりこすったりするため鼻出血を誘発する．副鼻腔炎は前鼻孔に痂皮が付着しやすく，鼻いじりの原因となる．また年長児では，鼻中隔彎曲症も鼻出血の要因となる．鼻中隔の突側は機械的刺激を受けやすく，出血部位となりやすい．

一般的な鼻疾患の他に，頻度は低いが鼻内異物や出血性鼻茸，若年性血管線維腫なども出血の原因になるので，反復する場合は詳細な鼻腔内の観察が必要である．

全身的要因

出血傾向をきたす疾患が鼻出血の要因となるが，頻度は低いと考えられる．また抗凝固療法を受けている児でも鼻出血を反復するが，問診により明らかになる．

なお，成人の鼻出血は湿度の低い冬季に多く鼻粘膜の乾燥が関与しているといわれているが，小児の場合は5～8月の夏季が圧倒的に多い．

止血法

家庭での止血法

キーゼルバッハ部位からの出血を念頭に置き止血する．圧迫止血が基本である．成人に比べると，一般的には小児の鼻出血は止血しやすい．

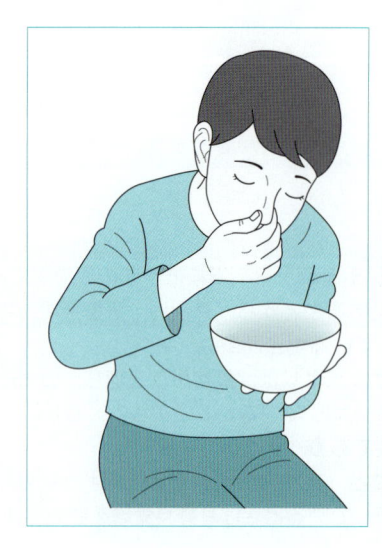

図V-P-23 鼻出血の止血法

座った状態で頭を下に向ける．大半の鼻血は前のほうからなので，親指と人差し指（または中指）で小鼻を両側から強く抑えるようにして，数分から10分程度の間圧迫する．のどに流れてきた血液は，飲み込まないで洗面器やボウルに出す．
　上を向いたり仰向けに寝たりするのはやめる．血液がのどに貯まると呼吸が苦しくなり，飲み込むと吐き気が起きることがある．また，どのくらい出血したかもわからなくなる．気分が悪くて座れないときは，横向きに寝て血液を飲み込まないようにする．
　それでも止まらないときは，耳鼻科を受診する．

　児の全身状態が許す限り座位で下を向き，両側の鼻翼を数分から10分程度の間，直接つまんで圧迫する（図V-P-23）．上を向かせる，仰臥位で寝かせるのは，血液を飲み込む可能性があり，出血量がわからないばかりでなく，胃内に血液が貯まると嘔吐するので行わないようにする．「首の後ろをトントンたたくと止血する」というのは迷信であるが，いまだに実施している保護者をみかける．以上の操作でも止血しないときには，耳鼻科を受診する必要がある．

❖ 耳鼻科での対応

　全身状態の把握と問診を行う．問診では鼻出血の頻度，出血側，前鼻孔から出たのか口腔からも出たのか，他の鼻疾患，全身的疾患の既往，使用薬剤などを確認する．問診により，出血部位や原因についての推測がある程度可能である．

　鼻腔内の観察により出血部位を明らかにする．9割以上の出血はキーゼルバッハ部位からであり，前述の圧迫法を再度5分以上確実に実施することで止血することが多い．あるいはボスミン®綿球ないしガーゼの挿入で止血することが可能である．出血量が多く出血部位がわかりにくい場合は，鼻腔内にキシロカイン®・ボスミン®ガーゼを挿入してある程度止血した後に観察する．鼻腔内の観察には，内視鏡や手術用顕微鏡を使用する場合もある．

　軽度の鼻出血でかつ可能であれば，出血部位への硝酸銀などの薬剤の塗布を行うこともある．外来で幼児に行うことは困難であるが，出血点を種々の電気メスやレーザーで焼灼する場合もある．それでも止血しにくいときには，鼻腔内に軟膏を塗布したガーゼを挿入して圧迫する．ガーゼの挿入は2, 3日間のことが多い．

　出血が高度の場合は，上咽頭に止血バルーンを数日間挿入し出血側の鼻腔内にもタンポンガーゼを充填して，入院のうえ経過をみる．上咽頭に留置するのは，膀胱留置用バルーンカテーテルで代用することが可能である．

　止血が得られた後は，いずれの場合も背景にある原因疾患の治療を行い，鼻出血の反復を予防する．鼻いじりをする児の多くはアレルギー性鼻炎や副鼻腔炎に伴って鼻前庭湿疹を有しているので，家庭で前鼻孔縁にステロイド軟膏を塗布することが，比較的有効である．

【稲光　まゆみ】

8 アレルギー性鼻炎
allergic rhinitis

> アレルギー性鼻炎は水性鼻漏，くしゃみ，鼻閉を3主徴とする鼻疾患である．慢性に経過する疾患であり，不快な症状が長期にわたって持続する．また小児の場合，副鼻腔炎や滲出性中耳炎を併発することもしばしばあり，これらの治療も併せて必要となる．適切に診断して，治療と日常生活の管理を行うことで，QOLの低下を防がなければならない．
> また，花粉症患者の低年齢化が近年顕著である．特に2，3月のスギ花粉の飛散期は種々の上気道のウイルス感染症も流行する時期であり判別に悩む場合が多いが，この時期に鼻汁や咳が続く幼少児のなかには，花粉症の症例が少なからずあることを念頭に置いておく必要がある．

症 状

　水性鼻漏，くしゃみ，鼻閉が3主徴である．鼻アレルギー診療ガイドラインのなかでは，病型はくしゃみ型，鼻漏型と鼻閉型に分けられている．くしゃみ，鼻漏，鼻閉のすべてが強い場合を完全型としている．

　鼻汁は典型的には水様性であるが，幼小児では細菌感染を合併して膿性鼻汁に変化することが多い．さらに副鼻腔炎を併発して，粘性鼻汁が長期間続くこともしばしばある．鼻閉型では鼻粘膜の著しい腫脹をきたしており，口呼吸やいびき，睡眠時の無呼吸がみられる．

　鼻閉型は鼻鏡検査で鼻粘膜の状態を確認することにより，診断は比較的容易につくが，鼻汁やくしゃみがほとんどみられないため見逃されていることがある．

　鼻が痒いために鼻入口部を触る，外鼻をこするといった症状も年少児のアレルギー性鼻炎ではよくみられる．このような動作が唯一の症状であることもある．またアレルギー性鼻炎による鼻いじりが，反復する鼻出血の要因になる．

　以上のように，小児のアレルギー性鼻炎の症状は成人に比べると，非典型的でありかつ多彩である．また症状は慢性に経過し患児は自ら症状を訴えることがないので，家族が気づいていない場合も少なくない．

診 断

❖ 問 診

　3主徴のくしゃみ，水性鼻漏，鼻閉の有無を確認するのはもちろんであるが，前述のように家族が症状に気づいていないことが多いので，鼻汁の性状，いびきや口呼吸の有無，鼻すすり，鼻いじりなどについても質問する．また他のアレルギー疾患の有無，家族歴，症状が悪化する時間帯，季節，生活環境，動物飼育の有無などについて尋ねる．

❖ 鼻鏡検査

　鼻粘膜の色調，腫脹の状態，鼻汁の性状・量などを観察する．副鼻腔炎の合併がないかどうかも確認する．なお，鼻閉が強い例では，副鼻腔炎やアデノイド増殖症を合併している場合もある

ので，疑わしい場合には，X線検査やファイバースコープでの観察を実施する．

❖ アレルギー性の診断

アレルギーを有するかどうかを知るための検査である．

◼ **鼻汁好酸球検査**……採取した鼻汁をスライドグラスに塗沫し，ハンセル液（エオジノステイン®）で染色して鏡検する．幼少児でも容易に実施することができる．陽性であれば，小児ではアレルギー性鼻炎と判断してまず間違いない．成人では鼻汁好酸球が陽性になるのはアレルギー性鼻炎のみではなく，好酸球性非アレルギー性鼻炎など他疾患の可能性もあるが，小児ではまず認められない．ただし感染を併発している場合は，アレルギー性鼻炎であっても好酸球がみられず好中球が多数みられるような場合もあるので，アレルギーを疑う場合は別の機会に再検査を実施する．

ほかには血液中好酸球検査，血液中総IgE値（RIST）を実施するが，これらは他のアレルギー疾患と同様である．

❖ 原因抗原の検索

特異的IgE抗体定量（RASTなど）や皮膚テストで実施する．これらの検査が陽性の場合は，感作されていることを証明することができるが，直接アレルギー性鼻炎の原因になっているかどうかは断定できない．臨床症状と合わせて判断することになる．

また，小児では困難なことが多いが，アレルギー性鼻炎の診断法として鼻粘膜誘発テストがある．抗原をしみこませた小さいろ紙（誘発ディスク）を下甲介粘膜上に置き，アレルギー性鼻炎の3主徴が出現するかどうかを確認する方法である．市販の誘発用抗原ディスクはハウスダストとブタクサのみしかないが，陽性であれば原因抗原を特定することができる．

治 療

自然寛解の可能性はほとんどなく長期に及ぶ疾患であるから，日常生活に支障がない程度の症状に改善させることが目標である．

❖ 原因抗原の回避

原因抗原が判明している場合には，それを回避することが一番の治療であり，これは他のアレルギー性疾患と同様である．小児のアレルギー性鼻炎の原因抗原として多いのはダニ，ハウスダストである．また，最近では幼少期から花粉症が増加している．薬剤の使用量や使用機会を減らすためにも原因抗原の回避は重要であり，保護者への日常生活の指導を徹底する必要がある．

❖ 薬物治療

症状が軽いときには投薬は行わないが，中等度以上の症状で日常生活に支障がある場合は投薬を実施する．症状に応じて，ケミカルメディエーター遊離抑制薬，抗ヒスタミン薬，抗ロイコトリエン薬などの内服薬を使用する．くしゃみ・鼻漏には第2世代抗ヒスタミン薬を中心に，鼻閉が強い例には抗ロイコトリエン薬が使われることが多い．中等症以上では鼻噴霧用ステロイド薬を使用することがあり，効果は高い．症状に応じて複数の薬剤を組み合わせて使用する．「鼻アレルギー診療ガイドライン2009」には重症度に応じた治療法が通年性アレルギー性鼻炎と花粉症とに分けて示されている．花粉症，特にスギ・ヒノキ花粉症においては初期療法が重要である．初期療法は重症例では飛散開始予測日の2週間前，軽症例では症状が発現したら直ちに開始することが勧められている．なお抗アレルギー薬のなかには，小児のアレルギー性鼻炎に対する

適応が取れていない薬剤も多いので，処方するときには留意する．

❖ 特異的免疫療法（抗原特異的減感作療法）

アレルギー性鼻炎は自然治癒あるいは薬物療法での治癒を得ることは難しい疾患である．そのなかで特異的免疫療法は長期寛解を得る可能性のある唯一の治療法である[1]．有効率は7割くらいといわれている．軽症例は別として，常時薬物治療が必要な症例では検討されるべきであるが，治療が数年間にわたること，まれではあるが喘息やアナフィラキシーショックのような重篤な全身的副作用がみられること，また現行ではアレルゲンエキスを皮下に注射するため嫌がる小児では継続することが難しいことなど，小児で普及させるのには障壁がある．

なお，現在スギ花粉症を対象に舌下免疫療法が検討され，数年後の保険適用を目指している．舌下に置いたパンくずのうえにスギのエキスを滴下して行う方法で，数年間続ける必要がある．注射法より副作用の発現は少なく，自宅で滴下を行うので小児では注射法よりも実施しやすいと考えられる．

❖ 手　術

薬物治療で効果がない場合に検討される．CO_2レーザーやアルゴンプラズマレーザーなどを用いた鼻腔粘膜焼灼術は，おおむね小学校3，4年生以上であれば外来で局所麻酔下に実施することが可能である．ただし小児では，鼻腔粘膜焼灼術の効果は高いが粘膜が再生するのも早いため，症状が再発する場合もある．

鼻腔粘膜焼灼術が無効な例では，粘膜下下甲介切除術や後鼻神経切断術を行う場合がある．これらの手術は，原則的には入院のうえで全身麻酔下に実施される．骨に対して手術操作を加えるため，顔面骨が十分成長した段階，一般的には二次性徴が終わった年齢で検討される．

小児の花粉症

近年，小児の花粉症症例が増加している．スギ花粉症が1歳代で発症する例もあり，幼児期から花粉症の症状に悩まされている児は少なくない．くしゃみ，鼻漏，鼻閉といったアレルギー性鼻炎の症状や眼の痒み，流涙などアレルギー性結膜炎の症状ほか，喘息様の咳，のどの痒み，皮膚の痒み，微熱など多彩な症状がみられる．鼻症状以外の症状も伴うので，耳鼻科ではなく小児科を受診する場合も多いと思われる．花粉症は通年性アレルギー性鼻炎よりも重症例が多く，より適切な対応を取らなければならない．

花粉の飛散は地域によって少し異なるが，年間を通じてみられる．樹木の花粉ではスギ，ヒノキ，ハンノキなどが2～4月，シラカバは北海道を中心に5月頃に飛散する．カモガヤ，ハルガヤなどイネ科の花粉は5～7月，ヨモギ，ブタクサなどキク科の花粉は8～10月に飛散する．このなかでスギ，ヒノキなどの木本花粉はイネ科やキク科などの草本花粉に比べて飛散量も多く，かつ風に乗って広範囲に飛ぶため，多くの人が悩まされる．

花粉症への対応は，花粉からの回避が第一である．小児は園や学校での集団生活のなかで過ごしており，保護者の眼が届きにくい．戸外での活動も盛んである．本人の自覚が必要であるが，マスクや眼鏡を装用するのを嫌がる，戸外での活動（体育の授業，遠足，クラブ活動など）を中止できないなど，子ども本人に任せた場合，花粉からの回避が難しい．周囲の大人は，子どもが花粉症であることを理解し，花粉からの回避に可能な限り協力しなければならない．飛散最盛期に止むを得ず戸外で活動する場合は，事前に抗アレルギー薬を予防的に服用するように指導する．

室内に花粉を持ち込まないことも重要である．室内に入った花粉は乾燥した環境にあるため，戸外の花粉と異なり舞い上がったり落ちたりを繰り返しながらいつまでも消失しない．したがって，帰宅時に花粉を室外で払い落とす，布団を外に干さない，洗濯物も室内に干すなどを家族に指導する．

2～5月は，特に西日本では黄砂が飛来する時期である．黄砂の主成分である二酸化ケイ素（SiO_2）はアレルギーの修飾因子として知られている．黄砂が多量に飛ぶ日は花粉症の症状が悪化するので，黄砂に対する対策も考慮しなければならない．

薬物療法においては，軽症例では花粉飛散開始後からの治療で対応可能であるが，重症例では初期治療が必要である．すなわち花粉飛散開始2週間前くらいから病型に応じた薬物治療を開始することにより，発症時期を遅らせる，症状を軽減させる，有症期間を短くするといった効果がある．

また，花粉症の一部では口腔アレルギー症候群（OAS）を合併することが知られている．よく知られているのはシラカバ花粉症で，リンゴやモモなどバラ科の果実類を食べると口の中やのどの痒みが出現する．ひどい場合にはじんま疹や腹痛，嘔吐，喘息，アナフィラキシーなど全身症状がみられる場合もある．スギ花粉症で合併することは少ないが，トマトでの発症が報告されている．

参考文献

1) 鼻アレルギー診療ガイドライン作成委員会：鼻アレルギー診療ガイドライン 2009年版（改訂第6版），ライフ・サイエンス，2008．

【稲光 まゆみ】

9 気道食道異物
foreign body in respiratory tract and esophagus

> 小児の異物症は，自分で動きまわるようになる1歳前後から就学する頃までにみられることが多い．本来は保護者の注意により防止できる疾患であるので，日常の啓発が必要である．

a 気道異物

好発年齢は生後半年から3歳頃である．異物の種類で多いのは豆類，果物の種など食物が多い．またおもちゃの小さいパーツや文房具が異物となることもある．鼻腔異物は本人または周囲の子どもが鼻のなかに異物を入れることにより生じる．下気道異物の場合，食物やおもちゃなどを口に入れたまま，歩きまわって転倒する，兄弟など周囲の人間がぶつかるなどの動作が引き金になって誤嚥が起こり異物となる．

1．鼻腔異物

症　状

異物を鼻のなかに入れるところを目撃されればすぐに気づかれるが，気づかれない場合は数日以内に一側性の悪臭を伴う膿性鼻汁が出現する．

診　断

鼻鏡検査で判明することがほとんどである．時によってファイバースコープで鼻内を観察して発見されることがある．

治　療

外来で鉗子や吸引を使って摘出することがほとんどである．摘出時に後鼻孔から下気道に落下させないように注意する．なお，ボタン型電池が鼻腔異物になった場合は，組織傷害性が強く鼻中隔穿孔をきたす可能性もあり，摘出は緊急を要する．

2．気管支異物

症　状

異物を誤嚥した当初は激しい咳き込みがみられるが，その後いったん無症状となる．時間が経過すると，異物より末梢気道に感染を起こして発熱したり，異物の介在部位に生じた肉芽と分泌

吸　気　　　　　　　　　　　　　　　呼　気

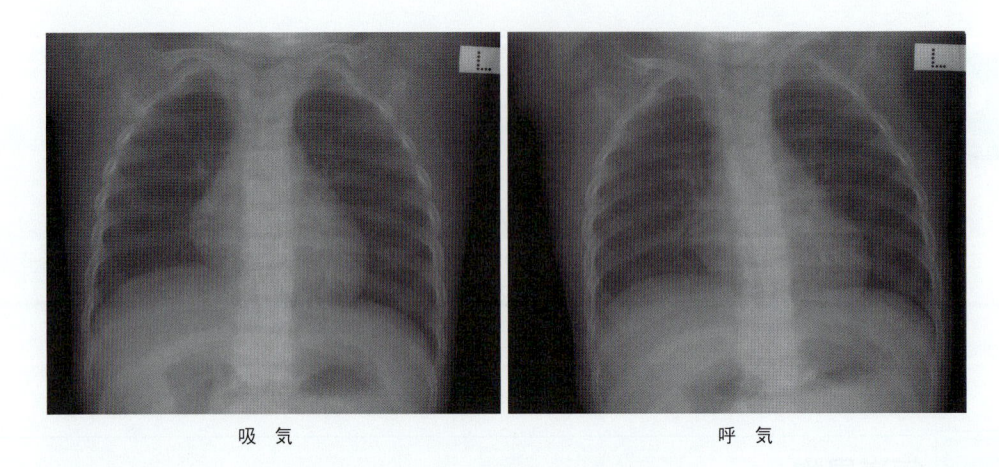

図V-P-24　Holzknecht徴候
1歳8カ月，女児の右主気管支異物（ピーナッツ）．
異物がチェックバルブとして働くため，呼気時に右肺が気腫状となり縦隔が健側（左）に偏位している．
吸気時と呼気時の2枚を撮影して比較することにより，患側を決定することができる．

物により気道が狭窄するために喘鳴をきたしたりする．喘鳴が遷延するため，気管支喘息と診断されて治療を受けていた症例もある．

診　断

1）詳細な問診

異物を誤嚥したかもしれないエピソードを家族が把握している場合には，気道異物症を疑うことは比較的容易であるが，実際には家族が知らない，あるいは気づいていないことが多い．種々の治療によっても喘鳴が消失しない場合は気道異物を疑う．詳細に問診を行うと，異物となりそうな物が患児のそばにあったことや口にした可能性があったことなどを聞き出すことができる．また喘鳴が遷延する場合や治療に抵抗する肺炎の場合にも，気管支異物を疑わなければならない．

2）視診・聴診

胸郭の動きを確認する．異物が存在する側では胸郭の動きが悪くなっている．喘鳴を聴取する場合もあるが，呼吸音の左右差があれば減弱している側が患側であると考える．

3）胸部単純X線

Holzknecht徴候を理解しておく必要がある．異物がチェックバルブとして働くため，呼気時に患側肺は気腫状となる．吸気・呼気時の2条件，もしくは左右の側臥位正面撮影法（デクビタス法）の2条件で撮影して比較することにより，呼気時に縦隔が健側に偏位することを確かめる（図V-P-24）．

4）CT，MRI

異物のそのものの陰影を確認できる場合もある．特にナッツ類は油分が豊富なことから，MRIで描出されやすい．また肺の透過性の左右差から異物の存在を推測することができる．
しかし，幼少児の場合いずれも睡眠薬を投与して実施する検査であり，緊急を要する場合は全身麻酔下に気管支ファイバースコープで確認するほうが確実である．

5）気管支ファイバースコープ検査

全身麻酔下に実施する．もし異物が確認された場合には，そのまま摘出術を行えるように準備をして実施する．

治療

気管支異物の場合，幼少児は気道が狭いため鉗子の挿入チャンネルのついたファイバースコープは直径が太く使用できないことが多い．したがって原則的には全身麻酔下に硬性直達鏡を用いた ventilation bronchoscopy を実施して摘出する．熟練した麻酔医の協力が不可欠である．硬性気管支鏡は幼少児の狭い喉頭を経由して気管支に挿入するので，術後に喉頭浮腫をきたす可能性もある．術中からの副腎皮質ステロイド注射薬の使用，術後の厳重な観察が必要である．異物から末梢の気道では無気肺，肺炎を引き起こしている場合が多く，摘出後も感染のコントロールを含めた管理が必要である．以上のように，気管支異物摘出術には耳鼻科医・麻酔科医・小児科医でチームを作ってあたる必要がある．なお異物が長期間介在していた場合，介在していた箇所に肉芽組織の増殖が起こるため，異物摘出後も喘鳴が持続することがある．

声門下に嵌入した異物の場合は気管内挿管による全身麻酔が困難であるため，摘出にはさまざまな工夫を要する．場合によっては気道確保のため気管切開を行ったうえで摘出を行うこともある．

なお，異物が気管支に介在する場合は著しい呼吸困難をきたすことは少ないが，喉頭異物（声門上）で声門を塞ぐように存在するとき，あるいは声門下から気管分岐部の間に存在するときには急激な呼吸困難をきたす場合がある．声門上に存在する異物はハイムリック法もしくは背部強打法にて口から排出させる．声門下から気管分岐部に存在する異物は尻もちをつかせて気管支に移動させ，呼吸状態を改善させなければならない．日頃から外来での緊急時の対応を確認しておく必要がある．

b 食道異物

好発年齢は気道異物とほぼ同じ，1歳前後から就学前まで，特に2，3歳頃である．気道異物は食物異物が多いのに対して食道異物は硬貨，金属性のおもちゃの部品など，金属性のものが多い印象がある．したがってX線非透過性異物のほうが割合としては多い．

症状

異物を口に入れる瞬間が目撃されていれば，診断は容易である．家族が気づかないうちに誤飲した場合にはなかなか気づかれないことが多い．のどを痛がる，口のなかに指を突っ込む，食事をしたがらないなどの症状がみられる場合もあるが，硬貨のようなX線非透過性異物がX線検査で偶然発見される場合もある．

診断

異物の多くは第1狭窄部に存在する．ただし筋緊張の弱い児では第2狭窄部に介在することもある．X線非透過性異物の場合は単純X線検査で判明するが，透過性異物の場合，単純X線の側

面像で，食道が存在する気管と頸椎の間の軟部組織陰影が厚くなるなどの所見が得られることがある．単純X線検査で判明しない場合は，食道透視を行う．造影剤はバリウムを使用すると異物と食道壁が白くなって摘出に難渋するため，水溶性のものを使用する．

治　療

　食道異物は長期間介在すると食道壁に穿孔をきたす可能性があるので，早急に摘出する必要がある．特にボタン型電池の場合は，食道内で放電し陰極側に NaOH を生じて停滞した場合，組織腐食を生じるため，緊急を要する．

　摘出法は，年齢，異物の形状と介在する部位を考慮して決定する．硬貨のように尖鋭でない異物の場合は，無麻酔で透視下にバルーンカテーテルを使用して摘出する．あるいは金属性のものであればマグネットチューブを使用する場合もある．鋭利な異物の場合は食道壁の損傷を回避するために，全身麻酔下で先端にフードを付けたファイバースコープを用いて，あるいは硬性直達鏡を挿入して摘出する．硬性直達鏡は食物塊のような大きな異物を摘出する場合にも使用される．

　なお，異物が胃内に落下した場合は，食塊と一緒に運ばれ肛門から排泄されるので，原則として経過観察のみでよい．

C　異物誤飲の予防

　小児の気道食道異物は，保護者の注意によって防止できるものがほとんどである．異物になりそうな物を子どもの周囲に置かないこと，ピーナッツなどの豆類を食べさせないようにすることなど，保護者への指導が必要である．

　1〜2歳児が口を大きく開けたときの直径は32 mm程度，3歳児では39 mm程度である．これを参考に作ったチャイルドマウスを保護者に供覧して，異物になりそうな大きさの物を子どもの手の届く所に置かないように注意する取り組みは自治体でも行われているが，小児科外来でも事故防止の指導をお願いしたい．

【稲光　まゆみ】

Q 眼科疾患
disease of the eye

1 屈折異常，斜視および弱視
refractive error, strabismus and amblyopia

　屈折異常は眼疾患のなかで最も頻度が高く，学童期では近視による遠見視力低下が問題になることが多い．一方で乳幼児期は視覚の発達段階にあるので，さまざまな異常が視機能発達の妨げとなりやすい．視機能が十分に発達しなかった状態が弱視である．弱視の原因の多くは屈折異常や斜視である．これらの異常を早期に発見して弱視を予防・治療することが大切である．

a 屈折異常 refractive error

　屈折異常とは近視，遠視，乱視など網膜に正常に結像しない状態の総称である．
　屈折は調節を休止させた状態での結像位置がどこになるかで決まり，角膜の曲率半径，水晶体厚，眼軸長，水晶体の位置などで純粋に光学的に決定するものである（図V-Q-1）．屈折異常のない正視であれば遠点は無限遠にあり，無限遠から近方までの間は調節を用いて明視することができる（図V-Q-2）．

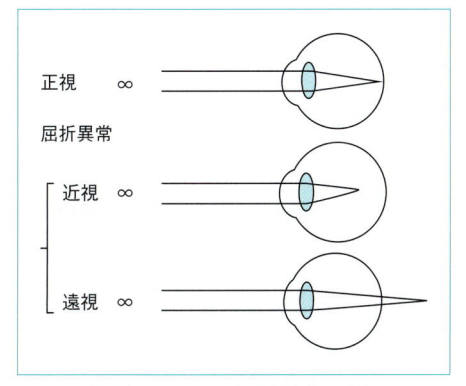

図V-Q-1　正視と屈折異常

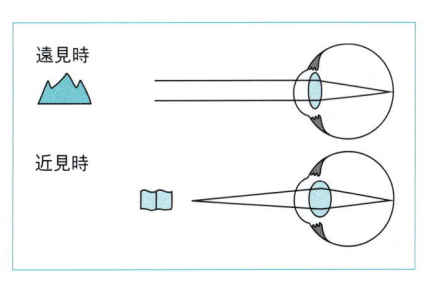

図V-Q-2　調節
近見時は毛様体を緊張させ，焦点を合わせる．

近視 myopia

　近視では遠方には焦点は合わないが，近方には調節を使わずに楽に焦点が合う．近視の発症，進行の原因は明らかでないが，遺伝的要素，近業への順応が有力視されている．読書などの近業時の距離やそれを続ける時間などに配慮すべきであろう．いったん近視になると軽減することはなく，根本的治療法は残念ながらない．軽度の近視では近くが見えているので弱視になる可能性は低く，就学前に眼鏡が必要なことは少ない．

　就学後においては教室で板書が見えないことで学業に支障がある場合，眼鏡が必要になる．低学年では自覚症状に乏しいが，高学年になっても自覚症状はあまりあてにならない．眼鏡をかけたくないため黒板の字が見えると主張する児は少なくない．学校における視力検査は近視の遠見視力低下のスクリーニングとして大切であるが，あくまでスクリーニングであることに留意すべきである．近視が軽度であれば眼鏡は必要なときのみの装用でよい．かけたりはずしたりすることは問題なく，近視の進行にも関わりない．眼鏡にはある程度の慣れが必要なので，いきなり強い度数の眼鏡を装用することは困難である．眼鏡をかけたくないという理由で眼鏡装用を避けていると必要な視力が得られる眼鏡がかけられず，学業に支障をきたしかねない．

　近年，頻回交換ソフトコンタクトレンズの普及でコンタクトレンズ（CL）装用開始の低年齢化が進んでいる．しかし低年齢の装用者では衛生上の管理をはじめ，管理意識が低い．運動の部活動など放課後の使用を目的に装用することが多いため，長時間の装用や装用したままの睡眠などリスクが高い．運動にはある程度眼鏡で対応し，安易にCL装用を始めるべきでない．また「眼鏡ではなくてコンタクト」という誤った考えで装用を開始することが多く，必要な視力が得られてかけられる眼鏡をもたずにCLを使用していると，目の状態が悪いときにも無理にCLを使用し，眼障害を悪化させてしまう例も少なくない．

遠視 hyperopia

　軽度の遠視では遠見でも調節を使い明視している（図V-Q-3）．「遠視の人は視力がよい」と思われているのはこのためである．近見ではさらに調節を酷使しないと明視できないため，眼精疲労を起こしやすい．遠視がある程度以上強ければ，調節を駆使しても遠くも近くも明視できない（図V-Q-4）．遠視に左右差がある不同視では，軽度遠視眼が明視できればそれ以上の調節はしないので，強度遠視眼は明視できない．明視できないと視覚刺激が不十分で弱視となる可能性が高い．遠視では不必要な調節を避けるため，眼鏡は常用しなくてはならない．

乱視 astigmatism

　乱視では直交する2軸で屈折が異なるため，2軸ともに焦点が合う平面は存在しない（図V-Q-5，p.852）．見えかたとしてはだぶって見えるか，ぼけて見えるかであり，明視できない．

❖ 調節

　小児は調節力が強いので，眼鏡を正しく作成するためにはシクロペントレートやアトロピンなどの調節麻痺薬を点眼し，調節を麻痺させた状態での屈折検査が必要である．小児の眼鏡処方には眼科での検査が欠かせない．また軽度の近視を呈する症例のなかには調節麻痺薬点眼下では近視がなく，軽い調節麻痺薬の点眼で裸眼視力が改善する場合もある（調節けいれん）．

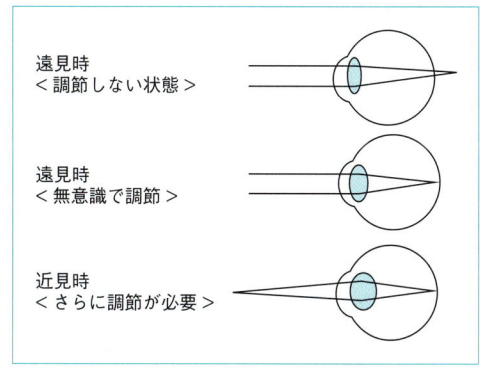

図V-Q-3　軽度の遠視
遠見時は調節して焦点を合わせている．近見時はさらなる調節が必要．

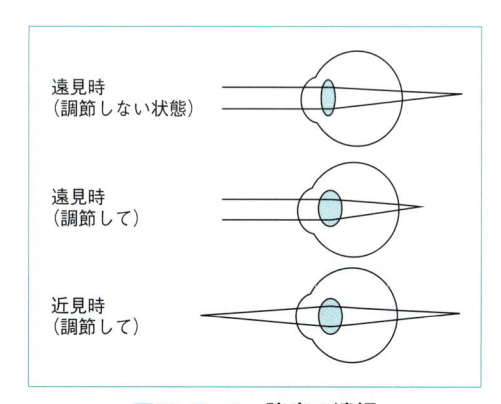

図V-Q-4　強度の遠視
調節しても遠見時，近見時とも焦点が合わない．

❖ 小児の視力の発達と視力検査

3歳未満の小児の視力は縞視力検査を用いた測定で，生後6カ月で0.1，1歳で0.2，2歳で0.4程度である．3歳過ぎからランドルト環を用いた自覚的視力検査が可能になる．3歳で0.5～0.6，4歳で0.8，5歳で1.0程度である．

b 斜視 strabismus

斜視は見た目だけの問題ではなく，視機能と深く関連している．早期に発見して治療が必要な眼内の疾患や，脳腫瘍など眼外疾患の初発症状であることも決してまれではない．乳幼児期に発症する網膜芽細胞腫の20％は斜視が初発症状である．器質的疾患のために視力が不良で斜視が起こる場合もあれば，斜視があるために視力の発達が不良となり斜視弱視となることもある．斜視が疑われたら眼科での検査が必要である．

新生児期には眼位が不安定であるが調節，輻輳，眼球運動の発達に伴い，生後2～4カ月で約85％の乳児が正位に，生後6カ月で95％以上が正位となる[1]．立体視の発達時期は視力の発達時期と異なり，生後3，4カ月頃より急速に発達し6～8カ月にはほぼ完成するとされている．

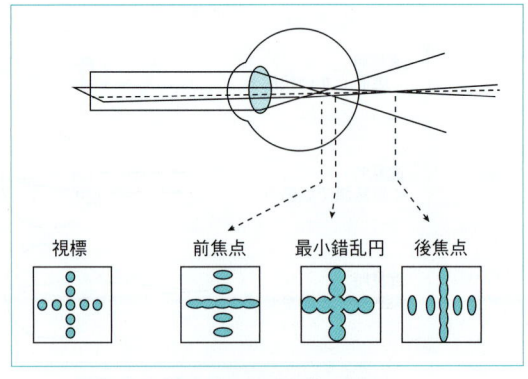

図Ⅴ-Q-5　乱視
軸によって焦点の合う位置が異なるため，見えかたとして前焦点が網膜に合えばだぶり，最小錯乱円ではぼやけて見え，後焦点でもだぶる．

乳児内斜視　infantile esotropia

　乳児内斜視（図Ⅴ-Q-6，p.859）は生後6カ月以内発症の内斜視で斜視角が大きく，斜視角に変動がないことが特徴で自然治癒の可能性が低い．従来，乳児内斜視は2歳までの手術が両眼視の点から推奨されていたが，超早期とされる生後6カ月以内に斜視手術を行うことで良好な両眼視を獲得できるという報告が出てきた．まだ超早期手術は一般的とはいえないが，生後2カ月から6カ月までの間に斜視が疑われ，それが持続するなら斜視である可能性が高いので斜視が疑われたら速やかに専門医を紹介する．1歳を過ぎると人見知りが強くなり，泣かれると眼位の検査が困難になる．器質的疾患除外のための眼底検査も，抑制して行うのは幼少時の方が行いやすい．また年長になると抑制しての検査は記憶に残るので，後日の眼位検査にも支障をきたしやすい．

調節性内斜視　accommodative esotropia

　発症年齢は乳児内斜視よりも遅く1歳以降である．いつもではないが「ときどき内斜する」状態から頻度が増えて常時寄っている状態へと移行していくことが多いが，突然発症することもある．ときどき内斜するのは近見時，集中して見ているときが多い．遠視があるためピントを合わせようとして調節を強く行い，同時に輻輳が過剰に起きてしまうので内斜する．適切な眼鏡を装用し，調節を過度に働かせる状態をなくすことで眼鏡装用中は良好な眼位を得ることができる．調節性内斜視を眼鏡で治療せずに長期に放置してしまうと，適切な眼鏡を装用しても良好な眼位が得られなくなることもある．早期治療が大切である．眼鏡装用でよい眼位が得られる場合は手術適応はない．眼鏡装用中の眼位はよいが，眼鏡をはずすと調節してしまうので内斜する（図Ⅴ-Q-7，p.859）．家族は眼鏡をはずせるようになることを望むが，眼鏡を装用してよい眼位，両眼視を保つことが大切である．成長に伴って遠視は軽減していくが，軽減の程度には個人差がある．

間欠性外斜視　intermittent exotropia

　間欠的に外斜視となる（図Ⅴ-Q-8，p.859）．斜視のなかで一番頻度の高い斜視である．目が

表V-Q-1　間欠性外斜視の症状

- ときどき目つきが変と思うことがある．
- 明るいところでまぶしがる．
- 片目をつぶる．
- どこを見ているかわからない．
- 視線が合わない．

外を向いている，斜視だという訴えよりも表V-Q-1に示す訴えが多い．斜視の出やすくなる状況として疲れたとき，眠いとき，寝起き，遠見時である．正位のことが多い場合は弱視は少なく，両眼視機能も保たれていることが多い．しかし屈折矯正が必要な場合もあるので視機能の確認，管理が必要である．治療としては手術であるが再発が多い．手術時期としては両眼視が不良なら早め，整容上の問題のみなら時期は選ばないが，就学前に実施することが多い．

偽内斜視 pseudoesotropia

乳幼児では鼻根部が広く鼻側の結膜がほとんど観察されない顔貌のために，見かけが斜視のように見える（図V-Q-9, p.859）．特に側方視では内転眼が内眼角にぐっと入り込む印象を受ける．成長に伴い改善されていくため，あたかも斜視が治っていくようにみえる．偽内斜視は確かに多いが，斜視を偽内斜視と判断して治療が遅れることは決して少なくない．偽内斜視と診断するためには正確な眼位検査が必要である．屈折検査をしなければ調節性内斜視も否定できない．偽内斜視の顔貌に斜視を伴っていることもある．家族が児の斜視を疑った場合，まず相談するのは小児科医である．斜視が心配なら眼科での検査を勧める．

下斜筋過動症 overaction of inferior oblique muscle

斜視に合併することの多い眼球運動異常で，側方視時に内転眼が上方外旋する（図V-Q-10, p.859）．片眼あるいは両眼で，程度に左右差があることも多い．家族の訴えとしてにらむような感じ，振り向きざまに斜視になる，片目がぐっと寄ると表現されることが多い．上方視で外斜傾向となり，見る方向によって水平斜視角，上下斜視角が異なる．軽度であれば自然治癒することもあるが，過動の程度，斜視の程度によっては手術が必要である．

眼性斜頸 ocular torticollis

眼球運動異常が原因で起こる頭位の異常で，頸をかしげる，頸を回して見る，顎を上げたり下げたりして見る．またこれらが複合していることも多い．原因となる眼球運動異常としては先天上斜筋麻痺が最も多い．先天上斜筋麻痺では健眼方向への斜頸を好み，患眼方向に頭を傾けると患眼が上斜する（図V-Q-11, p.860）．年少のうちは斜視の出る頭位をとりたがらないので眼位の異常で気づくことは少ない．筋性斜頸が否定されたら眼性斜頸を疑う．先天上斜筋麻痺では上斜筋の萎縮を伴うこともあり，麻痺筋の増強術は困難であるが，他の筋を手術することでバランスをとり，頭位の改善が期待できる．頭位異常が長期に続くと顔面の成長が非対称となる．頭位異常は眼性斜頸のほか，眼振や屈折異常によっても起こる．

C 弱視 amblyopia と健診

　小児の視力は出生時から備わっているのではなく，視覚刺激を受けながら発達していき，6歳前後で完成する．弱視になる感受性は生後すぐは低いが1歳頃が最も高く，その後ゆるやかに低下し8歳頃まで続くと考えられている．弱視を起こす原因となる異常にはさまざまなものがある．眼瞼下垂，角膜混濁，白内障などの疾患は視覚刺激そのものが入りにくいため形態覚遮断弱視を起こすが，これらは比較的頻度が低い．これに比べ前述した強度の屈折異常や斜視は比較的頻度が高い．

　弱視は早期に発見し適切な治療を行えば良好な視力を得ることができる．このため早期発見が重要である．しかし両眼の弱視ではよかった視力が低下するわけではないので自覚症状はない．片眼の弱視では片眼で目を使う機会がないと自覚できない．屈折異常は外見ではわからないうえ，日常生活に必要な視力は0.2〜0.3と意外に低いので家族が視力不良に気づきにくい．このため健診が必要である．自治体により時期や方法が異なるが，3歳過ぎに視力検査を行うことが多い．視力検査の視標は0.5である．現在のところ3歳児健診のあとは小学校入学時まで健診の場が少ないため，入学後の春の視力検査に弱視が発見されることもまれではない．小学校低学年での学校健診の視力検査では，軽度の視力不良でも注意を要する．治療は屈折矯正，健眼遮蔽である．弱視では眼鏡をかけてすぐに視力が伸びるわけではないので，眼鏡の煩わしさや外見からなかなか常用できない児も少なくない．健眼遮蔽は視力のよい方の眼を隠すので児へのストレスはかなり大きい．また隠している姿を他人に見られることを気にする児も多い．眼鏡装用や健眼遮蔽には本人の努力だけでなく，家族や周囲の人たちの理解と協力が必要である．

参考文献

1) 冨田　香：乳児期の眼位・両眼視の発達と乳児内斜視の発症時期について．眼科，37：537-544，1995．

【吉村　圭子】

2 外眼部疾患
external eye disease

外眼部の疾患は肉眼である程度診断でき，小児科で相談される機会が多いと思われる．充血や眼脂などの症状をみた場合，感染やアレルギーが原因の結膜炎であることが多いが，異物や外傷など他の疾患や眼科での管理が必要な結膜炎のこともある．またまれに，ぶどう膜炎，緑内障や網膜芽細胞腫などの疾患も結膜炎症状で発症することもある．

a 感染性結膜炎

細菌性結膜炎 bacterial conjunctivitis

起炎菌として肺炎球菌，インフルエンザ菌，黄色ブドウ球菌が多い．急性カタル性で発症し，眼脂は粘液膿性．多くは上気道感染に伴って発症し，まず小児科を受診することが多いと思われる．臨床的に起炎菌の鑑別は困難である．オゼックス®は広域スペクトラムをもち，小児に対する承認が得られていて使いやすいが，配合変化する点眼薬があるので併用には注意を要する．

クラミジア性結膜炎（新生児封入体結膜炎）chlamydial conjunctivitis（neonatal inclusion conjunctivitis）

クラミジアトラコマティスの産道感染によって起こり，生後5～12日頃に発症する．症状は粘液膿性の眼脂，結膜の充血，眼瞼の腫脹であり，偽膜性結膜炎を起こすと血性の眼脂がみられる（図V-Q-12, p.860）．治療には感受性のある抗菌薬の頻回かつ長期の点眼が必要となる．

流行性角結膜炎 epidemic keratoconjunctivitis（EKC）

アデノウイルス8, 19, 37型などによって起こる急性結膜炎で，潜伏期は約1週間．症状は流涙，異物感，充血で，眼脂は漿液性である．耳前リンパ節腫脹と圧痛を認めることが多い．球結膜の充血が強く，浮腫や結膜下出血がみられることもある．瞼結膜の充血も強く，濾胞のためビロード状であり，結膜円蓋部も瞼縁に近い部分も均一の赤さを呈する（図V-Q-13, p.860）．眼科用のウイルスの検出キットは多種あるが，いずれも感度は80％程度であり，結果が陰性でも否定できない．特に1, 2病日では陰性に出ることが多い．

アデノウイルスに対する抗ウイルス薬はなく，治療は合併症の予防と管理である．小児は異物感で目をこすり，細菌による混合感染を起こしやすいので抗菌薬を点眼する．乳幼児，特に1歳未満では偽膜性結膜炎を起こしやすい（図V-Q-14, p.860）．偽膜性結膜炎では角膜上皮剝離を高頻度に合併する．偽膜を放置すると瞼結膜の瘢痕，癒着を起こすので偽膜を除去する処置が必要である．血性の流涙，強い眼瞼腫脹，目を開けないなどの症状があるときは偽膜性結膜炎を疑う．角膜に斑状の混濁をきたす点状表層角膜炎は，乳幼児では少ないが年長児，学童にみられ

る．強い混濁を残す場合には視力低下をきたすこともあり，ステロイドの長期点眼を要する．家族内，院内，園や学校での感染予防が大切である．発症後7～10日は感染性があるので学校などを休ませる．

咽頭結膜熱 pharyngeal conjunctival fever（PCF）

アデノウイルス3, 4, 7型などによって起こる．発熱，咽頭痛を伴い，眼症状はEKCと同様だがEKCより比較的軽い．

急性出血性結膜炎 acute hemorrhagic conjunctivitis（AHC）

エンテロウイルス70型あるいはコクサッキーウイルスA24変異株によって起こる．潜伏期は12～24時間と短い．症状はEKCと同様だが，急激に発症して球結膜に数珠様の点状結膜下出血がみられるのが特徴である．3, 4日の経過で軽快するが，EKC同様，感染力が強いので学校などは1週間は休ませる．

ヘルペス性結膜炎

単純ヘルペス1型による初感染で起こる．片眼性がほとんどであり，症状はEKCに類似する．角膜炎，皮疹を伴うこともある．

b アレルギー性結膜疾患

アレルギー性結膜炎 allergic conjunctivitis

Ⅰ型アレルギーが関与する結膜の炎症性疾患で痒み，異物感，眼脂を訴える．眼脂は通常漿液性，粘液性である．痒みのために目をこすり，細菌性結膜炎を併発すると膿性となることもある．抗アレルギー点眼薬にはヒスタミンなどの放出を阻止する化学伝達物質遊離抑制薬と，放出されたヒスタミンの受容体をブロックするH_1ブロッカーがある．前者は予防に効果があり，インタール®，アレギサール®，リザベン®などである．後者は出現した症状に即効性に効果があり，ザジテン®，リボスチン®などである．ザジテン®には化学伝達物質遊離抑制効果もある．抗アレルギー点眼薬の新薬には小児への使用経験が少ない薬剤が多いので注意を要する．軽症であれば抗アレルギー薬の点眼で症状は軽減する．ステロイド薬の点眼は眼圧上昇をきたす可能性があるので，眼圧を測定できなければ継続投与は避ける．

急性アレルギー性結膜炎 acute allergic conjunctivitis

急性発症する．結膜の充血は軽度で球結膜の浮腫が強く，目からみるみるゼリーのようなものがはみだしてきたと表現されることが多い（図Ⅴ-Q-15, p.860）．浮腫は徐々に消退するので，来院するまでの間や診察を待っている間に軽減していることも多い．閉瞼できないほど浮腫が強くなければ経過観察でよい．

春季カタル vernal conjunctivitis

アレルギー性結膜炎で増殖性変化を伴う重症型である．瞼結膜に乳頭を形成する眼瞼型（図V-Q-16, p.860）と，角膜輪部に増殖性病変をきたす眼球型（図V-Q-17, p.860）がある．アトピー性皮膚炎を伴う症例も多い．激しい瘙痒感があり，目をこする．種々の程度の角膜病変を伴うことが多く，目を開けようとしない場合は角膜に潰瘍を形成している可能性がある．抗アレルギー薬が第1選択であるが，改善しないときはステロイド薬や免疫抑制薬の点眼治療を要する．

C 眼瞼疾患

睫毛内反症（さかまつげ）entropion

下眼瞼の皮膚が余剰なため睫毛や皮膚が角膜に触れ，角膜障害を起こす．角膜障害は点状の角膜上皮びらんであることが多いが，長期に内反症を放置していると角膜混濁や血管の進入をきたすこともある（図V-Q-18, p.861）．肉眼的に睫毛が角膜に触れている場合はわかりやすいが，内反が強く睫毛が見えない場合はかえって目立たないこともある．症状は結膜の充血，眼脂，目をこする，まぶしがるなどである．自然治癒傾向があり，2歳くらいまでは治癒，軽快することが多い．瞼裂幅に対する内反している幅の割合が1/3～1/2と狭い場合は自然治癒率が高い（図V-Q-19, p.861）．経過観察しても軽快せず，症状の強い症例に対しては手術を要する．常時眼脂が出ていることが多いが，眼脂に対して，漫然と長期に抗菌薬を点眼することは避ける．

麦粒腫 hordeolum

睫毛腺の急性化膿性炎症が外麦粒腫（図V-Q-20, p.861），瞼板腺（マイボーム腺）の急性化膿性炎症が内麦粒腫（図V-Q-21, p.861）である．自発痛，圧痛から皮膚あるいは結膜が発赤腫脹し，その後疼痛が軽減し膿の貯留がみられる．起炎菌としては黄色ブドウ球菌や表皮ブドウ球菌が多い．年長児であれば初期の疼痛を訴えるが，年少児では眼瞼の腫脹まで気づかないことも多い．ごく初期であれば抗菌薬の点眼のみで膿の貯留に至らずにすむこともある．膿点を形成していたら穿刺排膿が必要である．

霰粒腫 chalazion

瞼板腺の慢性肉芽腫性炎症であるが，ごく初期には眼瞼全体の腫脹，発赤，疼痛を伴う急性霰粒腫であることが多い（図V-Q-22a, p.861）．自然経過で腫脹や疼痛は数日で消失し，炎症は限局し硬い腫瘤を形成する（図V-Q-22b）．いったん腫瘤を形成すると自然治癒傾向は少なく，小児では眼瞼皮膚側，あるいは結膜側に自壊することが多い（図V-Q-22c）．自壊しても内容物が粥状であることが多いため，完全に排出しないまま肉芽が表面に露出する（図V-Q-22d）．痂皮形成，自壊を繰り返すと皮膚の瘢痕化，色素沈着の原因となる．多発する傾向があり，両眼の上下眼瞼に複数の腫瘤を形成することもある．年長児や成人であれば局所麻酔下に切開，摘出を行うが，乳幼児期には抑制して局所麻酔下で行うか全身麻酔を必要とするため，専門医でも切

開するかの判断に苦慮する．初期の眼瞼腫脹の時期に抗菌薬の点眼だけでなく内服することで，肉芽腫性炎症に至らずにすむことが多い．したがって初期の治療が大切である．また急性期に炎症が瞼全体に及ぶと蜂窩織炎となることもある．

眼瞼下垂 blepharoptosis

小児の眼瞼下垂の多くは先天性筋原性で，片眼または両眼性である．生後なかなか目を開けず，開けても瞼の開きが不十分である．成長に伴い前頭筋を使い，眉毛を挙上したり顎を上げたりする代償頭位をとることが多い（図V-Q-23, p.862）．両眼性であれば代償頭位をとるので弱視になる可能性は少ないが，片眼性では下垂の程度が強いと弱視になるおそれがある（図V-Q-24, p.862）．視機能の管理が必要なので下垂が疑われた時点から眼科紹介が望ましい．治療は手術である．手術の時期としては視機能に問題なく整容的な適応であれば3歳過ぎ，視機能に問題がある場合には早期の手術が必要である．この他の眼瞼下垂の原因として先天性動眼神経麻痺によるもの，マーカスガン現象，先天性ホルネル症候群，後天性では重症筋無力症がある．

d 涙道疾患

先天鼻涙管閉塞 congenital nasolacrimal duct obstruction

片眼あるいは両眼に生後から眼脂，流涙が持続する．産科で点眼抗菌薬を処方されていることが多く，点眼している間は眼脂が改善するが，やめるとまた眼脂が出る，という状況を繰り返す．眼脂だけ，流涙だけということもある．涙囊炎が強いと涙囊部の腫脹，皮膚の発赤を伴うことや，流涙のため眼瞼皮膚炎を伴うこともある．

眼科では涙囊を洗浄し，鼻への通水を確認することで診断する．閉塞が認められればブジーを挿入して開放する．近年，涙囊洗浄やブジーの合併症として発熱や敗血症の報告があり早期のブジーに否定的意見もあるが，生後4カ月を過ぎると児の体動が激しくなり抑制しての検査や処置が困難になる．点眼抗菌薬で症状は軽減するが漫然と抗菌薬を点眼し続けることは耐性菌の出現，菌交代現象の観点から避ける．自然治癒傾向することもあるが，持続する眼脂，流涙をみたら本症を疑い，速やかに専門医へ紹介することが望ましい．

【吉村 圭子】

Q．眼科疾患

眼科疾患の写真（本文参照）

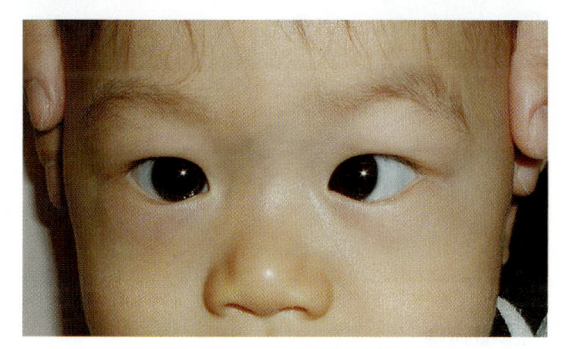

図V-Q-6　乳児内斜視

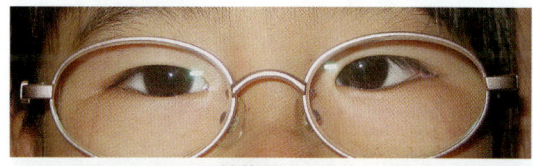

a. 眼鏡装用時は正位．

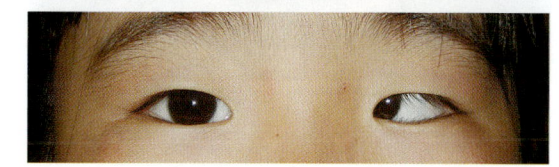

b. 眼鏡をはずすと内斜視．

図V-Q-7　調節性内斜視

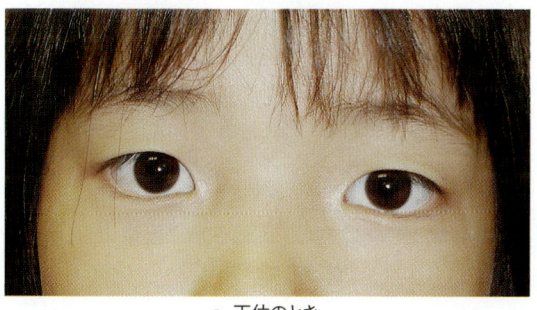

a. 正位のとき．

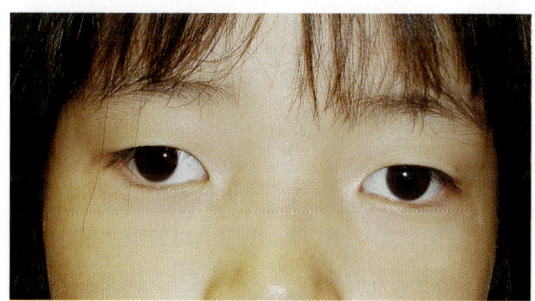

b. 外斜視のとき．

図V-Q-8　間欠性外斜視

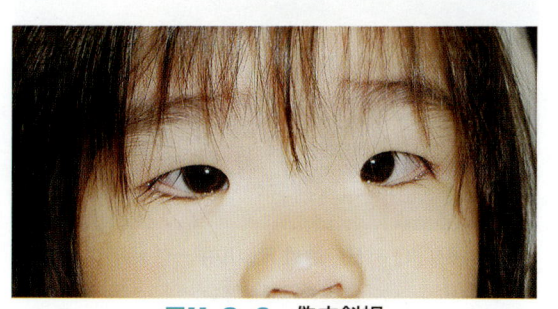

図V-Q-9　偽内斜視
鼻側の角膜縁がほとんど見えず，耳側の結膜が幅広く見えている．

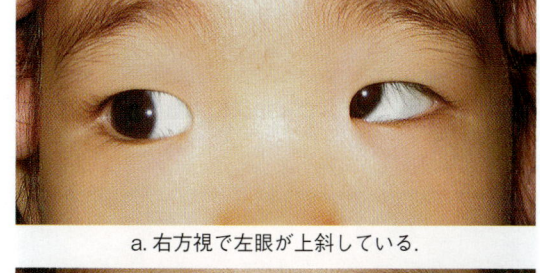

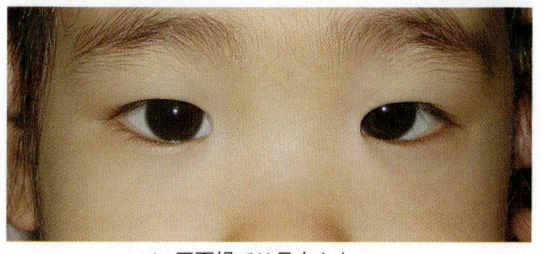

b. 正面視では目立たない．

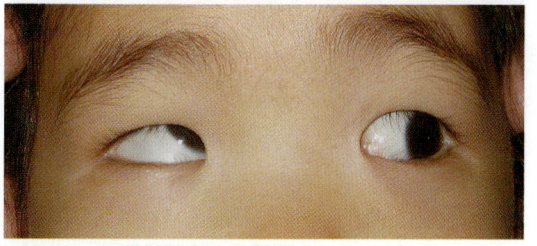

a. 右方視で左眼が上斜している．

c. 左方視で右眼が上斜している．

図V-Q-10　両眼の下斜筋過動症

859

第V章 外来でみる主要疾患

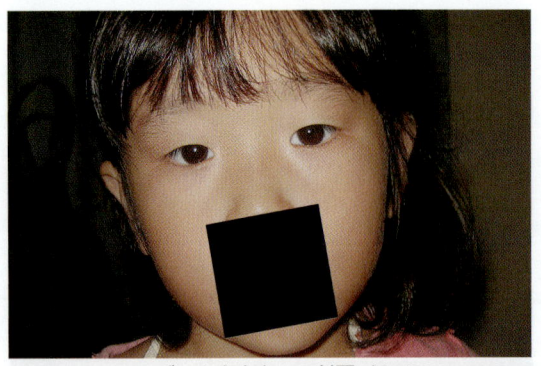

a. わずかな右方向への斜頸がある.

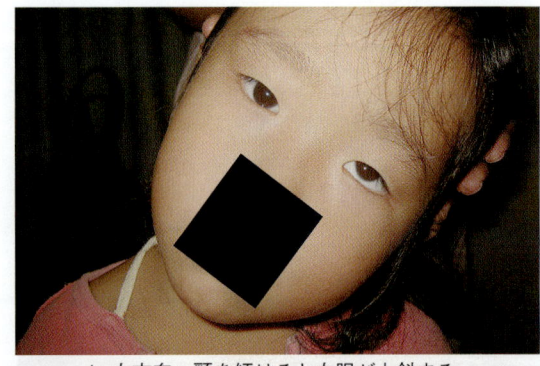

b. 左方向へ頸を傾けると左眼が上斜する.

図V-Q-11 先天上斜筋麻痺

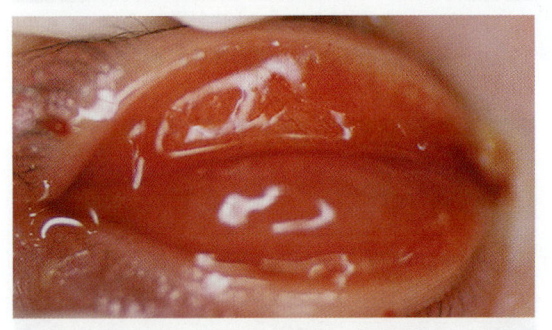

図V-Q-12 新生児封入体結膜炎
結膜充血が強く, 血性眼脂がみられる.

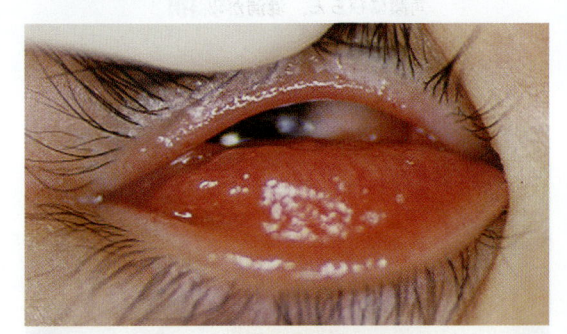

図V-Q-13 流行性角結膜炎
結膜充血が強い.

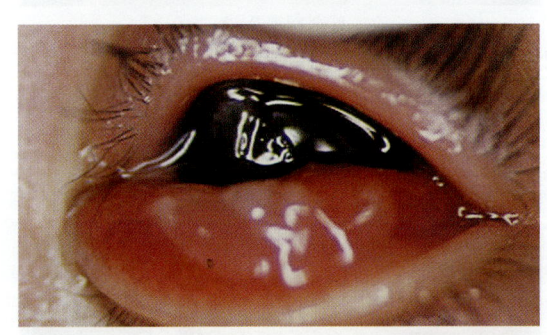

図V-Q-14 アデノウイルスによる偽膜性結膜炎

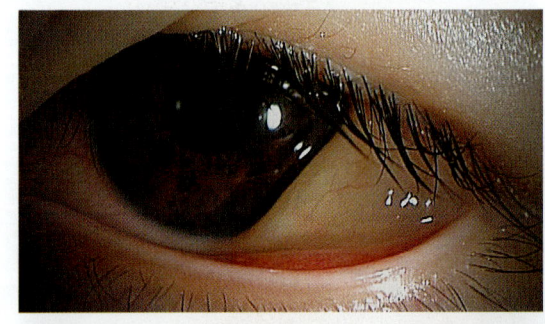

図V-Q-15 急性アレルギー性結膜炎
結膜の浮腫が強い.

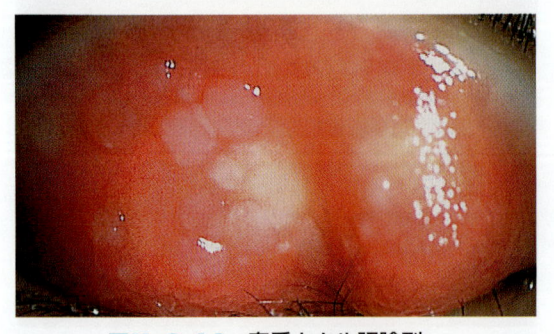

図V-Q-16 春季カタル眼瞼型
眼瞼結膜に乳頭形成がみられる.

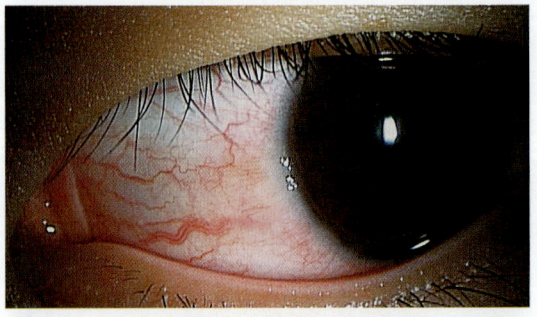

図V-Q-17 春季カタル眼球型
眼球結膜に充血, 腫脹がみられる.

Q. 眼科疾患

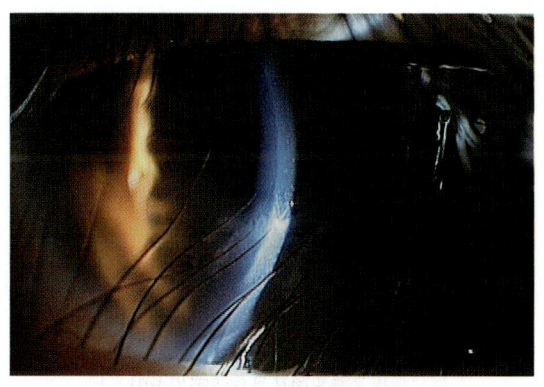

図V-Q-18　睫毛内反症①
角膜にびらん，混濁がみられる．

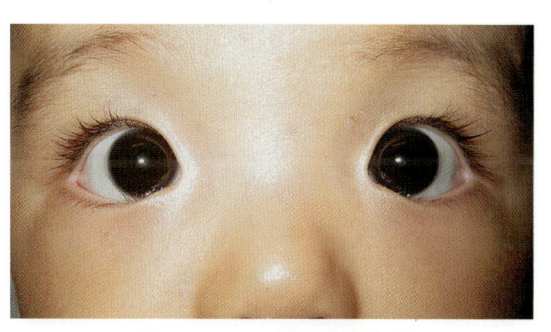

図V-Q-19　睫毛内反症②
内反している幅が瞼裂の約1/2．

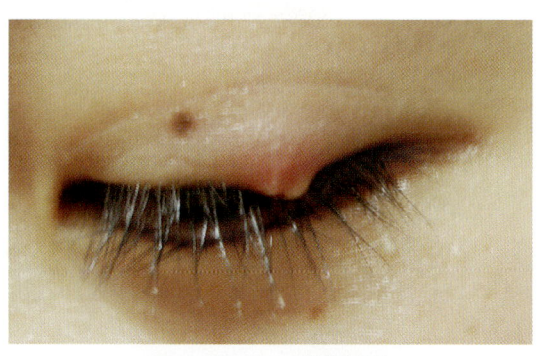

図V-Q-20　外麦粒腫
眼瞼皮膚に膿点がみられる．

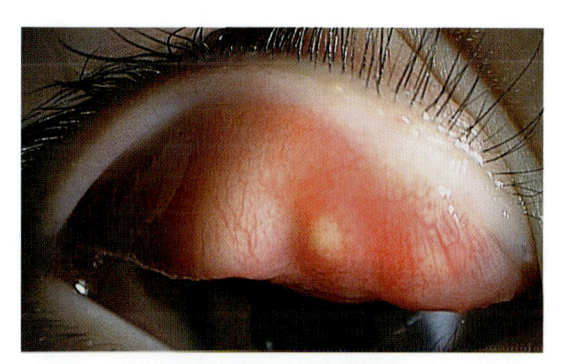

図V-Q-21　内麦粒腫
眼瞼結膜に膿点がみられる．

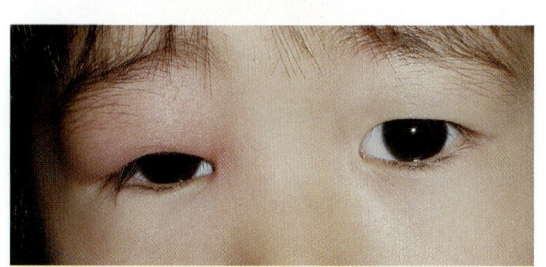

a. 急性霰粒腫．眼瞼が広範囲に発赤腫張．

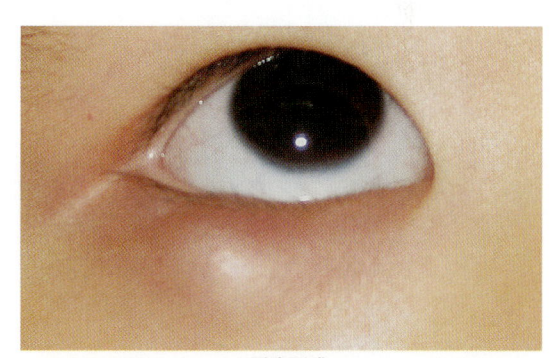

b. 腫瘤形成．

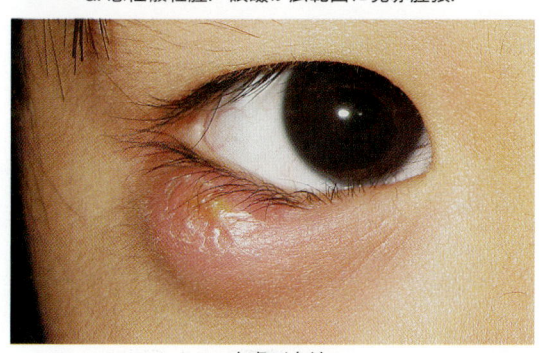

c. 皮膚が自壊．

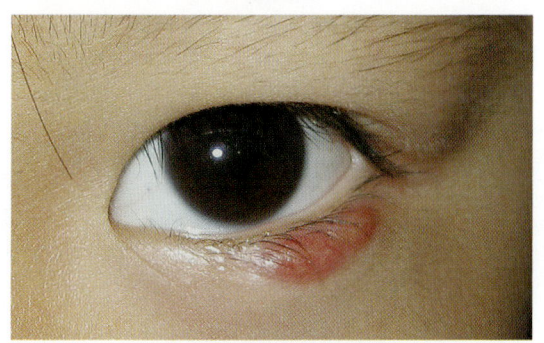

d. 皮膚が菲薄化し発赤が強い．

図V-Q-22　霰粒腫

第Ⅴ章　外来でみる主要疾患

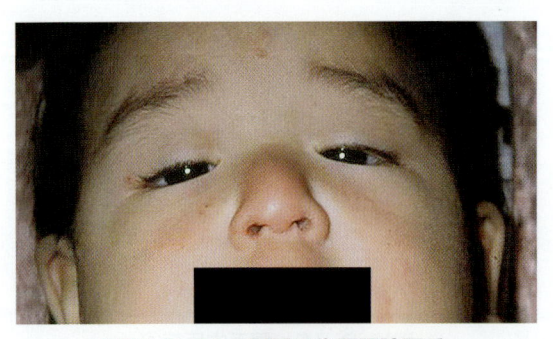

図Ⅴ-Q-23　両眼の先天眼瞼下垂
代償頭位がみられる．

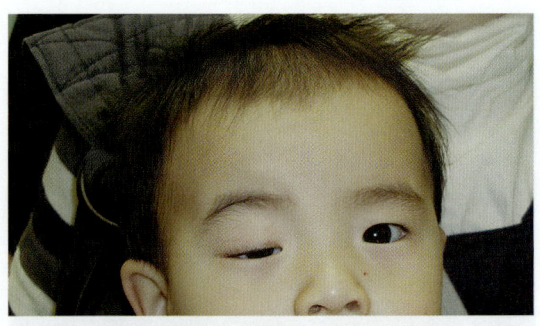

図Ⅴ-Q-24　片眼の先天眼瞼下垂
右眼が高度下垂し，代償頭位がみられない．

【吉村　圭子】

R 口腔・歯科疾患
oral and dental troubles

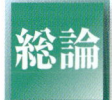

総論 口腔・歯科疾患

　ここ数年，筆者のクリニックへの新患来院理由としては，① 虫歯や歯肉炎の治療希望，② 歯並びや咬み合わせが気になる，③ 虫歯の健診や予防を希望，④ 歯や口の怪我，⑤ マウスガード装着を希望，⑥ 歯の色が気になる，⑦ その他，の順である．また，基礎疾患や心身障害などを有する小児の受診者数も年々増加している．

　う蝕治療一辺倒の時代から，患者側の主訴も多岐にわたり，しかも小児歯科医療側への期待・要求も高度なものとなっている．診療形態も予約制で1人の患者に十分な時間を準備し，インフォームド・コンセントのもとで計画的な治療を行うのが当然となってきた．このような状況下では，小児患者との関わりかたも，われわれ小児歯科医のみでは限界があり，小児科をはじめ耳鼻咽喉科，皮膚科などの他の診療科との連携のもとで対処すべき症例が増大していると痛感している．

■ 小児の歯科疾患の特徴

　成長発育段階，特に歯列の変化により，歯科疾患も変化する．また，暦齢も1つの尺度ではあるが，個人差・性差が大きく，小児歯科では歯列期という発育段階を用いる．以下，小児科外来でも遭遇する可能性が高いと思われる歯科疾患および異常とともに成長発育の特徴を列記する．

❖ 歯無期

　出生〜生後6カ月頃．この時期に最初から歯科を訪れることはまれである．小児科や新生児科などからの紹介により歯科医院を初めて受診するケースが多い．
　硬組織：先天性歯，口蓋裂
　軟組織：リガ・フェーデ病，上皮真珠，ベドナー・アフタ，萌出性嚢胞，口唇裂，軟口蓋裂
　その他：口臭

❖ 乳歯列期・前期

　生後6カ月〜3歳頃．歯の生え始めは家族にとっては一大関心事である．下顎乳中切歯から萌出することが多いが，萌出の時期や順番は個体差が大きい．歯の萌出前になると違和感が出るため，唾を吹いたり，垂涎が多くなる．また，何でも口に物を入れる傾向にあるので，誤飲・誤嚥や外傷のないよう保護者に注意を促す必要がある．3歳頃には乳歯が生えそろうが，それまでは上下の咬合はきわめて不安定である．保護者，特に母親の歯科への関心度の差が，その児の口腔清掃状態に反映される．歩き始めは，転倒による口の外傷が多い．

硬組織：先天性欠如歯，癒合歯，基底棘，形成不全歯，変色歯，う蝕

　軟組織：上唇小帯異常，萌出性囊胞，歯肉炎，口内炎

　その他：歯および軟組織の外傷，口臭

❖ 乳歯列期・後期

　3～6歳頃．乳歯咬合の安定期であり，不正咬合もはっきりしてくる．動きも活発になり対外活動も増える．同時に，食べる菓子類の種類も増えてくる．自分で歯ブラシを持ちたがるが，本人のみでの口腔清掃は不完全である．転倒による歯ブラシ刺傷事故もしばしば起きているので注意を要する．

　硬組織：先天性欠如歯，過剰歯，癒合歯，形成不全歯，変色歯，う蝕

　軟組織：上唇小帯異常，萌出性囊胞，歯肉炎，口内炎，粘液囊胞，歯根膿瘍

　その他：歯および軟組織の外傷，口腔習癖，不正咬合，口臭

❖ 混合歯列期・前期

　6～9歳頃．乳歯はその下の永久歯（後継永久歯）との交換が始まる．下顎前歯から交換する．それと相前後して乳臼歯の後ろから新たに永久歯の第1大臼歯（俗に6歳臼歯）が萌出する．動きが活発で，口の外傷も多い．

　硬組織：先天性欠如歯，過剰歯，癒合歯，形成不全歯，変色歯，う蝕，乳歯晩期残存

　軟組織：上唇小帯異常，歯肉炎，口内炎，粘液囊胞，歯根膿瘍

　その他：歯および軟組織の外傷，口腔習癖，歯列不正，不正咬合，口臭

❖ 混合歯列期・後期

　9～12歳頃．先に萌出した永久切歯と第1大臼歯に前後を挟まれた乳歯と後継永久歯との交換が始まる．顎骨の成長も加速し始める，と同時に歯列や咬合あるいは顎関節などに不具合が生じてくる．表面的な服装などを気にし始める一方で，歯みがきを面倒くさがる子どもも出てくる．

　硬組織：先天性欠如歯，過剰歯，癒合歯，形成不全歯，変色歯，う蝕，乳歯晩期残存

　軟組織：歯肉炎，口内炎，粘液囊胞，歯根膿瘍

　その他：歯および軟組織の外傷，歯列不正，不正咬合，口臭，顎関節障害

❖ 永久歯列期

　12歳以降．永久歯の萌出は第3大臼歯（俗に親知らず）を除きほぼ完了する．また性差，個人差はあるものの上顎骨の成長もほぼ完了する．一方，下顎骨の成長は，女児では16歳，男児では18歳頃までは継続する．う蝕に加え，成人のものに近い歯周病なども出始め，思春期から成人に達するまでの定期的な口腔管理が課題となる．

　硬組織：先天性欠如歯，過剰歯，癒合歯，形成不全歯，変色歯，う蝕，乳歯晩期残存

　軟組織：歯肉炎，（若年性）歯周炎，口内炎，粘液囊胞，歯根膿瘍

　その他：歯および軟組織の外傷，歯列不正，不正咬合，口臭，顎関節障害

歯　式

　歯の種類や部位などは歯式として記号化されている．いくつかの表記法があるが，臨床で最も一般的なものは次のように，乳歯は大文字アルファベット，永久歯はアラビア数字で表記する．乳歯，永久歯ともに前歯（臨床では門歯は使用しない）と臼歯に分ける．

　また，Aと1，……Eと5はそれぞれ対をなし「先行乳歯」と「後継永久歯」の関係と呼ぶ．

```
                          正中線
                            ↓
          8 7 6 5 4 3 2 1 | 1 2 3 4 5 6 7 8
                E D C B A | A B C D E
         ────────────────────────────────────  ← 咬合平面
                E D C B A | A B C D E
          8 7 6 5 4 3 2 1 | 1 2 3 4 5 6 7 8
```

前　歯　　A：乳中切歯　⇒　1：中切歯
　　　　　B：乳側切歯　⇒　2：側切歯
　　　　　C：乳犬歯　　⇒　3：犬歯

臼　歯　　D：第1乳臼歯　⇒　4：第1小臼歯
　　　　　E：第2乳臼歯　⇒　5：第2小臼歯
　　　　　　　　　　　　　　6：第1大臼歯（俗に6歳臼歯）
　　　　　　　　　　　　　　7：第2大臼歯（俗に12歳臼歯）
　　　　　　　　　　　　　　8：第3大臼歯（智歯，親知らず）

〈参考〉歯式

歯科からの紹介状の理解あるいは小児科医院での記載の一助にされたい．

　個々の歯については，左右は正中線を縦棒で表現し，たとえばA|であれば正中線より右側に乳中切歯が位置するので，右側乳中切歯，|Aであれば左側乳中切歯となる．さらに上下については，上下の歯の咬み合わせの面（咬合平面）を横棒で表現し，たとえば A̲ であれば上顎乳中切歯であり，Ā であれば下顎乳中切歯である．これらを組み合わせ，上顎右側乳中切歯はA̲|と表記する．

口腔内の位置関係

上下顎の前歯と臼歯それぞれを中心とした口腔内の位置関係を次に図示する（図V-R-1）．口腔内の病変の位置を表記するときに歯式とともに使用する．

　例：E̲口蓋部の腫脹，2̲|2̲唇側歯肉裂傷，|7̄遠心面のう蝕，|1̄舌側傾斜，等々．

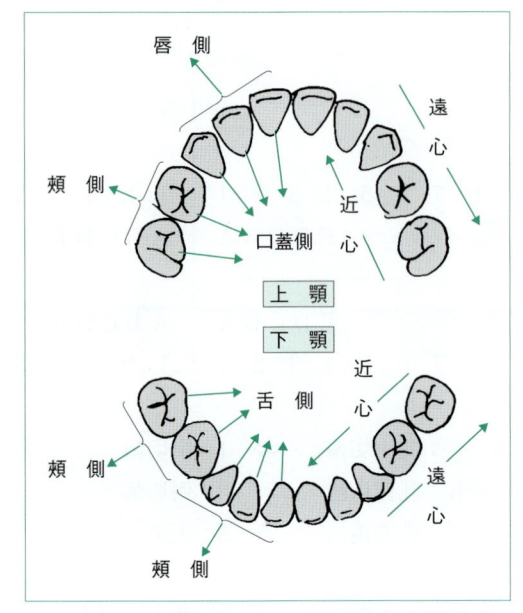

図V-R-1 歯を中心とした口腔内の位置関係

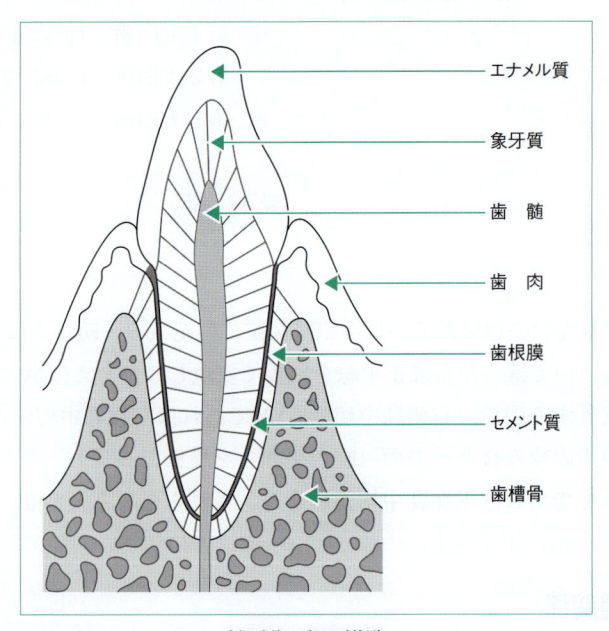

〈参考〉歯の構造

参考文献
1) 伊藤公一, ほか編：歯と口の健康百科—家族とみんなの健康のために—. 医歯薬出版, 1998.

〈小児科に備えると便利な図書〉
・福岡予防歯科研究会編：明日からできる診療室での予防歯科. 医歯薬出版, 1998.
・歯科保健医療研究会監修：2005年版歯科保健関係統計資料. 口腔保健協会, 2005.

【松本 敏秀】

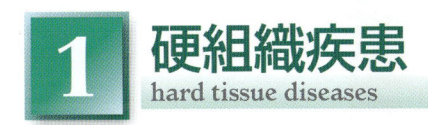

1 硬組織疾患
hard tissue diseases

❖ 過剰歯

多くの場合，上顎の正中部に1, 2本形成される．歯の萌出方向に歯冠を向ける順性と，その反対の逆性とがある．順性過剰歯は，早期に発見が容易であり，通常の歯と同様に簡単に抜去できるためその後の問題は少ない．一方，逆性歯は顎骨内に埋伏し，萌出方向が鼻腔側に向かうためX線検査以外での発見は困難である．摘出には口蓋粘膜の剥離や顎骨削除などが必要なため，患児の協力と術者の経験，技術が前提となる．

❖ 先天性欠如歯

欠如は乳歯では下顎乳中切歯，乳側切歯そして上顎側切歯の順に多い．永久歯では，上下第3大臼歯（親知らず），上下顎第2小臼歯および上顎側切歯の順に多い．欠如の部位は，成長や咬合の問題を考慮して，人工歯で補う必要がある．また，多数歯にわたる欠如は，外胚葉異形成症など全身疾患との関連も疑われるので専門家による詳細な検査が必要である．

❖ 異常結節

出現部位によりそれぞれ名前がつけられているが，小児の場合，特に上顎切歯口蓋側に出現する基底棘（図V-R-2）と小臼歯の咬合面の中央部に出現する中心結節（図V-R-3）が問題となる．それぞれ，まるで動物の角のように飛び出ていて，しかもそのなかには歯髄が存在するため，咬合時に破折すると，歯髄が露出し細菌に感染する．激しい疼痛と周辺歯肉に腫脹が生じる．破折防止のため，発見次第それら結節の周りを歯科用セメントなどで補強し，少しずつ削除する必要がある．もし，小児科来院患者でそのような症例に遭遇した場合は，早期の歯科受診を勧めていただきたい．

❖ 癒合歯

乳歯および永久歯どちらにも出現し，2歯以上の通常の歯が合体したもので，前歯部に多発する．乳歯癒合歯は，それぞれの後継永久歯との交換時期が異なるため，早期に癒合歯を抜去しなければならないことが多い．

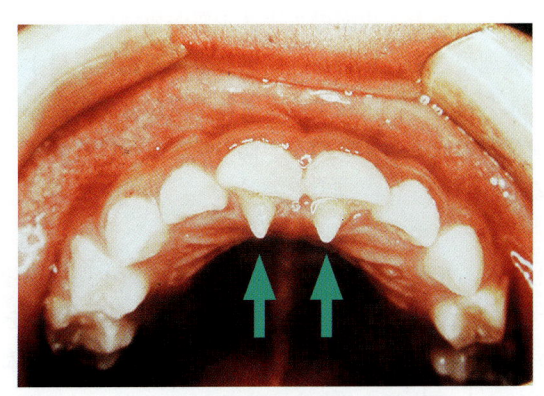

図V-R-2 A|Aに出現した基底棘
（2歳8カ月，男児）

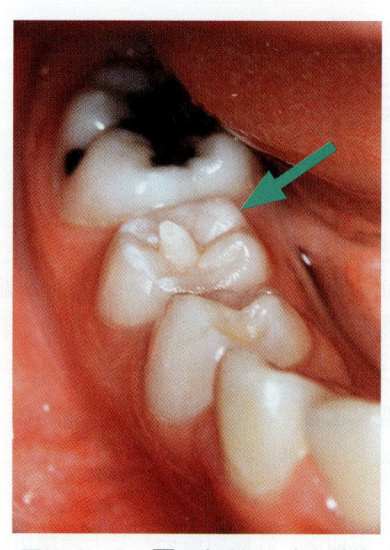

図V-R-3　5̄に出現した中心結節
（11歳3カ月，女児）

❖ **矮小歯**
　　極端に歯が小さいもので，前歯の1，2歯に多くみられる．永久歯の場合は，"すきっ歯"で審美的に問題となるが，人工材料で大きさを回復する．しかし多数歯に及ぶ場合は，先天性欠如歯と同様に全身疾患との関連を疑う．

❖ **エナメル質形成不全**
　　エナメル質に生じる障害を総称してエナメル質形成不全（ターナーの歯）と呼ぶ．症状としては，①色調が白濁から褐色，②表面が粗糙，③硬度がなく脆い，④実質欠損，などが単独あるいは複合して現れる．発現の部位も歯冠の一部から全部にわたるものがある．永久歯1，2歯の場合は，その先行乳歯の外傷やう蝕が原因で起こることが多い．多数歯に生じる場合は，その部位が形成されるときの全身状態を反映している．乳歯では，胎生期，永久歯では出生後の全身状態が関与する．多数歯，しかも乳歯と永久歯ともに出現するときは，遺伝性疾患との関連が濃厚である．処置はう蝕の治療に準じて行う．

❖ **象牙質形成不全**
　　象牙質に生じる障害である．表面のエナメル質が薄い場合やエナメル質との接合が弱く剝離しやすい場合などに確認できる．独特な透明感を帯びた飴色を呈する．処置はう蝕に準ずる．多数歯，しかも乳歯と永久歯ともに出現するときは，遺伝性疾患との関連が濃厚である．象牙質に単独で出現する（象牙質形成不全症）のか，他の疾患，特に骨形成不全症に付随するものなのかの鑑別が必要となる．

❖ **先天性歯**
　　出生時に萌出している出生歯と新生児期に萌出する新生児歯を総称していい，下顎乳中切歯にみられる．哺乳することで舌下部に潰瘍（リガ・フェーデ病）をつくることがある（図V-R-4）．まずは歯の切端を研磨するか，レジン（合成樹脂）で歯全体を覆うことで舌への刺激を取り除く．最後の手段として抜歯することもある．

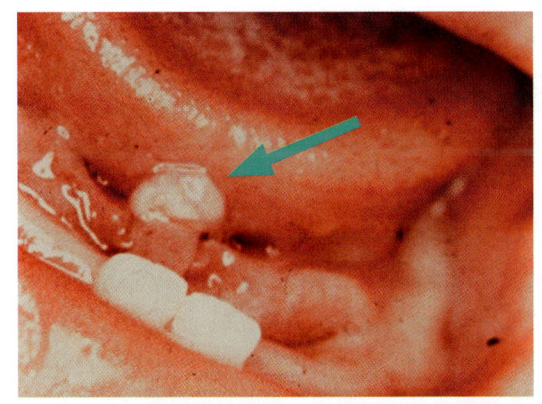

図Ⅴ-R-4　先天性歯（A|A）とリガ・フェーデ病（矢印）
(生後2カ月，女児)

❖ 乳歯晩期残存

永久歯が下から萌出しても，先行乳歯が脱落していない状態をいう．先行乳歯の抜歯が原則である．

❖ 変色歯・着色歯

内因性因子による乳歯の変色は，新生児メレナによる青紫色あるいはテトラサイクリンの投与による暗褐色の歯など，胎生期の全身的状態に起因する場合が多い．また上顎切歯1，2本に限局した変色（暗黄色あるいは暗紫色）は，う蝕や歯の外傷後の歯髄壊死による変色が考えられるので早期の歯科受診を勧める．

外因性因子による色素沈着を着色歯と呼ぶ．飲食物による着色は，歯磨剤により容易に取れる．一方，色素産生菌が関与したものは，タール状に歯頸部や歯間部に付着する．この場合は，歯科医院での除去が必要となる．

❖ 歯　石

乳歯でも歯石がみられ，主に下顎前歯の舌側に黄白色を呈する．歯ブラシでは除去できないので，歯科医院で除去する．このような状態は軽度ではあるが，臼歯部にも付着，また歯肉と歯の間深くに存在するような場合は，特に10歳代以降は歯周炎へ移行する危険性があるため注意を要する．

❖ 口蓋裂

歯科領域では，口腔外科，矯正歯科そして小児歯科が連携をとり診療にあたることが多い．裂の閉鎖手術や言語治療は口腔外科で行い，歯列・咬合治療は矯正歯科，う蝕や摂食の管理は小児歯科が主に担当する．出生直後の哺乳を促すためや発音を補助するためのプラスチック製の装置を口蓋部に装着することがある．本疾患での矯正治療は健康保険の適用となる．

【松本　敏秀】

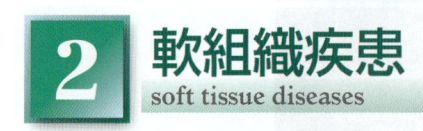

2 軟組織疾患
soft tissue diseases

❖ **リガ・フェーデ病**

　　先天性歯によって形成された舌下部の潰瘍である（図V-R-4）．疼痛を伴い哺乳の妨げとなるが，処置としては先天性歯の処理を優先する．

❖ **上皮真珠**

　　新生児あるいは生後数カ月頃に歯槽堤歯肉部や口蓋にみられる白黄色の小球状のかたまりをいう．1個から多数が集合して出現する場合もあり，触ると硬く乳歯の早期萌出と勘違いされることがほとんどである．これはエナメル質の原器となる口腔上皮の一部である歯堤細胞が，吸収されずに残留し角化したものである．疼痛などなく良性で，放置していても発生後数週間以内に自然に吸収され消失する．

❖ **ベドナー・アフタ**

　　人工乳を吸入の際，哺乳瓶の乳首の摩擦により口蓋粘膜に生じた表在性のびらんで，灰白色または黄白色を呈する．疼痛を伴うため授乳障害をきたしやすい．乳首の形状を変えたり，口内炎用軟膏を塗布して対処するが，治癒経過は良好である．

❖ **萌出性囊胞**

　　乳歯まれに第1大臼歯が萌出する前に歯槽部歯肉に形成される水風船状の膨らみをいう．触ると波動をふれ，色調は透明感のある白色の場合が多いが，囊胞内に出血があると暗紫色を呈することもある．疼痛や増殖などはなく良性で，放置していても歯の萌出に伴い自壊し消滅する．

❖ **粘液囊胞（貯留囊胞）**

　　唾液腺から口腔内に唾液を分泌する管が，外傷などが原因で閉塞し，唾液腺に粘液性唾液が貯留してできる．粘膜面の軟らかい膨隆で，縮小と膨隆を繰り返すため，処置としては囊胞全体を摘出する．通常は，口唇などの小唾液腺に多いが，舌下腺の場合は，ガマ腫と呼ばれ舌が挙上される．

❖ **上唇小帯異常**

　　上顎正中部の小帯が肥厚したり，歯頸部まで伸びる状態であるが，多くは経過観察となる．小帯異常が原因で歯みがきを痛がり，上顎乳中切歯間にう蝕をつくった場合や永久歯の正中離開の原因となった場合は，電気メスなどで切除することもある．

❖ **地図状舌**

　　舌背部に境界鮮明な赤色斑が生じ，経日的に位置や形を変える．疼痛などの自覚症状はなく，臨床病理学的には問題はないとされ経過観察とする．

❖ **口内炎**

　　ヘルペス性，アフタ性，口腔カンジダ症あるいは手足口病など，種々の原因による口内炎がある．原因疾患の治療を行うことが必要であるが，激しい疼痛を伴い，摂食が困難な場合は，対症療法として口腔清掃，含嗽剤の使用および軟膏塗布が基本となる．

　　含嗽ができない乳幼児の場合，筆者のクリニックでは含嗽用アズレン水溶液で日に数回，歯と

歯肉を綿棒を用いて清拭してもらっている．

❖ 歯根膿瘍
　う蝕の進行で，歯髄から根尖歯周組織まで細菌感染が波及し，膿が顎骨ないし歯肉内に限局してできる．瘻孔を形成し慢性炎症として無痛で経過するが，急性化すると小児の場合，膿瘍から顎骨炎に移行することもあり早期処置を要する．

❖ 局所麻酔後の咬傷
　局所麻酔下での歯科治療後，歯以外の口唇あるいは舌などの麻痺部を自らかむことによって生じる傷である．咬傷の周囲は広範囲に腫脹し，麻酔の覚醒とともに疼痛を訴える．1～2日間は摂食に障害をきたすが，1週間ほどで治癒する．局所麻酔薬を使用後は本人や保護者へ十分な説明を行ってはいるが，低年齢児の場合は咬傷の頻度が高く，防止対策に苦慮する．

❖ 歯肉出血
　歯の萌出中の歯肉や歯肉の外傷でも出血することがあるが，多くの場合は口腔清掃状態が不良で引き起こされる不潔性歯肉炎の結果である．発赤・腫脹を伴い歯みがきなどにより容易に出血するが，清掃状態が改善すると歯肉は引き締まったピンク色となり出血はなくなる．清掃状態が良好でも出血が続くようであれば，白血病など血液疾患も疑う必要がある．歯肉炎がさらに悪化し，歯を支持する歯槽骨まで症状が進行したものが歯周炎（以前の歯槽膿漏）である．歯周炎は10代からすでに発症し，う蝕とともにわが国の2大口腔疾患となっている．歯肉出血，排膿や口臭，歯の動揺などの症状を伴い，治癒はきわめて困難である．なお，「歯周病」は「歯肉炎」と「歯周炎」を包括したものである．

❖ 口　臭
　原因は主に口腔内常在菌による臭物質の産生による．朝目覚めたときの口臭は生理的にみられるもので問題ない．しかし食間の口臭の原因の多くは，口腔内清掃不良の結果である．う蝕や歯周病があればその治療はもちろんのこと，日常的には歯みがきに加え，歯と歯の間の糸みがき，場合によっては舌背部の清掃が必要である．口腔洗浄剤の効果もある程度は期待できる．鼻疾患やそれによる口呼吸が原因の場合は，鼻疾患の治療が必要となる．また，思春期以降では，口臭がないにもかかわらず口臭が気になる心因性口臭があり，心理的管理が必要となる．

【松本　敏秀】

3 歯列の成長と咬合の発育
growth of dentition and development of occlusion

　成長発育途中である小児を対象とした小児歯科は，健康な永久歯と歯列で正常な咬合ができるように育成することが最終目標である．そのため，その障害となる口腔疾患を除去し，またそれら疾患の発生の予防に努めている．しかし，過去を振り返ると小児歯科臨床の現場では，"う蝕"への対応がかなりのウエイトを占めていたが，近年になりそれがようやく落ち着きをみせてきた感がある．一方，う蝕の減少と相反して，それまでう蝕に隠れていた"歯列および咬合の異常"が，社会的に注目されてきた．換言すれば，歯列や咬合の異常の多くは，最近になり発症が増加したようにとられる向きもあるが，むしろ最近になり意識されることが高まったと考えるほうが妥当であろう．

❖ **乳歯の役割**

　永久歯と同様に咀嚼や構音機能を担う．加えて乳歯の大きな役割は，後継永久歯の歯胚を保護し，その萌出余地を確保することである．う蝕や外傷により先行乳歯の歯根が損傷を受け，その影響が後継永久歯まで及ぶと，エナメル質形成不全の原因や，萌出方向の異常や埋伏の原因となることがある．また，先行乳歯が早期に脱落すると，隣接する歯が両方から倒れ込み，将来の後継永久歯の萌出スペースが減少し，結果として永久歯が正しい位置に萌出できず歯列不正の原因となる．このように乳歯は，永久歯に先立ち，歯列と咬合の正しい育成に重要な役割をもつ．

❖ **成長のトリック**

　混合歯列期の初期は，歯の大きさは乳歯から永久歯へと2段階（デジタル的）に変化し，それを支える歯槽骨や顎骨の成長はいわばアナログ的に変化する．つまり小さな顎に大きな前歯が目立ち，一時的な歯列や咬合の不調和が生じ，いじめの原因となったり，保護者の心配事となる場合があるが，永久歯列期にはほとんどが自然に解消する．

❖ **口腔習癖**

　指しゃぶり（吸指癖），唇吸い（吸唇癖）など口腔に関する習癖は，歯列や咬合にとどまらず，歯肉，舌などの口腔軟組織および口腔周囲の筋組織の成長発育に悪影響を及ぼすことが多い．その結果，咬合状態が悪化し，異常嚥下などの摂食機能障害や発音障害が出てくる．口腔習癖の存在は年齢とともに影響が増大する傾向にあるので，3〜4歳までには消失することが望ましいが，心理面での問題も含むことがあるので慎重に対処する必要がある．

❖ **叢生**

　上顎犬歯での"八重歯"に代表されるように，歯の並びがでこぼこしている状態（俗に乱ぐい歯）をいう．歯と顎骨の大きさの間の不調和が原因である．これには遺伝要因が大きく，その他う蝕や口腔習癖などが悪化に拍車をかけることが多い．

❖ **歯列の空隙**

🔹 **乳歯列期**……生理的に隙間が存在することがあり，また永久歯との交換が近くなると顎骨の成長に従い隙間ができることが多い．う蝕の管理や永久歯との交換を考慮すると空隙は望ましい．

🔹 **混合歯列期**……左右の上顎中切歯が「ハ」の字のような形で隙間（正中離開）をつくり萌出す

ることが多い．過剰埋伏歯，上唇小帯の肥厚，口腔習癖などの直接原因が存在しなければ，続く側切歯や犬歯の萌出に伴い徐々に自然閉鎖するので，正中離開は一過性の生理的現象として経過を観察する．
- ◘ 永久歯列期……永久歯の先天性欠如や顎骨の大きさに対し，歯が小さいことが原因となる場合が多い．

❖ 下顎前突（反対咬合）

俗に"受け口"と呼ばれているもので，上顎前歯に対して下顎前歯が前方に位置する咬合異常である．原因は，①上顎前歯の歯軸が口蓋側に傾く（歯性），②上下顎骨の大きさに問題がないが下顎を前方に突き出す癖（機能性），③上下の顎骨の大きさが異なる（骨格性），④それらの複合，に分類できる．治療の難度はこの原因の順番に従って増す．小児期の治療で効果が出る場合もあるが，成長の完了後に外科的処置も含め再度治療を必要とすることが多い．

❖ 上顎前突

下顎に対し上顎や上顎前歯が前方に突出する咬合状態である．上顎前歯のみが出ている場合と上下顎骨の前後的な位置関係で症状を示す場合があり，下顎前突と同様，原因を含め診断することが重要である．乳幼児期では，骨格が原因となるよりも，指しゃぶり（吸指癖）などの口腔習癖に起因することが多い．その場合は，おおむね4歳頃までに口腔習癖を止めれば，徐々に改善することが多い．また，アレルギー性鼻炎などの鼻疾患があり口呼吸が原因となる場合は，口唇閉鎖のうえ，鼻呼吸ができる状態にならなければ治癒しない．

❖ 開　咬

正面よりみて，正常咬合では上顎前歯が下顎前歯を2〜3mm覆っているが，上下顎の臼歯がかみ合っても前歯間に隙間が生じる咬合状態をいう．前歯で物をかみ切ることができず，発音にも支障をきたす．舌を突出する癖が直接の原因となるが，おしゃぶりの使用や吸指癖から移行することが多い．舌の機能訓練を含む早期治療が必要である．

【松本　敏秀】

4 う蝕とその管理
management of dental caries

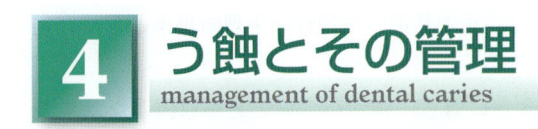

❖ う蝕罹患の実態

1957（昭和32）年より6年ごとに全国規模で実施されている歯科保健に関する調査が，歯科疾患実態調査である．これはわが国の歯科疾患の動向や治療の実態を知る指標となる．1987（昭和62）年と直近の2011（平成23）年の結果を比較すると，1人平均の乳歯のう歯数は，3歳児：3.9本→0.6本，4歳児：5.9本→1.5本，5歳児：7.5本→2.8本，6歳児：7.7本→1.8本と同年齢児の比較では減少している．しかし，う歯はゼロではない．

❖ 集団歯科健診の限界

学校歯科健診など集団を対象とした歯科健診は，視診での判定である．しかし医院での健診において，隙間がない臼歯部の隣接面では，視診ではう蝕を確認できなくても，真横からのX線撮影でう蝕が発見されることが多い（図V-R-5）．およそ半数近くにう蝕が認められたとの報告もある．つまり，学校健診などで実際にはう蝕があるにもかかわらず「虫歯なし」とされ，本人も家族もそれを信じ込んでしまう危険性がある．したがって，視診のみでのう蝕の検出には限界があり，特に基礎疾患をもつ小児などは，小児歯科医院での詳細な健診が必要と考えられる．

❖ う蝕の分類

臨床的にはう蝕（dental caries）の頭文字のCをとって表現し，C_0，C_1，C_2，C_3，C_4 と表記する．

C_0：要観察う蝕．「シーゼロ」ではなく「シーオー」と呼ぶ．Oはobservationの頭文字．
C_1：エナメル質内に限局したう蝕．
C_2：象牙質まで進行したう蝕．
C_3：歯髄まで細菌感染が進行したう蝕．歯周組織まで感染が進行した場合も含む．
C_4：歯冠が崩壊してしまったう蝕．

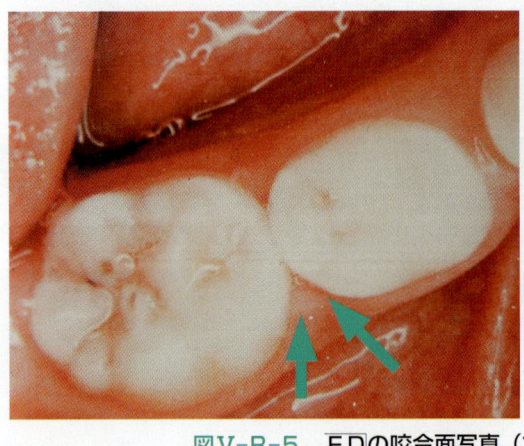

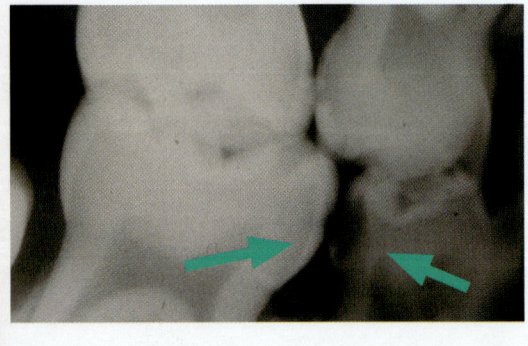

図V-R-5　ＥＤの咬合面写真（左）と同部の咬翼法Ｘ線撮影（右）
隣接面う蝕（矢印）が認められる（5歳8カ月，男児）．

❖ う蝕の発生機序

う蝕は，*Streptococcus mutans* など数種の細菌により発生する．これらの細菌が，歯面に付着したショ糖を分解して，白色で高粘着性のプラーク（歯垢）を形成する．プラークの約70％を占める細菌が，飲食物に含まれる糖を利用し酸を産生し，歯のカルシウムを溶かし（脱灰），う蝕を発生させる．

❖ う蝕発生に関わる因子

う蝕は単独の原因で発生するのではなく，多くの因子が組み合わさって発生する．
① 歯：表面構造，耐酸性，溝が深い浅いなど，② 細菌：口腔内常在菌の種類やその構成など，③ 糖分：摂取量や種類など，④ 時間：糖分摂取の回数や時間帯，歯みがきの時期など，⑤ その他：唾液の量や性状，歯の隙間の有無などにより危険度が異なる．

❖ 乳歯う蝕の特徴

永久歯に比べ，エナメル質，象牙質ともに約半分の厚みである．また，無機質（カルシウムなど）の割合もわずかではあるが少ない．したがってう蝕の成り立ちも異なり，次のような特徴をもつ．
① う蝕の罹患性が高い．
② う蝕の進行が速い．
③ 自覚症状が少なく，歯髄炎や歯根膜炎に移行しやすい．
④ 上顎乳前歯，乳臼歯に多く発生し，下顎前歯は少ない．

❖ 幼若永久歯のう蝕の特徴

萌出間もない永久歯を特に幼若永久歯という．咬合面の溝は深く，エナメル質は無機質が未成熟でう蝕になりやすい．しかも歯根は未完成で，歯髄処置は困難となる．歯根は萌出2〜3年後に完成する．

❖ う蝕治療の実際

- C_0……口腔清掃や間食指導を徹底し，フッ素化合物の塗布や含嗽で，再石灰化を促す．
- C_1……C_0 に準ずるが，表面を研磨により滑沢にしてプラークが付着しにくくする．臼歯咬合面の溝をレジン（合成樹脂）などで封鎖（シーラント）する．また，臼歯隣接面の目立たないところでは，う蝕進行抑制剤であるフッ化ジアミン銀（黒変するのが欠点）を塗布する．
- C_2……病変部を削除後に，歯と同色のレジンを充填し元型を再現する（レジン修復）．臼歯部で範囲が広い場合は，金属冠を被せる．
- C_3……感染の範囲に応じた歯髄処置を行う．① 感染が歯冠部に限局される場合は，感染歯髄の一部のみを除去する（断髄処置）．② 歯根部歯髄まで感染が及ぶ場合は，歯髄をすべて除去する（抜髄）．③ 歯周組織まで感染した場合は，汚染した歯髄腔の殺菌消毒を行う（感染根管処置）．それぞれ専用の薬剤を使用し，治癒後に歯冠修復を施す．
- C_4……感染根管処置を試みることもあるが，ほとんどの場合は抜歯となる．

❖ ラバーダム防湿法

う蝕治療の際，口腔全体をゴムシートで覆い，小孔から処置歯のみを露出させ，唾液の侵入を防いで治療効果をあげる方法である．さらに小器具の誤飲や，切削器具や薬液から口腔粘膜を保護するため，動きの激しい小児には必要不可欠な方法である．

❖ う蝕の予防

う蝕に関わるそれぞれの因子について対策を講じることで予防する．①歯：粗糙な歯面を滑沢に研磨する．耐酸性の向上のためフッ素化合物を応用する．溝の深いところはシーラントで食べかすが入りにくくする．②細菌：歯ブラシ，歯の間は糸みがきをしてプラークを落とす．③糖分：過剰摂取は控える．④時間：甘味物のダラダラ食いは止め，おやつの時間を決める．食後の歯みがきが理想的ではあるが，甘味物の飲食後は，茶や水を飲むことで口のなかの糖分を洗い流す効果も期待できる．

❖ 保護者の口腔管理

新生児には口腔内常在菌は存在しないが，保護者，特に母親からの食べ物の口移しなどを通じて，母親の常在菌がその子の口腔内に伝播される．つまり母親にう蝕が多い場合は，その子どもにも多くのう蝕原因菌が感染する確率が高くなる．したがって乳児に接する保護者は，まずは自分のう蝕治療や予防などの口腔内管理を優先すべきである．

❖ 口腔内清掃

歯ブラシのみでは不十分である．歯と歯の間は糸みがき，つまりデンタルフロスもしくは糸ようじの糸で，歯ブラシで取り残したプラークを掻き取る（爪楊枝は小児では使用しないほうがよい）．なお，小児では練り歯みがき（歯磨剤）は使用しないことを勧める．

❖ 歯みがきの自立に向けて

▶ **歯みがき開始**……上顎乳前歯が4本萌出し始めてから．下顎前歯のみの場合はガーゼで可．

▶ **仕上げみがき**……年長までは毎日1回は保護者が仕上げみがきをする．自分で歯ブラシをもちたがるが本人のみでは無理である．

▶ **歯みがき確認**……年長から小学3年生までは，基本的には本人が歯をみがく．その後，みがき残しの有無を保護者が確認し，必要があれば仕上げみがきをする．確認の回数は，毎日から週1回まで上達度に応じて変える．

▶ **歯みがき自立**……小学校3年生以降は，自分で歯ブラシとデンタルフロスが使えるようにさせる．

❖ フッ素化合物の応用

フッ素化合物（フッ化物）のう蝕予防の作用は，エナメル質のカルシウムリン酸塩にフッ素イオンが結合し，より耐酸性が向上することによるものである．歯の色など見た目は変化せず，また表面に膜をつくるわけではない．含嗽が困難な5歳以下の小児には，歯科医院で定期的にフッ化物を塗布し，それ以上の小児は，自宅での含嗽を勧める．う蝕の抑制率は20～40％程度とされ，これ単独での効果は期待できない．

【松本　敏秀】

5 ハンディキャップをもつ小児の歯科管理
dental care for handicapped children

> 歯科は外科の一形態でもある．抜歯のみならず，歯石除去，局所麻酔，歯髄処置，歯肉炎がある場合は歯ブラシの使用でも出血をみる．また歯科治療は頭に近く，見えないところでの騒音と振動を伴うため，不安とストレスの原因となる．したがって，何らかの障害を有する小児にはそれなりの配慮が必要である．しかし，何よりもう蝕予防など日常の口腔衛生管理が重要となる．かかりつけの小児歯科をもつよう，小児科の先生からも働きかけていただくことを切望する．

❖ 歯科的ハンディキャップ

一般にいうハンディキャップは精神機能や身体に障害があり，社会生活や日常生活に支障がある場合を指すが，歯科的ハンディキャップはこれらと必ずしも一致しない．たとえば，手や足が不自由であってもそれ単独の障害であれば歯科処置には何ら問題はない．逆に外見上や行動にはまったく問題なさそうでも，何らかの基礎疾患があれば，歯科処置時には留意すべきハンディキャップとなる．

❖ 精神機能障害

精神発達遅滞，自閉症などは，心奇形などの基礎疾患がなければ健常児と同様の処置内容でよいが，多くは現状の理解や把握が困難なことから歯科処置に拒否反応を示すことがある．その場合の対処法については，合併症の有無など個々の状態を把握したうえで，次項にある「不（非）協力児への対応」(p.879) に準ずる．

❖ 肢体不自由

脳性麻痺，進行性筋ジストロフィー症などは，合併症などがなければ健常児と同様の処置内容でよい．しかし，歯科治療に際しては多動，けいれんや動きの制限など身体の運動機能に障害があるため，それぞれに応じた体位での治療や突然の動きに即座に対応できる診療態勢が必要となる．症状が重度であったり呼吸管理が必要な場合などは，全身麻酔下で処置可能な医療施設へ紹介することもある．

❖ 感覚器障害

視覚や聴覚障害の場合，コミュニケーションがうまく取れないことによって患児に不安や恐怖を与えることがある．保護者を交え，時間を十分にかけて，少しずつ慣れさせながら診療にあたる．逆に保護者にこれらの障害がある場合も，同様な手法をとる．

❖ 内科的基礎疾患

心疾患，血液疾患，腎臓疾患，重度喘息，薬物アレルギー，免疫不全などの易感染症などが問題となる．病状や程度，またその経過，あるいは術前か術後か，投薬の有無などの確認のため，主治医との連絡が必要条件となる．その際，歯科治療実施の際の注意点を求めることになる．開業医での対処困難な場合は，全身管理設備のある病院歯科に紹介することもある．

【松本 敏秀】

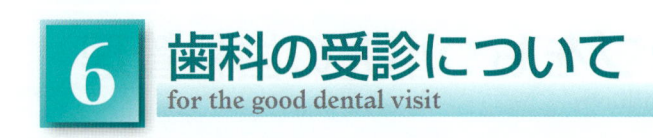

6 歯科の受診について
for the good dental visit

❖ **歯科受診のタイミング**

　　地域の1歳6カ月歯科健診時に，時すでに遅くう歯を有する小児に遭遇することがある．その前1歳頃は上顎切歯が萌出し始め，母乳や哺乳瓶の使用があればう蝕が始まる時期でもある．そこで，萌出時期の個人差も考慮し，筆者のクリニックでは，上の前歯が4本生え始めた頃に小児歯科を一度は受診してもらうことを呼びかけている．

❖ **小児歯科診療の流れ**

　　小児歯科専門医院では，全国どこでも同じような診療の流れをとる．小児歯科診療の流れを，図V-R-6に示す．

❖ **保護者との関係**

　　小児とその保護者，特に母親とは固い絆で結ばれている．そこにわれわれ小児歯科医や歯科衛生士が入り込む形となる．そこでは，保護者の役割が重要である．筆者のクリニックでは，初診時に次のような文書を保護者に手渡し，説明のうえ協力を求めている．

〈お子様への配慮〉

① 歯科医院を訪れるとき「何か買ってあげるからね」「お薬をつけるだけよ」「注射しないからだいじょうぶ」などといったことでつれて来ないでください．

② 自分の歯や体の健康が大切なことをお子様に理解させてあげるよう，心がけてください．

③ まわりの方たちが自分の歯科治療の不快だった経験などを話し，不安を与えないようにしてください．

④ お子様を叱る材料に「言うことを聞かないと歯医者さんに注射してもらいますよ」などと言って，私たちを怖い存在にしないようにしてください．私たちがお子様の友だちになれるように仕向けてください．

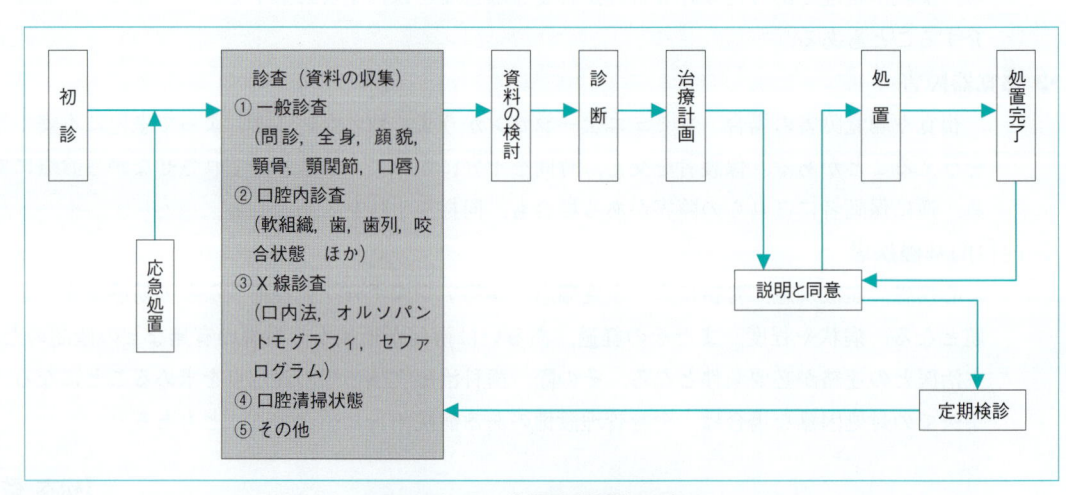

図V-R-6　小児歯科診療の流れ

⑤ 治療が終わりましたら，泣いていても頑張ったのですから，褒めてください．

❖ 小児との関係

われわれが第一にすべきことは，不安，恐怖そして疼痛からの解放である．そのための治療技術は言うまでもないが，信頼を得ることが前提となる．小児への対応の原則は次のようなものである．

① 嘘をつかない．痛くないと言って痛かった，すぐ終わると言って時間がかかったなどが信頼を裏切る行為である．したがって少しは我慢してもらう旨，前もって正直に話す必要がある．

② いきなり治療行為に入らない．音の出る器具などは，前もって本人に見せたり触らせたりして，怖くないことを確認させたうえで使用する．また，診療室の雰囲気に馴染むまで遊ばせて，気持ちが落ち着いた頃を見計らって診療台に上げる．

③ 診療中は常に声をかけながら反応をみる．頑張っていれば褒め，不安になっていれば励ましながら反応をみる．そのことで術中の身体の異変もわかり，医療事故防止にも役立つ．

④ 恐怖を喚起するような言動は控える．恐怖心でいっぱいの小児は，われわれの一挙一動に過敏に反応する．たとえば，注射器が視界に入ったり，金属器具でガチャガチャと音を立てたり，あるいは別の意味であっても「とる」「きる」「ぬく」などの言葉に恐怖を覚える．

⑤ 決して叱らず，とにかく褒める．聞き分けのない小児でも決して感情的になってはならない．そして，たとえ失禁や嘔吐などをしても決して騒がず淡々と対処し，どんなに泣いていても最後は頑張ったことを褒めることが大切である．そして次回からは泣かないことを約束し帰宅させる．

❖ 不（非）協力児への対応

言葉でのコミュニケーションが困難な3歳未満の低年齢児や知的障害のある小児の場合などでは，泣き騒ぎパニックに陥ることが多い．小児への対応は前述と同じではあるが，実際の治療では困難と危険を伴う．そこで治療計画を十分検討し，1回の処置時間をなるべく短く（15分以内）し，保護者の同意のもとで人の手やバスタオル，あるいは専用のネットなどで身体を保持して処置を行う．また，疲労の少ない午前中，嘔吐防止のため食事の量を減らしてもらい，食後2時間ほどたってから処置を行うようにしている．

❖ 定期健診

かつて歯科医院での治療が終了すると，そこでいったん関係は切れていた．しかし，小児歯科医療では，予防歯科の概念を導入し，成長発育の観点から長期間にわたる口腔管理を請け負うため，定期的な口腔内健診を積極的に実施している．定期健診の間隔は一定ではなく，それぞれの小児の状態や成長の時期により1〜6カ月の間で設定する．

【松本　敏秀】

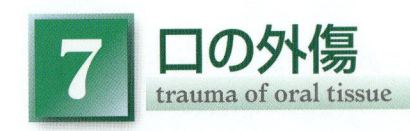

7 口の外傷
trauma of oral tissue

❖ **口の外傷**

　　歯の外傷は，歯冠破折，歯根破折，不完全脱臼および完全脱臼があり，さらに部位と状態により細かく分類され，それぞれに応じ対処法が異なる．また，歯の受傷とともに口唇や舌に損傷を受けることも多い．口に歯ブラシや箸などをくわえたまま転倒すると口腔の深部損傷や延髄の損傷など重篤な事故につながることもある．

❖ **乳歯の外傷**

　　1歳半〜3歳児に多く，女児に比べ男児がやや多い．動きは活発になるが，下肢部の未発達とともに運動機能，平衡感覚が未熟であり，しかも頭部に重心が近いため顔面から転倒することが多い．遊戯中の転倒，家具などとの衝突，椅子や階段からの落下事故が多い．

　　好発する歯種は上顎の乳中切歯，乳側切歯であり，下顎中乳切歯がそれに次ぐ．歯が破折するよりも脱臼，特に歯肉や顎骨内に埋入することが多い（図V-R-7）．

❖ **永久歯の外傷**

　　7〜10歳に多く，女児の約3倍の割合で男児に多い．積極的にまた活発に行動する時期であるため，スポーツ中の接触や転倒，自転車からの転落などの事故も多くなる．しかも上顎の中切歯，側切歯および下顎中切歯の萌出する時期でもあるため，これらが好発部位となる．歯の破折が多い．

❖ **口腔軟組織の処置**

　　口腔内は毛細血管が豊富であり，さらに血液が唾液で拡散するため，口腔内の出血は傷の大きさのわりには大出血の様相を呈する．ガーゼなどで止血を図りながら，傷の正確な部位，大きさ，深さなどを確認する．圧迫止血と洗浄で経過観察となることが多いが，傷が深く止血が困難な場合や，舌や口唇，歯肉などの可動部に傷があり，傷口の閉鎖が困難な場合は局所麻酔下で縫合を行う．屋外や不潔な場所での外傷では，抗菌薬も投与する．

❖ **歯冠破折の処置**

　　う蝕の処置法に準ずる．露髄があれば歯髄処置を先に行い，レジン（合成樹脂）による歯冠修復で欠損部位を補う．

❖ **歯根破折の処置**

　　破折の部位により，経過観察，歯の固定で動揺を抑える．抜歯など処置内容が異なる．

❖ **歯の不完全脱臼の処置**

　　歯に動揺がある場合は，隣在する健全歯と連結して歯を2週間〜1カ月間ほど固定する．挺出，埋入など歯の位置が変位した場合は，局所麻酔下で元の位置に整復後，固定する（図V-R-8）．

❖ **歯の完全脱臼の処置**

　　歯槽骨から完全に外部へ脱落する場合．乳歯・永久歯ともに再植が可能であるが，次の方法で歯科受診が行われた場合に成功率は高くなる．

　　①脱落した歯の汚れをとる．地面に落ちるなどで砂や土などが付着した場合は，流水で洗う．

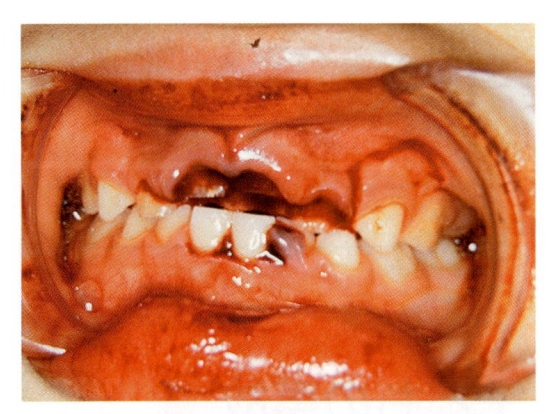

図V-R-7　階段から転落し，歯と口腔軟組織に外傷を受けた症例（3歳0カ月，男児）

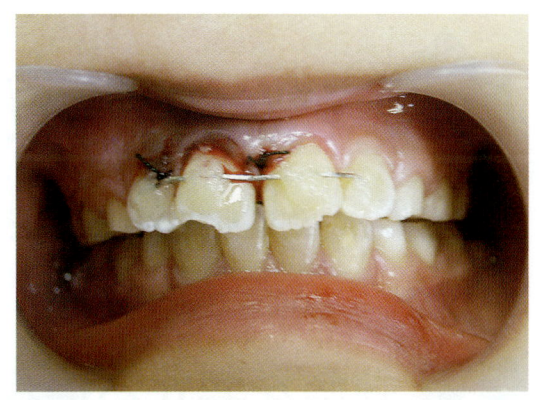

図V-R-8　ワイヤーとレジンによる2112歯の固定（7歳3カ月，男児）

その際，歯根表面の歯根膜に損傷を与えないよう歯冠部を把持する．
② 脱落した歯を乾燥させない．歯を元の歯槽骨内に戻す，誤飲しないように頰部口腔内にくわえる，もしくは生理食塩水，牛乳あるいは専用保存液に入れておく．
③ なるべく早く歯科を受診する．早期に再植し歯を固定できれば歯根膜が再生する確率が高くなる．

❖ **骨折の処置**

歯槽骨骨折の場合は，隣在歯を用いて強固に固定して安静を図る．顎骨の場合は，上下の顎間固定や金属プレートでの固定が必要なことがあるので，病院の口腔外科へ紹介する．

❖ **マウスガード**

ラグビーや格闘技などのスポーツでは，歯や歯周組織の外傷発生やダメージの軽減のため，軟性樹脂によるマウスガードの装着を推奨している．

【松本　敏秀】

S 救急医療
emergency medical care

1 救急を要する傷病，子どもの事故
emergency medicine, unintentional injury

a ショック shock

定 義

生体組織における酸素需要と代謝に見合うだけの酸素供給と栄養供給ができない循環不全の状態と定義される．その原因は循環血液量の不足またはその分布不全，心臓のポンプ失調に大別され，両原因を認めることもある．低血圧であることが多いが，それだけが原因というわけではない．

分 類

小児で最も頻度の多いのは下記の 1)-①であるが，1)-②もよく遭遇する．
1) 循環血液量の不足もしくはその分布不全
　　① 循環血液量減少性ショック（hypovolemic shock）
　　　　例：脱水，出血性ショック
　　② 循環血液量分布不全型ショック（distributive shock）
　　　　例：アナフィラキシーショック，敗血症性ショックの初期（warm shock）
2) 心臓のポンプ失調
　　心原性ショック（cardiogenic shock）
　　　　例：心筋炎，心筋症，開心術後，敗血症性ショックの後期（cold shock）

症 状

ショックの症状はその経過で変化することを認識しておく必要がある．すなわち，初期では代償機構の働きで末梢血管抵抗を増して，血圧を正常に保っている．この時点でも末梢の皮膚色の悪化や capillary refill の低下が認められる．同様に内因性カテコラミンの増加で心拍出量も増加している．この一連の代償機構が病勢とともに崩れ，血圧の低下やアシドーシスの進行が認めら

表V-S-1 ショックの病勢と症状の関連性

身体徴候	ショック早期（代償機転が働いている時期）	ショック後期（代償機転が働かなくなった時期）	ショック晩期
心拍数（徐脈が原因の場合は除く）	↑	↑↑	↓
呼吸数	↑	↑↓	↑または無呼吸
血圧	正常	↓	↓↓
皮膚の色 温度	大理石様 網目様	蒼白・冷感	蒼白・冷感
末梢循環 (capillary refill)	＞3秒	＞5秒	≫5秒
意識レベル	正常	正常または↓	↓ 痛み反応なし

れる．アシドーシスの存在は酸素不足に伴う全身臓器での嫌気性代謝の結果であり，血圧の値にかかわらずかなりショックが進行したことにほかならない．ショックの病勢と症状の変化を表V-S-1に示す．

循環血液量減少性ショック

小児のショックの原因として最も多いが，いわゆる前負荷が不足している状態が病態の中心であるので，volume replacement を行う必要がある．下肢挙上やショックパンツも静脈血の右心房への環流を助ける効果があり，有用である．輸液は 20 mL/kg 程度の急速輸液で，細胞外液組成のものや膠質液などが用いられる．

循環血液量分布不全型ショック

アナフィラキシーショックや敗血症性ショックのように血液が相対的に末梢組織に分布しているため，右心房へ環流する血液量が減少している病態である．言い換えれば，前負荷の不足に加え，末梢血管の拡張による後負荷の低下で主要臓器への血流減少の状態である．循環血液量減少性ショック同様，前負荷を増やし，さらに後負荷の上昇を図るためにα作用薬（ドパミン，エピネフリンなど）を使用する．また，ショックパンツは後負荷も上昇させるため，このタイプのショックにも有用である．

ショックの治療の原則

初期治療は蘇生と同様であり，気道確保，呼吸・循環管理である．静脈確保は可能な限り，2本は必要で，中心静脈路を確保すべきである．最近は骨髄針を用いての緊急輸液路確保が推奨されており，急速大量輸液も可能である．いずれにせよ，ショックの分類とその病態に応じた患者管理が必要であるが，その基本はいかに組織への酸素供給を行うかにかかっており，① 酸素供給を増やす（酸素化，輸血，心拍出量を増やす），② 組織での酸素の取り込みを促す（疾患の原因治療），③ 酸素消費量を減らす—酸素供給が消費に追いつかない場合—（鎮静，人工呼吸，筋弛緩，低体温），の3点が基本管理となる．

最後に，ショックの初期では低血圧を呈することはなく，頻拍や末梢循環の悪化などの徴候か

ら早期にショックであることを見抜くことが重要である．以上からもショックで低血圧を生じたときには病勢がかなり進行していることを忘れないことである．

アナフィラキシーショックの治療の実際

まず予防策としては十分な問診が必要であり，対象児はともかく，家族のアレルギー歴まで聴取しておくことが肝要であるが，特に抗菌薬，解熱薬，ワクチン，血液製剤での有無を確認しておく．

症状として，接種後あるいは服用後，直後〜数十分または1時間以内に皮膚違和感・紅潮，じんま疹，喉頭違和感，生唾，嘔吐，咳嗽，呼吸困難，チアノーゼが出現する．接種・服用直後の発症ほど重症である．

◆ 応急・救急処置

① スタッフ集合要請，救急カート準備．
② 直ちにエピネフリン 0.01 mg/kg の筋注．
③ 100％酸素投与，気道確保（下顎挙上・頭部後屈），血圧モニタリング，経皮酸素濃度モニタリング．
④ 等張液（生理食塩水など）による輸液確保と同時に水溶性プレドニン®（サクシゾン®）10 mg/kg 静注．
⑤ 改善しなければ，②を5分毎に2〜3回反復．
⑥ 等張液（生理食塩水など）の急速投与（10〜30 mL/kg/時）．
⑦ 喘鳴が出現すればアミノフィリン 5 mg/kg を希釈して静注．
⑧ 合併症（呼吸停止，不整脈，けいれん，意識障害など）のチェックを行い，それぞれに即座に対応する．呼吸停止があれば挿管・人工呼吸，不整脈がみられたら心電図判読，心室細動・心室性頻脈なら除細動（2 j/kg，2回目以降 4 j/kg），またはリドカイン 1〜2 mg/kg 静注．
⑨ 速やかに高次医療施設へ搬送する．

b 突然死 sudden unexpected death（SUD）

発生頻度

小児救急医療現場においてもいわゆる突然死に遭遇することはまれではない．一般的に救命救急センターにおける全心肺機能停止状態（CPAOA）の搬入症例の約2.5％が小児例といわれている．われわれの施設での実際の頻度はCPAOAは小児救急入院児の約0.1％であり，初期救急患児を含めた救急患児の3％が入院することを考えれば，小児救急受診者の30,000人余に1人はCPAOAである．小児科医としてこのような症例への対応は重要である．

定義・概念

いわゆるSUDは，それまでの既往歴から死亡することが予測できない症例はすべて指すと考えられ，乳幼児突然死症候群（SIDS）を筆頭に内因性疾患では心疾患，呼吸器疾患，脳神経疾

表V-S-2 日本SIDS学会の1歳未満の乳児突然死の分類指針

I. 乳幼児突然死症候群
　Ia：典型的SIDS；9カ月未満の突然死で成長発達が正常．同胞や同じ環境で養育されている乳幼児に同様の死亡例がない．
　Ib：Ia以外のSIDS；12カ月未満の死亡で上記条件
II. 内因性急死
　診断された疾病の病態が突然死の死因として十分に説明可能なもの
III. 外因死
　外因による急死としては，外傷，事故，窒息，溺水，うつ熱，凍死，虐待，殺人，中毒，傷害致死などである
IV. 分類不応の乳児突然死
　臨床と剖検所見のいずれからも確定診断に至らず，病死（SIDSを含む）と外因死の判断ができないもの
　IVa：剖検されているもの
　IVb：剖検されていないもの

IとIVは原則として，何らかの形式の解剖が行われないと診断できない．解剖が行われず，IIおよびIIIにあてはまらない症例は原因不明死・不詳死とする．

表V-S-3 SIDSからみた乳幼児突然死の鑑別疾患・病態

全身性疾患	感染症（敗血症など），DIC，先天性代謝異常症（脂肪酸代謝異常症など），脱水症
中枢神経系	重篤な脳奇形，髄膜炎，脳炎（脳症），動静脈奇形，神経筋疾患，外傷
心疾患系	重篤な奇形，心筋炎，冠動脈病変（川崎病など），心内膜線維弾性症，心筋症，横紋筋腫，不整脈（QT症候群など）
呼吸器系	肺炎，高度の細気管支炎（RSウイルスなどによる），肺高血圧症，気管支喘息，頸部腫瘤（上気道閉塞）
消化器系	巨細胞性肝炎，腸炎（脱水や電解質異常を伴う），消化管穿孔，腹膜炎，イレウス
造血器系	白血病などの造血器腫瘍，血球貪食症候群
外因	虐待，外傷，事故，窒息，溺水，うつ熱，凍死，殺人，傷害致死，中毒

患，重度心身障害児などがある．外因性の突然死は溺水，窒息，交通事故などに代表される．小児では内因性と外因性の頻度はほぼ同数であり，ともに心拍再開率は低く，救急室での死亡宣告が多い（表V-S-2, 3）．

C 全身性炎症反応症候群 systemic inflammatory response syndrome（SIRS）

定義

生体に外傷，手術侵襲，感染，熱傷などの侵襲が加わったとき，この侵襲が引き金となって炎症性サイトカインが大量に放出され，全身の炎症反応が亢進した状態である．つまり，サイトカインの調節不全（cytokine storm）に陥った免疫系が逆に生体を障害する状態となり，その病態はDICの発生，内皮細胞活性化と活性化好中球による組織障害を基盤とする多臓器不全へと移行することとなる．

病態

侵襲に対する生体反応として，炎症性サイトカイン（TNF-α，IL-1，IL-6，IFN-γなど）が大量に分泌される．これに対して炎症反応を抑制・制御する反応系の存在も知られ，抗炎症性サ

表V-S-4　SIRSの診断基準

① 体　　温：＜36℃，＞38℃
② 脈　　拍：90回/分以上
③ 呼 吸 数：20回/分以上，$PaCO_2$＜32 mmHg
④ 白血球数：12,000/mm³以上か4,000/mm³以下または10％＜の桿状球の出現

上記の2つ以上を満たすとき，SIRSと診断

(横田俊平，ほか：SIRSの概念と診断．小児内科，32：1123-1129，2000)

イトカイン（IL-4, IL-10, IL-12など）が知られ，さらに炎症性サイトカイン抑制物質としてIL-1ra, sTNF-α-Rなどが知られている．生体はこれら両系の恒常性で侵襲に対して対応している．この均衡が崩れて炎症性サイトカインが優位になれば細胞障害，臓器障害が生じ，抗炎症反応が優位となれば免疫抑制状態となって易感染性が発現する．

SIRSによる組織・臓器障害は，微小血栓形成によるDICの発現と，血管内皮細胞・好中球の活性化による活性酸素や，組織破壊性酵素の放出に伴う血管内皮細胞障害と，TNF-αによるミトコンドリア障害による細胞死である．

検査所見

診断基準は表V-S-4に示すが，サイトカイン誘導血清蛋白として，CRPやアミロイドAがIL-1, IL-6で誘導され，GTP代謝産物のネオプテリンはIFN-γで，血清フェリチンはTNF-αで上昇し，$β_2$-ミクログロブリンはIFN-γと関連して上昇することが知られ，サイトカイン自体を測定する必要性もあるが，日常検査でそのサイトカインストームの推定は可能である．この高サイトカイン血症で組織障害が発現するとAST, ALT, LDH, CKの上昇がみられる．ASTはALTの2～3倍の高値となり，ALTは全身臓器障害の一部としての肝障害を表している．また筋組織障害ではアルドラーゼ，ミオグロビンなども上昇し，腎不全の引き金ともなる．さらにDICの評価として，血小板数，PT，PTTおよびFDP，D-ダイマーの測定評価が必要である．

d 溺　水　near drowning

小児の溺死が不慮の事故死の上位を占めていることは周知の事実であり，年間300人前後の小児が溺死していたが，近年減少している．人口10万対の死亡率は0～4歳で1.0，5～9歳で0.5，10～14歳で0.4と報告されている（厚生労働省　平成21年度「不慮の事故死亡統計」：平成20年の分析）．さらに溺水場所として，乳幼児では過半数が浴槽であることもよく知られている．このことは，その予防に関してきわめて重要な事実であり，予防効果が最も表れやすい事故である．

初期対応

溺水の初期対応の原則はいかに早期発見し，発見者がいかに正確な心肺蘇生を早急に行うかに尽きる．現場での対応と搬送中の対応，そして救急施設での対応，さらには集中治療可能な高度救急医療施設との連携へと，これらの一連の対応がより迅速かつ十分に行えるかがその予後を大きく左右する．

表V-S-5　溺水の初期～心肺脳蘇生療法

1) 溺水状況（特に浸水時間），発見時身体所見，搬送状況を正確に把握する．
2) 搬入時現症（バイタル，意識レベル，深部体温など）の評価．
3) 心電図モニタリング（除細動の準備）と血圧モニタリング．
4) 無～微弱呼吸では気管内挿管［必要ならエピネフリンの気管内（0.1 mg/kg）投与］と人工換気（$PaCO_2$：40 mmHg 前後）の適正換気が望ましい．
5) 心マッサージの開始・継続，心電図の評価（VT, 無脈性VT, 無脈性電気活動，心静止など正確に鑑別する）を行い，必要なら除細動（1回目 2 j/kg～2回目以降 4 j/kg）を行う．
6) 静脈路の確保（2ルート，可能なら中心静脈路を），困難な場合には骨髄針を使用．
7) 基本輸液は生理食塩水・乳酸リンゲルを選択する．初期ボーラス：10～20 mL/kg を一時的に投与，維持量：通常維持量の 60％程度とする．
8) 血圧維持ができたら，脳浮腫対策で高膠質高浸透圧溶液（20％アルブミン　5～10 mL/kg）の輸液，およびループ利尿薬の投与を行うとともに，脳圧降下薬（マンニトール　15～20 mL/kg/日）の投与も開始する．
9) 経鼻胃管（吸引後開放）および膀胱カテーテル（尿量測定）の挿入・留置を行う*．
10) 必要なら蘇生薬（エピネフリン）を投与する．
　　エピネフリン　心停止時：静脈/骨髄―初回 0.01 mg/kg，3～5 分毎反復するが，2回目以降は 0.1 mg/kg 投与，気管内―0.1 mg/kg 投与．
　　徐脈時：初回 0.01 mg/kg，気管内―0.1 mg/kg 投与，3～5 分毎反復．
11) 蘇生に成功，または循環状態が不安定な場合には，循環維持と血圧保持にカテコラミン（ドパミン，ドブトレックス®）を使用するが，他の循環作動薬（アミオダロン，硫酸アトロピン，リドカイン）は他の成書を参考されたい．
　　ドパミン：総量 100 mL の溶液（生食水・リンゲル液）に 6 mg×体重（kg）を溶解して，1 mL/時の滴下で 1.0 μg/kg/分となる．投与量は 2～20 μg/kg/分が一般的である．
　　ドブトレックス®：ドパミンと同様に計算し，併用することが一般的．
12) 代謝性アシドーシスが強い場合には重炭酸ナトリウム液（1 mEq/kg）を使用するが，呼吸性アシドーシスの改善を行っての判断が重要となる．
13) 動脈ライン確保と血圧および動脈酸素分圧あるいは経皮的酸素分圧モニタリングを積極的に行う．
14) 低体温の復温
　a) 30～34℃：保温，電気毛布，温水浴での加温（32℃未満での死亡宣告は不可）．
　b) 30℃未満：加温酸素，加温輸液，加温灌流などを用いる．
15) 脳蘇生・脳保護療法**（蘇生後 48 時間は積極的に集中治療を行うべき）
　a) 低体温（34～35℃）：血糖・血圧維持，Hb 維持に留意する．
　b) 脳浮腫対策：利尿薬・アルブミン製剤の投与，脳圧降下薬の投与など．

＊：1～7）までは同時進行で行い，チーム医療が重要である．
＊＊：詳細は成書を参照されたい．

1）現場での初期対応

的確な基本的心肺蘇生（basic life support：BLS）を行えるかに尽きるが，浸水時間の予測，浸水温度および溺水児の体温の評価は必ず行い，その情報を伝える必要がある．2歳以下の乳幼児の溺水が多いが，BLS で注意すべき点は，2歳以下では口対口呼吸ではなく，口対鼻口呼吸，特に患児の鼻を中心に息を吹き込むことが肝要である．

2）搬送中の初期対応

より的確な BLS の続行であり，救急車内においても，喉頭・胃内の吸引や酸素の投与，ラリンジアルマスクの使用など，いかに呼吸補助が正確にできるかが重要である．加えて体温測定，姿勢や意識の状態把握など，身体所見の評価と推移の観察は必要である．

3）救急医療機関での初期対応

搬入前からできるだけ確実に溺水児の情報を収集することに努める．その情報にもよるが，心肺機能停止状態であれば直ちに複数名の医師を中心に救命チームを形成し，advanced life support（ALS）の準備を行い，心肺脳蘇生を開始する．救急室での溺水児の初期治療手順は表V-S-5に示す．

予後予知因子の検討

われわれの施設において浸水時間10分間以上，搬入時体温35℃以下，搬入時動脈血pH 7.0以下，血糖250 mg/dL以上などが予後不良を示す因子であった．しかし，蘇生後最低48時間は集中治療室での積極的脳蘇生を試みるべきで，蘇生中止（do not resuscitation：DNR）の判断は慎重でなければならない．32℃以下の低体温症例では32℃以上へ復温後で，はじめてDNRの判断が可能になることも忘れてはならない．

溺水時の脳の病態

低酸素による重度脳障害時の病態生理は，いわゆるカテコラミンサージが起こり，高血糖によるアデノシンの減少や興奮性アミノ酸（グルタミン酸）の増加で二次的な脳障害が引き起こされ，さらにはノルアドレナリン，アドレナリンおよびドパミンの過剰放出が脳灌流圧の低下をもたらし，脳内熱貯留（42～44℃）の状態を引き起こし，さらに二次的脳損傷を引き起こす．

溺水の集中治療

溺水の治療において初期対応の基本目標は早期の心拍再開であるが，心拍再開した症例はいわゆる脳蘇生の集中治療が必須となる．重度脳障害の病態は高血糖と脳灌流障害による脳温上昇であり，脳内熱貯留の病態を断ち切る薬剤はなく，いわゆる低体温療法に基づく脳低温療法が現在最も有用視されている．

e 熱傷 burn

診 断

熱傷の診断は病歴と視診により容易である．しかし，その重症度を診断するには，熱傷深度と面積を評価しなければならないが，受傷直後の判断は容易ではなく，安易に重症度を診断してはならない．また，熱傷においてはその熱源の形状が容易に熱傷面から予測がつく場合は不慮の事故としての熱傷ではなく，虐待行為である可能性が高いため，熱傷の治療のみならず，慎重な対応が望まれる．

熱傷深度

受傷直後では深度の判定は困難であり，正確な評価には通常24時間から数日かかる．最初に軽症扱いしないことが肝要である．

Ⅰ度：紅斑，浮腫，知覚過敏などを認める．3～4日で治癒し，瘢痕形成はない．

Ⅱ度：水疱形成が特徴で，浅い（superficial dermal burn：SDB）と深い（deep dermal burn：DDB）に分けられる．SDBは疼痛が強く，pin prick test陽性である．1～2週間で瘢痕を残さず治癒する．DDBは逆に知覚は鈍麻し，pin prick test陰性である．治癒に3週間以上必要とし，瘢痕を形成する．また感染によりⅢ度に移行しやすい．

S. 救急医療

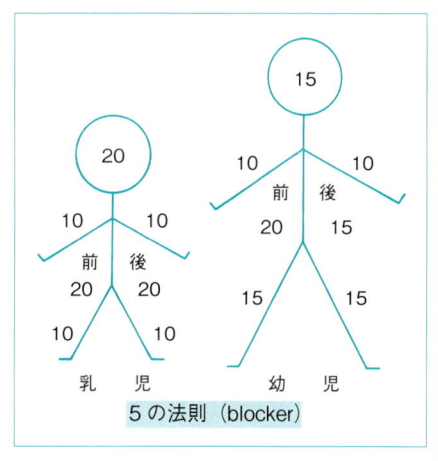

図V-S-1 受傷範囲の簡易計算法
数字では身体各部位の体表面積に対する百分率を示す．幼児では合計が105%となるため，身幹後面は15%とするとよい．

部位	年齢	0歳	1歳	5歳	10歳	15歳	成人
A	1/2 頭・顔	9.5	8.5	6.5	5.5	4.5	3.5
B	1/2 大腿	2.75	3.25	4.0	4.25	4.5	4.75
C	1/2 下腿	2.5	2.5	2.75	3.0	3.25	3.5

（身体各部の体表面積に対する百分率を示す）

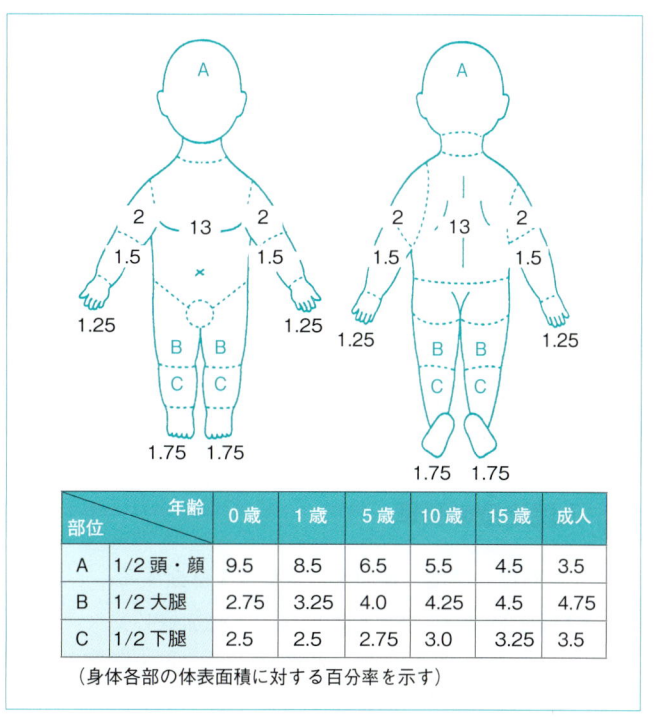

図V-S-2 Lund & Browder法の図表

Ⅲ度：乾燥・灰白色羊皮紙様となり，水疱形成はない．抜毛があり，知覚が消失し痛みは感じない．自然治癒には1カ月以上要し，多くは植皮を必要とする．

熱傷範囲

幼小児では5の法則が概算を知る簡便法としてよい（図V-S-1）．散在する創面は，患者の手の大きさを体表面の1%とする手掌法も便利である．小児の場合，身体各部の占める割合が異なるので正確な算定には，Lund & Browder法（図V-S-2）を用いる．

治療

局所療法

消毒はクロルヘキシジン（ヒビテン®）で行う．Ⅱ度以上の場合は抗菌薬の内服薬を投与しておくほうがよいとされるも，実際には抗菌薬の予防投与に関しては議論の余地がある．

- 水疱・びらん……水疱が破れていない場合はなるべく保存する．水疱膜は最もよい被覆材料である．水疱が大きい場合には内容液を抜き，水疱面と創面を密着させる．その後，エキザルベ®軟膏を塗布し，ガーゼで覆う．水疱がすでに破れている場合には，疱膜を除去し消毒後，凍結乾燥豚皮（アロアスク®）やコラーゲン創面被覆材（メイパック®），キチン創傷被覆保護材（ベスキチン®）などの被覆材料を密着させる．これらの被覆材は感染が起こらない限り上皮化して自然にはがれるまで放置する．
- 潰瘍……エキザルベ®軟膏を塗布し，トレックス（シリコンガーゼ）で覆い，ガーゼで覆う．トレックスは皮膚にくっつきにくいうえに疼痛を軽減する．

❖ 輸液療法

受診した時間ではなく，受傷した時間をもとに輸液計画を立てる．小児用として体表面積を基準にした Galveston 法が提唱されている．しかし，輸液公式に依存するのではなく，児の循環動態に適宜対応していく必要がある．

- **はじめの 24 時間**……〔5,000 mL × 熱傷面積（m^2）〕＋〔2,000 mL × 体表面積（m^2）〕で計算して，乳酸加リンゲル液 950 mL ＋ 25％アルブミン 50 mL の組成液を使用，半量を 8 時間に，残りを 16 時間で均等分割で投与する．
- **次の 24 時間**……〔4,000 mL × 熱傷面積（m^2）〕＋〔1,500 mL × 体表面積（m^2）〕で算出し，輸液組成ははじめの 24 時間と同じで，24 時間均等分割投与する．
- **低蛋白血症の補正**……血清総蛋白 4.0 g/dL または，アルブミン値 2.5 g/dL 以上を補正目標として，受傷 6 時間以後にスタートする．

入院治療の基準

熱傷の深度と範囲から重症度を診断する．

- **重症熱傷**……熱傷専門病院で入院加療必要．
  ① Ⅱ度 20％以上，② 顔面・手・足・陰部熱傷，③ 気道熱傷，④ 電撃傷・化学熱傷，⑤ 骨折・軟骨組織損傷を伴う場合．
- **中等度熱傷以下**……総合病院で入院加療必要．
  ① Ⅱ度 10〜15％，② Ⅲ度 10％未満．

また，専門施設への搬送は受傷初期であるほど循環が安定しているので望ましい．搬送に際しては輸液や採血などは行うが，専門施設での対応が速やかにできるように，局所の処置は行わずに送るべきである．

f 閉鎖性腹部外傷 traumatic blunt abdominal injury

定 義

小児の不慮の事故のなかでも，転落や交通外傷による腹部外傷の頻度は少なくない．そのなかでも閉鎖性腹部外傷は外表面の損傷がないことが多いため，小児科受診の頻度も高く，小児科医がそのトリアージや初期治療を行わねばならないことも多い．

小児の閉鎖性腹部外傷の特徴は，軽微な外傷であっても実質臓器の損傷をきたしやすい反面，明らかな症状や所見を呈さない症例も多いため，その治療管理の方針の決定は困難なことが多い．

損傷臓器の頻度としては腹腔内を占拠する臓器の大きさに左右される．つまり，肝臓，腎臓，脾臓，膵臓，腸管の順で経験される．特に肝臓の頻度は多いが，多臓器にわたって損傷を受ける場合も少なくない．

損傷臓器の推定やその重症度やその後の治療方針の決定，治療経過の判断を行うには腹部外傷スコア（表Ⅴ-S-6）が有用である．

表V-S-6 腹部外傷スコア

身体所見	スコア	検査所見	スコア
顔面蒼白	2	白血球2万/mm³以上	2
顔色不良	1	白血球1万～2万/mm³	1
顔色正常	0	白血球1万/mm³以下	0
嘔吐	2	Hb 10 g/dL以下	2
悪心	1	Hb 10～12 g/dL	1
嘔吐・悪心なし	0	Hb 12 g/dL以上	1
体温38℃以上	2	肉眼的血尿	2
体温37～38℃	1	顕微鏡的血尿	1
体温37℃以下	0	血尿なし	0
最高血圧60 mmHg以下	2	GPT 300 IU/L以上	2
最高血圧60～90 mmHg	1	GPT 50～300 IU/L以上	1
最高血圧90 mmHg以上	0	GPT 50 IU/L以上	0
脈拍120回/分以上	2	アミラーゼ500 SU以上	2
脈拍100～120回/分	1	アミラーゼ150～500 SU以上	1
脈拍100回/分以下	0	アミラーゼ150 SU以下	0
筋性防御（＋）	2	LDH 1,000 IU/L以上	2
筋性防御（±）	1	LDH 500～1,000 IU/L	1
筋性防御（－）	0	LDH 500 IU/L以下	0

（市川光太郎，ほか：閉鎖性腹部外傷の臨床的検討 腹部外傷スコアの応用．小児科臨床，45：1047-1052, 1992）

診断・検査

　身体所見と検査所見の時間的推移の把握が重要で，腹部外傷スコアの項目をチェックすることでその目的は達せられる．身体所見では顔色と嘔吐の程度が最も重症度に関与し，検査所見では白血球増多の程度が最も病状を表すことが経験される．
　画像診断では腹部単純 X 線，超音波検査および造影腹部 CT 写真が必須である．また超音波検査は病状の追跡を行うのにも簡便で最適である．いずれの臓器にせよ，腹腔内出血の有無とその経過が外科的治療の適応基準で重要となる．モリソン窩とダグラス窩への貯留の有無と程度をみながら，4～6時間毎の採血で出血の程度を評価する．

損傷臓器別特徴

　嘔吐が続くときはいずれかの臓器に何らかの損傷があると考えなければならない．

- 肝臓……中心性肝破裂（日本外傷学会肝損傷分類のⅠaまたはⅠb）が多く，肝機能障害が認められるが，一般的には入院時（受傷直後から1～2時間）が最高値で，その後から下がることが多く，下がれば保存的治療可能と判断する．逆に高くなる場合は動脈塞栓術や開腹術の適応になってくる．続発症として，胆汁嚢胞（biloma）などがみられることがある．
- 腎臓……腎臓障害は軽症から重症まで幅広く経験される．検尿異常（特に血尿）は必発である．腎全体の損傷はまれであり，部分的損傷が多いため，健存部を残すためにも損傷の程度の判断が重要で，塞栓術を前提に血管造影術を行うことも少なくない．合併症・続発症として尿腎嚢胞（urinoma）がみられることもある．
- 脾臓……脾損傷は大量出血となるため，重症化することが多く，身体的にも顔色不良や筋性防御など症状が強い．保存的治療で軽快する例は少なく，塞栓術や開腹による摘出術が余儀なくさ

◆ 膵臓……自転車に乗車中の転倒・衝突の際のハンドルによる handle bar injury として有名であるが，受傷後 2～4 時間経て，腹痛・嘔吐が出現することが多く，腹腔内臓器のなかで最も発症が遅いことが膵外傷の臨床的特徴である．また高頻度で受傷後数日以内に仮性膵嚢胞を形成してくるため，超音波検査などで厳重なフォローが必要である．

◆ 腸管……腸管損傷の頻度は多くないが，膵損傷と同様の機序で，十二指腸下行脚の壁内血腫を起こすことがある．この場合，十二指腸狭窄による嘔吐が主症状となるが，超音波検査で確診される．

治 療

腹部臓器に損傷が疑われれば，入院施設を紹介する．

参考文献
1) 中川 聡：小児救急の初期対応―ショック―．小児科臨床，53：2093-2100，2000．
2) 横田俊平，ほか：SIRS の概念と診断．小児内科，32：1123-1129，2000．
3) 青木克憲，ほか：多臓器不全．救急医学，23：1505-1510，1999．
4) 市川光太郎：小児救急の初期対応―溺水―．小児科臨床，53：2277-2284，2000．

【市川 光太郎】

2 薬物の誤飲および中毒
chemical and drug poisoning

　小児での中毒は食中毒などを除けば，その多くは誤飲・誤嚥に起因する場合がほとんどである．したがって，小児の場合にはいわゆる誤飲・誤嚥を念頭に中毒を考慮する必要がある．これらの中毒を起こす誤飲物は，いわゆる薬物・医薬品と日用品に大別されるが，食品で中毒を起こすものとして小児で多いのは，銀杏などがある．
- 一般的に誤飲は消化管異物であり，誤嚥は気道異物として認識されている．
- 小児の誤飲で最も多いものは「タバコ誤飲」である．
- 小児の誤飲で頻度の高い年齢は生後6〜7カ月から3歳ぐらいまでだが，1歳前後が最も高頻度にみられる．
- 誤飲物の径が39 mm以下のものはすべて口に入れ，誤飲，誤嚥，窒息する可能性がある．

　問題となる家庭用品の誤飲中毒物質の一般的対応法を表V-S-7に示すが，中毒症状（トキシドローム：toxidrome）はさまざまな薬品で重複することが多い（表V-S-8）．また，すべての徴候やトキシドロームが現れるとは限らないし，多剤摂取時はトキシドロームが診断補助にならないことを知っておく必要がある．このため，中毒の手掛かりとして，重複する症状を出す薬剤をリストアップする必要がある（表V-S-9）．

中毒物質摂取時の基本的対応

◆ **病歴聴取の基本**……薬物摂取量，摂取時間，多剤摂取の可能性，既往歴を含めての詳細な病歴聴取が必要である．

◆ **身体所見のポイント**……バイタルサインとトキシドロームのチェックがポイントとなる．すなわち，トキシドロームとして，意識状態，瞳孔所見，皮膚，膀胱・直腸障害などを評価する．

◆ **検査所見のポイント**……血糖，電解質，アニオンギャップ，浸透圧ギャップ，血算，心電図，尿検査，中毒スクリーニング（トライエージ®を含めて），薬物血中濃度，などの検査が不可欠である．

表V-S-7　問題になる誤飲物とその対応

誤飲物質	内　容	水を飲ませる	牛乳を飲ませる	吐かせる	病院受診
タバコ	乾いた葉，吸殻	×	×	○	△
	タバコが浸された液	○	○	○	○
医薬品	催眠薬，解熱薬など	○	○	○	○
防虫剤	ナフタリン・ホウ酸団子	○	×	○	○
芳香剤など	消臭剤なども	○	○	○	○
化粧品	ヘアトニック・香水など	○	○	○	○
家庭用品	ボタン電池，硬貨など	×	×	×	○
装飾品など	釘，針，イヤリングなど	×	×	×	○
石油製品	灯油，シンナー，石油，マニキュア除光液	×	×	×	◎
強酸・強アルカリ	家庭用洗浄液	○	●	×	◎

△：量が多い，症状がある，心配なときには受診を．
◎：誤飲疑い例でも受診して診察．
●：牛乳以外，卵白でも可．水より蛋白質を投与のこと．

表V-S-8　トキシドローム（toxidrome）：中毒症状

交感神経作動薬	好戦的，またはおびえた反応，高血圧，頻脈，頻呼吸，高体温，発汗，散瞳，精神状態の変化. 危険性：横紋筋融解症，心筋梗塞，脳卒中. 薬物：コカイン，フェンシクリジン（PCP），メチレンジオキシメタンフェタミン（MDMA），アンフェタミン. 治療：ベンゾジアゼピン系薬，冷却.
抗コリン薬	皮膚の乾燥以外は交感神経作動薬と類似. 精神状態の変化，頻脈，高体温，感想，紅潮した皮膚，散瞳，排尿困難，便秘. 　これらのたとえに，mad as a hatter / hot as a hare / dry as a bone / red as a beet / blind as a bat / plugged as a pig などが使われている. 危険性：不整脈，けいれん，横紋筋融解症. 薬物：三環系抗うつ薬，チョウセンアサガオ（jimson weed），抗ヒスタミン薬，フェノチアジン系薬. 治療：三環系抗うつ薬には炭酸水素ナトリウム.
コリン作動薬	全身からの分泌物. 身体所見は"SLUDGE + 3B"として表現されている. 　流涎（Salivation），縮瞳（Small pupils），流涙（Lacrimation），排尿（Urination），下痢（Diarrhea），発汗（Diaphoresis），胃腸けいれん（GI cramp），嘔吐（Emesis）＋徐脈（Bradycardia），気管支漏（Bronchorrhea），気管支収縮（Bronchoconstriction）. 薬物：有機リン酸エステル. 治療：防護服着用，除染，支持療法，アトロピン，プラリドキシム.
オピオイド	脈拍と血圧の低下，呼吸中枢の抑制，縮瞳. 呼吸停止が死因となる. 危険性：肺水腫. 薬物：モルヒネ，コカイン. 治療：ナロキソン，支持療法.
鎮静薬	脈拍と血圧，呼吸数の低下. ベンゾジアゼピンの臨床所見はバイタルサインが正常で意識が低下. 治療：支持療法，フルマゼニルが有効なこともあるが，けいれんの危険性が高まる. 　　　多剤摂取時はフルマゼニルは禁忌となる.

（清水直樹，ほか監訳：トロント小児病院救急マニュアル．55章中毒（1），p.374-381，メディカル・サイエンス・インターナショナル，2010 より改変）

表V-S-9　中毒の手掛かり

瞳孔と薬物	縮瞳 　コリン作動薬，クロニジン，オピオイド，有機リン酸エステル，フェノチアジン，ピロカルピン，鎮静薬，睡眠薬 散瞳 　抗ヒスタミン薬，抗コリン薬，抗うつ薬，交感神経作動薬
皮膚所見と薬物	発汗（"SOAP"として覚える） 　交感神経作動薬（Sympathomimetics），有機リン酸エステル（Organophospate） 　アセチルサリチル酸（ASA），フェンシクリジン（PCP） 紅潮した皮膚：一酸化炭素中毒 青い皮膚：メトヘモグロビン血症
徐脈，低血圧と薬物	降圧薬：β遮断薬，カルシウム拮抗薬，ジゴキシン，麻薬
けいれんと薬物	（"OTIS CAMPBELL"と覚える） 　有機リン酸エステル（Organophospate），三環系抗うつ薬（Tricyclic antidepression），イソニアジド（Isoniazid），交感神経作動薬（Sympathomimetics），カンフル（Camphor），アンフェタミン（Amphetamines），メチルキサンチン（Methylxantines），フェンシクリジン（PCP），フェノール（Phenol），プロパノロール（Propanolol），ベンゾジアゼピンの離脱症状（Benzodiazepine withdrawal），エタノールの離脱症状（Ethanol withdrawal），リチウム（Lithium），リドカイン（Lidocaine），鉛（Lead），リンデン（Lindane）

（清水直樹，ほか監訳：トロント小児病院救急マニュアル．55章中毒（1），p.374-381，メディカル・サイエンス・インターナショナル，2010 より改変）

◆中毒時の基本的アプローチ，ABCD……初期安定化のためには，気道確保（Airway），呼吸（Breathing），循環（Circulation），意識障害（Disability）＋糖（Dextrose）をチェックし，維持することが基本となる．除染，排出，拮抗薬投与は常に考慮しておく必要がある（表V-S-10）．

表V-S-10 中毒薬物の拮抗薬

薬　物	拮抗薬
オピオイド	ナロキソン
コリン作動薬	アトロピン，フィゾスチグミン
エチレングリコール	フォメピゾール*
アセトアミノフェン	N-アセチルシスティン
β遮断薬	グルカゴン
イソニアジド	ピリドキシン
スルホニル尿素薬	オクトレオチド
シアン化合物	硝酸ナトリウム，チオ硫酸ナトリウム
ベンゾジアゼピン	フルマゼニル
鉄	デフェロキサミン
一酸化炭素	酸素
ワルファリン	ビタミンK
ジゴキシン	抗ジゴキシン特異抗体（Fabフラグメント）
メトヘモグロビン	メチレンブルー
三環系抗うつ薬	炭酸水素ナトリウム

＊：日本では未認可．
（清水直樹，ほか監訳：トロント小児病院救急マニュアル．55章中毒（1），p.374-381，メディカル・サイエンス・インターナショナル，2010より改変）

◆ **外部関係機関との連携・情報確認**……中毒センターに連絡し，情報収集を行う．

日本中毒情報センター
　＊一般市民専用電話（情報提供料は無料）
　　　（大　阪）072-727-2499　　　365日24時間対応
　　　（つくば）029-852-9999　　　9～21時対応
　＊医療機関専用有料電話（1件につき2,000円）
　　　（大　阪）072-726-9923　　　365日24時間対応
　　　（つくば）029-851-9999　　　9～21時対応
　＊賛助会員専用電話
　　　　賛助会員（病院，企業，行政など）にのみ，電話番号通知　年1回更新
　＊タバコ専用応答電話（情報提供料は無料，テープによる情報提供）
　　　　072-726-9922　　　365日24時間対応
　＊一般市民向けホームページ
　　　　http://www.j-poison-ic.or.jp

主な誤飲・中毒物質

薬物・医薬品

　子どもの医薬品中毒は家人の常用薬の誤飲が多く，社会不安の増強など社会的現状の変化から，睡眠導入薬・抗不安薬が汎用されているため，その誤飲による中毒が経験されやすい．これらの薬品の誤飲では中枢神経症状が出やすく，さらに全身症状として呼吸循環機能異常がみられやすいことが知られている（表V-S-11）．

❖ 催眠薬 ― ベンゾジアゼピン系薬剤

　小児における催眠薬中毒は誤飲事故が多いため，急性中毒である．現在，日本で使用されている催眠薬はベンゾジアゼピン系，バルビツール酸系，その他の3群に大別されるが，ベンゾジア

表V-S-11 睡眠導入薬，抗不安薬による急性中毒の症候

中枢神経症候	めまい，吐き気・嘔吐，種々の深さの意識障害，運動失調，筋力低下，深部腱反射・脳幹反射の低下，異常反射の出現，構音障害，健忘，眼振，縮瞳，不安，せん妄，幻覚.
全身状態への影響	呼吸抑制，血圧低下，低体温，心停止.
その他	水疱（バルビツレート中毒）

（瀧野雅也：睡眠導入薬，抗不安薬. 中毒診療 Q & A, 救急・集中治療，19：400-406, 2007）

ゼピン系薬剤が最も頻用されている現状から，ベンゾジアゼピンの中毒が増加している．バルビツール酸系薬剤に比して軽症とされているものの，幼小児では重症化することも知られている．

本来の薬理作用は不安・緊張の緩和と改善作用，催眠・鎮静作用，筋弛緩作用，抗けいれん作用，自律神経調整作用などである．中毒の場合はこれらの作用が増強して出現すると考えてよく，一般的には傾眠，昏睡，呼吸抑制，低血圧などがみられる．

作用部位と作用機序では，通常量では情動と密接な関連のある海馬や扁桃核などの大脳辺縁系と視床に選択的抑制作用をもち，不安や緊張を改善させるが，意識や高次の精神機能には影響を与えない．また，新皮質や視床下部，網様体にはほとんど作用しないが，中毒の場合はこれに限らず大脳全体へ波及すると思われる．その本来の作用機序はベンゾジアゼピン受容体，GABA受容体，および Cl-チャンネルの3者が複合体を作り，脳内 GABA 作動性神経伝達機構を増強し，脳内神経細胞の興奮性を抑制することによるが，中毒の場合はその抑制が増強されるものと考えられる．すなわち，中毒時は，中枢神経系抑制の結果として，意識障害として傾眠から昏睡までみられ，呼吸は抑制され浅表多呼吸や不規則緩徐となる．さらに低血圧がみられ，皮膚は冷湿となる．表在反射は減弱し，Babinski 反射が陽性となることもある．瞳孔は縮小し，対光反射は遅鈍となる．

回復期は抑制解除時のアンバランスの結果，精神症状や運動不安，小脳失調症状，筋緊張低下などが認められることがある．重症度判定には意識障害の程度と呼吸抑制，血圧低下が主な症状となる．客観的には Glasgow Coma Scale や Japan Coma Scale による意識障害の把握，血液ガスによる呼吸抑制の把握と尿量や血液生化学検査値を参考にする．

治療として，1）呼吸・循環管理が基本治療であり，2）未吸収薬剤の吸収阻止では① 胃洗浄（服薬4時間以内），② 吸着薬（活性炭）・下剤の投与があり，3）既吸収薬の排泄促進では① アルカリ強制利尿，② 血液浄化（腹膜透析，血液透析）があり，これらの3つの治療に分類される．特異的拮抗薬はフルマゼニル（アネキセート®）でベンゾジアゼピンのすべての作用を抑制する．本剤の作用は特異的であり，診断的治療にも使える．ただし三環系抗うつ薬服用時はけいれん誘発などの副作用出現のため，本剤の使用は注意を要する．作用時間が短く，臨床現場での使用に困難をきたすことも少なくなく，詳細不明の意識障害に対して，いわゆる coma cocktail としてルーチンに投与することは現在では行われなくなっている．

❖ 催眠薬 ― バルビツール酸系薬剤

バルビツール酸系薬剤は経口投与により数時間から18時間で最高血中濃度に達する．組織分布は広範囲となり，脳組織での濃度は他臓器より速やかに上昇する．その後血漿濃度が他臓器と一定になるまで移動し，筋肉や脂肪組織に吸収されて血漿濃度が低下してくる．それとともに脳

組織からも放出される．この薬理学的特徴が逆に中毒時に血漿濃度を血液透析などで下げても治療効果がすぐに現れないという事態も招くことになるので注意が必要である．

本来の薬理作用は催眠，鎮静，抗けいれん作用と麻酔作用である．このため中毒時には強い中枢神経系の抑制作用が認められ，その結果，循環・呼吸機能低下も出現してくる．臨床症状として，興奮，幻覚，多動などの中枢神経興奮症状が中枢神経抑制症状に先行してみられることもある．中枢神経抑制作用から呼吸中枢抑制により換気不全からの低酸素血症が起こってくる．さらに心筋，血管平滑筋，交感神経節などへの薬剤の直接作用も加わり，低酸素血症と重なって心機能低下，血圧低下，腎機能低下などが起こってくる．本剤のほうがベンゾジアゼピン系薬剤の中毒時よりも重症度が高いことが知られ，死亡率は2〜5%といわれている．その70%は循環・呼吸不全により2日以内に起こり，それ以降は肺炎などの合併症で死亡するといわれる．

治療としては，ベンゾジアゼピン薬中毒の治療と同一であるが，排泄促進治療でのアルカリ強制利尿はバルビツール薬のほうがベンゾジアゼピン薬より有効といわれ，特に長時間作用型に有効とされる．イオン化型フェノバルビタールは脂質に不溶性で尿細管膜を通過しないが，非イオン化型フェノバルビタールは脂質溶性で尿細管膜を通過し，尿へ排泄される．尿をアルカリ化することでイオン化型を非イオン化型に変えて尿細管からの再吸収を抑制できる．

❖ 抗精神病薬

定型抗精神病薬とされるフェノチアジン誘導体（クロルプロマジンなど），およびブチロフェノン誘導体（ハロペリドールなど），そして非定型抗精神病薬として，セロトニン・ドパミン拮抗薬（リスペリドンなど）に分類され，それぞれに作用の強弱の特徴がある．

フェノチアジン誘導体には，クロルプロマジン（ウインタミン®，コントミン®）やレボメプロマジン（ヒルナミン®，レボトミン®）などがある．もともと抗ヒスタミン薬として開発されていた経緯がある．このため，強いヒスタミンH_1受容体遮断作用があるといえる．ドパミンD_2受容体遮断作用もあり，抗精神病作用を呈するが，その遮断作用は強くない．ヒスタミンH_1遮断作用が強いため，鎮静作用が強いことが知られている．受容体選択性の高い，ブチロフェノン誘導体や非定型抗精神病薬などは大量服薬しても重症化しにくいが，受容体選択性の低いフェノチアジン誘導体は急性中毒による重症化が起こりやすい．

ブチロフェノン誘導体（セレネース®）は強いドパミンD_2受容体遮断作用を有するために，ドパミン作動性ニューロン活動が減少し，相対的にコリン作動性ニューロンの活動亢進が起こるために錐体外路症状が出やすいことが知られている．すなわち，幻覚・妄想などの精神病症状を抑えるが，薬剤性パーキンソン症候群，急性ジストニア，アカシジアなどが生じやすい．

非定型抗精神病薬にはリスペリドン（リスパダール®）やペロスピロン（ルーラン®）などがあり，強いドパミンD_2受容体遮断作用やセロトニン$5-HT_2$受容体遮断作用を示す．セロトニン$5-HT_2$受容体遮断作用によりドパミンD_2受容体遮断作用の錐体外路症状が軽減され，その副作用が出にくいことが知られている．

抗精神病薬の急性中毒（表V-S-12）の治療も，全身管理，吸収阻害，排泄促進，解毒薬・拮抗薬の投与の4大原則が中心となる．致死量を服薬して1時間以内であれば，胃洗浄を考慮するし，中毒量の服用であれば，活性炭の投与をする．最近では胃洗浄の誤嚥性肺炎などの合併症を考慮して，致死量であっても活性炭がすぐに準備できれば，活性炭投与のみで十分との考えが主流である．排泄促進としては薬物分布容積が大きいため，有効な手段はない．解毒薬・拮抗薬

表V-S-12 抗精神病薬の重篤な副作用

- 錐体外路症状
    - 呼吸性ジスキネジア
    - 薬剤性パーキンソン症候群による嚥下障害
- 悪性症候群
- 低体温症
- 不整脈
    - Torsades de pointes などの心室性不整脈
- 糖尿病性ケトアシドーシス
- 肺動脈血栓塞栓

表V-S-13 抗うつ薬の種類と主な薬理作用

抗うつ薬の種類	主な薬理作用
第1世代抗うつ薬 　三環系抗うつ薬 　　イミプラミン，アミトリプチリン	モノアミン再取り込み阻害作用 ヒスタミン H_1 受容体遮断作用 ムスカリン受容体遮断作用 アドレナリン $α_1$ 受容体遮断作用 膜興奮抑制（キニジン様）作用
第2世代抗うつ薬 　三環系抗うつ薬 　　アモキサピン 　四環系抗うつ薬 　　ミアンセリン，マプロチリン	モノアミン再取り込み阻害作用 モノアミン遊離促進作用 ヒスタミン H_1 受容体遮断作用 ムスカリン受容体遮断作用 アドレナリン $α_1$ 受容体遮断作用
第3世代抗うつ薬 　選択的セロトニン再取り込み阻害薬（SSRI） 　　パロキセチン，フルボキサミン 　セロトニン・ノルアドレナリン再取り込み阻害薬（SNRI） 　　ミルナシプラン	モノアミン再取り込み阻害作用

としては，第1世代抗うつ薬による急性中毒同様に，QRS時間が0.12秒以上の延長や心室性不整脈を認めたら1～2 mEq/kgの炭酸水素ナトリウムの反復静脈投与を行い，血液pHを7.45～7.55に保つ．

❖ 抗うつ薬

　抗うつ薬には第1世代～第3世代抗うつ薬（表V-S-13）があるが，第1世代・第2世代抗うつ薬では大量服用による死亡者も多かった．

　第1世代抗うつ薬のイミプラミン（トフラニール®）やアミトリプチリン（トリプタノール）の薬理作用（表V-S-13）にはいろいろあるが，ヒスタミン H_1 受容体遮断作用で眠気，鎮静の副作用が，ムスカリン受容体遮断作用による末梢性抗コリン作用で口渇，便秘，麻痺性イレウス，排尿障害などの副作用が，アドレナリン $α_1$ 遮断作用で血圧低下などの副作用がみられる．急性中毒となるとヒスタミン H_1 受容体遮断作用で意識障害，ムスカリン受容体遮断作用で頻脈が，アドレナリン $α_1$ 遮断作用で縮瞳，低血圧，低体温が認められる．最も危険な中毒症状として，膜興奮性（キニジン様）作用による心毒性である．心筋伝導障害や心室性不整脈を起こす．QRS時間の延長やQTc時間の延長を伴う洞性頻脈で，QTc時間よりもQRS時間の延長が鋭敏な指標とされ，0.12秒以上の延長は重症とされている．

　第2世代抗うつ薬には，三環系のアモキサピン（アモキサン®）や四環系のマプロチリン（ルジオミール®），ミアンセリン（テトラミド®）があり，表V-S-13の作用が知られている．第1世代抗うつ薬同様の副作用が生じるが，急性中毒の場合も，第1世代抗うつ薬同様の症状がみら

れるが，膜興奮抑制作用をもたないため，心毒性は強くない．しかし，病態は不明だが中枢神経毒性が強く，けいれん発作が生じやすい．アモキサピンのけいれん発作は重積しやすく抗けいれん薬が効きにくく難治性であることが知られている．さらに，マプロチリンやミアンセリンなどでは常用量でもけいれん発作が生じる．これらの薬剤は常用量の10倍程度の服用で中毒作用が起こるとされ，中毒量は10 mg/kg以上，致死量は20 mg/kg以上とされているものの，個人差が大きく服用量での重症度判断はできない．これらの薬剤の中毒による重症度の指標は，第1世代のような心電図異常などが出ないことも知られている．

第3世代抗うつ薬のSSRIにはパロキセチン（パキシル®）やフルボキサミン（ルボックス®），SNRIであるミルナシプラン（トレドミン®）などでは，中枢性ノルアドレナリン・セロトニンの再取り込み阻害作用以外の薬理作用は弱いものしかないため，大量服薬しても致死的な中毒作用は出現しない．

注意しなければならないのは薬物相互作用が出現することであり，特にワルファリンの作用が増強されて出血が起こることが知られている．ワルファリンのS-鏡像体はチトクローム P450 酵素系イソザイムのCYP2C9で，R-鏡像体はCYP1A2，CYP2C9，CYP3A4によって代謝されるが，これらの酵素作用の阻害を抗うつ薬が起こすことが知られている．しかし，SNRIは薬物相互作用をきたさないため，安全に使用可能である．

❖ アセトアミノフェン

代表的な解熱鎮痛剤薬であり，小児に頻用され，感冒薬などの市販薬も多数含んでいる．中毒量は小児では150 mg/kgで重症化する症例はフェノバールなどチトクローム P-450 を誘導する薬の使用や低栄養状態などである．中毒作用は本剤の代謝産物N-アセチルベンゾキノンが蓄積すると蛋白や核酸と結合し，肝細胞壊死，尿細管壊死をもたらす．本剤は経口摂取後速やかに吸収され，1〜4時間で血中最高濃度となる．中毒症状を呈する場合は服薬から認められる中毒症状が経時的に増悪することが知られ，Phase I〜IVに分類されているので注意が必要である（表V-S-14）．肝酵素，ビリルビン，プロトロンビン時間を連日測定するが，肝障害発生の予測にはRumack-Matthew nomogram（図V-S-3）が用いられる．このノモグラムは摂取4時間後から活用可能であり，最上の点線（lower limit for high risk group）より血中濃度値が上方にある場合には致死的な肝障害を引き起こす可能性があることを示している．また，真ん中の点線（lower limit for probable risk group）と上方の点線の間にある場合には重篤な肝障害を引き起こす可能性がある．最下方の直線（treatment nomogram line）と真ん中の点線との間に血中濃度があれば，アセチルシステインの投与が勧められる．

解毒剤は肝のグルタチオン欠乏を補充する目的でN-アセチル-L-システイン（ムコフィリン®）をできるだけ早期（8時間以内）に投与するが，24時間までの使用が有効とされている．使用量は初回投与が140 mg/kgで，維持量は70 mg/kgを4時間毎に3日間投与する（表V-S-15）．

日用品

❖ タバコ（ニコチン中毒）

タバコ誤飲は異物誤飲，あるいは小児に中毒を起こす物質として，最も頻度の高い日用品である．ニコチンの急性致死量は幼児で10〜20 mgといわれ，市販のタバコで1/2〜1本にあたる．ニコチンの溶出に時間がかかることが知られるとともに酸性液（胃液）での吸収にも時間がかかり，胃液中15分間で3％しか吸収されない．しかし，タバコが浸漬しニコチンが溶出した液を

表V-S-14 アセトアミノフェンの経過時間と中毒症状

| Phase Ⅰ：0.5〜24時間 |
| 一見して正常にみえる，食欲不振，悪心・嘔吐，蒼白，発汗，全身倦怠感． |
| Phase Ⅱ：24〜72時間 |
| 腹痛（右季肋部），肝障害（肝酵素上昇，ビリルビン上昇），プロトロンビン時間の延長，腎機能の悪化，BUNの上昇． |
| Phase Ⅲ：72〜96時間 |
| 小葉中心性肝細胞壊死（黄疸，肝性脳症），凝固異常，腎障害，心筋障害．腎不全と肝不全・肝性昏睡で死亡． |
| Phase Ⅳ：96時間〜14日間 |
| Phase Ⅲの多臓器障害が重篤になれば死亡．多臓器不全に陥らなければ，軽快に向かう． |

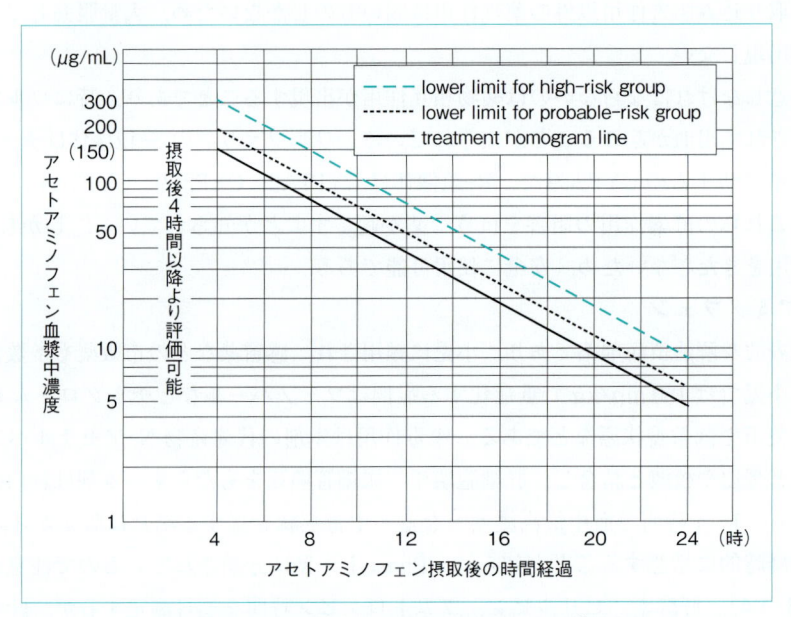

図V-S-3 Rumack-Matthew のノモグラム

表V-S-15 アセチルシステイン投与72時間プロトコール

初回投与量	アセチルシステインとして 140 mg/kg 投与する．アセチルシステイン内容液 17.6％「センジュ®」を用いた場合，0.8 mL/kg を投与する．
継続投与量	初回投与4時間後から，4時間毎にアセチルシステインとして 70 mg/kg を 17 回，72時間まで投与する．アセチルシステイン内容液 17.6％「センジュ®」を用いた場合，0.4 mL/kg を投与する．初回投与と合わせると合計 18 回投与となる．
投与方法	経口投与の場合は清涼飲料水などで 3〜4 倍（約5％液）に希釈して投与する．経口投与が困難な場合には，胃管より投与する．活性炭を投与した場合には，アセチルシステインの初回投与は，活性炭投与1時間後に開始する．

飲むと速やかに吸収され，60分以内に中毒作用である吐き気・嘔吐が出現する．

実際には乾いた葉や吸殻で誤飲量が 2 cm 以下（誤飲量が不明な場合も）であれば，空吐きさせて様子をみて4時間経ても症状（吐き気・嘔吐，顔色不良）が出現しなければ問題ないとされている．

以上から，ニコチンが溶出した液，2 cm 以上の誤飲，症状（上記）が現れた場合には胃洗浄

を行うことが原則となっている．誤飲した時間，誤飲した性状，誤飲量を確認することが重要である．実際には誤飲量が不明なことが多く，電話などの問い合わせにおいては，誤飲した際に吐かせようと思うばかりに水分を飲ませてしまうと胃液が希釈され酸性度が低下し吸収促進につながるために，空吐きが原則であることは伝える必要がある．

❖ 防虫剤

1）樟　脳

樟脳（カンフル）はクスノキに含まれ，外用薬として，メンターム，ヴィックスヴェポラップなどに使用されている．急性中毒は中枢神経系の興奮作用であり，興奮，めまい，頭痛，嘔吐，錯乱，幻覚，けいれん，昏睡，呼吸停止に至る．小児では 0.5 g の服用で治療対象となるがけいれんと呼吸障害に対する対症療法が主で，けいれん誘発のために原則として胃洗浄は行わない．

2）ナフタリン

ナフタリンはその代謝産物 α-ナフトールの溶血作用が知られているが，溶血性貧血は摂取後 2〜4 日目に出現する．他に，嘔吐，下痢，錯乱などがみられ，排尿障害，暗褐色尿，蛋白尿などがみられる．

碁石型防虫剤の代表であり誤飲事故が多いが，脂溶性のために牛乳を服用させての催吐・胃洗浄は禁忌である．治療は重炭酸ナトリウムによる尿アルカリ化と輸液負荷を図り，強制利尿を行う．

3）ホウ酸団子

ゴキブリ駆除に用いられ，家庭で作成使用例も多くホウ酸濃度が一定でないことは注意すべきである．乳児の致死量は 4〜6 g といわれ，ゴキブリ用殺虫剤ではホウ酸濃度 15〜45% と高濃度であるため，注意が必要である．ホウ酸は消化管，粘膜，傷ついた皮膚から速やかに吸収され，吸収後の排泄は遅い（80〜100% の排泄には 5〜78 日間）．

中毒症状として，悪心・嘔吐，下痢で始まり，猩紅熱様の皮膚症状がみられ，3〜5 日目に表皮が剥離する．中枢神経作用として，頭痛，せん妄，脱力感，けいれんがあり，ほかに，腎不全（尿細管上皮細胞障害），代謝性アシドーシスがみられ，便は青緑色になることが知られている．

特異的治療はなく，解毒薬・拮抗薬もないので，誤嚥に注意して，胃洗浄・活性炭注入，塩類下剤投与を行う．血液（腹膜）透析は血中のホウ酸除去に有効とされている．

❖ 灯油など石油製品（石油，マニキュア除光液など）

灯油を誤飲した場合，消化管から血液中に吸収される量はごく微量であり，臓器毒性はみられない．問題となるのは揮発ガスの呼吸器への吸引による化学性肺炎である．肺に入るとしばしば致命的となるので，胃洗浄は通常禁忌とされている．大量（1 mL/kg 以上）に飲んだ場合には胃洗浄したほうがよいとする意見もあるが，量にかかわらず胃洗浄は効果がないとする意見もある．胃洗浄する際には気管挿管して行うべきである．

小児が灯油を微量でも吸入すると，直ちに咳嗽，あえぎなどの症状が出る．重症例になると喘鳴や呼吸困難，チアノーゼが現れ，出血性肺炎に至る場合もある．

以上から，灯油誤飲を疑われる小児，あるいは誤飲しなくても衣類などに付着している場合も必ず受診させて胸部 X 線撮影を行い，必要なら入院させて経過をみるべきである．

治療は細菌の二次感染予防のために抗菌薬を投与する．ステロイド薬の経静脈投与に関しては controversial であるが，使用しないほうがよいとする意見が多いようである．しかし，喘息同様入院期間が短くなるという自験成績はある．

❖ その他の中毒物質
1) 銀 杏

銀杏中毒の症状は吐き気・嘔吐，腹部膨満，けいれんの群発などである．銀杏には 4-O-methylpyridoxine（4' MPN）が含まれている．この 4' MPN はビタミン B_6（リン酸ピリドキサール）に類似しているため，ビタミン B_6 の作用を競合阻害する．この阻害によりグルタミン酸脱炭酸酵素の活性低下が起こり，グルタミン酸の代謝が抑制され，その代謝産物である抑制性神経伝達物質の GABA の産生低下が起こるために中枢神経系における GABA の低下，グルタミン酸の増加でけいれんが群発すると考えられている．また，Auerbach 神経叢における GABA の低下で腸管蠕動運動の低下から腹部膨満，嘔吐が発現するものと考えられる．

小児や低栄養状態，抗菌薬による腸内細菌叢の乱れによってビタミン B_6 の欠乏状態にある場合では上記の症状が容易に発現しやすいと考えられる．

治療はリン酸ピリドキサールの静注（8 mg/kg）が推奨されており，けいれんにはジアゼパム（DZP）が有効であり，催吐・胃洗浄はけいれんを誘発するため，禁忌である．

2) フグ中毒

多種の毒フグの食用で起こるが，可逆性神経毒のテトロドトキシンにより，知覚・運動神経を障害し，最終的には呼吸筋麻痺を起こし，意識障害を起こしてくる．昏睡状態にみえるが実際には脳波は正常であり，周囲の会話などの記憶も保たれている．

摂取後症状が進行するため，輸液を行い，8～12 時間は観察する．呼吸筋麻痺が生じたら，人工換気で対応するが，1～3 日で回復してくるのが一般的である．

3) 毒キノコ

腹痛，嘔吐，下痢などの胃腸障害型が最も多いが，副交感神経刺激症状の強いベニテングダケなどのムスカリン型や中枢神経障害を主とするイボテン酸型，アルデヒド脱水素酵素障害のコプリン型，肝腎毒性の強いアマニタトキシン型などがある．

一般的な治療は肝腎障害例では血液浄化療法が用いられるが，他では輸液療法のみである．

❖ 誤飲そのものによる障害を起こすもの
1) ボタン電池

ボタン型電池にはアルカリ電池，空気亜鉛電池，リチウム電池の 3 種類があり，前 2 者が強アルカリを内蔵しているが，電圧の高いリチウム電池が実際には問題になりやすい．いずれの種類も誤飲後の腸壁接触で電気が流れ，陽極管の崩壊による内容流出，陰極管でのアルカリ生成が起こるため，局所組織の腐食が起こる．この変化を起こす時間が問題になるが，いずれの種類でも大量にアルカリが溶出・産生されるのはおおよそ 72～144 時間とされている．その障害作用から，電池が消化管の 1 カ所に長時間停滞することが問題とされ，その時間は 72 時間が限界と考えられている．

実際には寿命が長く，大型（径 20 mm 以上）で電圧が高く，放電力の高いリチウム電池が最も問題となりやすい．リチウム電池を鼻に詰めたり，食道に停滞することで局所粘膜の腐食作用が強く，穿孔や瘢痕化など起こす．上記の場合は直ちに摘出が原則となる．

治療としては，誤飲してすぐの場合には胃内にとどまっていることが多いため，このような場合にはマグネットチューブで摘出を図るが，胃を通過している場合には排泄を促すため下剤の投与などを行い，停滞しないかどうかのフォローを行う．もしも憩室などへの迷入で停滞した場

合，8時間以上の固定は危険とされるので，腹痛などが出現しない限り24時間毎のX線撮影観察が望ましい．停滞した場合や腹痛などの症状が出た場合は内視鏡または外科的処置を行う．

2) 硬　貨

誤飲物のなかでも多い部類に入るが，500円玉までは排泄すると考えられている．硬貨誤飲で問題になるのは食道の生理的狭窄部位（第1～3狭窄部位）に停滞する場合である．食道壁の圧迫壊死を起こし，重篤な縦隔洞炎を起こすことが知られているため，食道に停滞している硬貨はバルーンカテーテルなどを用いて引き上げるか，胃内に落とす．

食道停滞例の症状は嘔咽や胸部違和感がみられるが軽微であり，意外に気づかれにくいので注意が必要であるが，疑えば，診断は胸腹部X線撮影で容易につけられる．

3) 磁　石

2個以上の磁石は腸内で腸壁越しに吸着し合って腸壁穿孔を起こすことがあるため，胃内で確認したらマグネットチューブで摘出する．腸内では停滞の有無を厳重に観察し，電池の場合と同じ対応を行う．

4) 鋭利（端）な物

針，釘，画鋲などがあるが，食道・胃内の場合，マグネットチューブもしくは内視鏡で摘出する．マグネットチューブで引き抜く場合，喉頭から咽頭部の損傷予防に挿管チューブを鞘とし，そこにマグネットチューブの先端と異物を納めて一緒に引き抜く．他に細長い物，巨大な物などの摘出は気管内挿管全麻下での内視鏡的除去が求められる．

5) 強酸・強アルカリ液

家庭用のトイレ洗浄剤などに含まれているため，時に小児では誤飲するケースがある．強い粘膜腐食作用から重篤な消化管（口腔内～食道～胃腸）の腐食びらんを生じる．酸の場合には量より濃度が問題となり，胃壁が主に障害される部位であり，濃度を薄めるために水分（牛乳など）投与が必要となる．アルカリは胃内に入ると中和され，胃壁障害は軽度とされ，食道の障害が強い．粉・固形物では口腔内～舌，咽頭～上部食道が強いとされ，液体の場合には食道全体である．

催吐および胃洗浄は禁忌であり，タンパク質の含量の多い食材（牛乳，生卵白など）を投与して，粘膜保護を図る必要がある．

6) 漂白剤

塩素系漂白剤（ハイター，カビキラーなど）として次亜塩素酸が用いられている．次亜塩素酸はそれ自体に強アルカリ液と同じ，腐食作用粘膜・粘液と反応して塩酸を生じることが知られている．強酸・強アルカリ液と同様に催吐・胃洗浄は禁忌であり，同様の対応が必要である．

7) シンナー

ヒトの経口推定致死量は15～30 mLであるが，急性中毒か慢性中毒か，経口誤飲か吸入かをみる必要がある．

吸入時は気管支・喉頭の刺激感，肺水腫，誤嚥性化学性肺炎（出血性肺炎），多幸症，頭痛，めまい，運動失調などがみられる．経口では心室細動などの不整脈，異様な興奮，大量では錯乱，昏睡となる．

問題になるのは慢性吸入者であり，肝障害，好酸球増多，腎障害（血尿，蛋白尿，尿細管性アシドーシス，腎不全）などを起こすとともに，横紋筋融解症（CPKの上昇，ミオグロビン尿症），胃腸障害，嗜眠，幻覚，末梢神経傷害，小脳性運動失調なども呈し，骨髄抑制も起こって

表V-S-16 麻薬・覚醒剤中毒の比較

	麻薬	覚醒剤
薬品名	コカイン・大麻 ヘロイン・モルヒネ	アンフェタミン・メタンフェタミン 脱法ドラッグ（MDMA，MDEA）
薬理作用	中枢神経抑制作用 交感神経刺激作用（弱）	中枢神経興奮作用 交感神経刺激作用（強）
瞳孔	縮瞳→重症化→散瞳	散瞳
皮膚	低体温傾向	蒼白，湿っぽい，振戦あり
その他の作用	意識低下，呼吸抑制 血圧低下，多幸感 末梢血管拡張	頻脈，血圧上昇，体温上昇 多幸感，妄想，けいれん ジスキネジアなど不随意運動

表V-S-17 覚醒剤中毒*による臨床症状

	軽度中毒 →	中等度中毒 →	重度中毒
身体的症状	悪心・嘔吐，動悸，頭痛，気分不良，下痢・腹部不快感，排尿困難など	血圧上昇，頻脈，発汗，発熱，紅潮，瞳孔散大，眩しさ，不随意運動ジスキネジア	けいれん，筋硬直，過高熱，アシドーシス，致死的不整脈，興奮・錯乱での運動過多
精神的症状	不穏，不安・焦燥感，めまい，不眠，異様な興奮・落ち着きのなさ		錯乱・興奮状態，妄想（被害・迫害など），幻覚・幻聴，意思疎通困難，情動的・衝動的・暴力的行動，偏執狂的行動
反跳現象	（覚醒剤，断薬後48～72時間後に離脱症状がみられる） 脱力・不快感，倦怠感，抑うつ気分，過眠（←意識障害と間違われる）		

*：アンフェタミン・メタンフェタミンおよび類似化合物（MDMA，MDEA）など．

くる．慢性吸入者は呼気のシンナー臭で診断可能である．

　治療で誤飲した場合，1～2時間以内の胃洗浄は有効なので誤嚥性肺炎を防止するために挿管して胃洗浄を行う場合もあるが，家庭での応急処置では催吐は禁忌である．

8）麻薬・覚醒剤

　小児においても，マルトリートメント行為としての麻薬・覚醒剤中毒がまれに経験される．原因不明の失調や言語不明，意識障害などでの来院が多い．中枢神経抑制で交感神経刺激が弱いのが麻薬であり，覚醒剤は中枢神経興奮作用と交感神経刺激が強い特徴がある．大麻や脱法ドラッグの浸淫で子どもたちの中毒例にも遭遇することを忘れないように診療すべきである．両者の違いは表V-S-16に示した．また，覚醒剤中毒は多く，少量服用による軽度中毒～中等度～重度と症状が異なるので，注意が必要である．家族から混ぜて摂取させられていた2歳児では祖母の観察によって「吐いて力が入らない，言葉も何か不明瞭」という主訴で発覚したケースもある（表V-S-17）．

　麻薬・覚醒剤中毒を疑った場合の診断としてはトライエージ®がある．これらを使って小児においても積極的に診断をしていく時代になったと感じている．

【市川 光太郎】

3 頭部外傷
traumatic head injury

　頭部外傷ではことのほか，家族の不安が強く，過剰検査を希望されやすいが，この不安な保護者の心情に同調して心配を共有してあげることが求められる．また，安易に大丈夫と言い切ったりしないことが重要である．
　頭部CT検査の適応は難しいことが多く，さまざまなガイドライン，アルゴリズムがあるが，これらを十分に理解したうえで検査の適応の検討を行う必要がある．また，検査を行った際にも軽微な頭蓋内損傷を見逃さないよう，的確な画像診断を行う必要がある．また，低年齢児ほど頭部外傷における児童虐待を看過しないように努め，総合的判断が必要である．

分類と症状

❖ 頭部打撲の分類

　頭部打撲による頭部外傷は5つに分類される（表V-S-18）．さらに，頭蓋内損傷は6つに分類され，頭部皮膚の損傷も4つに分類される．

表V-S-18　頭部外傷の分類

（1）単純打撲	⑤脳実質内・脳室内出血
（2）脳震盪	⑥びまん性軸索損傷
（3）頭蓋骨骨折	（5）頭部皮膚の損傷
（4）頭蓋内損傷	①単純打撲痕
①急性硬膜外血腫	②切傷・裂創
②急性硬膜下血腫	③挫傷
③クモ膜下出血	④皮下血腫
④脳挫傷	

❖ 頭蓋内損傷の分類とその特徴

1）びまん性脳損傷

①脳震盪

　古典的定義として，受傷直後より昏睡状態を呈するが，6時間以内に意識の改善が認められる状態とされている．多くが受傷直後に一過性の見当識障害を含む意識障害を呈するが，CT所見では明らかな異常を認めない．逆行性および順行性の健忘を伴い，受傷数時間から数日間の記憶が不明瞭などの症状がみられるが，可逆性であり，後遺症は残さない．

②びまん性軸索損傷

　びまん性軸索損傷（diffuse axonal injury：DAI）は主に頭部の回転性加速度損傷において白質の剪断力による神経線維断裂により生じた，びまん性脳損傷における病理学的概念である．臨床症状は急性期は意識障害であり，頭蓋内占拠病変が認められないのに意識障害が受傷直後より継続する頭部外傷として定義されている．頭部CTでは受傷直後は異常を認めないが，MRIでは脳梁や脳幹部に異常信号域を認めDAIと診断されることが多い．

③ びまん性脳浮腫

両側大脳半球が脳腫脹をきたし，著しい頭蓋内圧亢進症状をきたす病態であり，CT上，脳溝が確認できない，脳室が圧排され狭小化しているなどが確認される．小児重症頭部外傷では頻度が高い．病態としては外傷に伴う脳血管のうっ滞による血管床の拡大が起こるためと考えられている．受傷直後からの意識障害を認める症例では清明期が存在した症例より予後不良であることも知られている．

2) 局所性脳損傷

① 急性硬膜外血腫

急性硬膜下血腫より高エネルギー外力によることが多く，頭蓋骨骨折を伴いやすいが，硬膜血管や板間静脈の豊富な小児の8〜20%では頭蓋骨骨折を伴わないともいわれる．CT上凸レンズ上の血腫を認め，一般的に硬膜下血腫より予後良好なことが多い．しかし，受傷直後より意識障害が遷延したり，その程度が強い症例は予後不良である．

② 急性硬膜下血腫

わが国では室内での転倒など軽微な外傷でも起こりうるとされてきた（中村のⅠ型）が，1歳未満の重症な頭蓋内出血の95%は虐待との諸外国の報告があり，本症を認める乳幼児では，まずは児童虐待を否定する必要がある．特に大脳半球間裂に認める場合には児童虐待（揺さぶられっ子症候群）での特異度が高いといわれる．瞳孔不同や片麻痺を認める症例は硬膜外血腫より頻度が高いとされ，穿頭，開頭血腫除去術が遅れると重篤な脳損傷が起こりやすい．

③ 脳挫傷・脳内血腫

脳実質の挫滅創で出血を伴い受傷と同時に発症するが，初期CTでは明らかにできないこともあり血腫や浮腫を伴って診断されることもある．CTよりMRIが鋭敏にとらえることが可能である．同時に発生する頭蓋内圧亢進の程度が予後を左右する．

3) 若年性頭部外傷症候群

軽症頭部外傷後，意識清明期を経て意識障害，嘔吐，けいれんを起こしてくる病態であり，学童期から思春期にかけて多い．頭蓋内出血は伴わず予後良好であるが，このような病態の存在も知っておく必要がある．

4) 軽症頭部打撲後嘔吐症

転落・転倒による軽微な頭部外傷（画像診断での異常も認めない）症例において，受傷後数時間以内に嘔吐を頻回に繰り返しぐったりする症例に遭遇する．これは頭部打撲のストレスにより生じるものでアセトン血性嘔吐症とも呼ばれるが，アセトン血症が病態であり，糖液の入った輸液にてすぐに軽快するが，実際の臨床現場では頭蓋骨骨折や頭蓋内病変を除外しておく必要がある．

❖ 頭部外傷における症状

頭部外傷時の症状として，打撲部の頭部皮膚における局所病変，および嘔吐や顔色など全身症状，さらに意識レベルなどの中枢神経症状の3項目に分けて，観察・評価することが重要である．

3症状項目において，下記の徴候がチェックされる場合には頭蓋骨骨折の有無，頭蓋内病変の有無について精査が必要である．

1) 局所での重要な所見

- 縫合が必要な裂傷．
- 強い圧迫を必要とする出血を伴う挫傷．

- 明らかに触れうる頭血腫（特に前頭部以外）．
- 広範な顔面外傷を伴っている．
- 打撲部が陥没している．
- 血性もしくは髄液を思わせる耳漏，鼻漏などがある．

2）全身症状としての症状
- 頻回嘔吐（4～5回以上）．
- 頭痛を強く訴える．
- 持続する顔色不良．
- 眠ってばかりで刺激にもきちんと覚醒しない（反応が鈍くボーッとしている）．
- 座れない，動けない．
- しゃべれない．

3）神経症状（意識レベル）の有無
- 打撲直後の意識消失が1分間以上みられた．
- 意識がない状態が続く．
- 打撲後の意識レベルが一定しない（異様に興奮したり，ボーッとしたりを反復）．
- 目の焦点が定まらない．
- けいれんを認めたり，けいれんが持続している．
- 感覚・運動異常などの巣症状を認める．

以上のような3項目に該当する場合に頭蓋骨骨折，頭蓋内損傷の有無を正確に評価する必要がある．実際に局所所見が強い場合には，意識レベルの障害時の危険率2.36に比し，特に頭蓋骨骨折の頻度が高くなり，頭蓋内損傷が存在する危険率（4.87）も高くなることが知られている（図V-S-4）．

診療対応の基本

❖ 頭部外傷評価の前に呼吸循環機能の評価が不可欠

頭部外傷の対応マニュアルとしては，受傷機転の詳細な問診は無論のことであるが，これに先行して正確なフィジカルアセスメントが不可欠であり，呼吸循環障害の有無（多臓器障害の有無，大量出血の有無など）を素早く評価し，安定している状態か否かを評価することが求められる．すなわち，外観と呼吸状態と皮膚の循環の3項目を瞬時に評価するpediatric assessment triangle（PAT）を重要視して呼吸循環障害不全などの緊急度を評価するとともに，意識レベルとバイタルサインを正確に評価して，検査・治療に進む必要がある．帰宅可能と判断された場合には表V-S-19に示すような家庭での観察項目を指導し，再受診に必要な症状を明示してあげることが重要となる．

❖ 軽症頭部外傷におけるCT検査の適応ガイドライン

頭部CT検査の適応に関する意見はいろいろあり，戸惑うことも少なくない．そのアルゴリズムの1つとして，Nathan KuppermannらはLancet 2009；374：1160-1170に報告した．The Pediatric Emergency Care Applied Research Network（PECARN）により42,412例の小児の軽症頭部打撲（GCS：14か15）における重症脳外傷（clinically-important traumatic brain injuries：ciTBI．死亡，脳外科処置，24時間以上の挿管，2夜以上の入院）のリスクが低い子ど

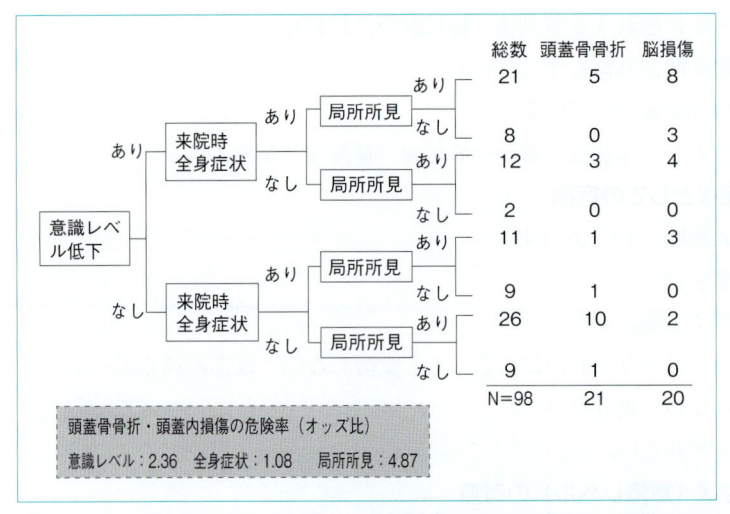

図V-S-4 意識レベル，全身症状と局所所見から分類した病変の有無

			総数	頭蓋骨骨折	脳損傷
意識レベル低下あり → 来院時全身症状あり → 局所所見あり			21	5	8
意識レベル低下あり → 来院時全身症状あり → 局所所見なし			8	0	3
意識レベル低下あり → 来院時全身症状なし → 局所所見あり			12	3	4
意識レベル低下あり → 来院時全身症状なし → 局所所見なし			2	0	0
意識レベル低下なし → 来院時全身症状あり → 局所所見あり			11	1	3
意識レベル低下なし → 来院時全身症状あり → 局所所見なし			9	1	0
意識レベル低下なし → 来院時全身症状なし → 局所所見あり			26	10	2
意識レベル低下なし → 来院時全身症状なし → 局所所見なし			9	1	0
			N=98	21	20

頭蓋骨骨折・頭蓋内損傷の危険率（オッズ比）
意識レベル：2.36　全身症状：1.08　局所所見：4.87

（北九州市立八幡病院小児救急センター）

表V-S-19 頭部打撲後の家庭での観察項目

- □ 子どもの頭部打撲では，受傷直後に症状が出にくい場合も多く，最低6～12時間は自宅安静と十分な保護者の観察が必要です．
- □ 再来必要症状：診察後の帰宅途中や自宅で，下記の症状が認められたら，直ちに再受診してください．
    - ◇ いつもと異なる症状（何となく変，元気がない，など）
    - ◇ 名前と場所に関する物忘れ
    - ◇ よく寝てばかりで，眠気が強い
    - ◇ 起こしても起きれないほど睡眠する
    - ◇ だんだんひどくなる頭痛（起きておれない）
    - ◇ けいれん（目つきが変，蒼白発作など）
    - ◇ 真っ直ぐ歩けない（ふらつく），四肢の動きが変
    - ◇ 血性～髄液様の耳漏・鼻漏がみられる
    - ◇ 2～3回以上の嘔吐
    - ◇ 眼が見えづらい・二重に見える（複視）
    - ◇ 顔や手足に力が入らない（脱力），しびれを訴える
    - ◇ 38.5℃以上の風邪症状のない発熱
    - ◇ 首を痛がる（上下・横に動かせない）
- □ 頭を打ったことは1週間～10日間は忘れないようにして，突然，吐いたり，顔色不良になった場合は，慢性硬膜下血腫を念頭に緊急受診を！

（北九州市立八幡病院小児救急センター）

もたちの予知因子を抽出した．その結果は2歳未満のciTBI否定の予知因子は「意識の正常，前頭部以外の頭血腫の存在なし，意識障害のないこと（5秒以上），高エネルギー受傷のないこと，触診可能な頭蓋骨骨折がないこと，保護者の態度が普通であること」で，2歳以上では「意識の正常，意識障害のないこと，嘔吐がないこと，高エネルギー受傷のないこと，頭蓋底骨折がないこと，強い頭痛がないこと」と報告し，頭部CT検査施行のアルゴリズムを危険率とともに報告した（図V-S-5）．

❖ 実際の頭部外傷対応ガイドライン

日本神経外傷学会は2006年に「重症頭部外傷治療・管理ガイドライン第2版」を示し，小児に対する治療・管理に関しても記載し発表している（表V-S-20）．受傷現場での対応，搬送施設の選定基準，搬入時対応の注意点，初期治療の基本まで記述されていて，わかりやすく，基本

○2歳未満

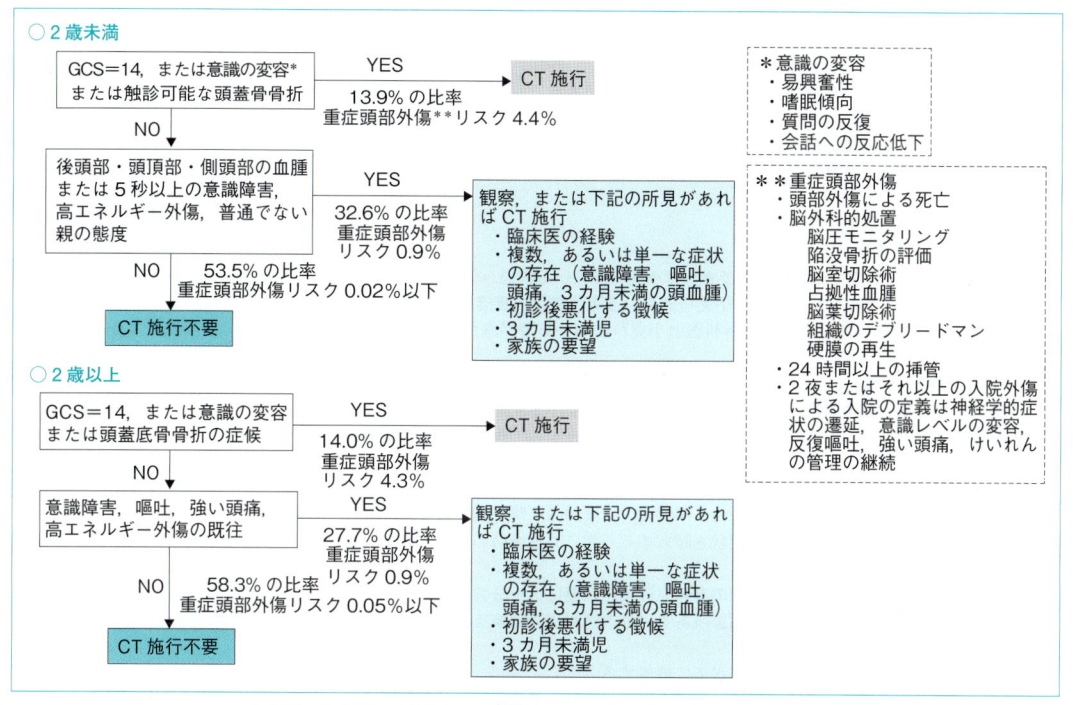

```
GCS=14，または意識の変容*
または触診可能な頭蓋骨骨折
   │
   ├─YES→ CT施行
   │      13.9%の比率
   │      重症頭部外傷**リスク 4.4%
   NO
   │
後頭部・頭頂部・側頭部の血腫
または5秒以上の意識障害，
高エネルギー外傷，普通でない
親の態度
   │
   ├─YES→ 観察，または下記の所見があれば CT施行
   │      32.6%の比率
   │      重症頭部外傷リスク 0.9%
   NO    53.5%の比率
   │    重症頭部外傷リスク 0.02%以下
CT施行不要
```

*意識の変容
・易興奮性
・嗜眠傾向
・質問の反復
・会話への反応低下

**重症頭部外傷
・頭部外傷による死亡
・脳外科的処置
　　脳圧モニタリング
　　陥没骨折の評価
　　脳室切除術
　　占拠性血腫
　　脳葉切除術
　　組織のデブリードマン
　　硬膜の再生
・24時間以上の挿管
・2夜またはそれ以上の入院外傷による入院の定義は神経学的症状の遷延，意識レベルの変容，反復嘔吐，強い頭痛，けいれんの管理の継続

○2歳以上

```
GCS=14，または意識の変容
または頭蓋底骨骨折の症候
   │
   ├─YES→ CT施行
   │      14.0%の比率
   │      重症頭部外傷リスク 4.3%
   NO
   │
意識障害，嘔吐，強い頭痛，
高エネルギー外傷の既往
   │
   ├─YES→ 観察，または下記の所見があれば CT施行
   │      27.7%の比率
   │      重症頭部外傷リスク 0.9%
   NO    58.3%の比率
   │    重症頭部外傷リスク 0.05%以下
CT施行不要
```

観察，または下記の所見があれば CT施行
・臨床医の経験
・複数，あるいは単一な症状の存在（意識障害，嘔吐，頭痛，3カ月未満の頭血腫）
・初診後悪化する徴候
・3カ月未満児
・家族の要望

図Ⅴ-S-5　頭部 CT 撮影のアルゴリズム（PECARN）

的な実践ガイドラインとして有用と思われる．

　診療手順では，日本外傷学会は外傷初期診療ガイドラインにおいて，病態と診療手順を示している（図Ⅴ-S-6）．一次性脳損傷から波及する二次性脳損傷の病態，さらに，頭蓋外因子による呼吸循環能（ABC：気道（A），呼吸（B），循環（C）の評価）を病態把握で評価し，初期対応（primary survey）における ABCD の意識レベル（D）の評価を「切迫する D」として評価することを勧めている．すなわち，GCS 8 以下，急激に下がる意識レベル（GCS 2 点以上），脳ヘルニア徴候（瞳孔不同，片麻痺）などを注意深く観察し，頭蓋圧亢進症状を看過しない，早期発見することが求められている．切迫する D に注意を払いながら，二次対応（secondary survey）に進み，ここで初めて，頭部 CT 検査による画像評価，そして，頭蓋内圧モニタリングなどの頭蓋内圧制御，さらに手術療法を行っていくような手順がガイドラインには明記されている．

❖ 頭部外傷における primary survey，secondary survey の実際

　詳細な神経所見のチェックに気を取られ，気道閉塞，緊張性気胸などの不適正換気，腹腔内出血などショック状態を看過して対応が遅れないことが最重要課題となる．

1）呼吸循環状態の確保の最優先

◯ **酸素化の確保**……100%酸素投与，マスク＆バッグ，気管挿管．
・気道開通性のチェック（意識障害時は開通性なしと仮定して対応→意識清明，自発呼吸の陽性は開通ありと判断）．
・気道確保の困難性のチェック（巨舌，狭口蓋など）．
・頸椎・頸髄損傷を合併しているとして頸椎固定を行う．

◯ **循環動態（血圧）の確保**……頭部外傷患児においても，出血性ショックを引き起こしていることも少なくない．この際の輸液内容に関する議論は少なくない．

表V-S-20　頭部外傷対応のガイドライン（2006年版）

○ 病院到着前救護（プレホスピタルケア）
成人と同様で二次的損傷を可能な限り防ぐことが目的である．
以下の処置をすることが望ましい．
- 低血圧と低酸素症は確認のうえ，直ちに補正．
- 補助的な酸素投与，気道の確保，呼吸の維持．
- 頸椎保護．
- 合併損傷への応急処置．

○ 専門施設への搬送基準．
- CTを備えた救急病院で脳外科医，できれば小児科医のいる施設への搬送が望ましい．
- GCSスコア9〜13では脳外科医と小児科医のいる専門施設へ直接搬送が望ましい．
- GCSスコア3〜8の重症例では脳外科医と小児科医のいる専門施設，または救命救急センターに直接搬送することが望ましい．

○ 来院時の診療上の注意点
- 無呼吸，低換気，気道閉塞により容易に低酸素症，低血圧をきたしやすい．
- 皮膚蒼白，不活発，頻脈を認めた場合にはショックとみなし，対応すべきである．
- 低血圧はショック症状後に出現するので注意が必要である．
- 頭蓋内損傷があっても局所所見がとらえづらい．
- 幼児では，けいれん，嘔吐，顔面蒼白，不機嫌，大泉門の膨隆，頭囲拡大，片麻痺，発達遅滞などをチェックする．
- 病歴では受傷機転，意識の経過，症状を聴取する．常に児童虐待も念頭に置く．既往では喘息，出血性素因のチェックが必須である．
- 診察の患児の全身をみて，児童虐待の有無もみる．保温には十分留意する．
- 児童虐待が疑われた場合には児童相談所あるいは市町村に通報する．

○ 来院後の初期治療
- 全身状態の瞬時把握と救急処置がすべてに優先する．
- 初期治療は気道の確保，呼吸の維持，循環の管理であり，低血圧と低酸素は確認のうえ直ちに補正することが望ましい．
- 血圧は頻回に測定し，正常収縮期圧の維持のために時宜を得た適切な補液（等張液）が望ましい．
- GCSスコア8以下，および低換気では気道管理が望ましい．蘇生後はまず100％酸素投与を行う．
- 頸椎保護を前提とする．

（日本神経外傷学会）

- 可及的速やかに（骨髄針を用いてでも），0.9％生理食塩水20 mL/kg/時投与．
- 膠質輸液製剤，濃厚赤血球液なども適宜使用可．
- 低浸透圧輸液製剤（ソリタ®-T1など）は禁忌．
- 乳酸リンゲル液は乳酸アシドーシスの助長で回避したほうがよいとの意見が多い．
- 海外では3％生理食塩水による脳圧降下作用が認められつつあり，使用報告が多い（わが国では使用が未認可）．

2）小児頭部外傷の特徴に基づいたアプローチ

小児頭部外傷は占拠性病変による脳ヘルニアよりも二次的脳損傷による脳腫脹が多い．

◆ **びまん性脳腫脹の成因**……脳ヘルニア回避にはこの成因への初期対応が不可欠．
- 高炭酸ガス血症の存在，低酸素血症の存在，輸液過剰，けいれん重積．

◆ **占拠性病変を伴う場合**……小児頭部外傷の占拠性病変の割合→30％．
- 外科的治療の適応の迅速診断，硬膜外血腫の有無とその増大の経時的判断．

◆ **頭蓋内圧亢進を招く因子**
- 高二酸化炭素血症，低酸素血症，発熱（下部食道温≧37.5℃），シバリング，疼痛，不適切な鎮静・鎮痛，吸引，けいれん，頭蓋内圧モニターの不具合．

◆ **頭蓋内圧モニターの適応**
- GCS<8かつCTに異常所見がある（頭蓋内圧亢進の危険があると認識）．
- 長期間の鎮静管理のため神経学的評価が困難な場合．
- 同時に動脈圧，中心静脈圧の持続的モニターを行う．

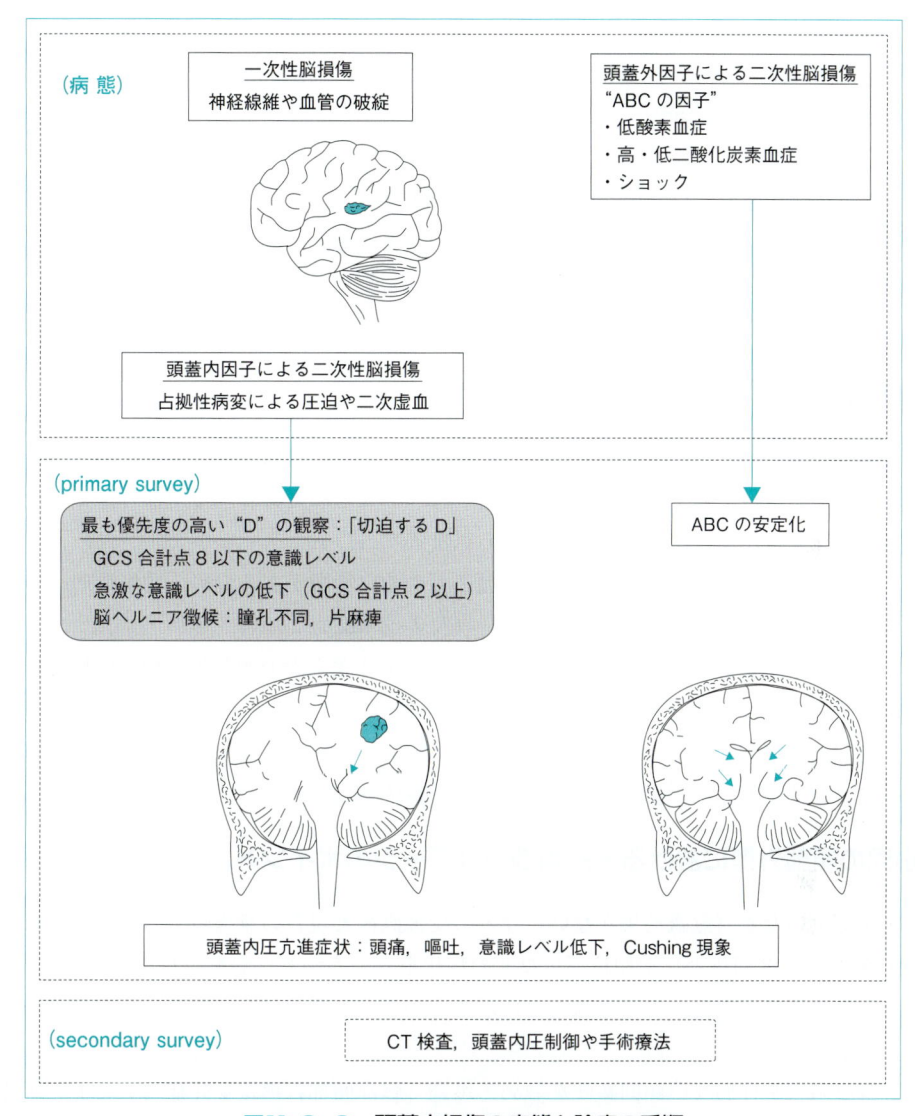

図V-S-6 頭蓋内損傷の病態と診療の手順
（日本外傷学会外傷研修コース開発委員会編：改訂 外傷初期診療ガイドラインJATEC, 日本外傷学会, 日本救急医学会監修, p.9, へるす出版, 2004）

◘ 脳ヘルニアの徴候

・瞳孔散大・瞳孔不同，高血圧，徐脈，片麻痺・除脳硬直肢位.

しかし，これらの徴候を認めても劇的に回復症例があるので，あきらめてはならない.

短時間であれば，$FiO_2 = 1.0$ での過換気では切迫した脳ヘルニアに対して緊急時には非常に有効な手段とされている.

❖ 小児の重症頭部外傷の治療手順（first-tier & second-tier therapy）

1) first-tier therapy

・脳室ドレナージ.
・浸透圧利尿薬（マンニトール，3％生理食塩水）.
・鎮静・筋弛緩薬.

- 頭部挙上・頭部正中位.
  30度挙上にてICP，頸動脈圧は低下するもCPPは変化しない．

2) second-tier therapy
- バルビツレート（barbiturate）療法：頭蓋内圧を降下させる作用は認められるが，予後との相関性は証明されていない．低血圧に注意が必要．
- 過換気療法：first-tier therapy での予防的過換気療法はしない．
- 低体温療法：現時点で有用性は高いと考えられる．
- 外科的外減圧術．

小児の頭部外傷の特徴とその対応

　頭部外傷においても小児特有の特徴があるので，その特徴を押さえて対応・治療管理・病状進行の予知を行っていくことが重要となる．特に2歳未満児における頭部外傷での最大の特徴は児童虐待を見抜かねばならないことである（表V-S-21）.

　また，小児では外傷後にけいれんを起こしやすい特徴があるため，受傷早期けいれん予防のために抗けいれん薬を投与することが多い（表V-S-22）．

　入院観察が適応とされる臨床症状としては，①2歳未満の頭蓋骨骨折（開放骨折，早期CTによる診断，嘔吐）の存在，②神経学的異常を伴う場合，③経時的に悪化するおそれがある外傷（特に急性硬膜外血腫），④脳実質損傷のある場合，などが知られている．さらに，脳神経外科医にコンサルトすべき患児の徴候としては，表V-S-23のような症状が知られている．

小児の頭部外傷における電話相談トリアージのポイント

- すぐ泣いたか（意識消失がない）などの受傷直後と現在の意識障害の有無を尋ねる．
- 嘔吐（2〜3回以上）や顔色不良などの症状を認めるかどうかを尋ねる．
- 局所の損傷（裂傷，皮下血腫など）があるかどうかを尋ねる（頭蓋骨骨折や頭蓋内損傷のリスクが上がる）．
- 意識障害を伴わない頻回嘔吐を認める場合〔軽症頭部打撲後嘔吐症（アセトン血性嘔吐症）のことが多く，輸液が必要〕．
- 高エネルギー外傷（交通事故，転落事故など）が予測される場合．
- 心配が強く，電話での納得が得られないと判断した場合．

など，上記の項目にチェックが入る場合にはCT検査など精査可能な最寄りの高次医療機関（小児科医と脳外科医の常駐している）への受診を勧める．

小児の頭部外傷対応におけるピットホール回避のコツ

❖ Do
- 気道確保，呼吸評価，循環評価（ABC）のあと，すばやく神経学的評価を行う．
- 酸素飽和度は十分に高く保つ．
- 血圧は正常に保つ（10歳以上≧100mmHg，10歳未満≧(80 + 2×年齢) mmHg．
- 低酸素，低血圧は絶対に避ける．
- 初期治療や搬送時はETCO₂モニターを使用して，二酸化炭素を正常に保つ．

表V-S-21　乳幼児（2歳未満）の頭部外傷の特徴

- 軽症頭部外傷の10%に頭蓋骨骨折を伴う.
- 衝撃によりけいれんが起こりやすい.
- 1m以上の高さからの転落の場合，骨折の頻度が上昇する.
- 進行性頭蓋骨骨折は3歳未満の幼児にみられ，多くは受傷後6カ月以内に起こる（硬膜裂傷を伴うような骨折で多い）.
- 大きな弾性のある頭皮下血腫が存在する場合，直下の頭蓋骨骨折が存在しやすい.
- 意識消失は，頭蓋骨骨折より脳損傷を示唆する所見である.
- 多発骨折は虐待による受傷を疑う.

表V-S-22　小児頭部外傷とけいれんおよび嘔吐

- 小児では外傷後けいれんを起こしやすい.
  脳実質損傷がある場合は抗けいれん薬の予防投与が必要である.
    ＊2歳未満：フェノバルビタール（10〜20mg/kgで負荷投与）
    ＊2歳以上：フェニトイン（20mg/kgで負荷投与）
- 小児では嘔吐を起こしやすいので注意が必要（誤嚥性肺炎など）.
- GCS15で神経学的異常所見（−）時の嘔吐は頭蓋内病変によるものではないことが多い.
- 嘔吐が続く場合には，「切迫するD」として，神経症状の注意深い経過観察は必要である.

表V-S-23　脳外科医にコンサルトすべき患児の症状

- 重症頭部外傷（GCS 9未満）.
- 重症外傷の場合は，状態を安定化させ迅速に外傷センターに搬送する（決して，頭部CT検査を待たない）.
- CT検査が利用できない状態で，GCS 15未満が2時間以上続く場合.
- CT検査で異常所見がある.
- 手術適応ではないが，拡大する可能性のある硬膜外血腫の場合.
- 脳挫傷は最初の72時間以内に増大する場合が多く，占拠性病変による影響や脳ヘルニアをきたす可能性がある（特に側頭部病変）.
- 陥没骨折（開放と閉鎖）は手術必要例と不要例がある.
- 穿通性外傷.
- 頭蓋底骨折の臨床所見がある場合.

- 硬膜外血腫が増大する場合の典型的症候を認識する.
- 意識のある患者の突然の徐脈は脳ヘルニアのサインであることを覚えておく.
- 眼瞼の挫傷は隠れた穿通性外傷の可能性があることを忘れない.
- 乳児では，大きな頭血腫，帽状腱膜下血腫や硬膜外血腫が，急性貧血，低血圧の原因になることを覚えておく（特に硬膜外血腫の低血圧・循環不全症状に注意）.

❖ Don't
- 低酸素や低血圧のままで神経症状の精査を行わない.
- 脳ヘルニアを伴う重度の頭蓋内圧亢進でなければ，過換気は行わない.
- 低血圧がある場合には頭部挙上（30度）は行わない.
- 頸静脈の閉塞に注意（頭部は正中位を！）.
- 適切かつ迅速な神経学的評価を行う前に鎮静・筋弛緩を行ってはならない.
- 気道確保や呼吸循環の安定化がなされないうちに，頭蓋内圧亢進症状の治療に目を奪われてはならない.
- 画像診断を行う前に穿通した刺入物を除去してはならない.

【市川 光太郎】

4 動物咬掻傷と刺傷
animal bites or scrach and stings

動物咬掻傷の患者を診察する際には，① 外傷自体の侵襲，② 毒素，③ 細菌感染，④ アレルギー反応の4点を常に考慮すべきである．毒素や感染に対する処置も大切ではあるが，小児では少量の出血でもショックを起こしたり，全身状態も急変したりしやすく，外傷の程度やアレルギー反応といった全身症状の把握に努め，バイタルサインが安定してから局所の処置を行うべきである[1]．

a ペット動物・ヒトによる咬掻傷

■ イヌ・ネコ・ヒトによる咬掻傷：物理的外傷

2010年代になり日本の家庭で飼われているイヌは約1,200万匹，ネコは約1,000万匹にも達している．動物咬傷の大部分はイヌ咬傷であるが，イヌ・ネコやヒトの口腔内にはブドウ球菌・レンサ球菌をはじめとする雑菌が多数存在し，また唾液などの消化酵素を含んでいるため，組織の融解・壊死や感染を合併する危険を伴う．したがって，咬掻傷は傷が小さくみえても汚染創として，はじめから厳重な処置・治療を行わなければならない[1]．

獣医学における医療の発達に伴いイヌ・ネコでも高齢化が進んでおり，動物の加齢に伴う老人（獣？）性痴呆や白内障による勘違いなどにより，飼い主や近くにいた子どもを咬んだり，引っ掻いたりという外傷が増加しているとの報告もある．

このなかでも，わが国で2002年より報告がある「カプノサイトファーガ・カニモルサス感染症」により敗血症に陥った場合には，狂犬病に次ぐ致死率を示す．恐ろしい人獣共通感染症（zoonosis）については，別項にて記述する（「ペット感染症」の項，p. 473 参照）．

❖ 初期治療と処置

最も多いイヌ咬傷では，咬む力が強いため組織の挫滅を伴う．特に小児のイヌ咬傷は，顔面，頸部，上肢に多く，狩猟犬や闘犬など気性の荒いイヌでは致命傷を受けることもある．耳・鼻・口唇をはじめとする顔面では，美容上に重大な瘢痕を残すこともあり，受けた傷を最小限にするためにも形成外科医に治療を委ねるか，少なくとも連携をとったうえで治療を進めるべきである．

ネコは牙が細く鋭いため，傷は小さくても奥深く突き立てられるので感染が多発しやすい．

また，ヒトの口腔の細菌数はイヌ・ネコよりも多いため，ヒトによる咬傷では感染が多いとされており，抗菌薬投与前に必ず培養を行う必要がある．

感染を起こすと発赤，腫脹，疼痛を伴い，膿性の分泌物が認められる．傷はいずれにしても汚染創であり，創を清浄化しても無菌化は困難である．したがって，咬傷は縫合しないのが原則で，創周辺の挫滅組織を切除して高圧の液体で十分に洗浄・消毒したのち，開放したまま治療する．ただし咬傷が関節部分を含む場合には緊急手術を要する．

また破傷風の予防のために，抗菌薬とともに，患児の免疫状態に応じてトキソイド，破傷風免疫ヒトグロブリンを投与する．

狂犬病

　1950年に狂犬病予防法が制定される以前は，日本国内では多くのイヌが狂犬病と診断され，ヒトも狂犬病に感染し多数の死者が出ていた．特に1945年の第二次世界大戦終結後に大規模な流行がみられた．このような状況のなか，狂犬病予防法の施行後，イヌの登録・予防接種の推進，野犬の捕獲などの対策が講じられたことから狂犬病は激減した．ヒトの狂犬病の国内感染例は1956年，動物の感染例は1957年の1頭のネコを最後に報告はない．しかしながら，1970年ネパール（1例），2006年フィリピン（2例）は旅行中にイヌに咬まれ帰国後に発病し死亡した輸入症例はいずれも，発症予防のための曝露後ワクチン接種をしていなかったために不幸な転帰をとった．

　残念なことに21世紀の現在も世界中で毎年55,000人以上が狂犬病の犠牲者となっていると推定されている．狂犬病は南極を除くすべての大陸で，感染が確認されている．流行地域はアジア（インド，中国，パキスタン，バングラデシュ，ミャンマーでは年間1,000人以上），アフリカ，南米である．狂犬病による年間の死亡者推計はアジア地域31,000人（うちインド約20,000人，増加傾向著しい中国では2,000〜3,000人），アフリカ地域24,000人である．罹患動物（アジアではイヌが主な感染源）による咬傷の部位から，唾液に含まれるウイルスが侵入した可能性を否定できないとして，曝露後ワクチン接種者数の年間推計は1,000万人といわれる．

　狂犬病の流行様式は，都市型流行と森林型流行に分けられる．都市型流行は主に都市部の動物の間で流行するものであり，アジア，アフリカ，中南米などの発展途上国において認められ，主にイヌが媒介動物となる．森林型流行は，森の野生動物に狂犬病が流行するものである．欧米での狂犬病患者の発生は，森林型流行によるものが主であり，2007年の米国における狂犬病感染動物の報告では，アライグマ：2659（36.6％），コウモリ：1973（27.2％），スカンク：1478（20.4％），キツネ：489（6.7％）などが主な感染動物であり，ネコ274（3.8％），イヌ：93（1.3％），ウシ：57（0.8％）と続いている．アフリカと中南米ではマングースも媒介動物となっているため，九州や沖縄にハブ撲滅の目的で放たれたものが将来感染を起こした場合には危険な状況が案じられる．

　潜伏期は多くの場合1〜3カ月程度であるが，年余（最長2年）に及ぶこともある．一般的に，咬傷部位が脳に近くなるほど潜伏期が短くなり最短は2週間である．したがって，体格が小さい小児や，咬傷部位が顔面・頸部の場合では，可能な限り早期の処置と曝露後免疫を開始することがいっそう重要である．狂犬病予防注射の副反応を懸念して，ワクチンを接種しないという事態は絶対に避けねばならない．咬傷に対して，狂犬病曝露後免疫に加えて破傷風曝露後免疫も考慮すべきである．破傷風トキソイドと狂犬病ワクチンの同時接種は可能である．

　前駆期には全身倦怠感，咽頭痛，食欲不振をはじめとするかぜに似た症状のほか，焦燥感，頭痛などの非特異的な症状がみられ，咬傷部位のかゆみ（瘙痒感），熱感がみられることもある．

　前駆症状の出現後より，1週間以内に急性神経症状期へ移行する．その後はいかなる治療も無効で，四肢の弛緩性麻痺，呼吸不全，循環不全を認める．昏睡から死亡までの経過は，おおむね2週間以内である．

狂犬病発病後の確立された治療法はなく，ほぼ100％が死に至る最も怖い感染症である．
　イヌ狂犬病の流行を未然に防ぐために，狂犬病予防法に基づいたイヌへの狂犬病ワクチン接種が，今後も継続することが必要である．

ハムスターなどのげっ歯類による咬傷

　広島市では2000年4月から9カ月の間にハムスター咬傷によるアナフィラキシーショックが4件発生した．ハムスターの唾液にアレルギーのある人では，ハムスターに咬まれて唾液が血中に入ると，咬まれるのが2回目以降では強いアレルギー反応が起こりショックになる．咬まれた後に，気管支喘息，じんま疹，目や鼻のカタル症状，消化器症状，血圧の低下などの症状がみられたら，ペットアレルギーによるアナフィラキシーを疑って直ちに救急処置を開始する必要がある（日経メディカル2001年9月号より一部改変）．近年，ハムスターの飼育数の減少に伴いハムスター咬傷の報告はまれになっている．

b 有毒生物による咬傷・刺傷

ハチ刺傷

　ハチ刺傷を起こす主なハチは日本国内では主に3種類あり，毒性はスズメバチ，アシナガバチ，ミツバチの順で強い．毒針は産卵管の変化したもので，刺すのは雌のみである．1匹のハチは刺したときに毒針を抜き取り，何度も刺し直すため1回に刺入する毒量は少ないが，以前に刺されて抗体をもっている場合（IgE RAST，皮内反応陽性）にはアナフィラキシーショックを起こす可能性をもつ．大群に襲われての死亡例の報告もある．年間30〜70例の死亡が報告されているが，その多くはハチ毒の直接作用とハチ毒過敏症によるアレルギー反応の2つからなると考えられている．ミツバチは針と毒腺を残し，そこから発散する警戒フェロモンにより他の仲間のハチが興奮し次々に襲うといわれ，約500刺で毒量が致死量に達する．

❖ **初期症状と処置**

　主な症状は刺傷部の激痛と腫脹であるが，全身症状として，刺傷後数分から10数分で全身にじんま疹が出現し，声門・喉頭浮腫による呼吸困難，嗄声，喘鳴がみられる．さらに，ショック症状として低血圧のほか悪心，嘔吐，下痢，敗血症，急性腎不全まで種々の症状が出現しうる．初期治療としてのアンモニア水を塗布する方法は効果がないうえ，アンモニア自体のアルカリ毒性により，皮膚を傷害することもあるため行わない．局所治療は，ミツバチのように針が残存している場合は，周囲の皮膚をピンセットで大きくつまんで皮膚ごと毒針を取り除く．刺傷局所が腫れている場合には冷やし，ステロイド軟膏を塗布する．

毒蛇咬傷

　毒蛇の特徴は，頭が三角形で体が丸っこくずんぐりしている．日本で臨床的に問題となる毒蛇は3種類で，マムシは九州以北，ヤマカガシは九州・四国・本州，ハブは奄美大島・徳之島・沖縄に棲息している．

毒蛇は牙を立てて毒を注入するが，牙の先端に毒があるわけではなく，先端から数 mm 離れた側孔から出ており，咬まれたら必ず体内に毒が入るというわけではない．

❖ 初期症状と処置

初期症状としては，受傷直後からの灼熱感を伴う激痛，20〜30 分に中枢側へ拡大する腫脹が特徴である．発赤・紅斑はほぼ必発で，時に出血性水疱形成をみる．無毒の蛇に咬まれたとき（毒蛇でも無毒咬傷の場合もある）には疼痛や腫脹がほとんどみられないため，鑑別点となる．

全身症状として，悪心・嘔吐，腹痛，下痢などの消化器症状や，眼瞼下垂・視力低下・複視などの眼症状（特にマムシ），頭痛がある．まれに重症例では急性腎不全による赤色尿やショック状態を呈する．

❖ 受傷時の初期治療

① まず，慌てずに安静を保つ（動き回ったり暴れると毒の吸収が早くなる）．
② 咬傷部より中枢側をできるだけ幅広いもので縛るが，表在静脈の還流を阻止する程度でよいので，脈が触れる程度の縛り方で十分である．縛るものが見当たらなければ咬傷部を心臓の高さより低い位置に保つ．
③ 咬傷部（毒牙痕）に口を当てて吸い出す．口腔内に傷がある場合には禁忌である．

引き続く集中治療は，救急救命センターを併設している総合病院で行うのが望ましい．マムシ，ハブでは抗毒素血清が市販されヤマカガシも入手可能である（日本蛇族学術研究所：群馬県太田市藪塚本町　TEL 0277-78-5193）．いずれも受傷後 6 時間以内であれば有効とされている．投与量は体内に注入された蛇毒の量によるため，小児でも成人と同量を投与する．

C 破傷風の予防：能動免疫と受動免疫

破傷風トキソイドは，すべての感染症予防注射のうち最も有効なものの 1 つに数えられている．しかし，1968 年以前に生まれた日本人は，乳幼児期に予防注射を受けていない破傷風非免疫者と考えられる．それゆえ健康時に破傷風トキソイドを 3 回注射（基礎免疫といい，4〜6 週間の間をあけて 2 回注射し，その 1 年後に 1 回注射する）しておくことが最も効果的である．乳幼児期に DTP3 種混合ワクチンを 3 回注射し，かつ小学 6 年時に 1 回追加接種していれば，最後の注射から約 10 年間は破傷風に対する免疫があると考えられる．しかし 10 年以上経過したり小学 6 年時に追加注射を受けていない場合は，あらためて破傷風トキソイドを 3 回注射し基礎免疫をつける必要がある．小学 6 年時に追加注射を受けまだ 10 年経っていない人は，1 回トキソイドを注射することでさらに 10 年間大丈夫といえる．創傷を受けた場合は，その人の免疫歴に応じてヒト免疫グロブリンおよび破傷風トキソイドの注射を行うことが勧められる．

参考文献

1) 伊藤聖子，ほか：動物咬傷．小児救急ファーストエイドブック，小田　慈，ほか編，p.148-152，南江堂，2003．
2) 菅沼明彦：狂犬病．小児科臨床，62：757-763，2009．
3) 日本外来小児科学会リーフレット検討会：ペットと子ども―ペットは子どもにとってかけがえのない友達です―．ノーブル・プレス，2002．

【村上　直樹】

5 乳幼児突然死症候群
sudden infant death syndrome (SIDS)

　乳幼児突然死症候群（SIDS）が1つの疾患として認知されてから，まだそれほど年月がたっていない．またその診断の根拠となる定義においても，解剖検査が必須との考えや発症年齢などにおいて，諸外国の診断基準との乖離が問題視されていた．
　これらの状況を解決すべく，2005（平成17）年4月，厚生労働省から厚生労働科学研究「乳幼児突然死症候群（SIDS）の診断のためのガイドライン作成およびその予防と発症率軽減に関する研究」（主任研究者：坂上正道 教授）が公表されたことによりSIDSの定義，診断，課題などがかなりはっきりと示された．

定　義

　「SIDSは，それまでの健康状態および既往歴からその死亡が予測できず，しかも死亡状況調査および解剖検査によってもその原因が同定されない，原則として1歳未満の児に突然の死をもたらした症候群」と定義され，発症年齢が原則として1歳未満とされ，1994（平成6）年時の定義同様，診断の確定には解剖検査（剖検）が必須との記述も盛り込まれた．

疫　学

　2009（平成21）年の日本におけるSIDSの発症数は年間157人で，その頻度はおおよそ出生2,000人に1人と推定されている．死亡診断書にSIDSという独立した疾患名が記載され，しっかりとした統計を取ることができるようになった1995（平成7）年時の発症数が579人，頻度が出生約2,000人に1人とされていた頃の1/3以下に減少している．この要因については「SIDSの予防」の項で述べる．
　好発年齢は生後2～6カ月で，生後1カ月未満の新生児期は少なく，1歳以上での発症はまれである．
　リスクファクターとして従来から指摘されている，①妊婦および保護者の喫煙，②非母乳保育，③うつぶせ寝などがあげられている．
　一方，米国小児科学会（AAP）は2005年10月に新しいSIDSガイドラインを発表し，勧奨項目として，就寝時のおしゃぶりの使用を勧める，母親と同じベッドで添い寝をすることを勧めない，SIDS発症リスクを減少させる目的でホームモニターを使用しないなど，いくつかの項目を追加し公表している．
　またピーター・フレミング博士は危険因子を「異論なし」と「異論あり」の2つに分類しており，①うつ伏せ寝，②喫煙，③枕の使用，④カバーのかけ過ぎ，⑤顔を覆う，⑥赤ん坊と別室で寝る，⑦（親がアルコールを飲んだ状態で）ソファーで一緒に寝るなどが多数の研究のなかで「異論なし」の危険因子として全員一致で認識されている．

原　因

　SIDS 発症の原因として，睡眠に随伴した覚醒反応の低下の基礎にある arousal response の未熟・未発達，さらには脳幹部を主体とする脳の機能異常，先天代謝異常症の存在，感染症，慢性低酸素症の存在，再呼吸による $PaCO_2$ 上昇などが考えられているが解明には至っていない．しかし 2008 年に英国のポーツマスで開催された SIDS 国際会議において分子生物学的分野の研究が数多く発表され，SIDS 患者において 21 もの遺伝子に遺伝的多型が見出だされたと報告されている．遺伝的多型は遺伝子変異とは異なり，それ自体が致死的であったり発病因子とはならないが，最近の動物実験では，遺伝的多型をもつ動物はストレス負荷に脆弱であるとの報告があり，遺伝的多型をもつ児に環境要因が作用することが，SIDS 発症に関係しているのではないかとの推論が検討されている．

診　断

　SIDS の診断は諸外国の統計の比較などを考慮して，その定義に基づいて行われることが必要である．しかし，定義に関係する細部について診断し難い部分もあり，新ガイドラインにおいても診断についての留意事項が示されているので，以下に示す．
・SIDS の診断は原則として新生児期を含めて 1 歳未満とするが，1 歳を超える場合でも年齢以外の定義を満たす場合に限り SIDS とする．
・SIDS の診断は剖検に基づいて行い，解剖がなされない場合および死亡状況調査が実施されない場合は，死亡診断書（死体検案書）の分類は「不詳」とする．
・SIDS は除外診断ではなく 1 つの疾患単位であり，その診断のためには，SIDS 以外の乳幼児に突然の死をもたらす疾患および窒息や虐待などの外因死との鑑別診断が必要である．
・外因死の診断には死亡現場の状況および法医学的証拠を必要とする．特に窒息死と診断するためには，体位に関係なく，ベッドの隙間や柵に挟み込まれるなどで頭部が拘束状態となり回避できなくなっているなど，直接死因を説明しうる睡眠時の物理的状況が必要であり，通常使用している寝具で単にうつぶせという所見だけでは診断されない．また，虐待や殺人などによる意図的な窒息死は SIDS との鑑別が困難な場合があり，慎重に診断する必要がある．

発症予防

　SIDS の 3 つのリスクファクターについて「疫学」の項で記したが，予防の基本は以下に示すこれらの危険因子からの回避である．
　①児を仰臥位で寝かせる（側臥位の場合は腹臥位にならないように注意）．
　②妊娠中および出生後を通して，母親や周囲の人が喫煙しない．
　③できるだけ母乳で育てる．
これらに加え，有効と考えられているものを提示すると
　①硬い寝具で寝かせる．
　②過剰な暖房を避け，児に厚着をさせない．
　③就寝時，児の周りに柔らかい物や，ふわふわした物を置かない．
　④親がアルコールを飲んだ状態で同じソファーに寝ない．

などがあげられる．

　なお，前述したAAPの新ガイドラインに記載された，おしゃぶりの使用の勧めや添い寝を勧めないなどに関しては，母乳育児を推進する立場に相反するとの意見があり，議論の余地があるかもしれない．ちなみにAAPの新ガイドラインにおいては，SIDS予防のために母乳保育を勧めるという記載はなくなっている．

今後の課題

1）SIDSの正確な診断への取り組み

　SIDSという疾患に関する知識の啓発と普及を行い，剖検なしにSIDSと診断せず，警察への届出と解剖の必要性を家族に十分説明・説得するように，周知することが必要である．さらに，現在日本でもマススクリーニング検査として取り入れられてきているタンデムマス・スクリーニングを行うことにより，現段階で原因不明の乳児期の突然死としてSIDSと診断されている症例などの正確な診断が可能になるなど，診断方法導入や診断技術の向上が本来のSIDS診断の確立のために必要である．

2）SIDSと窒息などの外因死との鑑別

　解剖所見のみでSIDSと外因死との鑑別が困難な場合があり，病歴，生前の健康状態，死亡時の状況証拠などを総合的に検討する必要があるところから，小児科医，病理医，法医学者の間で諸検査，解剖精度，死因診断などについて共通の認識のもとに行われる必要がある．

3）リスク因子の把握

　SIDSのリスク因子に関して，わが国において解剖されたSIDS症例を対象とした聞き取り調査を継続的に実施することによりリスク因子を把握し，発症を予防する必要がある．

4）家族への支援

　SIDSで子どもを失った家族，特に母親は，大きなショックを受けるだけでなく，自分に何らかの過失がなかったかという自責の念にとらわれることが多い．しかもSIDSが周囲に十分理解されていないため，非難の目でみられることがあり，幾重もの苦しみを背負うことが知られている．このような場合はSIDS家族の会などを紹介し，協力して彼らを支援していくことが非常に大事であり，ぜひとも必要である．SIDS家族の会の事務局を以下に示す．

　　NPO法人　SIDS家族の会
　　〒150-0042　東京都渋谷区宇田川町6-20-209
　　E-mail：contact@sids.gr.jp
　　ホームページ http://www.sids.gr.jp/

参考文献

1) 厚生労働省研究班：乳幼児突然死症候群（SIDS）に関するガイドライン，2005.
2) 峯　真人：乳幼児突然死症候群SIDS．悠飛社，2003．
3) 小保内俊雅：10th International SIDS Conference 2008 in Portsmouth. SIDS家族の会 会報，57（2008年10月号）．

【峯　真人】

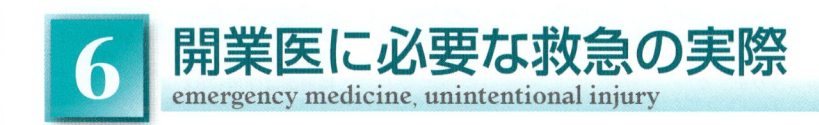

6 開業医に必要な救急の実際
emergency medicine, unintentional injury

開業小児科医での救急疾患

　開業医におけるいわゆる時間外診療の減少，患者家族の救急時の病院志向などと相まって，以前に比べ，開業診療所での救急処置を行う頻度は減少していると考えられるが，重度脱水時の輸液，重度呼吸困難時の呼吸酸素管理，アナフィラキシーショック時の対応，心肺蘇生など，頻度は少なくても回避できない処置は残されている．さらには，高次医療機関への橋渡しなど，病診連携としての理想的な救急医療対応が求められている．

開業診療所で必要な救急備品

　開業診療所で必要な救急備品はやはり，呼吸管理と輸液確保を行うための必要器具は最低揃えておく必要がある．経皮酸素分圧モニターは通常診療においても有用性が高く，酸素化が悪そうなときには必ず測定することが望ましい（表V-S-24）．マスク&バッグは不可欠であり，その適正な使用は気管内挿管と変わらぬ予後を呈するともいわれ，看護師などにも常時，指導・教育しておくべきである．

　静脈路確保に関しても，熟練者としてスタッフの養成を行っておくことが望ましいが，骨髄針を必ず用意しておくことはきわめて有用なことである．技術的にさほど困難性はなく，骨髄針があるかないかで，輸液確保から等張輸液製剤のボーラス投与，強心薬の投与などいわゆる二次心肺蘇生（advanced life support：ALS）の結果が随分と異なることが予測される．

表V-S-24　外来診療所に必要な救急備品

呼吸管理に必要な備品	経皮酸素分圧モニター（可能なら心拍モニター） 血圧計（可能なら自動血圧計） 酸素ボンベ（500 mL，酸素流量計，加湿器） 自己膨張式バッグ（500 mL 前後，リザーバー付き） フェイスマスク・バッグバルブマスク 経鼻・経口エアウェイ（大・中・小） 気管内挿管チューブ（3〜6 Fr，カフ付き・なし） 喉頭鏡（直型，曲型） 吸引器 吸引チューブ（口腔用，気管用）
静脈路確保に必要な備品	留置静脈針（24G，22G─使い慣れたもの） 翼状針（27G，23G，20G） 骨髄針 ディスポシリンジ（5，10，20，50 mL） 輸液セット 蘇生用輸液製剤（生理食塩水，乳酸加リンゲル液，ヴィーン®液） シリンジポンプ（可能なら）
その他の備品	心臓マッサージ用板 胃洗浄セット 浣腸・導尿セット 可能な限り，小児用 AED

第V章　外来でみる主要疾患

表V-S-25　外来診療所での一般救急用の薬品

薬剤		投与量	適応・注意
輸液製剤	生理食塩水 乳酸加リンゲル液（ラクテック®） ヴィーン®D/F液など	10〜30 mL/kg	蘇生時、ショック時には、低張輸液剤は使用しない
鎮静薬	アタラックス®P フェノバール®（坐薬、筋注薬） 抱水クロラール坐薬 ミダゾラム（ドルミカム®）	1 mg/kg　iv/ivd 5〜10 mg/kg 20〜50 mg/kg 25〜100 mg/kg 0.1〜0.3 mg/kg	鎮静・鎮吐 抗けいれん薬としても 催眠作用 鎮静作用 抗けいれん薬としても 点鼻、静注、点滴可
抗けいれん薬	ジアゼパム（坐薬、筋注、静注） フェニトイン	0.2〜0.5 mg/kg 5〜10 mg/kg/日 必要時〜20 mg/kg	呼吸抑制に注意 有効域が狭く中毒になりやすい 投与後のフラッシュが要
ステロイド薬	ヒドロコーチゾン（サクシゾン®など） プレドニゾロン（水溶性プレドニン®） メチルプレドニゾロン（ソル・メドロール®）	5〜10 mg/kg 5〜10 mg/kg 1 mg/kg×4 iv/日 30 mg/kg/日	アレルギー発作用 加えて、脳圧低下作用ほか
その他	ブスコパン® ラシックス®	0.2〜0.3mL/kg 1mg/kg	鎮痙薬・痛み止め 利尿作用

開業診療所で揃えておきたい一般救急用薬品

　心肺蘇生用薬品は後述するが、一般的な救急時に使用しやすい薬品を表V-S-25に示した。ここで、最も注意してほしいことは、救急時の輸液製剤である。電解質濃度で等張な生理食塩水、乳酸加リンゲル液などを用意しておくことが重要となる。

　抗けいれん薬・鎮静薬としてのミダゾラム（ドルミカム®）は点鼻でも使用でき、ジアゼパムで頓挫できないけいれんの際には使用すべき薬剤であるので、ぜひとも揃えておくべきと思われる。

開業医における実際の救急処置

　開業医における一刻を争う救急処置として、代表的なものは食物・薬物によるアナフィラキシーショックと、いわゆる心肺機能停止症例（cardio-pulmonary arrest case：CPA）の一次から二次救命処置（cardio-pulmonary resuscitation：CPR）の2つであろう。この2つの病態に対しての救急処置の実際を述べておく。

❖ アナフィラキシーショック

　抗アレルギー薬（ザジテン®など）や抗ヒスタミン薬（ポララミン®など）、ステロイド薬（ソル・コーテフ®）などにもアナフィラキシーが起こることは承知しておかなければならない。さらには、食物依存性運動誘発性アナフィラキシー発作が高学年児に見受けられるため、実際の対応手順を、シミュレーションを反復して習得しておかなければならない。

① 即刻、エピネフリン（ボスミン®）0.01 mg/kg（1：10,000溶液で0.1 mL/kg、1：1,000溶液で0.01 mL/kg、注射液に1 mg/mLがある）を筋肉注射する。

　＊ハチ毒アナフィラキシーや食物アレルギーの子どもたち用にエピネフリン自己注射の処方が可能。

② 気道確保（下顎挙上と頭部後屈）と100％酸素投与（フェイスマスクとバッグバルブマスク：リザーバー付き）を行う。

③ 血圧測定とモニタリング，および経皮酸素モニターの装着
④ 輸液路確保と等張輸液製剤のボーラスから持続投与

静脈路確保が困難な場合には，躊躇なく，骨髄針[*1]による輸液確保を行うことが重要である（小学校高学年まで使用可能）．使用輸液製剤は生理食塩水などの等張輸液でなければならない．ほかにはラクテック®などの乳酸加リンゲル液，ヴィーン®D/ヴィーン®F（5％ブドウ糖あり/なし）などが望ましい．

⑤ ステロイド薬の投与

コハク酸ヒドロコルチゾンナトリウム（サクシゾン®を用い，防腐剤パラベンに過敏反応の起こりやすいソル・コーテフ®は用いない）を5〜10 mg/kg静注する．または，注射用コハク酸プレドニゾロンナトリウム（水溶性プレドニン®）を1 mg/kg，ほかにはコハク酸メチルプレドニゾロンナトリウム（ソル・メドロール®）を5〜30 mg/kg静注，または点滴静注する．

⑥ その他

喘鳴など呼吸器症状が出現したら，β刺激薬の吸入や，アミノフィリン（ネオフィリン®）の静注（3 mg/kg緩徐に静注）から点滴（0.5〜1.0 mg/kg/時）を行う．

⑦ 搬送

血圧が安定してきたら，高次医療機関へ，輸液および酸素投与を行いながら救急車（最低でも看護師同乗が望ましい）にて搬送する．

❖ 心肺蘇生

いわゆる一次心肺蘇生は診療所もしくはその前のフィールドで行われることが多く，診療所における救急処置は，速やかに二次救命処置に移行しなければならない．2010年AHAガイドラインにより，心肺蘇生の気道確保→呼吸補助→循環補助の順序（A→B→C）がC→A→Bに変更になった（図V-S-7）．また，乳児にもAEDが使用可能となった．実際の蘇生は高次医療機関への引継ぎを含めて1時間以上は行うべきである．特に低体温症例では32℃以上の復温をみて，はじめて死亡宣告がなされる．

蘇生を行う際に同時にチェックする病態は，治療可能な6H' & 5T'sの有無である．すなわち，hypovolemia（循環血液量減少），hypoxia（低酸素血症），Hydrogenion（アシドーシス），hypoglycemia（低血糖），hypo/hyper-kalemia（低・高カリウム血症），hypothermia（低体温），toxins（毒物），tamponade, cardiac（心タンポナーデ），tension pneumothorax（緊張性気胸），thrombosis［血栓症（冠・肺動脈）］，trauma（外傷）の11病態・疾患である（表V-S-26）．

1) 呼吸管理

意識障害が認められ，頸椎損傷の可能性がない場合には頭部後屈顎先挙上法を，頭部外傷など頸椎損傷の可能性がある場合には下顎挙上法を行う．

エアウェイは経口・経鼻があり，特に大きな差はないが，経鼻エアウェイは開口困難や口腔周囲外傷などの存在や咽頭反射，咳反射が強く，経口エアウェイが使えない意識障害者に用いる．実際にはともに，自発呼吸がある症例で用いることが多く，CPA症例では使用しない．

[*1]：骨髄針は数種市販されているが，たとえばディックマン骨髄内インフュージョンニードル®（16 G — 2.5 cm/3.0 cm，18 G — 2.5 cm/3.0 cm/4.0 cm，1本5,000円）などがある．側孔が2つ付いており，大量輸液にも問題ない．

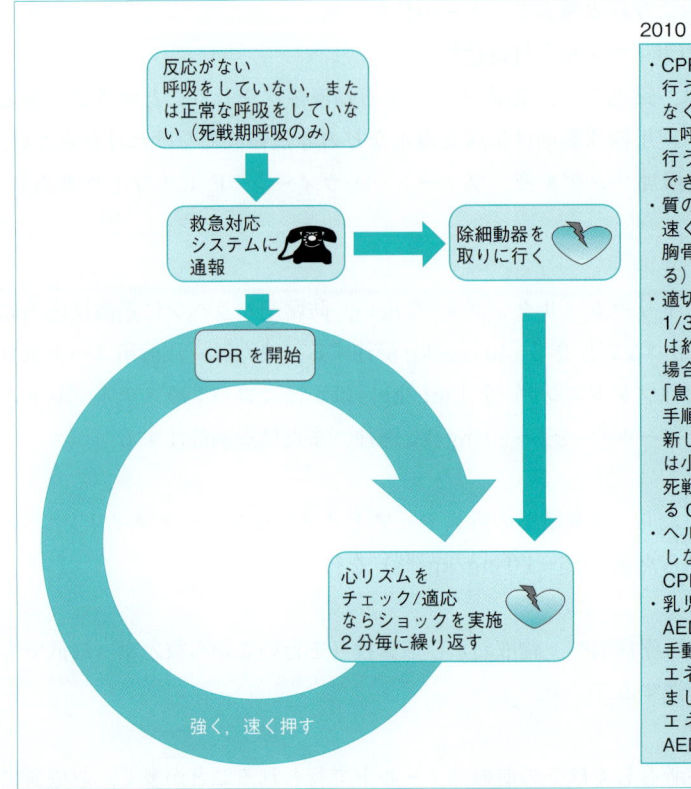

2010年AHAガイドラインの主な変更点

- CPR（心肺蘇生）の開始時には，人工呼吸を行う前に胸骨圧迫を開始する（A→B→Cではなく，C→A→B）．CPRの開始時に，2回の人工呼吸から始めるのではなく，先に胸骨圧迫を行うことで，最少の胸骨圧迫までの遅延を短縮できる．
- 質の高いCPRの実施を引き続き強調（強く，速く，圧迫のたびに胸壁が完全に戻るのを確認，胸骨圧迫の中断を最小限に，過剰な換気は避ける）
- 適切な圧迫の深さに関する勧告は胸部前後径の1/3以上に変更，これは大部分の乳児の場合は約1.5インチ（約4cm），大部分の小児の場合は約2インチ（約5cm）に相当する．
- 「息をしているかを見て，聞いて，感じる」が手順から削除された．
  新しい「胸骨圧迫が先」の手順では，乳児または小児の傷病者が反応なく，呼吸していないか死戦期呼吸のみであれば，胸骨圧迫から開始するCPR（C→A→Bの手順）を行う．
- ヘルスプロバイダーによる脈拍チェックを強調しない．10秒以内に脈拍を触知できなければ，CPRを開始すべきである．
- 乳児へのAEDの使用：乳児の除細動には，AEDよりも手動式除細動器の使用が望ましい．手動式除細動器が使用できない場合は，小児用エネルギー減衰システムを搭載したAEDが望ましい．どちらも使用できない場合は，小児用エネルギー減衰システムを搭載していないAEDを使用してもよい．

図V-S-7　簡素化されたBLSアルゴリズム

（松島卓哉：II-15．小児の心肺蘇生法．小児診療基本手技マニュアル2版，市川光太郎編，p.77，中外医学社，2012）

表V-S-26　CPA時の原因検索

6H & 5T	
・Hypovolemia	循環血液量減少
・Hypoxia	低酸素血症
・Hydrogen ion	アシドーシス
・Hypoglycemia	低血糖
・Hypo/Hyper-kalemia	低・高カリウム血症
・Hypothermia	低体温
・Toxins	毒物
・Tamponade, cardiac	心タンポナーデ
・Tension pneumothorax	緊張性気胸
・Thrombosis	血栓症（冠，肺動脈）
・Trauma	外傷

（市川光太郎：付図．小児救急イニシャルマネージメント2版，市川光太郎編，p.439，中外医学社，2009）

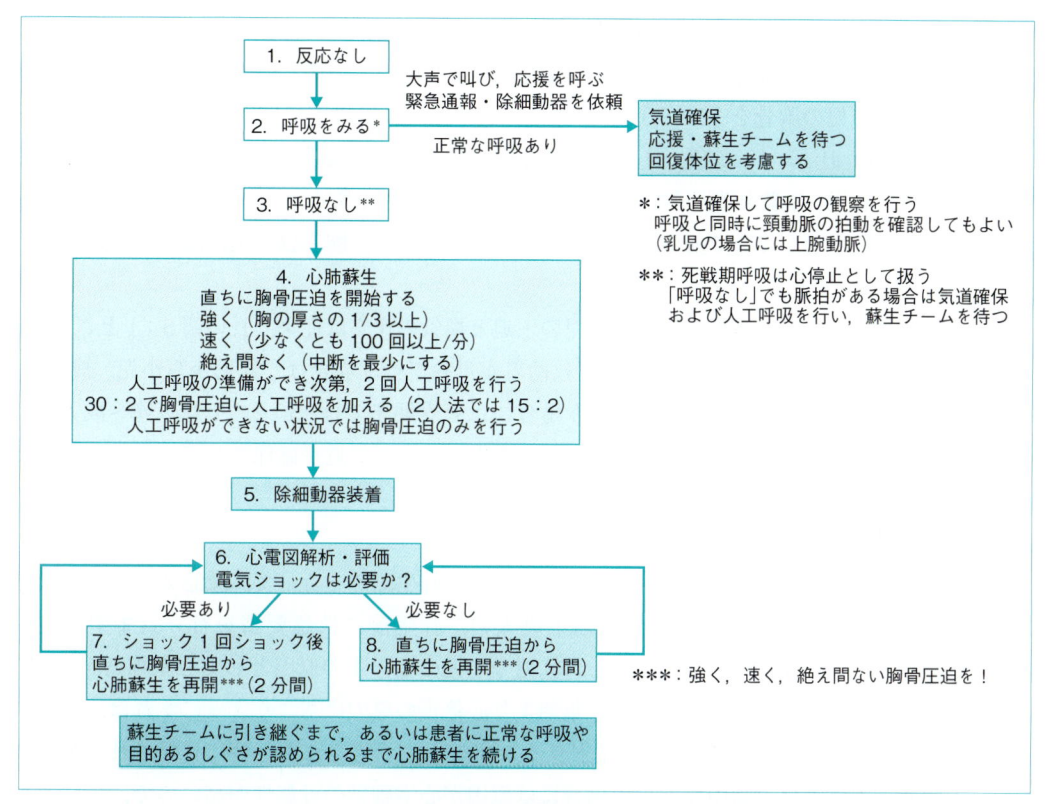

図Ⅴ-S-8 乳児・小児のBLSアルゴリズム

```
1. 反応なし
   　　　　　　大声で叫び，応援を呼ぶ
   　　　　　　緊急通報・除細動器を依頼
2. 呼吸をみる*
   　　　　　　正常な呼吸あり → 気道確保
   　　　　　　　　　　　　　　　応援・蘇生チームを待つ
   　　　　　　　　　　　　　　　回復体位を考慮する
3. 呼吸なし**

   *：気道確保して呼吸の観察を行う
   　　呼吸と同時に頸動脈の拍動を確認してもよい
   　　（乳児の場合には上腕動脈）
   **：死戦期呼吸は心停止として扱う
   　　　「呼吸なし」でも脈拍がある場合は気道確保
   　　　および人工呼吸を行い，蘇生チームを待つ

4. 心肺蘇生
   直ちに胸骨圧迫を開始する
   強く（胸の厚さの1/3以上）
   速く（少なくとも100回以上/分）
   絶え間なく（中断を最少にする）
   人工呼吸の準備ができ次第，2回人工呼吸を行う
   30：2で胸骨圧迫に人工呼吸を加える（2人法では15：2）
   人工呼吸ができない状況では胸骨圧迫のみを行う

5. 除細動器装着

6. 心電図解析・評価
   電気ショックは必要か？
   　必要あり　　　　　　必要なし
7. ショック1回ショック後　8. 直ちに胸骨圧迫から
   直ちに胸骨圧迫から　　　　心肺蘇生を再開***（2分間）
   心肺蘇生を再開***（2分間）

   ***：強く，速く，絶え間ない胸骨圧迫を！

   蘇生チームに引き継ぐまで，あるいは患者に正常な呼吸や
   目的あるしぐさが認められるまで心肺蘇生を続ける
```

(松島卓哉：Ⅱ-15．小児の心肺蘇生法．小児診療基本手技マニュアル2版，市川光太郎編，p.78，中外医学社，2012)

- **マスク換気**：口対口人工呼吸の代わりに用いられる．簡便なポケットマスクもあるが，開業医レベルではバッグ（バルブ）マスクによる換気を行う．適切なバッグマスクは気管挿管による人工呼吸と同等の有効性があることが報告されており，バッグマスクによる人工呼吸法に熟達しておくことは開業医には不可欠であり，気管挿管の技術よりも優先度が高いともいわれている．

    術者は患児の頭側に立ち，バッグマスクで鼻と口を完全に密閉するために左手の母指と示指で押さえる（親指と人差し指でCの字をつくる感じ）．中指，薬指，小指は患児の下顎角において（下向きにEの字をつくる感じ），小指を支点に少し下顎を持ち上げる形を取りながらマスクバッグを固定・保持することが重要である．マスクの固定ができたら，右手でバッグを押して100％酸素を10L/分以上流して酸素を送り込む．

2）心臓マッサージ

基本的に「強く押す，速く押す，中断は手短に，胸骨圧迫の圧迫解除は完全に，過換気を避ける」と「AHAガイドライン2005」が，「強く（胸の厚さの1/3以上），速く（少なくとも100回以上/分），絶え間なく（中断を最少にする）」と強調された．

- **心臓マッサージ開始基準**：救助者が医療従事者の場合，反応がなく，呼吸がなければ（脈拍触知はしない），直ちに心臓マッサージ（胸骨圧迫）を開始する（図Ⅴ-S-8）．
- **胸骨圧迫心臓マッサージ**：圧迫部位は8歳以上では成人同様，剣状突起と肋骨縁との切痕に，患児足側の手の中指を置き，示指を胸骨上に置いて，そこに反対側の手掌基部を置くとその部位が圧迫部位となる．1〜8歳では児の胸骨の下半分の部位が圧迫部位である．1歳未満の乳児

では，両側乳頭を結ぶ線の胸骨上の指1本足側である．

圧迫の方法と強さは，8歳以上～成人は両手を用いて，術者の肘を真っ直ぐにして体重をかけて，患児の胸骨を3.5～5.0 cm下方に圧迫する．乳児以下では示指と中指など指で圧迫する（2本指圧迫法）が，幼児（1歳）以降では片手もしくは両手の手掌基部で圧迫する．圧迫の強さは，乳児～8歳未満児までは胸の厚さの1/3の深さである．

医療従事者が複数で蘇生する場合の乳児の場合では，胸郭包み込み両母指圧迫法が勧められている．

- 心臓マッサージと換気の比率：小児の圧迫と換気の比率は従来，長い間5：1とされていたが，「AHAガイドライン2005」以降，救助者が単独で行う場合は，乳児から小児，成人まで30：2，医療従事者が2人で蘇生を行う場合には思春期までは15：2，それ以降～成人では30：2である．気管内挿管やラリンジアルマスクなどで人工気道が確保されている場合には換気のために胸骨圧迫を中断する必要はない．

3）除細動

8歳までの乳児，小児においては，1～2分間の蘇生処置を行って，救急要請を行う（急いで通報：phonefast）こととして，8歳以上成人の，蘇生前に救急要請を行う（まず通報：phonefirst）と一線を画していた．しかし，乳児や小児の心停止の原因として心室細動が7～15％に上る可能性もいわれていることから，年齢より心停止の原因に基づくようにすれば，蘇生の成績が改善されるであろうと「AHAガイドライン2005」で再考された．特に目撃された突然の虚脱・心停止（たとえば運動中など）の場合には原因が心室細動の可能性が高いので，先に通報し，自動体外式除細動器（automated external defibrillator：AED）を取り寄せ，使用する．除細動を実施するまでは救助者は胸骨圧迫をできるだけ中断させずに続行するべきとされた．

さらに2010年AHAガイドラインでは図V-S-7および図V-S-8で示したように全例AEDを行うことを前提にガイドラインが変更された．

除細動実施前後の二次蘇生のアルゴリズムは図V-S-9に示したが，このアルゴリズムに則って，小児の心肺蘇生を行う必要がある．一般市民のAED使用が許可され，普及しつつある現在，医療従事者が正しい心肺蘇生技術を有し，正確に実践できるか否かは大きな社会問題となる点を考慮し，常に有事に備えての訓練を行っておくことが重要である．

4）蘇生薬

蘇生薬はエピネフリンに終始するが，不整脈に対しての知識を備え，図V-S-9のアルゴリズムに従い，抗不整脈の使用を正確に行うことも求められている．一般的な蘇生薬を表V-S-27に示す．蘇生時のエビデンスから，重炭酸水素ナトリウム，カルシウム製剤の使用が過去に比して，勧められなくなっていることは周知の事実と思われる．また，蘇生後の心拍出量維持，循環維持薬はドパミン，ドブタミンを汎用するので，常備しておくべきと考えられる．

蘇生薬の投与もさることながら，循環血液量，すなわち容量負荷が十分でないとその効果は上がらない．すなわち，等張液による十分な容量負荷を行うことが肝要であり，生理食塩水などの等張液の30 mL/kg投与が最も重要な基本となる．

小児の救命救急医療においても，成人救命救急医療のエビデンスや体制の普及から，年々その医療管理方法が変化し新しくなっているのが事実である．さらには救急救命士活動の普及とその医療行為内容の拡大などから，こと救急蘇生行為に関しては，AEDの一般市民への普及もさる

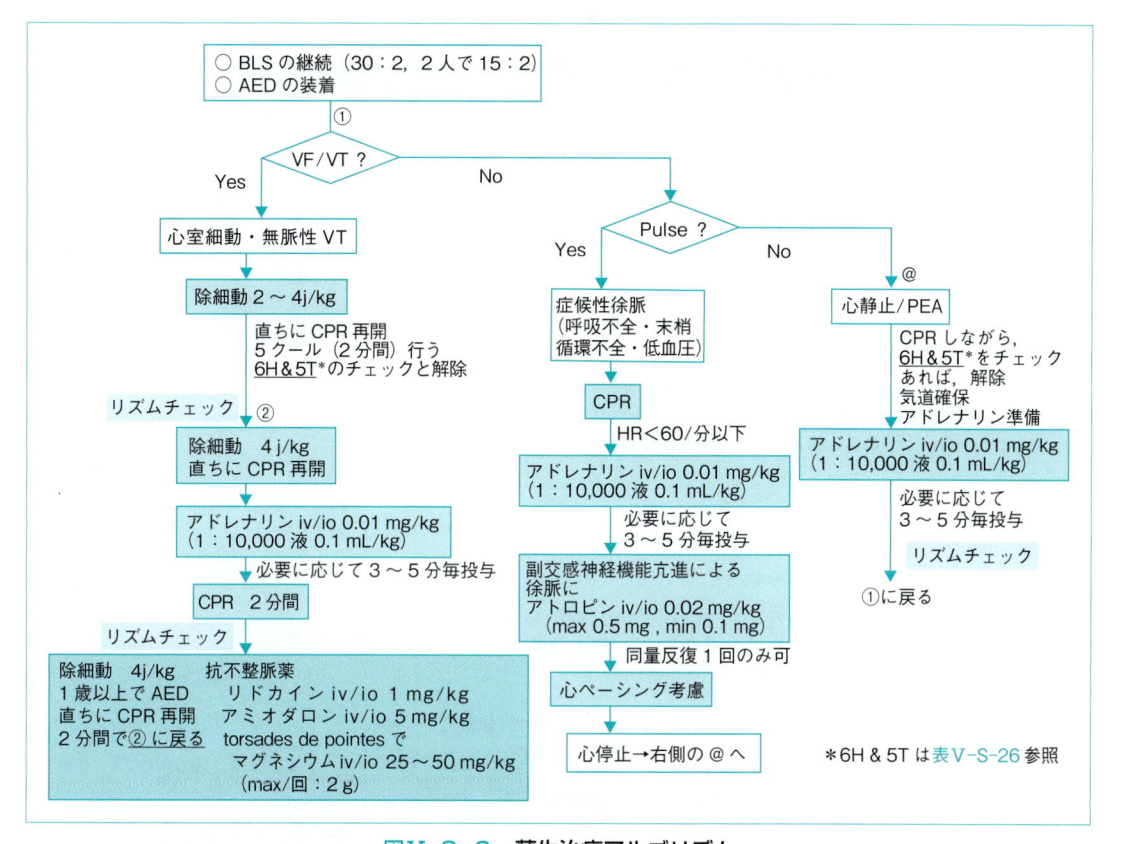

図V-S-9　蘇生治療アルゴリズム

（市川光太郎：付図．小児救急イニシャルマネージメント2版，市川光太郎編，p.439，中外医学社，2009）

ことながら，一般市民へ確実に技術伝播が起こっているといえる．このような背景のなか，医療専門職として，一般市民から救急救命士を教育指導していくことが強く求められている．AEDの操作指導は無論のこと，蘇生技術の修練を怠らず，地域の小児救急医療の牽引者としての役割を担っていくべきである．

表V-S-27 小児蘇生薬の用量と留意点

蘇生薬	用量	留意点
アデノシン	0.1 mg/kg（max：6 mg） 反復：0.2 mg/kg（max：12 mg）	心電図のモニター 急速投与静注／骨髄内 ボーラス投与
アミオダロン	5 mg/kg 静注／骨髄内 反復投与は 15 mg/kg まで （max：300 mg）	心電図と血圧のモニター 投与速度に注意し，緩徐に投与する QT 延長をきたす他の薬剤投与中は特に注意 （専門医に相談）
アトロピン	0.02 mg/kg 静注／骨髄内 0.03 mg/kg 気管内 必要なら，反復投与は 1 回のみ 最低投与量は 0.1 mg 最高 1 回量は小児で 0.5 mg 思春期で 1.0 mg	高用量投与は有機リン中毒時に使用される
塩化カルシウム（10％）	20 mg/kg 静注／骨髄内 （0.2 mL/kg）	緩徐に投与・中心静脈からの投与が望ましい 成人量は 5～10 mL
エピネフリン	徐脈時は 　0.01 mg/kg（0.1 mL/kg 1：10,000）静注／骨髄内 　0.1 mg/kg（0.1 mL/kg 1：1,000）気管内 心停止・無脈のとき ○初回量 　0.01 mg/kg（0.1 mL/kg 1：10,000）静注／骨髄内 　0.1 mg/kg（0.1 mL/kg 1：1,000）気管内 ○2 回目以降の投与量 　静注／骨髄内；初回量か，その 10 倍量 　気管内；初回量 0.2 mg/kg が有効なこともある 投与 max は 1 mg 静注／骨髄内，10 mg 気管内	3～5 分毎に反復投与可 高用量は AHA ガイドライン 2005 では勧められないと明記された
ブドウ糖	0.5～1.0 g/kg 静注／骨髄内 　10％溶液；5～10 mL/kg 　20％溶液；2.5～5 mL/kg 　50％溶液；1～2 mL/kg	低血糖が確認もしくは強く疑われる場合のみ
リドカイン	ボーラス投与は 1 mg/kg 静注／骨髄内 （max 投与量は 100 mg） 持続投与は 20～50 μg/kg/分 気管内は 2～3 mg	
硫酸マグネシウム	25～50 mg/kg 静注／骨髄内（10～20 分かけて） 急速投与は torsades de pointes と低マグネシウム血症に投与可能 （max 投与量は 2 g）	
ナロキサン	5 歳未満，または 20 kg 以下で 0.1 mg/kg 静注／骨髄内／気管内 5 歳以上，または 20.1 kg 以上で 2 mg 静注／骨髄内／気管内	治療目的に用いられたモルヒネ，コカインなどによる呼吸抑制の除去に低用量を用いる
プロカインアミド	15 mg/kg 静注／骨髄内（30～60 分かけて） 成人量は，20 mg/分で，max 量の 17 mg/kg になるまで点滴静注する	心電図と血圧をモニターする QT 延長をきたす他の薬剤使用中は注意が必要 （専門医に相談すべき）
重炭酸ナトリウム	1 回に 1 mEq/kg 静注／骨髄内／緩徐に	適切な換気後に使用 6 カ月未満児では 1/2 希釈投与

＊気管内投与時は 5 mL の生理食塩水でフラッシュし，5 回換気する．

【市川 光太郎】

第VI章
検　査

- A．外来検査 ▷ 930
- B．迅速検査 ▷ 934
- C．X線検査 ▷ 937
- D．超音波検査 ▷ 941
- E．心理テスト ▷ 951

第VI章　検査

A 外来検査
clinical examination of outpatient clinic

　外来検査を自院でどこまでやるかは，医院の立地条件や医師の診療方針による．検査をほとんど行わないオフィス型の開業から，各種検査ができる体制を整えたクリニック型の開業まで幅広い選択の余地がある．一方で小児科医の診療範囲の拡大や検査機器の進歩により，外来検査の範囲も拡大している．ただ，外来検査を行うことは小児科医の診断・治療の能力を向上させ，患者へ還元していくために必要なことと思われる．ここでは開業医の外来で行える各種検査を紹介する．

尿検査

　乳児では尿路感染症は多いが，採尿が困難なため見逃されていることが多い．積極的に尿検査を行う必要がある．

◆ **採尿**……乳児では尿道孔を中心に外陰部を 0.02％のヒビテン®または 0.025 w/v％ヂアミトール®で消毒し生理的食塩水で洗浄し，滅菌ガーゼで拭き取り採尿バッグを付ける．ただ，バッグ尿では外陰部での汚染があり顕微鏡や尿試験紙法で白血球が認められても，細菌培養で陽性でも尿路感染と診断はできない．幼児以降は排尿の前に尿道孔を消毒し，中間尿をとる．カテーテル導尿も慣れれば簡単である．米国では in and out catheter（入れて導尿後にすぐに取り除くため）と呼ばれ，外来では一般的な方法である．アトム栄養カテーテル 4Fr などを用いる．

◆ **尿試験紙法**……蛋白，ブドウ糖，ウロビリノーゲン，潜血，ケトン体，亜硝酸塩，白血球，pH などの定性検査が可能である．亜硝酸塩試験は細菌尿検査であるが，陽性となるには尿路で 4 時間以上の停滞が必要なため乳幼児での感度は低い．白血球検査の感度は尿沈渣での毎視野 5 個以上とほぼ一致しているがバッグ尿では信頼性は低い．試験紙の機器判定もある．

◆ **尿沈渣**……赤血球— 400 倍の鏡検で毎視野 5 個以上を血尿とする，白血球— 400 倍の鏡検で毎視野 5 個以上を異常とする．円柱（顆粒円柱，赤血球円柱，白血球円柱）などがあれば異常である．

◆ **非沈渣尿の鏡検**……腎障害に伴う尿異常の判定では尿沈渣が必須であるが，外来診療で多い尿異常の判定では非沈渣尿による鏡検が有用である．尿を遠沈せずディスポーザブルの計算板（Kova Slide® 10G）に入れ鏡検する．$1\,mm^2$ の大区画（$0.1\,\mu L$）が 9 個並び，各大区画は 9 個の小区画（$0.011\,\mu L ≒ 10^{-5}\,\mu L$）に分割されている．大区画に平均 1 個の白血球を認めれば膿尿の基準の 10 WBC/μL となる．小区画に平均 1 個の細菌を認めると 10^5/mL の細菌数となる．

糞便検査

　下痢のスクリーニング検査として，便潜血検査は重要である．

◆ **便潜血**……細菌性の腸炎のスクリーニングとして有用であり，ヘモグロビンを免疫法で判定する．免疫法はヒト HbAo に対する特異抗体を用いる．

- **虫卵検査**……外来で行われるのは蟯虫卵検査である．起床時にセロファンテープの粘着面を肛門にあて，これを直接鏡検する．

血液検査

感染症の多い小児科外来では一般血液検査とCRP検査は最低限必要な検査である．

- **一般血液検査**……自動血球計数器は赤血球数，ヘモグロビン，白血球数の計測が基本項目で，その他に血小板，簡易白血球3分類，白血球5分類が可能な機種がある．小児では毛細管採血が多いため，微量サンプルでの測定のしやすさも選択の基準となる．
- **血液像**……血液像をみるための標本の染色にはディフ・クイック（国際試薬）などの簡易染色法がよい．自動血球計数器による白血球分類が可能な機種もあるが，簡易白血球3分類は白血球の大きさでのみ分類したものであくまで目安である．
- **CRP検査**……小児では細菌感染症での重症度の評価に欠かせない．ウイルス感染（アデノウイルス感染を除いて）では一般に上昇の程度は低い．ラテックス凝集法による定性検査法もあるが，乳幼児の感染症の重症度判定や経過観察にはCRPの定量検査が望ましい．
- **血沈**……静脈採血が必要で乳児の検査としては不向きなこと，また時間がかかるため外来検査での使用が減ってきた．
- **血液化学検査**……外来用に各種簡易型汎用機があるが，一般の外来診療での必要性は少ない．外来診療で必要なのはNa，K，Cl程度である．
- **血糖・血中ケトン体検査**……簡易血糖測定器は糖尿病患者の自己管理用に開発され，非常に優れた性能をもっている．多数の製品があり，血糖検査測定器で同時にケトン体の検査もできる器種も発売されていて有用である．
- **出血時間**……耳朶にランセット針で深さ2mm程度の穿刺創をつくり30秒毎にろ紙に血液を吸収して止血に要する時間を測る．正常値は5分以内である．血小板数の減少，血小板機能の異常，von Willebrand病などで出血時間は延長する．

アレルギー検査

現在，アレルギー検査として血中の特異IgE検査と皮膚試験がある．皮膚試験ではプリックテストが安全で感度も高く結果がすぐに判定できる利点があり見直されている．

- **皮膚試験**……外来でできるアレルギー検査法として皮内テストとスクラッチテスト，プリックテストがある．ともにIgEに関連したアレルギー検査法である．皮内テストは手技が面倒であること，安全性の問題（ショックなど）があり外来向きではない．スクラッチテストとプリックテストはほぼ同等の検査であるが，標準化された針〔PRICK-LANCETTER，(Dome-Hollister-Stier)など〕によるプリックテストが一般的になってきた．手技は通常前腕の内側にアルコール消毒し十分乾燥させた後，抗原液（鳥居のスクラッチテスト用アレルゲンやHollister-Stier Laboratories社製がある）を1滴ずつ滴下する．その上からプリック針を垂直に押し付け傷をつける（このとき出血させない）．抗原毎に針をアルコール綿でよくふきとる必要がある．判定は15〜20分後に行う．判定基準はさまざまあるが，小児では膨疹（コントロールの2倍以上）がある，または発赤10mm以上あれば陽性とする早川らの基準などが用いられている．
- **鼻好酸球検査**……鼻汁中の好酸球をエオジノステイン®やディフ・クイックで染色した後，検鏡

し好酸球の出現をみる．アレルギー性鼻炎の診断に欠かせないが明確な判定基準はない．

細菌・ウイルス抗原の迅速検査

各種の病原体に対する多数の免疫クロマト法による迅速検査キットがある．

小児の日常診療で欠かせない検査には，A群レンサ球菌，インフルエンザウイルス，アデノウイルス，RSウイルス（1歳未満では保険適用あり），便からは，ロタウイルス，アデノウイルス，ノロウイルス（3歳未満で保険適用あり）などがある．

微生物の同定

ほとんどが検査センターに依頼して行われるため，検体の保存法と搬送について述べる．

◆ **細菌培養**……多くの診療所では，検査センターに依頼して行われている．このために検体の適切な保存法・搬送が大切になる．*Salmonella, Vibrio, Campylobacter* などを目的とする搬送にはCary-Blair 培地（シードスワブ® 1号など），咽頭，後鼻腔ぬぐい液，耳漏の検体搬送にはAmies 培地（トランスワブなど）が適している．尿の定量培養には室温で24時間保存しても菌数の変動しないユーリン・カルチャー・キット®（日本ベクトン・ディッキンソン）などを使用するか，4℃以下に保って搬送する．

◆ **ウイルス分離・同定**……日常診療で行われることは少ない．ただウイルス分離を行うためには，輸送培地や保存条件がウイルスにより異なるため検査前に調べておく必要がある．一般には検査センターにすぐに送れる体制があれば培養細胞試験管に入れ，室温で保存し検査センターに送る．検体を送るまでに時間がかかる場合にはHanks' BBS などに入れ−60℃以下に急速冷凍保存し，ドライアイスの入った容器に詰め搬送する．サイトメガロウイルスや水痘ウイルスでは凍結を避ける．

◆ **真菌検査**……皮膚カンジダ症や白癬菌症では病変部の辺縁から鑷子，鈍なメス，スライドガラスの角などで検体を採取する．採集部をあらかじめ水で湿らせておくと検体が飛び散らない．得られた検体をスライドガラス上に載せ，カバーガラスを置き20％のKOH を流し入れる．携帯用着火器具などで10〜15秒加熱した後に直接鏡検する．

生理検査

呼吸機能検査，耳鼻科疾患の検査が主なものになる．

◆ **スパイロメータ**……最近はスパイログラムよりフローボリューム曲線から肺機能を測定することが一般的になってきた．従来のスパイログラムによるFCV（努力性肺活量），$FEV_{1.0}$（1秒量）のほか，ピークフロー（PEF：最大呼気流量），$\dot{V}_{50}$，$\dot{V}_{25}$ などのデータが得られる．PEF，$\dot{V}_{50}$，$\dot{V}_{25}$ はその順に中枢気道から末梢気道の径を反映している．小型で小児の予測値がインストールされている製品もある．

◆ **簡易型ピークフローメータ**……ピークフローは主に中枢気道の狭窄の指標であるが，簡易型ピークフローメータは簡便に気道閉塞の程度を評価できるため，幼児期以降の気管支喘息の家庭や外来での管理に欠かせないものとなってきた．ピークフローの評価は自己最良値または予測値を基準にし，この値の80％以上を正常とする．予測式としては鳥越による（4.8×身長（cm）−370）L/分がよく用いられている．喘息発作時のピークフローの目安として，小発作では60％以

上，中発作では30〜60％，大発作では30％以下とされる．

◆ **パルスオキシメータ**……経皮的に動脈血の酸素飽和度（SpO_2と記載する）が測定でき，喘息発作の重症度を評価するために欠かせなくなってきた．また単に心拍数をみるためにも使用できる．正常ではSpO_2は98％以上となる．喘息発作時の目安として，小発作では96％以上，中発作では92〜95％，大発作では91％以下とされる．安価で小型のコードレス型は，外来ナースが常に携帯し，待合室の患児をスクリーニングすることも可能になった．

◆ **聴力検査**……5〜6歳以上から通常の聴力検査は可能となる．滲出性中耳炎の経過観察にも必要である．4分法による平均聴力（平均聴力（a+2b+c）/4；a＝500 Hz，b＝1000 Hz，c＝2000 Hz）が得られる簡易オージオメータで十分である．X線室など防音が十分な部屋を利用して測定するのがよい．

◆ **ティンパノメトリー**……滲出性中耳炎や急性中耳炎の管理にはインピーダンスオージオメータが必要である．測定時間は数秒であり，上手にあやしながら行えば乳児でも検査は可能である．ティンパノグラムにより，Aタイプ（正常），Bタイプ（滲出液貯留），Cタイプ（鼓膜内陥）が判定できる．簡易型（マイクロティンプ3，Welch Allyn）で十分な精度がある．

◆ **心電図**……小児科外来での使用頻度は非常に少ない．筆者は大学では小児循環器を専門としてきたが現在心電図をとる機会はまれである．地域性があると思われるが，心疾患はほとんど専門病院で管理されているため，学校心臓検診（大部分は専門病院で管理されている）の一部やときどきみられる頻拍発作の診断に役立つ程度である．このため自動解析装置つきの高価な心電計は必要ない．

画像検査

小児科医にとって超音波検査は，一般診療や健診で聴診器と同様のものとなりつつある．

◆ **超音波検査**……腹部では幽門狭窄，腸重積，虫垂炎，総胆管拡張症，腫瘍などの診断だけでなく一般診療で多い感染性胃腸炎の鑑別に役立つ．ウイルス性胃腸炎では小腸の拡張所見（麻痺性イレウス所見）がみられ，細菌性胃腸炎では大腸壁の肥厚が特徴である．関節病変（単純性股関節炎で貯留液の証明）の鑑別にも有用である．乳幼児健診で心臓（先天性心疾患，心筋症，川崎病後の冠動脈瘤），腎臓（水腎症などの尿路奇形），股関節（股関節脱臼の有無）をみることも必要な検査になりつつある．乳児や小児の腹部の検査には3.5〜7.5 MHzのコンベックスプローブがよい．心臓には5〜7.5 MHzのセクターまたはマイクロコンベックスプローブが必要になる．表在病変の診断，（耳下腺炎とリンパ節炎の鑑別，流行性耳下腺炎と反復性耳下腺炎の鑑別，甲状腺疾患の診断，軟骨部病変など）には7.5〜10 MHzのリニアプローブが必要となる．シネモードは体動の激しい乳幼児では便利である．カラードプラー機能も高価になるが小児循環器を専門分野としていくためには欠かせない．また，腹部の診察にも血管の位置がはっきりし有用である．

【深澤　満】

B 迅速検査
rapid diagnostic test

イムノクロマト法迅速診断キット（表Ⅵ-B-1）により，急性感染症の一部は外来で即座に診断できる．各種感染症の好発年齢，流行時期（図Ⅵ-B-1），症状，理学的所見を熟知して各種迅速診断キットを用いれば，診療の質は飛躍的に向上する．

咳を伴う有熱性気道感染症

❖ インフルエンザの迅速診断と鑑別診断

　咳と高熱を伴う下気道感染症の乳幼児には日常的に遭遇する．原因ウイルスは，RSウイルス，ヒトメタニューモウイルスなどと，インフルエンザウイルスである（図Ⅵ-B-1）．乳幼児ではインフルエンザ以外のこれらの感染症でも，39〜40℃の高熱が1週間続くこともまれではない．発熱のみで発症するインフルエンザもあり，上気道感染症との鑑別も必要である．以上より，インフルエンザの臨床診断はできず，流行期の発熱児の診療に，迅速診断キットは不可欠となった．

　正確な迅速診断の条件は，適切な検体を優れたキットで検査することである．鼻咽腔吸引液が，最適な検体だと考えているが（吸引液に綿棒を浸す），適切に採取された鼻腔ぬぐい液であれば，同等の感度が期待できる．ワンデバイスでA型とB型を別々に検出できるイムノクロマト法キットを使用する．筆者らは数シーズンにわたって，エスプライン®インフルエンザ

表Ⅵ-B-1　急性感染症のイムノクロマト法迅速診断キット

感染症名	病原体	キット名
溶連菌感染症	A群レンサ球菌	クイックビューDipstick Strep A
アデノウイルス上気道感染症	アデノウイルス1〜7型	イムノエース®アデノ キャピリア®アデノ チェックAd
インフルエンザ	A（H1N1） 新型A（H1N1） A（H3N2）B型	クイックナビ™-Flu エスプライン®インフルエンザA&B-N イムノエースFlu
RSウイルス感染症	RSウイルス	チェックRSV
ヒトメタニューモウイルス感染症	ヒトメタニューモウイルス	チェックhMPV
ロタウイルス胃腸炎	A群ロタウイルス	ラピッドテスタ®ロタ・アデノ イムノカードSTロタウイルス ディップステイク'栄研'ロタ
腸管アデノウイルスによる胃腸炎	アデノウイルス40, 41型	ラピッドテスタ®ロタ・アデノ ディップステイク'栄研'アデノ
ノロウイルス胃腸炎	ノロウイルス	クイックナビ™-ノロ クイックナビ™-ノロ2

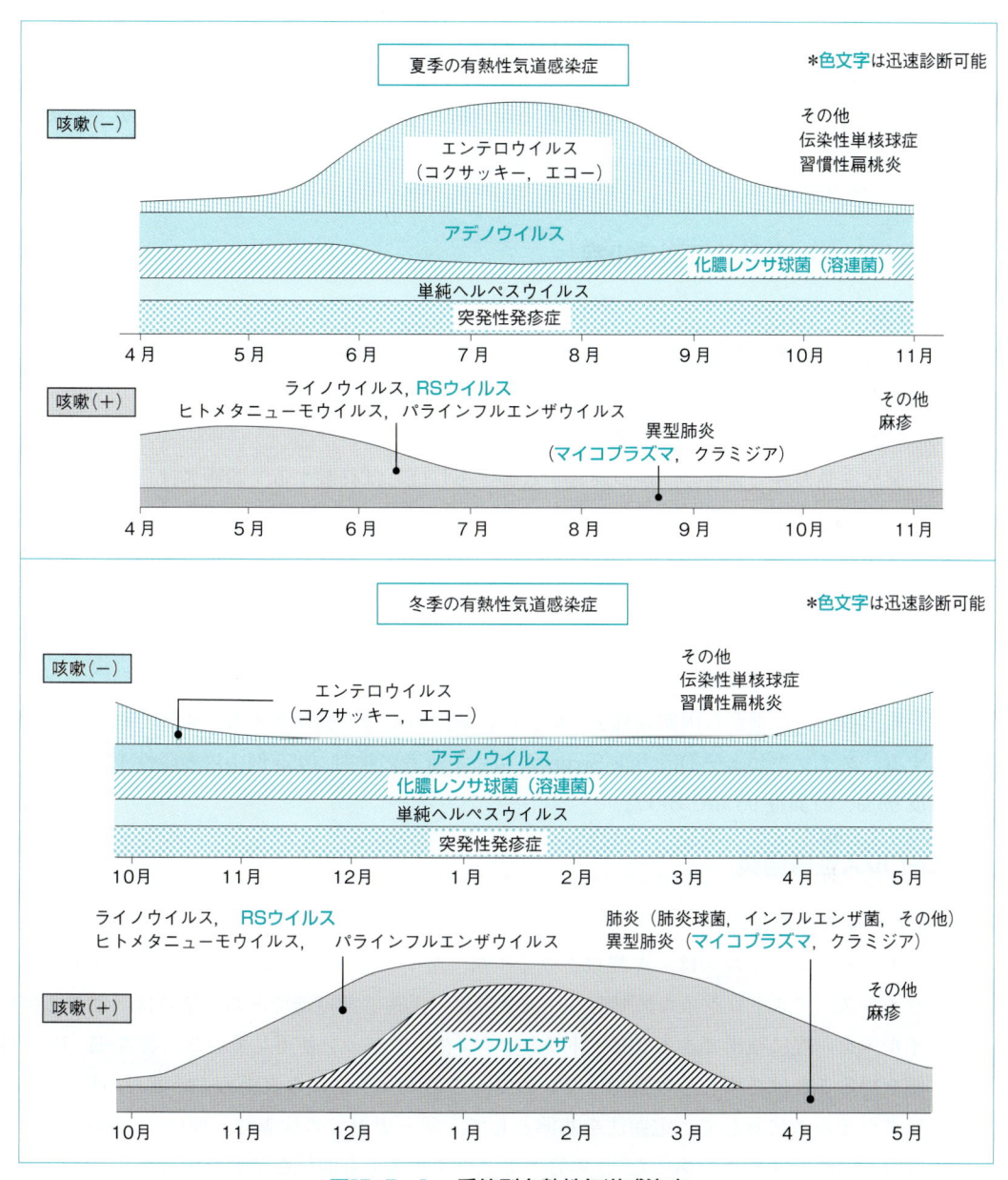

図Ⅵ-B-1 季節別有熱性気道感染症

A&B-N およびクイックナビ™-Flu を用いて，前方視的検討を行ってきた[1]．感度は，A 香港型 95〜100％，A ソ連型 90〜95％，B 型 85〜90％であった．新型インフルエンザA(H1N1)の感度は，86％（2009 年シーズン 117 例）と 97％（2011 年 114 例）であり，今後もモニターしていく必要がある．

❖ **RS ウイルス感染症の迅速診断**

　流行期（11〜2 月）に咳と鼻汁を呈する（時に高熱を伴う）集団保育を受けている乳幼児では，RS ウイルス感染症が多々みられる．これらの児が感染源となり，3 カ月以内の新生児・乳児に重篤な細気管支炎・肺炎を起こすことがある．検体は，鼻咽腔吸引液が最適で，鼻腔ぬぐい

液がそれに次ぐ．数種類のキットが市販されているが，外来診療では，1歳未満の乳児のみ保険適用が認められた．

その他，ヒトメタニューモウイルス迅速診断キットが2012年に発売されたが，保険収載はなされていない．イムノクロマト法の肺炎マイコプラズマ迅速診断キットが，2013年に発売される予定である．

咳を伴わない有熱性気道感染症

❖ 鑑別診断

咳のない有熱性気道感染症は，アデノウイルス，A群レンサ球菌（溶連菌），エンテロウイルスなどによる（図Ⅵ-B-1）．前2者は迅速診断が可能である．

❖ アデノウイルス感染症の迅速診断

突然高熱のみで発症し，かつ遷延することをしばしば経験する．診断名は，滲出性扁桃炎，咽頭結膜熱，咽頭炎，フォーカス不明の発熱などである．チェックAd，キャピリア®アデノ，イムノエース®アデノによる筆者の咽頭ぬぐい液を用いた検討では，感度は約90％であった[2]．両側扁桃と咽頭後壁を綿棒でていねいに十分ぬぐうことが，感度を上げるコツである．鼻咽腔吸引液でも十分検出できることを付記する．

❖ 溶連菌感染症の迅速診断

軟口蓋・口蓋垂から両側扁桃をていねいに数回ぬぐって検体とする．陽性であれば綿球は黄染する．クイックビュー Dipstick Strep A による筆者の検討（455例中培養陽性175例）では，感度98％，特異性93％であった．

ウイルス性胃腸炎

❖ 原因ウイルスと迅速診断

主たる原因ウイルスは，A群ロタウイルス，アデノウイルス40，41型，ノロウイルス，サポウイルス，アストロウイルスである．前2者は，迅速診断可能である．筆者は，この2種類のウイルスを一度に検出できるラピッドテスタ®ロタ・アデノを使用している（表Ⅵ-B-1）．外来で便を得ることは必ずしも容易ではないので，このキットによる直腸ぬぐい液での検出を試みた．ロタウイルスに対して，電顕法を基準として，同一患児での検査で，便による感度が92％，直腸ぬぐい液では84％であった[3]．腸管アデノウイルスでも同様な結果であった．

2012年にクイックナビ™-ノロ，さらにその改良品であるクイックナビ™-ノロ2が発売された．3歳未満の乳幼児の使用は保険適用があり，後者は感度がよいため直腸ぬぐい液を検体として使用できる．

参考文献

1) 原　三千丸：新型インフルエンザを迅速・的確に診断するためのポイント．感染症と抗菌薬，12：321-325，2009．
2) 原　三千丸，ほか：アデノウイルス気道感染症のイムノクロマト法キットによる迅速診断．小児科臨床，61：195-202，2008．
3) 原　三千丸：小児のウイルス性胃腸炎の迅速診断．小児科，45：1158-1163，2004．

【原　三千丸】

C　X線検査
radiographic examination

副鼻腔X線検査

　　白岩法で撮影される．2歳未満では泣くだけで上顎洞が両側性にopaqueにみえることがあるので，臨床的に評価すべきである．

頸部単純X線検査

　　側面像は，頸部を十分伸展させ吸気時に撮影する．呼気時あるいは頸部を前屈させて撮影すると，脊椎前方の組織が肥厚してみえるので注意が必要である．

　　正面像は，呼気で撮影されると気管が右側に屈曲（buckling）すること，また嚥下時に撮影すると，嚥下された食道内の空気がみえるが，上咽頭は描出されないことがある．

　　頸椎撮影ではDown症の場合，無理に前屈位にするとC1-C2脱臼がより高度になり麻痺をきたす危険もあり要注意である．

胸部単純X線検査

- 1歳未満では立位より仰臥位のほうが，正確な正面像を撮影しやすい．
- 体が捻れて斜位になると，フィルムから離れた肺が肺門部中心にopaqueとなる．
- 正面像のみで可だが，どうしても詳細が知りたいときは下記を追加する．
- 胸膜に接した病変（肺炎など）は正面・側面の2方向撮影でも検出困難で，超音波，CTを追加する．

❖ 側面像
- 肺炎・無気肺などが疑われるが正面像で明白でないとき．
- 細気管支炎，喘息などで肺の過膨張の程度を知りたいとき．
- 胸腺陰影か縦隔腫瘍かの鑑別（鑑別困難な場合は超音波を施行）．
- 正面像で心拡大か前縦隔腫瘍か鑑別できないとき（鑑別困難な場合は超音波を施行）．
- 縦隔腫瘍，血管輪による気管偏位などが，正面像でまったく明らかでないこともある．
- 食道異物でX線透過性の高いもの，たとえばアルミの1円は側面でしか明確でない．
- 脊椎，胸骨の病変．
- 川崎病における冠動脈の石灰化．

❖ 深呼気正面像（乳幼児ではデクビタスで代用することもあり）
- 気胸
- 気道異物
- 局所肺のair-trapping

❖ デクビタス像
- 胸水
- 気道異物
- 局所肺の air-trapping

腹部単純 X 線検査

仰臥位正面像が基本で，最も情報量が多い．ガスを含む腸管の輪郭が描出しやすく，腸管拡張時に小腸か結腸か，拡張の度合いの判定がしやすい．撮影範囲は必ず横隔膜から恥骨結合まで含めるべきである．肺底部の肺炎，下部縦隔腫瘍，骨病変などが，胸写でぼんやりと見えていたものが鮮明に描出されることも多い．必要により下記を追加する．

❖ 立位正面像
イレウスの疑いのある場合は仰臥位に加え立位を撮影する．それ以外の場合は仰臥位だけで十分である．立位正面像のみを腹単のルーチンと考えられている傾向があるので注意されたい．立位だけの場合，下腹部の石灰化，虫垂結石の発見が困難になることもある．イレウスの場合，拡張腸管の全体像，小腸・結腸の区別は仰臥位のほうが容易で，立位，仰臥位の両方の撮影が必要である．

❖ 左下デクビタス像
気腹の診断は，少量だと腹単の立位正面像では発見困難なことが多い．遊離ガスの診断には，胸写立位，または腹単の左下デクビタスが有用である．またイレウス疑いだが，立位が患児の状態が悪く撮れない場合にも有用である．

❖ 仰臥位側面像（cross table lateral）
低出生体重児の気腹診断には正面像で困難な場合は，体位変換の必要がなく患児に負担をかけない本法が有用である．

❖ 腹臥位正面像
腸管ガス，または便塊が多く仰臥位正面像が十分見えない場合に撮る．腸管ガス，便塊が圧迫され，異常脊椎骨，腎結石などが鮮明に描出されることがある．

四肢・脊椎撮影

骨折などが疑わしい場合は，両側撮影する．全上肢，全下肢撮影では詳細不明のことがあるので，上腕・前腕，大腿・下腿を分けて撮影すると，骨膜反応などが明らかになることがある．関節水腫，乳児の脊椎奇形，股関節脱臼の診断は，超音波検査を追加することで可能になることが多い．

造影検査

透視を伴う検査は X 線機器，条件設定，術者の熟練の度合いにより大幅に被曝量が異なり，場合によっては大量被曝となるので注意が必要である．機器は自動照度装置・グリッドの取り外しの可能なものがよい（体重 10 kg 未満ではグリッドは必要ない）．最新のフラットパネル検出器を備えた機器であれば，パルス透視が可能で，機器の経年劣化による必要な X 線量増大もかなり抑えられる．また，画像の大きさの変更や透視画像の絞りで X 線量は増加しないという特長

もある．

ビデオ録画機能は必須である．

❖ 誤嚥の精査

原液ガストログラフィン®は誤嚥された場合，肺浮腫をきたすおそれがあり，使用禁忌である．薄めると描出能がよくない．非イオン性造影剤を3/4〜1/2に希釈して使う．哺乳瓶に造影剤を入れ右下側臥位にて透視下に観察する．舌根部での反射，鼻咽腔への逆流，輪状咽頭筋弛緩不全の有無を検討する．哺乳瓶で嚥下しない場合は，乳首の先端を少しハサミで切って大きくし，なかにカテーテルを通したもの（Poznanski乳首）を使う．カテーテルの先端を舌根部の手前におき，カテーテルに接続した注射筒にて少量ずつ造影剤を注入する．

❖ 上部消化管閉塞性疾患の精査

肥厚性幽門狭窄症の診断は超音波検査で100％の確かさで診断可能であり，造影検査は必要ない．また造影検査で偽陰性となることもある．中腸軸捻転も超音波検査で診断可能なことがほとんどで，造影・CTが必要になることはあまりない．

十二指腸狭窄症では造影検査が必要なことが多いが，胃内に挿管し内容液を十分吸引後造影剤を注入する．イオパミロン®150などの非イオン性造影剤が好ましい．バリウム使用の場合は必ず生理食塩水で希釈し，30 w/v％以下の濃度で使用する．胃食道逆流現象の診断もイオパミロン®150などの非イオン性造影剤が好ましいが，バリウムの場合は，さらに希釈し，20 w/v％を使用する．

❖ 注腸造影検査

バルーン付きカテーテルの使用は回腸閉鎖などの閉塞性疾患の場合，圧の逃げ場がなく（近位端も遠位端もブロックされているので風船を膨らませるのと同じ状態になっている），消化管穿孔につながるおそれがあり，禁忌である．バルーンを膨らませて十分な量の造影剤注入が可能なのは腸重積症と年長児の検査ぐらいである．

新生児のヒルシュスプルング病の検査では偽陰性のこともあり，何回もの検査が必要となることもある．

CT検査被曝低減の重要性

CTは非常に有用な検査だが，単純X線撮影の数十倍のX線量を必要とする．小児は放射線に対する感受性が成人の数倍高い．また小児は体格が小さいため，成人と同様の撮影条件では，臓器あたりの被曝量が2倍から5倍になるということもあり，特別な配慮が必要になる．1990年代以降，検出器を複数もつ多列検出器型CT（MDCT）の普及が進み，小児の検査も覚醒下でも行えることが多くなり，小児の検査件数はかなり増加した．2001年米国のBrennerらが放射線科の一流学術誌AJRに発表した論文が，USA Todayに掲載され，世界中のマスコミが小児のCTによる被曝過多を取り上げた．これをきっかけに医療界では米国小児放射線学会の2002年ALARAカンファレンス，日本では2005年の日本医学放射線学会，日本放射線技師学会，日本小児放射線学会の3者による小児CTガイドラインにより大まかな対策を提示した[1]．それ以来小児CT検査における被曝低減の試みは進んでいる．ALARA（as low as reasonably achievable）原則とは，小児の体格に見合った，必要なだけ・できるだけ低線量で撮影しようという小児被曝低減キャンペーンの世界中の合い言葉となっている．

わが国の小児 CT ガイドラインを含めたその後の動きは以下の通りである．

① できるだけ，超音波・MRI など放射線を用いない検査で診断する．小児は成人と比し体が小さく体脂肪が少ないので，腹部検査・頸部検査では CT より超音波検査のほうがよくみえる場合が多いので，最初になされるべき検査である．

② 単純 CT は省略し，造影 CT も必要な部位に絞り，実質相のみを撮影する．成人で多用されている同じ部位を造影後 2～3 回撮影する多相撮影は，ほとんどの場合必要ない．例外的に単純・造影 CT の両者や多相撮影が必須なものは，血管奇形・肝芽腫術前などに限られる[2]．

③ CT 撮影時には成人の撮影条件をそのまま用いるのではなく，体格・部位に応じて管電流・管電圧を設定する．必要以上の細かいスライス厚やピッチファクターを用いない．

対策としては小児に熟練した超音波医師を各地域で継続的に育てる必要がある．MRI はいつでも利用できるように各病院で体制を整える必要がある．また，CT 機器はより低線量で検査可能な最新のものにすること．最新の機器は多列化が進み，256 列になり，また逐次近似法の採用などにより従来の多列型 CT の少なくとも 1/2 以下の被曝量で検査可能となっている．広島・長崎の長期にわたる被曝者調査では，100 mSv 以上の被曝で発癌がわずかに増加するとされる．小児は成人と比し放射線に対する感受性がかなり高く，成人より平均余命が長いため，発癌の可能性が成人より数倍高くなることがわかってきた．100 mSv 未満の被曝では，統計的に明確な発癌増加の証拠はないが，閾値なしの直線的な影響（LNT 仮説）があるとする説が，国際放射線防護委員会（ICRP）を含めて一般的に支持されている．この仮説によると，10 mSv 被曝での生涯癌死亡リスクは 0.06％であり，被曝がない場合の癌死亡率 30.1％に比し，CT によって増えるリスクの寄与分は少ない．しかし，この程度のリスクでも人数が大幅に増えると，公衆衛生学的に問題がある．今後とも，現在行われている現場での努力を継続することが求められている．

参考文献

1) 社団法人 日本医学放射線学会，社団法人 日本放射線技術学会，日本小児放射線学会：小児 CT ガイドライン―被ばく低減のために―．日本放射線技術学会雑誌，61：493-495，2005．
2) 宮崎　治：総論―質の高い画像検査の提供 小児科医が知っておくべき放射線被ばく．小児科臨床ピクシス 30 小児画像診断，五十嵐　隆，ほか編，p.9-15，中山書店，2012．

【川波　喬】

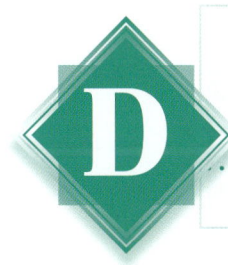

D 超音波検査
ultrasonic examination

　超音波検査（エコー）には頭部エコー（新生児領域，乳児期），心エコー（循環器領域），腹部エコー（消化器，腎・尿路系，卵巣，子宮），体表エコー（頸部・鼠径部などの皮下腫瘤，股関節）がある．最近，関節エコーが関節炎の評価のツールとして小児リウマチ領域で注目されている．腹部エコーは小児領域でもかなり普及してきたが，腹部の聴診器のように使いこなしている小児科医はまだ少ないように思う．日常診療ではエコーを使いこなせるか否かで，消化器疾患をはじめとする各種疾患の診断の正確さや迅速性に大きな差が生じる．非侵襲的にプローブを当てることによって，短時間に多くの情報を得ることができ，各種疾患の診断確定および診断の方向づけに大いに役立つ．実際の経験に基づいて小児科外来で比較的よく経験する疾患や知っておくと役立つ所見について，腹部エコーと体表エコーを中心に述べてみたい．正常像の把握と主な疾患の診断については成書[1,2]を参考にされ，エコーを使いこなすコツを習得していただきたい．

頭部エコー

　乳児では大泉門が開いているので，乳児健診や頭囲拡大・けいれんの際の最初のスクリーニングとして有用である（図Ⅵ-D-1）．セクタープローブが適しているが，死角が生じるので確定診断には頭部CTやMRIが必要である．

体表エコー

　皮下腫瘤やリンパ節腫大にプローブを当てることによって内部の状況が簡単にわかり，診断の

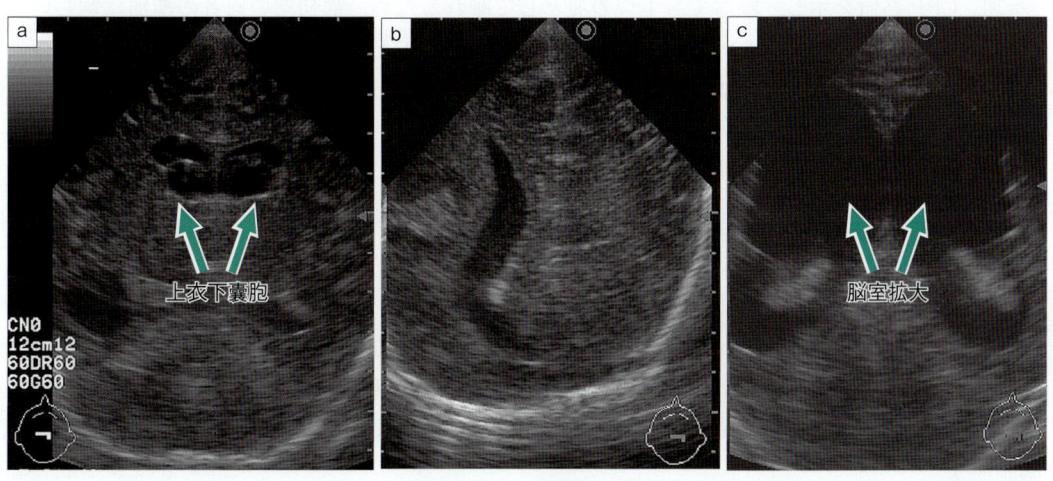

図Ⅵ-D-1　頭部エコー
a：2カ月の女児．上衣下囊胞（フォローアップ）．b：生後7日目の女児．片側巨脳症（けいれんの精査）．
c：10カ月の男児．脳腫瘍（7カ月健診までは正常，1カ月前から退行がみられ座位不能になったため紹介）．

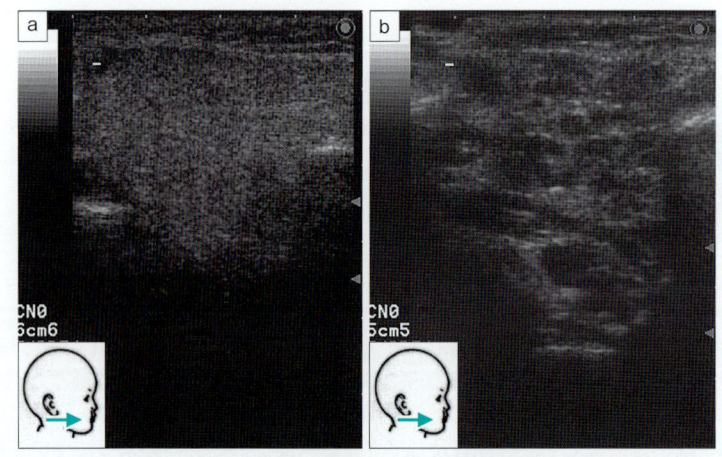

図Ⅵ-D-2　流行性耳下腺炎と反復性耳下腺炎
a：流行性耳下腺炎．内部は比較的高エコーで均一である．
b：反復性耳下腺炎．低エコー性の多発性小囊胞状所見が描出される．

方向づけや治療方針決定に役立つ．高周波（7.5～8MHz）のプローブを使用するのがよい．

❖ 流行性耳下腺炎と反復性耳下腺炎の鑑別[3]

　耳下腺の腫脹する疾患には主に流行性耳下腺炎と反復性耳下腺炎がある．臨床像のみで両者を鑑別することは容易ではない．地域や保育所・学校などの流行性耳下腺炎の流行状況を参考にし，必要に応じて血清学的に確認しているのが実情ではないかと思う．しかし，両者のエコー所見には明らかな違いがあるので，参考にすれば日常診療で大いに役立つ．流行性耳下腺炎では内部エコーは均一（図Ⅵ-D-2a）だが，反復性耳下腺炎では唾液腺造影で特徴的な唾液腺末端の拡張（apple tree）が低エコーの多発性小囊胞（microcyst，2～3 mm）として描出される（図Ⅵ-D-2b）ので，不均一になる．

❖ 化膿性頸部リンパ節炎と川崎病の頸部リンパ節腫大の鑑別[4]

　発熱，頸部腫瘤で発症する川崎病と化膿性頸部リンパ節炎はともに好中球優位の白血球数増加，CRP高値を示し，触診でも1つの塊として触れるため，病初期の両者の鑑別は難しい．しかし，川崎病の場合はリンパ節の多発性腫大（図Ⅵ-D-3a），化膿性頸部リンパ節炎の場合は単一のリンパ節の腫大（図Ⅵ-D-3b）として描出されることが多いので，川崎病の早期診断のきっかけを得ることができる．

❖ 筋性斜頸

　1カ月前後で頸部腫瘤をみた場合は筋性斜頸の可能性が高い．エコーでは内部エコー均一な腫瘤として描出され，血流はない．

❖ 膿　瘍

　頸部，顎下部，鼠径部などリンパ節の炎症が進行し，膿瘍になることがある．膿瘍は中心が無エコーで，血流のない腫瘤として描出される．漫然と抗菌薬を使用せず，適切な時期に切開や穿刺をすべきであるが，その判断にもエコーは有用である．

❖ 胸腺肥大

　胸腺肥大は新生児期から乳児期にかけてよくみる所見である．胸部X線写真（図Ⅵ-D-4a）をみれば一目瞭然かもしれないが，エコーを当てると内部エコー均一の組織（図Ⅵ-D-4b）が

D．超音波検査

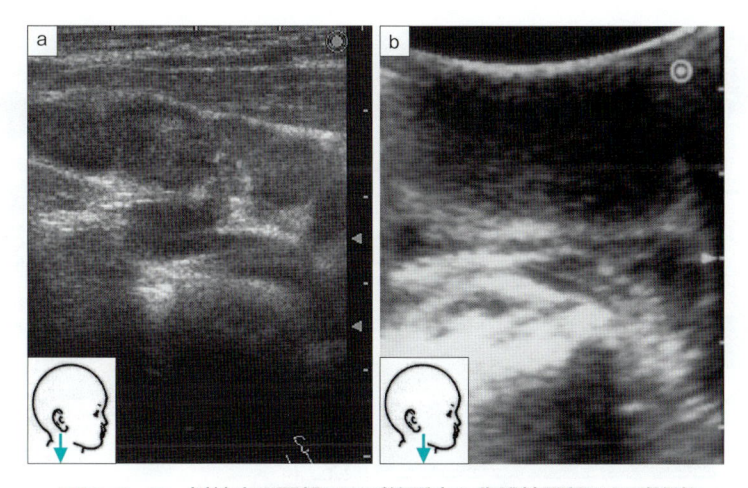

図Ⅵ-D-3　川崎病の頸部リンパ節腫大と化膿性頸部リンパ節炎
a：川崎病の頸部リンパ節腫大．触診では1個の腫瘤のようでも，エコーでは直径1 cm前後のリンパ節が多発性に腫大している．
b：化膿性頸部リンパ節炎．1個のリンパ節が腫大している．

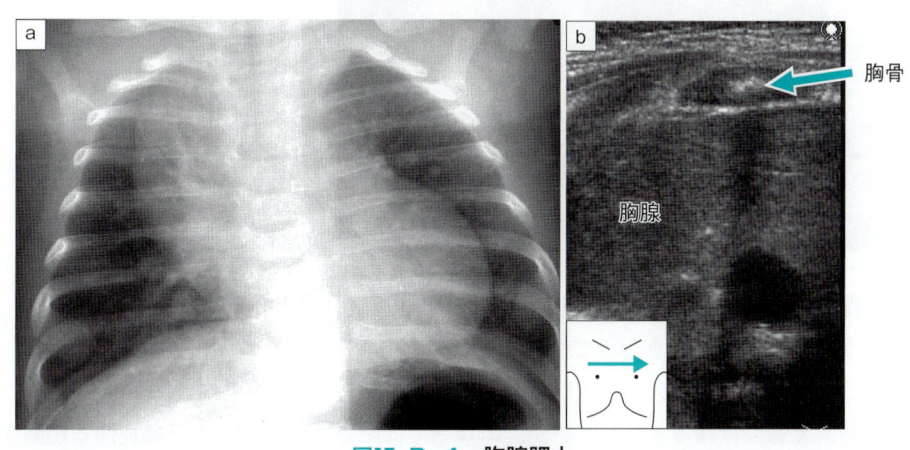

図Ⅵ-D-4　胸腺肥大
a：胸部X線写真　b：エコー所見

描出され参考になる．

❖ 鼠径部腫瘤，陰嚢水腫

鼠径ヘルニアの鑑別疾患として，男児では精索水腫，女児では卵巣ヘルニア，ヌック管腫などがある．精索水腫とヌック管腫は無エコーに描出されるのですぐわかる．陰嚢水腫は透光試験で簡単にわかるが，エコーでは精巣が水腫のなかにくっきりと描出されるので，とてもわかりやすい．

❖ 急性陰嚢症

急性陰嚢症の診断で重要なことは，緊急手術の必要な精巣捻転症を見逃さないことである．精巣捻転症では精巣が腫大し，血流が消失する（図Ⅵ-D-5a）が，精巣上体炎では精巣上体（副睾丸）が腫大し，血流が増加する（図Ⅵ-D-5b）ので両者の鑑別は可能である．ムンプス精巣炎では精巣が腫大し，血流が増加する（図Ⅵ-D-5c）．

943

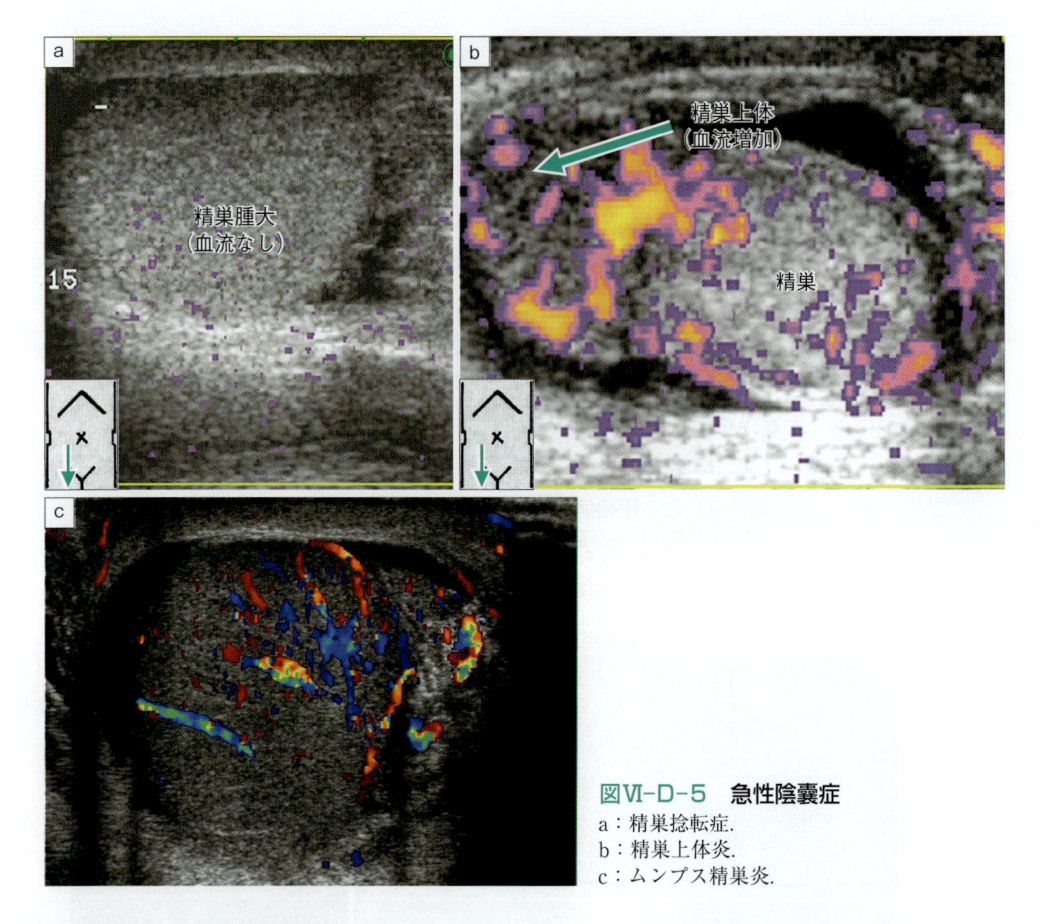

図Ⅵ-D-5　急性陰嚢症
a：精巣捻転症.
b：精巣上体炎.
c：ムンプス精巣炎.

❖ 単純性股関節炎，化膿性股関節炎

　　股関節痛や歩行障害を訴えて受診した場合，一般に整形外科に紹介すると思うが，股関節にプローブを当てると関節裂隙の液貯留が描出され，左右差がみられるため診断の参考になる（図Ⅵ-D-6）．X線でははっきりしないが，エコーでは明瞭に描出される．単純性と化膿性のエコー所見での鑑別は難しいが，発熱や血液所見で鑑別できる．単純性股関節炎であれば保存的治療（安静，解熱，鎮痛剤の投与）なので小児科でも十分にみていくことができる．

腹部エコー

　　小児の場合，腹部エコーでは消化器をはじめ，腎臓，膀胱，卵巣，子宮もルーチンに観察するのが普通である．最近では消化管エコーについても有用な所見が得られ，それらを加味することによって消化器疾患の診断の正確性，迅速性がますます高まっている．主な疾患について解説する．

❖ 肥厚性幽門狭窄症

　　1カ月前後で嘔吐を認める場合に考えるべき疾患は，肥厚性幽門狭窄症，胃軸捻転症，胃食道逆流症の3つである．肥厚性幽門狭窄症は噴水状の嘔吐で，吐物に胆汁を含まないのが特徴であるが，最近の症例は発症から受診までの期間が短いので，疑ってエコーを実施することが重要である．1カ月健診時に嘔吐について相談を受け，診断のついた例もある．エコーでは4mm以上の幽門筋の肥厚を認める（図Ⅵ-D-7a）．乳児ではガスが多いため幽門部の描出は必ずしも容易ではない．少し右側臥位にして，胃内容液を幽門部に誘導し，ガスを避けることがコツである．

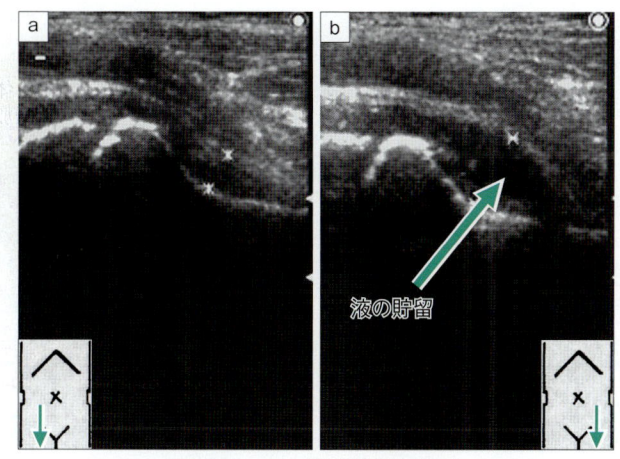

図VI-D-6　単純性股関節炎
a：右脚，b：左脚

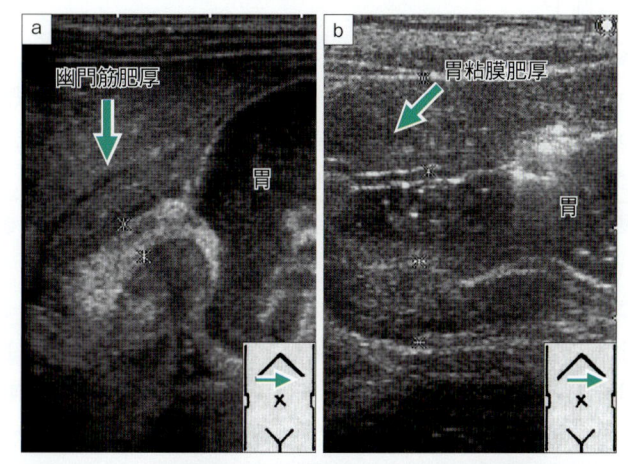

図VI-D-7　肥厚性幽門狭窄症（a）と急性胃粘膜病変（b）

❖ 急性胃粘膜病変

　　急性胃粘膜病変は何らかのストレス（小児の場合は主に精神的ストレス）が誘因となり，急激な心窩部痛と吐き気・嘔吐をきたす疾患で，内視鏡的に胃前庭部に粘膜の肥厚，びらん，浅い潰瘍を認める．エコーでは粘膜の肥厚（5〜10 mm）を認める（図VI-D-7b）ため診断に有用であり，多くのケースで内視鏡は必要ない．

❖ 先天性胆道拡張症

　　本症の臨床病型を膵・胆管合流異常説の立場から黄疸型，膵炎型，混合型に分類することが，早期発見のポイントである．すなわち，黄疸型は黄疸や灰白便を認め，総・直接ビリルビンの上昇をきたすもの，膵炎型は腹痛や嘔吐を認め，血清および尿アミラーゼの上昇をきたすもの，混合型は黄疸型と膵炎型の臨床症状と検査所見が混在するものである．もちろん，黄疸型に腹痛を伴うこともある．閉塞性黄疸と急性膵炎の典型例が両極であるが，肝機能障害と膵機能障害を同時に認める場合は胆道拡張症の可能性が高い．胆道拡張の程度の違う3例を示す（図VI-D-8）．

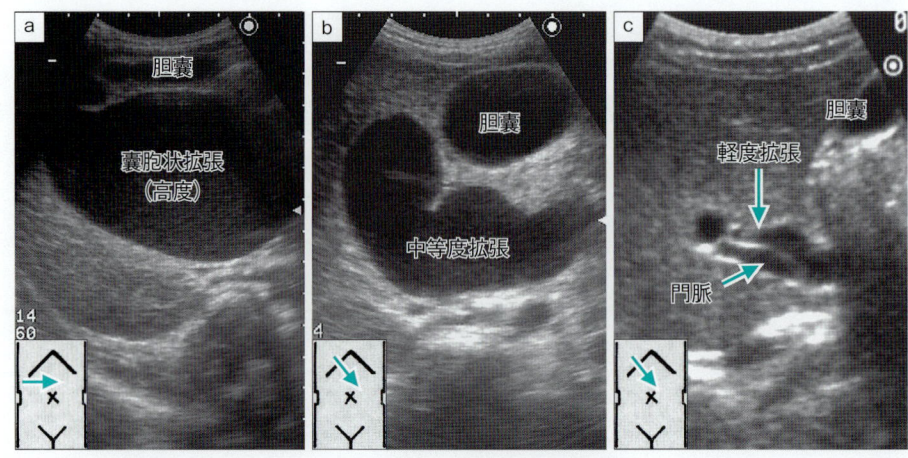

図Ⅵ-D-8　先天性胆道拡張症
a：高度拡張　b：中等度拡張　c：軽度拡張

❖ 胆嚢壁肥厚・胆嚢腫大

　　小児の胆嚢病変は多くはないが，ときに胆嚢壁肥厚や胆嚢腫大をみることがある．通常，胆嚢壁は1〜2 mmではっきりとはわからないが，胆嚢壁の肥厚があると厚さが5〜10 mmにもなるので簡単にわかる．肝機能障害と関係していることが多く，急性肝炎，伝染性単核球症，血球貪食症候群などの経験がある．胆嚢腫大は川崎病でみられることがある．内腔が拡張し，壁は肥厚しない．回復期と比較することにより，急性期の胆嚢腫大がよりはっきりする．

❖ 便　秘

　　日常診療で遭遇する消化器症状のなかで最も多いのは腹痛であり，その原因として最も多いのは便秘（急性も慢性も）である．急性の場合，多くは一過性であり，1回の浣腸で腹痛が消失する例が大部分である．しかし，何らかの原因で便秘が慢性化すると便は硬くなり，また大きくなって腫瘤として触れると，通常の浣腸では簡単には出ず，摘便を余儀なくされる場合もある．便に特徴的なエコー所見と大腸の位置関係を把握しておくと，有用な情報（大腸のどの部分に便が貯留しているか）が得られ，診断と治療に役立つ．消化管内にあるガス，便，腸液の特徴（図Ⅵ-D-9）を理解しておくことが重要である．上行結腸，横行結腸，下行結腸，S状結腸，直腸の横断面および縦断面を描出するように努力すればよい．

　　一番わかりやすいのは直腸の便塊（図Ⅵ-D-10）である．膀胱が充満していると音響窓（acoustic window）となって描出しやすい．いずれも便塊が膀胱を上に押し上げるように描出されている．便塊の表面のエコー輝度が最も強く，しだいに減衰している様子がわかる．症例によっては大腸の途中（肝彎曲部や脾彎曲部）に便塊が詰まって腫瘤状になっており，それが腹痛の原因となっていることがある．便に特徴的なエコー所見を知っていれば不必要な検査をしなくてもよく，経過観察にも有用である．

❖ 腸重積症

　　腹部エコーで腸重積症と確定診断することはほぼ100％可能なので，症状から腸重積症の存在を疑い，積極的に腹部エコーを実施することが重要である．最近は早期受診例が多いため3主徴の揃わないことが普通である．最も重要な症状は間歇的腹痛であり，乳児では間歇的啼泣や間歇的不機嫌として表現される．2歳以上の年長児になると腹痛のみのことが多く，腹痛の意義がさ

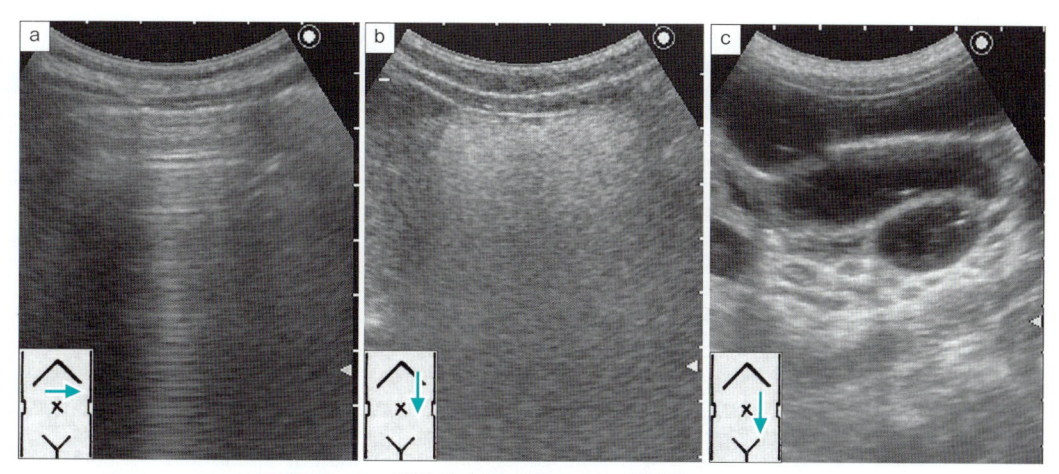

図Ⅵ-D-9　消化管内のガス（a），便（b），腸液（c）

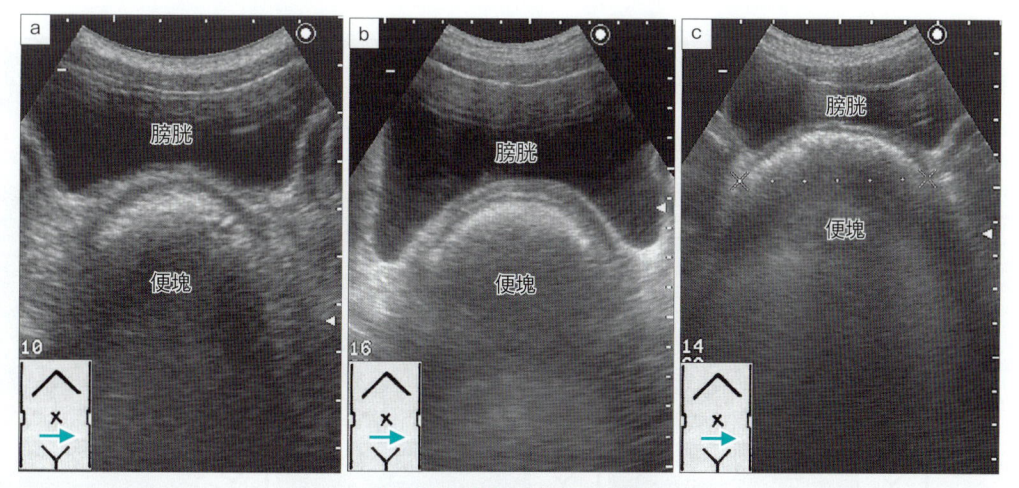

図Ⅵ-D-10　便秘の3例

らに大きくなる．表Ⅵ-D-1に当院で経験した98例110回（2回再発3例，1回再発6例を含む）の臨床像を示した．腹部エコーで診断確定した時点で，腹痛，嘔吐，血便の3主徴の揃う例は2歳未満で約6割，2歳以上では2割にも満たないことは注目すべきである．臨床症状から，いかに腸重積症を疑い，エコーを実施するかが重要である．

腹部エコーでは，重積した腫瘤の横断面（短軸像）を target sign（multiple concentric ring sign，図Ⅵ-D-11），縦断面（長軸像）を pseudokidney sign（図Ⅵ-D-12）として描出でき，高圧浣腸施行前に確定診断が可能である．なかでも target sign を描出することが最も重要である．腸重積症の大部分が回腸結腸型だから，上行結腸，横行結腸，下行結腸の結腸に沿って，結腸に直角に（つまり，結腸を輪切りにするように）プローブを当てると target sign が描出される．右上腹部に腫瘤がある場合は胆嚢や右腎臓が指標となって target sign がわかりやすい．target sign が描出できたら，プローブを90度時計まわり（上行結腸と下行結腸）か，90度反時計まわり（横行結腸）に回転すると pseudokidney sign が描出されるが，target sign に比べるとわかりにくいことが多い．最近は整復されていく過程をエコーで観察するエコー下整復術が普及しつつある．

第Ⅵ章 検 査

表Ⅵ-D-1　腸重積症98例110回の臨床像

年　齢	男	女	総回数	腹痛	嘔吐	血便
0〜6（月）	7	7	14	8	11	13
7〜12（月）	12	3	15	12	12	12
1歳	13	12	25	24	16	15
小　計	32	22	54	44 (81.4%)	39 (72.2%)	40 (74.1%)
2歳	20	8	28	28	7	5
3歳	8	4	12	12	3	3
4歳	9	3	12	12	4	2
5歳以上	3	1	4	4	4	0
小　計	40	16	56	56 (100%)	18 (32.1%)	10 (17.9%)
総　計	72	38	110	100 (90.1%)	57 (51.8%)	50 (45.5%)

（2回再発3例，1回再発6例を含む＝110－98）

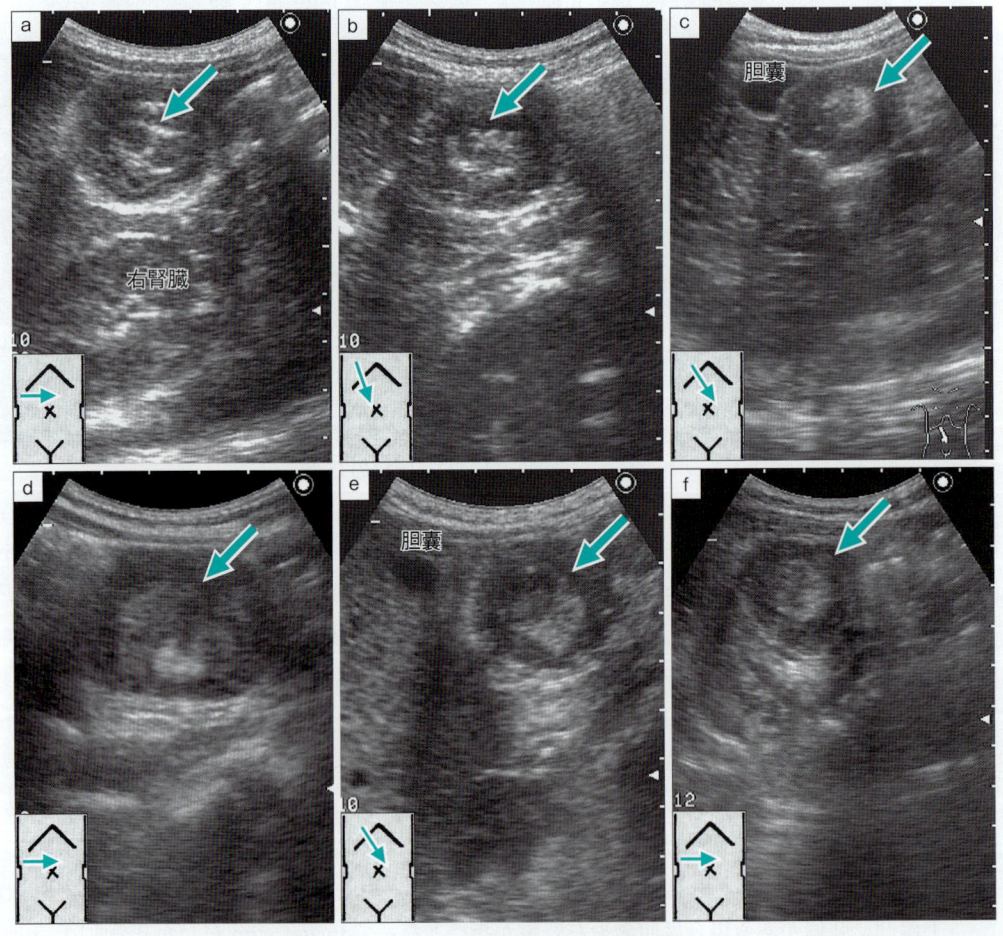

図Ⅵ-D-11　target signの6例

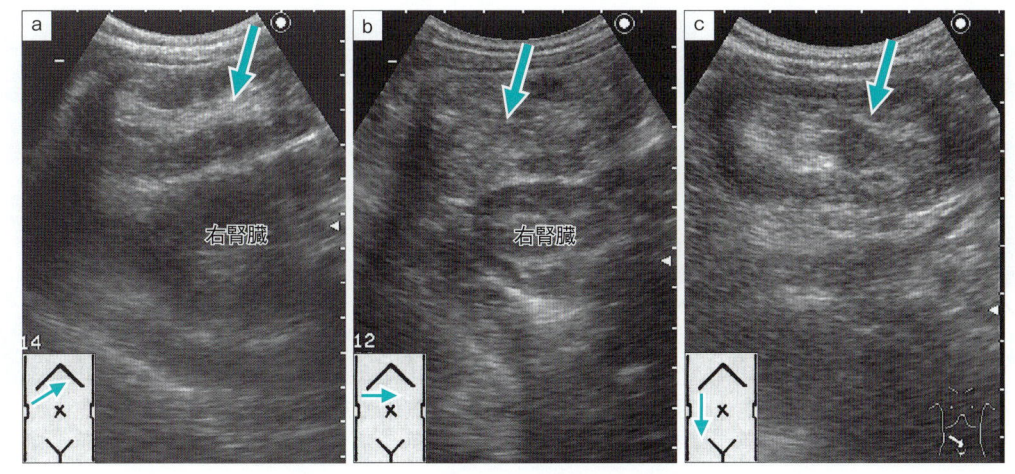

図Ⅵ-D-12　pseudokidney sign の3例

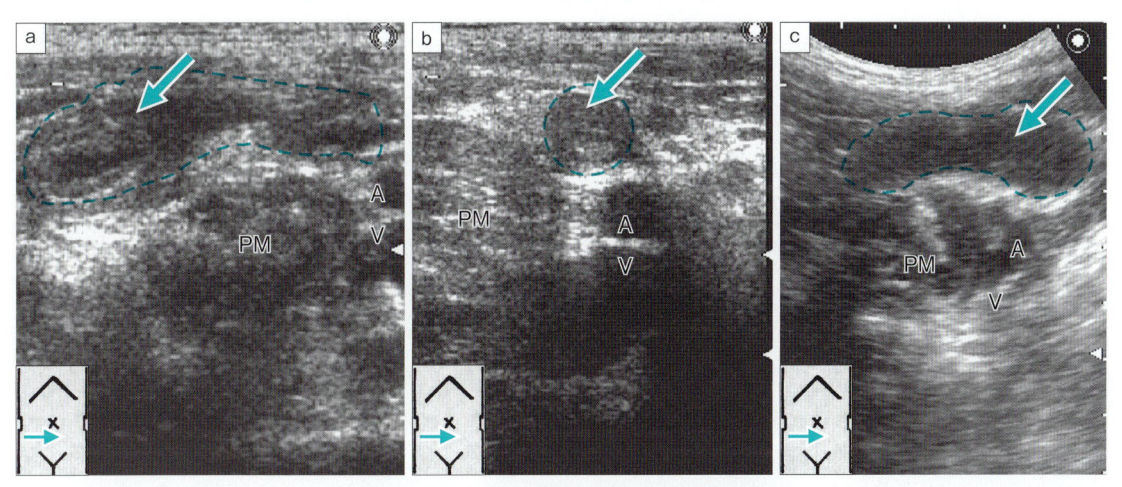

図Ⅵ-D-13　向きの異なる急性虫垂炎の3例

PM：腸腰筋，A・V：腸骨動静脈

❖ 急性虫垂炎

　急性虫垂炎は日常診療でよく遭遇する疾患であるが，診断の比較的難しい疾患である．虫垂炎のエコー診断が難しい理由として，① 治療が基本的に手術なので疑いの段階（右下腹部痛，白血球増加）で外科医に紹介し，小児科医の手を離れてしまうこと，② ガスの影響が強く，エコー診断上の指標となる臓器が少ないこと，③ 虫垂の位置や炎症の程度が症例毎に違うため，同じ疾患であっても症例毎に得られるエコー所見に非常に差があること，の3つが考えられる．最も重要なことは症例毎に得られる画像所見が違うということであり，ぜひとも銘記しておいてほしい．

　エコー診断のポイントは，臨床症状と検査所見から急性虫垂炎を疑い，積極的にエコーを実施することである．検査所見としては 10,000/μL 以上の白血球数の増加（好中球の増加を伴う）が重要である．CRP は炎症の進行によって変化していくので，診断時点では陰性から強陽性まで幅がある．術前にエコーで虫垂炎と診断して手術した 100 例以上の検討から，虫垂炎のエコー診断は実に奥が深い．したがって，短い文章での説明は容易ではない．

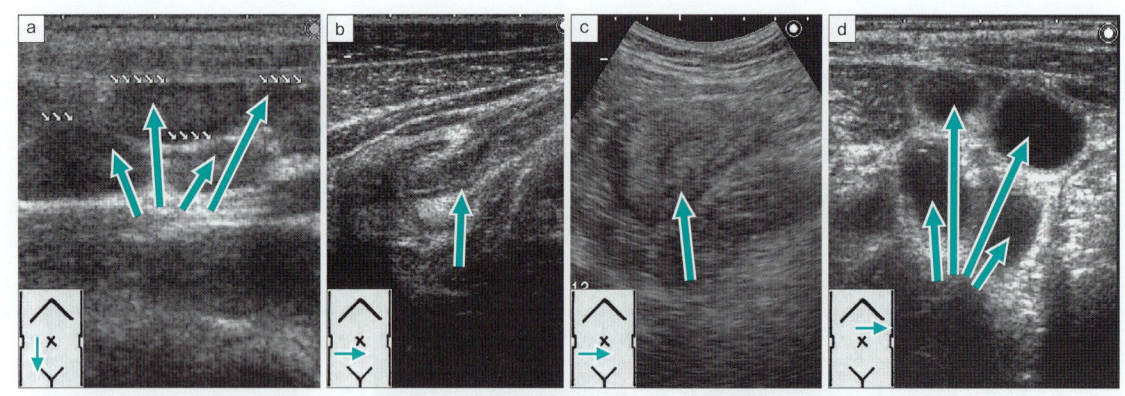

図Ⅵ-D-14　腸間膜リンパ節炎と急性腸炎
a：腸間膜リンパ節の腫大　b：回腸末端壁の肥厚　c：大腸壁の肥厚　d：小腸への液の貯留

　基本は右下腹部横断面で腸腰筋と腸骨動静脈を指標として，腸腰筋の周囲（外側，腹側，内側）をじっくりと検索し，腫大虫垂（圧迫してもつぶれない直径6mm以上の管腔臓器）を探すのである（図Ⅵ-D-13）．その際，虫垂の向きはさまざまであること，つまり，同じようにプローブを当てても得られる所見は症例によって大きく違うこと（虫垂の横断面や縦断面など多彩である）を銘記しておく必要がある．虫垂炎が疑われるが，腫大虫垂が描出できない場合は膿瘍，虫垂石，腹水，腸管壁肥厚，腸管への液貯留，腸間膜リンパ節腫大の有無をチェックする．
　急性虫垂炎の診療で最も注意すべきことは急性腸炎と誤診しないことである．そのためにも腹腔内に強い炎症が存在する場合は簡単に腸炎と決めつけないことである．腸炎と誤診しないためにもエコーの積極的な活用が望まれる．
　腹部CTが短時間で撮影されるようになってから虫垂炎の診断に汎用されているが，多くの症例はエコーで診断可能であり，放射線被曝を考慮し，まずはエコーを実施する努力をすべきである．

❖ 腸間膜リンパ節炎と急性腸炎

　急性虫垂炎のエコー診断の副産物として，腸間膜リンパ節炎や急性腸炎のより正確な診断が可能になってきた．すなわち，腫大虫垂が描出されず，腸間膜リンパ節の腫大（図Ⅵ-D-14a），回腸末端壁の肥厚（図Ⅵ-D-14b），大腸壁の肥厚（図Ⅵ-D-14c），小腸や大腸への液の貯留（図Ⅵ-D-14d），腹水の存在などの所見を臨床症状，検査所見，診察所見に加味することで腸間膜リンパ節炎，回腸末端炎，急性腸炎の診断が可能で，事実に基づいた診療へと変化している．
　腹痛，発熱，嘔吐，下痢などの症状がある場合には急性虫垂炎はないかということを必ず心の片隅に置き，経過が思わしくない場合は積極的にエコーを実施するという姿勢が必要である．今後は消化管エコーが最も注目されてくるであろう．

参考文献
1) 内田正志：小児腹部超音波診断アトラス改訂版．ベクトル・コア，2002．
2) 内田正志：小児腹部エコーマスターガイド—急性腹症診断スキルアップ—．診断と治療社，2005．
3) 内田正志，ほか：超音波検査による流行性耳下腺炎（ムンプス）と反復性耳下腺炎の鑑別．小児内科，37：59-62，2005．
4) 内田正志：川崎病の頸部リンパ節の特徴について教えて下さい．小児内科，35：1508-1510，2003．

【内田　正志】

E 心理テスト
psychological test

　小児科外来で，症状の背景に心の問題や心理的ストレスが考えられる事例は少なくない．心の問題を理解する方法として，集団の場での適応状況，生育歴，経過などの情報を聞き取っていく面接法と，子どもの行動をみることで情報を得る観察法がある．さらに「この子がどのような性格特徴をもち，どのくらいの能力があるか」「同じ年齢の子どものなかでは心の成熟度はどうか」など，多くの子どもの発達過程と比べてどのような心理特性をもつのかを心理テストを用いてできるだけ客観的に幅広く測定，評価する検査法がある．

　心理テストを実際に使ったことがないと，どこか信用できない，科学的な方法でない印象があるかもしれない．しかし使い慣れてみると，本来子どもは，大人に比べ言葉で表現するのは未熟なので，会話だけでコミュニケーションをとるより，はるかに関係がもちやすく，心理テストから得られる情報は，正確で客観的であることが理解されると思う．

心理テストとは

❖ テストを使う目的

　テストを使う目的は，診断ではなく査定である．心理テストの結果だけで人の心や理解のしかたを判断することは難しい．テストを実施したときの子どもとその親の行動観察や臨床経験を加味した総合的な結果の解釈によって考えられる子どもの個別性，特徴を評価することが大切である．結果と解釈については，まず依頼をした医師とテスターが十分話し合ったうえで，患者である子どもとその家族にわかりやすい言葉で伝える．そして，できるだけ時間をとって解釈についても意見を交換してはじめて活かせると考えられる．つまり，心理テストは最終的には訪れた子どもと家族が悩んでいる問題への支援の方向を見つけるためのものである．

❖ テストで測るもの

　心理テストは，知能検査，発達検査，性格検査などに大きく分類される．個々のテストが測るものは，漠然とした「知能」「発達」「性格特徴」といったものではなく，テストで測れるもの，結果が表すもので，その子どもの特徴を説明できるのである．そのため，測ろうとしているものが的確に測られているかという，テストの妥当性が検討されなければいけない．

　実際に使用する際は，個人検査用として，検査法が確立され，統計的に妥当性，信頼性が検討され，標準化されたものを用いる．すでに妥当性，信頼性が確立され，統計処理についても，手引書に具体的に書かれている市販のテストが使いやすい．

❖ 方　法

　検査方法には質問に対して「はい」「いいえ」で答える質問紙法，漠然とした刺激に対する反応や描画を分析していく投影法，決まった課題を行う作業法がある．質問紙法は，何を検査されるかが予測できるだけに，自分が意識する以上の性格特徴が現れることはない．それに比べると

第Ⅵ章　検　査

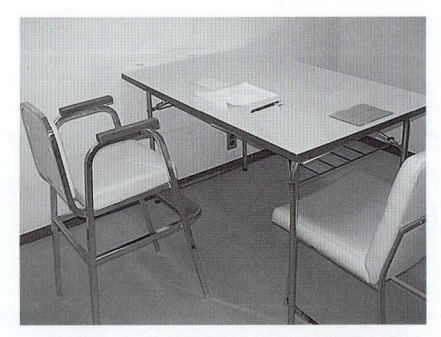

図Ⅵ-E-1　テストを行う部屋の様子

　投影法の心理テストは刺激があいまいなだけに，検査結果や評価されるものが予測しにくい，自分が意識できない心の深いところまで測れる検査である．
　臨床場面では，単一のテストを使うより，目的や方法の違うものを複数組み合わせて使うと，より多面的，多角的な視点で子どものことが理解できる．複数のテストを組み合わせて用いることをテストバッテリーと呼んでいる．

❖ 導入のしかた

　緊張感を与えずテストを受けてもらうために，導入の際は親子にテストの目的をていねいに説明し，自分1人で部屋に入り，頑張れるよう子どもを励ます．5歳以上になるとほとんどの子どもは興味を示し，不安でテストを受けられない子どもは少ない．それ以下でも通いなれたところであれば，1人で問題なくテストを受けることができる．もし，導入時に親と離れることで不安がったり，混乱が大きい場合は無理をせず，親と一緒に入室してもらう．導入時の親子の様子やテスターが受ける印象は，後にその親子関係を考えていく際に参考になることが多い．
　テストを行う部屋は，あまり大きくない個室で，電話の音や突然の入室，話し声など外からの刺激が少ない部屋で行う．特別な配慮をした部屋が準備できるに越したことはないが，そうでなくても，いざテストが始まると，部屋のしつらえなどの影響は少ないように思う．図Ⅵ-E-1に示したように，身長に合わせて机と椅子の高さを調節するため子ども用の椅子を準備するとよい．安全性から丸椅子でなく背もたれがある安定したものを用意する．
　子どもと1対1で行う場合，テスターが忘れ物で部屋に子どもを1人で残すことにならないように，必要なものはすべてあらかじめ準備しておく．テストに集中でき力を発揮できるためには，テスターが各検査の実施方法をよく理解しておく．マニュアル本ばかりに目が行き，顔が上がらないようでは子どものやる気が落ちるし，観察も十分できない．

❖ テストを使うメリット

　心理テストは，同じに設定された状況下の反応をみていくので，視点が定まりやすく，学習態度や癖など行動観察がしやすい．緊張感，不安感といった対人場面での感情表現，コミュニケーションのもち方も子どもを理解する参考になる．いきいきと絵を描き，作文を書き，ゲームのような質問に答えるうちに，心理テストが誘い水になり，「この人は自分に興味をもってくれる人」と信頼を寄せてくれ，「自分の性格に興味がわいた」「早く結果が知りたい」など前向きに心の問題に関心が向く子が多い．終えた後に不快な感じや疲れを訴えることも少ない．初回は面接だけでも時間がかかるので，限られた時間で子どもの心理面を理解するには心理テストは便利であ

E．心理テスト

表Ⅵ-E-1　主な心理テストの種類

目　的	検査名	対象年齢
発達検査	遠城寺式乳幼児分析的発達検査	0～4歳7カ月
	津守式乳幼児精神発達検査	0～3歳，3～7歳
	新版S-M社会生活能力検査	乳幼児～中学生
	新版K式発達検査	乳幼児～
知能検査	田中ビネー知能検査Ⅴ	1歳～成人
	WISC-Ⅲ知能検査（2011年1月に改訂WISC-Ⅳが発売）	5～16歳11カ月
	WPPSI知能診断検査	3歳10カ月～7歳1カ月
	コース立方体組み合わせテスト	6歳～成人
	K-ABC心理・教育アセスメントバッテリー	2歳6カ月～12歳11カ月
	DN-CAS認知・評価システム	5～17歳
	DAMグッドイナフ人物画知能検査	3～12歳
性格検査	バウムテスト	幼児～成人
	P-Fスタディ	4歳～成人
	精研式文章完成法テスト　SCT	小学1年生～成人
	ロールシャッハテスト	小学生～成人
	Y-G矢田部ギルフォード性格検査	小学生～成人

る．質問紙法や作文形式のテストであれば，待ち時間に記入してもらってもよい．

❖ 使う時の注意点と危険性

各心理テストの特徴をよく理解して使うことが大切である．テストの結果は子どもの能力や特徴のすべてではなく，そのテストで知ることのできる子どもの特徴の一部であることを念頭に置き，興味深い結果であっても，決めつけるような解釈はすべきではない．外来で使用する際は，所要時間が適当で子どもに好まれ，操作が容易であるテストが使いやすい．思春期以上の年齢，精神疾患が疑われるような場合，投影法の人格テストは，人によっては不安を生じることもあるので，慎重に用いるべきである．また，「テスト」ということに強い抵抗を示したり，もともと不安が高い子ども，親の了解が得られない場合などは無理に行うべきではない．あくまで子どもの心の理解が進むような状況でないならば，中止するか中断するのが賢明である．

心理テストの実例

主な心理テストの目的，検査名，対象年齢を表Ⅵ-E-1に示した．なかには，専門の訓練を受けたテスターでないと実施が難しいテストもある．このなかから，目的別に利用しやすい実例を紹介する．

❖ 発達検査

発達検査とは，子どもの運動機能，遊びや操作面，社会性，身辺自立，精神発達を調べるものである．子どもの日常によくみられる行動を親に質問して聞きとる質問紙法が多い．外来の臨床場面で使いやすい検査は，遠城寺式乳幼児分析発達検査である．用紙が安価で実施時間が短く方法がわかりやすい．子どもの発達の傾向を全般的に分析し，移動運動，手の運動，基本的習慣，対人関係，発語，言語理解の6つの領域で発達状況をグラフ化して分析する．1枚の質問紙に結果分析表が記入できるように工夫され，複数回の実施を書き込むと子どもの経年での変化がみや

第Ⅵ章　検　査

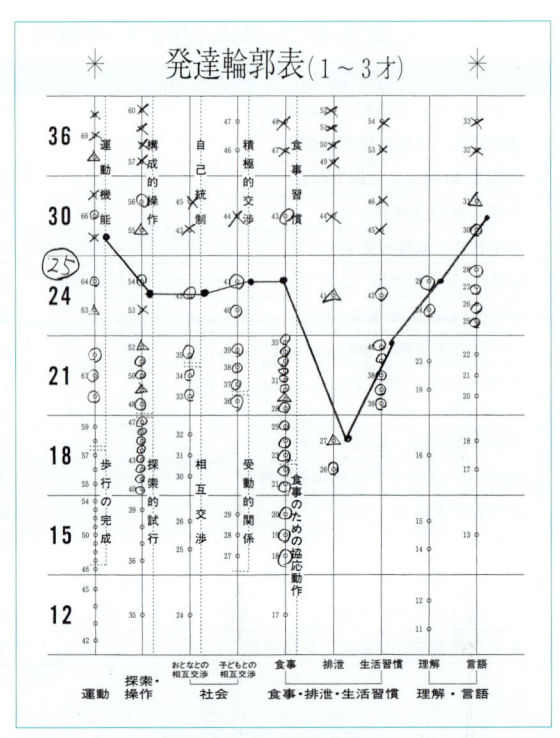

図Ⅵ-E-2　「乳幼児精神発達診断法，0～3歳まで」
　　　　　（大日本図書）結果表

結果からCA：2歳1カ月，DA：2歳6カ月，DQ：120であった．

すい．次によく使う津守式乳幼児精神発達質問紙法（図Ⅵ-E-2）は，運動，探索，社会性，生活習慣，理解・言語の5つの領域で発達年齢を算出し，発達プロフィールを作り，発達の評価を行う．3歳以下は換算表を用いて発達年齢（developmental age）や発達指数（developmental quotient）で表すことができる．どちらの検査も質問内容が具体的で答えやすいので，聞きとりの途中で，関連する日常のできごとや子どもの様子を親が自然に話してくれることも多い．検査が終わる頃には，発達の特徴が査定できるだけでなく，親の養育態度，価値観を含めた子育ての様子もよくわかる．育児相談や乳幼児健診の際に発達検査を利用すると，子育て支援や指導の方向もみえてくる．

❖ 知能検査

　知能検査は小児科外来で使用頻度が高い検査である．最近は特別支援教育の考えが浸透し，学校からの紹介や，親が軽度発達障害を疑い，わが子の行動や理解力に不安を感じて，相談に来られるケースも増え，知能検査を使う機会は多い．発達上の問題がないと思われる場合でも，心の問題を理解する際に子どもの知的理解力を知ることは大切である．知能の定義は発達心理学者によって若干違い，その知能観の違いが知能検査に現れる．実際は，知能検査によって測ることができる知能と考えるとわかりやすい．知能検査は，市販された検査用具を使う．用具は図Ⅵ-E-3に示したように子どもが関心をもちやすいよう工夫されている．

　よく使う検査としては，「田中ビネー知能検査Ⅴ」（図Ⅵ-E-4）がある．この検査は日本での歴史が長く，用具がよく工夫され，子どもにも好まれる．特に就学前の子どものおよその知能指

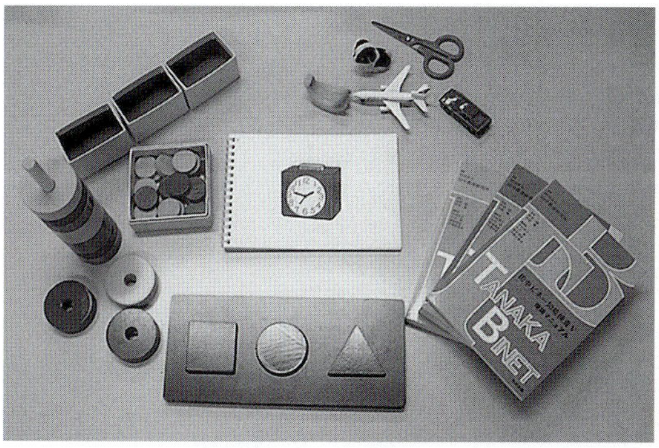

E．心理テスト

図Ⅵ-E-3　「田中ビネー知能検査Ⅴ」（田研出版）
　　　　　検査用具

番号	合否	問題 使用用具（時間）	合格基準	正答数	内容および記録
37	○	語彙（絵）　★10, 24, 25 カード2	18/18	18	①ひこうき　②て（手）　③いえ　④かさ　⑤くつ ⑥ふうせん　⑦いす　⑧はさみ　⑨とけい　⑩は（葉） ⑪りんご　⑫うま　⑬めがね　⑭テーブル　⑮にんじん ⑯き（木）　⑰ねこ　⑱きゅうり
38	○	順序の記憶 犬・ボタン 直方体の積木1個 箱3個・トンネル ストップウォッチ	2/2	2	［提示5秒］ ①犬，ボタン，積木 ②積木，ボタン，犬
39	○	理解（身体機能）	1/2	0	①目は何をするものですか 目薬 ②耳は何をするものですか 耳そうじする
40	○	数概念（1対1の対応） 円形小チップ13個	2/2	2	①個数（13）　対応（　　　　　　　　　　　　） ②個数（13）　対応（　　　　　　　　　　　　）
41	○	長方形の組み合わせ 　制限時間：各1分 長方形のカード1枚 直角三角形のカード2枚 ストップウォッチ	3/3	3	①　　　　　②　　　　　③ （被検査者）（被検査者）（被検査者） 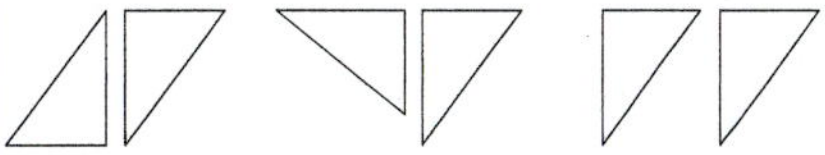 48秒　　35秒　　35秒
42	○	反対類推（B）	2/3	1	（例）ひよこは小さい，にわとりは ①野原は明るい，森の中は　暗い ②飛行機は速い，船は　わからん ③ぞうは重い，ねずみは　小さい

図Ⅵ-E-4　「田中ビネー知能検査Ⅴ」（田研出版）
　　　　　記録用紙（一部省略）

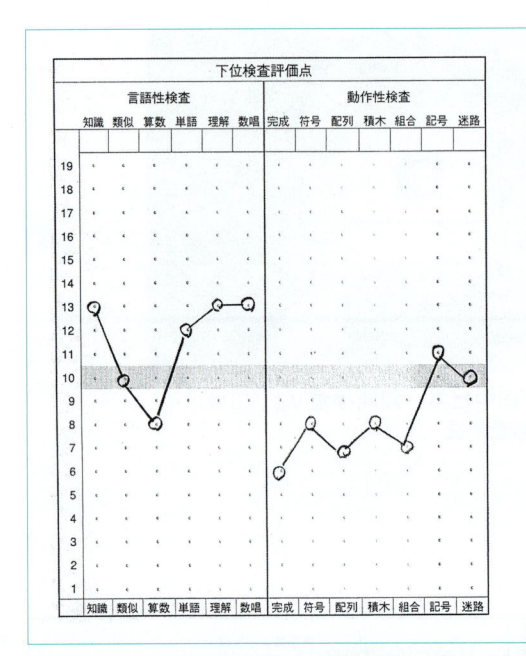

図VI-E-5　「日本版 WISC-Ⅲ知能検査」（大日本文化社）
プロフィール例（一部省略）

数IQ（intelligence quotient）を知りたいときはとても使いやすい．知能指数は精神年齢と生活年齢で算出し，14歳以上は原則として偏差知能指数を算出する．課題が精神年齢の順に並べられているのでやむを得ず中断した場合でも，およその能力がわかる．次に使用頻度が高いのが，日本版 WISC-Ⅲ（Wechsler Intelligence Scale for Children-Ⅲ）知能検査（図VI-E-5）である．この検査については，2011年1月に改訂 WISC-Ⅳが発売されているが，ここでは WISC-Ⅲについて述べる．すべてのウェクスラー式知能検査に共通の特徴として，複数の知能の異なる側面の能力を測定する下位検査から構成され，全検査IQ，言語性IQ，動作性IQという3種類のIQを算出できる．さらに4つの群指数のIQ（言語理解，知覚統合，注意記憶，処理速度）が算出でき，知的発達の状態を評価点プロフィールで表すことができる点がわかりやすい．学習場面での指導や支援に役立つ検査として，最近は，軽度発達障害の子どもに K-ABC 心理・教育アセスメントバッテリーや DN-CAS 認知・評価システムが使われる機会が増えている．学習面で軽い障害のある子どもたちは，外からの情報を受けとり，処理して理解する過程や理解していることを表すことが苦手なことが多い．K-ABC の特徴は認知や処理の過程をみる心理尺度と蓄積された知識をみる教育尺度の大きく2つに分かれた水準でみられることである．つまり，子どもが本来もっている知的な能力と家庭や教育で身につけた能力との違いがみられる．心理尺度には下位に継次処理尺度と同時処理尺度があり，さらに細かな子どもの認知の特徴がわかる．尺度の数値に差を解釈することで，子どもの学校生活での困り感に対する支援の大きな方向がみえる．さらに下位の尺度に差が認められれば，教材の工夫など指導に参考になり，子どもの学校適応をよくする具体的な方策が考えられる．知能検査の場合，既存のものとの相関については，検査手引きのなかに示されている．WISC-Ⅲや DN-CAS，K-ABC は，実際に使ってみると特に学齢の子どもの学校生活や進路指導に大いに役立つ．しかし，検査方法を習熟したテスターがいないとできず，検査と判定に時間がかかるなど一般の外来で気軽に使える検査とは言えず，子どもへの

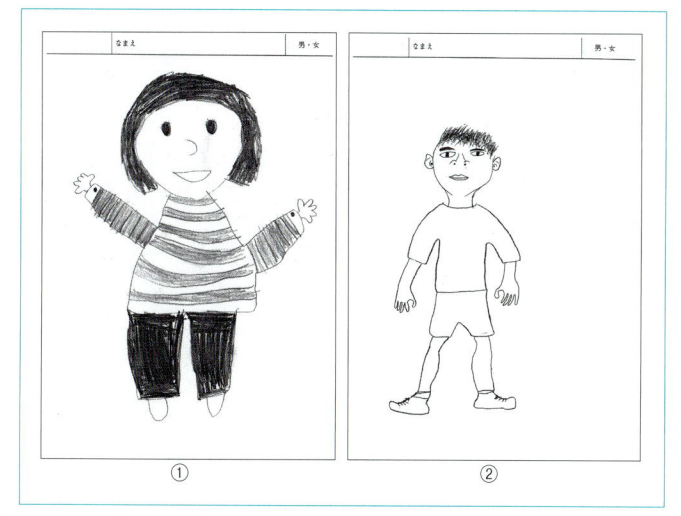

図Ⅵ-E-6 「DAMグッドイナフ人物画知能検査」（三京房, 承認済）**例**
① モデル：保育所児6歳, 女の子. ② モデル：小学6年生12歳, 男の子.

負担も大きい．テストを使う目的の項でも述べたように，子どもたちに若干の負担はかけるが，その後の治療や教育に活かせるような有意義な情報と解釈を導くことにつなげ，頑張ってもらいたい場面である．

次に子どもの知能発達を描画法で判定していく検査にグッドイナフ人物画知能検査がある（図Ⅵ-E-6）．所定の描画用紙に鉛筆で「人をひとり描いてください」と教示し，自由に描かれた絵を採点して，精神年齢を出し，知能指数を算出する．この検査の「人物を描く」という課題は3歳児くらいから楽しめる．子どもが丸を描けるようになると，ほとんどの親は，それに目や鼻をつけて顔を描かせようと働きかける．そのため，「人」はよく描くものなので，このテストで絵を描くことに抵抗を感じたり，難しいと考える子は少ない．また，この検査は次に述べるバウムテストと同様に，投影法の性格検査として用いることもできる．

❖ 性格検査

性格検査は子どものもつ性格，不安，態度，欲求，攻撃性，対人関係のもちかたなどの心理的特徴を測定する．子どもは心身の発達に問題がなく順調に育っていても，時にはストレスが主な原因と思われる身体症状や癖を訴えたり，不登校のように集団不適応の状態になることもある．そのようなときは，親の話や情報だけでなく，子どもの心理特徴が客観的に把握できると心理的援助がしやすい．性格検査のなかでも描画法は，特別な道具もいらず外来で使いやすい．

代表的なものとしては「バウムテスト」がある（図Ⅵ-E-7）．A4の白紙にBか2Bの鉛筆で「実のなる木を描きなさい」と言って自由に木を描いてもらい，描かれた木のサイズ，紙面の使い方，木の種類，線の特徴，描き方にある種のこだわりがないかなどを判定して性格特徴をみる．そのうえで，臨床的に使うときは，子どもの描いた木から受ける印象，たとえば「寂しそう」「自信がなさそう」「伸びやか」「こだわりが強い」「安定している」「力強い」などから気持ちを読みとることが大切である．難しく考えずに絵を鑑賞し，その子の性格についてあれこれ想像することも楽しい．

「P-Fスタディ」（Rosenzweig Picture Frustration Study）（図Ⅵ-E-8）は，図に示したよう

第Ⅵ章 検 査

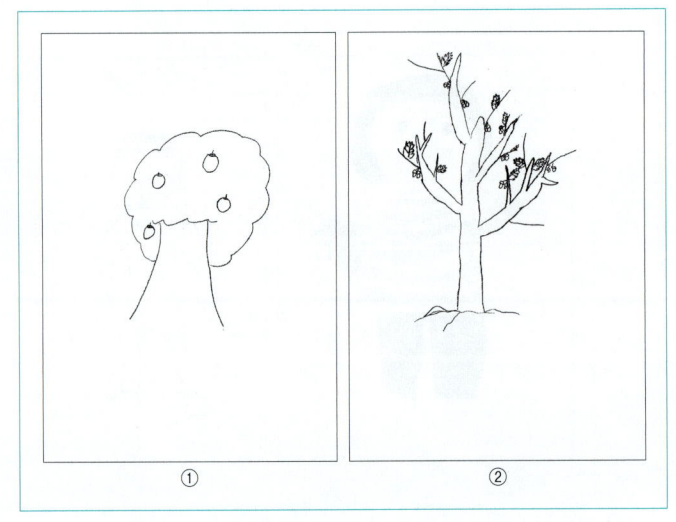

図Ⅵ-E-7 「バウムテスト」（日本文化科学社）**例**
モデル：小学4年生10歳，女の子．①1回目．②2回目．

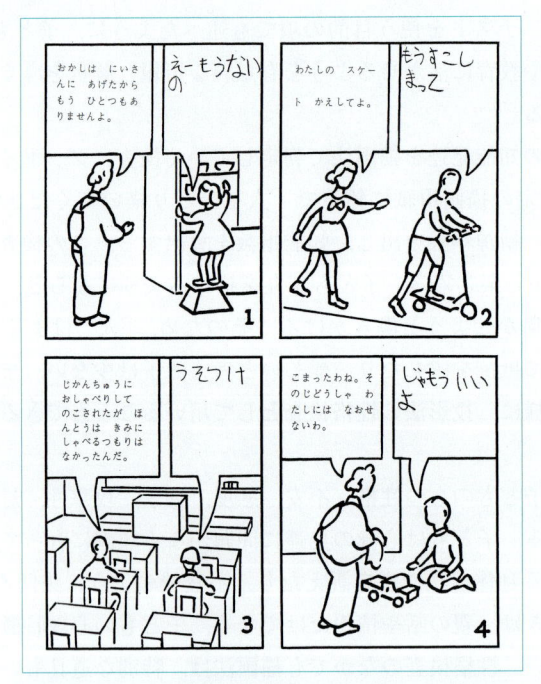

図Ⅵ-E-8 「P-Fスタディ」（三京房，承認済）
テスト例
モデル：小学4年生10歳，男の子．

な日常誰もが経験する欲求不満を感じる場面を24呈示し，その場面での問いかけに対して返事を書き込む形式で，欲求不満場面の反応を攻撃性から分析する．欲求不満の反応の向きを外罰（他人のせい），内罰（自分のせい），無罰（誰でもない）の3方向のいずれに向けるのか，同じく欲求不満の損失をその障害の強調，自我の強調，欲求固執の3方向のどこに向けるのかで分析して，欲求不満場面での子どもの感情の動きや解決の方法などの特徴を年齢水準に照らし合わせ

1 小さい時，私は 商店街で迷子になりました。
2 家では よく本を読んで過ごしています
3 私の一番ほしいものは 新しい本です。
4 私がいやなのは 洗たく物のかた付けと書写の授業です。
5 私の（兄，姉，弟，妹）は なまいきです。
6 私の母がもう少し 寒がりじゃなかったらありがたいです。
7 私の父がもう少し お小づかいの使い道の制限を手うすにしてもらえたらうれしい。
8 友だちの家庭にくらべて私の家庭は 本が多い。
9 大きくなったら私は 九州大学に入りたい。
10 私がうれしいのは お小づかいの日、お年玉をもらった時。
11 父は私のいうことを 聞き入れてくれたりくれなかったり。
12 私のしっぱいは マグカップをわった。

図Ⅵ-E-9 「精研式文章完成法テスト　SCT　小学生用」（金子書房）の記入例

モデル：小学6年生12歳，男の子.

てみる.

「精研式文章完成法テストSCT（Sentence Completion Test）小学生用」（図Ⅵ-E-9）は，短い文章の続きを連想し自由に作文してもらい，その内容を分析していくものである．性格検査だが，将来の夢や，関心をもっていること，価値観，親や家族に対する思いなどが自分の言葉で書かれるので，深い分析をしなくても，読むだけで子どもの心を理解できる．また，面接を行うときに検査結果を参考にすると話が聞きやすい.

参考文献

1）下山晴彦編：よくわかる臨床心理学．ミネルヴァ書房，2009.
2）川瀬正裕，ほか：心とかかわる臨床心理 第2版．ナカニシヤ出版，2006.
3）高橋雅春，ほか：樹木画テスト，文教書院，1986.
4）心理検査の解説部分は，各検査法の手引書を参考.

【木村 佐宜子】

第VII章
子どもと薬

- A. 小児への投薬の基本的考え方 → 962
- B. 小児薬用量の考え方と算出法 → 963
- C. 薬の飲ませ方 → 971
- D. 薬と母乳 → 977
- E. 妊婦と薬 → 983
- F. 新生児・幼若乳児と薬 → 989
- G. 薬用量表 → 992

A 小児への投薬の基本的考え方

　小児への内服薬の投与は外来診療の主要な部分を占めており，おのおの小児科医は十分学習し，工夫をして投薬への独自の考え方をもっているものと思われる．だが，現在では医療の場で常に新しい変化が起こり，医学も進歩し続けているので，小児科医はこれら多くの情報のなかから常に必要な知識を吸収，整理し最も適切な医療を行う必要がある．

　また，多忙な毎日の診療のなかで，ともすれば習慣的に意味のない投薬を行っていないだろうか？と改めて反省してみることも必要と思われる．たとえば，かぜ症候群の臨床経過を観察している際に，総合感冒薬などが投与されているのをみるが，これらの薬は果たして病気が治るのに役に立っているのであろうか？　中耳炎，副鼻腔炎，肺炎などの合併症の発病防止に役に立っているのだろうか？　そうでなければ，不必要な薬を小児に与えていることになる．小児へは目的と効果のはっきりしない薬は与えるべきではない．

　ほかにも必要以上の薬を与えているようなことはないのか？　自然治癒の傾向の強い疾患に"効果は強いが，副作用の可能性のある"薬剤を使用することも感心しない．たとえば，乳幼児には感染性の下痢が多く，これらの下痢は抗菌薬や食事療法などで自然に治ることが普通だが，腸管の蠕動運動を抑制するロペラミドなどの止痢薬が使用されていたり，乳児の発熱時に単なる鎮咳の目的でテオフィリンを投与しているのを見かける．このような投薬は必要なものとは考えられない．

　外来での小児への投薬では次のようなことについて，もう一度考えてみることが望ましい．
　① 投薬内容のすべてが本当に必要なのか．
　② できるだけ薬の種類を少なくする．
　③ 家庭での医療では効果よりも副作用を重視する．
　④ 自然治癒が期待できれば，なるべく薬を与えない．
　⑤ 家族へ治療方針，薬の内容について十分な説明を行う．

【中尾　弘】

B 小児薬用量の考え方と算出法

How to determine pediatric dosage

　発達に伴い薬物の体内動態（吸収，分布，代謝，排泄）などが変化するため，小児科領域では年齢に応じた投与量設定を行わねばならない．それぞれの薬物毎に，その化学的特徴も異なり，代謝に関わる酵素の種類や発達に伴う変化なども異なるために，その薬物動態の発達による変化も必ずしも一様ではない．この複雑な薬物動態の変化に基づき，薬用量（投与量，投与間隔など）が決定される．したがって薬用量を，体重，体表面積，年齢などに基づく算出式を用いて，一律に推定することは困難である．最適な投与量を正確に算出する魔法のような式はなく，あくまで大まかな推測式としていくつかの算出式が考案されている．

　本項では，まずこれまで考案されている代表的な小児薬用量算出法とその限界について例をあげて説明し，臨床現場で実際に薬用量を決定する手順を紹介する．さらに薬用量設定の背景にある発達に伴う薬物動態の変化と，薬物血中濃度モニタリングについて概説する．新生児・幼若乳児では，生理機能が大きく変動するため，薬物動態にも大きな変化が起こりうる．薬物によっては細かな投与量調節や，特有の安全性の配慮などが必要となることもあるために，別に「新生児・幼若乳児と薬」（p. 989）の項で，具体的例をあげて説明する．

◼ 一般的な小児薬用量算出式，その限界・用途と，臨床現場での薬用量の決定方法

❖ 小児薬用量算出式とその限界

　正書で推奨されている薬用量には，薬物によって，体重あたり投与量が設定されているもの，年齢幅毎の投与量が設定されているもの，体表面積あたりの投与量が設定されているものなどがあり，一律ではない．抗癌薬などを除いては，体重あたりあるいは年齢幅毎の投与量設定が行われていることが一般的である．表Ⅶ-B-1 に一般的な小児薬用量の算出式を示した．これらは年齢，体重，体表面積などに基づいて設定されているが，Augsberger の式をもとに，体表面積から算出された「von Harnack の換算表」が比較的多く使用されているようである．薬物によってその治療域（後述）の広さにも差があるが，治療域が広く，投与量がぶれても有効でさほど安全性に問題がない薬物については，このような換算による投与量が今まで用いられてきた．

　小児薬用量算出式の限界の一例を示す．7 歳児（体重 24 kg，体表面積 0.9 m^2）のゲンタマイシンの静注投与量は，成人の投与量下限である 1 mg/kg/回，1 日 3 回から，Augsberger の式（Ⅰ）を用いて体重換算で算出すると 0.48 mg/kg/回，1 日 3 回投与，Crawford の式を用いて体表面積換算で算出すると 0.52 mg/kg/回，1 日 3 回投与となるが，教科書的には，一般小児では 2〜2.5 mg/kg/回，1 日 3 回投与である．さらに生後 7 日以下の正期産新生児では 2.5 mg/kg/回，12 時間おき，1,000 g 未満の低出生体重児では 3.5 mg/kg/回，24 時間おきなど，その未熟性に応じて投与量・投与間隔が異なる．このような繊細な投与量の設定は，薬物動態の情報なしでは行うことはできない．

表Ⅶ-B-1　代表的な薬用量算出式

年齢基準	Young の式	$\dfrac{年齢（歳）}{年齢+12} \times 成人量$（2歳以上に適応）
	Augsberger の式（Ⅱ）	$\dfrac{(年齢 \times 4)+20}{100} \times 成人量$（1歳以上に適応）
体重基準	Augsberger の式（Ⅰ）	$\dfrac{体重（kg）\times 1.5+10}{100} \times 成人量$
体表面積基準	Crawford の式	$\dfrac{体表面積（m^2）}{1.73} \times 成人量$

※体表面積（m²）の算出法として
DuBois の式　$m^2 = [体重（kg）]^{0.425} \times [身長（cm）]^{0.725} \times 0.007184$
（DuBois の式をグラフ化したノモグラムからも算出可能）

von Harnack の換算表

年齢	低出生体重児	新生児	6カ月	1歳	3歳	7.5歳	12歳	成人
薬用量比	1/10	1/8	1/5	1/4	1/3	1/2	2/3	1

表Ⅶ-B-2　成人量から算出した3歳児（95 cm, 14 kg）におけるテオフィリン投与量

	算出式	1日投与量（mg/日）	体重あたりの1日投与量（mg/kg/日）
年齢基準	Young	120	8.6
	Augsberger（Ⅱ）	192	13.7
体重基準	Augsberger（Ⅰ）	186	13.3
体表面積基準	Crawford	208	14.9
	von Harnack	200	14.3
Pediatric & Neonatal Dosage Handbook*		280〜336	20〜24
日本の添付文書		224	16

＊米国の添付文書に，22 mg/kg/日で患児約50％が定常状態の血中濃度ピーク値10〜20 μg/mLとの記載あり．

　テオフィリンも小児で多くの薬物動態の情報が実施されている薬物であるが，分布容積やクリアランスの発達による変化に伴い，投与量が年齢によって異なる代表的な例である．信頼できる米国の小児薬用量ハンドブックである Pediatric & Neonatal Dosage Handbook による推奨維持投与量を経口投与量でみてみると，新生児では4 mg/kg/日，生後6週〜6カ月で10 mg/kg/日，生後6カ月〜1歳で12〜18 mg/kg/日，1〜9歳で20〜24 mg/kg/日，思春期では13 mg/kg/日である．例として，成人の投与量を600 mg/日とした場合，3歳児への投与量を算出式によって計算した結果を表Ⅶ-B-2に示した．これらの薬物においては，算出式による結果はいずれも至適投与量より少量であり，算出方法によっては至適投与量の半量以下になることすらある．

　一方，モンテルカストは6歳以上の小児では5 mgを1日1回投与であり，幅広い年齢層にわたってほとんど同じ投与量でよいとされている．このような薬物についても明らかに算出式は用量算出に役立たない．

❖ 臨床現場での薬用量の決定

　上述のように，適切な投与量を決定するために算出式を使用できないことも多い．実際に臨床

現場で薬用量を決定する際には算出式を用いるより，添付文書，小児薬用量の専門書，教科書，総説などを参考にするのが一般的であろう．本来は，添付文書（いわゆる能書）の記載事項が重要な根拠となるべきであるが，適切な小児投与量が記載されていない薬物も多い．「薬用量表」(p.992) に，添付文書の用量と Pediatric & Neonatal Dosage Handbook やガイドラインなどに示された用量を併記したので参考にしていただきたい．

もし教科書や総説などにも十分な記載がない場合は，国内外の文献の情報を基に用量を決定することになる．このような場合，用量設定根拠が不明であることも多い．また学術論文では，効果についての記載は多いが，安全性についての記載はあまりないものが多く，無効症例については公表されないことも多いために注意が必要である．用量設定根拠が不明にもかかわらず投与が必要とされる場合には，いくつかの算出式による用量も参考に，最終的な投与量を決定する必要がある．このような実験的な治療を行う際には，十分な説明を行い保護者の同意（と患児本人からのアセント）を得て治療を開始するべきである．ただ漫然と治療するのではなく，用量をどう変更していくか，有効性をどう評価するか，治療予定期間，注意すべき副作用などについても十分に検討した後に，治療を開始したい．

英語の書籍も活用したい．米国の添付文書情報を製薬企業の名称順にまとめた PDR (Physicians' Desk Reference)，効能・効果でまとめ，さらに追加情報も付記された AHFS Drug Information，また，米国・カナダの小児薬用量を，添付文書のみならず広く公表文献などからまとめた Pediatric & Neonatal Dosage Handbook などが代表的である．Pediatric & Neonatal Dosage Handbook では，米国・カナダにおいて適応外である薬物についても，最新の文献情報に基づいた記載がなされている．毎年改訂されており，臨床現場での小児薬用量の決定にお薦めである．

小児における薬物動態の特徴

小児薬用量を科学的に決定する際には，薬物動態の知識が重要となる．小児の薬物動態の特徴について概説する．

❖ 薬物の吸収

経口投与された薬物が吸収されるには，胃内で製剤が崩壊して薬物が放出された後，消化管内液に溶解される必要がある．溶解された薬物は胃内 pH により，イオン型または非イオン型になる．薬物は非イオン型のほうが消化管から吸収されやすいので，胃内 pH は薬物の吸収に影響を与える．また，胃内容排出時間，食事内容などの変化も，薬物の吸収に影響を与える．これらの影響などについては「新生児・幼若乳児と薬」(p.989) の項に記す．経口投与された薬物は，一部の例外を除いて主に小腸で吸収される．最高血中濃度に達する時間は，静脈内投与などに比べて遅く，また成人と比べて遅いものが多い．

筋肉内投与後の吸収は薬物の性質（水溶性，脂溶性など），投与部位の血流などにより影響を受ける．したがって，重症心不全，低体温などの循環不全が起きる状況では薬物の吸収が遅れることが考えられる．筋肉注射は，過去に大腿四頭筋拘縮症で問題になったこともあり，一部の薬物（例：パリビズマブ）やワクチンを除いて行われない．

経直腸投与された薬物は，下直腸静脈および中直腸静脈から門脈を経由せずに，直接下大動脈に吸収される．そのため，経口投与と異なり肝臓での初回通過効果を受けずに未変化体のまま，

第Ⅶ章　子どもと薬

大循環に移行し全身に分布される．しかしながら，経直腸投与で十分に吸収される薬物は限られており，またしばしば吸収にばらつきがあり，また遅れることもあるので，緊急時や経口投与ができない場合などに使用を制限するべきであろう．

経皮投与においては，真皮の厚さや上皮の水分量などの影響により，特に新生児，乳児では，成人と比較して，吸収が起きやすい状態にある．小児（特に新生児，乳児）では，成人と比較して体表面積の体重に対する比率が大きいこともあり，薬物によっては全身性の副作用を起こす可能性もある（例：ヒドロコルチゾンなど）ので注意を要する．

❖ 薬物の体内分布

薬物の体内への分布は，薬物の蛋白結合率，分子の大きさ，水溶性・脂溶性の程度，酸性・塩基性などの薬物がもつ特性や，体液のpH，体水分量・脂肪量などの個人差など，多様な因子によって影響を受ける．

小児の体水分率は年齢によって大きく異なっている．図Ⅶ-B-1のように通常，新生児期に体水分率が最も高く，総体内水分量は体重の75％ほどで，成人の50〜60％という値を大きく上回

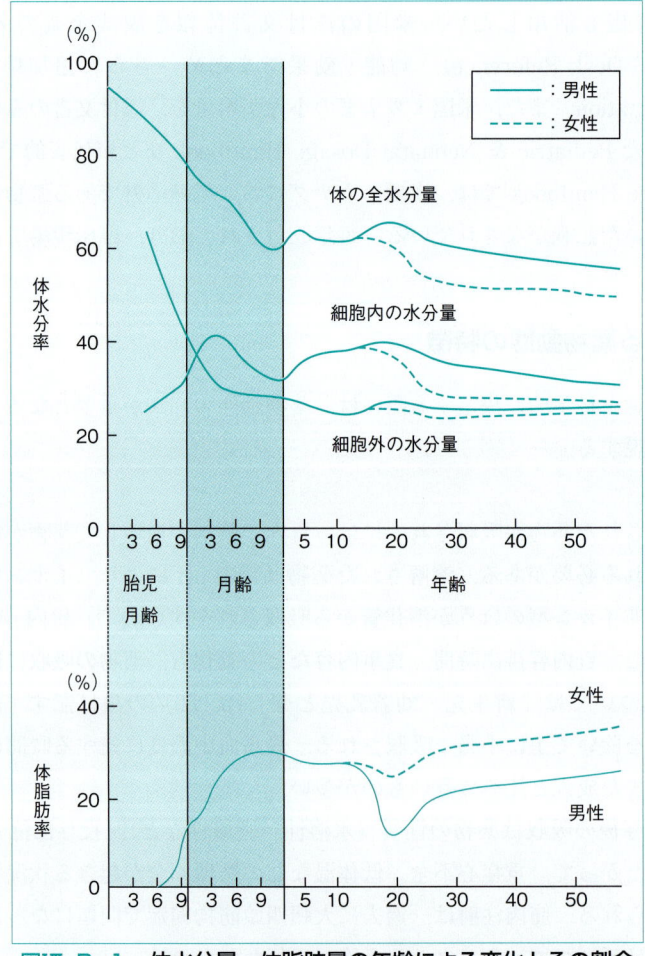

図Ⅶ-B-1　体水分量，体脂肪量の年齢による変化とその割合

(Friis-Hansen B：Body composition during growth. In vivo measurements and biochemical data correlated to differential anatomical growth. Pediatrics, 47：264, 1971 を一部改変)

る．細胞外水分量が多く，一方体脂肪率は低い．水溶性の薬物では，特に新生児期には，分布容積が大きいものも多い．それゆえ，ゲンタマイシンなどでは，体重あたり1回投与量が，成人より多めに，また投与間隔も長く設定されている．

　薬物は種々の割合で血漿蛋白と結合しているが，蛋白と結合しない遊離の血中濃度が薬理学的効果と関係する．特に新生児期には，結合蛋白であるα_1-酸性糖蛋白やアルブミンの血中濃度が低いために，薬物の蛋白結合率が下がる．したがって「新生児・幼若乳児と薬」（p.990）の項に示すように，蛋白結合率の高い薬では血中濃度の評価に注意が必要となる．

❖ 薬物の代謝

　薬物代謝は，主に酸化，還元，加水分解といった第Ⅰ相反応と，グルクロン酸抱合，硫酸抱合などの抱合反応が行われる第Ⅱ相反応に大別される．その発達に伴う変化については，特に新生児期・乳児期に顕著であることから「新生児・幼若乳児と薬」（p.990）の項で紹介する．

　第Ⅰ相反応系酵素において，特にシトクロームP-450（CYP）酵素系は重要で，複数の分子種があり，薬物によりその代謝に関与する分子種がある程度決まっている．CYPについては後述の「新生児・幼若乳児と薬」の項のように，分子種により発達過程における発現パターンが異なることがわかっている．また第Ⅱ相反応についても酵素によって発達による差があることがわかっている．薬物によって，年齢による至適投与量の変化のパターンが異なるのには，代謝に関わる酵素が薬物毎に異なり，その発達による変化も一律ではないことも大きな理由である．

❖ 薬物の排泄

　多くの薬物やその代謝物は，腎臓を経て排泄される．尿中への薬物の排泄量は，糸球体濾過，尿細管分泌，尿細管再吸収の3つの過程により決定される．糸球体濾過率（GFR）は，新生児期には低いが，5〜6カ月で成人と同等の120 mL/分程度まで増えるとされている．また近位尿細管におけるp-アミノ馬尿酸の（体重あたりで補正した）排泄能も，新生児期には低く出生後30週くらいまでに成人値に達する．このように腎機能はおおむね生後6カ月までは未熟であると考えてよい．アミノグリコシド系抗菌薬やジゴキシンのような主に腎排泄される薬物の場合には，新生児，乳児期には排泄が遅れるため，半減期は年長児より長い．

❖ 薬物トランスポーターやレセプターの関与

　薬物トランスポーターの代表ともいえるP-糖蛋白は，上皮・内皮管腔側に発現しており，その基質を細胞内から外へ，器官内から血中へ，あるいは体外へと運び出す排出ポンプとしての役割をしている．P-糖蛋白は，特に脳，小腸，肝臓，腎臓，胎盤に多くみられ，薬物の組織への移行の制御，排泄に関与していることが知られている．リファンピシンがP-糖蛋白を誘導して，その基質であるジゴキシンやシクロスポリンの小腸での吸収を阻害する例も知られている．薬物トランスポーターや薬物レセプターについても遺伝的な多型があることがわかってきているが，その発達に伴う変化と，それに伴い実際の薬用量をどう変更すべきかなどについても，一部の薬で検討が始められているところである．

薬物血中濃度モニタリング therapeutic drug monitoring（TDM）

　薬物の作用部位での濃度が，その薬物の効果（主作用）や副作用と相関を示すと考えられている．血中濃度は，適切な条件下ではその作用部位（受容体のある組織中）の濃度と相関していると考えられること，また実際に作用部位の濃度を測定することは不可能であることなどにより，

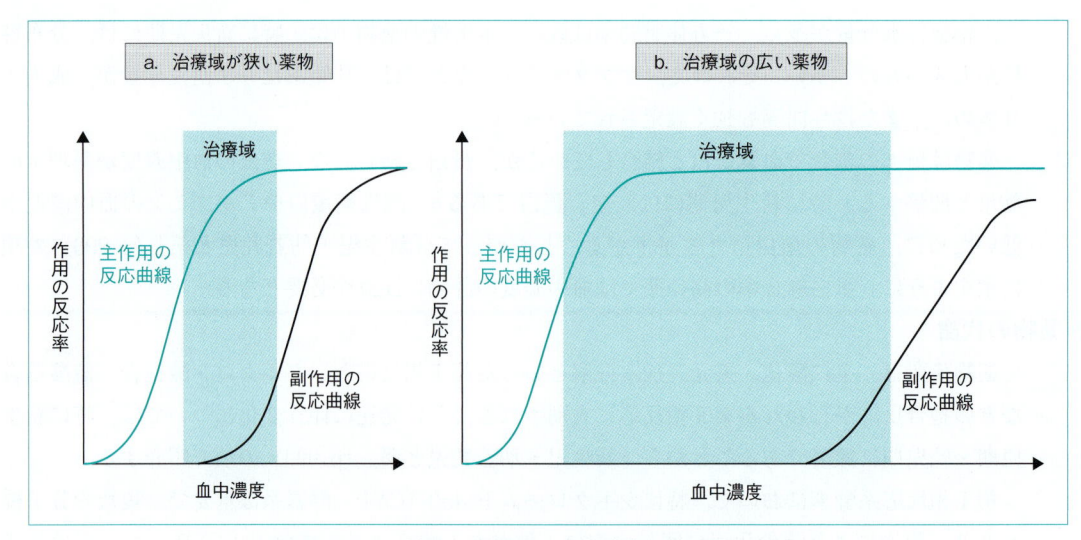

図Ⅶ-B-2　効果・副作用，血中濃度と治療域の概念図

作用部位濃度の代用として血中濃度が利用されている．

臨床の現場においてすべての薬物について厳密に血中濃度を管理して投与量を決定する必要はないが，特定の薬物については薬物血中濃度モニタリング（therapeutic drug monitoring：TDM）を行い，投与量の調整を行わねばならない．TDMを行う必要のある薬物の条件を以下に示す．

1）血中濃度と治療効果・副作用発現が相関しており，かつ治療域が狭い

治療域が狭いということは，治療効果のある血中濃度と，副作用を起こす血中濃度が近いということである（図Ⅶ-B-2a参照）．例として，アミノグリコシド系やグリコペプチド系の抗菌薬，シクロスポリン，タクロリムスなどの免疫抑制薬，ジゴキシン，テオフィリンがあげられる．治療域が広い薬物であれば，血中濃度に個人差があっても副作用を心配する必要がなく（図Ⅶ-B-2b参照），血中濃度を気にして投与量を調節する必要はないといえる．

2）臨床症状や，生化学検査などで効果や副作用の評価がしにくい

たとえば，抗てんかん薬を投与している患者では，臨床的にてんかん発作がないからといって，たまたま発作が起きていないだけのこともあり，必ずしも血中濃度が有効域にあるとは限らない．また，発作が出ていても，その原因が薬物の投与量不足によるものか，それとも投与量は十分であるが効果がないのか，の評価は難しい．このような薬物においては，血中濃度を指標とした投与量の変更が必要となることが多い．

3）同一の投与量でも血中濃度のばらつきが大きい．代謝が治療域で飽和する

同じ投与量で，得られる血中濃度にばらつきがなければ，一律に同じ投与量を投与しておけば，血中濃度を測定する必要はない．しかし，同じ投与量でも血中濃度に大きな個人差が現れる場合はTDMが必要となることがある．フェニトインではそのうえに，代謝が治療域で飽和し，たとえば投与量を20％増量しても血中濃度はそれ以上に（例：50％）増加することもよくあるために，TDMが必須となっている．新生児期には，在胎週数，出生後週数，全身状態などのさまざまな影響で，血中濃度がばらつく薬物も多い．またアミノグリコシド系やグリコペプチド系の抗菌薬などは，腎機能低下の際にもTDMが必須となる．このように同一の投与量でも血中濃

度のばらつきが大きい，あるいは代謝が治療域で飽和するような薬物で，上述の1），2）の条件を満たす場合，TDMに基づく投与量設定が必要となる．

TDMの際の血中濃度測定時期

❖ 投与開始後どの程度で採血するか

目的によって採血の時期は異なる．初回量としてローディングドーズ（負荷量）を投与し血中濃度を有効域に上げ，その後に維持量を投与していく場合，初回量の後にその血中濃度が有効域に入っているかを確認することが多いが，この場合は投与後に薬物の分布が終了していれば，採血を行って構わない．多くの薬では体内への分布は比較的早く終了するが，なかには投与後分布が終了するまでに6時間近くかかる薬もある（後述）．

薬を反復投与していくと，やがて投与後の最高血中濃度，最低血中濃度は一定の値をとるようになる．持続投与であれば，一定の血中濃度を維持するようになる．このような状態を定常状態と呼ぶ．定常状態での血中濃度のパターンは薬物動態パラメーターが変化しない限り一定（定常）であるが，この血中濃度を測定するためには，投与開始・投与量変更の後，半減期の5倍以上たち，血中濃度が定常状態の血中濃度の95％以上になってから測定するのが理想的である．アミノグリコシド系やグリコペプチド系の抗菌薬では，通常は3回目の投与を行う頃にはほぼその血中濃度は定常状態に達しているため，その頃に血中濃度を測定するのが一般的である．

❖ それぞれの投与後いつ採血するか

投与後いつ採血するかは，薬物によって異なる．最高血中濃度を測定する際に重要なのは，薬物の分布が終わった後に採血しないとその評価ができないということである．たとえば，ジゴキシンは投与してから組織への分布が終了するのに時間がかかり，実際に血中濃度が組織中濃度を反映するようになるまで5～6時間はかかる．したがって，血中濃度は投与後最低6時間過ぎてから測定する．投与後2～3時間では血中濃度はかなり高いが，その値をもって中毒であると勘違いしてはいけない．また，アミノグリコシド系抗菌薬は，通常30分以上かけて静注することが多いが，最高血中濃度（ピーク値）は薬物の分布が終わった後，つまり投与終了後30分から1時間たった後に測定することが多い．最低血中濃度は次の投与の直前に測定を行う．

最高・最低血中濃度どちらを測定するかは，それぞれがどのように薬物の効果あるいは副作用と相関するかに基づいて決定することになる．ゲンタマイシンについては，最高血中濃度が効果と，また最低血中濃度が副作用と，ある程度相関があると考えられており，その両方を測定することが多い．抗てんかん薬の多くは半減期が長いこともあり，最低血中濃度を測定することが多い．

このようにTDMにおいての血中濃度の測定時期は薬物によって異なる．採血時期を間違って評価を行うと，適切な投与量設定ができなくなるために，ただやみくもに採血するのではなく，採血時間や条件を確認したうえで採血を行うべきである．

小児薬用量決定の心がまえ

小児は，成人と異なり，発達を考慮した薬用量の設定が必要である．すべての薬物の投与量が十分なエビデンスに基づいて決定されているわけではないのが現状であるが，そのような状況のなかで可能な限りのエビデンスを確認したうえで投与を行うべきである．常に薬用量の確認できるハンドブックなどを参考にし，必要に応じて文献なども精査する姿勢が必要となろう．

参考文献

1) Taketomo CK, et al：Pediatric & Neonatal Dosage Handbook：A Comprehensive Resource for all Clinicians Treating Pediatric and Neonatal Patients, 19th ed, Lexi-Comp, 2012.
2) Jacqz-Aigrain E, et al：Paediatric Clinical Pharmacology, Fontis Media SA, Switzerland and Taylor & Fancis Group, 2006.
3) Yaffe SJ, et al：Neonatal and Pediatric Pharmacology：Therapeutic Principles in Practice, 3rd ed, Lippincott Williams & Wilkins, 2005.

【中村　秀文】

C 薬の飲ませ方

　小児科外来での治療は内服薬によるものが主となる．小児科の場合，薬を飲むのは患者である子どもであるが，薬を管理し飲ませるのは保護者である．医師の説明で服薬の重要性を理解している保護者には，子どもが服薬を嫌がったり，服薬できない場合に，不安が大きくなることがあるようである．また，保護者は，自分自身が服薬する場合に比べて，子どもの服薬に際しては副作用などに敏感になりやすいため，医師，薬剤師の連携のもと，これらについての説明も十分に行う必要がある．

　小児の薬は，製剤上の工夫が施され以前に比べて飲みやすくはなっているが，それでも薬が飲めないという訴えは多い．服薬困難の理由は，薬の味（特に苦味）が最も多く，次いで量，ざらつき，においなどとなっている．

　薬は水，白湯で飲ませるのが原則であるが，服薬困難な場合は食物に混ぜたり，薬の味をマスクするなどの工夫をして服薬させてもよい．

　処方をする医師自身が，薬の味，においを熟知していることは，薬剤選択の際に役立つ．

薬の飲ませ方

　小児には，液剤，散剤，細粒，顆粒，ドライシロップ，錠剤（5，6歳以上）などが用いられる．

❖ 水薬の飲ませ方

　1回の量を小さな容器に取り，これをスポイドやスプーン，哺乳瓶の乳首などを使って飲ませる．

- ◘ **スポイドの利用**……1回量を他の容器に取り，それをスポイドで吸いとり，舌の上に落とす．
- ◘ **スプーンの利用**……1回量を他の容器に取り，これをスプーンに少量ずつ取って飲ませる．1回分が少量のときは，1回分をスプーンに取って飲ませてもよい．
- ◘ **哺乳瓶の乳首の利用**……乳首部分だけを使う．乳首を吸わせてから1回分のシロップ（別の容器に1回分を取っておく）を入れて飲ませる．

❖ 粉薬の飲ませ方

- ◘ **乳児**……少量の水，白湯を加えてだんご状にして，上顎や頬の内側などにこすりつけ（歯が生えてきたら指を噛まれないように注意），水，湯冷ましなどを飲ませる．また，図Ⅶ-C-1のようにスポイドやスプーンで与えてもよい．
- ◘ **幼児**……できれば他のものに混ぜないで，図Ⅶ-C-1のような方法で薬を単独で与え，水，湯冷ましなどを飲ませる．1歳くらいになると粉薬をそのまま口に入れ，すぐに水，湯冷ましを飲ませるという大人と同じような方法で服用できる子どももいる．

服薬困難な場合

　こちらの話が理解できる年齢の子には，「なぜ，薬を飲まなければいけないのか」を説明する．

第Ⅶ章　子どもと薬

粉薬の袋の端を開ける
・袋を開ける前に，トントンとたたいて薬を一方の端に寄せておく．
　それから袋の一辺を切り取りコップ状にする．
・または右図のように三角形にカットしてもよい．

または，

飲ませ方①：スポイドを使う場合

水，白湯（シロップ）をスポイドで混ぜる．
・一度に混ぜるとダマになるので
　少しずつ落としながら混ぜる．

スポイドで吸い上げ，飲ませる．
・粉が底に残らないように気をつける．

GOKKUN

＊スポイドでは，舌の半分
　より後ろに滴下する．

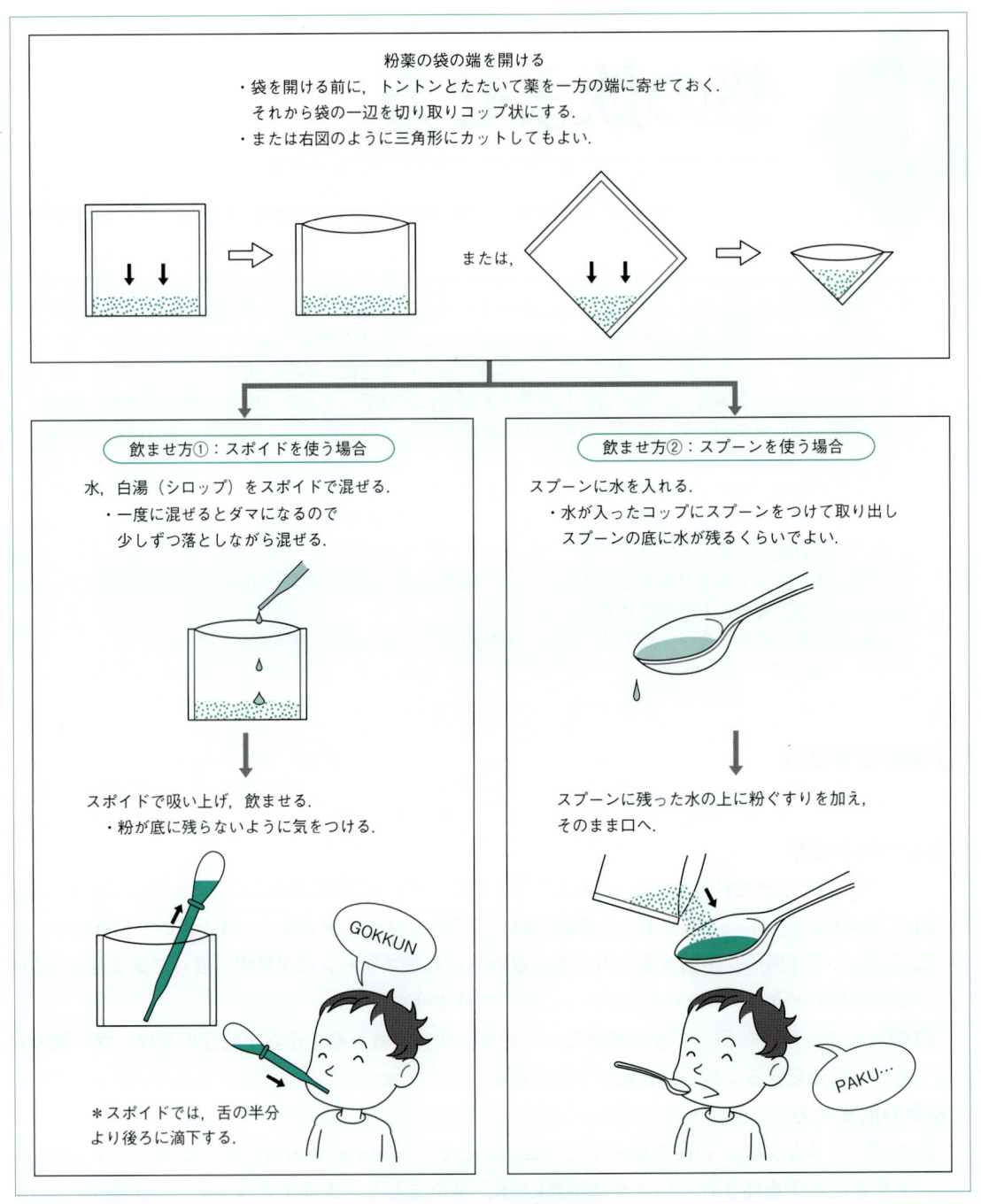

飲ませ方②：スプーンを使う場合

スプーンに水を入れる．
・水が入ったコップにスプーンをつけて取り出し
　スプーンの底に水が残るくらいでよい．

スプーンに残った水の上に粉ぐすりを加え，
そのまま口へ．

PAKU…

図Ⅶ-C-1　薬の飲ませ方

その際に保育士などの協力を得て，人形を使ったメディカルプレイや紙芝居などを用いたプレパレーションで服薬の重要性・必要性を伝えることで，子どもはより受け入れやすくなる．また服薬表を作成し，薬が飲めたら貼るシールと一緒に渡すなどの方法も，子どもの服薬意欲を高める．
　こちらの話が理解できない年齢の子や，理解はできるがそのままではどうしても薬が飲めない子には，次のような投薬上の工夫を行う．

表Ⅶ-C-1　食べ物や飲み物との混合に注意を要する薬剤

薬剤名	理　由
クラリシッド®・ドライシロップ小児用 クラリス®ドライシロップ小児用 ジスロマック®細粒小児用 リカマイシン®ドライシロップ200 ユナシン®細粒小児用	オレンジジュースなどの柑橘系ジュース，スポーツドリンク，乳酸菌飲料，ヨーグルトなどの酸性飲料・食品と混ぜると苦味が増す．
エリスロシン®ドライシロップ10% エリスロシン®ドライシロップW20% エリスロシン®W顆粒20%	酸性下で不安定なため，酸性飲料・食品と混ぜると力価低下．
ミノマイシン®顆粒	牛乳に含まれるカルシウムとキレートを生成し，吸収率低下．
テオフィリン製剤	緑茶などに含まれるカフェインで副作用増強．

1) 砂糖，単シロップなどで甘味をつける
2) 食べ物に混ぜる

　薬の味が原因で服薬できない場合に，食べ物に混ぜ，薬の味をマスクする方法である．

　薬を食べ物に混ぜて与える場合は，最初の一口は，薬が混ざっていないものを，次に薬が混ざったものを与え，そして間髪を入れずに薬が入っていないものを与えるようにする．

　薬を食べ物に混ぜる場合には，薬剤の配合変化などに対して注意することのほかに，以下のような点に注意する．

- ミルクには混ぜない（薬を混ぜるとミルクの味が変わってしまい，そのためにミルク嫌いになることがある）．
- 主食となるおかゆやうどんには混ぜない．
- 熱い味噌汁やスープに混ぜると薬の成分が変質することがあるので避ける．
- 混ぜることによって逆に味が悪くなるものや力価が低下するものなどは，保護者に前もって知らせておく（各薬剤のインタビューフォームやリーフレットなどを参考にするとよい）（表Ⅶ-C-1）．
- 混ぜてよいものでも，薬を飲ませる直前に1回分ずつ混ぜる．

　表Ⅶ-C-2は薬の味をマスクするのに適していると思われる食品である．

　まず，最初に試すものとして，コンデンスミルク（練乳）に混ぜる方法を勧める．コンデンスミルクは，味も甘味も強いので薬の苦味を和らげてくれる．混ぜただけでも服薬してくれる児は多いが，薬をコンデンスミルクで練ったものをプリンなどにトッピング（1個の大きさはできるだけ小さめに）すると，子どもは喜んでお薬トッピングから食べ，薬が混ざっていることに気づかないようである．当院では，服薬できないために入院となった児にこの方法を行っている．

　マクロライド系抗菌薬など苦味の強いものは，味の濃い練りチョコレート，ココアなどに混ぜる方法がお勧めである．

　オレンジジュース，スポーツ飲料などの酸性飲料や牛乳，乳酸菌飲料，ヨーグルトに混ぜると苦味が強くなったり，薬の効き目が悪くなる薬があるので注意する（表Ⅶ-C-1）．

　味の濃いアイスクリームは，薬の味をマスクしてくれたり，冷たさで味覚を麻痺させるのでよく用いられるが，タミフル®ドライシロップは，バニラアイスクリームに混ぜると味が変化し，飲みにくくなるので注意する．

表Ⅶ-C-2　薬の苦味などが和らぎ，飲みやすくなる食品

食品名	備　考
アイスクリーム	濃い目の味のものがよい．ふだん食べなれている味は，薬を混ぜると味が変わるので，気づかれることがあるため，ふだん食べていない味を使用することが望ましい．硬いままではなく，少し軟らかくなったものに薬を混ぜる．
コンデンスミルク（練乳）	味が濃く，甘い．
チョコレートクリーム	味が濃く，甘い．マクロライド系抗菌薬の苦味を和らげる．
ココア	味が濃く，マクロライド系抗菌薬などの薬の苦味を和らげてくれるが，量が多くなるのが難点．
メープルシロップ	香りが強い．
ピーナッツクリーム	味が濃い．

　子どもが好きなバナナをつぶしてペースト状にしたものに，薬を混ぜて飲ませてもよい．この場合，若いバナナよりも味や香りが強い完熟バナナのほうがよい．

3）粉薬を1回分ずつ少量の砂糖水に溶かして凍らせ，そのまま口に入れる．または，シャーベットにする（冷たさで味覚を麻痺させる）

4）服薬補助ゼリーを使う

　服薬補助ゼリーは，医薬品と物理的相互作用がない．医薬品の崩壊性や溶出に影響しないなどの条件を満たし，薬の苦味，においやざらつき感を包み込み服薬しやすくするためのゼリー状のオブラートである．市販の主な服薬補助ゼリーを表Ⅶ-C-3に示す．

　服薬ゼリーの主原材料は，エリスリトール，寒天，甘味料，ゲル化剤など通常の食品に使われるもので，分類上は清涼飲料水である．最初からゼリー状になっているものと使用時に水を加えてゼリー状にする粉末のものがある．

使い方（図Ⅶ-C-2）

　ゼリー状のもの：

　① キャップをあけ，製品を逆さにしてなかにたまっている水を捨てる．

　② 容器にゼリーを入れる．

　③ 粉薬を容器にのせてゼリーを軽く絡ませ服用する（かき混ぜすぎると薬の味がしみ出すことがあるので注意）．容器を使わずにスプーンに適量のゼリーを出し，その上に薬をのせて，さらにゼリーをのせて服用してもよい．

　粉末のもの：

　① 1回分（1袋）を容器に入れる．

　② 水10 mL（小さじ2杯）を加えてよくかき混ぜる．

　③ とろみがついたら1回分の薬を混ぜる．

　④ ゼリーに薬を包み込んで服用する．

　薬のなかには，酸性のものと混ぜると苦味が強くなったり，力価が低下するものがあるので，このような薬剤には中性の服薬補助ゼリー（おくすり飲めたねチョコレート味，お薬じょうず服用ゼリーなど）を使用する．

C. 薬の飲ませ方

表VII-C-3 市販の服薬補助ゼリー（一部）

商品名	おくすり飲めたね				おくすり飲めたね スティックタイプ		
味	チョコレート味	いちご味	ぶどう味	ピーチ味	いちご味	ぶどう味	ピーチ味	レモン味
会社名	龍角散				龍角散		
性状	ゼリー状				ゼリー状		
原材料	麦芽糖水あめ、還元麦芽糖水あめ、寒天、ココアパウダー、ゲル化剤（増粘多糖類）、酸味料、香料、乳脂肪酸エステル、甘味料（スクラロース、アセスルファムK）	還元麦芽糖水あめ、エリスリトール、寒天、ゲル化剤（増粘多糖類）、果汁（増粘多糖類）、酸味料、香料、ムラサキイモ色素、ラカンカ抽出物、カラメル色素、甘味料（ステビア）、カラメル色素	還元麦芽糖水あめ、エリスリトール、ぶどう果汁、寒天、ゲル化剤（増粘多糖類）、酸味料、香料、甘味料（ステビア）、アセスルファムK	エリスリトール、ソルビトール、寒天、ゲル化剤（増粘多糖類）、酸味料、香料、乳酸カルシウム、カラメル色素、アナトー色素、クチナシ色素	還元麦芽糖水あめ、エリスリトール、寒天、ゲル化剤（増粘多糖類）、香料、酸味料、乳酸カルシウム、ラカンカ抽出物、赤キャベツ色素、クチナシ色素、甘味料（ステビア）、カラメル色素	還元麦芽糖水あめ、エリスリトール、寒天、ゲル化剤（増粘多糖類）、香料、酸味料、乳酸カルシウム、クチナシ色素、甘味料（ステビア）	還元麦芽糖水あめ、エリスリトール、寒天、ゲル化剤（増粘多糖類）、香料、酸味料、乳酸カルシウム、クチナシ色素、甘味料（ステビア）	還元麦芽糖水あめ、エリスリトール、寒天、ゲル化剤（増粘多糖類）、香料、酸味料、乳酸カルシウム、クチナシ色素、甘味料（ステビア）
pH	7		3.7		3.7		
熱量	16 kcal/袋	37.5 kcal/袋	38 kcal/袋	46 kcal/袋	5 kcal/本	4.7 kcal/本	4.7 kcal/本	4.5 kcal/本
容量	100 g/袋		200 g/袋		25 g×6本			25 g×6本
その他	開栓後はキャップや栓口を清潔にして密栓し、冷蔵庫に保存のうえ、3日以内に使用	開栓後はキャップや栓口を清潔にして密栓し、冷蔵庫に保存のうえ、1週間以内に使用			使いきりタイプ		

商品名	お薬じょうず服用ゼリーりんご	お薬じょうず服用ゼリーいちご	ペースト状のオブラート		FC おくすりレンジャー		
味	りんご味	いちご味	イチゴ味・プレーン味		ぶどう味	いちご味	バニラ味	ぶどう味	メロン味
会社名	和光堂		三和化学研究所		白十字		
性状	ゼリー状		顆粒（水を加えて使用）	ゼリー状	ゼリー状		
原材料	還元麦芽糖水あめ、エリスリトール、ゲル化剤（増粘多糖類）、酸味料、甘味料（ステビア、スクラロース、アセスルファムK）、香料	果糖、増粘剤（でん粉）、pH調整剤、香料	ゲル化剤（増粘多糖類）、酸味料、甘味料（ステビア）、香料、＊プレーン味：レモン風味		果糖ぶどう糖液糖、いちご果汁（増粘多糖類）、酸味料、紫コーン色素	砂糖、寒天、香料、ゲル化剤（増粘多糖類）、甘味料、ショ糖脂肪酸エステル、クエン酸ナトリウム、乳酸カルシウム、クチナシ色素	果糖ぶどう糖液糖、ぶどう果汁、寒天、ゲル化剤（増粘多糖類）、化剤、香料、酸味料、果実色素	果糖ぶどう糖、メロン果汁、寒天、ゲル化剤（増粘多糖類）、化剤、香料、酸味料、紅花色素、クチナシ色素
pH	4.9	8	3.9		約3.8		
熱量	19 kcal/袋	12 kcal/包	6 kcal/袋		25 kcal/本	29 kcal/本	25 kcal/本	27 kcal/本
容量	150 g/袋	3 g×12包/箱	150 g/袋		30 g×5本	30 g×3本	30 g×5本	
その他	開栓後はキャップや栓口を清潔にして密栓し、冷蔵庫に保存のうえ、1週間以内に使用	使いきりタイプ	開栓後はふたや栓口を清潔にして密栓し、冷蔵庫に保存し、なるべく早く（7日以内に）使用		使いきりタイプ		

(2011年8月1日現在．メーカー作成のパンフレット参考)

第VII章　子どもと薬

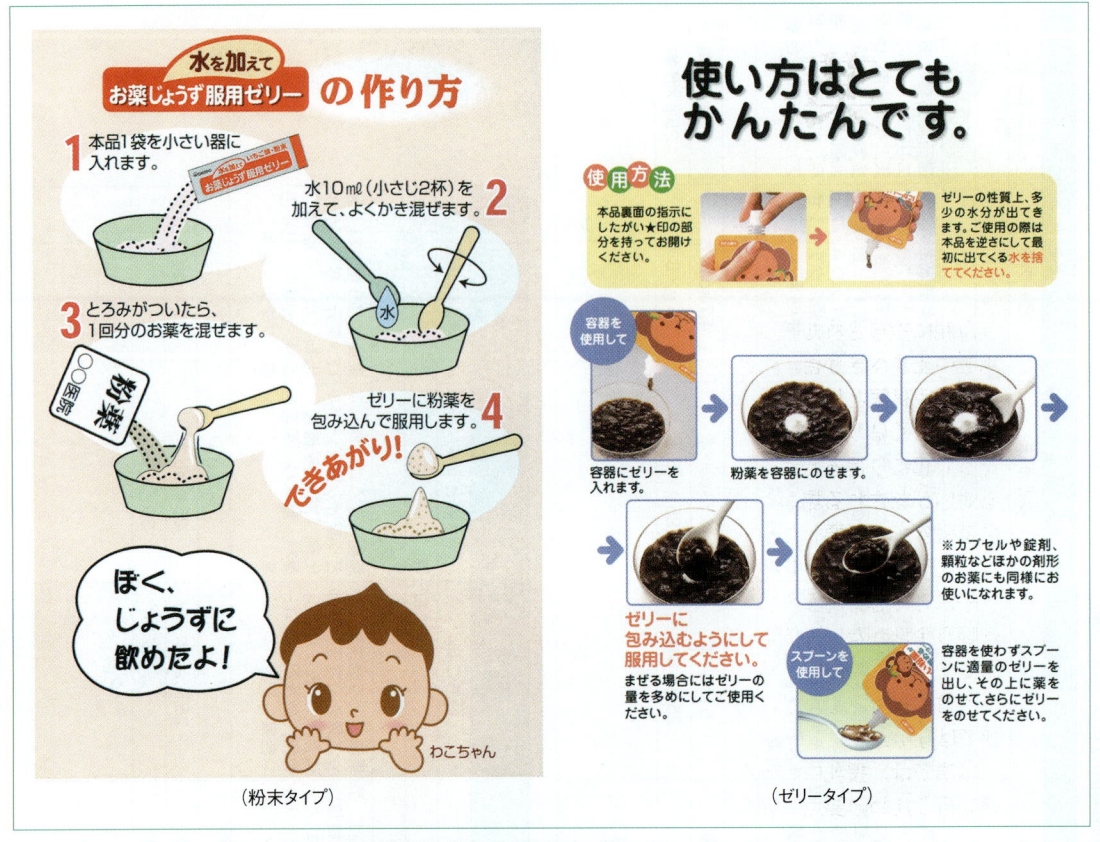

図VII-C-2　服薬補助ゼリーの使い方（メーカーリーフレットより）

服薬困難な児の保護者の支援

　服薬困難児の保護者のなかには，子どもが薬を飲めないことでストレスを感じる方もある．このような保護者には，「少しくらい薬が飲めなくても気にしないで，いつでも相談してね」と，声かけをしておくことも大切である．また，「子どもは，親が怖い顔をしているとかえって服薬を嫌がるので，お薬を飲ませるときは，とびっきりの笑顔で」という一言も添えてほしい．

参考文献
1) 各薬剤のインタビューフォーム，リーフレット．
2) ㈱龍角散，和光堂㈱ホームページ，リーフレット．
3) 横浜レディース会：処方からみた実践問題集 (35)．調剤と情報，6：124-125, 2000.
4) 「飲食物・嗜好品と医薬品の相互作用」研究班編：飲食物・嗜好品と医薬品の相互作用　改訂3版，じほう，2000.

【木下　博子】

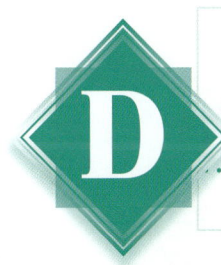

D 薬と母乳
drugs and breastfeeding

　母親に投与された薬が母乳を介して児に影響を及ぼす可能性があるか否か，さらにはその薬の服用を中止すべきか否か，あるいは授乳を中止すべきか否か，母親本人や母親の主治医から相談を受け，小児科医としての意見を求められる場面は少なくないであろう．

　おそらくはサリドマイドの催奇形性が社会的な問題となった1960年代以降，母体への投薬にあたって起こり得る胎児や乳児への影響に目が向けられるようになった．そして，時に過剰とも思える対応がなされる場面も生じている．児への薬の影響を懸念するあまり，母親が服薬を控えたために基礎疾患が増悪したり，授乳に関して言えば，医師が服薬継続の条件として母乳哺育の中断を進言したりする，などである．

　子どもの心身両面にわたる健全な発育のために，母乳の果たす役割が計り知れぬほど大きいことは疑う余地がない[1]．母乳哺育を6〜12カ月間継続することが理想的であることはもはや医学的常識である．したがって小児科医としては，薬のもつ負の可能性にのみ着目して，「念のために」という言葉でひとくくりにした安易な回答（投薬の保留，もしくは授乳の中断・中止の勧告）をすべきではない．

　本項では，授乳中の母親の服薬に関する相談に際し，小児科医が科学的根拠に基づいた適切な指導を行うための要点を解説する．

臨床薬理学的指標

　母乳を介した薬の児への影響を客観的に判断する際に，関わりのある臨床薬理学的指標を列記する．

❖ 最高血中濃度到達時間（time to maximum concentration：T_{max}）

　投薬から，血中濃度が最高値に到達するまでに要する時間．いくつかの例外を除き，薬の母体血中濃度と母乳中濃度は常にほぼ平衡状態にあるため，T_{max}に一致して母乳中濃度もピークに達すると考えてよい．薬の種類や投与方法によっては，これを考慮に入れて授乳のタイミングを決定していくことは一案である．

　ただし，個々の症例でT_{max}を正確に推定することは容易ではなく，また授乳をそれに合わせること自体が母児にとって負担となりかねない．T_{max}を避けることによって乳児の薬への曝露量をどれだけ減らせるのか，そしてそれが有意義であるのかを，まず考慮する必要がある．

❖ 消失半減期（half life：$T_{1/2}$）

　薬の血中濃度が半減するまでに要する時間．投与を中止された薬の影響がいつまで母体および母乳中に残存するのかを判断する目安ともなる．

　理論上，その4倍の時間が経過すると，当初の血中濃度の$1/2^4$（6.25％），つまりおおむね10％以下になっていることになる．

第Ⅶ章　子どもと薬

```
薬"X"
母親の体重：50 kg
児の体重：4 kg
児の哺乳量：600 mL/日（150 mL/kg/日）
"X"のMP比：2
……という条件の場合，以下のようにEIが計算される．

● 母親の服用量                           300 mg/日（6 mg/kg/日）
● 定常状態における母親の血漿中薬物濃度       1 μg/mL
● 母乳中薬物濃度                         2 μg/mL
● 児の摂取量                            1.2 mg/日（0.3 mg/kg/日）
● EI                                   5%
```

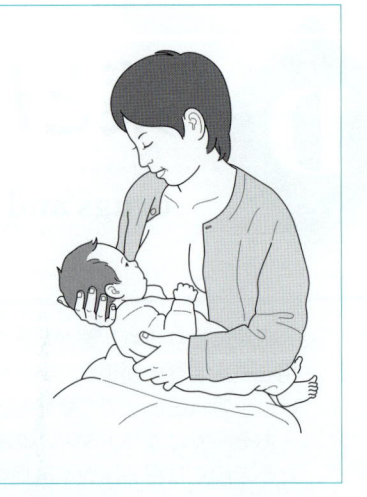

図Ⅶ-D-1　MP比とEI

　母親に投与された薬が，母乳を介して児にどのように影響するか，段階を追ってパラメータを示す．薬"X"の場合，MP比が2，つまり母親の血中濃度よりも2倍に濃縮されて母乳中に分泌される．しかし，実際に児が「服用」することになる量は，母親の服用した量（あるいは児の治療量）に比較すると，体重当たりの1日量に換算して，すなわちEIとして5%ほどに過ぎない．
　MP比が高い（1以上）薬であっても，EIが低値（10%以下）であれば，母親への投薬が適正な用法・用量に従ってなされている限り，授乳の安全性に実質的な問題はないとみなすことができる．

❖ **MP比（milk to plasma concentration ratio：MP ratio）**

　薬の母乳中濃度と母体血中濃度との比をとったもので，母乳中への分泌の度合いを示す指標である．
　ただし，これのみに着目して児の薬への曝露量を論ずると誤解を招きやすく，注意が必要である（後述）．MP比が1以上，すなわち母体血中濃度よりも濃縮されて母乳中に分泌される薬（ラニチジン：1.9〜6.7，アテノロール：1.5〜6.8，モルフィン：1.1〜3.6など[2]）は「すべて危険」との印象をもたれやすいが，このような考え方は誤りである．

❖ **曝露指数（exposure index：EI）[1,3,4]**

　児が授乳によって1日に摂取することになる薬の体重（kg）当たりの量と，その薬を治療目的で児に直接投与する際の体重当たりの量との比と同義と考えてよい（後者が不明の場合は，しばしば母親の体重当たりの服用量で代用する）．この値が10%以下であれば，定められた適正な用法・用量に従って母親への投薬が進められる限り，児への影響は無視できるほど小さいと考えてよい．EIは薬物動態理論から推定でき，relative infant dose（RID）あるいはmaternal weight-adjusted infant doseと称されるものとほぼ等値である．"EI＝100%"は，「母乳を介する薬の摂取量が，児の治療量を経口的に直接与えた場合に等しい」ということを意味する．

▶ **MP比とEI[1,3,4]（図Ⅶ-D-1）**……MP比は，薬の母乳中への移行の割合を示す理解を得やすい指標であることから，そのリスク評価にあたってしばしば引用されてきた．この比が1を超えるような場合，即授乳が危険であるかのようにとらえられることがある．しかし重要なことは，「児が摂取する薬の量が，実際に児に影響を及ぼすレベルであるか否か」という点である．
　仮にMP比が1を超えていたとしても，それはあくまで「薬の母体血中濃度よりも母乳中濃度のほうが高い」ということに過ぎない．そもそも，母親の体内で吸収・分布・代謝された結果

としての血中濃度と，児の体内にこれから入っていこうとする吸収・分布・代謝の前段階の母乳中濃度とを天秤にかけ，薬の危険性を議論しようとすること自体，意味をなさない．したがって，MP比が高く，「母乳中に分泌しやすい薬」を押し並べて「授乳に不適当」とすることは，誤りである．

その意味で，その薬の治療量に基準を置き，体重換算で評価を試みているEI（あるいはRID）のほうが，より実際的な指標であるとみなすことができる．本項では，このEIを用いて論を進める．

情報の収集

個々の薬に関するT_{max}や$T_{1/2}$については一般的な添付文書で確認が可能であるが，MP比やEIなどの母乳に特異的な情報の入手は通常困難である．これらは，米国国立衛生研究所National Institute of Health（NIH）提供の「薬物と授乳に関するデータベース：LactMed（http://toxnet.nlm.nih.gov/cgi-bin/sis/htmlgen?LACT）」や一部の書籍[2]に，過去の文献上の記載とともに薬物ごとに詳述されている．

また，米国小児科学会（AAP）薬事委員会の「Transfer of drugs and other chemicals into human milk[5]」も参考になる．ちなみに2001年版では，1994年版まで明示されていた「授乳期間中，禁忌とすべき薬物（Drugs that are contraindicated during breast-feeding）」の項目が設けられていないことに注目したい．

授乳中の投薬パターン

授乳中の投薬には，大別して次の3通りの状況が想定される．

❖ 検査・処置における単回の投薬

内視鏡検査の際の鎮痙薬や放射線検査時の造影剤，抜歯の際の局所麻酔薬およびその後の鎮痛薬などが例としてあげられる．

使用する薬剤のEIが十分に低値であれば，授乳を継続することに何ら問題はない．また，薬によっては$T_{1/2}$を考慮に入れ，母体からほぼ消失するタイミングを計れば，さらに安全に授乳が可能である．検査・処置前に搾乳して専用パックに冷凍保存しておき，薬の母乳中への分泌が高まるT_{max}付近の時間帯を乗り切る方法もある．

甲状腺などの核医学検査に用いられる放射性核種の場合は$T_{1/2}$が重要になるが，個々の例で放射線科専門医との緊密な連携によって対処すべきである．

❖ 急性疾患に対する一時的な投薬

基本的に健康な授乳婦が，出産・産褥期に特有の病態を呈した場合（帝王切開術後の疼痛，乳腺炎，痔核など）や，何らかの感染症に罹患した場合（感冒，尿路感染症など）が該当する．薬と母乳に関する相談を受ける場合，その大半を占める一般的な状況と考えられる．概して短期間の投与であるが，それをきっかけにそのまま母乳哺育の中止につながる可能性もあるため，適切なアドバイスが望まれる．

まずは投薬そのものが不可欠であるか否かの判断を慎重にする．次に，使用する各々の薬の特性を把握する．EIが10%以下であれば，授乳を継続しながら母親への投薬を躊躇なく進め，早期の回復を期する．また同等の治療効果があるならば，児に及ぶ影響が理論上でも最小と考えら

表Ⅶ-D-1 トロント小児病院マザーリスクにおける「薬と母乳」に関する相談の内容

	冬季	夏季	合計
調査対象日数	10	10	20
相談件数	321	272	593
相談項目数	470	393	863
相談項目の内訳（上位10項目）			
1. 解熱鎮痛薬	62	54	116
2. 抗菌薬	68	39	107
3. 総合感冒薬	68	16	84
4. 外用薬（軟膏・クリーム，点眼薬）	43	33	76
5. 抗うつ薬	15	49	64
6. 抗ヒスタミン薬	6	26	32
7. 消化管機能改善薬（止痢薬，緩下薬）	17	9	26
8. 経口避妊薬	14	4	18
9. 局所麻酔薬	6	8	14
10. 副腎皮質ステロイド（内服）	5	8	1

トロント小児病院のマザーリスクに2005年の1年間に寄せられた電話相談31,180件のうち，「薬と母乳」に関するものは8,981件（28.8%）であった．このなかで，冬季（2月）と夏季（8月）のそれぞれ10日間の相談において，対象となったすべての薬の種別を分析した．

れる薬物を選択すべきことは言うまでもない（抗菌薬の場合，テトラサイクリン系よりペニシリン系，セファロスポリン系を選択するなど）．

❖ **慢性疾患に対する定期的な投薬**

妊娠以前からの病態（膠原病，甲状腺疾患，慢性腎疾患，炎症性腸疾患，喘息，てんかんなど）や，妊娠を契機に発症した病態（糖尿病，高血圧症，産後うつなど）などが該当する．医療の進歩により，以前では妊娠そのものが困難と考えられた病態でも出産に至る状況が増加してきていることから，このパターンの相談は今後も重要性が増していくであろう．

多くの場合，授乳開始前，すなわち妊娠期間中から，薬の種類毎の情報収集など，計画的に対応を準備できる．実際に搾乳された母乳中の薬の濃度を測定し，児への移行量を計算しながら安全域を確認していく方法もある（リチウム，シクロスポリンなど）．

薬の具体例[1〜3]

トロント小児病院のマザーリスク（http://www.motherisk.org/women/index.jsp）で受けた「薬と母乳」に関する電話相談の内訳を表Ⅶ-D-1に示す．このうち，日本でも同様に相談の頻度が多いと考えられる5つの薬物に関して概説する（以下〔　〕内の数値はEIを表す）．

❖ **解熱鎮痛薬**

アセトアミノフェン〔8.8〜24.2%〕は欧米での使用経験も豊富であり，最も安全に使用可能である．イブプロフェン〔0.7%〕やジクロフェナクナトリウムなどの非ステロイド系消炎鎮痛薬は，一般に母乳中への分泌は微量であり，通常の使用法の範囲内では安全性に問題はないと考えられる．

❖ **抗菌薬**

メトロニダゾール（抗トリコモナス薬）のEIが若干高めの12.6〜13.5%である以外はほぼ例外なく5%以下で，用量依存性の作用は無視しうる．ペニシリン系，セファロスポリン系やサル

ファ剤など頻用されるものも含めて，抗菌薬は通常，授乳婦に対して安全に投与可能である．

テトラサイクリン〔0.6%〕は，母乳を介しての乳児における歯牙や骨の色素沈着に関して安全閾値が不明のため，母親への全身投与は避ける．他のテトラサイクリン系の薬〔ミノサイクリン：0.2〜1.4%，ドキシサイクリン：4.2〜13.3%〕も有効な代替薬があることから，あえて選択する必然性がない．

❖ 総合感冒薬

鎮咳薬，去痰薬，抗ヒスタミン薬，アセトアミノフェンなどの対症療法用の成分，および消炎酵素薬，ビタミン，カフェイン，生薬などの添加成分で構成され，市販薬として手軽に服用されることが多い．短期間の治療用量での使用であれば問題はないと考えられる（ただし，G6PD欠損症の児の場合は注意が必要）．

一方で，これらの薬は感冒自体の治癒過程には影響せず，客観的な効果判定も困難である．すなわち，服用の必要性そのものが希薄であることも少なくない．"気休め"のための安易な服用がまずは慎まれるべきである．

一部に，鎮咳作用を目的としてコデイン（MP比：1.3〜2.5，EI：8.1%）が添加されているものがある．コデインは体内で代謝されてモルヒネなどに変化する．母親の薬物代謝酵素（この場合はCYP2D6）のある種の遺伝多型によって，母乳を介して児に過度の鎮静作用をもたらしたとの報告もある（LactMed参照）．この遺伝多型は日本人を含む東アジア系人種ではまれではある（1%以下とされる）が，コデインを含む総合感冒薬の服用上，留意すべきである．

❖ 外用薬

皮膚に塗布する軟膏やクリームは主として局所に作用し，血中への吸収はごく微量である．したがって母乳中への移行もさらに少量であり，通常は問題とはならない．局所麻酔を目的とした麻酔テープも同様である．

点眼・点鼻薬は粘膜からの吸収で皮膚よりも効率が高いが，そもそも局所での効果が期待されるもので投与量自体が少量である．よって授乳に関して問題はない．

これらに対して，β_2刺激薬や冠血管拡張薬の皮膚貼付型テープは，経皮吸収されて全身に作用することを前提としている．このため，同成分の経口薬と薬理学的に同等であり，授乳における影響もそれに準じて判断されるべきである．

❖ 抗うつ薬

近年需要が高まっている選択的セロトニン再取り込み阻害薬（SSRI）〔パロキセチン：1.2〜2.8%，フルボキサミン：0.3〜1.4%，セルトラリン：0.4〜2.2%〕は安全に使用可能である．

リチウムはEIが平均12.2%であったとの報告もある（LactMed参照）が，個人差が大きいため，母乳中濃度を測定することによって症例毎に指導をしていくことが望ましい．

❖ その他の安全な薬

抗ヒスタミン薬，消化管機能改善薬（止痢薬，緩下薬），経口避妊薬（エストロゲンを含む製剤は母乳分泌を阻害する可能性に注意），局所麻酔薬，副腎皮質ステロイド（経口，吸入，点滴），降圧薬，抗喘息薬（テオフィリン，β_2刺激薬など），抗てんかん薬，抗甲状腺薬（放射性ヨードを除く）なども，授乳中の服用に関しておおむね安全であると考えられる．

「薬と母乳」の相談にあたって

　授乳婦への投薬，そしてその母乳を介した児への影響に関しては，小児・妊婦への投薬と並んで情報の乏しい領域である．当然，慎重に対処していく必要はあるものの，であるからといって投薬あるいは授乳をすべて回避することが正解ではなかろう．実際のところ，母体への投与が絶対的に禁忌とみなされる薬は皆無に等しい．

　「薬と母乳」の相談にあたっては，各々の薬の特性と個々の症例の状況をよく把握し，安全性を確保しつつ，双方の恩恵が最大限にもたらされるよう，適切な回答がなされていくことが期待される．

参考文献

1) Ito S：Drug therapy for breast-feeding women. N Engl J Med, 343：118-126, 2000.
2) Hale WT：Medications and Mothers' Milk, 14th ed, Hale Publishing, 2010.
3) 伊藤真也：母乳栄養中の薬剤使用．日本小児臨床薬理学会雑誌，14：9-11, 2001.
4) Laxer RM, et al（ed）：The Hospital for Sick Children：Atlas of Pediatrics, p.110, Current Medicine LLC, 2005.
5) American Academy of Pediatrics, Committee on Drugs：Transfer of drugs and other chemicals into human milk. Pediatrics, 108：776-789, 2001.

【田中　敏博】

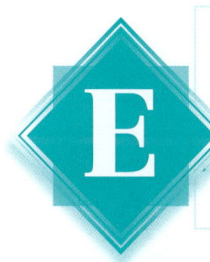

E 妊婦と薬
drugs in pregnancy

　妊娠中の薬剤使用については，母体のみならず，胎児への影響も十分に考慮する必要があり，安易な投薬を行ってはならない．しかし一方，必要な薬剤は，リスク・ベネフィットを勘案したうえで継続すべきである．妊娠中の薬剤使用による胎児への影響は，薬剤の種類だけでなく，使用した時期，投与方法，投与量なども問題となるため，それらを総合的に理解し判断する必要がある．

◼ 先天奇形と薬剤との関係

❖ 背景となる情報

　先天奇形に関する疫学データは多数あるが，その調査方法，対象集団，調査時期などが異なるため，必ずしも一致した数字となっているわけではない．しかし出生時に発見される先天大奇形が約3％であるというのは共通した認識である．

❖ 先天奇形の原因と催奇性物質

　先天異常や先天奇形は，染色体異常のような遺伝因子と，薬剤のような環境因子に分類され，多くの奇形はこれらがともに作用している（表Ⅶ-E-1）．先天奇形の原因のうち薬物や化学物質によると考えられものは1％以下であるが[1]，不注意な投薬による薬剤曝露と，それによって引き起こされる先天奇形発生は，避けることができるため，十分な注意が必要である．現在では臨床の場で膨大な種類の薬剤が使用可能であるが，そのなかで催奇性が証明されている薬剤はごく少数に限られる．しかし，逆に完全に安全性が証明されている薬剤も少なく，多くの薬剤については正確な情報が不足しているのが現状である．

❖ 妊娠の過程と薬剤曝露の危険性

　先天奇形発生については，催奇性物質への曝露時期が非常に大きな要因となる．このため，発生の過程とその時期の曝露の影響について理解することが重要である．

　▶ **受精後2週間**……受精してから2週間の時期は「all or none」と呼ばれる期間である．胚が催

表Ⅶ-E-1　主要な先天奇形の原因

染色体異常	6〜7％
突然変異遺伝子	7〜8％
環境因子	7〜10％
多因子遺伝	20〜25％
原因不明	50〜60％

(Moore KL, et al：Before we are born. essentials of embryology and birth defects. 7th ed. Saunders Elsevier, 2008)

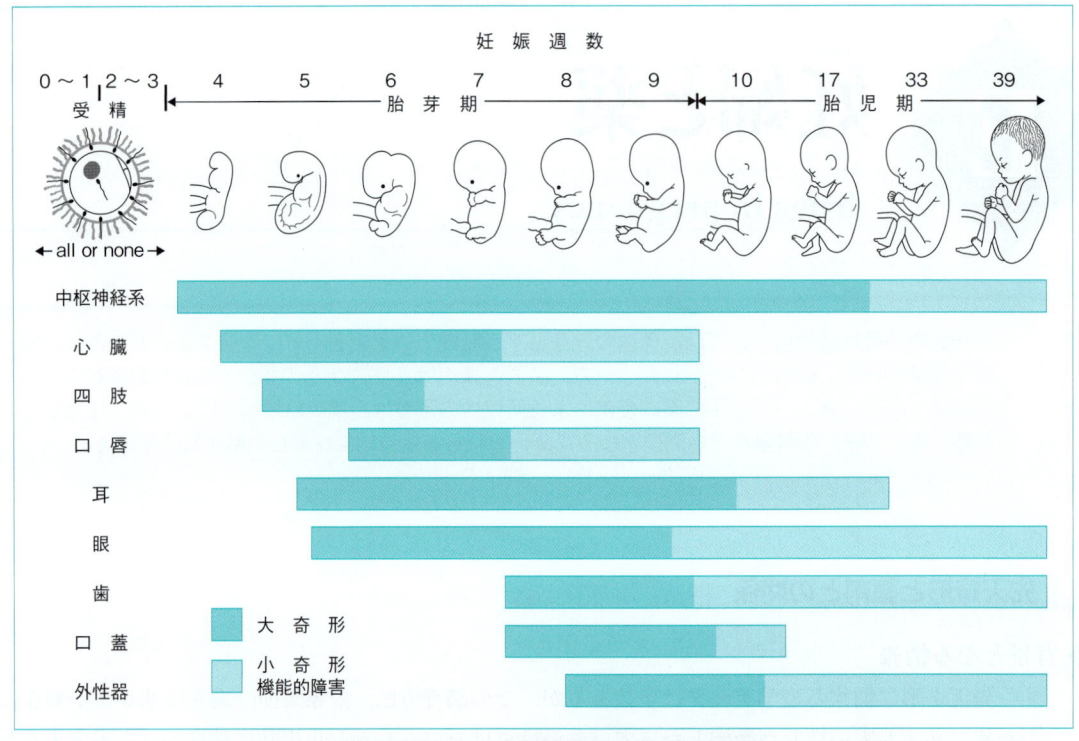

図Ⅶ-E-1　胎児の発生における危険期（妊娠と薬情報センター 作成）

奇性物質による影響を受けた場合，その影響が大きければ胚が死滅してしまうが，その影響がわずかであれば完全に修復して後遺症を残すことがなく妊娠が進行する．このためこの時期は「奇形」という点においては，催奇性物質の影響を考慮する必要がないと考えられている．

◆ **受精後3週目8週まで（胎芽期）**……重要な器官が形成されていく時期である．器官によりその時期は異なる（図Ⅶ-E-1）．催奇性物質への曝露には最も注意が必要な時期で，大きな影響を受ける可能性がある．

◆ **受精後9週（胎児期）**……器官によってはこの時期でも催奇性物質の影響を受ける可能性がある．また，妊娠中期以降も一部の薬剤は胎児毒性を現すことが示されている．代表的なものとしては，ACE阻害薬（ARBでも同様と考えられる）による腎不全とそれに伴う影響，NSAIDsによる早期動脈管閉鎖や持続性肺高血圧，精神神経系に作用する薬剤による胎児抑制や退薬症状などである．

❖ 薬剤の胎盤通過性

胎盤通過性が低く，胎児へ移行しない薬剤であれば，もちろん安全性は高い．薬剤の特性から化学的に検討される場合もあるが，実際にはほとんどの薬剤は胎盤を通過すると考えられる．分子量が非常に大きいヘパリンやインスリンなど一部の薬剤に限り，胎盤通過性がないことを理由に安全性が高いと考えられている．

▮ 妊娠と薬に関する情報

妊娠中に薬剤を投与するうえで，最も情報が得やすいものとして日本の添付文書や，米国FDAの分類があげられる．これらを利用する場合には，それぞれの分類の意味を十分に理解し

表Ⅶ-E-2　FDA分類

A	コントロールされた試験でリスクを示していない よくコントロールされたヒト妊婦についての研究では，妊娠中のあらゆる時期において胎児に対するリスクを証明できなかったもの．
B	ヒトにおけるリスクの証拠がないもの よくコントロールされたヒト妊婦についての研究では，胎児へのリスク増加が示されなかったが，動物実験ではリスクが示されている，または，ヒトでの良質な研究はないが，動物実験では胎仔へのリスクが示されていない．
C	リスクを否定できないもの よくコントロールされたヒトでの研究がなく，動物実験もないか，または胎仔へのリスクが示されている．
D	リスクの証拠があるもの ヒトでの研究や，治験または市販後調査のデータで胎児へのリスクが示されているもの．それでもなお薬剤使用による利益が，リスクを上まわるもの．
X	妊娠中は禁忌 動物あるいはヒトでの研究，治験や市販後の報告で胎児へのリスクが証明され，それらリスクが明らかに患者への利益を上まわるもの．

たうえでなければ，誤った判断を下すことになるので注意が必要である．

❖ 日本の添付文書

妊婦および授乳婦についての添付文書の記載については，「医療用医薬品の使用上の注意記載要領について（1997（平成9）年4月25日・薬発第607号・各都道府県知事あて厚生省薬務局長通知）」で定められている．妊婦・産婦・授乳婦などへの投与は「注意」または「禁忌」となっていることがほとんどであり，妊娠中は使用しないよう勧告している．動物実験のデータを重要視しすぎており，実用性に欠けると言わざるをえない．

❖ 米国FDA分類

表Ⅶ-E-2のように動物実験とヒトでの研究結果に基づき分類を行ったものである．決してAからXにかけて催奇形性のリスクが上昇していくような順位づけではない．これまでに誤解を招きやすいなどの問題点が指摘されており，FDAでは単純なアルファベット表記をとりやめ，文章による説明を中心とした情報に変更することが決定した．

▶ **有用な点**……このFDA分類は日本でも知られており，臨床の場でも広く利用されてきた．医薬品に関する書籍においても記載されることが多く，下記の注意点を参考にして利用すれば臨床の場でも手間なくおおまかな情報を知ることができる．

▶ **注意点**……内容から判断すればD・Xの薬剤よりもA・Bの薬剤のほうが安全性が高いようだが，Cの薬剤は「不明」というニュアンスが強い．そして全薬剤のうちの約70％がCに分類される．DかXかの分類はベネフィットを考慮しているため，Dの薬剤が必ずしもXの薬剤よりもリスクが低いということではない．またリスクは，主に奇形の発生頻度が上昇するかどうかで判断され，分類が行われる．このため奇形発生率の上昇の程度や，起こりうる奇形の重篤度をこのカテゴリーから推測することはできない．その程度は，同じカテゴリーに含まれる薬剤間でも大きな差がある．現在ではこの分野の成書とされる書籍[2]からも削除されている．また，新たな研究結果が発表されたとしても，アルファベットの分類が変更されることはないため，情報が更新されない点にも注意したい．

❖ 実際の臨床の現場では

日常診療の場では，上記カテゴリーなどの情報を参考にして，安全性が確認されている薬剤を

表VII-E-3 催奇形性・胎児毒性が知られる薬の例

・ACE阻害薬	・トリメタジオン
・イソトレチノイン	・バルプロ酸
・カルバマゼピン	・フェニトイン
・サリドマイド	・メトトレキサート*
・ジエチルスチルベストロール	・リチウム
・シクロホスファミド	・ワルファリン
・テトラサイクリン	

＊：10 mg/週が催奇形性を引き起こす下限量とする意見もあるが，今後の検証が必要である．

使用することがリスクを回避するうえで重要である．ただし，そうした薬剤は種類も非常に少なく，それだけに限定しては，治療が困難となる場合もあるだろう．

また，上記のような情報は，もともと投薬前に利用することを目的として作成されたものである．妊娠と気づかずに薬剤を使用してしまったときにリスクを評価する場合などは，さらに詳細な情報の収集と評価が必要となる．

こうしたことから，総合的な評価・判断を行うために，カテゴリーの分類を行う根拠となった疫学研究の情報を十分に確認し，その意味を理解することが望ましい．その際に利用可能な信頼できる情報源としては Drugs in Pregnancy and Lactation[2] などの成書や，TERIS[3]，REPROT-OX[4] などの専門のデータベースがあげられる．

一般的な理解のため，以下に臨床上問題となる薬剤の代表例について，上記に紹介した情報を中心に最近の情報を踏まえて紹介する．こうした内容は常に新しい報告が発表され，新たな薬剤も市販されていくために，個人で最新の情報を把握することは困難なこともあるだろう．日本においてはいくつかの医療機関において，妊娠中の薬剤使用について専門の外来を開設して相談に応じているので活用していただきたい．文末に厚生労働省の事業として2005年に設立された「妊娠と薬情報センター」について紹介した．

代表的な薬剤例（表VII-E-3）

❖ 非ステロイド性消炎鎮痛薬（NSAIDs）

妊娠中期以降の使用で羊水過少を引き起こす報告がある．妊娠後期，特に出産に近い時期での使用により，胎児の早期動脈管閉鎖，新生児の肺高血圧症を引き起こすことがある．妊娠中に解熱・鎮痛目的で投薬が必要となる場合には，アセトアミノフェンが第1選択となる．この薬剤は妊娠中のあらゆる時期に最も多く使用されている薬剤の1つと考えられ，通常の使用量であれば安全に使用できる．

❖ 喘息薬

喘息発作を抑制するうえで，重要な薬剤である．吸入ステロイド（ブデソニド，ベクロメタゾン），吸入β_2刺激薬（サルブタモール），クロモグリク酸などで安全性が確認されており，他の吸入ステロイドや吸入β_2刺激薬も同様に安全性が高いと考えられる．

❖ 感冒薬

総合感冒薬と呼ばれる薬剤には，解熱・鎮痛薬，鎮咳薬，抗ヒスタミン薬などが配合されていることが多い．通常量の使用であれば安全性が高いと考えられるが，配合されている成分は医薬品毎に異なるため，それぞれの薬剤を評価する必要がある．

抗ヒスタミン薬はアレルギー性疾患でも使用されることがあり，妊娠中に使用されることも多い．第1世代に分類される薬剤は多くの使用経験があり安全性が高い．第2世代の薬剤も安全性が高いと考えられるが，第1世代の薬剤と比較して経験が少ない．そのなかで比較的多くの使用経験があり，疫学研究が行われている薬剤としては，セチリジンとロラタジンがあげられる．

❖ 抗菌薬

ペニシリン系，セフェム系の抗菌薬は妊娠中に使用しても安全性が高いという報告があり，必要であれば使用される機会も多い．マクロライド系の抗菌薬もリスクは高くないとする報告がある．キノロンは小児でもあまり使用されてこなかったこと，動物実験でリスクを示す結果が出ていることから，妊娠中の使用は推奨されていない．しかしながら，ヒト妊娠中の使用報告ではリスクを示すような結果とはなっていない．

❖ 抗けいれん薬

抗けいれん薬は催奇形性のリスクを示す報告があり，慎重な対応が必要な薬である．臨床の場ではフェニトイン，バルプロ酸，カルバマゼピンが主に使用されてきたが，ゾニサミド，ラモトリギン，ガバペンチン，レベチラセタムなども使用されるようになった．しかし，こうした新しい薬剤の情報は不十分なものが多い．フェニトインは末節骨の形成不全と顔面の変形，精神発達等を特徴とする胎児性ヒダントイン症候群（FHS）との関連が認められるが頻度については議論が分かれる．バルプロ酸についてもカルバマゼピンについても，二分脊椎をはじめとする奇形が報告されている．他の薬については，これまでのところリスクを上昇させるとする報告はないが，経験が少ない．てんかんをはじめ抗けいれん薬による管理が必要な女性には，妊娠前からなるべく単剤で必要最小量を投与し，急激な血中濃度の上昇を抑えるために徐放性製剤を使用することが勧められる．また，これらの薬剤は血中の葉酸濃度を低下させ，二分脊椎をはじめとする神経管欠損のリスクを上昇させる可能性があるので，その予防のため，妊娠前から葉酸の投与が推奨されている．新生児の出血にも注意が必要であり，ビタミンKの予防投与が必要となる．しかしながらこうしたリスクがあるにもかかわらず，妊娠中のけいれん発作を抑えることは非常に重要であるため，抗けいれん薬の使用を中止すべきではない．

❖ 精神神経薬

妊娠中にもこれらの薬剤を使用する例は多い．過去にはベンゾジアゼピン系薬剤には催奇形性のリスクがあるとする報告もあったが，現在ではリスクは低いと考えられている．選択的セロトニン再取り込み阻害薬（SSRI）は，うつ病やパニック障害の治療に広く使用されている．妊娠初期のパロキセチンの使用と心奇形との関連を疑う報告がなされ，日本だけでなく海外でも添付文書が改訂された．しかしながら，心奇形のリスク上昇が認められたとしても，全体の奇形発生率からみればわずかな上昇であること，薬剤の使用を中止した場合の母親の離脱症状や，うつ病の再発などの問題もあることなどを総合的に検討し，妊娠中に安易な投薬中止を行うべきではない．最近ではパロキセチンの使用と心奇形増加の関連には否定的な報告もある．

古くから使用されているフェノチアジン系やブチロフェノン系のメジャートランキライザーの催奇形性リスクは低いと考えられる．現在主流となっている非定型抗精神病薬は妊娠中の使用経験が少なかったが，いくつか報告されるようになってきており，現在までのところ催奇形性を示す証拠はない．

精神神経系に作用する薬剤は総じて新生児に呼吸抑制などの影響や，逆に退薬症状がみられる

可能性がある．出産後の注意深い観察が必要であり，新生児・小児科医のフォローが必要となる場合がある点に十分な注意が必要である．

❖ ACE 阻害薬とアンジオテンシン受容体拮抗薬（ARB）

妊娠第1三半期に使用した場合に危険性を示す報告もあるが，現在までのところそれほど危険性は高くはないと考えられている．一方，それ以降の時期に使用した場合は，胎児の低血圧と腎血流量の低下に伴う無尿，羊水の過少が起こり，この結果として肺形成不全，肢拘縮，持続性の動脈管開存，脳顔面頭蓋変形，新生児死亡につながる可能性があり，通常は使用すべきではない．作用機序の点からARBについても同様に考えるべきである．妊娠中の高血圧治療では，多くの使用経験があり，安全性が高いと考えられているメチルドパやヒドララジン，ラベタロールなどの使用が推奨されており，近年，Ca拮抗薬も使用されている．

❖ ワルファリン

妊娠第1三半期の使用では，胎児ワルファリン症候群として知られる典型的な奇形のパターンとの関連を示しており，その頻度は5％程度と考えられている．また1日5mgを超えなければリスクは少ないとする報告もある．第1三半期だけではなく，第2三半期以降の使用では出血と関連し中枢神経系への影響もある．このように妊娠中にワルファリンを使用した場合には，先天異常の発生頻度が増加することが知られている．このため，妊娠中に抗凝固療法を行う場合には，通常ヘパリンが使用される．妊娠前から薬物療法について十分に主治医と相談することが望ましい．

「妊娠と薬情報センター」について

これまで記載したとおり，妊娠中あるいは授乳期に母親が薬を使用する場合には，安全性が大きな問題となる．本項では具体的な例をあげて解説しているが，常に変化する膨大な情報に臨床の場ですべて対応していくのは困難である．海外においては，こうした相談には，Teratology information service（TIS）とよばれる専門の機関が対応している．わが国でも2005年10月に，厚生労働省の事業として「妊娠と薬情報センター」が設立され，数多くの相談に応じている．また，同センターは，相談患者の妊娠結果の調査を行い，それらを評価することにより，新たなエビデンスの創出，さらに添付文書へ反映させることを目指している．2007年からは全国に拠点病院ネットワークを構築し，現在21施設が参加している．

「妊娠と薬情報センター」については，ホームページで紹介しているので，参照されたい（http://www.ncchd.go.jp/kusuri）．

参考文献

1) Shardein JL：Chemically induced birth defects, 3rd ed, Marcel Dekker, Inc., 2000.
2) Briggs GG, et al：Drugs in Pregnancy and Lactation：A Reference Guide to Fetal and Neonatal Risk, 9th ed, Lippincott Williams & Wilkins, 2011.
3) Developed by the University of Washington, USA.
4) Developed by the Reproductive Toxicology Center, Columbia Hospital for Women Medical Center, Washington DC, USA.
5) 中島　研：妊娠・授乳と薬相談外来と妊娠と薬情報センター．臨床薬理，37：337-341，2006.

【中島　研，中村　秀文】

F 新生児・幼若乳児と薬
drugs in neonates and infants

「小児薬用量の考え方と算出法」(p.963) の項でも示したように，新生児・幼若乳児では発達に伴い，生理機能が急激に変動するため，薬物動態にも大きな変化が起きうる．以下，吸収・分布・代謝・排泄について，その特徴と薬用量への影響を追加的に解説する．

吸　収

小児では，出生時から生後3カ月頃までの間は胃酸の分泌が大きく変動し，胃酸分泌が成人レベルに達するのは5～12歳といわれている．特に，出生後間もない時期の胃pHの変動は大きく，出生直後のpHは6～8の間にあるが，数時間以内で1.5～3.0の間へと急激に変化するという研究結果がある．しかし，生後の胃酸の分泌パターンについては，いまだ不明な点もあり今後の解明が待たれる．

胃酸分泌がほとんどないとフェニトインなどの酸性薬剤は吸収されにくくなるが，酸に不安定なペニシリン系の薬剤などは分解が少ないため，吸収量が増加する．胃酸分泌が溶解性やイオン化に影響を与え，生日によって薬の効果が変わる可能性もある．また，薬の吸収に大きく影響している胃内容排泄時間は，一般的には，食物と一緒の投与，胃食道逆流，呼吸窮迫症候群や高カロリー食の摂取により低下し，逆に，母乳や低カロリー食では促進されるといわれている．胃内容排出時間は，生後6～8カ月で成人の胃内容排泄時間に近づく．

また，小腸通過速度は新生児では成人に比して低いが，乳幼児では高い．乳幼児では徐放製剤の吸収低下の危険性が示唆されているが，この小腸通過速度の差が薬物吸収へどの程度影響するかはわかっていない．

生後1カ月から17歳の患者の十二指腸生検の結果から，排泄トランスポーターの1つであるP-糖蛋白質の発現が確認されている．小児においては，P-糖蛋白質の発達による変化が吸収に影響している可能性がある．

分　布

新生児期は水分量が多く，体脂肪や筋肉量が少ない．「小児薬用量の考え方と算出法」の項，図Ⅶ-B-1 (p.966参照) でも示したように，正期産児 (在胎37～42週) の水分率は約75%と，成人の50～60%よりも高い．低出生体重児などではさらに水分率は高い．ゲンタマイシンなどの水溶性薬物では特に低出生体重児では分布容積が大きくなるために，投与量が成人よりも多めに設定されているものもある．

蛋白結合率も，分布に影響する重要な要素である．酸性の薬は主にアルブミンと，塩基性の薬

表Ⅶ-F-1 代表的な薬の蛋白結合率の比較

薬品名	蛋白結合率(%) 新生児	蛋白結合率(%) 成人
アンピシリン	10	18
ジアゼパム	84～86	98
リドカイン	20	70
フェニトイン	80	90
プロプラノロール	60	93
テオフィリン	36	56
カルマバゼピン	50	75～90

は主にα_1-酸性糖蛋白と結合する．新生児においては，これら血清の蛋白の濃度が年長児に比べて低いために，蛋白結合率が低くなる（表Ⅶ-F-1）．遊離の薬物濃度が実際の効果と相関するために，フェニトインなどのように蛋白結合率の高い薬は特にこの影響を受ける．一般的にこのような薬では，血清アルブミン値が低いと，総血中濃度は低くなるが，遊離血中濃度は比較的高い．総血中濃度が有効域より低くても，十分に遊離血中濃度が高ければ（治療域にあれば）効果は得られるために，投与量を増量する必要はないことになる．低蛋白血症の際の薬物血中濃度の評価は，このような状況を理解して行わねばならない．

また，薬のなかには内因性物質と蛋白結合を競合し，内因性物質の分布に影響するものもある．特に新生児で問題となるのは，ビリルビンとアルブミン結合を競合する薬剤で，そのような薬物（例：スルファメトキサゾール）の多くは，遊離したビリルビンによる核黄疸のリスクがあるために，新生児期での投与には，十分な注意（特に黄疸が強い場合は使用を控えるなど）が必要である．

代　謝

新生児期や乳児期は薬物代謝能も大きく変動する時期である．CYP は小児の発達とともに発現するのではなく，分子種により発現時期が異なり，3つのグループに分類される．第1グループは胎児期より存在する CYP3A（CYP3A7 が主）などの酵素である．CYP3A7 は出生後1週間をピークにその後，徐々に消失する．第2グループは出生後数時間に発現し，急激に活性が上昇する CYP2E1，CYP2D6，CYP2A6 などである．第3グループは出生後1週間以内で発現する CYP2Cs，CYP3A4，CYP1A2 などである．なかでも，CYP1A2 の発達は遅く，生後1～3カ月程度で上昇を始めるといわれている．この CYP1A2 に代謝される薬物のなかには，新生児では成人と異なった代謝経路をとるものも多い．たとえば，テオフィリンは，低出生体重児では中間代謝物のカフェインの血中濃度が上昇し，またテオフィリンの尿中排泄率も成人より高い．未熟児無呼吸発作に対するテオフィリン投与の際には，テオフィリンのみならずカフェインの中枢刺激作用もある程度効果に影響している可能性がある．

第Ⅱ相反応系酵素は，胎児期からかなりの活性が認められ，新生児期において高い活性を示すものとして硫酸抱合酵素があげられる．また，グルクロン酸抱合の活性は，出生後に上昇してくる．たとえばアセトアミノフェンは，成人では主にグルクロン酸抱合されて排泄されるが，新生児では主に硫酸抱合を受けて排泄される．

排泄

　薬物は主に尿中と胆汁中に排泄される．糸球体濾過率（GFR）は受胎後週数とよく相関することが知られており，正期産児では出生時のGFRは2〜4 mL/分/1.73 m^{2}であるが，低出生体重児ではさらに低く0.6〜0.8 mL/分/1.73 m^{2}程度のこともある．生後GFRは，血管抵抗の変化や心拍出量の増大などに伴い急速に増加し，体表面積で補正した場合，生後2〜3日で成人の1/3，5〜6カ月で成人値に近づくといわれている．

　尿細管排泄能の発達はやや遅れるようで，*p*-アミノ馬尿酸の排泄能は新生児期には低く，出生後7カ月くらいで成人値に達する．このようにおおむね生後6〜7カ月頃までは腎機能は未熟であると考えてよい．アミノグリコシド系抗菌薬など主に腎から排泄される薬物は，その半減期が腎クリアランスに大きく影響される．特に低出生体重児や，腎機能が低下している例では排泄が遅延するので投与間隔を長くする必要がある．

薬物血中濃度モニタリング

　成人では腎機能低下などがない限り，あまり薬物血中濃度モニタリング（TDM）が行われないようなアミノグリコシド系抗菌薬などに対しても，新生児や幼若乳児では薬物動態の急激な変化のために，TDMを行って用量調節が行われることが多い．特に，生後すぐの低出生体重児では，頻回の血中濃度モニタリングも必要となろう．

小児薬用量設定にあたって

　新生児・乳幼児では，特に生理学的発達が急激に起こるために，薬用量には十分な配慮が必要で，こまめな投与量・投与間隔の変更が必要なこともある．英文のハンドブックでは「Pediatric & Neonatal Dosage Handbook」以外に，「Neofax」も毎年改訂されており，臨床現場で活用するに値する．この2冊を見比べ，必要であれば引用文献も確認すれば，かなり安心して薬物治療を行うことができよう．

参考文献

1) Thomson Reuters (corporate author)：Neofax 2011, 24th ed, PDR, Network, 2011.
2) Taketomo CK, et al：Pediatric & Neonatal Dosage Handbook with International Trade Names Index：A Comprehensive Resource for all Clinicians Treating Pediatric and Neonatal Patients. 18th ed, Lexi-Comp, 2011.
3) Fakhoury M, et al：Localization and mRNA expression of CYP3A and P-glycoprotein in human duodenum as a function of age. Drug metabolism and disposition, 33：1603-1607, 2005.

【蟻川　勝，中村　秀文】

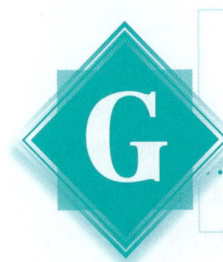

G 薬用量表
drug dosages

　小児の薬用量は，年齢・体重・体表面積に基づいて成人に比して換算されることが多いが，厳密には年齢層毎に臨床試験を実施し，各年齢層によって体重あたりや体表面積あたりの投与量を設定するべきであり，小児全般の投与量を体重あたりあるいは体表面積あたりで一律に設定することは困難なことも多い．この項ではわが国の添付文書の投与量に加え，米国の信頼できる小児薬用量のハンドブックである「Pediatric & Neonatal Dosage Handbook」を中心に，日常診療に必要であろう薬物の薬用量について列挙した．

　関連の日本小児科学会分科会によって，臨床上重要と判断された上位薬剤については，厚生労働省による医療上の必要性の高い未承認薬・適応外薬検討会議において，添付文書の記載内容の見直しが進められている．今後このような作業が継続され，さらにわが国の添付文書の内容が改善されていくことが期待される．

　次頁からの表に用いた略号は下記の通りである．
　　皮下：皮下注射　　筋注：筋肉注射　　静注：静脈注射　　点静：点滴静注
　　DS：ドライシロップ　　sy：シロップ　　錠：錠剤　　cap：カプセル

参考文献

1) Takemoto CK, et al：Pediatric & Neonatal Dosage Handbook with International Trade Names Index：A Comprehensive Resource for all Clinicians Treating Pediatric and Neonatal Patients, 18th ed, Lexi-Comp, 2011.
2) 森川昭廣，ほか：小児気管支喘息治療・管理ガイドライン．日本小児アレルギー学会，協和企画，2005.
3) 横田俊平，ほか：小児の薬の選び方・使い方，改訂3版．南山堂，2010.
4) 川崎病急性期治療のガイドライン，日本小児循環器学会，2003.

【花満　裕，蟻川　勝，中村　秀文】

G. 薬用量表

[気管支喘息薬]

一般名 (主な製品名)	用量(成人) 添付文書	用量(小児) 添付文書	Pediatric & Neonatal Dosage Handbook 18th edition (文献 1)	その他
サルブタモール硫酸塩 (ベネトリン® sy・錠)	(サルブタモールとして) 1回4mg, 1日3回 (症状の激しい場合) 1回8mg, 1日3回	(サルブタモールとして) 1日0.3mg/kg, 1日3回	速放錠 2~6歳：1回0.1~0.2 mg/kg, 1日3回 (最大1回4mg, 1日3回) 6~12歳：1回2mg, 1日3~4回 >12歳：2~4mg, 1日3~4回	1日0.3 mg/kg, 1日3回 (文献3)
ツロブテロール塩酸塩 (ホクナリン®DS・錠)	(ツロブテロール塩酸塩として) 1回1mg, 1日2回	(ツロブテロール塩酸塩として) 1日0.04 mg/kg, 1日2回 0.5~3歳未満：1日0.25~0.5 mg 3~9歳未満：1日0.5~1 mg 9~15歳：1日1~2 mg	掲載なし	1日0.04 mg/kg, 1日2回 (文献3)
ツロブテロール (ホクナリン®テープ)	(ツロブテロールとして) 1日1回2mg	(ツロブテロールとして) 0.5~3歳未満：0.5 mg 3~9歳未満：1 mg 9歳以上：2 mg 1日1回	掲載なし	0.5~3歳未満：0.5 mg 3~9歳未満：1 mg 9歳以上：2 mg (文献3)
テルブタリン硫酸塩 (ブリカニール® sy・錠)	(テルブタリン硫酸塩として) 1回4mg, 1日3回	(テルブタリン硫酸塩として) 5歳以下の幼児：1回1 mg 6歳以上の小児：1回2 mg 1日3回	<12歳 (経口): 初期1回0.05 mg/kg, 8時間毎, 漸次1回0.15 mg/kg 増加, 1日最大5 mg ≥12歳 (経口): 1回2.5~5 mg, 6~8時間毎, 1日最大7.5 mg (12~15歳), 15 mg (>15歳)	1日0.225 mg/kg, 1日3回 (文献3)
フェノテロール臭化水素酸塩 (ベロテック® sy・錠)	(フェノテロール臭化水素酸塩として) 1回2.5mg, 1日3回	(フェノテロール臭化水素酸塩として) 1日0.375 mg/kg, 1日3回 0.5~1歳未満：1日1.5~3.0 mg 1~3歳未満：1日3.0~4.5 mg 3~5歳未満：1日4.5~7.5 mg	掲載なし	1日0.375 mg/kg, 1日3回 (文献3)
プロカテロール塩酸塩水和物 (メプチン®DS・sy・顆粒・錠)	(プロカテロール塩酸塩水和物として) 1回50μg, 1日1~2回	(プロカテロール塩酸塩水和物として) 6歳未満の乳幼児：1回1.25μg/kg, 1日2~3回 6歳以上：1回25μg, 1日1~2回	掲載なし	1日2.5μg/kg, 1日2~3回 (文献3)
テオフィリン (テオドール®DS・sy・錠)	(テオフィリンとして) 1回200mg, 1日2回 気管支喘息については, 1回400mg, 1日1回も可	(テオフィリンとして) 1回4~8mg/kg, 1日2回 6カ月未満：原則として投与しない 1~2歳未満：1回4~5 mg/kg 2~15歳未満：1回4~5 mg/kg	維持量 (経口) 生後~6週 (無呼吸・徐脈)：1日4 mg/kg 6週~6カ月：1日10 mg/kg 6カ月~1歳：1日12~18 mg/kg 1~9歳：1日20~24 mg/kg 9~12歳：1日16 mg/kg 12~16歳 (非喫煙)：1日13 mg/kg	6カ月未満：原則として投与しない 6カ月~<1歳：1日6 mg/kg 1歳~<2歳：1日8~10 mg/kg (文献2) 1日8~10 mg/kg, 1日2回 (文献3)
アミノフィリン水和物 (ネオフィリン®注)	(アミノフィリン水和物として) 1回3~4mg/kg (静注), 投与間隔は8時間以上 最高用量1日12 mg/kg	(アミノフィリン水和物として) 1回3~4 mg/kg (静注), 投与間隔は8時間以上 最高用量1日12 mg/kg	維持量 (点滴静注) 6週~6カ月：0.5 mg/kg/時 6カ月~<1歳：0.6~0.7 mg/kg/時 1~9歳：1.0~1.2 mg/kg/時 9~12歳：0.9 mg/kg/時 12~16歳：0.7 mg/kg/時	乳児喘息発作時 初期療法 6カ月~<2歳：3~4 mg/kg を30分程度かけて点滴投与 維持療法 6カ月~<1歳：0.4 mg/kg/時 1~<2歳：0.8 mg/kg/時 (文献2)

993

[アレルギー治療薬]

一般名 (主な製品名)	用量（成人） 添付文書	用量（小児）添付文書	Pediatric & Neonatal Dosage Handbook 18th edition（文献1）	その他
抗ヒスタミン薬				
d-クロルフェニラミンマレイン酸塩 (ポララミン®DS・sy・散・錠)	(d-クロルフェニラミンマレイン酸塩として) 1回2mg、1日1〜4回	年齢、症状により適宜増減	(クロルフェニラミンマレイン酸塩として) <12歳：1日0.35mg/kg、4〜6時間毎 2〜5歳：1mg、4〜6時間毎 6〜11歳：2mg、4〜6時間毎 (1日12mgを超えないまたは8mg、12時間毎) ≧12歳：4mg、4〜6時間毎 (1日24mgを超えないまたは8〜12mg、12時間毎)	1日0.15mg/kg、1日1〜4回 (文献3) けいれん既往児には控える
シプロヘプタジン塩酸塩水和物 (ペリアクチン® sy・散・錠)	(シプロヘプタジン塩酸塩水和物として) 1回4mg、1日1〜3回	参考：sy 1mL 中シプロヘプタジン塩酸塩水和物（無水物として）0.4mgを含有する 1回投与量 2〜3歳：3 mL 4〜6歳：4 mL 7〜9歳：5 mL 10〜12歳：6.5 mL	[アレルギー症状] 1日0.25mg/kgまたは1日8mg/m²、1日2〜3回 2〜6歳：2mg、8〜12時間毎 (1日12mgを超えない) 7〜14歳：4mg、8〜12時間毎 (1日16mgを超えない)	1日0.25mg/kg、1日1〜3回 (文献3) けいれん既往児には控える
ヒスタミンH₁拮抗薬				
メキタジン (ゼスラン®・ニポラジン® sy・細粒・錠)	[気管支喘息] 1回6mg、1日2回 [アレルギー性鼻炎、じんま疹、皮膚疾患に伴う搔痒（湿疹・皮膚炎、皮膚搔痒症）] 1回3mg、1日2回	[メキタジンとして] [気管支喘息] 1回0.12mg/kg、1日2回 1歳以上2歳未満 (8kg以上12kg未満)：1回1.2mg 2歳以上4歳未満 (12kg以上17kg未満)：1回1.8mg 4歳以上7歳未満 (17kg以上25kg未満)：1回2.4mg 7歳以上11歳未満 (25kg以上40kg未満)：1回3.6mg 11歳以上16歳未満 (40kg以上)：1回6mg [アレルギー性鼻炎、じんま疹、皮膚炎、搔痒（湿疹・皮膚炎、皮膚搔痒症）] 1回0.06mg/kg、1日2回 1歳以上2歳未満 (8kg以上12kg未満)：1回0.6mg 2歳以上4歳未満 (12kg以上17kg未満)：1回0.9mg 4歳以上7歳未満 (17kg以上25kg未満)：1回1.2mg 7歳以上11歳未満 (25kg以上40kg未満)：1回1.8mg 11歳以上16歳未満 (40kg以上)：1回3.0mg	掲載なし	[気管支喘息] 1日0.24mg/kg、1日2回 (文献3)
フェキソフェナジン塩酸塩 (アレグラ®錠)	(フェキソフェナジン塩酸塩として) 1回60mg、1日2回	(フェキソフェナジン塩酸塩として) 7歳以上12歳未満：1回30mg 12歳以上：1回60mg 1日2回	6カ月〜2歳未満：1回15mg、1日2回 2〜11歳未満：1回30mg、1日2回 12歳以上：1回60mg、1日2回または1回180mg、1日1回	7〜12歳：1日60mg、1日2回 12歳以上：1日120mg、1日2回 (文献3)

(次頁につづく)

G．薬用量表

一般名 (主な製品名)	用量（成人） 添付文書	用量（小児）添付文書	Pediatric & Neonatal Dosage Handbook 18th edition（文献1）	その他
ヒスタミンH₁拮抗薬				
セチリジン塩酸塩 （ジルテック®DS・錠）	（セチリジン塩酸塩として） 1回10mgを1日1回 最高投与量は1日20mg	（セチリジン塩酸塩として） 7歳以上15歳未満：1回5mg、1日2回	6〜12カ月：2.5mg、1日1回 12〜23カ月：初期2.5mg、1日1回（1回2.5mg、1日2回まで増量可） 2〜5歳：2.5mg（1日5mgまで増量可、1日1〜2回） 6歳以上：1日5〜10mg、1日1〜2回	2〜7歳：1回5mg、1日2回 7〜15歳：1日10mg、1日2回 （文献3）
抗アレルギー薬				
オキサトミド （セルテクト®DS・錠）	（オキサトミドとして） 1回30mg、1日2回	（オキサトミドとして） 1回0.5mg/kg、1日2回 （1回最高用量0.75mg/kg）	掲載なし	1日1mg/kg、1日2回 （文献3）
ロイコトリエン拮抗薬				
プランルカスト水和物 （オノン®DS・cap）	（プランルカスト水和物として） 1日450mg、1日2回	（プランルカスト水和物として） 1日7mg/kg、1日2回（1日最高用量10mg/kg） 1回投与量 12kg以上18kg未満：50mg 18kg以上25kg未満：70mg 25kg以上35kg未満：100mg 35kg以上45kg未満：140mg	掲載なし	1日7mg/kg、1日2回 （文献3）
モンテルカストナトリウム （シングレア®錠・チュアブル錠・細粒）	（モンテルカストとして） 1日10mg、1日1回	（モンテルカストとして） 1歳以上6歳未満：4mg 6歳以上：5mg 1日1回	6カ月〜5歳：1日4mg 6〜14歳：1日5mg ＞14歳：1日10mg	眠前1回 1歳以上6歳未満：4mg 6歳以上：5mg （文献3）
Th2サイトカイン阻害薬				
スプラタストトシル酸塩 （アイピーディ®DS・cap）	（スプラタストトシル酸塩として） 1回100mg、1日3回	（スプラタストトシル酸塩として） 1回3mg/kg、1日2回 3歳以上5歳未満：1回37.5mg 5歳以上11歳未満：1回75mg 11歳以上：1回100mg	掲載なし	1日6mg/kg、1日2回 （文献3）

第VII章 子どもと薬

【副腎皮質ホルモン薬】

一般名 （主な製品名）	用量（成人） 添付文書	用量（小児）添付文書	Pediatric & Neonatal Dosage Handbook 18th edition（文献1）	その他
デキサメタゾン （デカドロンエリキシル・錠）	（デキサメタゾンとして） 1日 0.5～8 mg, 1日 1～4 回 抗悪性腫瘍薬（シスプラチンなど）投与に伴う消化器症状（悪心・嘔吐）の場合：1日 4～20 mg, 1日 1～2 回, 1日最大 20 mg	（デキサメタゾンとして） 1日 0.15～4 mg, 1日 1～4 回	小児： [気道浮腫] 1日 0.5～2 mg/kg, 6時間毎 [抗炎症] 1日 0.08～0.3 mg/kg, または1日 2.5～10 mg/m², 6～12時間毎 [脳浮腫] 負荷用量：1～2 mg/kg, 単回投与 維持量：1～1.5 mg/kg, 4～6時間毎（最大1日 16 mg） [生理的補充] 1日 0.03～0.15 mg/kg または1日 0.6～0.75 mg/m², 6～12時間毎	[気管支喘息] 1日 0.1～0.2 mg/kg, 1日 2回 [クループ症候群] 1回 0.15 mg/kg （文献3）
プレドニゾロン （プレドニン®錠）	（プレドニゾロンとして） 1日 5～60 mg, 1日 1～4 回	年齢, 症状により適宜増減	NIH Asthma Guidelines (NAEPP, 2007)（経口） <12歳： [喘息増悪期] 1日 1～2 mg/kg, 1日 1～2回, 3～10日間（最大1日 60 mg） [長期治療] 1日 0.25～2 mg/kg, 1日 1回日毎（最大1日 60 mg） ≧12歳： [喘息増悪期] 1日 40～80 mg, 1日 1～2回 [長期治療] 1日 40～60 mg, 1日 1～2回, 3～10日間 [抗炎症・免疫抑制] 1日 0.1～2 mg/kg, 1日 1～4回	[気管支喘息] 1日 1～2 mg/kg, 1日 2回 （文献3）
プレドニゾロンコハク酸エステルナトリウム （水溶性プレドニン®注）	（プレドニゾロンとして） （静注） 1回 10～50 mg, 3～6時間毎 （点静） 1回 20～100 mg, 1日 1～2回 など	年齢, 症状により適宜増減		
ベタメタゾン （リンデロン® sy・散・錠）	（ベタメタゾンとして） 1日 0.5～8 mg, 1日 1～4 回	（ベタメタゾンとして） 1日 0.15～4 mg, 1日 1～4 回	小児： 1日 0.0175～0.25 mg/kg, 6～8時間毎 または1日 0.5～7.5 mg/m², 6～8時間毎	[気管支喘息] 1日 0.1～0.2 mg/kg, 1日 2回 [急性細気管支炎] 1日 0.2 mg/kg （文献3）
メチルプレドニゾロン （メドロール®錠）	（メチルプレドニゾロンとして） 1日 4～48 mg, 1日 1～4 回	年齢, 症状により適宜増減	NIH Asthma Guidelines (NAEPP, 2007) <12歳： [急性増悪期]（経口・静注）1日 1～2 mg/kg, 1日 1～2回（経口）（最大1日 60 mg） [長期治療]（経口）1日 0.25～2 mg/kg, 1日 1回, 3～10日間（最大1日 60 mg） ≧12歳： [喘息増悪期]（経口・静注）1日 40～80 mg, 1日 1～2回 [長期治療]（経口）1日 40～60 mg, 1日 1～2回, 3～10日間	[気管支喘息] 1日 1～2 mg/kg, 1日 2回 （文献3）
メチルプレドニゾロン （ソル・メドロール®静注用）	気管支喘息 （メチルプレドニゾロンとして） 初回量 40～125 mg（静注・点静）, 1.0～1.5 mg/kg, その後, 症状に応じて 40～80 mg, 4～6時間毎に追加	気管支喘息 （メチルプレドニゾロンとして） 1.0～1.5 mg/kg（静注・点静）, その後, 症状に応じて 1.0～1.5 mg/kg, 4～6時間毎に追加	[喘息増悪期]（経口・静注）1日 7.5～60 mg, 1日 1回 [抗炎症・免疫抑制]（経口・静注） 1日 0.5～1.7 mg/kg または1日 5～25 mg/m², 6～12時間毎	

G．薬用量表

【鎮咳去痰薬】

一般名 （主な製品名）	用量（成人） 添付文書	用量（小児）添付文書	Pediatric & Neonatal Dosage Handbook 18th edition（文献1）	その他
コデインリン酸塩水和物 （コデインリン酸散・錠）	（コデインリン酸塩水和物として） 1回 20 mg, 1日 3回	年齢, 症状により適宜増減	[鎮痛] 1回 0.5～1.0 mg/kg, 4.6時間毎（最大 60 mg） [鎮咳] 2歳以上：1日 1.0～1.5 mg/kg, 4～6時間毎（最大 1日 30 mg） 2～5歳：2.5～5 mg, 4～6時間毎（最大 1日 30 mg） 6～12歳：5～10 mg, 4～6時間毎（最大 1日 60 mg） >12歳：1回 10～20 mg, 4～6時間毎（最大 1日 120 mg）	1日 1.0～1.5 mg/kg, 1日 3回（文献3）
ジヒドロコデインリン酸塩 （ジヒドロコデインリン酸塩散）	（ジヒドロコデインリン酸塩として） 1回 10 mg, 1日 3回	年齢, 症状により適宜増減	掲載なし	1日 0.5～0.8 mg/kg, 1日 3回（文献3）
デキストロメトルファン臭化水素酸塩水和物 （メジコン® sy・散・錠）	デキストロメトルファン臭化水素酸塩水和物として 1回 15～30 mg, 1日 1～4回	sy：1 mL中デキストロメトルファン臭化水素酸塩水和物 2.5 mg, クレゾールスルホン酸カリウム 15 mg 3カ月～1歳：1日 3～8 mL 8～14歳：1日 9～16 mL 1日 3～4回	1～3カ月：0.5～1 mg, 6～8時間毎 3～6カ月：1～2 mg, 6～8時間毎 7カ月～1歳：2～4 mg, 6～8時間毎 2～6歳：2.5～7.5 mg, 4～8時間毎 7～12歳：5～10 mg, 4時間毎	1日 1.5 mg/kg, 1日 3回（文献3）
クロペラスチンフェンジゾ酸塩 （アスタゾール® sy・散・錠）	（クロペラスチン塩酸塩として） 1日 30～60 mg, 1日 3回	（クロペラスチン塩酸塩として） 2歳未満：1日 7.5 mg 2歳以上 4歳未満：1日 7.5～15 mg 4歳以上 7歳未満：1日 15～30 mg 1日 3回	掲載なし	1日 0.5 mg/kg, 1日 3回（文献3）
チペピジンヒベンズ酸塩 （アスベリン® DS・sy・散・錠）	（チペピジンヒベンズ酸塩として） 1日 66.5～132.9 mg 1日 3回 （チペピジンクエン酸塩 60～120 mg 相当量）	（チペピジンヒベンズ酸塩として） 1歳未満：1日 5.54～22.1 mg （チペピジンクエン酸塩 5～20 mg 相当量） 1歳以上 3歳未満：1日 11.1～27.7 mg （同 10～25 mg 相当量） 3歳以上 6歳未満：1日 16.6～44.3 mg （同 15～40 mg 相当量）	掲載なし	1日 1～2 mg/kg, 1日 3回（文献3）
ブロムヘキシン塩酸塩 （ビソルボン® sy・細粒・錠）	（ブロムヘキシン塩酸塩として） 1回 4 mg, 1日 3回	年齢, 症状により適宜増減	掲載なし	1日 0.2 mg/kg, 1日 3回（文献3）
アンブロキソール塩酸塩 （ムコソルバン® DS sy・錠・液）	（アンブロキソール塩酸塩として） 1日 15 mg, 1日 3回	（アンブロキソール塩酸塩として） 1日 0.9 mg/kg, 1日 3回	掲載なし	1日 0.9 mg/kg, 1日 3回（文献3）
カルボシステイン （ムコダイン® DS・sy・錠）	（カルボシステインとして） 1回 500 mg, 1日 3回	（カルボシステインとして） 1回 10 mg/kg, 1日 3回	掲載なし	1日 30 mg/kg, 1日 3回（文献3）

997

第Ⅶ章　子どもと薬

[解熱薬]

一般名 (主な製品名)	用量（成人） 添付文書	用量（小児）添付文書	Pediatric & Neonatal Dosage Handbook 18th edition（文献1）	その他
アセトアミノフェン (カロナール® sy・細粒・錠)	(アセトアミノフェンとして) 1回 300〜1,000 mg、1日総量として4,000 mg を限度とする	(アセトアミノフェンとして) 1回 10〜15 mg/kg、投与間隔は 4〜6 時間以上 1回総量として 60 mg/kg を限度とし 500 mg、1日あたりの最大用量は 1,500 mg	新生児： (経口・経腸) 1回 10〜15 mg/kg、6〜8 時間毎（最大 28〜32 週： (経口) 1回 10〜12 mg/kg、6〜8 時間毎（最大 1日 40 mg/kg） (経腸) 1回 20 mg/kg、12 時間毎（最大 1日 40 mg/kg） 32〜36 週、＜10 日： (経口) 1回 10〜15 mg/kg、6 時間毎（最大 1日 60 mg/kg） (経腸) 1回 30 mg/kg、その後 1回 15 mg/kg、8 時間毎（最大 1日 60 mg/kg） ≧10 日： (経口) 1回 10〜15 mg/kg、4〜6 時間毎（最大 1日 90 mg/kg） (経腸) 1回 30 mg/kg、その後 1回 20 mg/kg、6〜8 時間毎（最大 1日 90 mg/kg） 乳児・小児： (経口) 1回 10〜15 mg/kg、4〜6 時間毎、1日 5 回を超えない (経腸) 1回 10〜20 mg/kg、4〜6 時間毎 ≧12 歳： (経口・経腸) 1回 325〜650 mg、4〜6 時間毎 または 1,000 mg を 1日 3〜4 回、1日 4 g を超えない	1回 10〜15 mg/kg （文献3）
アセトアミノフェン (アンヒバ®坐剤小児用)	掲載なし	(アセトアミノフェンとして) 1回 10〜15 mg/kg、投与間隔は 4〜6 時間以上 1回総量として 60 mg/kg を限度とし 500 mg、1日あたりの最大用量は 1,500 mg		
イブプロフェン (ブルフェン®顆粒・錠)	(イブプロフェンとして) 1日 600 mg、1日 3 回	(イブプロフェンとして) 5〜7 歳：1日 200〜300 mg 8〜10 歳：1日 300〜400 mg 11〜15 歳：1日 400〜600 mg 1日 3 回	幼児・小児： [鎮痛] 1回 4〜10 mg/kg、6〜8 時間毎、最大 1日 40 mg/kg [解熱]（6 カ月〜12 歳）： 39℃未満：1回 5 mg/kg 39℃以上：1回 10 mg/kg、6〜8 時間毎、最大 1日 40 mg/kg [若年性関節リウマチ]（6 カ月〜12 歳）： 1日 30〜40 mg/kg、1日 3〜4 回、最大 1日 2.4 g	1回 3〜6 mg/kg （文献3）
イブプロフェン (ユニプロン®坐剤)	掲載なし	(イブプロフェンとして) 1回 3.0〜6.0 mg/kg、1日 2 回を限度とする		

G．薬用量表

[消化器用薬]

一般名 (主な製品名)	用量(成人) 添付文書	用量(小児)添付文書	Pediatric & Neonatal Dosage Handbook 18th edition (文献1)	その他
ドンペリドン (ナウゼリン® DS・細粒・錠・OD錠)	(ドンペリドンとして) 1回10 mg, 1日3回	(ドンペリドンとして) 1日1〜2 mg/kg, 1日3回 (1日30 mgまで) 6歳以上：1日1 mg/kgまで	掲載なし	1日1 mg/kg (文献3)
ドンペリドン (ナウゼリン®坐剤)	(ドンペリドンとして) 1回60 mg, 1日2回	(ドンペリドンとして) 3歳未満：1回10 mg, 1日2〜3回 3歳以上：1回30 mg, 1日2〜3回	掲載なし	
メトクロプラミド (プリンペラン®細粒・sy・錠)	(塩酸メトクロプラミドとして) 1日10〜30 mg, 1日2〜3回	(塩酸メトクロプラミドとして) 1日0.5〜0.7 mg/kg, 1日2〜3回	[胃食道逆流症](経口・筋注・静注) 新生児・乳児：1日0.4〜0.6 mg/kg, 分4 小児：0.4〜0.8 mg/kg, 分4	1日0.5〜0.7 mg/kg, 1日2〜3回 (文献3)
ビフィズス菌 (ラックビー®微粒N・錠)	1日3〜6 g, 1日3回	年齢, 症状により適宜増減	掲載なし	1日0.05〜0.1 g/kg (文献3)
ラクトミン (ビオフェルミン®散・錠)	1日3〜9 g, 1日3回	年齢, 症状により適宜増減	掲載なし	1日0.05〜0.1 g/kg (文献3)
ロペラミド塩酸塩 (ロペミン®小児用・細粒・cap)	(ロペラミド塩酸塩として) 1日1〜2 mg, 1日1〜2回	(ロペラミド塩酸塩として) [急性下痢症] 1日0.02〜0.04 mg/kg, 1日2〜3回	[急性下痢症] 2〜5歳(13〜20 kg)：1 mg, 1日3回 6〜8歳(21〜30 kg)：2 mg, 1日2回 9〜12歳(>30 kg)：2 mg, 1日3回 >12歳：4 mg (16 mgまで) [慢性下痢症] 1日0.08〜0.24 mg/kg, 分2〜3 (最大2 mg)	1日0.02〜0.04 mg/kg (文献3)
天然ケイ酸アルミニウム (アドソルビン®末)	(天然ケイ酸アルミニウムとして) 1日3〜10 g, 1日3〜4回	年齢, 症状により適宜増減	掲載なし	1日0.05〜0.1 g/kg (文献3)
タンニン酸アルブミン (タンナルビン®原末)	1日3〜4 g, 1日3〜4回	年齢, 症状により適宜増減	掲載なし	1日0.05〜0.1 g/kg (文献3)
ピコスルファートナトリウム水和物 (ラキソベロン®内用液・錠)	[各種便秘症] 内用液： 10〜15滴 (0.67〜1.0 mL), 1日1回 錠：5〜7.5 mg, 1日1回	[各種便秘症] 内用液： 6カ月以下：2滴 (0.13 mL) 7〜12カ月：3滴 (0.20 mL) 1〜3歳：6滴 (0.40 mL) 4〜6歳：7滴 (0.46 mL) 7〜15歳：10滴 (0.67 mL) 錠：7〜15歳：5 mg, 1日1回	掲載なし	3〜5 mg (5〜10滴), 1日1回 (文献3)
酸化マグネシウム (重質酸化マグネシウム)	1日2 g, 1日3回	年齢, 症状により適宜増減	掲載なし	1日0.05〜0.1 g/kg (文献3)
トコン (トコンsy)	掲載なし	6カ月以上1歳未満：1回8 mL 1歳以上12歳未満：1回12 mL 12歳以上：1回15 mL	掲載なし	

999

第Ⅶ章　子どもと薬

【循環器用薬】

一般名 (主な製品名)	用量（成人） 添付文書	用量（小児）添付文書	Pediatric & Neonatal Dosage Handbook 18th edition（文献1）	その他
ジゴキシン (ジゴシン®エリキシル・散・錠)	(ジゴキシンとして) [急速飽和療法 (飽和量：1.0～4.0 mg)] 初回 0.5～1.0 mg、以後 0.5 mg を 6～8 時間毎 [維持療法] 1日 0.25～0.5 mg	(ジゴキシンとして) [急速飽和療法] 2歳以下：1日 0.06～0.08 mg/kg、1日 3～4回 2歳以上：1日 0.04～0.06 mg/kg、1日 3～4回 [維持療法] 飽和量の 1/5～1/3 量	(経口) 　　　　　　　　初期量　　維持量 新生児(満期産) 25～35 μg/kg　6～10 μg/kg 1ヵ月～2歳　　35～60 μg/kg　10～15 μg/kg 2～5歳　　　　30～40 μg/kg　7.5～10 μg/kg 5～10歳　　　 20～35 μg/kg　5～10 μg/kg ＞10歳　　　　10～15 μg/kg　2.5～5 μg/kg	
ジゴキシン (ジゴシン®注)	(ジゴキシンとして) [急速飽和療法 (飽和量：1.0～2.0 mg)] 1回 0.25～0.5 mg、2～4時間毎 (静注) [維持療法] 1日 0.25 mg (静注)	(ジゴキシンとして) (静注、筋注) [急速飽和療法] 新生児・未熟児：1日 0.03～0.05 mg/kg、1日 3～4回 2歳以下：1日 0.04～0.06 mg/kg、1日 3～4回 2歳以上：1日 0.02～0.04 mg/kg、1日 3～4回 [維持療法、筋注] 飽和量の 1/10～1/5 量	(静注・筋注) 　　　　　　　　初期量　　維持量 新生児(満期産) 20～30 μg/kg　5～8 μg/kg 1ヵ月～2歳　　30～50 μg/kg　7.5～12 μg/kg 2～5歳　　　　25～35 μg/kg　6～9 μg/kg 5～10歳　　　 15～30 μg/kg　4～8 μg/kg ＞10歳　　　　8～12 μg/kg　2～3 μg/kg	
フロセミド (ラシックス®細粒・錠)	1日 40～80 mg、1日1回	年齢、症状により適宜増減	乳児・小児： (経口) 2 mg/kg、1日1回 (筋注・静注) 1回 1～2 mg/kg、6～12時間毎	
ニフェジピン (アダラート®cap)	1回 10 mg、1日3回	掲載なし	小児 [高血圧緊急症] 0.25～0.5 mg/kg、最大 10 mg	
アスピリン (アスピリン末、ほか)	(アスピリンとして) [川崎病] 急性期有熱期間：1日 100 mg、症状により1回 300 mg まで 解熱後の回復期から慢性期：1日 3～5 mg/kg、1日1回	(アスピリンとして) [川崎病] 急性期有熱期間：1日 30～50 mg/kg、1日3回 解熱後の回復期から慢性期：1日 3～5 mg/kg、1日1回	[川崎病] 1日 80～100 mg/kg、6時間毎、解熱後1日 3～5 mg/kg、分1	[川崎病] 急性期：30～50 mg/kg、1日3回 解熱以後：3～5 mg/kg、1日1回 (文献4)
ミドドリン塩酸塩 (メトリジン®錠)	(ミドドリン塩酸塩) 1日 4 mg、1日2回 (重症の場合 8 mg まで)	(ミドドリン塩酸塩として) 1日 4 mg、1日2回 (重症の場合 6 mg まで)	掲載なし	

1000

G. 薬用量表

【精神科用薬】

一般名 （主な製品名）	用量（成人） 添付文書	用量（小児）添付文書	Pediatric & Neonatal Dosage Handbook 18th edition（文献1）	その他
ジアゼパム （セルシン® sy・散・錠）	（ジアゼパムとして） 1回 2～5 mg, 1日 2～4回 （外来患者は原則として1日 15 mg以内）	（ジアゼパムとして） 3歳以下：1回 1～5 mg 4～12歳：1回 2～10 mg 1日 1～3回	［発熱予防］ （経口）1日 1 mg/kg, 8時間毎 ［鎮静・筋弛緩・不安］ （経口）1回 0.12～0.8 mg/kg, 6～8時間毎 （筋注・静注）1回 0.04 mg/kg, 2～4時間毎（最大 0.6 mg/kg, 8時間以内） （経腸） ＜6カ月：推奨できない ＜2歳：安全性と効果が確認できない 2～5歳：0.5 mg/kg 6～11歳：0.3 mg/kg ≧12歳：0.2 mg/kg	0.1～0.4 mg/kg （文献3）
ジアゼパム （ダイアップ®坐剤）	掲載なし	（ジアゼパムとして） 1回 0.4～0.5 mg/kg, 1日 1～2回（1日 1 mg/kg まで）		
ジアゼパム （セルシン®注）	（ジアゼパムとして） 初回 10 mg（静注・筋注），以後必要に応じて3～4時間毎	疾患の種類，症状の程度，年齢および体重等を考慮して用いる。低出生体重児，新生児，乳児，幼児，小児には筋注しないこと		
トリクロホスナトリウム （トリクロリール® sy）	（トリクロホスナトリウムとして） 1回 1～2 g	1回 20～80 mg/kg （総量 2 gを超えないように） 幼小児は年齢により適宜減量	掲載なし	
クロルプロマジン塩酸塩 （ウインタミン®細粒・コントミン®錠）	（クロルプロマジン塩酸塩として） 通常，1日 30～100 mg ［精神科領域］ 1日 50～450 mg	参考： 1回 0.5～1 mg/kg, 1日 3～4回 生後6カ月未満の乳児への使用は避けることが望ましい。	［新生児禁断症候群］ 新生児：初回筋注 1回 0.5～0.7 mg/kg, 6時間毎 乳児≧6カ月・小児 ［統合失調症］ （経口）1回 0.5～1 mg/kg, 4～6時間毎 （筋注・静注）1回 0.5～1 mg/kg, 6～8時間毎 推奨最大量 ＜5歳（＜22.7 kg）：1日 40 mg 5～12歳（22.7～45.5 kg）：1日 75 mg ［悪心・嘔吐］ （経口）1回 0.5～1 mg/kg, 4～6時間毎 （筋注・静注）1回 0.5～1 mg/kg, 6～8時間毎 推奨最大量 ＜5歳（＜22.7 kg）：1日 40 mg 5～12歳（22.7～45.5 kg）：1日 75 mg	
フェノバルビタール （フェノバール®散・エリキシル・錠）	（フェノバールとして） ［てんかんのけいれん発作，自律神経発作，精神運動発作］ 1日 30～200 mg, 1日 1～4回 ［不眠症］ 1日 30～200 mg, 就寝前	年齢，症状により適宜増減	［けいれん］ （静注） 初回量： 新生児：15～20 mg/kg 乳児・小児：15～18 mg/kg（最大 20 mg/kg） 維持量：（経口・静注） 新生児：1日 3～4 mg/kg, 分 1 乳児：1日 5～6 mg/kg, 分 1～2 1～5歳：6～8 mg/kg, 分 1～2 5～12歳：4～6 mg/kg, 分 1～2 ＞12歳：1～3 mg/kg, 分 1～2 ［鎮静］ （経口）：2 mg/kg, 分 3 ［催眠］ （筋注・静注）：3～5 mg/kg, 寝る前 ［高ビリルビン血症］ ＜12歳（経口）：1日 3～8 mg/kg, 分 2～3（1日 12 mg/kg まで可）	2～5 mg/kg （文献3）
フェノバルビタールナトリウム （ワコビタール®坐剤）	掲載なし	（フェノバルビタールナトリウムとして） 1日 4～7 mg/kg		

（次頁につづく）

1001

第VII章　子どもと薬

一般名 (主な製品名)	用量 (成人) 添付文書	用量 (小児) 添付文書	Pediatric & Neonatal Dosage Handbook 18th edition (文献 1)	その他
フェニトインナトリウム (アレビアチン®散・錠)	(フェニトインとして) 1日 200～300 mg, 1日 3回	(フェニトインとして) 学童：100～300 mg 幼児：50～200 mg 乳児：20～100 mg 1日 3回	[導入] 新生児：1日 15～20 mg/kg, 分 1 乳児・小児：1日 15～18 mg/kg, 分 1 [維持] 新生児：1日 5 mg/kg, 通常 1日 5～8 mg/kg, 分 2 乳児・小児：1日 5 mg/kg, 分 2～3 通常, 0.5～3歳：1日 8～10 mg/kg 4～6歳：1日 7.5～9 mg/kg 7～9歳：1日 7～8 mg/kg 10～16歳：1日 6～7 mg/kg	5～8 mg/kg (文献 3)
バルプロ酸ナトリウム (デパケン® sy・錠・細粒)	(バルプロ酸ナトリウムとして) 1日 400～1,200 mg, 1日 2～3回	年齢, 症状により適宜増減	[発作] (経口) 小児： 初期量：1日 10～15 mg/kg, 分 1～3 維持量：1日 30～60 mg/kg, 分 2～3	15～30 mg/kg (文献 3)
カルバマゼピン (テグレトール® 細粒・錠)	(カルバマゼピンとして) [精神運動発作] 最初 1日 200～400 mg, 1日 1～2回 (1,200 mg まで増量可) [躁病, 躁うつ病の躁状態, 統合失調症の興奮状態] 最初 1日 200～400 mg, 1日 1～2回 (1,200 mg まで増量可) [三叉神経痛] 最初 1日 200～400 mg (800 mg まで増量可)	(カルバマゼピンとして) [精神運動発作, てんかん性格およびてんかんに伴う精神障害, てんかんのけいれん発作：強直間代発作 (全般けいれん発作, 大発作)] 1日 100～600 mg 年齢, 症状により適宜増減	<6歳： (初期量) 1日 10～20 mg/kg, 分 2～3 (維持量) 治療域に達した量, 分 3～4 (最大 1日 35 mg/kg) 6～12歳： (初期量) 1日 100 mg, 分 2 (維持量) 1日 400～800 mg, 分 3～4 (最大 1日 100 mg) >12歳： (初期量) 1日 200 mg, 分 2 (維持量) 1日 800～1,200 mg, 分 3～4 (最大量 12～15歳：1日 1,000 mg, >15歳 1日 1,200 mg)	10～20 mg/kg (文献 3)
ゾニサミド (エクセグラン® 散・錠)	(ゾニサミドとして) 最初 1日 100～200 mg, 1日 1～3回 以後 1～2週毎に 1日 200～400 mg まで増量可, 1日 1～3回 (最高 1日量 600 mg まで)	(ゾニサミドとして) 最初 1日 2～4 mg/kg, 1日 1～3回 以後 1～2週毎に 1日 4～8 mg/kg, 1日 1～3回 (最高 1日量 12 mg/kg まで)	幼児・小児： (初期量) 1日 1～2 mg/kg, 分 2, 2週間毎に 1日 0.5～1 mg/kg 増量, 1日 5～8 mg/kg へ	4～10 mg/kg (文献 3)

(次頁につづく)

1002

G．薬用量表

一般名 (主な製品名)	用量（成人） 添付文書	用量（小児）添付文書	Pediatric & Neonatal Dosage Handbook 18th edition（文献 1）	その他
クロナゼパム (ランドセン®・リボトリール®細粒・錠)	(クロナゼパムとして) (初回量) 1日 0.5～1 mg, 1日 1～3回 (維持量) 1日 2～6 mg, 1日 1～3回	(クロナゼパムとして) 小児： (初回量) 1日 0.5～1 mg, 1日 1～3回 (維持量) 1日 2～6 mg, 1日 1～3回 乳・幼児： (初回量) 1日 0.025 mg/kg, 1日 1～3回 (維持量) 1日 0.1 mg/kg, 1日 1～3回	[発作] 乳児・小児＜10歳または30kg： (初期量) 1日 0.01～0.03 mg/kg（最大1日 0.05 mg/kg），分 2～3 (維持量) 1日 0.1～0.2 mg/kg（最大1日 0.2 mg/kg を超えない），分 3 ≧10歳（＜30 kg）： (初期量) 1日 1.5 mg を超えない（最大1日 20 mg (維持量) 1日 0.05～0.2 mg/kg（最大1日 20 mg を超えない） [パニック障害] ≧18歳：(初期量) 0.25 mg, 分 2, 3日毎に 0.125 mg から 0.25 mg, 分 2 増量し, 1日 1 mg へ（最大1日 4 mg）	0.05～0.2 mg/kg (文献 3)
プリミドン (プリミドン細粒・錠)	(プリミドンとして) 治療初期 3日間 1日 250 mg, 就寝前 以後 3日間毎 250 mg ずつ増量, 1日量 1,500 mg まで漸増, 1日 2～3回（1日量 2,000 mg まで増量可）	(プリミドンとして) 治療初期 3日間 1日 125 mg, 就寝前 以後 3～4日間毎 125 mg ずつ増量 1日 2～3回 ～2歳：250～500 mg 3～5歳：500～750 mg 6～15歳：750～1,000 mg	(経口) 新生児：1日 12～20 mg/kg, 分 2～4 ＜8歳： (初期量) 1日 50～125 mg, 寝る前, 3～7日毎に 1日 50～125 mg 増量 通常 1日 10～25 mg/kg, 分 3～4 へ ≧8歳： (初期量) 1日 125～250 mg, 寝る前, 3～7日毎に通常 1日 125～250 mg 増量, 分 3～4 へ（最大1日 750～1,500 mg, 最大1日 2 g）	

1003

【筋弛緩・抗痙縮薬】

一般名 (主な製品名)	用量(成人) 添付文書	用量(小児) 添付文書	Pediatric & Neonatal Dosage Handbook 18th edition(文献1)	その他
バクロフェン (ギャバロン®錠)	(バクロフェンとして) 初回量1日5～15 mg、1日1～3回、以後2～3日毎に標準用量、標準用量まで1日5～10 mgずつ増量、標準用量は1日30 mg	(バクロフェンとして) 初回量1日5 mg、1日1～2回、以後2～3日毎に標準用量まで1日5 mgずつ増量、標準用量は下記参照 4～6歳：5～15 mg 7～11歳：5～20 mg 12～15歳：5～25 mg 1日2～3回	(経口) <2歳：1日10～20 mg、8時間毎、以後3日毎5～15 mg増量、最大1日40 mg 2～7歳：1日20～30 mg、8時間毎、以後3日毎5～15 mg増量、最大1日60 mg ≧8歳：1日30～40 mg、8時間毎、以後3日毎5～15 mg増量、最大1日120 mg	

【抗甲状腺薬】

一般名 (主な製品名)	用量(成人) 添付文書	用量(小児) 添付文書	Pediatric & Neonatal Dosage Handbook 18th edition(文献1)	その他
プロピルチオウラシル (チウラジール®、プロパジール®錠)	初期量 1日300 mg、1日3～4回(重症の場合1日400～600 mg) 機能亢進症状が消失したら、1～4週間毎に漸減し、維持量1日50～100 mg、1日1～2回	(初期量) 5歳以上10歳未満：1日100～200 mg 10歳以上15歳未満：1日200～300 mg 1日2～4回 機能亢進症状が消失したら、1～4週間毎に漸減し、維持量1日50～100 mg、1日1～2回	新生児： 1日5～10 mg/kg、8時間毎 小児： 1日5～7 mg/kg、8時間毎、または 6～10歳：1日50～150 mgを、8時間毎 ≧10歳：1日150～300 mg、8時間毎	

索 引

日本語

あ

愛着形成	30
愛着行動	640
愛着障害	34
アイデンティティの確立	78
アイデンティティの形成	99
アウトグロー	479
亜急性硬化性全脳炎	368
悪性リンパ腫	594
アシクロビル	392
アジュバント	55
アストロウイルス	281
アスピリン過敏症	513
アスペルガー障害	643
アセトアミノフェン	150, 332, 899
アセトン血性嘔吐症	299, 906
あせも	799
アタマジラミ	471, 803
アデノイド	168, 171, 837
——切除術	837
アデノウイルス	281
——3型	427
——7型	429
——14型	429
——感染症	425
——迅速キット	426
アトピー性皮膚炎	477, 790
——のスキンケア	793
アトピー素因	496
アドレナリン	490
——自己注射器エピペン®	482
アトロピン療法	711
アナフィラキシー	482
——ショック	58, 484, 884, 922
アニサキス症	470
アフタ性口内炎	269
アポロ病	421
アミノグリコシド系	319
アラーム療法	673
アリス徴候	755

アルマ・アタ宣言	9
アレルギー検査	478, 931
アレルギー疾患	72, 477, 841
アレルギー性結膜炎	856
アレルギー性鼻炎	170, 841
アレルギー治療薬	994
アレルギーマーチ	477
アレルゲン感作	478

い

医学教育モデル	16
育児支援	29, 33
育児指導	33
育児相談	41
育児不安	42
——への対応	31
異形成腎	577
異型肺炎	242
異型リンパ球	430
胃酸分泌	989
意識障害	209, 445, 447
意識レベル	445
胃・十二指腸潰瘍	302
異常結節	867
異常言動	445, 448
異常姿勢	122
異所性精巣	732
位相差顕微鏡	554, 571
イソニアジド	357
いちご舌	517
苺状血管腫	722, 804
一次性頭痛	197, 200
一次性脳損傷	909
1日4回体重測定法	705
一過性高TSH血症	699
一過性甲状腺機能低下症	699
一見の診断	113
一般救急用薬品	922
遺伝性周期性発熱症候群	157
遺伝性難聴	826
遺伝相談	634
遺伝的多型	919
遺伝的特性	609
移動性精巣	732

異物誤飲の予防	848
イブプロフェン	150, 151
イムノクロマト法迅速診断キット	934
医療事故	117
医療チーム	13
医療提供体制	11
医療的ケア	72, 89, 628
陰茎陰嚢転位	747
咽後膿瘍	231, 336
印象診断のチェックポイント	114
咽頭炎	228
咽頭結膜熱	428, 856
陰嚢水腫	729
インフルエンザ	407, 934
——ウイルス	407
——菌	337, 345
——菌b型	144, 241
——脳炎	412
——脳症	412, 447, 449
——ワクチン	413

う

ウイルス学的検査	371
ウイルス感染症	361
ウイルス関連脳炎・脳症	444
ウイルス血清学的診断	404
ウイルス性胃腸炎	279, 936
ウイルス性下痢症	278
ウイルス性の喘鳴	165
ウイルス性発疹症	421
ウイルス発疹	185
ウィルムス腫瘍	598
う蝕の分類	874
う蝕の予防	876
運動発達遅滞	127
運動発達のnormal variation	127
運動誘発喘息	510
ウンナ母斑	788, 805

え

永久歯の外傷	880
永久歯列期	864
衛生仮説	478

索引

腋窩懸垂反応	125	蛙様肢位	122	肝移植術	724
エキノコックス症	471	顔つきからわかる症状	114	肝炎	451
エコーウイルス	417	下顎部腫脹	272	──ウイルス	451
──30	422	化学物質	513	肝芽腫	599
──発疹	185	過換気後無呼吸	211	眼球回転反射	211
エコー下整復術	947	過換気症候群	167	環境	9
壊死性筋膜炎	336	核酸増幅法	256	間欠性外斜視	852
エピペン®	490	学習障害	645, 650	間歇的腹痛	946
園・学校での投薬	74	覚醒剤	904	眼瞼下垂	858
嚥下障害	626	額帯鏡	810	環軸椎回旋位固定	748
遠視	850	拡大耳鏡	810	間質性肺炎	236
遠城寺式乳幼児分析発達検査	953, 954	鵞口瘡	268	勧奨接種	45
		下斜筋過動症	853	感性	17
炎症性サイトカイン	885	過食症	657	乾性咳嗽	163
炎症性斜頸	753	ガスリーテスト	23	眼性斜頸	753, 853
塩素系漂白剤	903	仮性膵嚢胞	892	関節液	761
エンテロウイルス	417, 436	仮性包茎	741	関節腫脹	376
──68	424	カゼイン	487	関節内遊離体	775
──71	448	かぜ症候群	218, 443	感染管理	257
──感染症	417	画像検査	933	感染症	74
		家族接触者健診（結核）	354	──発生動向調査	362, 437
お		家族ライフサイクル	10	感染症法における取り扱い	383, 388, 393, 398
応急投与（ジアゼパム）	612	家族ライフスパイラル	10	感染病巣不明熱	144, 330
黄疸	725	学校健診（結核）	354	浣腸	179
嘔吐	173	学校検尿	551, 565, 566	感度	333
オウム病	248, 475	学校心臓検診	535	嵌頓	718
横紋筋肉腫	599	学校生活管理指導表	535	嵌頓包茎	742
太田母斑	806	学校での投薬	74	カンピロバクター腸炎	281, 475
オージオメータ	811	学校保健	69	カンフル	901
音の印象診断	114	──安全法	258	陥没呼吸	166, 495
オボムコイド	487	──委員会	71	寒冷じんま疹	513
おむつ皮膚炎	797	カテコラミンサージ	888		
		カテーテルアブレーション	533	**き**	
か		カテーテル採尿法	557		
外陰腟炎	740	化膿性頸部リンパ節炎	942	気管異物	263
海外渡航時（予防接種）	59	化膿性耳下腺炎	275	気管支異物	263, 845
外観のチェックポイント	107	痂皮性膿痂疹	336	気管支拡張症	263
咳嗽	162	過敏性腸症候群	181, 307	気管支喘息	166, 441, 494
──反射	162	過敏性肺炎	264	──薬	993
開排制限	755	下部尿路感染症	557	気管支肺感染症	321
海綿状血管腫	722	カプノサイトファーガ感染症	473	危険徴候	121
外用薬の使用原則（部位による）	792	花粉症	843	寄生虫感染症	470
外用薬の使い方のコツ	793	カルバペネム系（経口）抗菌薬	317, 329	偽性発作	206
外来検査	930	川崎病	186, 516	キーゼルバッハ部位	839
外来診療	13	──診断の手引き	517	基礎臨床能力	15
				吃音	136

気道異物		845	胸部X線検査		497	傾眠		209
気道過敏性テスト		498	胸膜炎		266	けいれん	203, 447,	501
亀頭包皮炎	738,	741	莢膜多糖体		346	——重積	207,	613
偽内斜視		853	拒食症		657	——重積型急性脳症		449
機能性消化管障害		307	巨大尿管		561	——重積の救急処置		207
機能性側彎		777	去痰薬		224	——の鑑別診断		205
機能的特徴（皮膚）		783	起立試験		547	——発作		206
キノロン・ニューキノロン系			起立性調節障害		546	——類似症状		205
抗菌薬		319	緊急避妊法		80	外科疾患		707
基本再生産数		366	緊急ワクチン接種		373	劇症肝炎		463
基本的信頼感		97	筋緊張低下		630	劇症肝不全		463
虐待	37, 635,	677	菌血症	146,	819	血液検査		931
キャリーオーバー		552	近視		850	血液培養		559
救急医療		882	筋性斜頸	748,	752	結核		351
救急措置		58	緊張性気胸		266	結核性髄膜炎		353
救急トリアージ		116	筋トーヌス		123	血管腫	722,	804
救急備品		921	——低下		124	血管性浮腫		512
急性胃粘膜病変	302,	945	銀杏中毒		902	血球貪食性リンパ組織球症		433
急性咽頭扁桃炎		320	筋肉注射		54	血小板減少性紫斑病		377
急性陰嚢症	734,	943	勤勉（エリクソンの発達課題）		98	げっ歯類による咬傷		916
急性咳嗽		164				血清学的検査		370
急性気道感染症		218	**く**			血清診断法		256
急性下痢	177,	287	クォンティフェロン®		356	血尿		554
急性喉頭蓋炎		166	クスマウル呼吸		211	——症候群	570,	576
急性硬膜外血腫		906	薬の飲ませ方		971	結膜炎		855
急性硬膜下血腫		906	口の外傷		880	血友病		191
急性骨髄性白血病		592	屈折異常		849	ケトーシス		298
急性散在性脳脊髄炎		450	グッドイナフ人物画知能検査		957	ケトン性低血糖症		300
急性出血性結膜炎	421,	856	クラミジア感染症		247	解熱薬	150,	998
急性腎盂腎炎		557	グラム陰性桿菌		559	下痢		177
急性心筋・心膜炎		528	繰り返す発熱		154	——症		277
急性精巣上体炎		734	クリーンキャッチ法		557	原因微生物		233
急性中耳炎		815	くる病		766	健康診断		71
——のガイドライン		817	クループ症候群	226,	321	健康相談		70
急性虫垂炎	714,	949	クレチン症	24,	686	言語発達		822
急性腸炎		950				原始反射		124
急性脳症		444	**け**			健診票		35
急性鼻炎		170	経口筋弛緩薬		627	検尿		553
吸入ステロイド薬		508	経口減感作療法		493	原発性線毛機能不全症候群		154
牛乳貧血		581	経口補液剤		294	原発性免疫不全症候群		155
狂犬病		915	経口補液療法	176,	292			
凝固XIII因子活性		586	経口ポリオ生ワクチン		423	**こ**		
凝固因子障害		191	軽症胃腸炎関連けいれん		610	誤飲チェッカー		68
胸鎖乳突筋		752	軽症頭部打撲後嘔吐症		906	抗PRP抗体		346
蟯虫症		470	経皮的酸素濃度計		440	高圧浣腸		712
胸痛	160,	538	頸部リンパ節腫大		942	抗アレルギー薬	480, 514,	994

索引

抗インフルエンザウイルス薬	414
抗うつ薬	898
好塩基球ヒスタミン遊離試験	479, 488
構音	135
口蓋扁桃摘出術	835
口蓋扁桃肥大	835
口蓋裂	869
口角炎	271
睾丸炎	403
高機能自閉症	643
後弓反張位	122
抗凝固療法	605
抗菌薬の使用制限	327, 330
抗菌薬の投与期間	240
抗菌薬の予防投与	562
口腔アレルギー症候群	485, 844
口腔カンジダ症	268
口腔習癖	872
口腔内清掃	876
抗けいれん薬	987
——連日内服療法	615
抗原不連続変異	408
抗原連続変異	408
後根神経節	399
黄砂	844
交叉反応性	486
口臭	871
溝状舌	270
紅色汗疹	799
合成ペニシリン系抗菌薬	328
構造的特徴（皮膚）	782
抗体検査（麻疹）	371
構築性側彎	777
好中球数	348
高張性脱水症	290
抗てんかん薬	621
後天性心疾患	528
喉頭軟化症	261
行動療法（肥満治療）	705
口内炎	269, 870
広汎性発達障害	639
抗ヒスタミン薬	490, 514, 994
項部硬直	346
硬膜下血腫	681
肛門周囲膿瘍	716
肛門見張りイボ	716
股関節痛	749
呼気延長	495
呼気性喘鳴	496
呼吸管理	923
呼吸器の感染防御機構	220
呼吸困難	442
国際小児腎臓病研究班の分類	566
国際頭痛分類	197
コクサッキーウイルス	417
コクシエラ症	474
黒色表皮腫	704
骨炎	359
骨形成不全症	773
骨折	681, 771
骨頭の変形	764
コッホ現象	359
骨膜炎	359
ことばの遅れ	129
子ども虐待	677, 773
子ども・子育て応援プラン	635
子どもの心の診療医	635
5の法則	889
コバスライド法	558
コプリック斑	183, 366, 370
鼓膜所見	812
鼓膜切開	817, 819
鼓膜穿刺	819
鼓膜チューブ	822
5類感染症定点把握疾患	246, 250
コレステロール	688
コロナウイルス	219, 443
混合歯列期	864
昏睡	209
昏迷	209

さ

再活性化	430
細気管支炎	262, 439
細菌感染症	312
細菌性胃腸炎	281
細菌性ウイルス性食中毒	283
細菌性下痢症	278
細菌性心内膜炎	529
——の予防	544
細菌性髄膜炎	144, 337, 344
——から子どもたちを守る会	349
細菌尿	558
最高血中濃度到達時間	977
在宅医療	84
サイトメガロウイルス感染症	461
採尿バッグ	557
採尿法	557
臍ヘルニア	720
さかまつげ	857
鎖骨頭蓋異骨症	768
里親委託ガイドライン	90
サーファクタント	222
サポウイルス	281
サーモンパッチ	788, 805
サルモネラ感染症	282, 475
産科医療補償制度	628
3カ月未満児	146
3段排尿	562
残尿	561
霰粒腫	857

し

ジアゼパム	614
——の発熱時間欠投与法	612
ジェンナー	44
耳音響放射検査	811, 825
痔核	717
歯科的ハンディキャップ	877
自我の確立	78
耳下部腫脹	272
色素性母斑	806
子宮頸がん	364
糸球体濾過率	991
シクロスポリン	568
シクロフォスファミド	568
止血法	839
耳垢	811
事後措置システム（健診の）	35
自己同一性の形成	99
事故の危険度	66
自殺	81
歯式	864
歯周炎	871
歯周病	871
思春期	77, 78

──医療	77
──心性	78
──の妊娠・出産	80
姿勢反応	125
自然気胸	266
持続感染	430
持続性腎炎	575
失神	546
湿性咳嗽	163
失調性呼吸	211
児童虐待	912
児童相談所	679
自動聴性脳幹反応	825
児童福祉法	678
歯肉炎	871
歯肉出血	871
紫斑病	585
──性腎炎	566
自閉症	59
──スペクトラム障害	639
自閉性障害の診断基準	643
歯無期	863
斜位懸垂反応	126
社会的養護	90
弱視	854
若年性頭部外傷症候群	906
若年妊娠・出産	80
斜視	851
シャッフリングベビー	128
縦隔気腫	266
周期性 ACTH・ADH 症候群	300
周期性嘔吐症候群	298
周期性発熱症候群	157
周産期医療	624
周産期の危険因子	625
重症頭部外傷治療・管理ガイドライン	908
修飾麻疹	183, 368
重篤な副反応	57
十二指腸ゾンデ	723
十二指腸閉鎖症	631
出血傾向の鑑別診断	192
出血性ショック脳症症候群	449
出血性膀胱炎	428
出血斑	585
授乳中の抗菌薬投与	325
腫瘍形成性虫垂炎	715
循環血液量減少性ショック	882
循環血液量分布不全型ショック	882
春季カタル	857
傷害	62
──予防	63, 67
障害の告知と受容	607
障害保健福祉関係主管課長会議資料	647
消化管エコー	950
小球性低色素性貧血	580, 582
症候性側彎症	777
症候性難聴	826
上室期外収縮	532
消失精巣	732
消失半減期	977
常染色体異常	629
上大静脈症候群	595
小児 CT ガイドライン	939
小児医療サービス	16
小児医療支援	101
小児がん	591
小児患者評価のトライアングル	106
小児救急看護認定看護師	116
小児急性壊死性脳症	449
小児結核罹患率	353
小児在宅医療	84
小児歯科診療	878
小児生活習慣病	700
小児特発性血小板減少性紫斑病	590
小児のシラミ（虱）症	803
小児の脳波	617
小児のメタボリックシンドローム	704
小児皮膚疾患の診かた	780
小児肥満症の診断基準	703
小児肥満の頻度	685
小児プライマリ・ケア	12
小児への投薬	962
小児慢性特定疾患治療研究事業	564
小児薬用量	963
──算出式	963
小児用肺炎球菌ワクチン	241, 344
樟脳	901
上皮真珠	269, 870
上部消化器内視鏡	303
上部尿路感染症	557
睫毛内反症	857
使用薬剤（心疾患児）	542
初期印象診断	113, 115
──教育	116
初期変化群	351
除去試験	488
除去食指示書	493
除菌療法（$H. pylori$）	303
食育	79
食事療法	489, 564
食中毒	283
食道異物	847
食物アレルギー	482
食物依存性運動誘発アナフィラキシー	485, 513
食物媒介疾患	283
食物不耐症	482
除細動	926
ショック	882
──パンツ	883
ショートステイ	88
除脳肢位	212
除皮質肢位	212
シラミ（虱）	471, 803
自律性	98
歯列の空隙	872
痔瘻	716
耳漏	811
腎炎惹起株	564
新型インフルエンザ	362
心窩部痛	302
新規抗てんかん薬	621
腎機能障害	561
心筋炎	424
神経学的異常児	120
神経芽腫	597
神経性大食症	657
神経性無食欲症	657
神経線維腫症	777
心原性ショック	882
人口減少	13
人工呼吸器管理	86
人工内耳	828
診察方法（皮膚疾患）	781
心疾患児の使用薬剤	542

索引

心疾患児の脱水症治療	543
心疾患児の日常管理	542
心疾患児の予防接種	545
心室期外収縮	532
心室中隔欠損症	526
侵襲性細菌感染症	144, 337
滲出性中耳炎	814, 822, 828
尋常性疣贅	802
新生児一過性皮膚変化	788
新生児期心疾患	523
新生児期徴候	120
新生児肛門周囲(肛囲)皮膚炎	789
新生児水痘	398
新生児聴覚スクリーニング	25, 825
新生児・乳児消化管アレルギー	482
新生児の麻疹	368
新生児封入体結膜炎	247
新生児ヘルペス	391
真性包茎	741
心臓検診	535
心臓震盪	540
心臓マッサージ	925
迅速キット	229
迅速血液検査	559
迅速検査	237, 333, 442, 932, 934
迅速診断法	362
身体的虐待	679
身体発育曲線	36
身長 SD スコア	693
腎超音波検査法	578
慎重な経過観察	330
シンナー	903
腎膿瘍	557
心肺機能停止状態	884
心肺蘇生	923
腎瘢痕	561
心不全や不整脈の早期発見	544
心膜炎	424
じんま疹	484, 512
心理的虐待	683
心理テスト	951
新臨時接種	363

す

髄液検査	437
推奨スケジュール(予防接種)	45
水腎症	556, 561, 578
水痘	364, 394
——ワクチン	398
水平感染予防処置	457
髄膜炎	352, 403
——菌	345
髄膜脳炎	403
睡眠時無呼吸症候群	261, 835
スキンケア	782
——用品	793
スクールカウンセラー	653
健やか親子 21	635
頭痛	197
——の鑑別診断	199
ステロイド	568
——外用薬	793
——外用薬の選びかた	792
——抵抗性	567
——反応性	567
——薬	246
——薬使用基準	502
すべての人々の健康	9
スポーツ障害	79, 774
スポーツ貧血	79

せ

性格検査	957
生活習慣病	688
性感染症	80, 740
制御モデル	64
精研式文章完成法テスト	959
精索水瘤	729
成人 T 細胞白血病・リンパ腫	465, 466
精神発達遅滞	629
性成熟の評価	77
精巣挙筋反射	736
精巣固定術	732
精巣軸捻転	180
精巣腫瘍	733
精巣上体炎	943
精巣水瘤	729
精巣捻転症	733, 734, 943
声帯機能不全	167
正中部母斑	805

成長痛	751
成長ホルモン分泌不全性低身長症	693
——の診断の手引き	696
成長ホルモン補充療法	687
性的虐待	683
制吐薬	176
生理検査	932
生理的包茎	556
石炭酸亜鉛華リニメント	397
脊柱側彎症	72, 777
咳の音	114
舌炎	270
石灰化上皮腫	722
赤血球凝集素	407
赤血球血液型 P 抗原	385
接種間隔	51
接種部位	55
接種不可	47
接種不適当者	47
接種要注意者	50
摂食障害	626, 657
切迫遺尿	561
切迫排尿	561
セフィキシム	560
セフェム系抗菌薬	315, 328
セフォタキシム	560
セフジトレンピボキシル	560
セフトリアキソン	560
セロコンバージョン	455
遷延性咳嗽	164
遷延性下痢症	177
潜在性菌血症	143, 337, 339
全身性炎症反応症候群	885
全身播種性 BCG 炎	359
喘息性気管支炎	227
喘息発作	439
——治療	499
喘息様気管支炎	442
先天水痘	397
先天性形態異常	552
先天性甲状腺機能低下症	24, 697
先天性股関節脱臼	748, 755
先天性歯	868
先天性心疾患	523, 631
先天性腎尿路異常	577

1010

先天性胆道拡張症	725, 945	多形滲出性紅斑	186	中毒	893
先天性内反足	749	竹節骨折	771	肘内障	769
先天性尿路疾患	577	唾石症	276	中葉症候群	265
先天性風疹症候群	375, 377	立ちくらみ	546	治癒的遊び	99
先天代謝異常症	298	脱水症	289	超音波カラードプラ法	736
先天鼻涙管閉塞	858	脱水症治療（心疾患児）	543	超音波検査	561, 941
喘鳴	164	タッチケア	30	聴覚発達チェックリスト	829
前立腺小室	746	田中ビネー知能検査V	954	聴覚弁別能力	131
前腕骨骨折	773	多発骨折	681	腸管感染症	324
そ		多発小円形低エコー域	273	腸管出血性大腸菌感染症	284
		多発性外骨腫症	768	腸間膜リンパ節炎	950
早期徴候（神経学的異常児）	121	卵アレルギー	51	長期管理	504
早期乳房発育	685	ターミナル期	86	腸球菌	559
造血幹細胞移植	594	胆汁嚢胞	891	腸重積	586
創傷治癒	807	単純性血管腫	805	──症	712, 946
創傷被覆材	807	単純性股関節炎	760, 944	──症の観血的整復術	713
巣状分節性糸球体硬化症	579	単純ヘルペスウイルス	390	聴性行動反応	827
粟粒結核	352	タンデムマス	27	調節性内斜視	852
鼠径ヘルニア	718, 943	──・スクリーニング	920	腸内細菌叢	478
蘇生中止	888	胆道閉鎖症	723	聴力障害	377
蘇生薬	926	蛋白結合率	990	直接ビリルビン優位の高ビリル	
粗大運動	123	蛋白尿	553	ビン血症	723
率先（エリクソンの発達課題）	98	──症候群	570, 576	貯留液	832
た		**ち**		鎮咳去痰薬	997
				鎮咳薬	223
体位性蛋白尿	573	チアノーゼ	495	**つ**	
第一印象診断	113	地域総合小児医療	18, 19		
体位ドレナージ	225	チェーン・ストークス呼吸	211	ツベルクリン反応	355
体温	148	恥垢塊	743	津守式乳幼児精神発達質問紙法	954
胎芽期	984	地図状舌	270	**て**	
待機的虫垂切除術	715	腟内異物	740		
第3種学校伝染病	246, 250	知能検査	954	手足口病	184, 420
胎児期	984	チメロサール	59	手・足・グローブ様発疹	387
胎児水腫	387	チャイルドマウス	848	低アレルゲン食品	490
胎児プログラミング説	700	チャイルド・ライフ	96	定型抗精神病薬	897
帯状疱疹	399	──・スペシャリスト	89	低形成腎	556, 561, 577
耐性化	491	着色歯	869	低血圧	546
耐性菌	327	注意欠陥	647	低血糖	299
──の選択圧	328	──多動性障害	645	低身長	630, 693
大腿骨頭すべり症	748	中間尿	557	低張性脱水症	290
大腿四頭筋拘縮症	54	昼間膀胱容量	667	停留精巣	731
代替食品	490	中耳炎	320, 440, 810	ティンパノメータ	811
体表エコー	941	──の診断基準	813	適応指導教室	652
代理ミュンヒハウゼン症候群	684	中心性肝破裂	891	溺水	886
ダウン症候群	629	虫垂炎	714	鉄欠乏性貧血	580
唾液腺疾患	272	中枢性神経性過呼吸	211	鉄欠乏の原因	580

索引

テトラサイクリン系抗菌薬	249, 317	特別支援連携協議会	650	乳幼児腎臓検診	578
てんかん	203, 205, 607, 617, 626	毒蛇咬傷	916	乳幼児突然死症候群	884, 918
——およびてんかん症候群の国際分類	618	トスフロキサシン	245	乳幼児の血尿	554
——患児の予防接種	622	突然死	538, 884	乳様突起炎	816, 820
——症候群分類	608	突発性発疹	379, 448	ニューキノロン系経口抗菌薬	329
——性脳症	619	——症	184	尿検査	930
——との鑑別	608	跳び直り反応	126	尿試験紙法	558
——への移行	611	とびひ	801	尿腎囊胞	891
——発作の国際分類	618	トライエージ	904	尿中β₂-ミクログロブリン	555
——発作の特徴	619	トリアージ	106, 498	尿沈渣法	558
電子体温計	149	——緊急度分類表	108	尿道下裂	745
伝染性紅斑	184, 385	トロンビン-アンチトロンビン複合体	604	尿崩症	597
伝染性単核症	430			尿路感染症	323, 556
伝染性軟属腫	802	**な**		尿路通過障害	561
伝染性膿痂疹	801	内皮細胞増殖性過誤腫	804	尿路閉塞	556
点頭てんかん	204	永山斑	381	人形の眼反射	211
デンバー発達判定法	132	泣き入りひきつけ	204, 584	妊産婦の麻疹	368
		泣きかた	114	妊娠中の抗菌薬投与	325
と		夏型過敏性肺炎	264	妊娠と薬情報センター	988
登園, 登校停止期間	405	ナフタリン	901	妊婦と薬	983
同時接種	52	軟骨下骨折	764		
同日接種	53	難聴	135, 403, 822, 825	**ね**	
洞性不整脈	531			ネグレクト	682
糖尿病	689	**に**		ネコひっかき病	196, 473
導尿法	557	ニコチン中毒	899	熱傷	681, 888
頭部エコー	941	二次性頭痛	197	熱性けいれん	51, 203, 204, 607, 608
頭部外傷	681, 905	二次性乳糖不耐症	286	——と予防接種	615
洞不全症候群	531	二次性脳損傷	909	ネットワーク	32
動物咬掻傷	914	二次性夜尿症	664	ネフローゼ症候群	567
動物由来感染症	476	2段排尿	562	粘液線毛クリアランス	220
投薬	962	二分陰囊	746, 747	粘膜症状	484
トキシドローム	893	二分脊椎	987	年齢依存性	617
特異的IgE抗体	514	日本自閉症協会	642	——てんかん性脳症	619
——検査	478, 487	日本中毒情報センター	895		
特異的咳嗽	162	日本版WISC-Ⅲ	956	**の**	
特異的免疫療法	843	乳児期心疾患	525	ノイラミニダーゼ	407
特異度	333	乳児寄生（分芽）菌性紅斑	797	脳炎	367
特異発達群（運動発達）	127	乳児接種	373	膿胸	266
毒素型食中毒	283	乳児喘息	496	脳挫傷	906
特発性血小板減少性紫斑病	588	乳児疝痛	308	脳室周囲白質軟化症	624
特発性心筋症	529	乳児内斜視	852	脳腫瘍	600
特発性側彎症	748, 777	乳児のアトピー性皮膚炎	483	脳症	501
特別支援教育総合推進事業	647	乳歯の外傷	880	脳震盪	905
		乳歯列期	863	脳性麻痺	624
		乳幼児健診	35, 65	——の病型分類	625

──リスク児	120
脳内血腫	906
膿尿	558
脳波検査	610
脳ヘルニア	910
嚢胞腎	578
膿瘍形成性虫垂炎	715
ノロウイルス	280

は

肺炎	233, 367
──クラミジア	238
──の重症度分類	239
──マイコプラズマ	238, 242
肺炎球菌	337, 345
──菌血症	816
──ワクチン	146, 340
肺気腫	265
肺機能検査	497
排泄トランスポーター	989
バイタルサインの崩れ	110
バイタルサイン評価表	109
排尿機能異常	561, 562
排尿筋括約筋協調不全	561
排尿時膀胱尿道造影検査	561
肺表面活性物質	222
肺胞性肺炎	236
培養	256
培養検査	559
肺葉性肺気腫	265
バウムテスト	957
破壊的行動障害マーチ	647
白内障	377
麦粒腫	857
曝露指数（母乳からの薬）	978
バクロフェン髄腔内持続投与	627
跛行	749
はしか→麻疹（ましん）へ	
播種性血管内凝固症候群	593, 603
破傷風の予防	917
パスツレラ症	473
バセドウ病	685
ハチ刺傷	916
バッグ採尿法	557
白血球検出試験紙	571
白血球数	348
白血球尿	577
白血病	591
発達検査	953
発達障害	41, 74, 606, 635
──者支援法	635, 647
──のリスク因子	36
発達の遅れ	606
発熱	138, 146
──時の入浴	153
鳩胸	727
歯の構造	866
歯みがき	876
場面緘黙	136
パラインフルエンザ	443
──ウイルス	219, 440
バラシクロビル	392
パラシュート反応	126
パリビズマブ	241
パルスオキシメーター	497
バルビツール酸系薬剤	896
パレコウイルス	424
晩期合併症	602
絆創膏固定法	720
ハント症候群	400
反応性愛着障害	94
汎発性帯状疱疹	400
反復性耳下腺炎	275, 942
反復性腹痛	181, 308
反復性扁桃炎	154, 231, 836

ひ

鼻咽腔吸引液	934
皮下注射	54
非肝炎ウイルス	451
引き起こし反応	125
ひきこもり	653
鼻腔異物	171, 845
鼻腔ぬぐい液	410, 934
鼻腔粘膜焼灼術	843
ピークフローモニタリング	510
非経口抗菌薬療法	316
肥厚性幽門狭窄症	710, 944
微細運動	123
ピシバニール®による硬化療法	721
鼻汁	168
──を吸引	440
鼻汁好酸球検査	842
鼻出血	193, 839
非症候性難聴	826
非触知精巣	732
ヒスタミン H_1 拮抗薬	994
ビタミンD依存性くる病	766
ビタミンD欠乏性くる病	685, 766
ビタミンD抵抗性くる病	766
非定型抗精神病薬	897
非特異的咳嗽	162
ヒトパルボウイルスB19	385
ヒトヘルペスウイルス6型	379
ヒトヘルペスウイルス7型	379
ヒトボカウイルス	443
ヒトメタニューモウイルス感染症	441
鼻粘膜誘発テスト	842
皮膚炎	789
皮膚・軟部組織感染症	324
皮膚外傷	807
鼻副鼻腔炎	831
皮膚結核様病変	359
皮膚糸状菌症	474
皮膚疾患	780
──の診察方法	781
皮膚損傷	680
皮膚の機能的特徴	783
皮膚の構造的特徴	782
鼻閉	169
非ホジキンリンパ腫	595
飛沫核感染	409
飛沫感染	409
肥満	631, 688, 700
──度判定曲線	702
──のトラッキング現象	700
びまん性軸索損傷	681, 905
びまん性脳損傷	681, 905
びまん性脳浮腫	906
百日咳	252
──診断の目安	255
ヒヤリハット報告	118
病型分類（脳性麻痺）	625
表示義務（アレルギーの原因食品）	485
病的リンパ節腫大	194

索　引

鼻翼呼吸	495
ピラジナミド	357
微粒子凝集反応	243
鼻漏	168
疲労骨折	774
頻尿	561

ふ

不安定膀胱	556, 561
フィブリン/フィブリノーゲン分解物	604
風疹	184, 375
副睾丸炎	403
複雑型熱性けいれん	446
副腎皮質ホルモン薬	996
フグ中毒	902
腹痛	179, 725
副反応	55, 359
副鼻腔炎	171, 831
副鼻腔気管支症候群	264
腹部エコー	944
腹部外傷	682
──スコア	890
腹膜鞘状突起	718
服薬困難	971
服薬補助ゼリー	974
福山の分類	608
不整脈	531
付属小体捻転症	734
フッ素化合物	876
不適切な養育環境	134
ブドウ球菌性熱傷様皮膚症候群	186, 801
不登校	549, 550, 652
不明熱	142
プライマリ・ケア	8
プライマリ・ヘルス・ケア	9
プラスミン-α₂-プラスミンインヒビター複合体	604
ブリストル便形状スケール	310
ブリックテスト	479, 488
フルーツアレルギー	486
フルマゼニル	896
プレパレイション	96
フロッピーインファント	124
プロトピック®軟膏小児用	793

プロトンポンプ阻害薬	303
糞石	714
憤怒けいれん	204, 584
糞便検査	930
分娩骨折	771

へ

米国疾病管理センター	314
米国臨床検査標準化委員会	322
閉鎖性腹部外傷	890
ペット感染症	473
ペニシリン	334
──系抗菌薬	314
ペニシリン耐性	327
──菌	338
ペネム系抗菌薬	317
ヘノッホ・シェーンライン紫斑病	585
ペプチド系抗菌薬	319
ヘマグルチニン	407
ヘリコバクター・ピロリ	302
ペリネイタルビジット	20
ヘルスケア	16
ペルテス病	748, 763
ヘルパンギーナ	420
ヘルペス性歯肉口内炎	269, 390
変形赤血球	573
変色歯	869
ベンジルペニシリンベンザチン	230
ベンゾジアゼピン系薬剤	895
扁桃炎	228
扁桃周囲膿瘍	231, 336
扁桃摘出術	835
扁桃病巣感染症	836
便秘	181, 946
──症	562
扁平母斑	806

ほ

保育所	69
膀胱炎	557
膀胱尿管逆流症	556
ホウ酸団子	901
房室ブロック	532
訪問看護	88

ボカウイルス	443
保菌	334
母子感染	247
──防止処置	456
──予防	465, 466
──予防プログラム	467
ホジキンリンパ腫	596
保湿剤	793
補体結合反応	243
補聴器	827
発作性上室頻拍	533
発疹	183, 370
ホッピング反応	126
ボツリヌス毒素	627
母乳	977
──と薬	977
母斑	806
──細胞母斑	806
ポリオ	422
──ウイルス	417
──様麻痺	422

ま

マイコプラズマ肺炎	242
埋没陰茎	743
膜性増殖性腎炎	573
マグネットチューブ	902
マクロライド系抗菌薬	244, 250, 318
マクロライド少量長期投与療法	329
マクロライド耐性	327
──菌	244
マクロライド薬	257
マザーリスク	980
麻疹	365
──IgM抗体	370
──ウイルス	365
──患児の診療管理	373
──ゼロ活動	374
──の抗体検査	371
──発生時対策	373
マス・スクリーニング	23, 686, 697
麻薬	904
慢性咳嗽	164

慢性活動性 EB ウイルス感染症	434, 462	薬物の誤飲・中毒	893	ライフ・サイエンス	9
慢性骨髄性白血病	592	薬物血中濃度モニタリング	967, 991	ライフスタイル記録用紙	705
慢性腎炎	575	薬物代謝酵素	981	ライフ・ステージ	13
——症候群	571, 574	薬物動態	965	ラテックスアレルギー	485
		夜尿症	664	ランゲルハンス細胞組織球症	596
み		——の重症度	667	乱視	850
三日月徴候	764	——の薬物療法	669	卵巣炎	403
右上腹部腫瘤	725				
みずいぼ	802	**ゆ**		**り**	
水中毒	292	有害事象	57	リウマチ熱	228, 331
ミノサイクリン	244	遊戯聴力検査	827	リガ・フェーデ病	870
耳式体温計	149	誘発試験	514	離断性骨軟骨炎	775
		幽門筋切開術	711	リチウム電池(誤飲)	902
む		輸液	291, 500	リファンピシン	357
無気肺	265	揺さぶられっ子症候群	680	リーメンビューゲル装具	758
無吸気無呼吸	211	油浸鏡検	559	リモデリング	494
無菌性髄膜炎	422, 436			隆起性の紫斑	586
無形性発作	386	**よ**		流行性角結膜炎	428, 855
無症候性腎疾患	551	溶血性尿毒症症候群	285	流行性胸間筋肉痛	424
ムンプス	272, 364, 402	幼稚園	69	流行性耳下腺炎	402, 942
——ウイルス	437	幼虫移行症	474	リンゴ病	387
——精巣炎	943	腰椎穿刺	446	輪状鞍帯の整復	769
——ワクチン	405	腰椎分離症	774	臨床心理士	182
		腰部隆起	778	臨床能力	17
め		要保護児童対策地域協議会	679	リンパ管腫	721
メタニューモウイルス	440	溶連菌	228	リンパ性白血病	592
メディカル・プレイ	99	——感染後急性糸球体賢炎	228, 331, 564	リンパ節腫大	194
免疫グロブリン療法	520	——感染症	186, 331	リンパ節腫脹	376
		——感染症後の検尿	565		
も		翼状陰茎	743	**れ**	
蒙古斑	806	予後因子	594, 598	レーザー治療	804
毛細血管再充満時間	109	よちよち歩き骨折	749	レスパイト	88
毛舌	270	予防接種	44, 377		
網膜芽腫	601	——(海外渡航時)	59	**ろ**	
網膜出血	682	——(心疾患児)	545	ロイコトリエン受容体拮抗薬	507, 995
盛り上がった出血斑	585	——(てんかん患児)	622	漏斗胸	727
門脈圧亢進症	724	——スケジュール	45	ロタウイルス	279, 448
		予防的抗菌薬療法	324	肋骨隆起	778
や		4類感染症疾患	250		
夜間尿量	667			**わ**	
野球肘	775	**ら**		矮小陰茎	744
薬剤性潰瘍	305	ライ症候群	397, 413	若木骨折	771
薬剤耐性	338	ライノウイルス	165, 219, 443		
——化機構	327				

索 引

外国語

A

A 型肝炎	452
A 群（β）溶血性レンサ球菌	228, 320, 331
AABR	26, 825
abdominal pain	179
ABR	827
accommodative esotropia	852
ACE 阻害薬	988
acute appendicitis	714
Acute Illness Observation Scales	347
acute otitis media	814, 815
acute respiratory infections	218
acute scrotum	734
ADEM	56, 450
adenovirus infection	425
ADHD	645, 647
adolescence	78
adult T-cell leukemia/lymphoma	465
advocacy	13
AED	540
AEFCSE	449
AEIOU TIPS	214
AIOS	347
ALL	592
all or none	983
allergic conjunctivitis	856
allergic rhinitis	841
amblyopia	854
AML	592
ANE	449
angular cheilitis	271
animal bites	914
anisakiasis	470
antigenic drift	408
antigenic shift	408
AOM	814, 815
aphthous stomatitis	269
arrhythmia	531
ASD	640
aseptic meningitis	436
asthmatic attack	439
astigmatism	850
atelectasis	265
ATLL	465, 466
atopic dermatitis	790
attention-deficit/hyperactivity disorder	645
autistic spectrum disorders	639
automated auditory brain-stem response	26
autonomy	98
axillar suspension test	125

B

β刺激薬	508
$β_2$刺激薬吸入	500
B 型肝炎	363, 454
——ウイルスワクチンの定期接種化	457
——ワクチンの接種スケジュール	456
BA	723
bacterial and viral food poisoning	283
bacterial gastroenteritis	281
bacterial meningitis	344
Baraff の指針	144
basic trust	97
BCG	351, 359
——接種者	352
benign migratory glossitis	270
biliary atresia	723
biloma	891
blepharoptosis	858
Blount 病	767
blue dot sign	735
Bornholm 病	424
Boston exanthema	421
bowel angina	585
brain tumor	600
bronchial asthma	494
bronchiectasis	263
bronchiolitis	262
Brugada 症候群	533, 539
bucket-handle fracture	681
buried penis	743
burn	888

C

C 型肝炎	458
——の自然経過	459
C. pneumoniae	249
C. psittaci	248
C. trachomatis	247
CAKUT	577
campylobacter enteritis	281
capillary refill	109
cardiogenic shock	882
cat scratch disease	196
CBD	725
CDC	314
Center for Diseases Control and Prevention	314
Centro score	230, 331
cerebral palsy	624
CF 法	243
CH	697
chalazion	857
chest pain	160
chikenpox	394
childhood cancer	591
chronic nephritic syndrome	574
CKD	579
CLS	89
CML	592
Community Pediatrics	18
concealed penis	743
congenital abnormalities of the kidney and urinary tract	577
congenital bile duct dilatation	725
congenital hypothyroidism	697
congenital nasolacrimal duct obstruction	858
convulsion	203
corner fracture	681
cough	162
coxsackievirus	417
CPAOA	884
CR	109
CRP	147
——値	348

cryptorchidism	731	EHEC	284	glossitis	270
CT 検査	939	EI	978	Group A streptococcus	320
CVS	298	EKC	428, 855		
cyclic vomiting syndrome	298	Ellis-van Creveld 症候群	768	**H**	
CYP	990	emergency contraception	80	H₂ 受容体拮抗薬	303
D		enterobiasis	470	*H.pylori*	303
D 型肝炎	460	*Enterococcus faecalis*	559	*Haemophilus influenzae* infections	337
DAI	905	enterohemorrhagic *E. coli*	284	hairy tongue	270
DDB	888	enterovirus infections	417	half life	977
DDH	755	entropion	857	hand, foot and mouth disease	420
deep dermal burn	888	epidemic keratoconjunctivitis	428, 855	HB	454
dehydration	289	epilepsy	617	HBV キャリア	455
dental lamina cyst	269	epistaxis	839	HBV 腎症	551, 576
developmental dysplasia of hip	755	epithelial pearls	269	headache	197
diabetes mellitus	689	Epstein-Barr	430	health for all	9
diaper dermatitis	797	erythema myceticum infantile	797	hearing loss	825
diarrhea	177, 277	exanthem	183	hemagglutinin (HA)	407
DIC	593, 603	exanthem subitum	379	hemangioma	804
diffuse axonal injury	905	exposure index	978	hematuria	570
disseminated intravascular coagulation	603	**F**		hemophagocytic lymphohistio-cytosis	433
distributive shock	882	false phimosis	741	Henoch-Schönlein purpura	585
DMSA 腎シンチグラフィー	561	FDP	604	——nephritis	566
DN-CAS 認知・評価システム	956	febrile convulsion	608	Henoch-Schönlein 紫斑病	566
DNR	888	fever	138	hepatitis A (HA)	452
do not resuscitation	888	fever without a source	144	hepatoblastoma	599
Down syndrome	629	fissured tongue	270	herpangina	420
DSM-IV-TR	657	floppy infant	124	herpes simplex virus infections	390
——の診断基準	647	food allergy	482	herpes zoster	399
DTaP ワクチン	258	food borne disease	283	herpetic gingivostomatitis	269
DTP ワクチン未接種児	253	food poisoning	283	Hib ワクチン	146, 241, 340, 344
E		Forschheimer 斑	376	HL	596
E 型肝炎	460	Fridericia の式	539	hMPV	441
EA-DR	432	**G**		Hodgkin lymphoma	596
eating disorder	657	γ-グロブリン	373	Holzknecht 徴候	846
EB ウイルス	430	Galeazzi 骨折	773	hopping reaction	126
——感染症	462	GAS	320	hordeolum	857
EBNA	433	general competence	15	HP 感染症	302
EBV 関連血球貪食リンパ組織球症	462	geographic tongue	270	HPS	433
EC	80	GH 負荷試験	695	HPV ワクチン	81
echinococcosis	471	GH 補充療法	687, 695	HRT	488
ECHO virus	417	Gianotti-Crosti 症候群	185, 431	HSES	449
E. coli	559	Glasgow Coma Scale (GCS)	210	HSP	585
				HSPN	566
				HSV	390

索引

HTLV-1	465
——感染症	465
——抗体検査	468
human metapneumo virus infection	441
HUS	285
Hutchinson's rule	401
hydrocele testis and of the cord	729
hyperopia	850
hypersensitivity pneumonitis	264
hypertonic dehydration	290
hypospadias	745
hypotonic dehydration	290
hypovolemic shock	882

I

IBS	307
ICS	508
idiopathic thrombocytopenic purpura	588
IFN-γ release assay	355
IgA 腎症	565, 573
IGRA	355
immune thrombocytopenia	588
impairment of consciousness	209
industry	98
infantile esotropia	852
infectious mononucleosis	430
influenza	407
inguinal hernia	718
INH	357
initiative	98
injury	62
intentional injury	62
intermittent exotropia	852
intussusception	712
iron deficiency anemia	580
irritable bowel syndrome	307
ISKDC の分類	567
ITP	588

J

Japan Coma Scale (JCS)	210

K

K-ABC 心理・教育アセスメントバッテリー	956
Kawasaki disease	516
Kernig 徴候	346
Klippel-Feil 症候群	753
Klippel-Weber 症候群	805
knock knee	766

L

LactMed	979
LAMP 法	243
Langerhans cell histiocytosis	596
laryngomalacia	261
lazy bladder syndrome	556, 561
LCH	596
LD	645, 650
Leadership	19
learning disorder	645
leukemia	591
LNT 仮説	940
loop-mediated isothermal amplification 法	243
LPEC 法	719
Lund & Browder 法	889

M

malignant lymphoma	594
McBurney 点	714
MCLS	516
mediastinal emphysema	266
4-O-methylpyridoxine	902
micro penis	744
miliaria	799
miliaria rubra	799
milk to plasma concentration ratio	978
molluscum contagiosum	802
Mondini 型内耳奇形	154
Monteggia 骨折	773
Morquio 病	768
MP 比	978
mpetigo contagiosa	801
mucocutaneous lymph node syndrome	516
mumps	402
Münchhausen syndrome by proxy	684
muscular torticollis	752
Mycoplasma pneumoniae	242
myopia	850

N

N-アセチル-L-システイン	899
NA	407
NAG	555
near drowning	886
necrotizing fasciitis	336
nephrotic syndrome	567
neuraminidase	407
neuroblastoma	597
nevus	806
NF	336
NHL	595
nocturnal enuresis	664
non-Hodgkin lymphoma	595
normal variation（運動発達）	127
NS	567
Nuss 法	727

O

ω5-グリアジン	487, 488
O 脚	750, 766
OAE	26, 811, 825
OAS	485, 844
obesity	700
oblique suspension test	126
OBME	19
occult bacteremia	337, 339, 349
ocular torticollis	853
OD	546
OME	814, 822
OPAT	316
oral allergy syndrome	485
oral rehydration solution	294
oral rehydration therapy	292
ORS	294
ORT	292
orthostatic dysregulation	546
Osgood-Schlatter 病	775

otitis media with effusion	814, 822	PLEDs	391	RID	978
otoacoustic emission	26	pleurisy	266	risk sign	121
Outcome Based Medical Education	19	pleurodynia	424	ROME III	307
		PNE 研究会	665	roseola infantum	379
overaction of inferior oblique muscle	853	poliovirus	417	RS ウイルス	165, 439
		poststreptococcal acute glomerulonephritis	564	——感染症	439, 935
oxyuriasis	470	Potts 法	719	RT-PCR 法	442
		Prehn 徴候	736	rubella	375

P

		primary complex	351	**S**	
P-糖蛋白質	989	Professionalism	19	salivary calculus	276
PA 法	243	proteinuria	570	salmon patch	788
palpable purpura	586	PSAGN	228, 564	salmonella infection	282
pandemic	408	pseudoesotropia	853	SAS	261
parachute reaction	126	pseudokidney sign	947	SC	455
paraphimosis	742	pseudoseizure	206	school absence	652
paroxysmal supraventricular tachycardia	533	PSVT	533	scoliosis	777
		psychological	951	Scottish Intercollegiate Guidelines	332
Partnership	19	puberty	77		
PAT	106	pull elbow	769	SCT	959
PCF	428, 856	pulmonary emphysema	265	SDB	888
PCV7	344	PVL	625	Sentence Completion Test	959
PDD	639	PZA	357	Sever 病	775
PECARN	907			sexually transmitted diseases	80
pectus carinatum	727	**Q**		shaken baby syndrome (SBS)	680
pectus excavatum	727	Q 熱	474	shingles	399
Pediatric Assessment Triangle	106	QFT	356	shock	882
		——使用指針	357	shuffling baby	128
pediculosis	471, 803	QT 延長症候群	533, 539	sick sinus syndrome	531
Pediculus humanus var. *capitis*	471	QuantiFERON®-TB-2G	356	SIDS	884, 918
perianal dermatitis of newborn	789			——ガイドライン	918
		R		——家族の会	920
periodic fever with aphthous pharyngitis and adenitis	836	R0	366	SIGN	332
		rash	183	silk sign	718
Periodic lateralized epileptiform discharges	391	Ravitch 法	727	sinobronchial syndrome (SBS)	264
		recurrent fever	154		
periventricular leukomalacia	625	recurrent parotitis	275	SIRS	885
Perthes disease	763	refractive error	849	sleep apnea syndrome	261
pertussis	252	respiratory syncytial virus infection	439	soar throat	228
pervasive developmental disorders	639			spontaneous pneumothorax	266
		retinoblastoma	601	SSPE	368
P-F スタディ	957	Reye 症候群	450	SSRI	981
PFAPA	836	RF	228	SSS	531
——症候群	157, 231	RFP	357	SSSS	801
pharyngoconjunctival fever	428	rhabdomyosarcoma	599	ST 合剤	560
PIC	604	rhinosinusitis	831		

索 引

standardized curriculum 15
staphylococcal scalded skin
　syndrome 801
STD 80, 740
strabismus 851
streptococcal infection 331
Streptococcus pneumoniae 337
Sturge-Weber 症候群 805
subacute sclerosing panence-
　phalitis 368
SUD 884
sudden infant death syndrome 918
sudden unexpected death 884
superficial dermal burn 888
suppurative parotitis 275
supraventricular premature
　contraction 532
SVPC 532
systemic inflammatory resp-
　onse syndrome 885

T

$T_{1/2}$ 977
Tmax 977
target sign 712, 947
TAT 604
TDM 991
Th2 サイトカイン阻害薬 995
The Pediatric Emergency Care
　Applied Research Network 907
thrush 268
TICLS 107
time to maximum concentration
 977
toddler's fracture 749, 771
toxic food poisoning 283
toxidrome 893
tracheobronchial foreign bodies
 263
traction response 125
transient cutaneous lesions of
　newborn 788
transient synovitis of the hip 760
traumatic blunt abdominal injury
 890
triangular cord sign 723
true phimosis 741
tuberculosis 351

U

UCD 12
umbilical hernia 720
undescended testis 731
unintentional injury 62
urinary tract infection 556
urinoma 891
urticaria 512
usual childhood disease 12

V

vaccination 44
varicella 394
varicella-zoster virus 394
vascular malformation 804
VCA-IgG 抗体 432
VCA-IgM 432
VCD 167
VCUG 561
ventricular premature contraction
 532
vernal conjunctivitis 857
verruca vulgaris 802
viral gastroenteritis 279
vocal cord dysfunction 167
vomiting 173
VPC 532
VPD 53
VUR 556
VZV 394

W

wait and see approach 330
watchful waiting 819
webbed penis 743
West 症候群 204
wheezing 162, 164
whooping cough 252
Wilms tumor 598
WISC-Ⅲ 956
Wolff-Parkinson-White syndrome
 533
WPW 症候群 533

X

X 脚 767
X 線検査 937

Z

zoster sine herpete 400

1020

開業医の外来小児科学　　　　　　　　　Ⓒ 2013

定価（本体 22,000 円＋税）

1984 年 3 月 7 日　　1 版 1 刷
2007 年 4 月 15 日　　5 版 1 刷
2007 年 9 月 25 日　　　　2 刷
2013 年 4 月 20 日　　6 版 1 刷

監修者　豊原　清臣（とよはら きよおみ）
　　　　中尾　弘通（なかお ひろみち）
　　　　松本　壽国（まつもと としくに）
編　者　下村　満寿（しもむら みつひさ）
　　　　深澤　浩潤（ふかざわ ひろじゅん）
　　　　田原　卓（たはら たか）
　　　　森田　毅（もりた たけし）
　　　　稲光（いなみつ）

発行者　株式会社　南山堂
　　　　代表者　鈴木　肇

〒113-0034　東京都文京区湯島 4 丁目 1-11
TEL 編集(03)5689-7850・営業(03)5689-7855
振替口座　00110-5-6338

ISBN 978-4-525-28126-7　　　　　Printed in Japan

本書を無断で複写複製することは，著作者および出版社の権利の侵害となります．
JCOPY　〈(社)出版者著作権管理機構　委託出版物〉
本書の無断複写は著作権法上での例外を除き禁じられています．複写される場合は，
そのつど事前に，(社)出版者著作権管理機構(電話 03-3513-6969，FAX 03-3513-6979，
e-mail: info@jcopy.or.jp)の許諾を得てください．

スキャン，デジタルデータ化などの複製行為を無断で行うことは，著作権法上での
限られた例外（私的使用のための複製など）を除き禁じられています．業務目的での
複製行為は使用範囲が内部的であっても違法となり，また私的使用のためであっても
代行業者等の第三者に依頼して複製行為を行うことは違法となります．